Condutas em Ginecologia

Baseadas em Evidências

Protocolos Assistenciais da Divisão de Ginecologia do Hospital das Clínicas – FMUSP

2ª edição

Condutas em Ginecologia

Baseadas em Evidências

Protocolos Assistenciais da Divisão de Ginecologia do Hospital das Clínicas – FMUSP

2ª edição

Editor
Edmund Chada Baracat

Coeditor
José Maria Soares Júnior

Atheneu
Rio de Janeiro • São Paulo
2024

EDITORA ATHENEU

São Paulo — *Rua Maria Paula, 123 – 13° andar*
Conjuntos 133 e 134
Tel.: (11) 2858-8750
E-mail: atheneu@atheneu.com.br

Rio de Janeiro — *Rua Bambina, 74*
Tel.: (21) 3094-1295
E-mail: atheneu@atheneu.com.br

CAPA: Paulo Verardo
PRODUÇÃO EDITORIAL: Villa d'Artes

CIP-BRASIL. CATALOGAÇÃO NA PUBLICAÇÃO
SINDICATO NACIONAL DOS EDITORES DE LIVROS, RJ

C753
2. ed.

Condutas em ginecologia baseadas em evidências : protocolos assistenciais divisão de ginecologia Hospital das Clínicas – FMUSP / editor Edmund Chada Baracat ; coeditor José Maria Soares Júnior. - 2. ed. - Rio de Janeiro : Atheneu, 2024.
il. ; 24 cm.

Inclui bibliografia e índice.
ISBN 978-65-5586-835-7

1. Ginecologia. 2. Medicina baseada em evidências. I. Baracat, Edmund Chada. II. Soares Júnior, José Maria.

CDD: 618.1
24-92691 CDU: 618.1

Meri Gleice Rodrigues de Souza – Bibliotecária – CRB-7/6439
07/03/2024 11/03/2024

Baracat EC
Condutas em Ginecologia Baseadas em Evidências – Protocolos Assistenciais da Divisão de Ginecologia do Hospital das Clínicas – FMUSP – 2ª edição

Editor

Edmund Chada Baracat

Professor Titular da Disciplina de Ginecologia do Departamento de Obstetrícia e Ginecologia da Faculdade de Medicina da Universidade de São Paulo (FMUSP). Diretor da Divisão de Ginecologia do Hospital das Clínicas da Faculdade de Medicina da Universidade de São Paulo (HCFMUSP). Professor Emérito do Departamento de Ginecologia da Escola Paulista de Medicina da Universidade Federal de São Paulo (EPM/Unifesp).

Coeditor

José Maria Soares Júnior

Professor Associado da Disciplina de Ginecologia do Departamento de Obstetrícia e Ginecologia da Faculdade de Medicina da Universidade de São Paulo (FMUSP). Chefe do Departamento de Obstetrícia e Ginecologia da FMUSP. Chefe do Setor de Climatério da Divisão de Ginecologia do Hospital das Clínicas da Faculdade de Medicina da Universidade de São Paulo (HCFMUSP).

Editores Associados

Eduardo Vieira da Motta

Professor Doutor e Chefe do Setor de Emergência da Divisão de Ginecologia do Hospital das Clínicas da Faculdade de Medicina da Universidade de São Paulo (HCFMUSP). Coordenador do Ensino de Graduação e da Residência Médica em Ginecologia.

Gustavo Arantes Rosa Maciel

Professor Livre-Docente da Faculdade de Medicina da Universidade de São Paulo Paulo (FMUSP). Pesquisador Responsável pelo Laboratório de Ginecologia Estrutural e Molecular (LIM58) da Disciplina de Ginecologia do Departamento de Obstetrícia e Ginecologia da FMUSP. Chefe do Setor de Ginecologia Endócrina da Divisão de Ginecologia do Hospital das Clínicas da Faculdade de Medicina da Universidade de São Paulo (HCFMUSP).

Iara Moreno Linhares

Professora Livre-Docente da Disciplina de Ginecologia do Departamento de Obstetrícia e Ginecologia da Faculdade de Medicina da Universidade de São Paulo (FMUSP). Coordenadora do Setor de Imunologia e Genética da Divisão de Ginecologia do Hospital das Clínicas da Faculdade de Medicina da Universidade de São Paulo (HCFMUSP).

Jesus Paula Carvalho

Doutor e Professor Livre-Docente Associado da Disciplina de Ginecologia do Departamento de Obstetrícia e Ginecologia da Faculdade de Medicina da Universidade de São Paulo (FMUSP). Chefe do Setor de Ginecologia Oncológica da Divisão de Ginecologia do Instituto do Câncer do Estado de São Paulo (ICESP), do Hospital das Clínicas da Faculdade de Medicina da Universidade de São Paulo (HCFMUSP).

Jorge Milhem Haddad

Doutor e Professor Livre-Docente da Disciplina de Ginecologia. Chefe do Setor de Uroginecologia e Assoalho Pélvico da Divisão de Ginecologia do Hospital das Clínicas da Faculdade de Medicina da Universidade de São Paulo (HCFMUSP).

José Alcione Macedo Almeida

Professor Doutor e Chefe do Setor de Ginecologia da Infância e Adolescência da Divisão de Ginecologia do Hospital das Clínicas da Faculdade de Medicina da Universidade de São Paulo (HCFMUSP).

José Roberto Filassi

Doutor e Professor Livre-Docente Associado da Disciplina de Ginecologia do Departamento de Obstetrícia e Ginecologia da Faculdade de Medicina da Universidade de São Paulo (FMUSP).

Lana Maria de Aguiar

Professora Doutora e Chefe do Setor de Patologia Vulvar da Divisão de Ginecologia do Hospital das Clínicas da Faculdade de Medicina da Universidade de São Paulo (HCFMUSP).

Marcos de Lorenzo Messina

Doutor e Chefe do Setor de Mioma do Útero e Ginecologia Endovascular da Divisão de Ginecologia do Hospital das Clínicas da Faculdade de Medicina da Universidade de São Paulo (HCFMUSP).

Maricy Tacla

Professora Doutora e Chefe do Setor de Patologia do Trato Genital Inferior da Divisão de Ginecologia do Hospital das Clínicas da Faculdade de Medicina da Universidade de São Paulo (HCFMUSP).

Maurício Simões Abrão

Doutor e Professor Livre-Docente Associado da Disciplina de Ginecologia do Departamento de Obstetrícia e Ginecologia da Faculdade de Medicina da Universidade de São Paulo (FMUSP). Chefe do Setor de Endometriose da Divisão de Ginecologia do Hospital das Clínicas da Faculdade de Medicina da Universidade de São Paulo (HCFMUSP).

Nilo Bozzini

Doutor e Professor Livre-Docente da Disciplina de Ginecologia do Departamento de Obstetrícia e Ginecologia da Faculdade de Medicina da Universidade de São Paulo (FMUSP).

Nilson Roberto de Melo

Doutor e Professor Livre-Docente Associado da Disciplina de Ginecologia do Departamento de Obstetrícia e Ginecologia da Faculdade de Medicina da Universidade de São Paulo (FMUSP). Chefe do Setor de Planejamento Familiar da Divisão de Ginecologia do Hospital das Clínicas da Faculdade de Medicina da Universidade de São Paulo (HCFMUSP).

Paulo César Serafini

Doutor e Professor Livre-Docente Associado da Disciplina de Ginecologia do Departamento de Obstetrícia e Ginecologia da Faculdade de Medicina da Universidade de São Paulo (FMUSP).

Pedro Augusto Araújo Monteleone

Doutor, Professor Livre-Docente e Chefe do Centro de Reprodução Humana da Divisão de Ginecologia do Hospital das Clínicas da Faculdade de Medicina da Universidade de São Paulo (HCFMUSP).

Sérgio Edgar Camões Conti Ribeiro

Professor Doutor e Chefe do Setor de Videolaparoscopia da Divisão de Ginecologia do Hospital das Clínicas da Faculdade de Medicina da Universidade de São Paulo (HCFMUSP).

Sérgio Podgaec

Doutor e Professor Livre-Docente da Disciplina de Ginecologia do Departamento de Obstetrícia e Ginecologia da Faculdade de Medicina da Universidade de São Paulo (FMUSP). Vice-Chefe do Setor de Endometriose da Divisão de Ginecologia do Hospital das Clínicas da Faculdade de Medicina da Universidade de São Paulo (HCFMUSP).

Walter Pinheiro

Professor Doutor e Chefe do Setor de Histeroscopia da Divisão de Ginecologia do Hospital das Clínicas da Faculdade de Medicina da Universidade de São Paulo (HCFMUSP).

Colaboradores desta edição

Altamiro Ribeiro Dias Júnior

Mestre e Doutor pela Disciplina de Ginecologia do Departamento de Obstetrícia e Ginecologia da Faculdade de Medicina da Universidade de São Paulo (FMUSP). Assistente do Setor de Ginecologia Oncológica da Divisão de Ginecologia do Instituto do Câncer do Estado de São Paulo (ICESP), do Hospital das Clínicas da Faculdade de Medicina da Universidade de São Paulo (HCFMUSP).

Ana Lucia Cavalcanti

Doutora pela Disciplina de Ginecologia do Departamento de Obstetrícia e Ginecologia da Faculdade de Medicina da Universidade de São Paulo (FMUSP). Assistente do Setor de Sexualidade Humana da Divisão de Ginecologia do Hospital das Clínicas da Faculdade de Medicina da Universidade de São Paulo (HCFMUSP).

Angela Francisca Trinconi

Mestre e Doutora pela Disciplina de Ginecologia do Departamento de Obstetrícia e Ginecologia da Faculdade de Medicina da Universidade de São Paulo (FMUSP). Assistente do Setor de Mastologia da Divisão de Ginecologia do Instituto do Câncer do Estado de São Paulo (ICESP), do Hospital das Clínicas da Faculdade de Medicina da Universidade de São Paulo (HCFMUSP).

Angela Maggio da Fonseca

Doutora e Professora Associada da Disciplina de Ginecologia do Departamento de Obstetrícia e Ginecologia da Faculdade de Medicina da Universidade de São Paulo (FMUSP).

Anne Kristhine Cavalcante Pereira

Doutora pela Faculdade de Medicina da Universidade de São Paulo (FMUSP). Assistente do Setor de Histeroscopia da Divisão de Ginecologia do Instituto do Câncer do Estado de São Paulo (ICESP), do Hospital das Clínicas da Faculdade de Medicina da Universidade de São Paulo (HCFMUSP).

Antonio Jorge Salomão

Professor Livre-Docente da Disciplina de Ginecologia do Departamento de Obstetrícia e Ginecologia da Faculdade de Medicina da Universidade de São Paulo (FMUSP).

Aparecida Maria Pacetta

Doutora pela Disciplina de Ginecologia do Departamento de Obstetrícia e Ginecologia da Faculdade de Medicina da Universidade de São Paulo (FMUSP). Assistente do Setor de Uroginecologia e Assoalho Pélvico da Divisão de Ginecologia do Hospital das Clínicas da Faculdade de Medicina da Universidade de São Paulo (HCFMUSP).

Arlete Gianfaldoni

Doutora e Assistente do Setor de Colposcopia da Divisão de Ginecologia do Hospital das Clínicas da Faculdade de Medicina da Universidade de São Paulo (HCFMUSP).

Bruna Magalhães

Assistente do Centro de Reprodução Humana da Divisão de Ginecologia do Hospital das Clínicas da Faculdade de Medicina da Universidade de São Paulo (HCFMUSP).

Bruna Salani Mota

Pós-Doutoranda pela Faculdade de Medicina da Universidade de São Paulo (FMUSP). Assistente do Setor de Mastologia da Divisão de Ginecologia do Instituto do Câncer do Estado de São Paulo (ICESP), do Hospital das Clínicas da Faculdade de Medicina da Universidade de São Paulo (HCFMUSP).

Bruno Salvador Sobreira Lima

Assistente do Setor de Mastologia da Divisão de Ginecologia do Instituto do Câncer do Estado de São Paulo (ICESP), do Hospital das Clínicas da Faculdade de Medicina da Universidade de São Paulo (HCFMUSP).

Camila Barião da Fonseca Miyahara

Assistente do Setor de Videolaparoscopia da Divisão de Ginecologia do Hospital das Clínicas da Faculdade de Medicina da Universidade de São Paulo (HCFMUSP).

Camila Tacla Alves Barbosa

Assistente do Setor de Patologia do Trato Genital Inferior da Divisão de Ginecologia do Hospital das Clínicas da Faculdade de Medicina da Universidade de São Paulo (HCFMUSP).

Carlos Alberto Ruiz

Professor Doutor da Divisão de Ginecologia do Hospital das Clínicas da Faculdade de Medicina da Universidade de São Paulo (HCFMUSP). Supervisor da Residência Médica em Mastologia da Disciplina de Ginecologia do Departamento de Obstetrícia e Ginecologia da Faculdade de Medicina da Universidade de São Paulo (FMUSP).

Carlos Augusto Zarate Nissel

Pós-Graduando da Disciplina de Ginecologia do Departamento de Obstetrícia e Ginecologia da Faculdade de Medicina da Universidade de São Paulo (FMUSP). Médico Colaborador do Centro de Reprodução Humana da Divisão de Ginecologia do Hospital das Clínicas da Faculdade de Medicina da Universidade de São Paulo (HCFMUSP).

Carlos Roberto Izzo

Doutor pela Disciplina de Ginecologia do Departamento de Obstetrícia e Ginecologia da Faculdade de Medicina da Universidade de São Paulo (FMUSP). Assistente do Centro de Reprodução Humana da Divisão de Ginecologia do Hospital das Clínicas da Faculdade de Medicina da Universidade de São Paulo (HCFMUSP).

Carlos Shimizu

Médico Radiologista do Grupo de Mama do Fleury e Coordenador do Grupo de Imagem da Mama do Instituto do Câncer do Estado de São Paulo (ICESP), do Hospital das Clínicas da Faculdade de Medicina da Universidade de São Paulo (HCFMUSP).

Carolina Orlandi

Mestre em Medicina pela Universidade Federal de São Paulo (Unifesp). Assistente do Setor de Endometriose da Divisão de Ginecologia do Hospital das Clínicas da Faculdade de Medicina da Universidade de São Paulo (HCFMUSP).

Caroline Panone Lopes

Mestre pela Disciplina de Ginecologia do Departamento de Obstetrícia e Ginecologia da Faculdade de Medicina da Universidade de São Paulo (FMUSP). Assistente do Setor de Ginecologia Endócrina da Divisão de Ginecologia do Hospital das Clínicas da Faculdade de Medicina da Universidade de São Paulo (HCFMUSP).

Cassandra Ribeiro Bastos

Residência Médica em Ginecologia e Obstetrícia pelo Departamento de Obstetrícia e Ginecologia da Faculdade de Medicina da Universidade de São Paulo (FMUSP). Residente do Setor de Videolaparoscopia da Divisão de Ginecologia do Hospital das Clínicas da Faculdade de Medicina da Universidade de São Paulo (HCFMUSP).

Cezar Noboru Matsuzaki

Mestre pela Disciplina de Ginecologia do Departamento de Obstetrícia e Ginecologia da Faculdade de Medicina da Universidade de São Paulo (FMUSP). Assistente do Setor de Ginecologia da Infância e Adolescência da Divisão de Ginecologia do Hospital das Clínicas da Faculdade de Medicina da Universidade de São Paulo (HCFMUSP).

Cristina Anton

Doutora pela Faculdade de Medicina da Universidade de São Paulo (FMUSP). Assistente do Setor de Ginecologia Oncológica da Divisão de Ginecologia do Instituto do Câncer do Estado de São Paulo (ICESP), do Hospital das Clínicas da Faculdade de Medicina da Universidade de São Paulo (HCFMUSP).

Cristiane Lima Roa

Mestre pela Disciplina de Ginecologia do Departamento de Obstetrícia e Ginecologia da Faculdade de Medicina da Universidade de São Paulo (FMUSP). Assistente do Setor de Colposcopia e Patologia Vulvar da Divisão de Ginecologia do Hospital das Clínicas da Faculdade de Medicina da Universidade de São Paulo (HCFMUSP). Especialista em Sexualidade Humana pelo Instituto Brasileiro Interdisciplinar de Sexologia e Medicina Psicossomática (ISEXP). Especialista em Genitoscopia pela Associação Brasileira de Gerontologia (ABG).

Dani Ejzenberg

Doutor em Reprodução Humana pela Disciplina de Ginecologia do Departamento de Obstetrícia e Ginecologia da Faculdade de Medicina da Universidade de São Paulo (FMUSP). Assistente do Centro de Reprodução Humana da Divisão de Ginecologia do Hospital das Clínicas da Faculdade de Medicina da Universidade de São Paulo (HCFMUSP).

Daniella Curi

Mestre e Doutora pela Disciplina de Ginecologia do Departamento de Obstetrícia e Ginecologia da Faculdade de Medicina da Universidade de São Paulo (FMUSP).

Débora Amorim Oriá Fernandes

Pós-Graduanda da Disciplina de Ginecologia do Departamento de Obstetrícia e Ginecologia da Faculdade de Medicina da Universidade de São Paulo (FMUSP). Assistente do Setor de Uroginecologia e Assoalho Pélvico da Divisão de Ginecologia do Hospital das Clínicas da Faculdade de Medicina da Universidade de São Paulo (HCFMUSP).

Durval Damiani

Professor Livre-Docente da Faculdade de Medicina da Universidade de São Paulo (FMUSP). Chefe da Unidade de Endocrinologia Pediátrica do Instituto da Criança do Hospital das Clínicas da Faculdade de Medicina da Universidade de São Paulo (HCFMUSP).

Edson Santos Ferreira Filho

Pós-Graduando da Disciplina de Ginecologia do Departamento de Obstetrícia e Ginecologia da Faculdade de Medicina da Universidade de São Paulo (FMUSP). Assistente dos Setores de Ginecologia Endócrina, Planejamento Familiar e Assistência Ginecológica à Pessoa LGBTQIA+ da Divisão de Ginecologia do Hospital das Clínicas da Faculdade de Medicina da Universidade de São Paulo (HCFMUSP).

Eduardo Vieira da Motta

Professor Doutor e Chefe do Setor de Emergência da Divisão de Ginecologia do Hospital das Clínicas da Faculdade de Medicina da Universidade de São Paulo (HCFMUSP). Coordenador do Ensino de Graduação e da Residência Médica em Ginecologia.

Edmund Chada Baracat

Professor Titular da Disciplina de Ginecologia do Departamento de Obstetrícia e Ginecologia da Faculdade de Medicina da Universidade de São Paulo (FMUSP). Diretor da Divisão de Ginecologia do Hospital das Clínicas da Faculdade de Medicina da Universidade de São Paulo (HCFMUSP). Professor Emérito do Departamento de Ginecologia da Escola Paulista de Medicina da Universidade Federal de São Paulo (EPM/Unifesp).

Eli Mendes de Moraes

Psicólogo Especialista em Psiquiatria e Dependências Químicas, Arteterapia e Terapia Cognitiva Comportamental. Membro da Comissão Científica do Programa de Atenção Integral da Saúde do Adolescente SES-SP e Supervisor Técnico da Casa de Passagem Beija Flor II – CRATOD da Casa Isabel, onde realiza atendimentos a adolescentes em situação de Liberdade Assistida e Medidas Socioeducativas e suas famílias.

Elsa Aida Gay de Pereyra

Professora Doutora e Especialista em Trato Genital Inferior e Colposcopia. Coordenadora do Setor de Sexualidade Humana da Divisão de Ginecologia do Hospital das Clínicas da Faculdade de Medicina da Universidade de São Paulo (HCFMUSP).

Erika Mendonça da Neves

Doutora em Ciências pela Disciplina de Ginecologia do Departamento de Obstetrícia e Ginecologia da Faculdade de Medicina da Universidade de São Paulo (FMUSP).

Fátima Moreno Pires (*in memoriam*)

Doutora Assistente da Divisão de Ginecologia do Hospital das Clínicas da Faculdade de Medicina da Universidade de São Paulo (HCFMUSP).

Fernanda Barbosa

Mestre em Mastologia pela Universidad a Distancia de Madrid (UDIMA), Espanha. Assistente do Setor de Mastologia da Divisão de Ginecologia do Instituto do Câncer do Estado de São Paulo (ICESP), do Hospital das Clínicas da Faculdade de Medicina da Universidade de São Paulo (HCFMUSP).

Fernanda Ramos

Assistente do Centro de Reprodução Humana da Divisão de Ginecologia do Hospital das Clínicas da Faculdade de Medicina da Universidade de São Paulo (HCFMUSP).

Fernanda Okita

Mestre pela Disciplina de Ginecologia do Departamento de Obstetrícia e Ginecologia da Faculdade de Medicina da Universidade de São Paulo (FMUSP). Assistente do Setor de Endometriose da Divisão de Ginecologia do Hospital das Clínicas da Faculdade de Medicina da Universidade de São Paulo (HCFMUSP).

Fernanda Vieira Lins Arcoverde

Assistente do Setor de Endometriose da Divisão de Ginecologia do Hospital das Clínicas da Faculdade de Medicina da Universidade de São Paulo (HCFMUSP).

Fernando Nalesso Aguiar

Doutor pela Disciplina de Patologia da Faculdade de Medicina da Universidade de São Paulo (FMUSP). Assistente do Setor de Patologia do Instituto do Câncer do Estado de São Paulo (ICESP), do Hospital das Clínicas da Faculdade de Medicina da Universidade de São Paulo (HCFMUSP).

Gabriela Bezerra Nobrega

Pós-Graduanda da Disciplina de Ginecologia do Departamento de Obstetrícia e Ginecologia da Faculdade de Medicina da Universidade de São Paulo (FMUSP). Assistente do Setor de Mastologia da Divisão de Ginecologia do Instituto do Câncer do Estado de São Paulo (ICESP), do Hospital das Clínicas da Faculdade de Medicina da Universidade de São Paulo (HCFMUSP).

Gabriela Boufelli de Freitas

Mestre pela Disciplina de Ginecologia do Departamento de Obstetrícia e Ginecologia da Faculdade de Medicina da Universidade de São Paulo (FMUSP). Assistente do Setor de Mastologia da Divisão de Ginecologia do Instituto do Câncer do Estado de São Paulo (ICESP), do Hospital das Clínicas da Faculdade de Medicina da Universidade de São Paulo (HCFMUSP).

Giovana de Nardo Maffazioli

Doutora pela Disciplina de Ginecologia do Departamento de Obstetrícia e Ginecologia da Faculdade de Medicina da Universidade de São Paulo (FMUSP). Assistente do Setor de Ginecologia Endócrina da Divisão de Ginecologia do Hospital das Clínicas da Faculdade de Medicina da Universidade de São Paulo (HCFMUSP).

Guilherme Carlos Brech

Fisioterapeuta. Mestre e Doutor em Ciências, com área de concentração em Ortopedia e Traumatologia.

Gustavo Arantes Rosa Maciel

Professor Livre-Docente da Faculdade de Medicina da Universidade de São Paulo (FMUSP). Pesquisador Responsável pelo Laboratório de Ginecologia Estrutural e Molecular (LIM58) da Disciplina de Ginecologia do Departamento de Obstetrícia e Ginecologia da FMUSP. Chefe do Setor de Ginecologia Endócrina da Divisão de Ginecologia do Hospital das Clínicas da Faculdade de Medicina da Universidade de São Paulo (HCFMUSP).

Haydee Mastrocolla

Assistente do Setor de Patologia do Trato Genital Inferior da Divisão de Ginecologia do Hospital das Clínicas da Faculdade de Medicina da Universidade de São Paulo (HCFMUSP).

Iara Moreno Linhares

Professora Livre-Docente da Disciplina de Ginecologia do Departamento de Obstetrícia e Ginecologia da Faculdade de Medicina da Universidade de São Paulo (FMUSP). Coordenadora do Setor de Imunologia e Genética da Divisão de Ginecologia do Hospital das Clínicas da Faculdade de Medicina da Universidade de São Paulo (HCFMUSP).

Isabel Cristina Esposito Sorpreso

Doutora e Professora Livre-Docente Associada da Disciplina de Ginecologia do Departamento de Obstetrícia e Ginecologia da Faculdade de Medicina da Universidade de São Paulo (FMUSP).

Jesus Paula Carvalho

Doutor e Professor Livre-Docente Associado da Disciplina de Ginecologia do Departamento de Obstetrícia e Ginecologia da Faculdade de Medicina da Universidade de São Paulo (FMUSP). Chefe do Setor de Ginecologia Oncológica da Divisão de Ginecologia do Instituto do Câncer do Estado de São Paulo (ICESP), do Hospital das Clínicas da Faculdade de Medicina da Universidade de São Paulo (HCFMUSP).

João Paulo Mancusi

Doutor pela Disciplina de Ginecologia do Departamento de Obstetrícia e Ginecologia da Faculdade de Medicina da Universidade de São Paulo (FMUSP). Assistente do Setor de Ginecologia Oncológica da Divisão de Ginecologia do Instituto do Câncer do Estado de São Paulo (ICESP), do Hospital das Clínicas da Faculdade de Medicina da Universidade de São Paulo (HCFMUSP).

Jonathan Yugo Maesaka

Doutor pela Disciplina de Ginecologia do Departamento de Obstetrícia e Ginecologia da Faculdade de Medicina da Universidade de São Paulo (FMUSP). Assistente do Setor de Mastologia da Divisão de Ginecologia do Instituto do Câncer do Estado de São Paulo (ICESP), do Hospital das Clínicas da Faculdade de Medicina da Universidade de São Paulo (HCFMUSP).

Jorge Milhem Haddad

Doutor e Professor Livre-Docente da Disciplina de Ginecologia. Chefe do Setor de Uroginecologia e Assoalho Pélvico da Divisão de Ginecologia do Hospital das Clínicas da Faculdade de Medicina da Universidade de São Paulo (HCFMUSP).

José Alcione Macedo Almeida

Professor Doutor e Chefe do Setor de Ginecologia da Infância e Adolescência da Divisão de Ginecologia do Hospital das Clínicas da Faculdade de Medicina da Universidade de São Paulo (HCFMUSP).

José Carlos Sadalla

Doutor pela Disciplina de Ginecologia do Departamento de Obstetrícia e Ginecologia da Faculdade de Medicina da Universidade de São Paulo (FMUSP). Assistente do Setor de Ginecologia Oncológica da Divisão de Ginecologia do Instituto do Câncer do Estado de São Paulo (ICESP), do Hospital das Clínicas da Faculdade de Medicina da Universidade de São Paulo (HCFMUSP).

José Maria Soares Júnior

Professor Associado da Disciplina de Ginecologia do Departamento de Obstetrícia e Ginecologia da Faculdade de Medicina da Universidade de São Paulo (FMUSP). Chefe do Departamento de Obstetrícia e Ginecologia da FMUSP. Chefe do Setor de Climatério da Divisão de Ginecologia do Hospital das Clínicas da Faculdade de Medicina da Universidade de São Paulo (HCFMUSP).

José Roberto Filassi

Doutor e Professor Livre-Docente Associado da Disciplina de Ginecologia do Departamento de Obstetrícia e Ginecologia da Faculdade de Medicina da Universidade de São Paulo (FMUSP).

José Roberto Morales Piato

Doutor e Livre-Docente pela Disciplina de Ginecologia do Departamento de Obstetrícia e Ginecologia da Faculdade de Medicina da Universidade de São Paulo (FMUSP). Assistente do Setor de Mastologia da Divisão de Ginecologia do Instituto do Câncer do Estado de São Paulo (ICESP), do Hospital das Clínicas da Faculdade de Medicina da Universidade de São Paulo (HCFMUSP).

Joserita Serrano de Assis

Doutora pela Disciplina de Ginecologia do Departamento de Obstetrícia e Ginecologia da Faculdade de Medicina da Universidade de São Paulo (FMUSP). Assistente do Setor de Imunologia e Genética da Divisão de Ginecologia do Hospital das Clínicas da Faculdade de Medicina da Universidade de São Paulo (HCFMUSP).

Juliana Ribeiro da Silva

Assistente do Setor de Uroginecologia e Assoalho Pélvico da Divisão de Ginecologia do Hospital das Clínicas da Faculdade de Medicina da Universidade de São Paulo (HCFMUSP).

Karla Krislane Alves Costa Monteiro

Pós-Graduanda da Disciplina de Ginecologia do Departamento de Obstetrícia e Ginecologia da Faculdade de Medicina da Universidade de São Paulo (FMUSP). Assistente do Setor de Climatério da Divisão de Ginecologia do Hospital das Clínicas da Faculdade de Medicina da Universidade de São Paulo (HCFMUSP).

Lana Maria de Aguiar

Professora Doutora e Chefe do Setor de Patologia Vulvar da Divisão de Ginecologia do Hospital das Clínicas da Faculdade de Medicina da Universidade de São Paulo (HCFMUSP).

Laudelino de Oliveira Ramos

Doutor e Professor Associado da Disciplina de Ginecologia do Departamento de Obstetrícia e Ginecologia da Faculdade de Medicina da Universidade de São Paulo (FMUSP).

Laura Testa

Residência Médica em Oncologia Clínica pela Faculdade de Medicina da Universidade de São Paulo (FMUSP). Assistente do Setor de Oncologia do Instituto do Câncer do Estado de São Paulo (ICESP), do Hospital das Clínicas da Faculdade de Medicina da Universidade de São Paulo (HCFMUSP).

Lia Cruz Vaz da Costa Damásio

Doutora pela Faculdade de Medicina da Universidade de São Paulo (FMUSP). Professora Adjunta da Disciplina de Ginecologia da Universidade Federal do Piauí (UFPI) e Chefe do Setor de Gestão do Ensino do Hospital Universitário da Universidade Federal do Piauí (HU/UFPI).

Lillian Morgado Leitão

Assistente do Setor de Imunologia e Genética da Divisão de Ginecologia do Hospital das Clínicas da Faculdade de Medicina da Universidade de São Paulo (HCFMUSP).

Lilian Renata Fiorelli Arazawa

Mestre pela Disciplina de Ginecologia do Departamento de Obstetrícia e Ginecologia da Faculdade de Medicina da Universidade de São Paulo (FMUSP).

Luciana Delamuta

Residência Médica em Ginecologia e Obstetrícia pelo Departamento de Obstetrícia e Ginecologia da Faculdade de Medicina da Universidade de São Paulo (FMUSP). Assistente do Centro de Reprodução Humana da Divisão de Ginecologia do Hospital das Clínicas da Faculdade de Medicina da Universidade de São Paulo (HCFMUSP).

Luciana Pistelli Gomes Freitas

Mestre pela Faculdade de Medicina da Universidade de São Paulo (FMUSP). Assistente do Setor de Uroginecologia e Assoalho Pélvico da Divisão de Ginecologia do Hospital das Clínicas da Faculdade de Medicina da Universidade de São Paulo (HCFMUSP). Fellowship em Uroginecologia na Universidade do Porto, em Portugal.

Luciano Gibran

Doutor pela Disciplina de Ginecologia do Departamento de Obstetrícia e Ginecologia da Faculdade de Medicina da Universidade de São Paulo (FMUSP). Chefe do Setor de Dor Pélvica Crônica da Divisão de Ginecologia do Hospital das Clínicas da Faculdade de Medicina da Universidade de São Paulo (HCFMUSP).

Luiz Carlos Batista do Prado

Doutor pela Disciplina de Ginecologia do Departamento de Obstetrícia e Ginecologia da Faculdade de Medicina da Universidade de São Paulo (FMUSP). Assistente do Setor de Mastologia da Divisão de Ginecologia do Hospital das Clínicas da Faculdade de Medicina da Universidade de São Paulo (HCFMUSP).

Mara Solange Carvalho Diegoli

Doutora pela Disciplina de Ginecologia do Departamento de Obstetrícia e Ginecologia da Faculdade de Medicina da Universidade de São Paulo (FMUSP).

Marcos de Lorenzo Messina

Doutor e Chefe do Setor de Mioma do Útero e Ginecologia Endovascular da Divisão de Ginecologia do Hospital das Clínicas da Faculdade de Medicina da Universidade de São Paulo (HCFMUSP).

Marcos Desidério Ricci

Doutor e Livre-Docente pela Disciplina de Ginecologia do Departamento de Obstetrícia e Ginecologia da Faculdade de Medicina da Universidade de São Paulo (FMUSP).

Maria Carolina Formigoni

Residência Médica em Mastologia pelo Departamento de Obstetrícia e Ginecologia da Faculdade de Medicina da Universidade de São Paulo (FMUSP).

Maria Cândida Pinheiro Baracat

Doutora pela Disciplina de Ginecologia do Departamento de Obstetrícia e Ginecologia da Faculdade de Medicina da Universidade de São Paulo (FMUSP). Membro da Comissão de Ginecologia Endócrina da Federação Brasileira de Ginecologia e Obstetrícia (Febrasgo).

Maria Luiza Nogueira Dias Genta

Mestre e Doutora pela Disciplina de Ginecologia do Departamento de Obstetrícia e Ginecologia da Faculdade de Medicina da Universidade de São Paulo (FMUSP). Assistente do Setor de Ginecologia Oncológica da Divisão de Ginecologia do Instituto do Câncer do Estado de São Paulo (ICESP), do Hospital das Clínicas da Faculdade de Medicina da Universidade de São Paulo (HCFMUSP).

Mariana da Cunha Vieira

Assistente do Setor de Endometriose da Divisão de Ginecologia do Hospital das Clínicas da Faculdade de Medicina da Universidade de São Paulo (HCFMUSP).

Marianna Siqueira de Assumpção

Assistente do Setor de Videolaparoscopia da Divisão de Ginecologia do Hospital das Clínicas da Faculdade de Medicina da Universidade de São Paulo (HCFMUSP).

Marina de Paula Andres

Mestre pela Disciplina de Ginecologia do Departamento de Ginecologia e Obstetrícia da Faculdade de Medicina da Universidade de São Paulo (FMUSP). Assistente do Setor de Endometriose da Divisão de Ginecologia do Hospital das Clínicas da Faculdade de Medicina da Universidade de São Paulo (HCFMUSP).

Maricy Tacla

Professora Doutora e Chefe do Setor de Patologia do Trato Genital Inferior da Divisão de Ginecologia do Hospital das Clínicas da Faculdade de Medicina da Universidade de São Paulo (HCFMUSP).

Marilene Mikiko Iwakura Anzai

Mestre pela Disciplina de Ginecologia da Faculdade de Medicina da Universidade de São Paulo (FMUSP). Assistente do Setor de Planejamento Familiar da Divisão de Ginecologia do Hospital das Clínicas da Faculdade de Medicina da Universidade de São Paulo (HCFMUSP).

Maurício Simões Abrão

Doutor e Professor Livre-Docente Associado da Disciplina de Ginecologia do Departamento de Obstetrícia e Ginecologia da Faculdade de Medicina da Universidade de São Paulo (FMUSP). Chefe do Setor de Endometriose da Divisão de Ginecologia do Hospital das Clínicas da Faculdade de Medicina da Universidade de São Paulo (HCFMUSP).

Mayra Nakano

Mestre pela Disciplina de Ginecologia da Faculdade de Medicina da Universidade de São Paulo (FMUSP). Assistente do Centro de Reprodução Humana da Divisão de Ginecologia do Hospital das Clínicas da Faculdade de Medicina da Universidade de São Paulo (HCFMUSP).

Miguel Vera (*in memoriam*)

Assistente Doutor da Divisão de Clínica Ginecológica do Hospital das Clínicas da Faculdade de Medicina da Universidade de São Paulo (HCFMUSP).

Miriam Waligora

Assistente do Setor de Uroginecologia e Assoalho Pélvico da Divisão de Ginecologia do Hospital das Clínicas da Faculdade de Medicina da Universidade de São Paulo (HCFMUSP).

Nathalia Reggi

Assistente do Centro de Reprodução Humana da Divisão de Ginecologia do Hospital das Clínicas da Faculdade de Medicina da Universidade de São Paulo (HCFMUSP).

Nestor de Barros (*in memoriam*)

Professor Associado do Departamento de Radiologia e Oncologia da Faculdade de Medicina da Universidade de São Paulo (FMUSP).

Nilo Bozzini

Doutor e Professor Livre-Docente da Disciplina de Ginecologia do Departamento de Obstetrícia e Ginecologia da Faculdade de Medicina da Universidade de São Paulo (FMUSP).

Nilson Roberto de Melo

Doutor e Professor Livre-Docente Associado da Disciplina de Ginecologia do Departamento de Obstetrícia e Ginecologia da Faculdade de Medicina da Universidade de São Paulo (FMUSP). Chefe do Setor de Planejamento Familiar da Divisão de Ginecologia do Hospital das Clínicas da Faculdade de Medicina da Universidade de São Paulo (HCFMUSP).

Noely Paula Cristina Lorenzi

Doutora pela Disciplina de Ginecologia do Departamento de Obstetrícia e Ginecologia da Faculdade de Medicina da Universidade de São Paulo (FMUSP). Assistente do Hospital Universitário da Universidade de São Paulo (HU/USP).

Patrícia Florido

Assistente do Centro de Reprodução Humana da Divisão de Ginecologia do Hospital das Clínicas da Faculdade de Medicina da Universidade de São Paulo (HCFMUSP). Médica Assistente no Hospital Universitário da USP (HU/USP).

Paula Marin

Assistente do Centro de Reprodução Humana da Divisão de Ginecologia do Hospital das Clínicas da Faculdade de Medicina da Universidade de São Paulo (HCFMUSP).

Paula Vilela Gherpelli

Residência Médica em Ginecologia e Obstetrícia pelo Departamento de Obstetrícia e Ginecologia da Faculdade de Medicina da Universidade de São Paulo (FMUSP).

Paulo Francisco Ramos Margarido

Doutor e Professor Associado da Disciplina de Ginecologia do Departamento de Obstetrícia e Ginecologia da Faculdade de Medicina da Universidade de São Paulo (FMUSP).

Paulo Homem de Mello Bianchi

Mestre pela Disciplina de Ginecologia do Departamento de Obstetrícia e Ginecologia da Faculdade de Medicina da Universidade de São Paulo (FMUSP). Assistente do Centro de Reprodução Humana da Divisão de Ginecologia do Hospital das Clínicas da Faculdade de Medicina da Universidade de São Paulo (HCFMUSP).

Pedro Augusto Araújo Monteleone

Doutor, Professor Livre-Docente e Chefe do Centro de Reprodução Humana da Divisão de Ginecologia do Hospital das Clínicas da Faculdade de Medicina da Universidade de São Paulo (HCFMUSP).

Pedro Felipe Magalhães Peregrino

Mestre pela Disciplina de Ginecologia da Faculdade de Medicina da Universidade de São Paulo (FMUSP). Colaborador do Centro de Reprodução Humana da Divisão de Ginecologia do Hospital das Clínicas da Faculdade de Medicina da Universidade de São Paulo (HCFMUSP).

Priscila Katsumi Matsuoka Locali

Mestre pela Disciplina de Ginecologia do Departamento de Obstetrícia e Ginecologia da Faculdade de Medicina da Universidade de São Paulo (FMUSP). Assistente do Setor de Uroginecologia e Assoalho Pélvico da Divisão de Ginecologia do Hospital das Clínicas da Faculdade de Medicina da Universidade de São Paulo (HCFMUSP).

Renata Assef Tormena

Mestre pela Disciplina de Ginecologia do Departamento de Obstetrícia e Ginecologia da Faculdade de Medicina da Universidade de São Paulo (FMUSP).

Ricardo dos Santos Simões

Mestre e Doutor pela Disciplina de Ginecologia do Departamento de Obstetrícia e Ginecologia da Faculdade de Medicina da Universidade de São Paulo (FMUSP). Assistente do Setor de Histeroscopia da Divisão de Ginecologia do Hospital das Clínicas da Faculdade de Medicina da Universidade de São Paulo (HCFMUSP).

Rodrigo Pinto Fernandes

Doutor pela Disciplina de Ginecologia do Departamento de Obstetrícia e Ginecologia da Faculdade de Medicina da Universidade de São Paulo (FMUSP). Assistente do Setor de Ginecologia Oncológica da Divisão de Ginecologia do Instituto do Câncer do Estado de São Paulo (ICESP), do Hospital das Clínicas da Faculdade de Medicina da Universidade de São Paulo (HCFMUSP).

Sandra Dircinha Teixeira de Araújo Moraes

Pós-Doutorado na Área de Saúde Coletiva – Prevenção da Violência de Gênero, Doméstica e Sexual. Doutora em Ginecologia, Obstetrícia e Perinatalogia. Pesquisadora Executante em Saúde da Mulher em Situação de Vulnerabilidade do Hospital das Clínicas da Faculdade de Medicina da Universidade de São Paulo (HCFMUSP).

Sérgio Edgar Camões Conti Ribeiro

Professor Doutor e Chefe do Setor de Videolaparoscopia da Divisão de Ginecologia do Hospital das Clínicas da Faculdade de Medicina da Universidade de São Paulo (HCFMUSP).

Sérgio Podgaec

Doutor e Professor Livre-Docente da Disciplina de Ginecologia do Departamento de Obstetrícia e Ginecologia da Faculdade de Medicina da Universidade de São Paulo (FMUSP). Vice-Chefe do Setor de Endometriose da Divisão de Ginecologia do Hospital das Clínicas da Faculdade de Medicina da Universidade de São Paulo (HCFMUSP).

Sérgio Mitsuo Masili Oku

Doutor pela Disciplina de Ginecologia do Departamento de Obstetrícia e Ginecologia da Faculdade de Medicina da Universidade de São Paulo (FMUSP). Assistente do Setor de Mastologia da Divisão de Ginecologia do Instituto do Câncer do Estado de São Paulo (ICESP), do Hospital das Clínicas da Faculdade de Medicina da Universidade de São Paulo (HCFMUSP).

Sylvia Asaka Yamashita Hayashida

Professora Doutora e Assistente do Setor de Ginecologia Endócrina e Climatério da Divisão de Ginecologia do Hospital das Clínicas da Faculdade de Medicina da Universidade de São Paulo (HCFMUSP).

Theo Lerner

Doutor e Chefe do Setor de Sexualidade Humana da Divisão de Clínica Ginecológica do Hospital das Clínicas da Faculdade de Medicina da Universidade de São Paulo (HCFMUSP).

Thais Villela Peterson

Doutora e Assistente do Setor de Uroginecologia e Assoalho Pélvico da Divisão de Ginecologia do Hospital das Clínicas da Faculdade de Medicina da Universidade de São Paulo (HCFMUSP).

Vanessa Heinrich

Assistente do Centro de Reprodução Humana e do Setor de Ginecologia Endócrina da Divisão de Ginecologia do Hospital das Clínicas da Faculdade de Medicina da Universidade de São Paulo (HCFMUSP).

Vicente Renato Bagnoli

Doutor e Professor Associado da Disciplina de Ginecologia do Departamento de Obstetrícia e Ginecologia da Faculdade de Medicina da Universidade de São Paulo (FMUSP).

Victor Lazar Rega

Assistente do Centro de Reprodução Humana da Divisão de Ginecologia do Hospital das Clínicas da Faculdade de Medicina da Universidade de São Paulo (HCFMUSP).

Walter Pinheiro

Professor Doutor e Chefe do Setor de Histeroscopia da Divisão de Ginecologia do Hospital das Clínicas da Faculdade de Medicina da Universidade de São Paulo (HCFMUSP).

Apresentação

Esta nova edição de *Condutas em Ginecologia Baseadas em Evidências* traz os Protocolos Assistenciais da Divisão de Ginecologia do Hospital das Clínicas da Faculdade de Medicina da Universidade de São Paulo (HCFMUSP).

Apresentamos as nossas recomendações, com base em evidências clínicas, para o diagnóstico e o tratamento das principais afecções ginecológicas nas diversas áreas da Ginecologia – Ginecologia Geral, Ginecologia da Infância e Adolescência, Patologia do Trato Genital Inferior, Ginecologia Oncológica, Uroginecologia e Defeitos do Assoalho Pélvico, Ginecologia Endócrina, Climatério, Reprodução Humana, Endometriose, Urgências, Mastologia e Planejamento Familiar.

O resultado final foi a elaboração de protocolos assistenciais práticos, com fluxogramas diagnósticos e terapêuticos, que refletem a conduta adotada na Divisão de Ginecologia do HCFMUSP.

Esperamos que esses protocolos sejam úteis aos ginecologistas e obstetras, bem como aos médicos residentes, no exercício de suas atividades práticas, contribuindo para aprimorar o cuidado às nossas pacientes.

Edmund Chada Baracat

Sumário

Graus de Recomendação

As referências bibliográficas são citadas numericamente e antecedidas pelo grau de recomendação A, B, C ou D. A utilização do **grau de recomendação** tem por objetivo auxiliar a avaliação crítica do leitor, conferindo transparência à procedência das informações.

Os graus de recomendação foram individualizados por grupo de evidência junto às referências bibliográficas, como, por exemplo, (**A**)[1-3], (**B**)[4,5], (**C**)[6], sobretudo quando da existência de heterogeneidade na força da evidência dos trabalhos citados.

As diferenças entre os graus A, B, C e D devem-se exclusivamente ao delineamento da pesquisa utilizada na geração da evidência científica (Tabela 1).

Tabela 1

A	Estudos experimentais ou observacionais de melhor consistência
B	Estudos experimentais ou observacionais de menor consistência
C	Relatos de casos/estudos não controlados
D	Opinião desprovida de avaliação crítica, baseada em consensos, estudos fisiológicos ou modelos animais

Parte 1

Ginecologia Geral

Nilo Bozzini
Sérgio Edgar Camões Conti Ribeiro
Walter Pinheiro
Marcos de Lorenzo Messina
Edmund Chada Baracat

Capítulo 1

Leiomioma Uterino. Diagnóstico

Marcos de Lorenzo Messina
Cassandra Ribeiro Bastos
Nilo Bozzini
Edmund Chada Baracat

Introdução

Atualmente, o leiomioma uterino ocupa posição de destaque entre os problemas de Saúde Pública em razão de sua prevalência de 77% na população feminina em idade reprodutiva, dos quais 30% desses casos são sintomáticos.[1] Na Divisão de Ginecologia do Hospital das Clínicas da Faculdade de Medicina da Universidade de São Paulo (HCFMUSP), a prevalência é semelhante.[2]

Ainda não está comprovada uma causa definida para o seu desenvolvimento. No entanto, sabe-se que sua ocorrência está intimamente ligada a fatores genéticos e hereditários, etnia, exposição a estrogênio e progesterona, atividade inflamatória uterina, entre outros.[3,4]

A incidência aumenta com a idade, sendo maior dos 35 aos 45 anos, com declínio após os 50 anos. Os principais sintomas são sangramento uterino anormal (SUA) e dor abdominal. Contudo, a busca ativa de sinais e sintomas associados faz-se necessária para se propor o melhor tratamento.

O diagnóstico é clínico, por meio de anamnese detalhada e exame ginecológico. O estudo de suas características, bem como sua relação com a anatomia pélvica, é feito pela ultrassonografia (USG) pélvica (transabdominal e/ou transvaginal). Outros exames de imagem, como a ressonância magnética (RM), podem ser solicitados visando melhor escolha de tratamento.

Fatores de risco

O estudo genético das pacientes com leiomioma uterino ainda é escasso. O polimorfismo do gene catechol-O-methyltransferase (COMT) é fator de risco para o desenvolvimento de leiomiomas uterinos preexistentes maiores de 290cc, assim como o polimorfismo do *exon 9* do fator insulinóide de crescimento tipo 2 (IGF2A) e *E-cadherin-Pml* (CDH1C). (C)[5-8] O polimorfismo em um único nucleotídeo dos genes dos receptores alfa de estrogênio, localizado no íntron e éxon 1, pode aumentar a suscetibilidade ao leiomioma. Contudo, esse polimorfismo é pouco frequente nas mulheres brasileiras. (C)[9] Por sua vez, o polimorfismo do gene *progesterone receptor gene polymorphism* (PROGINS) é fator de proteção em mulheres brasileiras não brancas. (C)[10]

A ocorrência de leiomioma uterino é aproximadamente nove vezes maior em mulheres da etnia negra em relação à branca. (C)[3]

A exposição aos estrogênios eleva o risco de desenvolver leiomioma uterino. Assim, na menarca precoce, na nuliparidade, no intervalo partal grande, o risco deve ser considerado; esse risco diminui com o aumento do número de gestações, uso de progestagênio e após a menopausa. (B)[4] Embora leiomiomas sejam raramente diagnosticados em mulheres na pós-menopausa, aquelas que fazem uso de terapia hormonal com estrogênio e progestagênio por mais de 5 anos têm risco 1,7 vez maior de desenvolver leiomioma. Essa associação é encontrada em mulheres com índice de massa corporal (IMC) inferior a 24. (C)[11]

A obesidade e o sobrepeso também estão associados ao leiomioma pela androstenediona, que é convertida em estrogênio nas células adiposas. Com níveis de estrogênio elevados, as mulheres obesas, mesmo após a menopausa, têm maior probabilidade de desenvolver leiomioma. O IMC está associado ao aparecimento de leiomioma com picos de incidência nas pacientes com esse índice entre 27,5 e 29,9 kg/m^2 e com parto anterior ou IMC entre 22,5 e 24,9 kg/m^2 e nulíparas. Além disso, o ganho de peso após os 18 anos de idade está positivamente relacionado ao leiomioma em mulheres com um parto anterior. (B)[12]

Associações entre obesidade e desenvolvimento do leiomioma evidenciam que tanto a dieta como o sedentarismo podem estar relacionados com o crescimento do tumor. O consumo de gorduras e carnes vermelhas está associado ao aumento da sua incidência, enquanto o alto consumo de vegetais verdes tem efeito protetor. (B)[13] O exercício regular por 7 horas semanais ou mais é fator protetor ao desenvolvimento de miomas, ajustado pelo IMC. (B)[14]

Não existe associação do tabagismo com o risco de desenvolver leiomioma. (B)[15] O risco parece ser maior entre mulheres que têm antecedentes familiares positivos para o tumor. (C)[16] Esse fato colabora com a tese cada vez mais estudada de alterações citogenéticas associadas à gênese do tumor. Não há associação significativa entre antecedente pessoal de diabetes *mellitus*, uso de insulina ou altas taxas sanguíneas de fator de crescimento insulinóide tipo 1 IGF1 e leiomioma. (B)[17]

Pressão arterial diastólica elevada pode aumentar o risco em consequência da lesão da musculatura lisa uterina, não muito diferente da aterosclerose. Com o ajuste para idade, etnia, IMC, histórico reprodutivo e outras variáveis, para cada aumento de 10 mmHg na pressão arterial diastólica, o risco de miomas cresceu 8% (5% a 11%) e 10% (7% a 13%) entre não usuárias e usuárias de medicamentos anti-hipertensivos, respectivamente. (B)[18]

Fatores não hormonais também podem influenciar o aparecimento de leiomiomas uterinos. Esses tumores parecem estar relacionados com atividade inflamatória pélvica, erosão do colo uterino e anexite. (C)[19] Foram observadas associações com doença inflamatória pélvica (três ou mais episódios vs. nenhum), infecção por clamídia (história vs. sem história) e com a utilização de dispositivo intrauterino (DIU) quando este causou complicações infecciosas (uso *vs*. não uso). (B)[20] O uso de talco na região perineal por 1 ou mais meses aumenta a suscetibilidade para infecção e, consequentemente, o desenvolvimento de tumores benignos (uso diário vs. não uso). (B)[20]

Não existem estudos que provem que a laqueadura tubária bilateral é fator de risco para o desenvolvimento de leiomioma.

Diagnóstico

Anamnese – sinais e sintomas

Os leiomiomas são, em sua maioria, assintomáticos. Quando provocam sintomas, os principais são: SUA; algia pélvica; infertilidade; aumento do volume abdominal; compressão do tratos intestinal e urinário ou do sistema venoso.

O sintoma inicial mais comum, e o que mais frequentemente resulta na indicação cirúrgica, é o SUA. (B)[21] Na Divisão de Ginecologia do HC-FMUSP, 84,2% das pacientes submetidas à conduta cirúrgica relatam alteração menstrual associada ou não a outros sintomas. (B)[2] A ligação causal entre leiomioma e o SUA parece estar relacionada à indução de anormalidades vasculares nas adjacências do tumor. Mesmo na suspeita de leiomioma, a associação com menorragia torna obrigatória a exclusão de outro processo patológico uterino ou ovariano.

O SUA pode determinar anemia ferropriva e suas manifestações clínicas, como fadiga, astenia, dispneia, descoramento, entre outras.

A algia pélvica é provocada pelo aumento da atividade muscular uterina, gerando a sensação de dor em peso no hipogástrio, com irradiação para a região lombossacra e membros inferiores. A dor pode se apresentar como dismenorreia, dispareunia, pressão pélvica ou algia pélvica crônica. Sangramento e dor correspondem aos sintomas de 79% dos casos que cursam com histerectomia. (B)[21]

Quadros agudos, como leiomioma em parturição, caracterizam-se por dor do tipo cólica e sangramento. Outros exemplos incluem a degeneração vermelha, de natureza isquêmica, ou a torção de leiomioma subseroso pediculado, que podem cursar com dor abdominal aguda localizada na área correspondente ao tumor. (D)[22] Não existem estudos que comprovem, mas é provável que o leiomioma determine outras alterações locais, por exemplo, as vasculares ou as nervosas, responsáveis pela dor, porque cerca de 20% das pacientes operadas podem continuar com o quadro após 1 ano de seguimento. (B)[21]

Infertilidade associada ao leiomioma é pouco frequente, reportada como causa única de infertilidade em apenas pequena parcela de casos. O risco relativo de infertilidade é de 1,28 em comparação com mulheres férteis, principalmente quando localizado próximo das tubas uterinas. (D)[22] Estima-se que abortos ou complicações durante a gestação ocorram em cerca de 10% das mulheres com leiomiomas. No entanto, a maioria tem gestações e partos sem intercorrências.

O aumento do volume abdominal é queixa frequente, mas em geral não é compatível com o volume uterino. (B)[21] Apenas tumores com volume compatível com gestação de 12 semanas ou mais podem causar diretamente o aumento do hipogástrio.

Volume expressivo de útero e leiomioma podem comprimir estruturas vizinhas e causar sintomas. A compressão do trato urinário pode resultar em incontinência urinária, polaciúria, urgência miccional e sintomas compatíveis com infecções urinárias de repetição. Manifestações mais graves incluem hidronefrose uni ou bilateral. (B)[21] A compressão do ureter é de três a quatro vezes mais comum à direita, uma vez que o ureter esquerdo é parcialmente protegido pelo sigmoide.

A compressão do reto pode ocasionar obstipação, dor abdominal, puxo e tenesmo. Já a compressão do sistema venoso manifesta-se como edema e dor em membros inferiores, além de parestesia e hemorroidas. (D)[22]

Os miomas cervicais, nomeados pela classificação FIGO (Federação Internacional de Ginecologia e Obstetrícia) 0, 1, 2 e os que estão em degeneração frequentemente cursam com secreção vaginal sanguinolenta.

A presença de febre pode significar necrose do leiomioma, particularmente quando houver associação com dor abdominal localizada, espontânea ou provocada.

Os leiomiomas volumosos (> 500 mL) podem estar associados com ascite e, até mesmo, com derrame pleural.

Com menor frequência, os leiomiomas também podem cursar com inversão uterina, estase de membros inferiores e tromboflebite secundária à compressão pélvica, policitemia e ascite.

Exame físico

O exame físico, abdominal e ginecológico, é importante e necessário para o diagnóstico. Útero volumoso (ou mioma) é detectado em 12,9% das mulheres. Os leiomiomas uterinos são frequentemente diagnosticados com base no achado clínico de útero aumentado, irregular, com contornos bocelados. Em úteros muito volumosos, pode-se observar essas alterações à palpação abdominal, especialmente em pacientes magras. Em alguns casos, encontra-se o útero acima da cicatriz umbilical, contribuindo para o aumento significativo do volume abdominal. Já em úteros menores, o toque vaginal bimanual pode revelar essas alterações. (B)[23] No entanto, qualquer tumor pélvico pode ser confundido com um útero aumentado.

Em caso de mioma parido, ao exame especular, pode-se visualizar o colo do útero entreaberto, com exteriorização do nódulo de mioma. Esses quadros geralmente cursam com sangramento profuso. Quanto à torção de leiomioma seroso pediculado, o abdome se encontra doloroso, em especial no local da torção. Pode-se também palpar uma massa nessa topografia.

Exames complementares

Para realizar uma abordagem completa do leiomioma, principalmente quando se trata de mulher sem prole constituída, pode-se utilizar a USG pélvica transabdominal e/ou transvaginal, histerossalpingografia (HSG) orientada por USG, histerossonografia simples ou tridimensional, RM, urografia ou urorressonância, quando houver compressão por grande volume uterino ou suspeita de associação com malformações.

O diagnóstico é clínico. A USG é exame complementar para o estudo anatômico e funcional da pelve feminina. Apesar de não existir evidência científica, pode ser solicitada em fases específicas do ciclo menstrual, como na fase secretora, pois o endométrio é mais evidente, o que possibilita melhor caracterização do componente submucoso sobre a cavidade uterina. Em relação a cada mioma, devem ser mencionados tamanho e localização, visando auxílio na indicação e na abordagem cirúrgica. Nova classificação topográfica dos leiomioma uterinos foi descrita em 2011 pela FIGO, numerando os leiomiomas de 0 a 8 conforme seu posicionamento em relação ao miométrio. Nessa classificação os leiomiomas submucosos são classificados como 0, 1 e 2; os intramurais com 3, 4 e 5; e os subserosos com 6 e 7. Desse modo, há uma tentativa de padronização de linguagem, importante para o entendimento dos laudos dos exames de imagem (Figura 1.1).[39] O ecografista deve reconhecer os limites de sua técnica ou do equipamento, sugerindo a complementação do seu exame com outras provas, buscando todas as informações necessárias para o adequado tratamento da doença e dos fatores associados. Leiomiomas fúndicos, por exemplo, interferem na permeabilidade tubária, sem denotar alteração da tuba propriamente dita, mas compressão extrínseca, fato importante no planejamento cirúrgico e para considerações futuras da permeabilidade tubária, posterior à miomectomia.

A USG tem 95,9% de sensibilidade, 42,5% de especificidade e 92,4% de valor preditivo positivo na detecção de leiomiomas uterinos. Em 70,8% dos casos de falso-positivos e 83,3% dos falso-negativos, a adenomiose foi diagnosticada, interferindo, portanto, na acurácia ultrassonográfica. (B)[24] No entanto, é a primeira opção no rastreamento de leiomioma uterino nos casos suspeitos em razão de seu baixo custo e de sua baixa complexidade.

Figura 1.1 – Classificação dos leiomioma uterinos segundo posicionamento em relação ao miométrio adjacente

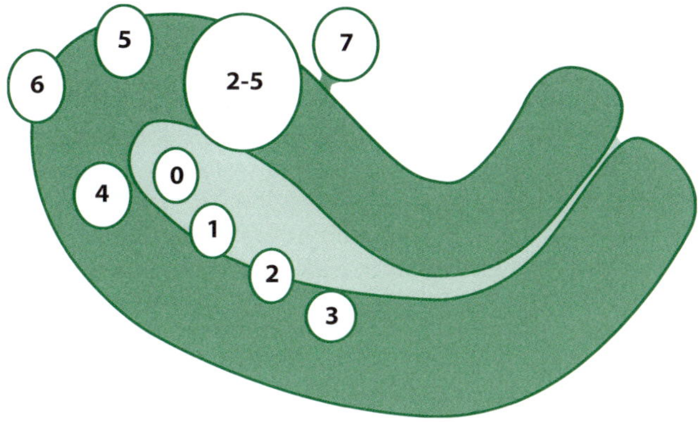

0: Intracavitário, pediculado; 1: Submucoso, < 50% intramural; 2: Submucoso, ≥ 50% intramural; 3: Intramural, tangenciando o endométrio; 4: Intramural; 5: Subseroso, ≥ 50% intramural; 6: Subseroso, < 50% intramural; 7: Subseroso, pediculado; 8: Outros (p ex, cervical, parasita)

Fonte: Adaptada de FIGO, 2011

A avaliação de leiomiomas submucosos pela USG transvaginal tem sensibilidade de 90,9% e especificidade de 96,6%. Se associados à dopplervelocimetria colorida, esses valores são 93,7% e 81%, respectivamente. (B)[25] (C)[26] Esta última também é útil para se diferenciar o leiomioma de leiomiossarcoma. A detecção de hipervascularização central e periférica à dopplervelocimetria colorida de lesões do miométrio pode identificar tumores uterinos suspeitos de malignidade com sensibilidade de 100%, especificidade de 86% e valor preditivo positivo de 19%. Quando associados aos achados ultrassonográficos da escala de cinza, esses valores são 75%, 98% e 60%, respectivamente. (B)[27]

O mapeamento do fluxo sanguíneo à USG com Doppler é ferramenta valiosa na distinção do pólipo endometrial do leiomioma submucoso. A sensibilidade, a especificidade e o valor preditivo positivo no diagnóstico de pólipo endometrial, pela visibilização de vaso único na lesão, são de 81,2%, 88,2% e 92,9%, respectivamente. No diagnóstico de leiomioma submucoso pela visibilização de vaso em forma de rim circundando a lesão, a sensibilidade, a especificidade e o valor preditivo são de 71,4%, 70,6% e 100%, respectivamente. (B)[28]

A core biópsia, por meio de agulha transcervical, guiada por USG, é outro método diagnóstico eficaz na diferenciação entre leiomiomas e leiomiossarcomas. Contudo, requer habilidade técnica e é procedimento invasivo. (B)[29]

A histerossonografia tem sensibilidade de 100%, especificidade de 98,3% e valor preditivo positivo de 95,8% na identificação de leiomiomas submucosos. (B)[25] Sua aplicação em três dimensões (3D), por meio da distensão da cavidade e da avaliação das imagens nos três planos ortogonais, permite reconstruir a cavidade endometrial com imagens semelhantes às obtidas na histeroscopia. (B)[14] Tem sensibilidade de 100%, especificidade de 99,1% e acurácia de 99,2% para identificar os leiomiomas uterinos submucosos, bem como sua posição e tamanho. (B)[30]

A HSG é útil na avaliação da cavidade endometrial e eventual relação dos leiomiomas com a cavidade e as tubas. Falhas de enchimento da cavidade denotam presença de leiomioma submucoso ou compressão extrínseca da cavidade por leiomioma intramural; ou, ainda, diagnóstico de sinéquias nos casos de leiomioma com antecedentes de miomectomias ou curetagens. É ferramenta simples, minimamente invasiva e de baixo custo, aumenta a precisão diagnóstica da USG e pode ser um teste de rastreio eficaz antes da histeroscopia.

A USG endorretal é mais uma ferramenta diagnóstica na exploração pélvica como complementação da USG transabdominal nos casos em que a USG transvaginal não pode ser realizada; ela deve ser proposta após a informação e o consentimento da paciente. Tem sensibilidade de 87,5%, especificidade de 100% e valor preditivo positivo de 100% no diagnóstico das anomalias pélvicas. (B)[31]

Não há evidência científica no uso da tomografia computadorizada (TC) no diagnóstico de leiomioma. Contudo, o leiomioma intraligamentar do ligamento redondo corresponde a 50,4% das lesões desse ligamento e pode ser diagnosticado por TC. (C)[32]

Com relação ao diagnóstico da leiomiomatose uterina, a USG transvaginal mostra-se tão sensível e específica quanto a RM em úteros menores que 375cc e com até quatro miomas. Entretanto, a RM mostra-se superior na localização, quantificação, avaliação das dimensões e presença de degeneração miomatosa. (B)[33] Também é útil na diferenciação de adenomiose e leiomioma. Tem sensibilidade de 94%, especificidade de 33% e acurácia de 90% no diagnóstico de leiomioma, sendo indicada principalmente quando a USG é inconclusiva ou na diferenciação de diagnósticos em razão de seu alto custo e de variações técnicas. (B)[34]

A RM combinando a *diffusion-weighted* T3 e T2 tem sensibilidade e especificidade de 100% e apresenta melhores resultados do que a RM utilizada de forma isolada na diferenciação dos sarcomas de leiomiomas uterinos. (C)[35] O coeficiente de difusão aparente tem sensibilidade de 84,6%, especificidade de 100% e acurácia de 92% na diferenciação de lesões malignas e benignas da cavidade endometrial. (B)[36] O uso combinado da RM dinâmica com a mensuração sérica da isoenzima lactato desidrogenase é útil na diferenciação de leiomiomas degenerados com leiomiossarcomas, com sensibilidade, especificidade e acurácia de 100%, enquanto a RM isolada tem acurácia de 93,1% e a RM dinâmica isolada, de 95,2%. (B)[37]

Outra indicação pertinente da RM está na programação cirúrgica das grandes massas pélvicas, em que se faz necessário o estudo do trajeto e do envolvimento ureteral, avaliado de forma bastante satisfatória por meio da urorressonância. Para o diagnóstico do suprimento sanguíneo do leiomioma uterino pela artéria ovariana, a angiorressonância magnética contrastada é melhor que a angiografia convencional, com sensibilidade de 100% e especificidade de 77%. (B)[38]

Recomendação

Na Divisão de Ginecologia do Hospital das Clínicas da Faculdade de Medicina da Universidade de São Paulo (HCFMUSP), recomenda-se o seguinte protocolo para o diagnóstico do leiomioma uterino (Algoritmo 1.1).

Algoritmo 1.1 – Diagnóstico do leiomioma uterino

Leiomioma uterino: diagnóstico

Anamnese (fatores de risco):
- menarca precoce
- nuliparidade
- maior tempo decorrido do último parto
- não utilização de progestogênio injetável
- idade de 35 a 45 anos
- reposição hormonal
- obesidade e sobrepeso
- dieta gordurosa e com carnes vermelhas
- sedentarismo
- raça negra
- antecedentes familiares positivos
- uso de insulina
- pressão aterial diastólica elevada
- genética

Anamnese (sinais e sintomas):
- SUA
- dismenorreia
- dor pélvica
- mudança na frequência urinária
- obstipação
- dispareunia
- infertilidade
- abortos de repetição
- trabalho de parto prematuro
- distensão abdominal
- aumento do volume abdominal

Exames físico e ginecológico
- útero aumentado
- útero irregular
- contornos bocelados
- especular
  - sangramento
  - exteriorização do mioma pelo colo uterino

USG pélvica:
- valorizar número e localização dos leiomiomas
- espessura endometrial
- aspecto dos ovários

Dúvida diagnóstica ou sintomatologia → RM pélvica → Programar tratamento

Confirmação de leiomioma uterino → Programar tratamento

Outros exames complementares se indicados:
- USG pélvica com Doppler colorido
- histerossalpingografia
- histerossonografia simples
- histerossonografia 3-D
- tomografia computadorizada
- angiorressonância
- urografia excretora
- USG das vias urinárias

RNM: ressonância nuclear magnética; USG: ultrassonografia

Fonte: Desenvolvido pela autoria

Referências bibliográficas

1. Laughlin SK, Schroeder JC, Baird DD. New directions in the epidemiology of uterine fibroids. Semin Reprod Med. 2010;28(3):204-17.
2. Yoshizaki CT, Pereira PAA, Bagnoli VR, Fonseca AM, Pinotti JA. Epidemiologycal data on uterine leiomyoma. Rev Ginecol Obstet. 2000;11(1):16-21.
3. Faerstein E, Szklo M, Rosenshein N. Risk factors for uterine leiomyoma: a practice-based case-control study. I. African-American heritage, reproductive history, body size, and smoking. Am J Epidemiol. 2001;153(1):1-10.
4. Wise LA, Palmer JR, Harlow BL, Spiegelman D, Stewart EA, Adams-Campbell LL, et al. Reproductive factors, hormonal contraception, and risk of uterine leiomyomata in African-American women: a prospective study. Am J Epidemiol. 2004;159(2):113-23.
5. Vieira LC, Gomes MT, Castro Rde A, de Souza NC, da Silva ID, Baracat EC, et al. Association of the CYP17 gene polymorphism with risk for uterine leiomyoma in Brazilian women. Gynecol Endocrinol. 2008;24(7):373-7.
6. de Oliveira E, de Aquino Castro R, Vieira Gomes MT, Cotrim Guerreiro SID, Baracat EC, Rodrigues LG, et al. Role of glutathione S-transferase (GSTM1) gene polymorphism in development of uterine fibroids. Fertil Steril. 2009;91(4):1496-8.
7. Hsieh YY, Chang CC, Wang YK, Hsu KH, Chen CP, Hsu CM, et al. Insulin-like growth factors II exon 9 and E-cadherin-PmI I but not myeloperoxidase promoter-463, urokinase-ApaL I nor xeroderma pigmentosum polymorphisms are associated with higher susceptibility to leiomyoma. Anticancer Res. 2010;30(6):2203-8.
8. de Oliveira E, de Aquino Castro R, Gomes MT, da Silva ID, Baracat EC, de Lima GR, et al. The catechol-O-methyltransferase (COMT) gene polymorphism and prevalence of uterine fibroids. Maturitas. 2008;60(3-4):235-8.
9. Villanova FE, Andrade PM, Otsuka AY, Gomes MT, Leal ES, Castro RA, et al. Estrogen receptor alpha polymorphism and susceptibility to uterine leiomyoma. Steroids. 2006;71(11-12):960-5.
10. Gomes MT, Castro R de A, Villanova FE, da Silva ID, Baracat EC, de Lima GR, et al. The progesterone receptor gene polymorphism, PROGINS, may be a factor related to the development of uterine fibroids. Fertil Steril. 2007;87(5):1116-21.
11. Reed SD, Cushing-Haugen KL, Daling JR, Scholes D, Schwartz SM. Postmenopausal estrogen and progestogen therapy and the risk of uterine leiomyomas. Menopause. 2004;11(2):214-22.
12. Wise LA, Palmer JR, Spiegelman D, Harlow BL, Stewart EA, Adams-Campbell LL, et al. Influence of body size and body fat distribution on risk of uterine leiomyomata in U.S. black women. Epidemiology. 2005;16(3):346-54.
13. Chiaffarino F, Parazzini F, La Vecchia C, Chatenoud L, Di Cintio E, Marsico S. Diet and uterine myomas. Obstet Gynecol.1999;94(3):395-8.
14. Baird DD, Dunson DB, Hill MC, Cousins D, Schectman JM. Association of physical activity with development of uterine leiomyoma. Am J Epidemiol. 2007;165(2):157-63.
15. Marshall LM, Spiegelman D, Manson JE, Goldman MB, Barbieri RL, Stampfer MJ, et al. Risk of uterine leiomyomata among premenopausal women in relation to body size and cigarette smoking. Epidemiology.1988;9(5):511-7.
16. Van Voorhis BJ, Romitti PA, Jones MP. Family history as a risk factor for development of uterine leiomyomas. Results of a pilot study. J Reprod Med. 2002;47(8):663-9.
17. Baird DD, Travlos G, Wilson R, Dunson DB, Hill MC, D'Aloisio AA, et al. Uterine leiomyomata in relation to insulin-like growth factor-I, insulin, and diabetes. Epidemiology. 2009;20(4):604-10.
18. Boynton-Jarrett R, Rich-Edwards J, Malspeis S, Missmer SA, Wright R. A prospective study of hypertension and risk of uterine leiomyomata. Am J Epidemiol. 2005;161(7):628-38.
19. Xu Y, Chen S, Zhu C, Yang L. A 1:2 matched case-control study on the risk factors of uterine myomas. Zhonghua Liu Xing Bing Xue Za Zhi. 2000;21(5):366-8.

20. Faerstein E, Szklo M, Rosenshein NB. Risk factors for uterine leiomyoma: a practice-based case-control study. II. Atherogenic risk factors and potential sources of uterine irritation. Am J Epidemiol. 2001;153(1):11-9.
21. Broder MS, Kanouse DE, Bernstein SJ. Assessing symptoms before hysterectomy: is the medical record accurate? Am J Obstet Gynecol. 2001;185(1):97-102.
22. Haney AF. Clinical decision making regarding leiomyomata: what we need in the next millenium. Environ Health Perspect. 2000;108(5):835-9.
23. Grover SR, Quinn MA. Is there any value in bimanual pelvic examination as a screening test. Med J Aust. 1995;162(8):408-10.
24. Harmanli OH, Bevilacqua SA, Dandolu V, Chatwani AJ, Hernandez E. Adenomyosis interferes with accurate ultrasonographic detection of uterine leiomyomas. Arch Gynecol Obstet. 2005;273(3):146-9.
25. Alborzi S, Parsanezhad ME, Mahmoodian N, Alborzi S, Alborzi M. Sonohysterography versus transvaginal sonography for screening of patients with abnormal uterine bleeding. Int J Gynaecol Obstet. 2007;96(1):20-3.
26. Hosny IA, Elghawabit HS, Mosaad MM. The role of 2D, 3D ultrasound and color Doppler in the diagnosis of benign and malignant endometrial lesions. J Egypt Natl Canc Inst. 2007;19(4):275-81.
27. Exacoustos C, Romanini ME, Amadio A, Amoroso C, Szabolcs B, Zupi E, et al. Can gray-scale and color Doppler sonography differentiate between uterine leiomyosarcoma and leiomyoma? J Clin Ultrasound. 2007;35(8):449-57.
28. Cil AP, Tulunay G, Kose MF, Haberal A. Power Doppler properties of endometrial polyps and submucosal fibroids: a preliminary observational study in women with known intracavitary lesions. Ultrasound Obstet Gynecol. 2010;35(2):233-7.
29. Kawamura N, Ichimura T, Ito F, Shibata S, Takahashi K, Tsujimura A, et al. Transcervical needle biopsy for the differential diagnosis between uterine sarcoma and leiomyoma. Cancer. 2002;94(6):1713-20.
30. Makris N, Kalmantis K, Skartados N, Papadimitriou A, Mantzaris G, Antsaklis A. Three-dimensional hysterosonography versus hysteroscopy for the detection of intracavitary uterine abnormalities. Int J Gynaecol Obstet. 2007;97(1):6-9.
31. Créquat J, Teboul-Faure L, Fortin A, Batallan A, Madelenat P. Endorectal sonography in gynecology: usefulness and diagnostic accuracy. Gynecol Obstet Fertil. 2004;32(11):950-3.
32. Michel P, Viola D. Abdomino-pelvic leiomyoma of the round ligament: contribution of computed tomography and magnetic resonance imaging. J Gynecol Obstet Biol Reprod (Paris). 2003;32(6):571-4.
33. Dueholm M, Lundorf E, Hansen ES, Ledertoug S, Olesen F. Accuracy of magnetic resonance imaging and transvaginal ultrasonography in the diagnosis, mapping, and measurement of uterine myomas. Am J Obstet Gynecol. 2002;186(3):409-15.
34. Moghadam R, Lathi RB, Shahmohamady B, Saberi NS, Nezhat CH, Nezhat F, et al. Predictive value of magnetic resonance imaging in differentiating between leiomyoma and adenomyosis. JSLS. 2006;10(2):216-9.
35. Namimoto T, Yamashita Y, Awai K, Nakaura T, Yanaga Y, Hirai T, et al. Combined use of T2-weighted and diffusion-weighted 3-T MR imaging for differentiating uterine sarcomas from benign leiomyomas. Eur Radiol. 2009;19(11):2756-64.
36. Fujii S, Matsusue E, Kigawa J, Sato S, Kanasaki Y, Nakanishi J, et al. Diagnostic accuracy of the apparent diffusion coefficient in differentiating benign from malignant uterine endometrial cavity lesions: initial results. Eur Radiol. 2008;18(2):384-9.
37. Goto A, Takeuchi S, Sugimura K, Maruo T. Usefulness of Gd-DTPA contrast-enhanced dynamic MRI and serum determination of LDH and its isozymes in the differential diagnosis of leiomyosarcoma from degenerated leiomyoma of the uterus. Int J Gynecol Cancer. 2002;12(4):354-61.

38. Kroencke TJ, Scheurig C, Kluner C, Taupitz M, Schnorr J, Hamm B. Uterine fibroids: contrast-enhanced MR angiography to predict ovarian artery supply – initial experience. Radiology. 2006:241(1):181-9.
39. Munro MG, Critchley HO, Broder MS, Fraser IS, FIGO Working Group on Menstrual Disorders. FIGO classification system (PALM-COEIN) for causes of abnormal uterine bleeding in nongravid women of reproductive age. Int J Gynaecol Obstet. 2011;113(1):3-13.

Capítulo 2

Leiomioma Uterino. Tratamento Clínico

Marcos de Lorenzo Messina
Cassandra Ribeiro Bastos
Nilo Bozzini
Edmund Chada Baracat

Introdução

É importante ressaltar que miomas assintomáticos não demandam tratamento e permitem conduta expectante, com exame clínico periódico e ultrassonografia (USG) seriada (anual ou semestral). O momento ideal de intervenção, seja ela clínica, seja cirúrgica, deve ser individualizado, considerando-se o surgimento de sintomas; o número, a localização e o tamanho dos miomas; a idade da paciente; o desejo reprodutivo e possíveis comorbidades existentes.

De maneira simplificada, a escolha pelo tratamento clínico deve ser criteriosa, priorizando-se algumas indicações específicas como controle sintomático em pacientes com sangramento uterino anormal aumentado e/ou dor pélvica relacionada ao mioma, redução tumoral, além de pacientes com risco cirúrgico elevado ou na perimenopausa/pós-menopausa, em que se espera naturalmente uma redução do volume e da sintomatologia dos miomas, considerando-se que há um hipoestrogenismo fisiológico.

Portanto, a opção pelo tratamento clínico deve levar em conta, basicamente, a sintomatologia, o desejo reprodutivo e as condições clínicas pré-operatórias (considerando-se anemia, comorbidades e volume uterino).

Anti-inflamatórios não esteroidais (Aine)

Os anti-inflamatórios não esteroidais são considerados tratamento clínico de 1ª linha nos casos de sangramento uterino anormal, além de melhorar os sintomas de dor pélvica. Nos casos de sangramento excessivo, o emprego dos anti-inflamatórios não esteroides (Aine), especialmente dos inibidores da prostaglandina sintetase, reduz sensivelmente a perda sanguínea em cerca de um terço dos casos. (A)[14]

Ácido tranexâmico

Trata-se de um agente hemostático antifibrinolítico que age inibindo a fibrinólise na superfície endometrial, com consequente redução do sangramento. Pode ser utilizado em pacientes com sangramento aumentado, melhorando os sintomas em cerca de 50% a 66%. (B)[12] (D)[13] (A)[14] Seu uso pode ser feito isoladamente ou em associação aos Aine.

Anticoncepcional hormonal combinado

Não se identificou associação entre o uso de anticoncepcional hormonal combinado e o desenvolvimento de mioma uterino. (B)[10,11] Os anticoncepcionais hormonais combinados podem ainda ser utilizados com a finalidade de controlar o ciclo menstrual ou, até mesmo, com a intenção de se induzir a amenorreia. Não há evidências de que esses agentes consigam provocar redução do tamanho tumoral.

Progestagênio isolado

Até o momento, ainda não está totalmente esclarecido o papel dos progestagênios sobre os leiomiomas uterinos. Sabe-se que o uso de progestagênios (orais ou parenterais) tem a capacidade de reduzir o risco de desenvolvimento da doença e de evitar que novos leiomiomas surjam e aumentem de tamanho.

Poucos estudos, cujos resultados são conflitantes, avaliaram o uso de progestagênio oral ou parenteral para o tratamento do mioma uterino. Estudo comparando pacientes tratadas previamente à cirurgia com acetato de medroxiprogesterona (AMP) e pacientes sem tratamento pré-operatório mostrou que as pacientes que fizeram uso de AMP apresentaram maiores fluxos menstruais, segundo a análise do número de absorventes usados. (C)[8] Alterações no volume uterino não foram analisadas. Entretanto, em outra análise de pacientes com mioma uterino e tratadas com AMP, observaram-se melhora do sangramento, aumento nos níveis de hemoglobina e redução do volume uterino e tumoral. (C)[9]

Concluindo, a maioria dos autores recomenda que seja realizada uma tentativa terapêutica com medicações hormonais (combinação de estrogênio e progestagênio ou progestagênio isolado) antes de se progredir para terapias mais invasivas.

Dispositivo intrauterino liberador de levonorgestrel (DIU-LNG)

O dispositivo intrauterino liberador de levonorgestrel com 52 mcg tem sido estudado em mulheres com mioma uterino especificamente em relação ao sangramento uterino anormal e às alterações no volume uterino, mas poucos estudos analisaram os sintomas obstrutivos e a dor pélvica associada à doença.

Estudos mostram que o uso do DIU-LNG diminui consideravelmente o volume de sangramento em pacientes com mioma uterino quando avaliadas por meio de calendário menstrual e pelo aumento no nível de hemoglobina. (D)[1-3] (A)[4] (B)[5-7] O efeito no controle do sangramento é reduzido quando há distorção da cavidade uterina (o que seria considerado uma contraindicação à inserção do DIU-LNG) ou sangramento uterino anormal excessivo previamente ao tratamento. (B)[7]

Em termos de redução do volume tumoral e do volume uterino, verificaram-se resultados inconsistentes com o uso do dispositivo e nenhuma diferença significativa quanto ao volume uterino após 1 ano de uso. (A)[4]

Análogo do hormônio liberador de gonadotrofina

Os análogos do hormônio liberador de gonadotrofina (GnRH) são derivados sintéticos do GnRH, produzidos a partir de uma alteração da molécula original, pela substituição do aminoácido da posição 6. Isso os torna resistentes à degradação e aumenta sua meia-vida e sua afinidade ao receptor, prolongando e potencializando o efeito da medicação. Estima-se que tenham uma potência de 15 a 200 vezes mais alta do que a molécula do GnRH natural. Consequentemente, eles atuam inibindo o eixo hipotálamo-hipófise-ovariano.

De maneira clássica, são mais utilizados por via intramuscular (IM) ou subcutânea (SC). A via oral (VO) ainda não está disponível, até o momento, em virtude da rápida degradação por peptidases digestivas. Contudo, o desenvolvimento da medicação de uso oral vem sendo bastante estudado e acredita-se que é uma promessa para um futuro próximo.

Os análogos do GnRH podem ser agentes agonistas ou antagonistas. Os agonistas provocam um efeito inicial positivo sobre a hipófise, aumentando nos primeiros 14 dias após o uso a liberação de gonadotrofinas consequentemente à saturação dos receptores (efeito *flare-up)*. Após esse período inicial, ocorre uma dessensibilização das células gonadotróficas decorrente da redução do número de receptores (*down-regulation*), culminando com um estágio hipoestrogênico intenso.

Na fase de *down-regulation*, causam a redução dos esteroides sexuais circulantes e podem induzir amenorreia e reduzir o volume dos nódulos leiomiomatosos em até 50%, de maneira temporária. Em outras palavras, melhoram o sangramento uterino e diminuem o tamanho dos miomas. O pico de ação dos resultados é observado entre 2 e 3 meses após a aplicação. Após esse período, com cessação do efeito da medicação, há a tendência de os miomas retornarem aos padrões prévios ao uso.

Os antagonistas, por sua vez, não apresentam efeito de *flare-up* e *down-regulation,* considerando que têm a capacidade de bloqueio imediato do eixo.

Entretanto, por apresentarem muitos efeitos colaterais consequentes ao hipoestrogenismo provocado, como sintomas climatéricos (vasomotores, alteração de humor, ressecamento vaginal) e redução da densidade mineral óssea, sua utilização deve ser limitada.

Via de regra, estão indicados para pacientes no período pré-operatório, especialmente de tratamento cirúrgico conservador (miomectomia), por melhorarem as taxas de fertilidade, diminuírem a recorrência dos miomas e a necessidade de outros tratamentos após a cirurgia, além de possibilitarem melhores condições clínicas para a cirurgia, com melhora dos índices hematológicos (redução da anemia), redução do volume tumoral e menor risco de sangramento intraoperatório, diminuindo o risco cirúrgico e a necessidade de transfusão sanguínea. (B)[12,16] (A)[17,18] Classicamente, em nosso setor, utilizamos com maior frequência uma das seguintes opções, cerca de 2 a 3 meses antes do planejamento cirúrgico:

» Acetato de leuprorelina 3,75 mg (aplicação mensal) ou 11,25 mg (aplicação trimestral) via IM;
» Acetato de gosserrelina 3,6 mg (aplicação mensal) ou 10,8 mg (aplicação trimestral) via SC.

Há relatos de indução de perda da pseudocápsula que circunda o mioma com uso dos análogos de GnRH, prejudicando o plano de ressecção, o que pode dificultar sua retirada durante o ato operatório. Visando a diminuir essa dificuldade, recomenda-se que a cirurgia não seja realizada durante o uso da medicação, mas sim cerca de 45 a 60 dias após a suspensão, de forma que os efeitos positivos ainda estejam presentes, mas o plano de ressecção torne-se novamente dissecável.

Também é válido ressaltar que os miomas de pequeno volume podem se tornar imperceptíveis durante o ato operatório por causa de sua redução volumétrica. Como consequência, após a cessação da medicação e de seus efeitos, esses miomas voltariam a crescer, podendo culminar com retorno dos sintomas pré-operatórios.

Como tentativa de minimizar os efeitos colaterais da medicação, é possível lançar mão de uma *add-back therapy*, que consiste em administração simultânea de baixas doses de estrogênio e progestagênio após a fase inicial de *down-regulation*. Essa terapia *add-back* em baixas doses não é capaz de reduzir os efeitos do análogo administrado, mas previne os efeitos colaterais do hipoestrogenismo.

Danazol

É um esteroide sintético, derivado da 19-nortestosterona, com atividade antigonadotrófica e antiestrogênica. Como mecanismo de ação, provoca supressão da hipófise anterior e, consequentemente, da secreção de GnRH, inibição da esteroidogênese e aumento da metabolização de estrogênios e progestagênios, interação antagonista e agonista direta com receptores endometriais progestagênicos e antrogênicos, atenuação imunológica de efeitos reprodutivos potencialmente adversos e possível indução de amenorreia.

Pelos mecanismos de ação, parece controlar o sangramento uterino anormal e uma possível anemia existente. Estudos não demonstraram redução volumétrica dos tumores.

Em razão de seus efeitos colaterais, não é mais utilizado. Entre eles, citem-se os androgênicos como retenção hídrica, acne, oleosidade cutânea, hirsutismo, ganho ponderal, além de efeitos do hipoestrogenismo, como sintomas vasomotores, queda de libido, alterações de humor, atrofia vaginal.

Gestrinona

É um derivado da 19-nor-testosterona com efeito androgênico, antiprogestagênico, antiestrogênico e antigonadotrófico. Tem ação periférica e central, aumentando os níveis de testosterona livre por redução dos níveis da globulina sexual ligadora de hormônios (SHBG), reduzindo os níveis estrogênicos e de gonadotrofinas (hormônio luteinizante [LH] e hormônio folículo-estimulante [FSH]), consequentemente inibindo a ovulação mantendo reduzidos também os níveis progestagênicos. Promove redução volumétrica dos miomas e induz a amenorreia em 50% a 100% das portadoras de leiomiomas, com efeito dose-dependente.

Em geral, o retorno dos ciclos menstruais ocorre cerca de 1 mês após a interrupção da gestrinona. A dose-padrão de uso é 2,5 mg, 2 vezes/semana, e tem como vantagem uma longa meia-vida de 28 horas, quando administrada VO.

Os efeitos colaterais incluem: náuseas, cãibras musculares e efeitos androgênicos como retenção hídrica e ganho ponderal, acne, hirsutismo, oleosidade cutânea e dos cabelos.

Atenção

Tanto o danazol como a gestrinona aparentam reduzir o volume dos leiomiomas e o sangramento uterino anormal. Contudo, considerando-se o amplo espectro de efeitos colaterais e a ausência de estudos relevantes e consistentes, seu uso no tratamento clínico de leiomiomatose uterina não é recomendado.

Além destes, os moduladores seletivos dos receptores de progesterona, incluindo o acetado de ulipristal, e o mifepristone, também **não estão ainda disponíveis em nosso meio**.

Recomendação

Na Divisão de Ginecologia do Hospital das Clínicas da Faculdade de Medicina da Universidade de São Paulo (HCFMUSP), recomenda-se a seguinte conduta para o tratamento clínico do leiomioma uterino (Algoritmo 2.1).

Algoritmo 2.1 – **Tratamento clínico do leiomioma uterino**

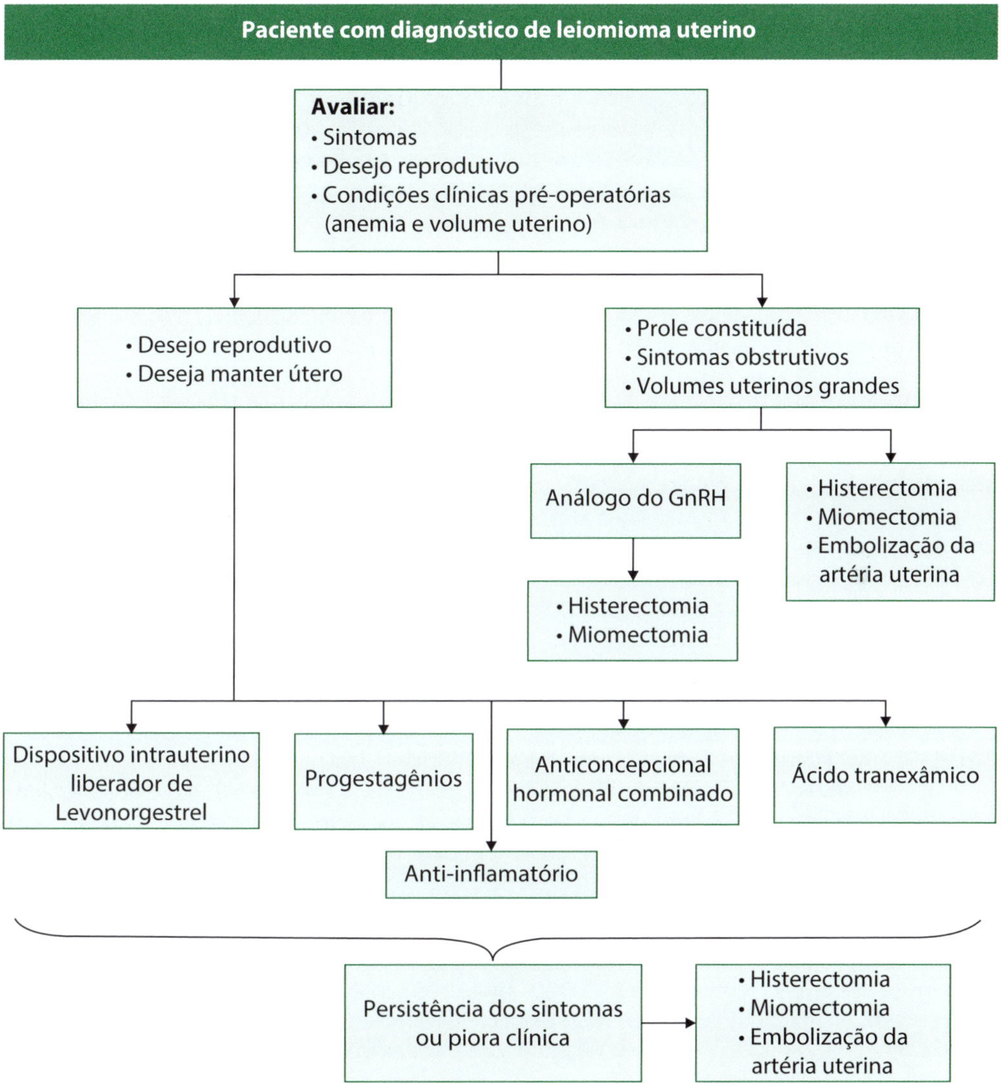

Fonte: Desenvolvido pela autoria

Referências bibliográficas

1. Rodriguez MI, Warden M, Darney PD. Intrauterine progestins, progesterone antagonists, and receptor modulators: a review of gynecologic applications. Am J Obstet Gynecol. 2010;202(5):420-8.
2. Kaunitz AM. Progestin-releasing intrauterine systems and leiomyoma. Contraception. 2007;75(6):S130-3.
3. Crhisman C, Ribeiro P, Dalton VK. The Levonorgestrel-releasing intrauterine system: an updated review of the contraceptive and noncontraceptive uses. Clin Obstet Gynecol. 2007;50(4):886-97.

4. Lethaby AE, Cooke I, Rees M. Progesterone or progestogen releasing intrauterine systems for heavy menstrual bleeding. Cochrane Database Syst Rev. 2005;(4):CD002126.
5. Soysal S, Soysal ME. The efficacy of levonorgestrel-releasing intrauterine device in selected cases of myoma-related menorrhagia: a prospective controlled trial. Gynecol Obstet Invest. 2005;59(1):29-35.
6. Grigorieva V, Chen-Mok M, Tarasova M, Mikhailov A. Use of a levonorgestrel-releasing intrauterine system to treat bleeding related to uterine leiomyomas. Fertil Steril. 2003;79(5):1194-8.
7. Mercorio F, De Simone R, Di Spiezio Sardo A, Cerrota G, Bifulco G, Vanacore F, et al. The effect of a levonorgestrel-releasing intrauterine device in the treatment of myoma-related menorrhagia. Contraception. 2003;67(4):277-80.
8. Johnson N, Flecther H, Reid M. Depo medroxyprogesterone acetate (DMPA) therapy for uterine myomata prior to surgery. Int J Gynaecol Obstet. 2004;85(2):174-6.
9. Venkatachalam S, Bagratee JS, Moodley J. Medical management of uterine fibroids with medroxyprogesterone acetate (Depo Provera): a pilot study. J Obstet Gynaecol. 2004;24(7):798-800.
10. Marshal LM, Spiegelman D, Goldman MB, Manson JE, Colditz GA, Barbieri RL, et al. A prospective study of reproductive factors and oral contraceptive use in relation to the risk of uterine leiomyomata. Fertil Steril. 1998;70(3):432-9.
11. Wise LA, Palmer JR, Harlow BL. Reproductive factors, hormonal contraception and risk of uterine leiomyomata in African-american women: a prospective study. Am J Epidemiol. 2004;159(2):113-23.
12. Gultekin M, Diribas K, Buru E, Gökçeoğlu MA. Role of a non-hormonal oral anti-fibrinolytic hemostatic agent (tranexamic acid) for management of patients with dysfunctional uterine bleeding. Clin Exp Obstet Gynecol. 2009;36(3):163-5.
13. Maness DL, Reddy A, Harraway-Smith CL, Mitchell G, Givens V. How best to manage dysfunctional uterine bleeding. J Fam Pract. 2010;59(8):449-59.
14. Lethaby A, Farquhar C, Cooke I. Antifibrinolytics for heavy menstrual bleeding. Cochrane Database Syst Rev. 2000;(4):CD000249.
15. Roman H, Loisel C, Puscasiu L, Sentilhes L, Marpeau L. Management of menometrorrhagia in women with and without pregnancy intention: hierarchy of therapies. J Gynecol Obstet Biol Reprod (Paris). 2008;37(8):S405-17.
16. Vercellini P, Bocciolone L, Colombo A, Vendola N, Meschia M, Bolis G. Gonadotropin releasing hormone agonist treatment before hysterectomy for menorrhagia and uterine leiomyomas. Acta Obstet Gynecol Scand. 1993;72(5):369-73.
17. Lethaby A, Vollenhoven B, Sowter M. Efficacy of pre-operative gonadotrophin hormone releasing analogues for women with uterine fibroids undergoing hysterectomy or myomectomy: a systematic review. BJOG. 2002;109(10):1097-108.
18. Vercellini P, Trespidi L, Zaina B, Vicentini S, Stellato G, Crosignani PG. Gonadotropin-releasing hormone agonist treatment before abdominal myomectomy: a controlled trial. Fertil Steril. 2003;79(6):1390-5.
19. Ke LQ, Yang K, Li J, Li CM. Danazol for uterine fibroids. Cochrane Database Syst Rev. 2009:CD007692.
20. Zhu Y, Zhang T, Xie S, Tu R, Cao Y, Guo X, et al. Gestrinone inhibits growth of human uterine leiomyoma may relate to activity regulation of ERα, Src and P38 MAPK. Biomed Pharmacother. 2012;66(8):569-77. doi: 10.1016/j.biopha.2012.02.003.
21. Tristan M, Orozco LJ, Steed A, et al. Mifepristone for uterine fibroids. Cochrane Database Syst Rev 2012;2012:CD007687.
22. Simon JA, Catherino W, Segars JH, et al. Ulipristal Acetate for treatment of symptomatic uterine leiomyomas: a randomized controlled trial. Obstet Gynecol 2018;131:431.

Capítulo 3

Leiomioma Uterino. Tratamento Cirúrgico

Marcos de Lorenzo Messina
Cassandra Ribeiro Bastos
Nilo Bozzini
Edmund Chada Baracat

Introdução

As mudanças do papel da mulher na sociedade brasileira nas últimas décadas têm modificado de forma expressiva a conduta adotada para o tratamento do leiomioma uterino. Há duas ou três décadas, a histerectomia era o tratamento mais utilizado para a mulher com união estável e prole constituída. Atualmente, a inserção da mulher no mercado de trabalho e a necessidade de qualificação profissional tornam mais tardia a primeira gestação. Além disso, a evolução e a disseminação de novas técnicas de reprodução assistida oferecem possibilidades crescentes de sucesso na concepção de casais inférteis ou com idade avançada.

Portanto, a mulher contemporânea frequentemente se depara com o diagnóstico de leiomioma uterino antes mesmo de ter um parceiro estável, antes da primeira gestação ou, ainda, antes de ter a prole constituída, seja por adiamento da primeira gestação, seja por mudança de companheiro e desejo de outros filhos em um segundo relacionamento.

Dessa forma, o ginecologista deve estar atualizado, adequando, assim, o desejo da sua paciente ao seu momento de vida e às possibilidades terapêuticas.

Embora as mulheres com leiomioma sintomático e os ginecologistas tenham, atualmente, à disposição diversas opções de tratamento conservador, como tratamento clínico, embolização de artérias uterinas, miomectomia convencional, miomectomia laparoscópica, miomectomia histeroscópica e terapias medicamentosas, todos apresentam limitações e possíveis recidivas. A histerectomia ainda é, nesse contexto, o único tratamento definitivo.[1-6]

Neste capítulo, será discutido o tratamento cirúrgico do leiomioma uterino considerando as diversas técnicas cirúrgicas.

O tratamento cirúrgico se divide em conservador (miomectomia) ou definitivo (histerectomia). As indicações de conduta cirúrgica consistem em:

- Refratariedade dos sintomas ao tratamento clínico.
- Crescimento progressivo e rápido, especialmente após a menopausa.
- Tratamento de infertilidade e/ou abortamentos recorrentes relacionados à miomatose.
- Desejo cirúrgico da paciente, desde que não haja contraindicações.

O tipo de tratamento cirúrgico indicado será definido após ampla conversa entre o médico ginecologista, a paciente e outros membros da família. As informações sobre as complicações, limites e benefícios de cada técnica deverão ser transmitidas de forma clara e objetiva, definindo, ao fim da consulta ou ainda em outra consulta, o procedimento mais adequado ao caso em questão. Essa decisão deverá ser documentada em consentimento pós-informado, assinado pelo médico assistente e pela paciente ou seu responsável legal.

Avaliação pré-operatória

Na avaliação inicial, é necessário que se conheçam o número de leiomiomas e sua localização, assim como o tamanho do útero. O exame de imagem padrão-ouro para avaliar os leiomiomas é a ressonância magnética (RM). Entretanto, a maioria dos serviços utiliza a ultrassonografia transvaginal como método de eleição em virtude de maior disponibilidade e menor custo. Nos casos de miomectomia, é recomendado que a RM seja realizada para melhor planejamento cirúrgico. Em casos de histerectomia, sua realização pode ser dispensável.

A antibioticoprofilaxia é indicada a fim de se reduzirem os índices de infecções pós-operatórias. (B)[27,28] A administração de dose única no intraoperatório parece tão eficaz quanto a antibioticoprofilaxia por 24 ou 48 horas.

Boa parte das pacientes com sangramento uterino anormal está predisposta à anemia ferropriva. É importante lembrar que a ferropenia deve ser corrigida no pré-operatório. Além disso, diante do risco de sangramento, é fundamental que haja reserva de hemocomponentes (concentrados de hemácias) para a cirurgia. A transfusão deve ser considerada em pacientes com anemia severa e sintomáticas.

Tratamento cirúrgico conservador (miomectomia)

A miomectomia consiste na exérese cirúrgica dos miomas com manutenção do útero, preservando-se a função menstrual e possibilitando, muitas vezes, uma gestação futura.

Uma vez indicado o tratamento cirúrgico, a necessidade de tratamento conservador deve ser a primeira alternativa em:

- Pacientes com desejo reprodutivo e/ou sem prole constituída;
- Pacientes que, apesar de informadas sobre as técnicas e resultados da histerectomia, mantêm o desejo de permanecer com o útero.

A paciente deve estar informada sobre a chance de recidiva e estar ciente da possível necessidade de uma segunda intervenção cirúrgica. A taxa de recorrência gira em torno de 25% em 10 anos, com indicação futura de histerectomia em quase 10% dessas pacientes.[40,41]

Por um lado, a miomectomia múltipla consiste em procedimento complexo e, ocasionalmente, de maior tempo cirúrgico do que a histerectomia, com maior potencial de sangramentos, de formação de aderências e de risco de complicações. Por outro lado, uma miomectomia única ou de poucos nódulos costuma ser mais simples. As técnicas cirúrgicas sofrem constante aprimoramento a fim de se reduzir a perda sanguínea durante a cirurgia e as aderências pós-operatórias e reconstruir o útero da maneira mais anatômica possível.

Intervenções para reduzir o risco de sangramento no intraoperatório

Os leiomiomas são pouco vascularizados, mas o miométrio e o endométrio que o circundam apresentam grandes quantidades de lagos venosos, que se encontram ingurgitados pelo mecanismo obstrutivo do leiomioma. A enucleação do leiomioma de sua pseudocápsula pode resultar em sangramento importante e, por isso, algumas técnicas foram desenvolvidas para adequado controle da perda sanguínea.

O uso de clampes ou de torniquetes nas artérias uterinas e ovarianas reduz significativamente o sangramento intraoperatório. Em estudo randomizado controlado, avaliando 28 pacientes sem e com uso de torniquete semiabsorvível em artérias uterinas e ovarianas, Taylor *et al.* (2005) mostraram redução significante da perda sanguínea de 2.359 mL para 489 mL. (B)[17]

A ligadura de artérias uterinas também é eficaz na prevenção de hemorragia. Em estudo randomizado, comparando-se a perda sanguínea com o uso de torniquete ou ligadura das artérias uterinas, esta mostrou-se significativamente mais eficiente. (A)[18] Estudo randomizado, Helal *et al.* mostraram, em 2010, que a perda sanguínea, o tempo cirúrgico e o tempo de hospitalização são significativamente menores e a concentração de hemoglobina é maior quando se faz a ligadura de artérias uterinas em comparação ao torniquete. (B)[19]

Diante do mesmo princípio, a embolização pré-operatória das artérias uterinas tem sido estudada como alternativa, principalmente em pacientes com alto risco de sangramento, leiomiomas muito volumosos e as que não aceitam transfusão sanguínea.

O uso de análogos do hormônio liberador de gonadotrofina (GnRH) tem sido empregado, especialmente por reduzir o volume dos leiomiomas e os sintomas pré-operatórios. Entretanto, seu uso implica em sintomas climatéricos, alto custo e possibilidade de tratamento por tempo limitado dada à desmineralização óssea consequente ao longo tempo de uso. Além disso, na miomectomia após o uso análogo de GnRH, os planos de dissecção podem se tornar temporariamente menos definidos, trazendo maior dificuldade técnica, e os leiomiomas menores podem ser subestimados ou não diagnosticados, causando maior recorrência clínica após a cirurgia. (D)[20] (B)[21] Para evitar essa dificuldade intraoperatória, recomenda-se realizar a cirurgia cerca de 45 a 60 dias após a última dose de análogo.

O uso de ácido tranexâmico intraoperatório também foi aventado como alternativa para reduzir o sangramento. Caglar *et al.* (2008), em estudo randomizado com cem pacientes que receberam ácido tranexâmico ou solução salina, constataram que esse agente não mostrou benefício. (A)[23]

Em estudo randomizado duplo-cego com 94 pacientes, Agostini *et al.* avaliaram a perda sanguínea com o uso da ocitocina e concluíram não ser eficaz na redução de sangramento. (A)[24]

A principal técnica intraoperatória que evidencia redução de sangramento é o uso do bisturi elétrico. (A)[25,26] Até o momento, existem evidências limitadas para o uso de vasopressina e epinefrina antes da dissecção dos miomas.

Impacto da miomectomia na vida reprodutiva

Quando os leiomiomas uterinos distorcem a anatomia uterina de maneira significativa, alteram a fisiologia e, portanto, a fertilidade. A miomectomia, ao restaurar a anatomia uterina, pode restaurar a fertilidade. (B)[34]

Os índices de gravidez após uma miomectomia em pacientes com infertilidade sem outros fatores associados se aproximam de 70%.

As taxas de abortamento reduzem após uma miomectomia bem-sucedida para níveis semelhantes aos da população normal, de aproximadamente 20%. (B)[35-37] (A)[38] Em estudo randomizado multicêntrico que incluiu 1.036 mulheres com leiomiomas sintomáticos e infertilidade sem causa aparente, e que foram submetidas à miomectomia laparotômica ou videolaparoscópica, Palomba *et al.* observaram que não houve diferença cumulativa nas taxas de gestação, nascidos vivos e abortamento. Quando as pacientes foram categorizadas por indicação cirúrgica, os autores observaram que o tempo para a primeira gestação e a taxa de nascidos vivos foi melhor. (A)[39] Griffiths *et al.*, em revisão sistemática da literatura, concluíram que até o momento não há evidências suficientes que diferenciem a abordagem laparotômica da laparoscópica quanto à fertilidade pós-operatória. (A)[5]

Vias de miomectomia

Laparotômica

A miomectomia laparotômica tem como principal indicação a presença de nódulos muito grandes e/ou numerosos. Além disso, deve-se levar em conta a experiência da equipe cirúrgica e a disponibilidade de equipamento adequado, considerando-se que tudo isso impacta na possibilidade de sangramento excessivo, suturas inadequadas e maior tempo cirúrgico.

Laparoscópica e robótica

O número de nódulos, o tamanho e a localização são fatores decisivos na escolha da via laparoscópica. Leiomiomas de até 8 cm a 10 cm, únicos ou múltiplos com até cerca de seis nódulos menores, podem ser mais facilmente abordados por via laparoscópica. Contudo, não há regra definitiva. Como já dito, a decisão da via depende também da experiência da equipe cirúrgica e da disponibilidade de equipamento adequado e de qualidade.

Com o advento da cirurgia robótica, considerando-se a possibilidade de visão tridimensional, de movimentos articulados e mais precisos das pinças robóticas, além da ergonomia do cirurgião, essa via passou a ser opção interessante. Contudo, infelizmente, o acesso a essa técnica ainda é limitado.

Recomenda-se restrição ao uso indiscriminado de eletrocoagulação, visando não prejudicar a cicatrização miometrial, preferindo-se hemostasia com pontos de sutura. É válido salientar que a qualidade dessa sutura deve ser reforçada, considerando-se a tensão necessária para evitar rompimento da cicatriz cirúrgica em possíveis gestações futuras.

Quando se fala em miomas de grande volume e na necessidade de uso de morcelador para retirada da peça cirúrgica, é imprescindível ressaltar os riscos inerentes ao morcelamento: risco de lesões viscerais e vasculares pela lâmina giratória; surgimento de miomas parasitas em caso de fragmentação desprotegida dos miomas pela cavidade abdominal; e risco de disseminação inadvertida de células malignas em caso de diagnóstico incidental de sarcoma (risco de 0,3%). Nesse quesito, recomenda-se o uso de sacos protetores para o morcelamento em seu interior ou por colpotomia (incisão vaginal para retirada dos miomas).

Histeroscópica

A via histeroscópica é a via de escolha para miomas submucosos. Em mais de 90% das pacientes submetidas à miomectomia histeroscópica bem-sucedida, há melhora dos sintomas, com recidiva abaixo de 5% a 10% em 3 anos.

Quando os nódulos são grandes e/ou se aproximam da serosa, com maior chance de perfuração uterina, ou em casos de risco de sobrecarga hídrica (consequente à absorção da solução utilizada para o procedimento) ou de sangramento excessivo, pode-se optar pela realização de miomectomia em dois tempos.

A técnica mais utilizada é a realização de "fatiamento" do nódulo miomatoso e sua enucleação, utilizando-se o ressectoscópio com energia monopolar ou bipolar.

A fim de facilitar a escolha pela via histeroscópica, Ricardo Lasmar *et al.* elaboraram, em 2004, uma classificação que estabelece a possível dificuldade técnica para realização de miomectomia histeroscópica, recomendando a conduta mais indicada em cada situação. A avaliação se baseia na análise de cinco fatores, descritos no mnemônico *size, topography, extension, penetration e lateral-wall* (STEP-W), avaliando o tamanho do nódulo em centímetros e sua topografia, na extensão da base do nódulo em relação à parede do útero, na penetração do nódulo no miométrio e no acometimento da parede lateral (Tabela 3.1).

Tabela 3.1 – Classificação de Lasmar e colaboradores para a realização de miomectomia histeroscópica

	Penetração	Tamanho	Base	Terço	Parede lateral
0	0	= 2 cm	= 1/3	Inferior	+1
1	= 50%	> 2 cm a 5 cm	> 1/3 a 2/3	Médio	+1
2	> 50%	> 5 cm	> 2/3	superior	+1
Escore	+	+	+	+	=

Fonte: Desenvolvida pela autoria

Com base na análise desses critérios, pontua-se o mioma de 0 a 9 e estabelece-se conduta adequada (Quadro 3.1):

Quadro 3.1 – Pontuação segundo a classificação de Lasmar *et al.*

Escore	Grupo	Conduta sugerida
0 a 4	I	Miomectomia histerocópica com baixa complexidade
5 e 6	II	Miomectomia complexa, pensar em preparo com análogo do GnRH e/ou cirurgia em 2 tempos
7 a 9	III	Indicar outra técnica não histeroscópica

Fonte: Desenvolvido pela autoria

Uma das principais complicações relacionadas à miomectomia histeroscópica consiste em sobrecarga hídrica por absorção excessiva do meio líquido utilizado para distensão da cavidade uterina. Ela acontece especialmente em procedimentos mais demorados ou quando se utiliza energia monopolar que demanda meio sem eletrólitos e hipotônicos para distensão, como manitol, sorbitol ou glicina. Nesses casos, os riscos incluem hiponatremia, hipo-osmolaridade, insuficiência cardíaca congestiva, arritmias, edema agudo de pulmão e até edema cerebral. O uso de energia bipolar e meio de distensão não hipotônico, como soro fisiológico, diminuem o risco desta complicação. O controle do balanço hídrico durante e após esse procedimento é imprescindível e deve ser suspenso caso o déficit seja 1.500 mL para meio hipotônico ou 2.500 mL para soro fisiológico. O uso de baixos níveis pressóricos (abaixo de 100 mmHg) também reduz o risco de sobrecarga. Se detectada intoxicação, deve ser interrompido o procedimento e iniciar restrição hídrica, diuréticos de alça (furosemida), oxigenação e reversão de possíveis distúrbios hidroeletrolíticos.

Miomectomia vaginal

Essa via é reservada para os casos de leiomiomas paridos, em geral classificados inicialmente como FIGO 0 (índice da Federação Internacional de Ginecologia e Obstetrícia), pela torção do seu pedículo. Também pode ser utilizada para exérese de nódulos cervicais (FIGO 8) nos quais o acesso intravaginal seja possível.

Tratamento cirúrgico definitivo (Histerectomia)

A histerectomia está indicada na presença de sinais e sintomas não responsivos ao tratamento medicamentoso e quando não há, por parte da mulher, desejo de preservação do útero. Deve-se ressaltar que o útero é um órgão ligado à feminilidade, à significação do gênero feminino e, portanto, a decisão de histerecetomia deve ser tomada em conjunto com a paciente. Nas pacientes sem desejo reprodutivo, com prole constituída e nas quais a histerectomia seja a opção cirúrgica mais indicada, considerando-se possíveis dificuldades técnicas da miomectomia, especialmente em casos de miomas múltiplos, é de suma importância desmistificar estigmas errôneos como redução da feminilidade, alterações de libido e da função sexual. (B)[7]

Os estudos demonstram que há melhora da qualidade de vida e da função sexual após a histerectomia. Funções fisiológicas dos tratos gastrointestinal e urinário podem sofrer alterações em pequeno percentual de casos, como complicações decorrentes do ato operatório, mas não há evidências de alterações dessas funções na grande maioria dos casos. (B)[8] (A)[9,10]

Outra decisão importante é o tipo de cirurgia a ser realizada pela técnica convencional (via abdominal). Mais uma vez, o paradigma criado em torno da histerectomia total em relação à subtotal aponta maiores complicações urinárias, intestinais e da função sexual da primeira em relação à segunda. No entanto, trabalhos demonstram que os fatores expostos não são significativamente diferentes nos dois tipos de cirurgias. A histerectomia subtotal é apenas mais rápida, apresenta menos sangramento intraoperatório e menor possibilidade de febre no pós-operatório. Não houve diferença na probabilidade de transfusão sanguínea com as duas técnicas. Contudo, a paciente deve estar orientada sobre a possibilidade de sangramentos cíclicos após a histerectomia subtotal em cerca de 7% dos casos, aqueles em que permaneça alguma quantidade de endométrio remanescente. (A)[9,10,11] (B)[12] (C)[13] Em relação à capacidade de suporte do assoalho pélvico no futuro, não foi possível estabelecer diferença significativa entre os dois métodos de maneira consistente, embora na prática haja a crença de que as pacientes submetidas à histerectomia total apresentem maior tendência a prolapso de órgãos pélvicos em um pós-operatório tardio resultante de maior modificação da anatomia normal da estática pélvica.

Diante desses resultados, pode-se afirmar que, na ausência de doença cervical (lesões pré-malignas ou malignas do colo uterino), presença de dificuldades técnicas no intraoperatório por aderências ou comorbidades clínicas, cujo tempo de cirurgia pode aumentar a morbidade e a mortalidade pelo procedimento, a histerectomia subtotal pode ser a primeira alternativa. (B)[8,12]

A presença de fatores de risco para neoplasia cervical e a falta de disponibilidade de rastreamento para neoplasia de colo uterino tornam a histerectomia total a mais indicada. (A)[14,15]

Além do exposto, nos casos de maior dificuldade intraoperatória, com aderências vesicais ou intestinais importantes, ou nos casos de necessidade de procedimento cirúrgico rápido e resolutivo, a técnica subtotal deve ser preferida, especialmente em pacientes com níveis de hemoglobina limítrofes ou em pacientes obesas com pelve mais profunda e maior dificuldade no acesso cirúrgico.

Independentemente da via de abordagem, a histerectomia costuma ser acompanhada de salpingectomia bilateral oportuna, que consiste na remoção das tubas uterinas, visto que a maior parte dos tumores ovarianos tem origem tubária e que, na ausência de útero, não há mais função para as tubas uterinas.

A ooforectomia não é indicada de rotina em virtude de produção de esteroides sexuais, salvo em casos de doença ovariana associada ou situações de risco, como histórico pessoal e/ou familiar de mutações BRCA1 e 2, com risco aumentado para câncer de ovário. Em pacientes na pós-menopausa, a ooforectomia bilateral pode ser realizada, visto que a produção hormonal praticamente já se esgotou.

Vias de histerectomia

Vaginal

A histerectomia vaginal, quando há experiência adequada da equipe cirúrgica, tende a ser associada a um menor tempo cirúrgico. Vale ressaltar que essa via não deve ser indicada em casos de cesáreas, miomectomias ou outras cirurgias pélvicas prévias que confiram maior risco de aderências e, consequentemente, maior dificuldade cirúrgica. O tamanho do útero também deve ser levado em consideração. Embora o limite superior do volume uterino para histerectomia vaginal não tenha sido estabelecido, a maioria dos cirurgiões considera o tamanho de um útero compatível com o órgão gravídico de 16 semanas de idade gestacional como um limite superior razoável e prático.[42]

Aparentemente, não há diferenças estatísticas significativas nas taxas de complicações intra ou pós-operatórias imediatas ou tardias.

Essa via dificulta a realização da salpingectomia por causa de maior dificuldade no acesso às tubas uterinas e de maior chance de sangramento das ligaduras.

Em geral, o pós-operatório está associado a dor menos intensa e menos invasiva do que a observada quando se utiliza a via laparotômica.

Laparoscópica e robótica

São vias cirúrgicas minimamente invasivas, que podem ser consideradas quando o útero é pouco móvel ou menos acessível pela via vaginal, levando-se em conta fatores de risco para aderências pélvicas ou outras doenças associadas, como antecedente de doença inflamatória pélvica, endometriose, aderências, doença anexial ou distorções anatômicas importantes.

As vantagens da via laparoscópica à via laparotômica são indiscutíveis, com menor perda sanguínea, menor tempo de internação e de recuperação pós-operatória, menos dor pós operatória, menor taxa de infecção e melhores resultados estéticos.

Caso o volume uterino seja grande e haja necessidade de morcelamento (fragmentação) para extração da peça cirúrgica, é recomendada a sua realização no interior de sacos protetores e, preferencialmente, sem contato com a cavidade peritoneal, pelos mesmos riscos citados quando este capítulo tratou da miomectomia. (D)[43]

Laparotômica

A indicação da via laparotômica consiste em mimas muito volumosos e quando há condições clínicas e cardiovasculares das pacientes que podem ser agravadas pelo pneumoperitôneo necessário para a via laparoscópica ou robótica. A via cirúrgica aberta permite dissecção adequada e exploração de toda a cavidade abdominal, além de remoção rápida (de acordo com a experiência cirúrgica) e eficaz da peça.

A incisão cirúrgica abdominal a ser utilizada depende do volume uterino, de cirurgias pélvicas e abdominais prévias, bem como da experiência da equipe. A incisão transversa tipo Pfannenstiel deve ser a primeira opção por apresentar menor risco de complicações, como deiscências e herniações, além de melhor resultado estético quando comparada com a incisão mediana. (A)[16]

Riscos e complicações cirúrgicas

Em geral, o risco de complicações intraoperatórias é baixo, menor do que 2% dos casos, independentemente da via cirúrgica escolhida.

Entre os riscos, citam-se:

» **Hemorragia:** o risco de hemorragia não diferiu significativamente entre a miomectomia e a histerectomia, quando realizadas por equipes experientes. (B)[29] O risco de hemorragia é menor nas vias vaginal e laparoscópica/robótica do que na via laparotômica.

» **Infecção:** a literatura sugere que a febre é comum, atingindo 12% a 38% das mulheres e a infecção afeta 2% a 5% das pacientes no pós-operatório. (C)[30] (B)[31] Em estudo de coorte retrospectivo, a miomectomia não foi fator independente para febre ou infecção no pós-operatório. (B)[32] A via laparoscópica/robótica apresenta menor risco de infecção quando comparada às demais.

» **Risco de histerectomia:** a literatura mostra risco de sangramento incontrolável na miomectomia, com necessidade de conversão para histerectomia de 1% a 2%. (B)[31]

» **Aderências:** é inquestionável que a miomectomia é fator de risco para aderências pélvicas e, portanto, para risco aumentado de infertilidade e de prenhez ectópica. Tulandi *et al.* mostraram que a maioria das pacientes que apresentavam aderências anexiais haviam sido submetidas à miomectomia prévia. (B)[33] A fim de minimizar essa complicação, sugere-se realizar hemostasia rigorosa, uso de fios absorvíveis, irrigação durante a miomectomia, uso de hemostáticos e emprego de técnicas adequadas de sutura.

» **Fístulas:** as fístulas mais comuns após histerectomia são as vesicovaginais e retovaginais. As vesicovaginais manifestam-se por perda vaginal de conteúdo líquido (urina) contínua e duradoura, geralmente após alguns dias ou semanas do procedimento. As fístulas retovaginais manifestam-se pela perda de gás pela vagina, corrimento fétido ou até fecaloide. Ambos os casos podem ocorrer por lesão iatrogênica, seja ela térmica, seja mecânica pela manipulação ou sutura, ou por própria complicação consequente ao processo fisiológico de cicatrização pós-operatório da paciente. A fístula vesicovaginal pode ser abordada inicialmente com tentativa de tratamento clínico com sondagem vesical por 3 a 4 semanas e fechamento espontâneo da fístula, ou por abordagem cirúrgica nos casos de insucesso ou fístulas maiores. A retovaginal tem tratamento cirúrgico na maior parte das vezes.

Recomendação

Na Divisão de Ginecologia do Hospital das Clínicas da Faculdade de Medicina da Universidade de São Paulo (HCFMUSP), recomenda-se a seguinte conduta no tratamento cirúrgico convencional do leiomioma uterino (Algoritmo 3.1).

Algoritmo 3.1 – Tratamento cirúrgico convencional do leiomioma uterino

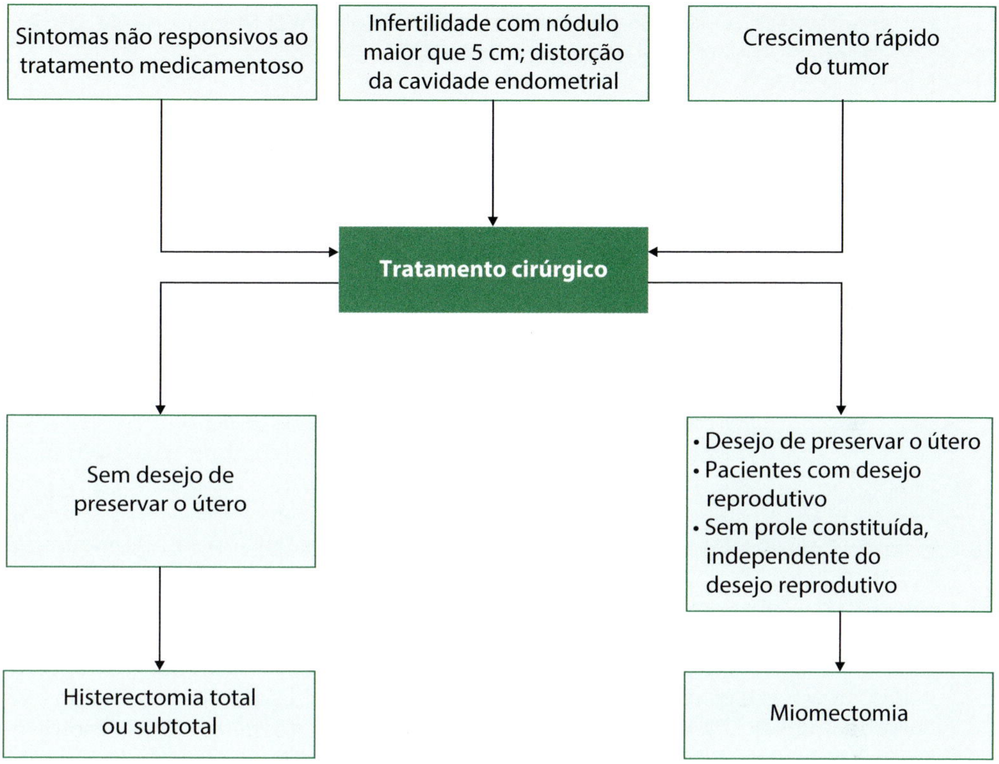

Fonte: Desenvolvido pela autoria

Referências bibliográficas

1. Spies JB, Bradley LD, Guido R, Maxwell GL, Levine BA, Coyne K. Outcomes from leiomyoma therapies: comparison with normal controls. Obstet Gynecol. 2010;116(3):641-52.
2. Nieboer TE, Johnson N, Lethaby A, Tavender E, Curr E, Garry R, et al. Surgical approach to hysterectomy for benign gynaecological disease. Cochrane Database Syst Rev. 2009;8(3):CD003677.
3. Matteson KA, Phipps MG, Raker CA, Cronin B, Holman L. Discussion: 'Treatment of symptomatic uterine fibroids' by van der Kooij, et al. Am J Obstet Gynecol. 2010;203(2):e1-6.
4. Fauconnier A, Dubuisson JB, Ancel PY, Chapron C. Prognostic factors of reproductive outcome after myomectomy in infertile patients. Hum Reprod. 2000;15(8):1751-7.
5. Griffiths A, D'Angelo A, Amso N. Surgical treatment of fibroids for subfertility. Cochrane Database Syst Rev. 2012;11:CD003857.
6. Toledo G, Oliva E. Smooth muscle tumors of the uterus : a practical approach. Arch Pathol Lab Med. 2008;132(4):595-605.

7. Silva-Filho AL, Werneck RA, de Magalhães RS, Belo AV, Triginelli SA. Abdominal vs vaginal hysterectomy: a comparative study of the postoperative quality of life and satisfaction. Arch Gynecol Obstet. 2006;274(1):21-4.
8. Kuppermann M, Summitt RL Jr, Varner RE, McNeeley SG, Goodman-Gruen D, Learman LA, et al. Sexual functioning after total compared with supracervical hysterectomy: a randomized trial. Obstet Gynecol. 2005;105(6):1309-18.
9. Lethaby A, Ivanova V, Johnson NP. Total versus subtotal hysterectomy for benign gynaecological conditions. Cochrane Database Syst Rev. 2012;4:CD004993.
10. Johnson N, Barlow D, Lethaby A, Tavender E, Curr E, Garry R. Surgical approach to hysterectomy for benign gynaecological disease. Cochrane Database Syst Rev. 2009;(3):CD003677.
11. Johnson N, Barlow D, Lethaby A, Tavender E, Curr L, Garry R. Methods of hysterectomy: systematic review and meta-analysis of randomized controlled trials. BMJ. 2005;330(7506):1478.
12. Gimbel H, Zobbe V, Andersen BM, Filtenborg T, Gluud C, Tabor A. Randomised controlled trial of total compared with subtotal hysterectomy with one year follow-up results. BJOG. 2003;110(12):1088-98.
13. Iftikhar R. The outcome of subtotal abdominal hysterectomy. J Coll Physicians Surg Pak. 2005;15(10):594-6.
14. Gimbel H. Total or subtotal hysterectomy for benign uterine diseases? A meta-analysis. Acta Obstet Gynecol Scand. 2007;86(2):133-44.
15. Orozco LJ, Salazar A, Clarke J, Tristan M. Hysterectomy versus hysterectomy plus oophorectomy for premenopausal women. Cochrane Database Syst Rev. 2014;7:CD005638.
16. Thakar R, Ayers S, Clarkson P, Stanton S, Manyonda I. Outcomes after total versus subtotal abdominal hysterectomy. N Engl J Med. 2002;347(17):1318-25.
17. Taylor A, Sharma M, Tsirkas P, Di Spiezio Sardo A, Setchell M, Magos A. Reducing blood loss at open myomectomy using triple tourniquets: a randomised controlled trial. BJOG. 2005;112(3):340-5.
18. Sapmaz E, Celik H. Comparison of the effects of the ligation of ascending branches of bilateral artery uterine with tourniquet method on the intra-operative and post-operative hemorrhage in abdominal myomectomy cases. Eur J Obstet Gynecol Reprod Biol. 2003;111:74-7.
19. Helal AS, Abdel-Hady el-S, Refaie E, El Shamy M, El Fattah RA, Mashaly Ael M. Preliminary uterine artery ligation versus pericervical mechanical tourniquet in reducing hemorrhage during abdominal myomectomy. Int J Gynaecol Obstet. 2010;108(3):233-5.
20. American College of Obstetricians and Gynecologists Practice Bulletin. Surgical alternatives to hysterectomy in the management of leiomyomas. Int J Gynaecol Obstet. 2001;73:285-94.
21. Vercellini P, Trespìdi L, Zaina B, Vicentini S, Stellato G, Crosignani PG. Gonadotropin-releasing hormone agonist treatment before abdominal myomectomy: a controlled trial. Fertil Steril. 2003;79(6):1390-5.
22. Al-Shabibi N, Chapman L, Madari S, Papadimitriou A, Papalampros P, Magos A. Prospective randomised trial comparing gonadotrophin-releasing hormone analogues with triple tourniquets at open myomectomy. BJOG. 2009;116(5):681-7. Erratum in: BJOG. 2009;116(8):1142.
23. Lim SS, Sockalingam JK, Tan PC. Goserelin versus leuprolide before hysterectomy for uterine fibroids. Int J Gynaecol Obstet. 2008;101(2):178-83.
24. Agostini A, Ronda I, Franchi F, Bretelle F, Roger V, Cravello L, et al. Oxytocin during myomectomy: a randomized study. Eur J Obstet Gynecol Reprod Biol. 2005;118(2):235-8.
25. Kearns SR, Connolly EM, McNally S, McNamara DA, Deasy J, et al. Randomized clinical trial of diathermy versus scalpel incision in elective midline laparotomy. Br J Surg. 2001;88(1):41-4.
26. Kongnyuy EJ, Wiysonge CS. Interventions to reduce haemorrhage during myomectomy for fibroids. Cochrane Database Syst Rev. 2007;24(1):CD005355.
27. Eason EL, Wells GA, Garber GE, Hemmings R, Luskey G, Gillett P, et al. Vaginal antisepsis for abdominal hysterectomy study group. Prophylactic antibiotics for abdominal hysterectomy: indication for low-risk Canadian women. J Obstet Gynaecol Can. 2004;26(12):1067-72.

28. Rodriguez JF, Trobo AR, Garcia MV, Martinez MJ, Millan CP, Vazquez MC, et al. The effect of performance feedback on wound infection rate in abdominal hysterectomy. Am J Infect Control. 2006;34(8):182-7.
29. Sawin SW, Pilevsky ND, Berlin JA, Barnhart KT. Comparability of perioperative morbidity between abdominal myomectomy and hysterectomy for women with uterine leiomyomas. Am J Obstet Gynecol. 2000;183(6):1448-55.
30. LaMorte AI, Lalwani S, Diamond MP. Morbidity associated with abdominal myomectomy. Obstet Gynecol. 1993;82(6):897-900.
31. Olufowobi O, Sharif K, Papaionnon S, Neelakantani D, Mohammed H, Afnan M, et al. Are the anticipated benefits of myomectomy achieved in women of reproductive age? A 5-year review of the results at a UK tertiary hospital. J Obstet Gynaecol. 2004;24(4):434-40.
32. Iverson Jr. RE, Chelmow D, Steohbehn K, Strohbelnk K, Waldman L, Evantash EG, et al. Myomectomy fever: testing the dogma. Fertil Steril. 1999;72(1):104-8.
33. Tulandi T, Murray C, Guralnick M. Adhesion formation and reproductive outcome after myometomy and second look laparoscopy. Obstet Gynecol. 1993;82(2):213-5.
34. Keltz M, Varasteh N, Levin B, Neuwirth R. Pregnancy rates following hysteroscopic polypectomy, myomectomy and a normal cavity in infertile patients. Prim Care Update Ob Gyns.1998;5(4):168.
35. Campo S, Campo V, Gambadauro P. Reproductive outcome before and after laparoscopic or abdominal myomectomy for subserous or intramural myomas. Eur J Obstet Gynecol Reprod Biol. 2003;110(2):215-9.
36. Sinclair D, Gaither K, Mason TC. Fertility outcomes following myomectomy in an urban hospital setting. J Natl Med Assoc. 2005;97(10):1346-48.
37. Li TC, Mortimer R, Cooke ID. Myomectomy: a retrospective study to examine reproductive performance before and after surgery. Hum Reprod. 1999;14(7):1735-40.
38. Seracchioli R, Rossi S, Govoni F, Rossi E, Venturoli S, Bulletti C, et al. Flamigni C. Fertility and obstetric outcome after laparoscopic myomectomy of large myomata: a randomized comparison with abdominal myomectomy. Hum Reprod. 2000;15(12):2663-8.
39. Palomba S, Zupi E, Falbo A, Russo T, Marconi D, Tolino A, et al. A multicenter randomized, controlled study comparing laparoscopic versus minilaparotomic myomectomy: reproductive outcomes. Fertil Steril. 2007;88(4):933-41.
40. Candiani GB, Fedele L, Parazzini F,Villa L. Risk of recurrence after myomectomy. Br J Obstet Gynaecol. 1991;98(4):385-9.
41. Hanafi M. Predictors of leiomyoma recurrence after myomectomy. Obstet Gynecol. 2005;105(4):877-81.
42. Stone DE, Malik SA, Doerhman P, Videla FL. Döderlein-Krönig vaginal hysterectomy: an alternative to the traditional Heaney hysterectomy. Int Urogynecol J. 2015;26:769.
43. ACOG Committee Opinion No. 770: Uterine Morcellation for Presumed Leiomyomas. Obstet Gynecol. 2019;133:e238.
44. Shiota M, Kotani Y, Umemoto M, et al. Indication for laparoscopically assisted vaginal hysterectomy. JSLS. 2011;15:343.

Capítulo 4

Miomectomia Histeroscópica

José Maria Soares Júnior
Anne Kristhine Cavalcante Pereira
Walter Pinheiro
Nilo Bozzini
Edmund Chada Baracat

Introdução

Os leiomiomas uterinos benignos mais comuns na pelve feminina[1,2] podem ser responsáveis por sangramento uterino anormal, principalmente quando localizados na submucosa.[3-5] Possivelmente, a distorção da cavidade e o aumento da superfície endometrial são as razões para esse sangramento mais volumoso.[6] De forma clássica, a histerectomia ou a miomectomia convencional foram muito indicadas para remoção desses tumores. Todavia, a miomectomia histeroscópica está ganhando cada vez mais espaço, pois é um procedimento efetivo e seguro para remover essas lesões.[4,7]

Características histeroscópicas do leiomioma

A histeroscopia para a ressecção de leiomioma submucoso pode ter vantagens em relação aos procedimentos cirúrgicos por laparotomia ou laparoscopia. Em alguns casos, pode ser empregada em ambiente ambulatorial ou necessitar de internação por pequeno tempo para recuperação pós-anestésica. Além disso, a histeroscopia tem menores morbidade pós-operatória e dano ao miométrio adjacente quando comparada ao procedimento laparotômico ou laparoscópico. (B)[4] (D)[7]

As principais indicações da histeroscopia relacionadas ao leiomioma são: sangramento uterino anormal; perda gestacional recorrente; e infertilidade. Entretanto esse método ainda pode ser empregado em alguns casos de dismenorreia e necrose do leiomioma após procedimento de embolização das artérias uterinas. (C)[8,9]

Na infertilidade, o mioma pode distorcer a anatomia da cavidade endometrial, desviar a rima endometrial (interfere na implantação), aumentar a compressão vascular, alterar a contratilidade uterina e a capacidade de transporte do líquido seminal. Contudo, as evidências mostram que a posição do leiomioma próximo aos orifícios tubários seria responsável pelo real impacto negativo dessa neoplasia benigna na fertilidade da mulher. (B)[4] (D)[7]

As principais contraindicações para o procedimento são endometrite aguda ou doença inflamatória pélvica aguda, gravidez tópica, câncer genital (cervical ou uterino).

Deve-se ainda lembrar que comorbidades, como doença coronariana e distúrbios da coagulação, também podem representar contraindicações relativas para a histeroscopia cirúrgica. (D)[7]

Características importantes do leiomioma para histeroscopia cirúrgica

As mulheres candidatas à miomectomia histeroscópica devem ter miomas passíveis de ressecção por essa técnica. A miomectomia histeroscópica remove miomas que têm componente intracavitário. A retirada do mioma que penetra no miométrio, principalmente aquele de maior volume, tem maior risco para complicações e pode resultar em ressecção incompleta. Além disso, para mulheres com miomas em outras regiões (intramural ou subserosa) ou, ainda, associados a outra afecção (p. ex., adenomiose), a miomectomia histeroscópica pode não proporcionar alívio dos sintomas menstruais. Desta sorte, a classificação adequada dos leiomiomas submucosos é importante para orientar as escolhas de tratamento, incluindo as opções cirúrgicas.

Para as mulheres com miomas submucosos sintomáticos, sugerimos miomectomia histeroscópica desde que a penetração do miométrio não seja superior a 50% do tamanho total do mioma. A remoção de miomas com maior envolvimento miometrial exige habilidades mais avançadas de histeroscopia ou uso concomitante de laparotomia ou laparoscopia. (B)[10]

O sistema de classificação mais utilizado para a extensão do envolvimento do miométrio pelo leiomioma foi descrito pela Sociedade Europeia de Endoscopia Ginecológica (ESGE) e inclui:

» **Tipo 0:** completamente no interior da cavidade uterina.
» **Tipo I:** estende-se menos de 50% no miométrio e < 90 graus de ângulo da superfície do mioma à parede uterina.
» **Tipo II:** estende-se ≥ 50% no miométrio e ângulo ≥ 90 graus da superfície do mioma à parede uterina).

Estudos observacionais empregaram essa classificação e encontraram as seguintes taxas de sucesso para a ressecção completa do leiomioma:

a. Tipo 0: 96% a 97%.
b. Tipo I: 86% a 90%.
c. Tipo II: 61% a 83%. (B)[10,11]

Lasmar *et al.*, em 2005, propuseram a classificação conhecida como STEPW, utilizando um sistema de pontuação que é atribuída com base em cinco características dos nódulos submucosos como tamanho, topografia, extensão da base, penetração e posição lateral da parede (B).[35] Estudos multicêntricos prospectivos demonstraram que a classificação STEPW permite uma melhor previsão miomectomia histeroscópica complexa, tempo cirúrgico, remoção incompleta do mioma, probabilidade e gravidade das complicações do que o sistema desenvolvido anteriormente pela ESGE. (B)[36]

Deve-se salientar, ainda, que quanto mais profunda a penetração miometrial durante a ressecção do leiomioma, maior a quantidade de líquido para distender a cavidade e, como consequência, a paciente pode absorver parte de líquido injetado. Em uma série de casos com 339 miomectomias histeroscópicas, observou-se que o volume absorvido durante o procedimento aumentava significativamente conforme a penetração do miométrio, ou seja, em média, 450 mL, 957 mL e 1.682 mL, respectivamente, para os leiomiomas dos tipos 0, I e II. (B)[12] Esse fato pode trazer complicações cardiovasculares dependendo do tipo de solução empregada e da concomitância com doenças cardiovasculares.

O tamanho do mioma pode também estar relacionado com complicações durante o procedimento. Estudo prospectivo com 122 mulheres examinou o efeito do tamanho dos miomas e concluiu que o risco da cirurgia e as consequências pós-cirúrgicas, como hemorragia ou perfuração, foram menores em mulheres que apresentavam miomas com ≤ 3 cm quando comparadas às mulheres com miomas maiores do que 3 cm. (B)[13] Contudo, avaliar o tamanho do mioma por histeroscopia não é tarefa fácil. Além disso, a retirada de mioma volumoso requer habilidade, controle do líquido infundido e capacidade de remover rapidamente os fragmentos do mioma. Esses fatores podem impedir a visibilização cirúrgica, bem como a impossibilidade, em alguns casos, do emprego de técnicas que diminuem o risco de perfuração uterina.

Avaliação pré-operatória e preparação

Os leiomiomas submucosos são clinicamente suspeitos por sangramento uterino anormal, enquanto o diagnóstico geralmente é estabelecido por exames de imagem como ultrassonografia, histerossonografia, ressonância magnética e histeroscopia diagnóstica. A confirmação histológica fornece o diagnóstico final. A caracterização detalhada da paciente bem como a descrição minuciosa da(s) lesão(ões) miometrial(is) visam identificar o candidato correto para a miomectomia histeroscópica, avaliando os riscos cirúrgicos visando redução das complicações e contribuindo para resultado satisfatório final. A ultrassonografia pélvica é o exame de imagem de primeira linha para avaliação do miométrio em virtude da sua disponibilidade, confiabilidade e custo-efetividade. Em 2015, foi publicado um consenso, conhecido como MUSA – *Morphological Uterus Sonographic Assessment*, elaborado por painel de especialistas, sobre a descrição dos termos, definições e medidas dos achados ultrassonográficos do miométrio que podem ser usados na descrição e relato dos achados miometriais normais e patológicos durante um exame de ultrassom. (D)[31] De acordo com estudo elaborado por Pereira et al. (2021) que analisou a acurácia da ultrassonografia transvaginal no diagnóstico de lesões intrauterinas utilizando a histeroscopia como padrão-ouro, a sensibilidade para nódulos miometriais foi de 46,7%, especificidade de 95% e acurácia de 87,9%. (B)[32]

A histerossonografia com infusão de solução salina, quando disponível, é uma modalidade de exame que pode avaliar a extensão do leiomioma para a cavidade uterina e calcular sua porcentagem no miométrio, sendo que evidências de alta qualidade apoiam o seu uso mostrando ainda que apresentam o mesmo desempenho da histeroscopia para diagnosticar nódulos submucosos, sendo tanto a histerossonografia quanto a histeroscopia superiores ao ultrassom transvaginal. (A)[33] (B)[14] Uma alternativa é o uso da combinação do ultrassom com a histeroscopia diagnóstica. Assim, a histeroscopia pode definir o grau em que o mioma se sobressai na cavidade uterina e o ultrassom pode definir a profundidade de penetração no miométrio. Além disso, a histeroscopia diagnóstica pode avaliar se a paciente tem hiperplasia ou câncer endometrial concomitantemente com a presença do leiomioma. Outra opção diagnóstica fica por conta da ressonância magnética da pelve para avaliar a posição do leiomioma, sendo considerada superior às outras técnicas em fornecer informações sobre nódulos submucosos. Stamatopoulos *et al.* determinaram que a RM apresenta valores de sensibilidade de 94,1%, especificidade de 68,7%, valor preditivo positivo de 95,7% e valor preditivo negativo de 61,1%. Contudo, seu custo é muito elevado para uso rotineiro com esse objetivo. (B)[34] A histerossalpingografia e a tomografia computadorizada têm limitações para delinear a localização dos miomas.

De maneira geral, os objetivos da avaliação pré-operatória são: identificar todas as lesões uterinas; confirmar o número e a topografia dos nódulos miometriais, tamanho, penetração miometrial e distância mínima entre o nódulo e a serosa para cada nódulo submucoso identificado além de distinguir leiomioma uterino de outras lesões como por exemplo adenomiose e pólipos endometriais.

Medicamentos pré-operatórios

Não há evidências de que o emprego de antibióticos profiláticos seja necessário durante a histeroscopia para a prevenção de infecção de sítio cirúrgico ou endocardite. (D)[1]

Apesar dos Análogos do hormônio liberador de gonadotrofinas (GnRH-a) poderem ser utilizados para diminuir o tamanho e vascularização de miomas de grandes proporções com o objetivo de tornar a cirurgia mais rápida, eles determinam efeitos colaterais como sintomas vasomotores, estenose cervical ou até mesmo sangramento uterino intenso (devido ao efeito inicial de estímulo endometrial dos agonistas de GnRH). (B)[19,20]

Existem dados na literatura demonstrando que o uso deste medicamento melhora a ressecção ou reduz a perda de sangue no intraoperatório ou a absorção de líquidos usados para a distensão. (B)[12,15] (A)[16] (C)[17,18] No entanto, em estudo de revisão sistemática cujo objetivo era avaliar o uso pré-operatório de GnRH-a e no qual os desfechos como ressecção completa dos nódulos submucosos, tempo cirúrgico, absorção de fluidos e complicações como sangramento intraoperatório excessivo, perfuração uterina e lesão intestinal foram estudados, não se verificou qualquer vantagem com a ministração do GnRH-a antes da miomectomia histeroscópica. (A)[37]

Instrumentação

Os avanços na tecnologia operatória melhoraram de forma expressiva o desempenho da miomectomia histeroscópica desde que a primeira foi realizada por Neuwirth. (C)[21] Além disso, as inovações cirúrgicas incrementaram a visibilização e minimizaram o risco de complicações relacionadas à entrada de fluxo e ao sangramento intraoperatório.

Ressecção dos leiomiomas

Os equipamentos mais utilizados para esse procedimento são as alças diatérmicas, que podem ser mono ou bipolares, acopladas ao ressectoscópio. Em geral, a maioria dos ginecologistas que atuam na área está bem familiarizada com esse equipamento, que apresenta boa relação custo-benefício e está disponível em vários hospitais. Caso seja empregado dispositivo monopolar, há necessidade de solução não eletrolítica, como glicina, sorbitol ou manitol. Quando se utiliza o dispositivo bipolar, pode-se empregar solução salina ou solução de Ringer-lactato para a distensão da cavidade. (B)[22] A tesoura específica para histeroscopia pode auxiliar nos pequenos miomas pedunculados ou nos fragmentos que permanecem fixos à parede uterina dificilmente removidos com o uso da alça diatérmica.

Há estudos para a utilização de novas tecnologias, como o eletrodo de vaporização e os morceladores histeroscópicos. O eletrodo de vaporização opera com maior potência para vaporizar o tecido (quando comparado ao ressectoscópio com alça monopolar). Isso pode eliminar o acúmulo de fragmentos que ocluem a visão, mas também impossibilita a avaliação histopatológica. Há limitação do uso dessa técnica em orifícios tubários e na região do istmo (regiões com paredes mais finas), visto que pode existir maior risco de perfuração, queimadura intestinal ou lesão intraperitoneal. (A)[23]

Outra opção para esse procedimento é o morcelador intrauterino, que tem lâmina rotativa para a ressecção e sucção que atua na remoção de fragmentos de tecido. Estudos comparativos sugerem menor tempo de duração com esse procedimento (8 a 26 minutos mais curto) quando comparado às alças de ressecção. (C)[24] (D)[25] A desvantagem dessa técnica é que esses instrumentos não cauterizam os vasos sanguíneos e não foram projetados para miomectomia mais profunda, na camada miometrial. Portanto, devem ser empregados em mulheres com tipo 0 pela classificação de histeroscopia do leiomioma.

Infusão de líquidos

Para permitir uma boa visibilização da cavidade endometrial, necessária para o diagnóstico e tratamento da patologia intrauterina, é necessário que ocorra a distensão por um meio. Durante a histeroscopia cirúrgica pode ocorrer absorção sistêmica de volumes importantes de solução de distensão levando a complicações graves. Portanto, as bombas automatizadas com sistema de monitoramento são preferíveis às técnicas manuais. (B)[26]

A sobrecarga de líquidos pode levar a insuficiência cardíaca, edema pulmonar, hiponatremia e edema cerebral com convulsões, coma e parada respiratória. Desta forma, o monitoramento contínuo e preciso da quantidade de absorção sistêmica, o chamado 'déficit de fluidos', é de extrema importância para a prevenção de complicações.

Procedimentos concomitantes

Polipectomia endometrial: a remoção de um pólipo endometrial coexistente é prática-padrão no momento da miomectomia histeroscópica. Não existem dados sobre os resultados desses procedimentos simultâneos.

Ablação endometrial: em mulheres com sangramento uterino anormal e prole completa, pode-se realizar a miomectomia e ablação endometrial concomitante ou ressecção. É incerto se esse procedimento é mais eficaz na redução do fluxo menstrual do que a miomectomia isoladamente.

Acompanhamento

A maioria das pacientes sente dor no pós-operatório ou apresenta sangramento leve, e algumas se queixam de desconforto vaginal. Acetaminofeno, dipirona ou anti-inflamatórios não hormonais podem auxiliar no controle da dor pós-operatória. A paciente pode retomar suas atividades normais cerca de 24 horas após a intervenção e deve seguir o padrão de instruções pós-operatórias para procedimentos ginecológicos.

Complicações

A taxa de complicação encontra-se entre 0,8% e 2,6%. (B)[27,28] Em série retrospectiva de 235 procedimentos, o índice de complicações foi menor para aqueles envolvendo um único nódulo quando comparado com múltiplos (1,4% *vs.* 6,7%). (B)[27]

A ressecção extensa aumenta o risco de perfuração, mas sua ocorrência é rara. (C)[17] Não há dados sugestivos de que a laparoscopia concomitante possa diminuir a frequência dessa complicação. Quando a perfuração estiver relacionada com equipamento eletrocirúrgico, há possibilidade de lesão visceral. Portanto, deve-se explorar a cavidade abdominal.

A infusão excessiva de líquido durante a ressecção endometrial ou miometrial extensa pode aumentar o risco de absorção de líquido, resultando em hiponatremia ou sobrecarga de volume em alguns casos. (B)[11]

O sangramento intraoperatório excessivo pode ocorrer em menos de 5% dos casos. (B)[27] (A)[29] Se a paciente tiver sangramento persistente, um cateter de Foley, com balão de 30 mL, pode ser inserido na cavidade uterina e distendido com 30 mL de água estéril. Ao longo de 4 a 6 horas, o balão do cateter é gradualmente deflacionado até ficar vazio e, em seguida, removido enquanto o sangramento é monitorado. Após a remoção do balão, se o sangramento for mínimo, a paciente pode ser liberada da unidade cirúrgica. Em uma série de 216 procedimentos com ressectoscópio, quatro mulheres (1,9%) desenvolveram sangramento uterino pós-operatório intenso e foram tratadas com sucesso com esse procedimento. (C)[30]

As aderências intrauterinas podem interferir na fertilidade ou na menstruação. Estudos mostraram que as mulheres em seguimento após miomectomia histeroscópica apresentaram taxas de aderência que variaram entre 0% e 46%. (A)[16] (B)[27] O índice parece ser menor para mioma único (31%) contra 46% para miomas múltiplos). (A)[16]

A infecção associada à histeroscopia é incomum. Em uma série de casos, o relato dessa complicação incluiu apenas dois episódios em 128 mulheres. (C)[17]

Recomendação

Na Divisão de Ginecologia do Hospital das Clínicas da Faculdade de Medicina da Universidade de São Paulo (HCFMUSP), recomenda-se a seguinte conduta para o tratamento do leiomioma uterino submucoso (Algoritmo 4.1).

Algoritmo 4.1 – Tratamento de leiomioma uterino submucoso

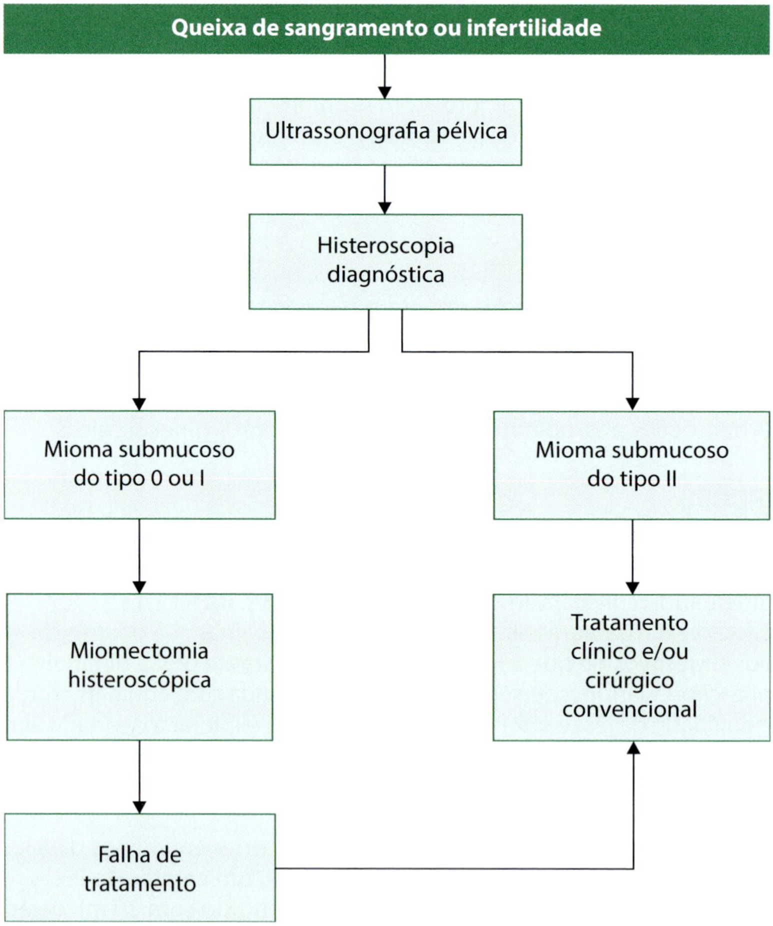

Fonte: Desenvolvido pela autoria

Referências bibliográficas

1. Buttram VC Jr, Reiter RC. Uterine leiomyomata: etiology, symptomatology, and management. Fertil Steril. 1981;36(4):433-45.
2. Serden SP, Brooks PG. Treatment of abnormal uterine bleeding with the gynecologic resectoscope. J Reprod Med. 1991;36(10):697-9.
3. Fraser IS, Critchley HO, Munro MG, Broder M, et al. A process designed to lead to international agreement on terminologies and definitions used to describe abnormalities of menstrual bleeding. Fertil Steril. 2007;87(3):466-76.
4. Wegienka G, Baird DD, Hertz-Picciotto I, Harlow SD, Steege JF, Hill MC, et al. Self-reported heavy bleeding associated with uterine leiomyomata. Obstet Gynecol. 2003;101(3):431-7.
5. Ben-Baruch G, Schiff E, Menashe Y, Menczer J. Immediate and late outcome of vaginal myomectomy for prolapsed pedunculated submucous myoma. Obstet Gynecol. 1988;72(6):858-61.
6. Di Spiezio Sardo A, Mazzon I, Bramante S, Bettocchi S, Bifulco G, Guida M, et al. Hysteroscopic myomectomy: a comprehensive review of surgical techniques. Hum Reprod Update. 2008;14(2):101-9.
7. Lefebvre G, Vilos G, Allaire C, Jeffrey J, Arneja J, Birch C, et al. The management of uterine leiomyomas. J Obstet Gynaecol Can. 2003;25(5):396-418.
8. Akrivis Ch, Varras M, Bellou A, Kitsiou E, Stefanaki S, Antoniou N. Primary postpartum haemorrhage due to a large submucosal nonpedunculated uterine leiomyoma: a case report and review of the literature. Clin Exp Obstet Gynecol. 2003;30(2-3):156-8.
9. Mason TC, Adair J, Lee YC. Postpartum pyomyoma. J Natl Med Assoc. 2005;97(6):396-418.
10. Wamsteker K, Emanuel MH, de Kruif JH. Transcervical hysteroscopic resection of submucous fibroids for abnormal uterine bleeding: results regarding the degree of intramural extension. Obstet Gynecol. 1993;82(5):736-40.
11. Van Dongen H, Emanuel MH, Smeets MJ, Trimbos B, Jansen FW. Follow-up after incomplete hysteroscopic removal of uterine fibroids. Acta Obstet Gynecol Scand. 2006;85(12):1463-7.
12. Emanuel MH, Hart A, Wamsteker K, Lammes F. An analysis of fluid loss during transcervical resection of submucous myomas. Fertil Steril. 1997;68(5):881-6.
13. Hart R, Molnár BG, Magos A. Long term follow up of hysteroscopic myomectomy assessed by survival analysis. Br J Obstet Gynaecol. 1999;106(7):700-5.
14. Accorsi Neto AC, Gonçalves WJ, Mancini SN, Soares Jr JM, Haidar MA, Rodrigues LG, et al. Comparação entre a histerossonografia, a histeroscopia e a histopatologia na avaliação da cavidade uterina de mulheres na pós-menopausa. RBGO. 2003;25(9):667-72.
15. Perino A, Chianchiano N, Petronio M, Cittadini E. Role of leuprolide acetate depot in hysteroscopic surgery: a controlled study. Fertil Steril. 1993;59(3):507-10.
16. Taskin O, Sadik S, Onoglu A, Gokdeniz R, Erturan E, Burak F, et al. Role of endometrial suppression on the frequency of intrauterine adhesions after resectoscopic surgery. J Am Assoc Gynecol Laparosc. 2000;7(3):351-4.
17. Propst AM, Liberman RF, Harlow BL, Ginsburg ES. Complications of hysteroscopic surgery: predicting patients at risk. Obstet Gynecol. 2000;96(4):517-20.
18. Mencaglia L, Tantini C. GnRH agonist analogs and hysteroscopic resection of myomas. Int J Gynaecol Obstet. 1993;43(3):285-8.
19. Campo S, Campo V, Gambadauro P. Short-term and long-term results of resectoscopic myomectomy with and without pretreatment with GnRH analogs in premenopausal women. Acta Obstet Gynecol Scand. 2005;84(8):756-60.
20. Indman PD. Hysteroscopic treatment of menorrhagia associated with uterine leiomyomas. Obstet Gynecol. 1993;81(5-1):716-20.
21. Neuwirth RS. A new technique for and additional experience with hysteroscopic resection of submucous fibroids. Am J Obstet Gynecol. 1978;1341(1):91-4.

22. Varma R, Soneja H, Clark TJ, Gupta JK. Hysteroscopic myomectomy for menorrhagia using Versascope bipolar system: efficacy and prognostic factors at a minimum of one year follow up. Eur J Obstet Gynecol Reprod Biol. 2009;142(2):154-9.
23. van Dongen H, Emanuel MH, Wolterbeek R, Trimbos JB, Jansen FW. Hysteroscopic morcellator for removal of intrauterine polyps and myomas: a randomized controlled pilot study among residents in training. J Minim Invasive Gynecol. 2008;15(4):466-71.
24. Emanuel MH, Wamsteker K. The intra uterine morcellator: a new hysteroscopic operating technique to remove intrauterine polyps and myomas. J Minim Invasive Gynecol. 2005;12(1):62-6.
25. Loffer FD, Bradley LD, Brill AI, Brooks PG, Cooper JM. HysteroscopicfFluid monitoring guidelines. [abstract]. J Am Assoc Gynecol Laparosc. 2000;7(3):438.
26. Polena V, Mergui JL, Perrot N. Long-term results of hysteroscopic myomectomy in 235 patients. Eur J Obstet Gynecol Reprod Biol. 2007;30(2):232-7.
27. Jansen FW, Vredevoogd CB, van Ulzen K. Complications of hysteroscopy: a prospective, multicenter study. Obstet Gynecol. 2000;96(2):266-70.
28. Derman SG, Rehnstrom J, Neuwirth RS. The long-term effectiveness of hysteroscopic treatment of menorrhagia and leiomyomas. Obstet Gynecol. 1991;77(4):591-9.
29. Phillips DR, Nathanson HG, Milim SJ, Haselkorn JS, Khapra A, Ross PL. The effect of dilute vasopressin solution on blood loss during operative hysteroscopy: a randomized controlled trial. Obstet Gynecol. 1996;88(5):761-6.
30. Touboul C, Fernandez H, Deffieux X, Berry R, Frydman R, Gervaise A. Uterine synechiae after bipolar hysteroscopic resection of submucosal myomas in patients with infertility. Fertil Steril. 2009;92(5):433-45.
31. Van den Bosch T, Dueholm M, Leone FP, Valentin L, Rasmussen CK, Votino A, Van Schoubroeck D, Landolfo C, Installé AJ, Guerriero S, Exacoustos C, Gordts S, Benacerraf B, D'Hooghe T, De Moor B, Brölmann H, Goldstein S, Epstein E, Bourne T, Timmerman D. Terms, definitions and measurements to describe sonographic features of myometrium and uterine masses: a consensus opinion from the Morphological Uterus Sonographic Assessment (MUSA) group. Ultrasound Obstet Gynecol. 2015 Sep;46(3):284-98. doi: 10.1002/uog.14806. Epub 2015 Aug 10. PMID: 25652685.
32. Pereira AEMM, Franco J, Machado FS, Geber S. Accuracy of Transvaginal Ultrasound in the Diagnosis of Intrauterine Lesions. Rev Bras Ginecol Obstet. 2021 Jul;43(7):530-534. English. doi: 10.1055/s-0041-1732462. Epub 2021 Aug 30. PMID: 34461663.
33. Bittencourt CA, Dos Santos Simões R, Bernardo WM, Fuchs LFP, Soares Júnior JM, Pastore AR, Baracat EC. Accuracy of saline contrast sonohysterography in detection of endometrial polyps and submucosal leiomyomas in women of reproductive age with abnormal uterine bleeding: systematic review and meta-analysis. Ultrasound Obstet Gynecol. 2017 Jul;50(1):32-39. doi: 10.1002/uog.17352. PMID: 27862503.
34. Stamatopoulos CP, Mikos T, Grimbizis GF, Dimitriadis AS, Efstratiou I, Stamatopoulos P, Tarlatzis BC. Value of magnetic resonance imaging in diagnosis of adenomyosis and myomas of the uterus. J Minim Invasive Gynecol. 2012 Sep-Oct;19(5):620-6. doi: 10.1016/j.jmig.2012.06.003. PMID: 22935303.
35. Lasmar RB, Barrozo PR, Dias R, Oliveira MA. Submucous myomas: a new presurgical classification to evaluate the viability of hysteroscopic surgical treatment--preliminary report. J Minim Invasive Gynecol. 2005 Jul-Aug;12(4):308-11. doi: 10.1016/j.jmig.2005.05.014. PMID: 16036188.
36. Lasmar RB, Lasmar BP, Celeste RK, da Rosa DB, Depes Dde B, Lopes RG. A new system to classify submucous myomas: a Brazilian multicenter study. J Minim Invasive Gynecol. 2012 Sep-Oct;19(5):575-80. doi: 10.1016/j.jmig.2012.03.026. Epub 2012 Jul 20. PMID: 22819007.
37. Corrêa TD, Caetano IM, Saraiva PHT, Noviello MB, Santos Filho AS. Use of GnRH Analogues in the Reduction of Submucous Fibroid for Surgical Hysteroscopy: A Systematic Review and Meta-Analysis. Rev Bras Ginecol Obstet. 2020 Oct;42(10):649-658. English. doi: 10.1055/s-0040-1712446. Epub 2020 Jun 19. PMID: 32559802.

Capítulo 5

Miomectomia Laparoscópica

Sérgio Edgar Camões Conti Ribeiro
Camila Barião da Fonseca Miyahara

Introdução

Os leiomiomas são a neoplasia benigna mais frequente do aparelho genital feminino[2] e são clinicamente aparentes em 25% das mulheres em idade reprodutiva, além de estarem presentes na análise patológica de 80% dos úteros retirados cirurgicamente, incluindo os casos sem diagnóstico de mioma prévio à cirurgia.[1,3] Têm pico de incidência dos 20 aos 40 anos, e sua ocorrência pode estar relacionada à história familiar e a situações de hiperestrogenismo relativo, como nuliparidade, obesidade e menarca precoce.[2,4] Há participação tanto do estrogênio como da progesterona na promoção e no desenvolvimento dos miomas, e fatores de crescimento produzidos pelas células musculares lisas e fibroblastos controlam a proliferação e estimulam o crescimento dos miomas.[2] São duas a três vezes mais frequentes em mulheres da raça negra em relação às caucasianas.[5] Clinicamente, podem ser assintomáticos em 30% dos casos ou apresentar sintomas como sangramento uterino anormal, dor pélvica crônica, alterações reprodutivas ou alterações urinárias e/ou intestinais.[2]

Diagnóstico

O diagnóstico clínico, com base na história e no achado de útero aumentado de volume, móvel, de consistência firme e contornos irregulares, é altamente presuntivo; a ultrassonografia (USG) pélvica confirma o diagnóstico e exclui as doenças anexiais. (D)[4] A seleção adequada de pacientes para o tratamento clínico, expectante ou cirúrgico, depende da determinação do tamanho, número e localização dos miomas. A utilização das técnicas de imagem deve ser individualizada para cada paciente e estas incluem USG, histerossonografia, histeroscopia e ressonância magnética (RM) pélvica. (D)[4,6,9]

A USG transvaginal é amplamente disponível, apresenta excelente custo-benefício e pode ser útil para diferenciar os miomas de outras doenças pélvicas. A apresentação dos miomas à USG é variável, mas frequentemente manifesta-se como massas bem-definidas, hipoecoicas e heterogêneas. Não existem diferenças de capacidade de detecção de miomas entre a USG e a RM (a USG tem sensibilidade de 99% e especificidade de 91%; a RM apresenta sensibilidade de 99% e especificidade de 86%). (B)[7]

Os miomas submucosos podem ser detectados por USG transvaginal (sensibilidade de 83% e especificidade de 90%), pela histerossonografia (sensibilidade de 90% e especificidade de 89%) ou, ainda, pela histeroscopia (sensibilidade de 82% e especificidade de 87%). Os miomas submucosos são mais bem-caracterizados pela RM (sensibilidade de 100% e especificidade de 91%). (B)[8]

A RM pélvica permite a avaliação de miomas submucosos, intramurais e subserosos, auxilia na programação cirúrgica e pode ajudar o cirurgião a evitar a não retirada de alguns miomas durante a cirurgia. Entretanto, sua indicação deve ser individualizada em razão do custo do exame. (D)[4]

Tratamento

A conduta pode ser expectante, clínica ou cirúrgica, dependendo de vários fatores, como a presença e a severidade dos sintomas, o tamanho e a localização dos miomas, a idade da paciente, o desejo reprodutivo, a história obstétrica, a fase do ciclo reprodutivo em que se encontra e as expectativas da paciente. (D)[2]

Um grupo de estudiosos avaliou mais de mil artigos na literatura sobre a conduta nos leiomiomas, mas não conseguiu realizar uma metanálise ou determinar respostas claras para os questionamentos clínicos previamente determinados uma vez que os estudos apresentavam desenhos heterogêneos. (A)[10] Dessa maneira, é importante ressaltar que as recomendações de decisões terapêuticas e as condutas nos casos de mioma se baseiam primariamente em resultados de estudos não randomizados, com frequência não controlados e, além dos fatores previamente considerados para a decisão clínica, devem ser avaliadas também a disponibilidade de recursos, a experiência clínica e cirúrgica da equipe e as relações entre custo e benefício. (A)[10]

Em mulheres assintomáticas, pode ser adotada a conduta expectante, com exame clínico e ultrassonográfico periódicos, exceto nos casos de hidronefrose moderada ou acentuada por compressão pelo mioma ou nos casos de mioma submucoso ressecável por via histeroscópica em mulheres com desejo de gestação. (D)[11,12] Não existem evidências suficientes para indicar histerectomia em mulheres assintomáticas com o objetivo de melhorar a detecção de massas anexiais, prevenir comprometimento da função renal ou excluir malignidade. (D)[11] A conduta expectante também pode ser indicada em pacientes oligossintomáticas em qualquer idade, na perimenopausa e pós-menopausa, pois as reduções do nível de estrogênio reduzem habitualmente o tamanho dos miomas e melhoram as manifestações hemorrágicas. (D)[12]

O tratamento clínico tem eficácia variável, e múltiplas substâncias são utilizadas, como os contraceptivos orais, dispositivo intrauterino liberador de Levonorgestrel, análogos do hormônio liberador de gonadotrofina (GnRH), agentes antifibrinolíticos, anti-inflamatórios não hormonais e moduladores dos receptores de progesterona, entre outras. Não há definição clara na literatura das indicações e resultados clínicos de todas elas. (D)[12]

A droga mais efetiva no tratamento clínico dos leiomiomas é o análogo do GnRH, provocando a redução de 35% a 65% do volume dos miomas, controle temporário dos sintomas uterinos e pélvicos. Quando utilizado com 3 meses de antecedência no preparo pré-operatório de miomectomias ou histerectomias, propicia a diminuição da anemia pré-operatória, menor sangramento intraoperatório, redução das taxas de incisões verticais na cirurgia e menor quantidade de transfusões pré e pós-operatórias. (A)[13] Apesar da eficácia, não há evidências suficientes para recomendar o uso do análogo do GnRH em todas as pacientes em programação de miomectomia ou histerectomia por miomas. (A)[13] No entanto, do ponto de vista cirúrgico, essa diminuição volumétrica dos miomas não se traduz em facilidade operatória antes da realização de miomectomia laparoscópica. A ação dos análogos do GnRh pode causar a perda do plano de clivagem e dificultar a enucleação dos miomas intramurais durante a cirurgia, além de poder aumentar os riscos de miomas residuais após a cirurgia. Por essa razão, reserva-se essa medicação para casos selecionados; em especial, para pacientes com anemia severa e para portadoras de miomas volumosos que estejam comprimindo tubas ou ocupando toda a cavidade endometrial. (A)[14,15]

O tratamento cirúrgico pode ser radical (histerectomia por diversas técnicas, como abdominal, laparoscópica ou vaginal) ou conservador. (D)[12] O tratamento cirúrgico conservador constitui alternativa à histerectomia em casos selecionados e inclui miomectomia (por laparotomia, histeroscopia ou laparoscopia), ablação endometrial, embolização de artérias uterinas e miólise. (D)[12]

Na Divisão de Ginecologia do Hospital das Clínicas da Faculdade de Medicina da Universidade de São Paulo (HCFMUSP), a miomectomia está indicada nos casos em que há desejo reprodutivo e/ou de preservação do útero por parte da paciente. É considerada uma alternativa segura e eficaz à histerectomia, e a via de acesso é decidida individualmente, de acordo com o número, o tamanho e a localização dos miomas. Nos casos de miomas submucosos, a via de escolha é a histeroscópica. (D)[12]

Miomectomia laparoscópica

A miomectomia laparoscópica foi inicialmente descrita em 1979 e, desde então, muitas publicações sobre a técnica, suas indicações e inovações estão disponíveis na literatura mundial. (D)[16] As potencialidades dessa via para a miomectomia aumentaram significativamente nas últimas décadas em razão das melhorias nas técnicas e instrumentais laparoscópicos. (D)[16] Essa técnica oferece benefícios para a paciente, mas ainda é desafiadora do ponto de vista técnico e está, em alguns estudos, associada a maiores taxas de morbidade cirúrgica e transfusão sanguínea intra e pós-operatória. (D)[16] (A)[17] A via robótica pode também ser utilizada, com resultados semelhantes à via laparoscópica, oferecendo maior facilidade ao cirurgião na sutura do miométrio, porém com maior tempo cirúrgico e custos mais elevados.[18,19]

Comparada à miomectomia abdominal, a miomectomia laparoscópica apresenta menores índices de dor pós-operatória, diminuição no número de dias de internação, redução no tempo para que a paciente tenha a sensação de recuperação plena e menor taxa de complicações. (A)[16,19,20] (B)[21] Os resultados a longo prazo, as taxas de fertilidade e as complicações maiores, bem como os índice de rotura uterina em gravidez posterior são semelhantes entre as duas técnicas e, hoje, a recomendação é de que, na disponibilidade de equipe cirúrgica habilitada e instrumental adequado, a miomectomia por via laparoscópica, assistida ou não pela plataforma robótica, constitui a melhor opção para a paciente. (A)[16,19]

Indicações

Não há consenso na literatura sobre as indicações da miomectomia laparoscópica em relação ao tamanho e à quantidade dos miomas. As principais limitações são os critérios individuais de dificuldade técnica consequente ao número, ao volume e à localização dos miomas, à disponibilidade e adequação do material e à experiência da equipe cirúrgica, principalmente em suturas laparoscópicas. (D)[19,22,23]

No setor de Endoscopia Ginecológica, a miomectomia laparoscópica pode ser indicada para miomas intramurais ou subserosos que apresentem indicação cirúrgica, nos casos com até dez miomas, com diâmetros de até 10 cm, após detalhada análise de cada paciente. (D)[15,22] (A)[20] Há possibilidade da realização de miomectomia laparoscópica em miomas maiores (Quadro 5.1), sendo demonstrada, em uma série de casos, a realização de miomectomia laparoscópica em miomas de até 18 cm com taxa de conversão para laparotomia de apenas 1,4%. (C)[24]

Quadro 5.1 – Indicações da miomectomia por via laparoscópica

Paciente sintomática	Diâmetro máximo do maior mioma:10 cm*
Mioma intramural ou subseroso	Número de miomas: até dez intramurais*
Volume uterino que permita realizar pneumoperitônio	

*Critério não obrigatório e variável de acordo com a experiência do cirurgião

Fonte: Desenvolvida pela autoria

Preparo pré-operatório

O mapeamento detalhado por imagem é mandatório nos casos em que a miomectomia laparoscópica está indicada e deve incluir a USG e, em casos selecionados, a RM, para suprir as deficiências da palpação e noções de profundidade inerentes à técnica laparoscópica. (D)[22,23]

Os análogos do GnRH podem ser utilizados para o controle clínico e para permitir a utilização da técnica minimamente invasiva. (D)[22, 25] No setor de Endoscopia Ginecológica, os análogos do GnRH não são utilizados rotineiramente.

Técnica operatória

Na Divisão de Ginecologia Ginecológica do Hospital das Clínicas da Faculdade de Medicina da Universidade de São Paulo (HC-FMUSP), colocamos a paciente em posição semiginecológica, em dorsolitotomia, com as pernas baixas em perneiras confortáveis, na altura do tronco, com os membros superiores ao longo do corpo e as nádegas 1 cm a 2 cm além da borda da mesa. São respeitados os princípios da prevenção de lesão nervosa, com cuidadoso ajuste das áreas de contato da paciente com a mesa cirúrgica e perneiras.

São realizadas assepsia e antissepsia vaginal e abdominal, com uso, respectivamente, de clorexidine tópico e solução alcoólica de clorexidine. Realiza-se o cateterismo vesical de demora e a histerometria, seguida por colocação de manipulador uterino através do colo uterino, com tamanho e diâmetro adequados para o volume uterino da paciente.

A punção inicial é umbilical, com utilização da agulha de Veress. Na maioria das vezes, utiliza-se um trocarte umbilical de 10 mm a 12 mm para a óptica, um trocarte auxiliar de 11 mm à direita e um trocarte auxiliar de 5 mm à esquerda, em topografia pélvica.

Inicia-se a cirurgia pelo inventário cuidadoso das cavidades abdominal e pélvica, avaliação da mobilidade do útero, estudo do número, volume e localização dos miomas *in loco* e planejamento, em equipe, da sequência técnica cirúrgica a ser utilizada.

De rotina, utilizamos o misoprostol 400 mcg via retal ou vaginal, 30 a 60 minutos antes do início do procedimento para reduzir o sangramento uterino. Utilizamos a injeção de solução de epinefrina diluída 1:200.000 antes da incisão no miométrio, no local planejado para a incisão, entre a serosa e o plano de clivagem do mioma. O uso de vasoconstritor na miomectomia laparoscópica é seguro, não altera significativamente os níveis pressóricos e, além de minimizar a perda sanguínea, diminui o tempo total da cirurgia, o tempo de enucleação do mioma e o grau de dificuldade da cirurgia. (A)[26] Metanálise sobre as intervenções para redução da hemorragia durante miomectomias mostrou redução da perda sanguínea com o uso de misoprostol vaginal ou vasopressina no miométrio com evidência de qualidade moderada. Outras medidas como bupivacaína mais epinefrina, ácido tranexâmico endovenoso, ácido ascórbico endovenoso, realização de torniquete ao redor do colo uterino, sutura de poliglactina ao redor do colo e no ligamento infundíbulo pélvico mostraram redução de sangramento com evidências de baixa qualidade. O uso de ocitocina endovenosa e de ligadura temporária de artérias uterinas com clipe não se mostrou eficaz. (A)[27] Outros estudos confirmam a eficácia da injeção de vasopressina na região do mioma para diminuir a perda sanguínea, com baixa incidência de efeitos adversos. (C)[28] Em outro estudo, específico sobre o uso da ocitocina em miomectomias laparoscópicas, a utilização endovenosa de 40 mU/min de ocitocina durante a cirurgia apresentou resultados de redução da perda sanguínea e das taxas de transfusão. (B)[29]

A incisão na superfície uterina deve ser realizada no local mais protuberante do mioma e pode ser transversal ou longitudinal. (D)[22,23] Antes da incisão, delimita-se o local com leve coagulação superficial. Dá-se preferência à incisão transversal, quando possível, pela maior facilidade da sutura posterior. (D)[23] Realiza-se a incisão com corrente elétrica monopolar de corte e/ou tesoura. Aprofunda-se cuidadosamente a incisão até a identificação do plano correto e avascular da pseudocápsula do mioma. (D)[22]

Após a identificação do plano de dissecção do mioma, este é apreendido com um tentáculo ou com um "saca-miomas" para tração e giro, e o plano entre o miométrio e o mioma é cuidadosamente dissecado até a liberação total. (D)[22,23] Todos os vasos visíveis são coagulados com corrente elétrica bipolar antes da secção, e o aspirador é utilizado para facilitar a visibilização do campo e a hemostasia. (D)[23] Deve-se ter cuidado especial com a preservação do miométrio e, principalmente, do endométrio.

O mioma, após liberado, deve ser imediatamente retirado, se for de pequeno volume, ou colocado no recesso vesicouterino ou fundo de saco posterior para evitar perdas. (D)[22,23] Realiza-se, então, a sutura do miométrio com fios de absorção lenta em um, dois ou três planos, de acordo com a necessidade, seguindo os mesmos princípios da miomectomia laparotômica. (A)[20] (D)[22] Os nós são realizados interna ou externamente, com o uso do aplicador de nós externos. A sutura com fios barbados pode ser utilizada com resultados semelhantes no intraoperatório e prognóstico reprodutivo.[30]

A retirada dos nódulos de miomas pode ser feita por meio de colpotomia ou de fragmentação. (D)[15,23] A colpotomia consiste na realização de uma abertura horizontal laparoscópica no fundo de saco posterior, através da qual se consegue remover miomas de até 10 cm sem sua fragmentação. Após a saída dos espécimes, realiza-se uma colporrafia laparoscópica com fios de absorção lenta. Por sua vez, a fragmentação eletromecânica laparoscópica deve ocorrer dentro de invólucros, especialmente em pacientes com idade superior a 40 anos. A minilaparotomia raramente é utilizada. Em 2014, o órgão controlador americano Food and Drug Admnistration (FDA) publicou aviso informando os riscos relacionados à fragmentação desprotegida de miomas e úteros.[31] Uma metanálise recente não encontrou evidências suficientes que contraindiquem o seu uso em pacientes na pré-menopausa com doença presumidamente benigna; entretanto, recomenda-se que esse procedimento seja realizado dentro de invólucros plásticos, evitando, assim, a disseminação de fragmentos na cavidade abdominal.[32,33] Essa estratégia foi também proposta pela FDA.[34]

Após a retirada dos miomas, a hemostasia é revista, e todos os coágulos e restos de tecidos são retirados. A ferida uterina é recoberta por tecido de barreira para prevenir a formação de aderências. A incidência de aderências pós-operatórias após miomectomia laparoscópica de miomas com 5 cm ou mais cm é superior a 50% e recomenda-se o uso de agentes preventivos. (A)[35]

Recomendação

Na Divisão de Ginecologia do Hospital das Clínicas da Faculdade de Medicina da Universidade de São Paulo (HCFMUSP), recomenda-se a seguinte conduta no manejo cirúrgico do mioma de paciente no menacme (Algoritmo 5.1).

Algoritmo 5.1 – Manejo cirúrgico do mioma em pacientes na menacme

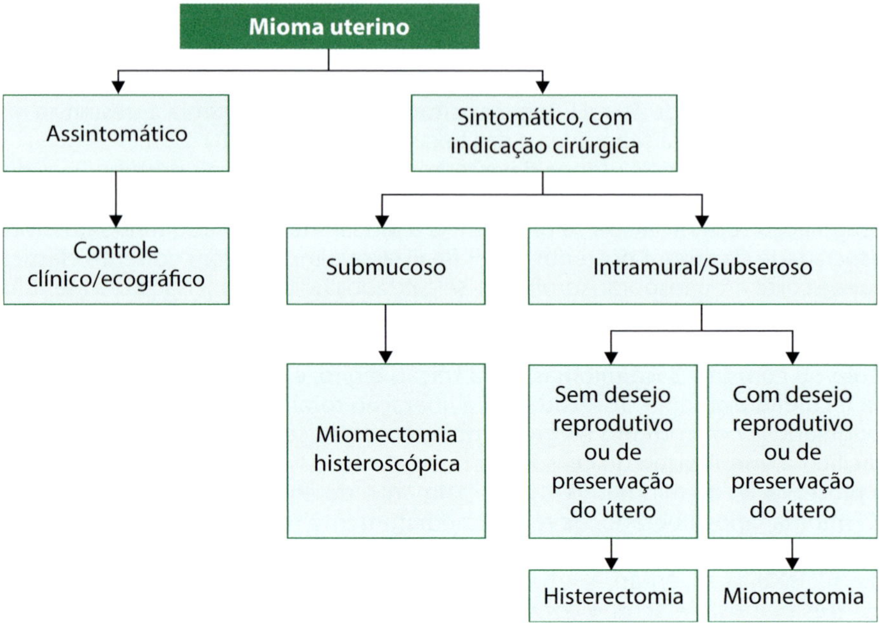

Fonte: Desenvolvido pela autoria

Referências bibliográficas

1. Buttram VJ, Reiter RC. Uterine leiomyomata: etiology, symptomatology, and management. Fertil Steril. 1981;36(4):433-45.
2. Epidemiology, clinical manifestations, diagnosis, and natural history of uterine leiomyomas (fibroids) [database on the internet]. Up to date. 2010.
3. Cramer SF, Patel A. The frequency of uterine leiomyomas. Am J Clin Pathol. 1990;94(4):435-8.
4. Parker WH. Etiology, symptomatology, and diagnosis of uterine myomas. Fertil Steril. 2007;87(4):725-36.
5. Marshall LM, Barbieri RL, Goldman MB, Manson JE, Colditz GA, Willett WC, et al. Variation in the incidence of uterine leiomyoma among premenopausal women by age and race. Obstet Gynecol. 1997;90(6):967-73.
6. Cohen LS. Role of vaginal sonography and hysterosonography in the endoscopic treatment of uterine myomas. Fertil Steril. 2000;73(2):197-204.
7. Dueholm M, Hansen ES, Ledertoug S, Olesen F. Accuracy of magnetic resonance imaging and transvaginal ultrasonography in the diagnosis, mapping, and measurement of uterine myomas. Am J Obstet Gynecol. 2002;186(3):409-15.
8. Dueholm M, Hansen ES, Ledertoug S, Olesen F. Evaluation of the uterine cavity with magnetic resonance imaging, transvaginal sonography, hysterosonographic examination, and diagnostic hysteroscopy. Fertil Steril. 2001;76(2):350-7.
9. Dueholm MLE, Olesen F. Imaging techniques for evaluation of the uterine cavity and endometrium in premenopausal patients before minimally invasive surgery. Obstet Gynecol Surv. 2002;57(6):388-403.
10. Aumyers ER, Gustilo-Ashby T, Couchman G, Matchar DB, McCrory DC. Management of uterine leiomyomata: what do we really know? Obstet Gynecol. 2002;100(1):8-17.

11. American College Obstetrics and Gynecologists. ACOG. Practice bulletin. Alternatives to hysterectomy in the management of leiomyomas. Obstet Gynecol. 2008;(2-1):387-400.
12. Overview of treatment of uterine leiomyomas (fibroids) [database on the internet]. Up to date. 2024 Mar. 25]. Disponível em: http://www.uptodate.com/contents/overview-of-treatment-o-f-uterine-leiomyomas-fibroids.
13. Lethaby A, Sowter M. Efficacy of pre-operative gonadotrophin hormone releasing analogues for women with uterine fibroids undergoing hysterectomy or myomectomy: a systematic review. BJOG. 2002;109(10):1097-108.
14. Lethaby AÉ Vollenhoven BJ. An evidence-based approach to hormonal therapies for premenopausal women with fibroids. Best Pract Res Clin Obstet Gyneacol. 2008;22(2):307-31.
15. Lethaby A, Puscasiu L, Vollenhoven B. Preoperative medical therapy before surgery for uterine fibroids. Cochrane Database Syst Rev. 2017;11:CD000547.
16. Lee CLWC. Laparoscopic myomectomy. Taiwan J Obstet Gynecol. 2009;48(4):335-41.
17. Jin CHY, Chen XC, Zheng FY, Lin F, Zhou K, Chen FD, et al. Laparoscopic versus open myomectomy-a-meta-analysis of randomized controlled trials. Eur J Obstet Gynecol Reprod Biol. 2009;145(1):14-21.
18. Laparoscopic myomectomy and other laparoscopic treatments for uterine leiomyomas (fibroids) [database on the internet]. Up To Date. 2019.
19. Bhave Chittawar P1, Franik S, Pouwer AW, Farquhar C. Minimally invasive surgical techniques versus open myomectomy for uterine fibroids. Cochrane Database Syst Rev. 2014;(10):CD004638.
20. Mais VAS, Ajossa S, Guerriero S, Mascia M, Solla E, Melis GB. Laparoscopic versus abdominal myomectomy: a prospective, randomized trial to evaluate benefits in early outcome. Am J Obstet Gynecol. 1996;174(2):654-8.
21. Holzer A JS, Illievich UM, Huber J, Wenzl RJ. Laparoscopic versus open myomectomy: a double-blind study to evaluate postoperative pain. Anesth Analg. 2006;102(5):1480-4.
22. Parker WH. Uterine myomas: management. Fertil Steril. 2007;88(2):255-71.
23. Barrozo PR, Costa MS, Panisset KSP, Santos HCN, Raymundo TS. Miomectomia. In: Crispi C, Oliveira FM, Damian Jr JC, Oliveira MAP (Eds.). Tratado de videoendoscopia e cirurgia minimamente invasiva em ginecologia. 2. ed. Rio de Janeiro: Revinter, 2007:509-21.
24. Malzoni MRM, Perone C, Labriola D, Ammaturo F, Izzo A. Fertility after laparoscopic myomectomy of large uterine myomas: operative technique and preliminary results. Eur J Gynaecol Oncol. 2003;24(1):79-82.
25. de Milliano I1, Twisk M2, Ket JC3, Huirne JA1, Hehenkamp WJ1 Pre-treatment with GnRHa or ulipristal acetate prior to laparoscopic and laparotomic myomectomy: a systematic review and meta-analysis. PLoS One. 2017;12(10):e0186158.
26. Zullo FPS, Corea D, Pellicano M, Russo T, Falbo A, Barletta E, et al. Bupivacaine plus epinephrine for laparoscopic myomectomy: a randomized placebo-controlled trial. Obstet Gynecol. 2004;104(2):243-9.
27. Kongnyuy EJ, Wiyonge CS. Interventions to reduce haemorrhage during myomectomy for fibroids. Cochrane Database Syst Rev. 2014;8:CD005355. doi: 10.1002/14651858.CD005355.pub5.
28. Lin XNZS, Fang SH, Wang MZ, Lou HY. Assessment of different homeostatic methods used in laparoscopic intramural myomectomy. Zhonghua Yi Xue Za Zhi. 2008;88(13):905-8.
29. Wang CJ, Yuen LT, Kay N, Han CM, Soong YK. Oxytocin infusion in laparoscopic myomectomy may decrease operative blood loss. J Minim Invasive Gynecol. 2007;14(2):184-8.
30. Tulandi T, Einarsson JI. The use of barbed suture for laparoscopic hysterectomy and myomectomy: a systematic review and meta-analysis. J Minim Invasive Gynecol. 2014;21(2):210-6. doi: 10.1016/j.jmig.2013.09.014.
31. https://www.fda.gov/media/88703, 2014.
32. Zullo F, Venturella R, Raffone A, Saccone G. In-bag manual versus uncontained power morcellation for laparoscopic myomectomy. Cochrane Database of Systematic Reviews. 2020;5:CD013352. doi: 10.1002/14651858.CD013352.pub2.

33. Uterine tissue extraction by morcellation: Techniques and clinical issues. Up To Date. 2019.
34. Laparoscopic power morcellators. [2024 Mar. 23]. Disponível em: https://www.fda.gov/medical-devices/surgery-devices/laparoscopic-power-morcellators, 2018.
35. Takeuchi HKM, Kikuchi I, Shimanuki H, Kumakiri J, Kinoshita K. Adhesion-prevention effects of fibrin sealants after laparoscopic myomectomy as determined by second-look laparoscopy: a prospective, randomized, controlled study. J Reprod Med. 2005;50(8):571-7.

Capítulo 6

Histerectomia Laparoscópica

Sérgio Edgar Camões Conti Ribeiro
Camila Barião da Fonseca Miyahara
Marianna Siqueira de Assumpção

Introdução

A histerectomia é o principal procedimento cirúrgico em Ginecologia utilizado para tratamento de diversas afecções. Estima-se que um terço das mulheres nos Estados Unidos terá seu útero removido até os 65 anos de idade. A histerectomia é o único método definitivo para o tratamento de miomas uterinos, adenomiose e sangramento uterino anormal e está associada a alta taxa de satisfação das pacientes quando comparada a outros métodos de tratamento menos invasivos, como a ablação endometrial.[1] Também é considerada procedimento seguro, com taxa de mortalidade em torno de 0,01%.[2]

Mais de 70% das histerectomias são indicadas por condições benignas. As principais indicações cirúrgicas da histerectomia são: leiomiomas uterinos sintomáticos (40,7%); endometriose (17,7%); e prolapso uterino (14,5%).[3,4]

A histerectomia pode ser realizada por via abdominal, vaginal ou laparoscópica, essa última podendo também ser assistida pela plataforma robótica. A via laparoscópica foi realizada pela primeira vez em 1988, por Harry Reich, nos Estados Unidos.[5] A plataforma robótica vem sendo utilizada para realização de histerectomias desde 1998 (Cochrane). Em 2005, foi aprovado o sistema Da Vinci pela agência reguladora norte-americana Food and Drug Admnistration (FDA), ampliando a utilização da via laparoscópica assistida por robô. Quando comparada à histerectomia laparoscópica convencional, a cirurgia robótica apresenta uma tendência a menor sangramento intraoperatório e incidência de complicações semelhantes. O tempo cirúrgico é maior na cirurgia robótica na maioria dos estudos, mas esse dado é controverso e depende da experiência do cirurgião nas duas vias. [6]

A histerectomia laparoscópica pode ser classificada em cinco subtipos, dependendo dos tempos realizados por via vaginal ou laparoscópica:[7]

- **Tipo 0:** laparoscopia diagnóstica (ou vaginal videoassistida).
- **Tipo 1:** abordagem laparoscópica dos pedículos anexiais.
- **Tipo 2:** abordagem laparoscópica dos pedículos anexiais e uterinos.

» **Tipo 3:** abordagem laparoscópica dos pedículos anexiais, uterinos, ligamentos cardinais e abertura da vagina.
» **Tipo 4:** abordagem laparoscópica dos pedículos anexiais, uterinos, ligamentos cardinais, abertura da vagina e sutura da cúpula vaginal.

Há também a histerectomia laparoscópica supracervical ou subtotal, na qual há a preservação do colo uterino, sendo o corpo uterino removido por fragmentação, colpotomia ou minilaparotomia.

Indicações

Diversos fatores influenciam a escolha da via para a histerectomia, como: tamanho do útero; acesso vaginal; presença de doença extrauterina; disponibilidade de materiais; experiência do cirurgião; e preferência da paciente. A histerectomia laparoscópica deve ser uma opção à histerectomia abdominal nas situações em que a histerectomia vaginal não for viável, como na presença de endometriose severa, aderências pélvicas ou doenças anexiais. (D)[7] A via laparoscópica apresenta diversas vantagens quando comparada à laparotômica: (A)[6] menor duração de internação hospitalar; retorno mais rápido às atividades habituais; menor perda sanguínea intraoperatória; menor queda na hemoglobina; e menor índice de infecção da ferida operatória.

Deve-se dar preferência à realização da histerectomia total laparoscópica (tipo 4) em detrimento da histerectomia vaginal videoassistida (tipos 0 a 3), pois esta não apresenta vantagens em relação à total. (B)[8,9]

O tempo cirúrgico entre as duas vias também é comparável, desde que a histerectomia seja realizada por equipe treinada em cirurgia laparoscópica, além de apresentar menor resposta inflamatória. (B)[9,10] O maior custo intraoperatório da histerectomia laparoscópica, que já foi apontado como empecilho sua realização, é compensado por um menor custo no pós-operatório, resultando em uma relação custo-eficácia semelhante à da histerectomia abdominal, principalmente com o uso de materiais reutilizáveis. (B)[11]

A histerectomia laparoscópica não apresenta vantagens em relação à histerectomia vaginal quanto à duração da internação hospitalar ou à recuperação pós-operatória, além de acarretar maior custo total, não sendo, portanto, alternativa à via vaginal. (A)[6]

Contraindicações

As contraindicações absolutas à histerectomia laparoscópica são as contraindicações à via laparoscópica em geral, como: hérnia diafragmática; hipertensão intracraniana; cardiopatia grave; instabilidade hemodinâmica; e impossibilidade de anestesia geral. (D)[12]

Com relação ao volume uterino, não há limite definido que contraindique a via laparoscópica, o que pode ser bastante variável de acordo com a experiência do cirurgião. Porém, já foi sugerido que miomas acima de 18 cm não deveriam ser abordados por essa via.

Existem situações que podem agregar dificuldades técnicas na realização da histerectomia laparoscópica, como cirurgia pélvica prévia, pouca mobilidade uterina, presença de endometriose e aderências pélvicas, obesidade. A maioria delas, no entanto, pode ser contornada por equipe experiente em cirurgia laparoscópica. (B)[8]

O número anterior de cirurgias e a presença de aderências pélvicas podem dificultar o procedimento laparoscópico, aumentando o risco de conversão para a laparotomia. (B)[13]

A inexperiência ou a falta de treinamento do cirurgião em cirurgia laparoscópica avançada é uma contraindicação óbvia.

Abordagens cirúrgicas

No Setor de Endoscopia Ginecológica , prioriza-se a realização da histerectomia total laparoscópica (tipo 4). Nessa modalidade, todos os tempos cirúrgicos, incluindo a sutura da cúpula vaginal, são realizados por via laparoscópica. Dessa forma, evitamos associar os riscos e complicações inerentes à cirurgia vaginal àqueles da cirurgia laparoscópica. A seguir, é descrita a técnica utilizada na realização desse tipo de abordagem.

Preparação da paciente: após anestesia geral, a paciente deve ser colocada na posição semiginecológica, com braços fixados ao longo do corpo e colocação de ombreiras. Depois da colocação dos campos cirúrgicos, é realizada a sondagem vesical de demora e, por meio de exame especular, é colocado o manipulador uterino.

Passagem dos trocartes: a inserção do trocarte umbilical (10 mm a 12 mm) é realizada preferencialmente pela técnica de punção fechada. Após a inspeção da cavidade abdominal e o posicionamento da paciente em Trendelemburg, são inseridos os trocartes acessórios de 5 mm nas fossas ilíacas.

Ligadura dos pedículos superiores: inicia-se a histerectomia pela cauterização e secção dos ligamentos redondos e pedículos anexiais. A cauterização pode ser obtida com bisturi bipolar ou ultrassônico. Mesmo quando há indicação de ooforectomia uni ou bilateral, realiza-se a ligadura dos pedículos anexiais, prosseguindo com a histerectomia. Efetua-se a ooforectomia após a retirada do útero, extraindo-se os anexos por via vaginal.

Dissecção da fáscia vesicouterina: secciona-se o peritônio visceral na reflexão vesicouterina a partir dos ligamentos redondos bilateralmente. Nesse ponto da cirurgia, é de suma importância o uso do manipulador uterino para retroverter o útero e deslocá-lo cranialmente, facilitando a apresentação dos planos. É necessária atenção nesse tempo cirúrgico, pois é nele que, em geral, ocorrem as lesões vesicais, principalmente em pacientes com cesáreas prévias.

Ligadura da artéria uterina: após afastamento da bexiga, procura-se identificar a artéria uterina na região ístmica. A cauterização dos vasos uterinos é realizada após sua "esqueletização", evitando, dessa forma, a cauterização dos tecidos adjacentes e sangramentos por ligadura ineficaz da artéria.

Secção dos ligamentos uterossacros: com o manipulador uterino, realiza-se a anteversão acentuada do útero para exposição dos ligamentos uterossacros. Procede-se à secção dos mesmos. Mantendo-se o útero na mesma posição, é possível iniciar a abertura da cúpula vaginal pelo fundo de saco posterior.

Secção dos paramétrios e abertura da cúpula vaginal: para esse tempo cirúrgico, é recomendável o uso de um "delineador vaginal". Trata-se de um instrumento tubular que, ao ser inserido na vagina, evidencia o contorno da cúpula vaginal. Alguns modelos de manipulador uterino já têm um delineador acoplado. A secção dos paramétrios e a culdotomia são, então, realizadas, utilizando-se, preferencialmente, energia monopolar. O útero é retirado via vaginal.

Sutura da cúpula vaginal: a sutura da cúpula vaginal é realizada com o auxílio do delineador vaginal, que "apresenta" as bordas da mucosa vaginal anterior e posterior. A cúpula vaginal pode ser suturada no sentido longitudinal ou transversal, utilizando-se pontos separados ou em "X". Rotineiramente, faz-se a pexia da cúpula nos paramétrios e nos ligamentos uterossacros utilizando-se Vicryl 0. Para essa sutura, preferem-se pontos com nó externo por manter a tensão de forma adequada.

Revisão da hemostasia: após o término da sutura, procede-se à lavagem da cavidade com soro fisiológico e à revisão da hemostasia, cauterizando-se eventuais pontos com sangramento ativo.

Sutura das incisões abdominais: desfaz-se o pneumoperitônio e retiram-se os trocartes. Sutura-se a aponeurose na incisão umbilical (10 mm ou 11 mm) com Vicryl 0. A pele é suturada em todas as incisões.

Nas histerectomias subtotais, procede-se aos mesmos tempos cirúrgicos até a ligadura dos vasos uterinos. Após a secção do útero na região ístmica, o corpo uterino é retirado. Não há diferença entre a histerectomia total laparoscópica e a histerectomia subtotal laparoscópica quanto às complicações, limitações às atividades habituais e quanto ao alívio dos sintomas pré-operatórios. A histerectomia subtotal está associada a maior queixa de períodos de sangramento vaginal após 1 ano da cirurgia, e não existem evidências de diferença na função sexual, urinária ou intestinal. (B)[14,15]

Complicações

As complicações da histerectomia laparoscópica podem estar relacionadas à própria laparoscopia (acidentes com a inserção da agulha de Veress ou do trocarte) ou ao procedimento cirúrgico em si.

A histerectomia é considerada cirurgia laparoscópica avançada e, dessa forma, deve ser realizada por equipe treinada, necessitando de um grande número de procedimentos para atingir o platô da curva de aprendizado. (B)[16,17] A taxa de complicações na histerectomia laparoscópica, realizada por cirurgiões experientes nessa via, não excede as taxas da via abdominal ou vaginal. (B)[18,19](C)[20]

As complicações cirúrgicas da histerectomia laparoscópica podem ser divididas em maiores ou menores, conforme o Quadro 6.1. (B)[21]

Quadro 6.1 – **Complicações maiores e menores da histerectomia laparoscópica**

Complicações maiores
Hemorragia (com necessidade de transfusão)
Hematoma (com necessidade de transfusão ou drenagem)
Lesão intestinal
Lesão ureteral
Lesão de bexiga
Embolia pulmonar
Complicações anestésicas maiores
Conversão para laparotomia
Deiscência de cicatriz
Complicações menores
Hemorragia (sem necessidade de transfusão)
Infecção (respiratória, urinária, pélvica, de ferida operatória ou episódio de febre acima de 38 °C)
Hematoma (drenagem espontânea)
Trombose venosa profunda
Complicações anestésicas menores
Problemas com coto cervical
Outros

Fonte: Desenvolvido pela autoria

A incidência de complicações na histerectomia laparoscópica pode variar de 2% a 25%, se consideradas as complicações maiores e menores. (B)[19,21] (C)[22] Alguns fatores de risco estão associados com maior risco de complicações, como obesidade, parto cesariano ou outra cirurgia prévia. (B)[19]

As principais complicações relacionadas à histerectomia laparoscópica são: hemorragia; lesão de bexiga ou de ureter; e lesão intestinal. Há algumas medidas que podem reduzir os riscos de complicações intra e pós-operatórias. As hemorragias e os hematomas podem ser prevenidos pela dissecção cuidadosa dos vasos uterinos previamente à sua ligadura. As lesões ureterais ocorrem, mais comumente, próximo ao ligamento infundibulopélvico (nos casos de ooforectomia) ou no cruzamento com os vasos uterinos. Essas lesões também podem ser prevenidas pela identificação do trajeto ureteral no retroperitônio. A presença de aderências consequente a cirurgias ou infecções prévias aumentam o risco de lesão ureteral. (C)[23] A cistoscopia intraoperatória, associada à infusão endovenosa de índigo carmim, é um recurso que pode ser usado para identificação imediata de lesão ureteral. (C)[24] As complicações intraoperatórias devem ser identificadas e tratadas, de preferência, no mesmo tempo cirúrgico.

Entre as complicações tardias, a deiscência de cúpula vaginal pode acontecer em até 1% dos casos, principalmente após retorno à atividade sexual. Apesar de alguns estudos sugerirem maior incidência de deiscência de cúpula vaginal na histerectomia laparoscópica quando comparada às outras vias de histerectomia, após a retirada do útero por via laparoscópica, o fechamento da cúpula vaginal pela mesma via está associado a menor risco de deiscência quando comparado ao fechamento por via vaginal. Alguns fatores podem influenciar esse risco, como o uso de diferentes tipos de energia utilizados para abertura da cúpula e realização da hemostasia, inclusão de pequena quantidade de tecido durante a realização da sutura, embora não exista comprovação dessa influência. O uso de sutura com fio barbado e o fechamento em dois planos parecem diminuir os riscos de deiscência.[25-27] A experiência da equipe cirúrgica em cirurgia laparoscópica e robótica para realização de sutura, sem dúvida, é determinante para o sucesso do procedimento e para taxa de complicações.

Recomendação

Na Divisão de Ginecologia do Hospital das Clínicas da Faculdade de Medicina da Universidade de São Paulo (HCFMUSP), recomenda-se a seguinte conduta no manejo cirúrgico do leiomioma do útero de paciente sem desejo reprodutivo (Algoritmo 6.1).

Algoritmo 6.1 – Manejo cirúrgico do leiomioma do útero de paciente sem desejo reprodutivo

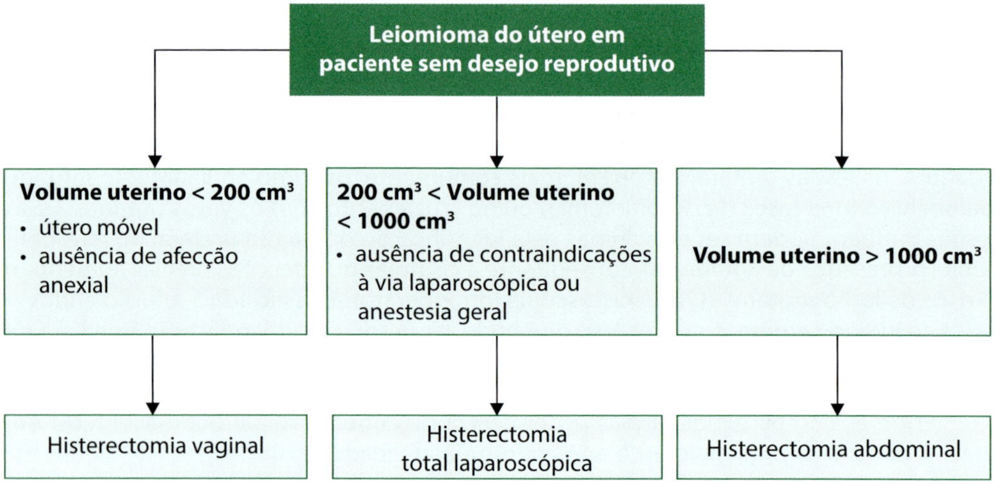

Fonte: Desenvolvido pela autoria

Referências bibliográficas

1. Bofill RM, Lethaby A, Fergusson RJ. Endometrial resection and ablation versus hysterectomy for heavy menstrual bleeding. Cochrane Database of Systematic Reviews. 2021;(2):CD000329.
2. Maresh MJA, Melcalfe MA, Mc Pherson K, Overton C, Hall V, Hargreaves J, et al. The VALUE national hysterectomy study: description of the patients and their surgery. BJOG. 2002;109(3):302-12.
3. Behbehani S, Suarez-Salvador E, Buras M, et al. Mortality rates in benign laparoscopic and robotic gynecologic surgery: a systematic review and meta-analysis. J Minim Invasive Gynecol. 2020;27:603-12.e1.
4. Whiteman MK, Hillis SD, Jamieson DJ, Morrow B, Podgornik MN, Brett KM, et al. Inpatient hysterectomy surveillance in the United States, 2000-2004. Am J Obstet Gynecol. 2008;198(1):34.e1-7.
5. Reich H, DeCaprio J, McGlynn F. Laparoscopic hysterectomy. J Gynecol Surg. 1989;5:213-6.
6. Aarts JWM, Nieboer TE, Johnson N, Tavender E, Garry R, Mol BWJ, et al. Surgical approach to hysterectomy for benign gynaecological disease. Cochrane Database of Systematic Reviews. 2015(8):CD003677. doi: 10.1002/14651858.CD003677.pub5.
7. ACOG Committee Opinion No. 444: choosing the route of hysterectomy for benign disease. Obstet Gynecol. 2009;114(5):1156-8.
8. Drahonovsky J, Haakova L, Otcenasek M, Krofta L, Kucera E, Feyereisl J. A prospective randomized comparison of vaginal hysterectomy, laparoscopically assisted vaginal hysterectomy, and total laparoscopic hysterectomy in women with benign uterine disease. Eur J Obstet Gynecol Reprod Biol. 2010;148(2):172-6.
9. Ribeiro SC, Ribeiro RM, Santos NC, Pinotti JA. A randomized study of total abdominal, vaginal and laparoscopic hysterectomy. Int J Gynecol Obstet. 2003;83(1):37-43.
10. Perino A, Cucinella G, Venezia R, Castelli A, Cittadini E. Total laparoscopic hysterectomy versus total abdominal hysterectomy: an assessment of the learning curve in a prospective randomized study. Hum Reprod. 1999;144(12):2996-9.

11. Sculpher M, Manca A, Abbott J, Fountain J, Mason S, Garry R. Cost effectiveness analysis of laparoscopic hysterectomy compared with standard hysterectomy: results from a randomised trial. BMJ. 2004;328(7432):134.
12. Crispi CP, Oliveira FMM, Damian Jr JC, Oliveira MA. Tratado de videoendoscopia e cirurgia minimamente invasiva em ginecologia. Rio de Janeiro: Revinter, 2007:522-38.
13. Lower AM, Hawthorn RJS, Ellis H,O'Brien F, Buchan S, Crowe AM. The impact of adhesions on hospital readmissions over ten years 8849 open gyn operations. BJOG. 2000;107(7):855-62.
14. Morelli M, Noia R, Chiodo D, Mocciaro R, Costantino A, Caruso MT, et al. Laparoscopic supracervical hysterectomy versus laparoscopic total hysterectomy: a prospective randomized study. Minerva Ginecol. 2007;599(1):1-10.
15. Lethaby A, Mukhopadhyay A, Naik R. Total versus subtotal hysterectomy for benign gynaecological conditions. Cochrane Database of Systematic Reviews. 2012;(4):CD004993. doi: 10.1002/14651858.CD004993.pub3.
16. Chong GO, Park NY, Hong DG, Cho YL, Park IS, Lee YS. Learning curve of laparoscopic radical hysterectomy with pelvic and/or para-aortic lymphadenectomy in the early and locally advanced cervical cancer: comparison of the first 50 and second 50 cases. Int J Gynecol Cancer. 2009;19(8):1459-64.
17. Wattiez A, Soriano D, Cohen SB, Nervo P, Canis M, Botchorishvili R, et al. The learning curve of total laparoscopic hysterectomy: comparative analysis of 1647 cases. J Am Assoc Gynecol Laparosc. 2002;93(3):339-45.
18. Cosson M, Lambaudie E, Boukerrou M, Querleu D, Crépin G. Vaginal, laparoscopic or abdominal hysterectomies for benign disorders: immediate and early postoperative complications. Eur J Obstet Gynecol Reprod Biol. 2001;98(2):231-6.
19. David-Montefiore E, Rouzier R, Chapron C, Daraï E. Collegiale d'Obstétrique et Gynécologie de Paris-Ile de France. Surgical routes and complications of hysterectomy for benign disorders: a prospective observational study in French university hospitals. Hum Reprod. 2007;22(1):260-5.
20. Donnez O, Jadoul P, Squifflet J, Donnez J. A series of 3.190 laparoscopic hysterectomies for benign disease from 1990 to 2006: evaluation of complications compared with vaginal and abdominal procedures. BJOG. 2009;116(4):492-500.
21. Garry R, Fountain J, Mason S, Hawe J, Napp V, Abbott J, et al. The evaluate study: two parallel randomised trials, one comparing laparoscopic with abdominal hysterectomy, the other comparing laparoscopic with vaginal hysterectomy. BMJ. 2004;328(7432):129.
22. Donnez O, Donnez J. A series of 400 laparoscopic hysterectomies for benign disease: a single centre, single surgeon prospective study of complications confirming previous retrospective study. BJOG. 20010;117(6):752-5.
23. Baggish MS. Urinary tract injuries secondary to gynecologic laparoscopic surgery: analysis of 75 cases. J Gynecol Surg. 2010;26(2):79-92.
24. Ribeiro S, Reich H, Rosenberg J, Guglielminetti E, Vidali A. The value of intra-operative cystoscopy at the time of laparoscopic hysterectomy. Hum Reprod. 1999;14(7):1727-9.
25. Uccella S, Zorzato PC, Kho RM. Incidence and prevention of vaginal cuff dehiscence after laparoscopic and robotic hysterectomy: a systematic review and meta-analysis. Journal of Minimally Invasive Gynecology. 2021;28(3):710-20. doi: 10.1016/j.jmig.2020.12.016.
26. Peters A, Ali R, Miles S, Foley CE, Buffie A, Ruppert K, et al. Two-layer compared with one--layer vaginal cuff closure at the time of total laparoscopic hysterectomy to reduce complications. Obstet Gynecol. 2021;138:59-65. doi: 10.1097/AOG.0000000000004428.
27. Fuchs Weizman N, Einarsson JI, Wang KC, Vitonis AF, Cohen SL. Vaginal cuff dehiscence: risk factors and associated morbidities. JSLS: Journal of the Society of Laparoendoscopic Surgeons. 2015;19(2):e2013.00351. doi: 10.4293/JSLS.2013.00351.

Capítulo 7

Histerectomia Vaginal sem Prolapso

Jorge Milhem Haddad
Luciana Pistelli Gomes Freitas
Miguel Vera (*in memoriam*)
Edmund Chada Baracat

Introdução

A histerectomia é o procedimento cirúrgico não obstétrico mais realizado em mulheres no mundo todo.[1] Dados norte-americanos revelam que aproximadamente um terço das mulheres terá sido submetida à histerectomia até os 65 anos.[2] Portanto, é de suma importância a constante avaliação de tendências em sua realização, incluindo a análise de fatores associados à escolha de uma via em particular.

O tratamento de afecções benignas (leiomioma, adenomiose, sangramento uterino anormal e prolapso genital) é a principal indicação de histerectomia, que, nessas situações, pode ser realizada por via vaginal, abdominal convencional, laparoscópica ou robótica.[3] A via vaginal deve ser a preferencial, sempre que possível, pois se associa a menos dor pós-operatória, recuperação mais rápida, retorno mais rápido às atividades habituais, menores custos (menor tempo cirúrgico, não necessidade do uso de materiais descartáveis/OPME, menor tempo de internação pós-operatória) e menor morbidade (tempo cirúrgico, perda sanguínea, lesão ureteral ou intestinal e infecção).[4-6] Porém, entre todas as formas minimamente invasivas, a histerectomia vaginal é a única que vem apresentando queda consistente no seu uso, tanto no Brasil como nos Estados Unidos (de 25% dos casos, em 1998, a 17%, em 2010, nos Estados Unidos)[7,8] Falta de treinamento e de experiência é apontada para redução de seu uso no Brasil; e, nos Estados Unidos, a disseminação da cirurgia robótica.[8]

Na tentativa de aumentar o número de indicações de histerectomias vaginais e desmistificar seu uso, a Society of Pelvic Reconstructive Surgeons desenvolveu, em 2009, um *guideline*, de grande impacto, para a seleção de pacientes candidatas à histerectomia vaginal, com embasamento científico.[9] Seus propósitos e critérios para a escolha da via de acesso das histerectomias são bem fundamentados e definidos, tornando as condutas uniformes. Essa normatização demonstrou que a histerectomia por via vaginal pode ser indicada na maioria das pacientes.[10] Em um estudo randomizado, no qual esse *guideline* foi aplicado, a porcentagem de histerectomias vaginais por doenças benignas foi maior do que 90%. O uso de técnicas para redução do volume uterino foi necessário em 11% dos casos e a assistência laparoscópica em 25% das pacientes com afecção extrauterina.[10]

Ensaios clínicos randomizados comparando as três vias de acesso para a histerectomia (vaginal, laparoscópica e robótica) demonstram, de forma consistente, que a histerectomia vaginal, quando aplicável, é a que apresenta melhor custo-eficácia e menor morbidade associada.[4-6] Em casos de maior dificuldade no acesso vaginal, seja pelo volume uterino, seja pela mobilidade reduzida ou dimensões da pelve, pode-se lançar mão do uso de sistema de secção e selamento de vasos, sem necessidade de suturas. Seu uso tem sido correlacionado a menor perda sanguínea.[11]

A seguir, descrevemos os critérios que indicam a via de acesso para a histerectomia, ressaltando que a história clínica e um bom exame físico são imprescindíveis:[9]

» **Mobilidade uterina:** a ausência de prolapso não é uma razão válida para a cirurgia ser realizada por via abdominal, mesmo em nulíparas e naquelas pacientes com cesárea prévia. Deve-se estar atento à relação entre mobilidade uterina, dimensões uterinas e dimensões da pelve a fim de se assegurar o acesso às artérias uterinas. Mesmo em úteros com mobilidade limitada, se a vagina permite acesso à ligadura dos ligamentos uterossacros e cardinais, a mobilidade uterina geralmente é suficiente para permitir a histerectomia vaginal.[9-11]

» **Tamanho do útero:** o critério tradicional de que o útero deve ser estimado em até 200 cm^3 ou 12 semanas de gestação, para ser indicada a via vaginal, não deverá ser mais utilizado. Novamente, destaca-se que o mais importante é a relação entre tamanho uterino, mobilidade uterina e dimensões da pelve. Após a ligadura das artérias uterinas, podem ser utilizadas técnicas para a redução do volume uterino, como bipartição corporal ou hemissecção e o *coring* intramiometrial. Mesmo prolongando um pouco o tempo cirúrgico e aumentando a perda sanguínea intraoperatória, a histerectomia vaginal é segura para úteros grandes.[12-14]

» **Cesárea prévia:** cirurgiões são normalmente relutantes em indicar uma histerectomia vaginal em mulheres com cesárea prévia, pela ideia de que a cicatriz no segmento uterino facilitaria um trauma vesical, sangramento excessivo e até falha da cirurgia por via vaginal. História pregressa de cesáreas não pode ser considerada contraindicação para a histerectomia vaginal, principalmente em mulheres com uma só cesárea e boa mobilidade uterina.[15] Não existem complicações significativas em utilizar a via vaginal para pacientes com cesárea prévia, e a assistência laparoscópica pode ser utilizada em situações em que o útero está aderido à bexiga.[16]

» **Nuliparidade:** apesar de a boa mobilidade uterina estar tipicamente associada ao parto vaginal prévio, a histerectomia vaginal não está contraindicada em nulíparas. Tohic *et al.* () [17] demonstraram que, em 92% das nulíparas, a histerectomia planejada por via vaginal pôde ser realizada com sucesso.

» **Necessidade de salpingectomia ou ooforectomia conjunta:** não representa contraindicação para a via vaginal. A taxa de sucesso na realização de salpingooforectomia por via vaginal junto à histerectomia varia entre 65% e 97,5%.[18] Robert *et al.*[19] demonstraram que, em 88% dos casos, a salpingectomia oportunística, no momento da histerectomia vaginal, foi bem-sucedida.

» **Obesidade:** a obesidade é associada com maior morbidade em qualquer via de acesso. No entanto, a via vaginal é sugerida para as obesas por se associar com menores complicações pós-operatórias do que a via abdominal.[20]

Contraindicações

São raras as contraindicações absolutas à histerectomia vaginal: câncer pélvico, quando existe a necessidade de acesso intraperitoneal para o tratamento adequado; aderências pélvicas conhecidas e impossibilidade de colocar a paciente em posição ginecológica.[21]

Entre as contraindicações relativas, destacam-se: obesidade mórbida; radioterapia pélvica prévia; cirurgia pélvica prévia; suspeita de aderências pélvicas secundárias à doença inflamatória pélvica (DIP) ou endometriose; mobilidade uterina reduzida e acesso à artéria uterina dificultados pelo tamanho do útero em relação ao tamanho da pelve.[21]

Complicações

A complicação intraoperatória mais comum é a perda sanguínea acima do esperado, que é de cerca de 300 mL e ocorre em apenas 1% dos procedimentos. Lesões do trato urinário, principalmente as vesicais, podem ocorrer em 1% a 2% dos casos, porém lesões de ureter são raras. São descritas, também, lesões em intestino, principalmente reto, raras, ocorrem em 0,4% das cirurgias. As lesões nervosas são causadas principalmente pela posição inadequada no intraoperatório.[22]

A complicação pós-operatória mais comum é o surgimento de hematoma na cúpula vaginal. Febre pós-operatória também pode ocorrer, porém na via vaginal é menos comum que na abdominal. Fístulas vesicovaginais ocorrem menos frequentemente na via vaginal (0,2/1.000), se comparada com a histerectomia total abdominal (11/1.000) e laparoscópica (2,2/1.000).[5] O prolapso de cúpula vaginal é uma complicação observada em todas as vias de histerectomia. Mesmo a abordagem subtotal abdominal não reduz a sua incidência, e esse tema será abordado em outro capítulo. Outras complicações raras são deiscência da cúpula vaginal com prolapso da tuba ou evisceração vaginal. Por fim, a mortalidade descrita para a histerectomia vaginal é de 4/10 mil procedimentos.[5]

Considerações finais

Quando possível, a via vaginal deverá ser utilizada em preferência à via abdominal, pois oferece menor perda sanguínea, menor dor pós-operatória e menor tempo de hospitalização. É menos invasiva; não deixa cicatrizes visíveis; está associada a menores complicações infecciosas; apresenta custos menores e convalescença mais rápida, com retorno mais breve ao trabalho, se comparada à histerectomia abdominal.[4-6] Já a histerectomia laparoscópica não oferece vantagens clínicas ou econômicas em relação à histerectomia vaginal, há o prolongamento do tempo cirúrgico, maior custo, maior taxa de lesão ureteral, maior prevalência de deiscência de cúpula e curva de aprendizado mais longa.[5]

Diferentes estudos randomizados, revisões sistemáticas e metanálises, que compararam diferentes vias de acesso para histerectomia: vaginal *x* abdominal *x* laparoscópica, vaginal *x* laparoscopia *x* robótica ou vaginal *x* laparoscópica, apontam superioridade da via vaginal sobre todas as outras vias quando os parâmetros a serem avaliados são: tempo operatório, incidência de complicações intra e pós-operatórias, tempo de internação, custo do procedimento e tempo de retorno às atividades normais.[4-6]

Assim, a histerectomia vaginal deverá ser a via de escolha para mulheres com doenças benignas restritas ao útero. Se a história clínica ou o exame pélvico indicarem uma possível doença extrauterina, a assistência videolaparoscópica poderá ser utilizada na confirmação da presença, avaliação da extensão da doença e verificação da viabilidade ou não da execução da histerectomia vaginal.

Recomendação

Na Divisão de Ginecologia do Hospital das Clínicas da Faculdade de Medicina da Universidade de São Paulo (HCFMUSP), recomenda-se a seguinte conduta em mulheres que serão submetidas à histerectomia vaginal sem prolapso (Algoritmo 7.1).

Algoritmo 7.1 – Conduta em pacientes com indicação de histerectomia vaginal sem prolapso

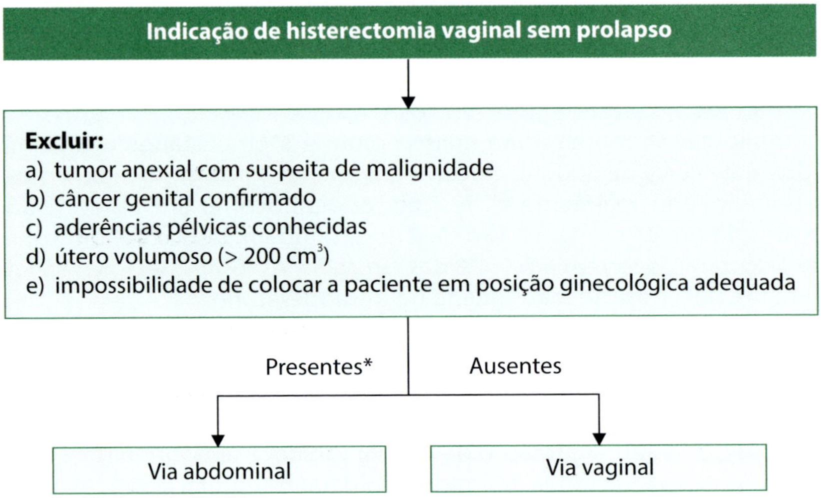

*Presença de pelo menos um dos critérios

Fonte: Desenvolvido pela autoria

Referências bibliográficas

1. Whiteman MK, Hillis SD, Jamieson DJ, Morrow B, Podgornik MN, Brett KM, et al. Inpatient hysterectomy surveillance in the United States, 2000-2004. Am J Obstet Gynecol. 2008;198:34.e1-7.
2. Farquhar CM, Steiner CA. Hysterectomy rates in the United States 1990-1997. Obstet Gynecol. 2002;99:229-34. doi: 10.1016/S0029-7844(01)01723-9.
3. Wright JD, Herzog TJ, Tsui J, Ananth CV, Lewin SN, Lu YS, et al. Nationwide trends in the performance of inpatient hysterectomy in the United States. Obstet Gynecol. 2013;122:233-41.
4. Aarts JW, Nieboer TE, Johnson N, Tavender E, Garry R, Mol BW, et al. Surgical approach to hysterectomy for benign gynaecological disease. Cochrane Database of Systematic Reviews. 2015;9(8):CD003677.
5. Dorsey JH, Holtz PM, Griffiths RI, McGrath MM, Steinberg EP. Costs and charges associated with three alternative techniques of hysterectomy. Published erratum appears in N Engl J Med. 1997;336:147. N Engl J Med. 1996;335:476-82.
6. Lonnerfors C, Reynisson P, Persson J. A randomized trial comparing vaginal and laparoscopic hysterectomy vs robot-assisted hysterectomy. J Minim Invasive Gynecol. 2015;22:78-86.
7. Azadi A, Masoud AT, Ulibarri H, Arroyo A, Coriell C, Goetz S, et al. Vaginal hysterectomy compared with laparoscopic hysterectomy in benign gynecologic conditions: a systematic review and meta-analysis. Obstetrics & Gynecology. 2023;142(6):1373-94. doi: 10.1097/AOG.0000000000005434.
8. Ministério da Saúde. DATASUS. [2024 Mar. 23]. Disponível em: http://www.datasus.gov.br.
9. Kovac SR. Decision-directed hysterectomy: a possible approach to improve medical and economic outcomes. Int J Gynaecol Obstet. 2000;71:159-69.
10. Kovac SR, Barhan S, Lister M, Tucker L, Bishop M, Das A. Guidelines for the selection of the route of hysterectomy: application in a resident clinic population. Am J Obstet Gynecol. 2002;187:1521-7.

11. Dubey P, Dube M, Kanhere A, Biswas N, De R, Koley A, et al. Electrothermal vessel sealing versus conventional suturing in abdominal hysterectomy: a randomised trial. Cureus. 2023;15(1):e34123. doi: 10.7759/cureus.34123.
12. Sailofsky S, Darin C, Alfahmy A, Sheyn D. Comparison of surgical outcomes after total laparoscopic hysterectomy or total vaginal hysterectomy for large uteri. Obstetrics & Gynecology. 2021;137(3):445-53. doi: 10.1097/AOG.0000000000004274.
13. Kho RM, Abrão MS. In search for the best minimally invasive hysterectomy approach for the large uterus: a review. Clin Obstet Gynecol. 2017;60(2):286-295. doi: 10.1097/GRF.0000000000000285.
14. Benassi L, Rossi T, Kaihura CT, Ricci L, Bedocchi L, Galanti B, et al. Abdominal or vaginal hysterectomy for enlarged uteri: a randomized clinical trial. Am J Obstet Gynecol. 2002;187(6):1561-5.
15. Unger JB, Meeks GR. Vaginal hysterectomy in women with history of previous cesarean delivery. Am J Obstet Gynecol. 1998;179(6-1):1473-8.
16. Choosing the route of Hysterectomy for Benign Disease. Comitte Opinion Number 701, June 2017 (Replaces Committee Opinion Number 444, November 2009. Reaffirmed 2021). [2024 Mar. 23]. Disponível em: https://www.acog.org/clinical/clinical-guidance/committee-opinion/articles/2017/06/choosing-the-route-of-hysterectomy-for-benign-disease.
17. Tohic AL, Dhainaut C, Yazbeck C, Hallais C, Levin I, Madelenat P. Hysterectomy for benign uterine pathology among women without previous vaginal delivery. Obstet Gynecol. 2008;111:829-37.
18. Davies A, O'Connor H, Magos AL. A prospective study to evaluate oophorectomy at the time of vaginal hysterectomy. Br J Obstet Gynaecol. 1996;103:915-20.
19. Robert M, Cenaiko D, Sepandj J, Iwanicki S. Success and complications of salpingectomy at the time of vaginal hysterectomy. J Minim Invasive Gynecol. 2015;22:864-9.
20. Blikkendaal MD, Schepers EM, van Zwet EW, Twijnstra AR, Jansen FW. Hysterectomy in very obese and morbidly obese patients: a systematic review with cumulative analysis of comparative studies. Arch Gynecol Obstet. 2015;292(4):723-38. doi: 10.1007/s00404-015-3680-7.
21. Doucette RC, Sharp HT, Alder SC. Challenging generally accepted contraindications to vaginal hysterectomy. Am J Obstet Gynecol. 2001;184:1386-9; discussion 1390-1.
22. Harris WJ. Complications of hysterectomy. Clin Obstet Gynecol. 1997;40(4):928-38.

Capítulo 8

Embolização do Mioma Uterino (Emut)

Marcos de Lorenzo Messina
Cassandra Ribeiro Bastos
Pedro Felipe Magalhães Peregrino
Nilo Bozzini

Introdução

A utilização do cateter pela via endovascular apresentou evolução a partir da década de 1960, quando a angiografia, uma técnica meramente diagnóstica, foi transformada em procedimento intervencionista, permitindo o tratamento de hemorragias por meio de embolizações terapêuticas ou de estenoses arteriais por meio da angioplastia.

Esses procedimentos atuam sobre a vascularização, ocluindo, dilatando e infundindo medicamentos, tendo como principais indicações em Ginecologia a contenção de sangramentos de origem uterina, provenientes de miomatose uterina, tratamento da síndrome da congestão pélvica, infusão de medicamentos e oclusão de vasos que nutrem tumores, principalmente quando o tratamento cirúrgico não é possível.

As principais características da cirurgia endovascular são: método minimamente invasivo, pois é realizado por cateterismo percutâneo; realização com anestesia local e/ou sedação; curto período de internação hospitalar, quando comparado com o procedimento cirúrgico convencional.

As limitações para esse procedimento estão relacionadas principalmente aos custos dos aparelhos e dos materiais utilizados.

A embolização do mioma uterino (Emut) constitui tratamento alternativo às pacientes portadoras de miomas uterinos sintomáticos. A melhora clínica pós-procedimento é significativa, e cerca de 90% das pacientes submetidas a esse tratamento apresentam remissão de sintomas, como fluxo menstrual excessivo e dismenorreia. Observa-se redução média de 45% do volume do útero e do maior nódulo de mioma.[1]

Entretanto, em estudo multicêntrico, não foi verificada diferença na evolução clínica de mulheres submetidas à Emut quando comparadas àquelas submetidas à miomectomia.[2]

As indicações à Emut são descritas no Quadro 8.1 e as contraindicações estão no Quadro 8.2.[3]

Quadro 8.1 – Indicações para a Emut

Pacientes portadoras de mioma uterino sintomático, que a motivem para a opção cirúrgica
Desejo de gravidez futura, quando a opção restante é a histerectomia pelo diagnóstico de mioma uterino (múltiplos nódulos de mioma, recidivas de miomas pós-miomectomia)
Desejo de manutenção do útero, independentemente do futuro reprodutivo, por aversão à histerectomia
Procedimento prévio à miomectomia, com previsão de perda de sangue excessiva, incluindo pacientes da religião testemunhas de Jeová, pela não aceitação da transfusão de sangue

Fonte: Desenvolvido pela autoria

Quadro 8.2 – Contraindicações absolutas ou relativas para a Emut

Neoplasia ou hiperplasia endometriais
Adenomiose
Presença de malignidade
Gravidez
Amamentação
Doença inflamatória pélvica aguda
Vasculite ativa
História de irradiação pélvica
Alergia ao contraste
Coagulopatias incontroláveis
Insuficiência renal
Desejo de gravidez futura (quando há opção pela miomectomia)
Uso concomitante de análogos de hormônio liberador de gonadotrofina (GnRH)

Fonte: Desenvolvido pela autoria

A aplicação de questionários de qualidade de vida e de avaliação mental, física e urogenital, para pacientes submetidas à Emut, demonstra que após 5 anos do tratamento não existe diferença significante entre o grupo de mulheres submetidas à Emut quando comparadas às submetidas à histerectomia. Entretanto, pacientes submetidas à Emut apresentam melhor evolução dos sintomas relacionados à evacuação. (A)[4]

A satisfação das pacientes que fizeram Emut é inferior à daquelas submetidas à histerectomia após 12 e 24 meses do tratamento. Entretanto, após 5 anos, não se observa diferença entre os grupos, demonstrando índices de satisfação semelhantes. (A)[4]

Em ensaio clínico controlado e randomizado, Pinto *et al.* (2003) relataram as principais características das pacientes submetidas à Emut, em comparação com um grupo de mulheres submetidas à histerectomia (Tabela 8.1). (A)[5]

Gupta *et al.* (2006) descreveram, em uma compilação de três ensaios clínicos randomizados, que as pacientes submetidas à Emut, quando comparadas àquelas que fizeram miomectomia ou histerectomia, apresentavam menor tempo de internação hospitalar e retorno mais rápido às atividades do cotidiano. (A)[6]

As principais complicações da EMUT são: (B)[7]

1. Relacionadas à execução do procedimento:
   Hematoma no local da punção
   Reação alérgica ou nefrotoxicidade ao contraste iodado
   Dissecção de artérias durante cateterização

Tabela 8.1 – Comparações entre o grupo de mulheres submetidas à Emut e histerectomia total abdominal, a saber: período de internação, período decorrido até a retomada das atividades da vida diária, procura dos serviços médicos por ocasião emergencial, readmissão hospitalar (internação)

	EMUT	HTA	P
Período médio de internação (em dias)	1,71	5,85	< 0,00001
Período decorrido até a retomada das atividades habituais (em dias)	9,5	36,18	< 0,00001
Número de atendimentos hospitalares de emergência em pacientes que efetivamente sofreram a intervenção de escolha	13/40	4/20	0,33
Readmissão hospitalar em pacientes que efetivamente sofreram a intervenção de escolha	5/40	1/20	0,39

Emut: embolização do mioma uterino; HTA: histerectomia total abdominal
Fonte: Adaptada de Pinto I, Chimeno P, Romo A, *et al.*, 2003

2. Síndrome pós-embolização, caracterizada por dor, febre e vômitos, pode ocorrer após qualquer indicação de embolização. A presença desses sintomas somente é considerada uma complicação do procedimento se for necessária nova internação hospitalar.
3. Necrose de leiomioma após embolização de artérias uterinas (EAU), resultando em processo infeccioso secundário intrauterino.
4. Amenorreia e insuficiência ovariana transitória ou permanente pós-EAU, principalmente na perimenopausa, relacionadas à embolização de vasos ovarianos e à atrofia endometrial em consequência do hipoestrogenismo ou isquemia local. (B)[8]
5. Parturição de leiomiomas pós-EAU, em alguns casos necessitando da remoção cirúrgica para controle dos sintomas associados.

Neste aspecto, Rajan *et al.* (2004) verificaram que, em pacientes com miomas uterinas, nos quais o maior nódulo apresente diâmetro superior a 10 cm ou, então, em miomas submucosos, o risco de infecção e de parturição pode aumentar em até quatro vezes. (B)[9]

A conduta nos casos de infecção e de parturição de mioma em pacientes submetidas à embolização deve ser individualizada conforme o quadro clínico, com atenção especial a sinais e sintomas sugestivos de evolução para choque séptico. Desse modo, opta-se pela antibioticoterapia e pelo acompanhamento clínico em pacientes em bom estado geral de saúde, com colo uterino impérvio, até a extração cirúrgica do mioma por via vaginal, em casos nos quais há dilatação do colo uterino. Em pacientes com suspeita de quadro séptico, indica-se a histerectomia total. (B)[9] (D)[10]

Considerações finais

Trata-se de técnica multidisciplinar, sendo o tratamento indicado pelo ginecologista e executado pelo radiologista intervencionista. A evolução das técnicas de acesso vascular, com a utilização de microcateteres, partículas calibradas e a qualidade das angiografias, constitui passo importante na aplicabilidade das técnicas de tratamento endovascular.

A Emut, realizada desde 1991, é considerada segura e eficaz. Entretanto, para mulheres com desejo reprodutivo, a aplicação dessa terapia deve ser individualizada. (D)[11]

Recomendação

Na Divisão de Ginecologia do Hospital das Clínicas da Faculdade de Medicina da Universidade de São Paulo (HCFMUSP), recomenda-se a seguinte conduta para a indicação da EMUT (Algoritmo 8.1).

Algoritmo 8.1 – Indicação da embolização do mioma uterino

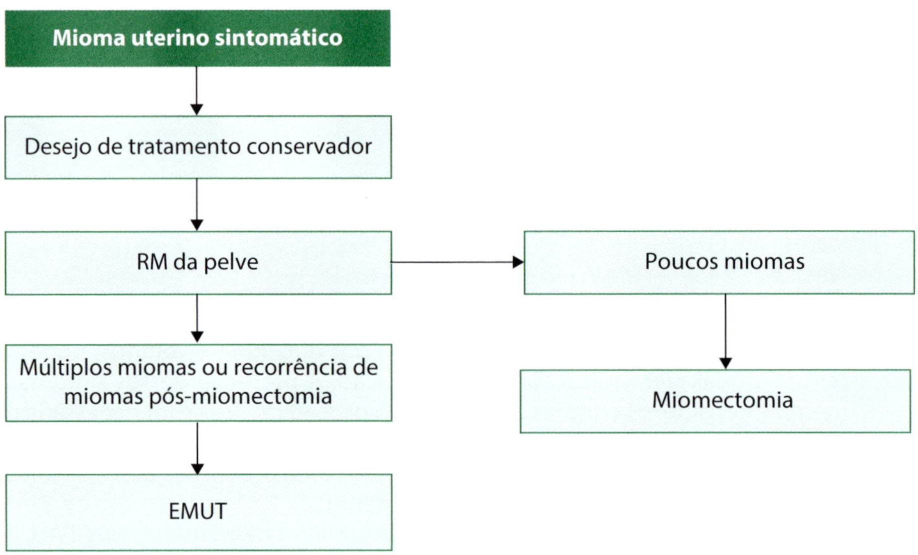

EMUT: embolização do mioma uterino; RM: ressonância magnética

Fonte: Desenvolvida pela autoria

Referências bibliográficas

1. Pron G, Bennett J, Common A, Wall J, Asch M, Sniderman K. The ontario uterine fibroid embolization trial. Part 2. Uterine fibroid reduction and symptom relief after uterine artery embolization for fibroids. Ontario Uterine Fibroid Embolization Collaboration Group. Fertil Steril. 2003;79(1):120-7.
2. Goodwin SC, Bradley LD, Lipman JC, Stewart EA, Nosher JL, Sterling KM, et al. Uterine artery embolization versus myomectomy: a multicenter comparative study. Fertil Steril. 2006;85(1):14-21.
3. Hovsepian DM, Siskin GP, Bonn J, Cardella JF, Clark TW, Lampmann LE, et al. Quality improvement guidelines for uterine artery embolization for symptomatic leiomyomata. J Vasc Interv Radiol. 2004;15(6):535-41.

4. Van der Kooij SM, Hehenkamp W, Volkers NA, Birnie E, Ankum WM, Reekers JA. Uterine artery embolization vs hysterectomy in the treatment of symptomatic uterine fibroids: 5-year outcome from the randomized EMMY trial. Am J Obstet Gynecol. 2010;203(2):105.e1-13.
5. Pinto I, Chimeno P, Romo A, Paul L, Haya J, de la Cal MA, et al. Uterine fibroids: uterine artery embolization versus abdominal hysterectomy for treatment – a prospective, randomized, and controlled clinical trial. Radiology. 2003;226(2):425-31.
6. Gupta JK, Sinha AS, Lumsden MA, Hickey M. Uterine artery embolization for symptomatic uterine fibroids. Cochrane Database of Systematic Rev. 2006;25(1):CD005073.
7. Spies JB, Cornell C, Worthington-Kirsch RL. Long-term outcome from uterine fibroid embolization with tris-acryl gelatin microspheres: results of a multicenter study. J Vasc Interv Radiol. 2007;18(2):203-7.
8. Goodwin SC, Spies JB, Worthington-Kirsch R, Peterson E, Pron G, Li S, et al. Uterine artery embolization for treatment of leiomyomata: long-term outcomes from the FIBROID Registry. Obstet Gynecol. 2008;111(1):22-33.
9. Rajan DK, Beecroft JR, Clark TWI, Asch MR, Simons ME, Kachura JR, et al. Risk of intrauterine infectious complications after uterine artery embolization. J Vasc Interv Radiol. 2004;15(12):1415-21.
10. SOGC clinical practice guidelines. Uterine fibroid embolization (UFE). Int J Gynaecol Obstet. 2005;89(3):305-18.
11. Dombrowski MP, Schatz M, ACOG Committee on Practice Bulletins-Obstetrics. ACOG practice bulletin: clinical management guidelines for obstetrician-gynecologists number 90, February 2008: asthma and pregnancy. Obstet Gynecol. 2008;112(2-1):457-64.

Capítulo 9

Ultrassom Focado de Alta Intensidade (HIFU) e Ablação no Tratamento do Leiomioma Uterino

Marcos de Lorenzo Messina
Cassandra Ribeiro Bastos
Pedro Felipe Magalhães Peregrino
Nilo Bozzini
José Maria Soares Júnior
Edmund Chada Baracat

Introdução

Em virtude das possíveis complicações inerentes ao ato operatório, procedimentos terapêuticos menos invasivos dos leiomiomas sintomáticos são altamente desejáveis em detrimento dos tratamentos cirúrgicos definitivos, relacionados às histerectomias e miomectomias realizadas por meio da laparotomia ou via laparoscópica. Entretanto, esses procedimentos ainda estão associados a limitações, dependendo do tamanho do mioma e de sua localização e da dor pós-operatória.

A ultrassonografia de alta Intensidade ou *high intensity focused ultrasound* (HIFU) e a ablação guiada por ultrassonografia (USG) são procedimentos não invasivos que usam ondas de energia focalizadas para aquecer e destruir tecidos, produzindo necrose coagulativa em um ponto focal preciso do corpo.[1] A habilidade da energia para interagir com tecidos humanos é conhecida há muitos anos, e nas últimas décadas inúmeros estudos experimentais não controlados vêm demonstrando o potencial clínico desse método.[2-6]

Ultrassom focado de alta intensidade guiado por ressonância nuclear magnética

A técnica aprovada pela agência reguladora norte-americana Food and Drug Administration (FDA), em 2004, vem sendo utilizada em combinação à ressonância magnética (RM) para o tratamento do leiomioma uterino.[7-9] Esse tratamento necessita de suporte da RM para segurança e controle da emissão das ondas de ultrassom no local desejado, evitando, desse modo, lesões em estruturas adjacentes. A emissão das ondas é controlada e direcionada por *software* acoplado ao aparelho de RM. A imagem é obtida em tempo real e o ajuste dos parâmetros é realizado conforme resultado obtido. O procedimento é feito em regime ambulatorial. Habitualmente, a paciente permanece em sedação durante o procedimento e recebe alta hospitalar com medicação sintomática.

Redução do volume do leiomioma, melhora da sintomatologia e das complicações

Em estudo prospectivo incluindo mulheres (média etária de 42,6 anos), submetidas ao tratamento de leiomiomas sintomáticos por meio da termoablação ultrassonográfica guiada por RM, observou-se, após 6 meses, redução de 33% no volume do leiomioma abordado, sendo essa redução estatisticamente significante ($p < 0,001$). (B)[10] Ampliando-se o acompanhamento para mais 6 meses, observou-se redução maior e, em 18 pacientes, relatou-se redução igual a 39% (± 16%), enquanto 21 pacientes apresentaram redução de 27% (± 20%). Quanto às complicações, pode-se observar que, no início do estudo, nove pacientes desistiram em virtude da dor, sendo que, no seguimento de 1 ano após o começo do tratamento, complicações graves não foram relatadas. (B)[10]

Redução semelhante foi notada em outro estudo prospectivo, com período de seguimento superior (3 anos de acompanhamento), de pacientes submetidas à termoablação ultrassonográfica guiada por RM para tratamento de leiomiomas sintomáticos. (B)[11] Com perdas superiores a 27% (causas não declaradas), observou-se, após 3 anos de seguimento, redução de aproximadamente 32% no volume dos leiomiomas abordados. Foi observada, ainda, melhora significante nos escores de avaliação dos sintomas relacionados ao mioma, acessados por meio de questionário validado (UFS-QOL) ($p < 0,001$). (B)[11] No seguimento de 3 anos, em virtude da persistência dos sintomas, 15% das pacientes necessitaram de intervenção, sendo 10% cirúrgica (histerectomia ou miomectomia) e 5% foram submetidas à embolização do mioma uterino (EMUT). Complicações maiores não foram relatadas. (B)[11]

Outro estudo observacional longitudinal retrospectivo, avaliando mulheres (média etária de 44 anos) submetidas à termoablação ultrassonográfica para tratamento de leiomiomas sintomáticos (volume < 700 mL), observou sucesso técnico (identificado como intensidade de baixo sinal em T2 relativo ao miométrio) em 67% dos pacientes e, destas, após seguimento de 6 meses, 51% apresentaram melhora nos sintomas relacionados à menstruação (expressos por metrorragia, hipermenorragia, necessidade de uso de medicamentos no período menstrual e dor). É importante relatar que seis pacientes (12,5% do total daquelas submetidas à termoablação ultrassonográfica) apresentaram queimaduras cutâneas e três das quais exibiram queimaduras de 2º grau. (B)[12]

Na mesma linha, outro estudo do tipo coorte não concorrente, analisando o emprego da USG de alta intensidade no tratamento dos leiomiomas sintomáticos guiado por RM, identificou melhora nos sintomas em 85,7% das pacientes após seguimento de 3 meses (mediante entrevista aplicada por telefone a 105 pacientes). (B)[11] Após 12 meses, das 81 pacientes que puderam ser contatadas para avaliação do tratamento, 87,6% (78 pacientes) ainda relatavam melhora nos sintomas. No que se refere às complicações relacionadas ao tratamento, de 130 pacientes submetidas à termoablação ultrassonográfica, em 13,1% foram observadas complicações, sendo que destas, 8,5% estavam relacionados a edema abdominal leve; 6,2%, a edema subcutâneo; 1,5%, a edema subcutâneo e musculatura abdominal; e houve um caso de trombose venosa profunda. (B)[11]

Ablação do leiomioma guiada por ultrassonografia

A ablação consiste na necrose tecidual seletiva por elevação de temperatura local no interior do leiomioma obtida pela inserção de um eletrodo guiado por USG. Entre as diferentes vias descritas para sua aplicação, a transvaginal apresenta as vantagens de ser ambulatorial, segura, com mínimo desconforto, menor tempo de recuperação e amplamente conhecida pelo ginecologista.[13]

Atualmente, duas formas de energia podem ser utilizadas para atingir elevação térmica com segurança no interior dos leiomiomas uterinos: radiofrequência (RFM) e microondas (MW). A aplicação de ondas de RFM é determinada por emissão de corrente elétrica de alta frequência (400 Kz) por um eletrodo acoplado à sonda de USG que produz efeito térmico ablativo no interior dos leiomiomas.[14]

Na RFM, a elevação da temperatura nos leiomiomas atinge 60 °C a 80 °C, resultando em três alterações histológicas terapêuticas distintas:[15]

- Apoptose do tecido celular
- Trombose vascular dos vasos que nutrem os miomas e, consequentemente, necrose coagulativa
- Inativação de receptores de estrogênio e progesterona nos leiomiomas

O tecido necrótico é reabsorvido, obtendo-se reduções de volume do leiomioma de 60% a 80% em 6 meses.[16]

Estudos na literatura utilizam a ablação por RFM de tumores sólidos do fígado como padrão e transferem essa tecnologia para o tratamento dos leiomiomas.[16]

Embora a eficácia e a segurança estejam determinadas em literatura, o uso terapêutico da RFM necessita de protocolos e critérios uniformes de seleção de pacientes.[13-16]

O procedimento é realizado com sedação em ambiente ambulatorial e a paciente recebe alta hospitalar no mesmo dia com medicação sintomática.

Os principais protocolos internacionais estabelecem como critérios de inclusão para o tratamento:

- Número máximo de miomas: 3
- Diâmetro máximo do maior nódulo: 6 cm
- Manto externo mínimo de 5 mm
- Leiomiomas classificação FIGO (Federação Internacional de Ginecologia e Obstetrícia) tipos 3, 4 ou 2 a 5

Avaliação crítica da utilização da ultrassonografia de alta intensidade e da ablação no tratamento do leiomioma uterino

A terapia ablativa de leiomiomas uterinos representa uma alternativa aos tratamentos conservadores do útero. São eficazes, seguros e minimamente invasivos. O HIFU apresenta ampla literatura com desfechos clínicos, imagem e efeitos colaterais favoráveis justificando a sua aplicação. Entretanto, na realidade brasileira, representa procedimento de alto custo principalmente em função do parque tecnológico necessário para implementação do tratamento com a disponibilidade de aparelhos de RM para execução da técnica.

A ablação dos leiomiomas guiada por USG, por sua vez, necessita apenas de aparelho ultrassom com profissional médico experiente em punções transvaginais. É técnica recente e carente de estudos controlados; em função da ausência de evidências científicas claras, recomenda-se a aplicação desse tratamento como protocolo de pesquisa devidamente aprovado em comissão de ética hospitalar, de preferência em mulheres sem desejo reprodutivo e após termo de consentimento aplicado.

Referências bibliográficas

1. Stewart EA, Gedroyc WM, Tempany CM, Quade BJ, Inbar Y, Ehrenstein T, et al. Focused ultrasound treatment of uterine fibroid tumors: safety and feasibility of a noninvasive thermoablative technique. Am J Obstet Gynecol. 2003;189(1):48-54.

2. Fry WJ, Barnard JW, Fry FJ. Ultrasonically produced localized selective lesions in the central nervous system. Am J Phys Med. 1955;34(3):413-23.
3. Gelet A, Chapelon JY, Bouvier R, Pangaud C, Losne Y, et al. Local control of prostate cancer by transrectal high intensity focused ultrasound therapy: preliminary results. J Urol. 1999;161(1):156-62.
4. Paterson RF, Barret E, Siqueira TM Jr, Gardner TA, Tavakkoli J, Rao W, et al. Laparoscopic partial kidney ablation with high intensity focused ultrasound. J Urol. 2003;169(1):347-51.
5. Yang R, Sanghvi NT, Rescorla FJ, Galliani CA, Fry FJ, Griffith SL, et al. Extracorporeal liver ablation using sonography-guided high-intensity focused ultrasound. Invest Radiol.1992;27(10):796-803.
6. Watkin NA, Morris SB, Rivens IH, Woodhouse CR, ter Haar GR. A feasibility study for the noninvasive treatment of superficial bladder tumours with focused ultrasound. Br J Urol. 1996;78(5):715-21.
7. Hesley GK, Gorny KR, Henrichsen TL, Woodrum DA, Brown DL. A clinical review of focused ultrasound ablation with magnetic resonance guidance: an option for treating uterine fibroids. Ultrasound Q. 2008;24(2):131-9.
8. McDannold N, Tempany CM, Fennessy FM, So MJ, Rybicki FJ, Stewart EA, et al. Uterine leiomyomas: MR imaging-based thermometry and thermal dosimetry during focused ultrasound thermal ablation. Radiology. 2006;240(1):263-72.
9. Rabinovici J, Inbar Y, Revel A, Zalel Y, Gomori JM, Itzchak Y, et al. Clinical improvement and shrinkage of uterine fibroids after thermal ablation by magnetic resonance-guided focused ultrasound surgery. Ultrasound Obstet Gynecol. 2007;30(5):771-7.
10. Morita Y, Ito N, Hikida H, Takeuchi S, Nakamura K, Ohashi H. Non-invasive magnetic resonance imaging-guided focused ultrasound treatment for uterine fibroids – early experience. Eur J Obstet Gynecol Reprod Biol. 2008;139(2):199-203.
11. Kim HS, Baik JH, Pham LD, Jacobs MA. MR-guided high-intensity focused ultrasound treatment for symptomatic uterine leiomyomata: long-term outcomes. Acad Radiol. 2011;18(8):970-6.
12. Mikami K, Murakami T, Okada A, Osuga K, Tomoda K, Nakamura H. Magnetic resonance imaging-guided focused ultrasound ablation of uterine fibroids: early clinical experience. Radiat Med. 2008;26(4):198-205.
13. Hernandez AS, Fuentes MN,Villena RB, Criado MSL, Paredes AG, Parra JF. Efficacy, complications and factors predictive of response totreatment with transvaginal radiofrequency ablation for symptomatic uterine myomas. The Journal of Minimally Invasive Gynecology. 2022;29(6):743-52. doi: 10.1016/j.jmig.2022.01.011.
14. Rey VE, Labrador R, Falcon MF, Benitez JLG. Transvaginal radiofrequency ablation of myomas:technique, outcomes, and complications. Journal of Laparoendoscopic & Advanced Surgical Techniques, 2018. doi: 10.1089/lap.2018.0293.
15. Turtulici G, Orlandi D, Dedone G, Mauri G, Fasciani A, Sirito R, et al. Ultrasound-guided transvaginal radiofrequency ablation of uterine fibroids assisted by virtual needle tracking system: a preliminary study. International Journal of Hyperthermia. 2019;35(1):97-104. doi: 10.1080/02656736.2018.1479778.
16. Fasciani A, Turtulici G, Siri G, Ferrero S, Sirito R. A prospective intervention trial on tailored radiofrequency ablation of uterine myomas. Medicina. 2020;56(3):122-5. doi: 10.3390/medicina56030122.

Capítulo 10

Histeroscopia. Diagnóstico e Indicações

Anne Kristhine Cavalcante Pereira
Dani Ejzenberg
Maria Cândida Pinheiro Baracat
Ricardo dos Santos Simões
Walter Pinheiro

Introdução

A histeroscopia é um método diagnóstico e terapêutico que se tornou o padrão-ouro na prática ginecológica para todos os casos que requerem visualização direta do canal cervical e da cavidade uterina.[1,2] Pode ser feita em caráter ambulatorial ou em centro cirúrgico. A histeroscopia ambulatorial é realizada sem sedação e com finalidade diagnóstica, porém pode ser utilizada para realizar procedimentos cirúrgicos de menor complexidade. A histeroscopia cirúrgica habitualmente é realizada em sala operatória, com anestesia, de preferência locorregional, e com indicação terapêutica precisa. Pode eventualmente ser empregada para o diagnóstico de pacientes que não conseguem realizar o procedimento em regime ambulatorial, seja por dificuldade técnica, seja por manifestação álgica importante.[1]

Indicações

A histeroscopia está indicada nos casos de espessamento endometrial à ultrassonografia, abortamentos de repetição, sangramento uterino anormal, sangramento na pós-menopausa, usuárias de tamoxifeno, retirada de dispositivo intrauterino sem fio aparente, malformações uterinas e nas pacientes inférteis com falhas de implantação. O acompanhamento pós-tratamento é uma indicação ampla que pode se aplicar ao seguimento de vários tratamentos médicos ou cirúrgicos, por exemplo, a histeroscopia pode ser realizada após uma miomectomia ou septoplastia para avaliar aderências intrauterinas. (D)[43]

Meios de distensão

A histeroscopia requer o uso de gás carbônico ou meio líquido para distensão da cavidade uterina. O gás carbônico permite excelente visibilização e é facilmente infundido, porém a visibilidade pode ser prejudicada por bolhas e sangramento. O uso de meio líquido, particularmente solução salina, permite boa visualização, é de simples emprego e manuseio, além de ser absorvido pelo peritônio e se misturar facilmente com o sangue. Revisão sistemática elaborada por Cooper *et al.* (2011), com o objetivo de avaliar o efeito do meio de distensão sobre a dor durante a histeroscopia ambulatorial, concluiu não haver diferença durante o procedimento entre dióxido de carbono e solução salina normal. (A)[44] Por outro lado, outra revisão sistemática com metanálise elaborada por Craciunas *et al.* (2013) concluiu que o dióxido de carbono esteve relacionado com maior dor durante o procedimento, número maior de episódios de dor no ombro, diminuição da satisfação do paciente, menor visibilização e maior duração do procedimento. (A)[45] Dessa maneira, atualmente, é recomendado o uso de solução salina normal como meio de distensão.

Efeitos adversos

Os efeitos adversos associados à histeroscopia são raros e geralmente ocorrem quando se realiza a histeroscopia cirúrgica. Estudo multicêntrico holandês, totalizando 13.600 histeroscopias, encontrou taxa de complicação de 0,28%, sendo esta reduzida a 0,13% quando consideradas apenas as histeroscopias ambulatoriais. (D)[4] (B)[5] Outro estudo, também multicêntrico, totalizando 21.676 histeroscopias, encontrou taxa de complicação de 0,24%. (B)[6] As complicações decorrem de requisitos comuns a muitos procedimentos, como posicionamento da paciente e anestesia; e efeitos adversos decorrentes da técnica empregada, como dor, infecção, hemorragia, lesão de órgãos e tecidos.

As complicações mais frequentes são a perfuração da cavidade uterina, correspondendo a 76% dos efeitos adversos, e a sobrecarga hídrica pela absorção excessiva de meio de distensão líquido não salino, correspondendo a 20% dos efeitos adversos. (B)[5] A solução salina é relativamente segura e é usada com energia bipolar. Não causa desequilíbrio eletrolítico, mas pode causar sobrecarga de fluidos e edema pulmonar se absorvida em grandes quantidades. (D)[46] Presume-se que o ringer lactato tenha as mesmas qualidades, mas não foi especificamente testado no ambiente de histeroscopia do consultório. O dióxido de carbono é outra opção historicamente utilizada porque geralmente é bem tolerado e não distorce a visão da cavidade uterina. No entanto, pode levar a espasmo uterino, irritação subdiafragmática ou embolia em casos raros.

O uso de alça de ressecção monopolar pode resultar em dano térmico mesmo na ausência de perfuração, com relatos de caso de danos em ureter e parede intestinal. (C)[7] O uso de alça de ressecção monopolar torna necessário o uso de meios de distensão não condutores de eletricidade, como glicina, sorbitol e manitol. Estes, quando usados em volume excessivo, podem causar uma sobrecarga hídrica, acompanhada de hiponatremia dilucional, podendo acarretar náuseas, vômitos e edema cerebral. O uso de soluções não salinas também pode causar insuficiência renal por efeito tóxico. (C)[8]

A histeroscopia demanda a passagem de instrumentos através do canal cervical e, dessa forma, pode aumentar o risco de moléstia inflamatória pélvica aguda (MIPA) por *Chlamydia trachomatis*, mediante a ascensão de infecção endocervical ativa, ou por reativar micro-organismos latentes no trato genital. (D)[9] (B)[10] Atualmente, não existe estudo clínico adequado demonstrando que o uso prévio de antibióticos, em procedimentos com instrumentação uterina, reduza a frequência de complicações infecciosas. (A)[11]

A histeroscopia ambulatorial pode causar dor durante a passagem do histeroscópio pelo orifício interno do canal cervical. Revisão sistemática avaliou a eficácia do bloqueio cervical, do bloqueio uterossacro e da aspersão intracervical com anestésico local. Nenhum método anestésico se mostrou efetivo frente ao incômodo gerado pela não utilização de método anestésico. (A)[12] Outra revisão sistemática com metanálise encontrou redução da dor com uso de bloqueio paracervical e, em menor intensidade, da aspersão intracervical com anestésico local, porém com valores muito próximos, na escala de dor, aos do grupo-controle, para uma percepção clínica significante. (A)[13] Não existe estudo clínico adequado demonstrando claro benefício no uso de anestésico local previamente à realização de histeroscopia ambulatorial.

Infertilidade

A histeroscopia não está indicada na avaliação inicial de pacientes inférteis, apesar de ser o padrão-ouro para avaliação da cavidade uterina. É um método mais invasivo, com maiores custos e desconforto que a USG. (B)[14,15] A avaliação histeroscópica de 678 mulheres inférteis que aguardavam tratamento, assintomáticas e com útero normal à USG pélvica transvaginal, encontrou 11% de alterações intrauterinas. (A)[16] Outro estudo com avaliação por histeroscopia ambulatorial de 94 mulheres inférteis, com útero normal à histerossalpingografia, encontrou 30% de moléstias intrauterinas. (B)[17] Revisão sistemática de estudos clínicos randomizados demonstrou que o uso rotineiro de histeroscopia ambulatorial em pacientes inférteis não produziu aumento nas taxas de gestação. (A)[18]

A histeroscopia ambulatorial deve ser realizada quando se detecta alguma alteração na cavidade uterina à USG ou à histerossalpingografia. Pode ser indicada mesmo quando a USG for normal, nos casos de falha de implantação, afecção que envolve insucesso em repetidos ciclos de fertilização *in vitro* empregando embriões de boa qualidade. Na histeroscopia ambulatorial, a identificação de aderências intrauterinas, pólipos endometriais, miomas que deformam a cavidade endometrial ou útero septado sugere a realização da histeroscopia cirúrgica, pois o tratamento dessas alterações resulta em maior taxa de gestação. (A)[18]

Abortamento habitual

O abortamento habitual é definido quando a mulher apresenta dois abortamentos seguidos sem causa aparente. Essas mulheres devem ter sua cavidade uterina avaliada por histeroscopia ambulatorial mesmo na presença de uma USG normal. A suspeita diagnóstica ou o achado de aderências intrauterinas, pólipos endometriais, leiomiomas ou útero septado indicam a realização de histeroscopia cirúrgica. O tratamento dessas afecções resulta em menor taxa de abortamento. (A)[18]

Sangramento uterino anormal

Essa é a queixa mais comum na procura das pacientes por avaliação ginecológica. Pode resultar de anormalidades estruturais, como pólipos, leiomiomas, hiperplasias endometriais, câncer de endométrio, câncer cervical e etiologias não estruturais, como disfunção ovulatória, coagulopatia, causas endometriais e iatrogênicas, conforme descrito no sistema de classificação da FIGO (PALM-COEIN). (D)[47] A irregularidade menstrual ocorre por pólipos endometriais e miomas em 40% das vezes.

O padrão-ouro para avaliação do sangramento uterino anormal é a histeroscopia. A avaliação inicial dessa queixa ocorre com a USG pélvica, pois, apesar da menor acurácia, é menos invasiva. Revisão sistemática com metanálise composta por 17 estudos avaliando sangramento uterino anormal, totalizando 4.208 histeroscopias, identificou alterações uterinas em 46,6% dos casos, com acurácia diagnóstica de 96,9%, sensibilidade de 96% e especificidade de 90%. (A)[19] O uso de histerossonografia, USG associada à infusão de líquido intrauterino, pode ser tão acurado quanto a realização de histeroscopia para os casos de leiomiomas e pólipos. Metanálise incluindo 24 estudos sobre sangramento uterino anormal totalizou 2.278 histerossonografias, com acurácia diagnóstica de 95% para casos de irregularidade menstrual e de 86,5% para sangramento na pós-menopausa. (A)[20] Assim, a histerossonografia pode ser uma opção diagnóstica frente à histeroscopia ambulatorial.

A presença de sangramento uterino irregular, associado a dosagens hormonais, USG e histeroscopia sem alterações, sugere o diagnóstico de sangramento uterino disfuncional.

Endometrite

A constatação de hiperemia, edema de mucosa e micropólipos na cavidade uterina, durante a histeroscopia, indica o diagnóstico de endometrite crônica com 88,6% de acurácia, sendo a confirmação feita por biópsia, e o tratamento com antibioticoterapia específica. (B)[21](A)[22]

Sinéquias

Embora a história clínica possa levantar a suspeita de aderências intrauterinas, a histeroscopia é considerada o padrão-ouro para o diagnóstico e tratamento de sinéquias intrauterinas, pois permite a caracterização da localização, extensão e tipo de doença adesiva. O tratamento consiste na lise das aderências. A terapêutica está indicada nos casos de infertilidade, perda gestacional recorrente ou dor pélvica crônica. A histerossalpingografia e a ultrassonografia com infusão salina também podem detectar aderências intrauterinas, mas fornecem apenas informações limitadas. Estudo prospectivo com 65 mulheres inférteis encontrou sensibilidade de 75%, para histerossalpingografia e USG, e valor preditivo positivo de 50% e 42,9%, respectivamente, quando comparadas à histeroscopia. (D)[23] (B)[24] Nas mãos de cirurgiões experientes, a adesiólise histeroscópica é muito eficaz, com 95% das mulheres alcançando a restauração da menstruação e um risco geral de recorrência inferior a 30%. (B)[48] As melhorias associadas na fertilidade e nos resultados reprodutivos são excelentes, com taxas gerais de concepção chegando a 48%. (B)[49]

Pólipos

A histeroscopia é o padrão-ouro para o diagnóstico e tratamento dos pólipos endometriais. No diagnóstico destes, quando comparadas com a histeroscopia, a histerossalpingografia e a USG apresentam, respectivamente, sensibilidade de 50% e 75%, especificidade de 82,5% e 96,5%, valor preditivo positivo de 28,6% e 50%, e valor preditivo negativo de 92,2% e 96,5%. (D)[23]

Leiomiomas

O diagnóstico de leiomiomas por USG é tão efetivo quanto o uso de RM. Quando se comparam a USG e a histerossonografia à histeroscopia no diagnóstico de lesões intrauterinas, como pólipos ou miomas submucosos, estas têm sensibilidade de 94,4% e especificidade de 97,2%, com uma correlação de 97,2%. (A)[27] O tratamento inicial para leiomiomas pode ser clínico. Nos casos refratários e sem desejo reprodutivo, a histerectomia é o tratamento definitivo. A ablação ou a ressecção endometrial são operações mais conservadoras e de menor morbidade, porém com risco de recidiva. Se há desejo reprodutivo, a miomectomia está indicada e, no caso de miomas submucosos, a histeroscopia cirúrgica é a via de eleição. Para o emprego dessa técnica, deve-se respeitar o limite de segurança em que a porção mais externa do mioma situa-se de 0,5 cm a 1 cm da serosa.

Malformações uterinas

A combinação de laparoscopia e histeroscopia é o padrão-ouro para o diagnóstico e tratamento de malformações uterinas. A histerossalpingografia, a USG e a histerossonografia apresentam, respectivamente, sensibilidade de 78%, 56% e 93%, especificidade de 90%, 99% e 99%, e acurácia de 86%, 84% e 97%, quando comparadas à histeroscopia. (D)[28] A histerossalpingografia e a histeroscopia não conseguem diferenciar o útero bicorno do septado, devido à incapacidade de avaliar o contorno do útero; portanto, ambos os procedimentos têm valor diagnóstico limitado na avaliação de malformações do trato genital. Sendo assim, é necessária a complementação com ultrassonografia 3D ou ressonância magnética. A ultrassonografia tridimensional apresenta sensibilidade de 87% e especificidade de 97% para o diagnóstico de anomalias uterinas congênitas, sendo considerada a modalidade de escolha para avaliação. (B)[50] Por outro lado, a histeroscopia comparada à histerossalpingografia pode ser mais útil para investigar a relação entre o colo do útero (simples ou duplo) e o canal vaginal, e analisar a morfologia vaginal, cervical e intracavitária uterina.

Quando a infertilidade está associada à presença de septo uterino, a histeroscopia cirúrgica é uma ferramenta valiosa que oferece um manejo resolutivo. Revisão sistemática com metanálise de estudos não controlados sugerem que a realização de metroplastia histeroscópica, em pacientes com útero septado, cursa com aumento das taxas de gestação espontânea.

Hiperplasias endometriais

A principal razão para se investigar o sangramento uterino anormal é a exclusão de moléstias uterinas graves como a hiperplasia endometrial atípica e o câncer de endométrio. Metanálise composta por 65 estudos, totalizando 26.346 histeroscopias, sendo 29% em mulheres na pós-menopausa, avaliou a acurácia da histeroscopia na detecção de hiperplasia e câncer de endométrio. Encontrou falha do método em 3,6% dos casos, sendo 79% das vezes consequente a problemas técnicos, como estenose cervical e variação anatômica, ou interrupção do exame solicitada pela paciente por intolerância ao desconforto causado. A histeroscopia apresenta sensibilidade de 78% e 86,4%, e especificidade de 95,8% e 99,2% no diagnóstico de hiperplasia e câncer de endométrio, respectivamente. (A)[29]

Sangramento pós-menopausa

O sangramento uterino espontâneo, que surge após 1 ano da menopausa, acomete até 10% das mulheres nesse período da vida. Em 80% dos casos, decorre de alterações no endométrio, como atrofia endometrial, sendo hiperplasias e câncer de endométrio as causas mais raras. Mulheres com sangramento na pós-menopausa e espessamento endometrial na USG apresentam pólipos endometriais em 40% dos casos. O diagnóstico precoce afeta positivamente o prognóstico das pacientes com câncer de endométrio. A avaliação de sangramento na pós-menopausa é iniciada com a USG pélvica para medida da espessura endometrial. Três metanálises avaliaram a acurácia da USG e determinaram que a espessura endometrial menor que 5 mm apresenta sensibilidade de 96% e especificidade de 50% a 61%, reduzindo a probabilidade de câncer, antes de a histeroscopia ser realizada, de 10% para uma probabilidade de 1% a 2,5%. (A)[30-32]

A probabilidade para câncer de endométrio em casos de sangramento na pós-menopausa é de 10%, mas varia de 1%, em mulheres com menos de 50 anos, até 23,8% em mulheres com mais de 80 anos. (D)[33] Para mulheres na mesma faixa etária, o risco é maior em obesas e diabéticas. Estudo de coorte prospectivo, composto por 220 mulheres com sangramento na pós-menopausa, submetidas à USG e à histeroscopia com biópsia, encontrou câncer de endométrio em 2,7% dos casos e atrofia em 65% dos casos nas mulheres com espessura endometrial menor que 4 mm. (B)[34] Isso reforça o fato de que, apesar de a USG ser o exame inicial, exames invasivos, por vezes, são mandatórios para se afastar o diagnóstico de câncer. Quando a impressão histeroscópica é comparada ao resultado da biópsia, apresenta sensibilidade de 100%, especificidade de 49,6%, valor preditivo positivo de 81,3% e valor preditivo negativo de 100%. (A)[32,35]

Revisão sistemática com metanálise composta por 1.015 mulheres com carcinoma de endométrio demonstrou que a histeroscopia antes da cirurgia aumenta os riscos de citologia peritoneal maligna. No entanto, ainda são necessários mais estudos para avaliar se essa disseminação iatrogênica de células malignas pode afetar o prognóstico da paciente. (A)[35]

Seguimento nas usuárias de tamoxifeno

O tamoxifeno é frequentemente empregado no tratamento de pacientes com câncer de mama. O efeito estrogênico sobre o endométrio resulta em alterações endometriais em 50% dos casos, como atrofia cística, hiperplasia e pólipos. O risco de câncer de endométrio está aumentado em pelo menos duas vezes nessa população. (D)[36] Estudo realizado com 98 mulheres na pós-menopausa e usuárias de tamoxifeno consequente ao câncer de mama envolveu a realização de histeroscopia por causa da espessura endometrial superior a 4 mm. Anormalidades endometriais foram encontradas em 35,7% das pacientes. Destas, 64,5% tinham sangramento uterino e 22,3% eram assintomáticas. Seis carcinomas foram diagnosticados, e em todos os casos a espessura endometrial era igual ou superior a 12 mm. Apenas um dos casos era de paciente assintomática. A histeroscopia apresentou sensibilidade de 89,2% e especificidade de 98,4%. Biópsia realizada às cegas, previamente à histeroscopia, falhou em obter uma amostra adequada para análise em 29,1% dos casos, chegando à falha de 80,5% nos casos em que a histeroscopia identificou atrofia cística. (B)[37] O uso de tamoxifeno torna necessária a avaliação periódica dessas pacientes. A avaliação inicial com a USG pode selecionar as pacientes com maior risco de malignidade. As pacientes sintomáticas sempre devem ser submetidas à histeroscopia, mas não há evidência da periodicidade adequada para a realização desse exame nas pacientes assintomáticas.

Recomendação

Na Divisão de Ginecologia do Hospital das Clínicas da Faculdade de Medicina da Universidade de São Paulo (HCFMUSP), recomenda-se a histeroscopia diagnóstica nas seguintes situações (Algoritmo 10.1).

Algoritmo 10.1 – Indicações da histeroscopia diagnóstica

Histeroscopia – Indicações

↓

- Sangramento Uterino Anormal (SUA)
- Infertilidade
  - Alterações uterinas ultrassonográficas
  - Alterações à histerossalpingografia
  - Suspeita de malformação uterina
  - Falha de implantação após insucesso em ciclos de FIV
- Lesões endometriais suspeitas por outros métodos de imagem
- Sangramento na pós-menopausa
- Usuárias de tamoxifeno (pacientes sintomáticas ou frente alteração ecográfica)
- Retirada de DIU sem fio aparente
- Contracepção (avaliação dos óstios tubários)
- Dor pélvica crônica
- Abortamento habitual

DIU: dispositivo intrauterino; FIV: fertilização *in vitro*

Fonte: Desenvolvido pela autoria

Referências bibliográficas

1. Pinheiro W, Tantini C, Pinotti JA. Histeroscopia diagnóstica. In: Ueno J, Santos NC, Pinheiro W, Pinotti JA. Cirurgia vídeo-endoscópica em ginecologia. São Paulo: Roca, 1997;325-9.
2. Mencaglia L, Albuquerque LCN. Histeroscopia diagnóstica. Belo Horizonte: Medsi, 2002.
3. Litta P, Bonora M, Pozzan C, Merlin F, Sacco G, Fracas M, et al. Carbon dioxide versus normal saline in outpatient hysteroscopy. Hum Reprod. 2003;18(11):2446-9.
4. Munro MG. Complications of hysteroscopic and uterine resectoscopic surgery (Review). Obstet Gynecol Clin North Am. 2010;37(3):399-425.
5. Jansen FW, Vredevoogd CB, van Ulzen K, Hermans J, Trimbos JB, Trimbos-Kemper TC. Complications of hysteroscopy: a prospective, multicenter study. Obstet Gynecol. 2000;96(2):266-70.
6. Aydeniz B, Gruber IV, Schauf B, Kurek R, Meyer A, Wallwiener D. A multicenter survey of complications associated with 21,676 operative hysteroscopies. Eur J Obstet Gynecol Reprod Biol. 2002;104(2):160-4.
7. Pinheiro W, Cavalcante Pereira AK, Gheperli PV, Ejzenberg O, Soares JM, et al. Polipectomy hysteroscopic with thermal damage of the intestinal wall and ureter – case report. Gynecol Surg. 2010;7(1):1-13.
8. Pinheiro W, Cavalcante PAK, Gheperli PV, Ejzenberg O, Baracat E. Acute renal failure after surgery for hysteroscopic polypectomy – case report. Gynecol Surg. 2010;7(1):1-14.
9. Land JA, Gijsen AP, Evers JL, Bruggeman CA. Chlamydia trachomatis in subfertile women undergoing uterine instrumentation. Screen or treat? Hum Reprod. 2002;17(3):525-7.

10. Forsey JP, Caul EO, Paul IO, Hull MG. Chlamydia trachomatis, tubal disease and the incidence of symptomatic and asymptomatic infection following hysterosalpingography. Hum Reprod. 1990;5(4):444-7.
11. Thinkhamrop J, Laopaiboon M, Lumbiganon P. Prophylactic antibiotics for transcervical intrauterine procedures. Cochrane Database of Syst Rev. 2013;5:CD005637.
12. Tangsiriwatthana T, Sangkomkamhang US, Lumbiganon P, Laopaiboon M. Paracervical local anaesthesia for cervical dilatation and uterine intervention. Cochrane Database Syst Rev. 2009;(1):CD005056.
13. Cooper NA, Khan KS, Clark TJ. Local anaesthesia for pain contrai during outpatient hysteroscopy: systematic review and meta-analysis. BMJ. 2010;340:c1130.
14. National Collaborating Centre for Women's and Children's Health. Fertility: assessment and treatment for people with fertility problems. London: RCOG Press, 2004:81-97.
15. The Practice Committee of the American Society for Reproductive Medicine. Optimal evaluation of the infertile female. Fertil Steril. 2006;86(5-1):S264-7.
16. Fatemi HM, Kasius JC, Timmermans A, van Disseldorp J, Fauser BC, Devroey P, et al. Prevalence of unsuspected uterine cavity abnormalities diagnosed by office hysteroscopy prior to in vitro fertilization. Hum Reprod. 2010;25(8):1959-65.
17. Pinheiro W, Cavalcante PAK, Ejzenberg D, Tognotti E, Serafini P, Baracat EC. Critical analysis between imagine and endoscopy in human reproduction. Gynecol Surg. 2009;6(1):S1-S31.
18. Bosteels J, Weyers S, Puttemans P, Panayotidís C, Van Herendael B, Gomei V, et al. The effectiveness of hysteroscopy in improving pregnancy rates in subfertile women without other gynaecological symptoms: a systematic review. Hum Reprod Update. 2010;16(1):1-11.
19. Van Oongen H, de Kroon CO, Jacobi CE, Trimbos JB, Jansen FW. Diagnostic hysteroscopy in abnormal uterine bleeding: a systematic review and meta-analysis. In: Kroon CO, de Bock GH, Oieben SW, Jansen FW. Saline contrast hysterosonography in abnormal uterine bleeding: a systematic review and meta-analysis. BJOG. 2003;110(1):938-47.
20. Fraser IS, Critchley HO, Munro MG, Broder M. Can we achieve international agreement on terminologies and definitions used to describe abnormalities of menstrual bleeding? Hum Reprod. 2007;22(3):635-43.
21. Cicinelli E, De Ziegler O, Nicoletti R, Colafiglio G, Saliani N, Resta L, et al. Chronic endometritis: correlation among hysteroscopic, histologic, and bacteriologic findings in a prospective trial with 2190 consecutive office hysteroscopies. Fertil Steril. 2008;89(3):677-84.
22. Soares SR, Barbosa RMM, Camargo AF. Diagnostic accuracy of sonohysterography, transvaginal sonography, and hysterosalpingography in patients with uterine caviy diseases. Fertil Steril. 2000;73(2):406-11.
23. Thomson AJ, Abbott JA, Oeans R, Kingston A, Vancaillie TG. The management of intrauterine synechiae. Curr Opin Obstet Gynecol. 2009;21(4):335-41.
24. Kodaman PH, Ariei A. Intra-uterine adhesions and fertility outcome: how to optimize success? Curr Opin Obstet Gynecol. 2007;19(3):207-14.
25. Taylor E, Gomei V. The uterus and fertility. Fertil Steril. 2008;89(1):1-16.
26. Lethaby A, Shepperd S, Cooke I, Farquhar C. Endometrial resection and ablation versus hysterectomy for heavy menstrual bleeding. Cochrane Database Syst Rev. 2000;(2):CD000329.
27. Saravelos SH, Cocksedge KA, Li TC. Prevalence and diagnosis of congenital uterine anomalies in women with reproductive failure: a critical appraisal. Hum Reprod Update. 2008;14(5):415-29.
28. Clark T J, Voit D, Gupta JK, Hyde C, Song F, Khan KS. Accuracy of hysteroscopy in the diagnosis of endometrial cancer and hyperplasia: a systematic quantitative review. JAMA. 2002;288(13):1610-21.
29. Gupta JK, Chien PFW, Voit D, Clark TJ, Khan KS. Ultrasonographic endometrial thickness for diagnosing endometrial pathology in women with postmenopausal bleeding: a meta-analysis. Acta Obstet Gynecol Scand. 2002;81(9):799-816.

30. Smith-Sindman R, Kerlikowske K, Feldstein VA, Subak L, Scheidler J, Segal M, et al. Endovaginal ultrasound to exclude endometrial cancer and other endometrial abnormalities. JAMA.1998;280(17):1510-7.
31. Tabor A, Watt HC, Wald NJ. Endometrial thickness as a test for endometrial cancer in women with postmenopausal vaginal bleeding. Obstet Gynecol. 2002;99(4):663-70.
32. Breyer MC, Timmermans A, van Doon HC, Mol BN, Opmer BC. Diagnostic strategies for postmenopausal bleeding. Obstet Gynecol Int. 2010;2010:850812.
33. Litta P, Merlin F, Saccardi C, Pozzan C, Sacco G, Fracas M, et al. Role of hysteroscopy with endometrial biopsy to rule out endometrial cancer in postmenopausal women with abnormal uterine bleeding. Maturitas. 2005;50(2):117-23.
34. Polyzos NP, Mauri O, Tsioras S, Messini CI, Valachis A, Messinis IE. Intraperitoneal dissemination of endometrial cancer cells after hysteroscopy: a systematic review and meta-analysis. Int J Gynecol Cancer. 2010;20(2):261-7.
35. Neven P, Vernaeve H. Guidelines for monitoring patients taking tamoxifen treatment. Drug Saf. 2000;22(1):1-11.
36. Garuti G, Grossi F, Cellani F, Centinaio G, Colonnelli M, Luerti M. Hysteroscopic assessment of menopausal breast-cancer patients taking tamoxifen; there is a bias from the mode of endometrial sampling in estimating endometrial morbidity? Breast Cancer Res Treat. 2002;72(3):245-53.
37. Hurskainen R, Hovi SL, Gissler M, Grahn R, Kukkonen-Harjula K, Nord-Saari M, et al. Hysteroscopic tubal sterilization: a systematic review of the Essure system. Fertil Steril. 2010;94(1):16-9.
38. Yen CF, Chou HH, Wu HM, Lee CL, Chang TC. Effectiveness and appropriateness in the application of office hysteroscopy. J Formos Med Assoc. 2019;118(11):1480-7. doi: 10.1016/j.jfma.2018.12.012.
39. Cooper NA, Smith P, Khan KS, Clark TJ. A systematic review of the effect of the distension medium on pain during outpatient hysteroscopy. Fertil Steril. 2011;95(1):264-71. doi: 10.1016/j.fertnstert.2010.04.080.
40. Craciunas L, Sajid MS, Howell R. Carbon dioxide versus normal saline as distension medium for diagnostic hysteroscopy: a systematic review and meta-analysis of randomized controlled trials. Fertil Steril. 2013;100(6):1709-14.e1-4. doi: 10.1016/j.fertnstert.2013.07.2003.
41. AAGL Advancing Minimally Invasive Gynecology Worldwide; Munro MG, Storz K, Abbott JA, Falcone T, Jacobs VR, et al. AAGL Practice report: practice guidelines for the management of hysteroscopic distending media: replaces hysteroscopic fluid monitoring guidelines. J Am Assoc Gynecol Laparosc. 2000;7:167-168. J Minim Invasive Gynecol. 2013;20(2):137-48. doi: 10.1016/j.jmig.2012.12.002.
42. Munro MG, Critchley HO, Broder MS, Fraser IS; FIGO Working Group on Menstrual Disorders. FIGO classification system (PALM-COEIN) for causes of abnormal uterine bleeding in nongravid women of reproductive age. Int J Gynaecol Obstet. 2011;113(1):3-13. doi: 10.1016/j.ijgo.2010.11.011.
43. Bougie O, Lortie K, Shenassa H, Chen I, Singh SS. Treatment of Asherman's syndrome in an outpatient hysteroscopy setting. J Minim Invasive Gynecol. 2015;22(3):446-50. doi: 10.1016/j.jmig.2014.12.006.
44. Chen L, Zhang H, Wang Q, Xie F, Gao S, Song Y, et al. Reproductive outcomes in patients with intrauterine adhesions following hysteroscopic adhesiolysis: experience from the largest women's hospital in China. J Minim Invasive Gynecol. 2017;24(2):299-304. doi: 10.1016/j.jmig.2016.10.018.
45. Moini A, Mohammadi S, Hosseini R, Eslami B, Ahmadi F. Accuracy of 3-dimensional sonography for diagnosis and classification of congenital uterine anomalies. J Ultrasound Med. 2013;32(6):923-7. doi: 10.7863/ultra.32.6.923.

46. AAGL Advancing Minimally Invasive Gynecology Worldwide; Munro MG, Storz K, Abbott JA, Falcone T, Jacobs VR, Muzii L, Tulandi T, Indman P, Istre O, Jacobs VR, Loffer FD, Nezhat CH, Tulandi T. AAGL Practice Report: Practice Guidelines for the Management of Hysteroscopic Distending Media: (Replaces Hysteroscopic Fluid Monitoring Guidelines. J Am Assoc Gynecol Laparosc. 2000;7:167-168.). J Minim Invasive Gynecol. 2013 Mar-Apr;20(2):137-48. doi: 10.1016/j.jmig.2012.12.002. PMID: 23465255.
47. Munro MG, Critchley HO, Broder MS, Fraser IS; FIGO Working Group on Menstrual Disorders. FIGO classification system (PALM-COEIN) for causes of abnormal uterine bleeding in nongravid women of reproductive age. Int J Gynaecol Obstet. 2011 Apr;113(1):3-13. doi: 10.1016/j.ijgo.2010.11.011. Epub 2011 Feb 22. PMID: 21345435.
48. Bougie O, Lortie K, Shenassa H, Chen I, Singh SS. Treatment of Asherman's syndrome in an outpatient hysteroscopy setting. J Minim Invasive Gynecol. 2015 Mar-Apr;22(3):446-50. doi: 10.1016/j.jmig.2014.12.006. Epub 2014 Dec 10. PMID: 25497164.
49. Chen L, Zhang H, Wang Q, Xie F, Gao S, Song Y, Dong J, Feng H, Xie K, Sui L. Reproductive Outcomes in Patients With Intrauterine Adhesions Following Hysteroscopic Adhesiolysis: Experience From the Largest Women's Hospital in China. J Minim Invasive Gynecol. 2017 Feb;24(2):299-304. doi: 10.1016/j.jmig.2016.10.018. Epub 2016 Nov 14. PMID: 27856386.
50. Moini A, Mohammadi S, Hosseini R, Eslami B, Ahmadi F. Accuracy of 3-dimensional sonography for diagnosis and classification of congenital uterine anomalies. J Ultrasound Med. 2013 Jun;32(6):923-7. doi: 10.7863/ultra.32.6.923. PMID: 23716512.

Capítulo 11

Hiperplasia Endometrial

Anne Kristhine Cavalcante Pereira
Lilian Renata Fiorelli Arazawa
Lia Cruz Vaz da Costa Damásio
Ricardo dos Santos Simões
Walter Pinheiro
Edmund Chada Baracat

Introdução

Hiperplasia endometrial (HE) caracteriza-se pela proliferação das glândulas endometriais, cuja relação da glândula para o estroma é maior que aquela observada no endométrio normal.[1] As glândulas, em proliferação, variam em tamanho e forma e podem mostrar atipias citológicas, que podem progredir ou conviver com o câncer do endométrio. A HE quase sempre resulta da estimulação estrogênica crônica sem efeitos compensatórios da progesterona. É um diagnóstico histopatológico.

A classificação é da Organização Mundial de Saúde (OMS) e baseia-se em dois fatores: padrão arquitetônico glandular e estromal, que pode ser simples ou complexo, e presença ou ausência de atipia nuclear. Mulheres com hiperplasia simples, sem atipia, são menos propensas a desenvolver câncer de endométrio, enquanto as com hiperplasia complexa com atipias têm maior probabilidade de desenvolver carcinoma. Atualmente, o termo neoplasia intraepitelial endometrial (NIE) tem sido reconhecido como a hiperplasia endometrial atípica e é considerada a lesão precursora do carcinoma endometrial. Todas as outras variações de hiperplasia endometrial são benignas e podem ser tratadas clinicamente. A neoplasia intraepitelial endometrial não deve ser confundida com o carcinoma intraepitelial endometrial, que é uma lesão precursora do câncer uterino seroso papilífero mais agressivo.

Fatores de risco

O principal fator de risco para hiperplasia endometrial é exposição ao estrogênio e a seus derivados, via endógena ou exógena, dependente do tempo de administração e da dose administrada. O estrogênio pode afetar a expressão dos genes, gerando alteração de sinais celulares no desenvolvimento de HE. Contudo, essas alterações genéticas são mais observadas no câncer de endométrio.

O risco para HE é aumentado em mulheres que usam terapia estrogênica em qualquer dose e duração de 1 a 3 anos, sem oposição com progestagênio, e que não foram submetidas à histerectomia. A terapia hormonal estrogênica em baixas doses, combinada com progestagênio, não tem diferença no risco de HE em relação ao placebo. (A)[2]

Do mesmo modo, o risco de hiperplasia endometrial aumenta proporcionalmente com o grau de obesidade da mulher em decorrência da conversão da androstenediona em estrona e da aromatização de testosterona em estradiol, que ocorrem no tecido adiposo periférico. Mulheres obesas na pós-menopausa, mesmo assintomáticas, apresentam maior risco de desenvolver hiperplasia endometrial. (B)[3]

Outras fontes de derivados do estrogênio provêm da anovulação crônica, como nos casos da síndrome dos ovários policísticos. O uso de tamoxifeno também está associado ao aumento da incidência de HE.

Embora a grande maioria dos casos de hiperplasia endometrial e câncer endometrial seja esporádica, existem síndromes de predisposição genética que podem aumentar acentuadamente o risco de desenvolver hiperplasia e câncer. A mais comum é a síndrome de Lynch, também conhecida como síndrome de câncer hereditário não poliposo (HNPCC), causada por uma variante patogênica em um dos genes de reparo de DNA (MLH1, MSH2, MSH6, PMS2 e EPCAM). O risco ao longo da vida de desenvolver câncer nessa população varia de 13% a 57%, dependendo da variante patogênica específica. (B)[19,20] Síndromes menos comuns, como a síndrome de Cowden (variante patogênica PTEN) e Peutz-Jeghers (variante patogênica STK 11) também podem aumentar significativamente os riscos de câncer uterino (9-28% e 9% de riscos ao longo da vida, respectivamente). (A)[21]

Diagnóstico

O diagnóstico da HE é histológico, contudo pode-se listar alguns achados suspeitos:

Anamnese – sinais e sintomas

O principal sintoma de HE em mulheres na pós-menopausa é o sangramento genital. Vale lembrar que a causa mais frequente de sangramento na pós-menopausa é a atrofia endometrial; contudo, nesses casos, deve-se sempre investigar hiperplasia endometrial e câncer de endométrio. Deve-se suspeitar de HE ou câncer de endométrio também se houver sangramento uterino irregular em mulheres na transição menopausal. (D)[4]

Exames complementares

Rastreamento

Mesmo para os grupos de maior risco com síndrome de Lynch ou obesidade extrema, não há uma recomendação forte ou baseada em evidências para o rastreamento de pacientes assintomáticas com emprego de biopsia endometrial ou ultrassonografia. (B)[22]

Colpocitologia oncológica

Estudo que analisou 29.144 citologias cervicais, comparando-as com histologia endometrial, observou que o achado de células endometriais na colpocitologia oncológica, mesmo células endometriais normais, é achado anormal do exame e está associado ao risco relativo de hiperplasia endometrial e lesões pré-malignas do endométrio de 40,2 (IC 95%: 9,4 a 172,2). (B)[5]

Além disso, a incidência de afecção endometrial é aumentada em pacientes com citologia cervical com células glandulares atípicas (AGC). Nesses casos, recomendam-se as seguintes condutas: (D)[6]

- Iniciar a investigação com colposcopia e biópsia endocervical.
- Ao se encontrarem células endometriais atípicas, pode-se iniciar investigação com biópsia endometrial.

» Em mulheres com mais de 35 ou com menos de 35 anos e sangramento uterino anormal, realizar colposcopia, biópsia endocervical e biópsia endometrial.

Ultrassonografia transvaginal

É método de avaliação endometrial pouco invasivo, sendo considerado a modalidade de imagem de escolha para avaliar sangramento uterino anormal ou presença de outras patologias pélvicas, como massas anexiais ou uterinas, e na investigação de dor ou infecções pélvicas. É de grande discussão na literatura o valor da espessura do endométrio analisado por esse método, como rastreamento do câncer de endométrio. Ensaio clínico realizado em mulheres assintomáticas na pós-menopausa, em uso de terapia hormonal combinada, mostrou que a espessura endometrial maior que 5 mm apresentou sensibilidade e especificidade para hiperplasia endometrial ou câncer de endométrio de 90% e 48%, respectivamente. (B)[7]

Avaliação de alterações do endométrio nas mulheres em uso de tamoxifeno não é consenso na literatura. Contudo, baseia-se principalmente na presença de sintomas (sangramento genital anormal, corrimento vaginal com sangue, manchas, sangramento). A maioria dos pesquisadores não recomenda a triagem ultrassonografia (USG) e biópsia endometrial de rotina em mulheres em uso de tamoxifeno e assintomáticas, com USG pélvica normal anterior ao tratamento. (D)[8]

Em mulheres na pós-menopausa assintomáticas, a espessura endometrial superior a 10 mm requer avaliação adicional com biópsia; abaixo desse limite, a biópsia não é necessária. Isso difere acentuadamente das recomendações em mulheres na pós-menopausa com sangramento, onde a faixa deve estar abaixo de 4 mm para ser tranquilizadora em termos de risco de câncer e inicialmente para omitir a amostragem endometrial; no entanto, se o sangramento persistir, será necessária uma biópsia. (A)[23]

Biópsia endometrial aspirativa

Metanálise que reuniu dados de 7.914 mulheres na pós-menopausa mostrou que a biópsia endometrial aspirativa (cureta de Novak) obteve 99% de sensibilidade no diagnóstico de câncer de endométrio e 75% no diagnóstico de hiperplasia endometrial. (A)[9]

Se a biópsia mostrar câncer, nenhuma outra amostra histológica é indicada e a paciente deve ser encaminhada a um oncologista ginecológico para definição do tratamento. Se a biópsia mostrar hiperplasia endometrial ou neoplasia intraepitelial endometrial, permanece alguma controvérsia sobre a necessidade de investigação adicional, seja por meio de curetagem uterina de prova ou histeroscopia com o objetivo de excluir a possibilidade de neoplasia antes de prosseguir com a terapia definitiva. Mesmo com uma curetagem uterina de prova mostrando apenas hiperplasia, 27% das vezes neoplasia de endométrio será encontrada no momento da histerectomia. (B)[24]

Curetagem uterina de prova

A curetagem uterina de prova tem acurácia de 92% no diagnóstico de hiperplasia endometrial. Contudo, é um procedimento mais invasivo que a biópsia endometrial aspirativa. (A)[9]

Histeroscopia com biópsia

A histeroscopia com biópsia apresenta sensibilidade de 78% e 86,4%, e especificidade de 95,8% e 99,2% no diagnóstico de hiperplasia e câncer de endométrio, respectivamente. (D)[10]

Histerossonografia

O uso de solução salina intracavidade uterina facilita a visibilização do endométrio e a exclusão de diagnósticos diferenciais, como pólipos endometriais e miomas submucosos. (B)[11]

Tomografia computadorizada e ressonância magnética

A HE pode ser diagnosticada pela tomografia computadorizada (TC) ou ressonância magnética (RM). Contudo, pelo alto custo desses procedimentos não é exame de eleição para rastreamento, mas pode auxiliar no estadiamento da doença.

Tratamento

Tratamento conservador

O tratamento conservador pode ser proposto na hiperplasia sem atipica. Na paciente com hiperplasia atípica, pode-se utilizar progestagênio com muita cautela. Reserva-se essa conduta para a paciente jovem, com desejo de gestação ou se a paciente apresentar alto risco cirúrgico. (D)[8]

- » **Acetato de megestrol:** é utilizado na dose de 40 mg/dia. Apresenta a mesma eficácia em doses mais altas, com remissão da HE sem atipias em 90% dos casos. Não aumenta a glicemia de jejum ou o índice de lipídios séricos, contudo pode resultar em aumento de peso. (C)[12]
- » **Acetato de medroxiprogesterona:** pode ser utilizado na dose de 10 mg/dia por 14 dias/mês, com regressão da hiperplasia endometrial sem atipia em 80% dos casos. (B)[13,14]
- » **Levonorgestrel em dispositivo intrauterino:** tem eficácia no tratamento de hiperplasia endometrial semelhante ao acetato de medroxiprogesterona. (B)[14]
- » **Agonista do hormônio liberador de gonadotrofina (GnRH):** é alternativa no tratamento conservador da HE e pode ser utilizado em associação com a tibolona. (B)[15]

Ressecção histeroscópica

A ressecção histeroscópica pode representar uma alternativa à histerectomia na HE atípica. Estudo de coorte, prospectivo, com 3.391 mulheres, mostrou recidiva da doença em 0,35% dos casos. (B)[16]

Histerectomia

Na HE atípica, o risco de progressão para carcinoma de endométrio ou sua coexistência é maior. Nesses casos, a histerectomia total é indicada com exame de congelação do endométrio no intraoperatório. A histerectomia também é indicada para pacientes idosas com HE, sem possibilidade de gestação e condições clínicas para cirurgia. Atualmente há uma tendência para a realização do procedimento pela via laparoscópica, com retirada do útero via vaginal, e não mais por morcelamento. (A)[17,18] Apesar do risco de câncer de endométrio concomitante com diagnóstico de hiperplasia atípica, a maioria dos cânceres são lesões de baixo grau em estágio inicial com risco geral baixo de disseminação linfática. Diante disso, a linfadenectomia pélvica e para-aórtica de rotina resultaria em tratamento excessivo para a esmagadora maioria dos pacientes com diagnóstico pré-operatório de hiperplasia atípica.

Recomendação

Na Divisão de Ginecologia do Hospital das Clínicas da Faculdade de Medicina da Universidade de São Paulo (HCFMUSP), recomenda-se a seguinte conduta em pacientes com espessamento endometrial (Algoritmo 11.1). (A)

Algoritmo 11.1 – Conduta para investigação da hiperplasia endometrial

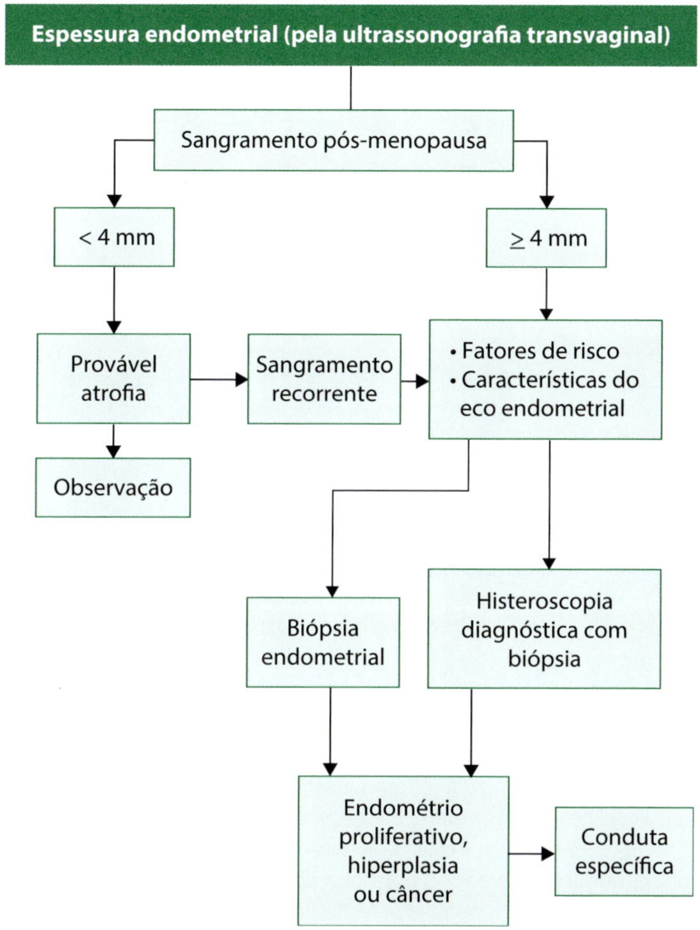

Fonte: Desenvolvida pela autoria

Referências bibliográficas

1. Silverberg SG, Mutter GL, Kurman RJ, Kubik-Huch RA, Nogales F, Tavassoli FA. Tumours of the uterine corpus: epithelial and related lesions. In: Tavassoli FA, Stratton MA. WHO classification of tumours: pathology and genetics of tumours of the breast and female genital organs. Lyon (France): IARC Press, 2003:221-32.
2. Furness S, Roberts H, Marjoribanks J, Lethaby A, Hickey M, Farquhar C. Hormone therapy in postmenopausal women and risk of endometrial hyperplasia. Cochrane Database Syst Rev. 2009;(2):CD000402.

3. Viola AS, Gouveia D, Andrade L, Aldrighi JM, Viola CF, Bahamondes L. Prevalence of endometrial cancer and hyperplasia in non-symptomatic overweight and obese women. Aust N Z J Obstet Gynaecol. 2008;48(2):207-13.
4. Bronz L, Dreher E, Almendral A, Studer A, Haller U. Guideline for the diagnosis of postmenopausal bleeding. PMPB Working Group of the SGGG. Gynakol Geburtshilfliche Rundsch. 2000;40(2):71-9.
5. Siebers AG, Verbeek AL, Massuger LF, Grefte JM, Bulten J. Normal appearing endometrial cells in cervical smears of asymptomatic postmenopausal women have predictive value for significant endometrial pathology. Int J Gynecol Cancer. 2006;16(3):1069-74.
6. Wright TC, Cox JT, Massad LS, Twiggs LB, Wilkins EJ. Consensus guidelines for the management of women with cervical cytological abnormalities. JAMA. 2001;287(2):120-9.
7. Langer RD, Pierce JJ, O'Hanlan KA, Johnson SR, Espeland MA, Trabal JF, et al. Transvaginal ultrasonography compared with endometrial biopsy for the detection of endometrial disease. Postmenopausal Estrogen/Progestin Interventions Trial. N Engl J Med. 1997;337(25):1792-8.
8. Montgomery BE, Daum GS, Dunton CJ. Endometrial hyperplasia: a review. Obstet Gynecol Surv. 2004;59(5):368-78.
9. Dijkhuizen FP, Mol BW, Brölmann HA, Heintz AP. The accuracy of endometrial sampling in the diagnosis of patients with endometrial carcinoma and hyperplasia: a meta-analysis. Cancer. 2000;89(8):1765-72.
10. Saravelos SH, Cocksedge KA, Li TC. Prevalence and diagnosis of congenital uterine anomalies in women with reproductive failure: a critical appraisal. Hum Reprod Update. 2008;14(5):415-29.
11. Mihm LM, Quick VA, Brumfield JA, Connors AF Jr, Finnerty JJ. The accuracy of endometrial biopsy and saline sonohysterography in the determination of the cause of abnormal uterine bleeding. Am J Obstet Gynecol. 2002;186(5):858-60.
12. Güven M, Dikmen Y, Terek MC, Ozsaran AA, Itil IM, Erhan Y. Metabolic effects associated with high-dose continuous megestrol acetate administration in the treatment of endometrial pathology. Arch Gynecol Obstet. 2001;265(4):183-6.
13. Ushijima K, Yahata H, Yoshikawa H, Konishi I, Yasugi T, Saito T, et al. Multicenter phase II study of fertility-sparing treatment with medroxyprogesterone acetate for endometrial carcinoma and atypical hyperplasia in young women. J Clin Oncol. 2007;25(19):2798-803.
14. Ørbo A, Arnes M, Hancke C, Vereide AB, Pettersen I, Larsen K. Treatment results of endometrial hyperplasia after prospective D-score classification: a follow-up study comparing effect of LNG-IUD and oral progestins versus observation only. Gynecol Oncol. 2008;111(1):68-73.
15. Agorastos T, Vaitsi V, Paschopoulos M, Vakiani A, Zournatzi-Koiou V, Saravelos H, et al. Prolonged use of gonadotropin-releasing hormone agonist and tibolone as add-back therapy for the treatment of endometrial hyperplasia. Maturitas. 2004;48(2):125-32.
16. Edris F, Vilos GA, Al-Mubarak A, Ettler HC, Hollett-Caines J, Abu-Rafea B. Resectoscopic surgery may be an alternative to hysterectomy in high-risk women with atypical endometrial hyperplasia. J Minim Invasive Gynecol. 2007;14(1):68-73.
17. Mourits MJ, Bijen CB, Arts HJ, Ter Brugge HG, van der Sijde R, Paulsen L, et al. Safety of laparoscopy versus laparotomy in early-stage endometrial cancer: a randomised trial. Lancet Oncol. 2010;11(8):763-71.
18. Timmermans A, Opmeer BC, Khan KS, Bachmann LM, Epstein E, Clark TJ, et al. Endometrial thickness measurement for detecting endometrial cancer in women with postmenopausal bleeding: a systematic review and meta-analysis. Obstet Gynecol. 2010;116(1): 160-7.
19. Ryan NAJ, Morris J, Green K, Lalloo F, Woodward ER, Hill J, Crosbie EJ, Evans DG. Association of Mismatch Repair Mutation With Age at Cancer Onset in Lynch Syndrome: Implications for Stratified Surveillance Strategies. JAMA Oncol. 2017 Dec 1;3(12):1702-1706. doi: 10.1001/jamaoncol.2017.0619. PMID: 28772289; PMCID: PMC5824283.

20. Møller P, Seppälä TT, Bernstein I, Holinski-Feder E, Sala P, Gareth Evans D, Lindblom A, Macrae F, Blanco I, Sijmons RH, Jeffries J, Vasen HFA, Burn J, Nakken S, Hovig E, Rødland EA, Tharmaratnam K, de Vos Tot Nederveen Cappel WH, Hill J, Wijnen JT, Jenkins MA, Green K, Lalloo F, Sunde L, Mints M, Bertario L, Pineda M, Navarro M, Morak M, Renkonen-Sinisalo L, Valentin MD, Frayling IM, Plazzer JP, Pylvanainen K, Genuardi M, Mecklin JP, Moeslein G, Sampson JR, Capella G; Mallorca Group. Cancer risk and survival in path_MMR carriers by gene and gender up to 75 years of age: a report from the Prospective Lynch Syndrome Database. Gut. 2018 Jul;67(7):1306-1316. doi: 10.1136/gutjnl-2017-314057. Epub 2017 Jul 28. Erratum in: Gut. 2020 Jun;69(6):e4. PMID: 28754778; PMCID: PMC6031262.
21. van Lier MG, Wagner A, Mathus-Vliegen EM, Kuipers EJ, Steyerberg EW, van Leerdam ME. High cancer risk in Peutz-Jeghers syndrome: a systematic review and surveillance recommendations. Am J Gastroenterol. 2010 Jun;105(6):1258-64; author reply 1265. doi: 10.1038/ajg.2009.725. Epub 2010 Jan 5. PMID: 20051941.
22. Chen LM, Yang KY, Little SE, Cheung MK, Caughey AB. Gynecologic cancer prevention in Lynch syndrome/hereditary nonpolyposis colorectal cancer families. Obstet Gynecol. 2007 Jul;110(1):18-25. doi: 10.1097/01.AOG.0000267500.27329.85. PMID: 17601891.
23. Alcázar JL, Bonilla L, Marucco J, Padilla AI, Chacón E, Manzour N, Salas A. Risk of endometrial cancer and endometrial hyperplasia with atypia in asymptomatic postmenopausal women with endometrial thickness ≥11 mm: A systematic review and meta-analysis. J Clin Ultrasound. 2018 Nov;46(9):565-570. doi: 10.1002/jcu.22631. Epub 2018 Aug 16. PMID: 30113073.
24. Leitao MM Jr, Han G, Lee LX, Abu-Rustum NR, Brown CL, Chi DS, Sonoda Y, Levine DA, Gardner GJ, Jewell EE, Barakat RR, Soslow RA. Complex atypical hyperplasia of the uterus: characteristics and prediction of underlying carcinoma risk. Am J Obstet Gynecol. 2010 Oct;203(4):349.e1-6. doi: 10.1016/j.ajog.2010.05.004. Epub 2010 Jun 23. PMID: 20576254.
25. Gil González Y, Pérez Morales ME, Emergi Zhrigen Y, Santana Suárez MA, Pérez Matos C, Nieto Naya MÁ, Ocón Padrón L, Laseca Modrego M, Arencibia Sánchez O, Sánchez Sánchez V, Martín Martínez AI. Role of hysteroscopy during conservative management of atypical endometrial hyperplasia and early-stage endometrial cancer in patients who desire pregnancy. J Obstet Gynaecol. 2022 Nov;42(8):3435-3440. doi: 10.1080/01443615.2022.2152656. PMID: 37017372.

Capítulo 12

Pólipos Endometriais

Anne Kristhine Cavalcante Pereira
Ricardo dos Santos Simões
José Maria Soares Júnior
Walter Pinheiro
Edmund Chada Baracat

Introdução

Pólipos endometriais (PE) são lesões histologicamente compostas por células glandulares e estromais, similares às constituintes do endométrio. Espacialmente, podem ser classificados como sésseis, com base de implantação grande ou pequena, ou pedunculados, únicos ou múltiplos.

A análise histológica dos receptores hormonais do PE mostrou que sua composição é similar à do endométrio normal também nesse aspecto. A correlação entre os receptores progestagênicos e a proteína G receptora (GPR 30) é mais prevalente nos pólipos endometriais, sugerindo um possível mecanismo contribuinte no aparecimento dessa lesão.[1]

Apesar de acometer menos de 1% das mulheres com menos de 30 anos, é uma afecção que merece atenção, pois sua prevalência aumenta com a idade.[2] Em torno de 12% das mulheres entre 45 e 50 anos apresentam PE e altas taxas de permanência após 1 ano de seguimento ambulatorial.[3]

Quadro clínico

São lesões consideradas benignas, com frequência real ainda é desconhecida uma vez que também ocorre em mulheres assintomáticas. Podem se manifestar como sangramento excessivo ou como achado acidental em exame ultrassonográfico. Em mulheres com sangramento uterino anormal, a prevalência varia entre 10% e 30% de acordo com o estado hormonal. Cerca de 10% dos casos de sangramento na pós-menopausa podem ser atribuídos etiologicamente ao pólipo endometrial. (B)[4] A relação entre pólipo uterino e infertilidade ainda não está clara, permanecendo como objeto de debate. Não há evidências suficientes para dizer que os pólipos endometriais contribuem para a infertilidade nem estudos que demonstrem benefício claro da polipectomia histeroscópica. (A)[28,29] (A)[24]

A incidência de malignidade varia dependendo dos critérios de seleção das pacientes e do método utilizado para o diagnóstico. Revisão sistemática que incluiu 51 estudos e que analisou mais de 35.000 mulheres, identificou taxa de prevalência de malignidade de 2,7% dos pólipos endometriais. (A)[25] As taxas verificadas foram maiores em mulheres na pós-menopausa (4,9%) em comparação com pacientes no menacme (1,1%) e maiores naquelas sintomáticas (5,1%) em detrimento àquelas assintomáticas. (1,9%) (A)[25] Em outra revisão sistemática que analisou 21.057 pacientes, a prevalência estimada de condições pré-malignas e malignas foi de 3,4% de pólipos endometriais ressecados histeroscopicamente. (A)[26] Este valor se compara com resultado obtido por outra revisão sistemática que estimou em 4,2% a presença de alterações pré-malignas ou malignas em pacientes no menacme com queixa de sangramento e que haviam sido submetidas a polipectomia, em comparação com 2,16% (85 de 3.941) para aquelas sem sangramento (risco relativo 1,97; IC 95% 1,24-3,14). Entre as mulheres na pós-menopausa sintomáticas com pólipos endometriais, 4,47% (88 de 1.968) tinham um pólipo maligno em comparação com 1,51% (25 de 1.654) mulheres na pós-menopausa assintomáticas (risco relativo 3,36; IC 95% 1,45-7,8). (A)[27]

Fatores de risco

Fatores de risco conhecidos para o desenvolvimento de pólipos endometriais são idade avançada, hipertensão, estados de hiperestrogenismo e uso de tamoxifeno. (B)[21] Entre as condições mais comuns que causam hiperestrogenismo, citam-se a obesidade, síndrome dos ovários policísticos, menopausa tardia, tumores estromais gonadais secretores de estrogênio e doença hepática crônica.

Até o momento, as evidências disponíveis sobre a correlação entre terapia hormonal e pólipos endometriais não são claras. Uma maior prevalência de pólipos endometriais em mulheres em uso de terapia hormonal é relatada por estudos selecionados, enquanto outros não mostram esse aumento. (B)[22,23]

Diagnóstico

O exame de 1ª linha é a ultrassonografia pélvica transvaginal (USTV). Com o objetivo de aumentar a da precisão do método, o exame deve ser realizado na fase proliferativa inicial do ciclo menstrual, logo após a cessação da menstruação. Pode-se ainda lançar mão de outras formas de ultrassonografia, como a histerossonografia com solução salina e a ultrassonografia 3D. Em mulheres com sangramento uterino anormal, os valores de sensibilidade e especificidade da histerossonografia foram 93% e 81%, respectivamente, usando-se como referência a histeroscopia e histopatologia. (A)[30]

Convém destacar ainda que a ultrassonografia com Doppler é uma ferramenta importante na diferenciação dos nódulos submucosos e pólipos endometriais (B)[12]

Por sua vez, por oferecer visão direta, a histeroscopia se destaca, apresentando-se como melhor técnica para exploração da cavidade uterina. Exerce papel fundamental no diagnóstico dos pólipos endometriais, apresentando valores de sensibilidade e especificidade em torno e 95%. (B)[14]

Tratamento

As abordagens cirúrgicas para o tratamento dos pólipos endometriais podem ser divididas em conservadoras e radicais. Entre as opções conservadoras, podemos destacar a dilatação e curetagem e a histeroscopia. Já entre as opções radicais, destaca-se a histerectomia. Em relação à abordagem conservadora, a dilatação e curetagem não é mais uma opção a ser recomendada uma vez que mais de 50% das lesões endometriais focais podem não ser detectadas por esse método. (B)[31] Todavia, em situações de menor disponibilidade tecnológica, é uma opção a ser considerada. A histeroscopia permanece como método padrão ouro para o diagnóstico e tratamento do pólipo endometrial, tanto no ambiente hospitalar como no ambulatorial. Avanços tecnológicos que permitiram a miniaturização dos equipamentos tornaram os procedimentos ambulatoriais mais seguros e rápidos. Atualmente, existe uma ampla variedade de métodos disponíveis para polipectomia histeroscópica, incluindo a ressecção com auxílio de pinça e tesoura, considerada a abordagem clássica do pólipo endometrial, remoção eletrocirúrgica ou morcelação mecânica. No entanto, nenhum único equipamento ou técnica histeroscópica deve ser preferido em detrimento de outros considerando-se a eficácia e segurança. Estudos têm demonstrado que o uso de minirressectoscópios no ambiente ambulatorial sem emprego da anestesia resulta em uma considerável taxa de ressecção incompleta, com menor sucesso relacionado à dor, aos pólipos maiores e ao estado pós-menopausa. (B)[32,33] O verdadeiro impacto de técnicas e instrumentos histeroscópicos específicos sobre os resultados primários não foi investigado em ensaios clínicos de alta qualidade. Portanto, mais estudos são necessários visando analisar sua eficácia no tratamento do sangramento uterino anormal, sangramento da pós-menopausa, falhas reprodutivas, custo-efetividade, taxa de complicações e segurança oncológica. (A)[18] (B)[19]

Recomendação

Na Divisão de Ginecologia do Hospital das Clínicas da Faculdade de Medicina da Universidade de São Paulo (HCFMUSP), recomenda-se a seguinte conduta em mulher assintomática com ultrassonografia pélvica suspeita de pólipo e fatores de risco para câncer endometrial (Algoritmo 12.1) e em pacientes com sangramento uterino anormal (SUA) (Algoritmo 12.2).

Algoritmo 12.1 – Acompanhamento de paciente assintomática com fatores de risco para câncer endometrial e suspeita de pólipo endometrial

Paciente com suspeita de pólipo à ultrassonografia

↓

Considerar fatores de risco para câncer endometrial:
- Pacientes na transição para menopausa ou na pós-menopausa
- Obesidade
- Em uso de TH com pólipos acima de 3 cm

↓

Histeroscopia diagnóstica e/ou cirúrgica com ressecção do pólipo endometrial

TH: terapia hormonal

Fonte: Desenvolvido pela autoria

Algoritmo 12.2 – Acompanhamento de paciente com sangramento uterino anormal e suspeita de pólipo endometrial

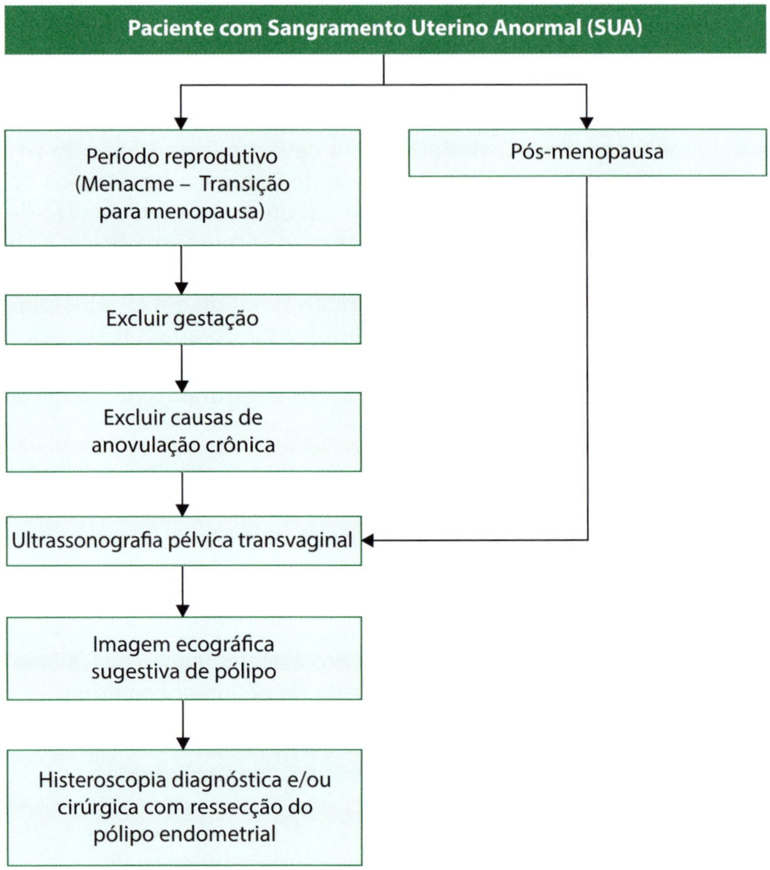

Fonte: Desenvolvido pela autoria

Em termos de Saúde Pública, nos casos de pólipo assintomáticos, não estão indicados procedimentos diagnóstico-terapêuticos. Essas práticas não estão proscritas, mas não devem ser rotineiras visto que a prevalência de malignidade nesses casos é de 0,2% e o custo final do processo investigativo é elevado. (B)[20]

Referências bibliográficas

1. Zitao Liu, Kuokkanen S, Pal L. Steroid hormone receptor profile of premenopausal endometrial polyps. Reprod Sci. 2010;17(4):377-83.
2. Dreisler E, Stampe SS, Ibsen PH, Lose G. Prevalence of endometrial polyps and abnormal uterine bleeding in a Danish population aged 20-74 years. Ultrasound Obstet Gynecol. 2009:33(1):102-8.
3. Lieng M, Istre O, Sandvik L, Qvigstad EP, 1-year regression rate, and clinical significance of asymptomatic endometrial polyps: cross-sectional study. J Minim Invasive Gynecol. 2009;16(4):465-71.

4. Burbos N, Musonda P, Giarenis I, Shiner AM, Giamougiannis P, Morris E, et al. Age-related differential diagnosis of vaginal bleeding in postmenopausal women: a series of 3047 symptomatic postmenopausal women. Menopause Int. 2010;16(1):5-8.
5. Perri T, Rahimi K, Ramanakumar AV, Wou K, Pilavdzic D, Franco EL, et al. Are endometrial polyps true cancer precursors? Am J Obstet Gynecol. 2010;203(3):232-e1-6.
6. Mossa B, Torcia F, Avenoso F, Tucci S, Marziani R. Occurrence of malignancy in endometrial polyps during postmenopause. Eur J Gynaecol Oncol. 2010;31(2):165-8.
7. Wang JH, Zhao J, Lin J. Opportunities and risk factors for premalignant and malignant transformation of endometrial polyps: management strategies. J Minim Invasive Gynecol. 2010;17(1):53-8.
8. Baiocchi G, Manci N, Pazzaglia M, Giannone L, Burnelli L, Giannone E,et al. Malignancy in endometrial polyps: a 12-year experience. Am J Obstet Gynecol. 2009;201(5):462.e1-4.
9. Cicinelli E, Tinelli R, Lepera A, Pinto V, Fucci M, Resta L. Correspondence between hysteroscopic and histologic findings in women with chronic endometritis. Acta Obstet Gynecol Scand. 2010;89(8):1061-5.
10. Vilodre LC, Bertat R, Petters R, Reis FM. Cervical polyp as risk factor for hysteroscopically diagnosed endometrial polyps. Gynecol Obstet Invest. 1997;44(3):191-5.
11. Dreisler E, Sorensen SS, Lose G. Endometrial polyps and associated factors in danish women aged 36-74 years. Am J Obstet Gynecol. 2009;200(2):147.e1-6.
12. Cil AP, Tulunay G, Kose MF, Haberal A. Power doppler properties of endometrial polyps and submucosal fibroids: a preliminary observational study in women with known intracavitary lesions. Ultrasound Obstet Gynecol. 2010;35(2):233-7.
13. Markov D, Markov P, Pavlova E, Atanaova D. Three-dimensional (3D) transvaginal ultrasound-clinical implementation in benign gynecological disorders. Article in Bulgarian. Akush Ginekol (Sofiia). 2010;49(4):47-58.
14. Kebaili S, Dhouib M, Chaabane K, Chtioui A, Amouri H, Ben Ayed B, et al. Exploration of post-menopausal uterine bleeding. Hysteroscopy-histology correlation in 94 cases. Sante. 2010;20(2):99-104.
15. Mathew M, Gowri V, Rizvi SG. Saline infusion sonohysterography – an effective tool for evaluation of the endometrial cavity in women with abnormal uterine bleeding. Acta Obstet Gynecol Scand. 2010;89(1):140-2.
16. Cicinelli E, Tinelli R, Colafiglio G, Mastrolia SA, Lepera A, Pinto V. Reliability of the diagnostic fluid mini-hysteroscopy in the diagnosis of intrauterine pathologies. Minerva Ginecol. 2009;61(5):431-7.
17. Hernández JA, Franco ME, Mendizábal DP, Broca YB, Escoto AF. [Evaluation of postmenopausal uterine bleeding by endometrial biopsy in-office hysteroscopy vs endometrial biopsy with manual vacuum aspiration in the office. Preliminary report] Ginecol Obstet Mex. 2009;77(11):504-7.
18. Lieng M, Istre O, Sandvik L, Engh V, Qvigstad E. Clinical effectiveness of transcervical polyp resection in women with endometrial polyps: randomized controlled trial. J Minim Invasive Gynecol. 2010;17(3):351-7.
19. Cheng C, Zhao T, Xue M, Wan Y, Xu D. Use of suction curettage in operative hysteroscopy. J Minim Invasive Gynecol. 2009;16(6):739-42.
20. Younis MT, Iram S, Anwar B, Ewies AA. Women with asymptomatic cervical polyps may not need to see a gynaecologist or have them removed: an observational retrospective study of 1126 cases. Eur J Obstet Gynecol Reprod Biol. 2010;150(2):190-4.
21. Nappi L, Indraccolo U, Di Spiezio Sardo A, Gentile G, Palombino K, Castaldi MA, et al. Are diabetes, hypertension, and obesity independent risk factors for endometrial polyps? J Minim Invasive Gynecol. 2009;16(2):157-62. doi: 10.1016/j.jmig.2008.11.004.
22. Dreisler E, Sorensen SS, Lose G. Endometrial polyps and associated factors in Danish women aged 36-74 years. Am J Obstet Gynecol. 2009;200(2):147.e1-6. doi: 10.1016/j.ajog.2008.08.065.

23. Perez-Medina T, Bajo-Arenas J, Haya J, Sanfrutos L, Iniesta S, Bueno B, et al. Tibolone and risk of endometrial polyps: a prospective, comparative study with hormone therapy. Menopause. 2003;10(6):534-7. doi: 10.1097/01.GME.0000064815.74043.32.
24. Di Spiezio Sardo A, Di Carlo C, Minozzi S, Spinelli M, Pistotti V, Alviggi C, et al. Efficacy of hysteroscopy in improving reproductive outcomes of infertile couples: a systematic review and meta-analysis. Hum Reprod Update. 2016;22(4):479-96. doi: 10.1093/humupd/dmw008.
25. Uglietti A, Buggio L, Farella M, Chiaffarino F, Dridi D, Vercellini P, et al. The risk of malignancy in uterine polyps: a systematic review and meta-analysis. Eur J Obstet Gynecol Reprod Biol. 2019;237:48-56. doi: 10.1016/j.ejogrb.2019.04.009.
26. Sasaki LMP, Andrade KRC, Figueiredo ACMG, Wanderley MDS, Pereira MG. Factors associated with malignancy in hysteroscopically resected endometrial polyps: a systematic review and meta-analysis. J Minim Invasive Gynecol. 2018;25(5):777-85. doi: 10.1016/j.jmig.2018.02.004.
27. Lee SC, Kaunitz AM, Sanchez-Ramos L, Rhatigan RM. The oncogenic potential of endometrial polyps: a systematic review and meta-analysis. Obstet Gynecol. 2010;116(5):1197-205. doi: 10.1097/AOG.0b013e3181f74864.
28. Jayaprakasan K, Polanski L, Sahu B, Thornton JG, Raine-Fenning N. Surgical intervention versus expectant management for endometrial polyps in subfertile women. Cochrane Database Syst Rev. 2014;2014(8):CD009592. doi: 10.1002/14651858.CD009592.pub2.
29. Bosteels J, van Wessel S, Weyers S, Broekmans FJ, D'Hooghe TM, Bongers MY, et al. Hysteroscopy for treating subfertility associated with suspected major uterine cavity abnormalities. Cochrane Database Syst Rev. 2018;12(12):CD009461. doi: 10.1002/14651858.CD009461.pub4.
30. Bittencourt CA, Dos Santos SR, Bernardo WM, Fuchs LFP, Soares Júnior JM, Pastore AR, et al. Accuracy of saline contrast sonohysterography in detection of endometrial polyps and submucosal leiomyomas in women of reproductive age with abnormal uterine bleeding: systematic review and meta-analysis. Ultrasound Obstet Gynecol. 2017;50(1):32-9. doi: 10.1002/uog.17352.
31. Svirsky R, Smorgick N, Rozowski U, Sagiv R, Feingold M, Halperin R, et al. Can we rely on blind endometrial biopsy for detection of focal intrauterine pathology? Am J Obstet Gynecol. 2008;199(2):115.e1-3. doi: 10.1016/j.ajog.2008.02.015.
32. Luerti M, Vitagliano A, Di Spiezio Sardo A, Angioni S, Garuti G, De Angelis C, et al. Effectiveness of hysteroscopic techniques for endometrial polyp removal: the Italian multicenter trial. J Minim Invasive Gynecol. 2019;26(6):1169-76. doi: 10.1016/j.jmig.2018.12.002.
33. Gambadauro P, Martínez-Maestre MA, Torrejón R. When is see-and-treat hysteroscopic polypectomy successful? Eur J Obstet Gynecol Reprod Biol. 2014;178:70-3. doi: 10.1016/j.ejogrb.2014.03.048.

Capítulo 13

Ablação do Endométrio

Walter Pinheiro
Anne Kristhine Cavalcante Pereira
Ricardo dos Santos Simões
Maria Cândida Pinheiro Baracat
José Maria Soares Júnior

Introdução

A ablação do endométrio foi introduzida no início da década de 1980 para remover todo o endométrio das pacientes com sangramento uterino anormal, tendo como finalidade a redução e/ou a abolição completa do sangramento uterino volumoso, importante problema de saúde em mulheres, em especial na adolescência e na transição para menopausa, que pode reduzir a qualidade de vida e causar anemia.[1]

A terapia de 1ª escolha, tradicional, nesses casos, é a medicamentosa, que pode ser ineficaz. Por sua vez, a histerectomia não deve ser indicada em mulheres que ainda não têm a prole completa. Assim, a ablação do endométrio é uma alternativa menos invasiva e que preserva o útero, apesar de os custos desse procedimento cirúrgico serem elevados. Grande número de técnicas foram desenvolvidas para ablação ou remoção do endométrio.[1]

Técnicas

A maioria das técnicas ditas como padrão-ouro, a exemplo da ressecção transcervical do endométrio, *rollerball* e *laser*, requer a visibilização do útero com auxílio do histeroscópio. (A)[1] Além disso, o emprego em larga escala da histeroscopia operatória permite resolver um grande número de casos, identifica a afecção responsável pela hemorragia e possibilita, portanto, a resolução seletiva do problema (p. ex., pólipo endometrial, leiomioma submucoso, hiperplasia endometrial etc.), reduzindo as falhas da ablação. (A)[1] Contudo, outros métodos estão sendo empregados e denominados de 2ª geração: hidrotermoablação; micro-ondas e balão térmico. Essas técnicas não necessitam de histeroscopia concomitante para sua execução.

Eficácia

O objetivo da ablação endometrial é conseguir a redução do sangramento menstrual devido à destruição do endométrio. Essa técnica reduz significativamente a perda de sangue menstrual a um nível aceitável para a maioria das pacientes. Na comparação das mais recentes técnicas de 2ª geração aos procedimentos histeroscópicos de técnicas ablativas (1ª geração), não há evidência de diferença significante entre elas, tanto na satisfação entre as mulheres, como no controle de sangramento. Os procedimentos de 2ª geração são mais rápidos do que os de 1ª com 15 minutos, em média. Contudo, o emprego de anestesia foi considerado mais necessário nos procedimentos de 2ª geração (razão de chances [OR] = 6,4 com IC 95%: 3 a 13,7), bem como a falha de equipamento foi mais frequente nesse tipo de procedimento (OR = 4,6 com IC 95%: 1,5 a 14). (A)[1] Mulheres submetidas aos novos procedimentos ablativos (2ª geração) apresentaram mais perfuração uterina, laceração cervical, hematometra e outras complicações do que as submetidas ao tipo mais tradicional de ablação e ressecção. (A)[1]

Indicações

Atualmente, a ablação endometrial é indicada em mulheres em idade reprodutiva com sangramento menstrual intenso de etiologia benigna após ocorrência de falha na terapêutica clínica hormonal, principalmente em longo prazo. (A)[2] Alguns autores têm proposto a ablação endometrial também como terapêutica para a hiperplasia endometrial recidivante sem atipia citológica. (A)[3] A inclusão desse tipo parece racional visto que a maioria das hiperplasias apresenta baixo potencial maligno e um número alto de recidivas pós-tratamento medicamentoso. Contudo, há necessidade de mais estudos para se avaliar a real segurança desse procedimento.

Lefler e Lefler propuseram o emprego da ablação, em mulheres com síndrome pré-menstrual, em estudo multicêntrico com 108 pacientes para redução do fluxo menstrual e dos sintomas. (C)[5] Muitas mulheres entraram em amenorreia e referiram melhora dos sintomas.

Preparação pré-operatória

Primeiramente, deve-se ter certeza de que não há lesões pré-neoplásicas e/ou neoplásicas. Portanto, deve-se, como primeiro passo, realizar a histeroscopia diagnóstica com a biópsia de endométrio. Frequentemente, são encontrados pólipos endometriais ou miomas submucosos que devem ser retirados de imediato antes da ablação do endométrio.

A histeroscopia diagnóstica, com biópsia endometrial, é capaz de identificar a lesão neoplásica mesmo em fase inicial. Todavia, é necessário lembrar que algumas lesões focais ou precoces, como em parte de um pólipo ou mioma, podem não ser percebidas no diagnóstico inicial. Na literatura, entretanto, não há descrição de casos de aparecimento de adenocarcinoma após ablação endometrial. O tratamento clínico, por exemplo com análogos do GnRH, por 2 a 3 meses antes da cirurgia, é útil para se obter um endométrio com estrutura homogênea. A supressão endometrial é de particular importância nos casos em que se utiliza o YAG *laser*.

O ressectoscópio, sem dúvida alguma, representa a técnica mais adequada nos casos que não possam aguardar meses de terapêutica hormonal, como leucemia, anemia etc. No Serviço de Ginecologia do Hospital das Clínicas da Faculdade de Medicina da Universidade de São Paulo (HC-FMUSP), o ressectoscópio é o mais empregado.

Técnica de ablação endometrial

Desde a primeira tentativa até hoje, vários métodos têm sido utilizados, alguns mais, outros menos eficazes, para a destruição e/ou remoção completa do endométrio.

Qualquer que seja o método utilizado, deve-se sempre respeitar alguns princípios fundamentais.

1. É necessário que o endométrio seja destruído em toda a sua extensão, pois caso reste uma pequena porção, esta é suficientemente capaz de se refazer completamente.
2. Deve ser destruído até o miométrio, porém não muito profundo (depende da fase do ciclo, da espessura e da afecção). Se a destruição for muito profunda no nível miometrial, trará consequências às vezes problemáticas.
3. Geralmente a região ístmica é preservada para evitar a síndrome de Asherman total.
4. O ideal é manter a cavidade sem endométrio, sem aderência, para realizar um *follow-up* adequado.
5. Atualmente, com a técnica sob visão direta do histeroscópio-ressectoscópio, o método se tornou mais eficaz.

Recomendação

Na Divisão de Ginecologia do Hospital das Clínicas da Faculdade de Medicina da Universidade de São Paulo (HCFMUSP), recomenda-se a seguinte conduta em pacientes com sangramento uterino anormal (SUA) persistente, refratário ao tratamento clínico (Algoritmo 13.1).

Algoritmo 13.1 – Conduta no sangramento uterino anormal refratário ao tratamento clínico

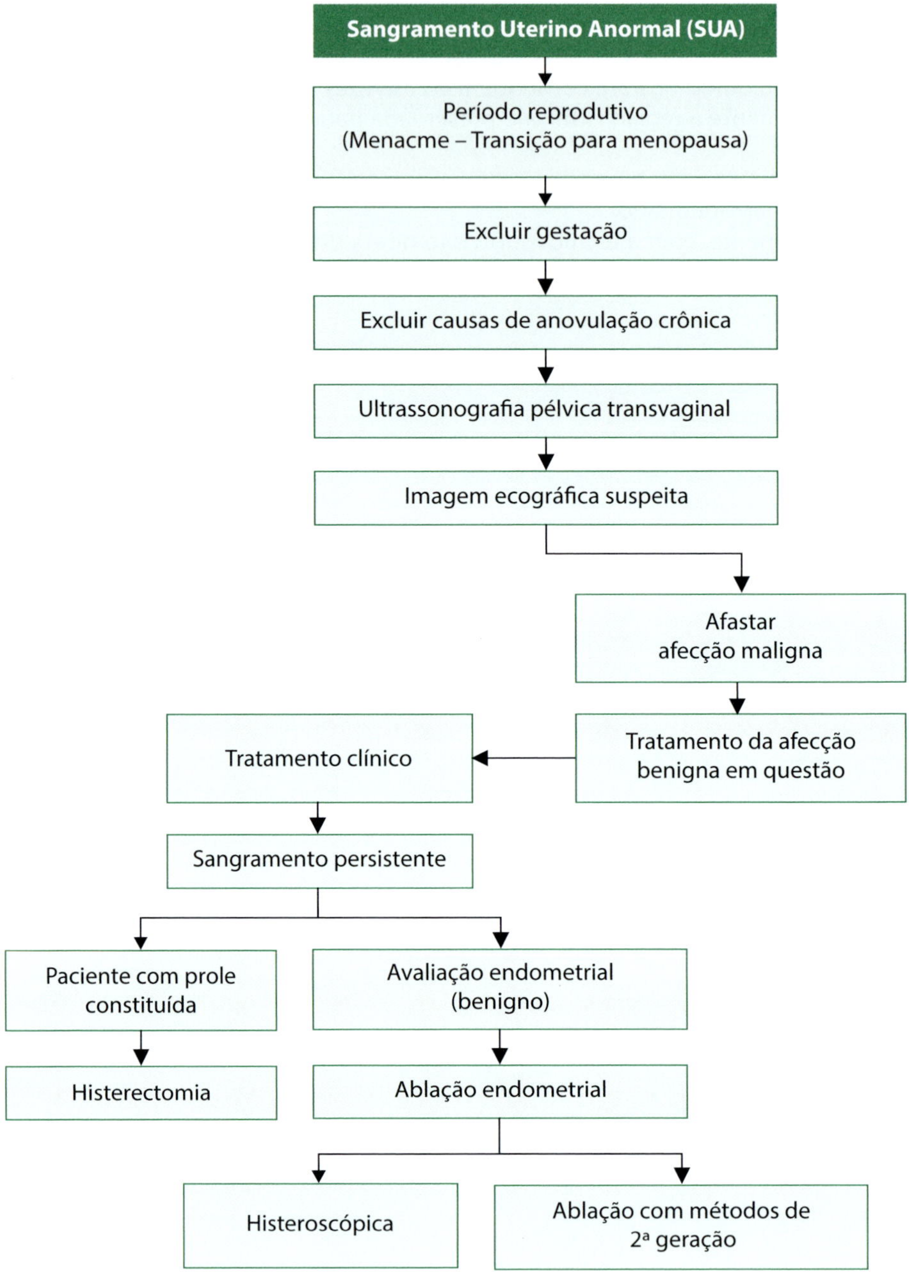

Fonte: Desenvolvido pela autoria

Referências bibliográficas

1. Lethaby A, Hickey M, Garry R, Penninx J. Endometrial resection/ablation techniques for heavy menstrual bleeding. Cochrane Database Syst Rev. 2009;(4):CD001501.
2. Marjoribanks J, Lethaby A, Farquhar C. Surgery versus medical therapy for heavy menstrual bleeding. Cochrane Database Syst Rev. 2006;(2):CD003855.
3. Järvelä IY, Santala M. Treatment of non-atypic endometrial hyperplasia using thermal balloon endometrial ablation therapy. Gynecol Obstet Invest. 2005;59(4):202-6.
4. Laurelli G, Di Vagno G, Scaffa C, Losito S, Del Giudice M, Greggi S. Conservative treatment of early endometrial cancer: preliminary results of a pilot study. Gynecol Oncol. 2011;120(1):43-6.
5. Lefler HT Jr, Lefler CF. Origin of premenstrual syndrome: assessment by endometrial ablation. J Am Assoc Gynecol Laparosc. 1994;1(3):207-12.

Capítulo 14

Adenomiose. Diagnóstico e Tratamento

Mariana da Cunha Vieira
Sérgio Podgaec
Maurício Simões Abrão

Introdução

O termo "adenomiose uterina" foi utilizado pela primeira vez em 1925 e denomina uma condição caracterizada pela presença de glândulas endometriais e/ou estroma no miométrio.[1] Embora possa acometer mulheres jovens, a adenomiose é mais comumente observada em mulheres multíparas entre as 4ª e 5ª décadas de vida. Sua frequência varia entre 14% e 66% na literatura consequente aos diferentes critérios diagnósticos utilizados.[2,3]

Estima-se que aproximadamente 30% das pacientes com adenomiose são assintomáticas.[4] No entanto, a maioria das pacientes pode apresentar uma grande variedade de sintomas heterogêneos e inespecíficos, geralmente observados em outras doenças ginecológicas benignas.[5] Os sintomas usualmente apresentados por pacientes com adenomiose são: sangramento uterino anormal (SUA); dismenorreia; dispareunia; dor pélvica crônica e comprometimento do potencial reprodutivo.[6] A frequência e a severidade dos sintomas dependem da extensão da doença.[7]

Incidência

A incidência isolada da adenomiose permanece incerta, contudo dados da literatura apontam para uma taxa entre 38% e 64%.[8,9] É frequente a associação com condições que apresentam sintomas similares, sendo a coexistência com a endometriose e mioma uterino a mais relevante.[9] Estudos revelam a associação entre endometriose e adenomiose em 80,6% das pacientes.[10] Ademais, a adenomiose focal da parede anterior do útero ocorre em 50% das mulheres com endometriose profunda na bexiga.[11] Estudos recentes destacaram a correlação entre a adenomiose focal do miométrio externo e a gravidade da endometriose profunda, o que sugere que esta pode ser considerada um indicador de severidade da doença.[12]

Etiopatogenia

A sua origem permanece incerta, mas uma série de teorias tem sido proposta.[2] Atualmente, a mais amplamente aceita considera a alteração ou ausência da zona juncional como elemento determinante para a invaginação e o crescimento do endométrio basal no miométrio.[13] Outras perspectivas argumentam a favor do autotraumatismo uterino e apontam os mecanismos de lesão e reparo tecidual como eventos primordiais no processo.[14,15] Além disso, alguns estudos consideram a metaplasia de células-tronco no miométrio como fator desencadeante da adenomiose.[16] Evidências recentes indicam a participação de receptores hormonais, moléculas inflamatórias, enzimas da matriz extracelular, fatores de crescimento e processos neuroangiogênicos nesse complexo processo.[16,17]

Classificação

A adenomiose apresenta-se como uma doença heterogênea, com diversos fenótipos e manifestações distintas.[5] Pode ser difusa, focal ou assumir formas menos comuns, incluindo adenomiomas, pólipos adenomiomatosos e adenomioses císticas.[5,17] É classificada como difusa quando múltiplos focos de glândulas endometriais e/ou estroma estão dispersos amplamente pelo miométrio.[18] Já o tipo focal ocorre quando nódulos adenomióticos delimitados estão presentes e quando mais de 25% da lesão encontra-se cercada por miométrio saudável.[5] O adenomioma cístico representa uma variante rara da adenomiose focal, sendo caracterizado por uma lesão isolada completamente envolvida por miométrio hipertrófico.[19]

A adenomiose pode ser classificada de acordo com a extensão da doença e com base na proporção estimada do corpo uterino afetado pela lesão.[20] Considera-se leve quando há menos de 25% do miométrio acometido; moderada quando 25% a 50% do miométrio é afetado e grave quando a adenomiose abrange mais de 50% da musculatura uterina.[20]

Quadro clínico

Aproximadamente 30% das mulheres diagnosticadas com adenomiose são assintomáticas.[4] Entretanto, a grande maioria das pacientes pode manifestar uma ampla variedade de sintomas heterogêneos e não específicos, frequentemente observados em outras condições ginecológicas benignas.[4] Os sintomas frequentemente relatados por pacientes com adenomiose incluem SUA, dismenorreia, dispareunia, dor pélvica crônica e impacto na capacidade reprodutiva.[6]

A classificação PALM-COEIN da Federação Internacional de Ginecologia e Obstetrícia (Figo) reconhece a adenomiose como uma causa estrutural de SUA em mulheres em idade reprodutiva.[29,30] Apesar de estudos recentes não terem estabelecido uma relação direta entre a presença de adenomiose e SUA, há uma correlação estatisticamente significativa entre a profundidade de penetração das lesões no miométrio e a gravidade do SUA.[7]

A dismenorreia é um dos sintomas mais comuns em mulheres com adenomiose, afetando de 50% a 93,4% das mulheres diagnosticadas com essa condição.[5,9] Estudos prévios identificaram correlação entre a intensidade da dismenorreia e o número de focos de adenomiose, bem como a profundidade da invasão da doença no miométrio.[9,31,32]

Mais da metade das pacientes com dismenorreia, SUA e infertilidade apresenta adenomiose.[5] Metanálises recentes indicam redução nas taxas de implantação e gravidez, além de aumento no risco de aborto espontâneo e diminuição da taxa de nascidos vivos.[33-35] No entanto, os dados disponíveis ainda não permitem concluir de forma definitiva se existe uma relação causal direta entre adenomiose e infertilidade.[36-38] Diversos fatores podem contribuir para o impacto negativo da adenomiose na infertilidade, incluindo aumento da contratilidade uterina, comprometimento da receptividade endometrial, desregulação do metabolismo hormonal local, inflamação local, deficiência na perviedade tubária e função espermática reduzida, possivelmente em consequência dos níveis elevados de óxido nítrico na cavidade uterina.[31,33,39]

Diagnóstico por imagem

O diagnóstico de adenomiose uterina foi, por muito tempo, atribuído à análise histológica de produto de histerectomias de pacientes com prole constituída.[3,21] Caracteriza-se pela presença de glândulas e estroma endometriais no miométrio, associada a hiperplasia da musculatura lisa adjacente, sendo seu diagnóstico definitivo considerado padrão-ouro, ainda com base no estudo histológico.[17,22] Os aspectos histopatológicos da adenomiose são variados e contribuem para sua aparência nos exames de imagem.[23] A hiperplasia da musculatura lisa produz a típica aparência grosseira da doença e corresponde às áreas de menor ecogenicidade ao exame de ultrassonografia endovaginal e áreas de menor intensidade de sinal nas imagens da ressonância magnética.[24] O exame de ultrassonografia revela ecotextura miometrial com heterogenicidade, que corresponde às ilhas ecogênicas de tecido endometrial heterotópico rodeado por musculatura lisa hipoecoica.[24] Imagens obtidas em T2 por meio de ressonância magnética exibem focos de hipersinal em áreas anormais de baixa intensidade de sinal no miométrio em aproximadamente 50% das pacientes.[24] Esses focos correspondem às ilhas de tecido endometrial heterotópico, à dilatação cística das glândulas heterotópicas ou aos focos de hemorragia.[24]

O avanço tecnológico e técnico dos recursos de imagem, associado à investigação clínica, permitiu que a adenomiose passasse de uma entidade histológica para uma condição clínica.[5] Tanto a ultrassonografia transvaginal como a ressonância nuclear magnética pélvica demonstraram alta sensibilidade no diagnóstico e na avaliação da adenomiose.[25] Na atualidade, a combinação de ultrassonografia abdominal e transvaginal, realizada por profissionais experientes, é a primeira escolha em razão de seu baixo custo, acessibilidade e natureza dinâmica, com sensibilidade de 83,8% e especificidade de 63,9%.[25] Por sua vez, a ressonância magnética, apresenta custo mais elevado, com sensibilidade de 77% e especificidade de 89%.[26]

Os principais achados na ultrassonografia 2D/3D sugestivos de adenomiose são:[19,20]

- Útero globoso
- Assimetria das paredes miometriais
- Áreas anecoicas (cistos) no interior do miométrio
- Ilhas hiperecpicas miometriais
- Estrias hipoecogênicas no subendométrio
- Nódulos ecogênicos subendometriais
- Vascularização translesional
- Irregularidade e/ou interrupção da zona juncional

Os principais achados na ressonância magnética sugestivos de adenomiose são:[19,20]

- Aumento do volume uterino com ou sem outras comorbidades
- Assimetria da parede miometrial (observar contratilidade uterina)
- Cistos miometriais
- Zona juncional espessada (8 mm a 12 mm)
- Adenomiose interna/externa/adenomioma

Desafios no diagnóstico diferencial de adenomiose incluem leiomiomas uterinos, carcinoma endometrial, contrações miometriais, hipertrofia muscular uterina.[27,28]

Protocolos recentes de padronização na descrição da adenomiose incluem:[20]

» Localização (parede anterior, posterior, lateral esquerda, lateral direita e fúndica)
» Diferenciação (difusa, focal, difusa e focal)
» Tipo de adenomiose (cística ou não cística)
» Camada uterina envolvida (zona juncional, miométrio intermediário e miométrio externo)
» Extensão da adenomiose (leve, moderada ou severa)
» Tamanho da lesão

Na Divisão de Ginecologia do Hospital das Clínicas da Faculdade de Medicina da Universidade de São Paulo (HCFMUSP), utilizamos a ultrassonografia como primeira opção diagnóstica. Nos casos de associação com mioma uterino e em úteros de grande volume, associamos a ressonância magnética.

Tratamento

O objetivo do tratamento da adenomiose é o controle dos sintomas e, em alguns casos, o desejo de fertilidade.[40] A escolha do tratamento deve considerar idade, paridade, comorbidades e desejo gestacional da paciente. Inicialmente, prioriza-se o tratamento clínico e, na falha deste, considera-se o tratamento cirúrgico minimamente invasivo, que pode ser conservador ou radical.[41] A conduta cirúrgica definitiva pode ser realizada em pacientes com prole já constituída e/ou sem desejo reprodutivo.[42] Já o tratamento cirúrgico conservador deve ser discutido com as pacientes que desejam manter seu útero, com ou sem desejo reprodutivo no momento do diagnóstico.[43] Principalmente em virtude da postergação da maternidade e do avanço do diagnóstico por imagem nos últimos anos, tem aumentado o número de mulheres com adenomiose associada ao desejo reprodutivo e/ou à infertilidade.[3]

Tradicionalmente, a histerectomia é a principal opção terapêutica resolutiva para portadoras de adenomiose.[44] No entanto, cada vez mais lidamos com pacientes sintomáticas, com diagnóstico clínico e por imagem sugestivo de adenomiose, resistentes à retirada do útero, principalmente se essas mulheres ainda mantêm o desejo reprodutivo.[39] Em busca de tratar esse perfil de pacientes, nos últimos anos, diversas técnicas conservadoras foram propostas para o manejo terapêutico da adenomiose.[45]

Tratamento clínico da adenomiose

Uma opção conservadora que tem se mostrado efetiva no manejo dos sintomas clínicos da adenomiose é a inserção do dispositivo intrauterino liberador de levonorgestrel (DIU-LNG).[46] Ensaio clínico randomizado comparou o uso do DIU-LNG à histerectomia na eficácia terapêutica e no impacto na qualidade de vida de mulheres com adenomiose.[47] As pacientes randomizadas para o grupo 1 receberam a inserção do DIU-LNG, enquanto as demais foram submetidas à histerectomia por via abdominal.[47] Após 6 e 12 meses de seguimento, os dois grupos apresentaram aumento do nível sérico de hemoglobina sem diferença estatística.[47] Na avaliação da qualidade de vida, foram comparados os escores pré e pós-tratamento dos dois grupos, com melhora verificada, aumento do escore, de três dos cinco domínios principais no grupo tratado com histerectomia; enquanto nas pacientes tratadas com DIU-LNG, todos os cinco domínios principais apresentaram melhora do escore, o que revelou efeitos psicológicos e na vida social superiores aos do grupo cirúrgico.[47] Essa é uma promissora alternativa à histerectomia.[48]

O uso de progestagênio oral contínuo é mais uma alternativa conservadora no manejo da adenomiose.[49] A avaliação do uso do dienogeste – 2 mg/dia, sem interrupção, se mostrou eficaz no controle clínico da endometriose em 51 mulheres com diagnóstico de adenomiose.[50] Após 12 meses de seguimento, 21,6% das pacientes interromperam o tratamento em razão de efeitos adversos, sendo o mais relatado deles o sangramento uterino.[50]

Revisão sistemática recente sobre o tratamento farmacológico nas pacientes com adenomiose incluiu cinco estudos de um total de 567 artigos avaliados.[48] O dispositivo intrauterino de levonorgestrel mostrou-se eficaz no controle do sangramento quando comparado à histerectomia ou a contraceptivos orais combinados (COC).[48] Um estudo avaliou a dor pélvica crônica e relatou que o DIU-LNG foi superior aos COC na redução dos sintomas.[48] Em relação ao dienogeste, houve redução da dor pélvica quando comparado ao placebo ou à gosserelina, mas mostrou-se menos eficaz no controle do sangramento do que o análogo do hormônio liberador de gonadotrofina (GnRH).[48] O letrozol foi tão eficaz quanto o análogo do GnRH para aliviar a dismenorreia e a dispareunia, mas não para a dor pélvica crônica.[48] A redução do volume uterino foi observada com inibidores da aromatase, análogos do GnRH e DIU-LNG.[48] Dessa forma, o dispositivo intrauterino de levonorgestrel e o dienogeste melhoraram significativamente o controle do sangramento e da dor pélvica, respectivamente, em mulheres com adenomiose.[48]

Tratamento cirúrgico da adenomiose em mulheres com infertilidade e desejo reprodutivo

Uma recente revisão sistemática e metanálise avaliou os resultados gerais de gravidez após o tratamento cirúrgico conservador em pacientes com adenomiose. Foram incluídos 13 artigos e revisados de forma sistemática.[51] Um total de 1.319 pacientes foi incluído, entre as quais 795 tinham o desejo de engravidar. As técnicas cirúrgicas que preservam o útero foram divididas em duas categorias: excisão completa/incompleta da adenomiose e técnicas não excisionais, como ultrassom focalizado de alta intensidade (HIFU), embolização da artéria uterina (EAU), ablação por micro-ondas (MWA) e ablação por radiofrequência (RFA).[51] Essas técnicas não excisionais se baseiam no princípio de remover fisicamente o tecido onde a lesão está presente ou interromper o fluxo sanguíneo para a área afetada para induzir a necrose da adenomiose, com resultados positivos relatados, como alívio dos sintomas das pacientes, mas seu impacto na fertilidade ainda permanece controverso.[51] Nessa revisão, a taxa de gestação após tratamento cirúrgico de excisão foi de 40% (intervalo de confiança de 95% IC, 29 a 52); a taxa de aborto espontâneo foi de 21% (IC 95%, 16 a 27) e a taxa de nascidos vivos foi de 70% (IC 95%, 64 a 76). As taxas correspondentes após o tratamento com técnicas não excisionais foram de 51% (IC 95%, 42 a 60), 22% (IC 95%, 13 a 34) e 71% (IC 95%, 57 a 83), respectivamente.[51] As diferenças não foram estatisticamente significativas.

Ademais, ao estratificar a análise de acordo com o método de concepção, as taxas de gravidez no grupo de excisão por técnicas de reprodução assistida (TRA) e gestação espontânea foram de 41% e 28%, respectivamente.[51] Esses achados sugerem que a TRA pode ser mais efetiva para as pacientes, maximizando as chances de gravidez. Além disso, uma análise de subgrupo foi realizada para avaliar a taxa de gravidez após o tratamento de excisão de acordo com o tipo de adenomiose. Não houve diferença significativa na taxa de gravidez entre pacientes com adenomiose focal e difusa.[51] Esse resultado foi inconsistente com estudos prévios, que demonstraram que pacientes com adenomiose focal (52,7%) apresentaram taxa de gravidez mais alta do que aqueles com adenomiose difusa (31,4%) após cirurgia conservadora.[52] Embora haja diversas opções descritas atualmente na literatura para o tratamento conservador da adenomiose, visando a fertilidade, a escolha pelo tratamento adequado continua um desafio pela falta de estudos controlados e prospectivos de boa qualidade.

Tratamento da cirúrgico da adenomiose em mulheres sem infertilidade ou desejo reprodutivo

Nas pacientes com prole constituída ou sem desejo reprodutivo, é possível oferecer tanto o tratamento definitivo por meio da histerectomia como também o tratamento conservador medicamentoso ou mediante procedimentos minimamente invasivos, como a embolização das artérias uterinas.[53] Nesse grupo de pacientes, a literatura dispõe de alguns estudos que avaliaram opções conservadoras para o tratamento dos sintomas da adenomiose sem o objetivo final de avaliar as taxas de gestação após o tratamento, mas apenas a melhora do quadro clínico.[54]

Uma revisão avaliou um total de 511 mulheres acometidas por adenomiose, com relatos de melhora dos principais sintomas em 387 (75,7%).[55] Em estudos com seguimento inferior a 12 meses (média de 9,4 meses), a taxa de sucesso terapêutico foi de 83,3% para pacientes com adenomiose isolada e de 92,9% quando havia associação com mioma uterino.[55] Nos estudos com seguimento superior a 12 meses (média de 40,6 meses), essa taxa foi de 64,9% em pacientes com adenomiose isolada e de 82,4% naquelas com mioma associado, o que revelou melhor resposta ao tratamento, tanto no seguimento de curto como no de longo prazo, quando existe a associação da adenomiose com o leiomioma uterino.[55]

Recomendação

Na Divisão de Ginecologia do Hospital das Clínicas da Faculdade de Medicina da Universidade de São Paulo (HCFMUSP), recomenda-se a seguinte conduta para o diagnóstico (Algoritmo 14.1) e tratamento (Algoritmo 14.2) da adenomiose.

Algoritmo 14.1 – Diagnóstico de adenomiose

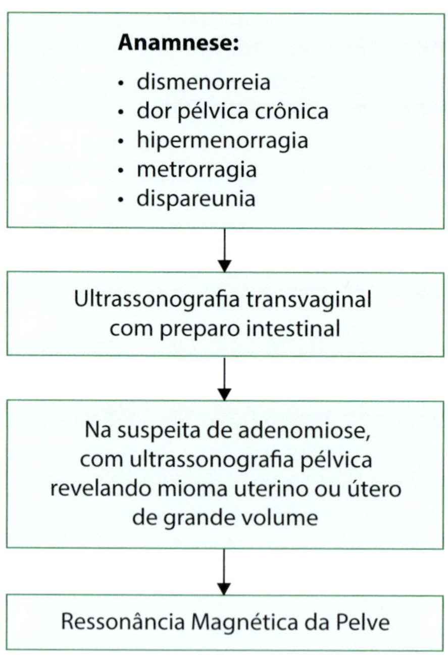

Fonte: Desenvolvido pela autoria

Algoritmo 14.2 – Tratamento de adenomiose

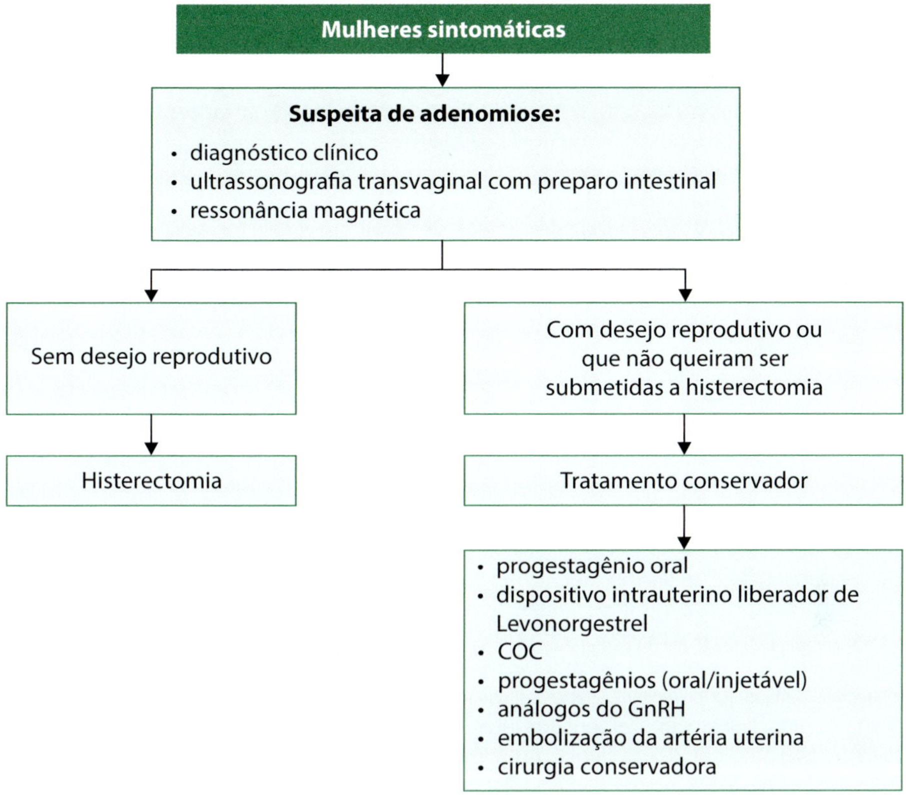

GnRH: Hormônio de Liberação de Gonadotrofinas
Fonte: Desenvolvido pela autoria

Referências bibliográficas

1. Ferenczy A. Pathophysiology of adenomyosis. Hum Reprod Update. 1998;4(4):312-22.
2. Vercellini P, et al. Adenomyosis: epidemiological factors. Best Pract Res Clin Obstet Gynaecol. 2006;20(4):465-77.
3. Maheshwari A, et al. Adenomyosis and subfertility: a systematic review of prevalence, diagnosis, treatment and fertility outcomes. Hum Reprod Update. 2012;18(4):374-92.
4. Peric H, Fraser IS. The symptomatology of adenomyosis. Best Pract Res Clin Obstet Gynaecol. 2006;20(4):547-55.
5. Chapron C, et al. Diagnosing adenomyosis: an integrated clinical and imaging approach. Hum Reprod Update. 2020;26(3):392-411.
6. Leyendecker G, et al. Adenomyosis and reproduction. Best Pract Res Clin Obstet Gynaecol. 2006;20(4):523-46.
7. Levgur M, Abadi MA, Tucker A. Adenomyosis: symptoms, histology, and pregnancy terminations. Obstet Gynecol. 2000;95(5):688-91.
8. Naftalin J, et al. Is adenomyosis associated with menorrhagia? Hum Reprod. 2014;29(3):473-9.
9. Naftalin J, et al. Association between ultrasound features of adenomyosis and severity of menstrual pain. Ultrasound Obstet Gynecol. 2016;47(6):779-83.

10. Eisenberg VH, et al. Sonographic signs of adenomyosis are prevalent in women undergoing surgery for endometriosis and may suggest a higher risk of infertility. Biomed Res Int. 2017;2017:8967803.
11. Marcellin L, et al. Anterior focal adenomyosis and bladder deep infiltrating endometriosis: is there a link? J Minim Invasive Gynecol. 2018;25(5):896-901.
12. Hudelist G. Adenomyosis and deep infiltrating endometriosis-how can disease severity be determined and correlated? Fertil Steril. 2020;114(4):752.
13. Bergeron C, Amant F, Ferenczy A. Pathology and physiopathology of adenomyosis. Best Pract Res Clin Obstet Gynaecol. 2006;20(4):511-21.
14. Gargett CE, Schwab KE, Deane JA. Endometrial stem/progenitor cells: the first 10 years. Hum Reprod Update. 2016;22(2):137-63.
15. Leyendecker G, et al. Adenomyosis and endometriosis. Re-visiting their association and further insights into the mechanisms of auto-traumatisation. An MRI study. Arch Gynecol Obstet. 2015;291(4):917-32.
16. Vannuccini S, et al. Pathogenesis of adenomyosis: an update on molecular mechanisms. Reprod Biomed Online. 2017;35(5):592-601.
17. Gordts S, Grimbizis G, Campo R. Symptoms and classification of uterine adenomyosis, including the place of hysteroscopy in diagnosis. Fertil Steril. 2018;109(3):380-8.e1.
18. Lazzeri L, et al. A sonographic classification of adenomyosis: interobserver reproducibility in the evaluation of type and degree of the myometrial involvement. Fertil Steril. 2018;110(6):1154-61.e3.
19. Van den Bosch T, et al. Terms, definitions and measurements to describe sonographic features of myometrium and uterine masses: a consensus opinion from the Morphological Uterus Sonographic Assessment (MUSA) group. Ultrasound Obstet Gynecol. 2015;46(3):284-98.
20. Van den Bosch T, et al. Sonographic classification and reporting system for diagnosing adenomyosis. Ultrasound Obstet Gynecol. 2019;53(5):576-582.
21. Taran FA, et al. Clinical characteristics indicating adenomyosis at the time of hysterectomy: a retrospective study in 291 patients. Arch Gynecol Obstet. 2012;285(6):1571-6.
22. Pinzauti S, et al. Transvaginal sonographic features of diffuse adenomyosis in 18-30-year-old nulligravid women without endometriosis: association with symptoms. Ultrasound Obstet Gynecol. 2015;46(6):730-6.
23. Tellum T, et al. Diagnosing adenomyosis with MRI: a prospective study revisiting the junctional zone thickness cutoff of 12 mm as a diagnostic marker. Eur Radiol. 2019;29(12):6971-81.
24. Bazot M, et al. Ultrasonography compared with magnetic resonance imaging for the diagnosis of adenomyosis: correlation with histopathology. Hum Reprod. 2001;16(11):2427-33.
25. Andres MP, et al. Transvaginal ultrasound for the diagnosis of adenomyosis: systematic review and meta-analysis. J Minim Invasive Gynecol. 2018;25(2):257-64.
26. Champaneria R, et al. Ultrasound scan and magnetic resonance imaging for the diagnosis of adenomyosis: systematic review comparing test accuracy. Acta Obstet Gynecol Scand. 2010;89(11):1374-84.
27. Van den Bosch T, et al. The importance of transient myometrial contractions in the diagnosis of adenomyosis and congenital uterine anomalies. Ultrasound Obstet Gynecol. 2020.
28. Takeuchi M, et al. Pathologies of the uterine endometrial cavity: usual and unusual manifestations and pitfalls on magnetic resonance imaging. Eur Radiol. 2005;15(11):2244-55.
29. Munro MG, et al. FIGO classification system (PALM-COEIN) for causes of abnormal uterine bleeding in nongravid women of reproductive age. Int J Gynaecol Obstet. 2011;113(1):3-13.
30. Munro MG, et al. The FIGO classification of causes of abnormal uterine bleeding in the reproductive years. Fertil Steril, 2011;95(7):2204-8, 2208.e1-3.
31. Lacheta J. Uterine adenomyosis: pathogenesis, diagnostics, symptomatology and treatment. Ceska Gynekol. 2019;84(3):240-6.
32. Shrestha A, et al. Adenomyosis at hysterectomy: prevalence, patient characteristics, clinical profile and histopatholgical findings. Kathmandu Univ Med J (KUMJ). 2012;10(37):53-6.

33. Vercellini P, Bonfanti I, Berlanda N. Adenomyosis and infertility: is there a causal link? Expert Rev Endocrinol Metab. 2019;14(6):365-7.
34. Buggio L, et al. Adenomyosis: fertility and obstetric outcome. A comprehensive literature review. Minerva Ginecol. 2018;70(3):295-302.
35. Benaglia L, et al. Asymptomatic adenomyosis and embryo implantation in IVF cycles. Reprod Biomed Online. 2014;29(5):606-11.
36. Bourdon M, et al. Focal adenomyosis is associated with primary infertility. Fertil Steril. 2020.
37. Abu Hashim H, et al. The prevalence of adenomyosis in an infertile population: a cross-sectional study. Reprod Biomed Online. 2020;40(6):842-50.
38. Garcia-Velasco JA. Is there a link between focal adenomyosis and infertility? Fertil Steril. 2020;114(6):1179.
39. Harada T, et al. The impact of adenomyosis on women's fertility. Obstet Gynecol Surv. 2016;71(9):557-68.
40. Munro MG. Uterine polyps, adenomyosis, leiomyomas, and endometrial receptivity. Fertil Steril. 2019;111(4):629-40.
41. Vannuccini S, et al. Role of medical therapy in the management of uterine adenomyosis. Fertil Steril. 2018;109(3):398-405.
42. Yu O, et al. Adenomyosis incidence, prevalence and treatment: United States population-based study 2006-2015. Am J Obstet Gynecol, 2020.
43. Tskhay VB, Schindler AE, Mikailly GT. Diffuse massive adenomyosis and infertility. Is it possible to treat this condition? Horm Mol Biol Clin Investig. 2019;37(1).
44. Vannuccini S, Petraglia F. Recent advances in understanding and managing adenomyosis. F1000Res. 2019;8.
45. Osada H, et al. Surgical procedure to conserve the uterus for future pregnancy in patients suffering from massive adenomyosis. Reprod Biomed Online. 2011;22(1):94-9.
46. Song SY, et al. Long-term efficacy and feasibility of levonorgestrel-releasing intrauterine device use in patients with adenomyosis. Medicine (Baltimore). 2020;99(22):e20421.
47. Ozdegirmenci O, et al. Comparison of levonorgestrel intrauterine system versus hysterectomy on efficacy and quality of life in patients with adenomyosis. Fertil Steril. 2011;95(2):497-502.
48. Benetti-Pinto CL, et al. Pharmacological treatment for symptomatic adenomyosis: a systematic review. Rev Bras Ginecol Obstet. 2019;41(9):564-74.
49. Schindler AE. Non-contraceptive benefits of oral hormonal contraceptives. Int J Endocrinol Metab. 2013;11(1):41-7.
50. Nagata C, et al. Risk factors of treatment discontinuation due to uterine bleeding in adenomyosis patients treated with dienogest. J Obstet Gynaecol Res. 2012;38(4):639-44.
51. Jiang L, et al. Pregnancy outcomes after uterus-sparing operative treatment for adenomyosis: a systematic review and meta-analysis. J Minim Invasive Gynecol. 2023;30(7):543-54.
52. Tan J, et al. Reproductive outcomes after fertility-sparing surgery for focal and diffuse adenomyosis: a systematic review. J Minim Invasive Gynecol. 2018;25(4):608-21.
53. Lohle PNM, Higué D, Herbreteau D. Uterine artery embolisation in women with symptomatic adenomyosis. Presse Med. 2019;48(4):435-9.
54. Kim MD. Uterine artery embolization for leiomyomas and adenomyosis: a pictorial essay based on our experience from 1300 cases. Korean J Radiol. 2019;20(10):1462-73.
55. Popovic M, et al. Uterine artery embolization for the treatment of adenomyosis: a review. J Vasc Interv Radiol. 2011;22(7):901-9; quiz 909.

Capítulo 15

Tumores Benignos do Ovário

Sérgio Edgar Camões Conti Ribeiro
Marianna Siqueira de Assumpção
Camila Barião da Fonseca Miyahara
Edmund Chada Baracat

Introdução

Os tumores benignos do ovário podem ocorrer durante toda a vida da mulher. A maior parte das doenças ovarianas é benigna, de origem funcional ou tumoral benigna.[1]

Os tumores funcionais ou não neoplásicos podem ser classificados em cisto folicular, cisto de corpo lúteo, cisto tecaluteínico e cisto simples ou de inclusão.

Os tumores ovarianos benignos neoplásicos podem ser derivados dos vários tecidos que compõem o ovário: tumores epiteliais, de células germinativas, e estromais.

Etiologia

Tumores funcionais ou não neoplásicos

1. **Cisto folicular:** cisto ovariano mais frequente. Ocorre na fase pré-ovulatória. Apresenta contornos regulares, paredes finas e conteúdo anecoico à ultrassonografia (USG). O tamanho pode variar de 2 a 10 cm.
2. **Cisto de corpo lúteo:** ocorre no período pós-ovulatório. Tem contornos um pouco mais irregulares e anfractuosos. Geralmente menor que 3 cm.
3. **Cisto tecaluteínico:** o menos frequente dos cistos ovarianos. Decorre da resposta ao estímulo de níveis elevados de gonadotrofina coriônica (gestação, mola hidatiforme, indução da ovulação). Pode atingir grande volume, até 30 cm de diâmetro, e geralmente é bilateral.
4. **Cisto simples ou de inclusão:** encarceramento de tecido epitelial de revestimento ovariano no estroma após a ovulação. Apresenta contornos regulares e mede, em geral, até 4 cm de diâmetro.

Tumores neoplásicos

1. **Tumor epitelial:** derivado do tecido de revestimento ovariano. Representa 60% a 80% dos tumores ovarianos. Origina-se dos ductos de Müller e, por isso pode, apresentar-se de diversas formas:
   a. **Cistoadenoma seroso:** assemelha-se ao epitélio da tuba uterina. Representa 25% a 30% dos tumores epiteliais. Tem conteúdo límpido, tamanho variável, uni ou multilocular, geralmente unilateral.
   b. **Cistoadenoma mucinoso:** assemelha-se ao epitélio do colo uterino. Pode atingir grandes volumes, conteúdo viscoso, geralmente septado.
   c. **Tumor de Brenner:** derivado das células transicionais. Representa 0,5% dos tumores ovarianos. Geralmente são pequenos e assintomáticos.
2. **Tumor de células germinativas:** teratoma maduro. Representa 20% dos tumores ovarianos e é bilateral em 20% dos casos. Há presença dos três folhetos embrionários.
3. **Tumor estromal:** derivado do mesênquima inativo do ovário. Representado pelo fibroma. Esse tumor pode cursar com ascite e derrame pleural (síndrome de Meigs).

Quadro 15.1 – Tipos de tumores ovarianos e sua origem

Tumor funcional ou não neoplásico	Folicular	
	Corpo lúteo	
	Tecaluteínico	
	Simples ou de inclusão	
Tumor neoplásico	Epitelial	Cisto adenoma seroso
		Cisto adenoma mucinoso
		Tumor de Brenner
	Células germinativas	Teratoma maduro
	Estromal	Fibroma

Fonte: Desenvolvido pela autoria

Diagnóstico

As doenças benignas do ovário frequentemente são achados incidentais, mas também podem causar sintomas consequentes à torção anexial, efeito de massa ou aumento da produção hormonal. (D)[1]

O maior desafio é tentar diferenciar um tumor anexial benigno de um tumor anexial maligno, uma vez que esse último também se apresenta de modo assintomático na maior parte das vezes. Quando presentes, os sintomas costumam ser inespecíficos como dor pélvica, saciedade precoce e empachamento e sintomas urinários. Além disso, são mais frequentes em lesões avançadas.[3]

Em relação à anamnese e ao exame físico, a presença de aumento de volume abdominal (em geral à custa de ascite) e emagrecimento aumentam significativamente a chance de tumor ovariano maligno. Outro dado que aumenta o risco de malignidade é a idade, sendo que mulheres na pós-menopausa com tumores ovarianos apresentam maior chance de malignidade do que pacientes na menacme. (A)[2]

Considerando-se os exames subsidiários, o primeiro exame solicitado frente à hipótese de tumor ovariano geralmente é a USG transvaginal/pélvica. Existem alterações morfológicas ao exame que aumentam o risco de malignidade, como presença de septos internos maiores que 3 mm, vegetações, ecos internos heterogêneos e presença de áreas sólidas. (A)[3] A adição do Doppler permite avaliar a vascularização tumoral e ajuda na avaliação do risco de malignidade do tumor ovariano. A atividade angiogênica é maior nas neoplasias malignas do que nas benignas. Sendo assim, ao Doppler, visibiliza-se maior vascularização, com decréscimo na resistência periférica e aumento da velocidade do fluxo sanguíneo nos casos de carcinoma. Porém, para mensurar essa atividade, deve-se localizar uma artéria na massa tumoral, o que nem sempre é possível. Mais ainda: tumores benignos também podem adquirir essas características de neovascularização e baixa resistência (p. ex., no cisto de corpo lúteo), limitando a eficácia e a aplicabilidade desse método. Entretanto, existem algumas alterações que aumentam sobremaneira o risco de malignidade, como presença de quatro ou mais vasos no interior da massa tumoral (válido apenas para mulheres na pós-menopausa) e vascularização central no componente sólido do tumor. (A)[3] (B)[4] (D)[5]

A ressonância magnética (RM) pode auxiliar nos casos mal definidos à USG nos quais há dúvida se a lesão é verdadeiramente ovariana, fornecendo também melhor caracterização do tecido tumoral conforme o padrão de sinal em T1 e T2 e vascularização com uso de contraste. A RM pode ainda auxiliar no diagnóstico de torção anexial e de rutura de cisto ovariano, diminuindo o número de cirurgias desnecessárias por tumores benignos.[3,4,5]

Analisando outros métodos radiológicos, não há benefício da adição de tomografia computadorizada (TC) ou tomografia computadorizada com emissão de pósitrons (PE-T-CT) na diferenciação de tumores ovarianos benignos de malignos, seja por sua baixa especificidade, seja pela alta taxa de falso-positivos ou pelo alto custo. (A) A TC tem sua utilidade nos casos de carcinoma ovariano avançados, auxiliando no planejamento terapêutico e também na avaliação de possíveis complicações associadas aos tumores, como obstrução intestinal e do sistema urinário. Além disso, a TC é um exame amplamente disponível e, muitas vezes, é o primeiro exame realizado em casos de abdome agudo e pode auxiliar no diagnóstico diferencial das causas ginecolócas (torção e rotura de cisto ovariano) de outras causas de abdome agudo (apendicite, diverticulite etc.).[6] Por fim, o PET-CT tem elevado índice de falso-positivos, não sendo recomendado como método para diferenciação entre tumores benignos de malignos. (D)[7]

Avaliando-se exames séricos, há os marcadores tumorais. Existem vários marcadores disponíveis. Os que se encontram mais elevados nas neoplasias malignas ovarianas são o CA-125 e o HE4. É consenso que não se deve solicitar marcadores como rastreamento. (D)[8] Porém, na vigência de tumor anexial, a dosagem desses marcadores pode auxiliar no raciocínio clínico. Deve-se atentar às doenças benignas que podem aumentar o CA-125 visto que ele se eleva quando há irritação da pleura, do pericárdio ou do peritônio. Assim, casos de ascite não tumoral (cirrose, insuficiência cardíaca descompensada), pneumonia com derrame pleural, infecções pélvicas (como tuberculose, moléstia inflamatória pélvica aguda, apendicite), entre tantas outras situações, proporcionam um aumento do CA-125 sem correlação com câncer de ovário. (A) O HE4 é um marcador presente em baixa concentração no ovário saudável e alta concentração nos casos de neoplasia maligna do ovário, mas também sofre influências de acordo com o estado menopausal e a idade da paciente.[9,15]

Há vários esforços no sentido de se usar combinação de ferramentas propedêuticas para aumentar a sensibilidade e a especificidade dos métodos na detecção/diferenciação de patologias ovarianas benignas de malignas. Um índice muito usado é o do risco de malignidade (RMI, do inglês *risk of malignancy index* –), que combina a USG, CA-125 e *status* menopausal da paciente, atribuindo escores para cada um. (B)[10,11] Outro algoritmo disponível é o risk of ovarian malignancy algorithm (ROMA) que combina CA-125, HE4 e status menopausal[12] e, mais recentemente, o Copenhagen index (CPH-I) que usa em seu algoritmo o CA-125, HE4 e a idade da paciente.[9] Entretanto, como todos os métodos supracitados, também apresenta limitações e aplicação prática restrita.

Tratamento

Diante de um tumor ovariano supostamente benigno, deve-se avaliar alguns aspectos. Primeiro, se a paciente for sintomática, a cirurgia se impõe, independentemente do risco de malignidade. Caso a paciente esteja assintomática, deve-se ponderar o risco de malignidade vs. as comorbidades e o risco cirúrgico. Frente à hipótese de benignidade, é possível realizar o seguimento clínico em pacientes assintomáticas. No caso de uma paciente com cisto hemorrágico, mesmo que roto, mas hemodinamicamente estável, é possível fazer o controle clínico, com hemogramas seriados e avaliação do quadro álgico. Já em pacientes com suspeita de cisto torcido, com fluxo à USG Doppler, deve-se encaminhá-las o quanto antes ao centro cirúrgico para preservação do ovário acometido. Em casos de cistos simples à USG (bem-delimitados, sem septações, vegetações ou áreas sólidas), menores que 5 cm, pacientes assintomáticas e dosagem de CA-125 normal, pode-se fazer o seguimento clínico com exame de imagem e marcador. A exceção à regra são os teratomas; esse tipo de cisto tem alta probabilidade de torção e, por esse motivo, costuma-se indicar cirurgia sempre que atinge 2 cm de diâmetro. Se essa paciente apresentar crescimento, elevação do CA-125 e/ou sintomas, procede-se à conduta cirúrgica. (D)[13]

É consenso na literatura que, em se optando pela conduta cirúrgica, a laparoscopia é via de eleição, principalmente pelo fato de exigir menor tempo de hospitalização, menor morbidade cirúrgica e retorno precoce às atividades rotineiras. (A)[13,14,16] No intraoperatório, deve-se realizar inventário minucioso da cavidade e coleta de líquido peritoneal para citologia oncótica. Cuidado especial deve ser dado ao tumor anexial, que deverá ser retirado íntegro e com material apropriado que evite o contato do tumor com a cavidade, com os trocanteres e com a parede abdominal. Nas tumorações benignas, pode ser realizada apenas a cistectomia, ou seja, a retirada do tumor ovariano, preservando-se o ovário acometido. (D)[1,12] (A)[13] O exame intraoperatório por patologista ("congelação") é tema polêmico. Caso o cirurgião esteja habilitado para realizar a cirurgia oncológica para câncer de ovário e a paciente esteja ciente dessa possibilidade e de acordo, pode-se lançar mão desse recurso. Caso contrário, e principalmente em pacientes jovens, nulíparas, pode-se prescindir da "congelação" e aguardar o resultado anatomopatológico final em parafina.

Recomendação

Na Divisão de Ginecologia do Hospital das Clínicas da Faculdade de Medicina da Universidade de São Paulo (HCFMUSP), recomenda-se a seguinte conduta para o diagnóstico de tumor ovariano (Algoritmo 15.1).

Algoritmo 15.1 – Diagnóstico de tumor ovariano

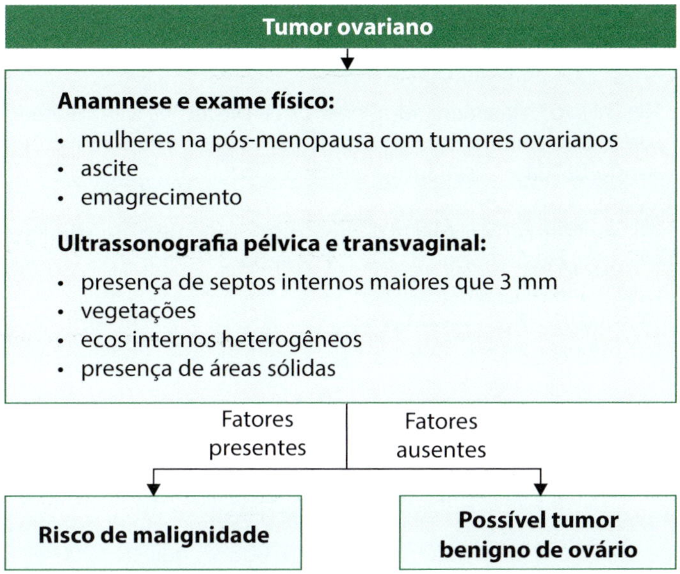

Fonte: Desenvolvido pela autoria

Recomendação

Na Divisão de Ginecologia do Hospital das Clínicas da Faculdade de Medicina da Universidade de São Paulo (HCFMUSP), recomenda-se a seguinte conduta para o tratamento de tumor ovariano (Algoritmo 15.2).

Algoritmo 15.2 – Tratamento de tumor ovariano

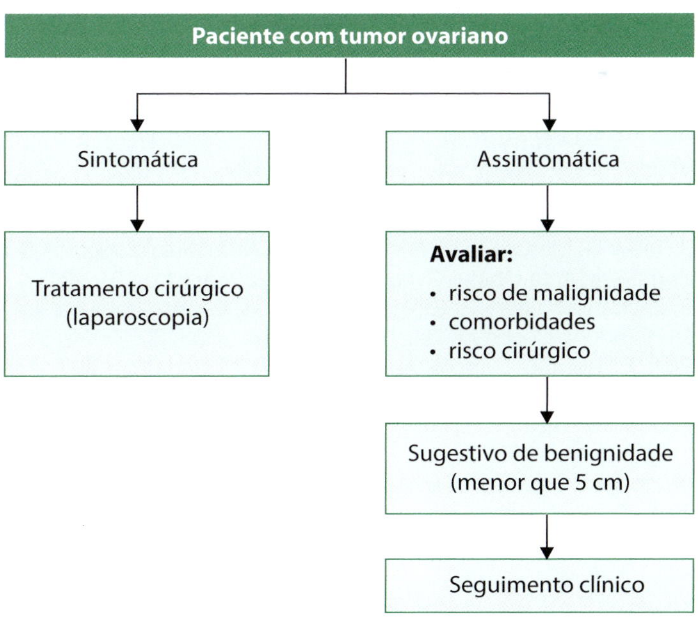

* Teratoma deve seguir fluxo cirúrgico se > 2 cm

Fonte: Desenvolvido pela autoria

Referências bibliográficas

1. Stany MP, Hamilton CA. Benign disorders of the ovary. Obstet Gynecol Clin North Am. 2008;35(2):271-84, ix.
2. Hermans AJ, Kluivers KB, Janssen LM, Siebers AG, Wijnen MHWA, Bulten J, et al. Adnexal masses in children, adolescents and women of reproductive age in the Netherlands: a nationwide population-based cohort study. Gynecol Oncol. 2016;143(1):93-7. doi: 10.1016/j.ygyno.2016.07.096. .
3. Taylor EC, Irshaid L, Mathur M. Multimodality Imaging approach to ovarian neoplasms with pathologic correlation. Radiographics. 2021;41(1):289-315. doi: 10.1148/rg.2021200086.
4. Guo Y, Phillips CH, Suarez-Weiss K, Roller LA, Frates MC, Benson CB, et al. Interreader agreement and intermodality concordance of O-RADS US and MRI for assessing large, complex ovarian-adnexal cysts. Radiol Imaging Cancer. 2022;4(5):e220064. doi: 10.1148/rycan.220064.
5. Tonolini M, Foti PV, Costanzo V, Mammino L, Palmucci S, Cianci A, et al. Cross-sectional imaging of acute gynaecologic disorders: CT and MRI findings with differential diagnosis-part I: corpus luteum and haemorrhagic ovarian cysts, genital causes of haemoperitoneum and adnexal torsion. Insights Imaging. 2019;10(1):119. doi: 10.1186/s13244-019-0808-5.
6. Pulappadi VP, Manchanda S, Sk P, Hari S. Identifying corpus luteum rupture as the culprit for haemoperitoneum. Br J Radiol. 2021;94(1117):20200383. doi: 10.1259/bjr.20200383.
7. Iyer VR, Lee SI. MRI, CT, and PET/CT for ovarian cancer detection and adnexal lesion characterization. AJR Am J Roentgenol. 2010;194(2):311-21.
8. Cao H, You D, Lan Z, Ye H, Hou M, Xi M. Prognostic value of serum and tissue HE4 expression in ovarian cancer: a systematic review with meta-analysis of 90 studies. Expert Rev Mol Diagn. 2018;18(4):371-83. doi: 10.1080/14737159.2018.1457436.
9. Song Z, Wang X, Fu J, Wang P, Chen X, Zhang D. Copenhagen index (CPH-I) is more favorable than CA125, HE4, and risk of ovarian malignancy algorithm (ROMA): Nomogram prediction models with clinical-ultrasonographic feature for diagnosing ovarian neoplasms. Front Surg. 2023;9:1068492. doi: 10.3389/fsurg.2022.1068492.
10. Moolthiya W, Yuenyao P. The risk of malignancy index (RMI) in diagnosis of ovarian malignancy. Asian Pac J Cancer Prev. 2009;10(5):865-8.
11. Van den Akker PA, Aalders AL, Snijders MP, Kluivers KB, Samlal RA, Volebergh JA, et al. Evaluation of the risk of malignancy Index in daily clinical management of adnexal masses. Gynecol Oncol. 2010;116(3):384-8.
12. Moore RG, McMeekin DS, Brown AK, DiSilvestro P, Miller MC, Allard WJ, et al. A novel multiple marker bioassay utilizing HE4 and CA125 for the prediction of ovarian cancer in patients with a pelvic mass. Gynecol Oncol. 2009;112(1):40-6. doi: 10.1016/j.ygyno.2008.08.031.
13. Knudsen UB, Tabor A, Mosgaard B, Andersen ES, Kjer JJ, Han-Pedersen S, et al. Management of ovarian cysts. Acta Obstet Gynecol Scand. 2004;83(11):1012-21.
14. Medeiros LR, Fachel JM, Garry R, Stein AT, Furness S. Laparoscopy versus laparotomy for benign ovarian tumours. Cochrane Database Syst Rev. 2005;(3):CD004751.
15. Scaletta G, Plotti F, Luvero D, Capriglione S, Montera R, Miranda A, et al. The role of novel biomarker HE4 in the diagnosis, prognosis and follow-up of ovarian cancer: a systematic review. Expert Rev Anticancer Ther. 2017;17(9):827-39. doi: 10.1080/14737140.2017.1360138.
16. Sisodia RM, Del Carmen MG, Boruta DM. Role of minimally invasive surgery in the management of adnexal masses. Clin Obstet Gynecol. 2015;58(1):66-75. doi: 10.1097/GRF.0000000000000086.

Parte 2

Ginecologia da Infância e Adolescência

José Alcione Macedo Almeida
José Maria Soares Júnior

Capítulo 16

Puberdade Precoce. Definição e Classificação

Cezar Noboru Matsuzaki
José Alcione Macedo Almeida
José Maria Soares Júnior

Definição

A puberdade é a mudança física caracterizada pelo estirão do crescimento (ou puberal) e pelo desenvolvimento dos caracteres sexuais secundários. Estes podem ser identificados e avaliados clinicamente pelos critérios de Marshall e Tanner.[1] No final desse período, estabelecem-se a capacidade reprodutiva e os ciclos menstruais.[2]

No sexo feminino, esse processo biológico se inicia com a aceleração do crescimento esquelético (estirão do crescimento) e o desenvolvimento do broto mamário ou telarca (M2 de Tanner), que acontece entre 8 e 13 anos.[2] Os pelos pubianos (pubarca) surgem, em geral, após 6 meses a 1 ano da telarca. Em 15% a 30% das crianças normais, a pubarca pode ocorrer antes da telarca. Em geral, após 2 anos em média (máximo de 4 anos) da telarca, pode aparecer o primeiro fluxo menstrual, ou seja, a menarca.

A puberdade precoce (PP) é definida como o início da puberdade 2,5 a 3 desvios-padrão (DP) mais cedo do que a média etária. Com base nessa definição e no pressuposto de que a média etária de início da puberdade é 10 anos de idade no sexo feminino, a PP foi definida como o início do desenvolvimento sexual secundário antes dos 8 anos de idade.[3]

Puberdade precoce completa

Quando há o surgimento de todos os caracteres sexuais secundários, além do estirão puberal, caracteriza-se a forma completa de PP. Entretanto, muitas vezes se faz o diagnóstico clínico (confirmado com os exames auxiliares) e institui-se o tratamento antes que todos os eventos pubertários se completem. Assim, tratar-se-ia de uma paciente com apenas telarca, mas que poderia ser uma forma completa se não houvesse intervenção terapêutica.

A forma completa da PP é decorrente em 98% de causa central e em 2% de causa periférica. Em meninas, a ativação precoce dos pulsos de hormônio liberador de gonadotrofina (GnRH) é idiopática ou constitucional em 80% a 90% dos casos. (B)[4]

Puberdade precoce incompleta

A forma incompleta da PP pode se manifestar por telarca isolada, apenas pubarca, por menarca isolada mais raramente ou, ainda, por telarca e pubarca, sem menarca e sem o estirão de crescimento. As formas incompletas da PP podem ser consideradas variantes do desenvolvimento puberal normal, principalmente quando não ocorre aceleração da maturação óssea. A avaliação da idade óssea é realizada por meio de radiografia de mãos e punhos, avaliada comumente pelo método de Greulich-Pyle. (D)[5]

Se a paciente apresentar idade óssea normal, é improvável que tenha PP na forma completa. Nessas pacientes, nenhum tratamento é necessário. Contudo, deve-se realizar o acompanhamento clínico regular, pois em aproximadamente 20% dos casos pode ocorrer evolução para PP verdadeira, ou seja, demonstrando o primeiro sinal da forma completa. (D)[6]

Telarca precoce isolada

É o desenvolvimento mamário, uni ou bilateral, que ocorre sem outros sinais de desenvolvimento puberal. Pode ocorrer por um aumento transitório da secreção de estrogênio ou por resposta exacerbada dos receptores estrogênicos das mamas à pequena quantidade de estrogênio circulante antes da puberdade. A idade óssea e a velocidade de crescimento estão compatíveis com a idade cronológica. Sabe-se que 14% dos casos podem evoluir para PP completa, o que significa que o acompanhamento desses casos se faz necessário. (C)[7]

Esse acompanhamento pode ser realizado com exame clínico, avaliando-se principalmente a progressão do desenvolvimento das mamas e a curva de crescimento. A determinação da idade óssea é de fundamental importância. Eventualmente, a dosagem basal de gonadotrofinas e de estradiol, assim como a ultrassonografia pélvica, pode ser realizada, dependendo da avaliação clínica de cada caso.

Pubarca precoce isolada

A pubarca precoce isolada é caracterizada pelo aparecimento de pelos pubianos antes de 8 anos de idade. Os níveis séricos de gonadotrofinas podem estar na faixa de pré-púberes. Os androgênios adrenais estão elevados acima dos valores normais para a idade em metade das crianças afetadas, considerando-se, nesses casos, a adrenarca precoce. Alguns estudos têm associado a pubarca precoce a antecedente de prematuridade e de baixo peso ao nascimento, bem como à obesidade durante a infância. (C)[8] (B)[9]

Para Ibanez *et al.*, a pubarca precoce pode ser um preditivo da síndrome dos ovários policísticos em idade posterior. (B)[9]

Menarca precoce isolada

É o sangramento vaginal antes dos 8 anos, sem o desenvolvimento das mamas ou dos pelos pubianos. Em nossa experiência, não observarmos essa ocorrência. Exame físico minucioso (às vezes até sob narcose), além de exames complementares, como a ultrassonografia pélvica, são essenciais para se detectar a causa do sangramento, como lesão traumática ou neoplásica. Inexistem, na literatura, trabalhos consistentes sobre a frequência da menarca isoladamente.

Classificação da puberdade precoce completa

A PP completa pode ser dividida em: a) central ou dependente de GnRH; b) periférica ou não dependente do GnRH. As principais etiologias estão resumidas no Quadro 16.1. A principal causa de puberdade precoce é a central e idiopática.[10,11]

Quadro 16.1 – Classificação da puberdade precoce completa[10,11]

Etiologia	Puberdade precoce central	Puberdade precoce periférica
	Idiopática (familiar/não familiar)	Gonadal
	Tumores do sistema nervoso central	Síndrome de McCune Albright
	Astrocitoma	Tumores ovarianos
	Glioma óptico	Tumores das células de Leydig
	Craniofaringioma	Suprarrenal
	Ependinoma	Hiperplasia Congênita
	Outras lesões	Adenoma/Carcinoma
	Abscesso encefálico	Tumores produtores de hormônio gonotrófico coriônico
	Trauma	Sistema nervoso central: corioepitelioma, disgerminona e teratoma
	Hidrocefalia	Coriocarcinoma e teratoma
	Cisto aracnoide	Hepatoma
	Irradiação craniana	Outros: disfunção da tireoide e iatrogênico
	Quimioterapia	

Fonte: Desenvolvido pela autoria

Referências bibliográficas

1. Marshall WA, Tanner JM. Variations in the pattern of puberal changes in girls. Arch Dis Child.1969;44(235):291-303.
2. Damiani D. Diagnóstico laboratorial da puberdade precoce/Laboratory diagnosis of precocious puberty. Arq Bras Endocrinol Metab. 2002;46(1):85-90.
3. Partsch CJ, Heger S, Sippell WG. Management and outcome of central precocious puberty. Clin Endocrinol (Oxf). 2002;56(2):129-48.
4. Chemaitilly W, Trivin C, Adan L, Gall V, Sainte-Rose O, Brauner R. Central precocious puberty: clinical and laboratory features. Clin Endocrinol (Oxf). 2001;54(3):289-94.
5. Greulich WW, Pyle SI. Radiographic atlas of skeletal development of the hand and wrist. 2. ed. Stanford (Calif.): Stanford University Press, 1959.
6. Ibanez L, Dimartino-Nardi J, Potau N, Saenger P. Premature adrenarche – normal variant or forerunner of adult disease? Endocr Rev. 2000;21(6):67-96.
7. Pasquino AM, Pucarelli I, Passeri F, Segni M, Mancini MA, Municchi G. Progression of premature the larche to central precocious puberty. J Pediatr.1995;126(1):11-4.
8. Neville KA, Walker JL. Precocious pubarche is associated with SGA, prematurity, weight gain, and obesity. Arch Dis Child. 2005;90(3):258-61.
9. Ibáñez L, Potau N, Marcos MV, Zegher F. Exaggerated adrenarche and hyperinsulinism in adolescent girls born small for gestational age. J Clin Endocrinol Metab.1999;84(12):4739-41.
10. Berberoğlu M. Precocious puberty and normal variant puberty: definition, etiology, diagnosis and current management. J Clin Res Pediatr Endocrinol. 2009;1(4):164-74. doi: 10.4274/jcrpe.v1i4.3.
11. Buyukyilmaz G, Koca SB, Adiguzel KT, Gurbuz F, Boyraz M. Body mass index evolution and ovarian function in adolescent girls who received GnRH agonist treatment for central precocious puberty or early and fast puberty. J Pediatr Endocrinol Metab. 2023;36(11):1044-51. doi: 10.1515/jpem-2023-0232.

Capítulo 17

Puberdade Precoce Central. Diagnóstico e Tratamento

Cezar Noboru Matsuzaki
Daniella Curi
José Alcione Macedo Almeida
José Maria Soares Júnior

Introdução

A puberdade precoce (PP) de origem central é decorrente de uma ativação precoce do eixo hipotálamo-hipófise-ovariano (HHO). Essa ativação pode ser idiopática (na maioria das vezes), ou decorrente de lesão detectável, sequela de trauma ou, ainda, de infecção encefalomeníngea.

Diagnóstico

A avaliação de paciente com suspeita de PP começa com anamnese e exame físico, seguidos de avaliação da maturação esquelética (idade óssea). Procura-se caracterizar a causa da ativação do eixo, evidenciar o estágio da puberdade para avaliação do prognóstico da estatura definitiva e definir a melhor conduta terapêutica.

A anamnese deve avaliar a cronologia, definindo o início, assim como a sequência e a velocidade dos eventos puberais, como telarca, pubarca, menarca e o estirão do crescimento. Deve-se interrogar história prévia de doença ou trauma do sistema nervoso central (SNC), exposição a estrogênios e androgênios exógenos, cefaleia, convulsões e dor abdominal.

Ao exame físico, deve-se avaliar peso e estatura, com ênfase para a velocidade de crescimento. O desenvolvimento do estirão de crescimento mais cedo que em outras meninas da mesma idade pode representar um indício da puberdade. (C)[1]

No exame ginecológico, o desenvolvimento mamário e dos pelos pubianos deve ser criteriosamente avaliado pelos critérios de Marshall e Tanner. Além disso, outros aspectos incluem o aumento do depósito de gordura no monte pubiano, grandes lábios e cintura pélvica; coloração rósea do vestíbulo vulvar, o espessamento da parede himenal e o trofismo vaginal, que evidenciam a atividade estrogênica.

A ultrassonografia pélvica é utilizada para evidenciar as modificações uterinas, a presença de cistos foliculares ou mesmo neoplasias ovarianas e para acompanhar a evolução dessas alterações. A presença de um volume ovariano maior que 0,3 cm^3 é compatível com o desenvolvimento puberal. (C)[2]

A avaliação da idade óssea é realizada mediante radiografia de mãos e punhos, avaliada comumente pelo método de Greulich-Pyle.

Para definir a PP como de origem central, deve-se caracterizar a ativação do eixo HHO. Isso é possível mediante exames laboratoriais de dosagem hormonal.

Em relação à dosagem dos níveis basais de gonadotrofinas, embora tenha uma sensibilidade de 62,7% com 100% de especificidade, o nível de LH é o melhor parâmetro na avaliação da puberdade precoce central. (C)[3] Os valores de LH superiores a 0,6 UI/L, dosados pelo método imunofluorométrico (IFMA), indicam estimulação do eixo HHO. Já a avaliação de hormônio foliculo-estimulante (FSH) não é útil, pois a faixa de pico após estímulo em meninas com puberdade precoce central sobrepõe-se à encontrada em pré-púberes.

Para o estradiol, o nível de corte é 13,6 pg/mL. Embora níveis elevados (> 20 pg/mL) confirmem o diagnóstico de puberdade precoce, níveis normais não excluem esse diagnóstico. (B)[4]

Para casos em que o diagnóstico de ativação do eixo HHO não tenha sido possível pela dosagem basal de hormônio luteinizante (LH), faz-se necessário o teste de estímulo com hormônio liberador de gonadotrofina (GnRH). O teste é realizada com a administração de 100 mcg de GnRH endovenoso, com dosagem de LH realizado nos tempos 0, 30, 45 e 60 minutos após o estímulo. O pico de LH é atingido por volta de 15 a 20 minutos após esse estímulo. Níveis de LH superiores a 6,9 UI/L (IFMA) são indicativos de estimulação do eixo HHO. Esse exame apresenta sensibilidade de 92,2% e especificidade de 100% para o diagnóstico de puberdade precoce central. (B)[4]

No teste de estímulo com análogo de GnRH, utiliza-se o acetato de leuprolida. Uma única dosagem de LH >10 UI/L (IFMA), após 120 minutos da administração da primeira dose do análogo, pode ser suficiente para identificar pacientes com puberdade precoce central. (C)[5] Estudo mais recente mostra que o acetato de leuprolida, quando ministrados 500 µg, por via subcutânea, apresenta especificidade elevada (especificidade de 83%), quando os valores séricos de LH, após 3 horas do estímulo e o estradiol após 24 horas, foram, respectivamente, acima de 4UI/L e maior do que 52,9 pg/mL. Nesse mesmo estudo, quando os valores sanguíneos após 3 horas estiverem acima de 8,4 UI/mL, a especificidade chega próximo de 100%. (C)[6]

Uma vez caracterizada a ativação do eixo HHO, deve-se pesquisar a etiologia dessa ativação precoce. Em meninas, a ativação precoce dos pulsos de GnRH é idiopática ou constitucional em 80% a 90% dos casos. (B)[7] Embora represente a grande maioria dos casos, a puberdade precoce central idiopática é diagnóstico de exclusão.

O exame de campo visual e de fundo de olho deve ser realizado para avaliar o comprometimento de SNC na suspeita de tumor produzindo a puberdade precoce, além de um exame dermatológico minucioso (avaliação de manchas cutâneas café com leite para afastar síndrome de McCune Albright, pois pode haver uma ativação do sistema hipotalâmico-hipofisário-ovariano secundário, ou neurofibromatose do tipo 1 ou doença de Von Recklinghausen, que apresenta também nódulos de Lisch).

A ressonância magnética (RM) do crânio é utilizada para identificar lesões de SNC. Todas as meninas que iniciaram a puberdade precoce central antes dos 6 anos de idade deveriam realizar esse exame, independentemente dos sinais neurológicos. É controverso se todas as meninas que desenvolvem PP verdadeira entre 6 e 8 anos de idade são propensas a apresentar uma lesão de SNC e se exigem esse exame. (D)[8]

O hamartoma do tuber *cinereum* é um tumor não neoplásico, sendo o tipo mais comum de lesão expansiva do SNC que causa puberdade precoce central. Contém neurônios secretores de GnRH que agem como tecido hipotalâmico ectópico. (C)[9] Cefaleia, distúrbios visuais, convulsões, entre outros sintomas, também podem ocorrer. Outros tumores do SNC associados com a PP incluem astrocitoma, ependinoma, pinealoma e glioma.

A neurofibromatose tipo I caracteriza-se por manchas café com leite, sardas pigmentadas e neurofibromas profundos. A puberdade precoce ocorre nesses casos por causa de um glioma do nervo óptico. Essa doença é autossômica dominante e rara (D)[10]

A PP causada pela irradiação do SNC também é comumente associada com a deficiência de hormônio de crescimento. (D)[11] A puberdade precoce tem sido associada com hidrocefalia, cistos aracnoides, trauma, doenças inflamatórias do SNC e defeitos congênitos da linha média.

Crianças expostas a altos níveis séricos de hormônios sexuais (p. ex., hiperplasia suprarrenal congênita e síndrome de Mc-Cune Albright) podem ter ativação do eixo HHO e avanço da idade óssea, o que caracteriza a puberdade precoce central. (C)[12]

Tratamento

Quando há uma lesão identificável de SNC, o tratamento é direcionado, se possível, para a afecção subjacente. Nos casos idiopáticos, a decisão de tratar depende da velocidade de progressão dos eventos puberais e da previsão de altura final. Assim, a progressão do desenvolvimento puberal e a velocidade de crescimento geralmente devem ser acompanhadas durante 3 a 6 meses antes de se tomar uma decisão sobre o tratamento. (D)[8]

No período da puberdade, as meninas têm um ganho total de 20 cm a 25 cm na altura. Portanto, a altura com a qual se inicia a puberdade deve ser considerada, pois, avaliando-se a previsão de altura final, se saberá se a menina terá potencial para atingir seu alvo estatural.

Crianças que iniciam a PP muito jovens e têm um rápido progresso do desenvolvimento terão fusão epifisária precoce, com menor altura final e, portanto, são as que mais se beneficiam da terapia. As meninas que iniciam o tratamento antes dos 6 anos de idade ganham uma média de 9 cm a 10 cm na estatura final, enquanto aquelas que o iniciam entre 6 e 8 anos ganham de 4,5 cm a 7,2 cm no fim. (D)[8]

As meninas com idade óssea muito avançada no momento do diagnóstico se beneficiam menos com o tratamento quanto à altura, pois o ganho de estatura final é pouco significativo. (B)[13] Crianças com puberdade precoce central e que já estão perto da idade da puberdade normal ou que têm uma variante lentamente progressiva da PP não se beneficiam do tratamento. (B)[14] (C)[15]

Além da estatura final, outro objetivo do tratamento é evitar consequências psicológicas da PP, incluindo o risco para distúrbios emocionais e problemas de comportamento, além da ansiedade dos pais dessas meninas.

Para o tratamento da puberdade precoce central, utiliza-se análogo de GnRH no sentido de bloquear o eixo HHO. Apesar das diferentes vias de administração, dosagem e duração de ação, todos os análogos são eficazes. (C)[16] (D)[17] A escolha da via de administração depende da preferência da paciente. (D)[8] Na prática clínica do Setor de Ginecologia da Infância e Adolescência do Hospital das Clínicas da Faculdade de Medicina da Universidade de São Paulo (HC-FMUSP), utiliza-se o acetato de leuprolida em suspensão de depósito (3,75 mg a cada 28 dias ou 11,25 mg a cada 84 dias), intramuscular. (B)[18] Outra opção é o uso da triptorrelina, que pode ser aplicada com a mesma periodicidade da leurolida, mas também há disponibilidade de dose semestral de 22,5 mg por via intramuscular. (C)[19]

O desenvolvimento puberal, os níveis hormonais e a velocidade de crescimento devem ser avaliados a cada 3 a 6 meses. A idade óssea também deve ser verificada periodicamente (anual ou semestral), dependendo da evolução clínica e laboratorial. O desenvolvimento das mamas deve cessar, e a velocidade de crescimento e o avanço de idade óssea também devem diminuir. Mesmo com a eficácia do tratamento, o desenvolvimento dos pelos pubianos pode evoluir pela adrenarca. (C)[18]

Níveis basais de LH < 0,6 UI/L (IFMA) e estradiol <1 0 pg/mL ou LH < 2,3 UI/L após teste de estímulo com GnRH sugerem uma boa supressão do eixo HHO. (C)[5]

Nos estudos, a média etária da suspensão do tratamento variou de 10,6 a 11,6 anos, com idade óssea média entre 12,1 e 13,9 anos e a idade da menarca de 12,3 anos. A suspensão ao redor de 12 a 12,5 anos de idade óssea tem sido associada à altura final máxima. (B)[20] Contudo, deve-se levar em conta o crescimento mínimo de 4 cm ao ano. Caso esteja menor, pode haver deficiência secundária de hormônio do crescimento (GH). Pode-se optar por repor ou interromper o tratamento. A escolha deve ser individualizada.

Não há evidência suficiente para confiar em nenhuma variável clínica (idade cronológica, duração da terapia, idade óssea, altura, altura-alvo, velocidade de crescimento) para tomar a decisão de descontinuar o tratamento. Portanto, é razoável considerar esses parâmetros em conformidade com a opinião dos pais e da paciente, com o objetivo de a menarca ocorrer próximo à média da população. (D)[7]

O tratamento da PP com análogo de GnRH não promove ganho de peso nem altera a densidade mineral óssea que essas meninas atingem após seguimento por longo período. (B)[21,22]

Recomendação

Na Divisão de Ginecologia do Hospital das Clínicas da Faculdade de Medicina da Universidade de São Paulo (HCFMUSP), recomenda-se a seguinte conduta para o diagnóstico da puberdade precoce central (Algoritmo 17.1).

Algoritmo 17.1 – Diagnóstico da puberdade precoce central

Anamnese:
- sequência e velocidade dos eventos puberais (telarca, pubarca, menarca e estirão do crescimento)
- doenças ou trauma de SNC
- exposição a estrogênios e androgênios exógenos

Exames físico e ginecológico:
- avaliar peso e estatura (ênfase para velocidade de crescimento)
- desenvolvimento mamário e pelos pubianos
- depósito de gordura no monte pubiano, grandes lábios e cintura pélvica
- coloração rósea do vestíbulo vulvar
- trofismo vaginal

↓

Exames complementares:
- ultrassonografia pélvica
- radiografia de mãos e punhos
- exames laboratorias
  - dosagem de LH
  - teste de estímulo com GnRH
- afastar causa periférica

↓

Pesquisa da etiologia:
- exame de campo visual e de fundo de olho
- ressonância magnética do crânio

GnRH: hormônio de liberação de gonadotrofinas; LH: hormônio luteinizante; SNC: Sistema Nervoso Central

Fonte: Desenvolvido pela autoria

Recomendação

Na Divisão de Ginecologia do Hospital das Clínicas da Faculdade de Medicina da Universidade de São Paulo (HCFMUSP), recomenda-se a seguinte conduta para o tratamento da puberdade precoce central (Algoritmo 17.2).

Algoritmo 17.2 – **Tratamento da puberdade precoce central**

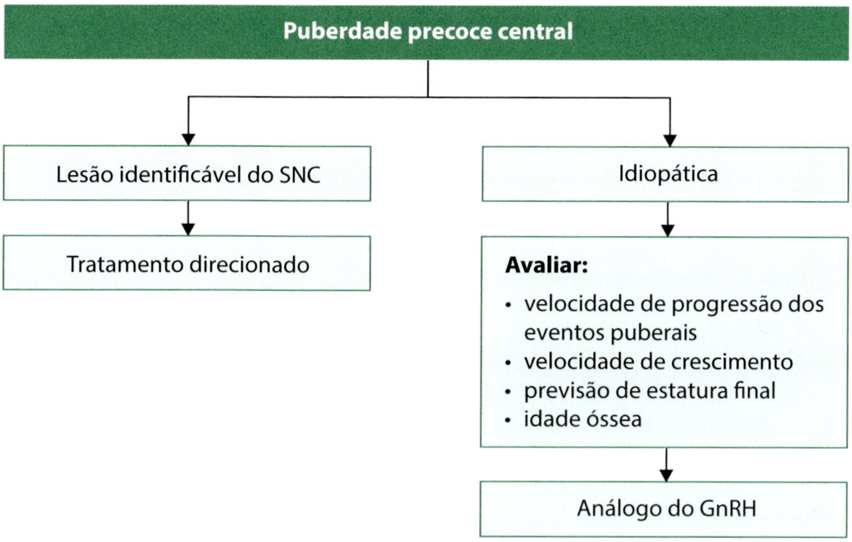

GnRH: hormônio de liberação de gonadotrofinas; SNC: Sistema Nervoso Central

Fonte: Desenvolvido pela autoria

Referências bibliográficas

1. Papadimitriou A, Beri D, Tsialla A, Fretzayas A, Psychou F, Nicolaidou P. Early growth acceleration in girls with idiopathic precocious puberty. J Pediatr. 2006;149(1):43-6.
2. Stanhope R, Adams J, Jacobs HS, Brook CG. Ovarian ultrasound assessment in normal children, idiopathic precocious puberty, and during low dose pulsatile gonadotrophin releasing hormone treatment of hypogonadotrophic hypogonadism. Arch Dis in Child. 1985;60(2):116-9.
3. Damiani D. Diagnóstico laboratorial da puberdade precoce/Laboratory diagnosis of precocious puberty. Arq Bras Endocrinol Metab. 2002;46(1):85-90.
4. Brito VN, Batista MC, Borges MF, Latronico AC, Kohek MB, Thirone AC, et al. Diagnostic value of fluorometric assays in the evaluation of precocious puberty. J Clin Endocrinol Metab. 1999;84(10):3539-44.
5. Brito VN, Latronico AC, Arnhold IJ, Mendonça BB. A single luteinizing hormone determination 2 hours after depot leuprolide is useful for therapy monitoring of gonadotropin-dependent precocious puberty in girls. J Clin Endocrinol Metab. 2004;89(10):4338-42.
6. Junqueira FR, Lara LA, Martins WP, Ferriani RA, Rosa-E-Silva AC, de Sá MF, et al. Gonadotropin and estradiol levels after leuprolide stimulation tests in Brazilian girls with precocious puberty. J Pediatr Adolesc Gynecol. 2015;28(5):313-6. doi: 10.1016/j.jpag.2014.09.006.
7. Chemaitilly W, Trivin C, Adan L, Gall V, Sainte-Rose C, Brauner R. Central precocious puberty: clinical and laboratory features. Clin Endocrinol (Oxf). 2001;54(3):289-94.

8. Carel JC, Eugster EA, Rogol A, Ghizzoni L, Palmrt MR, Antoniazzi F, et al. Consensus statement on the use of gonadotropin-releasing hormone analogs in children. Pediatrics. 2009; 123(4):e752-62.
9. Mahachoklertwattana P, Kaplan SL, Grumbach MM. The luteinizing hormone-releasing hormone-secreting hypothalamic hamartoma is a congenital malformation: natural history. J Clin Endocrinol Metab. 1993;77(1):118-24.
10. Listernick R, Charrow J, Gutmann DH. Intracranial gliomas in neurofibromatosis type 1. Am J Med Genet. 1999;89(1):38-44.
11. Ogilvy-Stuart AL, Clayton PE, Shalet SM. Cranial irradiation and early puberty. J Clin Endocrinol Metab. 1994;7(6):1282-6.
12. Pescovitz OH, Hench K, Green O. Central precocious puberty complicating a virilizing adrenal tumor: treatment with a long-acting LHRH analog. J Pediatr. 1985;106(4):612-4.
13. Bouvattier C, Coste J, Rodrigue D. Lack of effects of GnRH agonists on final height in girls with advanced puberty: a randomized long-term pilot study. J Clin Endocrinol Metab. 1999;84(10):3575-8.
14. Palmert MR, Malin HV, Boepple PA. Unsustained or slowly progressive puberty in young girls: initial presentation and long-term follow-up of 20 untreated patients. J Clin Endocrinol Metab. 1999;84(2):415-23.
15. Fontoura M, Brauner R, Prevot C, Rappaport R. Precocious puberty in girls: early diagnosis of a slowly progressing variant. Arch Dis Child. 1989;64(8):1170-6.
16. Crowley WF Jr, Comite F, Vale W, Rivier J, Loriaux DL, Cutler GB Jr. Therapeutic use of pituitary desensitization with a long-acting LHRH agonist: a potential new treatment for idiopathic precocious puberty. J Clin Endocrinol Metab. 1981;52(2):370-2.
17. Antoniazzi F, Zamboni G. Central precocious puberty: current treatment options. Paediatr Drugs. 2004;6(4):211-31.
18. Carel JC, Lahlou N, Jaramillo O, Montauban V, Teinturier C, Colle M, et al. Treatment of central precocious puberty by subcutaneous injections of leuprorelin 3-month depot (11.25 mg). J Clin Endocrinol Metab. 2002;87(9):4111-6.
19. Klein K, Yang J, Aisenberg J, et al. Efficacy and safety of triptorelin 6-month formulation in patients with central precocious puberty. J Pediatr Endocrinol Metab. 2016;29(11):1241-8. doi: 10.1515/jpem-2015-0376.
20. Wierman ME, Beardsworth DE, Crawford JD, Crigler JF Jr, Mansfield MJ, Bode HH, et al. Adrenarche and skeletal maturation during luteinizing hormone releasing hormone analogue suppression of gonadarche. J Clin Invest. 1986;77(1):121-6.
21. Heger S, Sippell WG, Partsch CJ. Gonadotropin-releasing hormone analogue treatment for precocious puberty. Twenty years of experience. Endocr Dev. 2005;8:94-125.
22. Soliman AT, Alaaraj N, De Sanctis V, Hamed N, Alyafei F, Ahmed S. Long-term health consequences of central precocious/early puberty (CPP) and treatment with Gn-RH analogue: a short update. Acta Biomed. 2023;94(6):e2023222. doi: 10.23750/abm.v94i6.15316.

Capítulo 18

Puberdade Precoce Periférica. Diagnóstico e Tratamento

Cezar Noboru Matsuzaki
Daniella Curi
José Alcione Macedo Almeida
José Maria Soares Júnior

Introdução

A puberdade precoce periférica, ou pseudopuberdade precoce, ocorre independentemente das gonadotrofinas, por excesso de hormônios sexuais (estrogênios ou androgênios), obtidos a partir de fonte exógena, secreção pelas gônadas ou nas suprarrenais, sem ativação do eixo hipotálamo-hipófise-ovariano (HHO).[1] Nessas pacientes, as características sexuais são apropriadas para o sexo da criança (fenótipo isossexual) ou inapropriada, com virilização das meninas (fenótipo heterossexual).

A sequência e o ritmo do desenvolvimento dos caracteres sexuais secundários das meninas com puberdade precoce central tendem a seguir o padrão da puberdade normal, enquanto as pacientes com a periférica são mais propensas a apresentar os desvios da sequência e ritmo normal da puberdade ou até virilização. Uma menina que progride para o sangramento menstrual (menarca) no prazo inferior a 1 ano do início do desenvolvimento da mama (telarca), por exemplo, provavelmente pode ter uma afecção ovariana.[2,3]

Causas

As causas mais conhecidas de puberdade precoce periférica incluem:

» **Causas ovarianas:** Cistos foliculares dos ovários aparecem como a causa mais comum dessa forma de puberdade precoce (PP) ou, quando são transitórios, podem ter apenas a telarca isolada. (C)[4] Neoplasias das células da granulosa, tumores das células de Leydig e os gonadoblastomas, embora raros, são as principais etiologias de origem ovarina. (C)[5-7]

» **Estrogênio exógeno:** O desenvolvimento de caracteres sexuais secundários pode ser atribuído à exposição ao estrogênio por uso de cremes e pomadas, ao uso inadvertido de anticoncepcionais orais e à contaminação de alimentos.

» **Síndrome de McCune-Albright:** Afecção rara caracterizada pela tríade PP, manchas cutâneas cor de café com leite e displasia fibrosa óssea poliostótica. Embora com frequência se apresente na forma isossexual, é de origem periférica. A síndrome de

McCune-Albright deve ser considerada em meninas com formação recorrente e permanentes de cistos foliculares e menstruação cíclica. (C)[8] Nessa síndrome, o aumento do ovário tem sido, muitas vezes, confundido com tumor ovariano, resultando em ooforectomia desnecessária. (C)[9]
As pacientes com síndrome de McCune-Albright apresentam uma mutação somática da subunidade alfa da proteína Gs, ocasionando ativação crônica da adenilciclase. (C)[10] Essa mutação provoca estímulo contínuo da função endócrina (p. ex., PP, acromegalia, síndrome de Cushing, hiperplasia suprarrenal e hipertiroidismo), em várias combinações. As mutações podem ser encontradas em outros órgãos, resultando em hepatite, pólipos intestinais e arritmias cardíacas.

- **Afecção suprarrenal:** Fatores que causam excesso na produção de androgênios incluem tumores secretores de androgênio e defeitos enzimáticos na biossíntese esteroide suprarrenal (hiperplasia congênita de suprarrenal), resultando no quadro de PP com fenótipo heterossexual (acne, hirsutismo, engrossamento da voz, desenvolvimento da musculatura torácica e outros sinais de androgenização).
- **Hipotireodismo primário:** Raramente as crianças com hipotireoidismo primário de longa data apresentam PP. Nas meninas, os achados incluem o desenvolvimento das mamas, galactorreia e sangramento menstrual recorrente. (C)[11] Algumas pacientes podem apresentar níveis séricos de hormônio foliculo-estimulante (FSH) ou hormônio luteinizante (LH) elevados. No entanto, a explicação mais provável para esses casos é a elevação dos níveis séricos de hormônio estimulante da tireoide (TSH), que, pela semelhança estrutural ao FSH (fração alfa), ativa diretamente o receptor do FSH. (D)[12].

Diagnóstico

A avaliação muito cuidadosa se justifica em meninas que apresentam sinais de desenvolvimento sexual secundário antes dos 8 anos de idade. A avaliação de uma paciente com suspeita de PP começa com anamnese e exame físico, seguidos de avaliação do crescimento e da maturação esquelética (idade óssea) pelo método de Greulich-Pyle. (D)[13]

A anamnese deve avaliar a cronologia, definindo-se o início, assim como a sequência, dos eventos puberais, como telarca, pubarca, menarca e estirão do crescimento. Deve-se interrogar a história prévia de afecção do sistema nervoso central (SNC), exposição aos estrogênios e androgênios exógenos, cefaleia, convulsões e dor abdominal.

O exame físico deve avaliar a altura, o peso e a velocidade de crescimento (cm/ano). O desenvolvimento do estirão de crescimento antes que outras meninas da mesma idade pode representar um indício da PP e deve ser valorizado. (C)[14] Também deve-se atentar para o exame dermatológico minucioso à procura de manchas cutâneas cor café com leite, próprias da síndrome de McCune-Albright, que podem ser acompanhadas de deformações no esqueleto. (D)[12]

No exame ginecológico, o desenvolvimento mamário e de pelos pubianos deve ser criteriosamente avaliado pelos critérios de Marshall e Tanner. Além disso, outros aspectos incluem o aumento do depósito de gordura no monte pubiano, grandes lábios e cintura pélvica, a coloração rósea do vestíbulo vulvar, espessamento da parede himenal e trofismo vaginal, indícios de atividade estrogênica. (D)[12]

Procura-se caracterizar a etiologia (central ou periférica) pela avaliação laboratorial. Os valores basais de LH, dosados pelo método imunofluorométrico (IFMA), são inferiores a 0,6 UI/L, e o teste de estímulo com hormônio liberador de gonadotrofina (GnRH) demonstra níveis de LH inferiores a 6,9 UI/L (IFMA), o que indica que o eixo HHO não está ativo, demonstrando causa periférica. Na dúvida, pode-se empregar o teste do GnRH (ver o Capítulo 17 – Puberdade Precoce Central: Diagnóstico e Tratamento). Também deve-se realizar a dosagem sérica de estradiol, testosterona, S-DHEA, 17-hidroxiprogesterona, TSH e T4 livre.

O exame de campo visual, o fundo de olho e a ressonância magnética devem ser realizados para avaliar comprometimento de SNC, conforme a evidência clínica. (D)[12]

A ultrassonografia pélvica é utilizada para evidenciar as modificações uterinas, a presença de cistos foliculares ou tumores ovarianos, bem como para acompanhar a evolução dessas afecções. A ultrassonografia abdominal está indicada nos casos de suspeita de tumor da suprarrenal.

Tratamento

O tratamento da puberdade precoce periférica é direcionado à alteração de base. Os tumores gonadais e suprarrenais requerem uma abordagem multidisciplinar, incluindo cirurgia, radioterapia e quimioterapia, dependendo do tipo histológico. (D)[15]

A hiperplasia congênita da suprarrenal na forma não clássica é tratada com glicocorticoide por via oral, como a prednisona ou dexametasona. Salienta-se que, na forma clássica, pode haver deficiência de mineralocorticoide e perda de sódio, conforme a enzima afetada, recomendando-se tratamento com acetato de fludrocortisona. (D)[16] Em geral, esses casos não são causa de PP, pois são tratados precocemente e acompanhados desde o nascimento (D).[16] O hipotireoidismo primário é tratado de maneira eficaz com levotiroxina e acompanhamento do desenvolvimento. Na síndrome de McCune-Albright, estudos mais recentes têm demonstrado ineficiência no uso de inibidores de aromatase no acompanhamento em longo prazo, (B)[17] mas o letrozol 2,5 mg/dia ainda é recomendado. (D)[18] A utilização de antiestrogênios como o tamoxifeno, na dose de 10 mg a 20 mg diários, parece ser eficaz, mas faltam estudos em longo prazo que o comprovem. (B)[19]

A displasia fibrosa óssea poliostótica, que causa dor e aumenta os riscos de fraturas ósseas, parece melhorar com o uso do bisfosfonato pamidronato. (B)[20]

Recomendação

Na Divisão de Ginecologia do Hospital das Clínicas da Faculdade de Medicina da Universidade de São Paulo (HCFMUSP), recomenda-se a seguinte conduta para o diagnóstico da puberdade precoce periférica (Algoritmo 18.1).

Algoritmo 18.1 – Diagnóstico da puberdade precoce periférica

Anamnese:

- sequência e velocidade dos eventos puberais (telarca, pubarca, menarca e estirão do crescimento)
- doenças ou trauma do SNC
- exposição a estrogênios e androgênios exógenos
- história de cefaleia, convulsões e dor abdominal

Exames físico e ginecológico:

- avaliar peso e estatura (velocidade de crescimento)
- exame dermatológico minucioso (manchas cutâneas cor café com leite)
- desenvolvimento mamário e pelos pubianos
- depósito de gordura no monte pubiano, grandes lábios e cintura pélvica
- coloração rósea do vestíbulo vulvar
- trofismo vaginal

↓

Exames complementares:

- ultrassonografia pélvica
- radiografia de mãos e punhos
- exames laboratoriais
  - teste de estímulo com GnRH
  - dosagem de LH
  - dosagem sérica de estradiol, testosterona, S-DHEA, 17-hidroxiprogesterona, TSH e T4 livre

↓

- valores basais de LH inferiores a 0,6 UI/L
- teste de estímulo com GnRH demonstrando níveis de LH inferiores a 6,9 UI/L

↓

Causa periférica de puberdade precoce

GnRH: hormônio de liberação de gonadotrofinas; LH: hormônio luteinizante; SNC: Sistema Nervoso Central; TSH: Hormônio Estimulante da Tireoide

Fonte: Desenvolvido pela autoria

Recomendação

Na Divisão de Ginecologia do Hospital das Clínicas da Faculdade de Medicina da Universidade de São Paulo (HCFMUSP), recomenda-se a seguinte conduta para o tratamento da puberdade precoce periférica (Quadro 18.1).

Quadro 18.1 – **Tratamento da puberdade precoce periférica**

	Causas	Tratamento
Ovariana	Tumor	Cirúrgico
	McCune-Albright	Inibidores da aromatase
		Tamoxifeno
Suprarrenal	Hiperplasia congênita (defeito enzimático)	Glicocorticoide
	Tumor	Cirúrgico
Disfunção da tireoide		Reposição do hormônio da tireoide

Fonte: Desenvolvido pela autoria

Referências bibliográficas

1. Brito VN, Batista MC, Borges MF, Latronico AC, Kohek MB, Thirone AC, et al. Diagnostic value of fluorometric assays in the evaluation of precocious puberty. J Clin Endocrinol Metab. 1999;84:3539-44.
2. Heller ME, Dewhurst J, Grant DB. Premature menarche without other evidence of precocious puberty. Arch Dis Child. 1979;54:472.
3. Hill NC, Oppenheimer LW, Morton KE. The aetiology of vaginal bleeding in children. A 20-year review. Br J Obstet Gynaecol. 1989;96:467.
4. Case records of the Massachusetts General Hospital. Case 47-1989. A six-year-old girl with sexual precocity. N Engl J Med. 1989;321:1463.
5. Lack EE, Perez-Atayde AR, Murthy AS, et al. Granulosa theca cell tumors in premenarchal girls: a clinical and pathologic study of ten cases. Cancer. 1981;48:1846.
6. Young RH, Dickersin GR, Scully RE. Juvenile granulosa cell tumor of the ovary. A clinicopathological analysis of 125 cases. Am J Surg Pathol. 1984;8:575.
7. Arhan E, Cetinkaya E, Aycan Z, et al. A very rare cause of virilization in childhood: ovarian Leydig cell tumor. J Pediatr Endocrinol Metab. 2008;21:181.
8. Frisch LS, Copeland KC, Boepple PA. Recurrent ovarian cysts in childhood: diagnosis of McCune-Albright syndrome by bone scan. Pediatrics. 1992;90:102.
9. Nabhan ZM, West KW, Eugster EA. Oophorectomy in McCune-Albright syndrome: a case of mistaken identity. J Pediatr Surg. 2007;42:1578.
10. Lumbroso S, Paris F, Sultan C. Activating Gs alpha mutations: analysis of 113 patients with signs of McCune-Albright syndrome – a European collaborative study. J Clin Endocrinol Metab. 2004;89:2107.
11. Hemady ZS, Siler Khodr TM, Najjar S. Precocious puberty in juvenile hypothyroidism. J Pediatr. 1978;92:55.
12. Fernandez-Gonzalez SM, Perez Vila MM, Prado-Carro AM. Precocious puberty in hypothyroidism: mini-review of Van Wyk-Grumbach syndrome. J Endocr Soc. 2023;7(12):bvad135. doi: 10.1210/jendso/bvad135.
13. Greulich WW, Pyle SI. Radiographic atlas of skeletal development of the hand and wrist. 2. ed. Stanford, Calif.: Stanford University Press, 1959.

14. Papadimitriou A, Beri D, Tsialla A, et al. Early growth acceleration in girls with idiopathic precocious puberty. J Pediatr. 2006;149:43.
15. Brito VN, Latronico AC, Arnhold IJP, Mendonça BB. Update on the etiology, diagnosis and therapeutic management of sexual precocity. Arq Bras Endocrinol Metab [online]. 2008;52(1):18-31.
16. Claahsen-van der Grinten HL, Speiser PW, Ahmed SF, Arlt W, Auchus RJ, et al. Congenital adrenal hyperplasia-current insights in pathophysiology, diagnostics, and management. Endocr Rev. 2022;43(1):91-159. doi: 10.1210/endrev/bnab016.
17. Mieszczak J, Lowe ES, Plourde P, Eugster EA. The aromatase inhibitor anastrozole is ineffective in the treatment of precocious puberty in girls with McCune-Albright syndrome. J Clin Endocrinol Metab. 2008;93:2751.
18. Javaid MK, Boyce A, Appelman-Dijkstra N, Ong J, Defabianis P, Offiah A, et al. Best practice management guidelines for fibrous dysplasia/McCune-Albright syndrome: a consensus statement from the FD/MAS international consortium. Orphanet J Rare Dis. 2019;14(1):139. doi: 10.1186/s13023-019-1102-9.
19. Eugster EA, Rubin SD, Reiter EO, et al. Tamoxifen treatment for precocious puberty in McCune-Albright syndrome: a multicenter trial. J Pediatr. 2003;143:60.
20. Lala R, Matarazzo P, Bertelloni S, et al. Pamidronate treatment of bone fibrous dysplasia in nine children with McCune-Albright syndrome. Acta Paediatr. 2000;89:188.

Capítulo 19

Puberdade Tardia. Diagnóstico e Tratamento

Durval Damiani
José Maria Soares Júnior
José Alcione Macedo Almeida
Edmund Chada Baracat

Introdução

Os distúrbios da puberdade estão entre as causas mais frequentes de procura da Endocrinologia Pediátrica. A puberdade precoce prevalece entre as meninas enquanto a puberdade atrasada ou tardia prevalece entre os meninos. Essa diferença de frequência das duas situações clínicas conforme o sexo é explicável levando-se em conta a fisiologia normal do desenvolvimento puberal, em que o eixo hipotálamo-hipófise-gônada é ativado mais cedo na menina que no menino.

Considerando-se como faixa normal de desenvolvimento puberal dos 8 anos aos 13 anos na menina e dos 9 aos 14 no menino, como a menina inicia, em média, sua puberdade 1 ano antes do menino, uma pequena antecipação desse processo já resulta em um início em idades consideradas precoces (menos de 8 anos) ou antecipadas (menos de 9 anos). Por outro lado, para que a menina tenha sua puberdade considerada tardia, esta deve ser iniciada após os 13 anos, o que significa um atraso de 2 a 3 anos na média, tornando essa ocorrência menos frequente. Quando se analisam os meninos, o aumento do volume testicular (primeiro sinal de puberdade) ocorre por volta de 11 a 12 anos de idade. Se atrasar 2 anos, já estará estabelecida uma puberdade tardia, enquanto, para ser precoce, o sistema precisa ser ativado 3 anos antes. Portanto, variações no início puberal são comuns e tendem a trazer mais meninas para a faixa de puberdade precoce ou antecipada, enquanto tende a levar os meninos para uma puberdade tardia.

Muito se tem discutido esse tempo em que as crianças ficam sem puberdade (10 anos) para se iniciar a ativação do eixo hipotálamo-hipófise-gônada. Logo após o nascimento, ocorre a "minipuberdade", em que meninos e meninas são estimulados por gonadotrofinas, produzem hormônios sexuais e param essa produção para entrar em uma fase quiescente. Nos meninos, esse período dura 6 meses, atingindo-se, entre 2 e 4 meses de vida, um pico de produção de testosterona comparável às concentrações de adultos. Na menina, esse período leva em torno de 2 anos. A partir daí, parece que o sistema é bloqueado (especialmente por ácido gama-amino butírico [GABA]) e betaendorfina) e, progressivamente, os estímulos excitatórios para o sistema nervoso central (SNC) começam a superar os estímulos inibitórios e desencadeia-se a puberdade. Entre os estímulos excitatórios, predomina o glutamato, mas catecolaminas (norepinefrina) e neuropeptídeo Y (NPY) também são estimulantes. A dopamina e a serotonina podem tanto estimular como inibir o sistema, dependendo do ambiente hormonal presente. As células da glia da linhagem dos astrócitos também exercem controle sobre o início da função gonadotrófica. Seu efeito ocorre pela ação parácrina (célula a célula) ou autócrina (a célula estimula a si própria – autoestimulação), implicando o fator de crescimento epidérmico (EGF), fator transformador do crescimento (TGF-alpha) e neuregulinas. (D)[1]

Atualmente, acredita-se que o maior regulador ativado na puberdade é a kisspeptina, por meio da atuação em seu receptor ligado à proteína G (GPR-54). Substâncias que possam bloquear esse sistema estão sendo desenvolvidas para o tratamento de precocidade sexual. (D)[2,12]

Puberdade tardia feminina – definição

Considera-se uma menina portadora de puberdade tardia quando o aparecimento do broto mamário não ocorre até os 13 anos de idade ou se, após 5 anos do início da puberdade (broto mamário), as menstruações não se estabeleceram. (D)[3]

Etiologia e diagnóstico

Boa história e cuidadoso exame clínico são essenciais para se iniciar a investigação etiológica em uma puberdade atrasada, já que o diagnóstico de atraso puberal é clínico. História familial de atrasos puberais pode apontar para um atraso constitucional, que é uma forma funcional de hipogonadismo hipogonadotrófico, muito mais frequente no menino que na menina. (D)[4] Alteração do olfato pode levantar a suspeita de síndrome de Kallmann (anosmia ou hipo-osmia com atraso puberal por falta de produção de gonadotrofinas). A avaliação da curva de crescimento, quando disponível, pode indicar que essa criança vem crescendo pouco e apontar para algum distúrbio hipofisário (deficiência de hormônio de crescimento associada à deficiência gonadotrófica) ou para um quadro sindrômico como a síndrome de Turner (presença de características dismórficas, como pescoço alado, cúbito valgo, excesso de nevus e implantação baixa do cabelo reforçam o diagnóstico, mas é preciso lembrar que muitas meninas com a síndrome só apresentam baixa estatura). História de neoplasia, com consequente quimio e/ou radioterapia, pode ser a causa de puberdade tardia. A quimioterapia com agentes alquilantes (ciclofosfamida, clorambucil, melfalan), antimetabólitos (citarabina) ou alcaloides (vimblastina), associa-se ao comprometimento da função ovariana, dependente da idade e da dose do medicamento utilizado, desencadeando hipogonadismo hipergonadotrófico por falência ovariana. Por outro lado, irradiação de SNC pode alterar o sistema de regulação hipotálamo-hipofisário, provocando hipogonadismo hipogonadotrófico. (C)[5] O momento de maior vulnerabilidade tanto à rádio quanto à quimioterapia é o período puberal em virtude do aumento do fluxo vascular ovariano nessa fase. Deve-se atentar aos pacientes sobreviventes de neoplasias, já que eles, uma vez tendo resolvido seu problema primário (neoplasia), tendem a ser vistos como curados, esquecendo-se os efeitos tardios do próprio tratamento. (D)[6]

Meninas muito preocupadas com seu peso, mesmo sendo magras, ainda se esforçando para não comer, apontam para distúrbios alimentares como anorexia nervosa, bulimia ou os transtornos alimentares não especificados (Tane). A atividade física extenuante pode retardar o início da puberdade, conhecida como a tríade da mulher atleta (anorexia, amenorreia e osteoporose).

Basicamente, a puberdade pode não se iniciar em tempo normal se houver falta de estímulo gonadotrófico (nesse caso, diante de uma maturação óssea/hipotalâmica adequada, não ocorre secreção de gonadotrofinas – hipogonadismo hipogonadotrófico) ou se houver falência ovariana em responder aos estímulos hipotálamo-hipofisários (hipogonadismo hipergonadotrófico).

Ao grupo hipogonadismo hipogonadotrófico, pertencem os tumores de SNC (craniofaringioma, germinomas, gliomas e outros tumores hipofisários), as deficiências isoladas ou múltiplas de gonadotrofinas (síndrome de Kallmann, mutação do gene DAX-I), doenças infiltrativas como histiocitose de células de Langerhans e infecções, bem como algumas condições sindrômicas, como as síndromes de Prader-Willi e de Laurence-Moon--Biedl, ou quadros de desnutrição, anorexia nervosa, bulimia, entre outros. (C)[7] (D)[8] É preciso lembrar que os craniofaringiomas respondem por 10% dos tumores cerebrais em crianças e 50% dos tumores selares. Nunca se deve esquecer que os tratamentos para neoplasias têm se revestido de sucesso cada vez maior, com sobrevida em pacientes que outrora iam a óbito. No entanto, algumas sequelas dessas irradiações do SNC acabam prejudicando o desencadeamento puberal por induzirem à deficiência de secreção gonadotrófica (Quadro 19.1). Em uma dose de 30 *grays*, há risco de alteração da função gonadotrófica; doses superiores a 45 *grays* comprometem a função gonadotrófica em 100% dos casos. Por outro lado, doses baixas de radiação podem resultar em puberdade precoce. (D)[3]

Quando o problema básico está na gônada, com incapacidade de produzir os hormônios esteroides desencadeantes da puberdade, ocorre grande bombardeio do ovário por gonadotrofinas com o intuito de produzir estrogênios. Há, nesses casos, os hipogonadismos hipergonadotróficos, dos quais a etiologia mais importante, e que por vezes passa despercebida, é a síndrome de Turner. Grande parte dessas adolescentes apresenta baixa estatura como única manifestação da síndrome e, se um exame de cariótipo não for realizado, o diagnóstico não é fechado, perdendo-se a oportunidade de tratar tanto a baixa estatura (com hormônio de crescimento iniciado em idade precoce) como a reposição hormonal, induzindo-se à puberdade. Nesse grupo, também se enquadram outras disgenesias gonadais, ooforites autoimunes, resistência à ação das gonadotrofinas e uma condição muito peculiar em que o indivíduo é 46XY, mas fenotipicamente se situa no sexo feminino, com vagina em fundo cego e não desenvolvimento de ovário – é a síndrome de resistência completa aos androgênios, hoje classificada como distúrbios do desenvolvimento sexual (DDS). Decorre de mutação do receptor androgênico, de modo que toda a genitália externa, na ausência da atuação de diidrotestosterona, caminha para o sexo feminino, e as estruturas müllerianas regridem pela atuação do hormônio antimülleriano, produzido nas células de Sertoli do testículo. Portanto, essas pacientes poderão ter vagina (em fundo cego), sem útero e, consequentemente, sem possibilidade de menstruar.

Tratamento

Na maioria das vezes, o tratamento do hipogonadismo (puberdade tardia) é feito sem que se tenha um diagnóstico preciso. Consiste, basicamente, na reposição estrogênica na menina e de testosterona no menino. No hipogonadismo hipogonadotrófico, o uso de hormônio luteinizante (LH) e de hormônio foliculo-estimulante (FSH) não é consensual e tem sido adotado, na idade adulta, para indução de fertilidade. Nas pacientes portadoras de síndrome de Turner, o início precoce de hormônio de crescimento permite que se melhore o prognóstico de altura final e permite a indução da puberdade em idade normal (11 a 12 anos de idade cronológica). (C)[10] Nos casos em que o diagnóstico foi feito mais tardiamente, tem-se atrasado a idade de indução de puberdade para permitir uma melhora de altura final.

Quadro 19.1 – **Classificação etiológica de puberdade tardia em meninas** (D)[9]

Idiopática ou constitucional hipogonadismo hipogonadotrófico	
Anomalias do SNC	Germinoma
Tumores	Glioma
Craniofaringioma	Tumor hipofisário
Outros	
Histiocitose de células de Lagerhans	LH (mutação no gene da subunidade beta do LH)
Infecções	FSH (mutação no gene da subunidade beta do FSH)
Radiações	Síndrome de Kallmann (mutações nos genes KAL1, FGFRI, FGF8, PROKR2, PROK2, CHD7, NELF)
Malformações congênitas	Hipoplasia suprarrenal congênita (mutação do gene DAX 1)
Deficiência isolada de gonadotrofinas	Deficiências hipofisárias múltiplas (Prop1, LHX3, HESXI)
Falta de ativação do gerador de pulsos (mutação do GPR54/KISS 1)	
Outras	
Síndrome de Prader-Willi (15q 11-q 13)	Hipogonadismo hipergonadotrófico
Síndrome de Bardet-Biedl	Síndrome da disgenesia gonadal e variantes
Doenças crônicas (doença celíaca, doença de Crohn, mucoviscidose, pielonefrite crônica, entre outras)	Síndrome de Turner
Desnutrição	Outras disgenesias ovarianas
Anorexia nervosa/bulimia/transtornos alimentares não especificados	Resistência completa aos androgênios
Amenorreia psicogênica	Radiação
Síndrome da mulher atleta	Quimioterapia
Hipotireoidismo	Ooforite autoimune
Diabetes *mellitus*	Resistência ovariana
Hiperprolactinemia	Mutação no receptor de FSH
Doença de Cushing	Síndrome de Noonan
Drogas ilícitas (maconha)	Hiperandrogenismo ovariano funcional
Disruptores endócrinos	Resistência à ação das gonadotrofinas

FSH: hormônio foliculo-estimulante; SNC: sistema nervoso central

Fonte: Desenvolvido pela autoria

O tratamento de substituição hormonal geralmente inicia-se aos 11 a 12 anos e, em algumas situações (p. ex., na deficiência hipofisária combinada, em que se faz também a substituição de hormônio de crescimento), o início da puberdade é postergado para permitir uma melhor altura final. (C)[11]

O tratamento com estradiol (por via oral ou transdérmica) é utilizado com a vantagem da via percutânea, que evita a primeira passagem pelo fígado, reduzindo-se os efeitos colaterais. As doses iniciais são pequenas, aumentando-se progressivamente conforme evoluem os caracteres sexuais secundários. Em geral, após 2 anos de uso isolado de estrogênio, inicia-se a administração de progestagênio para se permitirem os ciclos menstruais, passando-se a um esquema com estrogênio do dia 1 até 21, e progestagênio do dia 10 ao 21.

Utilizam-se estrogênios conjugados, iniciando-se com dose de 0,15 mg/dia, aumentada gradualmente conforme se instalam os caracteres sexuais secundários. Também é uma alternativa o uso de valerato de estradiol com dose de 0,5 mg/dia, elevada a cada 6 meses até 2 mg/dia. A partir de 1,5 a 2 anos, inicia-se a administração de progestagênio (acetato de medroxiprogesterona) ou diidrogesterona, respectivamente, na dose de 5 a 10 mg/dia ou 10 mg/dia nos últimos 10 dias do uso do estrogênio. (D)[13]

Recomendação

Na Divisão de Ginecologia do Hospital das Clínicas da Faculdade de Medicina da Universidade de São Paulo (HCFMUSP), recomenda-se a seguinte conduta na puberdade tardia (Algoritmo 19.1).

Algoritmo 19.1 – Conduta na puberdade tardia, no sexo feminino

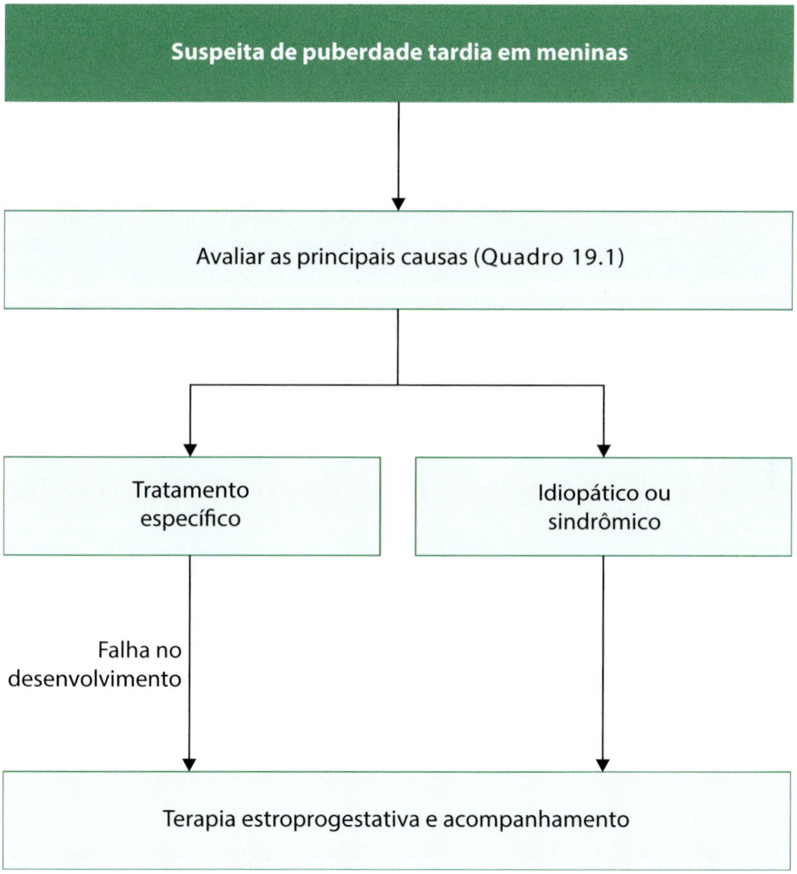

Fonte: Desenvolvido pela autoria

Referências bibliográficas

1. Griffin JE, Ojeda SR. Textbook endocrine physiology. 5. ed. Oxford: University Press, 2004;186-225.
2. Xie Q, Kang Y, Zhang C, Xie Y, Wang C, Liu J, et al. The role of Kisspeptin in the control of the hypothalamic-pituitary-gonadal axis and reproduction. Front Endocrinol (Lausanne). 2022;13:925206. doi: 10.3389/fendo.2022.925206.
3. Edouard T, Tauber M. Retard pubertaire. Arch Pédiatr. 2010;17(2):195-200.
4. Fenichel P. Delayed puberty. Endocr Dev. 2012;22:138-59.
5. Rose SR, Schreiber RE, Kearney NS, Lustig RH, Danish RK, Burghen GA, et al. Hypothalamic dysfunction after chemotherapy. J Pediatr Endocrinol Metab. 2004;17(1):55-66.
6. Armstrong GT, Chow EJ, Sklar CA. Alterations in pubertal timing following therapy for childhood malignancies. Endocr Dev. 2009;15:25-39.
7. Bhakhri BK, Prasad MS, Choudhary IP, Biswas K. Delayed puberty: experience of a tertiary care centre in India. Ann Trop Paediatr. 2010;30(3):205-12.
8. Legouis R, Hardelin JP, Levilliers J, Claverie JM, Compain S, Wunderle V, et al. The candidate gene for the X-linked Kallmann syndrome encodes a protein related to adhesion molecules. Cell. 1991;67(2):423-35.
9. Setian N. Endocrinologia pediátrica: aspectos físicos e metabólicos do recém-nascido ao adolescente. 2. ed. São Paulo: Sarvie, 1979;501-17.
10. Guttmann H, Weiner Z, Nikolski E, Ish-Shalom S, Itskovitz-Eldor J, Aviram M. Choosing an oestrogen replacement therapy in young adult women with Turner syndrome. Clin Endocrinol (Oxf). 2001;54(2):159-64.
11. MacGillivray MH. Induction of puberty in hypogonadal children. J Pediatr Endocrinol Metab. 2004;17(4):1277-87.
12. Crowley WF Jr, Pitteloud N, Seminara S. New genes controlling human reproduction and how you find them. Am Clin Climatol Assoc. 2008;119:29-38.
13. Benetti-Pinto CL, Soares Júnior JM, Maciel GA, Nácul AP, Yela DA, Silva ACJSRE. Premature ovarian insufficiency: a hormonal treatment approach. Rev Bras Ginecol Obstet. 2020;42(8):511-8. doi: 10.1055/s-0040-1716929.

Capítulo 20

Sangramento Uterino Anormal na Adolescência. Diagnóstico e Tratamento

José Maria Soares Júnior
Karla Krislane Alves Costa Monteiro
José Alcione Macedo Almeida
Edmund Chada Baracat

Introdução

A menstruação é conceituada como a perda sanguínea fisiológica oriunda da descamação endometrial, de caráter cíclico que, comumente, retorna a cada 4 semanas, em média, desde que não tenha ocorrido gestação. (D)[1] Geralmente, a mulher que ovula, menstrua. O ciclo menstrual normal apresenta intervalo de 24 a 38 dias (média de 28 dias) e fluxo de 2 a 8 dias. A quantidade do fluxo menstrual é, normalmente, em torno de 60 mL (5 mL a 80 mL), o que pode corresponder ao emprego de seis a sete absorventes por dia sem a presença de coágulos.[2] Quando os ciclos menstruais são regulares, com duração e quantidade bem definidos podem ser bons indicativos da saúde reprodutiva. (D)[1] Em novo consenso sobre regularidade menstrual e síndrome dos ovários policísticos, intervalo acima de 35 dias após o 3º ano após a menarca seria considerado anormal. (D)[2] Assim, consideramos, para o ciclo menstrual normal, intervalos de 24 e 38 dias, perda sanguínea de 20 mL a 80 mL e duração de 3 a 8 dias (Quadro 20.1). (D)[3] Qualquer variação desse padrão denomina-se "sangramento uterino anormal" (SUA).

O SUA é uma das principais razões pelas quais mulheres buscam atendimento ginecológico, podendo ser caracterizado por mudanças na frequência, duração, regularidade e/ou quantidade do fluxo sanguíneo. É considerado o responsável por cerca de dois terços das histerectomias e a principal causa de anemia por deficiência de ferro em mulheres em idade reprodutiva. (D)[2-5] Do ponto de vista clínico, o episódio agudo de SUA pode representar uma perda intensa de sangue que requer intervenção imediata; ou uma condição crônica, quando as alterações menstruais persistem por pelo menos 6 meses. (D)[2-5]

O SUA pode ter um substrato orgânico ou pode ser de natureza disfuncional. Acredita-se que, em adolescentes, o sangramento uterino não orgânico, sem um substrato que justifique, é responsável por cerca de 30% a 95% dos casos de sangramento uterino anormal. (B)[6], (C)[7-8] Cerca de 80% dessas pacientes têm, no 1º ano após a menarca, anovulação crônica, condição própria da imaturidade do eixo hipotálamo-hipófise-ovariano (HHO). (C)[5,9-11] Portanto, é importante ressaltar que a manifestação fisiológica do SUA na adolescência pode ser considerada uma condição transitória, autolimitada e própria da idade, que, na maioria dos casos, tende a se resolver espontaneamente, em prazo médio de 2 anos.

Classificação e etiologia

A Federação Internacional de Ginecologia e Obstetrícia (FIGO) também agrupou e definiu nove categorias para as etiologias, divididas em dois grupos e classificadas como estruturais e não estruturais, dispostas de acordo com o mnemônico PALM-COEIN: pólipo, adenomiose, leiomioma, malignidade e hiperplasia do endométrio, coagulopatia, disfunção ovulatória, endometrial, iatrogênica e etiologias não classificadas. (D)[3,5] Em geral, as causas relacionadas com a PALM são mais raras na adolescência do que na idade adulta.

Na adolescência, ressalta a imaturidade do HHO que é uma causa de sangramento uterino anormal, de caráter temporário, de aproximadamente 2 anos, incluída na classificação de disfunção ovulatória e, em muitos casos, sua distinção de outras causas de anovulação crônica, como a síndrome dos ovários policísticos (SOP), pode ser muito difícil. Sabe-se que essa última entidade necessidade de diagnóstico diferencial de hiperprolactinemia, disfunção da tireoide, deficiência enzimática da suprarrenal, tumores funcionantes da suprarrenal ou ovariano e síndrome de Cushing. Há ainda outras afecções que podem determinar disfunção menstrual, as causas psíquicas e distúrbios da conduta alimentar, como estresse, obesidade ou magreza extrema, anorexia nervosa, bulimianervosa, atividade física extenuante de atletas e bailarina. (D)[1-5]

As causas iatrogênicas de SUA, como uso de morfina, reserpina, fenotiazinas, anticoagulantes, dispositivo intrauterino (DIU) com ou sem hormônio, anticoncepcionais hormonais, anti-inflamatórios não hormonais (AINH)/ácido acetilsalicílico (AAS) que podem bloquear a formação plaquetária pela inibição da ciclo-oxigenase), causas neurais (disritmia cerebral, tumor do sistema nervoso central (SNC) – hamartoma) e causas hipofisárias (pan-hipopituitarismo essencial, necrose da hipófise), devem ser afastadas. (D)[1-5]

É ainda um desafio identificar os mecanismos exatos do SUA de origem endometrial. No processo de descamação endometrial, participam metaloproteinases matriciais, lisossomos (hidrolases), macrófagos, mastócitos e moléculas de adesão intercelular (ICAM-1 e PECAM). A autofagocitose endometrial é realizada pelos lisossomos que destroem o citoplasma. A heterofagocitose é feita pelos macrofágos, que digerem as fibras reticulares do estroma, fragmentando o tecido de conexão estromal. Estudos recentes mostram que as interleucinas (IL), principalmente IL-8, seriam importantes para o recrutamento de macrófagos e mastócitos. (D)[1-5] Há evidências de que a progesterona inibiria a produção dessa interleucina e sua ação inibitória estaria inadequada em mulheres com SUA. De fato, a redução dos níveis de progesterona no fim da fase lútea permite o aumento da produção de IL-8 nas células endometriais, acarretando aumento da migração de leucócitos e da degranulação dos mastócitos. (D)[1-5,12-13] Portanto, alterações nesse mecanismo poderiam provocar SUA.

Quanto às causas malignas, assinalam-se tumores genitais (sarcoma botrioide, tumores germinativos do ovário, hemangioma da vulva). Outro ponto da adolescência que pode ser classificado como agudo é o traumatismo genital (trauma acidental, trauma ao coito, abuso sexual) e as malformações genitais müllerianas, que não fazem parte da classificação de Munro *et al*. (D)[3,12-13]

Entre as causas mais frequentes na adolescência, afastando-se as anovulações, aparecem os distúrbios de coagulação/hemopatias, sejam eles de natureza hereditária, sejam de natureza adquirida, como trombocitopenia, doença de Von Willebrand, leucemia, aplasia medular, anemia grave e persistente, trombastenia de Glanzmann etc. (D)[14-16] (B)[17-20]

Quadro 20.1 – **Nomenclatura e definições para sintomas de SUA conforme a FIGO**

Frequência	Ausente: amenorreia
	Frequente: < 24 dias
	Normal: 24 a 38 dias
	Infrequente: > 38 dias
Regular	variações ≤ 9 dias
	Variações > 10 dias duração
	Prolongada: dias > 8 dias normal ≤ 8 dias
Volume	Determinado pela mulher como aumentado e se interfere em sua qualidade de vida
Sangramento intermenstrual	Ausente
	Aleatório/imprevisível
	Cíclico/previsível
Sangramentos imprevisíveis durante uso de progestagênios + estrogênios (anticoncepcionais combinados orais, anel vaginal, adesivos ou contraceptivos injetáveis)	Não aplicável
	Nenhum
	Presente

Fonte: Adaptado de Munro MG, Critchley HOD, Fraser IS, 2018

Diagnóstico

Determinar a verdadeira causa é fundamental antes de se considerar o sangramento uterino como disfuncional, embora esta seja a forma mais comum do SUA na adolescência. Deve-se levar em conta que todo sangramento fora do padrão de normalidade pode ser considerado SUA (Quadro 20.1). (D)[3]

Na história clínica da paciente, deve-se caracterizar quando se iniciou a alteração em relação à menarca, e também o tipo de alteração na duração, no volume do sangramento e no intervalo entre os episódios. Os antecedentes familiares e pessoais podem auxiliar nos distúrbios da hemostasia, bem como na investigação de doenças crônicas, epistaxe, gengivorragia, sangramento pós-tratamento dentário ou cirúrgico; uso de medicamentos (anticoagulantes, anticoncepcionais hormonais, AINH/AAS etc.); causas psíquicas (estresse, depressão etc.) e distúrbios da conduta alimentar. Também devem ser consideradas as condições de nascimento, como via de parto, trauma de parto e/ou hipóxia. Na história sexual, é possível saber sobre início e frequência da atividade sexual, determinar risco de infecção sexualmente transmissível e métodos contraceptivos empregados. (D)[1-3]

Em atendimento de emergência, deve-se imediatamente tomar a medida da pressão arterial, pulso, frequência respiratória e temperatura. Essa conduta é essencial para se avaliar a estabilidade hemodinâmica, que será o ponto importante no tratamento do SUA agudo. Independentemente se o atendimento é de urgência ou ambulatorial, podem auxiliar no diagnóstico etiológico a determinação da estatura, do peso e do índice de massa corpórea (IMC); avaliar o estado geral e as mucosas, e se há sinais de hiperandrogenismo. Solicitar, se necessário, exame da tireoide. (D)[1-3]

O exame físico é importante para avaliar possíveis causas, se há ou não atividade estrogênica no desenvolvimento puberal (mamas e pelos pubianos – estadiamento de

Marshall-Taner). (B)[21] A avaliação dos órgãos genitais externos é importante para afastar sangramento uretral ou retal e sinais de trauma genital. Na paciente sexualmente ativa, o toque vaginal pode afastar causas obstétricas de sangramento ou identificar tumor de origem pélvica. Em mulheres virgens, deve-se proceder ao exame especular ou com otoscópio para afastar lesão ou até corpo estranho na região.

Exames complementares

O teste de gravidez (β-HCG) é importante para afastar causa obstétrica, quando o exame físico não a identifica. Após isso, são importantes hemograma (hematimetria), ferritina e porcentagem de saturação de transferrina, coagulograma completo (nos casos agudos) e pesquisa do fator de Von Willebrand (medir durante o fluxo menstrual, quando o nível estrogênico está baixo) quando for suspeito; investigação da função tireoidiana (hormônio estimulante da tireoide (TSH), T4L); dosar prolactina, hormônio luteinizante (LH), FSH, estradiol, testosterona total e livre, sulfato de dehidroepiandrosterona (SDHEA), 17-alfa-hidroxiprogesterona (17-OHP) nos casos de suspeita de causa ovulatória. (D)[1-3], (B)[22]

Em casos de sangramento desde a menarca até os 6 meses seguintes: perfil de coagulação mais detalhado, com investigação de deficiência dos fatores II, V, VII, IX, X, XI e XII; dos níveis da atividade do cofator ristocetina e do teste de agregação plaquetária. (D)[1-3]

Exames de imagem

A ultrassonografia (USG) pélvica é o primeiro exame para avaliar afecções ou malformações genitais relacionadas com SUA, tanto nos casos agudos como nos crônicos; a ressonância magnética em casos suspeitos de malformações müllerianas ou identificados pela USG, e também na suspeita de tumor produtor de androgênios na suprarrenal. (D)[1-3]

Tratamento

O tratamento eficaz do SUA deve se basear na história clínica e em achados laboratoriais e de imagem. Deve-se diferenciar entre o SUA agudo e o crônico, pois, nesse primeiro, o atendimento é de urgência. (D)[1-3]

Tratamento de urgência ou SUA agudo

Em casos de hemorragia aguda sem diagnóstico estabelecido, providenciar, em paralelo com as medidas para o diagnóstico diferencial (complicações da gravidez ou distúrbio da hemostasia), a internação hospitalar e tomar as seguintes medidas. (D)[23]

1. Avaliação hemodinâmica e estabilizar a paciente nos casos de choque hipovolêmico. Recomenda-se infusão endovenosa de soluções salinas e/ou coloides (albumina). As soluções com dextran a 6% podem afetar a agregação plaquetária, portanto devem ser evitadas. Pode ser necessária a infusão de hemoderivados e até reposição de ferro. (D)[1-3] O Algoritmo 20.1 mostra a conduta no tratamento agudo.
2. Tranquilizar paciente e familiares.
3. Continuar expandindo o leito vascular e corrigir a anemia aguda; quando houver hemoglobina menor do que 8 g/dL, a hemotransfusão pode ser uma alternativa no combate do choque hipovolêmico e anemia aguda.
4. Se não houver estabilização hemodinâmica, deve-se fazer a suspensão da perda sanguínea com a histeroscopia cirúrgica ou curetagem uterina, conforme a disponibilidade no serviço. Contudo, saliente-se que se trata de um recurso de exceção, que deve ser muito bem avaliado, principalmente nas adolescentes.

5. Ministrar fármacos: a) estrogenioterapia: recomenda-se o uso de altas doses de valerato de estradiol (2 a 8 mg/dia, podendo ser fracionado a cada 6 horas). Outra opção são os anticoncepcionais hormonais combinados orais contendo doses maiores de etinilestradiol (30 µg a 50 µg), podendo chegar à dose de 90 µg a 200 µg ao dia (3 a 4 comprimidos), que deve ser fracionada em razão dos sintomas gastrintestinais. Portanto, há necessidade do uso de antieméticos e de protetores gástricos. Saliente-se, ainda, a preferência pelos progestagênios norderivados de 1ª e 2ª gerações (nortistestosterona e levonorgestrel), pois têm boa ação na transformação endometrial, reduzindo o risco de proliferação exagerada e o sangramento intenso após a interrupção do tratamento. Após a estabilização do sangramento, as doses de estrogênio devem ser diminuídas até a menor dose livre de sangramento. Caso não ocorra melhora do sangramento em até 72 a 96 horas, deve-se reavaliar o caso e pesquisar uma causa estrutural (orgânica) e talvez um procedimento cirúrgico pode ser feito; (D)[1-3,12] (B)[24] b) ácido tranexâmico (2 a 3 ampolas de 250 mg por via endovenosa (EV) lentamente, a cada 4 a 6 horas). Cessado o sangramento, seguir esquema de manutenção com doses mais baixas de estrogênios; (B)[19] c) os anti-inflamatórios não esteroides (ácido mefenâmico, naproxeno, ibuprofeno) podem auxiliar na diminuição do volume e da duração do sangramento em até 30%. Isoladamente, o efeito dos anti-inflamatórios é inferior ao tratamento hormonal e ao do ácido tranexâmico; (A)[25] d) pacientes com doença de Von Willebrand ou defeitos da função plaquetária podem responder positivamente ao uso do acetato de desmopressina (aerosol), o que promove o aumento da hemostasia e encurta o tempo de sangramento. (B)[26] Nos casos de coagulopatias, o acompanhamento deve ser em conjunto com hematologista.
6. Após a parada do sangramento e a alta hospitalar, a manutenção do tratamento deve ser realizada até nova avaliação ambulatorial: não se deve esquecer de introduzir progestagênio (acetato de medroxiprogesterona, diidrogesterona ou noretisterona 10 mg/dia, na segunda fase do ciclo, por 10 a 12 dias) nas adolescentes que receberam apenas estrogenioterapia isolada. Recomenda-se, ainda, para correção da anenia, complementar com sulfato ferroso (250 mg a 500 mg/dia) e ácido fólico (2 mg a 5 mg/dia). (D)[1-3]

Algoritmo 20.1 – Tratamento do SUA

SUA aguda	• avaliação hemodinâmica • estimar o volume do sangramento
Instabilidade	• repor volume com soluções com cristaloides e/ou coloides • avaliar a necessidade de hemoderivados e ferro • persistência da instabilidade: curetagem uterina ou histeroscopia cirúrgica
Tratamento hormonal	• avaliação do tipo de SUA: estrutural ou não estrutural • preferencial com estrogênio por via oral (natural ou etinilestradiol) • falha de tratamento, curetagem ou histeroscopia cirúrgica

Fonte: Desenvolvido pela autoria

Tratamento ambulatorial (manutenção ou SUA crônico)

Para os casos de sangramentos leves ou moderados (com hemoglobina 9 a 11 g/dL) ou após estabilização do tratamento agudo, quando chegar ao ambulatório, recomenda-se:

a. Tranquilizar a paciente e sua família.
b. Identificar e eliminar a causa etiológica.
c. Ensinar sobre a menstruação e manter o calendário menstrual quando não for continuar com terapia estroprogestativa, principalmente nos casos de imaturidade do HHO.
d. Pedir exames complementares para afastar causa orgânica do SUA (pólipo endometrial, adenomiose, leiomioma, neoplasias ou coagulopatias) e, ser for sangramento anovulatório, investigar a causa. Saliente-se que a SOP pode ser a principal causa, mas seu diagnóstico é feito após excluir outras causas como hiperprolactinimia, disfunção da tiroide, deficiência enzimática da suprarrenal, síndrome de Cushing, tumores produtores de androgênios. Portanto, exames complementares são necessários.
e. Nos casos de sangramento do tipo endometrial, pode-se prescrever antifibrinolítico e anti-inflamatório. Contudo, a aderência a longo prazo ao tratamento não é frequente. Outra alternativa é o uso de anticoncepcional hormonal combinados com intervalo de 24 por 4 ou esquema estendido, principalmente para corrigir a anemia e melhorar a qualidade de vida. Nas mulheres sexualmente ativas, pode-se propor, ainda, o uso de dispositivo intrauterino medicado com levonorgestrel. (A)[27]

Não há muitos relatos sobre o acompanhamento das mulheres por períodos prolongados; recomenda-se, no início, consulta com intervalo de 3 meses (ou menos) para avaliar efeitos colaterais e adesão ao tratamento. Em seguida, o intervalo pode ser postergado para semestral ou até anual.

Recomendação

Na Divisão de Ginecologia do Hospital das Clínicas da Faculdade de Medicina da Universidade de São Paulo (HCFMUSP), recomenda-se a seguinte conduta para o diagnóstico de SUA na adolescência (Algoritmo 20.2).

Algoritmo 20.2 – Diagnóstico do sangramento uterino anormal na adolescência

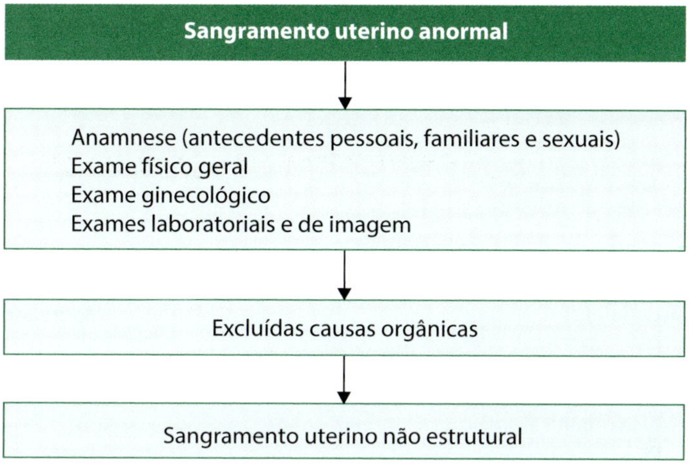

Fonte: Desenvolvido pela autoria

Recomendação

Na Divisão de Ginecologia do Hospital das Clínicas da Faculdade de Medicina da Universidade de São Paulo (HCFMUSP), recomenda-se a seguinte conduta para o tratamento do SUA na adolescência (Algoritmo 20.3).

Algoritmo 20.3 – Tratamento do sangramento uterino anormal na adolescência

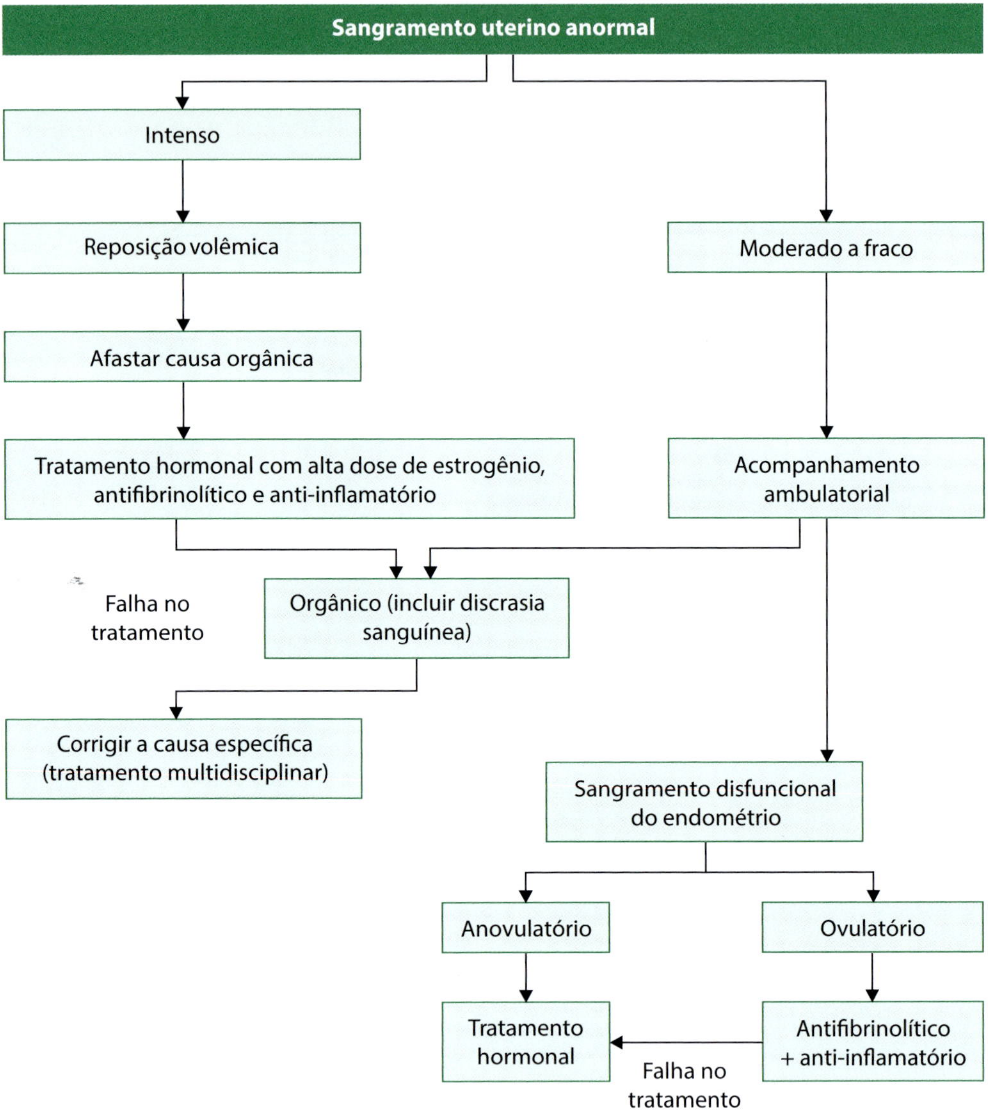

Fonte: Desenvolvido pela autoria

Referências bibliográficas

1. Benetti-Pinto CL, Rosa-e-Silva ACJ, Yela DA, Junior JMS. Abnormal uterine bleeding. Rev Bras Ginecol Obstet. 2017;39:358-68.
2. Soares Jr JM, Iavelberg J, Haidar MA, Rodrigues de Lima G, Baracat EC. Disfunção menstrual. In: Lopes AC, José FF, Lopes RD (eds.). Guias de medicina ambulatorial e hospitalar UNIFESP – Escola Paulista de Medicina – Clínica Médica. Barueri: Manole, 2007:1217.
3. Munro MG, Critchley HOD, Fraser IS. FIGO Menstrual Disorders Committee. The two FIGO systems for normal and abnormal uterine bleeding symptoms and classification of causes of abnormal uterine bleeding in the reproductive years: 2018 revisions. Int J Gynaecol Obstet. 2018;143(3):393-408. doi: 10.1002/ijgo.12666.
4. Federação Brasileira das Associações de Ginecologia e Obstetrícia (Febrasgo). Sangramento uterino anormal. São Paulo: Febrasgo, 2021. (Protocolo FEBRASGO-Ginecologia, n. 28/ Comissão Nacional Especializada em Ginecologia Endócrina).
5. Munro MG, Balen AH, Cho S, Critchley HOD, Díaz I, Ferriani R, et al. The FIGO ovulatory disorders classification system. Fertil Steril. 2022;118(4):768-86.
6. Friberg B, Ornö AK, Lindgren A, Lethagen S. Bleeding disorders among young women: a population-based prevalence study. Acta Obstet Gynecol Scand. 2006;85:200-6.
7. Chan SS, Yiu KW, Yuen PM, Sahota DS, Chung TK. Menstrual problems and health-seeking behaviour in Hong Kong Chinese girls. Hong Kong Med J. 2009;15:18-23.
8. Barr F, Brabin L, Agbaje S, Buseri F, Ikimalo J, Briggs N. Reducing iron deficiency anaemia due to heavy menstrual blood loss in Nigerian rural adolescents. Public Health Nutr. 1998;1:249-57.
9. Quint EH, Smith YR. Abnormal uterine bleeding in adolescents. J Midwifery Women's Health. 2003;48(3):186-91.
10. Gray SH, Emans SJ. Abnormal vaginal bleeding in adolescents. Pediatr Rev. 2007;28(5):175-82.
11. Minjarez DA. Abnormal bleeding in adolescents. Semin Reprod Med. 2003;21(4):363-73.
12. ACOG Menstruation in Girls and Adolescents. Using the menstrual cycle as a vital sign. Washington, DC: American College of Obstetricians and Gynecologists, 2006.
13. Tscherne G. Menstrual irregularities: evidence-based clinical practice. In: Sultan C (ed.). Pediatric and adolescent gynecology. Endocr Dev. 2004;7:129-39.
14. Mannucci PM. Treatment of von Willebrand's disease. N Engl J Med. 2004;351(7):683-94.
15. Bevan JA, Maloney KW, Hillery CA, Gill JC, Montgomery RR, Scott JP. Bleeding disorders: a common cause of menorrhagia in adolescents. J Pediatr. 2001;138(6):865-61.
16. Nicholas W, Hultin M, James A. The diagnosis, evaluation and management of von Willebrand disease. Bethesda (MD): National Heart Lung Blood Institute, National Institute of Health, 2007.
17. Kulp JL, Mwangi CN, Loveless M. Screening for coagulation disorders in adolescents with abnormal uterine bleeding. J Pediatr Adolesc Gynecol. 2008;21(1):27-30.
18. Dilley A, Drews C, Miller C, Lally C, Austin H, Ramaswamy D, et al. von Willebrand disease and other inhereted bleeding disorders in women with diagnosed menorrhagia. Obstet Gynecol. 2001;97(4):630-6.
19. Mikhail S, Varadarajan R, Kouides P. The prevalence of disorders of haemostasis in adolescents with menorrhagia referred to a haemophilia treatment centre. Haemophilia. 2007;13(5):627-32.
20. Tosetto A, Rodeghiero F, Castaman G,Goodeve A, Federici AB, Batlle J, et al. A quantitative analysis of bleeding symptoms in type 1 von Willebrand disease: results from a multicenter European study (MCMDM-1VWD). J Thromb Haemost. 2006;4(4):766-73.
21. Marshall WA, Tanner JM. Variations in the pattern of pubertal changes in girls. Archives of Disease in Childhood. 1969;44:291-303. doi: 10.1136/adc.44.235.291.

22. Baracat MCP, Baracat EC, Simões RS, Simões MJ, Maciel GAR, Azziz R, et al. Hormonal and metabolic factors influence the action of progesterone on the endometrium of women with polycystic ovary syndrome. Diagnostics (Basel). 2023;13(3):382. doi: 10.3390/diagnostics13030382.
23. Smith YR, Quint EH, Hertzberg RB. Menorrhagia in adolescents requiring hospitalization. J Pediatr Adolesc Gynecol. 1998;11(1):13-5.
24. Tubitak C. Abnormal uterine bleeding in adolescents: treatment with combined oral contraceptive pills is effective even in hospitalized patients with bleeding disorders. Turk J Med Sci. 2008;38(5):431-5.
25. Lethaby A, Duckitt K, Farquhar C. Non-steroidal anti-inflammatory drugs for heavy menstrual bleeding. Cochrane Database Syst Rev. 2013;(1):CD000400.
26. Mannucci PM. Desmopressin (DDAVP) in the treatment of bleeding disorders: the first 20 years. Blood. 1997;90(7):2515-21.
27. Magalhaes J, Ferreira-Filho ES, Soares-Junior JM, Baracat EC. Uterine volume, menstrual patterns, and contraceptive outcomes in users of the levonorgestrel-releasing intrauterine system: a cohort study with a five-year follow-up. Eur J Obstet Gynecol Reprod Biol. 2022;276:56-62. doi: 10.1016/j.ejogrb.2022.06.029.

Capítulo 21

Coalescência de Pequenos Lábios. Diagnóstico e Tratamento

Arlete Gianfaldoni
José Alcione Macedo Almeida
Laudelino de Oliveira Ramos
José Maria Soares Júnior
Edmund Chada Baracat

Introdução

A sinéquia ou coalescência de pequenos lábios (SPL) é a aderência destes à linha mediana, causando desaparecimento parcial ou total da fenda vulvar. (D)[1] A sinéquia total ocorre quando não estão visíveis o introito vulvar, o hímen e o meato uretral. Quando algum deles estiver visível, denomina-se "sinequia parcial". (D)[1] A sinonímia é vasta: coalescência de pequenos lábios; aderência; fusão; adesão; acolamento ou aglutinação de ninfas, de lábios menores ou de pequenos lábios. Os termos "sinequia", "fusão" e "atresia" vulvar também são referidos.

A SPL é uma condição relativamente comum, ocorrendo com mais frequência na primeira infância, com pico de incidência entre 13 e 23 meses. Crianças entre 2 e 6 anos têm incidência maior. (B)[2], (C)[3] Em nosso setor, no Hospital das Clínicas da Faculdade de Medicina da Universidade de São Paulo (HC-FMUSP), numa população de 80 pacientes apresentando SPL, foi observada incidência maior para essa condição em crianças com até 4 anos de idade. (C)[3]

A incidência de SPL relatada em alguns estudos varia de 0,6% a 3% na pré-puberdade. No entanto, é difícil precisar a verdadeira prevalência, pois muitas meninas são assintomáticas e as aderências podem não ser detectadas ao nascimento. (C)[4], (D)[5], (B)[6] Em adolescentes e mulheres em idade reprodutiva é ainda mais rara, sendo relatados na literatura alguns casos em mulheres na menopausa. (D)[7] A SPL pode ser congênita ou adquirida. É congênita quando já existe ao nascimento, sendo que a fusão ocorre entre os 3º e 4º meses de vida embrionária. (D)[8] Esses são os casos mais difíceis de tratamento. (B)[6]

A maioria dos autores considera a SPL uma condição adquirida. (D)[9], (B)[6] Não há consenso quanto à patogênese, mas são aventadas várias teorias: inflamação da membrana mucosa do lábio menor resultante de higiene precária; vulvite ou irritação mecânica; certa propriedade viscosa consequente ao acentuado hipoestrogenismo normal na criança. (D)[9,10]

Alguns autores questionam o hipoestrogenismo como causa de formação de sinéquias. Há relatos de encontro de SPL em jovens de 18 anos como também em meninas com telarca precoce e dosagem elevada de estrogênio sanguíneo. (C)[11]

A característica da pele é outro fator do qual dependeria a formação da sinéquia. A pele delicada e hipopigmentada seria mais passível de apresentar adesão dos lábios menores. (C)[3,11], (D)[12]

Processo inflamatório autoimune, como ocorre no líquen, no penfigoide cicatricial, na psoríase e no eczema, poderia favorecer a coalescência dos pequenos lábios. As infecções no trato genital inferior, podendo acometer a vagina, a bexiga ou o reto, também têm sido relacionadas às aderências dos pequenos lábios. (C)[13], (D)[14]

Os processos traumáticos da vulva, inclusive por abuso sexual, favoreceriam as coalescências. (C)[15] As aderências também são relatadas após parto normal, no qual ocorrem lacerações superficiais estendendo-se aos pequenos lábios e causando posterior aderência; ou depois de procedimentos como episiotomia. (D)[16]

Diagnóstico

O diagnóstico da SPL baseia-se no exame clínico. Encontro de SPL incidentalmente no exame de rotina não é raro.

A inspeção vulvar e a tração dos grandes lábios podem mostrar presença de fusão dos lábios menores na linha mediana da vulva, apresentando uma área de coloração pálida, que geralmente tem certa transparência. (C)[17], (D)[12] A aderência pode ser fina, avascular e translúcida, ou uma rafe espessa na linha mediana vulvar. A fusão pode ser parcial ou total. Em estudo recente, Huseynov e Hakalmaz (B)[6] propõem uma classificação de tipos I a IV, conforme a resposta ao tratamento estrogênico. Em geral, os tipos I e II são menos densos e mais fácies de tratar, enquanto os tipos III e IV podem precisar de tratamento cirúrgico. A casuística desse estudo é pequena, portanto, recomenda-se cautela em qualquer tratamento cirúrgico nessa faixa etária para evitar sequelas.

Diagnóstico diferencial deverá ser realizado com outras vulvovaginopatias: genitália ambígua; septo vaginal; agenesia vaginal; imperfuração himenal e líquen escleroso. (C)[17,18], (D)[12]

Em geral, as crianças pré-púberes são assintomáticas, e a SPL é percebida pela mãe ou pelo pediatra. Outras vezes, as pacientes apresentam infecções urinárias ou disúria. A perda de urina pós-miccional e outras manifestações, como prurido vulvar, ardor vulvar ou corrimento vaginal, também poderão estar presentes. (B)[6]

Tratamento

Independentemente da terapêutica preconizada, deve-se orientar a mãe ou a pessoa responsável pela criança sobre a necessidade de boa higiene local, explicando detalhadamente a respeito da alteração em questão e como poderá ser realizada a correção da aderência com o tratamento estipulado.

Embora alguns autores recomendem conduta expectante em crianças assintomáticas, considerando que possa ocorrer resolução espontânea do processo com melhoria da higiene e término de uso das fraldas, assim como, com o início da puberdade, a maioria recomenda o tratamento clínico à base de cremes vaginais com estrogênios, vaselina ou, mais raramente, o tratamento cirúrgico. (C)[19,20], (D)[21]

Uso tópico com creme à base de estrogênio de fraca ação (estriol), 1 vez/dia, aplicado diretamente sobre a linha média da sinéquia, massageando com pressão delicada (polpa digital ou cotonete) sobre essa linha de fusão, é o tratamento da nossa preferência, com excelente resposta. (B)[6] A mãe ou provedora é orientada a realizar o procedimento, retomando para a primeira reavaliação após 15 ou 30 dias. Nos casos de sinéquia frouxa e não muito aderida, apenas a massagem pode ser suficiente para a desfazer.

Após a separação dos pequenos lábios, deve ser mantida a região higienizada e lubrificada com vaselina sem perfume 1a 2 vezes/semana, por pelo menos 1 mês, para evitar as recorrências, que não são raras.

Além do tratamento clássico com estrogênio, há relatos na literatura do uso de vaselina (D)[22] e corticosteroide tópico (p. ex., hidrocortisona 1%), 2 vezes/dia. (D)[23]

É importante reforçar que o tratamento tópico com cremes de estrogênio de fraca ação é mais eficaz e pode ser usado com segurança para tratar crianças de qualquer idade com SPL, podendo ser necessária sua manutenção por várias semanas para se atingir o objetivo desejado. (B)[6], (C)[20], (D)[21]

Tratamento cirúrgico deve ser reservado a casos graves, resistentes ao tratamento conservador, e em raros casos com retenção urinária ou quando a união dos lábios for muito intensa e não responsiva a tratamentos anteriores. (B)[6], (D)[21]

Recomendação

Na Divisão de Ginecologia do Hospital das Clínicas da Faculdade de Medicina da Universidade de São Paulo (HCFMUSP), recomenda-se a seguinte conduta para o diagnóstico de SPL (Algoritmo 21.1).

Algoritmo 21.1 – Diagnóstico de sinéquia de pequenos lábios

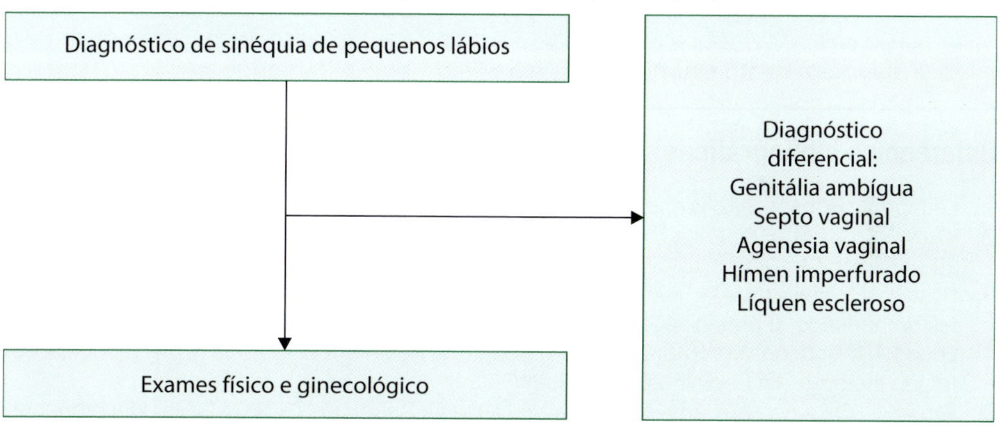

Fonte: Desenvolvido pela autoria

Recomendação

Na Divisão de Ginecologia do Hospital das Clínicas da Faculdade de Medicina da Universidade de São Paulo (HCFMUSP), recomenda-se a seguinte conduta para o tratamento de SPL (Algoritmo 21.2).

Algoritmo 21.2 – Tratamento de sinéquia de pequenos lábios

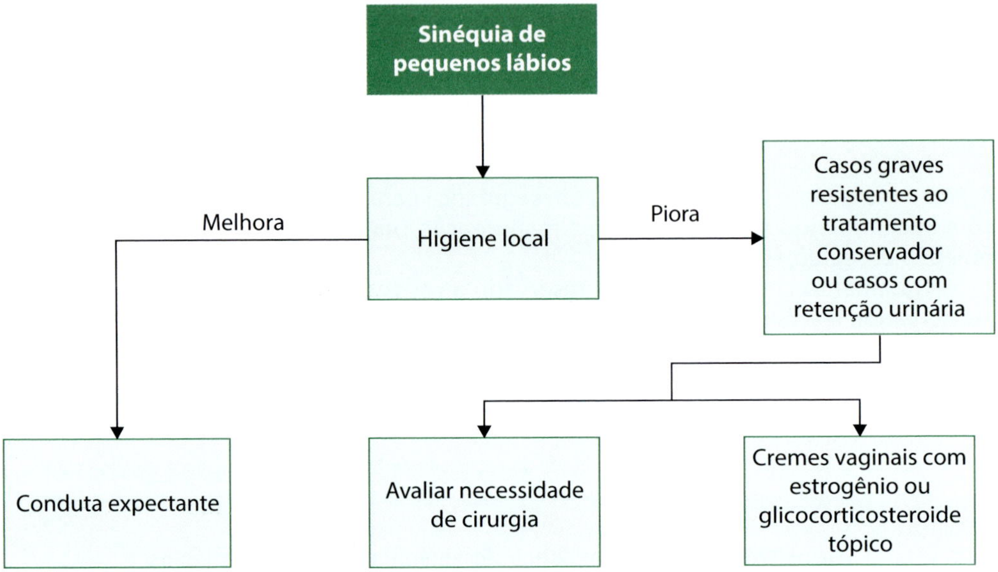

Fonte: Desenvolvido pela autoria

Referências bibliográficas

1. Leung AK, Robson WL, Wong P. Labial fusion. Pediatr Child Health. 1996;1(3):216-8.
2. Kazmi Z, Zaidi SZ. Labial synechiae: a diagnostic conundrum. J Pak Med Assoc. 2023;73(3):638-40. doi: 10.47391/JPMA.6894.
3. Bastos AC, Almeida JAM, Takiuti AD, Gianfaldoni A, Miranda MI. Aderência dos lábios menores do pudendo. J bras ginecol. 1985;95(8):339-41.
4. Leung AK, Robson WL, Kao CP, Liu EK, Fong JH. Treatment of labial fusion with topical estrogen therapy. Clin Pediatr. 2005;44(3):245-7.
5. Evruke C, Ozgunen F, K.adayifci O, Atay Y, Demir C, Aridogan N. Labial fusion in a prepubertal girl: a case report. J Pediatr Adolesc Gynecol. 1996:9(2):81-2.
6. Huseynov M, Hakalmaz AE. Labial Adhesion: new classification and treatment protocol. J Pediatr Adolesc Gynecol. 2020;33(4):343-8. doi: 10.1016/j.jpag.2020.03.005.
7. Julia J, Yacoub M, Levy G. Labial fusion causing urinary incontinence in a postmenopausal female: a case report. Acta Obstet Gynecol Scand. 2003;14(5):360-1.
8. Magalhães MLC, Nogueira MB, Rolim AL, Santos AL, Santos FN, Furtado FM, et al. Uso del promestrieno em el tratamento de la coalescencia de lábio menores. [2024 Abr. 19]. Disponível em: http://www.cemera.cl/sogia/pdf/2003/x2uso.pdf.
9. Guldberg R, Thybo S, Andersen B. Synechia vulvae – an unusual case of urinary symptoms in a 15-year-old girl. Acta Obstet Gynecol Scand. 2007;86(2):251-2.
10. Dewee WP. Of adhesion of the labia pudenda of children. Treatise on the physical and medical treatment of children. Philadelphia: Carrey and Lea, 1825:342.

11. Papagianni M, Stanhope R. Labial adhesions in a girl with isolated premature thelarche: the importance of estrogenization. J Pediatr Adolesc Gynecol. 2003;16(1):31-2.
12. Giurgiovich AJ. Coalescência de labios menores. Rev Soc Argent Ginecol Infanto Juvenil. 2004;11(2):123-8.
13. Leung AK, Robson WL. Labial fusion and urinary tract infection. Child Nephrol Urol. 1992;12(1):62-4.
14. Pokomy SF. Prepubertal vulvovaginopathies, Obstet Gynecol Clin North Am. 1992;19(1):39-58.
15. Bacon JL. Prepuberal labial adhesions: evaluation of a referral population. Am J Obstet Gynecol. 2002;187(2):327-31.
16. Seehusen DA, Earwood JS. Postpartum labial adhesions. J Am Board Fam Med. 2007;20(4):408-10.
17. Centeno-Wolf N, Chardot C, Le Coultre CP, La Wolf N, Chardot C, Le Coultre CP, et al. Infected urocolpos and generalized peritonitis sccondary to labia minora adhesions. J Pediatr Surg. 2008;43(9):e35-9.
18. Breech LL, Laufer MR. Surgicel in the management of labial and clitoral hood adhesions in adolescents with lichen sclerous. J Pediatr Adolesc Gynecol. 2000;13(1):21-2.
19. Kumetz Lm, Quit EH, Fissehas S, Shitm YR. Estrogen treatment success in recurrent and persistent labial agglutination. J. Pediatr Adolesc Gynecol. 2006;19(6):381-4.
20. Muram D. Treatment of prepubertal girls with labial adhesions. J Pediatr Adolesc Gynecol. 1999;12(2):67-70.
21. Tebruegge M. Misra L Nenninatharn V. Is the topical application of oestrogen cream an effective intervention in girls suffering from labial adhesions? Arch Dis Child. 2007;92(3):268-71. In: Leung AK, Robson WL, Tay-Uyboco J. The incidence of labial fusion in children. J Pediatric Child Health. 1993;29(3):235-6.
22. Petti DA, Wu NK, Tomioka ES, Goffi PS. Terapêutica alternativa na coalescência de ninfas. Rev paul med. 1985;3(6):301-2.
23. Morić BV, Lesar T. Treatment modalities of labial fusion in prepubertal girls. Acta Med Croatica. 2014;68(4-5):389-92.

Capítulo 22

Vulvovaginite na Infância. Diagnóstico e Tratamento

José Alcione Macedo Almeida
Arlete Gianfaldoni
José Maria Soares Júnior
Edmund Chada Baracat

Introdução

Vulvovaginite é a inflamação da vulva e da vagina decorrente de infecção ou em consequência da ação local de agentes irritativos ou alergênicos ou, ainda, por desequilíbrio metabólico, como pode ocorrer no diabetes *mellitus*. A vulvovaginite constitui cerca de 62% dos problemas ginecológicos pediátricos observados nos cuidados primários. (B)[1] Os fatores predisponentes em meninas pré-púberes (geralmente definidas como idade inferior a 10 anos) incluem a proximidade da vagina e do ânus, a ausência de pelos púbicos protetores e o menor trofismo dos grandes lábios e desenvolvimento dos pequenos lábios em relação a mulher adulta. (B)[1]

Pode haver a vulvite isolada, enquanto a vaginite sem vulvite é mais raramente diagnosticada. No entanto, os termos "vulvite", "vaginite" e "vulvovaginite" são muito usados como sinônimos. (B)[1], (D)[2] Na infância, a vulvite é mais frequente, e suas causas mais comuns são substâncias irritativas ou alergênicas, além da dermatite amoniacal, muito habitual nas usuárias de fraldas. Para vários autores, a vulvovaginite é o principal motivo de consulta ginecológica na infância e na puberdade. (D)[3-5]

O hipoestrogenismo fisiológico é outro fator responsável pelo epitélio vaginal muito fino, pela ausência dos lactobacilos e, consequentemente, ausência do ácido lático e pH alcalino, situação que torna a mucosa vaginal mais suscetível à infecção. (D)[6-8]

Na infância, o processo infeccioso inicia-se na vulva e nem sempre progride para a vagina, salvo nas situações de abuso/violência sexual (germes sexualmente transmissíveis) ou na presença de corpo estranho intravaginal. (D)[9] Já na paciente com atividade sexual, o processo acomete a vagina, e a vulva posteriormente pode ser também envolvida. Contudo, a maioria dos casos está relacionada com higiene inadequada. (B)[1], (D)[6]

Quadro clínico

Na vulvite isolada, geralmente não há corrimento e as queixas relacionadas são de prurido, vermelhidão e dor ou ardor. É necessário lembrar que, em casos de abscessos ou lesões ulceradas da vulva, mesmo localizados, pode haver conteúdo purulento.

Quando há infecção da vagina (vaginite), o corrimento é sua expressão clínica. É importante lembrar que há o fluxo fisiológico nas primeiras semanas de vida em virtude da influência dos hormônios maternos e, na pré-puberdade, quando surge o muco cervical por incremento dos esteroides sexuais. Algumas vezes essas situações são consideradas corrimento.

Em caso de doença sistêmica com manifestações vulvares, o processo pode ser localizado (vulvite diabética) e favorecer o comprometimento também da vagina. (D)[6]

Etiologia

A etiologia infecciosa da vulvovaginite em crianças ainda é controversa, com interpretação diferente para a possível causa. A interação dinâmica e o equilíbrio complexo entre a flora vaginal normal e os agentes microbianos potencialmente patogênicos podem confundir ainda mais o diagnóstico de infecção e, consequentemente, o tratamento com antimicrobianos. Portanto, deve-se avaliar os fatores predisponentes antes de se iniciar o tratamento. (B)[1]

A microflora da vagina de crianças ainda não está bem definida. (D)[10] Há relatos de predominância de anaeróbios variados compondo a flora vaginal de crianças normais, (C)[11] como também de Prevotella, Porphyromonas, Ezakiella e Peptoniphilus em estudo empregando técnicas de biologia molecular, como o sequenciamento gênico do microbioma. (B)[12] O microbioma de meninas com vulvovaginites é diferente, esses autores mostraram com a predominância de estreptococos, Prevotella, Haemophilus e Granulicatella, que não são de origem fetal. (B)[12]

Gerstner *et al.*, em estudo com 67 pré-púberes, sendo 36 sintomáticas e 31 como grupo-controle, constataram que 77% das culturas das pacientes do grupo-controle foram positivas para aeróbios, 65% para anaeróbios e 45% positivas para ambas as bactérias. (C)[13] Os micro-organismos mais prevalentes foram *Staphylococcus epidermidis* (35%); enterococos (29%); *Streptococcus viridans* (13%) e lactobacilos (39%). No grupo de crianças sintomáticas, o espectro de organismos isolados foi similar. A predominância de anaeróbios é citada também por McGreal e Wood. (B)[14]

Jaquiery *et al.* relataram que meninas com vulvovaginite têm flora microbiana similar ao grupo-controle: aeróbios; difteroides; *Staphylococcus* coagulase-negativa e *Escherichia coli.* (C)[3] Alguns estudos relatam a possível participação de micro-organismos, como estreptococos beta-hemolítico e *H. influenzae*, comuns nas infecções do trato respiratório superior e que podem ser encontrados em culturas do conteúdo vaginal de crianças, principalmente após episódios de infecções respiratórias ou de pele. (B)[1], (C)[4,15], (D)[16]

Stricker *et al.* realizaram cultura do conteúdo vaginal de 80 meninas de 2 anos a 12 anos de idade com queixa de corrimento. (C)[4] Em 29 delas (36%), foram isoladas bactérias. Em quatro dessas pacientes, foi encontrada mais de uma bactéria. Em 17 pacientes, os pesquisadores isolaram estreptococos beta-hemolítico; em duas outras, identificaram *Haemophilus influenzae* tipo b (associado com outras bactérias, como *Streptococcus viridans, Proteus sp.* e *Pseudomonas sp.*) e outros cinco não tipáveis. Em uma paciente, foi isolada a *Klebsiella pneumonia* e, em outra, a *Shigella flexneri*. Em três crianças a bactéria isolada foi a *Staphylococcus aureus.* (C)[4]

A cândida pode ser encontrada em criança com diabetes *mellitus* ou em pacientes que fizeram uso recente de antibióticos e de drogas imunossupressoras, incluindo os corticosteroides.

Enterobius vermicularis é tido como causa comum de vulvovaginite. (D)[17] Está associado a prurido severo com leve e incolor fluxo vulvovaginal e o verme pode ser visto sob a luz, já que ele surge à noite para depositar os ovos. O teste do anal *swab* é utilizado;

entretanto, em até 75% dos casos de vulvovaginite, não se isolou um germe patógeno específico. (D)[18,19]

A vulvovaginite em criança pode ser causada por transporte pela própria paciente de agentes patogênicos do trato respiratório superior ou de lesões de piodermite. Geralmente, quem apresenta maior risco dessas afecções são as crianças que tiveram uma infecção recente. (C)[5]

Diagnóstico

Para o diagnóstico, deve-se lembrar sempre que há supervalorização da queixa pela mãe e que, com o início da puberdade, há o incremento da ação estrogênica com consequente produção do muco cervical, transudação e descamação da vagina. Essa situação, muitas vezes, é interpretada pela mãe ou pela paciente como corrimento patológico.

Na anamnese, deve-se atentar para as características do corrimento (cor, prurido e odor), investigar infecção das vias aéreas superiores e piodermites recentes, uso prolongado de antibióticos, uso de corticosteroide ou outro imunossupressor, história de alergia e diabetes. (D)[20], (C)[21]

No exame ginecológico, atentar para: escoriações; edema; eritema; detritos e se há conteúdo fluindo ou não do interior da vagina. A vaginoscopia é indicada em casos recidivos ou que não respondem ao tratamento ou, ainda, quando se suspeita de corpo estranho intravaginal.

Exames de laboratório, como o *swab (cotonete ou fita)* anal, protoparasitológico das fezes, glicemia e hemograma, são os recomendados. Exames do conteúdo vaginal (bacterioscópico – Gram e exame direto a fresco), quando constatado fluido intravaginal, podem ser solicitados. A cultura específica é indicada de acordo com a suspeita clínica.

» **Candidíase:** corrimento branco, com "grumos de farinha", prurido intenso, escoriações/fissuras, eritema e edema. Em geral, faz-se o diagnóstico com a história, exame clínico e, em alguns casos, com o exame a fresco ou bacterioscópico. (D)[7] Raramente é necessária a cultura específica para fungos.

» **Gonococia:** o gonococo instala-se no epitélio vaginal e manifesta-se com corrimento purulento e profuso. Bacterioscópico em 90% dos casos detecta o diplococo intracelular. Cultura em meio de Thayer-Martin confirmará o diagnóstico.

O diagnóstico diferencial deve ser feito principalmente com doenças crônicas pruriginosas, como líquen e psoríase vulvar. (D)[7]

Tratamento

O tratamento de corrimento vaginal em criança deve se basear na clínica e no exame físico. A queixa de corrimento vaginal em criança resulta, com frequência, de higiene vulvar deficiente ou desencadeado por fatores físico-químicos. Dessa forma, medidas gerais, como uso correto do papel higiênico após defecação, uso de roupas adequadas, lavagem e secagem das roupas íntimas, devem ser enfatizadas. Mesmo assim, essa higiene não deve ser supervalorizada como único passo na condução de todos os casos. (D)[18] A associação de uma boa anamnese com o exame ginecológico criterioso norteia a conduta correta.

As evidências sugerem cautela no uso de antibioticoterapia sistêmica para tratamento da vulvovaginite em crianças. Esse tratamento só deve ser prescrito se houver grande predominância de um patógeno ou se esse for o único germe isolado. (B)[1], (D)[22,23]

A *Candida albicans* necessita de meio estrogenizado, o que justifica sua raridade em crianças. Por isso, é necessário cautela com o tratamento das pacientes com esse diagnóstico, já que 55% são tratadas sem sucesso com substâncias antifúngicas no local. (D)[7]

Eventual anemia deve ser tratada. Orienta-se ainda tratamento para oxiuríase mesmo sem comprovação laboratorial, quando houver referência de prurido perianal ou a percepção do parasita na região.

Tratamento específico

- **Candidíase:** nistatina creme intravaginal por 10 dias, associando-se 100 mil UI de nistatina, via oral, a cada 6 horas durante 10 dias. Ensinar a mãe da criança como aplicar com adaptador para virgens ou sonda de Nelaton.
- **Gonococcia:**
  - **Opção 1:** ceftriaxona IM em dose única: até 12 anos: 50 mg a 80 mg/kg. A partir de 12 anos: 250 mg.
  - **Opção 2:** espectinomicina 40 mg/kg (dose máxima 2 g) IM na região glútea.

Recomendação

Na Divisão de Ginecologia do Hospital das Clínicas da Faculdade de Medicina da Universidade de São Paulo (HCFMUSP), recomenda-se a seguinte conduta para o diagnóstico da vulvovaginite na infância (Algoritmo 22.1).

Algoritmo 22.1 – **Diagnóstico da vulvovaginite na infância**

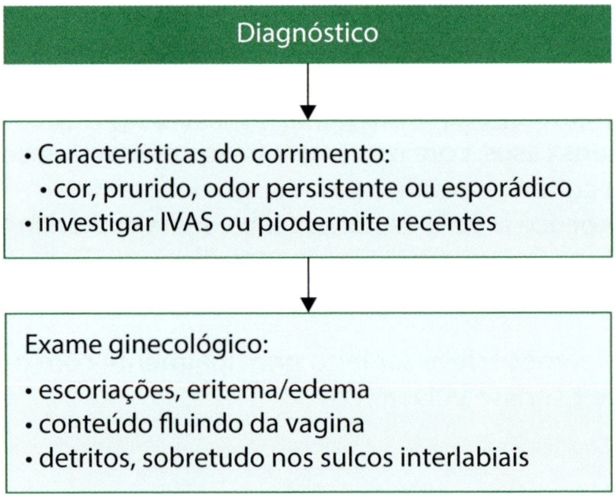

IVAS: infecção das vias aéreas superiores

Fonte: Desenvolvido pela autoria

Recomendação

Na Divisão de Ginecologia do Hospital das Clínicas da Faculdade de Medicina da Universidade de São Paulo (HCFMUSP), recomenda-se a seguinte conduta para o tratamento da vulvovaginite na infância (Algoritmo 22.2).

Algoritmo 22.2 – Tratamento da vulvovaginite na infância

Conduta

Ausência de conteúdo intravaginal → **Orientar higiene correta da região:**
- limpeza sentido vagina-ânus (lavar) após defecações
- roupas íntimas de algodão
- tratar IVAS ou piodermite
- tratar oxiuríase se prurido perianal

Presença de conteúdo intravaginal

→ **Conteúdo incaracterístico:**
- bacterioscopia (Gram)
- exame a fresco
- anal *swab*

→ **Conteúdo purulento:**
- bacterioscopia (Gram)
- cultura em ThayerMartin

→ Corrimento sanguinolento e fétido → vaginoscopia (corpo estranho)

Tratamento específico

Corpo estranho intravaginal →
- Sólido → retirada
- Fragmentos papel, areia... → lavagem intravaginal com soro fisiológico

Gonococcia →

Opção 1: ceftriaxona IM dose única
- Até 12 anos idade: 50-80 mg/Kg
- A partir 12 anos: 250 mg

Opção 2: espectinomicina IM na região glútea 40 mg/kg dose única com dose máxima 2 g

Cândida → Nistatina creme intravaginal por 10 dias (adaptador de virgem ou sonda nelaton associada à nistatina 100.000 UI via oral por 10 dias

IM: intramuscular; IVAS: Infecção das Vias Aéreas Superiores; UI: unidade internacional

Fonte: Desenvolvido pela autoria

Referências bibliográficas

1. Van Eyk N, Allen L, Giesbrecht E, et al. Pediatric vulvovaginal disorder: a diagnostic approach and review of the literature. J Obstet Gynaecol Can. 2009;31:850-62.
2. Vandeven AM, Emans SJV. Vulvovaginitis in the child and adolescent. Pediatr Rev. 1993;14(4):141-7.
3. Jaquiery A, Stylionopoulus A, Hogg G, Grover S. Vulvovaginitis: clinical features, aetiology and microbiology of genital tract. Arch Dis Child. 1999;81(1):64-7.
4. Stricker T, Navratil F, Sennhauser FH. Vulvovaginitis in prepubertal girls. Arch Dis Child. 2003;88(4):324-6.
5. Cuadros J, Mazón A, Martinez R, González P, Gil-Setas A, Flores U, et al. Spanish study group for primary care infection. The aetiology of paediatric inflammatory vulvovaginitis. Eur J Pediatr. 2004;163(2):105-7.
6. Brander EPA, McQuillan SK. Prepubertal vulvovaginitis. CMAJ. 2018;190(26):E800. doi: 10.1503/cmaj.180004.
7. Fischer G. Chronic vulvitis in pre-pubertal girls. Australas J Dermatol. 2010;51(2):1180-25.
8. Altchek A. Pediatric vulvovaginitis. J Reprod Med. 1984;29(6):359-75.
9. Kokotos F, Adam HM. Vulvovaginitis. Pediatr Rev. 2006;27(3):116-7.
10. Barousse MM, Van Der Pol BJ, Fortenberry D, Orr D, Fidel PL Jr. Vaginal yeast colonization, prevalence of vaginitis, and associated local immunity in adolescents. Sex Transm Infect. 2004;80(1):48-53.
11. Cox RA, Slack MP. Clinical and microbiological features of Haemophilus influenzae vulvovaginitis in young girls. J Clin Pathol. 2002;55(12):961-4.
12. Xiaoming W, Jing L, Yuchen P, Huili L, Miao Z, Jing S. Characteristics of the vaginal microbiomes in prepubertal girls with and without vulvovaginitis. Eur J Clin Microbiol Infect Dis. 2021;40(6):1253-61. doi: 10.1007/s10096-021-04152-2.
13. Gerstner GJ, Grunberger W, Boschitsch E, Rotter M. Vaginal organismsin prepubertal children with and without vulvovaginitis: a vaginoscopic study. Arch Gynecol. 1982;231(4):247-52.
14. McGreal S, Wood P. A study of paediatric and adolescent gynaecology services in a British district general hospital. BJOG. 2010;117(13):1643-50.
15. Jones R. Childhood vulvovaginitis and vaginal discharge in general practice. Farm Pract. 1996;13(4):369-72.
16. Deligeoroglou E, Salakos N, Makrakis E, Chassiakos D, Hassan EA, Christopoulos P. Infections of the lower female genital tract during childhood and adolescence. Clin Exp Obstet Gynecol. 2004;31(3):175-8.
17. La Cruz BS. Ginecologia infantojuvenil. Caracas: Editorial Ateproca, 1997.
18. Makwela MR. Paediatric vaginal discharge. SA Fam Pract. 2007;49(7):30-1.
19. Arsenault PS, Gerbie AB. Vulvovaginitis in the preadolescent girl. Pediatr Ann. 1986;15(8):583-5.
20. Kass-Wolf JH, Wilson EE. Pediatric gynecology: assessment strategies and common problems. Semin Reprod Med. 2003;21(4):329-38.
21. Sikanic-Dugic N, Pustisek N, Hirsl-Hecej V, Lukic-Grlic A. Microbiological findings in prepuberrtal girls with vulvovaginitis. Acta Dermatovenerol Croat. 2009;17(4):267-72.
22. Almeida JAM, Gianfaldoni A, Laghai ERG. Vulvovaginite na infância. Rev Sogia-BR. 2010;11(2):3-8.
23. Holanda FS, Vieira LHZ, Baracat EC, Soares Junior JM. Eficácia da antibioticoterapia no corrimento genital de meninas pré-púberes. Rev Sogia-BR. 2010;11(4):3-7.

Capítulo 23

Verrugas Anogenitais em Crianças. Diagnóstico e Tratamento

Lana Maria de Aguiar
Noely Paula Cristina Lorenzi
José Alcione Macedo Almeida
José Maria Soares Júnior

Introdução

A incidência de verrugas genitais em adultos tem aumentado de maneira surpreendente na última década. (D)[1] A mesma mudança é noticiada em crianças nas quais o condiloma era raramente reconhecido. Em 1982, quando foram coletadas 34 publicações da literatura, o condiloma acuminado em crianças era raro. Já em 1986, foram publicados cinco casos de condiloma acuminado em crianças, associados ao papilomavírus humano (HPV) 6/11 em quatro delas e ao HPV 16 em uma. Desde então, várias publicações são descritas. (D)[2]

Os HPV são DNA-vírus que infectam a pele, epitélio da região anogenital e epitélio mucoso da orofaringe. Mais de cem tipos são descritos, e cada um desses vírus mostra tropismo tipo específico para pele ou mucosa, assim como características histológicas específicas das lesões. (D)[3] Muitas lesões são subclínicas, enquanto outras são clínicas na forma de neoplasia benigna. Há um subgrupo de lesões associado ao chamado "HPV de alto risco" que está relacionado à malignidade. (D)[4]

Estudos sobre a resposta imune contra as proteínas do vírus são realizados e outros com base na partícula *Vírus-like* (VLP) da proteína do capsídeo L_1 têm propiciado as vacinas cujo sucesso se baseia no estímulo da resposta imune humoral anti-L_1 e na secreção de imunoglobulina G no muco cervical, que é maior que a resposta natural à infecção. (A)[5] Dessa forma, não se pode se basear em sorologia para diagnosticar infecção por HPV ou marcadores preditivos de profusão da doença. (D)[3]

Modos de transmissão

A infecção por HPV é conhecida por afetar adultos sexualmente ativos. São verrugas de pele em vários locais, muito comuns em indivíduos jovens. A via pela qual o vírus infecta crianças ainda é controversa. Citam-se as formas perinatal, auto e heteroinoculação, abuso sexual e transmissão indireta por fômites. Também se menciona que crianças podem ser infectadas no banho ou por meio de dedos e mãos que podem acidentalmente terem se infectado. O HPV do tipo 2 é frequentemente encontrado nas mãos e, por isso, pode contaminar outras áreas. (D)[6]

Estudos sobre a transmissão perinatal são inconclusivos, assim como qual a infecção perinatal que progride para lesão genital, laríngea ou oral. O consenso é que a criança pode ser exposta à infecção por HPV materna. A maneira como o vírus atinge o feto é desconhecida, porém ele pode ser adquirido por meio do sêmen, do sangue ou por via ascendente, sem o sêmen.

Estudos atuais sugerem que a infecção perinatal e a auto e a heteroinoculação são prevalentes. É documentado que lesão HPV do tipo 2 está presente nas lesões anogenitais, mostrando a auto/heteroinoculação como importante via de transmissão. Estimativas informam que o período de incubação do condiloma acuminado varia de 3 semanas a 8 meses e, para verrugas de pele, de 2 semanas ou mais de 1 ano.

Sabendo-se que toda verruga genital é contagiosa, quando a criança apresentar essas lesões, o abuso sexual deve ser lembrado.

Formas de transmissão

1. **Não sexual**
   - » Direta
     - De pessoa para pessoa.
     - Autoinoculação.
   - » Indireta
     - Objetos contaminados.
     - Superfícies contaminadas.
2. **Materna**
   - » Direta
     - Durante o parto.
     - Na cesariana, com ruptura precoce de membranas.
     - Da mãe cuidando do recém-nascido.
   - » Indireta
     - Durante a passagem pela vagina contaminada.
     - Objetos contaminados.
   - » Transmissão no útero
     - Sêmen.
     - Ascensão pelo trato genital da mãe.
     - Transplacentária.
3. **Abuso sexual**

   A principal via de transmissão é o contato direto do vírus com solução de continuidade da pele e da mucosa. O período de latência entre a infecção e o aparecimento de uma lesão é extremamente variável, sugerindo que outros fatores estejam associados. (B)[7]

Tipos papilomavírus humanos detectados

A sorologia para o HPV pode ser útil para conhecer a prevalência da infecção em crianças. (D)[6,8] O maior obstáculo é a pluralidade dos tipos de HPV e a fraca imunogenicidade destes. Os dados são unânimes em afirmar que a soropositividade por HPV é mais comum em crianças e adolescentes que em adultos. As faixas etárias nas quais o anticorpo imunoglobulina M (IgM) para HPV são bimodais compreendem a de 2 a 5 anos e a de 13 a 16 anos, sugerindo que há dois modos distintos de transmissão. Entre 3 e 12 anos de idade, prevalecem os anticorpos para o HPV 16. As infecções pelo HPV 6 e/ou 16 são comuns mais cedo e podem provocar resposta imunológica. No entanto, não se entende qual é o seu valor, se elas neutralizam o vírus ou se o ajudam a escapar do sistema imunológico de defesa.

Abuso sexual

Ao contrário da inequívoca transmissão sexual da verruga genital em adultos e adolescentes sexualmente ativos, a presença de condiloma em criança tem sido contraditória quanto à forma de contágio. Em uma série de estudos de crianças desde o nascimento até os 12 anos de idade, o abuso sexual foi provado em 32 de 339 crianças com verruga anogenital. Os autores concluem que, apesar do tipo de HPV, o abuso sexual deve ser confirmado somente em conjunção com toda clínica disponível e informações sociais. Algumas técnicas são usadas quando da suspeita de abuso sexual:

a. Comportamento que indica abusos.
b. Exame médico para identificar indicações físicas de abuso.
c. Microbiologia para infecção sexualmente transmissível (IST).
d. Entrevista ajustada para a idade da criança.
e. Testemunhas.
f. Prova médica do episódio ou informação do episódio pela criança espontaneamente ou pelo assistente social.
g. Outros casos com sérios problemas de comportamento e história sugestiva de abuso devem ser considerados como abuso. (B)[9]

Papilomavírus humanos em neonatos

A infeção é considerada latente se não há indícios clínicos ou histológicos detectados, porém o DNA-HPV é positivo pelo teste de reação em cadeia da polimerase (PCR), e poucos trabalhos têm analisado a persistência do DNA-HPV em recém-nascidos. Há consenso que o recém-nascido está exposto à infecção HPV materna, porém não há segurança de que isso aconteça (4% a 87% dos casos). A concordância de que a criança e a mãe tenham o HPV varia de 57% a 69%, que deve ser por causa de outras fontes de contaminação, como beijos, amamentação e fômites. Teoricamente, essa infecção HPV adquirida deve induzir uma tolerância imunológica à infecção HPV, o que deve ser levado em conta no desenho das vacinas que servirão para eliminar o pior resultado, que é o câncer do colo uterino. (B)[7]

Diagnóstico

A verruga anogenital em crianças tem sérias implicações médicas, sociais e legais. Na criança, as verrugas afetam a vulva, a vagina, a uretra e a região perianal. Seu aspecto é condilomatoso ou papular. Verrugas planas podem ser vistas após aplicação do ácido acético a 5%, em frequente associação com condiloma e lesão papular. As lesões são indolores e sem prurido.

Nas crianças, os condilomas são frequentemente menos proliferativos que no adulto. As lesões podem ser únicas ou numerosas e isoladas; outras vezes podem ser confluentes. Há dificuldades no diagnóstico da lesão intravaginal em criança, porém se sabe que a verruga externa não se espalha para dentro da vagina, diferente do que ocorre na mulher adulta.

O curso natural e a duração do condiloma na infância são variáveis e dependem de alguns fatores, como a persistência do abuso sexual, concomitância com IST, doenças pruriginosas, incluindo infestação parasitária intestinal, dermatite atópica e falta de higiene. Em se tratando de infecção recalcitrante perianal, pode haver condiloma no canal retal. A retoscopia seria indicada nesses casos. (D)[8]

A maioria das verrugas anogenitais é diagnosticada pela inspeção clínica. Se as lesões forem extensas, o diagnóstico é mais fácil. No entanto, pode ser uma pápula única ou mesmo uma lesão plana entre lesões condilomatosas ou papulares, daí o uso de ácido acético a 5% que as evidenciará. As verrugas induzidas pelo HPV do tipo 2 estão localizadas na pele da região perianal e são mais hiperqueratóticas que as induzidas pelo HPV dos tipos 6 e 11, que estão na mucosa ou próximas a ela e apresentam aspecto mais de condiloma proliferativo. Porém, na maioria das vezes, essa diferenciação é impossível clinicamente.

A amostra citológica pode ser coletada por escovação da lesão para pesquisa de DNA HPV, seja por captura híbrida, seja por PCR, porém, por esses métodos, não é possível detectar todos os tipos de HPV. Na rotina diária, essa pesquisa não é recomendada. Biópsia da lesão, em criança, para diagnóstico de condiloma ou verruga genital, não é citada na literatura.

Diagnóstico diferencial

- **Molusco contagioso:** são as pequenas lesões, amolecidas, transluzentes ou cor da pele, com umbilicação central das quais o corpo do molusco pode ser extraído. Em geral, localizam-se na genitália, região glútea e coxas, sendo frequentemente numerosas. Quando confluentes, lembram condiloma. No entanto, sua superfície é lisa, sem hiperqueratose e algumas pápulas que se apresentam também em áreas extragenitais.
- **Fibroma mole:** nódulos moles, pediculados não confluentes, sem se localizar na mucosa. O diagnóstico é histológico.
- **Nevo verrucoso epidérmico:** distribuído unilateralmente, é linear na pele e não na mucosa. Há pronunciada hiperqueratose.
- **Pápulas perineais pseudoverrucosas e nódulos:** são múltiplas, de 2 mm a 8 mm de diâmetro, brilhantes, lisas, vermelhas, planas, pápulas, hemisféricas e, em geral, decorrentes de irritação.
- **Outras lesões de pele podem se assemelhar à lesão da infecção pelo HPV:** sífilis secundária (condiloma plano), dermatite de contato, hemorroidas, lesão secundária da doença de Crohn, neurofibromatose, pênfigo, psoríase, sendo necessária biópsia em alguns casos.

Implicações médico-legais

Infecções sexualmente transmitidas que são consideradas evidência definitiva de abuso sexual ou de contato sexual são a gonorreia e a sífilis pós-natal. (D)[10] Presença de *Chlamydia* e de herpes ou esfregaço positivo para *Trichomonas* em região genital, por cultura, bacterioscopia ou biologia molecular podem ser evidência de provável abuso sexual.

A ligação entre verruga anogenital e abuso sexual em criança requer conhecimento da transmissão e do período de incubação das verrugas para interpretar seu significado. Se houver abuso e este não for identificado, poderá continuar gerando sérias consequências. Por outro lado, um erro causará grandes sequelas para a criança, família e uma culpa mantida eternamente.

Verrugas anogenitais em criança têm graves implicações médicas, sociais e legais, pensando-se em abuso sexual, transmissão vertical e potencial para desenvolver, no futuro, câncer anogenital. É importante o exato diagnóstico da verruga, podendo ser necessária uma segunda opinião de um profissional com experiência no diagnóstico dessas verrugas.

Qualquer criança com verruga anogenital deve ser completamente examinada para verificar possíveis sinais de abuso sexual, incluindo exame oral. Todas as lesões podem ser documentadas com fotos, se possível, teste para IST (gonorreia, clamídia, vírus da imunodeficiência humana (HIV), hepatite B e sífilis). Mãe e pai devem ser inquiridos sobre verrugas anogenitais, lesões ou IST, além da citologia oncológica de colo de útero da mãe.

Anamnese psicossocial deverá ser obtida, incluindo todas as pessoas que moram na mesma casa com a criança. Fatores de risco, como álcool e drogas, violência doméstica, saúde mental, história comportamental da criança, particularmente comportamento sexual, deverão ser obtidos.

O abuso sexual deve ser notificado a autoridades de proteção à criança. Qualquer suspeita de abuso sexual, quando verrugas anogenitais são diagnosticadas em criança acima de 3 anos de idade, deve ser notificada. Quando em menores de 3 anos houver verrugas e outras IST ou informações psicossociais, elas também deverão ser notificadas.

Tratamento

Tratar criança com verruga anogenital é controverso. Sem tratamento, os índices de remissão espontânea do HPV podem chegar a 67%. Alguns clínicos optam por não tratar as verrugas por causa das altas taxas de remissão espontânea. As falhas de tratamento variam de 25% a 50%. As opções de tratamento se baseiam na localização e extensão das lesões e incluem: crioterapia; eletrocoagulação; excisão; *laser*; cirurgia e tratamentos químicos (ácido tricloroacético de 50% a 70%, podofilina, podofilotoxina, hidróxido de potássio) ou o uso de agentes imunomoduladores (imiquimode) e pomada contra sinéquias. A abordagem terapêutica das verrugas genitais se baseia na eficácia clínica, em efeitos adversos, custo e taxa de recorrência dos diferentes tratamentos. O Centers for Disease Control and Prevention (CDC) recomenda para os condilomas acuminados tratamentos autoaplicados pelo paciente. (D)[11]

Em geral, pode-se usar:

a. Podofilina, solução oleosa a 25% ou pomada a 25%.
b. Podofilina associada ao ácido tricloroacético em conjunção com anestésicos tópicos.
c. Podofilotoxina 0,5%, que pode ser aplicada em maior área de lesão cutânea.
d. Sinecatequinas a 15% pomada – 3 dias alternados por semana/16 semanas ou até o desaparecimento das lesões. (D)[12]
e. Hidróxido de potássio (KOH) solução aquosa a 5% diariamente com cotonete até o desenvolvimento de inflamação. (D)[13]

A abordagem conservadora nas crianças é a escolhida; porém, algumas vezes, é empregada terapia com *laser,* cujo pós-operatório de lesões extensas pode ser traumático, com recorrências frequentes. Demais alternativas: terapia fotodinâmica; eletrocirurgia; crioterapia; imunoterapia e interferon. (D)[14]

Atualmente, lesões extensas têm sido tratadas por exérese cirúrgica das maiores, seguida da aplicação de imiquimode 0,5% nas lesões menores e recidivas. (D)[14]

Cada método tem sua eficácia, limitações, efeitos adversos e complicações próprias. O mecanismo de regressão é provavelmente imunológico, similar ao que se observa nos casos de regressão espontânea de uma verruga quando outra é removida ou feita biópsia.

Uma prevenção importante é o tratamento do condiloma na gravidez. A operação cesariana não está indicada porque não parece trazer benefícios na prevenção da transmissão da infecção HPV para o feto. É de grande importância o exame meticuloso de pessoas que cuidam de crianças. A vacinação quadrivalente contra os tipos 6 e 11 parece eficaz para reduzir o condiloma em adolescentes canadenses. (B)[15] Portanto, a vacinação constitui uma grande estratégia para reduzir o surgimento dos condilomas na adolescente e na vida adulta.

Recomendação

Na Divisão de Ginecologia do Hospital das Clínicas da Faculdade de Medicina da Universidade de São Paulo (HCFMUSP), recomenda-se a seguinte conduta para o tratamento de verrugas anogenitais em crianças (Algoritmo 23.1).

Algoritmo 23.1 – **Diagnóstico de verrugas anogenitais em crianças**

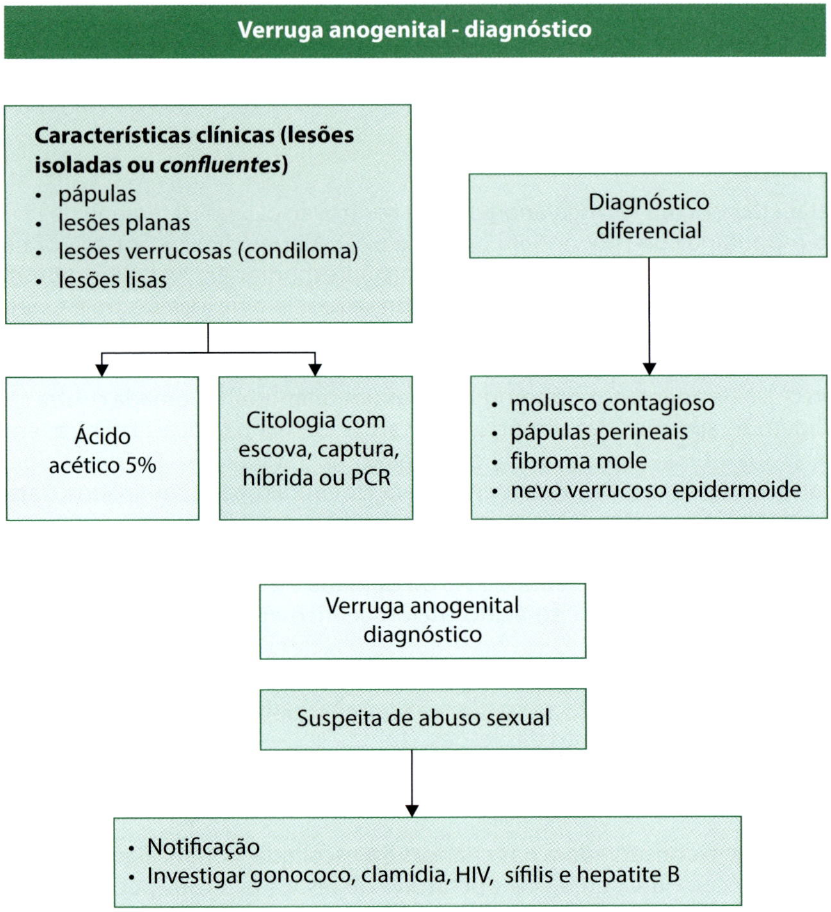

HIV: vírus da imunodeficiência humana; PCR: reação em cadeia da polimerase

Fonte: Desenvolvido pela autoria

Recomendação

Na Divisão de Ginecologia do Hospital das Clínicas da Faculdade de Medicina da Universidade de São Paulo (HCFMUSP), recomenda-se a seguinte conduta para o tratamento de verrugas anogenitais em crianças (Algoritmo 23.2).

Algoritmo 23.2 – Tratamento de verrugas anogenitais em crianças

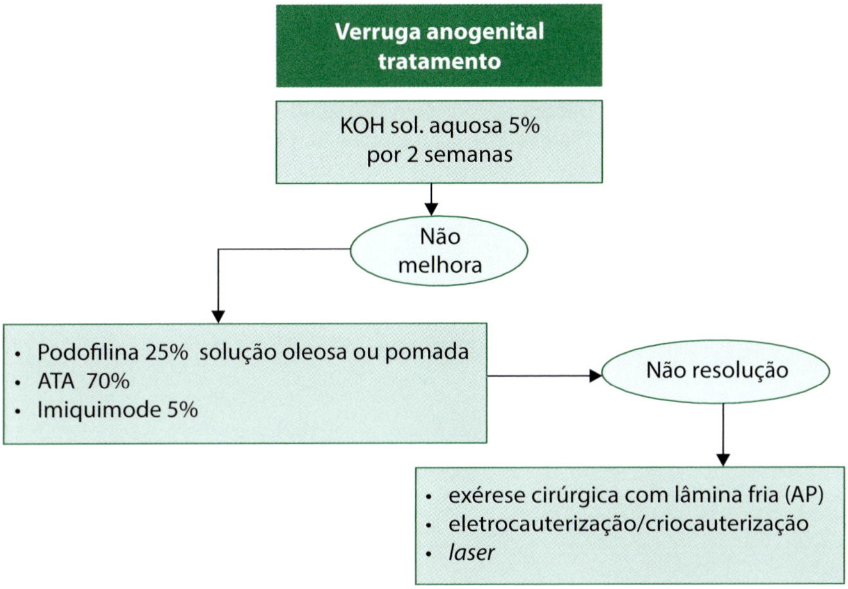

AP: Anatomopatológico; ATA: ácido tricloroacético

Fonte: Desenvolvido pela autoria

Referências bibliográficas

1. Scherer ME, Tortolero-Luna G, Addler-Storhz. Human papilloma virus infection: biology, epidemiology and prevention. Int J Gynecol Cancer. 2005;15(5):727-46.
2. Orenuga OO, Oluwo A, Oluwakuyide RT, Olawuyi AB. Recurrent oral squamous papilloma in a pediatric patient: case report and review of the literature. Niger J Clin Pract. 2018;21(12):1674-7. doi: 10.4103/njcp.njcp_407_17.
3. Bernard HU, Burk RD, Chen Z, van Doorslaer, Hausen H, de Villiers EM. Classification of papillomavirus based on 189 PV types and proposal of taxonomic amendments. Virology. 2010;401(1):70-9.
4. Zur Hausen H. Papillomavirus and cancer: from basic studies to clinical application. Natl Rev Cancer. 2002;2(5):342-50.
5. Wang W, Kothari S, Baay M, Garland SM, Giuliano AR, Nygård M, et al. Real-world impact and effectiveness assessment of the quadrivalent HPV vaccine: a systematic review of study designs and data sources. Expert Rev Vaccines. 2022;21(2):227-240. doi: 10.1080/14760584.2022.2008243.
6. Syrjönen S, Puranen M. Human papillomavirus infections in children: the potential role of maternal transmission. Crit Rev Oral Biol Med. 2000;11(2):259-74..
7. Ault KA. Epidemiology and maternal history of human papillomavirus infections in the female genital tract. Infect Dis Obstet Gynecol. 2006;(Suppl):40470.

8. Ministério da Saúde. Estimativas 2008-2009; incidência do câncer no Brasil. Rio de Janeiro: INCA, 2008.
9. Fredrizzi EN, Nahn JEP, Passos MRL. Condiloma acuminado – resposta terapêutica com Imiquimode e cirurgia. J Bras DST. 2009;21(4):179-81.
10. Hormor G. Anogenital wars in children: sexual abuse or not? J Pediatr Health Care. 2004;18(4):165-70.
11. Dunne E, Workowski K. Updated information in the CDC STD treatment guidelines on HPV and genital Wants, 2010, Presented at 26th International Papillomavirus Conference, Montreal (Canada); 2010.
12. Luevano M, Bernard HU, Barrera-Saldana HA, Trevino V, Garcia-Carranca A, Villa LL, et al. High-throughput profiling of the humoral immune responses against thirteen human papillomavirus types by proteome microarray. Virology. 2010;405(1):31-40.
13. Deligeorglou E, Salabos N, Mabrakis E, Chassiabas D, Hassan EA, Christopoulos P. Infectious of the lower genital female tract during childhood and adolescence. Clin Exp Obstet Gynecol. 2004;31(3):175-8.
14. Sindhuja T, Bhari N, Gupta S. Asian guidelines for condyloma acuminatum. J Infect Chemother. 2022;28(7):845-52. doi: 10.1016/j.jiac.2022.03.004.
15. Righolt CH, Willows K, Kliewer EV, Mahmud SM. Incidence of anogenital warts after the introduction of the quadrivalent HPV vaccine program in Manitoba, Canada. PLoS One. 2022;17(4):e0267646. doi: 10.1371/journal.pone.0267646.

Capítulo 24

Líquen Escleroso Vulvar em Crianças. Diagnóstico e Tratamento

José Alcione Macedo Almeida
José Maria Soares Júnior
Lana Maria de Aguiar

Introdução

Líquen escleroso (LE) é a dermatose inflamatória crônica autoimune com predileção pela área genital de ambos os sexos, mas com predominância na mulher. (D)[1,2]

O líquen escleroso vulvar (LEV) geralmente apresenta dois picos de incidência: um na pré-puberdade e outro após a menopausa, sendo mais frequente entre 50 e 70 anos. (D)[3-6] Sua prevalência na infância é de 1:900, sendo o diagnóstico feito ao redor dos 7 anos. (D)[7], (C)[8], (B)[9]

Histologia

Histologicamente, caracteriza-se por epiderme fina e apergaminhada, sem a sua estrutura original, camada basal com alterações vasculares e escassez de melanócitos. Abaixo da junção derme-epiderme, existe uma larga camada de colágeno homogêneo e uma infiltração de linfócitos sob essa camada de colágeno. Diversos graus de edema podem ser encontrados na derme. Fibrose, hialinização e perda das fibras elásticas surgem após o edema. Hiperqueratose vulvar e perianal, alteração folicular e perda da integridade da membrana basal podem ocorrer. Os vasos sanguíneos e linfáticos encontram-se dilatados, possibilitando sangramento local. (C)[10] (D)[11]

Etiologia

Inúmeros mecanismos já foram propostos para explicar a etiologia do LE, que provavelmente seria multifatorial. (D)[5,6,12] (C)[8]

Como a maior incidência é na infância e após a menopausa, foi sugerido que o LEV fosse dependente dos esteroides sexuais. Friedrich e Kalra encontraram defeito na 5-alfa-redutase em mulheres com LE, mostrando uma diminuição de di-hidrotestosterona e androstenediona nessas pacientes. (D)[5] Entretanto, nem estrogênio nem testosterona trouxeram benefícios para o tratamento ou profilaxia do LE. (D)[11]

Evidências sugerem que o mecanismo autoimune esteja envolvido na patogenia do LE.(D)[13,14]

Thomas *et al.* encontraram associação de uma ou mais doenças autoimunes em 21,5% das pacientes; em 21% dos casos, pelo menos um membro da família (1º grau) tinha doenças autoimunes; autoanticorpos com títulos maiores que 1:20 foram encontrados em 42%. (C)[15] Powell *et al.* relatam resultados semelhantes. (C)[8]

Deve-se ressaltar que é comum o diagnóstico de doenças da tireoide em mulheres com LE. (C)[16]

Diagnóstico

A história e o exame físico são essenciais para o diagnóstico. Em crianças, predominam as queixas de prurido (80%) e manchas discrômicas (20%). Há outras queixas, como disúria, constipação, fissuras genitais. (D)[7] (C)[8]

Ao exame dos genitais externos de criança com LE, geralmente, se encontram lesões de coloração branca nacarada, simétricas, acometendo toda a vulva e estendendo-se à região perianal, onde apresentam um aspecto mosqueado e figuram em forma do número oito. A pele pode apresentar-se apergaminhada e com frequência é friável, com telangiectasias, escoriações, fissuras e ulcerações. Podem ocorrer também atrofia e absorção dos pequenos lábios, alteração clitoridiana e retenção urinária. (D)[6,17] A lesão discrômica afeta a região perianal em 30% das pacientes.

À palpação, a pele da lesão mostra-se "pastosa", com turgor e elasticidade diminuídos. Em casos avançados, há alteração da arquitetura vulvar, com aderência do prepúcio do clitóris englobando os pequenos lábios e fusão do introito vaginal. Ao contrário do que ocorre com o líquen plano, a mucosa vaginal raramente é acometida. (D)[6]

Manifestação extragenital pode coexistir em 11% a 20% das pacientes, geralmente assintomática. (D)[12]

Em crianças, a manifestação precoce do LEV pode ser a fusão dos pequenos lábios, encontrada entre os 13 e os 23 meses de vida. Casos iniciais podem apresentar lesões esbranquiçadas bem delimitadas, que muitas vezes passam despercebidas ao exame físico, o que pode retardar o diagnóstico. (C)[18] (D)[19] Em crianças, o diagnóstico é eminentemente clínico e a biópsia deve ser evitada. (D)[19]

Diagnóstico diferencial

Outras doenças que também podem acometer a região genital são vitiligo, com discromia acentuada de limites precisos, geralmente com lesões também extragenitais; líquen plano, que compromete a mucosa; psoríase, que se manifesta principalmente em regiões de dobras, como cotovelos. (D)[7,19]

Tratamento

Em alguns casos, o LE pode desaparecer espontaneamente quando a criança atinge a puberdade. Porém, estudos sugerem que 75% a 97% das pacientes continuarão com a lesão após essa fase e necessitarão de tratamento prolongado para o controle da doença. (D)[6]

O objetivo ao se realizar o tratamento é controlar os sintomas e prevenir as alterações estruturais. Vários tipos de tratamento já foram empregados, como uso tópico de corticosteroide, testosterona, progestâgenio, estrogênio e curso pequeno de corticosteroide sistêmico e retinoides. (D)[6], (B)[9]

Atualmente, o tratamento do LE em criança restringe-se a corticosteroides e medicamentos imunomoduladores, além do acompanhamento pelo psicólogo, pois sabe-se que é comum o constrangimento das pessoas com comprometimento dos genitais, o que resulta na inibição do interesse sexual. (C)[20] (D)[21]

Corticoides tópicos

O uso de corticosteroides tópicos de alta potência (propionato de clobetasol a 0,05% ou furoato de mometasona a 0,1%) proporcionou melhora clínica e histológica e, atualmente, faz parte da primeira linha de medicamentos para o tratamento de LE. O corticosteroide de alta potência não deve ser empregado por mais de 30 dias, pois pode ocasionar atrofia da pele (D)[6,12] (C)[8] (B)[9]

Clobetasol é o usado para o tratamento de crianças antes da puberdade. É recomendado em curto período de tempo (2 a 4 semanas) e manutenção a longo prazo com corticosteroide tópico de menor potência ou, então, menor número de aplicações. Recomenda-se o mínimo de aplicações necessárias para o controle dos sintomas. Nos casos em que há necessidade do uso mais de três vezes por semana, o controle das lesões deve ser a cada 3 meses. Para os demais casos, o controle pode ser anual. (D)[6,12]

Smith e Quint usaram Clobetasol em 15 crianças com a média de idade entre 5 e 7 anos, com diagnóstico clínico de LE em 11 delas e, por biópsia, em quatro outras. (C)[22] O período de acompanhamento foi de 2 meses a 6 anos. Houve melhora significativa dos sintomas de 14 crianças em 4 a 7 semanas. Após 1 ano, 11 pacientes permaneciam em acompanhamento. Dessas, duas não tiveram mais sintomas, cinco apresentaram uma ou duas recorrências, três tiveram de três a oito recorrências e uma continuou sem resposta ao tratamento. A conclusão foi que o clobetasol mostrou-se eficiente para o tratamento de crianças com LE; a recorrência foi comum, requerendo tratamento mais prolongado com corticosteroide tópico. (C)[22], (B)[23] Os efeitos colaterais foram poucos e facilmente controlados.

Imunomoduladores

Os imunomoduladores, como pimecrolimus e tracrolimus, que foram introduzidos como medicação de 2ª linha para dermatite atópica, têm êxito no tratamento de LE. (C)[10] (D)[11] Como LE é uma desordem de linfócito T mediada, foi sugerido o uso de imunossupressores, inibidores do linfócito T (p. ex., Pimecrolimus), como alternativa mais segura para o seu tratamento. (C)[10] Esse medicamento se mostrou seguro para o tratamento de eczema na população pediátrica sem causar atrofia da derme, estrias, queimação ou inibição do eixo hipotálamo-hipófise, já que não afeta a síntese do colágeno nem causa uma atrofia ainda maior da derme. Portanto, esses fármacos poderiam ser ministrados por período mais longo. (C)[10]

Em um estudo com quatro pacientes com o diagnóstico de LE por biópsia, elas foram tratadas com cremes de pimecrolimus 1%, 2 vezes/dia. Ao fim de 3 meses de tratamento, três das quatro crianças apresentaram resolução dos sintomas de prurido e queimação. Em duas pacientes, a biópsia após o tratamento constatou reversão das alterações histológicas do líquen. (C)[10]

Boms *et al.* usaram pimecrolimus a 1%, 2 vezes/dia, em quatro crianças com idade entre 4 e 9 anos, com diagnóstico de LE vulvar. (C)[24] A biópsia foi dispensada em decorrência das evidências clínicas. Após 4 meses de tratamento, todas as pacientes estavam sem prurido ou dor e houve pequena diminuição da mancha branca vulvar.

O tacrolimus, imunomodulador inibidor de calcineurin, com sucesso no tratamento de eczema atópico, se revelou como opção para o tratamento do LE. (C)[2] Pode ser utilizado por período prolongado, pois não atrofia a pele. (D)[25]

Cirurgia

A intervenção cirúrgica deve ser indicada apenas em casos excepcionais de modificação da arquitetura vulvar (fusão labial ou do prepúcio do clitóris). Após o procedimento cirúrgico, é necessário o uso de corticosteroides tópicos para melhor resultado e menos recidivas. (D)[12,19,26] Em estudo recente, o emprego de radiofrequência fracionada ablativa foi eficaz no tratamento do LE, principalmente o recidivante e resistente ao tratamento com corticosteroide. (B)[27]

Potencial para malignidade

Há diferentes motivos para que o LE seja relacionado ao câncer escamoso vulvar invasivo (CEV). Alguns trabalhos sugerem que a evolução para CEV ocorre em 5% das pacientes portadoras de LE, mas essa correlação não tem sido encontrada em crianças. (C)[8], (D)[12,25]

A patogênese ainda não foi estabelecida, apesar de existir uma coerência entre o processo de inflamação crônica com a evolução para neoplasia. (D)[11] (C)[28] O perfil imunogenético pode ser um dos responsáveis. Uma possibilidade é o aumento de p53 (gene supressor de tumor) no LE. (C)[28] (D)[29]

Ainda há dúvida se o LE é uma lesão precursora de carcinoma ou se são alterações encontradas em associação. Alguns estudos mostraram que, quando aparece uma lesão maligna em paciente portadora de LE, geralmente é em uma área de pouca lesão do LE ou em uma parte de pele sã, não conseguindo estabelecer que a neoplasia evolui da lesão do LE. Deve-se lembrar que LE extragenital não é associado à malignidade, assim como ocorre com o papilomavírus humano (HPV) em outras regiões do corpo. (D)[11,29]

Suporte clínico

Deve ser realizado também o tratamento de sintomas associados. Dor vulvar pode ser tratada com xilocaína a 3% ou 5% em aplicação tópica. Anti-histamínicos são indicados para aliviar o prurido. Informação sobre a doença e a participação em grupos de apoio devem ser oferecidas e incentivadas. O LE deve ser conduzido por equipe multidisciplinar em seguimento de longo prazo para propiciar alívio dos sintomas e melhor qualidade de vida à paciente. (D)[30]

Recomendação

Na Divisão de Ginecologia do Hospital das Clínicas da Faculdade de Medicina da Universidade de São Paulo (HCFMUSP), recomenda-se a seguinte conduta para o diagnóstico do LEV em crianças (Algoritmo 24.1).

Algoritmo 24.1 – Diagnóstico do líquen escleroso vulvar em crianças

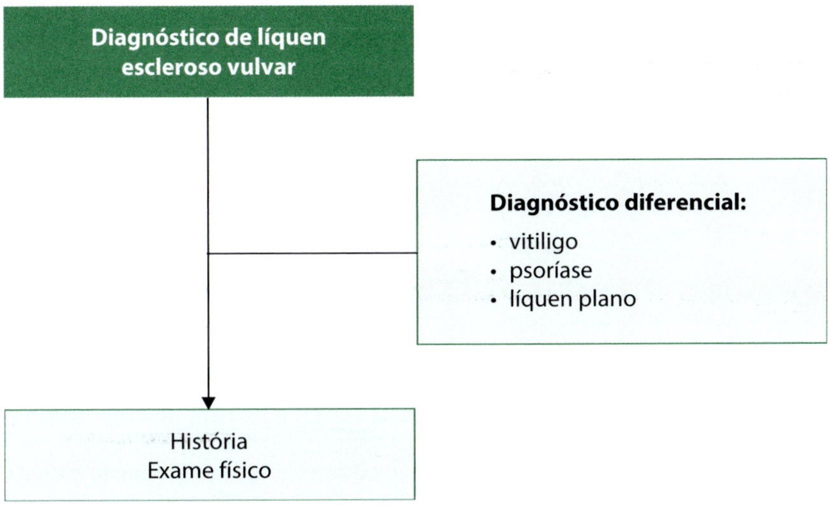

Fonte: Desenvolvido pela autoria

Recomendação

Na Divisão de Ginecologia do Hospital das Clínicas da Faculdade de Medicina da Universidade de São Paulo (HCFMUSP), recomenda-se a seguinte conduta para o tratamento do LEV em crianças (Algoritmo 24.2).

Algoritmo 24.2 – Tratamento do líquen escleroso vulvar em crianças

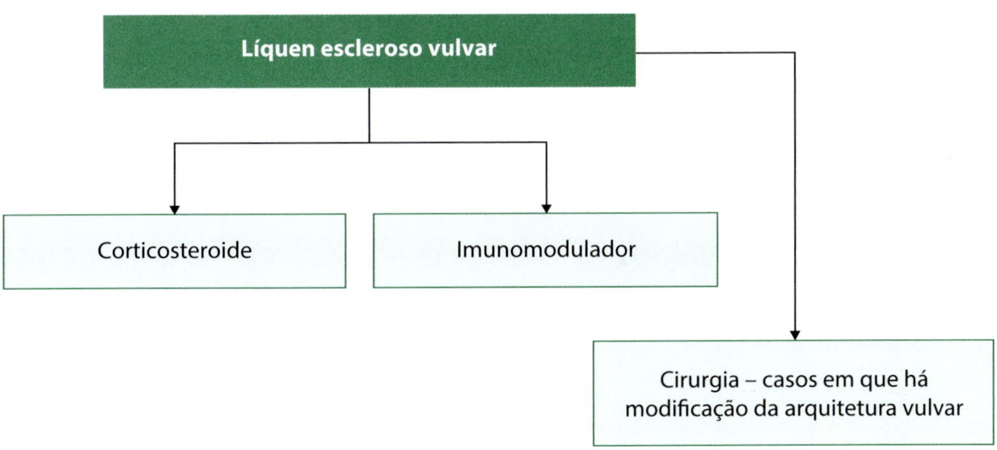

Fonte: Desenvolvido pela autoria

Referências bibliográficas

1. Neil SM, Lewis FM, Tatnall FM, Cox NH. British Association of Dermatologists Guidelines for the Management of Lichen Sclerosus 2010. Br J Dermatol. 2010;163(4):672-82.
2. Assmann T, Becker-Wegerich P, Grewe M, Megahed M, Ruzicka T. Tacrolimus ointment for the treatment of vulvar lichen sclerosus: case report. J Am Acad Dermatol. 2003;48(6):935-7.
3. Ridley CM, Frankman O, Jones ISC, Pincua SH, Winkinson EJ, Fox H, et al. New nomenclature for vulvar disease: International Society for the Study of Vulvar Disease. Human Pathol. 1989;20(5):495-6.
4. Goldstein AT, Marinoff SC, Christopher K, Srodon M. Prevalence of vulvar lichen sclerosus in a general gynecology practice. J Reprod Med. 2005;50(7):477-80.
5. Friedrich EG Jr, Kaira PS. Serum levels of sex hormones in vulvar lichen sclerosus, and the effect of topical testosterone. N Engl J Med. 1984;310(8):488-91.
6. Funaro D. Lichen sclerosus: a review and practical approach. Dermatol Ther. 2004;17(1):28-37.
7. Almeida JAM, Ramos LO, Bastos AC, Carvalho FM. Distrofia vulvar em criança – aspectos clínicos e diagnóstico. Rev Bras Ginecol Obstetr. 1996;18(5):393-8.
8. Powell J, Wojnarowska F. Childhood vulvar lichen sclerosus: an increasingly common problem. J Am Acad Dermatol. 2001;44(5):803-6.
9. Cooper SM, Gao XH, Powell JJ, Wojnarowska F. Does treatment of vulvar lichen sclerosus influence its prognosis? Arch Dermatol. 2004;140(6):702-6.
10. Goldstein AT, Marinoff SC, Christopher K. Pimecrolimus for the treatment of vulvar lichen sclerosus in a premenarchal girl. J Pediatr Adolesc Gynecol. 2004;17(1):35-7.
11. Val I, Almeida G. An overview of lichen sclerosus. Clin Obstet Gynecol. 2005;48(4):808-17.
12. Smith YR, Haefner HK. Vulvar lichen sclerosus: pathophysiology and treatment. Am J Clin Dermatol. 2004;5(2):105-25.
13. Dickie RJ, Horne CHW, Sutherland HW. Direct evidence of localised immunological damage in vulvar lichen sclerosus et atrophicus. J Clin Pathol. 1982;35(12):1395-7.
14. Farrell AM, Marren P, Dean D, Wojnarowska F. Lichen sclerosus: evidence that immunological changes occur at all levels of the skin. Br J Dermatol. 1999;140(6):1087-92.
15. Thomas RHM, Ridley CM, McGibbon DH, Black MM. Lichen sclerosus et atrophicus and autoimmunity – a study of 350 women. Br J Dermatol. 1988;118(1):41-6.
16. Birenbaum DZ, Young RC. High prevalence of thyroid disease in patients with lichen sclerosus. J Reprod Med. 2007;52(1):28-30.
17. Araujo MMV, Souza MCB, Azevedo LMS, Simões PM. Líquen escleroso vulvar na infância e adolescência. Ginecol Obstetr.1994;3(5):99-103.
18. Gibbon KL, Bewley AP, Salisbury JA. Labial fusion in children: a presenting feature of genital lichen sclerosus? Pediatr Dermatol. 1999;16(5):388-91.
19. Neill SM, Tatnall FM, Cox NH. Guidelines for the management of lichen sclerosus. Br J Dermatol. 2002;147(4):640-9.
20. Dalziel K. Effect of lichen sclerosus on sexual function and parturition. J Reprod Med. 1995;40(5):351-4.
21. Marin MG, King R, Dennerstein GJ, Sfameni S. Dyspareunia and vulval disease. J Reprod Med. 1998;43(8):952-8.
22. Smith YR, Quint EH. Clobetasol propionate in the treatment of premenarchal vulvar lichen sclerosus. Obstet Gynecol. 2001;98(4):588-91.
23. Kherlopian A, Fischer G. Does compliance to topical corticosteroid therapy reduce the risk of development of permanent vulvar structural abnormalities in pediatric vulvar lichen sclerosus? A retrospective cohort study. Pediatr Dermatol. 2022;39(1):22-30. doi: 10.1111/pde.14840.
24. Boms S, Gambichler T, Freitag M, Altmeyer P, Kreuter A. Pimecrolimus 1% cream for anogenital lichen sclerosus in childhood. BMC Dermatol. 2004;4(1):14-9.

25. US FDA Advisory Committee recommends approval of tacrolimus ointment. Skin therapy lett. 2000;6(3):5.
26. Abramov Y, Elchalal U, Abramov D, Goldfarb A, Schenker JG. Surgical treatment of vulvar lichen sclerosus: a review. Obstet Gynecol Surv. 1996,51(3):193-9.
27. Kamilos MF, Aguiar LM, Batista VH, Roa CL, Aguiar FN, Soares Júnior JM, et al. Microablative fractional radiofrequency as a therapeutic option for vulvar lichen sclerosus: a pilot study. Clinics (Sao Paulo). 2021;76:e2567. doi: 10.6061/clinics/2021/e2567..
28. Raspollini MR, Asirelli G, Moncini D, Taddei GL. A comparative analysis of lichen sclerosus of the vulva and lichen sclerosus that evolves to vulvar squamous cell carcinoma. Am J Obstet Gynecol. 2007;197(6):592-5.
29. Vanin K, Scurry J, Thorne H, Yuen K, Ramsay RG. Over expression of wild type p53 in lichen sclerosus adjacent to human papillomavirus-negative vulvar cancer. J Invest Dermatol. 2002;119(5):1027-33.
30. Strittmatter HJ, Hengge UR, Blecken SR. Calcineurin antagonists in vulvar lichen sclerosus. Arch Gynecol Obstet. 2006;274(5):266-70.

Malformações Mamárias. Diagnóstico e Tratamento

José Alcione Macedo Almeida
José Maria Soares Júnior
Edmund Chada Baracat

Introdução

As anomalias das mamas são frequentes aos mastologistas e ginecologistas. Essas afecções têm formas variadas: desde a politelia (mais simples), até a mais complexa, como a deformidade tuberosa e a síndrome de Poland. Os casos mais complexos requerem condução por equipe multidisciplinar, composta por ginecologista, cirurgião plástico, cirurgião do tórax e psicólogo. Algumas formas podem ser diagnosticadas ao nascimento e outras serão percebidas na puberdade. (D)[1]

As mamas constituem-se em símbolo de autoestima, portanto as anomalias geram, invariavelmente, distúrbios emocionais tanto na família como nas portadoras dessas afecções, em particular em adolescentes, em decorrência da sua autoimagem distorcida. Assim, esse tipo de problema pode afetar o desenvolvimento psicossocial, repercutindo na recusa de participar de jogos e/ou esportes em geral, resultando em isolamento social.

Embriologia das mamas

O embrião, entre a 5ª e 7ª semanas de vida, desenvolve espessamento ectodérmico, que se estende bilateralmente das pregas inguinais às axilas, formando o que se denomina "crista mamária" ou "linha láctea". Na espécie humana, há involução de toda a crista mamária, permanecendo, normalmente, um ponto de cada lado, no qual se desenvolverá um par de mamas. (D)[1] Anomalias ocorridas na fase embrionária acarretam as malformações mamárias.

Tipos de anomalias

Tecido mamário ectópico. A presença de tecido mamário, além do par de mamas normais para a espécie humana, ocorre em cerca de 1% a 2% da população, sob a forma de politelia ou de polimastia e localiza-se ao longo da linha mamária, desde a axila até a vulva. (D)[2-4]

Politelia

É a presença de papilas e aréolas supranumerárias, com ausência de tecido mamário, e é a mais comum das anomalias congênitas da mama. (D)[5] Etiologicamente, a politelia resulta de falha na reabsorção na linha mamária primitiva, intrauterina. (D)[6] É condição benigna, normalmente não apresenta sintomas e, em geral, é reconhecida ao nascimento. Em algumas vezes, a presença isolada da papila pode ser confundida com nevos ou outra lesão da pele. É importante lembrar que a presença de politelia requer investigação com ultrassonografia (USG) das vias urinárias, pela possibilidade de associação com anomalias renais, como duplicidade e agenesia. (D)[7]

Tratamento

Sua remoção cirúrgica justifica-se do ponto de vista estético, uma vez que não há tecido mamário para responder aos estímulos dos esteroides sexuais.

Polimastia

Reserva-se esse termo para a presença de tecido glandular mamário além do par de mamas tópicas. É a mama acessória, supranumerária ou ectópica. Pode ser formada por tecido mamário com ou sem o complexo areolopapilar. (D)[8] A mama supranumerária completa é muito rara. Latham *et al.* adotam a classificação de Kajava, 1915, que agrupa as diversas associações. (D)[9]

Classificação de Kajava

1. Mama completa, com tecido glandular, aréola e papila.
2. Mama supranumerária sem aréola, mas com tecido glandular e papila.
3. Mama supranumerária com tecido glandular e aréola, mas sem papila.
4. Tecido mamário ectópico sem aréola ou papila.
5. Pseudomama, constituída de aréola e papila, sem tecido mamário, mas com tecido gorduroso presente, que dá a aparência de mama.
6. Politelia: papilas supranumerárias.
7. Politelia *areolis*: apenas aréola supranumerária.
8. Politelia pilosa: apenas uma pequena área de pelos.

A mama supranumerária nem sempre é percebida antes da puberdade. Pode ser encontrada em número variável na mesma mulher, ao longo da linha mamária, e também estar sobreposta a uma das mamas tópicas, mas é mais frequente na região axilar, a qual, mais comumente, é sede de processos inflamatórios, além de provocar desconforto no período da menstruação e, principalmente, durante a lactação. O tecido mamário ectópico está sujeito às mesmas alterações das mamas tópicas, como fibroadenoma, doença fibrocística, mastite, tumor *phyllodes* ou mesmo tumor maligno. (D)[5]

Tratamento

O que justifica a remoção cirúrgica são a sintomatologia, a insatisfação da paciente com o problema estético e as alterações citadas no parágrafo anterior. Complicações cirúrgicas podem ocorrer, como lesão de nervo braquial, excisão incompleta ou mesmo excessiva de tecido local e formação de seroma. (C)[10] Por essa razão, em nosso Setor, sempre colocamos o dreno em cirurgia de mama axilar, para evitar a formação de seroma.

Atelia

É ausência do complexo areolopapilar, uni ou bilateralmente. Pode ser uma ocorrência isolada ou associada a outras síndromes raras. A real incidência não é bem-conhecida; a etiologia, embora não bem-definida, é associada a uma involução anormal da crista mamária. Hormônio da paratireoide pode estar relacionado. (D)[11] O diagnóstico é clínico e não deve ser confundido com amastia. O tratamento atende às necessidades estéticas, consistindo na construção do complexo areolopapilar, de preferência após a puberdade e na dependência de ser isolada ou não, para se obter uma boa simetria. (D)[9]

Amastia

É a ausência de tecido mamário e do complexo areolopapilar, entidade extremamente rara, com poucos casos descritos na literatura mundial. Na mulher, é mais comum a forma unilateral e, com muita frequência, acompanha-se de atrofia acentuada ou agenesia do músculo peitoral. Amastia bilateral é associada com outras anomalias congênitas em 40% das pacientes. (D)[12]

O tratamento definitivo consiste na construção de mama e complexo areolopapilar, no momento em que a mama contralateral completar seu desenvolvimento. Um recurso interessante tem sido a colocação prévia de expansor para aumentar a elasticidade da pele do local onde se fixará a prótese. Antes desse momento, quando a mama normal começar a se desenvolver, deve-se orientar a paciente a usar sutiã com enchimento do lado da agenesia, como recurso estético.

Amasia

É a ausência congênita de tecido mamário, mas com a presença do complexo areolopapilar, o que dificulta a percepção da anomalia logo na infância.

Diagnóstico

O diagnóstico da amasia quase sempre será estabelecido somente na época da puberdade, por ausência da telarca. Na amasia bilateral, o diagnóstico diferencial com disgenesia gonadal ou mesmo falência ovariana prematura se faz necessário. Se há evidentes sinais de hiperandrogenismo, deve-se fazer o diferencial com hiperplasia congênita da suprarrenal, distúrbio do desenvolvimento sexual (DDS-XY), tumor virilizante da suprarrenal ou mesmo do ovário. (D)[13]

Hipomastia

Muitas adolescentes apresentam mamas com desenvolvimento incompleto, normalmente com o complexo areolopapilar inalterado. Quando é unilateral, percebe-se nítida assimetria ao exame das mamas. Algumas vezes, torna-se difícil saber se o problema é de hipodesenvolvimento de uma ou hiperdesenvolvimento da outra mama. Em algumas pacientes, as mamas se desenvolvem de forma assimétrica nos primeiros anos, tendendo a se normalizar ao completar o estágio IV da escala de Tanner. A essa situação denomina-se "assimetria mamária transitória". Esse fenômeno representa 20% das nossas pacientes com alteração do desenvolvimento das mamas. A causa da hipomastia pode ser a resposta deficiente dos receptores mamários aos estímulos dos esteroides sexuais. O tratamento da hipomastia é a colocação de prótese em época adequada, seja uni, seja bilateral. (C)[14]

Síndrome de Poland

Até 1967, várias alterações envolvendo hipomastia e defeito do hemitórax do mesmo lado, já descrita no século XIX, foram agrupadas com a denominação de "síndrome de Poland". (D)[15] Os componentes da síndrome são: hipoplasia mamária; ausência do músculo peitoral maior (porção costoesternal); ausência do peitoral menor; escassez de tecido subcutâneo na região peitoral. Outras alterações: ausência do músculo oblíquo externo, *serratus* anterior e outros; deformidade de cartilagem costal ou de costelas; alopecia da região da axila e da mama; braquissindactalia unilateral.

A afecção completa é muito rara quando a adolescente tem todos os componentes da síndrome. O mais comum é hipomastia (papila geralmente anormal) com ausência ou hipotrofia acentuada do grande peitoral e, com frequência, alterações de costelas, em especial as 2ª e 4ª ou 3ª e 5ª, que são tipicamente hipoplásicas. Casos mais graves envolvem alterações cardiopulmonares severas, assim como alterações renais. (D)[15] O diagnóstico se faz com o exame clínico, mas exames complementares de imagem (tomografia computadorizada (TC)/ressonância magnética (RM)) são necessários para confirmar as alterações da caixa torácica. (D)[7]

O tratamento cirúrgico depende da extensão das anormalidades e envolve equipe multidisciplinar em decorrência das alterações. As pacientes com apenas hipomastia e ausência de músculo peitoral devem ser operadas após a puberdade para se obter melhor simetria. (B)[16] No entanto, casos graves merecem intervenção mais precocemente, corrigindo-se primeiro as alterações de maior risco, como as cardiopulmonares e a grade torácica. (D)[15]

Nossa orientação para o tratamento da paciente com essas alterações se faz em duas etapas. Quando há comprometimento do músculo peitoral, com ou sem deformidade óssea, a orientação psicológica para a paciente e familiares é iniciada imediatamente ao diagnóstico, mesmo na infância. Na puberdade, quando começa a se desenvolver a outra mama, a paciente deve usar sutiã com enchimento do lado comprometido até o completo desenvolvimento da mama contralateral, ocasião em que se faz o tratamento definitivo, que consiste na colocação de prótese e construção da aréola, quando for o caso. Em alguns casos, recorre-se à colocação prévia de expansor no local onde se fixará a prótese. Esse recurso melhora o aspecto estético final. A época ideal para o procedimento é quando se completa o desenvolvimento da outra mama.

Hipertrofia ou gigantomastia

A hipertrofia mamária caracteriza-se por crescimento exagerado do tecido conectivo. A hipertrofia mamária é mais frequente do que a gravídica e pode ser uni ou, mais comumente, bilateral. (C)[17] A resposta anômala dos receptores da mama aos estímulos hormonais é a hipótese aventada.

A hipertrofia mamária caracteriza-se pelo crescimento exagerado e rápido das mamas logo após a menarca. (D)[9] A esse crescimento exagerado associam-se dorsalgia, prurido e irritação da pele, além de ferimento nos ombros causados pela alça do sutiã. Eventualmente pode haver associação com o fibroadenoma, o que justifica a realização de ultrassonografia das mamas.

O tratamento definitivo é a mamoplastia redutora após a parada completa do crescimento das mamas, geralmente após aos 17 anos de idade. Entretanto, há exceção quando a intervenção cirúrgica se faz necessária mesmo em crianças abaixo dessa idade, quando essa condição provoca dificuldade de deambulação da criança.

Em nosso Setor, enquanto se aguarda a correção cirúrgica, adotam-se medidas paliativas, como uso de almofadas para diminuir a pressão direta da alça do sutiã sobre os ombros; uso de blusas que disfarcem o volume das mamas, além da reeducação postural da paciente, que naturalmente adota a postura curvada para a frente.

Mama tuberosa

Caracteriza-se por deformidade na forma das mamas, com aréolas grandes e desproporcionais. Pode ser uni ou bilateral. Há vasta sinonímia (hérnia da aréola, mamas constritas, deformidade tuberosa das mamas, hérnia do complexo areolar, mama tuberosa, mamas hipoplásicas) e não tem ainda sua etiologia definida. Algumas teorias têm sido propostas com bases em experiências clínicas, como a anomalia da fáscia superficial primária do polo inferior. (C)[18] Essa teoria sugere que a fáscia, anormalmente aderida à derme e ao plano muscular, restringe a expansão da mama, forçando-a a se expandir preferencialmente para a frente, alargando a aréola.

O diagnóstico é clínico e o tratamento, cirúrgico, em época oportuna. Antes do tratamento definitivo, a paciente necessita de acompanhamento paralelo com psicólogo. A mamoplastia pode ser feita para aumentar ou diminuir o volume das mamas a correção da ptose e plástica do complexo areolopapilar. (C)[19,20] Revisão sistemática com 38 estudos e mais 800 mulheres incluídas mostra bons resultados com o tratamento cirúrgico. (A)[21]

É de fundamental importância que todas as pacientes com alterações das mamas recebam tratamento psicológico especializado desde o momento do diagnóstico.

Recomendação

Na Divisão de Ginecologia do Hospital das Clínicas da Faculdade de Medicina da Universidade de São Paulo (HCFMUSP), recomenda-se a seguinte conduta para diagnóstico e tratamento das malformações mamárias durante a infância e adolescência (Algoritmo 25.1).

Algoritmo 25.1 – Diagnóstico e tratamento das malformações mamárias

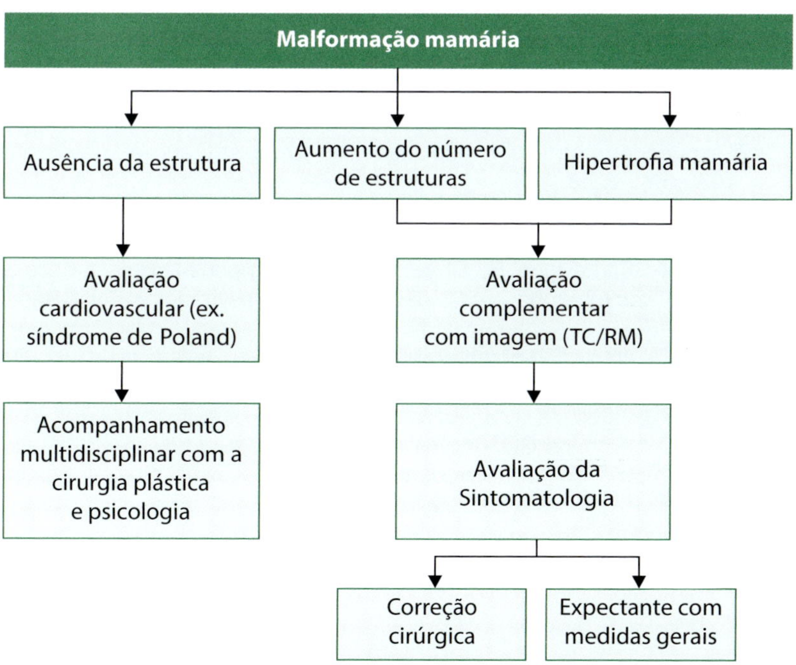

RM: Ressonância Magnética; TC: Tomografia Computadorizada

Fonte: Desenvolvido pela autoria

Referências bibliográficas

1. El Israwi D, Makdessi JP, Bassilios Habre S. The surgical treatment of tuberous breast deformity: a review article. Ann Plast Surg. 2023;91(3):395-9. doi: 10.1097/SAP.0000000000003630.
2. Grossl NA. Supernumerary breast tissue: historical perspectives and clinical features. South Med J. 2000;93(1):29-32.
3. Skandalakis J, Gray S, Ricketts R, Skandalakis LJ. The anterior body wall. In: Skandalakis JE, Gray SW. Embryology for surgeons: the embryologic basis for the treatment of congenital anomalies. Baltimore: Williams & Wilkins, 1994:539-3.
4. Greydanus DE, Parks DS, Farrell EG. Breast disorders in children and adolescents. Pediatr Clin North Am. 1989;36(3):601-38.
5. Leung A, Robson W. Polythelia. Int J Derm. 1989;28(7):429-33.
6. Pellegrini J, Wagner R. Polythelia and associated conditions. Am Fam Physician. 1983;28(3): 129-32.
7. Kenny R, Flippo J, Black E. Supernumerary nipples and renal anomalies in neonates. Am J Dis Child. 1987;141(9):987-8.
8. Velanovich V. Ectopic breast tissue, supernumerary breasts, and supernumerary nipples. South Med J. 1955;88(9):903-6.
9. Latham K, Fernandez S, Iteld L, Panthaki Z, Armstrong MB, Thaller S. Pediatric breast deformity. J Craniofacial Surg. 2006;17(3):454-67.
10. Down S, Barr L, Baidam AD, Bundred N. Management of accessory breast tissue in the axilla. Br J Surg. 2003;90(10):1213-4.
11. Foley J, Dann P, Hong J, Cosgrove J, Dreyer B, Rimm D, et al. Parathyroid hormone-related protein maintains mammary epithelial fate and triggers nipple skin differentiation during embryonic breast development. Development. 2001;128(4):513-25.
12. Merlob P. Congenital malformations and developmental changes of the breast: a neonatological view. J Pediatr Endocrinol Metab. 2003;16(4):471-85.
13. Laufer MR, Goldstein DP. The breast: examination and lesions. In: Sydor A. Pediatric & adolescent gynecology. 5. ed. Philadelphia: Lippincott Williams&Wilkins, 2005:729-59.
14. Smith DJ, Palin WE, Katch V, Bennett JE. Surgical treatment of congenital breast asymmetry. Ann Plast Surg. 1986;17(2):92-101.
15. Fokin A, Robiscek F. Poland's syndrome revisited. Ann Thorac Surg. 2002;72(6):2218-25.
16. Martinez-Frias N, Czeizel A, Rodriguez E, Pinilla E, Bermejo E. Smoking during pregnancy and Poland sequence: results of a population-based registry and a case-control registry. Teratology. 1999;59(1):35-8.
17. Malata CM, Boot JC, Bradbury ET, Ramli AR, Aharpe DT. Congenital breast asymmetry: Subjective and objective assessment. Br J Plast Surg. 1994;47(2):95-102.
18. Grolleau J, Lanfrey E, Lavigne B, Chavoin JP, Costagliola M. Breast base anomalies: treatment strategy for tuberous breast deformities and asymmetry. Plast Reconstr Surg. 1999;104(7):2040-8.
19. Toranto I. Two-stage correction of tuberous breast. Plast Reconstr Surg. 1981;67(5):642-6.
20. Von Heimburg D, Kruft S. The tuberous breast deformity: classification and treatment. Br J Plast Surg. 1996:49(6):339-45.
21. Alvaro AI, Willet JW, Dounas GD, Jeeves A, Lodge M, Javed MU. A systematic review of outcomes and complications of tuberous breast surgery. Aesthet Surg J. 2023;43(12):NP-1001-NP1009. doi: 10.1093/asj/sjad229.

Capítulo 26

Dismenorreia Primária em Adolescentes

José Alcione Macedo Almeida
Maria Cândida Pinheiro Baracat
Laudelino de Oliveira Ramos
José Maria Soares Júnior

Introdução

Dismenorreia significa "menstruação difícil" e caracteriza-se por dor do tipo cólica, de intensidade variável, na região do hipogástrio durante a menstruação. Algumas pacientes podem referir irradiação para a região lombar e também sintomas sistêmicos, como lipotímia, náuseas, vômitos, tenesmo e aumento da frequência das evacuações. (D)[1]

A dismenorreia é a queixa mais comum de adolescentes e adultas jovens que consultam o ginecologista e, por afetar mulheres na idade reprodutiva, reveste-se de grande importância socioeconômica, sendo a principal causa de falta ao trabalho, à escola e a compromissos sociais. (D)[2-4]

Os sintomas podem coincidir com o início do sangramento menstrual, mas podem também surgir algumas horas antes ou depois de iniciada a menstruação, persistindo pelas 24 ou 48 horas seguintes. (D)[2]

Classificação

Quanto à intensidade, a dismenorreia pode ser leve, moderada e severa. A forma severa é denominada "incapacitante" por deixar a paciente sem condições de exercer as suas funções habituais. Do ponto de vista etiológico, a dismenorreia classifica-se em primária ou secundária. A dismenorreia é primária quando não há alteração dos órgãos genitais e pode surgir desde a menarca ou após alguns ciclos (6 meses), quando eles se tornam ovulatórios. (C)[5] (D)[6,7] Em aproximadamente 10% das mulheres com dismenorreia severa, encontra-se anormalidade pélvica, como endometriose ou anormalidade uterina (adenomiose ou leiomomas), caracterizando a dismenorreia secundária. (D)[7]

Prevalência

A dismenorreia primária é majoritariamente prevalente entre adolescentes e adultas jovens. (D)[8] (C)[9] (D)[10] (B)[11]

Etiopatogenia

Na gênese da dismenorreia primária, têm importância a síntese aumentada das prostaglandinas pelo endométrio, principalmente a $PGF_2\alpha$, assim como os leucotrienos. (D)[6-8] A $PGF_2\alpha$ produz importante constrição dos vasos sanguíneos do útero e contrações do miométrio, o que provoca menor aporte de sangue, resultando em isquemia miometrial responsável pela dor da dismenorreia primária. (B)[11] (C)[12]

A vasopressina é citada na patogenia da dismenorreia primária, porém ainda controversa. (D)[13,14] Em mulheres com dismenorreia primária, níveis aumentados de vasopressina circulante durante a menstruação podem produzir contrações uterinas arrítmicas, reduzindo o fluxo sanguíneo e causando hipóxia no útero. (D)[15]

Diagnóstico

Para o êxito no tratamento, é fundamental que se faça corretamente o diagnóstico, incluindo-se o diagnóstico diferencial com as condições mais conhecidas. A anamnese minuciosa e o exame físico detalhado são essenciais para o diagnóstico. A dor deve ser adequadamente caracterizada quanto à localização e irradiação, se é cíclica e coincidente ou não com a menstruação; e quanto à sua intensidade, se é incapacitante para funções habituais da paciente.

A história típica e o exame físico podem ser suficientes para o diagnóstico. No entanto, a ultrassonografia pélvica figura como exame importante e essencial no diagnóstico da dismenorreia. Esse exame permite afastar ou detectar alterações nos órgãos genitais não percebidas ao exame ginecológico, caracterizando, assim, a dismenorreia primária ou secundária.

No diagnóstico diferencial. deve-se atentar principalmente para a dor pélvica crônica de caráter subagudo e persistente, que pode apresentar surtos de agudização no período menstrual. Esse sintoma, em geral, é mal definido, principalmente em adolescentes, o que dificulta a interpretação clínica. A dor pélvica crônica pode ser decorrente de endometriose ou da doença inflamatória pélvica crônica ou, ainda, de alterações nas vias urinárias ou do trato gastrointestinal. (A)[16] (D)[17]

Tratamento

Considerando-se que a dor da dismenorreia tem como causa mais evidente a produção aumentada das prostaglandinas e que o seu tratamento deve ser embasado na etiopatogenia, o uso de drogas antiprostaglandinas é o mais racional.

A acupuntura, método tradicional da medicina chinesa, é bem tolerada e livre de efeitos colaterais, podendo ser alternativa complementar. (D)[18] Nos Estados Unidos, a técnica é utilizada para o tratamento da dismenorreia e de outras doenças severas. (C)[19]

Os anticoncepcionais hormonais combinados agem suprimindo a ovulação e diminuindo a produção de prostaglandinas e a contratilidade uterina, mas seu uso apresenta inconvenientes para as pacientes que não necessitam de anticoncepção ou para as portadoras de comorbidades que contraindicam seu uso. (A)[20]

Para o alívio da dor, os anti-inflamatórios não hormonais (AINH) são as drogas mais empregadas no tratamento da dismenorreia primária. São drogas inibidoras da síntese de prostaglandinas e têm eficácia e segurança comprovadas. (D)[21,22] São drogas reconhecidamente eficazes na função inibitória da cicloxigenase (COX), enzima responsável pela formação das prostaglandinas. (B)[23]

Os AINH mais utilizados universalmente são os inibidores da COX-1, entre os quais se encontram ibuprofeno, naproxeno, indometacina, piroxicam, cetoprofeno, entre outros.

Efeitos colaterais gastrointestinais são relacionados com esses fármacos, sendo, inclusive, indicado o uso de protetores gástricos como cimetidina, ranitidina e omeprazol. (D)[1]

A segurança do uso do ibuprofeno foi comprovada em tratamentos de curta e de longa duração, em pacientes com processos osteoarticulares e reumáticos, com doses de 1.200 mg a 3.200 mg/dia. Em dose de até 1.200 mg, é comercializado livremente, sem prescrição médica, nos Estados Unidos e em alguns países europeus. (D)[24] É também empregado para tratar a dor aguda, inclusive a dor pós-operatória, em crianças com idades a partir de 6 meses. (D)[24] (A)[25]

A absorção do ibuprofeno se faz rapidamente no trato gastrointestinal superior, não sofre interferência dos alimentos na sua biodisponibilidade, propiciando o início rápido da analgesia, que tem aproximadamente 6 horas de duração. (D)[26]

Dawood e Khan-Dawood concluíram que o ibuprofeno é significantemente mais efetivo no alívio da dor menstrual e mais potente na inibição da biossíntese da PGF2 do endométrio, com redução do fluido menstrual do que o acetaminofeno e o grupo placebo, resultados estes semelhantes aos constatados por Chan *et al.* (B)[27-29]

Na dose de 400 mg, o ibuprofeno proporcionou analgesia similar à da associação de paracetamol (600 mg) e codeína (30 mg) no pós-operatório. (A)[30]

Em adolescentes mais jovens (menos de 40 kg), existe a opção de doses baixas (200 mg), principalmente em casos de dismenorreia leve e moderada. Em casos de dismenorreia severa, podemos empregar doses mais elevadas (400 mg ou 600 mg), já que está comprovada a segurança do produto mesmo para crianças com menos de 1 ano de idade.

O cetoprofeno está no mercado mundial desde 1973, é largamente indicado como analgésico e anti-inflamatório para tratamento de crianças desde os 6 meses de vida. (D)[31] É rapidamente eliminado pelo organismo, o que garante a sua segurança. Apresenta menos efeitos colaterais em decorrência, principalmente, da sua meia-vida curta, com ausência de risco de acumulação. (B)[32]

Por via oral, a prescrição de cetoprofeno deve ser feita com dose e intervalo de acordo com a gravidade e a resposta, em cada caso. Em geral, o intervalo é de 6 ou 8 horas. Encontra-se no mercado apresentação do produto com 50 mg, 100 mg e 200 mg (retard) para via oral e, por via retal, há supositório com 100 mg. Essas doses favorecem a escolha do esquema terapêutico que se adapte a cada paciente. Existe ainda a apresentação em ampolas com 100 mg para uso intravenoso em ambiente hospitalar.

O tratamento com AINH é mais efetivo quando iniciado 1 a 2 dias antes da menstruação. Adolescentes que não têm previsão do início de sua menstruação devem iniciar o uso da medicação quando do primeiro sinal de sangramento ou ao surgir qualquer sintoma que, frequentemente, se associe à dismenorreia. (D)[33]

Quando a paciente com dismenorreia, inicialmente considerada como primária, não responde ao tratamento com AINH por três ciclos menstruais consecutivos, deve-se prescrever por três ciclos consecutivos um anticoncepcional hormonal combinado. Se após esse tratamento os sintomas persistirem, a endometriose deve ser investigada. (D)[7]

Em revisão sistemática com uso de anticoncepcionais hormonais orais no tratamento da dismenorreia, os autores relataram que esses fármacos são eficazes no tratamento da dismenorreia, mas causam eventos adversos, como sangramento irregular e, provavelmente, cefaleia e náusea. Essa revisão não conseguiu avaliar os efeitos a longo prazo. Contudo, há escassez de dados para definir qual seria mais eficiente na dismenorreia. (A)[34]

A avaliação psicológica deve fazer parte da abordagem em casos de dismenorreia primária incapacitante, tendo em vista que fatores psicossomáticos contribuem para o seu agravamento. Cabe ao ginecologista saber detectar o momento e a necessidade do encaminhamento da paciente para profissionais habilitados para esse tratamento.

Recomendação

Na Divisão de Ginecologia do Hospital das Clínicas da Faculdade de Medicina da Universidade de São Paulo (HCFMUSP), recomenda-se a seguinte conduta para diagnóstico, tratamento e acompanhamento de mulheres com dismenorreia primária (Algoritmo 26.1).

Algoritmo 26.1 – Diagnóstico e tratamento de mulheres com dismenorreia primária

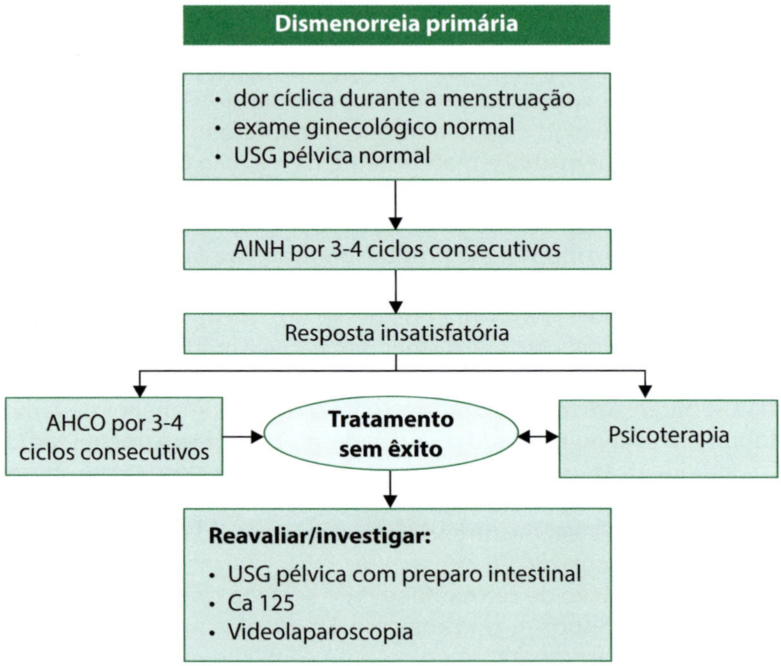

AHCO: anticoncepcional hormonal combinado oral; AINH: anti-inflamatórios não hormonais; USG: ultrassonografia

Fonte: Desenvolvido pela autoria

Referências bibliográficas

1. Ruoff G, Lema M. Strategies in pain management: new and potential indications for COX-2 specific inhibitors. J Pain Symptom Manage. 2003;25(2):S21-31.
2. Andersch B, Milsom I. An epidemiologic study of young women with dysmenorrhea. Am J Obstet Gynecol. 1982;144(6):655-60.
3. Widholm O. Dysmenorrhea during adolescence. Acta Obstet Gynecol Scand Suppl. 1979;87:61-6.
4. Slap GB. Menstrual disorders in adolescence. Best Pract Res Clin Obstet Gynecol. 2003;17(1):75-92.
5. Adeyemi AS, Adekanle DA. Management of dysmenorrhoea among medical students. Int J Gynecol Obstet. 2007;7:1528-39.
6. Dawood MY. Primary dysmenorrhea: advances in pathogenesis and management. Obstet Gynecol. 2006;108(2):428-41.
7. Harel Z. Dysmenorrhea in adolescents and young adults: from pathophysiology to pharmacological treatments and management strategies. Expert Opin Pharmacother. 2008;9(15):2661-72.

8. Dawood MY. Dysmenorrhea. J Reprod Med. 1985;30(3):154-67.
9. Klein JR, Litt IF. Epidemiology of adolescent dysmenorrhea. Pediatric.1981;68(5):661-4.
10. Alvin PE, Litt IF. Current status of etiology and management of dysmenorrhea in adolescents. Pediatrics. 1982;70(4):516-25.
11. Burnett MA, Antao V, Black A, Feldman K, Grenville A, Lea R, et al. Prevalence of primary dysmenorrhea in Canada. J Obstet Gynaecol Can. 2005;27(11):765-70.
12. Hornsby PP, Wilcox AJ, Weinber CR. Cigarette smoking and disturbance of menstrual function. Epidemiology. 1998;9(2):193-8.
13. Akerlund M, Stromberg P, Forsling ML. Primary dysmenorrhea and vasopressin. Br J Obstet Gynaecol. 1979;86(6):484-7.
14. Valentin L, Sladkevicius P, Kindahl H, Broeders A, Marsal K, Melin P. Effects of a vasopressin antagonist in women with dysmenorrhea. Gynecol Obstet Invest. 2000;50(3):170-7.
15. Akerlund M. Pathophysiology of dysmenorrhea. Acta Obstet Gynecol Scand. 1979;87(Ssuppl):27-32.
16. Ness RB, Soper DE, Holley RL, Peipert J, Randall H, Sweet RL, et al. Effectiveness of inpatient and outpatient treatment strategies for women with pelvic inflammatory disease: results from the Pelvic Inflammatory Disease Evaluation and Clinical Health (PEACH) Randomized Trial. Am J Obstet Gynecol. 2002;186(5):929-37.
17. Thompson WG, Longstreth GF, Drossman DA, Heaton KW, Irvine EJ, Muller-Lissner SA. Functional bowel disorders and functional abdominal pain. Gut.1999;45(2):II43-7.
18. Adams K, Assefi N. Applications of acupuncture to women's health. Prim Care Update Ob/GYNS. 2001;8:218-25.
19. Iorno V, Burani B, Bianchini E, Minelli F, Martinelli F, Ciatto S. Acupuncture treatment of dysmenorrhea resistant to conventional medical treatment. Evid Based Complement Alternat Med. 2008;5(2):227-30.
20. Proctor ML, Roberts H, Farquhar CM. Combined oral contraceptive pill (OCP) as treatment for primary dysmenorrhoea. Cochrane Database Syst Rev. 2001;(4):CD002120.
21. Bianchi M. Are all NSAIDs other than 'coxibs' really equal? Trends Pharmacol Sci. 2004;25(1):6-7.
22. Warner TD, Giuliano F, Vojnovic I, Bukasa A, Mitchell JA, Vane JR. Nonsteroid drug selectivities for cyclo-oxygenase-1 rather than cyclo-oxygenase-2 are associated with human gastrointestinal toxicity: a full in vitro analysis. Proc Natl Acad Sci U S A. 1999;96(13):7563-8.
23. Chantler I, Mitchell D, Fuller A. The effects of three cyclo-oxygenase inhibitors with different cyclo-oxygenase-2 specificity on intensity of primary dysmenorrhoeic pain. Clin J Pain. 2008;24(1):39-44.
24. Autret-Leca E. A general overview of the use of ibuprofen in paediatrics. Int J Clin Pract Suppl. 2003;(135):9-12.
25. Kokki H, Hendolin H, Maunuksela EL, Vainio J, Nuutinen L. Ibuprofen in the treatment of postoperative pain in small children. A randomized double-blind-placebo controlled parallel group study. Acta Anaesthesiol Scand. 1994;38(5):467-72.
26. Dionne RA, Cooper SA. Use of ibuprofen in dentistry. In: Rainsford KD (ed.) Ibuprofen. A critical bibliographic review. London: Taylor & Francis, 1999:409-30.
27. Dawood MY, Khan-Dawood FS. Clinical efficacy and differential inhibition of menstrual fluid prostaglandin F2 in a randomized, double-blind, crossover treatment with placebo, acetaminophen, and ibuprofen in primary dysmenorrhea. Am J Obstet Gynecol. 2007;196(1):35.e1-5.
28. Chan WY, Dawood MY, Fuchs F. Relief of dysmenorrhea with the prostaglandin synthetase inhibitor ibuprofen: Effect on prostaglandin levels in menstrual fluid. Am J Obstet Gynecol. 1979;135(1):102-8.
29. Chan WY, Dawood MY, Fuchs F. Prostaglandins in primary dysmenorrhea. Comparison of prophylactic and nonprophylactic treatment with ibuprofen and use of oral contraceptives. Am J Med. 1981;70(3):535-41.

30. Friday JH, Kanegaye JT, McCaslin I, Zheng A, Harley JR. Ibuprofen provides analgesia equivalent to acetaminophen-codeine in the treatment of acute pain in children with extremity injuries: a randomized clinical trial. Acad Emerg Med. 2009;16(8):711-6.
31. Kantor TG. Ketoprofen: a review of its pharmacologic and clinic properties. Pharmacotherapy. 1986;6(3):93-103.
32. Schattenkirchner M. Long-term safety of Ketoprofen in an elderly population of arthritic patients. Scand J Rheumatol Suppl.1991;91:27-36.
33. Harel Z. Dysmenorrhea in adolescents and young adults: etiology and management. J Pediatr Adolesc Gynecol 2006;19(4):363-e71.
34. Schroll JB, Black AY, Farquhar C, Chen I. Combined oral contraceptive pill for primary dysmenorrhoea. Cochrane Database Syst Rev. 2023;7(7):CD002120. doi: 10.1002/14651858.CD002120.pub4.

Parte 3

Patologia do Trato Genital Inferior

Maricy Tacla
Lana Maria de Aguiar
Iara Moreno Linhares

Capítulo 27

Prurido Vulvar

Lana Maria de Aguiar
Camila Barião da Fonseca Miyahara

Introdução

O prurido vulvar persistente é um sintoma muito comum entre as mulheres e está relacionado a diferentes afecções. Não se conhece ao certo a verdadeira prevalência desse sintoma na população feminina em geral. Os diagnósticos diferenciais incluem dermatite atópica, dermatite de contato, líquen simples crônico, líquen escleroso, líquen plano (LP), psoríase, vulvovaginite atrófica, vulvovaginite infecciosa, neoplasia intraepitelial vulvar (NIV), câncer de vulva, doença de Paget extramamária, escabiose, pediculose pubiana e doenças sistêmicas (distúrbios renais, hepáticos, endócrinos, leucemias, linfomas, doenças neurológicas, psicogênicas).[1,2] Dessa forma, é necessário realizar uma anamnese cuidadosa em pacientes com queixa de prurido vulvar. É importante relatar a presença de doenças crônicas, uso de medicamentos, antecedentes ginecológicos e sexuais, presença de sintomas associados, lesões vulvares e extravulvares, tratamentos prévios, uso de cremes ginecológicos, absorventes, protetores diários e hábitos pessoais e de higiene. A idade da paciente também é importante, pois as doenças mais frequentes diferem nas pacientes pré-púberes, na menacme e na pós-menopausa.[1]

Neste capítulo, serão abordados o diagnóstico e o tratamento de dermatites de contato, líquen simples crônico, LP e líquen escleroso.

Diagnóstico

Dermatite de contato/eczema

A dermatite de contato é um diagnóstico prevalente entre as pacientes com queixas vulvovaginais crônicas. Os sinais e os sintomas são inespecíficos e incluem prurido, irritação e sensação de queimação. (D)[2] A dermatite de contato pode ser irritativa ou alérgica. Na dermatite de contato irritativa, os principais sintomas são queimação, ardência da pele e eritema, que aparecem imediatamente após o contato com a substância que provocou o quadro. A dermatite de contato alérgica é difícil de distinguir da forma irritativa e requer sensibilização ao alérgeno, razão pela qual os sintomas podem ocorrer mais tardiamente em relação ao contato, principalmente no primeiro episódio. Os sintomas são prurido, queimação, eritema e edema. Agentes irritantes incluem sabonetes, xampus, condicionadores, desodorantes, talcos, urina, suor, produtos utilizados na lavagem das roupas, roupas de náilon e absorventes. (D)[3-6] Os principais alérgenos incluem medicamentos tópicos contendo neomicina, anestésicos, clorexidina, imidazol, corticosteroides, lanolina, fragrâncias, metais como níquel e cobalto, preservativos, entre outros. O diagnóstico de dermatite de contato se baseia na história clínica e no exame físico. Testes de sensibilidade (*patch tests*) podem auxiliar o diagnóstico quando disponíveis, porém não são utilizados de rotina. (D)[3-7]

Líquen simples crônico

O líquen simples crônico é uma condição precipitada por prurido crônico e escoriações sucessivas. A pele da vulva se torna mais espessa, hiperqueratótica e pode estar hipo ou hiperpigmentada. Os pelos pubianos ficam mais esparsos, podendo estar ausentes nas áreas afetadas; (D)[2] pode se apresentar de forma isolada ou associado a outras doenças, como dermatite de contato, líquen escleroso, candidíase de repetição ou qualquer outra doença que cause prurido. O diagnóstico é feito pela história clínica e pelo exame físico. (D)[2]

Líquen escleroso

O líquen escleroso é uma dermatose crônica, mediada por linfócitos, que pode acometer a pele de qualquer região do corpo, porém tem predileção pela região anogenital em ambos os sexos. Está presente em todas as faixas etárias. A maior parte dos casos ocorre em mulheres na pós-menopausa e aproximadamente 7% a 15%, em pré-púberes. (D)[8] Alguns estudos relatam associação com doenças autoimunes e predisposição genética. (D)[8] O prurido é o sintoma mais comum, com tendência a piorar durante a noite, podendo ser acompanhado por sensação de queimação e dispareunia por causa da intensa atrofia. Na forma atrófica, ocorre extinção das margens vulvares, causado o desaparecimento dos lábios menores e ocultamento do clitóris. A pele da vulva se apresenta atrófica, esbranquiçada, brilhante, semelhante a um "papel de seda", ou com hiperqueratose, quando associada a líquen simples crônico, formando uma superfície espessada. Esse aspecto se prolonga pela região perineal e perianal, dando um aspecto semelhante à "forma de oito". (D)[2,8] Alterações histológicas do líquen escleroso são frequentemente encontradas em associação com carcinoma de células escamosas da vulva, sugerindo que essa doença aumenta o risco de carcinoma. (C)[9] (D) [10](C) [11] A chance de uma paciente com líquen escleroso desenvolver carcinoma vulvar varia de 4% a 6%. (D)[8] (C)[9] Aproximadamente 60% dos casos de câncer de vulva aparecem de forma não relacionada ao papilomavírus humano (HPV), em pacientes com líquen escleroso. (D)[10] As lesões do líquen escleroso associadas ao carcinoma aparecem na forma de placas leucoplásicas ou hiperqueratóticas, erosões, úlceras ou nódulos. (D)[10] A biópsia é necessária no caso de lesões como as descritas, quando há dúvida diagnóstica ou quando a resposta ao tratamento é insatisfatória. (D)[12] Quando há dificuldade de controle dos sintomas, ou quando a paciente foi previamente tratada por NIV ou carcinoma de células escamosas da vulva, quando a biópsia apresenta carcinoma, lesões pré-cancerígenas, ou o patologista mostra preocupação mesmo sem definir um diagnóstico, a paciente deve ser encaminhada para um especialista em patologia vulvar. (D)[12]

Líquen plano

O LP é uma doença dermatológica inflamatória rara que pode aparecer como lesões generalizadas na pele de todo o corpo ou acometer a vulva isoladamente. Três tipos de líquen plano podem acometer a vulva: o papulomatoso; o hipertrófico; ou o erosivo. A forma papulomatosa se manifesta em pele queratinizada e é caracterizada por lesões extragenitais de fácil reconhecimento, planas, intensamente pruriginosas, violáceas, associadas às estriações brancas e brilhantes (estrias de Wickham). As lesões ocasionalmente acometem a genitália, onde sua apresentação é menos típica, com pápulas maldelimitadas, róseas ou avermelhadas, opacas, que aparecem na parte queratinizada da vulva, sem acometer a mucosa. O LP hipertrófico é uma variante da forma papulomatosa e também acomete áreas queratinizadas da pele. Placas hipertróficas acastanhadas ocorrem no corpo e na região genital. (D)[2] A forma mais comum encontrada na vulva é a erosiva. O LP erosivo afeta o tecido mucoso da vagina, vestíbulo vulvar e lábios menores, não acometendo a pele. A vagina está envolvida em 70% dos casos. (D)[2] As pacientes apresentam prurido e dor intensos, dispareunia, sangramento pós-coito e leucorreia amarelada ou acinzentada. O vestíbulo vulvar e os lábios menores mostram erosões, algumas vezes com estrias de Wickham. Além da superfície de mucosa, a vulva pode ser normal, porém, em doença avançada, pode ocorrer a perda dos lábios menores, estenose do introito vaginal e sinequia das paredes vaginais. Essa manifestação vulvovaginal pode ser parte da "síndrome vulvovaginal-gengival", uma tríade caracterizada por vaginite descamativa, doença vulvar erosiva e lesões orais associadas ao líquen plano. Há relatos de associação entre o líquen plano e o carcinoma de células escamosas da vulva, devendo ser realizada biópsia sempre que houver lesões resistentes ao tratamento ou não características da doença. (D)[13-17]O diagnóstico do líquen plano se baseia nas manifestações clínicas e pode ser confirmado por biópsia. Os achados histológicos incluem acantose irregular da epiderme, degeneração da camada de células basais e infiltrado linfocítico na derme.

Tratamento

Dermatite de contato e líquen simples crônico

O tratamento das dermatites da vulva requer modificação comportamental e terapia medicamentosa. É fundamental diagnosticar e tratar infecções fúngicas ou bacterianas coexistentes. A presença de possíveis agentes irritantes ou alérgenos deve ser eliminada, e a paciente deve ser orientada quanto aos hábitos de higiene. É necessário reduzir a exposição das terminações nervosas da pele, restabelecendo a função de barreira. O uso de banhos de assento com água morna, sem aditivos, 2 vezes/dia, ajuda a melhorar os sintomas e a hidratar a pele danificada. Podem ser ainda utilizados lubrificantes após o banho de assento para prolongar o efeito da hidratação. (D)[4,18,19] Para bloquear o ciclo prurido-coçadura que se estabelece nas pacientes com líquen simples crônico, principalmente durante a noite, utilizam-se anti-histamínicos sedativos, como a hidroxizina, iniciando-se com dose de 10 mg a 25 mg à noite, que pode ser aumentada, conforme a necessidade, para até 75 mg/dia. (D)[18,19] Além dos anti-histamínicos, podem ser utilizados os antidepressivos tricíclicos com efeito sedativo. (D)[18] Algumas pacientes necessitarão de medicamentos antipruriginosos também durante o dia, quando as medicações com efeito sedativo devem ser evitadas. Nesses casos, o uso de inibidores seletivos da recaptação de serotonina (IRSS) parece ser eficaz, talvez por seu efeito antidepressivo e ansiolítico. (D)[18,19] Visando reduzir a inflamação e, por conseguinte, o tratamento do prurido vulvar não específico, corticosteroides tópicos de média potência como a hidrocortisona ou creme de triancinolona têm sido utilizados. Entretanto, ensaio clínico randomizado não demonstrou diferença significativa na melhora da queixa de prurido vulvar entre pacientes tratadas ou não com creme de triancinolona. (D)[18] (A)[20] O uso da triancinolona subcutânea (15 mg a 20 mg) por mulheres adultas com queixa de prurido vulvar crônico (persistência da queixa por período superior a 6 meses) demonstrou promover alívio em pacientes. (A)[20] Os imunomoduladores tópicos, como pimecrolimus, podem ser utilizados como um tratamento de 2ª linha para eczema. No entanto, só é aprovado pela agência norte-americana Food and Drug Administration (FDA) em casos de falha de outros tratamentos e por breve tempo, por causa de uma possível associação com câncer de pele e linfoma. (D)[21] Estudos de série de casos demonstraram que o uso tópico do pimecrolimus a 1%, 2 vezes/dia, em região vulvar, promove alívio dos sintomas pruriginosos. (C)[22-24]

Líquen escleroso

O tratamento de 1ª linha recomendado para o líquen escleroso é o uso de corticosteroide tópico de alta potência, sendo o propionato de clobetasol o mais estudado. (D)[10,25] (A)[26,27] (C)[28] (D)[29] (C)[30] Em estudo prospectivo, mulheres com diagnóstico de líquen escleroso vulvar submetidas ao tratamento com propionato de clobetasol tópico 0,05%, administrado 1/dia por 3 meses e, então, 3 vezes/semana pelo período médio de 4,7 anos (2 meses a 19 anos), apresentaram, no seguimento de 3 anos, remissão completa em 72% das pacientes com idade inferior a 50 anos, 23% daquelas entre 50 e 70 anos, e acima dos 70 não foi observada remissão do quadro. (C)[30] A dose recomendada é de uma aplicação diária durante 4 semanas, seguida de uma aplicação em dias alternados por 4 semanas e, por fim, mantendo uma aplicação 2 vezes/semana por mais 4 semanas. Um tubo de 30 g deve durar aproximadamente de 3 a 6 meses. (A)[26] Alguns autores recomendam a suspensão do tratamento após o esquema terapêutico por causa do risco potencial do uso desses corticosteroides em desenvolver sensibilização, alterações na pele, ou infecção secundária. Se houver recorrência dos sintomas, o tratamento é mantido na dose mínima necessária para controle dos sintomas. (A)[26] Após o início da terapia, a paciente deve ser reavaliada a cada 3 a 6 meses para avaliar a resposta ao tratamento. Para pacientes que estejam bem controladas, o acompanhamento anual é suficiente. Estas devem ser orientadas a retornar em caso de aparecimento de novas lesões, áreas hiperpigmentadas, hiperqueratóticas, erosões, que devem ser biopsiadas para excluir neoplasia intraepitelial ou carcinoma de células escamosas. (D)[25](A)[26] Injeções de corticosteroides intralesionais mostraram eficácia em placas espessadas resistentes ao tratamento com esteroides tópicos. O tratamento consiste em injeções mensais de triancinolona 5 mg/mL a 20 mg/mL, por no máximo 3 meses. (C)[31] (C)[32] O uso tópico de testosterona foi estudado, mas se mostrou pior que o tratamento com clobetasol e com mais efeitos colaterais. (A)[26] Mesmo quando estudada como terapia de manutenção após o tratamento com clobetasol, a testosterona se mostrou pior que o uso de emolientes, não devendo ser recomendada. (A)[33] (B)[34] O uso de imunossupressores tópicos, como o pimecrolimus e o tacrolimus, foi proposto como terapia de 2ª linha no tratamento de líquen escleroso em pacientes não responsivas aos corticosteroides e parece ser um tratamento eficaz e promissor. (C)[35] (C)[36] (A)[37] (D)[38,39] (C)[40] A cirurgia está reservada aos casos de neoplasia ou sequelas após o tratamento para correção de adesão dos lábios ou estenose do introito vaginal. (A)[26] Em casos resistentes, as pacientes devem ser cuidadosamente avaliadas quanto à adesão ao tratamento, ao uso correto da medicação e à presença de infecções associadas ou de neoplasia.

Líquen plano

O líquen plano vulvovaginal é uma doença crônica, recorrente e de difícil tratamento, principalmente na forma erosiva. O tratamento de 1ª linha para o líquen plano é o uso de corticosteroides tópicos de máxima potência (propionato de clobetasol 0,05%), que, quando utilizado diariamente por 3 meses e mantendo-se terapia de manutenção, demonstrou remissão dos sintomas em 71% das mulheres. (D)[25,41] (A)[42] No caso de acometimento vaginal, podem ser utilizados supositórios de hidrocortisona 1 vez/dia, por 1 mês, reduzindo-se gradativamente até a dose mínima necessária para controle da doença. (C)[43] Apesar de rara, pode ocorrer supressão suprarrenal pela absorção sistêmica dos corticosteroides utilizados por via vaginal, devendo sempre ser observados sinais de excesso de corticosteroides.

Recentemente, estudos de séries de caso têm relatado sucesso no tratamento com imunomoduladores tópicos (tacrolimus e pimecrolimus) em casos refratários ao uso de corticosteroides tópicos. (C)[44-47]

Recomendação

Na Divisão de Ginecologia do Hospital das Clínicas da Faculdade de Medicina da Universidade de São Paulo (HCFMUSP), recomenda-se a seguinte conduta para tratamento do prurido vulvar (Algoritmo 27.1).

Algoritmo 27.1 – Tratamento do prurido vulvar

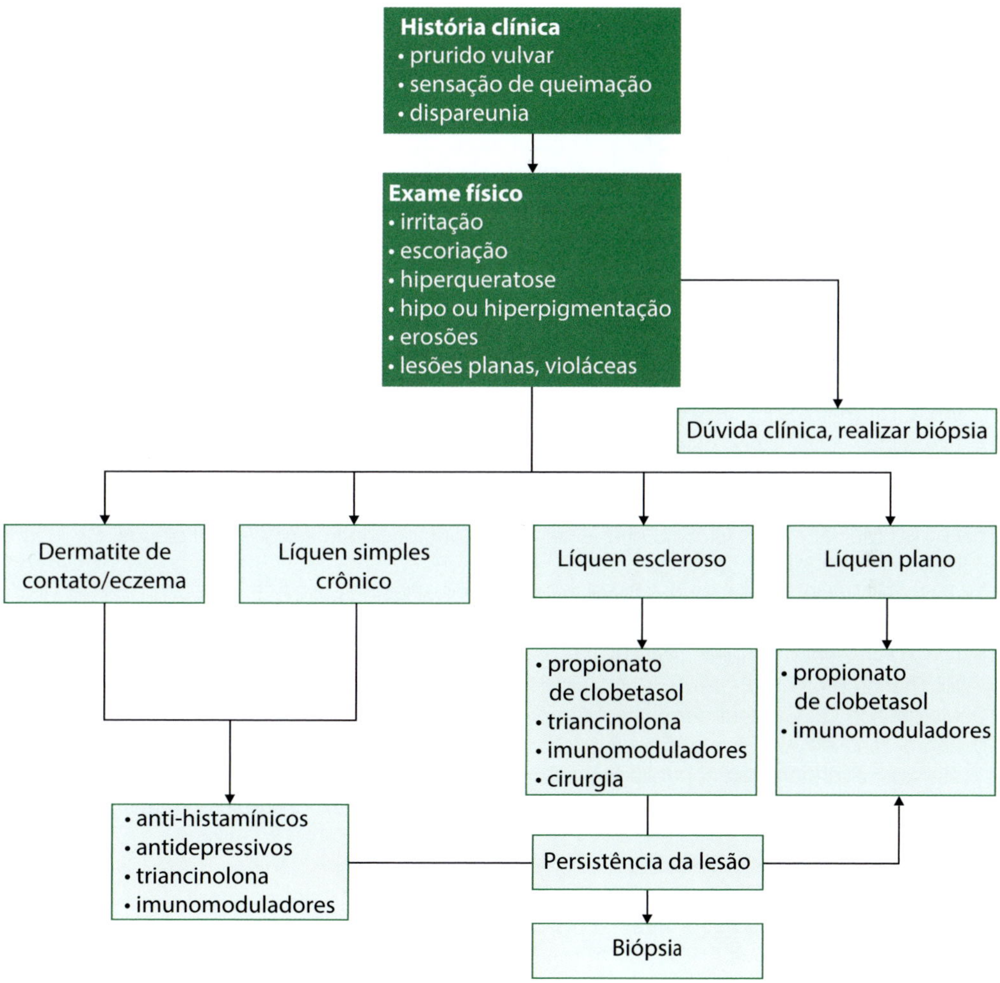

Fonte: Desenvolvido pela autoria

Referências bibliográficas

1. Bohl TG. Overview of vulvar pruritus through the life cycle. Clin Obstet Gynecol. 2005;48(4):786-807.
2. Farage MA, Miller KW, Ledger WJ. Determining the cause of vulvovaginal symptoms. Obstetr Gynecol Surv. 2008;63(7):445-64.
3. Utas S, Ferahbas A, Yildiz S. Patients with vulvar pruritus: patch test results. Contact Dermatitis. 2008;58(5):296-8.
4. Fischer GO. The commonest causes of symptomatic vulvar disease: a dermatologist's perspective. Australas J Dermatol.1996;37(1):12-8.
5. Haverhock E, Reid C, Gordon L, Marshman G, Wood J, Nayagam PS. Prospective Study of patch testing in patients with vulval pruritus. Australas J Dermatol. 2008;49(2):80-5.
6. Bauer A, Rodiger C, Greif C, Kaatz M, Elsner P. Vulvar dermatoses – irritant and allergic contact dermatitis of the vulva. Dermatology. 2005;210(2):143-9.
7. Virgili A, Bacilieri S, Corazza M. Evaluation of contact sensitization in vulvar simplex chronicus: a proposal for a battery of selected allergens. J Reprod Med. 2003;48(1):33-6.
8. Val I, Almeida G. An overview of lichen sclerosus. Clin Obstet Gynecol. 2005;48(4):808-17.
9. Carli P, Cattaneo A, De Magnis A, Biggeri A, Giannotti B. Squamous cell carcinoma arising in vulval lichen sclerosus: a longitudinal cohort study. Eur J Cancer Prev. 1995;4(6):491-5.
10. Funaro D. Lichen sclerosus: a review and practical approach. Dermatol Ther. 2004;17(1):28-37.
11. Carlson JA, Ambros R, Malfetano J, Ross J, Grabowski R, Lamb P, et al. Vulvar lichen sclerosus and squamous cell carcinoma: a cohort, case control, and investigational study with historical perspective; implications for chronic inflammation and sclerosis in the development of neoplasia. Hum Pathol. 1998;29(9):932-48.
12. Jones RW, Scurry J, Neil S, MacLean AB. Guidelines for the follow-up of women with vulvar lichen sclerosus in specialist clinics. Am J Obstet Gynecol. 2008;108(5):496e1-3.
13. Franck JM, Young AW Jr. Squamous cell carcinoma in situ arising within lichen planus of the vulva. Dermatol Surg. 1995;21(10):890-4.
14. Lewis FM. Vulval lichen planus. Br J Dermatol. 1998;138(4):569-75.
15. Dwyer CM, Kerr RE, Millan DW. Squamous carcinoma following lichen planus of the vulva. Clin Exp Dermatol. 1995;20(2):171-2.
16. Lewis FM, Harrington CI. Squamous cell carcinoma arising in vulval lichen planus. Br J Dermatol. 1994;131(5):703-5.
17. Jones RW, Rowan DM, Kirker J, Wilkinson EJ. Vulval lichen planus: progression of pseudoepitheliomatous hyperplasia to invasive vulval carcinomas. BJOG. 2001;108(6):665-6.
18. Lynch PJ. Lichen simplex cronicus (atopic/neurodermatitis) of the anogenital region. Dermatol Ther. 2004;17(1):8-19.
19. Margesson LJ. Contact dermatitis of the vulva. Dermatol Ther. 2004;17(1):20-7.
20. Lagro-Janssen AL, Sluis S. Effectiveness of treating non-specific pruritus vulvae with topical steroids: a randomized controlled trial. Eur J Gen Pract. 2009;15(1):29-33.
21. Rustin MH. The safety of tacrolimus ointment for the treatment of atopic dermatitis: a review. Br J Dermatol. 2007;157(5):861-73.
22. Kelekci HK, Uncu HG, Yilmaz B, Ozdemir O, Sut N, Kelekci S. Pimecrolimus 1% cream for pruritus in postmenopausal women with lichen simplex chronicus: a prospective non-controlled case series. J Dermatol Treat. 2008;19(5):274-8.
23. Sarifakioglu E, Gumus II. Efficacy of topical pimecrolimus in the treatment of chronic vulvar pruritus: a prospective case series – a non-controlled, open label study. J Dermatol Treat. 2006;17(5):276-8.
24. Goldstein AT, Parneix-Spake, A McCormick CL, Burrows LJ. Pimecrolimus cream 1% for treatment of vulvar lichen simplex chronicus: an open-label, preliminary trial. Gynecol Obstet Invest. 2007;64(4):180-6.

25. ACOG Practice Bulletin n. 93: diagnosis and management of vulvar skin disorders. Obstet Gynecol. 2008;111(5):1243-53.
26. Neill SM, Tatnall FM, Cox NH. Guidelines for the management of lichen sclerosus. Br J Dermatol. 2002;147(6):640-9.
27. Cooper SM, Gao XH, Powell JJ, Wojnarowska F. Does treatment of vulvar lichen sclerosus influence Its prognosis? Arch Dermatol. 2004;140(6):702-6.
28. Dalziel K, Millard PR, Wojnarowska F. The treatment of vulvar lichen sclerosus with a very potent topical corticosteroid (clobetasol propionate 0,05%) cream. Br J Dermatol. 1991;124(5):461-4.
29. Lorenz B, Kaufman RH, Kutzner SK. Lichen sclerosus – therapy with clobetasol propionate. J Reprod Med. 1998;43(9):790-4.
30. Renaud-Vilmer C, Cavelier-Balloy B, Porcher R, Dubertret L. Vulvar lichen sclerosus: effect of long-term topical application of a potent steroid on the course of the disease. Arch Dermatol. 2004;140(6):709-12.
31. Mazdisnian F, Degregorio F, Mazdisnian F, Palmieri A. Intralesional injection of triamcinolone in the treatment of lichen sclerosus. J Reprod Med. 1999;44(4):332-4.
32. Baggish MS, Ventolini G. Lichen sclerosus: subdermal steroid injection therapy: a large, long-term follow-up study. J Gynecol Surg. 2006;22(4):137-41.
33. Sideri M, Origoni M, Spinaci L, Ferrari A. Topical testosterone in the treatment of vulvar lichen Sclerosus. Int J Gynaecol Obstet. 1994;46(1):53-6.
34. Cattaneo A, Carli P, De Marco A, Sonni L, Bracco G, De Magnis A, et al. Testosterone maintenance therapy: effects on vulvar lichen sclerosus treated with clobetasol propionate. J Reprod Med. 1996;41(2):99-102.
35. Bohm M, Frieling U, Luger TA, Bonsmann G. Successful treatment of anogenital lichen sclerosus with topical tacrolimus. Arch Dermatol. 2003;139(7):922-4.
36. Goldstein AT, Marinoff SC, Christopher K. Pimecrolimus for the treatment of vulvar lichen sclerosus: a report of 4 cases. J Reprod Med. 2004;49(10):778-80.
37. Hengge UR, Krause W, Hofmann H, Stadler R, Gross G, Meurer M. Multicentre, phase II trial on the safe and efficacy of topical tacrolimus ointment for the treatment of lichen sclerosus. Br J Dermatol. 2006;155(5):1021-8.
38. Assmann T, Becker-Wegerich P, Grewe M, Megahed M, Ruzicka T. Tacrolimus ointment for the treatment of vulvar lichen sclerosus. J Am Acad Dermatol. 2003;48(6):935-7.
39. Goldstein AT, Thaci D, Luger T. Topical calcineurin inhibitors for the treatment of vulvar dermatoses. Eur J Obstet Gynecol Reprod Biol. 2009;146(1):22-9.
40. Kaupilla S, Kotila V, Knuuti E, Vare PO, Vittanieme P, Nissi R. The effect of topical pimecrolimus on inflammatory infiltrate in vulvar lichen sclerosus. Am J Obstet Gynecol. 2010;202(2):181e1-4.
41. Goldstein AT, Metz A. Vulvar lichen planus. Clin Obstet Gynecol. 2005;48(4):818-23.
42. Cooper SM, Wojnarowska F. Influence of treatment of erosive lichen planus of the vulva in its prognosis. Arch Dermatol. 2006;142(3):289-94.
43. Anderson M, Kutzner S, Kaufman RH. Treatment of vulvovaginal lichen planus with vaginal hydrocortisone suppositories. Am Coll Obstet Gynecol. 2002;100(2):359-62.
44. Byrd JA, Davis MPD, Rogers RS. Recalcitrant symptomatic vulvar lichen planus. Arch Dermatol. 2004;140(6):715-20.
45. Lener EV, Brieva J, Schachter M, West LE, West D, el-Azhary RA. Successful treatment of erosive lichen planus with topical tacrolimus. Arch Dermatol. 2001;137(4):419-22.
46. Kirtschig G, Van Der Meulen AJ, Ion Lipan JW, Stoop TJ. Successful treatment of erosive vulvovaginal lichen planus with topical tacrolimus. Br J Dermatol. 2002;147(3):625-6.
47. Lotery HE, Galask RP. Erosive lichen planus of the vulva and vagina. Obstet Gynecol. 2003;101(5-2):1121-5.

Capítulo 28

Vulvodinia

Lana Maria de Aguiar

Introdução

A mais recente terminologia e classificação da dor vulvar proposta pela Sociedade Internacional para o Estudo das Doenças Vulvovaginais (ISSVD) define vulvodinia como um "desconforto vulvar, descrito como dor em queimação, que ocorre na ausência de achados visíveis relevantes ou de uma específica clinicamente identificável doença neurológica". A vulvodinia não é causada por infecção, neoplasia ou doença neurológica.[1]

A classificação se baseia no local da dor, se generalizada ou localizada, se provocada, não provocada ou mista. Várias são as explicações propostas para sua etiologia, incluindo anomalias embriológicas, aumento da excreção urinária de oxalato de cálcio, fatores genéticos ou imunes, fatores hormonais, infecção e alterações neuropáticas. O princípio geral da hipótese neuropática sugere que a doença começa com um processo inflamatório ou nervoso local que resulta em dor vulvar, porém isso nem sempre ocorre, e provavelmente não há uma causa única.[2,3]

Diagnóstico

História de dor, duração, tratamentos prévios, alergias, antecedentes clínicos e cirúrgicos, antecedentes sexuais. Na história sexual, é importante que a paciente interaja com o médico, para que se observe se há alguma implicação, diferenciando vulvodinia de dispareunia e de disfunção sexual.

No exame físico da vulva e vagina, não há alteração. Usa-se uma haste flexível para testar o ponto de dor vulvar (Q tip test), que será representada em um diagrama. O conteúdo vaginal é examinado: bacterioscopia, a fresco e corado pelo Gram, pesquisa de fungos e pH vaginal. Cultura para fungo pode ser requisitada se houver história de tratamentos prévios (candidíase de repetição). (D)[4]

Tratamento

Múltiplos tratamentos têm sido usados para vulvodinia, mas o que mais influenciará é a demonstração do conhecimento da doença pelo profissional médico.

a. **Cuidados locais:** roupa de algodão durante o dia e não a usar à noite, evitar irritantes (perfumes, detergentes, duchas), não usar sabão na vulva e limpá-la levemente com água e secá-la rapidamente. Depois de seca, um emoliente sem conservante (óleo vegetal ou vaselina) serve de barreira, e absorventes de algodão podem ser úteis. Lubrificantes para relação sexual, compressas geladas. Deve ser evitado o secador de cabelos na vulva.

b. **Medicamentos tópicos:** suspender todas as medicações tópicas, prescrever pomada de lidocaína 5% (Ib)[5] sempre que necessário e 30 minutos antes da atividade sexual. (C)[5] O uso durante a noite pode diminuir a sensibilidade à dor e permitir a cura. Deve-se aplicar lidocaína a 5% em um chumaço de algodão colocado sobre o vestíbulo, durante 8 horas, por 7 semanas. Algumas pacientes melhoram com vaselina; outras usando estrogênio. A capsaicina deve ser usada no tratamento da dor neuropática, com limitações, pois é extremamente irritante. A nitroglicerina tópica melhora temporariamente a dor e a dispareunia. Na dor localizada e no vaginismo, uma combinação de amitriptilina 2% e baclofeno 2% em gel aquoso tem sido usada. Algumas medicações tópicas não mostram benefícios na vulvodinia, como corticosteroides, testosterona e antifúngicos. Devem-se observar sempre os componentes, como os estabilizantes e os conservantes dos medicamentos. (D)[6] (C)[7]

c. **Medicamentos orais:** há uma variedade e deve-se sempre observar se não há interação com a medicação habitual da paciente.
   - **Antidepressivos:** tricíclicos orais (amitriptilina, nortriptilina e desipramina) usados tanto para a vulvodinia generalizada como localizada. Amitriptilina é usada frequentemente como agente de 1ª linha, nas doses de 5 mg até 25 mg à noite, aumentando de 10 mg a 25 mg semanalmente, não excedendo 150 mg. Não a suspender subitamente, e sim reduzir de 10 mg a 25 mg a cada 3 ou 4 dias. Não deve ser prescrita para usuários de inibidores da MAO. Não há melhora antes de 4 semanas. Outros antidepressivos podem ser usados, como os inibidores seletivos da recaptação de serotonina (venlafaxina). (D)[8]
   - **Anticonvulsivantes:** gabapentina e carbamazepina. A gabapentina deve ser iniciada com a dose de 300 mg, via oral (VO), por 2 dias, aumentando-se gradualmente para no máximo 3.600 mg/dia. Pode ser necessário monitor e ajustar as doses, mas não há necessidade de a suspender. O ajuste de dose deve ser feito em pacientes com insuficiência renal. Há necessidade em média de 3 a 8 semanas de gabapentina para observar seus efeitos. (D)[9]

d. ***Biofeedback* e fisioterapia:** são usadas se houver vaginismo associado; *biofeedback* ajuda na autorregulação para controle e redução da dor. Fisioterapia ajuda no espasmo do tônus muscular e na instabilidade do assoalho pélvico. A fisioterapia inclui exercícios terapêuticos, eletroestimulação, ultrassonoterapia e uso de dilatadores vaginais. (D)[9,10,11]

e. **Injeções intralesionais:** aplicação de triancinolona 0,1% e bupivacaína 0,25% em uma área específica ou como um bloqueio do pudendo (não mais que três ou quatro aplicações). Outro esquema é metilprednisolona e lidocaína. A toxina botulínica A bloqueia a inervação colinérgica. De 20 a 40 unidades de toxina botulínica A foram usadas em cada injeção (vestíbulo, elevador do ânus e corpo perineal), repetidas a cada 2 semanas, se não houver desaparecimento da dor. (D)[6]

f. **Vestibulectomia:** última opção de tratamento. Antes de sua indicação, deve-se avaliar a paciente para vaginismo e tratá-la clinicamente. (B)[2]
   - F1 – excisão total (vestibulectomia).
   - F2 – excisão local.
   - F3 – perineoplastia (I).

g. **Vestibuloplastia:** a denervação do vestíbulo sem excisão do tecido doloroso parece ser inefetiva.

h. **Terapias alternativas e complementares:** alteração na dieta, redução do hábito de fumar, diminuição na ingestão de álcool, relaxamento, massagens, uso de gelo, banho com água e sal, mudança do vestuário, exercícios. Uso de vários produtos, incluindo cuidados com a pele e antissépticos, anestésicos, suplementos vegetais e alimentares, chineses e outros remédios (homeopáticos, iogurte, água de aveia, cremes para hemorroidas, antimicóticos e esteroides), acupuntura, cuidados psiquiátricos. A taxa de sucesso do autodiagnóstico e de tratamento permanece obscura. (D)[12]

i. **Suplementação com citrato de cálcio e redução do oxalato de cálcio da dieta** são controversas, mas ajudam algumas mulheres. As evidências de suporte desse tratamento são interrogadas. (C)[7]

j. **Acupuntura:** inserção de agulhas em certas regiões produz melhora significativa da dor vulvar. Esse fato pode ser explicado pelos estímulos gerados por essa inserção, quer pelo campo elétrico da ponta da agulha, capaz de despolarizar a membrana celular, quer pela lesão tecidual no local da inserção, onde se observa grande quantidade de alterações bioquímicas, responsáveis pela estimulação das terminações nervosas livres. (D)[13]

Recomendação

Na Divisão de Ginecologia do Hospital das Clínicas da Faculdade de Medicina da Universidade de São Paulo (HCFMUSP), recomenda-se a seguinte conduta para diagnóstico e tratamento da vulvodinia (Algoritmo 28.1).

Algoritmo 28.1 – **Conduta para diagnóstico e tratamento da vulvodinia**

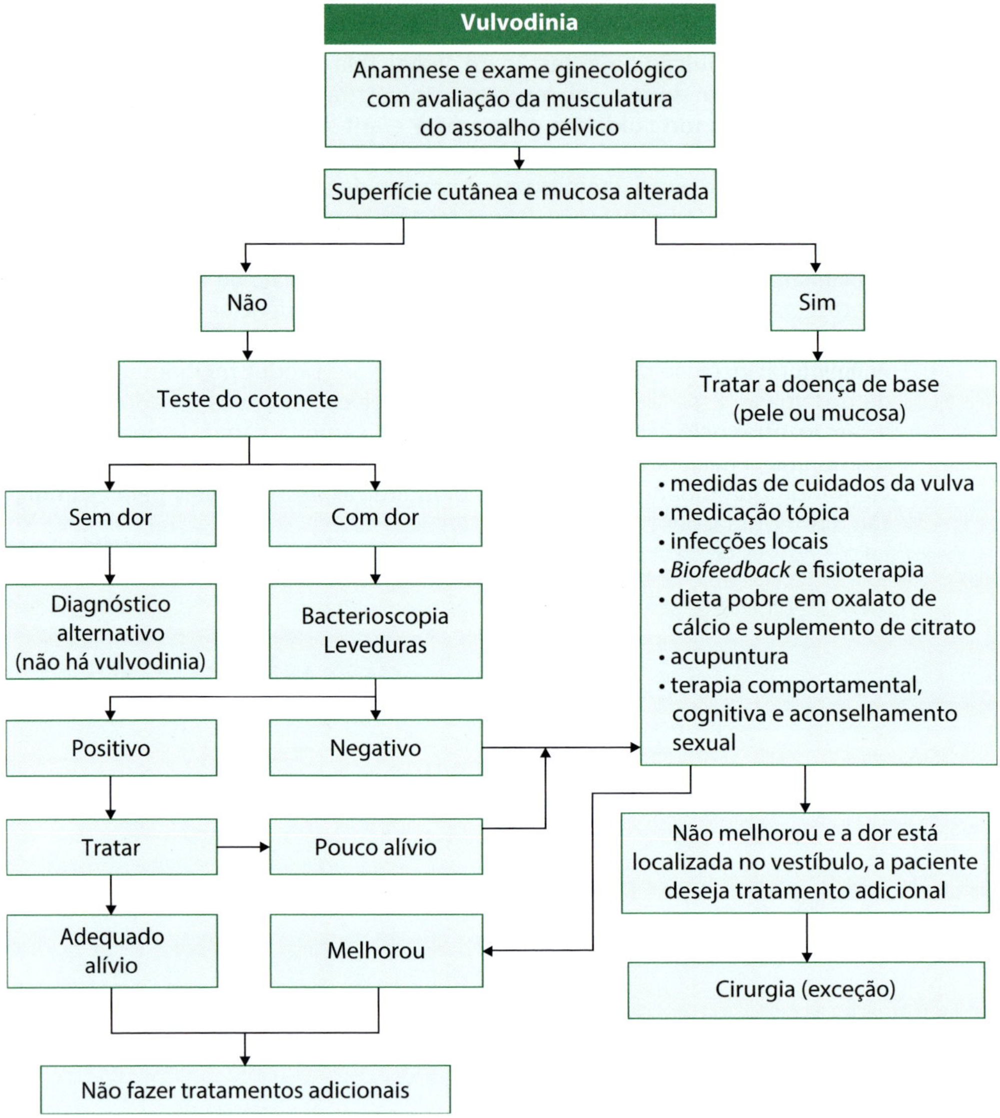

Fonte: Desenvolvido pela autoria

Referências bibliográficas

1. Barracco MM, Lynch PJ. 2003 ISSVD terminology and classification of vulvodynia. J Reprod Med. 2004;49(10):772-7.
2. Bornstein J, Zarfati D, Goldik Z, Abramovici H. Perineoplasty compared with vestibuloplasty for severe vestibulitis. Br J Obstet Gynecol. 1995;102(8):652-5.
3. Pettersen CD, Lundvall L, Kristensen E, Giraldi A. Vulvodynia: definition, diagnosis and treatment. Acta Obstet Gynecol Scand. 2008;87(9):893-901.
4. Fischer G. Management of vulvar pain. Dermatol Ther. 2004;17(1):134-9.
5. Zolnoun DA, Hartmann KE, Steege JF. Overnight 5% lidocaine ointment for treatment of vulvar vestibulitis. Obstet Gynecol. 2003;102(1):84-7.
6. Haefner HK, Collin ME, Davis GD, Edwards L, Foster DC, Hartmann H, et al. The vulvodynia guideline. J Low Genit Tract Dis. 2005;9(1):40-51.
7. Harlow BL, Abenhaim HA, Vitonis AF, Hannack L. Influence of dietary oxalates on the risk of adult – onset vulvodynia. J Reprod Med. 2008;53(3):171-8.
8. Mckay M. Dysesthetic ("essencial") vulvodynia. Treatment with amitriptyline. J Reprod Med. 1993;38(1):9-13.
9. Hartmann D, Strauhal MJ, Nelson CA. Treatment of women in the United States with localized, provoked vulvodynia: practice survey of women's health physical therapist. J Reprod Med. 2007;52(1):48-52.
10. Mundag P, Buchan A, Ravenhill G, Weiggs A, Brooks F. A qualitative study of women with vulvodynia II. Response to a multidisciplinary approach to management. J Reprod Med. 2007;52(1):19-22.
11. Reed BD. Vulvodynia: diagnosis and management. Am Fam Phys. 2006;73(7):1231-7.
12. Powell J, Wojnarowska F. Acupuncture for vulvodynia. J R Soc Med. 1999;92(11):579-81.
13. Sluka KA, Walah D. Transcutaneous electrical nerve stimulation: basic science mechanisms and clinical effectiveness. J Pain. 2003;4(3):109-21.

Capítulo 29

Úlceras Genitais

Cristiane Lima Roa
Lana Maria de Aguiar
Fátima Moreno Pires (*in memoriam*)
Maricy Tacla

Introdução

Úlcera genital é a perda da superfície cutânea da área anogenital que atinge pelo menos a derme e está associada, em geral ,a sinais inflamatórios.[1] A causa mais comum são as infecções sexualmente transmissíveis (IST), acometendo principalmente a população jovem.[2] Outras causas estão relacionadas a doenças autoimunes, traumas, neoplasias e processos inflamatórios. Ressalte-se, ainda, que 20% das úlceras genitais, mesmo após a realização de exames complementares, ficam sem diagnóstico.

Na Europa Ocidental e nos Estados Unidos, as causas mais frequentes de úlceras genitais são infecção herpética e sífilis.[3] Cancroide, donovanose e linfogranuloma venéreo são raros.

A coinfecção de várias IST em um mesmo paciente e o aumento da probabilidade de contaminação pelo vírus da imunodeficiência adquirida (HIV) alertam o examinador frente a um portador de úlcera genital.

O diagnóstico com base na anamnese e no exame físico com frequência é insuficiente para identificação correta do agente etiológico. A abordagem sindrômica padronizada pela Organização Mundial de Saúde (OMS), utilizada em países em desenvolvimento ou quando não há apoio laboratorial, vem se mostrando imprecisa para um diagnóstico correto e, consequentemente, para o tratamento adequado.

Os *guidelines* americanos e europeus usam anamnese e exame físico como parâmetros para a escolha dos exames complementares a serem feitos. Tanto a abordagem sindrômica da OMS como os *guidelines* orientam que os pacientes iniciem o tratamento de imediato, antes mesmo dos resultados laboratoriais, com reavaliação posterior. (D)[1] (A)[2] (D)[3]

Causas

A etiologia em 70% a 80% das vezes é decorrente de herpes genital, 5% sífilis e menos de 1% cancroide. (D)[4] Outras etiologias incluem linfogranuloma venéreo, granuloma inguinal e outros: traumas; candidíase; vulvites; psoríase; doença de Behçet; síndrome de Reiter; neoplasias; exantema; causa idiopática. (A)[2]

Recomenda-se que todo paciente com úlcera genital realize testes sorológicos para sífilis, HIV e hepatite B. (A)[5] Os *guidelines* europeus e americanos orientam colher sorologia e pesquisa de campo escuro para *Treponema pallidum* na investigação da sífilis, cultura para *Haemophilus ducreyi* na investigação de cancroide e cultura e pesquisa de antígeno para o herpes simples (HSV) na procura do herpes genital. Esses agentes podem, ainda, ser pesquisados por técnicas de biologia molecular, com reação em cadeia de polimerase (PCR). Porém, esses exames são de difícil acesso nos países em desenvolvimento e mesmo nos Estados Unidos, pois ainda não existem testes de biologia molecular para essas patologias aprovados pela agência norte-americana Food and Drug Administration (FDA). (D)[1] Outro fator limitante no que diz respeito a úlceras genitais é sua subnotificação, o que torna as estatísticas incorretas e dificulta a obtenção de sua real incidência e prevalência no Brasil. (D)[1]

Herpes genital

O herpes genital é uma doença infectocontagiosa que pode ser transmitida por via sexual, vertical e, em alguns casos, de forma não definida. (D)[6] É a principal causa de úlcera genital em países desenvolvidos. Sua prevalência aumentou significativamente na última década na África e em países em desenvolvimento. (D)[4]

O herpes vírus do tipo 2 (HSV2) é o responsável pela maioria das infecções herpéticas genitais. Mas o HSV tipo 1, comumente encontrado na face, pode também ser identificado na genitália.

O diagnóstico clínico é pouco sensível e pouco específico, justificando, portanto, a abordagem sindrômica da OMS para úlcera genital. Sua manifestação clínica consiste no aparecimento de placas eritematosas em região anogenital, acompanhadas de dor tipo ardência local, que evoluem para vesículas agrupadas e úlceras dolorosas de pequena dimensão. Em 75% dos relatos, ocorre linfadenopatia inguinal ou femoral. (D)[6]

Na maioria das vezes, a doença é assintomática ou subclínica, o que dificulta seu diagnóstico e facilita sua transmissão. Nas recorrências, os pródromos de um a dois dias cursam frequentemente com parestesia. As lesões evoluem rapidamente e o quadro tem menor duração.

O diagnóstico laboratorial pode ser feito por meio do teste de PCR, de cultura celular e de teste sorológico. O isolamento do HSV em cultura tem baixa sensibilidade e um resultado negativo não exclui a doença. O material deve ser retirado do fundo das vesículas e enviado para análise.

O PCR para detecção do HSV-DNA é mais sensível e específico, porém tem alto custo, pouca disponibilidade e ainda não foi aprovado pela FDA. Já os testes sorológicos podem ser negativos na infecção primária, demorando em média 10 semanas para o aparecimento de anticorpos. Os testes citológicos (Tzanck) são pouco sensíveis e específicos (50%) e não diferenciam HSV do vírus da varicela-zóster.

O tratamento para herpes não tem finalidade curativa, já que, entre os episódios, o vírus permanece em estado de latência nos gânglios dorsais. O tratamento tanto para a primoinfecção como para a recorrência é o mesmo, com variação apenas da quantidade de dias de terapêutica. (D)[6]

Esquema para primoinfecção

- Aciclovir 400 mg, via oral (VO), a cada 8 horas, por 7 a 10 dias.
- Famciclovir 250 mg, VO, a cada 8 horas, por 7 a 10 dias.
- Valaciclovir 1 g, VO, a cada 12 horas, por 7 a 10 dias.

Esquema para recorrência

» Aciclovir 400 mg, VO, a cada 8 horas, por 5 dias.
» Famciclovir 125 mg, VO, a cada 8 horas, por 5 dias.
» Valaciclovir 500 mg, VO, a cada 12 horas, por 5 dias.

Esquema para supressão – indicado para indivíduos com seis ou mais crises anuais

» Aciclovir 400 mg, VO, a cada 12 horas, por 6 meses.
» Famciclovir 250 mg, VO, a cada 12 horas, por 6 meses.
» Valaciclovir 500 mg, VO, a cada 12 horas, por 6 meses.

Esquema para infecção herpética grave (imunossupressão, pacientes internados)

Aciclovir 5 mg a 10 mg/kg de peso, endovenoso, a cada 8 horas, por 2 a 7 dias ou até melhora. O esquema deve ser completado por VO até completar 10 dias.

Nas gestantes sabidamente positivas para herpes genital e que apresentem episódios de recorrência, sugere-se o uso de aciclovir a partir da 3ª semana de gestação. O parto cesáreo está indicado a toda parturiente com lesão ativa no momento do parto. As gestantes sem história de herpes genital, mas com parceiros positivos, devem se abster da relação sexual ou usar códons no 3º trimestre de gestação. O uso de preservativo, segundo alguns estudos prospectivos, tem sido considerado eficaz na proteção contra a transmissão do herpes de homem para mulher (grau de recomendação D). (A)[5] (D)[7]

A prevalência da infecção pelo HSV2 varia em todo o mundo. Em torno de 25% dos norte-americanos adultos, em comparação a taxas de 4% a 14% dos europeus e australianos, estão infectados pelo vírus. A prevalência do HSV2 em muitos países como Inglaterra, Escócia, Estados Unidos, Dinamarca, Holanda e Japão é superior em relação ao HSV1. Na Nova Zelândia, um a cada cinco indivíduos está contaminado, mas é válido realçar que 60% dos casos são assintomáticos e apresentam manifestações inespecíficas.

Sífilis

Doença crônica, infectocontagiosa, com repercussão sistêmica, ocasionada pelo *Treponema pallidum* sp. As manifestações clínicas variam conforme o estágio da doença. Na sífilis primária, há a presença de úlcera ou cancro duro, com bordas bem-delimitadas, geralmente única, indolor e com fundo limpo. Sua consistência é endurecida, podendo ser denominada "cancro duro". A úlcera pode ser acompanhada por adenopatias inguinais indolores. Na mulher, a lesão passa despercebida. (D)[4] O período de incubação situa-se entre 2 e 6 semanas.

O diagnóstico se faz pela identificação do *Treponema pallidum* por meio da microscopia de campo escuro, imunofluorescência direta, pesquisa de anticorpos e PCR. O cultivo do treponema não é possível. O contágio se faz pelo contato sexual (30%) com indivíduo infectado durante a fase primária e secundária, ou pela via transplacentária (sífilis congênita), raramente pela via hematogênica. O *Treponema pallidum* penetra pela pele através de algum ferimento, porém também através da pele intacta, multiplicando-se pela via hemática e linfática, quando atinge diversos órgãos. O homem é hospedeiro e vetor natural desse patógeno.

Hoje, a sífilis está intimamente relacionada com a infecção pelo HIV. O diagnóstico definitivo pode ser fornecido pelo campo escuro e imunofluorescência direta. Na técnica do campo escuro, observa-se a espiroqueta em forma de saca-rolhas. Essa técnica requer observação imediata da lâmina para que não haja perda da mobilidade da espiroqueta. A sensibilidade varia entre 73% e 78%. (A)[5]

A imunofluorescência direta pode ser efetuada por examinador não tão experiente e não obriga à observação imediata. A sensibilidade está em torno de 73% a 100%, porém o custo é maior, sendo necessário um microscópio de fluorescência.

Os testes sorológicos podem ser negativos até 30 dias após a contaminação. Portanto, são exames presuntivos, os quais podem ser treponêmicos ou não treponêmicos. Os testes não treponêmicos ou não específicos são *veneral disease research laboratory* (VDRL) e o *rapid plasm reagin* (RPR) que se torna positivo de 1 a 4 semanas após o aparecimento do cancro. A sensibilidade é de 78% a 87% e seus estímulos diminuem após uma terapêutica eficaz. (A)[5] Sua desvantagem é a reação cruzada com doenças como lúpus e hanseníase, que pode gerar resultados falso-positivos. Os testes treponêmicos ou específicos detectam anticorpos contra os componentes celulares treponêmicos. São os testes de hemaglutinação (TPHA), imunofluorescência indireta (FTABS), enzimaimunoensaio (do tipo Elisa) e Western Blot. O FTABS é utilizado como teste confirmatório após um teste não treponêmico positivo.

O tratamento para sífilis primária é realizado com penicilina benzatina na dose de 2,4 milhões de unidades, dose única.

Em alérgicos, utiliza-sem:

- eritromicina 1 g/dia, por 7 dias;
- doxiciclina 100 mg, 2 vezes ao dia, por 14 dias;
- azitromicina 1 g/semana, por 3 semanas.

O acompanhamento dos doentes deve ser feito pelo seguimento dos títulos do VDRL em 3, 6 e 12 meses. Os portadores de HIV devem ser avaliados com maior frequência e mais tempo. (A)[5]

Cancroide

O agente etiológico do cancro mole ou cancroide é o *Haemophilus ducreyi*, micro-organismo de coloração Gram-negativa. É uma doença aguda, localizada, fagedênica e autoinoculável. O período de incubação é de 2 a 10 dias.

As úlceras no cancro mole são frequentemente múltiplas, inflamadas com exsudato purulento e hemorrágico na base, com bordas irregulares associadas, em geral, a adenomegalias inguinais uni ou bilaterais, que frequentemente evoluem para supuração em orifício único.

A incidência é maior nos homens do que nas mulheres. A microscopia direta, após o método Gram, pode revelar a presença de pequenos bacilos Gram-negativos dispostos em cadeia. O preparo do esfregaço em lâmina deve ser em único sentido para não alterar o arranjo das bactérias. O material deve ser coletado das bordas, evitando o pus superficial. O diagnóstico definitivo é dado pelo isolamento de hemófilos em cultura a partir da úlcera ou aspirado ganglionar, e deve ser semeado imediatamente após a coleta, pois o micro-organismo é fastidioso. (A)[5] Para fins de pesquisa há um conjunto de PCR para análise de DNA do *T. pallidum*, *H. ducreyi* e herpes-vírus.

Consequente a dificuldades para realizar o diagnóstico laboratorial, um provável diagnóstico pode ser sugerido conforme os seguintes critérios: uma ou mais úlceras dolorosas em genitais; ausência de *T. pallidum* em exame de campo escuro ou em testes sorológicos para sífilis feitos até 7 dias após o início da úlcera; características das úlceras e linfadenopatia regional que sugerem cancro mole; teste para herpes negativo feito em exsudato da úlcera. (D)[3]

O tratamento recomendado é:

- azitromicina 1 g VO, dose única;
- ceftriaxona 250 mg via intramuscular (IM), dose única;

» ciprofloxacina 500 mg VO, 2 vezes/dia, por 3 dias;
» eritromicina 500 mg, 2 vezes/dia, por 7 dias.

As úlceras devem ser mantidas secas e limpas e reavaliadas após 1 semana do tratamento. (A)[2] Os parceiros que tiveram contato sexual nos últimos 10 dias deverão ser examinados e tratados.

Linfogranuloma venéreo

Doença rara de transmissão sexual, frequente na África e na Índia. O agente causal é a *Chlamydia trachomatis*, cepas L1, L2 e L3. O período de inoculação é entre 7 e 14 dias.

O quadro clínico consiste em adenite inguinal inflamatória e dolorosa. Na fase aguda. há lesões genitoinguinais e na fase crônica genitorretais. A fase aguda se manifesta com mal-estar geral, e as lesões inguinais podem fistulizar. Na fase crônica. os linfonodos pararretais estão acometidos e causam estenose retal. A genitália pode evoluir com elefantíase, fístulas e úlceras.

O diagnóstico é feito em bases clínicas, mas a confirmação pode ser feita pelo exame direto em coloração de Giemsa ou Papanicolau pela detecção de *C. trachomatis* pelo teste de Elisa, imunofluorescência e biologia molecular (PCR) de material coletado das lesões ou do bubão. (D)[8] Sorologias com títulos altos (maior ou igual 1:32) também fazem o diagnóstico de linfogranuloma venéreo.

O tratamento consiste em uso de antibioticoterapia:

» doxiciclina 100 mg VO, a cada 12 horas, por 21 dias.
» azitromicina 1 g VO, 1 vez/semana, por 3 semanas.
» eritromicina 500 mg, a cada 6 horas, por 21 dias.
» tianfenicol 500 mg VO, a cada 8 horas, por 14 dias.

As manifestações tardias são estiomene (elefantíase), úlcera vulvar e retite estenosante. A adequação terapêutica está associada ao declínio do título de anticorpos. O linfogranuloma venéreo não é considerado problema de Saúde Pública no Brasil por ser raro, porém há uma incidência alta em homossexuais masculinos e pacientes soropositivos para HIV.

Donovanose

Doença progressiva com lesões granulomatosas, ulceradas, indolores, autoinoculáveis. Acomete mais pele e mucosas das regiões genitais, perianais e inguinais. O período de incubação varia de 3 dias a 6 meses. O agente etiológico é a *Klebsiella granulomatis*, encontrada no citoplasma de histiócitos ou macrófagos. É um cocobacilo encapsulado, pleomorfo, de extremidades arredondadas e intensamente coradas. (D)[9]

O quadro clínico aparece com ulcerações de bordas planas ou hipertróficas com fundo granulomatoso, vermelho vivo e sangramento fácil. São lesões múltiplas que evoluem para necrose. Frequentemente estão associadas à linfadenopatias.

O diagnóstico laboratorial é feito pelo método de Wright, Papanicolaou, Giemsa ou Leishman para identificar os corpúsculos de Donovan em raspados da lesão. A biópsia deve conter pele sem lesão. É bom ressaltar que úlceras com mais de 30 dias de evolução devem ser estudadas histologicamente.

O tratamento recomendado é:

» doxiciclina 100 mg VO, a cada 12 horas até obter a cura;
» sulfametoxazol/trimetoprim 160 mg e 800 mg, a cada 12 horas até obter a cura;
» ciprofloxacina 500 mg, a cada 12 horas até obter a cura;
» azitromicina 1 g VO, 1 vez/semana, por 3 semanas.

As úlceras não associadas às IST podem estar ligadas a doenças autoimunes, traumas, processos alérgicos ou, ainda, ser de origem idiopática.

Doença de Behçet

Entre as doenças autoimunes, pode-se destacar a de Behçet, vasculite de aspecto crônico e progressivo. Acomete tanto homens como mulheres. Sua prevalência é alta no Japão, Sudeste da Ásia e Sul da Europa. Seu diagnóstico é clínico e o acompanhamento é multidisciplinar, já que compromete vários sistemas.

O tratamento é feito com anti-inflamatórios e corticosteroide sistêmico.

Úlcera de Lipschitz

Descrita em 1913 por Lipschitz, é provocada por vários agentes etiológicos como bacilo *Crassus*, citomegalovírus, vírus Epstein-BARR, influenza A, ureaplasma. A cura é espontânea conforme o agente.

Líquen plano

O líquen plano é uma doença autoimune que acomete vários sistemas. Atinge preferencialmente pele e mucosas. Seu tratamento é à base de corticosteroide sistêmico.

Neoplasias

As neoplasias vulvares podem estar relacionadas ao vírus papilomavírus humano (HPV) ou a desordens epiteliais da vulva, como líquen escleroso. Toda lesão vulvar acima de 4 semanas, sugestiva de IST ou não, ou que não obteve melhora com terapêutica, deve ser biopsiada para realizar o respectivo estudo histopatológica. (D)[3] (A)[5]

Considerações finais

Em sua grande maioria, as úlceras genitais são ligadas às IST e, portanto, representam um grave problema de Saúde Pública, principalmente em países em desenvolvimento. Os estudos atuais sugerem que, frente a um paciente com úlcera genital, o examinador realize uma anamnese cuidadosa, um exame físico detalhado, colha exames complementares (incluídas sorologias), inicie o tratamento, notifique o caso, oriente o paciente sobre as IST, orientando também a(o) parceira(o) a procurar auxílio médico.

Quadro 29.1 – Características das principais causas de úlceras genitais

	Herpes genital	Sífilis	Cancroide
Exame físico	Vesículas agrupadas	Úlcera única	Múltiplas úlceras
	Úlceras pequenas	Fundo limpo	Fundo sujo
	Dolorosas	Indolor	Dolorosas
Exames laboratoriais	Citologia (Tzanck)	Campo escuro	Bacterioscopia/cultura
	Sorologia	Sorologia	PCR
	PCR (HSV-DNA)	Imunofluorescência direta	
Tratamento	Aciclovir	Penicilina Benzatina	Azitromicina

HSV-DNA PCR: reação em cadeia de polimerase

Fonte: Desenvolvido pela autoria

Recomendação

Na Divisão de Ginecologia do Hospital das Clínicas da Faculdade de Medicina da Universidade de São Paulo (HCFMUSP), recomenda-se a seguinte conduta para o diagnóstico e tratamento de úlceras genitais (Algoritmo 29.1).

Algoritmo 29.1 – Diagnóstico e tratamento de úlcera genital

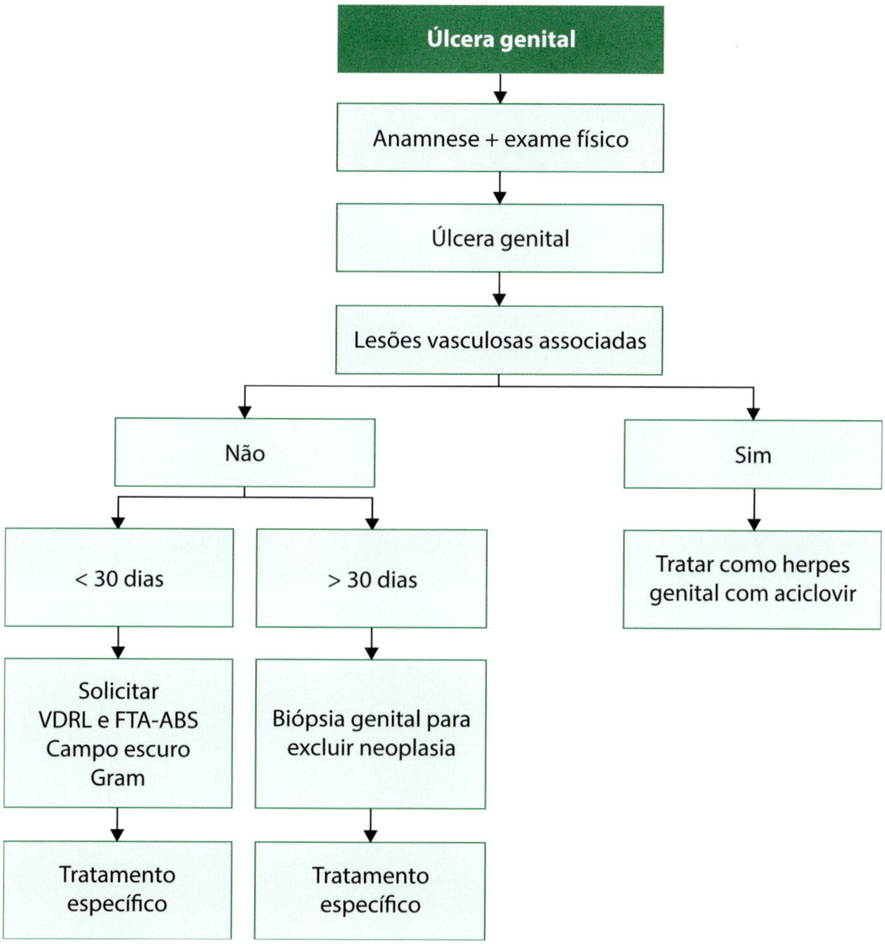

Fonte: Desenvolvido pela autoria

Referências bibliográficas

1. Da Costa JB, Domingues D, Castro R, Exposto F. Úlceras genitais causadas por infecções sexualmente transmissíveis: atualização do diagnóstico e terapêutica e a sua importância na pandemia do VIH. Acta Med Port. 2006;19(4):335-42.
2. Center for Diseases Control and Prevention. Sexually transmitted diseases treatment guidelines 2002. MMWR. 2002;51(RR-6):2-3.
3. Radclife K, GOH B, Roest R. Introduction. Europeans STD Guidelines. Int J STD Aids. 2001;12(3):2-3.

4. Centers for Disease Control and Prevention, Workowski KA, Berman SM. Sexually transmitted diseases treatment guidelines, 2006. MMWR. 2006;55(11):1-94.
5. Herrero LA, Bou LF, Cervelo P, Guitart NF, Garzon Ab, Lorente AM, et al. [Internet]. Úlceras genitales. Guias Clínicas. [2024 Abr. 25]. Disponível em: http://www.fisterra.com/guias.clinicas-ulceras-genitales.
6. O'Farrel N. Increasing prevalence of genital herpes in developing countries: implications for heterossexual HIV transmission and ST control programes. Sex Transm Infect. 1999;75(6):377-84.
7. Bruisten SM. Genital ulcers in women. Curr Women's Health Rep. 2003;3(4):288-98.
8. Mabey D, Peeling RW. Linfuogranuloma venereum. Sex Transm Infect. 2002;78:90-2.
9. O'Farrel N. Donovanosis. Sex Transmit Infect. 2002;78(6):452-7.

Capítulo 30

Infecção pelo HPV. Diagnóstico

Maricy Tacla
Camila Tacla Alves Barbosa

Introdução

Com aproximadamente 600 mil novos casos por ano no mundo, o câncer de colo do útero é o quarto tipo de câncer mais comum entre as mulheres, sendo responsável pelo óbito de mais de 300 mil delas em 2020. Noventa por cento dos casos ocorrem em países de baixa e média renda; além disso, o ônus do câncer de colo do útero é maior em mulheres mais jovens e economicamente ativas.[1]

No Brasil, o risco estimado foi de 15,38 casos a cada 100 mil mulheres, com cerca de 17.010 novos casos anualmente entre 2023 e 2025.[2] Trata-se de doença com ônus importante para populações jovens, tendo sido a principal causa de mortalidade prematura em mulheres jovens em 2017.

Em 1983, o virologista alemão Harald zur Hausen *et al.* identificaram o vírus papiloma humano (HPV) 16 em uma biópsia de câncer cervical invasivo na Alemanha e relataram ter encontrado o DNA do vírus em alta proporção de biópsias de câncer cervical.[3] Por essa descoberta, além da identificação do HPV 18 1 ano depois, Zur Hausen ganhou o prêmio Nobel de Medicina em 2008. O conhecimento da relação entre HPV e câncer de colo do útero determinou avanços na compreensão da história natural da doença e ocasionou o desenvolvimento de novas formas de tratamento e prevenção, culminando com o surgimento da vacina contra o HPV.[4]

A infecção pelo HPV é considerada a doença sexualmente transmissível mais prevalente na atualidade, sendo que a incidência de exposição ao vírus é estimada em 79% ao longo da vida.[5]

O Ministério da Saúde brasileiro, por intermédio do Instituto Nacional de Câncer (Inca), seu órgão técnico, coordena ações nacionais de prevenção e controle do câncer. Desde 1997, está em vigência o Programa Nacional de Controle do Câncer do Colo do Útero, que é a principal referência quanto às recomendações para prevenção, detecção, diagnóstico e tratamento do câncer do colo uterino no Brasil.[2]

O papilomavírus humano (HPV)

O papilomavírus humano pertence à família *Papillomaviridae* e constitui um complexo grupo viral com potencial de indução tumoral. Os HPV são vírus de DNA dupla-fita e não envelopados que se replicam no núcleo da célula hospedeira. Seu genoma é encapsulado em capsídeos formados por proteínas denominadas L1 e L2, responsáveis por sua antigenicidade.

Cada papilomavírus é altamente trópico para um tipo específico de endotélio e tem graus diferentes de oncogenicidade. São classificados de acordo com o hospedeiro natural (humano, bovino etc.) e subclassificados em tipos conforme a sequência dos nucleotídeos e o genótipo que codifica L1.

Há mais de cem tipos diferentes de HPV, e por volta de 35 a 40 infectam o epitélio escamoso do trato anogenital. Os subtipos encontrados na área anogenital podem ser divididos em dois grupos, conforme seu potencial oncogênico (Tabela 30.1).

Tabela 30.1 – **Subtipos de HPV encontrados na área anogenital**

Baixo risco oncogênico	Alto risco oncogênico
6, 11, 34, 40, 42, 43, 44	16, 18, 31, 33, 35, 39, 45, 51, 52, 56, 58, 59 e 66

Fonte: Desenvolvida pela autoria

Infecções pelo HPV de baixo risco oncogênico estão associadas ao surgimento de verrugas genitais ou condilomas, sendo os tipos 6 e 11 detectados em 90% dos casos.

Infecção por HPV de alto risco oncogênico está implicada em 99,7% dos casos de câncer cervical, 90% dos casos de câncer anal, 50% dos casos de câncer vaginal, vulvar e peniano, e 12% dos casos de câncer de orofaringe.[6] Os tipos 16 e 18 são responsáveis por 70% de todos os casos de câncer cervical invasivo no mundo.[7]

Neoplasia intraepitelial cervical e papilomavírus humano (HPV)

O câncer do colo do útero está associado à infecção persistente da camada basal do epitélio da junção escamocolunar por subtipos oncogênicos do HPV.[6] A junção escamocolunar é a área de encontro entre epitélio glandular endocervical e epitélio escamoso, onde ocorre metaplasia. Esse processo favorece as transformações neoplásicas causadas pelo HPV.

A infecção pelo HPV é um fator necessário, mas não suficiente, para o desenvolvimento do câncer cervical uterino.[6] Na maioria das vezes, a infecção cervical regride espontaneamente entre 6 meses e 2 anos após exposição. Apenas poucas mulheres terão a persistência de infecção. Destas, algumas podem desenvolver lesões precursoras e somente uma parte terá doença invasiva.[8,9]

Richart, em 1967, estudando a história natural do câncer do colo uterino estabeleceu o conceito de neoplasia intraepitelial cervical (NIC) para as lesões precursoras do carcinoma escamoso invasor do colo uterino, caracterizadas por diversos graus de atipias celulares, compreendendo parte ou toda a espessura do epitélio cervical.

As lesões intraepiteliais escamosas de alto grau são:

- NIC II na qual as atipias ocupam dois terços inferiores do epitélio escamoso.
- NIC III na qual as atipias comprometem mais de dois terços do epitélio escamoso.

Já as lesões de baixo grau (NIC I) acometem menos que um terço da espessura do epitélio escamoso e não são consideradas lesões precursoras do câncer do colo do útero, pois estima-se que a maioria regrida espontaneamente.[10]

A progressão entre infecção inicial e eventual doença invasora, caso ocorra, pode levar vários anos. Barron e Richart (1968) mostraram que, na ausência de tratamento, o tempo mediano entre a detecção de uma displasia leve (NIC I) e o desenvolvimento de carcinoma *in situ* é de 58 meses, enquanto para as displasias moderadas (NIC II) esse tempo é de 38 meses, e nas displasias graves (NIC III), de 12 meses. Holowaty *et al.* (1999) descreveram, em uma coorte retrospectiva no Canadá, que o risco de progressão do NIC I para NIC III ou pior é de 1% ao ano, ao passo que a progressão do NIC II para NIC III ou pior é de 25% em 5 anos. Por outro lado, mais de 80% dos NIC I e NIC II estudados regrediram para um colo normal em cinco anos.[11]

Cerca de 40% das lesões de alto grau não tratadas evoluirão para câncer invasor em um período médio de 10 anos. Por outro lado, o Instituto Nacional de Câncer dos Estados Unidos calcula que 10% dos casos de carcinoma *in situ* evoluirão para câncer invasor no primeiro ano, enquanto de 30% a 70% terão evoluído no período entre 10 e 12 anos, se não for oferecido tratamento.[12]

Diversos aspectos parecem determinar a chance de persistência e progressão da infecção pelo HPV. O subtipo de papilomavirus, a carga viral e a presença de infecção única ou múltipla podem influenciar no desfecho. As mulheres que desenvolvem infecção persistente por HPV do tipo 16 têm cerca de 5% de risco de desenvolver NIC III ou lesão mais grave em 3 anos e 20% de risco em 10 anos. Quando a infecção persistente for por outros tipos de HPV oncogênico, esse risco se reduz em mais que a metade.[13]

Além disso, fatores ligados à imunidade, à genética e ao comportamento sexual parecem influenciar os mecanismos, ainda incertos, de resposta à infecção. São considerados fatores de risco para desenvolvimento de câncer de colo do útero:

- » Tabagismo.
- » Iniciação sexual precoce.
- » Multiplicidade de parceiros sexuais.
- » Multiparidade.
- » Uso de contraceptivos orais são considerados fatores de risco para o desenvolvimento de câncer do colo do útero (*International Collaboration of Epidemiological Studies of Cervical Cancer* 2006, 2007, 2009).

A idade de exposição também é relevante uma vez que a maioria das infecções por HPV em mulheres com menos de 30 anos regride espontaneamente; ao passo que, acima dessa idade, a persistência é mais frequente.[14]

Atualmente, muitas pesquisas buscam marcadores visando identificar as mulheres que têm maior potencial de desenvolver a doença após a infecção inicial. Não há porém, métodos confiáveis para essa previsão até o momento.

Assim, embora muitas das lesões de alto grau possam regredir espontaneamente, a identificação precoce e o tratamento de lesões precursoras são fundamentais para a prevenção de câncer cervical invasivo.

Rastreamento

O objetivo dos programas de rastreamento do câncer cervical é identificar lesões pré-neoplásicas e acompanhá-las ou, quando indicado, tratá-las.

Os atuais métodos de rastreamento são citologia oncótica e testes moleculares.

Colposcopia não é método de rastreamento. No âmbito populacional, não é capaz de atingir alta abrangência. No âmbito individual, tem alta taxa de sobrediagnóstico e de sobretratamento.

O câncer cervical ocorre com mais frequência em mulheres que nunca se submeteram ao rastreamento para essa neoplasia. Os melhores programas de rastreamento são os que conseguem atingir maior cobertura populacional.

Países com cobertura superior a 50% do exame citopatológico realizado a cada 3 a 5 anos apresentam taxas anuais inferiores a três mortes por 100 mil mulheres. Naqueles com cobertura superior a 70%, essa taxa é igual ou menor que duas mortes por 100 mil mulheres por ano.[15,16] No Reino Unido, em 1988, a cobertura do rastreamento do câncer do colo do útero era de 42%, e a incidência anual era de 14 a 16 casos novos para cada 100 mil mulheres. Por meio de cartas-convite, a cobertura aumentou para 85% em 1994 e, nesse curto período e sem alterações das recomendações assistenciais vigentes, a incidência caiu cerca de 50%, para 10 casos novos por 100 mil mulheres.[15]

Citologia oncológica

Historicamente, o rastreamento para o câncer cervical se baseia no exame citológico do esfregaço cervical (Papanicolau), utilizado desde 1947.[17] A citologia oncótica tradicional é realizada por meio da coleta de um raspado de células da zona de transformação utilizando a espátula de Ayre e escova cervical. O raspado é distribuído em uma lâmina de microscópio e será posteriormente avaliado no laboratório de patologia celular.

Uma variação do método tradicional é a citologia em base líquida, técnica alternativa ao teste de Papanicolau, na qual as células coletadas do colo uterino, em vez de serem dispostas em uma lâmina de vidro, são transferidas, na própria escova de coleta, para um frasco contendo um líquido fixador. O líquido é posteriormente processado para obtenção final de um esfregaço em camada única de células, dispostas de maneira uniforme. Essa técnica apresenta vantagens logísticas e operacionais, como interpretação mais rápida e menos exames insatisfatórios, o que pode melhorar o desempenho do teste. Oferece ainda a possibilidade de testagem adicional para detecção de DNA-HPV no líquido remanescente.[15] Todavia, a metanálise conduzida por Arbyn *et al.* (2008) demonstrou, em estudos controlados, que essa técnica, além de mais cara, não é mais sensível ou mais específica do que a citologia convencional, considerando-se a detecção de NIC II ou lesão mais grave confirmada pela histologia.[18]

Outra técnica citológica desenvolvida com o objetivo de melhorar o desempenho da citologia é a automação, que consiste na triagem automatizada das lâminas; identificação de campos anormais por meio da análise da densidade óptica dos núcleos, do tamanho e forma das células; exibição das imagens em tela para avaliação humana; e separação de casos para microscopia dirigida. As vantagens dessa técnica são aumento da produtividade, redução da necessidade de profissionais especializados e a possibilidade da utilização de telepatologia. Entretanto, evidências disponíveis, por intermédio de ensaios clínicos randomizados atuais, apontaram que não há diferença nas taxas de incidência e mortalidade por câncer do colo uterino quando o rastreio é realizado pela citologia automatizada ou pela citologia convencional.[15]

A citologia tem, entretanto, limitações. É um exame suscetível à variabilidade na qualidade de coleta, preparação de lâmina e interpretação. Por isso, é difícil precisar sua sensibilidade e especificidade, ambas consideradas relativamente baixas. Estima-se que a sensibilidade da citologia varie de 30% a 80% e sua especificidade pode ser de 86% a 100%.[19]

Critérios populacionais para rastreamento com citologia

Intervalo

Segundo a Organização Mundial da Saúde (OMS), nas mulheres entre 35 e 64 anos, depois de um exame citopatológico do colo do útero negativo, um exame subsequente pode ser realizado a cada 3 anos com a mesma eficácia da realização anual. A expectativa de redução percentual no risco cumulativo de desenvolver câncer, após um resultado negativo, é praticamente a mesma quando o exame é realizado anualmente (redução de 93% do risco) ou quando é realizado a cada 3 anos (redução de 91% do risco).[20] Após um exame citopatológico negativo e cobertura de 100% da população-alvo, espera-se uma redução percentual da incidência cumulativa de lesão invasora do colo do útero de 93,5% para intervalos de até 1 ano entre os exames citopatológicos. Para intervalos de até 3 anos entre os exames, a redução estimada é de 90,8%.[15]

Idade de início

A incidência do câncer do colo do útero em mulheres até 24 anos é muito baixa; a maioria dos casos é diagnosticada no estádio I e o rastreamento é menos eficiente para detectá-los. O início mais precoce representaria um importante aumento de diagnósticos de lesões de baixo grau, consideradas não precursoras e resultaria em aumento significativo de procedimentos diagnósticos e terapêuticos desnecessários. Recomendações internacionais vêm retardando o início do rastreamento do câncer do colo do útero.[15] Nos Estados Unidos, a Sociedade Americana de Câncer (ACS) recomenda início de rastreamento com 25 anoso de idade. O American College of Obstetricians and Gynecologists (ACOG) recomenda o rastreio a partir dos 21 anos de idade.[21] No Reino Unido, o rastreamento do câncer do colo do útero é iniciado somente a partir dos 25 anos de idade.

Idade de interrupção

Mesmo em países com população de alta longevidade, não há dados objetivos de que o rastreamento seja útil após os 65 anos.[22] Os exames devem seguir até os 64 anos e ser interrompidos quando, após essa idade, as mulheres tiverem pelo menos dois exames negativos consecutivos nos últimos 5 anos. Para mulheres com mais de 64 anos e que nunca fizeram o exame citopatológico, deve-se realizar dois exames com intervalo de 1 a 3 anos. Se ambos forem negativos, essas mulheres podem ser dispensadas de exames adicionais. Essas recomendações não se aplicam àquelas com história prévia de lesões precursoras do câncer do colo uterino.[15]

No Brasil, foi adotada a recomendação de que o exame citopatológico deveria ser realizado em mulheres de 25 a 64 anos. Caso os dois primeiros exames, com intervalo de 1 ano, tenham resultado negativo, as repetições podem passar a ser a cada 3 anos. Após os 65 anos, interrompe-se o rastreio quando houver dois exames negativos consecutivos nos últimos 5 anos.

Resultados e interpretação

O resultado da citologia oncótica deve ser apresentado segundo a nomenclatura de Bethesda revisada em 2014 (última adaptação pelo Inca em junho de 2020). Além da presença ou ausência de neoplasias, deve-se avaliar a adequação da amostra para garantir a validade do resultado.[12]

Em primeiro lugar, a amostra deve ser satisfatória, ou seja, sem excesso de sangue, piócitos, artefatos de ressecamento, contaminantes ou intensa superposição celular. Deve haver representação de componente endocervical e ectocervical. Alterações na flora vaginal podem interferir na interpretação do exame e devem ser considerados.

A amostra é classificada como negativa para lesão intraepitelial/malignidade ou como apresentando anormalidades, que podem ser em células escamosas ou glandulares.

De acordo com as recomendações do INCA (Tabela 30.2), a conduta inicial para os achados anormais da citologia são:[15]

Tabela 30.2 – **Recomendações do INCA para a conduta inicial para os achados anormais da citologia**

Achado citopatológico	Faixa etária	Conduta inicial
Células escamosas atípicas de significado indeterminado possivelmente não neoplásicas (ASCUS)	< 25 anos	Repetir em 3 anos
	25 a 30 anos	Repetir em 12 meses
	> 30 anos	Repetir em 6 meses
Células escamosas atípicas de significado indeterminado não podendo afastar lesão de alto grau (ASC-H)		Colposcopia
Células glandulares atípicas de significado indeterminado (AGC)		
Células atípicas de origem indefinida (AOI)		
Lesão de baixo grau (LSIL)	< 25 anos	Repetir em 3 anos
	> 25 anos	Repetir em 6 meses
Lesão de alto grau (HSIL)		Colposcopia
Lesão intraepitelial de alto grau não podendo excluir microinvasão		
Carcinoma escamoso invasor		
Adenocarcinoma *in situ* ou invasor		

Fonte: Desenvolvida pela autoria

Os resultados citológicos de lesão de baixo grau estão frequentemente associados a biópsias com resultado de NIC I. Já os resultados de lesão de alto grau têm biópsia com resultado de NIC II ou III em cerca de 40% dos casos. Apesar dessa correlação estatística, os exames de biópsia e citológicos têm indicações, objetivos e classificações diferentes, não devendo ser confundidos entre si.

Quanto aos resultados ASCUS, até 11,9% estariam associados à NIC II ou II,. enquanto os resultados ASC-H podem estar associados a até 68% de lesões de alto grau. Esses resultados indeterminados na citologia são frequentes e uma das maiores dificuldades na triagem com citologia.[15]

Testes moleculares

A técnica utilizada por zur Hausen para identificação do HPV foi o Southern Blot. Laboriosa, essa técnica é pouco prática para uso rotineiro. Entretanto, nas últimas décadas, outros testes moleculares têm se tornado mais acessíveis, sendo utilizados não somente na pesquisa clínica, mas também para rastreio e para resultados indeterminados de colpocitologia. Os dois principais métodos utilizados são a captura híbrida e a reação em cadeia da polimerase (PCR).

Captura híbrida

A captura híbrida é um processo em que se detecta o DNA viral a partir da reação deste com sondas de RNA complementar. Simplificadamente, juntam-se à amostra sondas de RNA complementar específicas (podendo representar fragmentos de diferentes tipos de HPV). O DNA viral reage com seu RNA complementar, e esses "híbridos" são, então, detectados por anticorpos na parede do tubo. As sondas não hibridizadas são lavadas e é possível avaliar se houve ou não hibridização no tubo a partir de reações de quimioluminescência dos anticorpos. O resultado da captura híbrida é representado pela quantificação da quimioluminescência.[23]

Comumente, a amostra biológica é disposta em dois tubos diferentes, um para detecção de HPV de alto risco e outro para baixo risco, o que permite distinguir entre infecção pelos dois grupos, mas não permite dizer o tipo específico de HPV da infecção. Além disso, é esperado certa quantidade de reações cruzadas durante o processo de hibridização, de modo que a positividade do teste não se dá pela presença ou não da quimioluminescência, mas por um nível de reação maior que o previamente estipulado. A quantidade de reação é susceptível a variações a depender da técnica de coleta, localização, qualidade do material, de modo que não necessariamente mais reação significa infecção mais intensa.

Reação em cadeia da polimerase

O teste de PCR é um processo em que, utilizando-se sequências complementares de DNA específico para cada tipo de HPV, é possível replicar exponencialmente uma única cópia do DNA por um processo de termociclagem.[23] Pela natureza do teste, a sensibilidade do teste de PCR é extremamente alta, podendo chegar até a 92%.[24] Além disso, ele permite identificar genótipos os de HPV. Ao contrário da captura híbrida, o PCR tem controles internos para cada amostra, resultando em maior confiabilidade dos resultados. Sua principal desvantagem é o custo elevado.

Assim, ele se mostra um exame muito adequado para rastreamento, com um alto valor preditivo negativo. Pacientes com um exame molecular negativo tem menos risco de lesão de alto grau que pacientes com citologia normal.[25] Porém, é importante considerar que o PCR tem especificidade menor que a citologia para lesão intraepitelial de alto grau, uma vez que nem todas as pacientes com infecção viral desenvolvem doença. Assim, pacientes com resultado positivo devem ser submetidas à investigação mais específica.

Existe evidência de que os testes moleculares têm maior impacto na redução de mortalidade por câncer de colo uterino e já têm sido adotados em outros países para rastreamento primário. Em 2021, a OMS passou a recomendar o uso de testes de detecção de HPV para rastreamento de câncer de colo do útero e encaminhamento das mulheres com resultado positivo para outros exames diagnósticos.[20] Nos Estados Unidos, a American Cancer Society sugere a realização de testes moleculares em pacientes de 25 a 65 anos, com intervalo de 5 anos.[26] Já a United States Preventive Services Task Force (USPSTF) e a European Society of Gynaecologic Oncology recomendam início da aplicação de testes moleculares aos 30 anos em razão da alta prevalência de resultados positivos em mulheres mais jovens, podendo causar excesso de intervenções nessa população.[27,28]

No Brasil, a Federação Brasileira de Ginecologia e Obstetrícia (Febrasgo) publicou em, 2018, uma proposta de implementação do teste de DNA-HPV para rastreamento de câncer de colo do útero no Brasil. A Febrasgo sugere a manutenção do rastreamento citológico em mulheres entre 25 e 30 anos e a genotipagem para HPV em mulheres entre 30 e 64 anos, com repetição a cada 5 anos nos casos negativos. Os casos positivos para os genótipos 16 ou 18 seriam encaminhados diretamente para colposcopia e os positivos para outros genótipos seriam submetidos à triagem com citologia, sendo apenas encaminhados para colposcopia os resultados alterados.[29]

No Hospital das Clínicas, o teste para DNA-HPV é usado quando se encontra o resultado de ASCUS na citologia, para diferenciação de casos com maior risco de presença de lesão precursora. Além disso, o PCR é usado principalmente no controle pós-tratamento de lesões precursoras.[30] As pacientes têm exame coletado previamente ao tratamento e repetido 6 meses após. As pacientes com DNA-HPV negativo recebem alta do serviço de referência para seguimento na atenção primária.

Em 8 de março de 2024, o Ministério da Saúde publicou resolução que incorpora os testes por PCR para rastreamento de câncer de colo do útero no âmbito do Sistema Único de Saúde (SUS) com programação de elaboração de recomendações para sua aplicação nacional.[31]

Referências bibliográficas

1. Cancer Today. [2024 Abr. 26]. Disponível em: https://gco.iarc.who.int/today/.
2. Estimativa 2023: incidência de câncer no Brasil. Rio de Janeiro, RJ: Instituto Nacional de Câncer, 2023:160.
3. Dürst M, Gissmann L, Ikenberg H, zur Hausen H. A papillomavirus DNA from a cervical carcinoma and its prevalence in cancer biopsy samples from different geographic regions. Proc Natl Acad Sci U S A. 1983;80(12):3812-5.
4. McIntyre P. Finding the viral link: the story of Harald zur Hausen. Cancer World, 2005.
5. zur Hausen H. Human papillomaviruses and their possible role in squamous cell carcinomas. Curr Top Microbiol Immunol. 1977;78:1-30.
6. zur Hausen H. Papillomaviruses and cancer: from basic studies to clinical application. Nat Rev Cancer. 2002;2(5):342-50.
7. Walboomers JM, Jacobs MV, Manos MM, Bosch FX, Kummer JA, Shah KV, et al. Human papillomavirus is a necessary cause of invasive cervical cancer worldwide. J Pathol. 1999;189(1):12-9.
8. Schiffman M, Wentzensen N. Human papillomavirus infection and the multistage carcinogenesis of cervical cancer. Cancer Epidemiol Biomark Prev. 2013;22(4):553-60.
9. Rositch AF, Koshiol J, Hudgens MG, Razzaghi H, Backes DM, Pimenta JM, et al. Patterns of persistent genital human papillomavirus infection among women worldwide: a literature review and meta-analysis. Int J Cancer. 2013;133(6):1271-85.
10. Kiviat NB, Koutsky LA. Specific human papillomavirus types as the causal agents of most cervical intraepithelial neoplasia: implications for current views and treatment. J Natl Cancer Inst. 1993;85(12):934-5.
11. Holowaty P, Miller AB, Rohan T, To T. Natural history of dysplasia of the uterine cervix. J Natl Cancer Inst. 1999;91(3):252-8.
12. Instituto Nacional de Câncer José Alencar Gomes da Silva (INCA). Nomenclatura brasileira para laudos citopatológicos cervicais. Inca, 2012.
13. Kjær SK, Frederiksen K, Munk C, Iftner T. Long-term absolute risk of cervical intraepithelial neoplasia grade 3 or worse following human papillomavirus infection: role of persistence. J Natl Cancer Inst. 2010;102(19):1478-88.
14. Gravitt PE. The known unknowns of HPV natural history. J Clin Invest. 2011;121(12):4593-9.
15. Instituto Nacional de Câncer José Alencar Gomes da Silva (INCA). Diretrizes brasileiras para rastreamento do câncer do colo do útero. Inca, 2016.
16. Arbyn M, Raifu AO, Weiderpass E, Bray F, Anttila A. Trends of cervical cancer mortality in the member states of the European Union. Eur J Cancer. 2009;45(15):2640-8.

17. Papanicolaou GN, Traut HF. The diagnostic value of vaginal smears in carcinoma of the uterus. 1941. Arch Pathol Lab Med. 1997;121(3):211-24.
18. Arbyn M, Bergeron C, Klinkhamer P, Martin-Hirsch P, Siebers AG, Bulten J. Liquid compared with conventional cervical cytology: a systematic review and meta-analysis. Obstet Gynecol. 2008;111(1):167-77.
19. Nanda K, McCrory DC, Myers ER, Bastian LA, Hasselblad V, Hickey JD, et al. Accuracy of the Papanicolaou test in screening for and follow-up of cervical cytologic abnormalities: a systematic review. Ann Intern Med. 2000;132(10):810-9.
20. WHO guideline for screening and treatment of cervical pre-cancer lesions for cervical cancer prevention [2024 Abr. 26]. Disponível em: https://www.who.int/publications-detail-redirect/9789240030824.
21. Smith RA, Andrews KS, Brooks D, Fedewa SA, Manassaram-Baptiste D, Saslow D, et al. Cancer screening in the United States, 2019: a review of current American Cancer Society guidelines and current issues in cancer screening. CA Cancer J Clin. 2019;69(3):184-210.
22. Sasieni P, Castañon A, Cuzick J. What is the right age for cervical cancer screening? Womens Health Lond Engl. 2010;6(1):1-4.
23. Meijer CJLM, Berkhof J, Castle PE, Hesselink AT, Franco EL, Ronco G, et al. Guidelines for human papillomavirus DNA test requirements for primary cervical cancer screening in women 30 years and older. Int J Cancer. 2009;124(3):516-20.
24. Castle PE, Stoler MH, Wright TC, Sharma A, Wright TL, Behrens CM. Performance of carcinogenic human papillomavirus (HPV) testing and HPV16 or HPV18 genotyping for cervical cancer screening of women aged 25 years and older: a subanalysis of the ATHENA study. Lancet Oncol. 2011;12(9):880-90.
25. Koliopoulos G, Nyaga VN, Santesso N, Bryant A, Martin-Hirsch PP, Mustafa RA, et al. Cytology versus HPV testing for cervical cancer screening in the general population. Cochrane Database Syst Rev. 2017;8(8):CD008587.
26. The American Cancer Society Guidelines for the Prevention and Early Detection of Cervical Cancer [2024 Abr. 26]. Disponível em: https://www.cancer.org/cancer/types/cervical-cancer/detection-diagnosis-staging/cervical-cancer-screening-guidelines.html.
27. Recommendation: cervical cancer: screening | United States preventive services taskforce [2024 Abr. 24]. Disponível em: https://www.uspreventiveservicestaskforce.org/uspstf/draft-update-summary/cervical-cancer-screening-adults-adolescents.
28. Kyrgiou M, Arbyn M, Bergeron C, Bosch FX, Dillner J, Jit M, et al. Cervical screening: ESGO-EFC position paper of the European Society of Gynaecologic Oncology (ESGO) and the European Federation of Colposcopy (EFC). Br J Cancer. 2020;123(4):510-7.
29. Speck NMG, Carvalho JP. Dossiê de Estratégias do Rastreamento do Câncer de Colo Uterino no Brasil, 2018. [2024 Abr. 26]. Disponível em: www.febrasgo.com.br.
30. Roncaglia MT, Tacla M, Vieira da Motta E, Caiaffa H, Ab'Saber A, Alves VAF, et al. Evaluation of the combination of cytology and hybrid capture to safely predict the high-grade lesion status of patients treated with conization with large loop excision of the transformation zone. Acta Cytol. 2011;55(5):421-5.
31. Nacional I. Portaria SECTICS/MS Nº 3, de 7 de março de 2024 - DOU – Imprensa Nacional [2024 Abr. 26]. Disponível em: https://www.in.gov.br/web/dou.

Capítulo 31

Lesão Intraepitelial Escamosa de Baixo Grau. Diagnóstico e Tratamento

Haydee Mastrocolla
Ana Lucia Cavalcanti
Camila Tacla Alves Barbosa
Maricy Tacla

Diagnóstico e tratamento

Introdução

A persistência da infecção pelo papilomavírus humano (HPV) é considerada o principal fator predisponente ao câncer de colo do útero, uma vez que, através de microlesões no epitélio escamoso, o vírus pode penetrar, alcançar as células basais, liberar seu DNA e replicar-se. As células, dessa forma, sofrem maturação e multiplicação aceleradas, induzidas pelas oncoproteínas virais, desenvolvendo lesões intraepiteliais, que podem evoluir para processo neoplásico maligno.

Estudos comprovam que apenas a infeção pelo HPV não justifica a carcinogênese cervical, sendo necessária associação com fatores de risco, como início precoce da atividade sexual, multiplicidade de parceiros sexuais, multiparidade, uso prolongado de contraceptivos orais, tabagismo, carência nutricional e estado imunológico.

Os processos inflamatórios que acometem o colo do útero, sobretudo por agentes etiológicos relacionados a infecções sexualmente transmissíveis (IST) ou oportunistas do trato geniturinário, também são considerados cofatores para o desenvolvimento da neoplasia cervical em virtude da desordem na microbiota vaginal, com redução dos *Lactobacillus sp.* e aumento de agentes anaeróbios obrigatórios, que podem promover maior risco de aquisição da infecção pelo HPV. A vaginose bacteriana pode causar danos ao epitélio vaginal, degradando o muco cervical, alterando os ambientes físico-químico e imunológico e inibindo a quimiotaxia de leucócitos, em decorrência da síntese de ácidos succínicos e acéticos, podendo influenciar na infecção e persistência do HPV. Diversos estudos têm demonstrado associação entre a vaginose bacteriana e a infecção pelo HPV no desenvolvimento de lesões intraepiteliais, revelando associação em até 38% dos casos.

O Sistema Bethesda define as lesões intraepiteliais de baixo grau (LIEBG), atualmente denominadas como lesão intraepitelial escamosa de baixo grau – Low Grade Squamous Intraquela Lesion (LSIL) como alterações citológicas previamente conhecidas como displasia leve, neoplasia intraepitelial tipo 1 (NIC I), efeitos citopáticos do HPV e atipia coilocitótica.

A LSIL é manifestação citológica da infecção causada pelo HPV, altamente prevalente e com potencial de regressão de cerca de 80%, em especial nas mulheres com idade abaixo de 30 anos. Apenas 0,2% com LSIL evoluem para carcinoma invasivo do colo do útero. (A)

A prevalência de lesão intraepitelial escamosa de baixo grau (LSIL) é de 0,8% em todos os exames citológicos realizados no Brasil (INCA 2013). Contudo, considerando-se somente os exames anormais, a frequência das LSIL é de 27,6%. É o segundo diagnóstico mais frequente, precedido apenas pela atipias de células escamosas de significado indeterminado (ASC-US).

Diagnóstico da LSIL

Citologia oncológica

No Brasil, pelo Sistema Único de Saúde (SUS), o exame de citologia é o método de escolha para o rastreio das lesões intraepiteliais precursoras do câncer de colo do útero, além de contribuir no reconhecimento de condições infecciosas e/ou inflamatórias. Tendo em vista o início da vida sexual cada vez mais precoce e, muitas vezes, de forma desprotegida, ocorre o favorecimento de infecção pelo HPV e outros micro-organismos sexualmente transmissíveis, ficando clara a importância da utilização do exame em campanhas de rastreio e prevenção.

O rastreamento inicial é a partir dos 25 anos para as mulheres que já tiveram ou têm atividade sexual (A), não indicado abaixo dessa idade. Os exames periódicos devem continuar até os 64 anos e, naquelas mulheres sem história prévia de doença neoplásica pré-invasiva, interrompidos quando existirem pelo menos dois exames negativos consecutivos nos últimos 5 anos.

Para aquelas com idade superior a 64 anos que nunca se submeteram ao exame citopatológico, são recomendados dois exames com intervalo de 1 a 3 anos. Se ambos os exames forem negativos, podem ser dispensadas de exames adicionais complementares.

As duas primeiras citologias devem ser realizadas com intervalo anual e, se ambos os resultados forem negativos, as coletas seguintes são recomendadas a cada 3 anos. Se positivo o resultado para lesão intraepitelial, encaminhar a paciente para seguimento em unidade secundária (Diretrizes Brasileiras INCA 2016).

Colposcopia

O encaminhamento imediato para colposcopia como conduta inicial de pacientes com diagnóstico citológico de LSIL é apoiado no argumento de que há, nesses casos, a possibilidade da presença de lesões mais graves. Contudo, essa conduta desconsidera a história natural da infecção pelo HPV, que embasa o adiamento da investigação, evitando o sobrediagnóstico ou o sobretratamento induzidos pela abordagem de lesões que tendem à regressão espontânea.

O comportamento benigno desse grau de alteração associado ao risco de ocorrência de efeitos adversos psíquicos e físicos, (B) como hemorragia, infecção e desfechos obstétricos significativos, (A) relacionados a procedimentos diagnósticos e terapêuticos, tem ocasionado recomendações mais conservadoras. Contudo, evidências obtidas em um grande ensaio clínico, conduzido nos Estados Unidos, sobre a melhor conduta em mulheres com diagnóstico citopatológico de LSIL ou ASC-US, sugerem que tanto o encaminhamento imediato para colposcopia como o seguimento citológico são condutas aceitáveis nessa situação (A).

Histopatologia

O diagnóstico histopatológico de neoplasia intraepitelial grau I (NIC I) representa a manifestação histológica da infecção causada pelo HPV. No entanto, as implicações clínicas desse diagnóstico não são bem compreendidas, pois há poucos estudos prospectivos investigando o risco subsequente de lesões pré-invasivas (NIC II/III) ou câncer. Dados do estudo ALTS apontaram, após diagnóstico histopatológico de NIC I, incidência cumulativa em 2 anos de NIC III de 10,3% (IC 95%: 7,9% a 13%) (A). Outro estudo encontrou 12% de NIC II ou lesões mais graves em mulheres com NIC I seguidas por 3 anos (A).

Um ensaio clínico envolvendo mulheres brasileiras e canadenses demonstrou que o seguimento citopatológico e colposcópico por 18 meses, de mulheres com NIC I, com comprovação por biópsia, não era clinicamente inferior ao tratamento excisional na detecção de NIC II/III ou mais grave (A).

Quando indicado, o tratamento da NIC I pode ser ablativo ou excisional, pois foi demonstrado que ambos os métodos são eficazes para o tratamento.

Teste DNA-HPV por PCR

Quando há possibilidade de realizar teste DNA-HPV, a coleta é feita apenas nas mulheres acima de 30 anos em razão da presença muito frequente do vírus em mulheres abaixo dessa faixa etária.

Nas mulheres com teste DNA-HPV positivo para os tipos oncogênicos de alto risco e com citologia LSIL, o risco em 5 anos para detecção de lesões de alto grau ou mais graves é significativamente maior que em mulheres com LSIL e DNA-HPV negativos. (A)

Pelas Diretrizes Americanas (ASCCP – 2020), a triagem é feita inicialmente pelo teste de DNA-HPV e, no caso de teste positivo, a mulher realiza a citologia (coteste).

O Quadro 31.1 resume outras possibilidades de resultados que podem ser contempladas dentro da prática clínica.

Quadro 31.1 – Resultados dos testes de HPV e condutas recomendadas

Exames – resultados	Manejo médico
Teste DNA-HPV e citologia negativos	Repetir em 3 anos
Teste DNA-HPV negativo e citologia LSIL	Preferível repetir coteste em 1 ano, mas é aceitável encaminhamento para colposcopia
Teste DNA-HPV positivo com citologia LSIL	Colposcopia imediata
Teste DNA-HPV positivo para outros tipos oncogênicos, exceto HPV 16 e 18, com citologia normal	aceitável repetir em 1 ano

HPV: papilomavírus humano; LSIL: lesão intraepitelial escamosa de baixo grau

Fonte: Desenvolvido pela autoria

A aplicação de testes de detecção de DNA-HPV para triagem de mulheres com LSIL, encaminhadas para colposcopia, apresenta sensibilidade significativamente maior, mas especificidade menor em comparação à citologia de repetição, que demonstra alta especificidade.

Dessa forma, a baixa especificidade dos testes de DNA-HPV é decorrente de sua alta positividade em mulheres com LSIL, (A) que determinaria o encaminhamento da maioria das pacientes para colposcopia, comprometendo a efetividade dessa estratégia.

Entretanto, a positividade dos testes de DNA-HPV é dependente da prevalência da infecção pelo HPV, que, por sua vez, é dependente da idade.

Estudos mais recentes demonstraram que vários testes de detecção de HPV apresentam especificidade crescente com aumento da idade, além de alta sensibilidade, para detecção de neoplasia intraepitelial grau II (NIC II) ou lesões mais graves em mulheres com LSIL. (A)

Assim, as evidências científicas atuais sugerem que os testes de detecção de DNA--HPV podem ser úteis para triagem de mulheres com LSIL com mais idade. Contudo, em decorrência da falta de dados estratificados por faixa etária, não é possível definir com segurança um ponto de corte em função dessa variável.

Tratamento

A conduta baseia-se na estimativa de risco *versus* resultados de exames (prévios e atuais), incluindo idade, presença de comorbidades, estado imunológico, paridade e outros fatores de risco (tabagismo, múltiplos parceiros, multiparidade).

Considerando-se as recomendações de Diretrizes Brasileiras (INCA – 2016):

a. Mulheres com citologia LSIL abaixo de 25 anos – repetir a cada 3 anos.
b. Pelo comportamento benigno da LSIL podemos inicialmente acompanhar as mulheres com mais de 25 anos com citologia LSIL a cada 6 meses. Essa conduta apoia-se em estudos retrospectivos que demonstram regressão espontânea das lesões na maioria dos casos.
c. Na condição de uma das citologias subsequentes com resultado positivo no período de 1 ano, encaminhar para colposcopia.
d. Se a citologia de repetição for negativa em dois exames consecutivos, a paciente deve retornar ao acompanhamento de rotina.

Observação

Processos infecciosos e atrofia vaginal devem ser tratados previamente antes de repetir a citologia.

Na colposcopia, se presentes achados anormais maiores no colo do útero, é recomendada a realização de biópsia (A). Alterações histopatológicas caracterizadas como NIC II/III ou câncer, seguir conduta específica (A).

No caso de NIC I, a paciente deverá ser mantida em seguimento citológico (A). No entanto, frente a achados anormais menores, a biópsia poderá ser dispensada, considerando-se outros fatores como idade menor do que 30 anos, rastreamento prévio negativo e ausência de história de doença cervical pré-invasiva (NIC II/III) (B).

Na ausência de achados colposcópicos anormais no colo e na vagina, é recomendado repetir a citologia em 6 meses (A).

A nova citologia deverá ser realizada a cada 6 meses em mulheres com mais de 30 anos ou anualmente, nas mulheres até 30 anos.

Permanecendo o diagnóstico citopatológico de LSIL, a mulher será mantida em seguimento citológico até que os exames retornem à normalidade.

Caso nesse período seja obtido um diagnóstico mais relevante (ASC-H, lesão intraepitelial escamosa de alto grau (HSIL), AGC ou câncer), a conduta deverá ser definida em função do novo resultado. Na persistência de LSIL por 24 meses, a mulher deve ser reencaminhada para colposcopia (B).

Na condição de persistência de NIC I por 24 meses, manutenção do seguimento ou tratamento são aceitáveis, sendo recomendada individualização considerando idade, paridade e preferências da paciente (C).

Se a opção for pelo tratamento, nos casos de junção escamocolunar (JEC) visível e a menos de 1 cm no canal (zona de transformação (ZT) dos tipos 1 ou 2), pode-se optar por métodos destrutivos como eletrocauterização, criocauterização ou laserterapia, os dois últimos, pouco utilizados em nosso meio, ou excisão dos tipos 1 ou 2.

Quando a decisão for tratar e a ZT for tipo 2 (com JEC além do primeiro centímetro do canal) ou 3, a indicação de procedimento excisional (excisão dos tipos 2 ou 3) deve ser criteriosamente avaliada frente ao risco obstétrico e de sobretratamentos.

Considerando-se a alta possibilidade de sobretratamento e efeitos adversos, o método "ver e tratar" é inaceitável nas mulheres com citologia de LSIL (D).

Algoritmo 31.1 – Conduta em pacientes LSIL com 25 anos ou mais

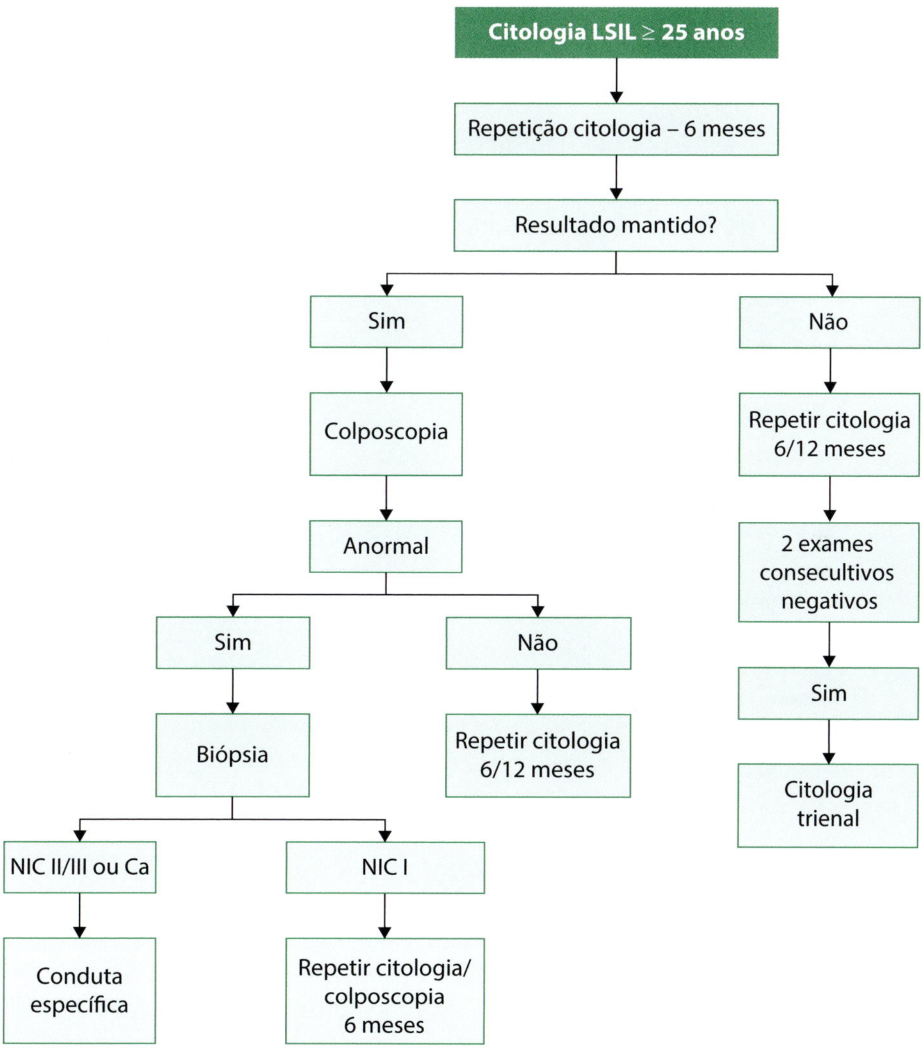

Fonte: Desenvolvido pela autoria

Situações especiais – citologia LSIL

a. Gestantes: qualquer abordagem só deve ser feita 3 meses após o parto
b. Imunossuprimidas encaminhar direto para colposcopia → tratamento sempre excisional → seguimento pós-tratamento = anual.

Fluxograma 31.2 – Conduta em pacientes com LSIL e mais de 25 anos

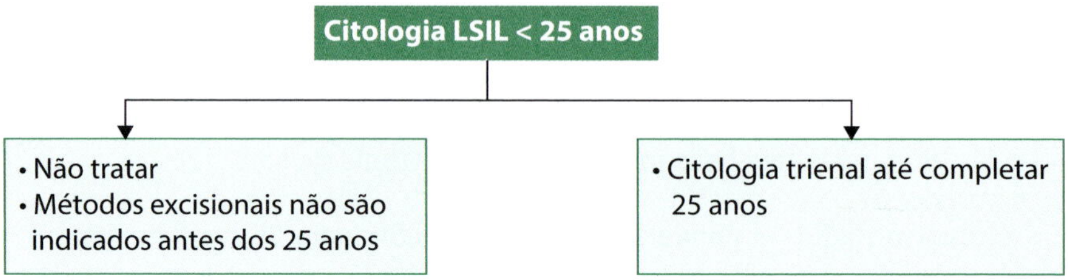

Fonte: Desenvolvido pela autoria

Fluxograma 31.3 – Conduta em pacientes com LSIL na pós-menopausa

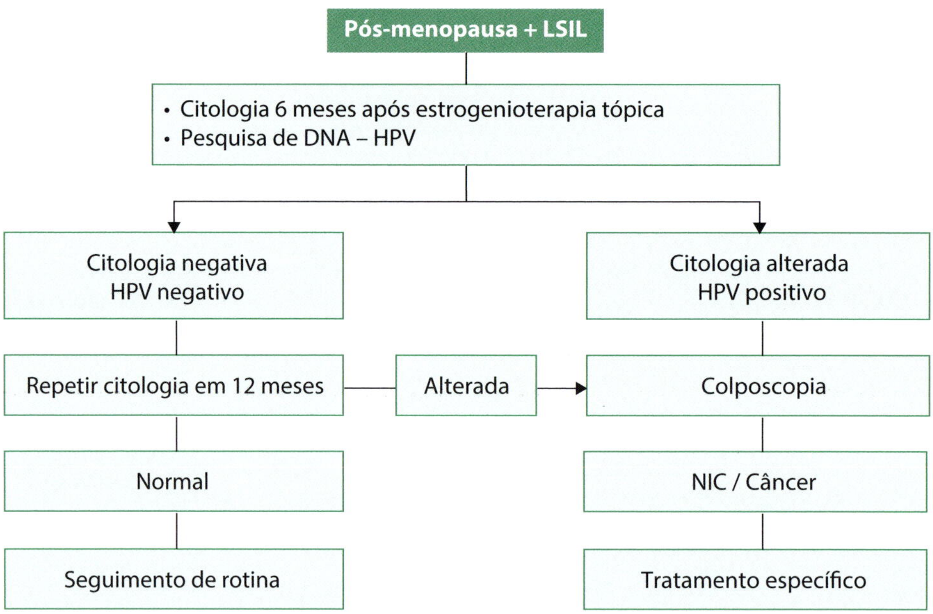

Fonte: Desenvolvido pela autoria

Bibliografia consultada

1. Arbyn M, et al. Perinatal mortality and other severe adverse pregnancy outcomes associated with treatment of cervical intraepithelial neoplasia: meta-analysis. British Medical Journal. 2008;337:a1284.
2. Instituto Nacional de Câncer José Alencar Gomes da Silva. Coordenação de Prevenção e Vigilância. Divisão de Detecção Precoce e Apoio à Organização de Rede. Diretrizes Brasileiras para o Rastreamento do Câncer do Colo do Útero. ed. rev. atual. Rio de Janeiro: INCA, 2016. [2024 Abr. 1]. Disponível em: https://www.inca.gov.br/sites/ufu.sti.inca.local/files/media/document/diretrizesparaorastreamentodocanc erdocolodoutero_2016_corrigido.pdf.
3. International Agency of Research on Cancer. Working group on the evaluation of carcinogenic risks to humans. human papillomaviruses. IARC monographs on the evaluation of carcinogenic risks to human. 2007;90:1-636.
4. Kyrgious M, Koliopoulos G, Martin-Hirsch P, Kehoe S, Flanelly G, Mitrou S, et al. Management of minor cervical cytological abnormalities: a systematic review and meta-analysis of the literature. Cancer Treat Rev. 2007;33(6):514-20.
5. Management Guidelines. Associação Americana de Colposcopia e Cervical Patologia (ASCCP), 2014. [2024 Abr. 1]. Disponível em: https://pt.scribd.com/document/340928331/ASCCP-Management-Guidelines-August-2014-pdf.
6. Massad LS, et al. 2012 updated. Consensus guidelines for the management of abnormal cervical cancer screening tests and cancer precursors. Obstetrics Gynecology. 2013;121(4):829-46. In: Gray NM, et al. Psychological effects of a low-grade abnormal cervical smear test result: anxiety and associated factors. British Journal of Cancer. 2006;94(9):1253-62.
7. Melnikow J. et al. Natural history of cervical squamous intraepithelial lesions: a meta-analysis. Obstetrics Gynecology. 1998;92(4-2):727-35.
8. Moscicki AB. Management of adolescents with abnormal cytology and histology for OBGYN Clinics of North America. Obstet Gynecol North Am. 2008;35(4):633-44.
9. Picoli R, Mandato V, Lavitola G, Acunzo G, Bifulco G, Tommaselli GA, et al. Atypical squamous cells and low squamous intraepithelial lesions in postmenopausal women: Implications for management. Eur J Obstet Gynecol Repr Biol. 2008;140(2):269-74.
10. Silva JI, Rodrigues EGA, Barros JMR, Silva RCG, Peres AL. Fatores de risco associados ao desenvolvimento de alterações cervico-uterinas em mulheres que realizam exame citopatológico. Revista Ciência Saúde, 2018;25(2):38-41.
11. The ASC-US/LSIL Traige Study (ALTS) Group. A randomized trial on the management of low-grade squamous intraepithelial lesion cytology interpretations. Am J Obstet Gynecol. 2003;188(6):1393-400.

Capítulo 32

Lesão Intraepitelial Escamosa de Alto Grau. Diagnóstico e Tratamento

Ana Lucia Cavalcanti
Haydee Mastrocolla
Camila Tacla Alves Barbosa
Maricy Tacla

Introdução

O câncer do colo do útero é precedido por longa fase de doença pré-invasiva denominada neoplasia intraepitelial cervical (NIC) considerada a verdadeira lesão precursora do carcinoma de células escamosas no colo do útero. A classificação da NIC em graus 1, 2 e 3 é determinada pela proporção da espessura do epitélio que contém células maduras e diferenciadas. Os graus mais avançados NIC 2-3 se caracterizam por maior proporção da espessura do epitélio ocupada por células indiferenciadas.[1]

Infecções persistentes pelos subtipos oncogênicos de alto risco do papilomavírus humano (HPV) podem desencadear o desenvolvimento de NIC, com potencial de progredir para câncer invasivo.

O objetivo do rastreamento é detectar precocemente as lesões cervicais precursoras do câncer do colo do útero. No Brasil, segundo as recomendações do Ministério da Saúde (MS), a estratégia de rastreamento é o exame citopatológico cervical, sendo priorizado para mulheres com idades entre 25 e 64 anos.[2]

O resultado do exame citológico (LIEAG), atualmente chamado de High Grade Squamous Intraepithelial Lesion – HSIL, sugere (lesão intraepitelial de alto grau) significativa alteração no tamanho e formato das células, indicando lesão de alto grau, como NIC 2/3. É obrigatória a realização de colposcopia como próximo passo, com biópsia, quando indicado. O anatomopatológico é o padrão-ouro para o diagnóstico.

Diagnóstico

É estabelecido por meio da citologia, colposcopia e biópsia com exame anatomopatológico.

Citologia

Os critérios citomorfológicos para definição de HSIL estão descritos nos Quadros 32.1 e 32.2.

Quadro 32.1 – Critérios citomorfológicos para HSIL – NIC II

NIC II

- Células anormais imaturas
- Relação nucleocitoplasmamática aumentada
- Citoplasma menos abundante
- Núcleos são hipercromáticos
- Maior número de cromocentros

Fonte: Desenvolvido pela autoria

Quadro 32.2 – Critérios citomorfológicos para HSIL – NIC III

NIC III

- Grande número de células primitivas, imaturas
- Relação nucleocitoplasmática aumentada
- desproporcionalmente
- Células podem se mostrar isoladas ou em agrupamentos sinciciais
- Anisocariose

Fonte: Adaptado de Sistema Bethesda-2014[3]

Colposcopia

Realizada com auxílio do colposcópio, permite análise visual da junção escamocolunar (JEC), colo do útero e vagina, em busca de possíveis achados colposcóspicos maiores (epitélio acetobranco denso, orifícios glandulares espessados, mosaico grosseiro, pontilhado grosseiro, margens demarcadas, sobrelevação). Diante destes, se sugestivos de NIC II/III ou suspeitos de invasão, deve ser indicada e realizada a biópsia.

Histologia e imuno-histoquímica

O diagnóstico de NIC depende de características histológicas, incluindo diferenciação, maturação e estratificação de células e anormalidades nucleares. Além disso, a proporção da espessura do epitélio e das células diferenciadas é usada para classificar a NIC.

Na NIC2, as alterações celulares displásicas ficam restritas à metade inferior do epitélio. Há tendência de haver alterações nucleares mais marcantes e mais características mitóticas.

Na NIC3, a diferenciação e a estratificação podem estar totalmente ausentes ou presentes apenas no quarto superficial do epitélio. Anormalidades nucleares podem ser observadas em toda a espessura do epitélio. Características mitóticas estão presentes por toda parte, com perda geral de polaridade.

No entanto, alguns desafios têm sido enfrentados no processo do diagnostico diferencial das NIC principalmente na transição de NIC2 para NIC3[4]

O entendimento do comportamento biológico da NIC2 ainda não está completamente esclarecido. A persistência de tipos específicos de HPV de alto risco influencia tanto o risco de progressão como de regressão das lesões. As lesões NIC2 positivas para HPV 16 parecem ter menor probabilidade de regredir do que aquelas negativas para HPV16.[5]

A NIC2, portanto, tende a ser um diagnóstico controverso significando que muitas mulheres com pouca probabilidade de progredir estão sendo tratadas em excesso. Para elucidar o diagnóstico, destacamos a importância de identificar biomarcadores específicos, que podem aprimorar o valor preditivo positivo dos exames citológicos, resultando em tratamentos mais precisos e menor morbidade associada a intervenções desnecessárias. Oferecem evidências da persistência da infecção pelo HPV e da ativação de suas proteínas oncogênicas. (B)[4]

Atualmente, os biomarcadores mais promissores incluem p16 que afeta o ciclo celular, e Ki-67, indicador de proliferação celular. A coexpressão dessas moléculas sugere desregulação do ciclo celular induzida pela infecção do HPV de alto risco.[4]

Há evidências crescentes de que a dupla coloração p16/Ki-67 pode ser usada como boa alternativa na triagem e rastreamento de câncer cervical e lesões pré-cancerosas, mostrando altas sensibilidade e especificidade. (A)[6]

Teste de DNA-HPV

Parte superior do formulário está no centro das atuais diretrizes de rastreamento para indivíduos de risco médio, transição para abordagem mais direta, centrada no HPV. A implementação de programa de triagem com exames citológico e teste de DNA-HPV tem contribuído para detecção precoce de lesões de alto risco, reduzindo procedimentos desnecessários em pacientes de baixo risco e direcionando recursos para aquelas de alto risco.

É relevante destacar a possibilidade de utilização de teste DNA-HPV nas lesões de alto risco em situações de discordância entre os métodos diagnósticos.[7]

A coleta de amostras para detecção do HPV concomitante à citologia é vista como ferramenta estratégica para acompanhamento após tratamento. (A)

Tratamento das lesões de alto grau do colo uterino

O objetivo do manejo clínico é identificar e tratar lesões de alto grau para reduzir o risco de progressão para câncer invasivo. A abordagem preferencial para tratamento de lesões de alto grau é excisional, definindo a presença de invasão estromal e o estado das margens cirúrgicas.[8]

Os critérios para escolha do tratamento das mulheres com HSIL incluem idade, desejo reprodutivo, condições médicas e características do grau da lesão, localização e extensão.[9]

Se houver evidências de doença inflamatória pélvica (DPI), cervicites, tricomoníase vaginal, vaginose bacteriana ou úlcera anogenital, é aconselhável adiar o procedimento até que estas sejam tratadas.

Ao ponderar as opções de tratamento, é crucial ter em mente que várias lesões precursoras (NIC II/III) podem estar adjacentes a lesões de menor gravidade e, ocasionalmente, essas alterações podem se estender até a vagina. Nessas circunstâncias, o foco do tratamento deve ser na lesão de maior gravidade, geralmente localizada na zona de transformação, enquanto a área restante das alterações menores pode ser destruída ou até mesmo não receber tratamento.

Métodos excisionais

A cirurgia para a remoção das células afetadas pode envolver diversas abordagens.[8]

O procedimento excisional, de forma geral, envolve remoção da porção do colo do útero que contém a lesão, podendo ser realizado por meio de diferentes técnicas. A histerectomia é reservada para casos específicos.

Exérese de zona de transformação – cirurgia de alta frequência

O Ministério de Saúde definiu, em 2010, que o tratamento excisional ambulatorial deveria ser denominado "exérese de zona de transformação" (EZT), realizado sob visão colposcópica e anestesia local. Qualquer outra abordagem que tenha por objetivo retirar a de zona de transformação (ZT) endocervical era denominada "conização", independentemente do método utilizado para sua realização (eletrocirurgia ou cirurgia de alta frequência, *laser* ou bisturi frio).[2]

A partir da nova Nomenclatura Colposcópica, da International Federation of Colposcopy and Cervical Pathology (IFCPC), os procedimentos excisionais passaram a ser denominados "excisões do tipo 1, excisões do tipo 2" ou "excisões do tipo 3", na dependência da profundidade do tecido que é determinada (Quadro 32.3).[9]

Quadro 32.3 – Tipos de exérese de zona de transformação (EZT)

- EZT – tipo 1 procedimento destinado a tratar a doença ectocervical ou que não se estende mais de 1 cm do canal cervical
- EZT – tipo 2 é necessário retirar maior porção do canal endocervical ultrapassando a JEC, com profundidade entre 1,5 cm e 2 cm
- EZT – Tipo 3 é necessária maior profundidade de excisão entre 2 cm e 2,5 cm de canal, pelo tipo de ZT, tipos 1, 2 e 3
- Diretrizes Brasileiras para o Rastreamento do Câncer do Colo Uterino – 2016.[2]

Fonte: Desenvolvido pela autoria

EZT é altamente eficaz, permitindo análise minuciosa do tecido retirado. Sua principal vantagem é fornecer amostra histológica, que não só revela o grau da lesão escamosa ou glandular, mas também avalia a adequação da excisão, verificando se as margens estão comprometidas, importante indicador de persistência de NIC 2+ ou recorrência. (A)[10]

É recomendado que a amostra seja removida integralmente, a fragmentação da remoção da ZT em múltiplos pedaços pode aumentar as complicações na avaliação histopatológica. Além disso, em amostras fragmentadas, a presença de doença microinvasiva pode tornar impossível a definição da excisão completa. (A)[10]

Conização

Envolve a remoção de uma porção cônica do colo do útero que contém a lesão, pode ser realizada por diferentes técnicas, como a cirurgia a bisturi, *laser* ou cirurgia de alta frequência (EZT)[10] (Quadro 32.4).

Quadro 32.4 – Técnicas de EZT

- Conização por cirurgia de alta frequência – EZT tipo 3
- Conização com eletrodo agulha: indicado em lesão ectocervical e endocervical com extensão do canal cervical > 1 cm e em lesão exclusivamente endocervical
- Conização cirúrgica: indicada nos casos de mulheres com contraindicação orgânicas ou psíquicas para a EZT ambulatorial, podendo ser feita por técnicas cirúrgicas com uso de bisturi
- Conização a *Laser* (*light amolification simulet emission radiation*) – técnica pouco usada atualmente

Fonte: Desenvolvido pela autoria

Reconização

Indicada nas seguintes situações, dependendo se existir ou não colo remanescente suficiente para a apreensão pela alça de EZT (Quadro 32.5).

Quadro 32.5 – **Indicação da reconização**

- **I.** NIC persistente, diagnosticada pelo exame citopatológico, após 6 meses do primeiro tratamento (EZT ou conização)
- **II.** Recorrência da NIC

Fonte: Desenvolvido pela autoria

Traquelectomia: indicada na persistência da lesão, após quaisquer das formas de tratamento anteriormente descritas, desde que a mulher esteja em pós-menopausa ou, não estando, já considera sua prole completa e não queira mais engravidar.

Histerectomia por via abdominal ou histerectomia vaginal: técnicas cirúrgicas indicadas após conização cirúrgica, com ou sem exérese do terço superior da vagina, nos casos de mulheres sem condições para seguimento; ou com condições anatômicas desfavoráveis (vagina estenosada e colo atrófico), que impossibilitam o tratamento por EZT, conização ou traquelectomia.[2]

A via laparoscópica pode ser indicada desde que haja segurança quanto à ausência de invasão.

NIC em colo após histerectomia subtotal: o tratamento é feito ressaltando que a técnica a ser selecionada pode variar dependendo do volume do coto cervical remanescente. (D)[2]

Situações especiais

Mulheres abaixo de 25 anos

Cerca de 90% das infecções por HPV na adolescência são transitórias, e o HPV não é mais detectado em até 2 anos. Nessa população, há alta prevalência de infecção pelo HPV, no entanto há baixa incidência de HSIL e carcinoma invasor, já que apenas 1% dos casos ocorrem abaixo de 25 anos. Em relação às lesões de alto grau, observa-se que aproximadamente 60% das neoplasias intraepiteliais grau 2 (NIC 2) em mulheres adolescentes regridem espontaneamente em período de 3 anos. Além disso, a progressão para câncer em casos de NIC 3 nessa faixa etária pode ser considerada insignificante, com uma taxa de apenas 0,5% (evidência moderada). (B)[2]

Quadro 32.6 – **Manejo em mulheres abaixo de 25 anos**

- O teste HPV não deve ser utilizado
- Citologia HSIL → colposcopia (A)
- HSIL positivo – achados colposcópico negativo – revisão de lâmina – mantém HSIL seguimento semestral
- Achado colposcópico for menor – seguimento anual citológico por 2 anos (I)
- Achado colposcópico maior, realizar biópsia (A). biópsia NIC II, a conduta expectante por 24 meses, tratamento também é aceitável caso não possa ser assegurado esse seguimento B
- O seguimento deverá ser feito com exame citopatológico e colposcopia semestrais nos primeiros dois anos (B). Após esse período, se houver persistência da lesão, optar pelo tratamento excisional
- Na ausência de achado colposcópico anormal, o que inclui minucioso exame da vagina, repetir nova citologia em seis meses (A)
- Se a nova citologia mantiver HSIL, manter controle citopatológico e colposcópico semestrais até dois exames negativos
- Após esse período, manter seguimento citológico trienal na unidade básica de saúde (B)

Fonte: Adaptado de Diretrizes Brasileiras para o Rastreamento do Câncer do Colo Uterino, 2016

A regressão da NIC III também tem sido observada em adolescentes ou mulheres jovens, o que tem motivado recomendações mais conservadoras. No entanto, é importante ter abordagem cautelosa em relação ao tratamento. Assim, minimizar a probabilidade de efeitos adversos resultantes de procedimentos diagnósticos e terapêuticos desnecessários, especialmente aqueles relacionados à função reprodutiva. (D)[2]

Mulheres na pós menopausa

A menopausa apresenta alteração nas taxas de hormônios esteroides gonadais. À medida que esses níveis diminuem, ocorrem alterações que podem provocar atrofia vulvovaginal, mudanças na lubrificação e elasticidade da vagina. Além disso, pode causar alterações na localização da JEC, levando-a para dentro do canal endocervical. Isso aumenta a incidência de amostras citologica inadequadas, diminuindo, assim, o valor preditivo positivo do exame citopatológico. Para melhorar tanto o exame colposcópico como o novo exame citopatológico, é recomendado administrar previamente estrogênio tópico por curto período de tempo, podendo facilitar o acesso à JEC.[2] (A)

Mulheres imunodeprimidas

Mulheres imunossuprimidas, especialmente as que convivem com o vírus (HIV), têm maior chance de desenvolver lesão intraepitelial escamosa cervical e de apresentar maior frequência de recidiva após o tratamento. A abordagem inicial para pacientes imunossuprimidas com exame citopatológico indicativo de HSIL é encaminhá-las para colposcopia, seguindo o mesmo protocolo de investigação descrito para mulheres imunocompetentes. (A)[2] No entanto, em virtude de maior risco de recorrência nesse grupo, é recomendado continuar o acompanhamento citopatológico anualmente ao longo da vida após o tratamento de NIC II/III.[2] (B)

Gravidez

Durante a gravidez, é considerado apropriado diagnosticar NIC com base na avaliação colposcópica, sem necessidade de confirmação por biópsia. No entanto, se houver suspeita de neoplasia invasiva, a biópsia é indicada. Se a doença permanecer estável, a mulher pode ser avaliada para diagnóstico definitivo por biópsia e tratamento adequado das lesões 3 meses após o parto. (A)[1]

Abordagem denominada "ver e tratar"

O método denominado "ver e tratar" é realizado em mulheres com diagnóstico citológico de HSIL, colposcopia adequada evidenciando achados anormais maiores, JEC visível e no máximo até o primeiro centímetro do canal endocervical (ZT do tipo 1 ou 2), lesão restrita ao colo e ausência de suspeita de invasão ou doença glandular. (A)[2]

Apresenta como vantagens possibilidade de realização na primeira consulta ambulatorial redução do tempo entre captação e tratamento dessas mulheres, baixo custo e resolução imediata, podendo garantir menos perdas no seguimento. O maior problema com relação a essa prática reside no potencial de ocorrência de sobretratamento. (B)[2]

Complicações

Os potenciais riscos de complicações associados ao procedimento cirúrgico podem ser minimizados com a seleção criteriosa das mulheres. É importante observar que a ocorrência dessas complicações é relativamente baixa. (B)[12]

Deve ser recomendado evitar a realização do procedimento em casos de infecções em curso, hipertensão arterial descontrolada, suspeita de gravidez, histórico de possíveis distúrbios da coagulação.

Sem diferença significativa nas taxas de recorrência e hemorragia entre as diversas técnicas excisionais, o acompanhamento médico adequado e a adesão às instruções pós-operatórias podem minimizar o risco de complicações.[12]

Seguimento pós-tratamento de NIC II/III

Após tratamento das lesões cervicais de alto grau NIC II/III, é essencial o acompanhamento adequado para detecção de eventual persistência ou de recidiva da lesão. Não existe consenso estabelecido sobre a melhor abordagem.

As Diretrizes Brasileiras para rastreamento do câncer do colo do útero estão resumidas no Quadro 32.7.

Quadro 32.7 – Seguimento pós-tratamento de NIC II/III

Margem livres ou NIC I →	Citologia 6 e 12 meses Colposcopia a critério Após citologia anual por 5 anos
Margens comprometidas com NIC II/III →	Citologia 6/6 meses por 2 anos Após citologia anual por 5 anos

Fonte: Desenvolvido pela autoria

Um novo procedimento excisional estará indicado quando houver comprometimento das margens cirúrgicas por NIC II/III, seja ecto ou endocervical, e não for possível o seguimento por questões técnicas ou da mulher. (A)

Na evidência de lesão residual ou recorrente, a mulher deverá ser conduzida da mesma forma quando da lesão inicial. (A)

O comprometimento das margens representa importante indicador prognóstico, aumentando risco de doença invasiva, o que poderia justificar a realização de nova intervenção imediata após o procedimento (A). Por outro lado, abordagem expectante pode ser justificada por ter sido observado que a maior parte das mulheres tratadas está livre de doença após controle de acompanhamento. Fulguração das bordas e eliminação da NIC residual pelo sistema imunológico parecem contribuir para o desaparecimento das lesões. (B)[10] Uma alternativa é acompanhar a mulher com citologia e colposcopia a cada semestre, juntamente com o teste de DNA-HPV, por um período de 2 anos. (A)[10]

O teste DNA-HPV constitui o melhor marcador prognóstico da evolução da doença. Dessa forma, passou a ser utilizado no controle de seguimento, para detectar precocemente alterações celulares, garantindo que as intervenções sejam oferecidas oportunamente, assegurando, assim, o acompanhamento e tratamento adequados para as mulheres. (A)[10]

Após conização, os exames citopatológicos de controle semestrais são realizados durante 1 ano. A presença de HSIL que se estende até as margens laterais profundas ou endocervicais da excisão está associada a uma maior incidência de recorrência, porém não justifica a repetição da excisão de rotina se não há evidências de anormalidade glandular (sem evidências de doença invasiva), com menos de 50 anos de idade. (B)

Outros fatores também estão relacionados à recorrência, como idade acima de 50 anos, gravidade da doença tratada, persistência de HPV oncogênico, tabagismo, multiparidade, imunocomprometimento e presença de lesões fora da zona de transformação. Pacientes com mais de 50 anos de idade que apresentem NIC3 nas margens laterais profundas ou endocervical, cujas amostras de triagem e colposcopia não forneceram resultados satisfatórios, devem repetir a excisão para tentar obter margens livres. (A)[10]

Recomendação

Na Divisão de Ginecologia do Hospital das Clínicas da Faculdade de Medicina da Universidade de São Paulo (HCFMUSP) Patologia do Trato Genital, recomenda-se a conduta descrita no Algoritmo 32.1.

Algoritmo 32.1 – Conduta em mulheres com HSIL – NIC II / NIC III

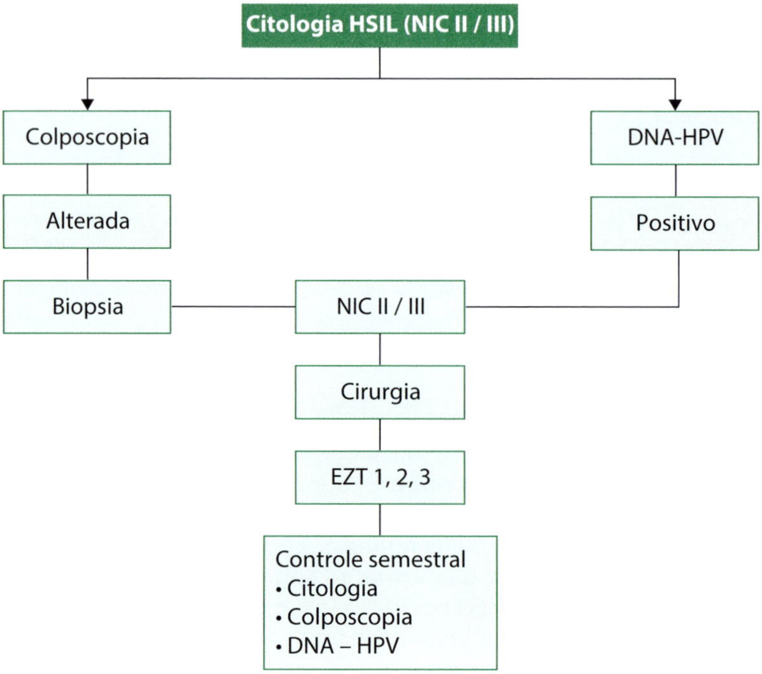

Fonte: Desenvolvido pela autoria

Referências bibliográficas

1. Sellors JW, Sankaranarayanan R. Colposcopia e tratamento da neoplasia intra-epitelial cervical: manual para principiantes. Capítulo 2: Introdução à neoplasia intraepitelial cervical (NIC). International Agency for research on câncer – OMS 2024.
2. Ministério da Saúde. Programa Nacional de Controle do Câncer do Colo do Útero. Diretrizes Brasileira para o Rastreamento do Câncer do Colo Uterino – Instituto Nacional do Câncer. 2. ed. Revista, Ampliada e Atualizada I/MS/INCA, 2016.
3. Wang T, Zhang H, Liu Y, Zhao C. Updates in cervical cancer screening guidelines. The Bethesda system for reportinhg cervical cytology, and clinical management recommendations. Journal of Clinical and Translational Pathology. 2023;3(2):75-83.
4. Martin CM, O'Leary JJ. Histology of cervical intraepithelial neoplasia and the role of biomarkers. Best Pract Res Clin Obstet Gynaecol. 2011;25(5):605-15. doi: 10.1016/j.bpobgyn.2011.04.005.

5. Araldi RP, et al. Papillomaviruses: a systematic review. Genetics And Molecular Biology. 2017;40(1):1-21. http://dx.doi.org/10.1590/1678-4685- gmb-2016-0128. Rosa IM, et al. Papilomavírus humano e neoplasia cervical. Cad. Saúde pública - Rio de Janeiro, 2009;25(5):953-64.
6. Yu L, Fei L, Liu X, Pi X, Wang L, Chen S. Review – Application of p16/Ki-67 dual staining cytology in cervical cancers. J Cancer. 2019;10(12):2654-60. doi: 10.7150/jca.32743.
7. Zeferino LC, Bastos JB, Vale DBAP, Zanine RM, Furtado de Melo YLM, Pereira Primo WQS, et al. Guidelines for HPV-DNA testing for cervical cancer screening in Brazil. Rev Bras Ginecol Obstet. 2018;40(6):360-8. doi: 10.1055/s-0038-1657754.
8. Perkins RB, Guido RS, Castle PE, Chelmow D, Einstein MH, Garcia F, et al. 2019 ASCCP risk-based management consensus guidelines for abnormal cervical cancer screening tests and cancer precursors. J Low Genit Tract Dis. 2020;24(2):102-31. doi: 10.1097/LGT.0000000000000525.
9. American College of Obstetricians and Gynecologists. Obstet Gynecol, 2008.
10. GOV.UK. Colposcopic diagnosis, treatment and follow up updated 5 january – cervical screening programe. England 2022-2023 (NS).
11. Nomenclatura Colposcópica da International Federation of Colposcopy and Cervical. Pathology (IFCPC). Rio de Janeiro, 2011.
12. Galvão OR. Neoplasia intraepitelial escamosa cervical de alto grau: abordagem ambulatorial. Femina. 2022;50(1):35-50.

Capítulo 33

Neoplasia Intraepitelial de Vagina (NIVA). Diagnóstico e Tratamento

Maricy Tacla
Camila Tacla Alves Barbosa

Introdução

A neoplasia intraepitelial de vagina (NIVA) é uma patologia relativamente rara e pouco conhecida. Sua história natural não é bem-conhecida, na literatura há pouca informação em função da sua baixa incidência.[1]

A NIVA é difícil de diagnosticar e tratar e tem potencial para evoluir para câncer invasivo. É rara, mas, como algumas pacientes apresentam risco aumentado, o conhecimento da epidemiologia, história natural, diagnóstico e tratamento da NIVA é altamente importante para a prevenção do câncer vaginal invasivo.

A NIVA é uma condição pré-maligna rara relacionada ao papilomavírus humano (HPV), diagnosticada histologicamente, caracterizada por alterações displásicas no epitélio vaginal, sem invasão do estroma. É responsável por apenas 0,4% das lesões intraepiteliais do trato genital inferior feminino, com incidência de 0,2 a 2 por 100 mil mulheres/ano. Sua história natural não é bem-conhecida.[26]

O diagnóstico de neoplasia intraepitelial vaginal tem aumentado constantemente nas últimas décadas como resultado do aumento da conscientização, da ampliação da triagem citológica e do HPV e do uso liberal da colposcopia. A relativa raridade da NIVA, que é muito menos comum que a neoplasia intraepitelial vulvar (NIV) ou a neoplasia intraepitelial cervical (NIC), constitui uma dificuldade para compreensão completa do processo da doença e do seu curso natural. Como resultado, grande parte dessa informação é uma extrapolação do conhecimento sobre a fisiopatologia da NIV e da NIC.

À medida que os estudos sobre a história natural das neoplasias escamosas em geral evoluíram, surgiu na década de 1970 o conceito de NIC na tentativa de explicar as alterações consideradas, na época, evolutivas e displásicas, culminando no carcinoma *in situ* e posteriormente em invasão.

O termo "NIVA" surge com uma extensão morfológica e biológica dos conceitos aplicados à NIC.[2] Sob o ponto de vista histológico, a NIVA caracteriza-se, fundamentalmente, por uma alteração na maturação celular que se estende aos poucos dos estratos mais profundos (NIVA 1) ao mais superficial (NIVA 2) até o acometimento completo do epitélio (NIVA 3).[2]

A NIVA é definida pela presença de atipia de células escamosas sem invasão. A doença é classificada de acordo com a profundidade do envolvimento epitelial:

» NIVA 1 e 2 envolvem o terço inferior e os dois terços inferiores do epitélio, respectivamente.
» NIVA 3 envolve mais de dois terços do epitélio.

O chamado carcinoma in situ, que abrange toda a espessura do epitélio, está incluído no NIVA 3.

Em 2012, como parte do Projeto de Padronização da Terminologia Escamosa Anogenital Inferior (LAST) para lesões associadas ao HPV, o Colégio de Patologistas Americanos e a Sociedade Americana de Colposcopia e Patologia Cervical (ASCCP) propuseram terminologia revisada pela qual a NIVA é relatada usando uma nomenclatura de duas camadas: lesão intraepitelial escamosa vaginal de baixo grau (LSIL) para doença de baixo grau (NIVA 1); e lesão intraepitelial escamosa vaginal de alto grau (HSIL) para doença de alto grau (NIVA 3). NIVA 2 é uma lesão intermediária que geralmente é reclassificada como grau 1 ou 3 na revisão patológica por meio de reação imuno-histoquímica.[27]

Ainda se utilizam as terminologias "LAST alto grau" e "LAST baixo grau" assim como terminologia "NIVA 1", "NIVA 2" e "NIVA 3", os estudos apresentam dados nos dois formatos.

Epidemiologia

A vagina é o local com menor acometimento das neoplasias intraepiteliais no trato genital inferior.[3]

Comparada com a NIC, a NIVA é cem vezes menos frequente, atingindo um índice de 0,5%.[1,3-5] A idade média de acometimento em mulheres pode variar na literatura de 16 a 86 anos, sendo faixa etária mais acometida de 40 a 49 anos. Se traçado um paralelo entre as pacientes com NIC e NIVA, observam-se pacientes com cerca de 10 anos menos nos casos de lesão cervical.[2,6,7]

Quanto à localização, a maioria das lesões acomete o terço superior da vagina, variando de 58% a 98% dos casos.[1-2] Essa predileção pode, em parte, ser explicada pela extensão da zona de transformação congênita do colo de útero ao terço superior da vagina. Esse epitélio poderia ser o responsável por abrigar as alterações características das neoplasias intraepiteliais dos tecidos escamosos.[1]

Entre os fatores predisponentes, citam-se idade da paciente, radioterapia, história de neoplasia intraepitelial pregressa, infecção pelo HPV, exposição ao diestilbestrol e histerectomia por presença de lesões HPV-induzidas.[1] Sabe-se que a infecção pelo HPV foi detectada em uma expressiva porção de casos tanto na vagina como na vulva.[8] Em revisão sistemática, a presença de HPV foi detectada em 92,6% dos casos de NIVA de alto grau (NIVA 2/3) e em 98,5% das lesões de baixo grau (NIVA 1). Quanto os tipos de HPV, a infecção pelo 16 e 18 são os tipos mais prevalentes, sendo a infecção pelo 16 mais comum tanto nos casos de alto e como de baixo grau (65,8% e 17,9% respectivamente). Acredita-se que a prevalência de infecção por HPV, nos casos de NIVA, é de 93,6%, sendo o HPV 16 o tipo relacionado mais comum (53,7%), seguido pelo HPV 18 (7,6%) e 31 (5,6%).[28]

A terminologia de 2020 da Organização Mundial da Saúde (OMS) para lesões precursoras da vagina é paralela à de outros órgãos do trato genital feminino. SIL, sigla correspondente, em português, à expressão "lesão intraepitelial escamosa", é a terminologia preferida, acompanhada pelo uso sinônimo do sistema de três camadas de neoplasia intraepitelial. LSIL abrange infecção por HPV e NIVA 1, enquanto HSIL inclui NIVA 2 e VaIN 3. Estima-se que um percentual muito pequeno de carcinomas escamosos invasivos do colo do útero e da vagina pode se desenvolver independentemente de infecção por HPV.

Diagnóstico

A é geralmente assintomática e seu diagnóstico é feito, muitas vezes, por meio de alterações citológicas, resultando em biópsia dirigida orientada por colposcopia. Alteração do conteúdo vaginal e dispareunia são queixas menos frequentes.

O diagnóstico de NIVA de alto grau pode ser precedido por diferentes normalidades no exame de Papanicolaou. Anormalidades maiores são geralmente relatadas em mulheres na pós-menopausa e em mulheres com doença cervical anterior relacionada ao HPV. No entanto, ASC-US ou LSIL não excluem NIVA de alto grau, especialmente NIVA 2.

O uso do colposcópio é essencial para o diagnóstico da NIV, a primeira terminologia colposcópica da vagina foi publicada em 2011 pela Federação Internacional de Patologia Cervical e Colposcopia (IFCPC).[29]

Como a maioria dos diagnósticos é feita pela colposcopia, alguns cuidados devem ser tomados na realização do exame como examinar toda a superfície vaginal, incluindo as paredes em que se apoia o espéculo. Nas pacientes histerectomizadas, atenção especial deve ser dada aos ângulos vaginais. A NIVA apresenta-se tipicamente como as lesões na NIC, todavia após a aplicação do ácido acético, a acetorreação é mais sutil, tornando sua detecção mais trabalhosa. As lesões podem variar desde a presença de epitélio aceto branco tênue, denso ou até mesmo micropapilar para os clássicos padrões vasculares de pontilhado e mosaico. As alterações vasculares atípicas são achados mais tardios. (C)[9]

Acredita-se que a NIVA e a NIC caminhem lado a lado de forma sincrônica, resultado de infecções multicêntricas pelo HPV. (D)[2] Indraccolo *et al.*, em estudo retrospectivo, concluem que pacientes com NIVA apresentam 2,6 vezes mais chances de apresentarem, sincronicamente, lesão cervical de alto grau ou até casos de invasão. Todavia, o grau de NIVA não pode ser associado à severidade da lesão cervical, sugerindo diferentes tipos de evolução para cada lesão. (C)[9] Pouco se sabe sobre a história natural da NIVA. Há, na literatura, um trabalho prospectivo sobre sua evolução. Aho *et al.* acompanharam, por até 15 anos, 23 pacientes com NIVA de alto e baixo grau sem nenhuma intervenção, encontrando persistência apenas nas lesões de baixo grau de 13%, regressão em 78% das lesões de baixo grau e em 22% das lesões de alto grau. Do total de casos, 9% dos casos se apresentaram como carcinoma invasivo num tempo médio de 4 anos. (C)[6] Dessa forma, a pesquisa nas demais lesões no trato genital inferior deve sempre ser realizada.

Tratamento

Há muitas formas de tratar a NIVA. Inicialmente, a vaginectomia e a radioterapia eram os métodos de eleição. Em virtude das complicações, essas modalidades são pouco indicadas para pacientes jovens sexualmente ativas. (C)[3]

A vaginectomia é considerada o método mais efetivo para erradicação da NIVA e avaliação histológica. Todavia, complicações como estenose, fibrose e encurtamento vaginal são limitações do uso desse método em larga escala, além do fato de a vaginectomia parcial ou total não constituírem garantias da ausência de recorrência. (C)[3] A ASCCP recomenda a realização de vaginectomia em pacientes sem vida sexual ativa. (B)[10] A taxa de progressão para câncer invasivo de vagina em pacientes tratadas com cirurgia é descrita na literatura variando de 5,3% a 8,3%. (C)[3]

A radioterapia é associada com significativa morbidade, risco de estenose e encurtamento vaginal, além de falência ovariana, contraindicando seu uso em jovens. Deve ser reservada para pacientes em quem outros métodos ablativos não tiveram sucesso ou apresentarem limitações técnicas ou naquelas sem condições cirúrgicas. Há relatos de progressão para invasão após altas doses de braquiterapia. (C)[11-13]

Aplicação tópica de 5-fluorouracil (5 FU) apresenta bons resultados. (C)[11,13,14] Sillman *et al.*, revendo oito artigos com pequeno número de casos, encontraram remissão em 85% das pacientes. (D)[15] Uma das grandes vantagens oferecidas pelo uso do 5 FU seria seu modo de uso simples e eficaz nas pacientes que apresentam remissão da doença e foram previamente tratadas com radioterapia, tornando a opção da vaginectomia mais arriscada por conta de aderências. (D)[15] (C)[16]

Pacientes com doença multifocal podem se beneficiar do uso do 5 FU, uma vez que a terapia a *laser* não trata os focos não visualizados, sendo responsável pela falência do tratamento em alguns casos.

Irritação, prurido e até erosão da mucosa vaginal podem ser citadas como efeitos colaterais do uso de 5 FU.

Em pacientes previamente histerectomizadas, a NIVA pode se desenvolver nos ângulos vaginais como túneis, inviabilizando o acesso à medicação. (D)[15] A ASCCP preconiza o uso do 5 FU nos casos de baixo grau. (B)[10]

No entanto, a proximidade com a bexiga e o reto dificulta a realização de modalidades terapêuticas destrutivas. Assim, tratamentos destrutivos por eletrocauterização ou crioterapia não fornecem segurança o suficiente, uma vez que a profundidade da destruição e seus efeitos colaterais não podem ser controlados. Além disso, a taxa de progressão para invasão nas pacientes tratadas com eletrocauterização é uma das mais altas descritas na literatura – 16,7%. (C)[3]

Em contrapartida, o *laser* de CO_2 apresenta como vantagem grande precisão tanto na localização como na profundidade da destruição, além de excelente cicatrização, sem alterar posteriormente a vida sexual das pacientes.

Na literatura, a ablação pelo *laser* apresenta taxas de sucesso que variam de 50% a 100%. (C)[3] A terapia a *laser* provou-se eficaz e de fácil realização, todavia há limitações: o custo do equipamento é alto; a natureza multifocal da NIVA e a presença de pregas vaginais tornam a avaliação e a destruição via colposcopica mais difícil; o treinamento profissional e a taxa de recorrência das lesões podem ser um problema no tratamento e no acompanhamento.

A taxa de recorrência, por sua vez, é descrita como 0% a 42%. (C)[5] Esperam-se taxas de sucesso variando de 63% a 90% com uma única aplicação. No entanto, essa taxa tem um aumento que varia de 78% a 100% após múltiplas aplicações. (C)[11,17-19] Em recente estudo retrospectivo, Kim *et al.* encontraram taxa de 26,5% de recorrência e pontuam como fatores de risco para a recorrência: lesões multifocais; síndrome neoplástica anogenital; histerectomia prévia por lesões HPV-induzidas; idade < 48 anos; e presença de NIVA 3. (C)[5] Acredita-se que a taxa de insucesso apresentada pela ablação com *laser* de CO_2 seja em função de lesões escondidas nas pregas e ângulos vaginais nas pacientes histerectomizadas. A taxa de progressão para câncer de vagina invasivo varia de 3,7% a 11,5% nas pacientes tratadas com *laser*. (C)[3] A vaporização das lesões a laser não deve ser indicada, a não ser que se visualize a lesão na sua totalidade, não haja suspeita de invasão e quando há lesões histologicamente caracterizadas como carcinoma *in situ* na área de cicatrização em pacientes previamente histerectomizadas. (C)[16] Hoffman *et al.* encontraram 28% de carcinomas invasivos em pacientes histerectomizadas com NIVA 3 e lesões acetorreagentes em área cicatricial. (C)[20] O mesmo padrão foi encontrado nas mulheres tratadas por Indermaur *et al.*: 12% apresentaram carcinoma invasivo oculto e 100 % delas eram histerectomizadas por NIC ou CEC invasivo com lesões em áreas cicatriciais. (C)[21]

Imiquimod é capaz de aumentar tanto a imunidade celular como a imunidade humoral. Essa substância estimula a resposta imune por meio da indução, síntese e liberação de citoquinas. Trata-se de uma imidazoquinolina de baixo peso molecular, modificadora da resposta imune celular, indicada no tratamento tópico das verrugas genitais externas e perianais. O imiquimod estimula as células apresentadoras de antígenos como os monócitos, macrófagos, células B e células dendríticas ativando os *toll-like receptors* (TLR). A estimulação dos TRL resulta na ativação de fatores de transcrição como IRF3 e NFκB que induzem a expressão de citocinas como interleucina 12 (IL-12), aumento da expressão de hiperplasia lobular atípica (HLA) e de moléculas coestimuladoras, em células apresentadoras de antígenos, promovendo sua maturação e migração para linfonodos locais. Assim, essas células, por sua vez, podem induzir respostas Th1 e citotóxicas em linfócitos T, ativando as respostas contra antígenos virais e tumorais. Essas citocinas são detectadas no sangue 1 a 2 horas após a aplicação de imiquimod, atingindo seu pico de produção em 8 horas. O tempo exato que essas citocinas permanecem na circulação ainda é incerto, porém alguns autores relatam um período de até 16 semanas. O imiquimod a 5% foi aprovado nos Estados Unidos, em 1997, para uso no tratamento de verrugas genitais e, em 2004, foi aprovado como um possível tratamento para carcinomas basocelulares superficiais e queratose actínica. Algumas tentativas de tratamento com imiquimod estão relatadas na literatura. Diakomanolis *et al.* (2002) descreveram (C)[22] a utilização de creme de imiquimode a 5% em três mulheres com NIVA 1, 2 e 3 associadas a HPV de alto risco. O tratamento consistiu de aplicação intravaginal de creme de imiquimode a 5% sob orientação colposcópica, na posologia de três vezes por semana por período de 8 semanas. Não houve eventos adversos e as três pacientes apresentaram regressão histológica das lesões de ao menos 2 graus. Buck *et al.* (C)[23] (2003) utilizaram imiquimod em 53 mulheres com NIVA 1, 2 e 3 em ciclos de 1 vez/semana, por 3 semanas. Após a última aplicação, uma nova avaliação era realizada e, se houvesse resquício de NIVA, um novo ciclo era realizado. Das 56 mulheres, 14 perderam o seguimento. Houve regressão completa em 86% das pacientes no primeiro ciclo. Haidopoulos *et al.* (C)[24] seguiram sete pacientes com NIVA, dois terços das quais utilizando aplicação vaginal 3 vezes/semana de imiquimod por 8 semanas. Após 3 meses, as pacientes eram cuidadosamente avaliadas. Em 86% delas, após o tratamento, foram diagnosticados lesão de baixo grau ou sinais de infecção pelo HPV, e duas pacientes (28,5%) foram submetidas à vaginectomia – uma por persistência e outra por recorrência da lesão de alto grau.

Em publicação, em 2023, de consenso de associações europeias e internacionais de estudo de doenças da vagina e da vulva, foi sugerida atualização da abordagem da NIVA.[25]

O manejo da NIVA varia de acordo com o grau da lesão: NIVA 1 (que inclui SIL vaginal de baixo grau) pode ser submetida a acompanhamento; NIVA 2-3 (SIL vaginal de alto grau) deve ser tratada.

O tratamento necessita de individualização de acordo com as características da paciente, extensão da doença e procedimentos terapêuticos prévios.

A excisão cirúrgica é a base do tratamento e deve ser realizada se a invasão não puder ser excluída. A vaginectomia total é utilizada apenas em casos altamente selecionados de doença extensa e persistente.

O *laser* de dióxido de carbono (CO_2) pode ser usado como método de ablação e método excisional. As taxas de cura relatadas após excisão e ablação a *laser* são semelhantes entre as duas técnicas.

Os agentes tópicos são úteis para lesões multifocais persistentes ou para pacientes que não podem ser submetidos a tratamento cirúrgico.

O imiquimod foi associado a menor taxa de recorrência e a maior depuração do HPV e pode ser considerado a melhor abordagem tópica.

O ácido tricloroacético e o 5-fluorouracil são opções históricas e devem ser desencorajados. Ainda é utilizado no Brasil.

Para NIVA, após histerectomia por NIC 3, a vaporização a *laser* e agentes tópicos não são as melhores opções, pois não conseguem atingir o epitélio na cicatriz vaginal. Nesses casos, as opções cirúrgicas são preferíveis.

A braquiterapia tem uma alta taxa de sucesso geral, mas em razão dos efeitos colaterais tardios deve ser reservada para pacientes com condições cirúrgicas ruins, com doença multifocal e com tratamentos anteriores que falharam.

A NIVA tende a recorrer. É de extrema importância estimular a adesão do paciente às consultas de acompanhamento.

A primeira avaliação deve ser realizada aos 6 meses com citologia e teste de HPV durante 2 anos e anualmente a partir de então.

Os efeitos do tratamento podem ter impacto na qualidade de vida e resultar em questões psicológicas e psicossexuais que devem ser abordadas. As pacientes com NIVA devem receber informações sobre as várias opções de tratamento, incluindo riscos e benefícios, bem como a necessidade de acompanhamento e risco de recorrência.

Vacina

Aproximadamente 40% dos carcinomas vulvares, 60% dos vaginais e 80% dos carcinomas anais podem ser evitados pelas vacinas profiláticas contra o HPV 16/18. Essa proporção seria semelhante para as lesões correspondentes de alto grau da vagina e do ânus, mas maior para VIN2/3 (75%) do que para o carcinoma vulvar.[28]

Espera-se que a implementação da vacinação contra a infecção pelo HPV contribua para a prevenção da NIVA e, portanto, do câncer de vagina.

Recomendação

Na Divisão de Ginecologia do Hospital das Clínicas da Faculdade de Medicina da Universidade de São Paulo (HCFMUSP), recomenda-se a seguinte conduta para diagnóstico e tratamento de NIVA de baixo e alto graus (Algoritmo 33.1).

Algoritmo 33.1 – Diagnóstico e tratamento de NIVA de baixo e alto graus

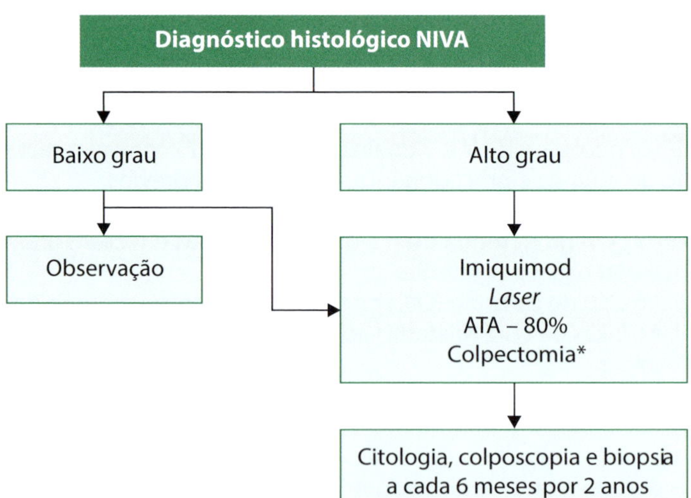

* Paciente histerectomizada previamente com lesões em áreas de cicatriz
NIVA: neoplasia intraepitelial de vagina
Fonte: Desenvolvido pela autoria

Referências bibliográficas

1. Indraccolo U, Del Frate E, Cenci S, Ubertosi M, DonatiSarti R, DonatiSarti C,et al.Vaginal intraepithelial neoplasia and human papillomavirus infection: a report of 75 cases. Minerva Ginecol. 2006;58(2):101-8.
2. Micheletti L, Zanotto VMC, Barbero M, Petri M, Nicolaci P, Canni M. Current knowledge about the natural history of intraepithelial neoplasms of the vagina. Minerva Ginecol. 1994;46(4):195-204.
3. Yalcin OT, Rutherford TJ, Chambers SK, Chambers JT, Scwartz PE. Vaginal intraepithelial neoplasia: treatment by carbon dioxide laser and risk factor for failure. Eur J Obstet Gynecol Reprod Biol. 2003;106(1):64-8.
4. Silmann et al. Vaginal intraepithelial neoplasia: risk factors of persistence, recurrence and invasion and its management. Am J Obstet Gynecol 1997;176:93-9.
5. Kim HS, Park NH, Park IA, Park JH, Chung HH, Kim JW, et al. Risk factor for recurrence of vaginal intraepithelial neoplasia in the vaginal vault after laser vaporization. Laser Surg Med. 2009;41(3):196-202.
6. Aho M, Vesterinen E, Meyer B, Purola E, Paavonen J. Natural history of vaginal intraepithelial neoplasia. Cancer. 1991;68(1):195-7.
7. Gruenigen VE, Gibbons H, Gibbins K, Jenison EL, Hopkins MP. Surgical treatments for vulvar and vaginal dysplasia. Obstet Gynecol. 2007;109(4):942-7.
8. Smith JS, Backes DM, Hoots BE, Kurman RJ, Pimenta JM. Human papillomavirus type – distribution in vulvar and vaginal cancers and their associated precursor. Obstet Gynecol. 2009;113(4):917-24.
9. Indraccolo U, Chiocci L, Baldoni A. Does vaginal intraepithelial neoplasia have the same evolution as cervical intraepithelial neoplasia? Eur J Gynaec Oncol. 2008;29(4):371-3.
10. ASCCP – Practice recomendations – Vaginal neoplasia. http://www.asccp.org/PracticeManagement/Vagina/VaginalNeoplasia/tabid/7489/Default.aspx.
11. Petrilli ES, Townsend DE, Morrow CP, Nakao CY. Vaginal intraepithelial neoplasia: biologic aspects and treatment with topical 5-fluorouracil and the carbon dioxide laser. Am J Obstet Gynecol. 1980;138(3):321-8.
12. Macleod C, Fowler A, Dalrymple C, Atkinson K, Elliot P, Carter J. High-dose-rate brachytherapy in the management of high-grade intraepithelial neoplasia of the vagina. Gynecol Oncol. 1997;65(1):74-7.
13. Lenehan PM, Meffe F, Lickrish GM. Vaginal intraepithelial neoplasia: biologic aspects and management. Obstet Gynecol. 1986;68(3):333-7.
14. Krebs HB. Treatment of vaginal intraepithelial neoplasia with laser and topical 5-fluorouracil. Obstet Gynecol. 1989(4):657-60.
15. Sillman FH, Sedlis A, Boyce JG. Lower genital intraepithelial neoplasia and topical 5-fluorouracil. ObstGynecol Surg. 1985;40(4):190-220.
16. Hoffman MS, Robetrs WS, LaPolla JP, Fiorica JV, Cavanagh D. Laser vaporization of grade 3 vaginal intraepithelial neoplasia. Am J Obstet Gynecol. 1991;165(5-1):1342-4.
17. Townsend DE, Levine RU, Crum CP, Richart RM. Treatment of vaginal carcinoma in situ with the corbon dioxide laser. Am J Obstet Gynecol. 1982;143(5):565-8.
18. Stuart GC, Flagler EA, Nation JG, Duggan M, Robertson I. Laser vaporization of vaginal intraepithelial neoplasia. Am J Obstet Gynecol. 1988;158(2):240-3.
19. Jobson VW, Homesley HD. Treatment of vaginal intraepithelial neoplasia with the carbon dioxide laser. ObstetGynecol. 1983.62(1):90-3.
20. Hoffman MS, DeCesare SL, Roberts WS, Fiorica JV, Cavanagh D. Upper vaginectomy for in situ and occult, superficially invasive carcinoma of the vagina. Am J Obstet Gynecol. 1992;166(1-1):30-3.
21. Indermaur et al. Upper vaginectomy for treatment of vaginal intraepithelial neoplasia. Am J Obstet Gynecol. 2005;193:577-81.

22. Diakomanolis E, Haidopoulos D, Stefanidis K. Treatment of high-grade vaginal intraepithelial neoplasia with imiquimod cream. N Engl J Med. 2002;347(5):374.
23. Buck WH, Guth KJ. Treatment of vaginal intraepithelial neoplasia (primarily low grade) with inmiquimod 5% cream. J Low Genit Tract Dis. 2003;7(4):290-3.
24. Haidopoulos D, Diakomanolis E, Rodolakis A, Voulgaris Z, Vlachos G, Intsaklis A. Can local application of imiquimod cream be an alternative mode of therapy for patients with high-grade intraepithelial lesions of the vagina? Int J Gynecol Cancer. 2005;15(5):898-902.
25. Kesic V, Carcopino X, Preti M, Vieira-Baptista P, Bevilacqua F, Bornstein J, et al. The European Society of Gynaecological Oncology (ESGO), the International Society for the Study of Vulvovaginal Disease (ISSVD), the European College for the Study of Vulval Disease (ECSVD), and the European Federation for Colposcopy (EFC) consensus statement on the management of vaginal intraepithelial neoplasia. Int J Gynecol Cancer. 2023;33(4):446-61.
26. Sopracordevole F, Mancioli F, Clemente N, De Piero G, Buttignol M, Giorda G, et al. Abnormal pap smear and diagnosis of high-grade vaginal intraepithelial neoplasia: a retrospective cohort study. Medicine (Baltimore). 2015;94(42):e1827.
27. Darragh TM, Colgan TJ, Cox JT, Heller DS, Henry MR, Luff RD, et al. The Lower Anogenital Squamous Terminology Standardization Project for HPV-Associated Lesions: background and consensus recommendations from the College of American Pathologists and the American Society for Colposcopy and Cervical Pathology. Arch Pathol Lab Med. 2012;136(10):1266-97. doi: 10.5858/arpa.LGT200570.
28. De Vuyst H, Clifford GM, Nascimento MC, Madeleine MM, Franceschi S. Prevalence and type distribution of human papillomavirus in carcinoma and intraepithelial neoplasia of the vulva, vagina and anus: a meta-analysis. Int J Cancer. 2009;124(7):1626-36.
29. Bornstein J, Bentley J, Bösze P, et al. Terminologia colposcópica de 2011 da Federação Internacional de Patologia Cervical e Colposcopia. Obsteto Ginecol. 2012;120:166-94.

Capítulo 34

Cervicites

Arlete Gianfaldoni
Maricy Tacla
Edmund Chada Baracat

Introdução

Cervicite é o processo de inflamação do colo uterino de origem infecciosa ou não infecciosa. Entre causas não infecciosas, encontram-se as neoplasias, os traumas mecânicos, irritantes químicos (espermicidas, duchas vaginais) e doenças inflamatórias sistêmicas como síndrome de Behçet e doença de Crohn. Essas duas últimas podem se relacionar com cervicites ulceradas e, nas ulcerações, não esquecer o herpes, sífilis e tuberculose.[1]

Em termos anatomoclínicos, a inflamação da cérvice uterina pode ser dividida em ectocervicite e endocervicite. Os agentes causadores de vulvovaginite, como o herpes, tricomonas, cândida e outros, podem provocar ectocervicite (epitélio escamoso contíguo com o da vagina) e, nesses casos, a evolução geralmente é diferente da endocervicite.

Na maioria das referências, o termo genérico "cervicite" designa a endocervicite (relacionada ao epitélio glandular) em que se verifica que a maior parte das infecções é assintomática. Em muitos casos, a etiologia da cervicite é desconhecida ou incerta.[2]

A infecção sexualmente transmissível (IST) é a principal causa infecciosa de cervicite. Além da possibilidade de complicações ginecológicas e obstétricas, a IST aumenta o risco de aquisição e propagação do vírus da imunodeficiência humana tipo 1 (HIV-1) e do câncer do colo uterino, facilitando a ação do papiloma vírus humano (HPV).[2]

Os principais agentes microbianos causadores de cervicite infecciosa são *Chlamydia trachomatis* e *Neisseria gonorrhoeae*.[2]

Outros micro-organismos também podem estar implicados nas cervicites: *Mycoplasma genitalium*;[4] *Trichomonas vaginalis* (TV); aqueles associados à vaginose bacteriana (VB), ao herpes simples tipos 1 (HSV-1) e 2 (HSV-2), especialmente infecção primária por herpes genital HSV-2.[2]

Segundo as Diretrizes de Tratamento de Infecções Sexualmente Transmissíveis – 2021, Centers for Disease Control and Prevention (CDC), de acordo com os dados disponíveis, não há indicação da associação entre cervicite e colonização por estreptococos do grupo B.

Espécies bacterianas da classe *Mollicutes*, ordem *Mycoplasmatales,* em que se encontram os ureaplasmas e micoplasmas, podem estar presentes no microbioma vaginal humano – *Ureaplasma urealyticum, Ureaplasma parvum, Mycoplasma hominis* e *Mycoplasma genitalium* (este com comportamento mais patogênico) –, no entanto, sem necessariamente estarem relacionados com patogenicidade.[11] Os gêneros ureaplasmas, principalmente *U. parvum* e *U. urealyticum*, parecem relacionados com problemas gestacionais e perinatais. Os micoplasmas, além de possíveis repercussões na gravidez, relacionam-se mais a distúrbios nos órgãos genitais masculinos e femininos; o *Mycoplasma genitalium,* entre eles, é um dos mais implicados em uretrites e cervicites além de complicações como infertilidade e doença inflamatória pélvica, não obstante, vem apresentando crescente resistência aos antibióticos.[11]

Mycoplasma hominis parece ter certo sinergismo com bactérias causadoras de VB, como a *Gardnerella vaginalis.* Os ureaplasmas também foram encontrados em número aumentado na VB, porém em menor quantidade do que *M. hominis.* Já a associação de VB e o envolvimento do *M. genitalium* ainda são controversos.[3] O papel dos ureaplasmas nos processos infecciosos ainda não é bem definido na literatura, porém há relatos da associação desses mesmos agentes (*Ureaplasma urealyticum*) com quadros de endometrite e possível potencialização de endometriose.[30] Segundo o CDC, em 2021, não existe evidência específica para um papel, na cervicite, do *Ureaplasma parvum* ou *Ureaplasma urealyticum.*[2] Estudos relatam detecção de *Ureaplasma parvum, Ureaplasma urealyticum, Mycoplasma hominis e Mycoplasma genitalium* em mulheres em idade reprodutiva com frequência variável, em *swab* cervical por reação em cadeia da polimerase (PCR).[28,30] Em mulheres sexualmente maduras, *M. hominis* pode ser detectado no colo uterino ou na vagina em 20% a 50% delas; os ureaplasmas, em 40% a 80%; e *M.genitalium*, em 0% a 5%.[3]

Mycoplasma genitalium, Chlamydia trachomatis, Trichomonas vaginalis e *Neisseria gonorrhoeae* podem causar uretrite masculina e se associar à cervicite, aumentando o risco para doença inflamatória pélvica, endometrite e infertilidade em mulheres.[18,22,24,26,] A literatura atualmente disponível ainda não permite conclusões sobre o real papel dos micoplasmas, de modo geral, em resultados adversos na gravidez, isoladamente ou com VB coexistente.[29] Mais estudos são necessários para avaliar o verdadeiro papel desses micro-organismos nos processos inflamatórios/infecciosos nas cervicites, suas repercussões no aparelho reprodutor e na relação com possíveis complicações na gestação.

Diagnóstico

A endocervicite, na maioria das vezes assintomática, é revelada durante a investigação diagnóstica.[11] Sem diagnóstico e tratamento correto, poderá evoluir para quadros de moléstia inflamatória pélvica, com todas as suas complicações e possíveis sequelas, trazendo riscos ao futuro fértil da mulher, principalmente das mais jovens. (D)[5]

Casos assintomáticos de cervicite, em que os agentes etiológicos frequentemente não são detectados ou tratados, promovem constante transmissão e persistência destes na população. (D)[2]

O sangramento ocasionado pela realização de uma colpocitologia oncótica ou coleta de material endocervical, mesmo com extrema delicadeza através do orifício cervical, pode ser um sinal de cervicite.[2]

Quando sintomáticas, as manifestações clínicas podem se apresentar como corrimento cervical, às vezes mucopurulento; dor à mobilização do colo uterino; friabilidade cervical; sangramento pós-coito; sangramento intermenstrual; dispareunia; concomitante irritação vulvovaginal e disúria.[2]

Quanto ao diagnóstico, a *Chlamydia trachomatis* é um dos agentes mais frequentes de cervicite, uma bactéria intracelular obrigatória e apresenta-se como bacilo Gram-negativo.

A **microscopia**, em geral, não é usada para o diagnóstico de clamídia.

O isolamento de clamídia em **culturas** celulares (meio de McCoy) era considerado o padrão-ouro no diagnóstico laboratorial, sendo um dos métodos mais específicos para a sua identificação, porém é um método trabalhoso; a coleta, o armazenamento e o transporte inadequados diminuem a sensibilidade do método, além do custo relativamente alto e da demora para os resultados.[11] Estima-se que consiga detectar 70% a 80% das mulheres infectadas, porém atualmente é rara a sua utilização. Como alternativa, a detecção de antígenos da clamídia pode ser feita pela **imunofluorescência direta com anticorpos monoclonais,** pois tem elevadas sensibilidade e especificidade. (A)[11] O inconveniente são as taxas elevadas de falso-positivos, o que torna o método inadequado para controle de tratamento e cada vez menos tem sido utilizado como teste diagnóstico.

Captura híbrida: sonda RNA (*swab* uretral, cervical e vulvar) ,sensibilidade em torno de 75% e especificidade entre 95% e 99%. Resultados rápidos e necessita de pequena amostra de material.

Amplificação de ácidos nucleicos: PCR, líquido cefalorraquidiano (LCR), TMA (*swab* uretral, cervical, vulvar e urina) alta sensibilidade, especificidade semelhante à da cultura. Ainda é exame de alto custo e DE disponibilidade restrita. O mais utilizado é o PCR, empregado também na Divisão de Ginecologia do Hospital das Clínicas da Faculdade de Medicina da Universidade de São Paulo (HCFMUSP) e considerado atualmente o padrão-ouro para o diagnóstico de *Chlamydia trachomatis*.

O teste de **amplificação de ácidos nucleicos (NAAT)** revolucionou o diagnóstico em razão da alta sensibilidade (principalmente nos casos assintomáticos) e da especificidade. Atualmente o mais utilizado na rede privada e também é disponibilizado no HC-FMUSP.

Na infecção por *Neisseria gonorrhoeae,* o **diagnóstico** é ligeiramente mais complicado em mulheres do que em homens por causa dos métodos mais invasivos e menos precisos de amostragem. Evidenciam-se diplococos Gram-negativos agrupados aos pares no interior de leucócitos à microscopia. Em mulheres, a coloração pelo método de Gram tem uma sensibilidade de apenas 50%. (C)[8] (D)[9] Em mulheres, o método padrão-ouro é **cultura** em meio específico, como o de Thayer-Martin VCN, que está disponível na maioria dos laboratórios e os custos são moderados.

O teste mais sensível e mais específico para *Neisseria gonorrhoeae* em mulheres é a amplificação de ácidos nucleicos (NAAT), que oferece resultado rápido, mas tem custo mais elevado quando comparado com o **Gram e a cultura.** (D)[6,7]

A seguir, são descritos os **testes de cultura e de pesquisa de ácidos nucleicos**, disponíveis para a detecção de *N. gonorrhoeae.* (A)[10]

Coleta da endocérvice ou uretra feminina

Cultura

- Método diagnóstico padrão-ouro.
- Se as condições otimizadas, sensibilidade e especificidade até 100%.
- Necessária para a determinação da sensibilidade a antibióticos.

Microscopia

- Não é recomendada por causa das baixas sensibilidade e especificidade.

Amplificação de ácidos nucleicos (NAAT)

- Deverá ser aplicada principalmente como método de triagem com confirmação por meio de cultura.
- Resultados rápidos.
- Custos elevados.

Urina em homens e mulheres

Amplificação de ácidos nucleicos (NAAT)

» Deverá ser aplicada principalmente como método de triagem (com confirmação por meio de cultura e antibiograma, quando possível).
» Resultados rápidos.
» Custos elevados.

Mycoplasma genitalium foi recentemente apontado como uma causa sexualmente transmissível de cervicite, como também uretrite não gonocócica e não clamídia em homens.

M. genitalium é de difícil cultura e os estudos clínicos têm utilizado **NAAT (PCR ou TMA)** para sua detecção. A implicação desse fato para a determinação da cura microbiológica nesses estudos ainda não está clara. (C)[12] (D)[13,14]

Em alguns estudos, a prevalência de *M. genitalium* é semelhante à da *Chlamydia trachomatis*[21]; em outros, *M. genitalium* é menos prevalente que a CT.[22]

M. genitalium pode ser detectado em mulheres com cervicite clínica entre 10% e 30% delas, associado, em muitos casos, a outros patógenos sexualmente transmissíveis.

Além da cervicite, doença inflamatória pélvica (DIP), parto prematuro, aborto espontâneo e infertilidade aumentam aproximadamente duas vezes no risco desses resultados entre mulheres infectadas com *M. genitalium*.[2]

A atual Diretriz Europeia de 2021 recomenda testar *M. genitalium* em mulheres com: cervicite mucopurulenta; sangramento intermenstrual ou pós-coito; disúria sem outra etiologia conhecida; dor pélvica aguda ou DIP; contatos sexuais contínuos com pessoas tratadas para infecção por *M. genitalium*.[24]

As infecções por *M. genitalium* entre as mulheres também são frequentemente assintomáticas e as consequências associadas à infecção assintomática, nesses casos, são desconhecidas.[2]

Ainda há certas controvérsias entre os autores sobre pacientes que não apresentam sintomas. Alguns trabalhos recomendam que a triagem assintomática não seja realizada, uma vez que não há evidências de que a infecção assintomática justifique o tratamento, além de que muitos pacientes eliminam espontaneamente o organismo.[32]

Mycoplasma hominis, produtor de colônias e metabolizador de arginina, com um diâmetro de aproximadamente 0,5 µm pode ser cultivado e formas colônias com cerca de 200 µm de diâmetro e caracterizadas por uma aparência de "ovo frito". A **cultura** (secreções uretrais, vaginais, endocervicais, prostáticas, esperma e urina) é considerada padrão-ouro para detecção de *M. hominis* e também pode ser realizada a suscetibilidade antimicrobiana. Embora considerado um comensal do trato genital de indivíduos saudáveis, é um patógeno sob certas circunstâncias capaz de causar infecções geniturinárias como infecções no trato urinário, associação com VB, doença inflamatória, cervicite e pielonefrite. Também estão relacionados a complicações na gravidez, incluindo infecções neonatais, além de papel patogênico na infertilidade. Principalmente em pacientes imunocomprometidos, associam-se a infecções extragenitais. As lipoproteínas de *Mycoplasma hominis* desempenham um papel importante na patogenicidade e interagem diretamente com o sistema imunológico do hospedeiro. **PCR** é o teste de **NAAT,** principal ferramenta diagnóstica para sítios estéreis ou quando há cultura negativa em paciente sintomática e é mais sensível do que a cultura para fins diagnósticos.

O gênero **ureaplasma** contempla bactérias cocoides, medindo 0,2 µm a 0,3 µm de diâmetro, forma colônias pequenas (13 µm a 15 µm), geralmente visualizadas por microscopia, com morfologia semelhante à do ouriço do mar. Apresentam a enzima urease que hidrolisa a ureia, produzindo amônia, que resulta na produção de ATP para as reações metabólicas celulares.

Ureaplasma urealyticum é uma bactéria gram-negativa pertencente à família Mycoplasmataceae que não possui parede celular. Esta espécie é um importante patógeno oportunista comumente encontrados nos órgãos reprodutivos de mulheres sexualmente ativas, sua prevalência varia de 60% a 80% em todo o mundo. Essa bactéria é relacionada a uma variedade de doenças infecciosas como uretrite não gonocócica, infertilidade masculina, vaginose, endometrite crônica, doença inflamatória pélvica, aborto espontâneo, parto prematuro e corioamnionite.[30]

O diagnóstico pode ser realizado por meio de **cultura ou NAAT**.[28,30,31]

Ureaplasma parvum, bactéria em forma de cocobacilo, desprovida de parede celular que pode colonizar o trato genital feminino e é uma bactéria considerada agente patogênico oportunista, pois frequentemente é isolada do trato genital de pessoas saudáveis. Alguns trabalhos correlacionaram a infecção por *Ureaplasma parvum* e HPV, tanto relacionada à neoplasia intraepitelial cervical como a possível ação concomitante ao HPV para transformação maligna das células do colo uterino.[36]

O diagnóstico também pode ser realizado mediante **cultura ou NAAT**.[28,30,31]

Vaginose bacteriana é a principal disbiose (disbiose é o desequilíbrio da comunidade bacteriana, com diminuição dos lactobacilos)[23] e afeta 23% a 29% das mulheres globalmente. Embora possa ser tratada efetivamente com antibióticos, a recidiva alcança cerca de 58% em 1 ano. As mulheres com VB têm risco aumentado para desenvolver HIV e outras IST, incluindo *Chlamydia trachomatis, Neisseria gonorrhoeae, Trichomonas vaginalis, Mycoplasma genitalium*. HPV e herpesvírus simples tipo 2.[18,19] Para o diagnóstico, consideramos os **critérios de Amsel** (presença de três desses critérios firma o diagnóstico clínico de VB):

1. Ph vaginal > 4,5.
2. Teste positivo de aminas (*whiff test*), com odor de peixe exalando após adição de 2 gotas de com KOH 10% ao conteúdo vaginal.
3. Presença de células-alvo (*clue cells*) ao **exame a fresco ou corado pelo Gram** do corrimento genital.
4. Corrimento vaginal branco ou acinzentado, fino e homogêneo.

O **escore de Nugent** por intermédio do bacterioscópico de secreção vaginal (coloração de Gram), com pontuação para a presença de morfotipos: lactobacilos, *Gardnerellas/Bacterioides e Mobiluncos* existentes, quantificam um escore que, acima de 7, é considerado VB (padrão-ouro) e os testes com base na **detecção de ácidos nucleicos específicos (NAAT)** das bactérias causadoras de vaginose, com alta sensibilidade e especificidade.[20]

Trichomonas vaginalis, causador da tricomoníase (IST), tem prevalência muito variável dependendo da população estudada. Nos Estados Unidos, estima-se que a prevalência nas mulheres esteja entre 2% (geral) e 14% (clínicas de IST).[2]

A maioria das pessoas com tricomoníase apresenta sintomas genitais mínimos ou inexistentes (70% a 85%) e as infecções não tratadas podem perdurar por meses ou anos. Na presença de sintomas, as mulheres com TV apresentam corrimento vaginal, com odor desagradável, verde-amarelado, com ou sem irritação vulvar. O colo uterino apresenta-se com aspecto de "morango", observado mais frequentemente na colposcopia que no exame físico ginecológico.[20] A infecção por TV está associada a complicações na gravidez, infertilidade, DIP, neoplasia intraepitelial cervical e aumento na transmissão do HIV. O diagnóstico pode ser realizado por **microscopia direta (exame direto a fresco), cultura e NAAT**.[19]

Tratamento

Os objetivos do tratamento das cervicites, além do alívio dos sintomas e prevenção da infecção do trato genital superior (moléstia inflamatória pélvica e suas sequelas), devem ter como alvo o(s) agente(s) etiológico(s). Somente em casos excepcionais, quando for impossível a busca pelo diagnóstico etiológico, admite-se o tratamento com base na presunção dos agentes envolvidos.

Tratamento da infecção por *Chlamydia trachomatis*

» Doxiciclina 100 mg, via oral (VO), a cada 12 horas, por 7 dias.
» Azitromicina 1 g, via oral, dose única.
» Levofloxacino 500 mg, VO, a cada 24 horas, por 7 dias.

Tratamento da infecção por *Chlamydia trachomatis* em gestante

» Azitromicina 1 g, VO, dose única; ou
» Regime alternativo:
– Amoxicilina 500 mg, VO, a cada 8 horas, por 7 dias.

Tratamento da infecção por *Neisseria gonorrhoeae*

» Ceftriaxone 250 mg, intramuscular (IM), dose única; ou
» Cefixima 400 mg, VO, dose única.

As fluoroquinolonas não devem ser usadas por causa do aumento das taxas de resistência do gonococo. (C)[16] (B)[17]

Tratamento da infecção por *Mycoplasma genitalium*[2]

Quando o teste de resistência **não estiver disponível**:
» Doxiciclina 100 mg, VO, a cada 12 horas, por 7 dias, **seguida de**
» Moxifloxacin 400 mg, VO, a cada 24 horas, por 7 dias.

Quando o teste de resistência **estiver disponível:**
Sensível a macrolídeos:
» Doxiciclina 100 mg, VO, a cada 12 horas, por 7 dias, **seguida de**
» Azitromicina 1 g dose inicial dose única, seguida por 500 mg/dia, por mais 3 dias (2,5 g no total).

Resistente a macrolídeos:
» Doxiciclina 100 mg, VO, a cada 12 horas, por 7 dias, **seguida de**
» Moxifloxacin 400 mg, VO, a cada 24 horas, por 7 dias.

Tratamento da infecção por *Mycoplasma hominis*

Sempre que possível, realizar o teste de suscetibilidade antimicrobiana, a resistência em *Mycoplasma hominis* a diferentes antibióticos varia geograficamente e de acordo com a exposição antimicrobiana prévia em diferentes populações:
» Doxiciclina 100 mg, VO, a cada 12 horas, por 7 dias; ou
» Moxifloxacin 400 mg, VO, a cada 24 horas, por 7 dias.

Tratamento da infecção por *Ureaplasma urealyticum* e *Ureaplasma parvum*

» Doxiciclina 100 mg, VO, a cada 12 horas, por 7 dias.
» Tetraciclina 500 mg, VO, a cada 6 horas, por 7 dias.
» Levofloxacina 500 mg, VO a cada 24 horas, por 7 dias.
» Azitromicina 1 g, dose única VO ou 500 mg a cada 24 horas, por 5 dias.

Tratamento da vaginose bacteriana[2,18]

» Metronidazol 500 mg, VO, a cada 12 horas, por 7 dias; ou
» Metronidazol gel 0,75%, 1 aplicador (5 g) por dia, via vaginal, por 5 dias; ou
» Clindamicina creme 2%, 1 aplicador (5 g) por dia, via vaginal, por 7 dias.
» Regime alternativo:[18]
» Tinidazol 2 g, VO, a cada 24 horas, por 2 dias; ou
» Tinidazol 1 g, VO, a cada 24 horas, por 5 dias; ou
» Secnidazol 2 g, VO, dose única; ou
» Clindamicina 300 mg, VO, a cada 12 horas, por 7 dias (A).

Tratamento da infecção por *Trichomonas vaginalis*[2]

» Metronidazol 500 mg, VO, a cada 12 horas, por 7 dias (A).
» Tinidazol 2 g, VO, dose única.
» Metronidazol 2 g, VO, dose única.

A paciente deve se abster de atividade sexual durante o tratamento.

Devem ser oferecidos a todos os pacientes a pesquisa e o tratamento de outras IST (sífilis, HIV e hepatites B e C) e a parceria deve ser tratada.

Fluxogramas de corrimento vaginal anormal são usados, eventualmente, para tratar e identificar infecções cervicais, incluindo *Chlamydia trachomatis* e *Neisseria gonorrhoeae.* Nesses fluxogramas, muitas mulheres são tratadas desnecessariamente e outras com infecções cervicais não são detectadas.[25]

O algoritmo da Divisão de Ginecologia do HCFMUSP contempla aspectos clínicos e laboratoriais, na tentativa de diagnosticar o(s) agente(s) específico(s) para que o tratamento proposto seja o mais adequado possível.[26]

Recomendação

Na Divisão de Ginecologia do Hospital das Clínicas da Faculdade de Medicina da Universidade de São Paulo (HCFMUSP), recomenda-se para pacientes com cervicite, a seguinte conduta (Algoritmo 34.1).

Algoritmo 34.1 – Diagnóstico e tratamento das cervicites

Anamnese e avaliar risco para IST*

Sintomáticas
- corrimento vaginal, muco purulento com sangramento ou não
- dispareunia
- disúria
- sangramento intermermenstrual

Assintomáticas
(em torno de 70% a 80%)

Risco para IST*

Mulheres sexualmente ativas
Menor de 25 anos ou mais de 25 anos com:
- nova parceria sexual
- múltiplas parcerias sexuais
- parcerias com IST
- história prévia ou presença de IST
- uso inconsistente de preservativo

↓

Exame Ginecológico
Dor à mobilização do colo uterino, material mucopurulento no orifício do colo e/ou sangramento ao toque da espátula ou *swab*

↓

- Painel IST4 (PCR em tempo real) *(Chlamydia trachomatis, Neisseria gonorrhoeae, Mycoplasma genitalium, Trichomonas vaginalis)*
- Amsel ou escore de Nugent (basteroscópio GRAM)
- Cultura de amostras endocervicais

↓

Tratamento
Específico para os agentes

IST: infecção sexualmente transmissível; PCR: reação em cadeia da polimerase
Fonte: Desenvolvido pela autoria

Referências bibliográficas

1. Young C, Argáez C. Management and treatment of cervicitis: a review of clinical effectiveness and guidelines. Ottawa (ON): Canadian Agency for Drugs and Technologies in Health. 2017. [2024 Mar. 27]. Disponível em: https://www.ncbi.nlm.nih.gov/books/NBK525875/.
2. Workowski KA, Bachmann LH, Chan PA, Johnston CM, Muzny CA, Park I. Sexually transmitted infection treatment guidelines, 2021. MMWR Recomm Rep. 2021;70(4):1-187.
3. Taylor-Robinson D. Mollicutes in vaginal microbiology: mycoplasma hominis, ureaplasma urealyticum, ureaplasma parvum and Mycoplasma genitalium. Res Microbiol. 2017;168(9-10):875-81.
4. Baumann L, et al. Prevalence of Mycoplasma genitalium in different population groups: systematic review and meta-analysis. Sex Transm Infect. 2018;94:254-61.
5. Naud PSV. Cervicites e uretrites. In: Linhares IM, Duarte G, Giraldo PC, Bagnoli VR, IST/AIDS. Manual de orientação. São Paulo: Febrasgo/Ponto, 2004:59-63.
6. Centers for Disease Control and Prevention. Sexually transmitted disease surveillance, 2008. Atlanta (CA): US Department of Health and Human Services, 2009.
7. Hook EW III, Handsfield HH. Gonococcal infections in the adult. In: Holmes KK, Sparling PF, Mardh PA. (Eds.). Sex Transm Dis. 3. ed. New York: McGraw-Hill; 1999:451-66.
8. Manavi K, Young H, Clutterbuck D. Sensitivity of microscopy for the rapid diagnosis of gonorrhoea in men and women and the role of gonorrhea serovars. Int J STD AIDS. 2003;14 (6):390-4.
9. Bignell C, Ison CA, Jungmann E. Gonorrhoea. Sex Transm Infect. 2006;82(4):iv6-iv9.
10. Cook RL, Hutchison SL, Ostergaard L, Braithwaite RS, Ness RB. Systematic review: noninvasive testing for Chlamydia trachomatis and Neisseria gonorrhoeae. Ann Intern Med. 2005;142(11):914-25.
11. Gonçalves AK, Eleutério Jr J, Costa AP, Giraldo PC. Cervicites e uretrites. São Paulo. Federação Brasileira das Associações de Ginecologia e Obstetrícia (Febrasgo), 2018. (Protocolo FEBRASGO – Ginecologia, n° 2/Comissão Nacional Especializada em Doenças Infectocontagiosas).
12. Short VL, Totten PA, Ness RB, Astete SG, Kelsey SF, Haggerty CL. Clinical presentation of mycoplasma genitalium infection versus Neisseria gonorrhea infection among women with pelvic inflammatory disease. Clin Infect Dis. 2009;48(1):41-7.
13. Marrazzo JM, Martin DH. Management of women with cervicitis. Clin Infect Dis. 2007;(3): 102-10.
14. Cina M, Baumann L, et al. Mycoplasma genitalium incidence, persistence, concordance between partners and progression: systematic review and meta-analysis. Sex Transm Infect; 2019;95(5):328-35.
15. Huppert JS, Mortensen JE, Reed JL, Kahn JA, Rich KD, Hobbs MM. Mycoplasma genitalium detected by transcription-mediated amplification is associated with Chlamydia trachomatis in adolescent women. Sex Transm Dis. 2008;35(3):250-4.
16. Wang SA, Harvey AB, et al. Antimicrobial resistance for Neisseria gonorrhoeae in the United States, 1988 to 2003: the spread of fluoroquinolone resistance. Ann Intern Med. 2007;(2):81-8.
17. Jernberg E, Moghaddam A, Moi H. Azithromycin and moxifloxacin for microbiological cure of Mycoplasma genitalium infection: an open study. Int J STD AIDS. 2008;19(10):676-10.
18. Muzny CA, Balkus J, Mitchell C, Sobel JD, et al. Disgnosis and management of bacterial vaginosis: summary of evidence reviewed for the 2021 Centers for Disease Control and Prevention Sexually Transmitted Infections Treatment Guidelines. Clinl Infect Dis. 2022;74(2):144-51.
19. Senã AC, Goldstein LA, et al. Bacterial vaginosis and its association with incident trichomonas vaginalis infections: a systematic review and meta-analysis. Sex Transm Dis. 2021;48(12):192-201.
20. Coleman JS, Gaydos CA. Molecular diagnosis of bacterial vaginosis: an update. J Clin Microbiol. 2018;56(9):342-18.

21. Sonnenberg P, Ison CA, Clifton S, et al. Epidemiology of Mycoplasma genitalium in British men and women aged 16-44 years: evidence from the third National Survey of Sexual Attitudes and Lifestyles (Natsal-3). Int J Epidemiol. 2015;44(6):1982-94.
22. Walker J, Fairley CK, Bradshaw CS, et al. The difference in determinants of Chlamydia trachomatis and Mycoplasma genitalium in a sample of young Australian women. BMC Infect Dis. 2011;11:35.
23. Lev-Sagie A, et al. The Vaginal Microbiome: II. Vaginal dysbiotic conditions. J Low Genit Tract Dis. 2022;26(1):79-84.
24. Jensen JS, Cusini M, Gomberg M, Moi H, et al. 2021 European guideline on the management of Mycoplasma genitalium infections. J Eur Acad Dermatol Venereol. 2022;36(5):641-50.
25. Van Gemert C, Hellard M, Bradshaw CS, et al. Syndromic management of sexually transmissible infections in resource-poor settings; a systematic review with meta-analysis of the abnormal vaginal discharge flowchart for Neisseria gonorrhoea and Chlamydia trachomatis. Sexual Health. 2018;15:1-12.
26. Rumyantseva T, Golparian D, Nilsson CS, et al. Evaluation of the new AmpliSens multiplex real-time PCR assay for simultaneous detection of Neisseria gonorrhoeae, Chlamydia trachomatis, Mycoplasma genitalium e Trichomonas vaginalis. APMIS. 2015;123(10):879-86.
27. Bender RA, Gundogdu C. Cytological diagnosis of genital Ureaplasma urealyticum and its importance in cervical inflammation. Eur Rev Med Pharmacol Sci. 2022;26(21):7912-7.
28. Leli C, Mencacci A, Latino MA, Clerice P, et al. Prevalence of cervical colonization by Ureaplasma parvum, Ureaplasma urealyticum, Mycoplasma hominis and Mycoplasma genitalium in childbering age women by a commercially availabe multiplex real-time PCR: an Italian observational multicentre study. J Microbiol Immunol Infect. 2018;51(2):220-5.
29. Jonduo ME, Vallely LM, Wand H, Sweeney EL, et al. Adverse pregnancy and outcomes associated with Mycoplasma hominis, Ureaplasma urealyticum and Ureaplasma parvum: a systematic review and meta-analysis. BMJ Open 2022;12(8):1-12.
30. Noh EJ, Kim DJ, Lee JY, Park JH, et al. Ureaplasma urealyticum infection contributes to the development of pelvic endometriosis through toll-like receptor 2.. Front Immunol. 2019;10:2373.
31. Carneiro FP, Darós AC, Darós ACM, Castro TMML, Carneiro MV, et al. Cervical Cytology of Samples with Ureaplasma urealyticum, Ureaplasma parvum, Chlamydia trachomatis, Trichomonas vaginalis, Mycoplasma hominis, and Neisseria gonorrhoeae Detected by Multiplex PCR. Biomed Res Int. 2020;2020:7045217.
32. Gnanadurai R, Fifer H. Mycoplasma genitalium. A review. Microbiology. 2020;166:21-29.
33. Horner P, Donders G, Cusini M, et al. Should we be testing for urogenital Mycoplasma hominis, Ureaplasma parvum and Ureaplasma urealyticum in men and women? – a position statement from the European STI Guidelines Editorial Board. J Eur Acad Dermatol Venereol. 2018;2(11):1845-51.
34. Lusk MJ, Garden FL, Rawlinson WD, et al. Cervicitis aetiology and case definition: a study in Australian women attending sexually transmitted infection clinics. Sex Transm Infect. 2016;92:175-81.
35. Vitale SG, Ferrari F, Ciebiera M, Zgliczyńska M, et al. The role of genital tract microbiome in fertility: a systematic review. Int J Mol Sci. 2022;23(1):180.
36. Drago F, et al. Ureaplasma parvum as a possible enhancer agent of HPV-induced cervical intraepithelial neoplasia: preliminary results. J Med Virol. 2016;88(12):2023-4.

Capítulo 35

Vacina para Papilomavírus Humano

Cristiane Lima Roa
Elsa Aida Gay de Pereyra
Maricy Tacla
Edmund Chada Baracat

No Brasil, segundo o Instituto Nacional de Câncer (INCA) 2022, excluídos os tumores de pele não melanoma, o câncer de colo uterino é o terceiro tipo de câncer mais incidente entre mulheres. Para o ano de 2023, foram estimados 17.010 novos casos, o que representa um risco considerado de 13,25 casos a cada 100 mil mulheres.

Na análise regional, o câncer do colo do útero é o segundo mais incidente nas regiões Norte (20,48/100 mil) e Nordeste (17,59/100 mil) e o terceiro na Centro-Oeste (16,66/100 mil). Já na região Sul (14,55/100 mil), ocupa a quarta posição e, na região Sudeste (12,93/100 mil), a quinta posição[1] (Tabela 35.1).

Tabela 35.1 – Estimativas de incidência por 100 mil mulheres do número de casos novos de câncer do colo do útero. Brasil, Regiões, 2023

Região	Incidência
Norte	20,48
Centro oeste	16,66
Nordeste	17,59
Sul	14,55
Sudeste	12,93

Fonte: Adaptada de Instituto Nacional de Câncer (INCA), 2022

A estimativa mundial aponta que o câncer cervical foi o quarto mais frequente em mulheres em todo o mundo, com uma estimativa de 604 mil casos novos, representando 6,5% de todos os tipos de câncer em mulheres. Esse valor corresponde a um risco estimado de 13,30 casos por 100 mil mulheres, e as taxas de incidência mais elevadas foram estimadas para os países do continente africano.[2]

Em termos de mortalidade no Brasil, em 2020, ocorreram 6.627 óbitos, e a taxa de mortalidade bruta por câncer do colo do útero foi de 6,12 mortes a cada 100 mil mulheres.[3]

A taxa global estimada em 2023 de sobrevida das mulheres acometidas pelo câncer cervical é de 66,7% em 5 anos a depender da idade, presença de sintomatologia de câncer cervical e estágio da doença ao ser feito o diagnóstico.[4]

Na etiologia do câncer de colo uterino, 97% dos casos estão associados à infecção pelo papilomavírus humano (HPV) de alto grau que infecta as células basais através de microtraumas durante o ato sexual.

Incorporando-se ao núcleo celular, o genoma viral "domina" as células do hospedeiro originando as neoplasias intraepiteliais cervicais (NIC), além das vaginais (NIVA), anais (NIA) e vulvares (NIV).

Essas lesões são consideradas precursoras do câncer e a evolução para a forma invasora pode durar 20 anos desde a infecção pelo vírus. A partir dessa informação, esforços científicos e organizacionais em Saúde são realizados ativamente para que a progressão da doença pré-câncer seja cessada antes do rompimento da membrana basal e do surgimento da neoplasia invasora cervical propriamente dita (Figura 35.1).

Figura 35.1 – Evolução das lesões HPV-induzidas

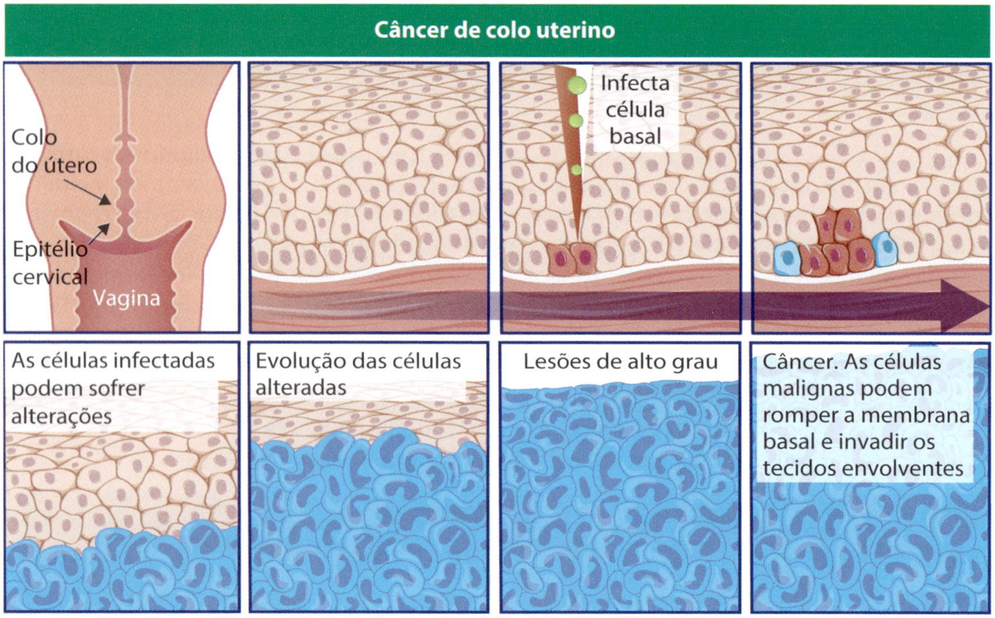

Fonte: Adaptada de Consolaro e Maria-egler, 2016; Koss, 2012; Panisset, 2009

Em 2020, a Organização Mundial de Saúde (OMS) definiu a Estratégia Global para Acelerar a Eliminação do Câncer do Colo Uterino (90/70/90) até 2030 em três grandes pilares, a saber: vacinação contra o HPV em **90%** das meninas até 15 anos completos; um teste de rastreamento com teste de HPV até 35 anos e outro até 45 anos em **70%** das mulheres; e tratamento adequado das lesões precursoras e cancerígenas em **90%** das pacientes com diagnóstico confirmado.

Neste capítulo, será abordada a primeira grande ação estipulada pela OMS que é a ampliação da cobertura vacinal contra HPV, sendo esta a principal meta da atenção primária no combate ao câncer cervical.

As vacinas, historicamente, são um meio custoefetivo de prevenção e de erradicação, a longo prazo, de doenças ocasionadas por micro-organismos.

No caso de viroses, dois tipos de vacinas foram desenvolvidos: as profiláticas com o objetivo de redução da infecção viral na população mais vulnerável; e as terapêuticas com a possibilidade de mudar o curso da doença ou mesmo tratar pessoas infectadas ou com câncer estabelecido.[5]

Com relação ao câncer cervical, atualmente, utilizam-se as vacinas profiláticas que visam desenvolver imunizantes contra os subtipos virais de maior risco.

As respostas imunes inatas têm papel na defesa natural contra o HPV e são caracterizadas por uma forte imunidade local adquirida, mediada por células e associadas à regressão das lesões e à proteção contra infecção subsequente com o mesmo subtipo de HPV. Na maioria dos indivíduos infectados, também se desenvolvem respostas imunes humoral contra epitopos da proteína L1, presentes na superfície externa das partículas virais intactas.[6]

A presença de infecção crônica e persistente pelo HPV sugestiona que o vírus não foi eliminado pelos mecanismos de resposta inata e/ou humoral manifestada pelo hospedeiro.[7] Portanto, uma vacina com capacidade de produzir anticorpos neutralizantes contra o capsídeo viral seria uma forma profilática de evitar infecções em mulheres que nunca tiveram contato com o vírus. Mas o desenvolvimento de vacinas foi inicialmente prejudicado pela incapacidade de se obterem, em cultura de tecidos, partículas virais. A alternativa apareceu a partir da observação que a combinação da expressão da proteína L1 com L2 gerava uma estrutura similar ao vírions, mas sem conter carga genética infectante denominada *vírus like particles* (VLP). Portanto, as vacinas VLP não positivam nenhum DNA do HPV e não são infecciosas.

Figura 35.2 – Estrutura viral (cápsula protéica L1 + genoma viral/DNA)

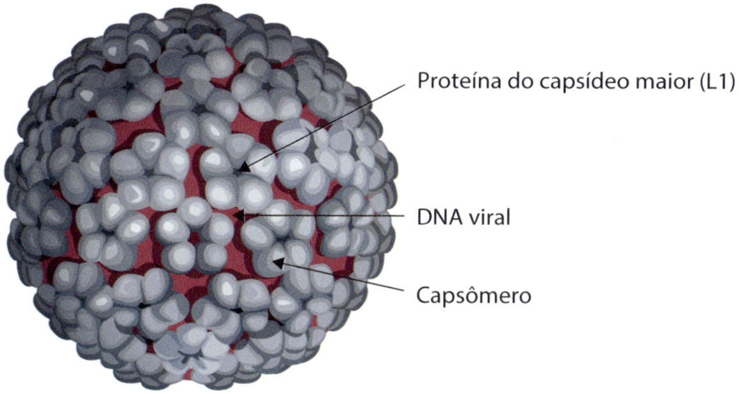

Fonte: Adaptada de Vittalle, Rio Grande, 2006;18(2):51-62

As vacinas VLP L1 são injetadas por via intramuscular (IM) e ocasionam uma viremia, estimulando a produção de anticorpos neutralizantes específicos para aquele subtipo de HPV protegendo o indivíduo contra novas infecções por HPV, mas sem efeito terapêutico para infecções ou doenças preexistentes.

As vacinas aprovadas e disponíveis são a Cervarix (bivalente/ HPV2) contém L1 VLP para HPV 16 e 18, a Gardasil (quadrivalente/ HPV4) com L1 VLP para HPV 6, 11, 16 e 18 e a Gardasil (nonavalente/HPV9) que acrescenta na quadrivalente VLP para HPV 31, 33, 45, 52 e 58 (Tabela 35.2).[8]

Tabela 35.2 – Vacinas anti-HPV licenciadas no Brasil, 2023

Vacina	HPV	Fabricante	Rede Pública	Ano da licença	Comercializadas no Brasil
Bivalente HPV2	16/18	GSK	NÃO	2007	Não (desde 2021)
Quadrivalente HPV4	6/11 16/18	MSD	SIM DESDE 2014	2006	Sim
Nonavalente HPV9	6/11 16/18 31/33/4552/58	MSD	NÃO	2017	Sim

Fonte: Adaptada de Bogani G, Maggiore ULR, Signorelli M, *et al.*, 2019

Quanto à imunogenicidade, os anticorpos neutralizantes provavelmente são mediadores primários de proteção das vacinas contra o HPV, porém ainda não se sabe o nível ideal necessário. Acredita-se que a alta imunogenicidade resulte da estrutura ordenada e densa das VLP, assim como a via de administração em comparação à via de infecção natural.[9]

Estudos que previamente avaliaram as vacinas bivalente e quadrivalente em adolescentes e em mulheres vacinadas no esquema de três doses mostraram uma a duas vezes mais anticorpos tipo-específicos no grupo adolescentes. Outros trabalhos demonstraram que 2 doses dadas aos adolescentes com intervalo de 6 meses tinham respostas de anticorpos que não eram inferiores às mulheres que receberam o esquema de 3 doses. Esses dados fizeram a OMS mudar o esquema para 2 doses para meninas e meninos com menos de 15 anos, contanto que o intervalo entre cada dose seja de pelo menos de 6 meses.[9]

A revisão da Cochrane, 2018, envolveu 26 ensaios clínicos, randomizados com 73.428 adolescentes/mulheres que receberam pelo menos 1 dose da vacina nonavalente (um estudo) e quadrivalente (sete estudos). A maioria com menos de 26 anos. Evidenciou-se que vacinas protegem mulheres imunizadas entre 15 e 26 anos contra lesões pré-neoplásicas. O efeito protetor é menor quando há infecção por HPV de alto grau previamente. De forma mais moderada, existe evidência que as vacinas podem reduzir as NIC 2 em mulheres entre 24 e 45 anos que são HPV 16 e 18-negativas. Para avaliação da redução dos quadros de câncer cervical, é preciso um tempo maior para avaliação.[10]

O estudo Pivotal de fase IIb-III que permitiu o licenciamento da vacina nonavalente foi o único que avaliou, além da imunogenicidade e segurança, a eficácia contra lesões de alto grau em colo uterino, vulva, vagina, adenocarcinoma *in situ* e câncer cervical invasivo causados pelos tipos de HPV 31, 33, 45, 52 e 58. Assumiu-se que as vacinas quadrivalente e nonavalente têm eficácia semelhante para prevenção de doenças associadas aos HPV 6,11,16 e 18, baseando-se na não inferioridade imunológica da nonavalente para os quatro subtipos em comum.

Estudo com 14.215 mulheres entre 16 e 26 anos, divididas em dois grupos randomizados que receberam as vacinas quadrivalente (controle) ou nonavalente, ambos em esquema de 3 doses (0, 2 e 6 meses), mostrou que, no grupo que recebeu a nonavalente, a eficácia para doenças associadas aos tipos 31, 33, 45,52 e 58 foi de 96,7% para lesões de alto grau; 96,3% para neoplasia cervical de alo grau, AIS e câncer cervical e 96% para persistência da infecção.[11]

Segundo o Centers for Disease Control and Prevention (CDC), as vacinas bivalente, quadrivalente e nonavalente foram consideradas seguras com eventos adversos leves em 90% das vezes como dor, hiperemia, edema e prurido. Outros efeitos colaterais como cefaleia, astenia, artralgia, dor muscular e náuseas podem ocorrer. Eventos colaterais graves e incidência de doenças autoimunes foram semelhantes entre o grupo de mulheres vacinadas e o grupo-controle, nenhuma morte foi atribuída diretamente à vacina. Desmaio e síncope após a imunização foram observados em adolescentes. Reação anafilática pode ocorrer raramente em pessoas com alergias graves e é fator limitante para a vacinação.[12]

A OMS recomenda, desde 2014, a administração de 2 doses nos adolescentes entre 9 e 14 anos, com intervalo de 6 a 15 meses entre a primeira e segunda dose. No Brasil, a partir de 2016, foi preconizado o esquema de vacina de 2 doses (0 e 6 meses)[13] (Tabela 35.3).

Estudos recentes avaliados em abril de 2022 pelo Grupo Conselheiro de Estratégias em Imunização (Sage) da OMS evidenciaram a eficácia da dose única das vacinas HPV quando comparadas com a eficácia de 2 ou 3 doses preconizados e concluiu que 1 dose de uma das vacinas disponíveis no mundo pode oferecer proteção significativa e não desprezível contra HPV, em algumas situações, podendo ser equivalente às 2 doses recomendadas atualmente para adolescentes. Instituir a dose única como estratégia poderá ser um importante passo para ampliar a cobertura e promover uma proteção para um número maior de meninas que não têm acesso à imunização anti-HPV. Apesar de serem estudos promissores, novas avaliações devem ser feitas antes da adoção da dose única.[14,15]

Tabela 35.3 – Esquema recomendado SAGE/OMS/abril 2022

População	Idade	Dose	Intervalo
Meninas	9 a 14 anos	1 ou 2	
Mulheres jovens	15 a 20 anos	1 ou 2	
Mulheres adultas	> ou = 21 anos	2	6 meses

**Imunossuprimidas – 3 doses ou, quando não possível, pelo menos 2 doses

Fonte: Adaptada de SAGE/OMS/abril 2022

No Brasil, a Federação Brasileira das Associações de Ginecologia e Obstetrícia (Febrasgo) decidiu manter o esquema de 2 doses em meninos e meninas entre 9 a 14 anos (0 e 6 meses) e 3 doses (0, 2 e 6 meses) nos acima de 15 anos.

Em agosto de 2023, o Ministério da Saúde incluiu as vítimas de violência sexual no grupo prioritário para vacinação contra o HPV. A medida visa garantir proteção a pessoas de 9 a 45 anos de idade que ainda não são vacinadas ou que não completaram o esquema de imunização contra o vírus. A Nota Técnica n. 63, assinada de forma conjunta pela Secretaria de Vigilância em Saúde e Meio Ambiente (SVSA), Secretaria de Atenção Primária à Saúde (SAPS) e a Secretaria da Saúde Indígena (SESAI), estabeleceu que a oferta da vacina será incluída de forma imediata ao protocolo de atendimento existente e realizada nos pontos de atenção à saúde do SUS que prestam assistência às vítimas de violência sexual.

No intuito de amplificar a cobertura de meninos e meninas, a vacina anti-HPV 4 foi incluída no calendário vacinal infantil e pode ser encontrada na rede pública.

A Sociedade Brasileira de Imunizações (SBIM) recomenda a vacinação antes do início da atividade sexual e nenhum teste de HPV é necessário previamente.[16] A seguir, o esquema vacinal preconizado pelo Ministério da Saúde do Brasil com a vacina quadrivalente (Tabela 35.4).

Tabela 35.4 – Esquema de vacinação HPV4 na rede pública, Brasil, SBIM, 2023

População	Idade	dose	Intervalo
Meninas	• 9 a 14 anos, 11 meses e 29 dias	2	0 e 6 meses
Meninos	• 9 a 14 anos, 11 meses e 29 dias	2	0 e 6 meses
*Imunossuprimidas	• 9 a 45 anos	3	0, 2 e 6 meses

*imunossuprimidas são pessoas vivendo com HIV/aids, transplantados de órgãos sólidos ou medula óssea e pacientes oncológicos

Fonte: Adaptada de https://sbim.org.br/ noticias/1781-nota-tecnica-sbim-atualizacao-das-vacinashpv-chegada-da-nonavalente-hpv9-ao-brasil

Em março de 2023, foi iniciada a comercialização no Brasil da vacina nonavalente que já é utilizada em outros países desde 2017. Foram acrescidos cinco subtipos de HPV oncogênicos mais comuns mundialmente (31, 33, 45, 52 e 58) na vacina quadrivalente.

Estudos deduziram que houve uma proteção de 90% nos casos de câncer de colo uterino e de 80% nos de câncer de vulva com a vacina HPV9, o que representa um aumento de 10% a 15% em relação à proteção oferecida pela vacina HPV4 (Tabela 35.5).[17]

Tabela 35.5 – HPV4 *vs.* HPV9

Local da neoplasia	Colo uterino	Vagina	Vulva	Ânus	Pênis	Orofaringe
HPV4	70%	65%	70% a 75%	85% a 90%	75% a 80%	85%
HPV9	90%	80% a 85%	85% a 90%	90% a 95%	85%	Acima de 90%

Fonte: Adaptada de https://sbim.org.br/noticias/1781-nota-tecnica-sbim-atualizacao-das-vacinashpv-chegada-da-nonavalente-hpv9-ao-brasil

Vacinação anti-HPV preconizada no Brasil (2023) para vacina HPV9 (rede privada) (Tabela 35.6).

» Meninas e meninos de 9 a 14 anos (não vacinados anteriormente):
  – 2 doses (0 e 6 meses).
» Acima de 15 anos (não vacinados anteriormente):
  – 3 doses (0, 2 e 6 meses).
» Imunossuprimidos de 9 a 45 anos (não vacinados anteriormente):
  – 3 doses (0, 2 e 6 meses).

Tabela 35.6 – Vacinação HPV9 em não vacinados

Não vacinados (HPV2 ou 4)	Dose (HPV9)
Meninas e meninos 9 a 14 anos	2 doses
Acima de 15 anos	3 doses
imunossuprimidos	3 doses

Fonte: Adaptada de https://sbim.org.br/noticias/1781-nota-tecnica-sbim-atualizacao-das-vacinashpv-chegada-da-nonavalente-hpv9-ao-brasil

Meninos e meninas de 9 a 14 anos (com esquema iniciado ou completo) (Tabela 35.7):

- Vacinados com 1 dose da quadrivalente – receber 2 doses da nonavalente (0 e 6 meses):
  - Respeitando o intervalo de 6 meses em relação à primeira dose da quadrivalente.
- Vacinados completamente com bivalente ou quadrivalente – receber 2 doses da nonavalente (0 e 6 meses):
  - Respeitando o intervalo de 1 ano após a última dose.

Adolescentes a partir de 15 anos e adultos (vacinados com bivalente ou quadrivalente)**:**

- Vacinados com 1 ou 2 doses da bivalente ou quadrivalente – receber 3 doses da nonavalente (0, 2 e 6 meses):
  - Repeitando-se o intervalo de 2 meses em relação à 1ª dose da quadrivalente ou de 3 meses em relação à 2ª dose da quadrivalente.
- Vacinados completamente com bivalente ou quadrivalente – receber 3 doses da nonavalente (0, 2 e 6 meses):
  - Respeitando-se o intervalo de 1 ano após a última dose de bivalente ou quadrivalente.

Tabela 35.7 – **Vacinação HPV9 em vacinados, Brasil, SBIM, 2023**

Vacinados completos ou incompletos	Hpv2 Dose(s) feitas	Hpv4 Dose(s) feitas	Hpv9 Dose(s) a receber
Meninos e meninas 9 a 14 anos	0	1	2 HPV9 (0 e 6 meses) após 6 meses da 1ª dose HPV4
Meninos e meninas 9 a 14 anos	2	2	2 HPV9 (0 e 6 meses) após 1 ano da 2ª dose
Acima de 15 anos	1 ou 2	1 ou 2	3 HPV9 (0, 2 e 6 meses) após 2 meses da 1ª dose da HPV4 ou 3 meses após 2ª dose HPV4
Acima de 15 anos	2	2	3 HPV9 (0, 2 e 6 meses) após 1 ano da última dose da HPV2 ou 4

Fonte: Adaptada de https://sbim.org.br/ noticias/1781-nota-tecnica-sbim-atualizacao-das-vacinashpv-chegada-da-nonavalente-hpv9-ao-brasil

A orientação aceitável, mas não recomendada para o uso da vacina fora da faixa etária de licenciamento, deve ser considerada pelo médico e compartilhada com o paciente em todas as ocasiões.

A recomendação da Febrasgo (2022) favorável à vacinação de mulheres previamente expostas ao vírus se baseia no risco aumentado de desenvolvimento de outras lesões em vulva, vagina, ânus, cabeça e pescoço causadas pelos subtipos de HPV que essas mulheres não tiveram contato antes, além dos quadros de recidivas em pacientes tratados.

A infecção natural não mostrou efeito preventivo de novas infecções pelo mesmo sorotipo viral observado nas mulheres vacinadas. Portanto, há evidência de redução no risco de recidiva com o esquema vacinal.[18]

Quanto à redução da transmissão, autores relatam que anticorpos induzidos pela vacina transudam para o muco cervical e exsudam para lesões epiteliais em mulheres vacinadas. Os vírions liberados nos fluidos ficam "revestidos" com anticorpos e menos propensos a gerar novas infecções.[19,20]

Outro fator relativo às vacinas que merece mais estudos é a possibilidade de redução da reativação da latência viral. O HPV pode ficar oculto nas células basais e, num momento oportuno em que o indivíduo passe por algum grau de imunossupressão, ocorre a reativação viral, o que pode acontecer em 5% a 15% dos casos de latência.

Alguns trabalhos demonstraram que os linfócitos b (memória) estão substancialmente aumentados em mulheres vacinadas e com exposição prévia a tipos de HPV vacinais. Essa condição melhora o controle imunológico de infecções por HPV adquiridos anteriormente na prevenção ou redução da frequência e duração do quadro de reativação, sugerindo a possibilidade de que a vacinação contribua com um menor risco de reativação de um processo infeccioso já controlado.[21,22]

Outros achados relevantes sobre vacinas mostram que a duração dos anticorpos contra o HPV é de pelo menos 10 anos e, atualmente, não se preconiza a administração da dose de reforço; além disso o efeito rebanho foi observado em vários estudos que demonstraram proteção de indivíduos não vacinados conferida pela vacinação dos indivíduos elegíveis em razão da dificuldade que o vírus passa a encontrar para se disseminar nessa nova população de vacinados e não vacinados.[23]

Conclui-se que a vacinação anti-HPV é, portanto, a forma mais importante de se obter a redução substancial da incidência de lesões precursoras do câncer de colo uterino. Porém, a cobertura vacinal principalmente em países de baixa e média renda ainda não alcançou níveis expressivos. No Brasil, o maior desafio é aumentar a cobertura vacinal, sobretudo nas regiões com maior número de casos de câncer do colo uterino; nesse âmbito, órgãos governamentais, educadores e profissionais da Saúde têm um papel fundamental na propagação do conhecimento das infecções induzidas pelo HPV e no estímulo contínuo à vacinação anti-HPV como método preventivo, seguro e eficaz, principalmente entre os adolescentes. Somente com a adesão desse grupo, será possível, no futuro, talvez, erradicar o câncer do colo uterino no Brasil.

Recomendação

Na Divisão de Ginecologia do Hospital das Clínicas da Faculdade de Medicina da Universidade de São Paulo (HCFMUSP), recomenda-se a seguinte conduta para não vacinados (Algoritmo 35.1).

Algoritmo 35.1 – Conduta para não vacinados

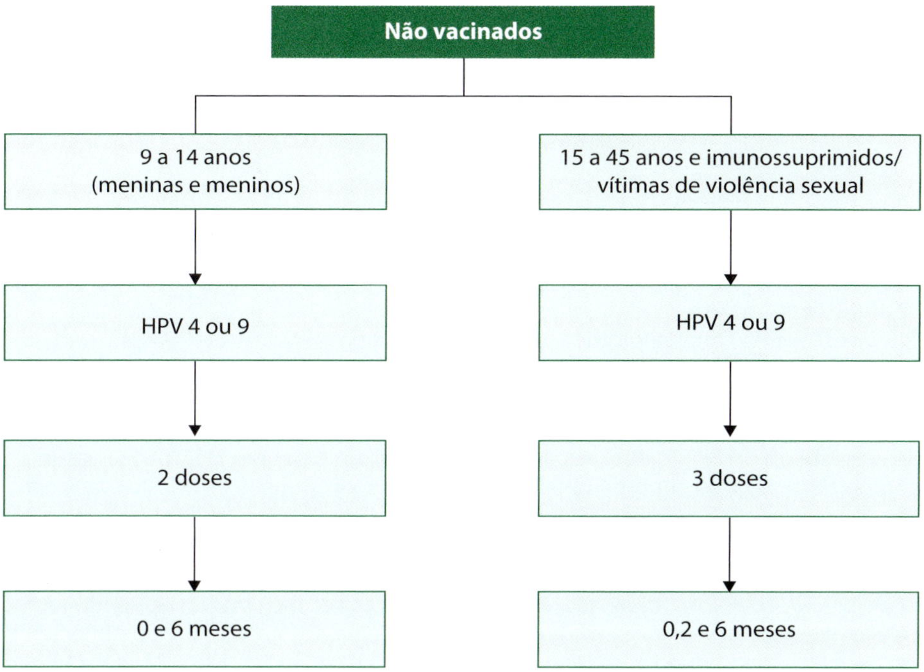

Fonte: Desenvolvido pela autoria

Referências bibliográficas

1. Instituto Nacional de Câncer. Estimativa 2023: Incidência de câncer no Brasil. Rio de Janeiro: INCA, 2022:160.
2. FERLAY et al., 2021; SUNG et al., 2021.
3. Instituto Nacional de Câncer José Alencar Gomes da Silva. Estimativa 2020: Incidência de câncer no Brasil. Rio de Janeiro: INCA, 2019.
4. Wild CP, Weiderpass E, Stewart BW. World Cancer Report: Cancer Research for Cancer Prevention, 2020.
5. Rohan TE, Burk RD, Franco EL. Toward a reduction of global burden of cervical câncer. Am J Obstet Gynecol. 2023;189(4 suppl):s37-9.
6. Derchain S, Sarian LO. Vacinas para o papilomavirus humano. Proagro.2023;(ciclo4 modulo 1):97-115.
7. Villa LL, Ault KA, Giuliano AR, et al. Immunologic responses following administration of vaccine targeting human papilomavirus types 6,11,16 and 18. Vaccine. 2006;24(27-28):5571-83.
8. Bogani G, Maggiore ULR, Signorelli M, Martinelli F, Dito A, Sabatucci I, et al. The role of human papillomavirus vacines in cervical câncer: prevention of cancers caused by human papillomavirus. Infect drug resist. 2019;12:1951-67.
9. Toh ZQ, Kosasih J, Russell FM, et al. Recombinant human papillomavirus nonavalent vaccine in the prevention of cancers caused by human papillomavirus. Infect Drug Resist. 2019;12:1951-67.

10. Arbyn M, et al. Prophylactic vaccination against human papillomavirus to prevent cervical câncer and its precursors. Cochrane Database Syst Rev. 2018;(5):CD009069).
11. Huh Wk, et al. Final efficacy, immunogenicityand safety analyses of nine – valente human papillomavirus vaccine in women aged 16-26 years: a randomised, double – blind trial. Lancet. 2017;390(10108):2143-59.
12. Bogani G, et al. The role of human papillomavirus vaccine in cervical câncer: prevention or treatament. Crit Ver Oncol Hematol. 2018;122:92-7.
13. Brasil, Ministério da Saúde. Informe técnico da ampliação da oferta das vacinas papilomavirus humano 6, 11, 16 e 18 (recombinante) – vacina HPV quadrivalente e meningocócica C (conjugada). Brasília, 2018. [2024 Mar. 3]. Disponível em: https://www.cosemssc.org.br/wp-content/uploads/2018/03/INFORME-T%C3%89CNICO-HPV_MENINGITE_Final.pdf.
14. Staff NCI. Single Dose of HPV Vaccine Yields Long-Term Protection from Many Cancer-Causing Types, 2020.
15. World Health Organization. [2024 Mar. 31]. Disponível em: https:/www.who.int/new/item/11-4-2022-one-dose=human-papillomavirus-HPV-vaccine-offers-solid-protection-against-cervical-cancer.
16. Sociedade Brasileira de Imunizações. [2024 Mar. 31]. Disponível em: https:/www.sbim.org.br:www.portalarquivos.saude.
17. Gardasil 9. Human papillomavirus 9-valent vaccine, recombinant. US FDA approved product information; Whitehouse Station, NJ: Merck & Co, Inc. 2020.
18. Federação Brasileira das Associações de Ginecologia e Obstetrícia. Programa Vacinal para Mulheres. 2. ed. São Paulo: Febrasgo. Comissão Nacional Especializada de Vacinas. 2017:38-9
19. Schwarz TF, et al. Single dose vaccination with AS03-adjuvanted H5N1 vaccines in a randomized trial induces strong and broad immune responsiveness to booster vaccination in adults. Vaccine. 2009;27(45)6284-90.
20. Roden RBS, Sterm PL. Opportunities and challenges for human papillomavirus vaccination in cancer. Nat Rev Cancer. 2018;18(4):240-54.
21. Wheeler CM, et al. Efficacy, safety, and immunogenicity of the human papillomavirus 16/18 AS04 – adjuvanted vaccine in women older than 25 years: 7-year follow-up of the phase 3, double-blind, randomised controlled VIVIANE study. Lancet Infect. Dis. 2016;(10):1154-68.
22. Scherer EM, et al. A single human papillomavirus vaccine dose improves B cell memory in previously infected subjects. EBioMedicine. 2016;10:55-64.
23. Patel C, et al. The impact of 10 years of human papillomavirus (HPV) vaccination in Australia: what additional disease burden will a nonavalent vaccine prevent? Euro Surveill. 2018;23(41):30-40.

Capítulo 36

Lesões Glandulares do Colo Uterino

Maria Luiza Nogueira Dias Genta
Maricy Tacla

Introdução

As lesões glandulares do colo uterino se originam do epitélio glandular da endocérvice. A neoplasia glandular do colo uterino é responsável por 15% a 25% de todos os tipos de câncer cervical.[1]

Essa incidência vem aumentando drasticamente nas últimas duas décadas, sobretudo em mulheres jovens até 35 anos. No Brasil, um estudo avaliou 1.137 casos de câncer cervical e encontrou 20,1% de adenocarcinomas.[2] Número semelhante também foi encontrado em estudo retrospectivo realizado na Divisão de Ginecologia do Hospital das Clínicas da Faculdade de Medicina da Universidade de São Paulo (HCFMUSP), que avaliou 514 casos de carcinoma do colo uterino e encontrou 17,3% de adenocarcinoma.[3]

Atualmente, conforme a última classificação da Organização Mundial Saúde (OMS) de 2020, o adenocarcinoma do colo uterino está subdividido conforme sua associação ao papilomavírus humano (HPV)[4] (Quadro 36.1), sendo que mais de 70% são HPV relacionados.[5,6] Acredita-se que a lesão precursora da maioria dos adenocarcinomas do colo uterino seja o adenocarcinoma *in situ*.[7]

Quadro 36.1 – Classificação do adenocarcinoma do colo uterino (OMS-2020)[8]

HPV – Dependente	HPV – Independente
in situ	Tipo gástrico
	Tipo pequenas células
Tipo usual	Tipo mesonéfrico
	Endometrioide

Fonte: Adaptado de Höhn AK, *et al.*, 2021

A carcinogênese do adenocarcinoma está associada a diversos fatores, como infecção por HPV oncogênico, hiperplasia das células de glandulares, hormônios e obesidade. Vários estudos demonstram uma forte associação entre o adenocarcinoma e os tipos específicos de HPV oncogênico. Os dados disponíveis sugerem que o HPV 18 é responsável por aproximadamente 50% dos adenocarcinomas em comparação com 15% dos carcinomas de células escamosas.[5]

Os HPV 16 e 18 predominam no adenocarcinoma endocervical *in situ* (AIS) e adenocarcinoma, seguidos dos tipos HPV45, HPV59, HPV35 e HPV33. Em um estudo no Norte da África e na América do Sul, os tipos de HPV encontrados em cada região eram similares. Houve predomínio do tipo HPV16. Já no Sudeste da Ásia houve um predomínio do tipo HPV18.[9]

No adenocarcinoma, o DNA-HPV dos tipos 16 e 18 é positivo em 78% dos casos. Em um trabalho que avaliou 12 estudos epidemiológicos, os fatores associados ao adenocarcinoma do colo foram similares ao carcinoma escamoso, com exceção do tabagismo que não parece estar relacionado ao adenocarcinoma.[9] Portanto, idade da primeira relação sexual, índice de massa corporal, idade da primeira gestação, número de parceiros sexuais são considerados fatores de risco para ambos os tipos de câncer cervical.

Rastreamento e diagnóstico

No rastreio por meio da citologia, a identificação de células glandulares anormais é um achado significativo.[10] Segundo o sistema de Bethesda atualizado em 2014[11] e adotado no Brasil em 2020, as citologias glandulares anormais são:

- **Células glandulares atípicas (AGC)** – endocervicais (AEC), endometriais ou não especificadas (NOS) são anotadas como uma subcategoria. Isso substitui o termo anterior "células glandulares atípicas de significado indeterminado" (Agus).
- **Células glandulares atípicas, favorecem neoplásicas** – endocervical é a única subcategoria. Esta designação é para amostras que apresentam características sugestivas, mas não suficientes para uma interpretação de adenocarcinoma.
- **Adenocarcinoma endocervical *in situ* (AIS)**
- **Adenocarcinoma** – as células do adenocarcinoma podem ser subcategorizadas como endocervicais, endometriais, extrauterinas ou NOS.

Alterações citológicas glandulares são encontradas em $< 1\%$ das amostras de citologia cervical, mais comumente em pacientes com idade ≥ 40 anos (p. ex., 1,1 a 2,4/1.000 nas idades de 40 a 69 anos *versus* 0 a 0,8/1.000 em pacientes mais jovens).[12]

Colposcopia com amostra endocervical é recomendada para todas as mulheres que apresentam as subcategorias de AGC e AIS. A colposcopia é pouco específica, já que não existe aspecto único que caracterize as lesões glandulares; além disso, os critérios colposcópicos utilizados para identificar lesões escamosas, como alterações vasculares, contorno da superfície, coloração e margem, não se aplicam a lesões glandulares. A maioria das lesões está localizada dentro da zona de transformação ou próxima a ela.

Durante a colposcopia, se encontradas alterações, quaisquer que sejam, deve ser realizada a biópsia. No caso de diagnóstico de neoplasia intraepitelial graus II (NIC II) ou III, deve-se buscar excluir doença glandular, considerando-se o diagnóstico da citologia endocervical, colhida no momento da colposcopia, e outros exames solicitados para avaliação de endométrio ou outros órgãos pélvicos. Independentemente do diagnóstico de doença escamosa, nos casos em que a nova citologia mantiver o diagnóstico de AGC, é recomendável a conização do colo, de preferência por meio de uma técnica que produza um espécime íntegro para adequada avaliação de margens. Caso o resultado da biópsia seja negativo, ou na ausência de lesão colposcópica, deve-se considerar o diagnóstico da nova citologia para definição de conduta. Caso se mantenha o diagnóstico de AGC, é recomendável a conização do colo.

Amostra endometrial é recomendada em conjunto com a colposcopia e amostra endocervical em mulheres acima de 35 anos em todas as categorias de AGC e AIS. Abaixo dos 35 anos, só é recomendada amostra cervical de mulheres com indicações clínicas sugestivas de câncer de endométrio, como sangramento uterino de causa desconhecida e condições de anovulação crônica. Essas mulheres devem ser submetidas à avaliação de amostras endometriais e endocervicais. Se nenhuma patologia endometrial for identificada, a colposcopia é recomendada. Caso nada significativo seja encontrado, o teste de DNA-HPV é recomendado no momento da colposcopia para mulheres com AGC endometrial ou glandular de significado indeterminado. Apenas o uso de DNA-HPV ou repetir a citologia é inaceitável para triagem inicial de mulheres de todas as categorias de AGC ou AIS.

A recomendação para seguimento de mulheres, após colposcopia com atipia endocervical, endometrial ou com células glandulares atípicas sem neoplasia intraepitelial cervical ou com neoplasia glandular identificada histologicamente, é repetir a citologia combinada ao teste de DNA-HPV em 6 meses se o teste de HPV for positivo; caso seja negativo, repetir em 12 meses. A colposcopia é recomendada a mulheres que, após repetir os exames, apresentem teste de DNA-HPV positivo, células escamosas atípicas de significado indeterminado (ASC-US) ou alteração maior. Se os dois testes forem negativos, a paciente deverá voltar à rotina normal. O acompanhamento de mulheres sem teste de HPV disponível e com atipia endocervical, endometrial, ou células glandulares de significado indeterminado, será repetir citologia em 6 meses. Após quatro resultados consecutivos negativos, a mulher poderá voltar à rotina normal.

Em gestantes, a amostra endocervical e a curetagem para avaliação inicial são inaceitáveis.

Tratamento

A aparência colposcópica da lesão por AIS pode ser mínima, o que dificulta a visualização de toda sua extensão, além de ser multifocal e poder estar a uma distância considerável no canal endocervical, dificultando sua excisão.

Pacientes não grávidas com AIS cervical diagnosticada com biópsia dirigida por colposcopia ou curetagem endocervical necessitam de um procedimento excisional diagnóstico para confirmação (ou seja, excluir doença invasiva) e avaliar a extensão da doença. O tratamento de mulheres com diagnóstico histológico de AIS permanece controverso.

Um procedimento excisional diagnóstico é realizado para obter uma amostra intacta com margens interpretáveis. Várias técnicas podem ser usadas: conização com bisturi a frio; procedimento com bisturi em alça de alta frequência (CAF); ou conização a *laser*. Idealmente, uma única peça cirúrgica deve ser obtida medindo pelo menos 10 mm de comprimento.[10] Em pacientes com prole constituída, as preocupações sobre possíveis complicações na gravidez são baixas, e o tamanho da peça cirúrgica pode ser aumentado para 18 mm a 20 mm. Essas medidas são preferidas, independentemente de planejamento de histerectomia posterior. Na Divisão de Ginecologia do HCFMUSP, dá-se preferência ao procedimento cirúrgico com bisturi a frio.

Não há evidências de que o tipo de procedimento excisional diagnóstico tenha impacto nos resultados, desde que uma margem negativa seja alcançada. Em metanálise com 1.278 mulheres submetidas a cone por adenocarcinoma *in situ*, a margem comprometida foi associada a um risco estatisticamente significante de doença residual ou recorrência.[13]

Entretanto, a margem negativa em uma excisão não significa necessariamente que todas as lesões tenham sido retiradas. As lesões glandulares têm um caráter saltatório ou de não contiguidade, não garantindo que apenas as margens cirúrgicas livres sejam suficientes para encerrar o tratamento. As citada "lesões saltatórias" podem ocorrer de 17% a 25% dos casos.[14]

Após a confirmação diagnóstica com a conização, a histerectomia é o tratamento-padrão para AIS, porém a escolha da abordagem definitiva depende dos planos futuros gestacionais e se as margens cirúrgicas e as amostras de curetagem endocervical estão livres de doença. A alternativa é uma vigilância sistemática até prole constituída e, depois, a histerectomia simples é proposta.

Após estabelecido o tratamento, o seguimento clínico deverá ser realizado a cada 6 meses, combinando citologia, teste de DNA-HPV, colposcopia e amostra endocervical, procedimentos recomendados em mulheres com cirurgia conservadora por tempo indeterminado.[15]

As vacinas são especialmente relevantes na prevenção primária do adenocarcinoma de colo, já que apresentam proteção para os principais tipos de HPV implicados no desenvolvimento dessas lesões.[16]

Recomendação

Na Divisão de Ginecologia do Hospital das Clínicas da Faculdade de Medicina da Universidade de São Paulo (HCFMUSP), recomenda-se a seguinte conduta para diagnóstico e tratamento das lesões glandulares do colo uterino (Algoritmo 36.1).

Algoritmo 36.1 – Diagnóstico e tratamento das lesões glandulares do colo uterino

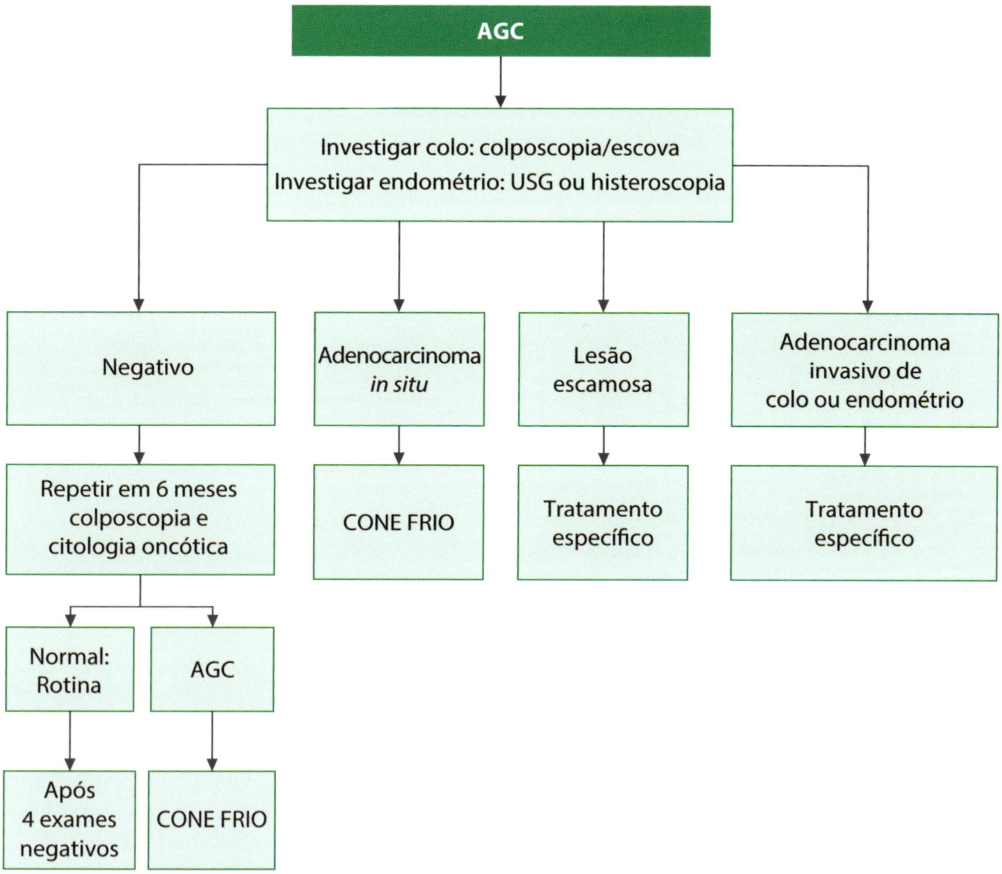

AGC: células glandulares atípicas; USG: ultrassonografia

Fonte: Desenvolvido pela autoria

Referências bibliográficas

1. Smith HO, et al. The rising incidence of adenocarcinoma relative to squamous cell carcinoma of the uterine cervix in the United States – a 24-year population-based study. Gynecol Oncol. 2000;78(2):97-105. [2024 Abr. 12]. Disponível em: https://www.ncbi.nlm.nih.gov/pubmed/10926787.
2. Cambruzzi E, Zettler CG, Pereira CAO. Adenocarcinoma endocervical em Porto Alegre e região metropolitana: morfologia e prevalência. Rev AMRIGS. 2005;49(1):27-33.

3. Nogueira DGML. et al. Multiple HPV genotype infection impact on invasive cervical cancer presentation and survival. PLoS One. 2017;12(8):e0182854. [2024 Abr. 12]. Disponível em: https://www.ncbi.nlm.nih.gov/pubmed/28829791.
4. Cree IA. et al. Revising the WHO classification: female genital tract tumours. Histopathology. 2020;76(1):151-6. [2024 Abr. 12]. Disponível em: https://www.ncbi.nlm.nih.gov/pubmed/31846528.
5. Arafah M, et al. Carcinomas of the uterine cervix: comprehensive review with an update on pathogenesis, nomenclature of precursor and invasive lesions, and differential diagnostic considerations. Adv Anat Pathol. 2021;28(3):150-70. [2024 Abr. 12]. Disponível em: https://www.ncbi.nlm.nih.gov/pubmed/33825718.
6. Stolnicu S, Talia KL, Mccluggage WG. The evolving spectrum of precursor lesions of cervical adenocarcinomas. Adv Anat Pathol. 2020;27(5):278-93. [2024 Abr. 12]. Disponível em: https://www.ncbi.nlm.nih.gov/pubmed/32482967.
7. Galvão R. Cervical adenocarcinoma in situ – approach in primary and secondary health care. Femina. 2020;48:177-85.
8. Höhn AK, et al. 2020 WHO classification of female genital tumors. Geburtshilfe Frauenheilkd. 2021;81(10):1145-53. ISSN 0016-5751. [2024 Abr. 12]. Disponível em: https://www.ncbi.nlm.nih.gov/pubmed/34629493.
9. Castellsagué X, et al. Worldwide human papillomavirus etiology of cervical adenocarcinoma and its cofactors: implications for screening and prevention. J Natl Cancer Inst. 2006;98(5):303-15. [2024 Abr. 12]. Disponível em: https://www.ncbi.nlm.nih.gov/pubmed/16507827.
10. Perkins RB, et al. 2019 ASCCP risk-based management consensus guidelines for abnormal cervical cancer screening tests and cancer precursors. J Low Genit Tract Dis. 2020;24(2):102-31. [2024 Abr. 12]. Disponível em: https://www.ncbi.nlm.nih.gov/pubmed/32243307.
11. Wilbur DC, Nayar R. Bethesda 2014: improving on a paradigm shift. Cytopathology. 2015;26(6):339-42. Disponível em: https://www.ncbi.nlm.nih.gov/pubmed/26767599.
12. Zhou X, et al. Correlation of immediate prevalence of cervical precancers and cancers with HPV genotype and age in women with atypical glandular cells cytology: a retrospective analysis of 369 cases. Cancer Cytopathol. 2024;132(2):119-28. [2024 Abr. 12]. Disponível em: https://www.ncbi.nlm.nih.gov/pubmed/37985212.
13. Jiang Y, Chen C, Li L. Comparison of cold-knife conization versus loop electrosurgical excision for cervical adenocarcinoma in situ (ACIS): a systematic review and meta-analysis. PLoS One. 2017;12(1):e0170587. [2024 Abr. 12]. Disponível em: https://www.ncbi.nlm.nih.gov/pubmed/28125627.
14. Swift BE, et al. Risk of recurrence after treatment for cervical intraepithelial neoplasia 3 and adenocarcinoma in situ of the cervix: recurrence of CIN 3 and AIS of cervix. J Low Genit Tract Dis. 2020;24(3):252-8. Disponível em: https://www.ncbi.nlm.nih.gov/pubmed/32384365.
15. Graue R, et al. Atypical glandular lesions of the cervix and risk of cervical cancer. Acta Obstet Gynecol Scand. 2020;99(5):582-90. ISSN 1600-0412. [2024 Abr. 12]. Disponível em: https://www.ncbi.nlm.nih.gov/pubmed/31853943.
16. Pei J, et al. Impact of human papillomavirus vaccine on cervical cancer epidemic: evidence from the surveillance, epidemiology, and end results program. Front Public Health. 2022;10:998174. [2024 Abr. 12]. Disponível em: https://www.ncbi.nlm.nih.gov/pubmed/36684904.

Capítulo 37

Infecções do Trato Reprodutivo Recidivantes

Iara Moreno Linhares
Joserita Serrano de Assis
Lillian Morgado Leitão
Edmund Chada Baracat

Introdução

As infecções do trato reprodutivo na mulher constituem-se em importantes afecções em Ginecologia e Obstetrícia, pela frequência com que se apresentam, pela sintomatologia desconfortável que acarretam, pelas repercussões psicológicas, pela possibilidade de complicações e sequelas importantes e por facilitarem a aquisição/transmissão do vírus da imunodeficiência humana (HIV) e de outros agentes de transmissão sexual. Apesar do aprimoramento dos métodos diagnósticos e da disponibilidade de um número elevado de medicamentos para uso por via oral ou vaginal, essas infecções continuam a representar um desafio para médicos e pacientes, particularmente quando se apresentam em episódios recidivantes.

É importante lembrar que o trato genital feminino tem complexos e delicados mecanismos de defesa contra agentes infecciosos, constituídos principalmente pelas barreiras anatômicas (pele, pelos, mucosas, produtos de secreções glandulares), eletrólitos (zinco, magnésio, outros), enzimas, proteínas (lactoferrina, lisozima, imunoglobulinas). A microflora vaginal representa, sem dúvida, um dos mais importantes mecanismos de defesa, ao manter o meio saudável, auxiliar na regulação do pH e impedir a proliferação de micro-organismos estranhos. A presença de *Lactobacillus* de diferentes espécies, como *L. crispatus, L. inners, L. gasseri, L. jensenii* impede a excessiva proliferação de outros micro-organismos presentes em menores concentrações na flora vaginal.[1] Assim, a flora microbiana vaginal normal é composta por uma complexa população de micro-organismos aeróbios e anaeróbios, entre os quais predominam de maneira absoluta as espécies de *Lactobacillus* sp. Além disso, estudos têm cada vez mais ressaltado o papel do sistema imune, particularmente o da imunidade natural, na defesa contra os agentes infecciosos. Entre os componentes da imunidade natural, destacam-se elementos presentes na superfície das células epiteliais vaginais (*Toll-like receptors*) ou nas secreções do trato genital (lecitina ligadora de manose). Esses elementos, compostos por grupamentos moleculares específicos, ligam-se a moléculas presentes na superfície dos micro-organismos, desencadeando a ativação do sistema imune local e, consequentemente, a resposta do hospedeiro ao agente infeccioso.[2] Entretanto, ainda são pouco conhecidos os mecanismos que interferem na atividade do sistema imune; o avanço desses conhecimentos certamente trará maneiras mais efetivas de atuação do ginecologista frente aos episódios de recorrências.

Cumpre ressaltar ainda a maior suscetibilidade da mulher às infecções do trato genital; o sêmen tem ação imunossupressora, que é essencial para a sua não rejeição, manutenção da fertilidade e consequente preservação da espécie. Entretanto, essa inibição da imunidade local, mesmo que temporária, resulta em deficiência no combate aos patógenos eventualmente presentes no ejaculado e depositados no trato genital feminino pelo ato sexual. Esse fato reforça a importância da orientação das mulheres quanto ao uso de preservativos como medida de proteção contra o HIV e demais infecções do trato reprodutivo. Permite ainda melhor entender o aparecimento de episódios de candidíase vaginal recorrente após o ato sexual desprotegido, em consequência da inibição da imunidade celular, principal mecanismo de defesa contra os fungos.[3]

Infecções do trato reprodutivo mais frequentes

Candidíase vulvovaginal

Embora muitas vezes considerada de maneira trivial pelos ginecologistas, representa importante problema de saúde que acomete mulheres na idade reprodutiva em todo o mundo. Estima-se que aproximadamente 75% das mulheres terão um episódio durante a menacme, 40% a 50% destas terão um segundo episódio e em torno de 5% desenvolverão a candidíase vulvovaginal recorrente, definida como quatro ou mais episódios em 12 meses, comprovados clínica e laboratorialmente. Entre os problemas associados à candidíase, estão os sintomas desagradáveis, como prurido e corrimento, que afetam a qualidade de vida; a prática de automedicação pelas pacientes; o diagnóstico, por vezes, inadequado pelo ginecologista; o processo inflamatório que pode tornar a mulher suscetível a adquirir e/ou a transmitir os agentes de transmissão sexual, inclusive o HIV. Os sintomas repetitivos que surgem nos episódios de recorrência, por vezes, causam alterações psicológicas importantes, resultando em estados de ansiedade e depressão.

A espécie mais frequente é a *Candida albicans*, presente em 80% a 90% dos casos; espécies como *Candida glabrata, Candida tropicalis, Candida krusei, Candida parapsilopsis, Candida guilliermondi* e outras são encontradas em menor frequência. Alguns fatores são classicamente associados ao aparecimento da candidíase, como uso de antibióticos, imunossupressores, contraceptivos orais de alta dosagem, gravidez, diabetes, doenças que causam imunossupressão. Entretanto, diversos estudos já demonstraram que esses fatores não estão presentes na maioria das mulheres que apresentam os episódios recidivantes. Nesses casos, são mais importantes deficiências específicas na imunidade local. (D)[4]

A presença de colonização e de infecção em mulheres na menacme e a rara ocorrência na infância ou em mulheres na menopausa sem terapia hormonal fortemente sugerem que a colonização é hormônio-dependente. Aproximadamente 50% das mulheres na menacme podem albergar o fungo na vagina, como comensal. Os fatores que possibilitam a passagem do estado de colonização para o de infecção, embora ainda pouco conhecidos, parecem estar relacionados à atividade do sistema imune, particularmente à atuação da imunidade inata. Os processos alérgicos, tanto locais como sistêmicos, podem facilitar a proliferação fúngica, já que implicam a liberação de histamina que estimula a síntese de prostaglandina E_2. Esta, por sua vez, inibe a atuação dos linfócitos que atuam no combate aos fungos. Esses aspectos devem ser lembrados na abordagem clínica da candidíase recidivante, pois mulheres alérgicas podem apresentar maior tendência a esses episódios. A candidíase recorrente é rara antes da menarca; o pico de prevalência é entre a terceira e quarta décadas da vida e é mais comum na fase lútea do ciclo menstrual.

Na pós-menopausa, pode tornar a aparecer em mulheres que apresentavam os episódios durante a menacme e iniciam terapia hormonal. (D)[5]

O principal sintoma da candidíase vulvovaginal é o prurido de intensidade variável, podendo ser acompanhado de corrimento geralmente esbranquiçado, com piora no período pré-menstrual. Sintomas como disúria e dispareunia também podem estar presentes, dependendo da gravidade do quadro. O exame ginecológico, em geral, mostra certo grau de hiperemia dos órgãos genitais externos e paredes vaginais; por vezes, surgem fissuras vulvares. Ao exame especular, verifica-se a presença de conteúdo geralmente esbranquiçado, em quantidade moderada ou abundante, de aspecto flocular ou em placas aderidas às paredes vaginais. O pH encontra-se abaixo de 4,5.

O diagnóstico laboratorial baseia-se na pesquisa de fungos por meio da microscopia a fresco do conteúdo vaginal realizada com solução salina ou hidróxido de potássio (KOH) 10%, podendo ser observados hifas ou esporos. Se o exame a fresco for negativo, utiliza-se a bacterioscopia com coloração pelo método de Gram, mais sensível; e se esta for negativa, mas houver suspeita clínica, utiliza-se a cultura para fungos em meios específicos. Métodos de biologia molecular não são utilizados na prática clínica do ginecologista, sendo úteis para pesquisas.

Existem numerosas opções para o tratamento de episódios isolados (também denominados "candidíase não complicada") por via local ou sistêmica; até o momento não foram encontradas diferenças estatisticamente significativas entre as duas formas de administração. (A)[6]

A abordagem da candidíase vulvovaginal recorrente é mais complexa, já que fatores genéticos, comportamentais e da biologia do hospedeiro podem predispor ao aumento na colonização e ao risco da transição do estado de portador assintomático do fungo para o estado de infecção, com o consequente aparecimento de sintomas. Fatores associados à virulência do micro-organismo também podem contribuir para as recorrências. (D)[7]

É de fundamental importância que a presença do fungo seja comprovada laboratorialmente antes do início do tratamento dos episódios recorrentes. Lembrar que a vaginose citolítica e as vulvovaginites alérgicas causam sintomas semelhantes aos da candidíase, representados por prurido e corrimento, com piora no período pré-menstrual. Outras condições que podem ser erroneamente confundidas com a candidíase são líquen escleroso, vulvovestibulite, dermatites vulvares. (D)[5] Assim, a verificação da presença do fungo no conteúdo vaginal confirma o diagnóstico de candidíase e autoriza o ginecologista a iniciar o tratamento.

Nos casos recidivantes, idealmente, deve-se solicitar ao laboratório a identificação da espécie fúngica; embora na maioria dos casos de candidíase o agente etiológico seja a *Candida albicans*, existe a possibilidade de outras espécies serem responsáveis pelos episódios de recorrências. Sempre que possível, deve-se solicitar também o teste de sensibilidade aos antifúngicos já que a resistência aos azólicos tem ocorrido com alguma frequência. Importante afastar ou tentar eliminar os fatores predisponentes como diabetes, estados de imunossupressão, fatores dietéticos como ingestão excessiva de açúcares, se estiverem presentes. (D)[4]

Para tratamento da candidíase simples podem ser utilizados: (A)[17]

» Antifúngicos derivados imidazólicos:
  - **Nitrato de fenticonazol:** creme vaginal 0,02 g/g, um aplicador vaginal, por 7 dias; ou óvulo vaginal de 600 mg em dose única.
  - **Clotrimazol:** creme vaginal nas concentrações de 100 mg/5 g para uso, por 3 dias; ou 50 mg/5 g, por 6 dias; ou comprimido vaginal de 500 mg em dose única.
  - **Nitrato de miconazol:** creme vaginal 20 mg/g, por 14 dias.
  - **Butaconazol:** creme vaginal 20 mg/g em dose única.
  - **Terconazol:** creme vaginal 8 mg/g, por 5 dias.

» Antifúngicos poliênicos:
  – **Nistatina:** creme vaginal 25.000 UI/g, por 14 dias.

Algumas mulheres podem ser alérgicas ao propilenoglicol, que é o veículo do creme; nesses casos, geralmente haverá aumento da queixa de prurido durante o uso. Lembrar que a base oleosa de cremes e óvulos pode enfraquecer preservativos.

» O tratamento sistêmico pode ser realizado com:
  – Fluconazol (comprimido de 150 mg em dose única).
  – Cetoconazol (comprimidos de 200 mg, na posologia de 2 comprimidos/dia, por 5 dias consecutivos).
  – Itraconazol (cápsulas de 100 mg, 2s cápsulas pela manhã e 2 à noite).

Como efeitos colaterais, podem ocorrer náusea, dor abdominal e cefaleia. Raramente há elevação das enzimas hepáticas.

Lembrar que as drogas antifúngicas utilizadas para o tratamento da candidíase vaginal são fungistáticas; a estrutura eucariótica do fungo, ou seja, presença de estrutura celular mais complexa com membranas e interior celular bem-compartimentados e apresentando funções metabólicas entre as organelas citoplasmáticas, retículo endoplasmático, mitocôndrias, complexo de Golgi e lisossomos dificulta o desenvolvimento de substâncias que não sejam prejudiciais ao hospedeiro. (D)[5]

Importante ressaltar que, na candidíase recorrente (quatro ou mais episódios ao ano confirmados laboratorialmente), a maioria das mulheres não apresenta os clássicos fatores predisponentes, mas sim alterações específicas na imunidade local.

Com relação ao tratamento das recorrências, os episódios isolados, de maneira geral, respondem aos esquemas anteriormente mencionados para candidíase simples. Entretanto, na tentativa de se obter melhor remissão da população de fungos, especialistas recomendam tratamento prolongado dos episódios agudos. Assim, recomenda-se o uso de agentes tópicos, por 7 a 14 dias ou de antifúngico por via oral (VO) (fluconazol 150 mg) em um total de 3 doses, com intervalo de 72 horas entre as doses. Após a remissão dos episódios agudos, podem ser utilizados esquemas de supressão com um comprimido de fluconazol (150 mg), 1 vez/semana, por 6 meses. Outra alternativa para supressão são os tratamentos por via local, de maneira intermitente. Após o término do tratamento supressivo, aproximadamente 50% das mulheres permanecem livres dos episódios recorrentes. (D)[7]

A terapia supressiva, como o próprio nome diz, suprime a proliferação de fungos, mas não os erradica totalmente. Por isso, algumas mulheres podem referir um discreto prurido durante o tratamento, que melhora com a administração do próximo comprimido. Entretanto, após o término dessa terapia, em torno de 40% a 50% das pacientes terão novamente as recidivas, em um período de tempo variável. Esse fato ocorre porque, cessando-se a supressão, as quantidades mínimas de fungos que se encontravam na vagina voltam a proliferar, ocasionando o aparecimento de sintomas. Ainda não são conhecidos os fatores responsáveis pela maior eficácia da terapia em algumas mulheres e menor eficácia em outras; certamente fatores genéticos relacionados aos mecanismos imunológicos do hospedeiro desempenham papel importante nessa resposta individual ao tratamento supressivo. (A)[8] Na grande maioria dos casos de recorrência, após o tratamento supressivo, a mesma cepa de fungo é encontrada. Estudos têm demonstrado que essa cepa continua a ser sensível ao fluconazol. (A)[9]

A resistência dos fungos ao fluconazol deve ser suspeitada em mulheres que, durante a terapia supressiva, desenvolvam sintomatologia importante e cuja cultura do conteúdo vaginal seja positiva. Nessa situação, está indicado um teste de suscetibilidade do micro-organismo ao fluconazol. A exposição repetitiva e prolongada ao medicamento tem sido associada ao aparecimento de resistência, particularmente em mulheres vivendo com o HIV. (A)[10]

Nos casos de candidíase vulvovaginal recorrente em que o agente causal é a *Candida glabrata*, é comum a falha terapêutica com o fluconazol. Esses pacientes geralmente apresentam boa resposta ao tratamento local com ácido bórico (óvulos com 300 mg ou 600 mg), durante 14 noites ou com flucitosina isolada ou em combinação com anfotericina B.[11] O ácido bórico é uma possibilidade também para outras espécies não *albicans* que não tenham respondido ao tratamento com azólicos. (C)[11] Estudos mostram índices de cura micológica que variam de 40% a 100%. Os efeitos colaterais podem ser sensação de queimação vaginal e descarga aquosa durante o tratamento, além de eritema vaginal. Lembrar que o ácido bórico é embriotóxico, portanto não deve ser utilizado durante a gestação.

Como mencionado, até o momento os medicamentos disponíveis para o tratamento das infecções fúngicas são fungistáticos, ou seja, não promovem a erradicação do micro-organismo.

Recentemente, uma nova opção terapêutica para a candidíase e também para a candidíase recorrente foi aprovada para uso nos Estados Unidos, mas ainda não se encontra disponível no Brasil. O ibraxfungerp é antifúngico que atua inibindo a enzima glucanossintetase, responsável pela síntese de betaglucano, componente da parede fúngica; esta torna-se fraca, provocando a morte da célula. A posologia recomendada para candidíase vulvovaginal moderada ou severa é de 300 mg VO, a cada 12 horas, por apenas 1 dia. Para candidíase recorrente, devem ser utilizados 300 mg VO, a cada 12 horas, a cada 4 semanas, por 6 semanas (o que representa um ciclo de tratamento por mês durante 6 meses). Segundo a literatura, o medicamento tem sido bem-tolerado e se mostrado eficiente para o tratamento da *Candida albicans* e da *Candida glabrata*; os dados ainda são insuficientes para conclusões sobre eficácia para outras espécies fúngicas.(D)[12]

Outra possibilidade, ainda em fase de estudos, é o uso de imunoterapia por meio de estimulantes específicos do sistema imune ou de vacinas. Entretanto, a escassez de estudos randomizados e controlados ainda não permite conclusões definitivas sobre sua eficácia na prevenção das recorrências.

Vaginose bacteriana

Vaginose bacteriana (VB) representa a mais comum causa de infecção vaginal entre mulheres na idade reprodutiva no mundo. Além dos sintomas extremamente desconfortáveis, representados por odor fétido e corrimento, associa-se a sequelas importantes, como complicações pós-cirúrgicas ginecológicas, endometrite, salpingite, corioamnionite, parto prematuro, abortamento, baixo peso ao nascer, endometrite pós-aborto e aumento da suscetibilidade à infecção pelo HIV e outras doenças de transmissão sexual. (D)[13]Entre as alterações na imunidade local que acompanham a vaginose bacteriana, manifesta-se uma descontinuidade na sequência de eventos pró-inflamatórios que ocorrem em resposta à proliferação excessiva de micro-organismos, não ocorrendo a migração de neutrófilos. Essa alteração parece ser resultante da ação de algumas bactérias associadas à afecção. (C)[14]

Vaginose bacteriana é caracterizada por um distúrbio da flora vaginal fisiológica (disbiose) no qual ocorre diminuição acentuada ou perda das espécies de *Lactobacillus*, bem como aumento acentuado nas concentrações de micro-organismos anaeróbios, como *Gardnerella vaginalis*, espécies de *Bacteroides*, *Prevotella*, entre outros, *Mobiluncus* e organismos aeróbios como *Micoplasmas* sp., que, em situações normais, podem estar presentes na vagina, porém em baixas concentrações. Os fatores que desencadeiam essas alterações ainda são pouco conhecidos; estudos recentes têm sugerido ser a vaginose bacteriana uma afecção sexualmente transmissível. Um aspecto importante a ser considerado é o alto índice de recorrências após o tratamento. É necessário determinar se elas representam tratamento inadequado e persistência da doença na paciente ou reinfecção por meio do contato sexual. (A)[15] Entre as alterações na imunidade local que acompanham a vaginose bacteriana, manifesta-se uma descontinuidade na sequência de eventos pró-inflamatórios, não ocorrendo a migração de neutrófilos. Essa alteração parece ser em decorrência de algum dos micro-organismos associados à VB. (C)[14]

Os sintomas clássicos da vaginose bacteriana são o odor fétido (odor amoniacal) e corrimento, esse último presente com menor frequência. Ao exame ginecológico, observam-se ausência de sinais inflamatórios e presença de conteúdo vaginal de aspecto homogêneo e coloração geralmente branco-acinzentada ou amarelada, em escassa, moderada ou abundante quantidade.

A medida do pH vaginal, realizada utilizando-se fita indicadora, encontra-se acima de 4,5 (lembrar que pH vaginal fisiológico varia de 4 a 4,5). A elevação do pH é altamente sensível para o diagnóstico da VB (92%), mas pouco específica (62%). É importante realizar a pesquisa das "células-chave" ou *clue cells*, que são as células epiteliais vaginais recobertas por bactérias características da vaginose bacteriana. Essas células apresentam bordas irregulares e o citoplasma de aspecto granuloso por causa da presença destas. A pesquisa de *clue cells* é realizada colocando-se em uma lâmina de vidro uma gota de conteúdo vaginal, adicionando-se uma gota de KOH a 10% e que é absorvida ao microscópio óptico. Essas células podem também ser observadas com maior evidência na bacterioscopia com coloração pelo método de Gram. O valor positivo preditivo da identificação de *clue cells* em mulheres com clínica de vaginose bacteriana é de 85% a 95%. (A)[15]

As bactérias anaeróbias presentes na vaginose bacteriana liberam em seu metabolismo diaminas (putrescina, cadaverina e trimetilamina), que se volatilizam quando o pH se torna alcalino, desprendendo odor fétido. Esse fato explica a queixa de odor desagradável durante o ato sexual pela ação alcalinizante do esperma. O odor também pode ser obtido adicionando-se uma gota de KOH a uma gota de conteúdo vaginal em lâmina de vidro. Percebe-se o odor aproximando-se a lâmina do nariz. Esse teste denomina-se "teste de whiff" ou "teste do cheiro". O valor preditivo do teste de whiff é de 94%. (D)[15]

O tratamento da vaginose bacteriana pode ser realizado com os seguintes medicamentos: (A)[17]

Recomendado:

» Metronidazol 500 mg VO, 2 vezes/dia, por 7 dias.
Ou
» Metronidazol gel 0,75% a 5 g (um aplicador) intravaginal ao se deitar, por 5 dias.
Ou
» Clindamicina creme 2% a 5 g (um aplicador) intravaginal ao se deitar, por 7 dias.

Alternativo:

» Tinidazol 2 g VO, 2 vezes/dia, por 2 dias.
Ou
» Tinidazol 1 g VO, 1 vez/dia, por 5 dias.
Ou
» Secnidazol 2 g VO, em dose única.
Ou
» Clindamicina 300 mg VO, a cada 12 horas, por 7 dias.

Os efeitos colaterais do metronidazol, tanto por via oral como por via vaginal, podem incluir gosto metálico, náuseas, vômitos, cefaleia, insônia, tontura, boca seca, neutropenia, neuropatia periférica. Raramente ocorre alergia ao medicamento. Deve-se recomendar abstinência de álcool 24 horas após o tratamento com metronidazol (efeito dissulfiram) e de

72 horas após o tinidazol ou secnidazol, pois estes têm vida média mais longa do que o metronidazol. Recomendar ainda abstenção de atividade sexual ou o uso de preservativos correta e consistentemente durante o tratamento. Lembrar que a clindamicina tem base oleosa e pode enfraquecer látex ou produtos de borracha (preservativos e diafragmas) até 5 dias após o uso.

Vaginose bacteriana recorrente é definida como a ocorrência de três ou mais episódios no período de 1 ano. As recidivas ocorrem em mais de 30% dos casos, aproximadamente 3 meses após o término do tratamento. E, após 1 ano, mais da metade das mulheres efetivamente tratadas apresenta recorrência. Representam condições clínicas de difícil manejo clínico, são comuns mesmo após períodos de cura após cursos prolongados de terapia de manutenção.

Para a abordagem dos episódios recorrentes, uma possibilidade é a utilização de regime terapêutico diferente do inicial. Mais uma alternativa é o uso do mesmo regime já utilizado assim que o episódio recorrente se instale e, imediatamente após o término desse regime, iniciar o uso de metronidazol gel 0,75%, 2 vezes/semana, por 4 a 6 meses para a prevenção de recorrências. Estudo realizado por Sobel *et al*. demonstrou taxa de sucesso com esse regime preventivo, mas alertando sobre a possibilidade de aparecimento de candidíase durante seu curso assim como de novas recorrências após seu término. (A)[18]Existem relatos de melhora com o uso de tinidazol 2 g VO, em dose única, seguida da aplicação vaginal de ácido bórico e terapia supressiva com metronidazol gel. (C)[19]

Embora a literatura atual já considere a VB com afecção sexualmente transmissível, não existem ainda recomendações para o tratamento das parcerias sexuais para melhorar o índice de cura ou prevenir recorrências. Entretanto, cumpre lembrar que estudos do microbioma do trato genital masculino e feminino têm demonstrado a presença de micro-organismos associados à VB no trato genital de parceiros de mulheres portadoras da afecção (D)[20]

O melhor conhecimento sobre os mecanismos reguladores do pH vaginal, os fatores que interferem neste e, consequentemente, no delicado equilíbrio que envolve o estabelecimento da flora vaginal fisiológica constituída principalmente por *Lactobacillus* é fundamental para que novas medidas sejam adotadas com relação ao controle das recidivas da vaginose bacteriana. (D)[21]Cumpre ressaltar ainda que, até o momento, não existe consenso sobre o uso vaginal de probióticos ou produtos contendo *Lactobacillus* na restauração da flora vaginal; a escassez de estudos randomizados e controlados, assim como as diferentes cepas de micro-organismos probióticos, dificultam a elaboração de recomendações. Novos produtos estão sendo utilizados em outros países. Espera-se que, em futuro próximos, sejam submetidos a ensaios clínicos no Brasil. (D)[21]

Tricomoníase

Causada pelo parasita flagelado *Trichomonas vaginalis*, que foi descrito por Doneé em 1836, observando-o em lâminas de secreção genital purulenta de homens e mulheres. O parasita apresenta mobilidade por meio dos flagelos e cobre-se com as proteínas do hospedeiro após penetrar na vagina. Esse processo permite a evasão aos mecanismos de imunidade local. O parasita também tem a capacidade de sobreviver no meio vaginal ácido, hostil, por longos períodos de tempo. Tem proteínas de adesão, permanecendo firmemente ligado às células do epitélio vaginal e pode, eventualmente, atingir a membrana basal. (D)[22] No homem, o micro-organismo normalmente infecta a uretra inferior, podendo atingir a próstata, vesícula seminal ou epidídimo. Na mulher, a infecção usualmente ocorre na vagina, mas pode acometer a uretra, bexiga, glândulas de Skene e de Bartholin e endocérvix. Após infectado, o organismo feminino raramente elimina o parasita, que, se não for tratado, pode permanecer indefinidamente no trato genital. Embora o impacto de infecção sobre a gravidez não esteja totalmente determinado, acredita-se que possa aumentar a incidência de parto prematuro. Diversos estudos têm demonstrado correlação entre a infecção por *Trichomonas vaginalis* e o aumento da excreção do HIV nas secreções genitais, assim como aumento no risco de adquirir e/ou transmitir o vírus. (C)[23]

A infecção na mulher pode ser assintomática ou causar sintomas, como corrimento profuso, ardor genital, sensação de queimação, disúria, dispareunia. O exame ginecológico é variável, dependendo da intensidade do quadro. Podem ser encontrados sinais inflamatórios intensos nos genitais externos, mucosa vaginal e colo do útero (cérvix com "aspecto de morango"). O conteúdo vaginal encontra-se, em geral, bastante aumentado, de aspecto amarelo-esverdeado ou purulento, frequentemente bolhoso.

Para o diagnóstico, o método mais utilizado é a microscopia a fresco, realizada colocando-se, em uma lâmina de vidro, uma gota de conteúdo vaginal e uma gota de solução salina e observando-se ao microscópio; o parasita é identificado pela movimentação pendular (lembrar que o uso de solução salina gelada pode imobilizar o *T. vaginalis*, portanto deve-se utilizá-la à temperatura ambiente ou levemente aquecida). O exame a fresco tem sensibilidade de 44% a 68% e especificidade de 100%. A bacterioscopia com coloração pelo Gram também permite a identificação do parasita; nesse caso, sem os movimentos, o que pode dificultar seu reconhecimento. A cultura realizada em meio específico (Diamond) tem maior sensibilidade (75% a 96%) e especificidade de 100%, embora sejam necessários alguns dias para o resultado. Recomenda-se a realização da cultura quando a paciente refere sintomas, mas o exame a fresco é negativo.

O tratamento é realizado com: (A)[17]

» Metronidazol 500 m VO, a cada 12 horas, por 7 dias para mulheres.
Metronidazol 2 g VO, em dose única para homens.
Como tratamento alternativo para ambos os sexos, tinidazol 2 g VO, em dose única.

O tratamento requer a suspensão de ingestão de álcool por até 48 horas após o final o ciclo com o etronidazol e até 72 horas com o tinidazol.

O uso tratamentos tópicos não é adequado por não atingir concentrações adequadas na uretra e nas glândulas vestibulares.

Por tratar-se de doença sexualmente transmissível, é indispensável o tratamento do parceiro sexual. Assim, ele deve ser rapidamente referido para atendimento especializado.

Importante reavaliar a paciente 3 meses após o tratamento, realizando nova pesquisa para *Trichomonas vaginalis*. Reinfecções são comuns em mulheres após o tratamento. A maioria dos casos recorrentes de tricomoníase vaginal é atribuída a sexo com parceiro não tratado ou com um novo parceiro. Raros casos são atribuídos à diminuição da suscetibilidade do parasita ao metronidazol. Nessa situação, o tratamento deve ser prolongado por 7 dias; persistindo a falha, recomenda-se utilizar tinidazol ou metronidazol na dosagem de 2 g VO, por 5 dias. (A)[17]

Vulvovaginite inflamatória descamativa

É a síndrome caracterizada por inflamação vaginal e, por vezes, vulvar, associada a corrimento purulento, frequentemente não reconhecida. Ocorre no menacme e também na pós-menopausa. (C)[5] A etiologia é desconhecida. Os sintomas são corrimento profuso, desconforto por causa da intensa inflamação e, algumas vezes, dor. Por ser condição rara, o diagnóstico, com frequência, não é realizado, mesmo por profissionais experientes, já que os sintomas clínicos são semelhantes aos de outras causas de inflamação vaginal. (D)[25]

Ao exame ginecológico, observam-se eritema e conteúdo vaginal abundante, por vezes com aspecto purulento, sem odor. A medida do pH vaginal está acima de 4,5 por causa da diminuição acentuada ou desaparecimento dos *Lactobacillus* constituintes da flora fisiológica.

A microscopia do conteúdo vaginal revela, além de abundantes polimorfonucleares, presença de numerosas células parabasais, imaturas. Acredita-se que o *turnover* celular acentuado ocorra em resposta à inflamação. Em alguns casos, a cultura do conteúdo vaginal para o *Streptococcus agalactiae* é positiva.

Ainda não existem ensaios clínicos suficientes que permitam a normatização do tratamento. O alívio dos sintomas é obtido com uso de clindamicina creme vaginal a 2% ou hidrocortisona 10% tópica por 3 semanas. Sobel, estudando 98 pacientes, verificou melhora em 54% das que utilizaram clindamicina e em 46% das que utilizaram hidrocortisona. (C)[26]Observou ainda 32% recidivas em 6 meses, sendo que essas pacientes necessitaram de esquema de manutenção ou de esquema de tratamento mais prolongado (8 semanas). Não existem evidências de que uso de estrogênio tópico melhore o prognóstico.

Embora a maioria dos casos de vaginite seja causada por uma infecção (por fungos, bactérias, protozoários ou vírus), dermatoses que afetam as membranas mucosas também podem resultar em sintomas vaginais, pois a vagina, como a boca, é recoberta por epitélio escamoso. Doenças como pênfigo *vulgaris*, líquen plano, penfigoide cicatricial e as formas bolhosas do eritema multiforme podem afetar as membranas mucosas. Talvez a vaginite inflamatória descamativa represente a manifestação clínica de uma dermatose afetando o trato genital. (D)[27]Assim, são esperados episódios de recorrências.

Recomendação

Na Divisão de Ginecologia do Hospital das Clínicas da Faculdade de Medicina da Universidade de São Paulo (HCFMUSP), recomenda-se a seguinte conduta para atendimento de pacientes com infecções do trato reprodutivo recidivantes (Algoritmo 37.1).

Algoritmo 37.1 – Infecções do trato reprodutivo recidivantes

Infecções do trato reprodutivo recidivantes

↓

Exame ginecológico
- Teste de whiff
- Medida do pH vaginal
- Exame microscópico a fresco
- Coleta de colpocitologia oncológica

↓

Bacteriosocpia com coloração pelo método de Gram Cultura para fungos (se necessário)

↓

Pesquisa endocervical para Clamídia, Neisseria e *Mycoplasma genitalium*

↓

Tratamento específico

Fonte: Desenvolvido pela autoria

Referências bibliográficas

1. Larsen B, Monif GR. Understanding the bacterial flora of the female genital tract. Clin Infect Dis. 2001;32(4):e69-77.
2. Linhares IM, Giraldo PC, Baracat EC. Novos conhecimentos sobre a flora bacteriana vaginal. Rev Assoc Med Bras. 2010;56(3):370-4.
3. Witkin SS. Immunology of recurrent vulvovaginitis. Am J Reprod Immunol Microbiol. 1987;15(1):34-7.
4. Sobel JD. Management of recurrent vulvovaginal candidiasis: unresolved issues. Curr Infec Dis Rep. 2006;8(6):481-6.
5. Mardh PA, Rodrigues AG, Genç M, Novikova N, Martinez-de-Oliveira J, Guaschino S. Facts and myths on recurrent vulvovaginal candidiasis – a review on epidemiology, clinical manifestations, diagnosis, pathogenesis and therapy. Int J STD AIDS. 2002;13(8):522-39.
6. Nurbhai M, Grimshaw J, Watson M, Bond C, Mollison J, Ludbrook A. Oral versus intra-vaginal imidazole and triazole anti-fungal treatment of uncomplicated vulvovaginal candidiasis (thrush). Cochrane Database Syst Rev. 2007;(4):CDOO2845.
7. Sobel JD. Pathogenesis of recurrent vulvovaginal candidiasis. Curr Infec Dis Rep. 2002;4(7):514-9.
8. Sobel JD, Wiesenfeld HC, Martens M. Maintenance fluconazole therapy for recurrent vulvovaginal candidiasis. N Engl J Med. 2004;351(9):876-83.
9. Sobel JD, Zervos M, Reed BD, Hooton T, Soper D, Nyrjesy P, et al. Fluconazole susceptibility of vaginal isolates obtained from women with complicated candida vaginitis: clinical implications. Antimicrob Agents Chemother. 2003;47(1):34-8.
10. Vasquez JA, Peng G, Sobel JD, Steele-Moore L, Schuman P, Holloway W, et al. Evolution of antifungal susceptibility among Candida species isolates recovered from human immunodeficiency virus-infected women receiving fluconazole prophylaxis. Clin Infect Dis. 2001;33(7):1069-75.
11. Sobel JD, Chaim W, Nagappan V, Leaman D. Treatment of vaginitis caused by Candida glabrata: use of topical boric acid and flucytosine. Am J Obstet Gynecol. 2003;189(5):1297-300.
12. Azie N, Angulo D, Dehn B, Sobel JD. Oral Ibrexafungerp: an investigational agent for the treatment of vulvovaginal candidiasis. Expert Opin Investig Drugs. 2020;29(9):893-900.
13. Schwebke JR. New concepts in the etiology of bacterial vaginosis. Curr Infect Dis Rep. 2009;11(2):143-7.
14. Cauci S, Guaschino S, Driussi A. Correlations of local interleukin 8 with immunoglobulin A against Gardnerella vaginalis hemolysin and with prolidase and sialidase levels prolidase activities in vaginal fluid: implications for adverse pregnancy outcomes. J Clin Microbiol. 2003;41(1):435-8.
15. Fethers KA, Fairley CK, Hacking JS, Gurrin LC, Bradshaw CS. Sexual risk factors and bacterial vaginosis: a systematic review and meta-analysis. Clin Infect Dis. 2008;47(11):1426-35.
16. Thomason JL, Schrecknberger PA, Spellacy WN, Riff LJ, LeBeau LJ. Clinical and microbiological characterization of patients with nonspecific vaginosis having motile, curved anaerobic rods. J Infect Dis. 1984;149(5):801-4.
17. Workowski KA, Bachmann LH, Chan PA, Johnston CM, Muzny CA, Park I, et al. Sexually transmitted infections: a treatment guidelines,2021 MMWR Recommen Rep. 2021;70(4):1-187.
18. Sobel JD, Ferris D, Schwebke J, Nyirjesy P, Wiesenfeld HC, Peipert J, et al. Suppressive antibacterial therapy with 0.75% metronidazole vaginal gel to prevent recurrent bacterial vaginosis. Am J Obstet Gynecol. 2006;194(5):1283-9.
19. Reichman O, Akins R, Sobel JD. Boric acid addition to suppressive antimicrobial therapy for recurrent bacterial vaginosis. Sex Transm Dis. 2009;36(11):732-4.
20. Zozaya M, Ferris MJ, Siren JD, Lillis R, Myers L, Nsuami MJ, et al. Bacterial communities in penile skin, male urethra, and vaginas of heterosexual couples with and without bacterial vaginosis. Microbiome. 2016;4(16):2-10.

21. Linhares IM, Summers PR, Larsen B, Giraldo PC, Witkin SS. Contemporary perspectives on vaginal pH and lactobacilli. Am J Obstet Gynecol. 2010;204(2):120e1-5.
22. Graves A, Gardner WA. Pathogenicity of Trichomonas vaginalis. Clin Obstet Gynecol. 1993;36(1):145-52.
23. Van der Pol B, Kwok C, Pierre Louis B, Rinaldi AS, Chen PL, Van de Wijgert J, et al. Trichomonas vaginalis infection and human immunodeficiency vírus acquisition in african women. J Infect Dis. 2008;197(4):548-54.
24. Verstraelen H, Verheist R, Vaneechoutte M, Temmerman M. Group A streptococcal vaginitis: an unrecognized cause of vaginal symptoms in adult women. Arch Gynecol Obstet. 2011;284(1):95-8.
25. Sobel Jd, Reichman O, Misra D, Yoo W. Prognosis and treatment of desquamative inflammatory vaginitis. Obstet Gynecol. 2011;117(4):850-5.
26. Stockdale CK. Clinical spectrum of desquamative inflammatory vaginitis. Curr Infect Dis Rep. 2010;12(6):479-83.
27. Edwards L. Dermatologic causes of vaginitis: a clinical review. Dermatol Clin. 2010;28(4):727-35.

Parte 4

Ginecologia Oncológica

Jesus Paula Carvalho

Capítulo 38

Câncer de Vulva. Diagnóstico e Tratamento

Altamiro Ribeiro Dias Júnior
Jesus Paula Carvalho
Edmund Chada Baracat

Introdução

A vulva encontra-se no triângulo anterior do períneo. É constituída pelos grandes e pequenos lábios, clitóris, vestíbulo vaginal e glândulas vestibulares (glândulas de Bartholin e de Skene). A maioria das neoplasias vulvares localiza-se na pele dos grandes e pequenos lábios. Tumores originados no clítoris e nas glândulas vestibulares são extremamente incomuns.[1]

O câncer de vulva (CV) é neoplasia rara, correspondendo de 3% a 4% das neoplasias ginecológicas, com incidência estimada de 1 a 2 casos por 100 mil mulheres/ano. Trata-se de neoplasia que geralmente acomete mulheres na pós-menopausa; entretanto a média etária nos últimos anos vem decaindo tendo em vista o aumento da infecção pelo papilomavírus humano (HPV).[2,3]

O carcinoma de células escamosas (CCE) é o subtipo mais comum (85% dos casos), seguido pelos melanomas, sarcomas e carcinomas de glândula de Bartholin.[4,5] O CCE da vulva localiza-se preferencialmente nos grandes lábios (50%), seguidos dos pequenos lábios e clitóris (20%).

Estudos epidemiológicos sugerem haver dois caminhos distintos envolvendo a carcinogênese da vulva. O primeiro tipo é frequente em mulheres com idade acima de 50 anos, está associado à desordem epitelial não neoplásica, como inflamação crônica ou líquen e apresenta como lesão precursora a neoplasia intraepitelial vulvar (NIV) diferenciada. O segundo tipo é visto, com mais frequência, em mulheres mais jovens, sexualmente ativas e está associado à infecção pelo HPV, apresentando como lesões precursoras a NIV relacionada ao HPV, também denominada "NIV usual".[6]

A drenagem linfática da vulva ocorre inicialmente para os linfonodos inguinofemorais e, depois, para os linfonodos pélvicos. Parte dessa drenagem dá-se para o terço inferior da vagina e para a porção mais externa do ânus (abaixo do esfíncter anal).

A depender da localização primária do tumor, do seu tamanho e da proximidade com a linha média, a drenagem para os linfonodos inguinofemorais pode ser uni ou bilateral.[7]

Prevenção primária (vacinação)

Após a introdução da vacina para prevenir a infecção pelo HPV e consequente proteção primária para o câncer de colo uterino, tem se observado que essa estratégia confere também proteção para neoplasias intraepitelias (NI) não cervicais, como as neoplasias NI vulvares.[8]

Análises do Norwegian Cancer Register mostram uma promissora redução nos cânceres de vulva associados à infecção pelo HPV em comunidades HPV vacinadas.[9]

Diagnóstico do câncer de vulva

Não existe evidência para rastreamento específico ao CV. Autoexame em mulheres com líquen escleroso deve ser estimulado.[10] Além disso, há que se realizar pronta avaliação de pacientes com sintomas de prurido vulvar crônico ou sinais de lesões vulvares pigmentadas, irregulares e ulceradas por meio de vulvoscopia com biópsia dirigida.[11,12]

Recomendação

Na Divisão de Ginecologia do Hospital das Clínicas da Faculdade de Medicina da Universidade de São Paulo (HCFMUSP), recomenda-se a seguinte conduta para o diagnóstico de câncer de vulva (Algoritmo 38.1).

Algoritmo 38.1 – **Diagnóstico do câncer de vulva**

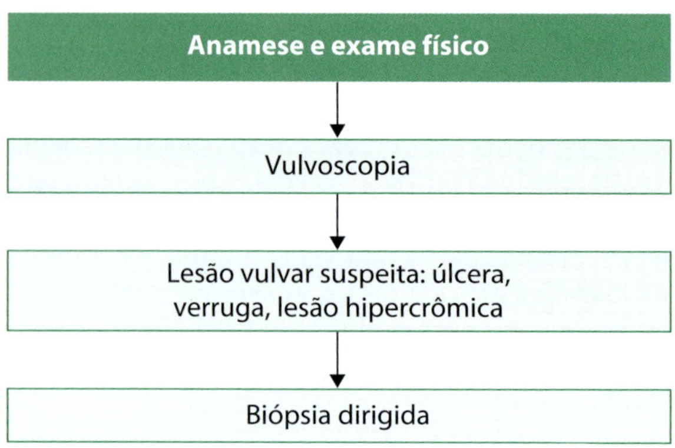

Fonte: Desenvolvido pela autoria

Tratamento do câncer de vulva

O tratamento do carcinoma da vulva é preferencialmente cirúrgico. Tendo em vista a grande morbidade correlacionada às ressecções amplas, com prejuízos funcionais e estéticos importantes da vulva ao longo das últimas décadas, o tratamento cirúrgico atual passou a ser mais conservador.[13]

As ressecções amplas em monobloco da vulva e região inguinal deram lugar aos procedimentos menores por incisões separadas na vulva e na região inguinal bilateralmente.[14] O objetivo deixou de ser a vulvectomia radical, e sim a exérese da lesão vulvar com margens livres de pelo menos 8 mm. Pacientes com margem cirúrgica menor do que 5 mm podem ser beneficiadas com radioterapia (RT) pós-operatória, se não for possível a reabordagem cirúrgica.[13]

O Quadro 38.1 sintetiza o tratamento cirúrgico com base no estadiamento da Federação Internacional de Ginecologia e Obstetrícia (FIGO, 2021).

Quadro 38.1 – Novo estadiamento FIGO (2021) para carcinoma da vulva

Estágio	Descrição	
I	Tumor confinado à vulva	
	IA	Tamanho do tumor $\leq$ 2 cm e invasão estromal $\leq$ 1 mm[a]
	IB	Tamanho do tumor >2 cm ou invasão estromal >1 mm[a]
II	Tumor de qualquer tamanho com extensão até um terço inferior da uretra, terço inferior da vagina, terço inferior do ânus com linfonodos negativos	
III	Tumor de qualquer tamanho com extensão para a parte superior de estruturas perineais adjacentes, ou com qualquer número de linfonodo não fixo e não ulcerado	
	IIIA	Tumor de qualquer tamanho com extensão da doença para os dois terços superiores da uretra, dois terços superiores da vagina, mucosa da bexiga, mucosa retal ou metástases linfonodais regionais $\leq$ 5 mm
	IIIB	Metástases linfonodais regionais[b] >5 mm
	IIIC	Metástases linfonodais regionais[b] com propagação extracapsular
IV	Tumor de qualquer tamanho fixo ao osso, ou com metástases em linfonodos, fixo ou ulcerado, ou metástases à distância	
	IVA	Doença fixa na pelve, ou fixa ou com metástases linfonodais regionais, ou fixos ou ulcerados[b]
	IVB	Metástases à distância

[a] A profundidade da invasão é medida a partir da membrana basal à crista mais profunda, adjacente, displásica e livre de tumor (ou mais próxima rete peg displásica) até o ponto mais profundo de invasão
[b] Regional refere-se a linfonodos inguinais e femorais

Fonte: Desenvolvido pela autoria

Câncer de vulva microinvasivo (estadio IA)

Para os estadios iniciais, nos quais a lesão primária apresenta diâmetro máximo inferior a 2 cm e a profundidade de invasão inferior a 1 mm, pode-se realizar apenas a excisão local da lesão com margens livres tendo-se em vista o baixo risco de comprometimento linfonodal inguinal (inferior a 1%) observado nessas pacientes.[14]

Nas pacientes que apresentam comprometimento vulvar mais extenso, a ressecção dos linfonodos inguinofemorias deve ser realizada conjuntamente à resseção da lesão vulvar. Por ser o comprometimento linfonodal o principal fator prognóstico, a ressecção apropriada desses linfonodos torna-se o fator mais importante relacionados à redução das recidivas e/ou da mortalidade.[15-17]

O principal fator relacionado ao comprometimento dos linfonodos inguinofemorais é a profundidade de invasão. Esses linfonodos encontram-se comprometidos em 7,7% quando o tumor invade de 1 mm a 2 mm e em 34,2% quando a invasão é superior a 5 mm de profundidade.[18-20]

Tumores de vulva iniciais (estádio IB)

São os tumores restritos à vulva, nos quais não se verifica comprometimento linfonodal, seja pelo exame físico, seja por exames de imagem.[21,22]

O tratamento padrão ouro para esses casos é a excisão radical do tumor com margens livres.[17] A margem profunda deve atingir o diafragma urogenital e, se necessário, pode-se retirar até 1 cm da porção distal da uretra (sem que isso ocasione o comprometimento da continência).[23,24]

Na maioria dos casos, o fechamento primário é possível. Caso não o seja, lança-se mão da utilização de retalhos (visando-se também a manutenção da função vaginal). Os mais comumente utilizados são o retalho V-Y, o miocutâneo de glúteo *fold* e o romboide.[25]

Todas as pacientes estadio IB devem ser submetidas à linfadenectomia inguinofemoral (LIF).

Desde a publicação do estudo GROINSS-V (tumores unifocais confinados à vulva, menores do que 4 cm, invasão estromal maior do que 1 mm e linfonodos inguinofemorais negativos pela clínica e imagem), a pesquisa do linfonodo sentinela (LS) tem sido cada vez mais utilizada para as pacientes com CV inicial. O objetivo dessa estratégia é detectar a presença de metástase nesse linfonodo (linfonodo que primeiro recebe a drenagem linfática do tumor), permitindo, dessa forma, a omissão da LIF sistemática caso este seja negativo, diminuindo substancialmente a morbidade que esse procedimento implica, como infecção e linfedema.[26-28] Em sendo o LS positivo, a linfadenectomia inguinofemoral deve ser realizada.[29]

O LS pode ser identificado por meio do tecnécio, azul patente e, mais recentemente, a endocianina mostrou-se uma boa opção para a sua detecção.[30,31]

Muitos estudos têm demonstrado a importância do número e do tamanho das metástases nos linfonodos inguinofemorais, bem como a invasão de suas cápsulas.[17] Dessa forma, as indicações de RT pélvica e inguinofemoral são: invasão extracapsular e dois ou mais linfonodos inguinofemorais positivos.

Tumores de vulva avançados (estádio II a IVB)

São aqueles tumores maiores do que 4 cm, que se estendem além da vulva e/ou com linfonodos inguinofemorais comprometidos. O manejo dessas pacientes é complexo e recomenda-se que seja individualizado, devendo ser conduzido por equipe multidisciplinar (cirurgiões, radioterapeutas e oncologistas clínicos).

Em se tratando do manejo do tumor primário, a excisão cirúrgica com margens livres (exérese da lesão vulvar + LIF bilateral) sem lesão de esfíncter, quando possível, constitui a opção ideal para o tratamento do câncer nessas pacientes.[32]

Pacientes com linfonodos clinicamente suspeitos podem ser submetidas à punção com agulha fina ou biópsia do linfonodo, além da ressonância magnética (RM) de pelve ou, ainda, tomografia computadorizada com emissão de pósitrons (PET-CT). Esses procedimentos podem auxiliar no planejamento da extensão da linfanedectomia inguinofemoral, além da identificação de metástases à distância.[33]

Caso não haja suspeita clínica ou de imagem de comprometimento linfonodal, a linfadenectomia pode ser realizada. Em caso de linfonodos negativos, pode-se prescindir da radioterapia. Sendo positivos, a radioterapia ou quimiorradioterapia deve ser oferecida a essas pacientes.[34]

Para as lesões vulvares e/ou linfonodais extensas, não sendo possível realizar a cirurgia como primeira estratégia, pode-se lançar mão da neoquimiorradiação com o intuito de redução do tumor inicial, permitindo-se cirurgia complementar com menor morbiletalidade.[34-37]

Em situações em que a excisão adequada e com margens livres só é possível por intermédio da exenteração pélvica anterior ou posterior com seus consequentes estomas, a RT ou a quimiorradioterapia pode ser a alternativa de preferência.[43,44]

Recomendação

Na Divisão de Ginecologia do Hospital das Clínicas da Faculdade de Medicina da Universidade de São Paulo (HCFMUSP), recomenda-se a seguinte conduta para o tratamento de câncer de vulva (Algoritmo 38.2).

Algoritmo 38.2 – Tratamento do câncer de vulva invasivo

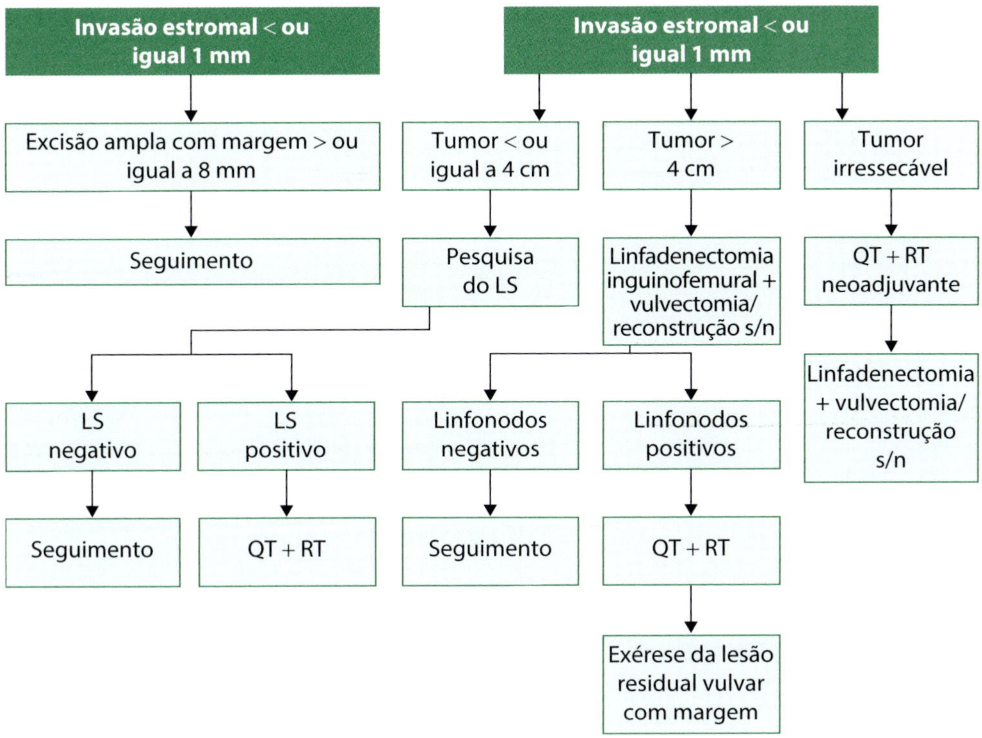

LS: linfonodo sentinela; QT: quimioterapia; RT: radioterapia

Fonte: Desenvolvido pela autoria

Referências bibliográficas

1. Cobos GA, Pomeranz MK. A general approach to the evaluation and the management of vulvar disorders. Obstet Gynecol Clin North Am. 2017;44:321-327.
2. US Cancer Statistics Working Group. United States Cancer Statistics: 2003 Incidence and Mortality. Atlanta, GA: US Department of Health and Human Services, Centers for Disease Control and Prevention, and National Cancer Institute, 2006.
3. Hemminki K, Li X, Vaittinen P. Time trends in the incidence of cervical and other genital squamous cell carcinomas and adenocarcinomas in Sweden,1958-1996. Eur J Obstet Gynecol Reprod Biol. 2002;101:64-69.

4. Piura B, Rabinovich A, Cohen Y, et al. Squamous cell carcinoma of the vulva in the south of Israel: a study of 50 cases. J Surg Oncol. 1998;67:174-81. American Cancer Society: Cancer Facts and Figures 2008. Atlanta, Ga: American Cancer Society, 2008.
5. ACOG Practice Bulletin n. 93: Diagnosis and management of vulvar skin disorders. Obstet Gynecol. 2008;25:113-5.
6. Coleman RL, Ali S, Levenback CF, et al. Is bilateral lymphadenectomy for midline squamous carcinoma of the vulva always necessary? An analysis from Gynecologic Oncology Group (GOG) 173. Gynecol Oncol. 2013;128:155-9.
7. Garland SM, Paavonen J, Jaisamrarn U, et al. Prior human papillomavirus-16/18 AS04-adjuvanted vaccination prevents recurrent high grade cervical intraepithelial neoplasia after definitive surgical therapy: post-hoc analysis from a randomized controlled trial. Int J Cancer. 2016;139:2812-2826.
8. Hansen BT, Campbell S, Nygard M. Long-term incidence trends of HPV-related cancers, and cases preventable by HPV vaccination: a registry-based study in Norway. BMJ Open. 2018;8:e019005.
9. Halonen P, Jakobsson M, Heikinheimo O, Riska A, Gissler M, Pukkala E. Lichen sclerosus and risk of cancer. Int J Cancer. 2017;140:1998-2002.
10. Palumbo AR, Fasolino C, Santoro G, et al. Evaluation of symptoms and prevention of cancer in menopause: the value of vulvar exam. Transl Med UniSa. 2016;15:74-79.
11. Hacker NF. Revised FIGO staging for carcinoma of the vulva. Int J Gynecol Obstet. 2009;105:105-6.
12. Kelley JL 3rd, Burke TW, Tornos C, Morris M, Gershenson DM, Silva EG, et al. Minimally invasive vulvar carcinoma: an indication for conservative surgical therapy. Gynecol Oncol. 1992;44(3):240-4.
13. Hacker NF, Leuchter RS, Berek JS, Castaldo TW, Lagasse LD. Radical vulvectomy and bilateral inguinal lymphadenectomy through separate groin incisions. Obstet Gynecol. 1981;58(5):574-9.
14. Faul CM, Mirmow D, Huang Q, Gerszten K, Day R, Jones MW. Adjuvant radiation for vulvar carcinoma: improved local control. Int J Radiat Oncol Biol Phys. 1997;38:381-9.
15. Dellinger TH, Hakim AA, Lee SJ, Wakabayashi MT, Morgan RJ, Han ES. Surgical management of vulvar cancer. J Natl Compr Canc Netw. 2017;15:121-8.
16. Gonzalez BJ, Magrina JF, Gaffey TA, Hernandez JL, Webb MJ, Cliby WA, et al. Long-term survival and disease recurrence in patients with primary squamous cell carcinoma of the vulva. Gynecol Oncol. 2005;97(3):828-33.
17. Kelley JL 3rd, Burke TW, Tornos C, Morris M, Gershenson DM, Silva EG, et al. Minimally invasive vulvar carcinoma: an indication for conservative surgical therapy. Gynecol Oncol. 1992;44(3):240-4.
18. Hacker NF, Van der Velden J. Conservative management of early vulvar cancer. Cancer. 1993; 71(4):1673-7.
19. Hacker NF, Barlow EL. Staging for vulvar cancer. Best Pract Res Clin Obstet Gynaecol. 2015; 29:802-11.
20. Hacker NF, Eifel PJ, van der Velden J. Cancer of the vulva. Int J Gynecol Obstet. 2015;131(2): S76-83.
21. de Hullu JA, Hollema H, Lolkema S, et al. Vulvar carcinoma. The price of less radical surgery. Cancer. 2002;95:2331-38.
22. Vitale SG, Valenti G, Biondi A, Rossetti D, Frigerio L. Recent trends in surgical and reconstructive management of vulvar cancer: review of literature. Updates Surg. 2015;67:367-71.
23. Coleman RL, Ali S, Levenback CF, et al. Is bilateral lymphadenectomy for midline squamous carcinoma of the vulva always necessary? An analysis from Gynecologic Oncology Group (GOG) 173. Gynecol Oncol. 2013;128:155-9.
24. Tock S, Wallet J, Belhadia M, et al. Outcomes of the use of different vulvar flaps for reconstruction during surgery for vulvar cancer. Eur J Surg Oncol. 2019;45:1625-1631.

25. Van der Zee AGJ, Oonk MH, De Hullu JA, et al. Sentinel node dissection is safe in the treatment of early-stage vulvar cancer. J Clin Oncol. 2008;26:884-9.
26. Covens A, Vella ET, Kennedy EB, Reade CJ, Jimenez W, Le T. Sentinel lymph node biopsy in vulvar cancer: systematic review, meta-analysis and guideline recommendations. Gynecol Oncol. 2015;137:351-61.
27. Levenback CF, Ali S, Coleman RL, et al. Lymphatic mapping and sentinel lymph node biopsy in women with squamous cell carcinoma of the vulva: a gynecologic oncology group study. J Clin Oncol. 2012;30:3786-91.
28. Verbeek FPR, Tummers QRJG, Rietbergen DDD, et al. Sentinel lymph node biopsy in vulvar cancer using combined radioactive and fluorescence guidance. Int J Gynecol Cancer. 2015;25:1086-93.
29. Origoni M, Sideri M, Garsia S, Carinelli SG, Ferrari AG. Prognostic value of pathological patterns of lymph node positivity in squa mous cell carcinoma of the vulva stage III and IVA FIGO. Gynecol Oncol. 1992;45:313-6.
30. van der Velden J, van Lindert AC, Lammes FB, et al. Extracapsular growth of lymph node metastases in squamous cell carcinoma of the vulva. The impact on recurrence and survival. Cancer. 1995;75:2885-90.
31. Viswanathan C, Kirschner K, Truong M, Balachandran A, Devine C, Bhosale P. Multimodality imaging of vulvar cancer: staging, therapeutic response, and complications. AJR Am J Roentgenol. 2013;200:1387-400.
32. Gaffney DK, King B, Viswanathan AN, et al. Consensus recommendations for radiation therapy contouring and treatment of vulvar carcinoma. Int J Radiat Oncol Biol Phys. 2016;95:1191-200.
33. Koh W-J, Greer BE, Abu-Rustum NR, et al. Vulvar cancer, version 1.2017, NCCN clinical practice guidelines in oncology. J Natl Compr Canc Netw. 2017;15:92-120.
34. Katz A, Eifel PJ, Jhingran A, Levenback CF. The role of radiation therapy in preventing regional recurrences of invasive squamous cell carcinoma of the vulva. Int J Radiat Oncol Biol Phys. 2003;57:409-18.
35. Petereit DG, Mehta MP, Buchler DA, Kinsella TJ. Inguinofemoral radiation of N0, N1 vulvar cancer may be equivalent to lymphadenectomy if proper radiation technique is used. Int J Radiat Oncol Biol Phys. 1993;27:963-7.
36. Boronow RC, Hickman BT, Reagan MT, Smith RA, Steadham RE. Combined therapy as an alternative to exenteration for locally advanced vulvovaginal cancer. II. Results, complications, and dosimetric and surgical considerations. Am J Clin Oncol. 1987;10:171-81.
37. Hacker NF, Berek JS, Juillard GJ, Lagasse LD. Preoperative ra diation therapy for locally advanced vulvar cancer. Cancer. 1984;54:2056-61.

Capítulo 39

Câncer do Colo do Útero. Diagnóstico e Tratamento

Jesus Paula Carvalho
João Paulo Mancusi
Edmund Chada Baracat

Introdução

O câncer de colo uterino é o terceiro tipo de câncer mais incidente nas mulheres brasileiras. Corresponde a 4,7% dos casos, ficando atrás apenas dos tumores de pele não melanoma (32,7%) mama (20,3%) e intestino (6,5%). Estimam-se 17 mil casos novos para o Brasil em 2023/2025. Essa doença é mais incidente nas regiões Norte e Nordeste sendo o terceiro tipo de câncer mais frequente. Na região Sul, ocupa a quinta posição e sexta na Sudeste, ultrapassado pelos tumores de pele, mama, colón, tireoide e pulmão.[1]

Mundialmente, foram estimados 528 mil novos casos/ano e sua incidência também é maior em países com menores índices de desenvolvimento econômico e social. Estima-se que 85% dos casos novos ocorram nessas regiões. Em países como os da África Central, é o tipo de câncer mais frequente.[2]

A incidência estimada (15,38 casos a cada 100 mil mulheres) e a mortalidade (6,12 a cada 100 mil mulheres) no Brasil apresentam valores intermediários em relação aos países em desenvolvimento. Porém são elevadas quando comparadas às de países desenvolvidos, com programas de detecção precoce mais efetivos. Países europeus, Estados Unidos, Canadá, Japão e Austrália apresentam as menores taxas de incidência (5 a 6,9 casos/100 mil).[1,3]

A incidência dessa neoplasia em pacientes jovens vem aumentando principalmente quando diagnosticada nos estágios mais iniciais. O câncer de colo uterino acomete pacientes com idade menos avançada quando comparado aos outros tumores ginecológico; a maioria das pacientes tem entre 45 e 55 anos.[4]

Os tipos histológicos mais comuns são o carcinoma escamoso (60%), o adenocarcinoma (35%) e outros (5%). A incidência de adenocarcinoma é maior em pacientes mais jovens e vem aumentando tanto em números relativos (proporcionalmente ao carcinoma escamoso) como em números absolutos, mesmo em países onde o rastreamento é efetivo.[5,6]

Em 2008, Harald Zur Hausen ganhou o prêmio Nobel em Medicina por estabelecer a ligação entre a infecção pelo papilomavírus humano (HPV) e o câncer de colo uterino.[7] Existem cerca de 40 tipos diferentes de HPV com tropismo pela mucosa genital. Classicamente, são divididos em dois grupos com base no seu potencial oncogênico. Os tipos 16,

18, 31, 33, 35, 39, 45, 51, 52, 56, 58, 59, 66 e 68 estão envolvidos com maior chance para desenvolvimento do câncer e, por isso, são considerados de alto risco; enquanto os tipos 6, 11, 42, 43 e 44, de baixo risco.[8]

Em um estudo conduzido no Instituto do Câncer do Estado de São Paulo (ICESP) com cerca de 300 pacientes, Nogueira Dias Genta *et al.* verificaram que os HPV mais prevalentes em nossa população de pacientes com câncer de colo uterino são: 16 (64%); e 18 (10%). Nesse estudo, também se verificou que a infecção múltipla determinou pior prognóstico.[9]

O HPV oncogênico infecta o epitélio do colo uterino, particularmente na junção escamocolunar (JEC), e integra seu DNA ao núcleo das células da camada basal, ocasionando a hiperexpressão das proteínas oncogênicas E6 e E7, com desregulação do ciclo celular e consequente proliferação neoplásica.[10] Porém, a infecção pelo HPV oncogênico isoladamente não é suficiente para desencadear o câncer. A maioria das mulheres acaba por se livrar da infecção pelo HPV por meio do sistema imunológico. Apenas aquelas com infecção persistente acabarão por evoluir no processo carcinogênico.[11]

A infecção transitória pelo HPV pode causar alterações celulares no colo uterino, onde apenas a camada superficial do epitélio estará acometida. Essa lesão é denominada "neoplasia intraepitelial grau I" (NIC I) e, na maioria das vezes, desaparece em cerca de 2 anos em decorrência da resposta imunológica do hospedeiro. Já a infecção persistente poderá resultar em lesão de alto grau, em que dois terços de neoplasia intraepitelial grau II (NICII) ou a totalidade do epitélio de neoplasia intraepitelial grau III (NICIII) estarão acometidos. Essa lesão também é conhecida por "carcinoma *in-situ*" e corresponde ao precursor do câncer cervical invasivo.[12]

Além do HPV, outros fatores podem estar implicados no surgimento do câncer de colo uterino. São eles: tabagismo; depressão da resposta imunológica celular; uso prolongado de estrôgeno-progesterona; entre outros.[13-15] Em um estudo com mais 300 mil mulheres, o tabagismo foi descrito como um fator independente na etiologia do câncer de colo uterino.[16]

Por se tratar de uma doença com uma fase pré-invasiva relativamente longa (até 10 anos), é possível, rastrear a população para diagnosticá-la nessa fase precoce e proceder o tratamento, prevenindo, assim, a evolução para o câncer invasivo.[17] O tratamento para câncer *in-situ* ou NIC III consiste na exisão local dessa lesão (conização). Esse procedimento incorre em baixa morbidade e oferece taxas de cura muito elevadas.[18]

A citologia cervicovaginal ou colpocitologia (exame de Papanicolaou) permite a detecção precoce das lesões precursoras do carcinoma de colo uterino. O exame de Papanicolaou foi descrito em 1941 como um método diagnóstico simples e de baixo custo aplicável em larga escala para rastreamento populacional.[19] Aliam-se à colpocitologia, a pesquisa do HPV por métodos moleculares e, em casos de resultados alterados, a colposcopia e biópsia do colo uterino para diagnóstico anatomopatológico.[20]

Além da prevenção secundária, atualmente também dispomos da prevenção primária realizada com a vacina contra o HPV. Apesar de promissora, essa estratégia ainda não impactou na diminuição da incidência de câncer de colo uterino em nosso meio, talvez por ter sido implantada há relativamente pouco tempo (2014).[21]

A lesão passa a se tornar invasiva quando ultrapassa a lâmina basal do epitélio em direção ao estroma cervical. Denomina-se "tumor superficialmente invasivo" quando essa invasão é menor que 5 mm ou "francamente invasivo" quando a lesão invade mais que 5 mm do estroma.[22]

Diagnóstico

A apresentação clínica do câncer de colo de útero varia com o estadio da doença, ou seja, em fase inicial é assintomática; com a evolução da doença, podem surgir sintomas.

O sangramento genital é o principal sintoma encontrado em pacientes com câncer de colo de útero avançado, sendo mais comum após relações sexuais (sinusorragia). Com a maior proliferação tumoral, existe a possibilidade de sangramentos mais intensos. O corrimento vaginal persistente também é um sintoma frequente nos tumores avançados e advém da necrose tumoral.[23]

Além do sangramento genital, pacientes podem sofrer com dor pélvica e dispareunia (dor durante a relação sexual). Conforme a progressão para estadios mais avançados, a invasão tecidual pode causar a compressão do intestino, que promove alterações no hábito intestinal, e do sistema urinário adjacente (principalmente, ureteres), que pode promover insuficiência renal pós-renal. Outros sintomas que podem ser identificados são: anemia; emagrecimento; inapetência e síndrome consumptiva.[23]

Durante a fase assintomática da doença, o diagnóstico é realizado por exames de rastreamento. Nessa situação, é preciso diferenciar entre lesão de baixo grau, lesão de alto grau, lesão superficialmente invasiva e lesão invasiva. Para essa definição, é necessária análise anatomopatológica de biópsias guiadas por colposcopia e/ou de peças de conização quando indicado. O diagnóstico do câncer de colo uterino é sempre realizado por biópsia e exame anatomopatológico. Quando existe uma lesão macroscópica, o procedimento é realizado durante o exame especular.[24]

O estadiamento mais utilizado para o câncer de colo uterino baseia-se nas normas da Federação Internacional de Ginecologia e Obstetrícia (FIGO).[22,25] Tratava-se de um sistema que adota quatro estadios e baseava-se nos achados clínicos, levando em conta principalmente o exame ginecológico e os resultados anatomopatológicos de conização (FIGO, 2009). Em 2018, houve uma revisão as diretrizes pela FIGO. O estadiamento passou a incluir resultados de exames de imagem e resultados anatomopatológicos da peça cirúrgica.[22]

Resumidamente, no estadio I, o tumor está confinado ao colo uterino. No estadio II, o tumor invade o terço superior da vagina e/ou paramétrios sem atingir a parede pélvica. No estadio III, essa invasão ultrapassa o terço superior da vagina e/ou atinge a parede pélvica e/ou causa hidronefrose e/ou acomete linfonodos. No estadio IV, existe invasão da bexiga e/ou do reto, ou a paciente apresenta metástases a distancia (Quadro 39.1).

Exames de imagem como, tomografia computadorizada (TC), ressonância magnética (RM) e tomografia por emissão de pósitrons (PET-CT) podem auxiliar no estadiamento e apresentam melhor acurácia do que o exame físico isolado, principalmente na detecção de linfonodos metastáticos.[23,26-28]

Quadro 39.1 – Estadiamento do câncer do colo do útero (FIGO, 2018)[22]

Estadio	Descrição
Estadio I	Câncer estritamente confinado ao colo do útero, a extensão para o corpo uterino não deve ser considerada
Estadio IA	Carcinoma invasor identificado apenas microscopicamente com profundidade de invasão < de 5 mm *Nota: a profundidade da invasão deve ser mensurada desde a base do epitélio, da alta superfície ou da glândula, do qual se origina. A invasão vascular ou linfática não altera o estadio
IA1*	Invasão mensurada no estroma ≤ 3 mm em profundidade **independentemente da extensão***
IA2*	Invasão mensurada do estroma > 3 mm, mas ≤ 5 mm em profundidade **independente da extensão***
Estadio IB	Lesão confinada ao colo ou lesão maior que estadio IA. **Exames de imagem e o resultado anatomopatológico podem ser usados***
IB1*	Carcinoma invasivo, ≥ 5mm de profundidade < 2 cm em seu maior diâmetro*
IB2*	Carcinoma invasivo, ≥ 2cm < 4cm em seu maior diâmetro*
IB3*	Carcinoma invasivo, ≥ 4cm *
Estadio II	O carcinoma se estende além do útero, mas não se estende até a parede óssea. O carcinoma envolve a vagina, mas não seu terço inferior. **Exames de imagem e o resultado anatomopatológico podem ser usados***
Estadio IIA	Sem invasão parametrial
IIA1	Carcinoma invasivo, < 4 cm em seu maior diâmetro
IIA2	Carcinoma invasivo, ≥ 4 cm em seu maior diâmetro
Estadio II B	Invasão do paramétrio, mas não até a parede óssea
Estadio III	Carcinoma que se estende até a parede óssea e/ou envolve o terço inferior de vagina e/ou causa hidronefrose ou rim excluso e/ou **envolve linfonodos pélvicos e/ou para-aórticos*. Exames de imagem e o resultado anatomopatológico podem ser usados***
IIIA	Não se estende à parede óssea, mas envolve o terço inferior da vagina
IIIB	Extensão até a parede óssea ou hidronefrose ou rim não funcionante
IIIC1* **IIIC2***	Comprometimento de linfonodos pélvicos* Comprometimento de linfonodos para-aórticos*
Estadio IV	Carcinoma que se estende além da pelve verdadeira ou envolve a mucosa do reto ou da bexiga
IVA	Invasão de órgãos pélvicos adjacentes
IVB	Metástases à distância

*Diferenças em relação ao estadiamento FIGO 2009

Fonte: Adaptado de Bhatla N, Aoki D, Sharma DN, *et al.*, 2018

Tratamento

O tratamento do câncer cervical baseia-se na sua extensão.[23,28] Podemos descrever sumariamente o tratamento do câncer de colo uterino, de acordo com o estadiamento, da seguinte maneira:[29]

- **Estadio IA1:** conização (pacientes com desejo reprodutivo) ou histerectomia simples.
- **Estadio IA2 e IB1 (tumores menores que 2 cm) com desejo reprodutivo:** Traquelectomia radical e linfadenectomia pélvica.

- **Estadio IA2 e IB1 sem desejo reprodutivo:** histerectomia radical e linfadectomia pélvica.
- **Estadio IB2:** histerectomia radical e linfadectomia pélvica.
- **Estadio IB3 e IIA:** radioterapia + quimioterapia.
- **Estadios IIB a IVA:** radioterapia + quimioterapia.
- **Estadio IVB:** quimioterapia.

Tratamento/histerectomia radical

Clark e Reis descreveram pela primeira vez, em 1895, a técnica primitiva de histerectomia radical, para o tratamento do câncer de colo uterino. Não muito tempo depois, há pouco mais de 100 anos, essa técnica foi, então, descrita em detalhes e executada por Wertheim. Com o advento da radioterapia, a histerectomia radical foi preterida até ser modificada e reformulada por Meigs na década de 1950. Os princípios cirúrgicos dessa operação sofreram apenas pequenas modificações ao longo dos anos e continuou sendo a base da abordagem cirúrgica utilizada até hoje pelos oncologistas ginecológicos.[30]

As bases da técnica consistem em remover o útero em conjunto com os seus ligamentos laterais (paramétrios) e a porção superior da vagina, objetivando-se margens livre de tumor. Realiza-se, com esse procedimento, a linfadenectomia pélvica.

Com o surgimento da laparoscopia nos anos 1980 e da cirurgia robótica nos anos 2000, esse procedimento passou a ser realizado também por essas vias minimamente invasivas. Além disso, foi incorporado o conceito de preservação nervosa com o intuito de diminuir complicações tardias. Pacientes submetidas à histerectomia radical podem apresentar disfunções relacionadas a danos na inervação pélvica, como de disfunções urinárias (5% a 46%), sexuais (6% a 14%) e evacuatórias (5% a 8%). O emprego das técnicas de preservação nervosa diminuiu significativamente esses índices, sem, contudo, afetar a sobrevida.[31-33]

As técnicas de cirurgia minimamente invasiva visam a diminuir as complicações pós-operatórias precoces. Foi publicada uma metanálise, em 2015, que inclui 26 estudos com 4.013 pacientes, comparando três vias cirúrgicas diferentes de histerectomia radical (laparotomia, laparoscopia e robótica). As vias laparoscópica e robótica foram associadas a menor tempo de internação hospitalar, menor sangramento intraoperatório e menores índices de complicações pós-operatórias precoces. Essas vias também não aumentaram os índices de complicações intraoperatórias e obtiveram número igual de linfonodos ressecados quando comparadas à laparotomia.[31]

O primeiro e único (até o momento) estudo prospectivo randomizado, que comparou a sobrevida em pacientes submetidas à histerectomia radical por via minimamente invasiva e laparotômica, foi publicado em novembro de 2018, o *Laparoscopic Approach to Cervical Cancer* (LACC).[34] Essa publicação incluiu aproximadamente 315 pacientes em cada braço e foi interrompida antes do previsto pelo seu comitê de ética. Evidenciou menor sobrevida livre de doença em 4,5 anos para o grupo de cirurgia minimamente invasiva, 86% × 96,5% e também menor sobrevida global em 3 anos para o braço minimamente invasivo 93,8% × 99%.

Na mesma edição do *New England Journal of Medicine* em que foi publicado o LACC, foi divulgado um estudo retrospectivo com 2.461 pacientes, que também evidenciou maior mortalidade para pacientes que passaram por cirurgia minimamente invasiva para tratamento de câncer de colo uterino 9,1% × 5,3%.[35]

A principal hipótese para explicar esses resultados é que o uso do manipulador uterino e a colpotomia desprotegida, realizada durante a via minimamente invasiva, permitem a disseminação de células neoplásicas para a cavidade peritoneal e para a área cruenta recém-dissecada durante o procedimento. Essa disseminação parece também ser potencializada pelo pneumoperitônio.[34,36]

Em uma análise retrospectiva, com seleção de casos pareados aos do LACC, o grupo alemão, que já praticava uma técnica com envelopamento do colo pelas paredes vaginais antes da histerectomia laparoscópica, encontrou, com essa técnica, sobrevida similar ao braço da laparotomia do LACC. Sobrevida livre de doença em 4,5 anos 96,5% × 95,8% e sobrevida global em 3 anos 99% × 98,5%.[36]

Em uma publicação retrospectiva holandesa, foram avaliados retrospectivamente 2.124 pacientes submetidas à histerectomia radical e linfadenectomia, sem levar em conta a via cirúrgica, por câncer do colo uterino estadios I a IIA. A sobrevida livre de doença em 5 anos foi de 86%. Maior diâmetro tumoral, histologia não escamosa, metástase linfonodal, envolvimento parametrial, invasão angiolinfática, invasão estromal profunda e cirurgia menos radical (para tumores maiores que 2 cm) foram fatores independentes de pior prognóstico. Os autores encontraram 20% de comprometimento linfonodal, 24% de adenocarcinoma, 12% de comprometimento parametrial, 41% de invasão angiolinfática e 41% de invasão estromal profunda (maior que 10 mm).[37]

Com o intuito de diminuir a chance de recidiva local após a cirurgia, quando estiverem presentes critérios de pior prognóstico na peça cirúrgica, será indicado tratamento adjuvante. São considerados critérios maiores: linfonodos positivos; paramétrios comprometidos e margens cirúrgicas comprometidas. Nesse caso, a paciente receberá tratamento adjuvante com rádio e quimioterapia.[38]

Critérios menores constituem invasão angiolinfática, invasão estromal profunda e tamanho tumoral maior que 4 cm (critérios de Sedlis). De maneira simplificada, quando estiverem presentes dois desses critérios, será indicada radioterapia adjuvante isoladamente.[39]

Linfadenectomia

A linfadenectomia pélvica é parte do tratamento cirúrgico padrão do câncer cervical em estágio inicial. O objetivo desse procedimento é remover metástases macroscópicas, possíveis metástases microscópicas e identificar pacientes com disseminação metastática, que podem se beneficiar da terapia adjuvante pós-operatória. A metástase linfonodal é o mais importante fator prognóstico para o desfecho oncológico, no pós-operatório de pacientes com doença em estágio inicial. Enquanto as taxas de cura de pacientes com tumores iniciais e linfonodos negativos está ao redor de 90%, as pacientes com os mesmos tumores, porém com linfonodos comprometidos, podem chegar a apenas 50%.[40]

No entanto, cerca de 30% das pacientes, enfrentarão complicações e sequelas decorrentes desse procedimento (lesões vasculares ou nervosas, linfoceles e linfedema de membros inferiores), que podem afetar significativamente a qualidade de vida.[41]

A incidência de metástases linfonodais em pacientes operadas está ao redor de 20%. A seleção pré-operatória pode influenciar esses resultados.[37,40] Fatores como o estadiamento, tamanho tumoral, infiltração estromal e invasão angiolinfática são os principais preditores desse acometimento, conhecidos até o momento.[42]

A biópsia do linfonodo sentinela é um procedimento alternativo à linfadenectomia sistemática, com menor morbidade. Na última década, houve um aumento significativo da sua aplicação para pacientes com câncer de colo de útero em estágio inicial. Vários estudos mostraram que esse procedimento é viável, promissor e seguro.[44] Porém, a tecnologia para seu emprego ainda não está amplamente disponível em nosso meio e, além disso, os resultados do exame de congelação do linfonodo sentinela apresenta altas taxas de falso-negativo.[44,45]

O principal estudo que avaliou o papel da pesquisa do linfonodo sentinela em câncer de colo uterino foi denominado "Senticol". No estudo, ocorreram apenas dois casos de linfonodo sentinela falso-negativo no exame de parafina com ultraestadiamento em um total de 139 pacientes.[46] Em uma metanálise de 2022, foram avaliados os quatro principais estudos sobre o tema. Os autores concluíram que a pesquisa do linfonodo sentinela não foi inferior do ponto de vista oncológico à linfadenectomia sistemática. A chance de recorrência linfonodal foi igual nos dois grupos. O grupo do linfonodo sentinela apresentou maior detecção de linfonodos positivos em virtude do ultraestadiamento e da menor morbidade relacionada ao procedimento.[46]

Tratamento/radioterapia+ quimioterapia

A radioterapia é um tipo de tratamento local, que utiliza radiação ionizante direcionada para a região que deve ser tratada. Pode ser dividida em: teleterapia, quando é aplicada à distância (o equipamento não encosta na paciente); ou braquiterapia quando é aplicada diretamente no local a ser tratado. A radiação destrói as células tumorais principalmente por dois efeitos biológicos. O efeito direto é responsável por 30% do efeito biológico, em que a energia gerada no aparelho atinge as células liberando elétrons que destroem o DNA celular; e o efeito indireto em que radicais livres gerados no processo destroem as células neoplásicas.[47]

Nos anos 1999 e 2000, foram publicados cinco estudos de referência que reportaram aumento de sobrevida com a adição de quimioterapia concomitante à radioterapia para câncer de colo uterino. Desde então, tornou-se padrão administrar cisplatina semanalmente em concomitância ao tratamento radioterápico para pacientes que tolerem um discreto aumento na morbidade geral. Esse tratamento também é conhecido como "quimioirradiação" ou "radiossensibilização".[48]

Atualmente, a maioria das pacientes ainda recebe o diagnóstico de câncer cervical em estágio avançado em nosso país. O tratamento mais empregado é a quimioirradiação. O tratamento deve durar 6 semanas, em que período a paciente recebe quimioterapia semanal com cisplatina 40 mg/m^2 associada à radioterapia. A radioterapia se inicia pela teleterapia na qual a paciente recebe uma dose de cerca de 50 Gy dividida em cerca de 25 frações diárias e, assim que se observa uma redução tumoral, é realizada a braquiterapia com cerca de 30 Gy divididas em quatro aplicações. Essas pacientes não recebem tratamento cirúrgico como 1ª linha terapêutica.[24]

O câncer de colo uterino, apesar de mais comum em locais com menos recursos, demanda exames de imagem avançados e tratamento multidisciplinar que envolve cirurgias complexas além de radio e quimioterapia. Como em outras neoplasias malignas, quanto mais cedo for diagnosticado, maior a chance de cura e menores os efeitos colaterais do tratamento.

Recomendação

Na Divisão de Ginecologia do Hospital das Clínicas da Faculdade de Medicina da Universidade de São Paulo (HCFMUSP), recomenda-se a seguinte conduta no tratamento do câncer do colo do útero (Algoritmo 39.1).

Algoritmo 39.1 – Tratamento do câncer do colo do útero

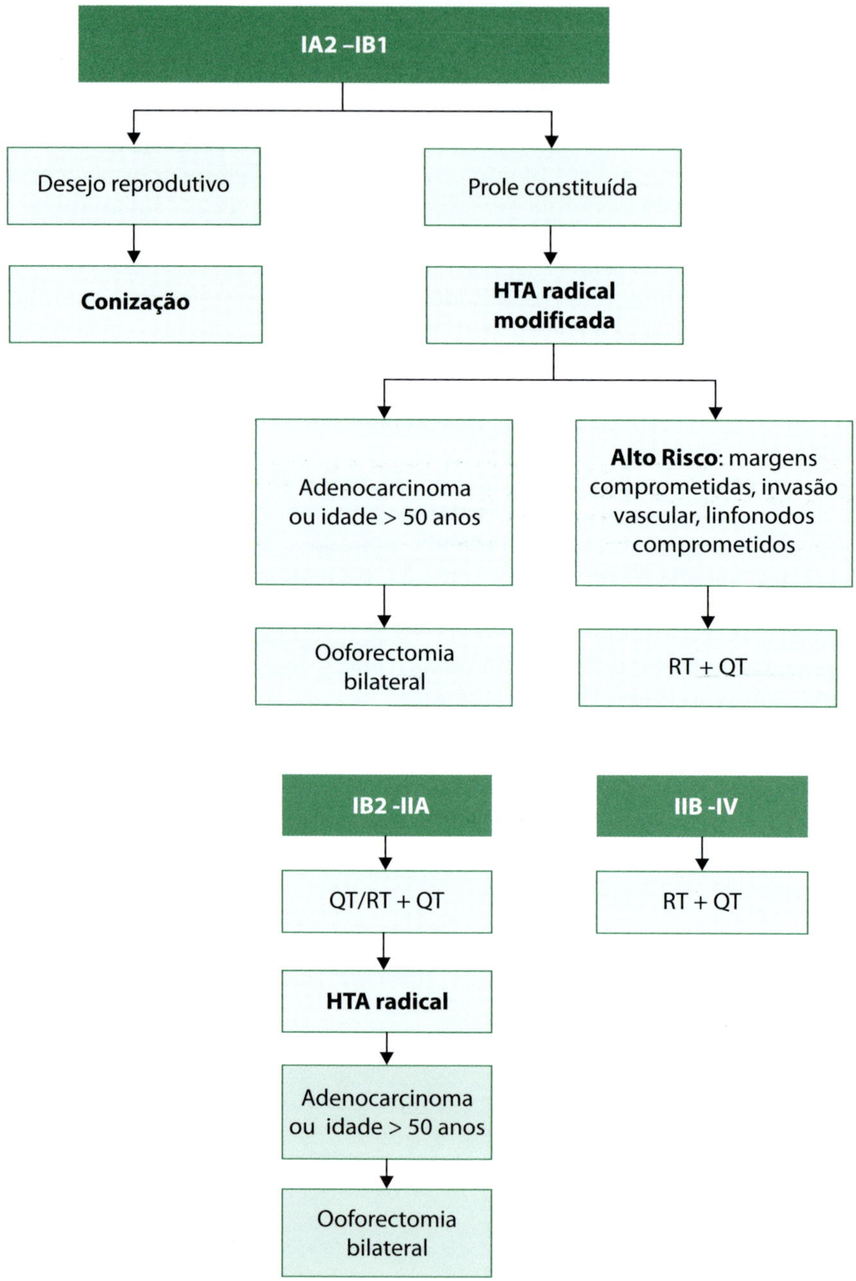

HTA: Histerectomia Total Abdominal; QT: Quimioterapia; RT: Radioterapia

Fonte: Desenvolvido pela autoria

Referências bibliográficas

1. Saúde MD, INCA INDC. Estimate | 2023 – Cancer Incidence in Brazil. In: Lima FCdSd, Oliveira JFP, Costa LMd, Martins LFL, Santos MdO, Cancela MdC (eds.). Estimativa 2023: incidência de câncer no Brasil. Rio de Janeiro: Instituto Nacional de Câncer (Brasil), 2022.
2. Jemal A, Bray F, Center MM, Ferlay J, Ward E, Forman D. Global cancer statistics. CA Cancer J Clin. 2011;61(2):69-90.
3. Allemani C, Weir HK, Carreira H, Harewood R, Spika D, Wang XS, et al. Global surveillance of cancer survival 1995-2009: analysis of individual data for 25,676,887 patients from 279 population-based registries in 67 countries (CONCORD-2). Lancet. 2015;385(9972):977-1010.
4. da Silva VL, Balmant NV, de Paula Silva N, de Oliveira Santos M, Thuler LCS, de Souza RR, et al. Incidence trends of cervical cancer in adolescents and young adults: brazilian population based data. J Adolesc Young Adult Oncol. 2018;7(1):54-60.
5. Bray F, Carstensen B, Møller H, Zappa M, Zakelj MP, Lawrence G, et al. Incidence trends of adenocarcinoma of the cervix in 13 European countries. Cancer Epidemiol Biomarkers Prev. 2005;14(9):2191-9.
6. Smith HO, Tiffany MF, Qualls CR, Key CR. The rising incidence of adenocarcinoma relative to squamous cell carcinoma of the uterine cervix in the United States – a 24-year population--based study. Gynecol Oncol. 2000;78(2):97-105.
7. Eberhard-Metzger C. Medicine Nobel price for Harald zur Hausen. MMW Fortschr Med. 2008;150(42):6.
8. Muñoz N, Bosch FX, de Sanjosé S, Herrero R, Castellsagué X, Shah KV, et al. Epidemiologic classification of human papillomavirus types associated with cervical cancer. N Engl J Med. 2003;348(6):518-27.
9. Nogueira DGML, Martins TR, Mendoza LRV, Sadalla JC, de Carvalho JPM, Baracat EC, et al. Multiple HPV genotype infection impact on invasive cervical cancer presentation and survival. PLoS One. 2017;12(8):e0182854.
10. Doorbar J. Molecular biology of human papillomavirus infection and cervical cancer. Clin Sci (Lond). 2006;110(5):525-41.
11. Gravitt PE, Winer RL. Natural history of HPV infection across the lifespan: role of viral latency. Viruses. 2017;9(10).
12. de Sanjosé S, Brotons M, Pavón MA. The natural history of human papillomavirus infection. Best Pract Res Clin Obstet Gynaecol. 2018;47:2-13.
13. Moreno V, Bosch FX, Muñoz N, Meijer CJ, Shah KV, Walboomers JM, et al. Effect of oral contraceptives on risk of cervical cancer in women with human papillomavirus infection: the IARC multicentric case-control study. Lancet. 2002;359(9312):1085-92.
14. Liu H, Ding Q, Yang K, Zhang T, Li G, Wu G. Meta-analysis of systemic lupus erythematosus and the risk of cervical neoplasia. Rheumatology (Oxford). 2011;50(2):343-8.
15. La Vecchia C, Boccia S. Oral contraceptives, human papillomavirus and cervical cancer. Eur J Cancer Prev. 2014;23(2):110-2.
16. Roura E, Castellsagué X, Pawlita M, Travier N, Waterboer T, Margall N, et al. Smoking as a major risk factor for cervical cancer and pre-cancer: results from the EPIC cohort. Int J Cancer. 2014;135(2):453-66.
17. Schiffman M, Doorbar J, Wentzensen N, de Sanjosé S, Fakhry C, Monk BJ, et al. Carcinogenic human papillomavirus infection. Nat Rev Dis Primers. 2016;2:16086.
18. Basu P, Taghavi K, Hu SY, Mogri S, Joshi S. Management of cervical premalignant lesions. Curr Probl Cancer. 2018;42(2):129-136.
19. Papanicolaou GN. A new procedure for staining vaginal smears. Science. 1942;95(2469):438-9.
20. Sawaya GF, Huchko MJ. Cervical cancer screening. Med Clin North Am. 2017;101(4):743-53.
21. Fonseca AJ, de Lima FLC. Systematic review of the cost-effectiveness of the vaccination against HPV in Brazil. Hum Vaccin Immunother. 2014;10(12):3484-90.
22. Bhatla N, Aoki D, Sharma DN, Sankaranarayanan R. Cancer of the cervix uteri. Int J Gynaecol Obstet. 2018;143(2):22-36.

23. Adriana B, Neerja B, Eric L. Cancer of the cervix uteri. International Journal of Gynecology & Obstetrics. 2015;131(S2):S88-S95.
24. Cohen PA, Jhingran A, Oaknin A, Denny L. Cervical cancer. Lancet. 2019;393(10167):169-82.
25. Pecorelli S. Revised FIGO staging for carcinoma of the vulva, cervix, and endometrium. Int J Gynaecol Obstet. 2009;105(2):103-4.
26. Shirazi AS, Razi T, Cheraghi F, Rahim F, Ehsani S, Davoodi M. Diagnostic accuracy of magnetic resonance imaging versus clinical staging in cervical cancer. Asian Pac J Cancer Prev. 2014;15(14):5729-32.
27. Kusmirek J, Robbins J, Allen H, Barroilhet L, Anderson B, Sadowski EA. PET/CT and MRI in the imaging assessment of cervical cancer. Abdom Imaging. 2015;40(7):2486-511.
28. Denny L, Quinn M. FIGO cancer report 2015. Int J Gynaecol Obstet. 2015;131(2):S75.
29. Koh W-J, Greer BE, Abu-Rustum NR, Apte SM, Campos SM, Cho KR, et al. Cervical cancer, version 2.2015. Journal of the National Comprehensive Cancer Network. 2015;13(4):395-404.
30. Dursun P, Gultekin M, Ayhan A. The history of radical hysterectomy. J Low genit tract dis. 2011;15(3):235-45.
31. Shazly SA, Murad MH, Dowdy SC, Gostout BS, Famuyide AO. Robotic radical hysterectomy in early stage cervical cancer: a systematic review and meta-analysis. Gynecol Oncol. 2015;138(2):457-71.
32. Bogani G, Rossetti DO, Ditto A, Signorelli M, Martinelli F, Mosca L, et al. Nerve-sparing approach improves outcomes of patients undergoing minimally invasive radical hysterectomy: a systematic review and meta-analysis. J Minim Invasive Gynecol. 2018;25(3):402-10.
33. Zanagnolo V, Garbi A, Achilarre MT, Minig L. Robot-assisted Surgery in Gynecologic Cancers. J Minim Invasive Gynecol. 2017;24(3):379-96.
34. Ramirez PT, Frumovitz M, Pareja R, Lopez A, Vieira M, Ribeiro R, et al. Minimally invasive versus abdominal radical hysterectomy for cervical cancer. N Engl J Med. 2018;379(20):1895-904.
35. Melamed A, Margul DJ, Chen L, Keating NL, Del Carmen MG, Yang J, et al. Survival after minimally invasive radical hysterectomy for early-stage cervical cancer. N Engl J Med. 2018;379(20):1905-14.
36. Kohler C, Hertel H, Herrmann J, Marnitz S, Mallmann P, Favero G, et al. Laparoscopic radical hysterectomy with transvaginal closure of vaginal cuff – a multicenter analysis. Int J Gynecol Cancer. 2019;29(5):845-50.
37. Derks M, van der Velden J, de Kroon CD, Nijman HW, van Lonkhuijzen LRCW, van der Zee AGJ, et al. Surgical treatment of early-stage cervical cancer: a multi-institution experience in 2124 cases in the Netherlands over a 30-year period. Int J Gynecol Cancer. 2018;28(4):757-63.
38. de Souza LL. Radiation oncology management of stage I-III cervix cancer. Surg Oncol Clin N Am. 2017;26(3):477-89.
39. Sedlis A, Bundy BN, Rotman MZ, Lentz SS, Muderspach LI, Zaino RJ. A randomized trial of pelvic radiation therapy versus no further therapy in selected patients with stage IB carcinoma of the cervix after radical hysterectomy and pelvic lymphadenectomy: a gynecologic oncology group study. Gynecol Oncol. 1999;73(2):177-83.
40. Benedetti PP, Basile S, Angioli R. Pelvic and aortic lymphadenectomy in cervical cancer: the standardization of surgical procedure and its clinical impact. Gynecol Oncol. 2009;113(2):284-90.
41. Achouri A, Huchon C, Bats AS, Bensaid C, Nos C, Lécuru F. Complications of lymphadenectomy for gynecologic cancer. Eur J Surg Oncol. 2013;39(1):81-6.
42. Nanthamongkolkul K, Hanprasertpong J. Predictive factors of pelvic lymph node metastasis in early-stage cervical cancer. Oncol Res Treat. 2018;41(4):194-8.
43. Lennox GK, Covens A. Can sentinel lymph node biopsy replace pelvic lymphadenectomy for early cervical cancer? Gynecol Oncol. 2017;144(1):16-20.
44. Holman LL, Levenback CF, Frumovitz M. Sentinel lymph node evaluation in women with cervical cancer. J Minim Invasive Gynecol. 2014;21(4):540-5.

45. Bats AS, Buénerd A, Querleu D, Leblanc E, Daraï E, Morice P, et al. Diagnostic value of intraoperative examination of sentinel lymph node in early cervical cancer: a prospective, multicenter study. Gynecol Oncol. 2011;123(2):230-5.
46. Lécuru F, Mathevet P, Querleu D, Leblanc E, Morice P, Daraï E, et al. Bilateral negative sentinel nodes accurately predict absence of lymph node metastasis in early cervical cancer: results of the SENTICOL study. J Clin Oncol. 2011;29(13):1686-91.
47. Kaidar-Person O, Bortnyak-Abdah R, Amit A, Berniger A, Ben-Yosef R, Kuten A. Current principles for radiotherapy in cervical cancer. Med Oncol. 2012;29(4):2919-22.
48. Liontos M, Kyriazoglou A, Dimitriadis I, Dimopoulos MA, Bamias A. Systemic therapy in cervical cancer: 30 years in review. Crit Rev Oncol Hematol. 2019;137:9-17.

Capítulo 40

Câncer de Endométrio. Diagnóstico

Rodrigo Pinto Fernandes
Cristina Anton
Edmund Chada Baracat
Jesus Paula Carvalho

Introdução

O adenocarcinoma endometrial é o sexto câncer do trato genital feminino mais diagnosticado nos países industrializados.[1] No Brasil, é a quinta neoplasia mais frequente entre as mulheres e o segundo tumor ginecológico maligno mais comum em nosso meio, com incidência de 8,7/100 mil mulheres.[2] A taxa de mortalidade, estimada em 1,8/100 mil mulheres, praticamente dobrou nos últimos 30 anos, possivelmente por causa do aumento da expectativa de vida, bem como pela associação de outras entidades mórbidas incidentes nessa população, como as doenças cardiovasculares, o diabetes *mellitus* e a hipertensão arterial. No Brasil, é suplantada apenas pelo carcinoma do colo do útero. Sua ocorrência é predominante após a menopausa; contudo, entre 20% e 25% dos adenocarcinomas do endométrio são diagnosticados antes da menopausa.[3,4] O carcinoma do endométrio é comumente classificado em dois grupos, com diferenças na carcinogênese, na epidemiologia e no fator prognóstico. O primeiro grupo (tipo I) tem como representante o carcinoma endometrioide G1/G2, o mais frequente, contribuindo com aproximadamente 85% dos casos e, em geral, de baixo grau de malignidade, originado de hiperplasia atípica, relacionado à obesidade. Está associado ao hiperestrogenismo, com ocorrência em mulheres obesas e diabéticas na perimenopausa. O segundo grupo (tipo II), com aproximadamente 10% dos casos, envolve tumores mais agressivos, com alto grau de malignidade, e tipos histológicos desfavoráveis (seroso, papilar e células claras), mais frequente em mulheres não obesas e mais idosas.[5]Em 2013, após caracterização do genoma do câncer de endométrio, foi possível a identificação de quatro grupos diferentes de tumores com características distintas, as quais estavam relacionadas ao comportamento e à sobrevida global e livre de doença.[6-9] Aproximadamente 72% dos carcinomas do endométrio são diagnosticados no estadio I, 12% no estadio II, 13% no estadio III e 3% no estadio IV.[5]

Apresenta como principal fator de risco a exposição estrogênica contínua, seja de fonte endógena, seja exógena, na ausência de uma exposição adequada à progesterona. A exposição exógena pode ser por meio de terapia hormonal (TH) com estrogênio ou uso de tamoxifeno.[10,11] A exposição endógena resulta de obesidade, nuliparidade, anovulação crônica, menopausa tardia ou tumores secretores de estrogênios (tumores funcionantes de ovário, tecomas e tumores de células da granulosa). A síndrome metabólica ou plurimetabólica, caracterizada pela associação de fatores ou valores analíticos que condicionam um grande aumento no risco de desenvolver doenças cardiovasculares e/ou diabetes *mellitus* tipo II (obesidade, hipertensão arterial, hiperglicemia, aumento dos triglicérides e dislipidemia), apresentou-se, em estudo prospectivo como fator de risco para o desenvolvimento do câncer de endométrio, tanto quando os fatores encontram-se combinados como quando isolados (com exceção da dislipidemia).[12]

A síndrome de Lynch ou câncer colorretal hereditário não polipoide (HNPCC) é uma síndrome de predisposição genética associada a risco aumentado de câncer intestinal e de outros tumores que incluem câncer do cólon, do endométrio e do ovário. Aproximadamente 2% a 5% dos cânceres endometriais podem estar associados à suscetibilidade genética.[13,14]

Diagnóstico

O diagnóstico do câncer de endométrio inicia-se na anamnese, em que qualquer perda de sangue na pós-menopausa ou episódio de sangramento isolado ou corrimento sanguinolento anômalo deve ser investigado. Deve ser pesquisada a presença de eventuais fatores de risco e de comorbidades relacionadas à hiperplasia e ao câncer do endométrio. O exame físico deve ser realizado de maneira cuidadosa, possibilitando a exclusão de outras etiologias como as alterações atróficas de mucosa (causa mais frequente de sangramento na pós-menopausa) e carcinoma de colo do útero. (D)[15]

O sintoma mais comum do câncer de endométrio é o sangramento genital na pós-menopausa, que ocorre em aproximadamente 90% dos casos e costuma se manifestar precocemente, possibilitando a realização de diagnóstico em estadio inicial. Nas mulheres mais jovens, com frequência, pode ser observado sangramento intermenstrual, metrorragia, (D)[16] acompanhado de sensação de peso no abdome e, mais raramente, de piometra ou hidrorreia. Na eventualidade de o câncer ser diagnosticado logo após o aparecimento do sangramento anormal, em mais de 75% dos casos, a doença estará restrita ao útero, será estadio inicial, apresentando, portanto, taxa de cura e prognóstico favoráveis, bem como taxas de sobrevida atingindo 80% a 85% no período de 5 anos. (D)[12] Desse modo, nota-se que, para o enfrentamento eficaz do adenocarcinoma de endométrio, o ponto crucial perfaz a realização do diagnóstico precoce da doença.[17]

A identificação de adenocarcinoma endometrial é feita por meio do estudo histológico da biópsia do endométrio, único método definitivo para estabelecer o diagnóstico, realizada geralmente após sangramento transvaginal anormal ou em achado de espessamento endometrial diagnosticado por exame ultrassonográfico. A presença na histologia de atipias celulares possibilita o diagnóstico da hiperplasia atípica do endométrio, parecendo ser este o critério de risco mais importante para progressão ao adenocarcinoma endometrial ou mesmo para a coexistência de adenocarcinoma. Na casuística do Instituto do Câncer do Estado de São Paulo (ICESP), aproximadamente 60% dos casos diagnosticados de hiperplasia atípica do endométrio são reclassificados para adenocarcinoma.[12]

A retirada de fragmentos endometriais em consultório pode ser facilmente realizada por meio de aspiração endometrial com cânula fina do tipo Pipelle ou sonda uretral, produzindo amostras adequadas de tecido entre 90% e 95% das pacientes e sensibilidade acima de 97,5%. (B)[18] (A)[19,20] Caso os resultados das biópsias sejam inconclusivos ou inconsistentes com a apresentação clínica, pode-se optar pela dilatação e curetagem, que, quando comparadas à biópsia ambulatorial instrumental, se apresentam como melhor método, apesar da ocorrência de falhas diagnósticas em número considerável, que podem chegar a 30% dos casos de adenocarcinoma. (B)[21]

A histeroscopia é o método padrão ouro para a avaliação visual da cavidade e biópsia dirigida. Deve ser indicada nos casos de sangramento se for de fácil acesso ou se a biópsia ambulatorial apresentar resultado negativo para neoplasia maligna. Ela tem a vantagem de ser também ambulatorial, porém com o inconveniente de não estar disponível em todos os serviços. (D)[18,21] O exame permite a realização da biópsia dirigida no local de maior suspeita, apresentando sensibilidade de 94,4%, especificidade de 97% e valor preditivo negativo de 99,6%. (D) Embora considerado um exame de excelente eficácia, há casos de falhas no diagnóstico. (D)[21]

O exame colpocitológico não apresenta papel estabelecido no diagnóstico ou rastreamento de adenocarcinoma de endométrio, demonstrando baixa sensibilidade na detecção de patologias endometriais. (D)[22]

A ultrassonografia pélvica transvaginal ou a histerossonografia, indicadas para delinear a anatomia do endométrio (avaliação da ecogenicidade e espessura endometrial), apresentam-se como métodos menos invasivos e com boa acurácia para o diagnóstico de carcinoma de endométrio e diagnóstico diferencial com outras afecções uterinas benignas em mulheres que apresentam sangramento genital na pós-menopausa. (D)[23] É importante reconhecer que o espessamento endometrial se apresenta como achado não específico, podendo ser originado a partir de diversos processos como pólipos, hiperplasia e atrofia cística endometrial. Dessa forma, a utilização do Doppler colorido, que permite a avaliação da vascularização uterina e endometrial, torna possível a diferenciação entre lesões benignas e malignas endometriais, entretanto com resultados controversos. (D)[10] (B)[23] (D)[24]

Em mulheres na pós-menopausa que tenham sangramento genital, o risco de câncer de endométrio é de aproximadamente 7,3% diante da espessura endometrial > 5 mm e inferior a 0,07% com espessura ≤ 5 mm. Já em mulheres na pós-menopausa e que não tenham sangramento genital, o risco de carcinoma de endométrio apresenta-se em torno de 6,7% para espessura > 11 mm e 0,002% para espessura endometrial ≤ 11 mm. Portanto, a presença de ECO endometrial espessado em mulheres na pós-menopausa e que não apresentam sangramento genital não tem significado clínico. (D)[25] Em contrapartida, mulheres na menacme e com sangramento genital não cíclico, a observação de ECO endometrial ≤ 8 mm demonstrou, respectivamente, valores de sensibilidade e especificidade de 83,9% e 58,8%, bem como valor preditivo negativo de 90,4% para anormalidades do endométrio (hiperplasia, pólipo, mioma submucoso e adenocarcinoma). (B)[25,26]

Não há indicação de rastreamento do câncer de endométrio por qualquer método em mulheres assintomáticas. Uma única exceção para rastreamento são mulheres com a síndrome de câncer familiar que podem ser beneficiadas quando este é iniciado em idade mais precoce, em torno dos 30 anos de idade, na medida em que metade dos casos de síndrome de Lynch apresenta o câncer de endométrio como primeira neoplasia. Entretanto, ainda não existem dados suficientes para o rastreamento sistemático em todos os casos de suspeita de síndrome de câncer familiar e, por isso, a melhor conduta é individualizar os casos que devem ser rastreados. (C)[14] (D)[13]

Recomendação

Na Divisão de Ginecologia do Hospital das Clínicas da Faculdade de Medicina da Universidade de São Paulo (HCFMUSP), recomenda-se a seguinte conduta para diagnóstico do câncer de endométrio (Algoritmo 40.1).

Algoritmo 40.1 – Diagnóstico do câncer do endométrio

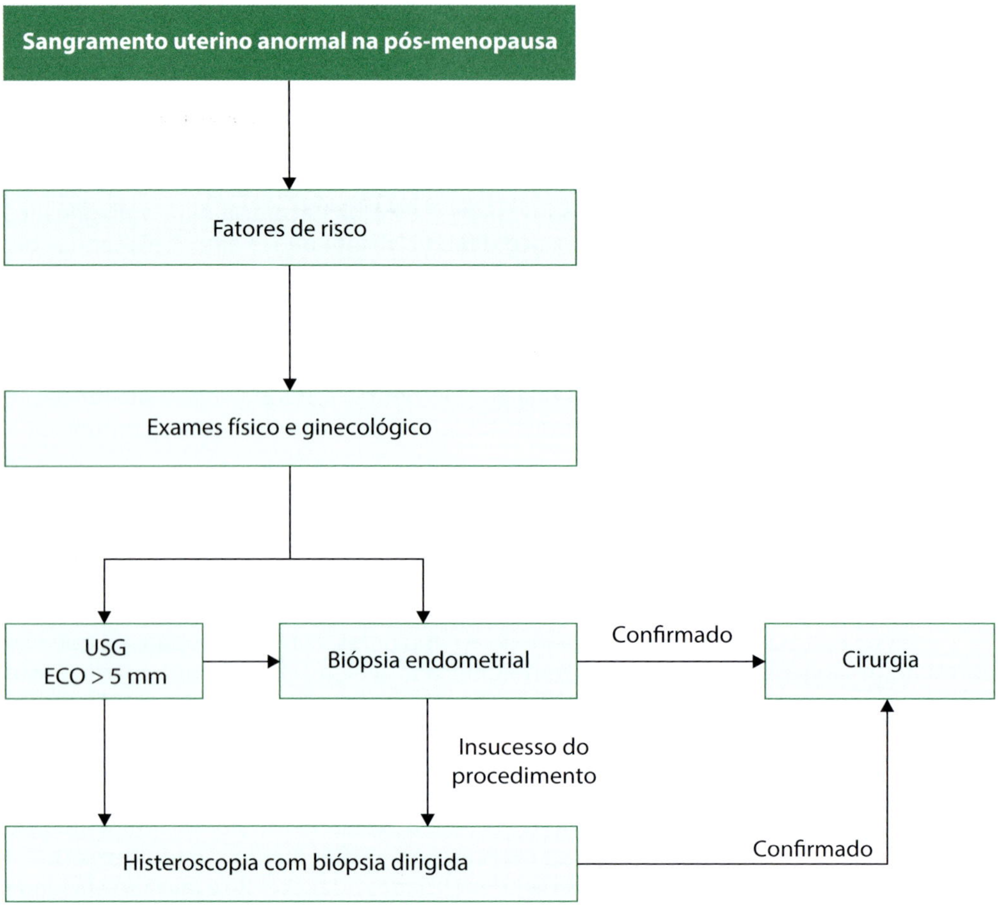

USG: Ultrassonografia

Fonte: Desenvolvido pela autoria

Referências bibliográficas

1. Siegel RL, Miller KD, Wagle NS, Jemal A. Cancer statistics, 2023. CA Cancer J Clin. 2023;73(1): 17-48.
2. Sung H, Ferlay J, Siegel RL, Laversanne M, Soerjomataram I, Jemal A, et al. Global cancer statistics 2020: GLOBOCAN estimates of incidence and mortality worldwide for 36 cancers in 185 countries. CA Cancer J Clin. 2021;71(3):209-49.
3. Zhang Z, Wang J, Wu X, Liu Y, Xi X. Clinical characteristic and prognostic factors in high-grade endometrial neuroendocrine carcinoma. J Obstet Gynaecol Res. 2022;48(8):2180-8.

4. Ocak B, Sahin AB, Oz Atalay F, Ozsen M, Dakiki B, Ture S, et al. Why do some patients with stage 1A and 1B endometrial endometrioid carcinoma experience recurrence? A retrospective study in search of prognostic factors. Ginekol Pol, 2021.
5. Creasman WT, Ali S, Mutch DG, Zaino RJ, Powell MA, Mannel RS, et al. Surgical-pathological findings in type 1 and 2 endometrial cancer: an NRG Oncology/Gynecologic Oncology Group study on GOG-210 protocol. Gynecologic Oncology. 2017;145(3):519-25.
6. Britton H, Huang L, Lum A, Leung S, Shum K, Kale M, et al. Molecular classification defines outcomes and opportunities in young women with endometrial carcinoma. Gynecol Oncol. 2019;153(3):487-95.
7. Talhouk A, McConechy MK, Leung S, Yang W, Lum A, Senz J, et al. Confirmation of ProMisE: a simple, genomics-based clinical classifier for endometrial cancer. Cancer. 2017;123(5):802-13.
8. Casey LaSN. POLE, MMR, and MSI Testing in endometrial cancer: proceedings of the ISGyP companion society session at the USCAP 2020 Annual Meeting. International Journal of Gynecological Pathology. 2021;40(1):5-16.
9. Cancer Genome Atlas Research N, Kandoth C, Schultz N, Cherniack AD, Akbani R, Liu Y, et al. Integrated genomic characterization of endometrial carcinoma. Nature. 2013;497(7447):67-73.
10. M Wong, Thanatsis N, Amin T, Bean E, Madhvani K, Jurkovic D. Ultrasound diagnosis of endometrial cancer by subjective pattern recognition in women with postmenopausal bleeding: prospective inter-rater agreement and reliability study. Ultrasound in Obstetrics\& Gynecology. 2021;57(3):471-7.
11. Daayana S, Holland CM. Hormone replacement therapy and the endometrium. Menopause Int. 2009;15(3):134-8.
12. Anton C, Kleine RT, Mayerhoff E, Diz MDPE, Freitas D, Carvalho HA. Ten years of experience with endometrial cancer treatment in a single Brazilian institution: patient characteristics and outcomes. Plos One. 2020;15(3):e0229543.
13. Ahsan MD, Miller E, Schnoll-Sussman FH, Betesh AL, Frey MK. Combining endometrial biopsy with colon cancer screening for patients with Lynch syndrome: framework for establishing a patient-centered approach to cancer screening. Int J Gynecol Cancer. 2022;32(6):818-9.
14. Onka B, Mohamed DA, Yehouenou RTT, Adeyemi B, Traore WM, Kevin Arthur MM, et al. A tumor association to be aware: endometrial cancer and colon cancer in relation to Lynch syndrome. BJR Case Rep. 2022;8(2):20210230.
15. Warring SK, Borah B, Moriarty J, Gullerud R, Lemens MA, Destephano C, et al. The cost of diagnosing endometrial cancer: quantifying the healthcare cost of an abnormal uterine bleeding workup. Gynecol Oncol. 2022;164(1):93-7.
16. Pennant ME, Mehta R, Moody P, Hackett G, Prentice A, Sharp SJ, et al. Premenopausal abnormal uterine bleeding and risk of endometrial cancer. BJOG. 2017;124(3):404-11.
17. Salman MC, Bozdag G, Dogan S, Yuce K. Role of postmenopausal bleeding pattern and women's age in the prediction of endometrial cancer. Australian and New Zealand Journal of Obstetrics and Gynaecology. 2013;53(5):484-8.
18. Kulaksiz D, Erin R. Direct hysteroscopic endometrial sampling and pipelle sampling in perimenopausal women. Minerva Obstet Gynecol. 2022;74(4):343-7.
19. Quintana-Berto R, Padilla-Iserte P, Gil-Moreno A, Oliver-Perez R, Coronado PJ, Martin-Salamanca MB, et al. Preoperative sampling in endometrial cancer: evaluation of the histopathological agreement with definitive surgical specimen. Clin Transl Oncol. 2022;24(12):2388-94.
20. ACOG Committee Opinion No. 734 Summary. Obstetrics\& Gynecology. 2018;131(5):945-6.
21. Di Spiezio SA, Saccone G, Carugno J, Pacheco LA, Zizolfi B, Haimovich S, et al. Endometrial biopsy under direct hysteroscopic visualisation versus blind endometrial sampling for the diagnosis of endometrial hyperplasia and cancer: Systematic review and meta-analysis. Facts Views Vis Obgyn. 2022;14(2):103-10.
22. Casarin J, Bogani G, Serati M, Pinelli C, Lagana AS, Garzon S, et al. Presence of glandular cells at the preoperative cervical cytology and local recurrence in endometrial cancer. Int J Gynecol Pathol. 2020;39(6):522-8.

23. Cerovac A, Ljuca D, Arnautalic L, Habek D, Bogdanovic G, Mustedanagic-Mujanovic J, et al. Efficacy of transvaginal ultrasound versus magnetic resonance imaging for preoperative assessment of myometrial invasion in patients with endometrioid endometrial cancer: a prospective comparative study. Radiol Oncol. 2022;56(1):37-45.
24. Scioscia M, Noventa M, Lagana AS. Abnormal uterine bleeding and the risk of endometrial cancer: can subendometrial vascular ultrasound be of help to discriminate cancer from adenomyosis? Am J Obstet Gynecol. 2020;223(4):605-6.
25. Smith-Bindman R, Weiss E, Feldstein V. How thick is too thick? When endometrial thickness should prompt biopsy in postmenopausal women without vaginal bleeding. Ultrasound Obstet Gynecol. 2004;24(5):558-65.
26. Burnell M, Gentry-Maharaj A, Glazer C, Karpinskyj C, Ryan A, Apostolidou S, et al. Serial endometrial thickness and risk of non-endometrial hormone-dependent cancers in postmenopausal women in UK collaborative trial of ovarian cancer screening. Ultrasound Obstet Gynecol. 2020;56(2):267-75.

Capítulo 41

Câncer de Endométrio. Tratamento

Jesus Paula Carvalho
Cristina Anton
Ricardo dos Santos Simões
Edmund Chada Baracat

Introdução

Sabe-se que, em torno de 67% dos casos, o carcinoma de endométrio estará restrito ao útero, desde que a neoplasia seja diagnosticada logo após o aparecimento do sangramento anormal, sintoma comum que ocorre em 90% das pacientes. Aproximadamente 64% dos carcinomas de endométrio são diagnosticados no estadio I, 7% no II, 23% no III e 15% no IV.[1,2] O carcinoma endometrial desenvolve-se com maior frequência na parede posterior e no fundo do útero, disseminando-se por continuidade através do corpo uterino por meio de invasão miometrial e comprometimento cervical, apresentando como sítio mais frequente de metástases os linfáticos retroperitoneais (linfonodos pélvicos) e, mais raramente, os linfonodos periaórticos.

Os fatores prognósticos mais significativos no carcinoma de endométrio estão relacionados com grau histológico, tipo histológico, infiltração miometrial, envolvimento do estroma cervical, invasão linfovascular e comprometimento linfonodal.[3]

Mais recentemente, com a introdução da classificação molecular do câncer de endométrio, parâmetros como mutação dos genes *POLE* e *TP53* e avaliação das enzimas de reparo de DNA (MLH1, PMS2, MSH6, MSH2) se tornaram bastante importantes na avaliação prognóstica dos canceres de endométrio, mas também são parâmetros avaliados para diferentes tipos de tratamento e seguimento.[4-8]

Estadiamento

A Federação Internacional de Ginecologia e Obstetrícia (FIGO) revisou em 2023 o sistema de estadiamento para o câncer de endométrio (Quadro 41.1), sendo este cirurgicopatológico e definido após a histerectomia total abdominal, salpingo-oforectomia bilateral, linfadenectomia pélvica e paraaórtica.[9]

Quadro 41.1 – Estadiamento FIGO – 2023 do câncer do endométrio

Estágio	Descrição
Estágio I	Confinado ao corpo uterino e ovário[c]
IA	Doença limitada ao endométrio OU tipo histológico não agressivo. ou seja, endometroide de baixo grau, com invasão de mais da metade do miométrio sem envolvimento do espaço linfovascular (ISVE) ou com envolvimento focal do espaço linfovascular OU doença de bom prognóstico
IA1	Tipo histológico não agressivo limitado a um pólipo endometrial OU confinado ao endométrio
IA2	Tipos histológicos não agressivos envolvendo menos da metade do miométrio sem LVSI ou focal
IA3	Carcinomas endometrioides de baixo grau limitados ao útero e ovário[c]
BI	Tipos histológicos não agressivos com invasão de metade ou mais do miométrio e sem LVSI ou focal[d]
CI	Tipos[c] histológicos agressivos limitados a um pólipo ou confinados ao endométrio
Estágio II	Invasão do estroma cervical sem extensão extrauterina OU com LVSI substancial OU tipos histológicos agressivos com invasão miometrial
IIA	Invasão do estroma cervical de tipos histológicos não agressivos
IIB	LVSI substancial de tipos histológicos não agressivos
CII	Tipos histológicos agressivos com qualquer envolvimento miometrial
Estágio III	Disseminação local e/ou regional do tumor de qualquer subtipo histológico
IIIA	Invasão da serosa uterina, anexos ou ambos por extensão direta ou metástase
IIIA1	Disseminação para ovário ou trompa de Falópio (exceto quando atender aos critérios do estágio IA3)
IIIA2	Envolvimento da subserosa uterina ou disseminação através da serosa uterina
IIIB	Metástase ou disseminação direta para a vagina e/ou paramétrios ou peritônio pélvico
IIIB1	Metástase ou disseminação direta para a vagina e/ou paramétrios
IIIB2	Metástase para o peritônio pélvico
IIIC	Metástase para os gânglios linfáticos pélvicos ou para-aórticos ou ambos
IIIC1	Metástase para os gânglios linfáticos pélvicos
	Micrometástase IIIC1i
	Macrometástase IIIC1ii
IIIC2	Metástase para linfonodos para-aórticos até vasos renais, com ou sem metástase para linfonodo pélvico
	IIIC2i Micrometástase
	IIIC2ii Macrometástase

Quadro 41.1 – Estadiamento FIGO 2023 do câncer do endométrio (*Continuação*)

Estágio	Descrição
Estágio IV	Disseminação para a mucosa da bexiga e/ou mucosa intestinal e/ou metástase à distância
IVA	Invasão da mucosa da bexiga e/ou da mucosa intestinal/intestinal
IVB	Metástase peritoneal abdominal além da pelve
IVC	Metástase à distância, incluindo metástase para quaisquer linfonodos extra ou intra-abdominais acima dos vasos renais, pulmões, fígado, cérebro ou osso

EEC: carcinoma endometrioide; LVSI: envolvimento do espaço linfovascular

[a]O câncer endometrial é estadiado cirurgicamente e examinado patologicamente. Em todas as etapas, o grau da lesão, o tipo histológico e o LVSI devem ser gravado. Se disponível e viável, o teste de classificação molecular (POLEmut, MMRd, NSMP. p53abn) é incentivado em todas as pacientes com doença endometrial. Câncer para estratificação prognóstica de grupos de risco e como fatores que podem influenciar as decisões de tratamento adjuvante e sistêmico.

[b]No câncer endometrial inicial, a cirurgia padrão é uma histerectomia total com salpingo-oforectomia bilateral por meio de laparoscopia minimamente invasiva. Os procedimentos de estadiamento incluem omentectomia infracólica em subtipos histológicos específicos, como endometrial seroso e indiferenciado carcinoma, bem como carcinossarcoma, devido ao alto risco de metástases omentais microscópicas. O estadiamento linfonodal deve ser realizado em pacientes de risco intermediário-alto/alto. A biopsia do linfonodo sentinela (LS) é uma alternativa adequada à linfadenectomia sistemática para estadiamento. A biopsia do LNS também pode ser considerada em pacientes de risco baixo/baixo-intermediário para descartar metástases linfonodais ocultas e para identificar doença verdadeiramente confinada ao útero. Assim as diretrizes da ESGO-ESTRO-ESP permitem a abordagem do LNS em todas as pacientes com carcinoma endometrial que é endossado pela FIGO. No suposto câncer endometrial precoce, uma biopsia do LNS é uma alternativa adequada à linfadenectomia sistemática em casos de risco intermediário e alto para fins de estadiamento linfonodal e também podem ser considerados em doenças de risco baixo/intermediário para descartar metástases linfonodais ocultas. Uma biopsia do LNS deve ser realizada em associação com um estadiamento completo (ultraestadiamento), pois aumentará a detecção de doença de baixo volume nos gânglios linfáticos.

[c]Os EEC de baixo grau envolvendo tanto o endométrio quanto o ovário são considerados de bom prognóstico, e nenhum tratamento adjuvante é recomendado se todos os critérios abaixo forem atendidos. Doença limitada a carcinomas endometrioides de baixo grau envolvendo o endométrio e os ovários (Estágio IA3) deve ser distinguido da extensa disseminação do carcinoma endometrial para o ovário (Estádio IIIA1), pelos seguintes critérios: (1) não mais do que presença de invasão miometrial superficial (<50%); (2) ausência de LVSI extenso/substancial; (3) ausência de metástases adicionais; e (4) o ovário o tumor é unilateral, limitado ao ovário, sem invasão/ruptura da cápsula (equivalente a pT1a).

[d]LVSI conforme definido na OMS 2021: extenso/substancial, 25 navios envolvidos.

[e]Grau e tipo histológico

Tratamento

A cirurgia para tratamento do câncer de endométrio deve permitir uma exploração adequada de toda a cavidade peritoneal. A via minimamente invasiva, seja por laparoscopia, seja por via robótica, é a de escolha, ficando a laparotomia reservada para aqueles casos nos quais a paciente apresenta útero muito grande, ou não suporta a posição de Trendelenburg ou apresenta carcinomatose. Se necessária a abordagem laparotômica, esta deve ser realizada por incisão mediana ampla com objetivo de se avaliar totalmente a cavidade abdominal. (A)[10-13]

A cirurgia de estadiamento pode incluir coleta de líquido peritoneal por meio de lavado cavitário, avaliação das goteiras parietocólicas, mesentério e peritônio pélvico, histerectomia total com salpingo-oforectomia bilateral e avaliação linfonodal.

A avaliação linfonodal é um importante passo na decisão sobre o tratamento adjuvante. Desde 1988, quando a FIGO introduziu a necessidade da linfadenectomia para o estadiamento do câncer de endométrio, muitos questionamentos têm sido feitos, principalmente quanto à extensão da linfadenectomia, à indicação, aos riscos e benefícios referentes à sobrevida global e às recorrências. Nas pacientes diagnosticadas com carcinoma endometrial em estadio inicial (estadio I), a linfadenectomia pélvica associada à cirurgia-padrão (histerectomia total e salpingo-oforectomia bilateral) permite a realização de um estadiamento mais adequado por tornar possível a maior detecção de metástases para linfonodos. (D)[14] (A)[15] Pela morbidade associada à realização sistemática da linfadenectomia, a avaliação do linfonodo sentinela vem se tornando o método de escolha para análise do estado linfonodal. Pacientes avaliadas previamente à cirurgia que apresentem tumores aparentemente restritos ao útero e não tenham linfonodomegalias são candidatas à avaliação linfonodal pela técnica do linfonodo sentinela. A análise por essa técnica se estende dos tumores de baixo risco aos de alto risco com segurança.[16-21]

Quanto à inclusão de rotina da omentectomia na cirurgia estadiadora, poucos relatos existem sobre sua real contribuição para o tratamento do carcinoma endometrial, particularmente o adenocarcinoma endometrioide, uma vez que a frequência reportada de metástases para o omento em mulheres com carcinoma de endométrio no estadio I varia de 3% a 8%, sendo muitas vezes seu reconhecimento negligenciado na primeira abordagem cirúrgica. (D)[22-24] Já nos adenocarcinomas não endometrioides (tumores serosos ou de células claras), em virtude da elevada frequência de comprometimento extrauterino observado, acrescenta-se a omentectomia na cirurgia estadiadora. (D)[25,26] É reconhecido que mulheres que apresentam metástases para omento demonstram pior prognóstico. Sendo assim, seu diagnóstico poderia trazer impacto positivo quanto à sobrevida, na medida em que a terapia adjuvante potente poderia ser indicada. (D)[27,28]

Pacientes diagnosticadas com doença restrita ao corpo uterino, invasão de até 50% do miométrio e grau histológico 1 ou 2, sem invasão linfovascular, são consideradas para tratamento com a cirurgia (histerectomia total com salpingo-oforectomia bilateral, avaliação linfonodal). O emprego da radioterapia pélvica adjuvante nessas pacientes demonstra redução nas recorrências locorregionais sem, entretanto, influenciar na sobrevida. Em virtude dos eventos adversos relacionados ao emprego da radioterapia adjuvante, esta não deve ser o tratamento de escolha para impedir apenas a recidiva local, não estando, portanto, indicada em carcinomas iniciais na ausência de fatores de risco para metástases. (A)[28,29]

Nas pacientes com tumores de risco intermediário para recidiva (histologia endometrioide, grau histológico 1 ou 2, idade < 60 anos, infiltração miometrial maior ou igual a 50%), histologia endometrioide, grau histológico 1 ou 2, idade < 60 anos, infiltração miometrial maior ou igual a 50%), a observação pode ser uma opção. Já as pacientes com risco intermediário alto (histologia endometrioide, grau histológico 1 ou 2, idade > ou igual 60 anos, infiltração miometrial maior ou igual a 50% ou histologia endometrioide, grau 3, idade maior ou igual 60 anos, invasão miometrial menor 50%), o tratamento adjuvante consiste na radioterapia externa com ou sem braquiterapia.[30]

Nos casos de alto risco de recidiva (histologia endometrioide, qualquer idade, com todos os fatores a seguir: grau 3, mais 66% acometimento miometrial e invasão linfovascular ou estadio II-III ou estadio I-III não endometrioide), associa-se quimioterapia com base em carboplatina e paclitaxel seguida de radioterapia.[31-33]

Pacientes portadoras de carcinoma endometrial em estadio avançado, o tratamento deve ser individualizado de acordo com a extensão da doença. Naquelas candidatas à cirurgia, recomenda-se a quimioterapia pós-operatória. As pacientes não candidatas à cirurgia com metástases à distância têm sobrevida em 5 anos menor que 20%.[34,35] Estas podem ser submetidas à quimioterapia e, se houver boa resposta, podem ser candidatas à citorredução se possível, analisando-se caso a caso.

Seguimento

A maioria dos casos de câncer de endométrio recorre nos 3 primeiros anos. A maioria dos casos apresenta-se em estadios iniciais e com bom prognóstico. Nas pacientes com estadios iniciais de baixo risco (IA G1 ou G2), não há diferença na sobrevida global ao se fazer um rastreamento de recorrência mínimo (consultas a cada 6 meses, anamnese e exame físico) comparado ao seguimento intensivo (consultas a cada 4 meses, colpocitologia oncótica e tomografias de tórax, abdome e pelve anuais). Como geralmente as recidivas são sintomáticas, esse grupo de pacientes pode ser seguido apenas com consultas semestrais nos 3 primeiros anos e anuais nos 2 anos subsequentes. Se houver sintoma que sugira recidiva, este deve ser investigado. Mesmo nas pacientes de maior risco de recorrência (maior ou igual IA G3), não houve impacto na sobrevida global. Nesse grupo, recomenda-se seguimento a cada 3 meses nos 3 primeiros anos e semestral nos 2 anos subsequentes. Nesse mesmo grupo, o seguimento com tomografia ou tomografia computadorizada com emissão de pósitrons (PET-CT) pode ser considerado principalmente se houver acometimento linfonodal. (A)[36] (D)[37]

Recomendação

Na Divisão de Ginecologia do Hospital das Clínicas da Faculdade de Medicina da Universidade de São Paulo (HCFMUSP), recomenda-se a seguinte conduta para tratamento e seguimento do câncer de endométrio (Algoritmos 41.1 e 41.2).

Algoritmo 41.1 – Tratamento do câncer de endométrio

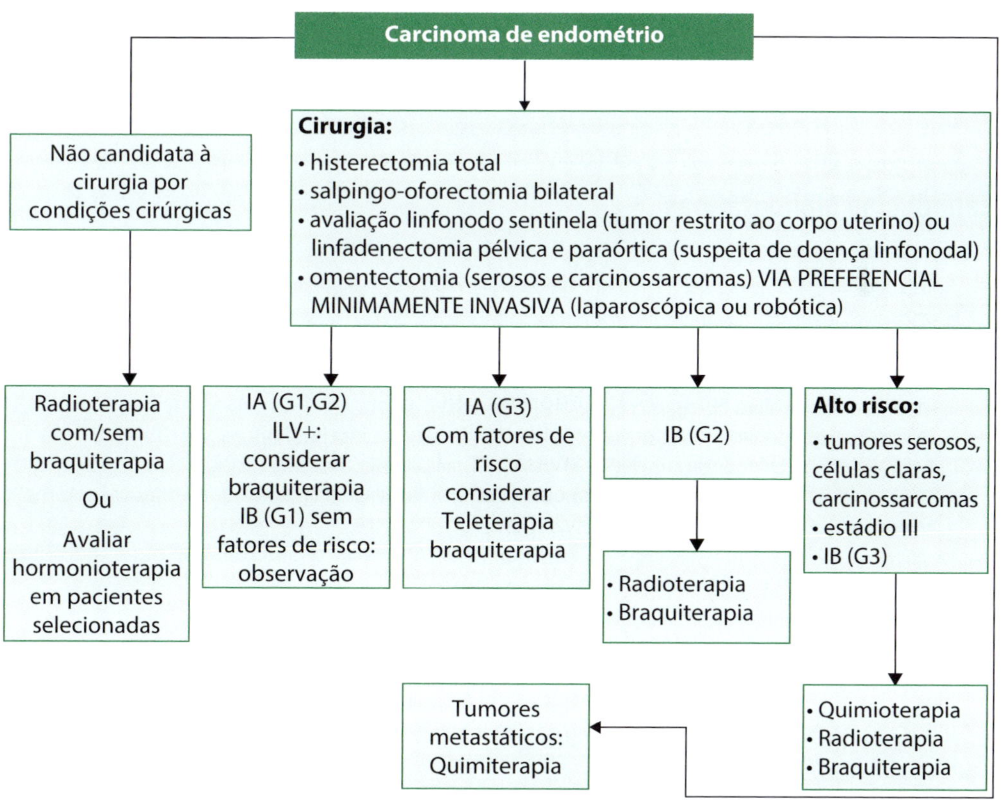

ILV: invasão linfovascular

Fonte: Desenvolvido pela autoria

Algoritmo 41.2 – Seguimento do câncer de endométrio

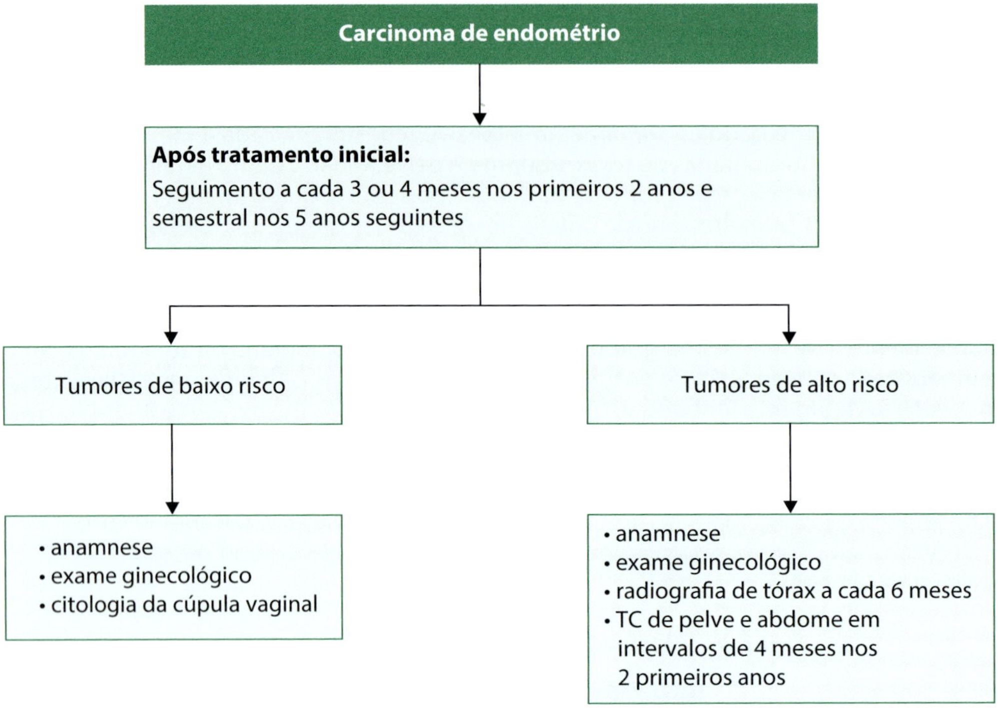

TC: tomografia computadorizada

Fonte: Desenvolvido pela autoria

Referências bibliográficas

1. Siegel RL, Miller KD & Jamal. A cancer statistics. Cancer J Clin. 2018;68:7-30.
2. Anton C, Kleine RT, Mayerhoff E, et al. Ten years of experience with endometrial treatment in a single brazilian institution: patient characteristics and outcomes. PLoS One 2020;15(3):e0229543.
3. Colombo N, Creutzberg C, Amant F, Bosse T, González-Martín A, Ledermann J, et al. Corrigendum. Ann. Oncol. 2017;28:iv167-iv168.
4. Cancer Genome Atlas Research Network, Kandoth C, Schultz N, Cherniack AD, Akbani R, Liu Y. Integrated genomic characterization of endometrial carcinoma. Nature. 2013;497:67-73.
5. León-Castillo A, Gilvazquez E, Nout R, Smit VT, McAlpine JN, McConechy M, et al. Clinicopathological and molecular characterisation of "multiple-classifier" endometrial carcinomas. J. Pathol. 2020;250:312-22.
6. Vermij L, Smit V, Nout R, Bosse T. Incorporation of molecular characteristics into endometrial cancer management. Histopathology. 2020;76:52-63.
7. Talhouk A, McConechy MK, Leung S, Li-Chang HH, Kwon JS, Melnyk N, et al. A clinically applicable molecular-based classification for endometrial cancers. Br. J. Cancer. 2015;113:299-310.
8. Mitamura T, Dong P, Ihira K, Kudo M, Watari H. Molecular-targeted therapies and precision medicine for endometrial cancer. Jpn. J. Clin. Oncol. 2019;49:108-120.
9. Pecorelli S. Revised FIGO staging for carcinoma of the vulva, cervix, and endometrium. Int J Gynaecol Obstet. 2009;105(2):103-4.

10. Walker JL, Piedmonte MR, Spirtos NM, et al. Laparoscopy compared with laparotomy for comprehensive surgical staging of uterine cancer: Gynecologic Oncology Group Study LAP2. J Clin Oncol. 2009;27:5331.
11. DeNardis SA, Holloway RW, Bigsby GE 4th, et al. Robotically assisted laparoscopic hysterectomy versus total abdominal hysterectomy and lymphadenectomy for endometrial cancer. Gynecol Oncol 2008;111(3):412.
12. Mäenpää MM, Nieminen K, Tomás EI, et al. Robotic-assisted vs traditional laparoscopic surgery for endometrial cancer: a randomized controlled trial. Am J Obstet Gynecol. 2016; 215:588.e1.
13. Walker JL, Piedmonte MR, Spirtos NM, et al. Recurrence and survival after random assignment to laparoscopy versus laparotomy for comprehensive surgical staging of uterine cancer: Gynecologic Oncology Group LAP2 Study. J Clin Oncol. 2012;30:695.
14. Gal D, Recio FO, Zamurovic D, Tancer ML. Lymphvascular space involvement – a prognostic indicator in endometrial adenocarcinoma. Gynecol Oncol. 1991;42(2):142-5.
15. Panici BP, Basile S, Maneschi F, Lissoni AA, Signorelli M, Scambia G, et al. Systematic pelvic lymphadenectomy vs. no lymphadenectomy in early-stage endometrial carcinoma: randomized clinical trial. J Natl Cancer Inst. 2008;100(23):1707-16.
16. Dioun S, Chen L, Melamed A, et al. Uptake and outcomes of sentinel lymph node mapping in women undergoing minimally invasive surgery for endometrial cancer. BJOG. 2022;129:1591.
17. Matsuo K, Klar M, Nusbaum DJ, et al. Utilization and outcomes of sentinel lymph node biopsy for early endometrial cancer. Obstet Gynecol. 2022;139:809.
18. Ballester M, Dubernard G, Lécuru F, et al. Detection rate and diagnostic accuracy of sentinel--node biopsy in early stage endometrial cancer: a prospective multicentre study (SENTI-ENDO). Lancet Oncol. 2011;12:469.
19. Cusimano MC, Vicus D, Pulman K, et al. Assessment of sentinel lymph node biopsy vs lymphadenectomy for intermediate-and high-grade endometrial cancer staging. JAMA Surg 2021;156(2):157-64.
20. Marchocki Z, Cusimano MC, Clarfield L, et al. Sentinel lymph node biopsy in high-grade endometrial cancer: a systematic review and meta-analysis of performance characteristics. Am J Obstet Gynecol. 2021;225:367.e1.
21. Persson J, Salehi S, Bollino M, Lönnerfors C, Falconer H, Geppert B. Pelvic Sentinel lymph node detection in High-Risk Endometrial Cancer (SHREC-trial) – the final step towards a paradigm shift in surgical staging. Eur J Cancer. 2019;116:77-85.
22. Chen SS, Spiegel G. Stage I endometrial carcinoma. Role of omental biopsy and omentectomy. J Reprod Med. 1991;36(9):627-9.
23. Fujiwara H, Saga Y, Takahashi K, Ohwada M, Enomoto A, Konno R, et al. Omental metastases in clinical stage I endometrioid adenocarcinoma. Int J Gynecol Cancer. 2008;18(1):165-7.
24. Metindir J, Dilek GB. The role of omentectomy during the surgical staging in patients with clinical stage I endometrioid adenocarcinoma. J Cancer Res Clin Oncol. 2008;134(10):1067-70.
25. Nieto JJ, Gornall R, Toms E, Clarkson S, Hogston P, Woolas RP. Influence of omental biopsy on adjuvant treatment field in clinical Stage I endometrial carcinoma. BJOG. 2002;109(5):576-8.
26. Gal D, Recio FO, Zamurovic D, Tancer ML. Lymphvascular space involvement – a prognostic indicator in endometrial adenocarcinoma. Gynecol Oncol. 1991;42(2):142-5.
27. Fujiwara H, Saga Y, Takahashi K, Ohwada M, Enomoto A, Konno R, et al. Omental metastases in clinical stage I endometrioid adenocarcinoma. Int J Gynecol Cancer. 2008;18(1):165-7.
28. Nieto JJ, Gornall R, Toms E, Clarkson S, Hogston P, Woolas RP. Influence of omental biopsy on adjuvant treatment field in clinical Stage I endometrial carcinoma. BJOG. 2002;109(5):576-8.
29. Scholten AN, van Putten WL, Beerman H, Smit VT, Koper PC, Lybeert ML, et al. PORTEC Study Group. Postoperative radiotherapy for stage 1 endometrial carcinoma: long-term outcome of the randomized PORTEC trial with central pathology review. Int J Radiat Oncol Biol Phys. 2005;63(3):834-8.

30. Creutzberg CL, Nout RA, Lybeert ML, et al. Fifteen-year radiotherapy outcomes of the randomized PORTEC-1 trial for endometrial carcinoma. Int J Radiat Oncol Biol Phys. 2011;81(4):e631-e8.
31. Miller DS, Filiaci VL, Mannel RS, et al. Carboplatin and paclitaxel for advanced endometrial cancer: final overall survival and adverse event analysis of a phase III trial (NRG Oncology/GOG0209). J Clin Oncol. 2020;38:3841.
32. Goodman CR, Hatoum S, Seagle BL, et al. Association of chemotherapy and radiotherapy sequence with overall survival in locoregionally advanced endometrial cancer. Gynecol Oncol 2019;153:41.
33. de Boer SM, Powell ME, Mileshkin L, et al. Adjuvant chemoradiotherapy versus radiotherapy alone in women with high-risk endometrial cancer (PORTEC-3): patterns of recurrence and post-hoc survival analysis of a randomised phase 3 trial. Lancet Oncol. 2019;20:1273.
34. SEER Stat Fact Sheets: Endometrial Cancer. [2024 Abr. 5]. Disponível: http://seer.cancer.gov/statfacts/html/corp.html.
35. Tobias CJ, Chen L, Melamed A, et al. Association of neoadjuvant chemotherapy with overall survival in women with metastatic endometrial cancer. JAMA Netw Open. 2020;3:e2028612.
36. Zola P, Ciccone G, Piovano E, Fuso L, Di Cuonzo D, Castiglione A, et al. Effectiveness of intensive versus minimalist follow-up regimen on survival in patients with endometrial Cancer (TOTEM study): a randomized, pragmatic, parallel group, multicenter trial. J Clin Oncol. 2022;40(33):3817-27.
37. Oaknin A, Bosse TJ, Creutzberg CL, Giornelli G, Harter P, Joly F, et al. Endometrial cancer: ESMO clinical practice guideline for diagnosis, treatment and follow-up. Annals Oncology. 2022;33(9):860-77.

Capítulo 42

Câncer de Ovário. Rastreamento

Maria Luiza Nogueira Dias Genta
Jesus Paula Carvalho
Ricardo dos Santos Simões
Edmund Chada Baracat

Introdução

O rastreamento do câncer de ovário se inicia com uma consulta ginecológica atenta aos antecedentes familiares quando se identificam as mulheres com alto risco *versus* aquelas com risco intermediário.

As pacientes classificadas de alto risco para câncer hereditário, aquelas com história familiar de câncer de ovário, especialmente em parentes de 1º grau, ou as com mutações associadas a neoplasias como a mutação nos genes BRCA1 ou BRCA2,[1] compõem a população que apresenta benefício do rastreamento.[2]

Inúmeros estudos epidemiológicos com base no rastreio do câncer de ovário com ultrassonografia transvaginal (USG-TV) anual, associada ou não ao marcador tumoral CA125 sérico, não mostraram redução da mortalidade, além de demonstrarem alta taxa de falso-positivos que está associada a um desgaste emocional e a um risco de danos causados por procedimentos invasivos.[3]

Epidemiologia

O câncer de ovário é o nono mais incidente entre as mulheres no mundo, correspondendo a 3,60% de todos os cânceres femininos em 2020. Aproximadamente 314 mil novos casos e 207 mil mortes ocorreram no mundo no ano de 2020. A taxa de incidência foi de 6,60 casos a cada 100 mil mulheres.[4] As maiores taxas de incidência mundial estimadas foram observadas na Europa.[5]

No Brasil, o número estimado de novos casos de câncer de ovário, para cada ano do triênio de 2023 a 2025, é de 7.310 casos, correspondendo a um risco estimado de 6,62 casos novos a cada 100 mil mulheres. É o oitavo câncer mais incidente excluindo-se câncer de pele não melanoma. Em termos de mortalidade no Brasil, ocorreram, em 2020, 3.920 óbitos por câncer de ovário, o equivalente a 3,62 mortes para cada 100 mil mulheres.[6]

A doença ocorre predominantemente na pós-menopausa. Mutações nos genes BRCA1 e BRCA2 são observadas em até 15% das pacientes com câncer de ovário. Mulheres com história familiar de câncer de ovário em parente de 1º grau apresentam risco três vezes maior para o desenvolvimento da doença. História familiar de câncer de mama também está associada a um risco aumentado de câncer de ovário.

Outros fatores reprodutivos e hormonais são considerados de risco, como menarca precoce, menopausa tardia, terapia de reposição hormonal, ou protetivos, como multiparidade, uso prolongado de contraceptivos orais, ligadura tubária. Sobrepeso e obesidade estão associados a aumento moderado do risco.[7,8] A prevenção do câncer de ovário representa um desafio, dado que poucos fatores de risco modificáveis são conhecidos até o momento.

Fatores de risco

A etiologia do câncer de ovário, até o presente momento, não está inteiramente estabelecida, parecendo apresentar componente multifatorial. Duas teorias existem e tentam explicar a patogenia dessa neoplasia. A primeira delas, denominada "teoria da ovulação incessante", sugere que o trauma epitelial repetido (causado pela ruptura do folículo) e a consequente regeneração epitelial resultam em alterações genéticas na superfície epitelial. Já a teoria da gonadotrofina propõe que a estimulação persistente dos ovários por esses hormônios, em associação com os efeitos locais dos hormônios endógenos, aumenta a proliferação epitelial superficial e a atividade mitótica (explicando a significativa frequência dessa neoplasia após a menopausa). (D)[9] Mais recentemente, diferentes estudos têm demonstrado que pelo menos uma parte dos carcinomas serosos de alto grau atribuídos aos ovários provavelmente é originária das tubas uterinas com acometimento secundário dos ovários e do peritônio.[10]

Inúmeros fatores de risco têm sido identificados para o câncer de ovário, sendo que fatores hormonais, comportamentais, ambientais e genéticos estão relacionados ao seu aparecimento. Com referência aos grupos étnicos, poucos estudos reportam diferença em relação à incidência de câncer de ovário. Todavia, informações obtidas de duas metanálises referem que a taxa de câncer epitelial é maior na etnia branca. (B)[11,12] Exame detalhado das potenciais diferenças étnicas para o câncer de ovário e de outros fatores correlacionados, como uso de contraceptivos hormonais, paridade e amamentação, encontraram que a etnicidade explica somente uma pequena parcela dos casos de câncer incidentes nessa população. (B)[12] No que se refere à alimentação, estudos analisando o impacto da dieta sobre o risco de desenvolvimento do câncer de ovário mostram resultados inconsistentes, com alguns apresentando associação positiva para o câncer mediante o consumo excessivo de gordura animal, leite e carnes vermelhas. (D)[13-15]

A predisposição genética, reconhecida por meio da história familiar positiva para câncer de mama ou ovário, apresenta-se como o fator de risco isolado mais importante para o câncer de ovário (apesar de apenas 5% a 10% de os cânceres de ovário apresentarem um componente genético ou familiar). (D)[16] Sabe-se, hoje, que cerca de 5% a 10% dos casos de câncer de mama são de padrão hereditário, 15% a 20% têm um padrão familiar, e 70% a 80% são esporádicos, isto é, não têm relação com predisposição genética herdada. As duas síndromes hereditárias mais comumente associadas ao câncer de ovário são a síndrome de câncer de mama/ovário (associada a mutações dos genes BRCA1 e 2) e a de Lynch (síndrome autossômica dominante), com suscetibilidade aumentada para câncer colorretal e de endométrio, além de risco (menor) de várias outras neoplasias associadas, como a de ovário (risco de 3% a 14%), a de tratos urinário superior e gástrico, a de intestino delgado, a biliopancreática, a cutânea e a de sistema nervoso central. (D)[17,18]

Com relação à idade, o câncer de ovário pode se manifestar em qualquer faixa etária, sendo, entretanto, observado com frequência em mulheres mais idosas (a incidência do câncer de ovário em mulheres entre os 50 e 75 anos de idade é quase o dobro para o observado em jovens). (D)[19]

No que se refere aos fatores reprodutivos e endócrinos, vários parecem reduzir o risco de câncer de ovário, como paridade (em nulíparas, a neoplasia é mais comum), uso de contraceptivos hormonais (envolvidos com redução do risco para câncer de ovário) e amamentação, enquanto outros demonstram correlação positiva para o desenvolvimento do câncer, como endometriose e terapia hormonal. (A)[20,21](D)[22,23]

Apesar da suspeita de que a utilização de indutores de ovulação esteja relacionada ao aumento da incidência de câncer de ovário, essa associação ainda não está comprovada, com alguns estudos não demonstrando aumento no risco para câncer de ovário mediante uso do citrato de clomifeno e gonadotrofinas, e outros demonstrando correlação positiva. (A)[24,25]

Fatores prognósticos

Os fatores de prognóstico, definidos pela correlação com a sobrevida, em geral refletem a extensão da doença (estadio), a biologia intrínseca do tumor incluindo o tipo e o grau histológico, e a capacidade da paciente em tolerar o tratamento para a doença. (D)[26,27] Entre os fatores de prognóstico, o estadiamento da Federação Internacional Ginecologia e Obstetrícia (FIGO) é considerado o mais importante. (D)[28] A sobrevida em 5 anos é de 90% para os casos de tumor localizado no ovário (estadio I), 72% para os casos com doença regional e 25% para os casos com metástases à distância. No entanto, no momento do diagnóstico, apenas 29% dos casos apresentam-se com tumor restrito aos ovários, 6% com tumores disseminados regionalmente e 59% com disseminação à distância. (D)[26]

Rastreamento

Considerando-se os aspectos epidemiológicos do câncer de ovário, a elevada mortalidade e a pequena proporção de casos diagnosticados em estadios iniciais, a busca por meios de identificação precoce torna-se essencial. Todavia, em virtude da baixa prevalência do câncer de ovário na população em geral, não existe consenso quanto ao rastreamento.[29]

O exame ginecológico, apesar de importante na avaliação da paciente, não pode ser recomendado como teste de rastreamento primário, uma vez que, quando tumores são detectados pelo exame, normalmente se apresentam em estadios avançados. (D)[3] A utilização de marcadores tumorais mostrou-se bastante interessante, uma vez que esses marcadores se apresentam como métodos não invasivos, de fácil realização e baixo custo, quando comparados aos exames de imagem. Diversos marcadores têm sido investigados, entre os quais merecem destaque o CA 125; citocinas, receptores e reagentes de fase aguda; CA 72-4; fator estimulante de colônia de macrófagos (M-CSF); osteopontina; inibina; calicreína; proteases com seus inibidores; citoqueratinas; lípides e lipoproteínas; proteínas oncofetais; autoanticorpos e, mais recentemente, os perfis proteômicos. (D)[30] (C)[31] O CA 125, glicoproteína normalmente produzida pelo epitélio das serosas, tubas uterinas, endométrio e endocérvix e não encontrada no ovário normal apresenta seus níveis elevados no câncer de ovário, sendo o marcador tumoral mais frequentemente utilizado. Os parâmetros de sensibilidade e especificidade do CA 125 na detecção do câncer de ovário variam na dependência de diversos fatores, entre os quais o estadiamento e o tipo histológico. Níveis séricos de CA 125 encontram-se elevados em 50% das mulheres com câncer em estadio inicial e em mais de 80% naquelas com câncer em estadio avançado. (D)[32] Sua dosagem também pode ser detectada em outras condições, como endometriose, gestação, leiomioma, doença inflamatória pélvica, câncer de endométrio e outras neoplasias (pulmão, mama, pâncreas). (A)[31] (B)[32] Entretanto, pela baixa incidência do câncer de ovário e a limitada especificidade do CA 125, não se pode utilizá-la como método isolado de triagem ou de diagnóstico dessa neoplasia.

O método de imagem mais utilizado para diagnóstico precoce do câncer de ovário é a USG-TV, que permite boa visibilidade do ovário, sendo capaz de detectar alterações de tamanho e morfologia. Todavia, seu uso como método de rastreamento é limitado. Sendo um exame operador-dependente, apresenta valores de sensibilidade que podem variar de 80% a 100% e especificidade com valores que variam de 94% a 99%. (D)[33] Estudos de rastreamento incluindo mulheres com elevado risco para desenvolvimento do câncer de ovário (história familiar ou pessoal para câncer de ovário ou de mama e presença da mutação BRCA) têm demonstrado pobres resultados da USG na detecção precoce do câncer epitelial. (B)[34] Os resultados dos dois grandes ensaios clínicos randomizados realizados no Reino Unido e nos Estados Unidos não demonstraram a eficácia da utilização da USG-TV associada ou não à dosagem do CA 125. (A)[35,36] Não existe, até o momento, adequada evidência que sustente a realização do rastreamento para o câncer de ovário na população em geral.

Mulheres com história familiar positiva para o câncer de ovário e sem fatores de risco para o desenvolvimento da neoplasia devem ter o seu risco individual avaliado (por meio da consideração da idade, paridade, uso de contraceptivos hormonais) e só então, em consenso com o médico que as assiste, deverão ser submetidas ao rastreamento após ter conhecimento dos possíveis eventos adversos que podem se originar dessa indicação. Não existem evidências que sustentem a utilização de métodos de rastreamento nesse grupo de mulheres, devendo ser a decisão sobre o rastreamento tomada de comum acordo com a paciente e levando em conta características individuais. Já em mulheres com elevado risco familiar para câncer de ovário (predisposição genética) ou com positividade para mutações nos genes BRCA1 e/ou 2, deve ser discutida a possibilidade de se realizarem exames de rastreamento – exame ginecológico, dosagem do CA 125 e exames de imagem (USG-TV). Todavia, evidências sobre a real eficácia desse rastreamento não foram demonstradas.

Recomendação

Na Divisão de Ginecologia do Hospital das Clínicas da Faculdade de Medicina da Universidade de São Paulo (HCFMUSP), recomenda-se a seguinte conduta para rastreamento de câncer de ovário (Algoritmo 42.1).

Algoritmo 42.1 – Rastreamento de câncer de ovário

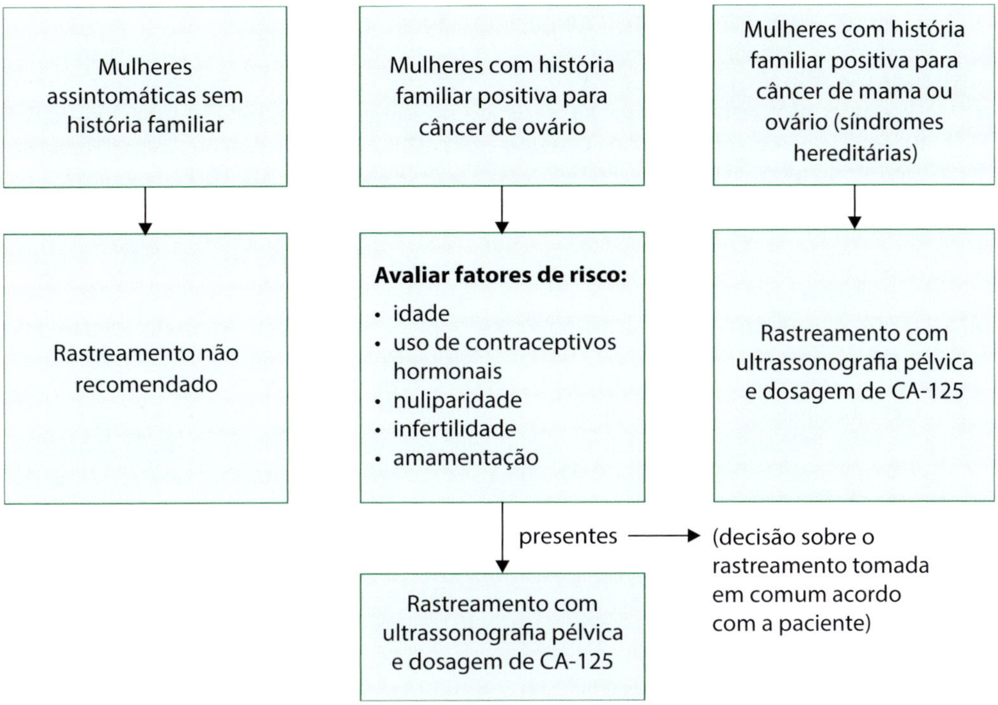

Fonte: Desenvolvido pela autoria

Referências bibliográficas

1. Kuchenbaecker KB, et al. Risks of breast, ovarian, and contralateral breast cancer for BRCA1 and BRCA2 mutation carriers. JAMA: the journal of the American Medical Association. 2017;317:2402-16. doi: 10.1001/jama.2017.7112.
2. Casey MJ, Salzman TA. Reducing the risk of gynecologic cancer in hereditary breast ovarian cancer syndrome mutation carriers: moral dilemmas and the principle of double effect. Linacre Q. 2018;85:225-40. doi: 10.1177/0024363918788340.
3. Batur P. In postmenopausal women, multimodal or US screening for ovarian cancer did not reduce ovarian cancer mortality. Ann Intern Med. 2021;174:JC114. doi: 10.7326/ACPJ202110190-114.
4. Sung H, et al. Global cancer statistics 2020: GLOBOCAN estimates of incidence and mortality worldwide for 36 cancers in 185 countries. CA Cancer J Clin. 2021;71:209-49. doi: 10.3322/caac.21660.
5. Cabasag CJ, et al. Ovarian cancer today and tomorrow: a global assessment by world region and human development index using GLOBOCAN 2020. Int J Cancer. 2022;151:1535-41. doi: 10.1002/ijc.34002.
6. Brasil, Incidência de câncer no Brasil. 160. Instituto Nacional de Câncer, Rio de Janeiro, 2022.
7. Huang T, et al. Reproductive and hormonal factors and risk of ovarian cancer by tumor dominance: results from the ovarian cancer cohort consortium (OC3). Cancer Epidemiol Biomarkers Prev. 2020;29:200-07. doi: 10.1158/1055-9965.EPI-19-0734.

8. Yammine S, et al. Dietary and circulating fatty acids and ovarian cancer risk in the European prospective investigation into cancer and nutrition. Cancer Epidemiol Biomarkers Prev. 2020;29:1739-49. doi: 10.1158/1055-9965.EPI-19-1477.
9. Cannistra SA. Cancer of the ovary. N Engl J Med. 2004;351:2519-29. doi: 10.1056/NEJMra041842.
10. McCluggage WG, et al. Data set for reporting of ovary, fallopian tube and primary peritoneal carcinoma: recommendations from the International Collaboration on Cancer Reporting (ICCR). Mod Pathol. 2015;28(8):1101-22. doi. 10.1038/modpathol.2015.77.
11. Whittemore AS, Harris R, Itnyre J. Characteristics relating to ovarian cancer risk: collaborative analysis of 12 US case-control studies. II. Invasive epithelial ovarian cancers in white women. Collaborative Ovarian Cancer Group. Am J Epidemiol. 1992;136:1184-203. doi: 10.1093/oxfordjournals.aje.a116427.
12. John EM, Whittemore AS, Harris R, Itnyre J. Characteristics relating to ovarian cancer risk: collaborative analysis of seven U.S. case-control studies. Epithelial ovarian cancer in black women. Collaborative Ovarian Cancer Group. J Natl Cancer Inst. 1993;85:142-7. doi: 10.1093/jnci/85.2.142.
13. Sun H. et al. Diet and ovarian cancer risk: an umbrella review of systematic reviews and meta-analyses of cohort studies. Clinical nutrition (Edinburgh, Scotland). 2021;40:1682-90. doi: 10.1016/j.clnu.2020.11.032.
14. Al Ramadhani RM, et al. Pre-and post-diagnosis diet quality and ovarian cancer survival. Cancer Epidemiol Biomarkers Prev. 2021;30:229-32. doi: 10.1158/1055-9965.EPI-20-1036.
15. El-Sherif A, El-Sherif S, Taylor AH, Ayakannu T. Ovarian cancer: lifestyle, diet and nutrition. Nutr Cancer. 2021;73:1092-107. doi: 10.1080/01635581.2020.1792948.
16. Ghose, A. et al. Hereditary ovarian cancer: towards a cost-effective prevention strategy. International journal of environmental research and public health. 2022;19(19):12057. doi: 10.3390/ijerph191912057.
17. Moyal-Barracco M, Lynch PJ. 2003 ISSVD terminology and classification of vulvodynia: a historical perspective. The Journal of reproductive medicine. 2004;49:772-7.
18. Lynch HT, Casey MJ. Prophylactic surgery prevents endometrial and ovarian cancer in Lynch syndrome. Nat Clin Pract Oncol. 2007;4:672-3. doi: 10.1038/ncponc1002.
19. Yu L, et al. Survival analysis of radiation therapy in ovarian cancer: a SEER database analysis. J Oncol. 2021;8849039. doi: 10.1155/2021/8849039.
20. Wu AH, et al. Timing of births and oral contraceptive use influences ovarian cancer risk. Int J Cancer. 2017;141:2392-9. doi: 10.1002/ijc.30910.
21. Cook LS, et al. Combined oral contraceptive use before the first birth and epithelial ovarian cancer risk. Br J Cancer. 2017;116:265-9. doi: 10.1038/bjc.2016.400.
22. Schrijver LH, et al. Oral contraceptive use and ovarian cancer risk for BRCA1/2 mutation carriers: an international cohort study. American journal of obstetrics and gynecology. 2021;225:51.e1-51.e17. doi: 10.1016/j.ajog.2021.01.014.
23. Shafrir AL, et al. A prospective cohort study of oral contraceptive use and ovarian cancer among women in the United States born from 1947 to 1964. Cancer causes & control: CCC. 2017;28:371-83. doi: 10.1007/s10552-017-0876-0.
24. V1enn A. et al. Breast and ovarian cancer incidence after infertility and in vitro fertilisation. Lancet. 1995;346:995-1000. doi: 10.1016/s0140-6736(95)91687-3.
25. Stewart LM, et al. In vitro fertilization, endometriosis, nulliparity and ovarian cancer risk. Gynecol Oncol. 2013;128:260-4. doi: 10.1016/j.ygyno.2012.10.023.
26. Zheng P, Zheng P, Chen G. Conditional survival of advanced epithelial ovarian cancer: a real-world data retrospective cohort study from the SEER Database. Front Med (Lausanne). 2021;8:756401. doi: 10.3389/fmed.2021.756401.
27. Fortner RT, Trewin-Nybraten CB, Paulsen T, Langseth H. Characterization of ovarian cancer survival by histotype and stage: a nationwide study in Norway. Int J Cancer. 2023; 153(5):969-78. doi: 10.1002/ijc.34576.

28. Toptas T, et al. Validation of revised FIGO staging classification for cancer of the ovary, fallopian tube, and peritoneum based on a single histological type. Int J Gynecol Cancer 2016;26:1012-19. doi: 10.1097/IGC.0000000000000736.
29. Jacobs I. Steady, relentless progress towards effective, safe screening for early detection of cancer of the ovary. BJOG. 2018;125:526-8. doi: 10.1111/1471-0528.14830.
30. Mukherjee S, Sundfeldt K, Borrebaeck CAK, Jakobsson ME. Comprehending the proteomic landscape of ovarian cancer: a road to the discovery of disease biomarkers. Proteomes 2021;9(2):25. doi: 10.3390/proteomes9020025.
31. Gentry-Maharaj A, et al. Multi-marker longitudinal algorithms incorporating HE4 and CA125 in ovarian cancer screening of postmenopausal women. Cancers (Basel). 2020;12(7):1931. doi: 10.3390/cancers12071931.
32. Simmons AR, et al. Complementary longitudinal serum biomarkers to CA125 for early detection of ovarian cancer. Cancer Prev Res (Phila). 2019;12:391-400. doi: 10.1158/1940-6207.CAPR-18-0377
33. Stott W, et al. Audit of transvaginal sonography of normal postmenopausal ovaries by sonographers from the United Kingdom collaborative trial of ovarian cancer screening (UKCTOCS). F1000Res. 2018;7:1241. doi: 10.12688/f1000research.15663.1.
34. Stewart ME, Knisely AT, Sullivan MW, Ring KL, Modesitt SC. Evaluation of screening and risk-reducing surgery for women followed in a high-risk breast/ovarian cancer clinic: it is all about the tubes in BRCA mutation carriers. Gynecol Oncol Rep. 2019;28:18-22. doi: 10.1016/j.gore.2019.01.010.
35. Burnell M, et al. UKCTOCS update: applying insights of delayed effects in cancer screening trials to the long-term follow-up mortality analysis. Trials. 2021;22:173. doi: 10.1186/s13063-021-05125-8.
36. Temkin SM, et al. Outcomes from ovarian cancer screening in the PLCO trial: Histologic heterogeneity impacts detection, overdiagnosis and survival. Eur J Cancer. 2017;87:182-188. doi: 10.1016/j.ejca.2017.10.015.

Capítulo 43

Câncer de Ovário. Tumores Epiteliais

Jesus Paula Carvalho
Edmund Chada Baracat

Introdução

Desde 2014, o que se conhecia como câncer de ovário epitelial (carcinomas) passou a ser classificado pela Organização Mundial de Saúde (OMS) como "câncer de ovário, tubas uterinas e peritônio" por ser considerada doença única, cuja origem pode estar em qualquer uma dessas três estruturas anatômicas.[1]

A classificação dos tumores de ovário é extensa e pode ser consultada no Quadro 43.1 a seguir. Os tumores ovarianos podem ser divididos em quatro grandes grupos: a) tumores epiteliais; b) tumores de célula germinativa; c) tumores de cordões sexuais e estroma; e d) tumores metastáticos.

Quadro 43.1 – Classificação dos tumores de ovário (OMS 2020)[40]

Tumores serosos
Tumores serosos benignos • Cistadenoma, adenofibroma, papiloma superficial de ovário
Tumores serosos *borderlines* • Tumor *borderline* seroso
Tumores serosos malignos • Carcinoma seroso de baixo grau do ovário • Carcinoma seroso de alto grau do ovário
Tumores mucinosos
Tumores mucinosos benignos • Cistadenoma e adenofibroma mucinoso
Tumores *borderlines* mucinosos • Tumor *borderline* mucinoso
Tumores mucinosos malignos • Carcinoma mucinoso do ovário

(*Continua*)

Quadro 43.1 – Classificação dos tumores de ovário (OMS 2020)[40] (*Continuação*)

Tumores endometrioides
Tumores endometrioides benignos • Cistadenoma e adenofibroma endometrioide
Tumores *borderlines* endometrioides • Tumor endometrioide *borderline*
Tumores endometrioide malignos • Carcinoma endometrioide de ovário
Tumores de células claras
Tumores benignos de células claras • Cistadenoma e adenofibroma de células claras
Tumores *borderlines* de células claras • Tumor *borderline* de células claras
Tumores malignos de células claras • Carcinoma de células claras de ovário
Tumores seromucinosos
Tumores seromucinosos benignos • Cistadenoma e adenofibroma seromucinoso
Tumores *borderlines* seromucinosos • Tumor seromucinoso *borderline*
Tumores seromucinosos malignos • Carcinoma seromucinoso
Tumores de Brenner
Tumores de Brenner benignos • Tumor de Brenner
Tumores de Brenner *borderline* • Tumor de Brenner *borderline*
Tumores de Brenner malignos • Tumor de Brenner maligno
Outros carcinomas
Adenocarcinoma mesonéfrico-símile
Carcinoma indiferenciado e diferenciado de ovário
Carcinossarcoma de ovário
Carcinoma misto de ovário
Tumores mesenquimais
Sarcoma estromal endometrioide de ovário
Tumor de músculo liso de ovário
Mixoma ovariano
Outros tumores mesenquimais ovarianos
Tumores mistos epitelial e mesenquimal
Tumor misto maligno epitelial e mesenquimal

(*Continua*)

Quadro 43.1 – **Classificação dos tumores de ovário (OMS 2020)[40] (*Continuação*)**

Outros carcinomas
Adenossarcoma de ovário
Tumores de cordões sexuais e estroma
Tumores estromais puros
Fibroma ovariano
Tecoma
Tecoma luteinizado associado com peritonite esclerosante
Tumor estromal esclerosante
Tumor estromal microcistico
Tumor estromal em anel de sinete
Tumor de células de Leydig
Tumor de células esteroides
Fibrossarcoma ovariano
Tumores de cordões sexuais puros
Tumor de granulosa adulto
Tumor de granulosa juvenil
Tumor de células de Sertoli
Tumor de cordões sexuais com túbulos anulares
Tumores mistos de cordões sexuais e estroma
Tumores de células de Sertoli-Leydig
Tumor de cordões sexuais e estroma SOE
Ginandroblastoma
Tumores de célula germinativa
Teratoma imaturo de ovário
Disgerminoma
Tumor de saco vitelíneo
Carcinoma embrionário
Coriocarcinoma não gestacional
Tumor misto de célula germinativa de ovário
Teratomas monodermicos e somático-símile originários de cisto dermoide
Struma ovarii
Carcinoide ovariano
Tumores neuroectodérmico-símile
Teratoma monodérmico cístico
Neoplasia somática originária em teratoma
Tumores de célula germinativa-cordões sexuais e estroma
Gonadoblastoma

(Continua)

Quadro 43.1 – Classificação dos tumores de ovário (OMS 2020)[40] (*Continuação*)

Outros carcinomas
Tumor misto de célula germinativa-cordões sexuais e estroma, não classificado
Miscelânia
Retecistadenoma, adenoma e adenocarcinoma
Tumor Wolffiano de ovário
Tumor pseudopapilar sólido
Carcinoma de pequenas células, hipercarlcêmico
Tumor de Wilms
Tumores mesoteliais (ver tumores do peritônio)
Lesões similares a tumores
Cistos foliculares
Cisto de corpo lúteo
Grande cisto folicular solitário luteinizado
Hyperreactio luteinalis
Leteoma gravídico
Hiperplasia e hipertecose estromal
Fibromatose e edema maciço
Hiperplasia de célula de Leydig
Metástases
Tumor metastático

Fonte: Adaptado de WHO Classification of Tumours Editorial Board, 2020

Os tumores epiteliais (benignos, *borderlines* e malignos) formam o grupo mais frequente. Entre os tumores malignos epiteliais, o carcinoma seroso de alto grau é o mais comum, seguido pelo carcinoma endometrioide, carcinoma de células claras, carcinoma mucinoso e tumor de Brenner maligno.

Epidemiologia

A incidência global de câncer de ovário, ajustada por idade em 2018, era de 6,6 e de morte pela doença de 3,9 por 100 mil mulheres/ano, respectivamente. O número de casos aumentou globalmente 88,01%, e o número de mortes por câncer de ovário aumentou 84,20% no período de 1990 a 2017. O maior aumento da incidência de câncer de ovário (506,45%) ocorreu na América Latina Andina. Mortes ocorrem principalmente em mulheres na faixa dos 50 a 69 anos.[2,3]

No Brasil, no período de 2000 a 2015, a incidência de câncer de ovário caiu de 8,62 para 6,62 por 100 mil mulheres/ano. A média de idade ao diagnóstico foi de 53,3 anos. O adenocarcinoma sem outras especificações e o carcinoma seroso de alto grau foram os tipos histológicos mais frequentes, com 26,5% e 23,6% respectivamente.[4] A doença foi diagnosticada em estadio avançado (III e IV) em 67,2% dos casos.[4]

Fatores de risco

O principal fator de risco para câncer de ovário é a história familiar. Fatores genéticos como as mutações patogênicas nos genes *BRCA1, BRCA2, BARD1, BRIP1, CHEK2, MRE11, MSH6, NBN, PALB2, RAD50, RAD51 e TP53* conferem risco aumentado para câncer de ovário.[5] Mulheres com mutação patogênicas no gene *BRCA1* têm risco estimado de 40% a 50% de desenvolver câncer de ovário até os 70 anos de idade e de 10% a 20% se a mutação patogênica ocorrer no gene *BRCA2*.[6]

Muitos fatores têm sido relacionados de forma positiva ou negativa com o risco de risco de câncer de ovário, entre eles a idade da menarca e menopausa, número de gestações, amamentação, história de infertilidade e uso de drogas indutoras da ovulação, contraceptivos orais, terapias hormonais na pós-menopausa, história de histerectomia ou laqueadura tubária, endometriose, síndrome de ovários policísticos, diabetes *mellitus*, uso de anti-inflamatórios não hormonais, obesidade, álcool, tabaco, fatores dietéticos e o uso cosmético de talco.[6]

Cinco anos de aumento na idade da menopausa está associado com 6% de aumento de risco para câncer de ovário, principalmente os carcinomas endometrioides e de células claras.

Cada gravidez adicional confere 10% a 20% de redução no risco. Mulheres que amamentaram têm redução de 20% a 25% no risco comparadas com mulheres multíparas que não amamentaram. A associação entre o uso de drogas indutoras da ovulação com risco de câncer de ovário é controversa. Dados de dezenas de estudos em diferentes países demonstraram redução do risco em torno de 30% em usuárias de contraceptivos orais e essa redução persiste por até 30 anos após a cessação do uso.

A terapia hormonal após a menopausa aumenta em 40% o risco de câncer de ovário e o risco permanece elevado por pelo menos 5 anos para quem usou por esse período ou mais. Salpingectomia reduz em pelo menos 30% o risco e essa proteção se estende a mulheres com mutação patogênica do gene *BRCA1*.[6]

História prévia de endometriose aumenta de duas a três vezes o risco de carcinoma endometrióide e de células claras. A associação de câncer de ovário com a síndrome de ovários policísticos não é clara. Diabetes *mellitus* aumenta o risco em 17% e esse risco pode ser atenuado pelo uso de metformina. Obesidade aumenta o risco para carcinoma do endométrio e câncer de mama na pós-menopausa, mas a relação com câncer de ovário não é consistente.[6]

Consumo de álcool não está relacionado com câncer de ovário e o tabagismo aumenta o risco apenas para os tumores mucinosos, em cerca de 30% a 50% para o carcinoma mucinoso invasivo, e 80% a 130% para os tumores mucinosos *borderlines*.[6]

O asbesto utilizado na fabricação de caixas de água é um potente agente carcinogênico. Segundo dados da OMS em 2009, Brasil, Argentina, Colômbia e México tiveram o maior número estimado de câncer de ovário atribuído à exposição ao asbesto.[7]

Rastreamento

Rastreamento é por definição uma intervenção realizada em uma população assintomática com o objetivo de se detectar determinada doença na forma subclínica e, assim, diminuir a mortalidade, sem causar danos aos indivíduos que não têm a doença.

No câncer de ovário, nenhuma estratégia isolada ou combinada, testada até agora, logrou sucesso em atingir esse objetivo. Programas de rastreamento com exames clínicos, ultrassonografia (USG), outros métodos de imagens, marcadores tumorais, em diferentes combinações já foram realizados, com resultados desapontadores.[8,9]

A maioria das pacientes com câncer de ovário é diagnosticada em estadios avançados. A sobrevida em 5 anos no estadio I é de 90%, 65% no estadio II, 34% no estadio III e 15% no estadio IV. A incorporação de novos recursos de diagnóstico e de tratamento resultou em aumento modesto em sobrevida, que, na maioria dos países desenvolvidos, não ultrapassa 35% em 10 anos.[10]

Muito do insucesso do rastreamento resulta da falta de métodos para detectar a doença na sua origem. O carcinoma seroso de alto grau do ovário origina-se do epitélio da tuba uterina, mais especificamente das células epiteliais da fímbria. A forma intraepitelial (não invasiva) da doença denominada "neoplasia serosa intraepitelial tubária" (STIC) é encontrada em 70% dos carcinomas serosos de ovário.[11]

Mais precoce ainda do que a STIC, existe uma lesão não proliferativa denominada "assinatura p53" detectada por exame imuno-histoquímico em espécimens de salpigectomia e que apresenta as mesmas mutações do carcinoma seroso de alto grau, constituindo, assim, a alteração mais precoce da doença. Apesar de muitos esforços e iniciativas, não existem ainda métodos de rastreamento para detectar essas alterações precoces no epitélio das fímbrias.

O carcinoma seroso de alto grau inicia-se com a lesão não proliferativa assinatura p53, que se estima preceder o carcinoma invasivo em 20 anos, depois evolui para a STIC, que precede o carcinoma invasivo em 7 anos.[12] Estudos em modelos matemáticos estimam que o carcinoma invasivo seroso de alto grau permanece indetectável ao longo de 4 anos e pode permanecer como um carcinoma estadio III indetectável por até 1 ano antes do diagnóstico.[10]

Diagnóstico

O diagnóstico de câncer de ovário avançado baseia-se nos dados de história clínica, antecedentes familiares, sinais e sintomas, exames de imagens, marcadores tumorais e exames citológicos e anatomopatológicos.

A história clínica costuma ser recente, com sensação de plenitude abdominal, dispepsia, polaciúria, aumento do volume abdominal e fraqueza. Muitas dessas mulheres referem exames clínicos e de imagens recentes, sem nenhuma anormalidade. Na história familiar, é possível identificar considerável número de casos antecedentes de câncer de mama, ovário e mortes consequentes à ascite por causa indeterminada.

Os sinais mais característicos são a ascite, emagrecimento e presença de massas pélvicas e abdominais ao exame físico. No exame vaginal e toque retal, costuma-se identificar implantes tumorais sólidos em fundo de saco de Douglas.

Na ultrassonografia transvaginal, é possível identificar ascite, mesmo que de pequena monta, e implantes tumorais no fundo de saco. A presença de massa anexial tumoral complexa (cística e sólida) é o sinal muito característico do carcinoma ovariano. Na grande maioria dos casos, a doença acomete diferentes estruturas pélvicas e abdominais. A tomografia computadorizada (TC) com contraste é o método de escolha para avaliar a extensão da doença peritoneal.

O grande omento torna-se espessado precocemente, placas tumorais podem ser identificadas no diafragma e nódulos tumorais podem ser identificados em diferentes sítios abdominais.

Toda mulher portadora de ascite deve ser investigada para câncer de ovário. Quando houver ascite sem imagens sugestivas de tumor ovariano ou peritoneal, a citologia peritoneal pode fornecer o diagnóstico. É sempre prudente informar o laboratório para proceder à análise citologia do líquido ascítico e não apenas à análise bioquímica, equívoco este muito frequente na prática diária.

Entre os marcadores tumorais, o CA 125 é o principal indicador de carcinoma de ovário e costumar estar muito elevado no carcinoma seroso de alto grau. Eventualmente, pode estar elevado em níveis menores em endometriose e outras afecções benignas.

Nas massas anexiais assintomáticas e nos tumores precoces, o diagnóstico diferencial com carcinoma de ovário é de fundamental importância. O protocolo recomendado pela Federação Brasileira das Associações de Ginecologia e Obstetrícia (Febrasgo)[13] para diagnóstico diferencial de massas anexiais consiste em: a) priorizar a ultrassonografia transvaginal como o método mais efetivo de diagnóstico; b) toda massa suspeita deve ter a avaliação do marcador tumoral CA 125; c) punção do cisto suspeito deve ser evitada tanto no período pré como no intraoperatório com a finalidade de se evitar o derramamento de conteúdo com células tumorais para a cavidade peritoneal; d) exame intraoperatório de congelação em massas suspeitas pode ser útil quando disponível; e) a via de acesso minimamente invasiva é adequada para abordagem de massas anexiais, tomando-se o cuidado para não violar princípios oncológicos em caso de malignidade, como a retirada protegida do espécimen e a evitar o derramamento de conteúdo neoplásico. Para o tratamento definitivo de tumores malignos, recomenda-se referenciamento para centros especializados com equipes multidisciplinares e alto volume de casos.

Estratificação do risco de malignidade

A definição do risco de malignidade das massas anexiais deve se basear em suas características aos exames de imagem, idade, história familiar, sintomatologia, achados ao exame físico e níveis de marcadores tumorais. Pacientes são classificadas de alto ou baixo risco para neoplasias malignas (Quadro 43.2).[14]

Quadro 43.2 – Risco de malignidade das massas anexiais

Característica	Alto Risco	Baixo Risco
Idade	> 50 anos	< 50 anos
História familiar	Presente	Ausente
Sintomas	Persistentes e múltiplos	Ausentes
Exame físico	Massa anexial, fixa, irregular, ascite, metástases	Nenhum sugestivo de alto risco
CA 125	Elevado	Normal
Ultrassonografia	≥ 10 cm, septos, multilocular, componente sólido, septos grosseiros, vegetações papilares	< 10 cm, septos finos (1 mm a 2 mm), unilocular, hipoecogênico, sem vegetações

Fonte: Adaptado de Myers ER, Bastian LA, Havrilesky LJ, *et al.*, 2006

Tratamento do câncer de ovário

A base do tratamento do câncer de ovário compreende a cirurgia e a quimioterapia. Em situações especiais, é possível agregar a hormonioterapia, a imunoterapia e terapias alvo. A cirurgia citorredutora tem como objetivo principal a citorredução completa e consiste em pelo menos histerectomia total, salpingo-oforectomia bilateral e omentectomia, mas pode incluir procedimentos adicionais como ressecções multiviscerais no abdome inferior e superior, peritonectomia, ressecções parciais de órgãos afetados, assim como linfadenectomias pélvica e paraórtica, dependendo do volume e do padrão de disseminação da doença.

A cirurgia do câncer de ovário

A cirurgia do câncer de ovário deve ser realizada preferencialmente em centros especializados, por equipes treinadas para esse fim e, preferencialmente, que tenham um histórico de pelo menos 50% de citorredução completa em cirurgias primárias em câncer de ovário estadios III e IV (Federação Internacional de Ginecologia e Obstetríca (FIGO)), e com volume de pelo menos 36 casos por ano.[15]

A cirurgia tem a finalidade de estadiamento e citorredução. O estadiamento é estabelecido depois da análise anatomopatológica dos espécimens cirúrgicos que minimamente devem conter o útero, ovários e tubas uterinas, grande omento, linfonodos pélvicos e paraórticos e todas as estruturas suspeitas de doença que foram submetidas a ressecções ou biópsias.

Em pacientes submetidas previamente, a anexectomia, com diagnóstico de câncer, e sem aparente doença residual, o estadiamento se impõe mesmo assim, pois existe a possibilidade de doença microscópica.

A cirurgia é denominada "primária" (ou *upfront*) quando antecede qualquer tratamento sistêmico; "secundária" ou "cirurgia de intervalo" quando o tratamento sistêmico é instituído no início, com a finalidade de reduzir o volume tumoral ou em casos de baixa probabilidade de ressecção cirúrgica completa da doença.

Menos frequente, mas também praticada, é a cirurgia no fim, quando completado o tratamento sistêmico. A cronologia e a sequência do tratamento devem levar em consideração o volume de doença, condições clínicas da paciente, probabilidade de citorredução completa e disponibilidade dos recursos.

O objetivo fundamental da cirurgia no câncer de ovário é a citorredução completa, também chamada denominada "citorredução ótima" ou "citorredução R0" (doença residual zero). O maior benefício ocorre em pacientes com citorredução R0, nas quais não mais existe doença visível macroscópica.

A citorredução pode ser também classificada como subótima, ou R1, quando persiste doença residual macroscópica, porém inferior a 1 cm de diâmetro. Esse grupo de pacientes também tem benefícios da cirurgia, embora de menor monta.

De longa data, sabe-se que, para as pacientes com doença residual maior do que 2 cm, a cirurgia não oferece nenhum benefício. Somente acrescenta morbidade e piora o prognóstico, além de retardar o tratamento sistêmico. Essa cirurgia deve ser evitada.[16]

Pacientes com baixa probabilidade de citorredução ótima ou subótima são candidatas à quimioterapia neoadjuvante e à cirurgia de intervalo (CI).

Avaliação da ressecabilidade no câncer de ovário

A ressecabilidade do câncer de ovário deve ser cuidadosamente avaliada pelo cirurgião e pelo radiologista, no período pré-operatório imediato, para evitar cirurgias com citorredução insatisfatórias, que só geram morbidade.

A avaliação adequada por imagens é um passo fundamental para separar as pacientes candidatas à cirurgia primária daquelas que teriam mais benefícios com a quimioterapia neoadjuvante.

Se a doença for considerada ressecável, as imagens são úteis também para o planejamento da cirurgia, a estimativa do tempo operatório e a necessidade de outros especialistas para procedimentos específicos.

Os critérios de ressecabilidade que apontam para uma citorredução ótima podem variar de acordo com a agressividade da cirurgia proposta, a experiência da equipe cirúrgica e a condição clínica da paciente.[17]

Por esses motivos, a definição pré-operatória de ressecabilidade e a possibilidade de ressecção ótima são decisões que devem ser avaliadas no contexto da equipe multidisciplinar e de preferência dentro de protocolos institucionais bem-definidos.[17]

A TC de abdome, de pelve e de tórax é o método de escolha para avaliação pré-operatória do câncer de ovário. Os sítios de doença devem ser relatados de forma sistemática por quadrantes e devem compreender a avaliação de ascite, implantes subcapsulares na região entre o espaço de Morrison e a veia cava inferior.

O comprometimento da veia hepática direita deve ser cuidadosamente avaliado, pois ele representa um risco considerável de sangramento intraoperatório e pode constituir um critério de irressecabilidade. No quadrante superior esquerdo, na avaliação do baço, a presença de implantes hilares pode indicar a necessidade de esplanectomia.

A bolsa omental ou retrocavidade dos epíplons é um espaço oco formado pelos omentos maior e menor e seus órgãos adjacentes. O envolvimento dessas estruturas deve ser avaliado em imagens axiais entre os ligamentos esplenorrenal e gastroesplênico porque o comprometimento pode impedir uma citorredução ótima.[17]

As imagens do abdome superior contemplam também a base do tórax, onde se pode constatar derrame pleural e o comprometimento de linfonodos cardiofrênicos, considerados suspeitos quando o menor diâmetro for > 5 mm. Os linfonodos cardiofrênicos podem ser ressecados, porém, em algumas instituições, são considerados critério de irressecabilidade.[17]

Na avaliação do abdome central, deve-se observar os depósitos de doença no omento, linfadenomegalias e doença na raiz da artéria mesentérica superior. Todo linfonodo > 10 mm no menor diâmetro deve ser ressecado.

Linfonodos aumentados acima dos vasos renais são de difícil ressecamento. A TC também é importante para diagnóstico pré-operatório de variações anatômicas que, se não identificadas, podem constituir risco intraoperatório de sangramento e de lesões inadvertidas, como a veia renal retroaórtica, a duplicidade de veia cava ou a veia cava esquerda.[17]

A ressecção de doença em omento é factível, mas o envolvimento de grandes porções do intestino delgado pode inviabilizar a citorredução ótima. Quando o mesentério está extensamente comprometido, podem-se observar retrações e rigidez.

A avaliação da pelve deve compreender o tamanho e a morfologia da massa, a lateralidade e sinais de malignidade como componentes cístico e sólidos. A disseminação intraperitoneal do carcinoma de ovário resulta em implantes em fundo de saco de Douglas e espaço vesicovaginal.

A ressonância magnética (RM) pode ser usada em pacientes com contraindicações para uso de contraste iodado. Outra indicação é a avaliação da doença peritoneal, em que a TC apresenta limitações. Pela RM utilizando imagens de difusão, é possível avaliar a microestrutura dos tecidos pelo movimento da água. Quanto menor o coeficiente de difusão, maior a probabilidade de malignidade.[17]

Quando a avaliação por imagens e por exame clínico não for suficiente para definir a ressecabilidade, é possível recorrer à avaliação videolaparoscópica antes de se submeter a paciente a uma laparotomia, que, se não lograr sucesso na citorredução, traria retardo no tratamento sistêmico.

Avaliando-se por videolaparoscopia a presença de bolo omental, carcinomatose peritoneal, carcinomatose em diafragma, retração do mesentério, infiltração de intestinos e estômago e metástases hepáticas, Fagotti *et al.* construíram um escore preditivo de ressecabilidade que pode ser utilizado em situações especiais.[18]

A definição de ressecabilidade do câncer de ovário não pode ser estabelecida de forma padronizada, pois depende de múltiplos fatores, incluindo a experiência da equipe cirúrgica. Por esses motivos, a tendência atual é tratar câncer de ovário somente em centros de referência, com grande volume de casos, equipes treinadas e multidisciplinares, com infraestrutura para avaliações por imagens, e com suporte adequado no período perioperatório.[15]

Cirurgia primária no câncer de ovário

A cirurgia primária precede a quimioterapia. Essa é a opção preferencial sempre que houver condições clínicas para a realização de cirurgia e a doença se mostrar ressecável, resultando em ausência de doença residual ou doença de no máximo 1 cm de diâmetro.

Citorredução completa com ausência de doença residual é o principal fator prognóstico no carcinoma de ovário avançado.[19] Pacientes com doença ressecável, boas condições clínicas, tratadas com citorredução primária e quimioterapia com base em platina e taxanes são as que obtiveram os melhores resultado em estudos retrospectivos.[20,21]

A cirurgia para câncer de ovário é de grande porte e recomenda-se ser realizada com método e disciplina em centros de referência.[22]

De princípio, toda paciente deve ser informada dos riscos e benefícios da cirurgia radical, assim como de todos os passos subsequentes do tratamento. A padronização dos procedimentos é fundamental para o bom desfecho. Uma lista detalhada de todas as etapas a serem cumpridas deve ser elaborada pela equipe cirúrgica, de modo a tornar os procedimentos mais seguros e executados de maneira mais racional, evitando erros de interpretação ou de execução intraoperatória.[22,23]

Quimioterapia neoadjuvante (QTN) e CI no câncer de ovário

O tratamento com QTN e CI é indicado em pacientes sem condições de cirurgia ou com baixa probabilidade de ressecção completa da doença.

A QTN é associada com menor morbidade e mortalidade pós-operatória. Normalmente, a paciente é submetida a 3 ou 4 ciclos de QTN, cirurgia citorredutora de intervalo, e mais 2 ou 3 ciclos de quimioterapia até atingir 6 ciclos.

O uso de QTN por mais de 4 ciclos é controversa.[19] Em serviços de alta demanda, quando a espera pela CI for muito longa, é justificável proceder-se à quimioterapia por mais de 4 ciclos seguida da cirurgia citorredutora.[24]

Tratamento sistêmico dos carcinomas ovarianos

O principal tumor epitelial maligno do ovário (carcinoma) é o carcinoma seroso de alto grau, e o tratamento sistêmico do carcinoma avançado tem como foco esse tipo histológico. Outros carcinomas menos frequentes são o carcinoma endometrioide, carcinoma de células claras, carcinoma mucinoso e carcinossarcoma. Há também tumores malignos de comportamento indolente como o carcinoma seroso de baixo grau. Aproximadamente 70% dos casos são diagnosticados em estágios avançados, e a sobrevida tem se alterado pouco nos últimos 40 anos. A melhora do tratamento cirúrgico e novos regimes de tratamento pós-operatórios têm proporcionado retardo nas recidivas e algum aumento na sobrevida.[25]

Nos estadios precoces, que são menos frequentes, a quimioterapia com base em platina mostrou resultados superiores aos da simples observação. Carboplatina associada com paclitaxel deve ser oferecida para pacientes com carcinomas de ovário precoce. A duração padrão do tratamento é de 6 ciclos. A extensão do tratamento por mais 3 ciclos, com menor dose, não demonstrou benefício no intervalo livre de recorrência.[25]

Nos estadios avançados, que são a maioria, a melhor opção de tratamento é a cirurgia citorredutora primária, com ausência de doença residual, seguida de quimioterapia. Essa estratégia é associada com melhor sobrevida global e sobrevida livre de progressão.

Nas pacientes com condições clinicas ruins para a cirurgia primária, ou com doença muito extensa, com pequena probabilidade de citorredução completa, a quimioterapia neoaduvante é a opção de escolha, seguida de CI.

A associação de carboplatina e paclitaxel tem sido o tratamento-padrão nas últimas duas décadas. A adição de uma terceira droga ou o aumento na dose não mostraram melhora nos desfechos.

A quimioterapia intraperitoneal, proposta inicialmente como alternativa muito promissora, não demonstrou benefícios quando comparada ao tratamento-padrão em estudos mais recentes. Dessa forma, 6 ciclos de quimioterapia com base em carboplatina e paclitaxel continua sendo o tratamento-padrão recomendado para carcinoma de ovário avançado, após cirurgia citorredutora. Nas pacientes candidatas à QTN, comumente são realizados 3 ou 4 ciclos de quimioterapia, CI e mais 2 ou 3 ciclos, até o total de 6 ciclos.[25]

Terapias-alvo

Fator de crescimento endotelial (VEGF)

O VEGF é expresso na maioria dos carcinomas ovarianos e está associado com a progressão tumoral. Terapias podem ser direcionadas para esse alvo, diminuindo a expressão do receptor de VEGF, prolongando, assim, a sobrevida.[26] Bevacizumab é um anticorpo monoclonal anti VEGF-A, utilizado em combinação com carboplatina e paclitaxel, como terapia de manutenção em carcinoma de ovário. Essa combinação demonstrou benefícios em pacientes com cirurgias incompletas e doença residual > 1 cm, ou pacientes estadios IV inoperáveis, com um ganho de 9,5 meses na sobrevida global.[27]

Inibidores da poli-ADP-ribose-polimerase (PARP)

Inibidores da PARP fazem parte do tratamento de manutenção e, mais recentemente, como 1ª linha dos carcinomas ovarianos em virtude de seu efeito denominado "letalidade sintética". Esse fenômeno consiste em explorar uma deficiência no reparo de defeitos da fita dupla do DNA, no processo denominado "recombinação homóloga", que ocorre em mulheres portadoras de mutações patogênicas dos genes *BRCA1/2*.

Aproximadamente 20% dos carcinomas serosos de alto grau carregam essas mutações germinativas e outros 8% têm mutações somáticas.[25] O risco de progressão ou de morte pela doença diminuiu 70% com olaparib (um inibidor da PARP) comparado com placebo.[28] São candidatas a tratamento com inibidores de PARP, pacientes com mutações patogênicas nos genes *BRCA*, confirmadas por testes genéticos.

Imunoterapia

Imunoterapia é um tratamento inespecífico para diferentes tipos de câncer, inclusive o carcinoma de ovário, com resultados recentes bastante animadores. As principais vias de controle imunológico (*checkpoint*) são *cytotoxic T-lymphocyte-associated protein 4* (CTLA-4), *programmed death 1* (PD-1), e *programmed death ligand 1* (PDL-1).

A inibição farmacológica desses alvos reduz a habilidade das células tumorais de se evadirem do reconhecimento do sistema imunológico do hospedeiro.[29]

Seguimento

Pacientes com carcinoma de ovário experimentam recorrências frequentes e a sobrevida global é inferior a 50% nos casos avançados. A maioria das recidivas pode ser detectada clinicamente, pelo aparecimento de ascite, massas tumorais abdominopélvicas, emagrecimento, queda do estado geral, dor ou oclusões intestinais.

Após o tratamento, o seguimento deve ser realizado com intervalos trimestrais até 1 ano, semestrais até 2 anos e anuais posteriormente. Pacientes com cirurgias completas, boas condições clínicas e sem sinais de doença devem ser seguidas com avaliação semestral do marcador tumoral CA 125. O uso de TC de tórax, de abdome e de pelve é recomendado quando o marcador tumoral estiver elevado, no manejo de quadros sugestivos de oclusão ou para avaliar a ressecabilidade em casos de candidatas à citorredução secundária.

A terapia de reposição hormonal em mulheres jovens pode ser indicada quando se tratar de carcinomas serosos de alto grau ou mucinosos.[30]

Prevenção

Na população geral, a incidência de câncer de ovário é reduzida com o número de gestações, amamentação, uso de contraceptivos orais, laqueadura tubária, histerectomia e salpingectomia. O risco de câncer de ovário aumenta em famílias com história da doença e de câncer de mama, demonstrando um fator genético hereditário.

A prevenção do câncer de ovário não pode ser completamente alcançada com medidas não cirúrgicas. Mas o risco pode ser diminuído com o estímulo à amamentação e com o uso de contraceptivos orais, especialmente em mulheres de alto risco que não aceitam medidas preventivas cirúrgicas.

A prevenção cirúrgica está indicada em mulheres com mutações patogênicas comprovadas nos genes *BRCA1/BRCA2*. Mulheres com essas mutações são denominadas "previventes" por que têm uma predisposição individual para câncer muito maior do que a população geral, mas que ainda não desenvolveram a doença. Esse grupo de pessoas demanda estratégias de prevenção diferentes da população geral.[31]

Além dos *BRCA1/BRCA2*, outros 11 genes estão relacionados com risco para câncer de ovário. O manejo dessas pacientes inclui as seguintes opções: salpingo-oforectomia; salpingectomia imediata com ooforectomia retardada; e histerectomia. Os prós e contras precisam ser discutidos com essas mulheres.

Mulheres com síndrome de Lynch carregam risco aumentado para câncer de endométrio, câncer colorretal, além do câncer de ovário. Mutação no gene *BRCA1* está relacionada com potencial risco de carcinoma seroso do endométrio além do câncer de ovário.[32]

A indicação de cirurgias profiláticas envolve muitos conceitos e decisões de difícil compreensão pelas pacientes e mesmo para os profissionais de Saúde envolvidos. São questões complexas que envolvem a perspectiva oncológica, mas com implicações reprodutivas, genéticas, legais, éticas, educacionais, culturais, psicossociais e religiosas. Por causa dessa complexidade, é recomendável que essas mulheres sejam avaliadas e orientadas segundo protocolos, por profissionais especializados das diferentes áreas que construam um plano de ação coerente com base em dados e respeitando as individualidades de cada paciente.[31,33]

Salpingo-oforectomia profilática

Salpingo-oforectomia bilateral profilática, também denominada "cirurgia redutora de risco", está indicada para mulheres entre 35 e 40 anos com mutações patogênicas do gene *BRCA1* e entre 40 e 45 anos em mulheres com mutações patogênicas no gene *BRCA2*.[34]

A proteção contra câncer de ovário situa-se em torno de 80% ao longo da vida. Mesmo com salpingo-oforectomia profilática, essas mulheres ainda podem desenvolver carcinoma seroso de peritônio em um pequeno número de casos.[31]

A salpingo-oforectomia profilática resulta em menopausa precoce, com grande impacto na qualidade de vida dessas mulheres, que podem experimentar sintomas vasomotores, disfunções sexuais, doenças cardiovasculares, osteoporose entre outros.

Salpingectomia imediata e ooforectomia retardada

Como o carcinoma de ovário origina-se a partir de células do epitélio tubário, a salpingectomia precoce e a ooforectomia retardada têm o potencial de conferir proteção conta o câncer sem os efeitos deletérios da menopausa precoce.

Essa estratégia vem sendo sugerida nos últimos anos. Resultados de estudos não randomizados têm demonstrado melhor qualidade de vida da salpingectomia, comparada com a salpingo-oforectomia bilateral.[35]

Salpingectomia oportunística

Denomina-se "salpingectomia oportunística" a retirada das tubas uterina durante histerectomia ou outras intervenções cirúrgica pélvicas por doença benigna. Na América do Norte, mais de 700 mil mulheres são submetidas à ligadura tubária todos os anos, e outras tantas são submetidas a cirurgias por massas pélvicas.

Em mulheres com geração completa, essa é uma excelente oportunidade para a salpingectomia oportunística, com a finalidade de prevenção do câncer de ovário.[36]

Em mulheres na pré-menopausa submetidas à histerectomia, ou à histerectomia com salpingectomia, a função ovariana avaliada pelos níveis de hormônio antimülleriano, gonadotrofinas e contagem de folículos antrais, não foi impactada pela salpingectomia.

Dessa forma, podemos concluir que a retirada das tubas uterinas não confere prejuízo da função ovariana e pode contribuir de forma importante na prevenção do câncer de ovário.[36]

Um estudo populacional na Suécia, com mais de 5 milhões de mulheres, identificou 250 mil mulheres submetidas à salpingectomia uni ou bilateral por qualquer motivo no período de 1973 a 2009.

Mulheres submetidas à salpingectomia unilateral e bilateral tiveram redução no risco de câncer de ovário de 35% e 50% respectivamente.[37] Parece, pois, bastante razoável incorporar a salpingectomia oportunística em nossa pratica cirúrgica com a finalidade de prevenir câncer de ovário.

Estadiamento do câncer de ovário, tubas e peritônio

O último estadiamento do câncer de ovário, tubas e peritônio foi aprovado em 2012 pela FIGO (Quadro 43.3) e depois pela American Joint Commission on Cancer pela The International Union Against Cancer, é baseado em critérios cirúrgicos e anatomopatológicos.[38]

Quadro 43.3 – **Estadiamento (FIGO – 2021) do câncer de ovário, tubas e peritônio**

Estádio		Características
I		Tumor limitado aos ovários ou às tubas uterinas
	IA	Tumor limitado a um ovário (cápsula intacta) ou superfície da tuba uterina; nenhuma célula maligna no líquido ascítico ou nos lavados peritoneais
	IB	Tumor limitado a um ou ambos os ovários (cápsula intacta) ou tubas uterinas; nenhum tumor na superfície externa do ovário ou tuba uterina; e nenhuma célula maligna no líquido ascítico ou nos lavados peritoneais

(*Continua*)

Quadro 43.3 – Estadiamento (FIGO – 2021) do câncer de ovário, tubas e peritônio (*Continuação*)

Estádio		Características
	IC	Tumor limitado a um ou ambos os ovários ou às tubas uterinas, mais qualquer um dos seguintes:
	IC1	Extravasamento cirúrgico
	IC2	Cápsula rota antes da cirurgia ou tumor na superfície do ovário ou tuba uterina
	IC3	Células malignas no líquido ascítico ou em lavados peritoneais
II		Tumor envolvendo um ou ambos os ovários ou tubas uterinas com extensão pélvica (abaixo da borda pélvica) ou câncer peritoneal primário
	IIA	Extensão e/ou implantes no útero, tubas uterinas e/ou ovários
	IIB	Extensão e/ou implantes em outros tecidos intraperitoneais pélvicos
III		Tumor envolvendo um ou ambos os ovários ou tubas uterinas ou câncer peritoneal primário com metástases peritoneais confirmadas microscopicamente fora da pelve e/ou metástase nos linfonodos retroperitoneais
	IIIA	Linfonodos retroperitoneais positivos, com ou sem metástases peritoneais microscópicas que se estendem para além da pelve
	IIIA1	Somente linfonodos retroperitoneais positivos (comprovados histologicamente)
	IIIA1 (i)	Metástases $\leq$ 10 mm na maior dimensão
	IIIA1 (ii)	Metástase $>$ 10 mm na maior dimensão
	IIIA2	Envolvimento peritoneal microscópico extrapélvico (além da borda pélvica), com ou sem linfonodos retroperitoneais positivos
	IIIB	Metástases peritoneais macroscópicas que se estendem além da pelve e têm $\leq$ 2 cm de diâmetro na maior dimensão, com ou sem linfonodos retroperitoneais positivos
IIIC		Metástases peritoneais macroscópicas que se estendem além da pelve e têm $>$ 2 cm na maior dimensão, com ou sem comprometimento dos linfonodos retroperitoneais (como extensão do tumor à cápsula hepática e à esplênica sem atingir o parênquima de nenhum dos órgãos)
IV		Metástases à distância
	IVA	Derrame pleural com citologia positiva
	IVB	Metástase parenquimatosa hepáticas ou esplênicas e/ou metástases em órgãos extra-abdominais (incluindo linfonodos inguinais e linfonodos fora da cavidade abdominal) e/ou envolvimento transmural do intestino

Fonte: Adaptado de Berek JS, *et al.*, 2021

Considerações finais

Câncer de ovário é a mais letal das neoplasias ginecológicas. Mesmo quando tratado em centros de referência, a sobrevida global em 5 anos, das pacientes acometidas, não ultrapassa 50%. Mulheres tratadas em hospitais gerais e fora de protocolos têm sobrevida global próxima de 20%.[39]

As medidas de prevenção medicamentosa têm eficácia limitada e a intervenção na vida reprodutiva (número de gestações, amamentação, uso de contraceptivos orais) são de difícil implementação para todas as mulheres.

Não existem métodos ou combinações de métodos eficientes para serem utilizados como rastreamento. Nenhum programa de rastreamento em população geral se mostrou efetivo.

O ginecologista e obstetra é, via de regra, o profissional de Saúde que primeiro atende a paciente com câncer de ovário ou com risco de câncer de ovário. O conhecimento da doença, de seus sinais e sintomas, dos métodos de diagnóstico e da correta intervenção é fundamental para o diagnóstico e o prognóstico. Assim como deve-se evitar a realização de exames desnecessários ou ineficazes com finalidade de rastreamento.

Pelo menos um quarto dos carcinomas de ovário tem um fator genético hereditário. A história familiar investigada cuidadosamente na consulta ginecológica de rotina pode dar pistas importantes e orientar pesquisa de mutações patogênicas nessa família.

Mulheres acometidas por câncer de ovário devem ser testadas para mutações patogênicas. O exame genético pode direcionar terapias sistêmicas específicas para as pacientes e servem também para orientar intervenções em familiares previventes.

O tratamento cirúrgico é complexo, demanda habilidades e equipe multidisciplinar, raramente presentes em hospitais gerais. Os melhores resultados são obtidos em centros especializados de referência.

O tratamento sistêmico deve ser conduzido segundo protocolos institucionais, com empenho em propiciar acesso aos medicamentos, muitos deles de alto custo.

Recomendação

Na Divisão de Ginecologia do Hospital das Clínicas da Faculdade de Medicina da Universidade de São Paulo (HCFMUSP), recomenda-se a seguinte conduta para diagnóstico e tratamento do câncer de ovário epitelial (Algoritmo 43.1).

Algoritmo 43.1 – Diagnóstico e tratamento do câncer de ovário epitelial

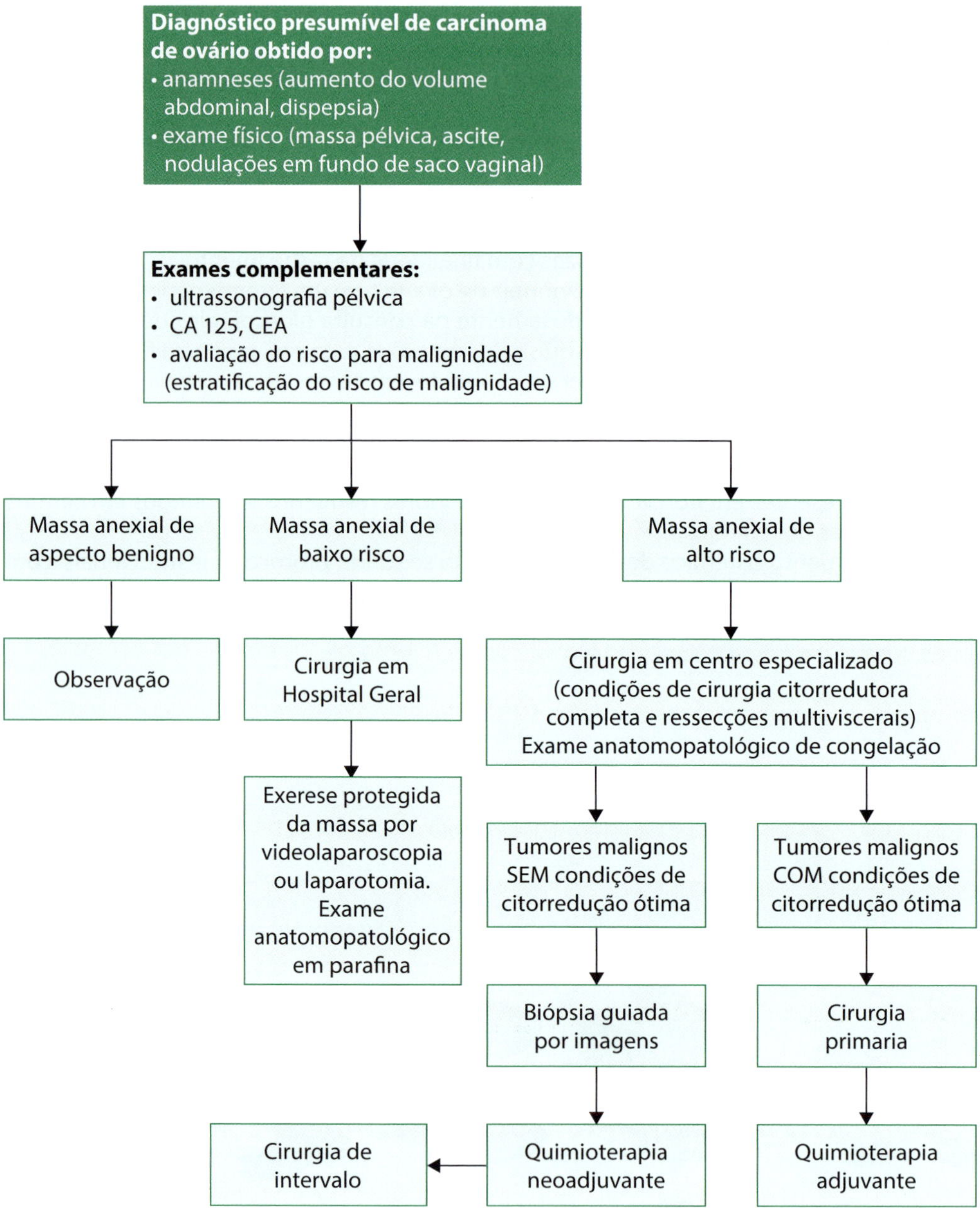

Fonte: Desenvolvido pela autoria

Referências bibliográficas

1. Kurman RJ, Herrington CS, Young RH. WHO classification of tumours of female reproductive organs. Lyon: IARC; 2014:307.
2. Zhou Z, Wang X, Ren X, Zhou L, Wang N, Kang H. Disease burden and attributable risk factors of ovarian cancer from 1990 to 2017: findings from the global burden of disease study 2017. Front Public Health. 2021;9:619581.
3. Zhang Y, Luo G, Li M, Guo P, Xiao Y, Ji H, et al. Global patterns and trends in ovarian cancer incidence: age, period and birth cohort analysis. BMC Cancer. 2019;19(1):984.
4. Paulino E, de Melo AC, Silva-Filho AL, Maciel LF, Thuler LCS, Goss P, et al. Panorama of gynecologic cancer in Brazil. JCO Glob Oncol. 2020;6:1617-30.
5. Walsh T, Casadei S, Lee MK, Pennil CC, Nord AS, Thornton AM, et al. Mutations in 12 genes for inherited ovarian, fallopian tube, and peritoneal carcinoma identified by massively parallel sequencing. Proc Natl Acad Sci USA. 2011;108(44):18032-7.
6. Webb PM, Jordan SJ. Epidemiology of epithelial ovarian cancer. Best Pract Res Clin Obstet Gynaecol. 2017;41:3-14.
7. Pasetto R, Terracini B, Marsili D, Comba P. Occupational burden of asbestos-related cancer in Argentina, Brazil, Colombia, and Mexico. Ann Glob Health. 2014;80(4):263-8.
8. Buys SS, Partridge E, Black A, Johnson CC, Lamerato L, Isaacs C, et al. Effect of screening on ovarian cancer mortality: the prostate, lung, colorectal and ovarian (PLCO) cancer screening randomized controlled trial. JAMA. 2011;305(22):2295-303.
9. Menon U, Gentry-Maharaj A, Burnell M, Singh N, Ryan A, Karpinskyj C, et al. Ovarian cancer population screening and mortality after long-term follow-up in the UK Collaborative trial of ovarian cancer screening (UKCTOCS): a randomised controlled trial. Lancet. 2021;397(10290):2182-93.
10. Nash Z, Menon U. Ovarian cancer screening: current status and future directions. Best Pract Res Clin Obstet Gynaecol. 2020;65:32-45.
11. Diniz PM, Carvalho JP, Baracat EC, Carvalho FM. Fallopian tube origin of supposed ovarian high-grade serous carcinomas. Clinics (Sao Paulo). 2011;66(1):73-6.
12. Labidi-Galy SI, Papp E, Hallberg D, Niknafs N, Adleff V, Noe M, et al. High grade serous ovarian carcinomas originate in the fallopian tube. Nat Commun. 2017;8(1):1093.
13. Carvalho JP, Moretti-Marques R, Filho ALDS. Adnexal mass: diagnosis and management. Rev Bras Ginecol Obstet. 2020;42(7):438-43.
14. Myers ER, Bastian LA, Havrilesky LJ, Kulasingam SL, Terplan MS, Cline KE, et al. Management of adnexal mass. Evid Rep Technol Assess (Full Rep). 2006(130):1-145.
15. Reuss A, du Bois A, Harter P, Fotopoulou C, Sehouli J, Aletti G, et al. TRUST: trial of radical upfront surgical therapy in advanced ovarian cancer (ENGOT ov33/AGO-OVAR OP7). Int J Gynecol Cancer. 2019;29(8):1327-31.
16. Bristow RE, Tomacruz RS, Armstrong DK, Trimble EL, Montz FJ. Survival effect of maximal cytoreductive surgery for advanced ovarian carcinoma during the platinum era: a meta-analysis. J Clin Oncol. 2002;20(5):1248-59.
17. Rizzo S, Del Grande M, Manganaro L, Papadia A, Del Grande F. Imaging before cytoreductive surgery in advanced ovarian cancer patients. Int J Gynecol Cancer. 2020;30(1):133-8.
18. Fagotti A, Ferrandina G, Fanfani F, Ercoli A, Lorusso D, Rossi M, et al. A laparoscopy-based score to predict surgical outcome in patients with advanced ovarian carcinoma: a pilot study. Ann Surg Oncol. 2006;13(8):1156-61.
19. Angeles MA, Cabarrou B, Gil-Moreno A, Pérez-Benavente A, Spagnolo E, Rychlik A, et al. Effect of tumor burden and radical surgery on survival difference between upfront, early interval or delayed cytoreductive surgery in ovarian cancer. J Gynecol Oncol. 2021.
20. Tsonis O, Gkrozou F, Vlachos K, Paschopoulos M, Mitsis MC, Zakynthinakis-Kyriakou N, et al. Upfront debulking surgery for high-grade serous ovarian carcinoma: current evidence. Ann Transl Med. 2020;8(24):1707.
21. Jiang R, Zhu J, Kim JW, Liu J, Kato K, Kim HS, et al. Study of upfront surgery versus neoadjuvant chemotherapy followed by interval debulking surgery for patients with stage IIIC and IV ovarian cancer, SGOG SUNNY (SOC-2) trial concept. J Gynecol Oncol. 2020;31(5):e86.

22. Fotopoulou C, Planchamp F, Aytulu T, Chiva L, Cina A, Ergönül Ö, et al. European Society of Gynaecological Oncology guidelines for the peri-operative management of advanced ovarian cancer patients undergoing debulking surgery. Int J Gynecol Cancer. 2021;31(9):1199-206.
23. Ramirez PT. Standardizing ovarian cancer surgery and peri-operative care: a European Society of Gynecological Oncology (ESGO) consensus statement. Int J Gynecol Cancer. 2021;31(9):1207-8.
24. Miranda VC, de Sousa Fede AB, Dos Anjos CH, da Silva JR, Sanchez FB, da Silva Bessa LR, et al. Neoadjuvant chemotherapy with six cycles of carboplatin and paclitaxel in advanced ovarian cancer patients not candidates for optimal primary surgery: safety and effectivenes. Journal of Clinical Oncology. 2013;31(15).
25. Wood GE, Ledermann JA. Adjuvant and post-surgical treatment in high-grade epithelial ovarian cancer. Best Pract Res Clin Obstet Gynaecol. 2021.
26. Huang S, Robinson JB, Deguzman A, Bucana CD, Fidler IJ. Blockade of nuclear factor--kappaB signaling inhibits angiogenesis and tumorigenicity of human ovarian cancer cells by suppressing expression of vascular endothelial growth factor and interleukin 8. Cancer Res. 2000;60(19):5334-9.
27. Oza AM, Cook AD, Pfisterer J, Embleton A, Ledermann JA, Pujade-Lauraine E, et al. Standard chemotherapy with or without bevacizumab for women with newly diagnosed ovarian cancer (ICON7): overall survival results of a phase 3 randomised trial. Lancet Oncol. 2015;16(8):928-36.
28. Moore K, Colombo N, Scambia G, Kim BG, Oaknin A, Friedlander M, et al. Maintenance olaparib in patients with newly diagnosed advanced ovarian cancer. N Engl J Med. 2018;379(26):2495-505.
29. Darvin P, Toor SM, Sasidharan Nair V, Elkord E. Immune checkpoint inhibitors: recent progress and potential biomarkers. Exp Mol Med. 2018;50(12):1-11.
30. Sénéchal C, Akladios C, Bendifallah S, Ouldamer L, Lecuru F, Rousset-Jablonski C. Follow--up of patients treated for an epithelial ovarian cancer, place of hormone replacement therapy and of contraception: article drafted from the French Guidelines in oncology entitled "Initial management of patients with epithelial ovarian cancer" developed by FRANCOGYN, CNGOF, SFOG, GINECO-ARCAGY under the aegis of CNGOF and endorsed by INCa. Gynecol Obstet Fertil Senol. 2019;47(2):250-62.
31. Carvalho JP, Baracat EC, Carvalho FM. Ovarian cancer previvors: how to manage these patients? Clinics (São Paulo). 2019;74:e1343.
32. Swanson CL, Bakkum-Gamez JN. Preventing ovarian cancer in high-risk women: one surgery at a time. Clin Obstet Gynecol. 2020;63(1):64-73.
33. Dean M, Scherr CL, Clements M, Koruo R, Martinez J, Ross A. When information is not enough: a model for understanding BRCA-positive previvors' information needs regarding hereditary breast and ovarian cancer risk. Patient Educ Couns. 2017;100(9):1738-43.
34. Sabiani L, Barrou J, Mathis J, Eisinger F, Bannier M, Lambaudie E, et al. How to manage BRCA mutation carriers? Horm Mol Biol Clin Investig. 2020;41(3).
35. Steenbeek MP, Harmsen MG, Hoogerbrugge N, de Jong MA, Maas AHEM, Prins JB, et al. Association of salpingectomy with delayed oophorectomy versus salpingo-oophorectomy with quality of life in BRCA1/2 pathogenic variant carriers: a nonrandomized controlled trial. JAMA Oncol. 2021;7(8):1203-12.
36. Gilks CB, Miller D. Opportunistic salpingectomy for women at low risk for development of ovarian carcinoma: the time has come. Gynecol Oncol. 2013;129(3):443-4.
37. Falconer H, Yin L, Grönberg H, Altman D. Ovarian cancer risk after salpingectomy: a nationwide population-based study. J Natl Cancer Inst. 2015;107(2).
38. Prat J. Staging classification for cancer of the ovary, fallopian tube, and peritoneum. Int J Gynaecol Obstet. 2014;124(1):1-5.
39. Erickson BK, Martin JY, Shah MM, Straughn JM, Leath CA. Reasons for failure to deliver National Comprehensive Cancer Network (NCCN)-adherent care in the treatment of epithelial ovarian cancer at an NCCN cancer center. Gynecol Oncol. 2014;133(2):142-6.
40. WHO Classification of Tumours Editorial Board. Female genital tumours. 5. ed. Lyon (France): International Agency for Research on Cancer. 2020.

Capítulo 44

Câncer de Ovário. Tumores de Células Germinativas, Cordão Sexual e Estroma

José Carlos Sadalla
Edmund Chada Baracat
Jesus Paula Carvalho

Introdução

Os tumores derivados dos cordões sexuais e estroma, bem como neoplasias das células germinativas, respondem individualmente por cerca de 5% das neoplasias ovarianas malignas e incluem aproximadamente 20% a 25% dos casos de câncer de ovário. Acometem principalmente mulheres jovens (primeira e segunda décadas de vida), representando cerca de 70% dos tumores ovarianos incidentes nessa faixa etária.[1,2] Os tumores da célula germinativa podem ser classificados em benignos e malignos, entre os quais se destacam o teratoma maduro cístico (neoplasia de célula germinativa mais comum) e o disgerminoma (tumor maligno que responde por 30% a 40% dos tumores de células germinativas) (Quadro 44.1).[3] Acredita-se que esses tumores tenham origem nas células germinativas primitivas da gônada embrionária.

Quadro 44.1 – Classificação histológica dos tumores de células germinativas

Tumores de células germinativas	
Disgerminoma	Monodérmico e altamente especializado
Tumor do seio endodérmico	*Struma ovarii*
Carcinoma embrionário	*Carcinoides*
Poliembrioma	*Struma ovarii* e *carcinoide*
Coriocarcinoma	
Teratomas	
Imaturo	
Maduro	
Sólido	
Cístico	
Cisto dermoide (teratoma cístico maduro)	
Cisto dermoide com transformação maligna	

Fonte: Adaptado de Guillem V, Poveda A, 2007

Os tumores dos cordões sexuais e estroma, grupo heterogêneo de neoplasias malignas e benignas, derivam do estroma ovariano, que, por sua vez, se originam dos cordões sexuais da gônada do embrião. Incluem todos aqueles tumores que contêm células da granulosa e da teca (células femininas) e células de Sertoli e Leydig (células masculinas), uma vez que o mesênquima gonadal indiferenciado acaba por produzir estruturas de tipos celulares específicos nas gônadas (Quadro 44.2). Algumas dessas células podem secretar hormônios, como estrogênios (células da teca) ou androgênios (células de Leydig), também podendo, portanto, originar tumores feminilizantes (tumores de células granulosas tecais) ou masculinizantes (tumores de células de Leydig).

Quadro 44.2 – **Classificação histológica dos tumores derivados dos cordões sexuais e estroma**

Tumores de estroma gonadal
Tumores de células da granulosa
Tumor do grupo tecafibroma
Tecoma
Fibroma
Androblastomas (tumores das células de Sertoli-Leydig)
Bem diferenciados
Tumores das células de Sertoli
Tumores das células de Sertoli-Leydig
Tumor de células de Leydig
Moderadamente diferenciados
Ginandroblastoma

Fonte: Desenvolvido pela autoria

Tumores de células germinativas

A grande maioria é representada por teratomas císticos benignos, mas os restantes têm incidência maior de comportamento maligno (Quadro 44.1). Sob a denominação "tumores malignos de células germinativas" incluem-se o disgerminoma, o tumor do seio endodérmico, o teratoma maligno, o carcinoma embrionário e o coriocarcinoma. São tumores comuns em mulheres jovens e adolescentes, representando 58% dos casos de tumores malignos de ovário em mulheres com menos de 20 anos de idade.[4] Como características comuns aos tumores malignos de células germinativas, estão o rápido crescimento, preferência pela disseminação linfática e hematogênica, peritoneal superficial e o padrão de envolvimento ovariano unilateral (exceto para o disgerminoma).[5] Aproximadamente 60% a 70% dos casos apresentam-se nos estadios I ou II.

Os teratomas representam a neoplasia de célula germinativa mais comum, correspondendo à metade dos casos dos tumores ovarianos incidentes em mulheres jovens. São compostos por tecidos derivados das três camadas germinativas: endoderma; mesoderma; e ectoderma. Tipo específico de teratoma ovariano é o chamado struma ovarii, neoplasia constituída preponderantemente por tecido tireoidiano. O teratoma cístico maduro, ou cisto dermoide, representa 95% de todos os teratomas e quase sempre é benigno, com transformação maligna ocorrendo em 0,2% a 2% dos casos. (D)[6-9] Geralmente é assintomático e, se houver sintomas, estes dependem do tamanho do tumor. É o tumor que apresenta maior risco de torção, o que pode comprometer a viabilidade ovariana. Apesar de relativamente incomum, o disgerminoma é a neoplasia maligna de células germinativas mais frequente, representando cerca de 3% a 5% de todas as neoplasias do ovário, seguido do tumor do seio endodérmico e do teratoma imaturo. Cerca de 10% a 15% dos casos de disgerminoma apresentam comprometimento do ovário contralateral e aproximadamente 5% ocorrem em pessoas com gônadas anormais, como na disgenesia gonadal ou na síndrome de insensibilidade aos androgênios. (D)[10] Geralmente são unilaterais (80% a 90% dos casos), podendo ser grandes e com frequência sólidos. A maior parte deles está restrita ao ovário no momento do diagnóstico (aproximadamente dois terços dos casos são estadio IA), entretanto cerca de 25% dos disgerminomas em estadio I apresentam metástases para linfonodos. A maioria desses tumores não tem função endócrina.

O tumor do seio endodérmico (tumor de saco vitelino ou tumor de Teilum) é a segunda maior forma de neoplasia maligna de origem na célula germinativa. De maneira geral, parece comprometer apenas o ovário, mas pode crescer rápida e agressivamente, com disseminação intraperitoneal. Níveis séricos de alfafetoproteína e desidrogenase lática (DHL) podem se apresentar elevados em significativo número de pacientes. (D)[11-13] Por fim, os teratomas imaturos, também reconhecidos como teratomas malignos imaturos, são tumores raros, representando menos de 1% dos teratomas ovarianos. São encontrados sobretudo em adolescentes na pré-puberdade e em mulheres jovens, podendo ocorrer também após a menopausa. Os teratomas imaturos crescem rapidamente, disseminando-se com mais frequência para a superfície do peritônio.

Os princípios que regem o manejo terapêutico de pacientes com tumores malignos de células germinativas e derivados dos cordões sexuais e estroma são similares àqueles descritos para os tumores epiteliais de ovário (ver Capítulo 43 – Câncer de ovário – tumores epiteliais), sendo a laparotomia exploradora, com amplo acesso à cavidade abdominal e pélvica, realizada por meio de incisão ampla mediana longitudinal, necessária para o diagnóstico, estadiamento e tratamento. A via minimamente invasiva (laparoscópica ou robótica) também é possível, desde que não se rompa o tumor e se façam todo o estadiamento e o tratamento necessário. À semelhança dos tumores epiteliais, os tumores de células germinativas e derivados dos cordões sexuais e estroma são classificados de acordo com as regras da Federação Internacional de Ginecologia e Obstetrícia (FIGO) (Quadro 43.2 do Capítulo 43), sendo necessária para o estadiamento a coleta de líquido ascítico ou o lavado peritoneal para estudo citológico; biópsia de todas as superfícies peritoneais suspeitas; biópsia de omento e coleta de amostras dos linfonodos para-aórticos e pélvicos. (D).[14] Em geral, a abordagem cirúrgica inicial visando o tratamento é dependente dos achados ao intraoperatório e, sobretudo, do desejo da paciente na manutenção da fertilidade. Em contraste com os tumores epiteliais de ovário, a maioria dos tumores de células germinativas é diagnosticada em estadio inicial (estadio I), sendo, portanto, factível a realização de cirurgia conservadora, preservando, por conseguinte, a fertilidade. Uma vez que se tem a confirmação anatomopatológica por meio de congelação de tumor maligno de células germinativas, a salpingo-oforectomia bilateral e a histerectomia total são realizadas para as mulheres sem desejo reprodutivo. Caso exista doença fora dos ovários à exploração inicial, é indicada a remoção de todos os implantes tumorais visíveis, sendo realizada a cirurgia citorredutora, seguindo os mesmos princípios para os tumores epiteliais do ovário. Em virtude da raridade dos tumores malignos de células germinativas, o benefício da cirurgia citorredutora sobre a progressão da doença e sobrevida é ainda pouco compreendida; entretanto, evidências indiretas têm demonstrado melhores resultados com remissão completa do tumor frente ao emprego da quimioterapia nas pacientes submetidas à citorredução ótima. (D)[15] (C)[16] (A)[17] Em pacientes jovens, visando manter a fertilidade, a abordagem cirúrgica conservadora pode ser indicada por meio da realização da salpingo-oforectomia unilateral, preservação do útero e retirada parcial da doença do ovário contralateral. (D)[18-21] O ovário contralateral deve ser inspecionado cuidadosamente, e a biópsia, realizada sempre que necessária. Não se indica biópsia do ovário contralateral de rotina na ausência de suspeita de doença deste.

Para as mulheres portadoras de tumor de célula germinativa disgerminoma, o desfecho em termos de recorrência da doença em estadios iniciais (estadio IA) após tratamento cirúrgico é excelente, com taxas de cura em longo prazo superiores a 90%. Em mulheres com estadio superior a IB, bem como para aquelas com doença mais avançada ou mesmo irressecável, o emprego de quimioterapia adjuvante com base em platina melhora substancialmente as taxas de recorrência, sendo o tratamento de escolha nesses casos. (D)[22-24] Em pacientes com tumores não disgerminoma e estadio inicial (estadio I), o emprego de quimioterapia adjuvante com base em platina tem demonstrado, em pequenas séries, redução na progressão da doença. (D)[24,25]

Tumores derivados dos cordões sexuais e estroma

Essa categoria de tumores distingue-se dos epiteliais por ocorrer em todas as faixas etárias e pelo potencial esteroidogênico, feminilizante ou masculinizante. Os tumores mais frequentes desse grupo são os tecafibromas, tumores de células da granulosa (perfazendo em conjunto cerca de 70% dos tumores de cordões sexuais e estroma) e neoplasias mais raras, como o androblastoma e ginandroblastoma (Tabela 44.2). (D)[26] Os tecomas puros são relativamente raros e podem apresentar atividade endócrina com secreção estrogênica ou androgênica, também podendo determinar sinais de hiperandrogenismo. Apresentam-se quase exclusivamente confinados a um único ovário e ocorrem predominantemente em mulheres na pós-menopausa. Sintoma relatado com frequência refere-se ao sangramento uterino anormal resultante da estimulação endometrial. Hiperplasia endometrial e carcinoma de endométrio podem ser encontrados em 15% a 25% dos casos. Os fibromas podem ser encontrados em pacientes adolescentes, mas menos de 10% desses tumores ocorrem antes dos 30 anos de idade. É tumor benigno, usualmente unilateral, classicamente descrito na síndrome de Desmond-Meigs (associação de ascite, derrame pleural e tumor ovariano). (D)[27] Os tumores de células da granulosa podem ser microscópicos ou atingir grandes proporções, sendo considerados neoplasia de baixo potencial de malignidade e de quadro clínico variável. Costumam ser unilaterais com bilateralidade descrita em 5% dos casos. Apresentam potencial para elaborar grande quantidade de estrogênio, sendo que tumores funcionantes em meninas jovens podem determinar desenvolvimento sexual precoce. Mulheres adultas podem apresentar sangramento uterino anormal, hiperplasia de endométrio ou carcinoma endometrial. (D)[28] Estimativas de malignidade (recidiva e disseminação) variam de 5% a 25%, e a recidiva ocorre em 5% a 10% dos casos no estadio I, em geral após 5 anos do diagnóstico inicial. Representam o tipo de neoplasia maligna mais frequentemente relatada entre os tumores de cordão sexual e estroma. (D)[29] Dois subtipos de tumores de células da granulosa, o adulto e juvenil, são descritos, sendo que o primeiro, mais frequente em mulheres idosas, representa 95% de todos os tumores.

Os tumores das células de Sertoli-Leydig (androblastomas) perfazem menos de 0,5% dos tumores ovarianos. São frequentemente unilaterais, confinados ao ovário e caracterizados pela presença de estruturas testiculares produtoras de androgênios, podendo causar virilização (amenorreia, hirsutismo, acne, hipertrofia do clitóris e alteração na voz). (D)[30] Ocorrem em mulheres de todas as idades, com pico de incidência nas segunda e terceira décadas de vida.

Histerectomia total abdominal com salpingo-oforectomia bilateral e estadiamento cirúrgico completo (de acordo com as regras da FIGO) é o tratamento de escolha para mulheres que não apresentam desejo reprodutivo. (D)[31] Para aquelas com desejo reprodutivo e estadio cirúrgico I, a cirurgia conservadora pode ser indicada com realização de salpingo-oforectomia unilateral.

Recomendação

Na Divisão de Ginecologia do Hospital das Clínicas da Faculdade de Medicina da Universidade de São Paulo (HCFMUSP), recomenda-se a seguinte conduta para diagnóstico e tratamento do câncer de ovário germinativo (Algoritmo 44.1).

Algoritmo 44.1 – Diagnóstico e tratamento do câncer de ovário germinativo

Diagnóstico presumível de câncer de ovário obtido por:

- anamnese (sintomas gastrointestinais, urinários, emagrecimento, aumento do volume do abdome, SUA)
- exame físico (ascite, massa pélvica, sinais de hiperestrogenismo ou virilização)

↓

Exames complementares:

- ultrassonografia pélvica transvaginal
- marcadores (alfafetoproteína, DHL)

↓

Cirurgia:

- laparotomia ou laparotomia exploradora
- coleta de líquido ascítico ou lavado peritoneal
- biópsia de todas as superfícies peritoneais suspeitas
- biópsia de omento
- linfadenectomia pélvica e para-aórtica
- confirmação anatomopatológica por meio de congelação

Observação:

- tumores avançados, realização de cirurgia citorredutora

↓

Pacientes sem desejo reprodutivo

↓

- salpingo-oforectomia bilateral
- histerectomia total
- citorredução

Pacientes com desejo reprodutivo

↓

- salpingo-oforectomia unilateral inspeção cuidadosa e biópsia do ovário contralateral se necessário
- citorredução, com preservação do útero e anexo contralateral, na ausência de comprometimento tumoral dos mesmos

DHL: desidrogenase lática; SUA: sangramento uterino anormal

Fonte: Desenvolvido pela autoria

Referências bibliográficas

1. Zalel Y, Piura B, Elchalal U, Czernobilsky B, Antebi S, Dgani R. Diagnosis and management of malignant germ cell ovarian tumors in young females. Int J Gynaecol Obstet. 1996;55(1):1-10.
2. Gershenson DM. Management of early ovarian cancer: germ cell and sex cord-stromal tumors. Gynecol Oncol. 1994;55(3-2):S62-72.
3. Guillem V, Poveda A. Germ cell tumours of the ovary. Clin Transl Oncol. 2007;9(4):237-43.
4. Pectasides D, Pectasides E, Kassanos D. Germ cell tumors of the ovary. Cancer Treat Rev. 2008;34(5):427-41.
5. Kumar S, Shah JP, Bryant CS, Imudia AN, Cote ML, Ali-Fehmi R, et al. The prevalence and prognostic impact of lymph node metastasis in malignant germ cell tumors of the ovary. Gynecol Oncol. 2008;110(2):125-32.
6. Ayhan A, Bukulmez O, Genc C, Karamursel BS, Ayhan A. Mature cystic teratomas of the ovary: case series from one institution over 34 years. Eur J Obstet Gynecol Reprod Biol. 2000;88(2):153-7.
7. Comerci JT Jr, Licciardi F, Bergh PA, Gregori C, Breen JL. Mature cystic teratoma: a clinicopathologic evaluation of 517 cases and review of the literature. Obstet Gynecol. 1994;84(1):22-8.
8. Park JY, Kim DY, Kim JH, Kim YM, Kim YT, Nam JH. Malignant transformation of mature cystic teratoma of the ovary: experience at a single institution. Eur J Obstet Gynecol Reprod Biol. 2008;141(2):173-8.
9. Rim SY, Kim SM, Choi HS. Malignant transformation of ovarian mature cystic teratoma. Int J Gynecol Cancer. 2006;16(1):140-4.
10. Gordon A, Lipton D, Woodruff JD. Dysgerminoma: a review of 158 cases from the Emil Novak ovarian tumor registry. Obstet Gynecol. 1981;58(4):497-504.
11. Talerman A, Haije WG, Baggerman L. Serum alphafetoprotein (AFP) in diagnosis and management of endodermal sinus (yolk sac) tumor and mixed germ cell tumor of the ovary. Cancer. 1978;41(1):272-8.
12. Talerman A, Haije WG, Baggerman L. Serum alphafetoprotein (AFP) in patients with germ cell tumors of the gonads and extragonadal sites: correlation between endodermal sinus (yolk sac) tumor and raised serum AFP. Cancer. 1980;46(2):380-5.
13. Kawai M, Kano T, Kikkawa F, Morikawa Y, Oguchi H, Nakashima N, et al. Seven tumor markers in benign and malignant germ cell tumors of the ovary. Gynecol Oncol. 1992;45(3):248-53.
14. Prat J, FIGO Committee on Gynecologic Oncology. Staging classification for cancer on the ovary, fallopian tube, and peritoneum. Int J Gynaecol Obstet. 2014;124(1):1-5.
15. Slayton RE, Park RC, Silverberg SG, Shingleton H, Creasman WT, Blessing JA. Vincristine, dactinomycin, and cyclophosphamide in the treatment of malignant germ cell tumors of the ovary. A Gynecologic Oncology Group Study (a final report). Cancer. 1985;56(2):243-8.
16. Williams SD, Blessing JA, Moore DH, Homesley HD, Adcock L. Cisplatin, vinblastine, and bleomycin in advanced and recurrent ovarian germ-cell tumors. A trial of the gynecologic oncology group. Ann Intern Med. 1989;111(1):22-7.
17. Levi JA, Thomson D, Sandeman T, Tattersall M, Raghavan D, Byrne M, et al. A prospective study of cisplatin-based combination chemotherapy in advanced germ cell malignancy: role of maintenance and long-term follow-up. J Clin Oncol. 1988;6(7):1154-60.
18. Lu KH, Gershenson DM. Update on the management of ovarian germ cell tumors. J Reprod Med. 2005;50(6):417-25.
19. Schwartz PE. Surgery of germ cell tumours of the ovary. Forum (Genova). 2000;10(4):355-65.
20. Zanagnolo V, Sartori E, Galleri G, Pasinetti B, Bianchi U. Clinical review of 55 cases of malignant ovarian germ cell tumors. Eur J Gynaecol Oncol. 2004;25(3):315-20.
21. Boran N, Tulunay G, Caliskan E, Köse MF, Haberal A. Pregnancy outcomes and menstrual function after fertility sparing surgery for pure ovarian dysgerminomas. Arch Gynecol Obstet. 2005;271(2):104-8.

22. Gershenson DM, Morris M, Cangir A, Kavanagh JJ, Stringer CA, Edwards CL, et al. Treatment of malignant germ cell tumors of the ovary with bleomycin, etoposide, and cisplatin. J Clin Oncol. 1990;8(4):715-20.
23. Dimopoulos MA, Papadopoulou M, Andreopoulou E, Papadimitriou C, Pavlidis N, Aravantinos G, et al. Favorable outcome of ovarian germ cell malignancies treated with cisplatin or carboplatin-based chemotherapy: a Hellenic Cooperative Oncology Group Study. Gynecol Oncol. 1998;70(1):70-4.
24. Williams SD, Blessing JA, Hatch KD, Homesley HD. Chemotherapy of advanced dysgerminoma: trials of the Gynecologic Oncology Group. J Clin Oncol. 1991;9(11):1950-5.
25. Segelov E, Campbell J, Ng M, Tattersall M, Rome R, Free K, et al. Cisplatin-based chemotherapy for ovarian germ cell malignancies: the Australian experience. J Clin Oncol. 1994;12(2):378-84.
26. Segal R, DePetrillo AD, Thomas G. Clinical review of adult granulosa cell tumors of the ovary. Gynecol Oncol. 1995;56(3):338-44.
27. Brun JL. Demons syndrome revisited: a review of the literature. Gynecol Oncol. 2007;105(3): 796-800.
28. Evans AT 3rd, Gaffey TA, Malkasian GD Jr, Annegers JF. Clinicopathologic review of 118 granulosa and 82 theca cell tumors. Obstet Gynecol. 1980;55(2):231-8.
29. Young RH. Sex cord-stromal tumors of the ovary and testis: their similarities and differences with consideration of selected problems. Mod Pathol. 2005;18-2:S81-98.
30. Young RH, Scully RE. Ovarian Sertoli-Leydig cell tumors: a clinicopathological analysis of 207 cases. Am J Surg Pathol. 1985;9(8):543-69.
31. Gershenson DM. Management of early ovarian cancer: germ cell and sex cord-stromal tumors. Gynecol Oncol. 1994;55(3-2):S62-72.

Parte 5

Uroginecologia e Defeitos do Assoalho Pélvico

Jorge Milhem Haddad

Capítulo 45

Incontinência Urinária de Esforço. Diagnóstico

Jorge Milhem Haddad
Juliana Ribeiro da Silva
Priscila Katsumi Matsuoka Locali
Edmund Chada Baracat

Introdução

A incontinência urinária de esforço (IUE) é definida como toda perda involuntária de urina ao esforço, exercício, espirro ou tosse.[1] Estudos no Brasil mostram taxas de prevalência, em mulheres com idade superior a 40 anos, que variam entre 37,81% e 56,25%.[2] Nos Estados Unidos, a prevalência de incontinência urinária de esforço em mulheres adultas é de 46%.[3] Por causa dos elevados índices de prevalência e do importante impacto que exerce sobre a qualidade de vida da população, essa condição é considerada um problema mundial de Saúde Pública.

A continência urinária relaciona-se à capacidade da uretra de manter a pressão intrauretral maior que a pressão vesical durante o aumento da pressão intra-abdominal, por meio de apoios anatômicos, como a parede vaginal anterior e a fáscia endopélvica, bem como por ações neurológicas. A participação neurológica na continência é notada pelo reflexo simpático que inibe a contração do músculo detrusor da bexiga durante o enchimento e ativa os receptores alfa-adrenérgicos na uretra, que aumentam sua pressão. Além disso, a inervação eferente do nervo pudendo aumenta o tônus do diafragma pélvico e esfíncter uretral estriado.[4]

A IUE ocorre, portanto, quando a pressão intravesical excede a pressão uretral, ultrapassando a capacidade de fechamento uretral frente ao aumento da pressão intravesical. Os mecanismos envolvidos nessa condição combinam a perda do suporte uretral e do colo vesical e o enfraquecimento da musculatura do assoalho pélvico e do esfíncter interno e externo da uretra.[4,5]

A perda do suporte uretral relaciona-se à hipermobilidade da região do colo vesical e uretra proximal. A hipermobilidade dessa região impede que a pressão intra-abdominal sobre a bexiga se distribua igualmente ao redor da uretra, o que resulta em menor compressão extrínseca uretral durante o aumento da pressão intra-abdominal.[4] Outro mecanismo, que se associa à hipermobilidade, é a lesão do esfíncter interno da uretra. O esfíncter uretral é parte do complexo dos músculos do assoalho pélvico e contribui para a continência por meio da contração ao redor da uretra, tanto circular como longitudinal.[6,7]

Quando a IUE também ocorre por deficiência do esfíncter, habitualmente a perda de urina ocorre em atividades de menor impacto, ou seja, de menor aumento de pressão, e denomina-se "IUE por defeito esfincteriano intrínseco".

São fatores de risco para esses fenômenos aqueles que se relacionam ao aumento da pressão intra-abdominal (gravidez, feto macrossômico, obesidade, tosse crônica), traumas locais, como no parto vaginal ou uso de fórcipe, e à perda de tecido conectivo das estruturas de suporte (menopausa, tabagismo, doenças do colágeno).

Diagnóstico

O diagnóstico da incontinência urinária de esforço é clínico, com base na anamnese e no exame físico. Os exames complementares que podem auxiliar no diagnóstico são: análise urinária (urina tipo 1 e urocultura), estudo urodinâmico (EUD) e exames de imagem como a ultrassonografia (USG) do aparelho urinário e a USG transperineal.

Anamnese

A história clínica completa é essencial para o diagnóstico e a avaliação do quadro. Por meio da anamnese detalhada, avalia-se se a perda se relaciona a grandes, moderados ou pequenos esforços, sendo que essa divisão diz respeito ao aumento da pressão intra-abdominal que resulta na perda urinária, e não a dificuldade do esforço realizado. Como exemplo, atividades como espirrar e pular são consideradas grandes esforços por aumentarem consideravelmente a pressão intra-abdominal.

Na anamnese, também se inclui a frequência em que as perdas urinárias aos esforços ocorrem e o quanto elas incomodam a paciente em suas atividades diárias. As pacientes devem ser questionadas sobre a coexistência de outros distúrbios do assoalho pélvico, como incontinência por urgência, esvaziamento vesical incompleto, prolapsos de órgãos pélvicos e incontinência fecal.

Para auxiliar no diagnóstico e principalmente na evolução terapêutica, podem ser utilizados os questionários traduzidos e validados para a língua portuguesa, como o *King's Heath Questionnaire*, o *International Consultation On Incontinence Questionnaire-Short Form* (ICIQ-SF) e o *Questionnaire for Urinary Incontinence Diagnosis* (QUID).[8-10]

Exame físico

O exame físico das pacientes com IUE envolve, além do exame ginecológico completo, os seguintes testes e avaliações:

- A realização de exame neurológico sumário, com a pesquisa da sensibilidade perineal e de reflexos sacrais (reflexo bulbocavernoso e reflexo cutaneoanal).
- Avaliação funcional da musculatura do assoalho pélvico.
- Teste de esforço com a paciente em posição ginecológica por meio de tosse e manobra de Valsalva, com visualização direta de saída de urina pelo meato uretral no momento do esforço. A perda urinária em posição ginecológica com a bexiga vazia tem sensibilidade de 90% para defeito esfincteriano.[11]
- Teste do cotonete: realizado com a paciente em posição ginecológica, feita a antissepsia adequada e introduzido um cotonete estéril pela uretra até o colo vesical. Compara-se o ângulo de inclinação do cotonete com a paciente em repouso e após a manobra de Valsalva. Se a inclinação for maior que 30°, sugere hipermobilidade. Porém, esse teste não serve para o diagnóstico do tipo de incontinência visto que a hipermobilidade não exclui o defeito esfincteriano.

Pad test ou "teste do absorvente"

Com base na medida da perda de urina em absorvente íntimo padronizado após exercícios previamente determinados. Há várias versões desse teste, com variação do tempo de uso do absorvente de 1 minuto a 72 horas e com diferentes formas de aplicação, sendo o de 1 hora e o de 24 horas os mais utilizados. É positivo quando o volume medido é superior a 8 gramas em 24 horas.[12]

Diário miccional

Consiste em anotações, realizadas pela paciente, do horário das micções, da presença de perda urinária involuntária, dos sintomas urinários associados, do volume e tipo de líquido ingerido e do volume urinado. O diário miccional tem reprodutibilidade satisfatória, é viável, confiável e pode trazer também benefício terapêutico à paciente.[13,14] O número de dias para a realização do diário miccional varia de 1 a 7 dias, e o período de 3 dias parece ser mais preciso.[15]

Análise urinária

Sedimento urinário e urocultura para afastar infecção urinária como causa transitória de IUE, ou fator de piora clínica, são fundamentais para as pacientes com sintomas urinários.

Estudo urodinâmico

O EUD é um teste ambulatorial que registra as pressões vesical, abdominal e detrusora durante o enchimento e o esvaziamento vesical. A aplicação desse exame complementar à incontinência urinária de esforço é controversa, principalmente quando se planeja instituir tratamento cirúrgico.[16-18]

Para o diagnóstico da incontinência urinária de esforço, o EUD não é recomendado de modo rotineiro, quando a incontinência urinária de esforço é tida como "não complicada". Ela é definida como resíduo pós-miccional inferior a 150 mL, teste de esforço positivo, ausência de cirurgia prévia, ausência de prolapsos genitais que ultrapassem o introito vaginal e ausência de doença neurológica. Essa recomendação é ainda mais forte quando se propõe tratamento clínico inicial.[19] Nos casos de recidiva pós-operatória ou falha de tratamento conservador, de associação a distúrbios de esvaziamento vesical e pós-radioterapia ou cirurgia pélvica, o EUD é recomendado como avaliação complementar.

O EUD como avaliação pré-operatória é fonte de discussão na literatura mundial.[18] O conceito de *Valsalva leak point pressure* (VLPP), determinado pelo EUD, corresponde à menor pressão abdominal que ocasiona a perda urinária, na ausência de contração do detrusor, em um enchimento vesical intermediário. Sua importância consiste na capacidade de predizer as disfunções esfincterianas, definidas como VLPP < 60 cmH_2O.[20] Porém, como abordado no Capítulo 46 – Incontinência Urinária de Esforço – Tratamento, outros fatores, além da VLPP, são considerados na indicação do tratamento cirúrgico, o que torna discutível o uso do EUD pré-operatório.

A Federação Brasileira das Associações de Ginecologia e Obstetrícia (Febrasgo), a European Association of Urology (EAU), o National Institute of Excellence in Health and Care of England (NICE) e o American College of Gynecology and Obstetrics (ACOG) não recomendam o EUD de rotina no pré-operatório da IU de esforço não complicada.[19,21,22]

Ultrassonografia transperineal

A ultrassonografia transperineal permite avaliar o posicionamento da uretra durante o repouso e durante manobra de esforço. Os parâmetros que apresentam correlação com a incontinência urinária de esforço são o descenso do colo vesical e a rotação uretral durante a manobra. Entre eles, o descenso do colo vesical (diferença entre a menor distância entre a margem inferior da sínfise púbica e o colo vesical, no repouso e na Valsalva) relaciona-se à hipermobilidade uretral e é mais prevalente entre as mulheres com incontinência urinária de esforço.[23]

O valor do descenso do colo vesical que se relaciona ao diagnóstico da IUE é variável entre os estudos, principalmente por diferentes pontos de referência para essas medidas.[23] Uma diferença maior do que 10 mm demonstrou sensibilidade, especificidade e acurácia de 77,8%, 66,7% e 75% para o diagnóstico da incontinência urinária de esforço, respectivamente.[24] Outro estudo demonstrou valor 10,8 mm, apresentando 71% de sensibilidade e 68% de especificidade.[25]

Sendo assim, a avaliação da mobilidade do colo vesical na ultrassonografia transperineal não é suficiente para, sozinha, predizer o diagnóstico de IUE. O emprego desse exame complementar não é adotado rotineiramente para o diagnóstico, e sim em casos selecionados, como nas recidivas pós-tratamento cirúrgico da incontinência urinária de esforço.[26,27]

Recomendação

Na Divisão de Ginecologia do Hospital das Clínicas da Faculdade de Medicina da Universidade de São Paulo (HCFMUSP), recomenda-se a seguinte conduta para o diagnóstico de incontinência urinária de esforço (Algoritmo 45.1).

Algoritmo 45.1 – Diagnóstico de incontinência urinária de esforço

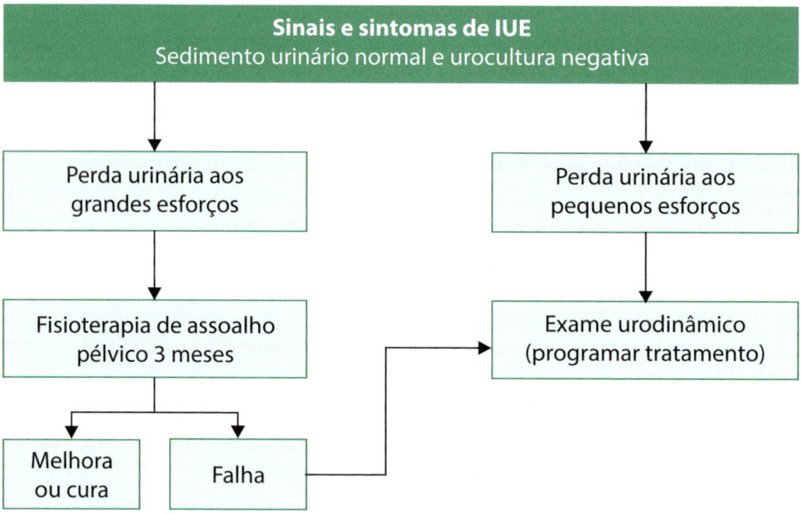

IUE: Incontinência urinária de esforço

Fonte: Desenvolvido pela autoria

Referências bibliográficas

1. Haylen BT, de Ridder D, Freeman RM, et al. An International Urogynecological Association (IUGA)/International Continence Society (ICS) joint report on the terminology for female pelvic floor dysfunction. Neurourol Urodyn. 2010;29:4-20.
2. Klingele CJ, Carley ME, Hill RF. Patient characteristics that are associated with urodynamically diagnosed detrusor instability and genuine stress incontinence. Am J Obstet Gynecol. 2002;186(5):866-8.
3. Abufaraj M, Xu T, Cao C, et al. Prevalence and trends in urinary incontinence among women in the United States, 2005-2018. Am J Obstet Gynecol. 2021;225(2):166.e1-e12.
4. DeLancey JO. Structural support of the urethra as it relates to stress urinary incontinence: the hammock hypothesis. Am J Obstet Gynecol. 1994;170(6):1713-20.
5. Barbic M, Kralj B, Cor A. Compliance of the bladder neck supporting structures: importance of activity pattern of levator ani muscle and content of elastic fibers of endopelvic fascia. Neurourol Urodyn. 2003;22(4):269-76.
6. Kenton K, Mueller E, Brubaker L. Continent women have better urethral neuromuscular function than those with stress incontinence. Int Urogynecol J. 2011;22(12):1479-84.
7. Ashton-Miller JA, Delancey JOL. Functional anatomy of the female pelvic floor. In: Elad D, Young RC (eds.). Reproductive biomechanics. Annals of the new York Academy of Sciences. Malden: Wiley-Blackwell. 2007;1101:266-96.
8. Tamanini JT, Dambros M, D'Ancona CA, Palma PC, Rodrigues Netto N Jr. Validation of the International Consultation on Incontinence Questionnaire – Short Form (ICIQ-SF) for Portuguese. Rev Saúde Pública. 2004;38(3):438-44.
9. Tamanini JT, D'Ancona CA, Botega NJ, Rodrigues Netto N Jr. Validation of the portuguese version of the King's Health questionnaire for urinary incontinent women. Rev Saúde Pública. 2003;37(2):203-11.
10. de Araujo CC, Juliato CRT, de Andrade Marques A, Reis A, Brito LGO. Validation and cultural translation for the Brazilian portuguese version of the questionnaire for urinary incontinence diagnosis. Int Urogynecol J. 2021;32(12):3157-62.
11. Flisser AJ, Blaivas JG. Evaluating incontinence in women. Urol Clin North Am. 2002;29(3):515-26.
12. Mouritsen L, Berild G, Hertz J. Comparison of different methods for quantification of urinary leakage in incontinent women. Neurourol Urodynam. 1989;8:579-97.
13. Nygaard I, Holcomb R. Reproducibility of the seven-day voiding diary in women with stress urinary incontinence. Int Urogynecol J Pelvic Floor Dysfunct. 2000;11(1):15-7.
14. Burgio KL, Locher JL, Goode PS, et al. Behavioral vs drug treatment for urge urinary incontinence in older women: a randomized controlled trial. JAMA. 1998;280:1995-2000.
15. Jimenez-Cidre MA, Lopez-Fando L, Esteban-Fuertes M, et al. The 3-day bladder diary is a feasible, reliable and valid tool to evaluate the lower urinary tract symptoms in women. Neurourol Urodyn. 2015;34:128-32.
16. Nager CW, Brubaker L, Litman HJ, Zyczynski HM, Varner RE, Amundsen C, et al. A randomized trial of urodynamic testing before stress-incontinence surgery. N Engl J Med. 2012;366(21):1987-97.
17. Van Leijsen SA, Kluivers KB, Mol BW, Broekhuis SR, Milani AL, Bongers MY, et al. Can preoperative urodynamic investigation be omitted in women with stress urinary incontinence? a non-inferiority randomized controlled trial. Neurourol Urodyn. 2012;31(7):1118-23.
18. Finazzi-Agro E, Gammie A, Kessler TM, et al. Urodynamics useless in female stress urinary incontinence? Time for some sense – an European expert consensus. Eur Urol Focus. 2020;6(1):137-145.
19. Federação Brasileira das Associações de Ginecologia e Obstetrícia (Febrasgo). Incontinência urinária de esforço. São Paulo: Febrasgo; 2021 (Protocolo Febrasgo de Ginecologia, nº 50/ Comissão Nacional Especializada em Uroginecologia e Cirurgia Vaginal).

20. Drake MJ, Doumouchtsis SK, Hashim H, Gammie A. Fundamentals of urodynamic practice, based on International Continence Society good urodynamic practices recommendations. Neurourol Urodyn. 2018;37(S6):S50-S60.
21. American Urogynecologic Society, American College of Obstetricians and Gynecologists. Committee opinion: evaluation of uncomplicated stress urinary incontinence in women before surgical treatment. Female Pelvic Med Reconstr Surg. 2014;20(5):248-51.
22. Nambiar AK, Arlandis S, Bø K, et al. European Association of Urology guidelines on the diagnosis and management of female non-neurogenic lower urinary tract symptoms. Part 1: diagnostics, overactive bladder, stress urinary incontinence, and mixed urinary incontinence. Eur Urol. 2022;82(1):49-59.
23. Falah-Hassani K, Reeves J, Shiri R, Hickling D, McLean L. The pathophysiology of stress urinary incontinence: a systematic review and meta-analysis. Int Urogynecol J. 2021;32(3):501-52.
24. Chen HY, Huang YL, Hung YC, Chen WC. Evaluation of stress urinary incontinence by computeraided vector-based perineal ultrasound. Acta Obstet Gynecol Scand 2006;85:1259-64.
25. Dong B, Shi Y, Chen Y, et al. Perineal ultrasound to assess the urethral spatial movement in stress urinary incontinence in women. BMC Urol. 2023;23(1):44.
26. Xiao T, Chen Y, Gan Y, Xu J, Huang W, Zhang X. Can stress urinary incontinence be predicted by ultrasound? AJR Am J Roentgenol. 2019;213(5):1163-69.
27. Dietz HP, Kamisan AI, Salita A. Association between ICS POP-Q coordinates and translabial ultrasound findings: implications for definition of "normal pelvic organ support." Ultrasound Obstet Gynecol. 2016;47:363.

Capítulo 46

Incontinência Urinária de Esforço. Tratamento

Jorge Milhem Haddad
Juliana Ribeiro da Silva
Priscila Katsumi Matsuoka Locali
Edmund Chada Baracat

Tratamento

O tratamento da incontinência urinária de esforço (IUE) pode ser realizado de modo conservador ou por meio de correção cirúrgica.[1]

A seleção de um procedimento definitivo para a IUE depende de vários fatores: necessidade de uma laparotomia para tratar outras patologias pélvicas; coexistente prolapso genital que exige reparação vaginal; estado de saúde e a idade da paciente; presença de deficiência intrínseca do esfíncter e a habilidade e a experiência do cirurgião. Historicamente, a escolha do procedimento para o tratamento da IUE se baseia na gravidade da incontinência.[2]

Tratamento não cirúrgico

A modalidade conservadora no tratamento da incontinência urinária de esforço envolve o ajuste de hábitos da paciente, por exemplo, micção programada antes das principais atividades relacionadas à perda urinária e o controle de fatores relacionados ao aumento da pressão intra-abdominal. A redução de peso, o tratamento da constipação e da tosse crônica e a cessação do tabagismo são exemplos de medidas que atuam no controle desses fatores.

Em conjunto com essas medidas, a fisioterapia pélvica destaca-se como medida de cura e/ou de melhora significativa dos sintomas.[3]

Fisioterapia

Tem como objetivo o fortalecimento da musculatura estriada do assoalho pélvico na preservação do suporte anatômico dos órgãos pélvicos, mantendo-se a pressão uretral adequada.

a. Exercícios perineais, propostos por Kegel em 1948, consistem em séries de contração voluntária e relaxamento da musculatura perineal. Ensinam a paciente a contrair a musculatura perineal antes e durante os esforços e melhoram o suporte dos órgãos pélvicos durante os esforços ao promover elevação do platô do levantador na pelve e hipertrofia da musculatura perineal. (D)[4] Os resultados são melhores em mulheres jovens (aos 40 e 50 anos), quando os exercícios são feitos com supervisão e realizados por pelo menos 3 meses.

b. *Biofeedback* é definido como técnica pela qual a informação sobre um processo fisiológico inconsciente é apresentada ao paciente e ao terapeuta por estímulo visual, auditivo e tátil. O estímulo é exibido de maneira quantitativa, e a paciente é ensinada a como alterar e a controlar o processo fisiológico. (D)[5]
Estudos que compararam resultados de exercícios perineais com e sem *biofeedback* não constataram diferença estatisticamente significante entre os dois grupos. (D)[1]

c. Cones vaginais são dispositivos de forma e volumes iguais, com pesos variando de 20 g a 70 g ou 20 g a 100 g e, de acordo com o peso, recebem um número que varia de 1 a 5 ou de 1 a 9. Utilizam o princípio do *biofeedback* e representam uma maneira de identificar e fortalecer a musculatura perineal.
A maioria dos estudos recomenda a utilização de cones vaginais sem contração voluntária do assoalho pélvico (fase passiva). Porém, com a realização também de contrações voluntárias durante a utilização do cone vaginal, pode-se obter uma maior eficácia terapêutica, talvez pelo recrutamento complementar de fibras tipo I e II. (C)[6]

d. A eletroestimulação é considerada uma opção de tratamento na medida em que pode causar reinervação ou reorganização elétrica dos músculos envolvidos no suporte pélvico. Ocasiona a contração do esfíncter externo da uretra e dos levantadores do ânus para elevação do colo vesical e alongamento da uretra proximal.
São utilizadas alta frequência (50 Hz a 100 Hz) e alta corrente (> 25 mA) para se obter taxa de sucesso em torno de 50%. Estudo controlado com grupo placebo mostrou melhora da sintomatologia, diminuição do número de episódios de perda por dia, diminuição nos valores do *pad test*, sendo que 62% das pacientes tiveram melhora significativa, mas somente 30% ficaram curadas. (D)[7] A contração de musculatura estimulada eletricamente é menos efetiva que a contração voluntária. (C)[8]

Cones vaginais, eletroestimulação e exercícios perineais são efetivos e, quando comparados entre si, apresentaram taxas de sucesso semelhantes, conforme demonstrado em estudo randomizado e controlado de 89 pacientes com IUE. (A)[9] Em revisão da Cochrane Database, pacientes com IUE submetidas ao treinamento da musculatura pélvica reportaram cura dos sintomas até 8 vezes mais do que aquelas que não realizaram nenhum tratamento.[3]

Pessários vaginais

Dispositivos vaginais que promovem o suporte do colo vesical podem ser empregados em conjunto ou como única medida no tratamento não cirúrgico da incontinência urinária de esforço. Os modelos mais comuns de pessários vaginais para a incontinência urinária são do tipo "anel" com uma protuberância adjacente que se posiciona, quando intravaginal, abaixo do colo vesical.

Em estudo que comparou o uso do pessário vaginal aos exercícios perineais, 40% das usuárias dos pessários e 49% das pacientes submetidas ao treinamento da musculatura pélvica apresentaram melhora dos sintomas após 3 meses ($p = 0,10$), e a satisfação com o tratamento foi de 63% vs. 75%, respectivamente ($p = 0,20$).[9] A combinação de ambas as medidas não se mostrou significativamente melhor do que o uso de apenas uma das modalidades. Após 12 meses de seguimento, os índices de satisfação com o tratamento foram semelhantes entre os grupos.[9]

Uso de energias

As terapias térmicas vaginais com base em energias vêm sendo utilizadas para condições como ressecamento e a atrofia vaginal na pós-menopausa, com resultados promissores.[10,11] A modulação térmica causada pelo aquecimento e ablação dos tecidos desencadeia uma cascata de eventos que incluem a neovascularização, remodelação e produção de colágeno, contribuindo para melhora da firmeza e elasticidade dos tecidos.[12,13] Os dispositivos vaginais com base em energia incluem principalmente *laser* de dióxido de carbono (CO_2), *laser* de granada de ítrio-alumínio dopada com érbio (Er: YAG) e a radiofrequência (RF). A partir dessa ação, iniciaram-se estudos a fim de avaliar a aplicabilidade das terapias térmicas vaginais como tratamento não cirúrgico da incontinência urinária de esforço.[14]

Os estudos incluídos em revisões sistemáticas que avaliaram a segurança e eficácia de Er:YAG e do *laser* de CO_2 em mulheres com IUE são limitados no acompanhamento de curto prazo, na falta de grupo-controle e pelo fato de a maioria deles ser de desenho observacional. Apesar dessas limitações e da heterogenicidade dos protocolos realizados, aquelas revisões que compararam a terapia com energia vaginal ao grupo placebo pareceram, de modo geral, seguras e eficazes no tratamento da incontinência urinária de esforço.[15-17]

Essa modalidade de tratamento ainda é fonte de discussão. Novos estudos têm sido publicados. Em estudo duplo-cego randomizado, o *laser* de CO_2 e a RF apresentaram maior cura subjetiva e objetiva em relação ao grupo placebo, principalmente para os casos de incontinência urinária a médios esforços (teste do absorvente < 10 g).[18]

Medicamentos

a. **Medicamentos alfa-adrenérgicos:** aumento do tônus e da contratilidade do esfíncter uretral e fracas evidências para o tratamento da IUE. (A)[19] Um exemplo é a Imipramina. É importante atentar para os efeitos colaterais cardiovasculares, como hipotensão postural em mulheres mais idosas. Além disso, as taxas de cura foram observadas em somente 35% dos casos. (D)[20]
b. **Estrogênios:** sabe-se que há influência do estímulo estrogênico sobre os tecidos que compõe a mucosa uretral e vaginal, a fáscia endopélvica e a musculatura do assoalho pélvico. Isso sugere que a perda do estrogênio na pós-menopausa possa participar da fisiopatologia no desenvolvimento da IUE.[21]
   O uso do estrogênio tópico vaginal associou-se à melhora dos sintomas em relação ao placebo, em mulheres na pós-menopausa, principalmente quando também apresentavam sintomas irritativos geniturinários.
   Portanto, é indicado para as pacientes na menopausa com hipotrofia genital associada, e não deve ser utilizado de forma isolada no tratamento da IUE. (C)[22,23]
   A dose de uma aplicação 2 vezes/semana é considerada segura por não promover absorção sistêmica significativa. (A)[24]
c. **Duloxetina:** inibidor de recaptação de serotonina e noradrenalina, que atua como antidepressivo, mas também aumenta a pressão intrauretral e a capacidade vesical. Por isso, pode ser empregada no manejo da incontinência urinária de esforço. Apresenta efeitos colaterais como náuseas, boca seca e constipação, além de efeitos psiquiátricos graves como comportamento agressivo e ideação

suicida. Isso tanto diminui a aderência das pacientes ao tratamento como traz preocupação com o seu emprego terapêutico.[25,26] Para melhorar a tolerabilidade, recomenda-se a introdução de doses escalonadas, sendo utilizada a dose de 20 mg 2 vezes/dia nas 2 primeiras semanas, aumentada até 80 mg ao dia.[27]

Tratamento cirúrgico

As principais técnicas empregadas no tratamento cirúrgico da IUE são: colpossuspensão retropúbica; *sling* pubovaginal e *sling* de uretra média.

A cirurgia de colpossuspensão retropúbica pela técnica de Burch, previamente considerada o padrão de referência para o tratamento da IUE por hipermobilidade do colo vesical, está sendo cada vez menos indicada. Apesar de a colpofixação retropúbica apresentar eficácia semelhante à do *sling* sintético no período avaliado de 6 meses a 2 anos, os resultados são inferiores para as pacientes com perdas urinárias graves, como para o defeito esfincteriano. Também deve ser evitada nas pacientes obesas em razão de maior incidência de complicações. Pode ser uma opção quando a paciente tem de realizar outro procedimento abdominal concomitante. (A)[28,29]

O *sling* pubovaginal consiste na passagem de tecido autólogo (faixa de aponeurose) por via retropúbica, sob o colo vesical e uretra proximal, e ancoragem na fáscia anterior do músculo retoabdominal. Pode ser uma alternativa ao uso de material sintético ou quando houve falha do tratamento cirúrgico inicial, porém o *sling* de uretra média apresenta maior eficácia no tratamento da incontinência urinária de esforço, além de ser procedimento menos invasivo do que o *sling* pubovesical.[30,31]

Sling de uretra média

Os *slings* de uretra média consistem na passagem de faixa sintética de polipropileno sob o colo vesical, sem tensão, e demonstram eficácia superior à dos demais tratamentos para a IUE. Apresentam melhores resultados a longo prazo, menor tempo cirúrgico, menor agressão tecidual e recuperação mais rápida da paciente.[32-34]

Existem dois tipos de abordagens possíveis, a via transobturatória e a retropúbica. O *sling* transobturatório é realizado pela passagem de agulhas helicoidais de fora para dentro (*outside-in*) ou de dentro para fora (*inside-out*), pelo forame obturatório.[35,36] Comparando-se esses dois procedimentos, estudos mostram resultados similares e pequenas complicações no período avaliado de 12 meses (A).[37-38] O *sling* retropúbico consiste na saída da faixa sintética pelo espaço de Retzius, rente à sínfise púbica, e foi inicialmente proposto em 1996, por Ulmsten *et al*.[40]

Na maioria das análises de curto prazo que compararam a eficácia e a segurança do *sling* transobturatório e do retropúbico, houve equivalência entre eles. Entretanto, a longo prazo, a via retropúbica apresentou eficácia terapêutica maior.[41] Na análise de 1 e de 2 anos do *trial of mid-urethral slings* (TOMUS) o sucesso terapêutico objetivo foi semelhante entre a via transobturatória e a retropúbica, mas o *sling* retropúbico apresentou melhores resultados após 5 anos de seguimento.[42]

Em estudo randomizado de 2015, após 5 anos de seguimento, também não foram encontradas diferenças estatisticamente significativas entre as duas técnicas de *sling* de uretra média, na eficácia e nos efeitos adversos. O único parâmetro significativo entre os grupos foi a maior presença de incontinência urinária por urgência no grupo da via retropúbica, o que favoreceu a via transobturatória (4,9% vs. 13,5%, p = 0,05).[43]

As complicações intraoperatórias mais relacionadas aos *slings* de uretra média são lesão vesical (0,7% a 24%) e sangramento (0,7% a 2,5%) para a via retropúbica e perfuração vaginal (0,6%) para a via transobturatória. Já as complicações pós-operatórias mais relacionadas ao *sling* transobturatório são dor na raiz da coxa (16%) e urgência miccional de novo (13,9%), e para o retropúbico, retenção urinária (1,9% a 19,7%) e urgência de novo (5,9% a 25%).[44-46]

As duas técnicas podem ser indicadas de acordo com a preferência e a experiência do cirurgião. Todavia, há maior efetividade do *sling* retropúbico nas pacientes com deficiência esfincteriana uretral. (A)[47]

Os *slings* de incisão única, também denominados *minislings*, são dispositivos mais novos que diferem dos *slings* de uretra média por serem mais curtos e por não necessitarem de via de saída cutânea para a faixa (incisão única). Revisão sistemática e metanálise apontou melhor taxa de cura objetiva e subjetiva para o *sling* transobturatório e retropúbico em relação ao *minisling,* ainda faltando dados a longo prazo sobre a eficácia e as complicações desses novos dispositivos.[48]

Agentes preenchedores uretrais

A injeção de agentes de preenchimento na submucosa uretral é opção de tratamento para as pacientes com incontinência urinária de esforço e com uretra fixa, para aquelas que apresentaram falha de tratamento cirúrgico prévio para a IUE ou para as que não podem/querem ser submetidas a tratamento invasivo de correção da incontinência urinária de esforço.

Os dados de longo prazo para esse método são escassos, e não há consistência entre os estudos que tragam superioridade de um agente em relação aos demais. A hidroxiapatita de cálcio, o polidimetilsiloxano e o hidrogel de poliacrilamida (PAHG) são os principais agentes utilizados.

Em estudo comparando a utilização do PAHG à do *sling* de uretra média, este apresentou maior taxa de satisfação, após 3 anos de seguimento.[49] Todos os agentes apresentam necessidade de reaplicação, e a taxa de sucesso entre eles é variada. Em revisão sistemática e metanálise, a taxa de sucesso com a utilização do PAHG variou de 29,8% a 89,7% a curto prazo e 42% a 70% no longo prazo, sendo o maior tempo de seguimento de 96 meses. O polidimetilsiloxano teve taxa de sucesso de 40% a 85% a curto e 21% a 80% a longo prazo. O estudo ressaltou que o PAHG parece ter maior segurança por não ter apresentado casos de erosão ou migração do produto, porém ressaltou que faltam estudos comparando os agentes entre si.[50]

Vale ressaltar que alguns desses produtos ainda não estão disponíveis no Brasil.

"Cura" é um tema de imenso debate na área médica, em especial em Uroginecologia. A relação entre médico e paciente é ponto-chave nessa questão e influencia em demasia no resultado do tratamento já que a cura não depende apenas de parâmetros objetivos, e sim da satisfação da paciente com o resultado. Neste sentido, o aconselhamento pré-operatório é importante para garantir à paciente expectativas realistas.

Recomendação

Na Divisão de Ginecologia do Hospital das Clínicas da Faculdade de Medicina da Universidade de São Paulo (HCFMUSP), recomenda-se a seguinte conduta para o tratamento da incontinência urinária de esforço (Algoritmo 46.1).

Algoritmo 46.1 – Tratamento da incontinência urinária de esforço

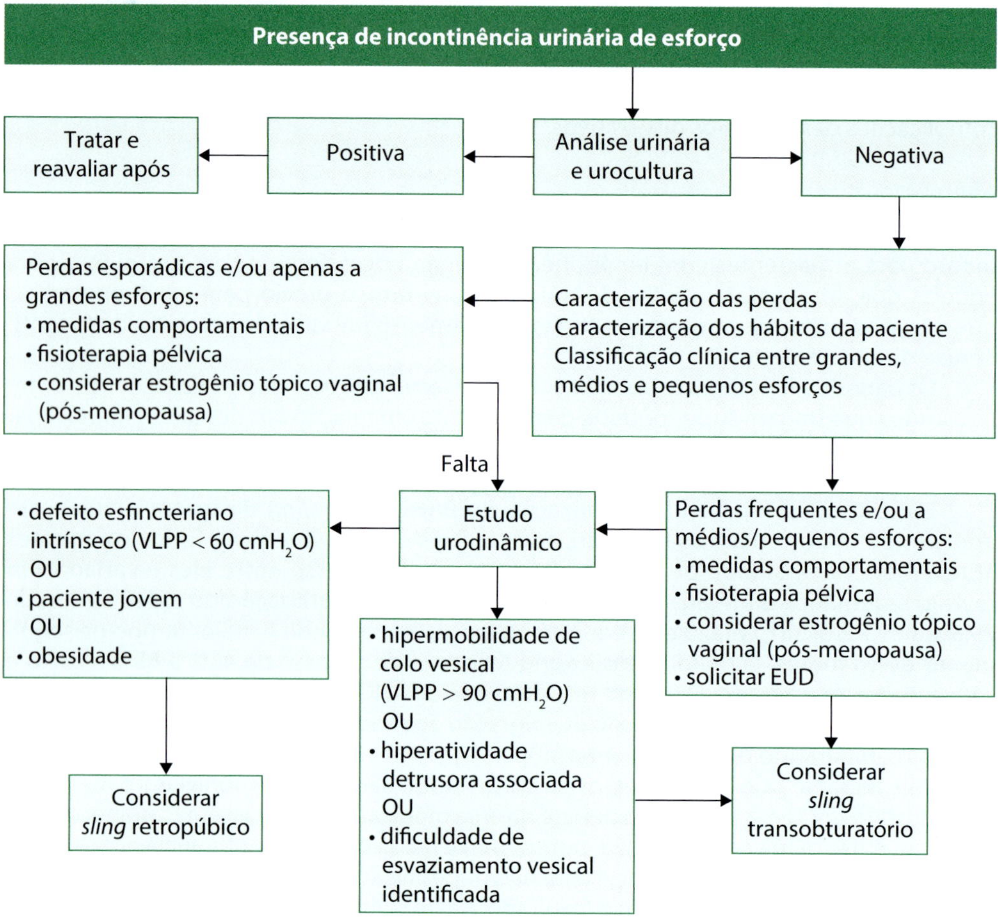

VLPP: *Valsalva leak point pressure*

Fonte: Desenvolvido pela autoria

Referências bibliográficas

1. Fantl JA, Newman DK, Colling J, et al. Urinary incontinence in adults: acute and chronic management. Clinical practice guidelines, n. 2, 1996 update, US Department of Health and Human Services, Agency for Health Care Policy and Research, 1996.
2. Rubinstein I, Cavalcanti A, Rubinstein M. TVT – um novo paradigma. In: Rubinstein I. Incontinência urinária na mulher. Rio de Janeiro: Atheneu, 2001:237-47.

3. Dumoulin C, Cacciari LP, Hay-Smith EJ. Pelvic floor muscle training versus no treatment, or inactive control treatments, for urinary incontinence in women. Cochrane Database Syst Rev. 2018;10(10):CD005654.
4. Bo K. Pelvic floor muscle training is effective in treatment of female stress urinary incontinence, but how does it work? Int Urogynecol J Pelvic Floor Dysfunct. 2004;15(2):76-84.
5. Andersen JT, Blaivas JG, Cardozo L, Thuroff J. Lower urinary tract rehabilitation techniques: seventh report on the standardisation of terminology of lower urinary tract function. Neurourol Urodyn. 1992;11(6):593-603.
6. Haddad JM, Ribeiro RM, Bernardo WM, Abrão MS, Baracat EC. Vaginal cones in passive and active phases in patients with stress urinary incontinence. Clinics (São Paulo). 2011;66(5):785-91.
7. Appell RA. Electrical stimulation for the treatment of urinary incontinence. Urology. 1998;51(2A): 24-6.
8. Bo K, Talseth T. Change in urethral pressure during voluntary pelvic floor muscle contraction and vaginal electrical stimulation. Int Urogynecol J Pelvic Floor Dysfunct. 1997;8(1):36.
9. Richter HE, Burgio KL, Brubaker L, Nygaard IE, Ye W, Weidner A, et al. Continence pessary compared with behavioral therapy or combined therapy for stress incontinence: a randomized controlled trial. Obstet Gynecol. 2010;115(3):609-17.
10. Salvatore S, Leone RMU, Athanasiou S, et al. Histological study on the effects of microablative fractional CO_2 laser on atrophic vaginal tissue: an ex vivo study. Menopause. 2015;22:845-9.
11. Cruz VL, Steiner ML, Pompei LM, et al. Randomized, doubleblind, placebo-controlled clinical trial for evaluating the efficacy of fractional CO_2 laser compared with topical estriol in the treatment of vaginal atrophy in postmenopausal women. Menopause. 2018;25:21-8.
12. Lapii GA, Yakovleva AY, Neimark AI. Structural reorganization of the vaginal mucosa in stress urinary incontinence under conditions of Er:YAG laser treatment. Bull Exp Biol Med. 2017;162:510-4.
13. Robinson D, Flint R, Veit-Rubin N, Araklitis G, Cardozo L. Is there enough evidence to justify the use of laser and other thermal therapies in female lower urinary tract dysfunction? Report from the ICI-RS 2019. Neurourol Urodyn. 2020;39(3):S140-S7.
14. Okui N. Comparison between erbium-doped yttrium aluminu garnet laser therapy and sling procedures in the treatment of stress and mixed urinary incontinence. World J Urol. 2019;37(5):885-9.
15. Alsulihem A, Corcos J. The use of vaginal lasers in the treatment of urinary incontinence and overactive bladder, systematic review. Int Urogynecol J. 2021;32(3):553-72.
16. Pergialiotis V, Prodromidou A, Perrea DN, Doumouchtsis SK. A systematic review on vaginal laser therapy for treating stress urinary incontinence: do we have enough evidence? Int Urogynecol J. 2017;28(10):1445-51.
17. Wang Y, Wang C, Song F, Zhou Y, Wang Y. Safety and efficacy of vaginal laser therapy for stress urinary incontinence: a meta-analysis. Ann Palliat Med. 2021;10:2736–2746.
18. Seki AS, Bianchi-Ferraro AMHM, Fonseca ESM, Sartori MGF, Girão MJBC, Jarmy-Di Bella ZIK. CO_2 Laser and radiofrequency compared to a sham control group in treatment of stress urinary incontinence (LARF study arm 3). A randomized controlled trial. Int Urogynecol J. 2022;33(12):3535-42.
19. Alhasso A, Glazener CM, Pickard R, N´Dow J. Adrenergic drugs for urinary incontinence in adults. Cochrane Database Syst Rev. 2003;(2):CD001842.
20. Lin HH, Sheu BC, Lo MC, Huang SC. Comparison of treatment of outcomes of imipramine for female genuine stress incontinence. Br J Obstet Gynaecol. 1999;106(10):1089-92.
21. Sartori MG, Feldner PC Jr, Jarmy-Di Bella ZI, Aquino Castro R, Baracat EC, Rodrigues de Lima G, et al. Sexual steroids in urogynecology. Climacteric. 2011;14(1):5-14.
22. Endo RM, Girão MJ, Sartori MG, Simoes MJ, Baracat EC, Rodrigues de Lima G. Effect of estrogen-progesten hormonal replacement therapy on periurethral and bladder vessels. Int Urogynecol J Pelvic Floor Dysfunct. 2000;11(2):120-3.

23. Sartori MG, Girão MJ, de Jesus Simões M, Sartori JP, Baracat EC, Rodrigues de Lima G. Quantitative evaluation of collagen and muscle fibers in the lower urinary tract of castrated and under- hormone replacement female rats. Clin Exp Obstet Gynecol. 2001;28(2):92-6.
24. Handa VL, Bachus KE, Johnston WW, Robboy SJ, Hammond CB. Vaginal administration of low-dose conjugated estrogens: systemic absorption and effects on the endometrium. Obstet Gynecol. 1994;84(2):215-8.
25. Li J, Yang L, Pu C, Tang Y, Yun H, Han P. The role of duloxetine in stress urinary incontinence: systematic review and meta-analysis. Int Urol Nephrol. 2013;45(3):679-86.
26. Maund E, Guski LS, Gøtzsche PC. Considering benefits and harms of duloxetine for treatment of stress urinary incontinence: a metaanalysis of clinical study reports. CMAJ. 2017;189(5):E194-203.
27. Castro-Diaz D, Palma PC, Bouchard C, Haab F, Hampel C, Carone R, et al. Duloxetine dose escalation study group. Effect of dose escalation on the tolerability and efficacy of duloxetine in the treatment of women with stress urinary incontinence. Int Urogynecol J Pelvic Floor Dysfunct. 2007;18(8):919-29.
28. Ward KL, Hilton P, United Kingdom and Ireland Tension-free Vaginal Tape Trial Group. A prospective multicenter randomized trial of tension-free vaginal tape and colposuspension for primary urodynamic stress incontinence: two-year follow-up. Am J Obstet Gynecol. 2004;190(2):324-31.
29. Paraiso MF, Walters MD, Karram MM, Barber MD. Laparoscopic Burch colposuspension versus tension-free vaginal tape: a randomized trial. Obstet Gynecol. 2004;104(6):1249-58.
30. Schimpf MO, Rahn DD, Wheeler TL, Patel M, White AB, Orejuela FJ, et al. Sling surgery for stress urinary incontinence in women: a systematic review and metaanalysis. Am J Obstet Gynecol. 2014;211(1):71.e1-27.
31. Saraswat L, Rehman H, Omar MI, Cody JD, Aluko P, Glazener CM. Traditional suburethral sling operations for urinary incontinence in women. Cochrane Database Syst Rev. 2020;1:CD001754.
32. Ford AA, Rogerson L, Cody JD, Ogah J. Mid-urethral sling operations for stress urinary incontinence in women. Cochrane Database Syst Rev. 2015;(7):CD006375.
33. Imamura M, Hudson J, Wallace SA, MacLennan G, Shimonovich M, Omar MI, et al. Surgical interventions for women with stress urinary incontinence: systematic review and network meta-analysis of randomised controlled trials. BMJ. 2019;365:l1842.
34. Trabuco EC, Carranza D, El Nashar SA, Weaver AL, McGree ME, Elliott DS, et al. Reoperation for urinary incontinence after retropubic and transobturator sling procedures. Obstet Gynecol. 2019;134(2):333-42.
35. Delorme E. Transobturator urethral suspension: mini-invasive procedure in the treatment of stress urinary incontinence in women. Prog Urol. 2001;11(6):1306-13.
36. De Leval J. Novel surgical technique for the treatment of female stress urinary incontinence: transobturator vaginal tape inside-out. Eur Urol. 2003;44(6):724-30.
37. Latthe PM, Foon R, Toozs-Hobson P. Transobturator and retropubic tape procedures in stress urinary incontinence: a systematic review and meta-analysis of effectiveness and complications. BJOG. 2007;114(5):522-31.
38. Liapis A, Bakas P, Creatsas G. Monarc vs TVT-O for the treatment of primary stress incontinence: a randomized study. Int Urogynecol J Pelvic Floor Dysfunct. 2008;19(2):185-90.
39. But I, Faganelj M. Complications and short-term results of two different transobturator techniques for surgical treatment of women with urinary incontinence: a randomized study. Int Urogynecol J Pelvic Floor Dysfunct. 2008;19(6):857-61.
40. Ulmsten U, Henriksson L, Johnson P, Varhos G. An ambulatory surgical procedure under local anesthesia for treatment of female urinary incontinence. Int Urogynecol J Pelvic Floor Dysfunct. 1996;7(2):81-5.
41. Kenton K, Stoddard AM, Zyczynski H, et al. 5-year longitudinal followup after retropubic and transobturator mid urethral slings. J Urol. 2015;193(1):203-10.

42. Richter HE, Albo ME, Zyczynski HM, et al. Retropubic versus transobturator midurethral slings for stress incontinence. N Engl J Med. 2010;362(22):2066-76.
43. Ross S, Tang S, Eliasziw M, et al. Transobturator tape versus retropubic tension-free vaginal tape for stress urinary incontinence: 5-year safety and effectiveness outcomes following a randomized trial. Int Urogynecol. J. 2016;27(6):879-86.
44. Deng DY, Rutman M, Raz S, Rodriguez LV. Presentation and management of major complications of midurethral slings: are complications under-reported? Neurourol Urodyn. 2007;26(1):46-52.
45. Daneshgari F, Kong W, Swartz M. Complications of mid urethral slings: important outcomes for future clinical trials. J Urol. 2008;180(5):1890-7.
46. Cetinel B, Demirkesen O, Onal B, Akkus E, Alan C, Can G. Are there any factors predicting the cure and complication rates of tension-free vaginal tape? Int Urogynecol J Pelvic Floor Dysfunct. 2004;15(3):188-93.
47. Schierlitz L, Dwyer PL, Rosamilia A, Murray C, Thomas E, De Souza A, et al. Effectiveness of tension-free vaginal tape compared with transobturator tape in women with stress urinary incontinence and intrinsic sphincter deficiency: a randomized controlled trial. Obstet Gynecol. 2008;112(6):1253-61.
48. Schimpf MO, Rahn DD, Wheeler TL, Patel M, White AB, Orejuela FJ, et al. Sling surgery for stress urinary incontinence in women: a systematic review and metaanalysis. Am J Obstet Gynecol. 2014;211(1):71.e1-27.
49. Itkonen Freitas AM, Isaksson C, Rahkola-Soisalo P, Tulokas S, Mentula M, Mikkola TS. Tensionfree vaginal tape and polyacrylamide hydrogel injection for primary stress urinary incontinence: 3-year followup from a randomized clinical trial. J Urol. 2022;208(3):658-67.
50. Hoe V, Haller B, Yao HH, O'Connell HE. Urethral bulking agents for the treatment of stress urinary incontinence in women: a systematic review. Neurourol Urodyn. 2021;40(6):1349-88.

Capítulo 47

Bexiga Hiperativa. Diagnóstico e Tratamento

Débora Amorim Oriá Fernandes
Edmund Chada Baracat
Jorge Milhem Haddad

Introdução

Bexiga hiperativa (BH) é uma síndrome clínica caracterizada por urgência miccional (desejo súbito de urinar e difícil de adiar) usualmente acompanhada de aumento de frequência miccional e noctúria, associada ou não à incontinência, na ausência de fatores metabólicos, infecciosos ou locais.[1] A incontinência urinária associada à urgência (IUU) pode estar presente em um terço até a metade das pacientes com BH.[2]

A prevalência na população europeia é de 16,6%, acometendo mais de 22 milhões de pessoas acima dos 40 anos.[3] Prevalência semelhante foi encontrada no estudo epidemiológico brasileiro, com base populacional, que avaliou 3 mil indivíduos acima de 30 anos e evidenciou prevalência da BH em 5,1% dos homens e 10% das mulheres.[2]

A etiologia não é bem-conhecida. Sabe-se, entretanto, que o estímulo induzido pela acetilcolina nos receptores pós-ganglionares muscarínicos do músculo detrusor está envolvido na contração normal e involuntária da bexiga. Existem cinco receptores muscarínicos (M1 - M5) distribuídos de maneira heterogênea pelo corpo. O músculo detrusor tem receptores do subtipo M2 em sua maioria, e M3, principal responsável pela contração vesical.[4] No sistema nervoso central (SNC), encontra-se maior quantidade de receptores M1, e no coração, os receptores M2.

As mulheres portadoras de bexiga hiperativa adotam uma série de medidas comportamentais visando a reduzir o impacto dos sintomas em seu cotidiano, como o uso constante de protetores, a restrição de ingesta hídrica, a limitação de atividades físicas e sociais. Dessa forma, a BH determina profundo impacto psicológico e social, comprometendo a qualidade de vida dessas mulheres.[5]

Diagnóstico

O diagnóstico da bexiga hiperativa é clínico. (C)[6] O exame urodinâmico é capaz de mostrar a contração involuntária do detrusor durante a cistometria, mas não é necessária a sua presença para o diagnóstico e nem esta prediz o sucesso do tratamento com uso de anticolinérgicos, portanto não é necessário solicitá-lo previamente ao tratamento da síndrome de bexiga hiperativa. (A)[2,7]

Importante descartar infecção urinária e nefrolitíase, avaliar assoalho pélvico para diagnosticar prolapsos e atrofia urogenital, o uso de medicamentos que aumentam diurese e entender os hábitos miccionais e a ingesta hídrica da paciente. Diagnóstico diferencial a ser lembrado é a síndrome da bexiga dolorosa, que compartilha sintomas semelhantes, porém a dor pélvica, dispareunia e a melhora da dor pós-miccional afastam o diagnóstico da BH.[8]

Para auxiliar no diagnóstico, podem ser utilizados diário miccional e o questionário validado em português para os sintomas de BH, como o OAB-V8 p (Tabela 47.1). (C) Exames complementares como urina tipo 1 e urocultura também devem integrar a avaliação inicial.[2,6,8]

Tabela 47.1 – Questionário de avaliação da bexiga hiperativa (OAB-V8)

Quanto você tem sido incomodada por:	Nada	Quase nada	Um pouco	O suficiente	Muito	Muitíssimo
Urinar frequentemente durante o dia?	0	1	2	3	4	5
Vontade urgente e desconfortável de urinar?	0	1	2	3	4	5
Vontade repentina de urinar, com pouco ou nenhum aviso prévio?	0	1	2	3	4	5
Perdas acidentais de pequenas quantidades de urina?	0	1	2	3	4	5
Urinar na cama durante a noite?	0	1	2	3	4	5
Uma vontade incontrolável e urgente de urinar?	0	1	2	3	4	5
Perda de urina associada a forte vontade de urinar?	0	1	2	3	4	5

Soma dos valores: resultado de 8 pontos ou mais indica a presença bexiga hiperativa

Fonte: Desenvolvida pela autoria

Exames de imagem como ultrassonografia (USG) podem ser úteis em suspeitas de litíase e de massas pélvicas e na avaliação do resíduo pós-micional. A cistoscopia pode auxiliar em suspeita de corpo estranho intravesical, avaliação de fístula, divertículos, cálculos e tumores vesicais.[2]

O estudo urodinâmico não é indicado de rotina, mas pode ser solicitado em situações quando há dúvida diagnóstica, falha no tratamento inicial, BH após correção cirúrgica de incontinência urinária de esforço e quando houver queixas relacionadas ao esvaziamento vesical.[2,8]

Tratamento

Ao se iniciar o tratamento da bexiga hiperativa, é importante esclarecer a paciente que o objetivo é promover melhora dos sintomas e da qualidade de vida, visando a diminuir o número de episódios de noctúria e da frequência miccional e as perdas associadas à urgência. A paciente deve ser orientada quanto a medidas comportamentais, principalmente a orientação do controle da ingesta hídrica (B)[9] e a reeducação vesical, que (A)[10] associadas à fisioterapia, constituem a abordagem inicial. Como 2ª linha do tratamento, cita-se a terapia medicamentosa com anticolinérgicos e agonistas β3-adrenérgicos e, para casos refratários, o uso da toxina botulínica intravesical e a neuromodulação sacral.[11]

Medidas comportamentais

O tratamento inclui orientações de hábitos alimentares, ingesta hídrica e treinamento vesical.[2,11] A ingesta hídrica adequada, em torno de 2 L de líquido/dia, com a diminuição da ingestão à noite, antes de dormir, reduz episódios de noctúria e melhora a qualidade de vida. (A)[12]

É recomendado diminuir a ingesta de cafeína, bebidas gaseificadas e bebidas alcoólicas. Preconiza-se, também, diminuição do consumo de cigarro e o estímulo à redução do peso em pacientes obesas, obtendo-se como benefício associado a melhora dos sintomas da BH. (A)[11]

O treinamento vesical objetiva que as pacientes readquiram o controle sobre o reflexo da micção. O intervalo inicial é estabelecido de acordo com o diário miccional de cada paciente, que costuma apresentar várias micções com pequeno volume. Então, orienta-se o aumento gradual dos intervalos até aquele confortável de 2 a 4 horas entre as micções.[13]

Fisioterapia

A fisioterapia abrange treinamento dos músculos do assoalho pélvico (exercícios perineais, *biofeedback*) e eletroestimulação. O objetivo principal é ensinar às pacientes como e quando contrair a musculatura do assoalho pélvico, reduzindo a sensação de urgência para que possa chegar ao banheiro antes de ocorrer a perda urinária.[2,14,41]

A eletroestimulação envolve a aplicação de estímulos elétricos no assoalho pélvico, seja por meio de eletrodos externos (vaginais ou tibiais), sejam internos (implantados por meio de cirurgia). A inibição vesical faz-se à custa de dois reflexos medulares, ambos com fibras aferentes dos nervos pudendos.[2,42,43]

Os resultados de estudos sobre estimulação percutânea do nervo tibial (EPNT) em mulheres com IUU são consistentes, mostrando que a EPNT melhora a IUU em mulheres sem melhora adequada ou que não toleram terapia antimuscarínica.[15,16]

A fisioterapia apesar da boa eficácia, da ausência de complicações e de efeitos colaterais, apresenta baixa taxa de adesão, com média de taxa de desistência de até 37%.[2,17]

Tratamento medicamentoso

Inicia-se o tratamento medicamentoso para as mulheres com sintomas de urgência que não tiveram melhora significativa com o tratamento não farmacológico inicial.[18] Preconiza-se duração de pelo menos 6 meses, mas grande parte das pacientes necessita de tratamento contínuo.[2]

As drogas mais comumente utilizadas são os anticolinérgicos, mas apresentam muitos efeitos colaterais, como boca seca e obstipação, causando descontinuidade do tratamento. Outros efeitos mais graves são arritmia e comprometimento cognitivo. São contraindicações a seu uso o glaucoma de ângulo fechado e a arritmia cardíaca.[14]

Qualquer das drogas anticolinérgicas disponíveis no Brasil (oxibutinina 5 mg a 10 mg, tolterodina 4 mg, darifenacina 7,5 mg e 15 mg, e solifenacina 5 mg e 10 mg) pode ser a primeira escolha, todas com nível 1 de evidência clínica e grau de recomendação A.[11,18] No entanto, a solifenacina e a darifenacina têm menos efeitos colaterais por apresentarem ação mais seletiva de receptores M3 em músculo detrusor.

Outro medicamento disponível no mercado são os agonistas β3-adrenérgicos (mirabegrona 50 mg). Apresentam ação direta no relaxamento do músculo detrusor por meio da ativação dos receptores β3-adrenérgicos e ação indireta nos nervos parassimpáticos, inibindo a liberação de acetilcolina.[14,19]

As contraindicações aos anticolinérgicos e aos β3-adrenérgicos estão descritas no Quadro 47.1.

Quadro 47.1 – Contraindicações aos anticolinérgicos e aos β3-adrenérgicos

	Contraindicações absolutas	Contraindicações relativas
Anticolinérgicos	Glaucoma fechado, retenção urinária, obstrução intestinal	Obstrução urinária parcial (RPM > 150 mL), miastenia tratada, estado consciente alterado, função cognitiva prejudicada, insuficiência hepática ou renal função, motilidade intestinal, diminuída/prisão de ventre
β3-adrenérgicos	Hipertensão não controlada	Síndrome do QT longo, obstrução urinária parcial (RPM > 150 mL), insuficiência hepática ou renal função

RPM: Resíduo pós-miccional

Fonte: Elaborado pela autoria

Medicamentos anticolinérgicos

Cloridrato de oxibutinina

Oxibutinina tem boa eficácia no tratamento da bexiga hiperativa nos parâmetros subjetivos e objetivos mensurados pela urodinâmica. (A)[13] É um agente antimuscarínico não seletivo, com afinidade maior por receptores M1e M3 em relação aos outros receptores, e tem mais afinidade pelas parótidas do que pela bexiga. Por atravessar a barreira hematoencefálica, seu uso deve ser evitado por mulheres com idade superior a 65 anos.[13,15]

Recomenda-se iniciar o tratamento com dose baixa e ajustá-la com intervalo de 7 dias com base na melhora clínica e nos efeitos colaterais até no máximo 10 mg diários. Os principais efeitos colaterais são boca seca, obstipação, taquicardia e efeitos cognitivos. Sua apresentação é de comprimidos de 2,5 mg, 3 mg e 5 mg. Oxibutinina melhora a qualidade de vida em pacientes que a utilizam por mais de 3 meses. (D)[4] (A)[14] Sua absorção não sofre interferência alimentar. O uso de cetoconazol pode aumentar o pico plasmático da oxibutinina em até 200%. (A)[15]

Tartarato de tolterodina

A eficácia da tolterodina 2 mg, 2 vezes/dia, é semelhante à de 4 mg de tolterodina de liberação lenta usada 1 vez/dia. (D)[19] O uso de 8 mg/dia já apresenta aumento da frequência cardíaca. (A)[20]

Em comparação à oxibutinina, ambas as formulações são semelhantes na ação de receptores vesicais, mas a tolterodina tem menor afinidade com receptores de parótida e glândulas salivares, apresentando menos efeitos colaterais. (A)[21] Por ser pouco lipossolúvel, apresenta baixo potencial para atravessar a barreira hematoencefálica.

Sua eficácia, tolerabilidade e segurança são mantidas até 12 meses de tratamento na dose de 4 mg/dia. (A)[22]

Darifenacin

É uma droga eficaz no tratamento da bexiga hiperativa; seus benefícios são mantidos por pelo menos 2 anos depois do fim do tratamento. (A)[23] A dosagem inicial é de 7,5 mg/dia, podendo ser aumentada para 15 mg/dia, após 2 semanas de tratamento. (A)[24] Trata-se de uma droga com maior seletividade pelos receptores M3.

Estudos demonstraram que a eficácia dessa droga de 15 mg/dia foi semelhante quando comparada à de 5 mg 3 vezes /dia de oxibutinina. (C)[25] O darifenacin é bem-tolerado mesmo em pacientes com mais de 65 anos. Os efeitos colaterais, na sua maioria, são leves ou moderados. Os mais comuns são boca seca e constipação, permitindo baixa taxa de descontinuidade do tratamento. A tolerabilidade cardiovascular e do sistema nervoso central foi similar quando comparada à tolerabilidade ao placebo. (C)[26,27]

Solifenacina

A eficácia clínica da solifenacina é semelhante à da tolterodina, e não existe diferença estatisticamente significante na melhora dos sintomas clínicos entre as duas drogas. (B)[28]

Efeitos colaterais como boca seca e escurecimento da visão são menores em pacientes que utilizam solifenacina do que naqueles que usam oxibutinina. (A)[29]

O uso de anticolinérgicos, incluindo solifenacina, aumenta o risco de obstipação intestinal, apesar de, na maioria dos casos, serem leves a moderados. (A)[30]

Relacionada aos efeitos cardiovasculares, por ser também uma droga com maior seletividade pelos receptores M3, a solifenacina, na dose de 5 mg a 10 mg/dia, é bem-tolerada e não demonstrou aumento na frequência cardíaca e na pressão arterial sistêmica em pacientes com eventos e doenças cardiovasculares, mesmo aqueles com uso de várias outras drogas. (B)[31]

Da mesma forma, não foi demonstrado aumento de distúrbios cognitivos em pacientes saudáveis acima de 65 anos com o uso de até 10 mg de solifenacin em relação ao uso de 10 mg de oxibutinina. (C)[32]

Em razão de a meia-vida ser extremamente longa, doses únicas diárias são recomendadas. A dose de 5 mg é considerada adequada. Em pacientes com resposta parcial ou inadequada, pode-se aumentar até o máximo de 10 mg diários. Não se deve ultrapassar a dose de 5 mg diários em pacientes com função renal prejudicada ou se houver administração concomitante de cetoconazol. (C)[33]

Cloridrato de trospium

Sua vantagem sobre os outros anticolinérgicos é ser um composto hidrofílico e não atravessar a barreira liquórica. (A)[34] A dosagem diária é de 40 mg. Seu uso é bem-tolerado, mas causa boca seca, assim como a oxibutinina. (C)[35] Trata-se de droga efetiva, porém existem poucos estudos na literatura comparando seu uso ao da oxibutinina e da tolterodina. (C)[35,36] (A) É contraindicada em pacientes com menos de 12 anos, retenção urinária, retenção gástrica, glaucoma de ângulo estreito ou pacientes com risco para essas condições. (C)[35]

O cloridrato de trospium 60 mg/dia demonstrou boa eficácia e tolerabilidade em indivíduos com idade superior a 75 anos com bexiga hiperativa por até 1 ano. (C)[36]

Agonista seletivo dos receptores β3-adrenérgicos

A mirabegrona é um agonista seletivo dos receptores β3-adrenérgicos e representa uma opção de tratamento alternativa aos antimuscarínicos para pacientes com BH, especialmente naqueles com intolerância a estes em razão de efeitos colaterais.[37]

A mirabegrona apresenta ação direta no músculo detrusor por meio da ativação dos receptores β3-adrenérgicos e indireta nos nervos parassimpáticos, inibindo a liberação de acetilcolina. Os efeitos finais desses dois mecanismos de ação são relaxamento do músculo detrusor e aumento da capacidade vesical, sem comprometer o esvaziamento. A posologia da mirabegrona é um comprimido, 50 mg, 1 vez/dia.[37]

Terapia combinada

Estudos randomizados (Synergy II[38] e Beside[39]) mostraram que a combinação solifenacina 5 mg + mirabegron 50 mg é superior a ambas as monoterapias no final do tratamento para a diminuição de episódios de incontinência urinária por urgência, frequência miccional, episódios de urgência e noctúria.

Os eventos adversos, incluindo boca seca, constipação, dispepsia e eventual retenção urinária aumentaram ligeiramente nos grupos de terapia combinada em comparação aos das monoterapias. Desse modo, essa associação de medicamentos pode ser adotada por mulheres que não tenham melhora adequada com monoterapia.[38]

Estrogênio tópico

A associação de estrogênio tópico aos medicamentos anticolinérgicos mostrou benefício em mulheres na pós-menopausa. (B)[39] O estrogênio deve ser utilizado por 14 dias consecutivos e, depois, mantido na dose de 2 vezes/semana, caso não haja contraindicações. (A)[40]

Tratamento da bexiga hiperativa refratária

Apesar de não haver consenso que defina o que é BH refratária, consideramos como a falha do tratamento após a troca de duas medicações, associada com fisioterapia e medidas comportamentais.

Toxina botulínica

O uso da toxina botulínica é recomendado nos casos refratários pela maioria das sociedades (A). São utilizados 100 UI de toxina botulínica A distribuídos em pontos na parede vesical por meio da cistoscopia.[11,48,49] A toxina botulínica está associada à melhora na qualidade de vida, com redução dos episódios de urgência miccional (70% a 75%), incontinência associada à urgência (42% a 87%), noctúria e frequência urinária.[2,44-47,49]

Importante alertar os pacientes sobre a duração limitada da resposta (de 6 a 9 meses), o risco de infecção urinária, retenção urinária transitória e a necessidade de cateterismo intermitente.[48] O início do efeito ocorre em torno de 1 semana, com pico após 1 mês.[49]

Neuromodulação sacral

Reservada para os casos graves e refratários aos tratamentos convencionais.[2,11,50] Trata-se de um implante de eletrodos na raiz sacral em S3 e de um gerador de impulsos elétricos no subcutâneo. O mecanismo de ação não está completamente estabelecido, mas acredita-se que os pulsos elétricos enviados pelo gerador estimulam o nervo sacral, tanto em fibras aferentes como em eferentes, ajudando a controlar os sintomas da bexiga hiperativa e das disfunções miccionais.[50]

Uma revisão dos ensaios de 2018, com 6 meses de acompanhamento, revelou taxas de cura de 43% a 56% com a neuromodulação sacral.[50] Eventos desfavoráveis (dor local, migração do eletrodo, infecção e retenção urinaria) ocorreram em 50% dos casos, com a necessidade de remoção cirúrgica no dispositivo em 33% a 41%. [51,52] Um grande ensaio clínico randomizado relatou eficácia semelhante entre a neuromodulação sacral e injeções de toxina botulínica em 2 anos.[53]

Recomendação

Na Divisão de Ginecologia do Hospital das Clínicas da Faculdade de Medicina da Universidade de São Paulo (HCFMUSP), recomenda-se a seguinte conduta para o diagnóstico e tratamento da bexiga hiperativa (Algoritmo 47.1).

Algoritmo 47.1 – Diagnóstico e tratamento de bexiga hiperativa

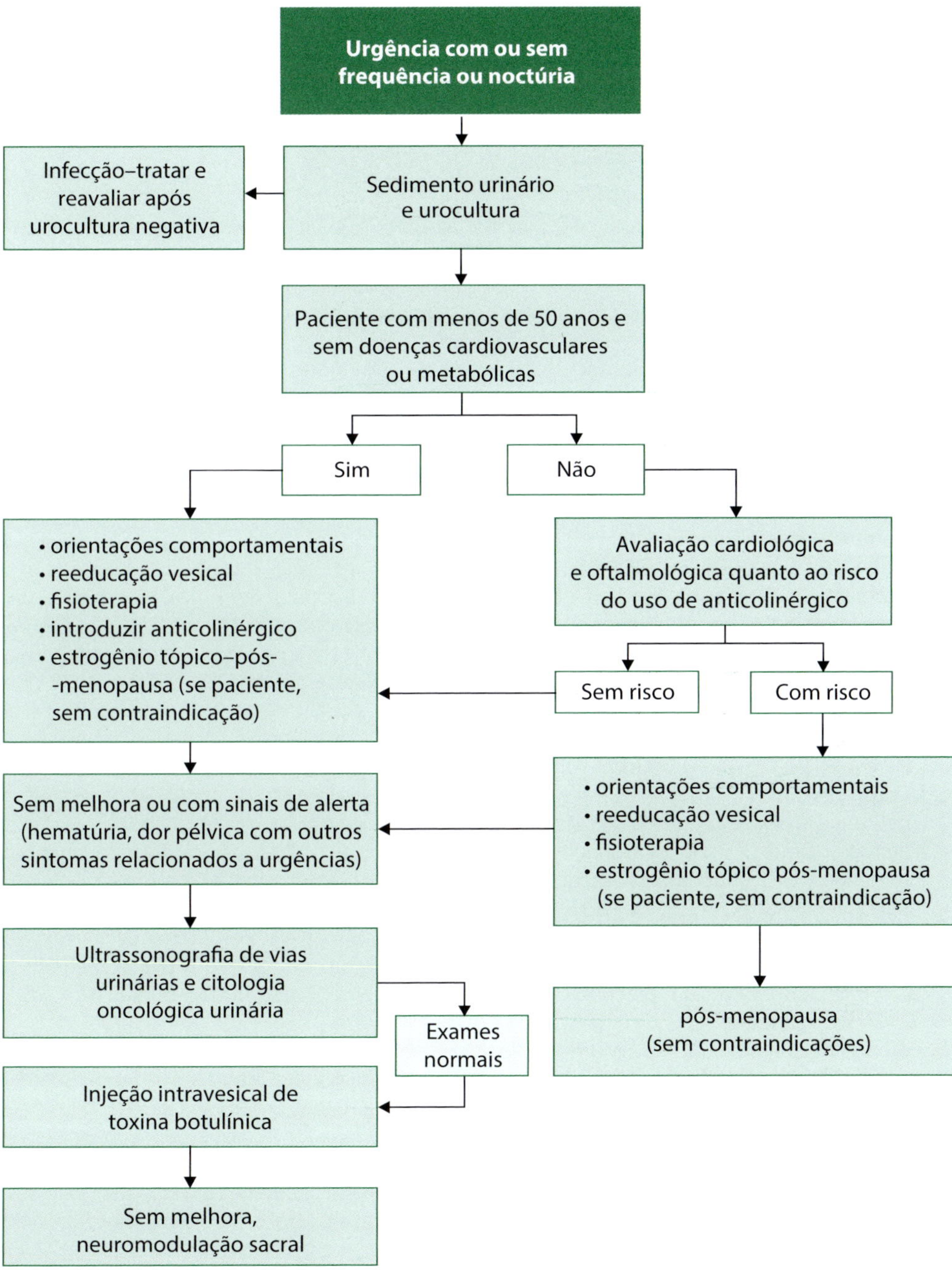

Fonte: Desenvolvido pela autoria

Referências bibliográficas

1. Haylen BT, de Ridder D, Freeman RM, et al. An International Urogynecological Association (IUGA)/International Continence Society (ICS) joint report on the terminology for female pelvic floor dysfunction. Int Urogynecol J. 2010;21:5-26. doi: 10.1007/s00192-009-0976-9.
2. Febrasgo. Federação Brasileira das Associações de Ginecologia e Obstetrícia. Síndrome da bexiga hiperativa. São Paulo: Febrasgo, 2021. (Protocolo Febrasgo-Ginecologia, nº 52/ Comissão Nacional Especializada em Uroginecologia e Cirurgia Vaginal).
3. Davila GW, Neimark M. The overactive bladder: prevalence and effects on quality of life. Clinical Obstetrics and Gynecology; 2002;45:173-81.
4. Chapple CR. Muscarinic receptor antagonists in the treatment of overactive bladder. Urology. 2000;55(5-1):33-46.
5. Girão MJBC, Sartori MGF, Baracat EC, de Lima GR. Cirurgia vaginal e uroginecologia. In: Ribeiro RM, de Rossi P, Barros JP. Hiperatividade do detrusor. São Paulo: Artes Médicas, 2002:135-41.
6. Coyne KS, Zyczynski T, Margolis MK, Elinoff V, Roberts RG. Validation of an overactive bladder awareness tool for use in primary care settings. Adv Ther. 2005;22(4):381-94.
7. Malone-Lee JG, Al-Buheissi S. Does urodynamic verification of overactive bladder determine treatment success? Results from a randomized placebo-controlled study. BJU Int. 2009;103(7):931-7.
8. Lightner DJ, Gomelsky A, Souter L, Vasavada SP. Diagnosis and treatment of overactive bladder (non-neurogenic) in adults: AUA/SUFU Guideline Amendment 2019. J Urol. 2019;202(3):558-63. doi: 10.1097/JU.0000000000000309.
9. Hashim H, Abrams P. How should patients with an overactive bladder manipulate their fluid intake? BJU Int. 2008;102:62-6.
10. Song C, Park JT, Heo KO, Lee KS, Choo MS. Effects of bladder training and/or tolterodine in female patients with overactive bladder syndrome: a prospective, randomized study. J Korean Med Sci. 2006;21:1060-63.
11. Nambiar AK, Arlandis S, Bø K, Cobussen-Boekhorst H, Costantini E, de Heide M, et al. European Association of Urology Guidelines on the Diagnosis and Management of Female Non-neurogenic Lower Urinary Tract Symptoms. Part 1: diagnostics, overactive bladder, stress urinary incontinence, and mixed urinary incontinence. Eur Urol. 2022;82(1):49-59. doi: 10.1016/j.eururo.2022.01.045.
12. NICE guidance – urinary incontinence and pelvic organ prolapse in women: management. BJU Int. 2019;123:777-803. doi: 10.1111/bju.14763.
13. Wallace SA, Roe B, Williams K, Palmer M. Bladder training for urinary incontinence in adults. Cochrane Database Syst Rev. 2004;(1):CD001308.
14. Kammerer-Doak D, Rizk DE, Sorinola O, Agur W, Ismail S, Bazi T. Mixed urinary incontinence: International Urogynecological Association Research and Development Committee Opinion. Int Urogynecol J. 2014;25(10):1303-12. doi: 10.1007/s00192-014-2485-8.
15 Finazzi-Agro E, Petta F, Sciobica F, Pasqualetti P, Musco S, Bove P. Percutaneous tibial nerve stimulation effects on detrusor overactivity incontinence are not due to a placebo effect: a randomized, double-blind, placebo controlled trial. J Urol. 2010;184:2001-6. doi: 10.1016/j.juro.2010.06.113.
16. Peters KM, Carrico DJ, Perez-Marrero RA, et al. Randomized trial of percutaneous tibial nerve stimulation versus sham efficacy in the treatment of overactive bladder syndrome: results from the SUmiT trial. J Urol. 2010;183:1438-43. doi: 10.1016/j.juro.2009.12.036.
17. Mouritsen L, Schiøtz HA. Pro et contra pelvic floor exercises for female stress urinary incontinence. Acta Obstet Gynecol Scand. 2000;79(12):1043-5.
18. Kessler TM, Bachmann LM, Minder C, Löhrer D, Umbehr M, Schünemann HJ, et al. Adverse event assessment of antimuscarinics for treating overactive bladder: a network meta-analytic approach. PLoS One. 2011;6(2):e16718.

19. Caremel R, Loutochin O, Corcos J. What do we know and not know about mirabegron, a novel β3 agonist, in the treatment of overactive bladder? Int Urogynecol J. 2014;25:165-70.
20. Schiffers M, Sauermann P, Schurch B, Mehnert U. The effect of tolterodine 4 and 8 mg on the heart rate variability in healthy subjects. World J Urol. 2010;28(5):651-6.
21. Madhuvrata P, Cody JD, Ellis G, Herbison GP, Hay-Smith EJ. Which anticholinergic drug for overactive bladder symptoms in adults. Cochrane Database Syst Rev. 2012;1:CD005429. Obstetrics & Gynaecology, Sheffield Teaching Hospital NHS Foundation Trust, Sheffield, UK.Priyamadhuvrata@nhs.net Update of Cochrane Database Syst Rev. 2005;(3):CD005429.
22. Takei M, Homma Y, Japanese Tolterodine Study Group. Long-term safety, tolerability and efficacy of extended-release tolterodine in the treatment of overactive bladder in Japanese patients. Int J Urol. 2005;12(5):456-64.
23. Dwyer P, Kelleher C, Young J, Haab F, Lheritier K, Ariely R, et al. Long-term benefits of darifenacin treatment for patient quality of life: results from a 2-year extension study. Neurourol Urodyn. 2008;27(6):540-7.
24. Khullar V, Foote J, Seifu Y, Egermark M. Time-to-effect with darifenacin in overactive bladder: a pooled analysis. Int Urogynecol J. 2011;22(12):1573-80.
25. Zinner N, Tuttle J, Marks L. Efficacy and tolerability of darifenacin, amuscarinic M3 selective receptor antagonist (M3 SRA), compared with oxybutynin inthe treatment of patients with overactive bladder. World J Urol. 2005;23(4):248-52.
26. Zinner N, Susset J, Gittelman M, Arguinzoniz M, Rekeda L, Haab F. Efficacy, tolerability and safety of darifenacin, an M(3) selective receptor antagonist: an investigation of warning time in patients with OAB. Int J Clin Pract. 2006;60(1):119-26. Erratum in: Int J Clin Pract. 2006;60(7):890.
27. Croom KF, Keating GM. Darifenacin: in the treatment of overactive bladder. Drug Aging. 2004;21:885-92.
28. Ho CH, Chang TC, Lin HH, Liu SP, Huang KH, Yu HJ. Solifenacin and tolterodine are equally effective in the treatment of overactive bladder symptoms. J Foormos Med Assoc. 2010;109(10):702-8.
29. Herschorn S, Stothers L, Carlson K, Egerdie B, Gajewski JB, Pommerville P, et al. Tolerability of 5 mg solifenacin once daily versus 5 mg oxybutinin immediate release 3 times daily: results of the VECTOR trial. J Urol. 2010;183(5):1892-98.
30. Meek PD, Evang SD, Tadrous M, Roux-Lirange D, Triller DM, Gumustop B. Overactive bladder drugs and constipation:a meta-analysis of randomized, placebo-controlled trials. Dig Dis Sci. 2011;56(1):7-18.
31. Michel MC, Wetterauer U, Vogel M, Rosettte JJMCH. Cardiovascular safety and overall tolerability of solifenacin in routine clinical use. Drug Safety. 2008;31(6):505-14.
32. Wesnes KA, Edgar C, TRetter RN, Bolodeoku J. Exploratory pilot study assessing the risk of cognitive impairment of sedation in the elderly following single doses of solifenacin 10 mg. Expert Opin Drug Saf. 2009;8(6):615-26.
33. Payne CK. Solifenacin in overactive bladder syndrome. Drugs. 2006;66(2):175-90.
34. Osca-Garcia JM, Martinez-Aguilo E, Conejero-Sugranes J, et al. A comparison of trospium chloride and oxybutinin in the treatment of hyperactive bladder: a randomized double-blind study. Urod A. 1997;10:40-4.
35. Rovner ES. Trospium chloride in the management of overactive bladder. Drugs. 2004;64:2433-46.
36. Jünemann KP, Al-Shukri S. Efficacy and tolerability of trospium chloride and tolterodine in 234 patients with urge syndrome: a double-blind, placebo-controlled, multicentre, clinical trial [abstract]. Neurourol Urodyn. 2000;19(4):488-90.
37. Caremel R, Loutochin O, Corcos J. What do we know and not know about mirabegron, a novel β3 agonist, in the treatment of overactive bladder? Int Urogynecol J. 2014;25:165-70.
38. Gratzke C, van Maanen R, Chapple C, et al. Longterm safety and efficacy of mirabegron and solifenacin in combination compared with monotherapy in patients with overactive bladder: a randomised, multicentre phase 3 study (SYNERGY II). Eur Urol. 2018;74:501.

39. Drake MJ, Chapple C, Esen AA, et al. Efficacy and safety of mirabegron add-on therapy to solifenacin in incontinent overactive bladder patients with an inadequate response to initial 4-week solifenacin monotherapy: a randomised double-blind multicentre phase 3B study (BESIDE). Eur Urol. 2016;70:136.
40. Cardozo L, Lose G, McClish D, Versi E. A systematic review of the effects of estrogens for symptoms suggestive of overactive bladder. Acta Obstet Gynecol Scand. 2004;83:892-7.
41. Wang AC, Wang YY, Chen MC. Single-blind, randomized trial of pelvic floor muscle training, biofeedback-assisted pelvic floor muscle training, and electrical stimulation in the management of overactive bladder. Urology. 2004;63(1):61-6.
42. Finazzi-Agrò E, Petta F, Sciobica F, Pasqualetti P, Musco S, Bove P. Percutaneous tibial nerve stimulation effects on detrusor overactivity incontinence are not due to a placebo effect: a randomized, double-blind, placebo controlled trial. J Urol. 2010;184(5):2001-6.
43. Peters KM, Macdiarmid SA, Wooldridge LS, Leong FC, Shobeiri SA, Rovner ES, et al. Randomized trial of percutaneous tibial nerve stimulation versus extended-release tolterodine: results from the overactive bladder innovative therapy trial. J Urol. 2009;182(3):1055-61.
44. Sahai A, Dowson C, Khan MS, Dasgupta P. Improvement in quality of life after botulinum toxin A injections for idiopatic detrusor overactivity: results from a randomized double-blind placebo-controlled trial. BJU Int. 2009;103(11):1509-15.
45. Flynn MK, Amundsen CL, Perevich M, Liu F, Webster GD. Outcome of a randomized, double-blind, placebo controlled trial of botulinum A toxin for refractory overactive bladder. J Urol. 2009;181(6):2608-15.
46. Cohen BL, Barboglio P, Rodriguez D, Gousse AE. Preliminary results of a dose-finding study for botulinum toxin-A in patients with idiopathic overactive bladder: 100 versus 150 units. Neurourol Urodyn. 2009;28(3):205-8.
47. Ehren I, Volz D, Farrelly E, Berglund L, Brundin L, Hultling C, Lafolie P. Efficacy and impact of botulinum toxin-A on quality of life in patients with neurogenic detrusor overactivity: a randomised, placebo-controlled, double-blind study. Scand J Urol Nephrol. 2007;41(4):335-40.
48. Visco AG, Brubaker L, Richter HE, et al. Anticholinergic therapy vs. onabotulinumtoxin A for urgency urinary incontinence. N Engl J Med. 2012;367:1803-13. doi: 10.1056/nejmoa1208872.
49. Drake MJ, Nitti VW, Ginsberg DA, et al. Comparative assessment of the efficacy of onabotulinumtoxin A and oral therapies (anticholinergics and mirabegron) for overactive bladder: a systematic review and network meta-analysis. BJU Int. 2017;120:611-22. doi: 10.1111/bju.13945.
50. Tutolo M, Ammirati E, Heesakkers J, et al. Efficacy and safety of sacral and percutaneous tibial neuromodulation in non-neurogenic lower urinary tract dysfunction and chronic pelvic pain: a systematic review of the literature. Eur Urol. 2018;73:406-18. doi: 10.1016/j.eururo.2017.11.002.
51. van Kerrebroeck PE, van Voskuilen AC, Heesakkers JPFA, et al. Results of sacral neuromodulation therapy for urinary voiding dysfunction: outcomes of a prospective, worldwide clinical study. J Urol. 2007;178:2029-34. doi: 10.1016/j.juro.2007.07.032.
52 Amundsen CL, Richter HE, Menefee SA, et al. OnabotulinumtoxinA vs sacral neuromodulation on refractory urgency urinary incontinence in women: a randomized clinical trial. JAMA. 2016;316:1366-74. doi: 10.1001/jama.2016.14617.
53. Amundsen CL, Komesu YM, Chermansky C, et al. Two-year outcomes of sacral neuromodulation versus onabotulinumtoxinA for refractory urgency urinary incontinence: a randomized trial. Eur Urol. 2018;74:66-73. doi: 10.1016/j.eururo.2018.02.011.

Capítulo 48

Incontinência Urinária Mista. Diagnóstico e Tratamento

Miriam Waligora
Jorge Milhem Haddad

Introdução

A incontinência urinária mista (IUM) é definida segundo a Associação Internacional de Uroginecologia (IUGA) e a Sociedade Internacional de Continência (ICS) como a queixa de perda urinária involuntária associada à urgência e também ao esforço físico ou ao atos de tossir ou espirrar.[1] Sua avaliação adequada requer sempre enfoque individualizado com valorização de seus componentes de incontinência de esforço e de urgência.

Sua prevalência na população feminina é variada, entre 12,4% e 36%.[2-5]Os sintomas de IUM aumentam com a idade e têm taxa cumulativa em 5 anos de 11,9%.[2-4]

De fato, entre as mulheres que procuram tratamento para incontinência urinária de esforço (IUE), se forem usadas medidas subjetivas para a definição da incontinência, obtêm-se 50% a 90% de IUM, dependendo do tipo de questionário utilizado. Se a classificação se basear em critérios objetivos, exame urodinâmico, 8% delas serão classificadas com IUM.[6]

A IUM, além de gerar mais gastos que os outros tipos de incontinência urinária (IU), está associada a pior qualidade de vida quando comparada aos outros tipos de IU, além de apresentar maior associação com depressão.[7-9]

São fatores de risco para IUM, número de gestações (≥ 3), paridade (três ou mais partos vaginais), parto sem episiotomia, parto vaginal de RN ≥ 4 kg, obstipação intestinal e vagina curta.[3,4,74,75]

Diagnóstico

Os passos mais importantes para a avaliação da incontinência urinária são história e exame físico; quando necessários, devem ser solicitados exames complementares. (D)[10]

Não se pode falar em incontinência sem lembrar que a história detalhada é o primeiro aspecto indispensável em sua avaliação. Para tanto, existem inúmeros roteiros de questionários idealizados no sentido de não se excluírem dados relativos aos sintomas urinários, intestinais, queixas vaginais e sexuais. Dados relativos aos antecedentes médicos, obstétricos, ginecológicos e neurológicos, assim como hábitos, estilo de vida e uso de medicamentos constituem aspecto fundamental na construção da estratégia de tratamento dessa complexa condição.[4]

Para complementar a avaliação clínica em todos os tipos de incontinência urinária, não se pôde concluir o benefício obtido pela realização do teste do absorvente e o uso de questionários validados, sendo que o melhor custo-benefício se encontra na história clínica e no diário miccional.

Quando realizado diário miccional, observa-se que a frequência urinária é o parâmetro mais importante (C)[11] no diagnóstico positivo para a patologia. No entanto, um diário miccional normal não garante ausência de incontinência urinária. (D)[12]

A história clínica detecta incontinência urinária de esforço em cerca de 80% das pessoas e é menos eficaz na detecção de bexiga hiperativa ou IUM. Quando combinada a história clínica ao diário miccional, 95% dos indivíduos apresentando IUM ou BH são diagnosticados (A).[13] As pacientes com IUM, em comparação às que têm bexiga hiperativa, são as que apresentam perdas mais frequentes em 24 horas (D).[14] As pacientes com IUM, semelhante àquelas com bexiga hiperativa, queixam-se de que as sensações ao enchimento vesical se originam no períneo ou vagina, ao passo que as com IUE apresentam desconforto suprapúbico (D).[15]

Quando, além da história clínica, as pacientes são avaliadas também pelo estudo urodinâmico (EU), há maior tendência de que elas recebam tratamento medicamentoso ou cirúrgico para a IU. (A)[16] No entanto, não há dados que esclareçam se as pacientes submetidas ao EU, após esses tratamentos, se beneficiaram do exame apresentando menor incidência de incontinência urinária que as não submetidas ao EU. (A)[16] Sabe-se que, apesar de a realização do EU não parecer influenciar os sintomas das pacientes no seguimento, pode gerar maior aderência ao acompanhamento e tratamento (D).[17]

Quando realizado EU, seus valores preditivos positivos na reprodução dos achados clínicos de incontinência urinária de urgência e de esforço são, respectivamente, 84,5% e 98,6%, e os valores preditivos negativos correspondentes são 68,6% e 57,5%. (D)[18]

Assim, o EU ajuda a confirmar os diagnósticos nos casos positivos, não os excluindo no caso de EU normal. Não há parâmetros ao EU correlacionados com a queixa de frequência urinária. (D)[18] Mulheres com IUM apresentam aproximadamente 24% de hiperatividade detrusora ao EU e em média têm menor pressão detrusora ao esvaziamento vesical quando comparadas às pacientes com apenas incontinência de urgência. (D)[14] Mulheres com história de qualquer tipo de incontinência apresentam aproximadamente 61% de IUE, e 15% das mulheres com sintomas apenas de urgência ou bexiga hiperativa demonstram, à urodinâmica, IUE ou IUM. (D)[19,53]

Não há consenso a respeito do impacto dos estudos urodinâmicos sobre o resultado cirúrgico ou a necessidade de reintervenção. Entretanto, estudo concluiu que as mulheres que receberam tratamento orientado de acordo com os achados do estudo urodinâmico tiveram maior probabilidade de relatar melhora de seus sintomas urinários.[48]

No entanto, deve ser feita a ressalva de que a maioria dos parâmetros urodinâmicos tem baixa reprodutibilidade, em especial nos casos de IUM, sendo que o valor de pressão de perda é o parâmetro mais reprodutível, tanto na IUE quanto na IUM. (D)[20] Além disso, o uso de urodinâmica para a seleção de casos cirúrgicos tende a indicar o procedimento para pacientes com quadros mais graves de incontinência ao esforço. (D)[19,53]

Para explicar a fisiopatologia da IUM, Jung *et al*. sugerem que, em humanos, a passagem de urina na uretra proximal pode estimular a aferência nervosa uretral, facilitando o reflexo miccional. (D)[21] Assim, a passagem de urina na uretra pela perda ao esforço pode induzir ou aumentar a instabilidade detrusora. (D)[21] Apesar disso, não existem dados suficientes em humanos para afirmar que os sintomas irritativos na IUM são decorrentes da incontinência de esforço.

No EU, não necessariamente o relaxamento uretral precede a hiperatividade detrusora ou nem sempre a instabilidade vesical é acompanhada de baixa pressão uretral, o que sugere que podem existir dois grupos diferentes de IUM: aquele em que a perda por esforço desencadeia a contração detrusora e outro em que a instabilidade detrusora e a perda ao esforço não estão relacionadas.[22,23] Em pacientes com IUM, apesar de a urodinâmica registrar mais episódios de perda urinária, há menor hiperatividade detrusora que em pacientes com BH. Isso pode sugerir que o componente de incontinência de urgência da IUM seja em parte advindo de incontinência urinária pura e manifestado pela paciente em razão do medo da perda urinária ou medo de se molhar e não em razão da instabilidade detrusora em todos os casos. (D)[14]

Tratamento

Na Divisão de Ginecologia do Hospital das Clínicas da Faculdade de Medicina da Universidade de São Paulo (HCFMUSP), priorizam-se os tratamentos de acordo com a principal queixa da paciente. Entretanto, sempre é realizada a orientação quanto à necessidade de melhora do estilo de vida pela mudança de hábitos com ênfase em atividades físicas, assim como orientação nutricional com eventual perda de peso.

É importante esclarecer que todos esses aspectos têm impacto sobre o resultado do tratamento e que o envolvimento da paciente em todas as etapas é fundamental para o sucesso deste.

A fisioterapia pélvica tem papel indispensável como etapa inicial e, muitas vezes, na sequência dos tratamentos, seja pela melhora da propriocepção da paciente, seja na melhora da contratilidade voluntária da musculatura pélvica, aspecto de fundamental importância em todas as fases do tratamento.[49,50]

Tratamento medicamentoso

Quanto ao tratamento medicamentoso, podem ser utilizados: antimuscarínicos/anticolinérgicos; alfa-agonistas; beta-agonistas; estrogenioterapia e antidepressivos tricíclicos.

Entre os agentes antimuscarínicos/anticolinérgicos eficazes na diminuição da hiperatividade do detrusor e dos sintomas a ela associados disponíveis em nosso meio, citam-se: darifenacina; flavoxato; oxibutinina; solifenacina; tolterodina e trospium.[51] É necessário sempre analisar os medicamentos em uso pela paciente, sobretudo a paciente idosa ou portadora de doença neurológica, pois eles podem conter drogas de ação anticolinérgica.

Estudo com pacientes com incontinência urinária mista tratadas por antimuscarínicos mostrou melhora subjetiva de sintomas de IUE e de incontinência urinária de urgência (IUU) em 58 entre 87 mulheres.[52]

A análise de diversos estudos sobre bexiga hiperativa mostra que o uso de anticolinérgicos resulta na cura ou na melhora subjetiva em até 56% dos tratados, comparado a 41% das pessoas no grupo placebo, diminuição em episódios de perda urinária na ordem de quatro vezes na semana e da frequência urinária em cinco vezes a menos na semana, além de melhor qualidade de vida. Em média, até um terço das pacientes abandona o tratamento por causa dos efeitos adversos, em especial a xerostomia (boca seca), esta com maiores taxas entre pessoas idosas que fazem uso de oxibutinina. (A)[24] Na comparação entre oxibutinina e tolterodina, a última é normalmente preferida para o tratamento, já que ocasiona menor risco de xerostomia. (A)[25]

Em pacientes com IUM com predominância de sintomas irritativos, o uso de tolterodina de liberação prolongada na dose de 4 mg/dia diminuiu os episódios de urgeincontinência semanais em 12,3 *versus* redução em 8 episódios no grupo placebo, com melhoras significativas em frequência urinária e urgência.

Não houve alteração no número de perdas por esforço. A melhora percebida pelo grupo que utilizou tolterodina de liberação prolongada foi maior que no grupo placebo (61% vs. 46%), bem como o benefício do tratamento (76% vs. 55%), sem diferenças quanto à incidência de efeitos colaterais. Assim, a tolterodina de liberação prolongada é a terapia antimuscarínica de 1ª linha para o tratamento da IUM com componente principal de bexiga hiperativa. (A)[26]

O uso do antimuscarínico solifenacina mostrou-se também bastante eficaz no tratamento de pacientes com IUM marcada por sintomas irritativos, nas doses de 5 mg e 10 mg/dia em uma única dose. Em 12 semanas de uso, a frequência urinária e os episódios de urgência e incontinência de urgência melhoraram muito, com continência em 43% das pessoas para a dose de 5 mg e 49% para a dose de 10 mg, contra 33% no grupo placebo. (D)[27] Em fase do estudo sem cegamento, 52% dos tratados referiram continência e 34% referiram resolução do sintoma de urgência. Houve melhora nos escores de qualidade de vida, sendo que 74% dos pacientes classificaram a solifenacina como satisfatória, 20% sentiram que poderia ser melhorada e apenas 3% acharam a medicação insatisfatória. Os benefícios foram persistentes até 52 semanas de uso. (D)[28]

Em relação ao uso de terapias complementares, estudo multicêntrico randomizado conduzido na China comparou solifenacina com eletroacupuntura em mulheres com IUM e obteve resultados comparáveis entre os grupos com melhora no número de episódios de incontinência em 12 semanas de 37% no grupo de solifenacina e 38% no grupo de eletroacupuntura, o que indica que ainda há um longo caminho a se percorrer no estudo tanto dos medicamentos como das terapias complementares ou alternativas na IUM.[54,55]

Quando se opta pela droga indicada no tratamento dos sintomas de urgência miccional, é necessária uma avaliação criteriosa da condição neurológica da paciente, uma vez que foi relatada eventual associação entre o uso prolongado de anticolinérgicos e maior risco de demência. Em estudo com mais de 58 mil pacientes com demência comparados com 225 mil casos-controle, a exposição a agentes antimuscarínicos vesicais em 1 a 11 anos prévios mostrou 65% de aumento de risco para demência. Entretanto, não foi possível demonstrar relação de causa e efeito e é importante lembrar que pacientes com comprometimento neurológico têm maior risco de hiperatividade detrusora.[40]

O medicamento alfa-adrenérgico disponível é a duloxetina, inibidor da recaptação da serotonina e norepinefrina, com efeito alfa-agonista sobre a uretra e a bexiga. Estudos comparando o uso de duloxetina e nenhum tratamento, duloxetina e estrogenioterapia, duloxetina e placebo mostraram melhoras estatisticamente significativas no grupo da duloxetina, favorecendo seu uso.[51,56,57]

Entretanto, pacientes em uso de duloxetina devem ser monitoradas quanto ao aparecimento de efeitos adversos como náusea, labilidade emocional, depressão e ideias suicidas, todos descritos no uso da medicação. Para sua indicação, o risco/benefício deve ser avaliado.[58] Já o mirabegron, agonista beta-3-adrenérgico, é opção com menor risco de efeitos colaterais como xerostomia, e é frequentemente utilizado como primeira opção no tratamento dos sintomas de urgência quando disponível. Age sobre os neuroreceptores beta-3 vesicais, resultando na diminuição da hiperatividade do detrusor. Procura-se iniciar com dose mínima eficaz de 25 mg/dia. Contraindicado em pacientes com hipertensão severa de difícil controle e na gestação.[39,76]

Estudo com 261 mulheres comparando mirabegron 50 mg *versus* placebo mostrou melhora dos episódios de incontinência, noctúria e volume miccional, no grupo ativo.[55]

Quanto aos estrogênios, está amplamente demonstrado que a condição de trofismo da mucosa vaginal é fator importante no tratamento da IUM.

O uso de estrogênio tópico e de raloxifeno quando comparado a nenhum tratamento mostrou-se eficaz no manejo da IUM.[56] Entretanto, não há consenso sobre a ação do estrogênio vaginal ou sistêmico no tratamento de IUE e IUU; tampouco há evidências a respeito da dose, tempo de uso ou tipo estrogênio. Em nosso meio, usa-se creme à base de estriol ou estradiol na terapêutica tópica.[59]

Quando comparadas terapêutica hormonal e cirurgia, um estudo mostra a eficácia do ospemifeno (modulador seletivo do receptor de estrogênio ou SERM) na melhora dos sintomas de urgência em pacientes portadoras de IUM após cirurgia de *sling* de uretra média.[64]

Antidepressivo tricíclico, a imipramina, foi classicamente utilizada no tratamento da IUM, principalmente em idosas, em razão de seu efeito sobre as contrações involuntárias do detrusor e efeito potencializador do fechamento do colo vesical. Há estudos demonstrando algum benefício de seu uso em IUE e sucesso variável em IUM.[60-63]

Tratamento cirúrgico

As opções de tratamento cirúrgico da IUM incluem: *sling* de uretra média (retropúbico, transobturatório ou de incisão única); uretropexia abdominal ou colpossuspensão a Burch; *sling* pubovaginal autólogo e agentes para injeção periuretral, esses últimos para tratamento da IUE. Para o tratamento da IUU, em geral, indicado após insucesso com as medidas não cirúrgicas, incluem-se injeção de toxina botulínica na submucosa do detrusor por meio de cistoscopia, acupuntura, eletroacupuntura e neuromodulação sacral.

Em geral, inicia-se o tratamento com as medidas menos invasivas, com o objetivo, inclusive, de evitar cirurgia sempre que se obtenham bons resultados com medidas menos invasivas.[28,65]

A complexidade do tratamento da IUM se deve a vários fatores. Observa-se que a presença de hiperatividade detrusora é importante fator de risco para o insucesso dos *slings* de uretra média nas pacientes com IUM. (D)[29]

Desde que Ulmsten *et al.* trouxeram a ideia do *sling* retropúbico em 1996, os *slings* tanto transobturatório como o retropúbico se mantêm como padrão-ouro no tratamento da IUM, embora evidências sugiram que o *sling* retropúbico apresente melhores resultados em termos de durabilidade e risco de reoperação quando comparado ao transobturatório.[68]

No tratamento cirúrgico com *sling* retropúbico para pacientes com IUM, a cura de hiperatividade detrusora pode ser encontrada em 47% delas e a cura subjetiva do componente de hiperatividade, em 63%. O uso de medicação anticolinérgica nas pacientes que persistem com sintomas irritativos ocasiona posterior resolução da urgeincontinência em mais de 22% dos casos. A cura do componente de IUE é obtida em 92%. A melhora global é vista em 85% das pacientes. No entanto, 37% mantêm os sintomas irritativos, e 80% referem não se incomodar por isso. (D)[30]

Como já observado nos estudos citados sobre tratamento clínico, é possível que o efeito placebo, importante em estudos sobre medicamentos para bexiga hiperativa, seja responsável pelo sucesso cirúrgico, já que, para algumas pacientes, a redução nos episódios de incontinência de esforço traz esse benefício que a preocupação com a urgência se torna menor. (D)[30] Do mesmo modo, outros estudos mostram que 75% das pacientes com IUM referem melhora com tratamento cirúrgico por *sling*, e 15% relatam estar inalteradas ou pioradas, com melhora do componente de esforço em 78%. (D)[31]

Para pacientes com IUM, quando comparado *sling* transobturador *versus* retropúbico, observou-se que 29,4% das mulheres submetidas à técnica transobturadora necessitaram de novo procedimento para se tornar continentes (IUE), o que não ocorreu no outro grupo. Nos dois grupos, não houve diferença quanto à necessidade do uso de anticolinérgicos no pós-operatório, e nenhuma paciente referiu piora dos sintomas irritativos após os procedimentos. Assim, sugeriu-se que a via transobturatória para pacientes com IUM pode elevar o risco de reoperação. (D)[32]

Estudos multicêntricos mostraram melhora dos sintomas de IUE e IUU e pacientes com IUM tratadas por colpossuspensão à Burch tanto aberta como laparoscópica, com taxas de cura relatadas de 85% a 90% em 1 ano, com diminuição para 70% aos 5 anos.[65,69,70]

O *sling* autólogo retropúbico apresenta bons resultados em termos de eficácia e durabilidade, sendo, entretanto, opção secundária sempre que se disponha do *sling* heterólogo.[71,72]

Agentes de preenchimento podem ser utilizados para melhorar a coaptação da uretra por efeito de massa.[55] Injeções na submucosa uretral de algumas substâncias (poliacrilamida, colágeno) podem aumentar o poder de continência do esfíncter uretral, já que o preenchimento acrescenta volume e comprimento à fibra muscular radial. (D)[37]

A injeção intramural uretral de hidrogel de poliacrilamida mostrou, em 12 meses, melhora relatada pelas pacientes com IUM de 63%. No entanto, essa substância pode ser potencialmente carcinogênica. (B)[38] O uso de outros agentes está sendo estudado com resultados promissores.

É importante ressaltar que, na maioria dos estudos em que se realiza intervenção cirúrgica para IUM, esta é indicada para pacientes que mantêm o quadro após orientação sobre a ingestão de fluidos, uso de medicação anticolinérgica e orientação de fisioterapia (exercícios perineais).[30,31,33]

Para pacientes com resposta insatisfatória ou intolerância à medicação para tratamento dos sintomas de urgência e da incontinência por urgência é oferecida a opção de aplicação de toxina botulínica por meio de cistoscopia com injeções na submucosa vesical. Utilizam-se entre 100 UI e 200 UI na dependência da gravidade da urgência e da avaliação prévia dos dados urodinâmicos. O resultado, em geral, é percebido em até 2 semanas e dura em média de 3 a 12 meses.[66,67]

Somente indicam-se condutas mais invasivas após serem esgotadas as opções de tratamento conservador.

Fisioterapia

O treinamento do assoalho pélvico – quando comparado ao placebo ou tratamentos inativos – mostrou-se importante ferramenta de tratamento para todos os tipos de IU, em especial para IUE, já que parecem ser menos eficaz para sintomas irritativos e deve ser realizado por pelo menos 3 meses. (A)[34]

Em pacientes com BH e IUM, a orientação comportamental (uso de *biofeedback*, técnicas de controle vesical) resulta em 80,7% de resolução nos episódios de incontinência, sendo mais eficaz que o tratamento medicamentoso (68,5% de redução) e o placebo (39,4% de redução). Além disso, a percepção subjetiva no grupo de orientação comportamental é de grande melhora em 74,1% das pacientes (anticolinérgicos = 50,9%, placebo = 26,9%). Assim, as orientações comportamentais são de 1ª linha no tratamento da IUM. (A)[35]

O uso de estradiol pós-operatório pode reduzir os sintomas de urgência e frequência em pouco menos de 10% em 6 meses. (A)[36]

Lembramos ainda a potencial aplicação dos diversos dispositivos para estimulação nervosa sacral (SNS – *sacral nerve stimulation*). Alguns ainda de alto custo e pouco disponíveis em nosso meio.[46] Ainda em caráter experimental, são utilizados diversos tipos de energia (*laser*, radiofrequência) aplicados com o objetivo de melhorar a qualidade do colágeno local, trofismo e lubrificação, cujos resultados ainda estão em avaliação.[44,45] A literatura recente mostrou que o uso da terapia por YAG *laser* não traz melhora objetiva dos sintomas da IUM.[73]

Para pacientes que não têm condição clínica para cirurgia ou que optem por alternativas, indicam-se os pessários vaginais associados ou não à medicação de ação anticolinérgica vesical. Esses dispositivos podem ser solução temporária e eventualmente duradoura, embora exijam cuidados periódicos para se evitarem lesões ou erosão da mucosa.[46]

Assim, como não há consenso na literatura sobre qual componente deve ser tratado inicialmente nas pacientes com IUM, nossa conduta é direcionar a terapêutica ao sintoma mais importante para a paciente.

Dessa forma, se a queixa principal for urgência com perdas e o componente de esforço for menos importante para a paciente, iniciam-se tratamentos clínicos e realiza-se a cirurgia posteriormente. Pacientes com sintomas de perda urinária ao esforço como componente principal, em especial na ausência de hiperatividade detrusora à urodinâmica, são encaminhadas ao tratamento cirúrgico.

Evidências recentes sugerem que o microbioma urogenital difere entre mulheres continentes e incontinentes, principalmente na incontinência de urgência. Assim como o uso de estrogênio vaginal pode ter impacto sobre a flora e microbioma locais.[77]

Pesquisas adicionais são necessárias para avaliar o real papel dessa relação.[42]

Recomendação

Na Divisão de Ginecologia do Hospital das Clínicas da Faculdade de Medicina da Universidade de São Paulo (HCFMUSP), recomenda-se a seguinte conduta para tratamento da incontinência urinária mista (Algoritmo 48.1).

Algoritmo 48.1 – Tratamento da incontinência urinária mista

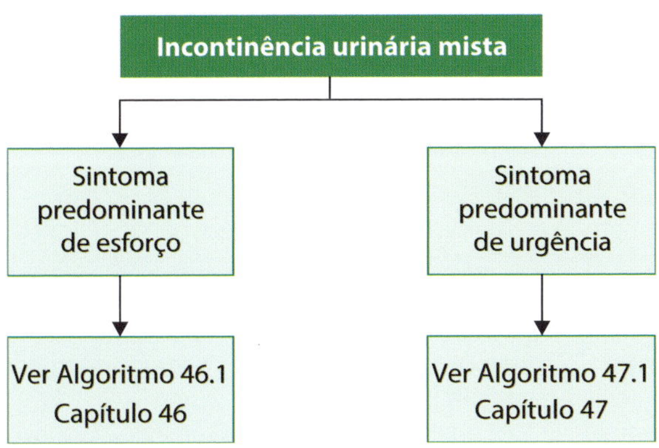

Fonte: Desenvolvido pela autoria

Referências bibliográficas

1. Haylen BT, de Ridder D, Freeman RM, Swift SE, Berghmans B, Lee J, et al. An International Urogynecological Association (IUGA)/International Continence Society (ICS) joint report on the terminology for female pelvic floor dysfunction. Int Urogynecol J Pelvic Floor Dysfunct. 2010;21(1):5-26.
2. Waetjen LE, Liao S, Johnson WO, Sampselle CM, Sternfield B, Harlow SD, et al. Factors associated with prevalent and incident urinary incontinence in a cohort of midlife women: a longitudinal analysis of data: study of women's health across the nation. Am J Epidemiol. 2007;165(3):309-18.
3. Sobhgol SS, Charandabee SM. Related factors of urge, stress, mixed urinary incontinence and overactive bladder in reproductive age women in Tabriz, Iran: a cross-sectional study. Int Urogynecol J Pelvic Floor Dysfunct. 2008;19(3):367-73.

4. Hunskaar S, Lose G, Sykes D, Voss S. The prevalence of urinary incontinence in women in four European countries. BJU Int. 2004;93(3):324-30.
5. Hannestad YS, Rortveit G, Sandvik H, Hunskaar S. A community-based epidemiological survey of female urinary incontinence: the Norwegian EPINCONT study. Epidemiology of Incontinence in the County of Nord-Trondelag. J Clin Epidemiol. 2000;53(11):1150-7.
6. Brubaker L, Stoddard A, Richter H, Zimmern P, Moalli P, Kraus SR, et al. Mixed incontinence: comparing definitions in women having stress incontinence surgery. Neurourol Urodyn. 2009;28(4):268-73.
7. Papanicolaou S, Pons ME, Hampel C, Monz B, Quail D, Schulenburg MG, et al. Medical resource utilization and cost of care for women seeking treatment for urinary incontinence in an outpatient setting. Examples from three countries participating in the PURE study. Maturitas. 2005;52(2):S35-47.
8. Frick AC, Huang AJ, Van den Eeden SK, Knight SK, Creasman JM, Yang J, et al. Mixed urinary incontinence: greater impact on quality of life. J Urol. 2009;182(2):596-600.
9. Melville JL, Delaney K, Newton K, Katon W. Incontinence severity and major depression in incontinent women. Obstet Gynecol. 2005;106(3):585-92.
10. American College of Obstetricians and Gynecologists. Urinary incontinence in women. Obstet Gynecol. 2005;105(6):1533-45.
11. Larsson CB, Janson G, Victor A. The frequency/volume chart as a differential diagnostic tool in female urinary incontinence. Int Urogynecol J Pelvic Floor Dysfunct. 1994;5:273-7.
12. James M, Jackson S, Shepherd A, Abrams P. Pure stress leakage symptomatology: is it safe to discount detrusor instability? Br J Obstet Gynaecol. 1999;106(12):1255-8.
13. Martin JL, Williams KS, Sutton AJ, Abrams KR, Assassa RP. Systematic review and meta-analysis of methods of diagnostic assessment for urinary incontinence. Neurourol Urodyn. 2006;25(7):674-83.
14. Chou EC, Blaivas JG, Chou LW, Flisser AJ, Panagopoulos G. Urodynamic characteristics of mixed urinary incontinence and idiopathic urge urinary incontinence. Neurourol Urodyn. 2008;27(5):376-8.
15. Digesu GA, Basra R, Khullar V, Hendricken C, Camarata M, Kelleher C. Bladder sensations during filling cystometry are different according to urodynamic diagnosis. Neurourol Urodyn. 2009;28(3):191-6.
16. Glazener CM, Lapitan MC. Urodynamic investigations for management of urinary incontinence in adults. Cochrane Database Syst Rev. 2002; updated October 2008(3):CD003195.
17. Majumdar A, Latthe P, Toozs-Hobson P. Urodynamics prior to treatment as an intervention: a pilot study. Neurourol Urodyn. 2010;29(4):522-6.
18. Caruso DJ, Kanagarajah P, Cohen BL, Ayyathurai R, Gomez C, Gousse AE. What is the predictive value of urodynamics to reproduce clinical findings of urinary frequency, urge urinary incontinence, and/or stress urinary incontinence? Int Urogynecol J Pelvic Floor Dysfunct. 2010;21(10):1205-9.
19. Duggan P. Urodynamics or history? Clinical decision-making in women presenting with urinary incontinence. Aust N Z J Obstet Gynaecol. 2010;50(6):556-61.
20. Rahmanou P, Chaliha C, Kulinskaya E, Khullar V. Reliability testing of urodynamics, pressure flow studies and cough leak point pressure in women with urodynamic stress incontinence with and without detrusor overactivity. Int Urogynecol J Pelvic Floor Dysfunct. 2008;19(7):933-8.
21. Jung SY, Fraser MO, Ozawa H, Yokoyama O, Yoshiyama M, De Groat WC, et al. Urethral afferent nerve activity affects the micturition reflex; implication for the relationship between stress incontinence and detrusor instability. J Urol. 1999;162(1):204-12.
22. Koonings PP, Bergman A. Urethral pressure changes in women with detrusor instability. Bladder or urethral pathologic process? Urology. 1991;37(6):540-2.
23. McLennan MT, Melick C, Bent AE. Urethral instability: clinical and urodynamic characteristics. Neurourol Urodyn. 2001;20(6):653-60.

24. Nabi G, Cody JD, Ellis G, Herbison P, Hay-Smith J. Anticholinergic drugs versus placebo for overactive bladder syndrome in adults. Cochrane Database Syst Rev. 2006;(4):CD003781.
25. Hay-Smith J, Herbison P, Ellis G, Morris A. Which anticholinergic drug for overactive bladder symptoms in adults. Cochrane Database Syst Rev. 2008(3):CD005429.
26. Khullar V, Hill S, Laval KU, Schiotz HA, Jonas U, Versi E. Treatment of urge-predominant mixed urinary incontinence with tolterodine extended release: a randomized, placebo-controlled trial. Urology. 2004;64(2):269-74.
27. Kelleher C, Cardozo L, Kobashi K, Lucente V. Solifenacin: as effective in mixed urinary incontinence as in urge urinary incontinence. Int Urogynecol J Pelvic Floor Dysfunct. 2006;17(4):382-8.
28. Staskin DR, Te AE. Short- and long-term efficacy of solifenacin treatment in patients with symptoms of mixed urinary incontinence. BJU Int. 2006;97(6):1256-61.
29. Hsiao SM, Chang TC, Lin HH. Risk factors affecting cure after mid-urethral tape procedure for female urodynamic stress incontinence: comparison of retropubic and transobturator routes. Urology. 2009;73(5):981-6.
30. Duckett JR, Tamilselvi A. Effect of tension-free vaginal tape in women with a urodynamic diagnosis of idiopathic detrusor overactivity and stress incontinence. BJOG. 2006;113(1):30-3.
31. Sinha D, Blackwell A, Moran PA. Outcome measures after TVT for mixed urinary incontinence. Int Urogynecol J Pelvic Floor Dysfunct. 2008;19(7):927-31.
32. Duckett JR, Basu M. TVT vs TOT: a case controlled study in patients with mixed urodynamic stress incontinence and detrusor overactivity. Int Urogynecol J Pelvic Floor Dysfunct. 2010;21(7):763-6.
33. Duckett J, Aggarwal I, Patil A, Vella M. Effect of tension-free vaginal tape position on the resolution of irritative bladder symptoms in women with mixed incontinence. Int Urogynecol J Pelvic Floor Dysfunct. 2008;19(2):237-9.
34. Dumoulin C, Hay-Smith J. Pelvic floor muscle training versus no treatment for urinary incontinence in women: a Cochrane systematic review. Eur J Phys Rehabil Med. 2008;44(1):47-63.
35. Burgio KL, Locher JL, Goode PS, Hardin JM, McDowell BJ, Dombrowski M, et al. Behavioral vs drug treatment for urge urinary incontinence in older women: a randomized controlled trial. JAMA. 1998;280(23):1995-2000.
36. Liapis A, Bakas P, Georgantopoulou C, Creatsas G. The use of oestradiol therapy in postmenopausal women after TVT-O anti-incontinence surgery. Maturitas; 2010;66(1):101-6.
37. Klarskov N, Lose G. Urethral injection therapy: what is the mechanism of action? Neurourol Urodyn. 2008;27(8):789-92.
38. Lose G, Sorensen HC, Axelsen SM, Falconer C, Lobodasch K, Safwat T. An open multicenter study of polyacrylamide hydrogel (Bulkamid®) for female stress and mixed urinary incontinence. Int Urogynecol. 2010;21(12):1471-7.
39. Myrbetriq. US Food and Drug Administration (FDA) approve product information. 2021. [2024 Abr. 18]. Disponível em: https://www.us.astellas.com/docs/Myrbetriq_WPI.pdf.
40. Coupland CAC, Hill T, Dening T, et al. Anticholinergic drug exposure and the risk of dementia: a nested case-control study. JAMA Intern Med. 2019;179:1084.
41. Imamura M, Williams K, Wells M, McGrother C. Lifestyle interventions for the treatment of urinary incontinence in adults. Cochrane Database Syst Rev. 2015;CD003505.
42. Price TK, Lin H, Gao X, et al. Bladder bacterial diversity differs in continent and incontinent women: a cross-sectional study.Am J Obstet Gynecol. 2020;223:729 e 1.
43. Nitti VW, Ginsberg D, Sievert KD, et al. Durable efficacy and safety of long term onabotulinumtoxin A treatment in patients with overactive bladder syndrome: final results of a 3,5 – year study. J Uro. 2016:196:791.
44. Wang Y, Wang C, Song F, et al. Safety and efficacy of vaginal laser therapy for stress urinary incontinence: a meta-analysis. Ann Palliat med. 2021:10:2736.
45. Kang D, Han J, Neuberger MM, et al. Transurethral radio frequency collagen denaturation for the treatment of women with urinary incontinence. Cochrane Database Syst Rev. 2015;CD010217.

46. Noblett KL, Cadish LA. Sacral nerve stimulation for the treatment of refractory voiding and bowel dysfunction. Am J Obstet Gynecol. 2014;210:99.
47. Richter HE, Burgio KL, Brubaker L, et al. Continence pessary compared with behavioral therapy or combined therapy for stress incontinence: a randomized controlled trial. Obstet Gynecol. 2010;115:609.
48. Verghese TS, Middleton LJ, Daniels JP, Deeks JJ, Latthe PM. The impact of urodynamics on treatment and outcomes in women with an overactive bladder: a longitudinal prospective follow-up study. Int Urogynecol J. 2018;29(4):513-9.
49. Todhunter-Brown A, Hazelton C, Campbell P, Elders A, Hagen S, McClurg D. Conservative interventions for treating urinary incontinence in women: an overview of Cochrane systematic reviews. Cochrane Database Syst Rev. 2022;9(9):CD012337.
50. Hou Y, Feng S, Tong B, Lu S, Jin Y. Effect of pelvic floor muscle training using mobile health applications for stress urinary incontinence in women: a systematic review. BMC Womens Health. 2022;22(1):400.
51. Balk EM, Rofeberg VN, Adam GP, Kimmel HJ, Trikalinos TA, Jeppson PC. Pharmacologic and nonpharmacologic treatments for urinary incontinence in women: a systematic review and network meta-analysis of clinical outcomes. Ann Intern Med. 2019;170(7):465-79.
52. Yung KK, Cheung RYK, Wan OYK, Lee LLL, Choy KW, Chan SSC. Treatment outcome of women with urodynamic mixed urinary incontinence: an observational study. Int Urogynecol J. 2023;34(3):665-73.
53. Nightingale G. Management of urinary incontinence. Post Reprod Health. 2020;26(2):63-70.
54. Liu B, Liu Y, Qin Z, et al. Electroacupuncture versus pelvic floor muscle training plus solifenacin for women with mixed urinary incontinence: a randomized noninferiority trial. Mayo Clin Proc. 2019;94(1):54-65.
55. Jha S, Jeppson PC, Dokmeci F, Marquini G V, Sartori MGF, Moalli P, et al. Management of mixed urinary incontinence: IUGA committee opinion. Int Urog J. 2024;(10):3-11.
56. Bent AE, Gousse AE, Hendrix SL, et al. Duloxetine compared with placebo for the treatment of women with mixed urinary incontinence. Neurourol Urodyn. 2008;27(3):212-21.
57. Schagen van LJH, Lange RR, Jonasson AF, Chen WJ, Viktrup L. Efficacy and safety of duloxetine in elderly women with stress urinary incontinence or stress-predominant mixed urinary incontinence. Maturitas. 2008;60(2):138-47.
58. Maund E, Guski LS, Gotzsche PC. Considering benefits and harms of duloxetine for treatment of stress urinary incontinence: a meta-analysis of clinical study reports. CMAJ. 2017;189(5):e194-203.
59. Kammerer-Doak D, Rizk DE, Sorinola O, Agur W, Ismail S, Bazi T. Mixed urinary incontinence: International Urogynecological Association Research and Development Committee Opinion. Int Urogynecol J. 2014;25(10):1303-12.
60. Hashim H, Abrams P. Pharmacological management of women with mixed urinary incontinence. Drugs. 2006;66(5):591-606.
61. Castleden CM, Dufn HM, Gulati RS. Double-blind study of imipramine and placebo for incontinence due to bladder instability. Age Ageing. 1986;15(5):299-303.
62. Hunsballe JM, Djurhuus JC. Clinical options for imipramine in the management of urinary incontinence. Urol Res. 2001;29(2):118-25.
63. Sacomani CAR, Almeida FG, Silvinato A, Bernardo WM. Overactive bladder-pharmacological treatment. Rev Assoc Med Bras. 1992;65(4):487-92.
64. 64.Schiavi MC, D'oria O, Aleksa N, et al. Usefulness of ospemifene in the treatment of urgency in menopausal patients affected by mixed urinary incontinence underwent mid-urethral slings surgery. Gynecol Endocrinol. 2019;35(2):155-9.
65. Gomelsky A, Dmochowski RR. Treatment of mixed urinary incontinence in women. Curr Opin Obstet Gynecol. 2011;23(5):371-5.
66. Komar A, Bretschneider CE, Mueller MG, Lewicky-Gaupp C, Collins S, Geynisman-Tan J, et al. Concurrent retropubic midurethral sling and onabotulinumtoxina for mixed urinary incontinence: a randomized controlled trial. Obstet Gynecol. 2021;137(1):12-20.

67. Chang YH, Hsiao PJ, Chi-Ping H, Wu HC, Hsieh PF, Chou EC. A comparative observational study to evaluate the efficacy of midurethral sling with botulinum toxin injection in urinary incontinence patients. Toxins (Basel). 2020;12(6).
68. Kenton K, Stoddard AM, Zyczynski H, Albo M, Rickey L, Norton P, et al. 5-year longitudinal follow up after retropubic and transobturator mid urethral slings. J Urol. 2015;193(1):203-10.
69. Chai TC, Albo ME, Richter HE, Norton PA, Dandreo KJ, Kenton K, et al. Complications in women undergoing Burch colposuspension versus autologous rectus fascial sling for stress urinary incontinence. J Urol. 2009;181(5):2192-7.
70. Lapitan MCM, Cody JD, Mashayekhi A. Open retropubic colposuspension for urinary incontinence in women. Cochrane Database Syst Rev. 2017;7(7):CD002912.
71. Saraswat L, Rehman H, Omar MI, Cody JD, Aluko P, Glazener CM. Traditional suburethral sling operations for urinary incontinence in women. Cochrane Database Syst Rev. 2020;1(1):CD001754.
72. Chou EC, Flisser AJ, Panagopoulos G, Blaivas JG. Effective treatment for mixed urinary incontinence with a pubovaginal sling. J Urol. 2003;170(2-1):494-7.
73. Okui N, Miyazaki H, Takahashi W, Miyauchi T, Ito C, Okui M, et al. Comparison of urethral sling surgery and non-ablative vaginal Erbium:YAG laser treatment in 327 patients with stress urinary incontinence: a casematching analysis. Lasers Med Sci. 2022;37(1):655-63.
74. Myers DL. Female mixed urinary incontinence: a clinical review. JAMA. 2014:311(19):2007-14.
75. Alhababi N, Magnus MC, Drake MJ, Fraser A, Joinson C. The association between constipation and lower urinary tract symptoms in parous middle-aged women: a prospective cohort study. J Womens Health (Larchmt). 2021;30(8):1171-81.
76. Takahashi S, Mishima Y, Kuroishi K, Ukai M. Efficacy of mirabegron, a beta(3)-adrenoceptor agonist, in Japanese women with overactive bladder and either urgency urinary incontinence or mixed urinary incontinence: post-hoc analysis of pooled data from two randomized, placebo-controlled, double-blind studies. Int J Urol. 2022:29(1):7-15.
77. Thomas-White K, Taege S, Limeira R, et al. Vaginal estrogen therapy is associated with increased Lactobacillus in the urine of postmenopausal women with overactive bladder symptoms. Am J Obstet Gynecol. 2020:223(5):727.

Capítulo 49

Prolapso de Parede Vaginal Anterior. Diagnóstico e Tratamento

Jorge Milhem Haddad
Thais Villela Peterson

Introdução

O prolapso de órgãos pélvicos é definido como o deslocamento permanente, parcial ou total de qualquer segmento ou órgão pélvico da sua localização habitual, abrangendo a procidência das paredes vaginais (cistocele, retocele, enterocele) ou do útero.[1]

Atualmente, uma mulher tem o risco de 11% de se submeter à cirurgia para correção de assoalho pélvico e de 30% de repetir um novo procedimento consequente à falha da primeira cirurgia. Entre os vários tipos de prolapso, o de parede vaginal anterior é o mais frequente e o que apresenta maior taxa de recorrência.[2]

Os fatores de risco identificados no desenvolvimento de prolapso genital incluem predisposição genética, menopausa, idade avançada, cirurgia pélvica prévia, desordens no tecido conjuntivo, paridade (principalmente parto vaginal) e fatores associados ao aumento da pressão intra-abdominal (doença pulmonar crônica, constipação e obesidade).[2] Esses fatores causam impacto na anatomia e na fisiologia do assoalho pélvico. O tecido conjuntivo, os músculos e os nervos dessa região podem sofrer pressão com possível estiramento, ruptura e avulsão dessas estruturas.[3,4]

Diagnóstico

O diagnóstico de prolapso vaginal anterior é predominantemente clínico, com anamnese e exame físico.

Muitas pacientes são assintomáticas. O sintoma mais específico é a presença de massa na vagina que protrai ou passa pelo intróito vaginal, que piora ao longo do dia ou após exercícios físicos. Eventualmente, podem apresentar dificuldade miccional, sensação de esvaziamento incompleto da bexiga ou sintomas urinários irritativos. Mulheres com prolapso avançado podem relatar sintomas de incontinência urinária de esforço no passado que gradualmente melhorou e até foi eliminada com a progressão do prolapso. (D)[1,5]

A avaliação física deve ser realizada com a paciente em litotomia com exame pélvico de rotina. O espéculo pode ser utilizado para afastar a parede vaginal posterior e visualizar-se a parede anterior. A paciente deve ser orientada a realizar a manobra de Valsalva para avaliar o grau de descenso da parede vaginal. Se o exame físico não corresponder aos sintomas ou a extensão máxima do prolapso não puder ser confirmada, a paciente deve ser reexaminada na posição ortostática. (D)[1,5]

Alguns sistemas foram desenvolvidos para classificar os prolapsos genitais. O sistema de Baden-Walker é difundido na prática clínica e avalia a extensão do prolapso em relação ao hímen.[6]

» **Grau 0:** não há prolapso
» **Grau 1:** descende, mas não atinge o hímen
» **Grau 2:** atinge o hímen
» **Grau 3:** ultrapassa o hímen, mas não descende totalmente
» **Grau 4:** prolapso total

Em 1995, a International Continence Society (ICS) propôs o sistema *pelvic organ prolapse quantification* (POP-Q) (Figura 49.1), o qual é validado como uma técnica precisa e reprodutível para descrever a posição dos órgãos pélvicos. Os estágios se baseiam na extensão máxima do prolapso em relação ao hímen em um ou mais compartimentos.[7]

» **Estágio 0:** ausência de prolapso
» **Estágio I:** o ponto mais distal do prolapso se encontra mais do que 1 cm acima do hímen
» **Estágio II:** o ponto mais distal do prolapso se encontra entre 1 cm acima e 1 cm abaixo do hímen
» **Estágio III:** o ponto mais distal do prolapso se encontra a mais de 1 cm abaixo do hímen, mas não mais do que 2 cm a menos do comprimento total da vagina (CTV)
» **Estágio IV:** representa a completa procidência; o ponto mais distal do prolapso protrai pelo menos (CVL -2) cm

Seis pontos vaginais são usados para estadear o prolapso durante a manobra de Valsalva, quantificados em centímetros em relação ao hímen:

» **Pontos Aa e Ba:** anteriormente
» **Pontos Ap e Bp:** posteriormente
» **Ponto C:** para o colo do útero ou cúpula vaginal
» **Ponto D:** para fórnice posterior (não medida após histerectomia)

Três medidas adicionais:

» **GH:** hiato genital
» **PB:** corpo perineal
» **TVL:** comprimento total da vagina

Figura 49.1 – Avaliação do prolapso por meio do *Pelvic Organ Prolapse Quantification*

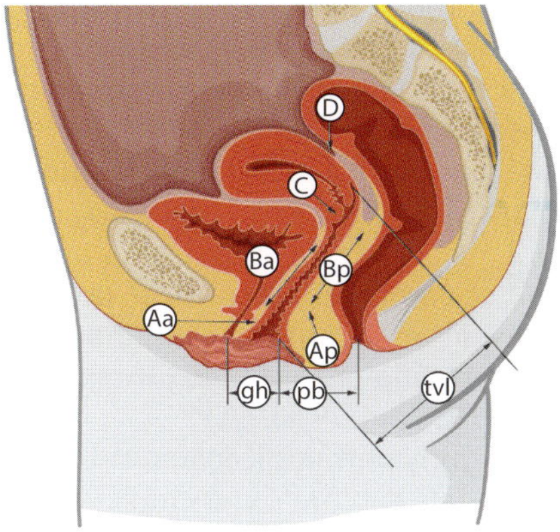

Fonte: Adaptada de https://www.augs.org/patient-services/pop-q-tool/

Tratamento

O tratamento definitivo do prolapso genital é essencialmente cirúrgico. O prolapso de parede vaginal anterior pode ser corrigido com correção sítio-específica, colporrafia tradicional anterior com ou sem o uso de tela biológica ou sintética.[1]

A colporrafia anterior consiste na plicatura do tecido fibromuscular (fáscia pubovesical) na linha média. Na correção sítio-específica, o defeito da camada fibromuscular é identificado e corrigido, podendo ser transverso, lateral (ou paravaginal) ou central.

Em prolapsos mais avançados, há uma combinação de prolapso da parede vaginal anterior e do compartimento apical em 98% dos casos.[8] Deve-se sempre realizar fixação do tecido conectivo no anel pericevical (formado pelo colo uterino, ligamentos uterossacros e paramétrios) para reduzir as taxas de recidiva.[9] Outro aspecto importante para o sucesso das cirurgias tradicionais é o comprimento da parede vaginal anterior. Em mulheres sem prolapso, seu comprimento é de cerca de 6 cm e maior nas mulheres com prolapsos mais avançados. Na correção do prolapso, deve-se restaurar esse comprimento.[10]

Para aumentar as taxas de sucesso das cirurgias tradicionais, telas biológicas ou sintéticas foram propostas para reforçar ou repor o defeito do tecido original.[11,12] (A)

Telas absorvíveis apresentam resultados similares à correção sítio-específica, (A) enquanto as telas não absorvíveis apresentaram melhores resultados anatômicos quando comparadas com correção sítio-específica, porém iguais taxas de cura subjetiva e maior tempo cirúrgico e perda sanguínea. (B)[13,14] Além disso, foram relacionadas a complicações, como exposição para a vagina (3% a 17%), retração (20%), infecção (9,6% a 50%), formação de seroma/hematoma (9,6% a 14,6%), síndromes dolorosas e dispareunia (38%). (B)[15,16]

Por isso, o uso de telas por via vaginal é um tema controverso, tendo sido proscrito em diversos países. Recomendamos, em nosso Setor, que a utilização de telas sintéticas deve ser individualizada, sendo restrita a pacientes com prolapso de parede vaginal anterior recidivado e em casos selecionados.

Quando o prolapso é avançado e multicompartimental, outra opção cirúrgica é a sacropromontofixação, que pode ser realizada por via laparoscópica ou robótica. Essa técnica cirúrgica corrige o prolapso apical, anterior e posterior com a fixação de uma tela que se estende das paredes vaginais ao ligamento longitudinal anterior da coluna no sacro.

Associação entre prolapso e incontinência urinária

Pacientes com prolapso anterior sem queixa de incontinência urinária submetidas a cirurgia de continência concomitante à correção do prolapso apresentam resultados similares na taxa de incontinência urinária *de novo* se comparadas às pacientes submetidas apenas à correção de prolapso. (A)[12]

Quando o prolapso está associado a incontinência urinária oculta (ocorre perda urinária com a redução do prolapso), a correção do prolapso adicionado a um *sling* de uretra média retropúbico apresenta maior taxa de continência tanto objetiva (92% *versus* 56%) como subjetiva (96% *vs.* 64%), se comparada à correção do prolapso isoladamente. (A)[12,18]

Nas pacientes que apresentam incontinência urinária de esforço prévia à cirurgia, a correção da incontinência com *sling* retropúbico juntamente com o prolapso também apresenta melhores resultados (95% vs. 29%). (A)[19]

As pacientes que apresentam contraindicação à cirurgia ou que preferem alternativas não cirúrgicas podem se beneficiar com o pessário, que pode ser usado independentemente do grau ou sítio do prolapso, com alto nível de satisfação e melhora dos sintomas relacionados ao prolapso. (D)[20]

Recomendação

Na Divisão de Ginecologia do Hospital das Clínicas da Faculdade de Medicina da Universidade de São Paulo (HCFMUSP), recomenda-se a seguinte conduta para tratamento do prolapso de parede vaginal anterior (Algoritmo 49.1).

Algoritmo 49.1 – Tratamento do prolapso de parede vaginal anterior

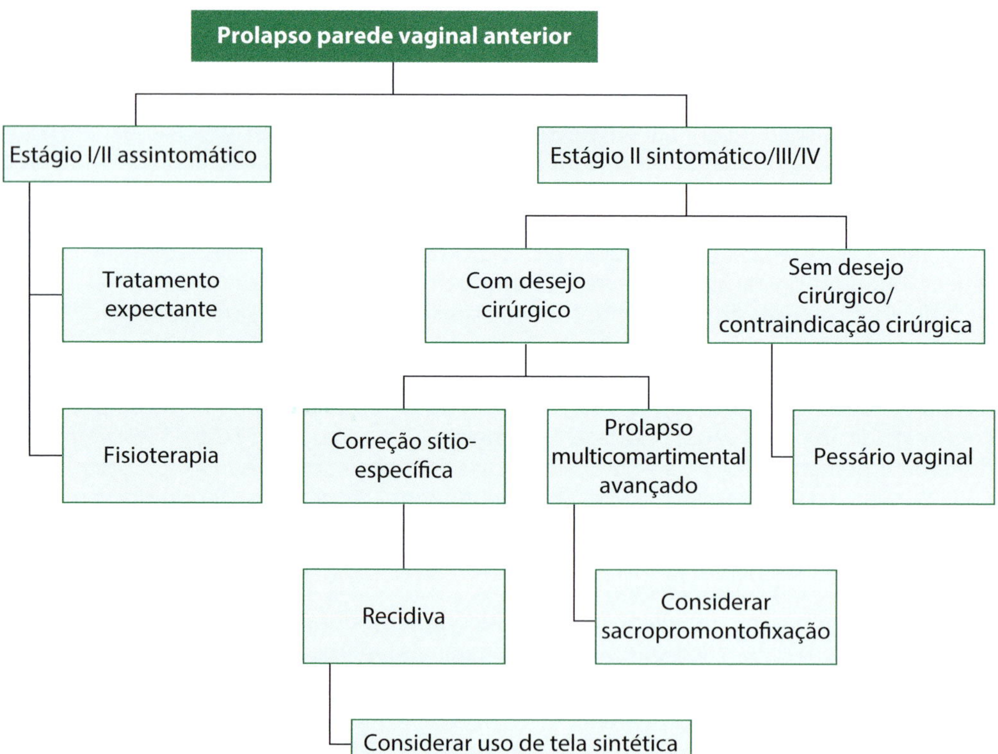

Fonte: Desenvolvido pela autoria

Referências bibliográficas

1. ACOG Committee on Practice Bulletins – Gynecology. ACOG Practice Bulletin nº 85: pelvic organ prolapse. Obstet Gynecol. 2007;110(3):717-29. doi: 10.1097/01.AOG.0000263925.97887.72.
2. Olsen AL, Smith VJ, Bergstrom JO, Colling JC, Clark AL. Epidemiology of surgically managed pelvic organ prolapse and urinary incontinence. Obstet Gynecol. 1997;89(4):501-6.
3. Segal JL, Karram MM. Evaluation and management of rectoceles. Curr Opin Urol. 2002;12(4):345-52.
4. Weber AM, Richter HE. Pelvic organ prolapse. Obstet Gynecol. 2005;106(3):615-34.
5. Walters MD, Paraiso MF. Anterior vaginal wall prolapse: innovative surgical approaches. Clev Clin J Med. 2005;72(4):S20-7.
6. Baden WF, Walker T. Fundamentals, symptoms and classification. In: Baden WF, Walker T (eds.). Surgical repair of vaginal defects. Philadelphia: J.B. Lippincott, 1992:14.
7. Bump RC, Mattiasson A, Bo K, Brubaker LP, Delancey JO, Klarskov P, et al. The standardization of terminology of female pelvic organ prolapse and pelvic floor dysfunction. Am J Obstet Gynecol. 1996;175(1):10-7.
8. Delancey JO. Surgery for cystocele III: do all cystoceles involve apical descent?: Observations on cause and effect. Int Urogynecol J Pelvic Floor Dysfunct. 2012;23(6):665-7.
9. Elliott CS, Yeh J, Comiter CV, Chen B, Sokol ER. The predictive value of a cystocele for concomitant vaginal apical prolapse. J Urol. 2013;189(1):200-3.
10. Swenson CW, Simmen AM, Berger MB, Morgan DM, DeLancey JO. The long and short of it: anterior vaginal wall length before and after anterior repair. Int Urogynecol J. 2015;26(7):1035-9. doi: 10.1007/s00192-015-2636-6.
11. Natale F, La Penna C, Padoa A, et al. A prospective, randomized, controlled study comparing Gynemesh, a synthetic mesh, and Pelvicol, a biologic graft, in the surgical treatment of recurrent cystocele. International Urogynecology Journal and Pelvic Floor Dysfunction. 2009;20(1):75-81. doi: 10.1007/s00192-008-0732-6.
12. Maher C, Feiner B, Baessler K, Schmid C. Surgical management of pelvic organ prolapse in women. Cochrane Database Syst Rev. 2013;30;(4):CD004014. doi: 10.1002/14651858.
13. Lunardelli JL, Auge AP, Lemos NL, Carramão Sda S, de Oliveira AL, Duarte E, et al. Polypropylene mesh vs. site-specific repair in the treatment of anterior vaginal wall prolapse: preliminary results of a randomized clinical trial. Rev Col Bras Cir. 2009;36(3):210-6.
14. Juliato CRT, do Santos LC, Haddad JM, Castro RA, Lima M, Castro EB. Cirurgia com tela para correção de prolapso de parede anterior: metanálise. Revista Brasileira de Ginecologia e Obstetrícia. 2016;38:356-64.
15. Ridgeway B, Chen CC, Paraiso MF. The use of synthetic mesh in pelvic reconstructive surgery. Clin Obstet Gynecol. 2008;51(1):136-52.
16. Cervigni M, Natale F. The use of synthetics in the treatment of pelvic organ prolapse. Curr Opin Urol. 2001;11(4):429-35. doi: 10.1097/00042307-200107000-00016.
17. Meschia M, Pifarotti P, Bernasconi F, Magatti F, Riva D, Kocjancic E. Porcine skin collagen implants to prevent anterior vaginal wall prolapse recurrence: a multicenter, randomized study. J Urol. 2007;177(1):192-5. doi: 10.1016/j.juro.2006.08.100.
18. Matsuoka PK, Castro RA, Baracat EC, Haddad JM. Occult urinary incontinence treatment: systematic review and meta-analysis-Brazilian guidelines. 2019;41(2):116-23. doi: 10.1055/s-0038-1676842.
19. Borstad E, Abdelnoor M, Staff AC, Kulseng-Hanssen S. Surgical strategies for women with pelvic organ prolapse and urinary stress incontinence. Int Urogynecol J Pelvic Floor Dysfunct. 2010;21(2):179-86.
20. Clemons JL, Aguilar VC, Tillinghast TA, Jackson ND, Myers DL. Patient satisfaction and changes in prolapsed and urinary symptoms in women who were fitted successfully with a pessary for pelvic organ prolapse. Am J Obstet Gynecol. 2004;190(4):1025-9.

Prolapso de Parede Vaginal Posterior. Diagnóstico e Tratamento

Thais Villela Peterson
Jorge Milhem Haddad

Prolapso de órgão pélvico (POP) é definido como o deslocamento de vísceras pélvicas de sua localização habitual, resultando em sua protrusão através da parede vaginal.[1] No prolapso de parede vaginal posterior, pode haver o deslocamento do reto e de alças de delgado. Os termos "retocele" e "enterocele" foram por muito tempo utilizados, porém, muitas vezes, são inacurados. Uma retocele presumida pode, na verdade, ser uma enterocele, diagnosticada no intraoperatório de uma cirurgia reconstrutiva. Atualmente, utilizamos apenas o termo "prolapso de parede vaginal posterior".

Epidemiologia

Os prolapsos são comuns e podem ser vistos em até 50% das mulheres multíparas.[2] A taxa anual de cirurgias para correção do prolapso é de cerca de 10 a 30 para cada 100 mil mulheres.[3]

Estudos demonstram que a prevalência do POP aumenta substancialmente com a idade.[4,5] Estima-se um risco aumentado para o prolapso para cada década de vida. Em mulheres de 20 a 59 anos, a incidência do prolapso dobra a cada década.[5]

O parto vaginal é o fator de risco mais descrito, porém, não há concordância se a gravidez ou a via de parto isoladamente predispõe para a disfunção do assoalho pélvico. Inúmeros estudos demonstram que a parturição aumenta a predisposição ao prolapso avançado.[5] O risco de POP aumenta 1,2 vez para cada parto via vaginal.[5]

Doenças do tecido conjuntivo também predispõem ao POP. Em um estudo pequeno evidenciou-se que um terço das pacientes com síndrome de Marfan e três quartos das mulheres com síndrome de Ehlers-Danlos tinham história de POP.[6]

Com relação à etnia, negras e asiáticas apresentam menos prolapso, e as hispânicas parecem ser as de maior risco para o POP.[7] Apesar de haver diferença na composição de colágeno entre as etnias, as bacias ósseas também têm influência. Negras tendem a ter um arco púbico mais estreito, com pelve androide ou antropoide, enquanto as caucasianas comumente apresentam pelve ginecoide.

Condições que cursam com aumento crônico da pressão intra-abdominal, como obesidade, obstipação crônica, tosse crônica e levantamento de peso, também se relacionam à patogênese do POP.[8]

Fisiopatologia

O suporte dos órgãos pélvicos é mantido por uma complexa interação entre os músculos levantadores do ânus, a vagina e o tecido conectivo do assoalho pélvico. Esse mecanismo, entretanto, ainda não foi completamente esclarecido.

Quando os músculos levantadores do ânus têm tônus normal e a vagina profundidade adequada, o terço superior da vagina torna-se praticamente horizontal no momento em que a mulher está em posição supina. Com o aumento da pressão intra-abdominal, a porção superior da vagina é comprimida contra o platô dos levantadores do ânus. Quando os músculos levantadores perdem o seu tônus, a vagina torna-se, então, semiverticalizada, o que propicia o aumento do hiato genital e predispõe ao prolapso. Sem o suporte adequado dos levantadores do ânus, as fáscias viscerais dos componentes pélvicos ficam sob tensão, esticam e eventualmente podem romper-se.

A parede vaginal posterior é composta por um epitélio escamoso que recobre a lâmina própria, uma camada de tecido conectivo frouxo. Recobrindo a lâmina própria, há uma camada fibromuscular, composta de fibras musculares lisas, colágeno e elastina, comumente denominada "fáscia retovaginal". Não se sabe a extensão dessa camada fibromuscular, se ela se estende do ápice da vagina até o períneo ou se está presente apenas na parte distal da vagina.

O suporte normal da vagina se dá em três níveis, interligados por meio da camada fibromuscular, que envolve os órgãos pélvicos, ligando-os à musculatura de suporte e à pelve óssea.[9] O nível I corresponde à ligação entre o complexo uterossacro cardinal e o ápice da vagina. Defeitos nesse complexo de sustentação podem causar o prolapso apical e enterocele.

O nível II consiste nas conexões paravaginais contíguas ao ligamento uterossacro cardinal nas espinhas isquiáticas. O tecido conectivo na parede vaginal lateral liga-se anteriormente ao arco tendíneo do períneo e posteriormente ao arco tendíneo retovaginal.

O nível III corresponde ao corpo perineal, aos músculos superficiais e profundos do períneo e ao tecido conjuntivo fibromuscular. Esse nível dá sustentação ao terço distal da vagina e ao introito. O corpo perineal é essencial para o suporte distal da vagina, bem como para o funcionamento adequado do canal anal. Danos ao nível III contribuem para o prolapso de parede vaginal anterior e posterior, aumento do hiato genital e descenso perineal.

Sintomas

Dois dos sintomas mais comuns do prolapso são a sensação ou a visualização de bola na vagina, bem como a pressão pélvica. A necessidade de comprimir a parte posterior da vagina, o corpo perineal ou o reto distal para completar a evacuação é o sintoma mais comum associado ao prolapso de parede vaginal posterior.[10-12] Além disso, com o prolapso pode haver retenção de fezes no reto distal, ocasionando incontinência para fezes líquidas ao redor das fezes retidas. Por outro lado, podem coexistir graus variáveis de incompetência do esfíncter externo do ânus, que se manifesta por incontinência anal (para gases, fezes líquidas, pastosas ou sólidas). Com o prolapso, há o aumento do hiato genital, que pode estar associado a disfunções sexuais, como a sensação de vagina larga. Prolapsos avançados podem estar relacionados à dispareunia de penetração.

Diagnóstico

Para o diagnóstico do POP, deve-se realizar um exame físico detalhado. Com a paciente em posição de litotomia, avaliam-se a vulva e o períneo em busca de lesões, atrofia genital ou outras anormalidades. A pesquisa dos reflexos bulbocavernoso e cutâneo anal é realizada para avaliação da integridade da inervação sacral.

A seguir, avaliam-se a presença e a graduação do prolapso por meio do *pelvic organ prolapse quantification* (POP-Q).[13] Solicita-se que a paciente faça manobra de Valsalva e medem-se o hiato genital e o corpo perineal. A seguir, procede-se à colocação de um espéculo e, com a paciente em repouso, mede-se o comprimento total vaginal. Durante o esforço, avalia-se o suporte do ápice vaginal. Com a colocação de meio espéculo vaginal, avaliam-se, durante a manobra de esforço, as paredes vaginais anterior e posterior. Quando há prolapso de parede vaginal posterior, deve-se tentar diferenciar se trata de retocele ou enterocele. O diagnóstico definitivo de enterocele é feito com a observação de movimentos peristálticos do intestino delgado através da parede vaginal. Geralmente, com a enterocele, há um abaulamento da região superior da parede vaginal posterior, enquanto um abaulamento da parte distal corresponde a uma retocele. Quando há dúvida, os toques retal e vaginal simultâneos podem ajudar na distinção, com a palpação de alças de intestino delgado entre os dedos na presença de enterocele. Frequentemente, há a coexistência de retocele e enterocele.

O toque vaginal é, então, realizado para avaliar doenças pélvicas associadas. O próximo passo é a avaliação da musculatura pélvica, de extrema importância para a reabilitação do assoalho pélvico.

Exames complementares, como a defecografia, podem ser indicados na presença de disfunções evacuatórias.

Tratamento

O tratamento depende da sintomatologia e da extensão do prolapso. Para pacientes assintomáticas, adota-se o tratamento expectante. Se o prolapso é avançado ou a paciente é sintomática, tratamento conservador ou cirúrgico pode ser proposto, de acordo com grau do prolapso, a idade da paciente, comorbidades, vida sexual, desejo reprodutivo e fatores de risco para recorrência.

Existem inúmeras técnicas descritas para a correção do prolapso de parede vaginal posterior. Damos preferência à cirurgia por via vaginal, que apresenta melhores resultados em comparação com a via anal. (A)[14]

Colporrafia posterior

A colporrafia posterior visa a reconstruir a camada fibromuscular entre o reto e a vagina por meio de sua plicatura na linha média. A cura anatômica desse procedimento varia de 76% a 96%, e a maior parte dos estudos reporta um sucesso superior a 75% nos sintomas relacionados à "bola" na vagina. (D)[15] Em geral, a perineoplastia é realizada concomitantemente para estreitar o hiato genital e prevenir recorrência. Alguns autores realizam a plicatura da musculatura levantadora do ânus, porém esse procedimento está associado a taxas de 12% a 27% de dispareunia. (D)[16-18]

Reparo sítio-específico

Essa abordagem foi primeiramente descrita por Richardson em 1993. (D)[19] Nessa técnica, o defeito facial, que pode ser na linha média, lateral, distal ou superior, é identificado e reparado. Sua vantagem teórica reside na restauração da anatomia normal, em vez da plicatura do tecido fibromuscular na linha média. A cura anatômica com essa abordagem varia de 56% a 100%, taxas semelhantes à colporrafia posterior. (A)[14] (D)[20] A literatura, porém, não apresenta resultados anatômicos e funcionais em longo prazo com essa técnica.

Uso de telas

Visando à redução da recorrência dos prolapsos, inúmeros materiais, como aloenxerto, xenoenxerto ou malha sintética, têm sido utilizados em conjunto com a colporrafia posterior e reparo sítio-específico. Em geral, o enxerto é colocado após a conclusão do reparo.

Estudo comparou a colporrafia posterior com e sem o uso de tela de poligalactina (Vicryl). (A)[21] As taxas de recorrência foram semelhantes (7/67 vs. 6/65). (A)[21]

Paraiso *et al.* (2006) randomizaram 105 mulheres para a colporrafia posterior, reparo sítio-específico ou reparo sítio-específico reforçado com tela absorvível de submucosa de delgado porcina. Após 1 ano, o grupo da tela apresentou taxa de falha anatômica significativamente maior (46%) em relação às pacientes submetidas apenas ao reparo sítio-específico (22%) ou à colporrafia posterior (14%). (A)[22]

A eficácia e a segurança do uso de telas para a correção de prolapso de parede vaginal posterior não foram estabelecidas. Portanto, não recomendamos o uso de tela vaginal para o compartimento posterior.

Colpossacroperineofixação e retopexia ventral

Essa modificação da sacrocolpopexia pode ser realizada em casos em que a abordagem abdominal é utilizada para correção de outros sítios de prolapso ou se a correção do descenso perineal é necessária. (D)[23,24] Com esse procedimento, a tela posterior se estende ao corpo perineal.

A retopexia ventral, inicialmente descrita em 2004 para prolapso retal,[25] é um procedimento realizado por via laparoscópica ou robótica em que se realiza a fixação do reto extraperitoneal no promontório.

Estudo publicado em 2021 sugere a superioridade da retopexia ventral em comparação com a colporrafia anterior em relação a resultados anatômicos, evacuatórios e sexuais, apesar de maior tempo cirúrgico.[26]

Ainda não há consenso sobre sua superioridade em relação ao reparo por via vaginal para pacientes com retocele e sintomas evacuatórios.[27]

Rotura perineal

O períneo proporciona suporte à parte distal da parede vaginal posterior e à parede retal anterior. A rotura perineal pode ocasionar o prolapso da vagina distal e do reto e contribui para o alargamento do hiato genital.

A perineoplastia, atualmente denominada "reconstituição do corpo perineal", é realizada com o reparo posterior para reconstituição anatômica da vagina. Os músculos bulbocavernoso e transverso superficial do períneo e algumas fibras do esfíncter externo do ânus são plicados na linha média. Não recomendamos a plicatura dos levantadores do ânus em virtude do risco de disfunção sexual.

Recomendação

Na Divisão de Ginecologia do Hospital das Clínicas da Faculdade de Medicina da Universidade de São Paulo (HCFMUSP), recomenda-se a seguinte conduta para o tratamento de prolapso de parede vaginal posterior (Algoritmo 50.1).

Algoritmo 50.1 – Tratamento de prolapso vaginal posterior

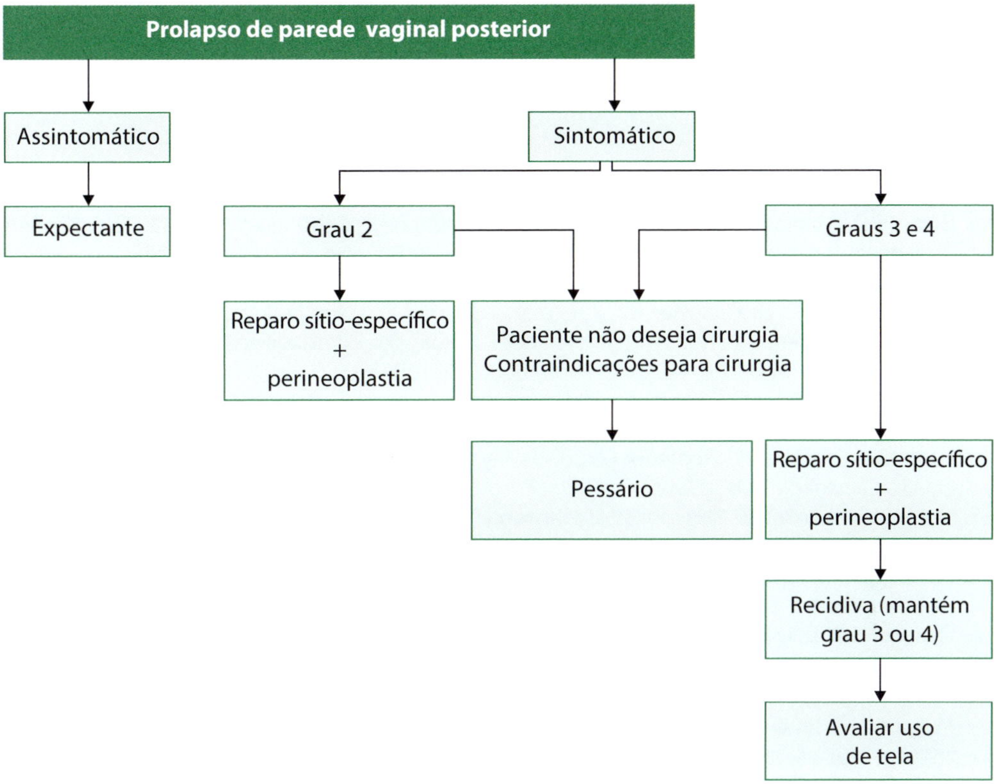

Fonte: Desenvolvido pela autoria

Referências bibliográficas

1. Ostergard DR, Bent AE (Eds.). Urogynecology and urodynamics: theory and practice. 3. ed. Baltimore: Williams & Wilkins; 1991:545-62.
2. Beck RP, McCormick S, Nordstrom L. A 25-year experience with 519 anterior colporrhaphy procedures. Obstetr Gynecol. 1991;78(6):1011-8.
3. Brubaker L, Bump R, Jacquetin B, Schuessler B, Weidner A, Zimmern P. Incontinence. 2. ed. Plymouth: International Consultation on Incontinence Health Publication Ltd; 2002:243-65.
4. Olsen AL, Smith VJ, Bergstrom JO, Colling JC, Clark AL, et al. Epidemiology of surgically managed pelvic organ prolapse and urinary incontinence. Obstet Gynecol. 1997; 89(4):501-6.
5. Swift S, Woodman P, O'Boyle A, Kahn M, Valley M, Bland D, et al. Pelvic organ support study (POSST): the distribution, clinical definition, and epidemiologic condition of pelvic organ support defects. Am J Obstet Gynecol. 2005;192(3):795-806.
6. Carley ME, Schaffer J. Urinary incontinence and pelvic organ prolapse in women with Marfan or Ehlers Danlos syndrome. Am J Obstet Gynecol. 2000;182(5):1021-3.
7. Kim S, Harvey MA, Johnston S. A review of the epidemiology and pathophysiology of pelvic floor dysfunction: do racial differences matter? J Obstet Gynaecol Can. 2005;27(3):251-9.
8. Nygaard I, Bradley C, Brandt D, Women's Health Initiative. Pelvic organ prolapse in older women: prevalence and risk factors. Obstet Gynecol. 2004;104(3):489-97.

9. DeLancey JO. Anatomic aspects of vaginal eversion after hysterectomy. Am J Obstet Gynecol. 1992;166(6-1):1717-24.
10. Barber MD, Walters MD, Bump RC. Association of the magnitude of pelvic organ prolapse and presence and severity of symptoms. J Pelvic Med Surg. 2003;9:208.
11. Burrows LJ, Meyn LA, Walters MD, Weber AM. Pelvic symptoms in women with pelvic organ prolapse. Obstet Gynecol. 2004;104(5-1):982-8.
12. Ellerkmann RM, Cundiff GW, Melick CF, Nihira MA, Leffler K, Bent AE. Correlation of symptoms with location and severity of pelvic organ prolapse. Am J Obstet Gynecol. 2001;185(6):1332-7.
13. Bump RC, Mattiasson A, Bø K, Brubaker LP, DeLancey JO, Klarskov P, et al. The standardization of terminology of female pelvic organ prolapse and pelvic floor dysfunction. Am J Obstet Gynecol. 1996;175(1):10-7.
14. Mowat A, Maher D, Baessler K, Christmann-Schmid C, Haya N, Maher C. Surgery for women with posterior compartment prolapse. Cochrane Database of Systematic Reviews. 2018;(3):CD012975. doi: 10.1002/14651858.CD012975.
15. Cundiff GW, Fenner D. Evaluation and treatment of women with rectocele: focus on associated defecatory and sexual dysfunction. Obstet Gynecol. 2004;104(6):1403-21.
16. Kahn MA, Stanton SL. Posterior colporrhaphy: its effects on bowel and sexual function. Br J Obstet Gynaecol. 1997;104(1):82-6.
17. Mellegren A, Anzen B, Nilsson BY, Johansson C, Dolk A, Gillgren P, et al. Results of rectocele repair: a prospective study. Dis Colon Rectum. 1995;38(1):7-13.
18. Weber AM, Walters MD, Piedmonte MR. Sexual function and vaginal anatomy in women before and after surgery for pelvic organ prolapse and urinary incontinence. Am J Obstet Gynecol. 2000;182(6):1610-5.
19. Richardson AC. The rectovaginal septum revisited. Its relationship to rectocele and its importance to rectocele repair. Clin Obstet Gynecol. 1993;36(4):976-83.
20. Muir TW. Surgical treatment of rectocele and perineal defects. In: Walters MD, Karram MM (eds.). Urogynecology and reconstructive pelvic surgery. 3. ed. Philadelphia: Mosby-Elsevier, 2007:254.
21. Sand PK, Koduri S, Lobel RW, Winkler HA, Tomezsko J, Culligan PJ, et al. Prospective randomized trial of polyglactin 910 mesh to prevent recurrence of cystoceles and rectoceles. Am J Obstet Gynecol. 2001;184(7):1357-64.
22. Paraiso MF, Barber MD, Muir TW, Walters MD. Rectocele repair: a randomized trial of three surgical techniques including graft augmentation. Am J Obstet Gynecol. 2006;195(6):1762-71.
23. Cundiff GW, Harris RL, Coates K, Low VH, Bump RC, Addison WA. Abdominal sacral colpoperineopexy: a new approach for correction of posterior compartment defects and perineal descent associated with vaginal vault prolapse. Am J Obstet Gynecol. 1997;177(6):1345-53.
24. Sullivan ES, Longaker CJ, Lee PY. Total pelvic mesh repair: a ten-year experience. Dis Colon Rectum. 2001;44(6):857-63.
25. D'Hoore A, Cadoni R, Penninckx F. Long-term outcome of laparoscopic ventral rectopexy for total rectal prolapse. Br J Surg. 2004;91(11):1500-5. doi: 10.1002/bjs.4779.
26. Abdelnaby M, Fathy M, Abdallah E, Balata M, Arnous M, Mikhail HM, et al. Laparoscopic ventral mesh rectopexy versus transvaginal posterior colporrhaphy in management of anterior rectocele. J Gastrointest Surg. 2021;25(8):2035-46. doi: 10.1007/s11605-020-04823-z.
27. Doumouchtsis SK, Raheem AA, Milhem Haddad J, Betschart C, Contreras Ortiz O, Nygaard CC, et al. An update of a former FIGO Working Group Report on Management of Posterior Compartment Prolapse. Int J Gynaecol Obstet. 2020;148(2):135-44. doi: 10.1002/ijgo.13006.

Capítulo 51

Prolapso Apical – Útero, Cúpula Vaginal e Enterocele. Diagnóstico e Tratamento

Miriam Waligora
Jorge Milhem Haddad
Edmund Chada Baracat

Introdução

O sistema de suporte vaginal inclui o complexo cardinal-uterossacro na porção apical, que suspende o terço superior da vagina e o útero em direção ao sacro, e pela fáscia pubocervical e retovaginal na porção lateral. A fusão dessas fibras ligamentares com a fáscia visceral no segmento inferior do útero e porção superior da vagina forma o anel pericervical.[1]

A Sociedade Internacional de Continência define prolapso genital como a descida da parede vaginal anterior e/ou posterior, do útero, do colo ou da cúpula vaginal International Continence Society (ICS). É uma entidade comum e pode ser observada, dependendo do grau, em até 50% das mulheres multíparas.[2]

O prolapso apical inclui o prolapso do útero, colo ou cúpula vaginal, se a paciente for histerectomizada. A principal causa é um defeito nos aparelhos de suspensão e de sustentação dos órgãos pélvicos.[33] Entretanto, técnicas cirúrgicas inadequadas na histerectomia, ou dificuldade na cicatrização, causadas por infecção, hematomas, hipoestrogenismo ou por excesso de esforços físicos, também podem desencadeá-lo.[7]

Incide, principalmente, em mulheres idosas e multíparas.[5,6] O pico de incidência ocorre entre 60 e 69 anos de idade, havendo correlação da piora do prolapso com o aumento da idade.[8,9] No entanto, há casos de prolapso vaginal em pacientes jovens, em geral multíparas.[10,11]

Sua incidência varia de 0,2% a 43% e é mais comum após histerectomia vaginal que após histerectomia abdominal.[12] Esse fato decorre, provavelmente, da existência de defeito nos aparelhos de suspensão e de sustentação dos órgãos pélvicos.[4] O intervalo entre a histerectomia e o aparecimento do prolapso varia de 10 meses a 20 anos e acomete, preferencialmente, mulheres ao redor da sétima década de vida.

Estatística norte-americana estima que entre 11% e 19% das mulheres serão submetidas a alguma cirurgia para correção de prolapso até a idade de 80 a 85 anos e que em até 30% destas será necessária a correção de incontinência.[28]

A etiologia do prolapso apical é multifatorial. Assinalam-se, entre os vários fatores predisponentes gravidez, partos vaginais, idade avançada, variação de estrutura esquelética, comprometimento neuromuscular, fatores congênitos, fatores genéticos, étnicos e doenças do tecido conectivo.[13] Além desses, pode haver como fator agravante condições que aumentem a pressão abdominal e, dessa maneira, impõem uma sobrecarga às estruturas de suspensão e sustentação do assoalho pélvico. Entre essas condições, citam-se doenças pulmonares obstrutivas, constipação crônica, atividades profissionais e esportivas e tabagismo. Hipoestrogenismo, desnutrição e cirurgias pélvicas previas adicionam risco potencial.

A sintomatologia é variada, apesar de muitas serem assintomáticas.[14]

Diagnóstico

Em alguns casos, é possível observar, na inspeção estática dos genitais externos, o tipo de prolapso se exteriorizando pela fenda vulvar entreaberta. O prolapso deve, então, ser classificado de acordo com o estágio, conforme o *pelvic organ prolapse quantitative* (POP-Q). Após sua detecção e classificação, é importante definir, para a melhor decisão terapêutica, se há associação do prolapso apical, que pode se apresentar com ou sem enterocele, com o prolapso do compartimento anterior e/ou posterior da pelve. No compartimento anterior, podemos encontrar prolapso da uretra, da bexiga ou de ambos e, no compartimento posterior, a retocele, além de procidência de reto.

Igualmente importante é a necessidade de definir se há incontinência urinária associada à disfunção do assoalho pélvico. Nos casos em que houver concomitância entre as duas entidades, impõe-se a avaliação por meio do estudo urodinâmico, principalmente se o prolapso estiver em estágio avançado, isto é, 3 ou 4. A depender do diagnóstico, será necessário associar alguma técnica para correção da incontinência urinária. Entretanto, nesses casos, a perda urinária pode estar mascarada pela obstrução mecânica do colo vesical. Por esse motivo, pode-se, antes da cirurgia, pesquisar eventual perda de urina com redução do prolapso manualmente, com o auxílio de pinças ou com a utilização de pessários. No entanto, essa conduta ainda não está estabelecida e, em nosso Setor, se não houver queixa, não se pesquisa a incontinência urinária oculta e reavalia-se o quadro no pós-operatório. (A)[15]

Importante salientar que a demora na identificação do prolapso, no adequado diagnóstico e no tratamento pode resultar em neuropatia permanente.[33] Avaliação criteriosa da sensibilidade, de reflexos e da contratilidade voluntária da musculatura perineal deve ser realizada durante o exame ginecológico no sentido de orientar adequadamente a paciente quanto às suas expectativas e ao resultado de eventual cirurgia. A decisão sobre a modalidade de tratamento deve ser compartilhada com a paciente. A satisfação da paciente após correção cirúrgica do prolapso e da incontinência urinária apresenta alta correlação com as expectativas pré-operatórias da paciente quando comparada com os resultados objetivos mensurados.[29]

Tratamento

O tratamento inclui cirurgia, instrumentos mecânicos ou pessários e manejo conservador. (A)[2,14] Quanto às cirurgias, são preferíveis aquelas que mantêm a vida sexual, recolocando-se a cúpula em sua posição mais adequada, assegurando-se a profundidade e o eixo vaginal. As seguintes exceções contraindicam a cirurgia vaginal: deformidades ortopédicas, coexistência de afecções abdominais e vagina curta. Já nas pacientes muito idosas, sem condições clinicocirúrgicas e que não têm atividade sexual, pode-se optar pela colpocleise.

Tratamento conservador

O tratamento conservador clínico pode incluir mudança de hábito de vida, fortalecimento da musculatura do assoalho pélvico ou eliminação/atenuação dos fatores agravantes, como tosse ou constipação intestinal. Essas medidas visam a aliviar os sintomas e adiar ou evitar um procedimento cirúrgico. (A)[2,14]

Os pessários estão disponíveis em vários tamanhos e formas e podem atuar como suporte, que permanecem sob a sínfise e o sacro, elevando a vagina, e aqueles que ocupam toda a vagina. Entre suas complicações, citem-se: erosão, ulceração, incômodo no ato sexual e corrimento. É importante lembrar que a paciente deve ser orientada sobre a higiene do pessário e treinada para retirá-lo e recolocá-lo.

Atualmente, não há consenso de qual instrumento seria o ideal e qual indicação seria exemplar. Por isso, seriam necessários novos ensaios clínicos randomizados para melhor avaliação da indicação desses mecanismos e a comparação desse tipo de tratamento conservador com o tratamento cirúrgico. (A)[14]

Estudo mostrou que o treinamento da musculatura do assoalho pélvico pode prevenir a piora do prolapso de parede anterior, mas ainda não é possível a generalização dos seus achados.

Além disso, pode ser incluído na terapêutica conservadora o uso de creme de estrogênio. Este parece diminuir o risco de complicações, porém há uma alta taxa de descontinuidade do uso de cerca de 20%. (D)[16]

Tratamento cirúrgico

O tipo de cirurgia dependerá da idade, do grau de prolapso, da eventual associação com outras afecções ginecológicas e da atividade sexual.

As indicações para correção cirúrgica de prolapso apical são, em geral, as mesmas que para outros prolapsos: prolapso sintomático em mulheres que recusam ou não obtiveram resultado com as opções conservadoras e que apresentam condições clínicas para cirurgia. Em geral, o prolapso só se torna sintomático quando o órgão se exterioriza além do hímen.

Colpocleise

A colpocleise pode ser efetuada na presença ou ausência do útero e está indicada naquelas pacientes com condições clinicocirúrgicas precárias e que não desejam manter vida sexual. (D)[16] O tempo cirúrgico costuma ser rápido, podendo o procedimento ser feito sob anestesia local ou locorregional. Portanto, nas pacientes com limitada expectativa de vida ou com comorbidades severas ou sem atividade sexual há anos, seja por opção, seja por incapacidade do parceiro, a colpocleise é uma ótima alternativa. (D)[16]

Fixação no ligamento sacroespinhal

Foi originalmente descrita como bilateral, porém, pela maior probabilidade de lesão retal, a maioria dos cirurgiões prefere a fixação só no lado direito.

Alguns estudos avaliando os resultados da colpopexia transvaginal no sacroespinhal evidenciaram taxas iniciais de 90% de cura e manutenção de 80% após 4 anos de seguimento. (D)[1,4,17]

O sangramento intraoperatório é uma das complicações temidas, sendo que as causas incluem lesão da artéria e veia pudenda, veias perirretais ou sacrais. (D)[18] As possibilidades de lesão de estruturas nervosas, como o nervo obturador interno, pudendo, glúteo inferior, ciático e cutâneo femoral posterior, além de lesão do reto e bexiga, são assinaladas. (D)[18,19] Alternativa técnica para minimizar o risco de encarceramento do nervo ciático ou algum de seus ramos na passagem das suturas é transfixar o ligamento sacroespinhoso com a agulha em orientação vertical e não horizontal procurando-se posicionar a sutura paralelamente ao trajeto desses nervos. Quanto à posição das suturas, estas devem ser colocadas no terço lateral do ligamento, uma vez que o trajeto desses nervos não passa por essa localização.[32]

A fixação da cúpula vaginal no ligamento sacroespinhal é efetiva, porém, no seguimento a longo prazo, pode haver a recorrência do defeito, em especial do compartimento anterior. Acredita-se que a acentuada retroversão vaginal subsequente à fixação no ligamento sacroespinhoso, modificando o eixo da vagina, pode predispor ao surgimento da cistocele e da hipermobilidade uretral. (D)[20]

Sacropexia infracoccígea

A sacropexia infracoccígea ou IVS posterior (*intravaginal slingplasty*) é uma cirurgia minimamente invasiva que se baseia na colocação de uma faixa livre de tensão, na porção posterior da vagina, para a suspensão da cúpula vaginal. Esse procedimento cria um ligamento uterossacro artificial e é realizado com dissecção menor que a de outros procedimentos e, consequentemente, com tempo cirúrgico menor. (D)[21] As taxas de sucesso, após seguimento de 1 ano, são superiores a 90% e não houve sangramento excessivo no intra e no pós-operatório. Houve erosão da faixa em menos de 2% sem nenhuma complicação grave. (D)[21]

Colpossacrofixação (por laparotomia ou laparoscopia)

A suspensão da cúpula vaginal no sacro deve respeitar alguns princípios técnicos no sentido de se evitar o risco de hemorragia ou de lesão de ramos nervosos. As suturas devem transfixar o ligamento sacral (anterolongitudinal da coluna) imediatamente inferior ao promontório, pois sua passagem mais baixa no sacro, ao nível de S3 a S4, incorre em maior risco de hemorragia pré-sacral. Além disso, o posicionamento das suturas no promontório pode ocasionar desvio anterior acentuado do eixo vaginal ou resultar em discite.[27,28]

Não se fixam as suturas na porção média do sacro pelo risco de sangramento nos forames sacrais. Os vasos lesados retraem e é necessário o uso de cera de osso para obstruir os forames com vasos lesados. A colpossacrofixação pode ser realizada diretamente ou com interposição de material autólogo ou heterólogo para evitar tensão no local da sutura. Pela sua durabilidade e preservação do comprimento vaginal, a colpossacrofixação é defendida, por alguns autores, não somente para mulheres nas quais a suspensão por via vaginal falhou, mas como indicação primária em mulheres jovens com prolapso de cúpula. (D)[22] Outros advogam a vantagem da manutenção do eixo vaginal, dispondo a vagina sobre o diafragma pélvico. (D)[23,24]

Não há consenso em relação ao material a ser utilizado. O uso de material sintético é mais prático, diminui o tempo operatório, é mais resistente que o tecido autólogo e evita possível morbidade no local de onde se retira o material autólogo. (D)[12] As taxas de erosão das próteses variam de 2,7% a 8,8%. (D)[25,26] As taxas de sucesso são elevadas, atingindo de 93% a 100%. (D)[25]

A principal complicação intraoperatória é o sangramento dos vasos pressacrais, com taxas de 1,2% a 2,6%. (D)[26]

A colpossacrofixação foi associada com menores taxas de recorrência do prolapso de cúpula e menor chance de dispareunia se comparada à colpofixação no ligamento sacroespinhal. No entanto, teve um tempo cirúrgico maior, mais tempo de recuperação pós-cirúrgica e maior custo que as cirurgias vaginais.

Quanto ao planejamento cirúrgico, alguns aspectos merecem avaliação quanto à opção entre via vaginal e abdominal. Na via abdominal, devemos levar em consideração o treinamento da equipe e sua familiaridade com a técnica escolhida e a utilização das ferramentas de aquisição mais recente, quais sejam, o acesso laparoscópico com ou sem telas heterólogas e a robótica. Dados sugerem que a cirurgia abdominal, tipicamente sacrocolpopexia abdominal, promove melhor resultado anatômico objetivo do que os procedimentos vaginais de suporte apical com a utilização de tecido nativo.[30] Além disso, observam-se taxas similares de sintomas de reoperação e eventos adversos quando comparadas com a sacrocolpopexia abdominal.[30] Quando há indicação, útero e trompas podem ser removidas por qualquer das vias.

Atualmente, têm se realizado cada vez mais as vias laparoscópica e robótica em vez das cirurgias abertas porque as primeiras facilitam a visualização das estruturas referenciais e estão associadas a menor tempo de recuperação.[31]

Não se pode ignorar tampouco uma discussão muito apropriada hoje: o custo financeiro da Medicina. Assistiu-se, nas últimas décadas, a uma elevação galopante dos custos associados à assistência médica em razão de vários aspectos, entre os quais a aquisição de novas ferramentas tecnológicas com a pressão de sua incorporação à prática médica.

Assim, até que ponto e em qual velocidade se devem abandonar técnicas e ferramentas em uso, dando lugar àquelas de aquisição mais recente? Por mais que novas tecnologias pareçam incorporar vantagens indiscutíveis, não se pode perder de vista os aspectos básicos associados ao sucesso de qualquer tratamento cirúrgico: o treinamento adequado da equipe, seu comprometimento, e o profundo conhecimento da anatomia e dos princípios básicos da técnica cirúrgica. Sem estes, nenhuma tecnologia trará nenhuma vantagem para a paciente.

Recomendação

Na Divisão de Ginecologia do Hospital das Clínicas da Faculdade de Medicina da Universidade de São Paulo (HCFMUSP), recomenda-se a seguinte conduta para o tratamento do prolapso apical (Algoritmo 51.1).

Algoritmo 51.1 – Tratamento do prolapso apical

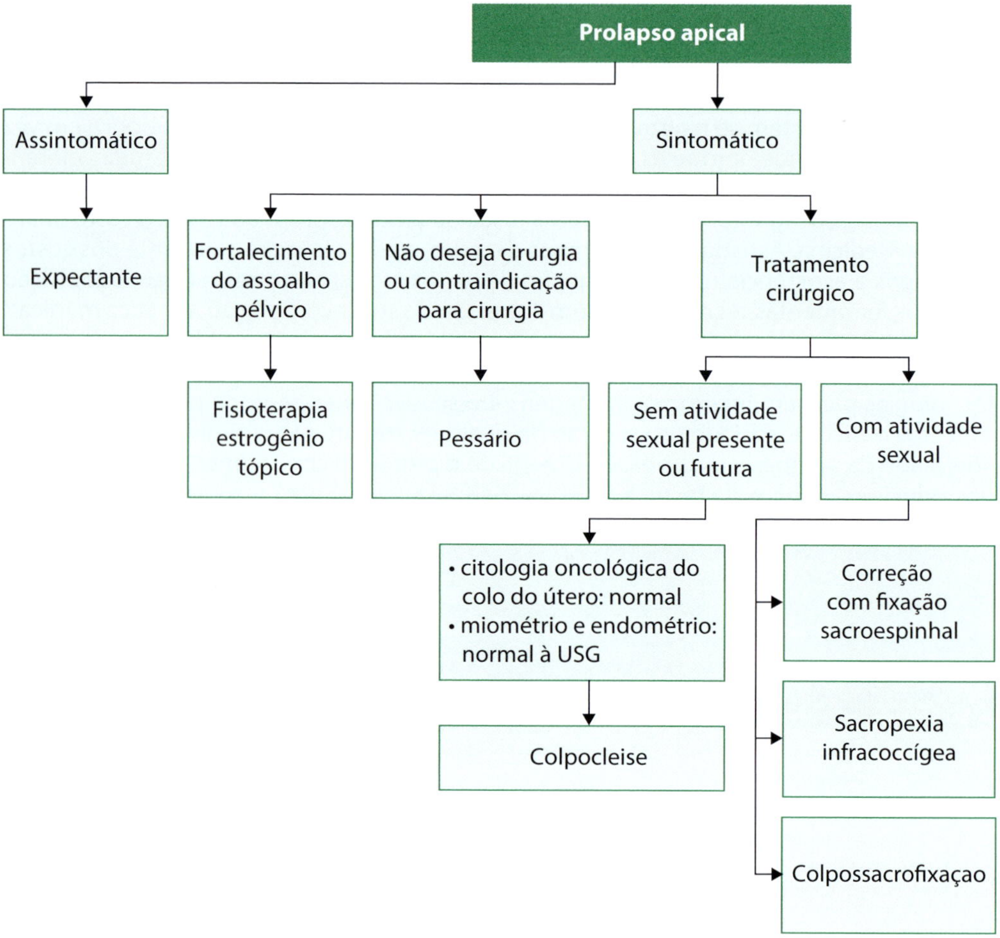

USG: Ulstrassonografia

Fonte: Desenvolvido pela autoria

Referências bibliográficas

1. Lovatsis D, Drutz HP. Safety and efficacy of sacrospinous vault suspension. Int Urogynecol J Pelvic Floor Dysfunct. 2002;13(5):308-13.
2. Hagen S, Stark D, Maher C, Adams E. Conservative management of pelvic organ prolapse in women. Cochrane Database Syst Rev. 2004;(2):CD003882.
3. Barrington JW, Edwards G. Posthysterectomy vault prolapse. Int Urogynecol J Pelvic Floor Dysfunct. 2000;11(4):241-5.

4. Guner H, Noyan V, Tiras MB, Yildiz A, Yildirim M. Transvaginal sacrospinous colpopexy for marked uterovaginal and vault prolapse. Int J Gynaecol Obstet. 2001;74(2):165-70.
5. Mant J, Painter R, Vessey M. Epidemiology of genital prolapse: observations from the Oxford Family Planning Association study. Br J Obstet Gynecol. 1997;104(5):579-85.
6. Samuelsson EC, Victor FT, Tibblin G, Svärdsudd KF. Signs of genital prolapse in a Swedish population of women 20 to 59 years of age and possible related factors. Am J Obstet Gynecol. 1999;180(2-1):299-305.
7. Wakavaiachi WM, Sartori MG, Girão MJ, et al. Prolapso de cúpula pós-histerectomia. Rev Bras Ginecol Obstet. 1995;6:52-4.
8. Sartori JP, Sartori MG, Girão MJ, et al. Queixas urinárias segundo o grau de prolapso uterino. Anais do "IV Congresso Latinoamericano de Uroginecologia y Cirurgía Vaginal", Vitória, Espírito Santo, Brasil, 1995:9.
9. Sartori MG, Gonçalves WJ, Simões RD, et al. Histerectomia vaginal: complicações pós-operatórias. In: 45º Congresso Brasileiro de Ginecologia e Obstetrícia, Salvador, 1993:182.
10. de Lima AO, Valente CA. Rectus fascia colpopexy for complete prolapse of the vaginal vault after hysterectomy. Int Surg. 1987;72(2):119-23.
11. Synder TE, Krants KE. Abdominal-retroperitoneal sacral colpopexy for the correction of vaginal prolapse. Obstet Gynecol. 1991;77(6):944-9.
12. Culligan PJ, Murphy M, Blackwell L, Hammons G, Graham C, Heit MH. Long-term success of abdominal sacral colpopexy using synthetic mesh. Am J Obstet Gynecol. 2002;187(6):1473-97.
13. Towers GD. The pathophysiology of pelvic organ prolapse. J Pelvic Medicine & Surgery. 2004;10(3):109-22.
14. Adams EJ, Thomson AJ, Maher C, Hagen S. Mechanical devices for pelvic organ prolapse in women. Cochrane Database Syst Rev. 2004;(2):CD004010.
15. Maher C, Feiner B, Baessler K, Adams EJ, Hagen S, Glazener CM. Surgical management of pelvic organ prolapse in women. Cochrane Database Syst Rev. 2010;(4):CD004014.
16. Thakar R, Stanton S. Management of genital prolapse. BMJ. 2002;324(7348):1258-62.
17. Hewson AD. Transvaginal sacrospinous colpopexy for posthysterectomy vault prolapse. Aust NZJ Obstet Gynecol. 1998;38(3):318-24.
18. Sze EH, Karram MM. Transvaginal repair of vault prolapse: a review. Obstet Gynecol. 1997;89(3):466-75.
19. Burnett Is. Anatomy. In: Jones HW, Wentz AC, Burnett LS. (Eds.). Novak's textbook gynecology, 11. ed. Baltimore: Williams & Wilkins, 1998:40-67.
20. Shull BL, Capen CV, Riggs MW, Kuehl TJ. Preoperative and postoperative analysis of site-specific pelvic support defects in 81 women treated with sacrospinous ligament suspension and pelvic reconstruction. Am J Obstet Gynecol. 1992;166(6-1):1764-71.
21. Moore RD. Management of Vaginal Vault Prolapse: Surgical options – posterior intravaginal slingplasty: a new technique for apical prolapse. A Supplement to OBG Management, July 2004;1:1-5.
22. Addison WA, Bump RC, Cundiff GW, Harris RL. Sacral colpopexy is the preferred treatment for vaginal vault prolapse in selected patients. J Gynecol Tech. 1996;2:69-74.
23. Pohl JF, Frattarelli LJ. Bilateral transvaginal sacrospinous colpopexy: premilinary experience. Am J Obstet Gynecol. 1997;177(6):1356-61.
24. DeLancey JO. Anatomic aspects of vaginal eversion after hysterectomy. Am J Obstet Gynecol. 1992;166(6-1):171728.
25. Iglesia C, Fenner D, Brubaker L. The use of mesh in gynecologic surgery. Int Urogynecol J Pelvic Floor Dysfunct. 1997;8(2):105-15.
26. Timmons MC, Addison WA. Mesh erosion after abdominal sacral colpopexy. J Pelvic Surg. 1997;1:75-80.
27. Simões PM, Giraldo PC, França ST, Bedone AJ, Souza GA. Correção cirúrgica do prolapso de cúpula vaginal pós histerectomia: análise retrospectiva. Rev Bras Ginecol Obstet. 1992;14(5):220-3.

28. Olsen AL, Smith VJ, Bergstrom JO, Colling JC, Clark AL. Epidemiology of surgically managed pelvic organ prolapse and urinary incontinence. Obstet Gynecol. 1997;89(4):501.
29. Elkadry EA, Kenton KS, FitzGerald MP, Shott S, Brubaker L. Patient-selected goals: a new perspective onsurgical outcome. Am J Obstet Gynecol. 2003;189(6):1551.
30. Maher C, Feiner B, Baessler K, Schmid C. Surgical management of pelvic organ prolapse in women. Cochrane Database Syst Rev. 2013(4):CD004014.
31. Larouche M, Belzile E, Geoffrion R. Surgical Management of symptomatic apical pelvic organ prolapse: a sistematic review and meta-analysis. Obstet Gynecol. 2021;137:1061.
32. Beer M, Kuhn A. Surgical techniques for vault prolapse: a review of the literature. Eur J Obstet Gynecol Reprod Biol. 2005:119-144.
33. J Eric Jelovsek, MD, MMed, MSDS, FACOG. Literature review – last updated. 2023.

Capítulo 52

Infecção do Trato Urinário

Jorge Milhem Haddad
Juliana Ribeiro da Silva
Aparecida Maria Pacetta
Edmund Chada Baracat

Introdução

"Infecção do trato urinário" (ITU) é um termo geral que indica invasão do sistema urinário, previamente estéril, por bactérias.[1] Alguns autores também consideram ITU as infecções por fungos ou vírus.[2,3] Quando há crescimento de 10^5 colônias/mL ou mais em cultura de urina, há bacteriúria significativa, tratando-se, portanto, de uma verdadeira infecção urinária. No entanto, quando há crescimento de número inferior de bactérias, trata-se de bacteriúria não significativa, com alta possibilidade de essas bactérias serem apenas contaminantes.[4]

As ITU estão entre as doenças infecciosas bacterianas mais comumente encontradas na prática clínica e são causadas por agentes de morbidade significante, gerando altos gastos em seu tratamento.[5] Mais de 50% das mulheres terão pelo menos uma infecção do trato urinário ao longo da vida, dos quais 24% terão um novo episódio em um intervalo de 6 meses após a infecção. Dois por cento a 5% dessas mulheres desenvolverão infecção urinária de repetição.[6,7]

Conceitos

» **Infecção do trato urinário inferior:** colonização bacteriana da bexiga e/ou uretra acompanhada de resposta inflamatória.

» **Bacteriúria assintomática:** presença de uma ou mais espécies de bactérias em quantidade significativa ($\geq 10^5$ unidades formadoras de colônias unidades – UFC/mL em uma amostra de urina de jato médio ou $\geq 10^2$ UFC/mL em uma amostra cateterizada), independentemente da presença de piúria, na ausência de sinais ou sintomas de ITU.[8]

» **Recidiva:** infecção que retorna em até 2 semanas após o tratamento e é causada pelo mesmo agente etiológico.

» **Reinfecção:** novo episódio de infecção urinária causado por um agente diferente do episódio anterior e em um prazo superior a 2 semanas do término do tratamento.

» **Persistência:** manutenção da infecção após o tratamento.

» **Recorrência:** dois ou mais episódios de infecção comprovados no período de 6 meses ou três ou mais episódios de infecção comprovados no período de 1 ano. Mais de 80% das recorrências são por reinfecção.[9]

Agentes bacterianos e rota de entrada dos micro-organismos

As ITU são causadas, em geral, por bactérias Gram-negativas aeróbias presentes na flora intestinal. Existem três rotas potenciais para os micro-organismos atingirem os rins: difusão linfática, hematogênica e ascendente, sendo essa última responsável por 95% das ITU.[10-12] A *Escherichia coli* é responsável por 90% das ITU em pacientes em tratamento ambulatorial e em 30% a 50% das pacientes internadas.[5] Outras bactérias Gram-negativas mais frequentes são: *Klebsiella pneumoniae*; *Enterobacter aerogenes*; *Proteus mirabilis*; *Pseudomonas aeruginosa*; *Acinetobacter species*; *Serratia marcences*; *Providencia stuartii* e *Providencia rettgeri*. As Gram-positivas são os estafilococos, como o *Staphylococcus aureus* e o *Staphylococcus saprophyticus* plasmacoagulase-negativo, *Enterococcus* sp. e *Corynebacterium urealyticum*.[12]

Estudo que analisou uroculturas das pacientes atendidas no Hospital das Clínicas da Faculdade de Medicina da Universidade de São Paulo (HCFMUSP), de 2007 a 2012, por ITU não complicadas, a incidência da *E.coli* variou de 71,2% a 87,6% entre os grupos.[13]

Epidemiologia

A maior parte das ITU não complicadas incide nas mulheres em idade reprodutiva e sexualmente ativas; uma parcela menor de casos ocorre em gestantes e mulheres idosas.[14] São cerca de dez vezes mais frequentes nas mulheres que em homens. A maior suscetibilidade das mulheres está associada às condições anatômicas: uretra mais curta e maior proximidade do ânus. (D)[15] Cerca de 30% a 40% das ITU apresentarão recorrência em até 6 meses após o episódio inicial, pelo mesmo tipo de bactéria ou por uma bactéria diferente da que causou a infecção inicial. Embora a incidência de infecção do trato urinário tenha se mantido constante na última década, houve mudança relevante nos padrões de resistência bacteriana e no tratamento recomendado.

Diagnóstico

O diagnóstico clínico por meio da anamnese e do exame físico apresenta acurácia satisfatória para os casos de cistite aguda, e o padrão-ouro é a presença de urocultura positiva.

Os sintomas mais habituais são disúria, aumento da frequência urinária, urgência urinária, hematúria e dor suprapúbica. Em mulheres com um ou mais dos sintomas, a probabilidade do diagnóstico de ITU é de 50%. Quando não há vaginite associada, e a disúria e a polaciúria estão presentes, a probabilidade do diagnóstico é de 90%. (D)[16] A presença de febre, sensibilidade ou dor em região lombar (sinal de Giordano) indica o comprometimento do trato urinário superior. (D)[14]

Estudos mostram que a realização da análise urinária (urocultura, tiras reagentes, urina tipo 1) pacientes com quadro de ITU não complicada é dispensável pela da natureza previsível das bactérias causadoras, e por ter papel mínimo no aumento da acurácia desse diagnóstico. (D)[16-17]

A presença de piúria – mais de dez leucócitos por campo em urina centrifugada ou cinco por campo em material não centrifugado – não é suficiente para o diagnóstico de ITU, pois há piúrias estéreis, especialmente de origem vaginal, sendo um achado pouco específico. O teste de nitrito positivo, em urina matutina, feito em exame de urina com tiras reativas para uroanálise, é altamente específico. Hematúria microscópica é um achado comum em infecções urinárias, podendo estar presente em 40% a 60% dos pacientes com ITU, mas a presença de proteinúria é rara. (D)[1,14]

A cultura de urina com antibiograma deve ser realizada em gestantes com quadro de infecção urinária, na suspeita clínica de pielonefrite, em casos de infecções recorrentes, na falha do tratamento inicial instituído (ausência de melhora clínica após 48 horas de tratamento) e em casos de sintomas atípicos para a cisite aguda.[8] Tem sensibilidade de 50% (se positiva para > 10^5 colônias/mL). A sensibilidade aumenta para mais de 90% se o limiar for 10^2 colônias/mL. (D)[18]

A amostra de urina a ser cultivada deve ser coletada do meio do jato de micção (jato médio), após limpeza da genitália externa com água ou solução fisiológica, em tubo estéril e cultivada prontamente, no máximo em 2 horas após a coleta.

Tratamento

Considerações clínicas

O tratamento de uma infecção urinária com sintomas clássicos, em mulheres não gestantes, não exige que se realize cultura de urina. A escolha da terapia antimicrobiana deve ser orientada pelo espectro e pelos padrões locais de suscetibilidade dos patógenos, tolerabilidade e efeitos adversos, risco de resistência bacteriana, custos e disponibilidade local.[8]

No caso de cistite bacteriana aguda não complicada em mulheres, incluindo aquelas com 65 anos ou mais, recomenda-se preferencialmente tratamento antimicrobiano com duração curta (de dose única a 5 dias). (A)[8,19]

O estudo ARESC avaliou a etiologia e o perfil de suscetibilidade das bactérias relacionadas às infecções urinárias em mulheres, no Brasil e em nove países europeus, entre 2003 e 2006.[20] Nele, a fosfomicina trometamol e a nitrofurantoína foram os medicamentos mais ativos contra as bactérias isoladas nas mulheres com cistite. Para a *E.coli*, a suscetibilidade foi maior do que 90% para ambos os antibióticos – 97% e 94,3%, respectivamente. As maiores taxas de resistência foram para a ampicilina e para o sulfametoxazol-trimetropima (TMP-SMX).

A nitrofurantoína é ativa contra *E. coli, Enterococcus* spp., *S. aureus, S. sap-rophyticus e Strep B* (S. agalactiae), enquanto *Proteus* spp. e *Pseudomonas* spp. são intrinsecamente resistentes a esse antibiótico. A fosfomicina trometamol é ativa contra *E. coli* (incluindo cepas produtoras de ESBL), *Enterococcus* spp., *S. aureus* e *S. epidermidis*. Os estudos de suscetibilidade apresentam dados que mostram atividade limitada da fosfomicina contra *S. saprophyticus*.[21,22]

Tratamento antimicrobiano

A recomendação para o tratamento de infecção urinária não complicada em mulheres não gestantes é a fosfomicina trometamol por via oral, 3 g em dose única, ou a nitrofurantoína por via oral, 100 mg a cada 6 horas por 5 dias. As alternativas envolvem o uso de cefalosporinas de 2ª geração, como a cefuroxima, e a amoxicilina com clavulanato.[8,23]

As fluoroquinolonas não são recomendadas como 1ª linha de tratamento da ITU não complicada, mundialmente. Há redução da susceptibilidade e aumento da resistência dos uropatógenos com o uso indiscriminado das fluroquinolonas, além de efeitos colaterais como tendinite, fraqueza muscular, neuropatia periférica e distúrbios de glicemia.[23,24]

A Tabela 52.1 resume os possíveis tratamentos em pacientes com ITU não complicada.

A cistite aguda complicada por obstrução, estase do fluxo urinário ou diminuição do sistema imunitário e a pielonefrite devem ser tratadas por 10 a 14 dias em regime hospitalar e/ou ambulatorial e, nesses casos, as fluoroquinolonas e as cefalosporinas de 3ª geração são opções terapêuticas. Deve-se sempre coletar a cultura de urina preferencialmente antes do início da terapia antimicrobiana e guiar o tratamento após o seu resultado.[12,23]

Tabela 52.1 – **Regimes de tratamento para cistite bacteriana aguda não complicada**

Drogas	Dose (mg)	Frequência	Duração (dias)	Gravidez categoria
Nitrofurantoína	100	4 vezes/dia	5	B
Fosfomicina	3.000 (3 g)	Diário	1	B
Cefuroxima	250	2 vezes/dia	7	C
Amoxicilina-clavulanato	500 a 125	3 vezes/dia	7	B
Sulfametoxazol-trimetoprim*	160/800	2 vezes/dia	3	C

*se a resistência local à *E coli* for < 20%

Fonte: Adaptada de Beeson PM, 1955

Seguimento

Em caso de melhora clínica e ausência de sintomas, não há indicação de coleta de urocultura após término do tratamento da ITU não complicada, exceto em gestantes. (A)[8,15]

Em caso de recorrência, deve-se realizar a cultura de urina com antibiograma e considerar medidas de profilaxia, comportamentais e/ou farmacológicas para a ITU de repetição.

As medidas comportamentais consistem em ingestão abundante de líquidos, esvaziamento adequado da bexiga, micção após o coito e suspensão do uso de espermicida. Além disso, deve-se avaliar o meio ambiente vaginal e, se na menopausa, estrogenioterapia local para aumentar bacilos de Doderlein e diminuir colonização de *E. coli*.

Profilaxias

Quando a infecção urinária é recorrente, além do tratamento do episódio agudo, instituem-se medidas para a sua profilaxia. Os fatores de risco relacionados à ITU recorrente na pré-menopausa são a frequência das relações sexuais, novos parceiros sexuais, uso de espermicida, uso de diafragma, além de história materna de ITU recorrente e antecedente de ITU na infância. Na pós-menopausa, entram fatores como o hipoestrogenismo vaginal, presença de prolapso de parede vaginal anterior, incontinência urinária e presença de um volume pós-miccional aumentado.[19] As profilaxias comportamentais envolvem, portanto, higiene com ducha externa ou usar o papel higiênico da vagina em direção à região anal, limpar depois de usar o banheiro, aumento da ingesta hídrica, não postergar a micção, evitar duchas intravaginais e a troca de métodos contraceptivos quando do uso de diafragma e/ou espermicidas.[19]

Profilaxia antimicrobiana

A profilaxia antimicrobiana para a infecção urinária recorrente demonstrou-se mais eficaz quando comparada a placebo ou a nenhum tratamento (RR 0,15 – IC 95% 0,08 a 0,28),[25] tendo seu papel destacado tanto no *guideline* europeu (2023) como no norte-americano (2022) de infecção urinária de repetição.[19,26] A escolha do antibiótico deve se basear no perfil de resistência local, nas uroculturas prévias da paciente, nos efeitos adversos e nos custos locais. Não há diferença significativa entre a eficácia em prevenir episódios de ITU dos antibióticos usados para essa finalidade, sendo eles: nitrofurantoína; fosfomicina sulfametoxazol-trimetropim e cefaclor (cefalosporina de 2ª geração).[26] Assim como para o tratamento da cistite aguda, o uso de quinolonas não é recomendado como primeira opção para a profilaxia antimicrobiana da ITU recorrente.

A duração da antibioticoprofilaxia varia de 6 a 12 meses e, após sua suspensão, existe uma tendência de ressurgimento dos episódios na frequência prévia à profilaxia, principalmente nas pacientes que apresentavam três ou mais infecções urinárias ao ano.[19]

Há três modos de se instituir a profilaxia antimicrobiana: uso contínuo, uso associado à relação sexual e o autotratamento intermitente.

O uso contínuo envolve doses diárias para a nitrofurantoína (100 mg), sulfametoxazol-trimetropim (40/200 mg) e cefalexina (250 mg) e uma dose a cada 10 dias para a fosfomicina (3 g).[8,23,26] O uso pós-coito pode ser uma estratégia quando há correlação entre as relações sexuais e os episódios de ITU, frequentemente após 24 a 48 horas da relação sexual. O uso da profilaxia pós-coito reduz os efeitos colaterais e demonstrou-se eficaz para esse perfil de paciente. As doses preconizadas são semelhantes às de uso contínuo. O autotratamento intermitente destina-se às pacientes com infecções recorrentes bem documentadas e que são bem orientadas quanto aos sintomas para iniciarem o tratamento empírico. Deve-se reforçar a coleta da urocultura antes do início do autotratamento (por se tratar de infecção recorrente) e procurar o serviço de Saúde em caso de ausência de melhora após as primeiras 48 horas. A escolha do antibiótico segue as mesmas opções do tratamento da cistite aguda não complicada.[23]

Cranberry

A preocupação com o aumento da resistência bacteriana aos antibióticos tem motivado a procura de novas alternativas às profilaxias antimicrobianas. O *cranberry* é uma das modalidades mais estudadas para essa finalidade. O efeito de proteção é dado pelas suas propriedades antiadesivas, por conter compostos (proantocianidinas) que inibem a adesão das bactérias ao urotélio. (D)[27] Estudos usaram o *cranberry* com formulações diversas, em forma de sucos, composições e comprimidos, e em doses diárias variáveis.

Revisão sistemática e metanálise da Cochrane (2012) não demonstrou diferença significativa entre o uso de *cranberry*, água, placebo ou nenhum tratamento na diminuição da ocorrência de ITU em mulheres com e sem diagnóstico de ITU recorrente.[28] Alguns estudos randomizados apresentaram resultados favoráveis ao uso de *cranberry* quando comparados aos do placebo, porém com doses diárias variáveis e vieses consideráveis nos estudos.[29-31] Apesar das evidências variáveis e da falta de consenso sobre dose e apresentação do *cranberry* no uso como profilaxia para a ITU recorrente, alguns *guidelines* consideram seu uso válido pelo baixo risco de efeitos colaterais, ressaltando-se a orientação à paciente quanto aos baixos níveis de evidência acerca de sua eficácia.[19,26]

Imunoterapia

Os extratos imunoestimulantes de bactérias ativam a imunidade humoral e celular. Atuam pela ativação de células dendríticas derivadas de monócitos e do tecido linfoide associado à mucosa (MALT). (D)[32] Entre os extratos, destaca-se um liofilizado de 18 cepas de *E. coli* (OM-89, Urovaxom®). As cepas são lisadas, liberando antígenos que são purificados e filtrados. Em seguida, são liofilizados (desidratados) e concentrados em uma cápsula.

Três ensaios clínicos em pacientes imunocompetentes utilizaram uma cápsula por dia de Uro-Vaxom® por 90 dias, observando-se menor ocorrência de ITU quando comparado ao placebo, durante o período de estudo.[33-35] Em 2005, em estudo multicêntrico, randomizado placebo-controlado, Bauer *et al*. avaliaram o tratamento dessa droga com um período de reforço, do mês 6 ao mês 9 (1 cápsula/dia durante 10 dias/mês), com novo seguimento de 3 meses.(A)[36] Constataram diminuição significativa do número de episódios de ITU de 34% do grupo ativo em relação ao placebo 12 meses após o início da terapêutica. (A)[36] O perfil de segurança do lisado de *E. coli* foi boa e consistente com o relatado em estudos anteriores. (A)[33]

Revisões sistemáticas e metanálises subsequentes ao estudo de Bauer *et al.* favorecem o uso do Uro-Vaxom®.[37-39] Em todos, destacam-se o curto tempo de seguimento após o tratamento e a necessidade de mais estudos a fim de se obter o esquema de tratamento ideal e de se estabelecer o tempo de eficácia dessa modalidade de profilaxia. Por esses motivos, nos principais consensos mundiais há divergência de condutas em relação ao uso do OM-89. Enquanto a Associação Europeia de Urologia (EAU)[19] e a Federação Brasileira de Associações de Ginecologia e Obstetrícia (Febrasgo)[23] o recomendam como possibilidade, a Associação Norte-Americana de Urologia (AUA) não recomenda essa modalidade.[26]

Estrogênio vaginal

O uso do estrogênio vaginal reduz a ocorrência da infecção urinária de repetição e é opção de profilaxia não antimicrobiana para as mulheres na pós-menopausa (RR0.42; IC 95% 0,30 a 0,59). Há estímulo da proliferação de lactobacilos no epitélio vaginal, diminuição do pH e controle da colonização dos uropatógenos.[40] Em virtude de sua farmacocinética, a administração vaginal de promestrieno não tem efeitos colaterais sistêmicos e não requer associação com progesterona para proteção endometrial.[41]

No Brasil, há o estriol em creme (1 mg/g) e o promestrieno em creme (10 mg/g) ou em óvulos vaginais (10 mg). O tratamento com estriol inicia-se com uma aplicação/dia por 14 dias, seguida de manutenção com o uso de 2 vezes/semana. Para o promestrieno, a dose diária inicial preconizada é de 20 dias consecutivos, seguida da manutenção de 2 vezes/semana.[8]

Situações especiais

Cateterismo vesical

A infecção urinária associada à cateterização vesical é aquela que ocorre em paciente com uso de catéter vesical ou que o utilizou em um intervalo de até 48 horas. Em revisão sistemática e metanálise, a incidência da infecção urinária em pacientes cateterizadas foi de 13,79 para cada mil pacientes hospitalizadas.[42] A suspeita clínica da ITU relacionada à cateterização vesical envolve sintomas sistêmicos como febre, alteração do estado mental, desconforto pélvico e hematúria aguda nas pacientes que tiveram a sonda removida nas últimas 48 horas, os sintomas clássicos de ITU (disúria, polaciúria, urgência miccional) podem estar presentes. A presença de bacteriúria assintomática nessas pacientes é comum; não é recomendada a realização de culturas urinárias de rotina em pacientes assintomáticas, nem o tratamento de bacteriúria assintomática nessas pacientes. Além disso, a presença de leucocitúria e alterações do aspecto e do odor da urina não devem ser suficientes para a instituição de tratamento.[19]

A infecção urinária nessas pacientes é definida pelo crescimento microbiano $> 10^3$ UFC/mL de uma ou mais espécies de bactérias em amostra única da urina cateterizada, ou em jato médio de paciente cujo catéter foi removido nas últimas 48 horas. Deve-se sempre coletar urocultura para guiar o tratamento do caso e trocar ou remover a sonda vesical no início do tratamento.

O uso de profilaxia antimicrobiana em pacientes cateterizadas ou que realizam cateterismo vesical de modo intermitente contribui para o desenvolvimento de resistência antimicrobiana e não é preconizada rotineiramente.[19] Medida que pode contribuir para redução da incidência das ITU relacionadas ao uso do catéter vesical é o uso de sondas hidrofílicas.[43]

Bacteriúria assintomática

A bacteriúria assintomática deve ser tratada em gestantes e em pacientes que serão submetidas a procedimentos urológicos que avançam pelo sistema urinário, principalmente nos procedimentos endoscópicos urológicos que abordam a mucosa (A).[19] Tratar bacteriúria assintomática na gravidez diminui o risco de pielonefrite aguda no 3º trimestre (A).[19] Pacientes com diabetes bem-controlado, mulheres na pré e na pós-menopausa sem fatores de risco, pacientes institucionalizadas, pacientes em uso de catéter vesical intermitente ou de demora e pacientes que apresentam quadro de infecção urinária de repetição não se beneficiam com a identificação e/ou o tratamento da bacteriúria assintomática. Para esse último grupo, inclusive, o tratamento da bacteriúria assintomática aumenta o risco subsequente de episódio de ITU, quando comparado ao grupo não tratado (RR 0,28, 95% IC 0,21 a 0,38).[44]

Novos estudos relevantes

O direcionamento das novas pesquisas a respeito das infecções urinárias foca na fisiopatologia e no desafio do diagnóstico frente a diferenciais como a síndrome da bexiga hiperativa. O uso de biomarcadores, como dosagem de interleucina (IL) 6 e IL-8 na urina, foi aventado como possibilidade de se relacionar com maior acurácia a análise urinária para o diagnóstico de ITU, podendo refletir na avaliação mais precisa da resposta do hospedeiro à infecção.[45]

Na mesma direção, o refinamento do emprego da tecnologia molecular na análise urinária contribui para melhor compreensão do microbioma do trato urinário e da interação entre esses agentes e o hospedeiro. As principais técnicas estudadas são a reação em cadeia de polimerase (PCR) e o sequenciamento de nova geração (NGS).[46-48] Ambas as técnicas também estão sendo correlacionadas a culturas urinárias e sintomatologia, porém ainda faltam evidências robustas para que sejam incorporadas nas diretrizes mundiais, com preocupação acerca de emprego de antimicrobianos em excesso no caso de testes positivos.

Para a profilaxia da infecção urinária de repetição, destaca-se o desenvolvimento de novas imunoprofilaxias, cujos resultados são promissores. Entre elas, a MV-140, uma vacina sublingual,[49-51] e a SolcoUrovac® e a StroVac®, vacinas compostas por dez tipos de bactérias inativadas: seis de *Escherichia coli* e uma de *Proteus mirabilis, Morganella morganii, Klebsiella pneumoniae* e *Enterococcus faecalis*.[52] A primeira é um supositório vaginal, e a segunda, por via intramuscular. Nenhuma delas, até o momento, está disponível no Brasil.

Recomendação

Na Divisão de Ginecologia do Hospital das Clínicas da Faculdade de Medicina da Universidade de São Paulo (HCFMUSP), recomenda-se o tratamento da infecção do trato urinário baixo (Algoritmo 52.1).

Algoritmo 52.1 – Tratamento da infecção do trato urinário baixo

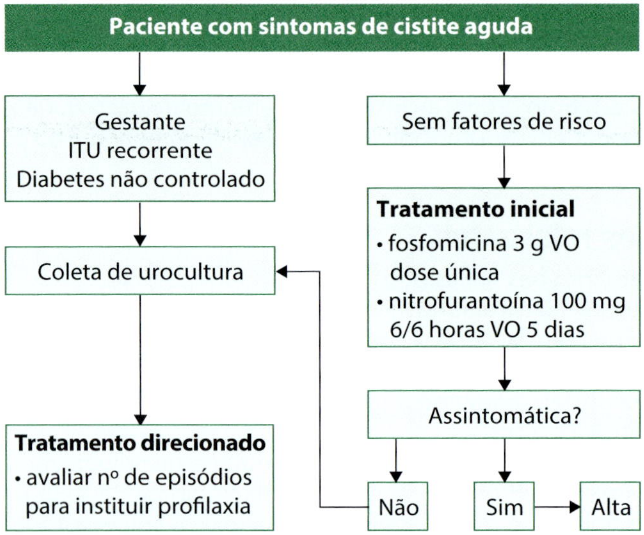

ITU: Infecção do trato urinário; VO: Via oral

Fonte: Desenvolvido pela autoria

Referências bibliográficas

1. Kunin CM. Urinary tract infections and pyelonephritis. In: Cecil Textbook of Medicine, 21. ed. Edited by Golsman L, Bennett JC. Philadelphia: WB Saunders Co. 2000:613-7.
2. Goldberg PK, Kozinn PJ, Wise GJ, Nouri N, Brooks RB. Incidence and significance of candiduria. JAMA. 1979;241(6):582-4.
3. Mufson MA, Belshe RB. A review of adenoviruses in the etiology of acute hemorrhagic cystitis. J Urol. 1976;115(2):191-4.
4. Kass EH. Chemotherapeutic and antibiotic drugs in the management of infectious of the urinary tract. Am J Med. 1955;18(5):764-81.
5. Ejrnæs K. Bacterial characteristics of importance for recurrent urinary tract infections caused by Escherichia coli. Dan Med Bull. 2011;28(4):B4187.
6. Foxman B. The epidemiology of urinary tract infection. Nat Rev Urol. 2010;7:653-60.
7. Nicolle LE. Update in adult urinary tract infection. Curr Infect Dis Rep. 2011;13:552-60.
8. de Rossi P, Cimerman S, Truzzi JC, Cunha CAD, Mattar R, Martino MDV, et al. Joint report of SBI (Brazilian Society of Infectious Diseases), FEBRASGO (Brazilian Federation of Gynecology and Obstetrics Associations), SBU (Brazilian Society of Urology) and SBPC/ML (Brazilian Society of Clinical Pathology/Laboratory Medicine): recommendations for the clinical management of lower urinary tract infections in pregnant and non-pregnant women. Braz J Infect Dis. 2020;24(2):110-9.
9. Stamey TA, Timothy M, Millar M, Mihara G. Recurrent urinary tract infections in adult women. Calif Med. 1971;115(1):1-19.

10. Beeson PM. Factors in the pathogenesis of pyelonephritis. Yale J Biol Med. 1955;28(2):81-104.
11. De Navasquez S. Experimental pyelonephritis in the rabbit produced by staphylococcal infection. J Pathol Bacteriol. 1950;62(3):429-36.
12. Tolkoff-Rubin NE, Cotran RS, Rubin RH. Urinary tract infection, pyelonephritis, and reflux nephropathy. In: Brenner & Rector's The Kidney. 6. ed. edited by Brenner BM, Philadelphia: WB Saunders. 2000:1449-506.
13. Hisano M, Bruschini H, Nicodemo AC, Srougi M. Uncomplicated urinary tract infections in women in a Sao Paulo quaternary care hospital: bacterial spectrum and susceptibility patterns. Antibiotics (Basel). 2014;3:98-108.
14. Mehnert-Kay SA. Diagnosis and management of uncomplicated urinary tract infections. Am Fam Physician. 2005;72(3):451-6.
15. Lopes HV, Tavares W. Diagnóstico das infecções do trato urinário. Rev Assoc Med Bras. 2005;51(6):306-8.
16. Bent S, Nallamothu BK, Simel DL, Fihn SD, Saint S. Does this woman have an acute uncomplicated urinary tract infection? JAMA. 2002;287:2701-10.
17. Stamm WE, Norrby SR. Urinary tract infections: disease panorama and challenges. J Infect Dis. 2001;183(1):S1-4.
18. Faro S, Fenner DE. Urinary tract infections. Clin Obstet Gynecol. 1998;41(3):744-54.
19. EAU Guidelines. Edn. presented at the EAU Annual Congress Milan, Italy 2023. ISBN 978-94-92671-19-6. [2024 Abr. 10]. Disponível em: https://uroweb.org/eau-guidelines/citing-usage-republication.
20. Naber KG, Schito G, Botto H, Palou J, Mazzei T. Surveillance study in Europe and Brazil on clinical aspects and antimicrobial resistance epidemiology in females with cystitis (ARESC): implications for empiric therapy. Eur Urol. 2008;54:1164-75.
21. Zhanel GG, Zhanel MA, Karlowsky JA. Intravenous fosfomycin: an assessment of its potential for use in the treatment of systemic infections in Canada. Can J Infect Dis Med Microbiol. 2018;2018:8912039.
22. Falagas ME, Vouloumanou EK, Samonis G, Vardakas KZ. Fosfomycin. Clin Microbiol Rev. 2016;29:321-47.
23. Haddad JM, Fernandes DA. Infecção do trato urinário. São Paulo, Federação Brasileira das Associações de Ginecologia e Obstetrícia (FEBRASGO); 2018 (Protocolo FEBRASGO – Ginecologia, no. 63/Comissão Nacional Especializada em Uroginecologia e Cirurgia Vaginal).
24. FDA updates warnings for fluoroquinolone antibiotics. [2024 Abr. 10]. Disponível em: https://www.fda.gov/drugs/fda-drug-safety-podcasts/fda-drug-safety-podcast-fda-updates-warnings-oral-and-injectable-fluoroquinolone-antibiotics-due.
25. Albert X, Huertas I, Pereiró II, Sanfélix J, Gosalbes V, Perrota C. Antibiotics for preventing recurrent urinary tract infection in nonpregnant women. Cochrane Database Syst Rev. 2004;(3):CD001209.
26. Anger JT, Bixler BR, Holmes RS, Lee UJ, Santiago-Lastra Y, Selph SS. Updates to recurrent uncomplicated urinary tract infections in women: AUA/CUA/SUFU Guideline. J Urol. 2022;208(3):536-41.
27. Zafriri D, Ofek I, Adar R, Pocino M, Sharon N. Inhibitory activity of cranberry juice on adherence of type 1 and type P fimbriated Escherichia coli to eucaryotic cells. Antimicrob Agents Chemother. 1989;33(1):92-8.
28. Jepson RG, et al. Cranberries for preventing urinary tract infections. Cochrane Database Syst Ver. 2012;10:CD001321.
29. Kontiokari T, Sundqvist K, Nuutinen M, et al. Randomised trial of cranberry-lingonberry juice and Lactobacillus GG drink for the prevention of urinary tract infections in women. BMJ. 2001;322:1571.
30. Maki KC, Kaspar KL, Khoo C, et al. Consumption of a cranberry juice beverage lowered the number of clinical urinary tract infection episodes in women with a recent history of urinary tract infection. Am J Clin Nutr. 2016;103:1434.

31. Stothers L. A randomized trial to evaluate effectiveness and cost effectiveness of naturopathic cranberry products as prophylaxis against urinary tract infection in women. Can J Urol. 2002;9:1558.
32. Naber KG, Cho YH, Matsumoto T, Schaefer AJ. Immunoactive prophylaxis of recurrent urinary tract infections: a meta-analysis. Int J Antimicrob Agents. 2009;33(2):111-9.
33. Tammen H. Immunobiotherapy with Uro-Vaxom in recurrent urinary tract infection. The German Urinary Tract Infection Study Group. Br J Urol. 1990;65(1):6-9.
34. Pisani E, Palla R, Bono AV. Double-blind randomised clinical study of OM-8930 vs placebo in patients suffering from recurrent urinary tract infections. Geneva, Switzerland: OM Pharma, 1992.
35. Schulman CC, Corbusier A, Michiels H, Taenzer HJ. Oral immunotherapy of recurrent urinary tract infections: a double-blind placebo-controlled multicenter study. J Urol. 1993;150(3):917-21.
36. Bauer HW, Alloussi S, Egger G, Blümlein HM, Cozma G, Schulman CC, et al. A long-term, multicenter, double-blind study of an Escherichia coli extract (OM-89) in female recurrent urinary tract infections. Eur Urol. 2005;47(4):542-8.
37. Beerepoot MAJ, et al. Nonantibiotic prophylaxis for recurrent urinary tract infections: A systematic review and meta-analysis of randomized controlled trials. J Urol. 2013;190:1981.
38. Aziminia N, et al. Vaccines for the prevention of recurrent urinary tract infections: a systematic review. BJU Int. 2019;123:753.
39. Prattley S, et al. Role of vaccines for recurrent urinary tract infections: a systematic review. Eur Urol Focus. 2020;6:593.
40. Chen YY, et al. Estrogen for the prevention of recurrent urinary tract infections in postmenopausal women: a meta-analysis of randomized controlled trials. Int Urogynecol J. 2021;32:17.
41. Pompei LM, Machado RB, Wende COM, Fernandes CE. Consenso Brasileiro de Terapêutica Hormonal da Menopausa – Associação Brasileira de Climatério (SOBRAC). São Paulo: Leitura Médica. 2018:49-52.
42. Li F, et al. Risk factors for catheter-associated urinary tract infection among hospitalized patients: a systematic review and meta-analysis of observational studies. J Adv Nurs. 2019;75:517.
43. Rognoni C, et al. Intermittent catheterisation with hydrophilic and non-hydrophilic urinary catheters: systematic literature review and meta-analyses. BMC Urol. 2017;17:1.
44. Cai T, et al. The role of asymptomatic bacteriuria in young women with recurrent urinary tract infections: to treat or not to treat? Clin Infect Dis. 2012;55:771.
45. Averbeck MA, Rantell A, Ford A, et al. Current controversies in urinary tract infections: ICI-RS 2017. Neurourol Urodynam. 2018;37:586.
46. van der Zee A, Roorda L, Bosman G, et al. Molecular diagnosis of urinary tract infections by semi-quantitative detection of uropathogens in a routine clinical hospital setting. PLoS One 2016;11:e0150755.
47. Heytens S, De Sutter A, Coorevits L, et al. Women with symptoms of a urinary tract infection but a negative urine culture: PCR-based quantification of Escherichia coli suggests infection in most cases. Clin Microbiol Infect. 2017;23:647.
48. McDonald M, Kameh D, Johnson ME, et al. A head-to-head comparative phase II study of standard urine culture and sensitivity versus DNA next-generation sequencing testing for urinary tract infections. Rev Urol. 2017;19:213.
49. Nickel JC, Doiron RC. An effective sublingual vaccine, MV140, safely reduces risk of recurrent urinary tract infection in women. Pathogens. 2023;12(3):359.
50. Nickel JC, et al. Could sublingual vaccination be a viable option for the prevention of recurrent urinary tract infection in Canada? A systematic review of the current literature and plans for the future. Can Urol Assoc J. 2020;14:281.
51. Lorenzo-Gómez MF, et al. Sublingual MV140 for Prevention of recurrent urinary tract infections. NEJM Evidence. 2022;1:EVIDoa2100018.
52. Nestler S, et al. Efficacy of vaccination with StroVac for recurrent urinary tract infections in women: a comparative single-centre study. Int Urol Nephrol. 2021;53:2267.

Capítulo 53

Síndrome da Bexiga Dolorosa

Juliana Ribeiro da Silva
Priscila Katsumi Matsuoka Locali
Jorge Milhem Haddad

Introdução

A síndrome da bexiga dolorosa (SBD) é um transtorno desafiador e abrangente do trato urinário, compondo parte das condições relacionadas à dor pélvica crônica. Em recente levantamento das diretrizes mundiais acerca dessa condição, evidenciou-se a falta de consenso para o diagnóstico e o tratamento da SBD.[1] Apesar disso, podemos defini-la como a sensação desagradável suprapúbica (desconforto, dor, pressão) relacionada ao enchimento vesical,[2] associados a urgência, aumento da frequência urinária e/ou noctúria, na ausência de infecções ou outras causas identificáveis.[2-6] O tempo de sintomas envolvido no diagnóstico é variável entre as últimas diretrizes: para a Associação Americana de Urologia (AUA), 6 semanas são suficientes, enquanto a Associação Europeia de Urologia (EAU) considera 6 meses de sintomatologia.[1]

O termo "cistite intersticial" (CI) tem sido reservado a casos em que há achado cistoscópico de ulcerações na parede vesical, conforme descrição original dada por Hunner, em 1914,[7] e estudos recentes propõem que a CI poderia ser um fenótipo da SBD ou, até mesmo, outra condição patológica.[8]

Histórico

A primeira descrição de uma doença que ocasionava uma CI data de 1887, em que Alexander Skene descreveu uma inflamação que destruía a mucosa vesical de modo parcial ou total e que atingia camadas musculares. Em 1914, Hunner, ginecologista do Johns Hopkins Hospital, descreveu a úlcera vesical que leva o seu nome.[7] Os estudos que se seguiram pelo mundo todo ampliaram o conhecimento a respeito da patologia: escandinavos privilegiaram a contagem de mastócitos na biópsia vesical desses pacientes;[9] os americanos, os achados endoscópicos representados pelas glomerulações, petéquias submucosas e úlceras vesicais,[10] e os britânicos, a redução da capacidade vesical verificada na cistometria.[11]

Os primeiros critérios para a CI foram estabelecidos, em 1987, pelo National Institute for Diabetes and Digestive and Kidney Diseases (NIDDK). A classificação do NIDDK provou ser voltada muito mais para a pesquisa do que para a prática clínica, visto que os aspectos dessa patologia são mais variáveis do que os critérios restritos então estabelecidos.[12,13] Seguiram-se outras classificações, como a da International Continence Society (ICS), em 2002, e a da European Society Fo the Study of IC/BPS (ESSIC), em 2006, chegando-se às características clínicas da síndrome da bexiga dolorosa em 2017 – ICS.[14]

Epidemiologia

O estudo de Oravisto, 1980, constitui um marco na SBD, então referida apenas como CI. Até o ano de 1990, era praticamente o único estudo epidemiológico consistente a respeito da CI. Com base na população de Helsinki, mostrou uma prevalência de 18,1 casos entre mulheres/100 mil habitantes. Considerando-se ambos os sexos, esse número cai para 10,6, mostrando a menor incidência no sexo masculino. A incidência de novos casos na população feminina estudada era de 1,2 para cada 100 mil pessoas.[15] Nos Estados Unidos, mais tarde, dados de Held *et al.* estimaram uma incidência de 44 mil casos/ano, além da existência de aproximadamente 450 mil casos do tipo mais grave naquele País.[16,1]

A incidência e a prevalência da SBD variam conforme os critérios diagnósticos e os métodos utilizados para o seu levantamento, e isso é reflexo das dúvidas que permanecem a respeito da etiologia e da fisiopatologia da SBD. De acordo com a última diretriz da AUA (2022),[6] os estudos que utilizaram autorrelatos para estimar a prevalência da SBD encontraram a prevalência de 500 casos/100 mil habitantes (1989), sendo de 865 casos/100 mil mulheres a prevalência na população feminina. Já ao se utilizarem questionários que englobam a sintomatologia da SBD, estima-se que de 2,7% a 6,53% da população adulta feminina dos Estados Unidos (2011)[18] apresentam sintomas compatíveis com essa síndrome.

De modo geral, há maior prevalência em mulheres, com faixa etária entre 40 e 50 anos de idade, raramente antes dos 18 anos de idade.[3,4,18] No estudo de 2011,[18] dos pacientes com SBD, 94% são brancos, a média de idade é de 40 anos e 90% são mulheres. Existe, ainda, um aumento de quatro vezes na incidência entre os judeus.[4] O Quadro 53.1 lista os fatores de risco associados à síndrome da bexiga dolorosa.

Quadro 53.1 – Fatores demográficos e de risco para a síndrome da bexiga dolorosa

Sexo feminino – proporção 9:1
Idade acima dos 18 anos e entre 40 e 50 anos
Sintomas com duração entre 3 e 4 anos
Raça caucasiana
Origem judaica
Paciente sem diabetes
Portadores da síndrome do intestino irritável
Histerectomia anterior
Alergia alimentar
Síndromes alérgicas e autoimunes

Fonte: Adaptado de Koziol JA, 1994

Chama a atenção o antecedente de histerectomia apontado como fator de risco no estudo de Koziol e Parsons[3] (44% vs. 17% no grupo-controle), sugerindo uma reflexão a respeito do questionamento dos trabalhos anteriores com índices entre 20% e 30%, os quais não seriam muito altos em relação à população geral pelo fato de, nos Estados Unidos, onde foram realizados esses estudos, em torno de um terço das mulheres estar histerectomizado aos 60 anos.[19-21] Especula-se, inclusive, que as histerectomias poderiam ter sido realizadas na tentativa de tratar uma dor pélvica, sem o diagnóstico primário da síndrome da bexiga dolorosa.

Sabe-se que pacientes com SBD apresentam cem vezes mais chances de desenvolver a síndrome do intestino irritável e 30 vezes mais chances de terem lúpus eritematoso sistêmico, havendo uma superposição dos fatores de risco para a SBD e as doenças inflamatórias intestinais.[3,15,17] Quanto ao caráter hereditário, os dados são esparsos e isolados, com descrição de casos em gêmeos monozigóticos, mãe e filha, e da maior proporção de pessoas de origem judaica em diversas séries, comparativamente ao esperado na população geral.[22]

Etiopatogenia

O principal sintoma da SBD consiste na sensibilidade vesical aumentada, que se traduz nos sintomas urinários típicos da SBD: sensação desagradável suprapúbica (desconforto, dor, pressão) relacionada ao enchimento vesical e frequentemente associados à urgência; aumento da frequência urinária; e/ou noctúria.[2] Esse desconforto melhora após o esvaziamento vesical, e vale ressaltar que a urgência em urinar se relaciona à busca pela melhora do desconforto, e não ao receio da perda urinária, como ocorre na síndrome da bexiga hiperativa (SBH).[23]

As vias de sinalização sensoriais vesicais convergem para o corno dorsal da medula espinhal, com via aferente em direção aos centros de micção dentro do sistema nervoso central (SNC). Não se sabe, ao certo, a origem das alterações sinápticas que provocam esse aumento de sensibilidade vesical. A disfunção urotelial e a alteração de sua permeabilidade são fatores bem-aceitos como parte desse estímulo, porém outros fatores como a microbiota vesical, inflamação crônica, sensibilidade cruzada com outros órgãos pélvicos e fatores psicológicos são estudados como parte da regulação dessa neuroplasticidade sensorial.[23]

Barreira urotelial

Acredita-se que um dos fatores fundamentais nos mecanismos da SBD seja a alteração epitelial, representada pela permeabilidade anormal da mucosa vesical a pequenas partículas e íons.[24-29] A barreira urotelial é mantida por *tigh juncotions*, placas hidrofóbicas de uroplaquina e camada de muco de glicosaminoglicanos (GAG). Ela impede que metabólitos tóxicos e íons entrem em contato com a camada intersticial vesical.[23,30] Os componentes relevantes da camada de GAG incluem ácido hialurônico, sulfato de heparina, sulfato de condroitina, sulfato de queratina e sulfato de dermatan. Quimicamente, o efeito protetivo é obtido pela afinidade e ligação da água com as moléculas de oxigênio no núcleo sulfatado, formando um biofilme aquoso. Essa ligação química preferencial evita a ligação com o cálcio, ureia, proteínas, hidrogênio e outros íons.[31]

Pacientes com SBD apresentam a integridade da barreira urotelial reduzida, aumentando sua permeabilidade a pequenas partículas e íons. Acredita-se que íons de potássio, ao atravessarem a barreira epitelial, têm a capacidade de despolarizar as terminações nervosas sensitivas, explicando a sintomatologia, como também o faz a degranulação dos mastócitos em um terço dos pacientes. O modelo dos íons de potássio também explicaria a presença do complexo sintomático sem o correspondente componente inflamatório local e sistêmico.[32] A integridade urotelial reduzida dá base ao teste de sensibilidade ao potássio, proposto por Parsons (1998). Nesse teste, 75% das pacientes apresentam aumento da sensibilidade vesical à instilação de solução de potássio intravesical vs. 4% no grupo-controle.[33]

Apesar dessas observações, considerações recentes foram feitas sobre se a permeabilidade da bexiga é parte da patologia subjacente da hipersensibilidade vesical em pacientes com SBD ou se é consequência de uma inflamação localizada que agrava ainda mais a condição.[23]

Além da permeabilidade da barreira urotelial, há também alterações na liberação de neurotransmissores e na expressão de receptores no urotélio, como a adenosina trifosfato (ATP), acetilcolina, óxido nítrico, prostaglandina E2, fator de crescimento neural (NGF) e neurocinina A. Essas alterações também seriam consequências de processo inflamatório crônico e da quebra da integridade dessa barreira. A liberação alterada dos mediadores uroteliais é vista, atualmente, como mecanismo no desenvolvimento da hipersnsibilidade neuronal crônica.[23]

Inflamação

Há aumentos na quantidade de mediadores pró-inflamatórios na bexiga e na urina de pacientes com SBD. Esses mediadores pró-inflamatórios, incluindo histamina, NGF e os liberados pelos mastócitos, sensibilizam diretamente os terminais nervosos aferentes. Além disso, a superexpressão de genes pró-inflamatórios, edema, granulação tecidual e aumento de macrófagos, quimiocinas, citocinas, eosinófilos, bem como células T e B, foram identificados em pacientes com a SBD.[23]

Apesar de a inflamação participar do processo de cicatrização do corpo humano, a sensibilização crônica dos aferentes vesicais pode ocorrer durante inflamação grave e/ou prolongada.[23] Sendo assim, pacientes em remissão de processos infecciosos ou inflamatórios, sem inflamação ativa, podem se apresentar com sintomas compatíveis com os da SBD.

Em 2009, Peters *et al.* constataram que mulheres com antecedente de infecção urinária na infância são significativamente mais propensas a serem diagnosticadas com a SBD na vida adulta.[34]

Mastócitos

Os mastócitos foram, de início, fortemente incriminados na etiopatogenia das alterações vistas na SBD, com os relatos dando conta de altas concentrações nas biópsias vesicais desses pacientes.[9,35] A quantidade aumentada de histamina no tecido vesical desses pacientes também foi descrita e correlacionada na SBD clássica em comparação à forma inicial,[36] teste contestado matematicamente quando o grupo-controle está representado por outras cistites crônicas.[37]

Essas células foram sugeridas como possível marcador histológico da CI, pela diferença de densidade nos espécimes vesicais quando comparadas com controles normais, doadores de órgãos e cistites crônicas. Porém, o significado da contagem de mastócitos como marcador da SBD ainda é ponto de debate. Falta uma única coloração histológica mundialmente utilizada na identificação e contagem dessas células, o que dificulta a padronização da avaliação.[38-40] Mesmo dentro do grupo que favorece a contagem de mastócitos como marcador da SBD, há desacordo quanto à localização da mastocitose: urotelial ou no músculo detrusor.[37,42-45] Além da avaliação da densidade, outro método possível de avaliação dessa célula na SBD é a centrifugação de líquido obtido a partir do lavado vesical na cistoscopia.[41]

A maior contagem de mastócitos também é encontrada em outras condições crônicas vesicais, como na SBH,[46] o que está de acordo com as considerações acerca do papel da inflamação na SBD, visto que a elevada contagem de mastócitos pode ser secundária à inflamação local. Há, também, a tentativa de se correlacionar a contagem de mastócitos com a forma ulcerativa e não ulcerativa da SBD, porém essa contagem não foi significativa na diferenciação entre esses fenótipos da SBD.[47]

Microbioma urinário

A presença de uma microbiota no trato urinário feminino é descrita desde 2012,[48-51] indo contra a concepção segundo a qual a urina é estéril. Esse achado iniciou tentativas de correlação do microbioma urinário com doenças como a SBH e a síndrome da bexiga dolorosa. Em um estudo prospectivo de 2019,[52] procurou-se determinar se havia diferença na microbiota urinária das mulheres com SBD, a partir de amostras de jato médio de urina e de *swab* de secreção vaginal. Métodos aprimorados de cultura e o sequenciamento de DNA não identificaram diferenças significativas entre os microbiomas das pacientes com SBD, em especial no componente bacteriano.[52]

Fatores imunológicos

Os fatores imunológicos foram considerados na etiologia da SBD, aventando-se a possibilidade da participação de antígenos autólogos (no sangue e na urina) e/ou de origem exógena – heterólogos.[52-55] De fato, existe aumento dos linfócitos T-helper, predominantemente CD4, ausência de nódulos de linfócitos B e raros plasmócitos na mucosa vesical de pacientes com SBD sem lesões ulcerativas associadas, em relação a controles. Já no grupo com as úlceras, encontra-se infiltração local plasmocitária, agregados de linfócitos T, nódulos de células B com centros germinativos e, em alguns casos, diminuição na relação entre linfócitos T helper/supressores, além de células supressoras citotóxicas nos centros germinativos, predominantemente CD8.[56] Já os achados num estudo semelhante de MacDermott *et al.*, de 1991, relativamente às populações de linfócitos periféricos, mostraram contagens normais de CD4, CD8 e relação entre as duas subpopulações estatisticamente semelhante à do grupo-controle.[32]

Apesar das evidências de um mecanismo imunológico envolvido na SBD, com até antigas observações de similaridade clinicalaboratorial com o lúpus eritematoso sistêmico, não há suporte para classificá-la como um fenômeno autoimune. Há achados normais no sangue periférico relativamente às populações linfocíticas[57,58] e ausência de diferença significativa entre as interleucinas 1 e 2, o interferon e a ativação dos linfócitos entre os pacientes com SBD e grupos-controles.[59]

Aspectos psicológicos

As condições mais prevalentes e associadas à SBD são a depressão, disfunção sexual e antecedente de abuso sexual, emocional ou físico. Outras dores crônicas e condições inflamatórias também são muito comuns, destacando-se entre elas a vulvodínia, fibromialgia, intestino irritável e dores miofasciais.[60]

Os sinais aferentes provenientes da bexiga convergem para a substância cinzenta periaquedutal (PAG), onde são modulados pela entrada no sistema límbico e no córtex pré-frontal, o qual, por sua vez, pode modular e ser modulado pelo sistema hipotálamo-hipófise-adrenal (HHA). Com isso, alterações nas redes corticais e no estado emocional podem ter efeitos na sensibilidade da bexiga e um dos mecanismos envolvidos no desenvolvimento da SBD.[61]

Pacientes com SBD apresentam níveis de estresse significativamente superiores do que os dos grupos-controles, e a exposição à "experiência traumática precoce" na infância se correlaciona ao desenvolvimento de estresse e de ansiedade na vida adulta e de desregulação do eixo HHA e tem maior incidência nos antecedentes das pacientes com SBD do que em relação aos controles.[62-64]

Doenças intestinais

Em revisão de 2018 sobre os principais mecanismos envolvendo a síndrome da bexiga dolorosa e a SBH, destacou-se a relação entre a SBD e a síndrome do intestino irritável e doenças inflamatórias intestinais. Ressaltou-se a presença de uma sensibilização cruzada entre esses órgãos a partir de vias sensoriais compartilhadas na raiz ganglionar dorsal da coluna toracolombar e sacral.[23] Aproximadamente 15% dos neurônios do cólon nessas localizações exibem vias aferentes compartilhadas com a bexiga. Sendo assim, há o potencial para influenciar diretamente a excitabilidade da bexiga.[65] De fato, em modelos animais, uma colite induzida em camundongos cursou com alterações miccionais e maior sensibilidade vesical, e essas alterações puderam ser revertidas com o uso de terapêutica direcionada para o cólon.[66]

Diagnóstico

A SBD é um diagnóstico de exclusão. A suspeita clínica parte da anamnese detalhada, porém não há elemento ou exame que sele o diagnóstico da SBD. Por apresentar sintomas que fazem intersecção com os de outras patologias, o diagnóstico pode levar de 3 a 7 anos para ser estabelecido.[67] Os principais diagnósticos diferenciais da SBD estão representados no Quadro 53.2.[67]

Quadro 53.2 – Diagnósticos diferenciais e coexistentes com a SBD

Diagnósticos diferenciais	Doenças coexistentes
Infecção do trato urinário	Fibromialgia
Litíase do trato urinário	Sd. do intestino irritável
Síndrome da bexiga hiperativa	Vulvodínea
Aderências pélvicas	Sd. de Sjogren
Doenças inflamatórias intestinais	Sd. da fadiga crônica
Neoplasia de bexiga	Enxaqueca
Hérnia abdominal/inguinal	Depressão
Herpes genital	Ansiedade
Cistite causada por: radiação, tuberculose,	
Ciclofosfamida, quetamina	
Neuropatia do nervo pudendo	
Esclerose múltipla	
Lesão de medula espinhal	
Endometriose	
Doença inflamatória pélvica	
Vulvovaginite	
Contratura de músculos do assoalho pélvico	
Divertículo de uretra	
Prolapso vaginal	
Gestação	

Fonte: Adaptado de Juliebø-Jones P, Hjelle KM, Mohn J, *et al.*, 2022

Na recente diretriz da AUA (2022),[68] o diagnóstico se baseou em princípios clínicos/opiniões de especialistas (grau de recomendação C); os autores reforçam dados insuficientes de literatura para constituir uma base de evidências para o diagnóstico da SBD, dado o amplo espectro de sintomas, achados de exames e resultados de testes clínicos dessa síndrome.

Anamnese e exame físico (nível de evidência 4)

A Sociedade Internacional de Incontinência (ICS) define a SBD como dor, pressão ou desconforto pélvico relacionado à bexiga, persistente ou recorrente, acompanhado de pelo menos um sintoma urinário, como urgência miccional ou aumento da frequência urinária (2017).[69] Entre as demais definições existentes, a dor pélvica crônica acompanhada de sintomas urinários sempre está presente.[67]

Com relação aos sintomas urinários que devem ser detalhados na anamnese, incluem-se a frequência urinária, urgência miccional e noctúria. A frequência urinária varia de 8 a 50 vezes ao dia na SBD[67] e, apesar de a urgência miccional ser frequente, a incontinência urinária relacionada à urgência não é. Destaca-se que a urgência presente na SBD se relaciona à necessidade de melhora da dor (com a micção), e não ao receio da perda de urina.

A caracterização da dor também se faz necessária para a anamnese, podendo se apresentar na região suprapúbica, com irradiação para região abdominal inferior, perineal e/ou região dorsal. A relação da dor com o período de enchimento vesical, e o alívio com o esvaziamento, também direciona para a SBD. Deve-se, ainda, caracterizar a relação da dor com o ciclo menstrual em que habitualmente há piora dos sintomas no período pré-menstrual; enquanto, na endometriose, a piora ocorre durante a menstruação. A piora da dor pode também se relacionar a estresse (61%), relações sexuais (50%), uso de roupas justas (49%), consumo de cafeína (51%), frutas cítricas (54%) e alimentos picantes (46%).[70] Dados norte-americanos sugerem que a intensidade dos sintomas piora progressivamente ao longo de 3 a 5 anos, atingindo, então, um platô.[67]

Questionários para coletar as informações dos sintomas, e caracterizá-los além da dor, podem ser empregados. A última diretriz da AUA (2022) menciona a escala visual analógica, associada a mapas corporais de dor, como ferramenta simples de graduação da intensidade da dor. Apesar de existirem questionários mundialmente aceitos para a SBD – *pelvic pain and urgency/frequency patient symptom scale* (PUF Scale),[71] *O'Leary-Sant interstitial cystitis symptom index* (ICSI)[72] e *bladder pain/interstitial cystitis symptom score* (BPIC-SS)[73] – até o momento não há questionário específico para a SBD validado na língua portuguesa.

O exame físico abdominal e pélvico deve ser completo a fim de excluir outras doenças, como retenção urinária, hérnias ou massas abdominais, prolapso vaginal, vulvodínea e patologias cervicais, anexiais e da musculatura do assoalho pélvico.[70] Pode haver maior sensibilidade à palpação do colo vesical e da região suprapúbica.

A análise da frequência e do volume miccional por meio de um diário miccional é recomendada como avaliação inicial (nível de evidência 3).[68] Classicamente, a paciente com SBD apresenta baixo volume urinado (86 mL a 174 mL) e frequência miccional aumentada (17 a 25 micções).[74] Quando há intervalos longos entre as micções, ou a paciente registra esvaziamento vesical alterado, pode-se considerar a aferição do volume residual pós-miccional.[70]

Testes de laboratório

Deve-se sempre excluir infecção urinária para o diagnóstico da síndrome da bexiga dolorosa, sendo, inclusive, parte da definição desta síndrome. Sendo assim, a análise urinária e a urocultura fazem parte da avaliação inicial das pacientes (nível de evidência: 4).[67] Em pacientes sintomáticas com leucocitúria e urocultura negativa, considera-se a pesquisa de *Chlamydia trachomatis*, Ureaplasma e Mycoplasma.[70] A citologia oncótica urinária associada a exames de imagem deve ser considerada quando na presença de hematúria microscópica persistente ou na presença de fatores de risco para o câncer de bexiga, como o tabagismo.[70]

Em revisão sistemática recente (2019), potenciais biomarcadores para a SBD foram identificados a partir de urina, fezes e de biópsias vesicais. Entre os marcadores urinários, destacaram-se o fator inibidor de macrófagos (MIF), fator de crescimento neural (NGF), etiocolano-3alfa-ol-17-ona (Etio-S), fator antiproliferativo (APF) e interleucina-6 (IL-6).[75] São necessárias mais pesquisas sobre o papel dos biomarcadores no diagnóstico e sua associação com a gravidade da SBD.

Cistoscopia (nível de evidência: 3)

O papel da cistoscopia no diagnóstico da SBD é controverso quando consideradas as principais diretrizes mundiais. Para os norte-americanos, esse exame não é utilizado para confirmar o diagnóstico de SBD, mas é apropriado quando há dúvida diagnóstica ou quando os achados podem orientar a terapia proposta. Já a EAU recomenda que a cistoscopia seja utilizada na avaliação inicial das pacientes.[76] Quanto aos diagnósticos diferenciais, a cistoscopia tem papel na identificação do câncer de bexiga, dos cálculos vesicais, divertículos vesicais e uretral e da presença de corpo estranho.[68]

Outro objetivo da cistoscopia é a identificação das úlceras de Hunner. Inicialmente descritas em 1915, a lesão típica é hoje descrita como uma área avermelhada e circunscrita de mucosa vesical, com pequenos vasos irradiando para uma cicatriz central, com depósito de fibrina ou coágulo ligado a essa área, e um atlas de úlceras de Hunner na cistoscopia foi recentemente publicado a fim de facilitar a prática clínica e padronizar esses achados (2020).[77] A Figura 53.1 representa achado clássico de úlceras de Hunner.

Figura 53.1 – Lesão de Hunner com aspecto estrelado e neovascularização, sem coágulo (A) e com coágulo (B) central

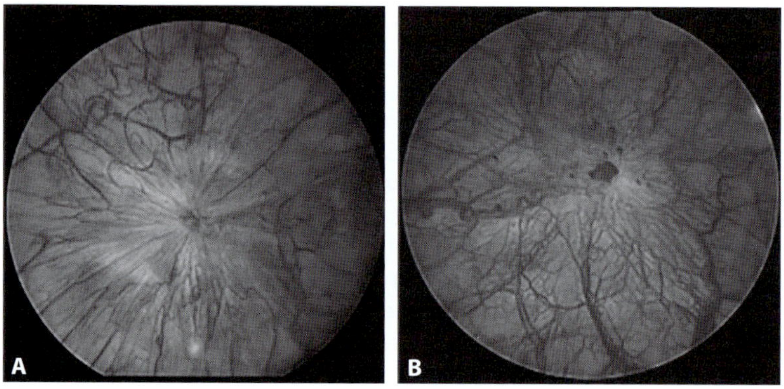

Fonte: Adaptada de Ronstrom C, Lai HH, 2020

A identificação adequada das úlceras de Hunner é fundamental para o manejo dessas pacientes, visto que esse subgrupo apresenta resposta favorável às intervenções endoscópicas de tratamento, como fulguração ou ressecção das lesões, ou injeção de triancinolona. A ciclosporina A por via oral também pode ser oferecida quando há falha no tratamento endoscópico.[77]

Estudos recentes defendem que a presença dessas lesões configura um fenótipo da SBD,[8,78] com maior incidência em pacientes acima dos 50 anos de idade, que apresentam maior frequência urinária, noctúria e menor capacidade cistométrica.[78] Assim, considera-se esse exame na abordagem inicial de pacientes nessa faixa etária ou quando ocorre falha das terapias convencionais iniciais, em pacientes mais jovens e sem fatores de risco para câncer de bexiga.[68]

Hidrodistensão (nível de evidência: 3)

A hidrodistensão sob anestesia não é preconizada na avaliação diagnóstica rotineira da síndrome da bexiga dolorosa, de acordo com a última diretriz da AUA (2022).[68] A duração da distensão vesical, a pressão atingida e o número de repetições é variável. De modo geral, envolve o enchimento com pressão de 80 cmH_2O por pelo menos 2 minutos, conforme proposto em revisão sistemática publicada pelo *Jornal Internacional de Uroginecologia* (2023).[79] Entre os achados, há as glomerulações intravesicais, porém sua ausência não exclui o diagnóstico da SBD (sensibilidade 60%; especificidade 60%),[6,67] podendo estar presentes também em indivíduos saudáveis e naqueles expostos à radioterapia.[67]

Apesar disso, há evidências de que pode ocorrer melhora significativa dos sintomas após a hidrodistensão, mesmo na ausência dos achados das úlceras de Hunner, e sem prejuízo na capacidade cistométrica.[80] Espera-se que a hidrodistensão funcione interrompendo as terminações nervosas que transportam as fibras de dor, quebrando, assim, o ciclo entre a dor a inflamação. Ainda faltam dados acerca dos preditores que apontariam para quais pacientes esse procedimento seria benéfico, e a padronização da técnica foi recentemente proposta.[79]

Estudo urodinâmico

O estudo urodinâmico não é recomendado na avaliação diagnóstica inicial da SBH (nível de evidência 3).[68] Quando realizado, os achados consistentes com a SBD são a presença de dor referida pela paciente durante o enchimento vesical, primeiro desejo miccional precoce e redução da capacidade cistométrica. Isso é consistente com os sintomas urinários que acompanham as pacientes com SBD, porém não se relacionam com os achados cistoscópicos, nem com a avaliação da resposta ao tratamento.[81]

A indicação do estudo urodinâmico consiste na diferenciação com outras patologias, principalmente obstrução do colo vesical e disfunções miccionais. A presença de contrações involuntárias do detrusor pode ocorrer em até 14% dos exames em pacientes com SBD, portanto ela não deve impedir o diagnóstico da SBD e pode dificultar a diferenciação com a SBH.[70]

Teste de sensibilidade ao potássio e de infusão de lidocaína

O teste do potássio foi proposto por Parsons em 1998[33] e consiste na instilação vesical de solução de potássio a fim de se reproduzir os sintomas urinários da paciente. De acordo com as principais diretrizes mundiais,[68,76] esse teste não é mais recomendado para o diagnóstico da SBD. O teste não auxilia na diferenciação com outras doenças, é extremamente desconfortável para a paciente e ainda pode desencadear nova exacerbação e crise de dor. Além disso, até 26% das pacientes podem apresentar teste do potássio negativo, o que não exclui o diagnóstico. Ele não auxilia, tampouco, em predizer o sucesso terapêutico a agentes que visem reestabelecer a camada GAG, como a instilação vesical do polissulfato de pentosan.[68]

O teste terapêutico de infusão de solução de lidocaína com bicarbonato de sódio pode promover o alívio dos sintomas, porém as evidências no seu papel diagnóstico da SBD são limitadas.[70]

Biópsia e anatomia patológica

A biópsia vesical em pacientes com SBD pode trazer resultados como infiltrado inflamatório, mastocitose e tecido de granulação e fibrose. Desde a descrição original de Hunner, apontando para a substituição do epitélio vesical por um tecido de granulação crônico com fibrose e infiltração de células inflamatórias, os patologistas têm se debruçado sobre as biópsias resultantes desses pacientes, seja no diagnóstico, seja na evolução. Apesar disso, nenhum desses fatores pode confirmar ou excluir o diagnóstico da síndrome de bexiga dolorosa.

O papel da biópsia vesical, assim como o da maioria dos exames subsidiários, associa-se aos diagnósticos diferenciais, como o câncer de bexiga. Podemos correlacioná-la aos achados cistoscópicos e clínicos, principalmente nas pacientes com as lesões de Hunner, em que a biópsia com achados clássicos da SBD corrobora a classificação dessas pacientes em fenótipo específico da síndrome.[82]

Sumário clínico

A investigação diagnóstica inicia-se pela anamnese adequada com a caracterização dos sintomas da paciente. Essa etapa pode ser beneficiada com o uso de alguns questionários, ferramentas úteis na descrição dos sintomas, podendo também ser utilizados no acompanhamento dessas pacientes após o início da terapêutica visando avaliar a eficácia do tratamento e a melhora da qualidade de vida.

O exame físico deve ser detalhado, porém realizado de forma cuidadosa, por se tratar de patologia com sintomas álgicos importantes. Faz parte dessa avaliação a palpação digital do trígono vesical, fórnices vaginais, músculo elevador do ânus e musculatura do assoalho pélvico. Dependendo da localização da dor ao exame físico, podemos suspeitar de determinada patologia. A dor desencadeada pela palpação digital do trígono vesical auxilia na suspeita de CI.

Os estudos laboratoriais são importantes no diagnóstico diferencial de outras patologias. O exame de urocultura ajuda a descartar a possibilidade de infecção urinária de repetição como causa dos sintomas irritativos e álgicos, bem como a citologia oncótica, urina tipo I, e a tomografia em pacientes com fatores de risco para a neoplasia de bexiga. A cistoscopia com hidrodistensão é opcional, não comumente utilizada na primeira abordagem das pacientes, exceto se apresentarem fatores de risco para câncer de bexiga, ou em pacientes acima de 50 anos de idade. O estudo urodinâmico e a biópsia vesical não se fazem necessários para firmar o diagnóstico, e o teste de sensibilidade ao potássio não é mais preconizado por pouco auxiliar nos diagnósticos diferenciais e causar grande desconforto às pacientes.

Tratamento

No tratamento da síndrome da bexiga dolorosa, já foram utilizados vários agentes. A eficácia de muitos não foi comprovada com o passar do tempo. Alguns devem ser terminantemente desencorajados pelos efeitos adversos no curso da própria doença ou mesmo por efeitos secundários. Talvez o principal desses seja o antibiótico, que, à exceção das cistites bacterianas intercorrentes e sobrepostas (que ocorrem em menos de 7% dessas pacientes), não encontra base racional para o seu emprego. Também o corticosteroide tem sido formalmente contraindicado.[68]

A abordagem terapêutica das pacientes com SBD se inicia com a explicação do diagnóstico, da cronicidade da doença, da possibilidade de alternância entre períodos de melhora/piora e da ausência de cura definitiva. Todas as modalidades de tratamento atual para essa condição visam à melhora da qualidade de vida da paciente, portanto os sintomas devem ser reavaliados periodicamente, e medidas que não estão sendo efetivas devem ser suspensas.[68]

À exceção dos casos que se apresentam com as lesões de Hunner, a abordagem inicial deve ser não cirúrgica. Essa última vai desde medidas comportamentais e atuação multidisciplinar a fármacos por via oral ou medicamentos de instilação vesical.

Medidas comportamentais

As medidas conservadoras embasam o início do tratamento da maioria das pacientes com SBD. É interessante realizar a individualização do tratamento, de acordo com o estilo de vida de cada paciente. De modo geral, elas envolvem a redução e o manejo do estresse, diminuir/evitar o consumo de alimentos relacionados à exacerbação da dor (café, álcool, frutas cítricas, tomate, pimenta), estimular a cessação do tabagismo e do consumo de outras drogas e encorajar a prática de atividade física regular. No que concerne à dieta, o último consenso americano (2022) destaca ainda a reintrodução gradual desses alimentos, na tentativa de identificar quais se relacionam com as crises de dor de cada paciente.

Técnicas manuais de fisioterapia, como alongamentos, liberação miofascial e de pontos gatilho devem ser performadas por profissional capacitado. Os exercícios de contratura perineal (Kegel) não apresentam evidências de melhora dos sintomas e podem piorar a condição das pacientes; portanto, devem ser evitados (grau de recomendação: A).[68] O treinamento vesical também pode ser empregado a fim de aumentar o tempo entre as micções e manejar os momentos de urgência miccional.

Especial atenção deve ser destinada ao suporte psicológico, tanto pela associação da SBD com doenças a exemplo do transtorno de ansiedade e da depressão como pelo grande prejuízo que o quadro de dor crônica pode trazer à saúde mental dessas pacientes. O acompanhamento com outras especialidades (p. ex., urologia, gastrologia, grupo da dor) deve ser proposto de acordo com a expressão dos sintomas em cada paciente. O efeito de práticas alternativas, como a acupuntura, não tem um benefício bem estabelecido na literatura, em relação ao placebo. Porém, pondera-se que pode ser oferecida à paciente, se assim for seu desejo, porque apresenta poucos efeitos colaterais.[83]

Medicamentos de uso oral

O objetivo da terapia farmacológica é promover o alívio dos sintomas com um mínimo de efeitos colaterais. Os agentes orais utilizados na abordagem terapêutica da síndrome da bexiga dolorosa incluem analgésicos comuns, anti-inflamatórios não esteroidais, opiáceos, antagonistas de canais de cálcio, anti-histamínicos (H1) e antidepressivos tricíclicos.

Amitriptilina, hidroxizine, cimetidina e pentosan polissulfato sódico (PPS) se mostraram efetivos, em diversos níveis, no manejo terapêutico da SBD. Em revisão sistemática de 2018, concluiu-se que a amitriptilina é a droga de escolha inicial no Brasil, e serviu de base para a diretriz brasileira de SBD.[84] Em 2021, revisão sistemática e metanálise também apontou para a amitriptilina como primeira escolha, mesmo em países em que o PPS oral é disponível (grau de recomendação B).[68,85]

A amitriptilina é um antidepressivo tricíclico, tem ação anticolinérgica central e periférica, bloqueia o transporte ativo nas terminações nervosas pré-sinápticas de serotonina e noradrenalina e tem efeito H1, ao qual se associa seu potencial sedativo. A dose preconizada em última diretriz americana (AUA, 2022) é de 75 a 100 mg, realizando-se aumento gradual a partir de 25 mg e efeitos benéficos evidenciados a partir de 3 semanas de uso contínuo. A cimetidina, H1, apresentou melhora dos sintomas relatada pelos pacientes de 44% a 57% em um a dois anos de uso. A falta de estudos de longo prazo e seu potencial de interação com outros medicamentos traz a cimetidina como opção para o tratamento da SBD (grau de recomendação B).

O uso do hidroxizine também se mostrou opcional (grau de recomendação C), em vista de estudos controversos sobre a melhora dos sintomas. A dose varia entre os estudos, partindo de 10 mg a 25 mg, e pode ser titulada até 75 mg.[68] O PSP é um glicosaminoglicano sintético, e os estudos referentes a sua administração por via oral demonstraram proximidade das taxas de melhora com o grupo placebo (21% a 56% vs. 13% a 49%).[68] Apesar de ser a única droga aprovada pela U.S. Federal Drug Administration (FDA) de modo específico para a SBD, é considerada opcional no manejo dessas pacientes (grau de recomendação B). Especial atenção deve ser dada à associação com o desenvolvimento de maculopatias relacionada ao uso prolongado do PPS. É recomendada avaliação oftalmológica dos pacientes em uso por mais de 6 meses desse medicamento.

Como apontado neste capítulo nas considerações sobre a cistoscopia, a ciclosporina A demonstrou melhora dos sintomas nas pacientes com lesões de Hunner com falha no tratamento endoscópico, demonstrando-se superior ao PSP.

Agentes intravesicais

A modalidade terapêutica intravesical é muito empregada na SBD. Vários são os agentes e eles apresentam a vantagem de maior biodisponibilidade e a desvantagem de necessidade de cateterismo para sua administração e tempo limitado na duração da melhora dos sintomas. Como regra geral da maioria, o médico deve estar seguro quanto à ausência de refluxo vesicoureteral no paciente candidato a esse tipo de tratamento.

Os medicamentos mais utilizados na terapêutica intravesical são o dimetilsulfóxido (DMSO), o ácido hialurônico, o PPS, a lidocaína e o sulfato de condroitina. Para a maioria deles, não há consenso quanto à periodicidade das aplicações, tempo de instilação e dose e são possíveis combinações de mais de um desses agentes em uma mesma aplicação.[86]

O DMSO (grau de evidência C) é um solvente orgânico com ação analgésica e anti-inflamatória. É amplamente utilizado em associação com outros medicamentos. Em caso de escolha por esse medicamento, deve-se limitar o tempo de instilação a 15 a 20 minutos, dadas a rápida absorção pela mucosa vesical e maior chance de efeitos colaterais irritativos e dolorosos.

A heparina (grau de evidência C) é um polissacarídeo, análogo de GAG, e tem se mostrado eficaz na melhora dos sintomas da SBD, por reduzir a passagem de solutos pela mucosa vesical. Doses que variam de 10.000 UI a 50.000 UI são utilizadas, sem evidência consistente que padronize a instilação.[86] Ela também vem sendo utilizada em associação com outras substâncias, como a lidocaína. A lidocaína (hrau de evidência B) é um anestésico local e apresenta melhora da sintomatologia num curto período, após a aplicação, de 2 semanas. A alcalinização aumenta a penetração da lidocaína, na tentativa de aumentar sua eficácia, porém também pode aumentar a absorção sistêmica e se relacionar com intoxicação.

O ácido hialurônico e o sulfato de condroitina são componentes da camada de GAG, e seu uso advém da tentativa de repor essas substâncias na camada de revestimento vesical. O mesmo ocorre no uso do PPS intravesical, que é um GAG sintético. Os estudos acerca dessas substâncias mostram melhora na dor e na urgência miccional; porém, em revisão sistemática (2020),[86] ressaltou-se que os estudos são com poucas pacientes e que estudos maiores se fazem necessários a fim de se padronizarem as aplicações intravesicais.

A injeção de toxina botulínica A (BTA), utilizada com sucesso no tratamento da bexiga hiperativa refratária, é opção de tratamento vesical da SBD, quando ausência de melhora com outros tratamentos. A possibilidade do cateterismo vesical intermitente após a injeção do BTA deve ser amplamente discutida com as pacientes, bem como seu efeito temporário. Os dados são muito variáveis em relação às repetições das aplicações, sendo sujeitas ao retorno dos sintomas, mais do que após um tempo predeterminado. De modo geral, o uso de 100 UI é proposto pela maioria dos estudos. A realização de hidrodistensão vesical em conjunto com a aplicação de BTA também se mostrou eficaz para algumas pacientes.[67,68] O bacilo de Calmett-Guerin (BCG) e a resiniferatoxina, que já foram utilizados, atualmente são contraindicados.

Neuromodulação

Consiste no implante de eletrodo na raiz sacral, já sendo descrita também a neuromodulação do nervo pudendo. A melhora descrita envolve a urgência miccional, noctúria, capacidade cistométrica e das escalas de dor. A taxa de melhora é variável entre os estudos (66% a 95%),[68] porém os efeitos adversos possíveis (infecção local, falha mecânica, dor local), sua limitada disponibilidade e seu alto custo deixam essa modalidade terapêutica como opcional em casos selecionados.

Cirurgia

A cirurgia é a última alternativa nessas pacientes, reservada apenas para casos refratários a todos os tipos de tratamento anteriormente descritos. Vai da ablação a *laser* (úlceras múltiplas), ressecção transuretral da bexiga até ampliações vesicais com derivação urinária e cistectomia. Devem-se ponderar a morbidade e os riscos cirúrgicos e considerar que nem sempre haverá o alívio completo da dor.[67]

Novas terapias

A oxigenoterapia hiperbárica é uma das novas modalidades estudadas para o tratamento da SBH. Os estudos têm resultados ainda limitados, porém favoráveis. O mecanismo de ação se baseia no conceito de que a proliferação neural e a hipersensibilização das vias vesicais aferentes induzem a liberação de vasoconstrictores e resultam em isquemia local. As pacientes com SBD expressam mais fator de crescimento endotelial vascular e outros fatores inflamatórios induzido por hipóxia. Assim, o uso da câmara de oxigênio hiperbárica pode retardar esse processo.[87]

Outra nova proposta (2021) é a de se dar atenção às terapias vesicais para a SBD na região do trígono vesical. As fibras axonais do tipo C (não mielinizadas) na região do trígono vesical são hipersensibilizadas, acreditando-se que participam da fisiopatologia da SBD. Sugere-se que esse local seja o alvo de exames diagnósticos, bem como de terapias locais, como a injeção da toxina botulínica A.[88]

Recomendação

Na Divisão de Ginecologia do Hospital das Clínicas da Faculdade de Medicina da Universidade de São Paulo (HCFMUSP), recomenda-se a seguinte conduta para manejo de pacientes com síndrome da bexiga dolorosa (Algoritmo 53.1).

Algoritmo 53.1 – Conduta em paciente com síndrome da bexiga dolorosa

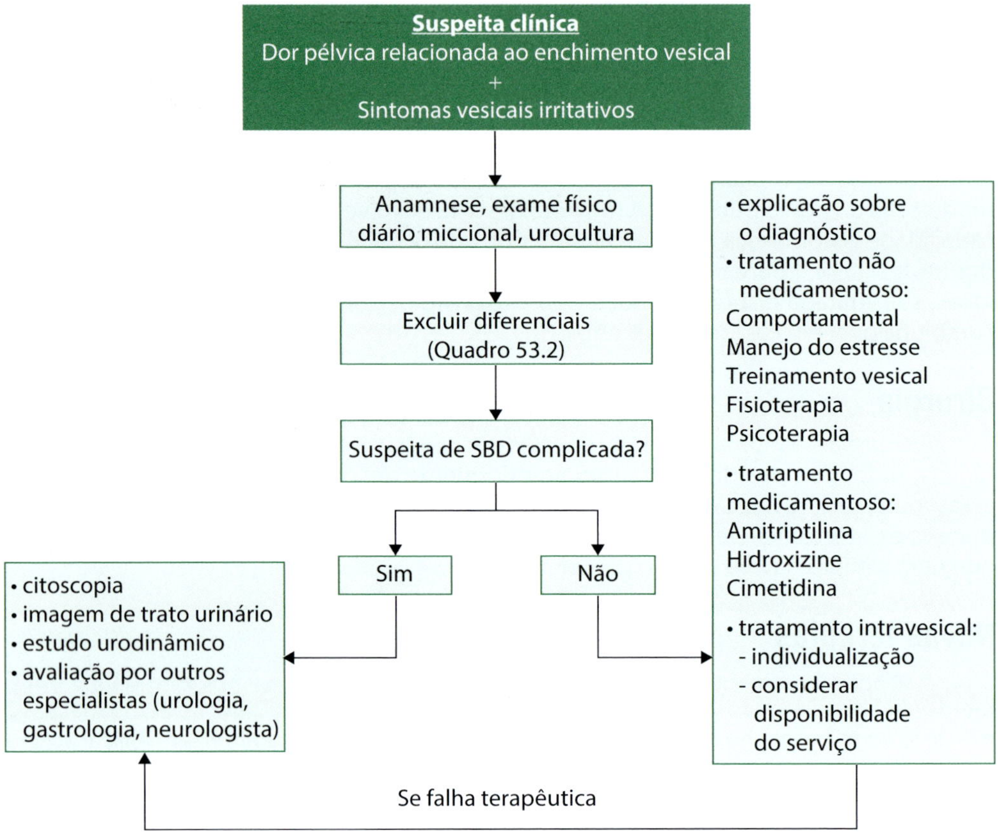

Fonte: Desenvolvido pela autoria

Referências bibliográficas

1. Pape J, Falconi G, De Mattos LTR, Doumouchtsis SK, Betschart C. Variations in bladder pain syndrome/interstitial cystitis (IC) definitions, pathogenesis, diagnostics and treatment: a systematic review and evaluation of national and international guidelines. Int Urogynecol J. 2019;30(11):1795-805.
2. Hanno P, Dmochowski R. Status of international consensus on interstitial cystitis/bladder pain syndrome/painful bladder syndrome: 2008 snapshot. Neurourol Urodyn. 2009;28(4):274-86.
3. Hanno PM. Painfull bladder syndromes. In: Krane RJ, Siroky MB, Fitzpatrick JM (eds.). Clinical urology. Philadelphia: JB Lippincott Co. 1994:610-7.
4. Koziol JA. Epidemiology of interstitial cystitis. Urol Clin North Am. 1994;21(1):7-20.

5. Parsons CL, Parsons JK. Interstitial cystitis. In: Raz S (ed.). Female urology. 2. ed. Philadelphia: WB Saunders, 1996.
6. Clemens JQ, Erickson DR, Varela NP, Lai HH. Diagnosis and treatment of interstitial cystitis/bladder pain syndrome. J Urol. 2022;208(1):34-42.
7. Hunner GL. A Rare Type of bladder ulcer in women; report of cases. The Boston Medical and Surgical Journal. 1915;172(18):660-4.
8. Akiyama Y, Hanno P. Phenotyping of interstitial cystitis/bladder pain syndrome. Int J Urol. 2019;26(1):17-19. doi: 10.1111/iju.13969.
9. Larsen S, Thompson S, Haldt T, Barnard RJ, Gelpin CJ, Dixon JS, et al. Mast cells in interstitial cystitis. Br J Urol. 1982;54(3):283-6.
10. Messing EM, Stamey TA. Interstitial cystitis. Urology. 1978;12(4):381-92.
11. Turner-Warwick R, Handley M. The functional results of partial, subtotal and total cystoplasty with special reference to ureterocystoplasty, selective sphincterotomy and cystocystoplasty. Br J Urol. 1967;39(1):3-12.
12. Hanno PM, Wein AJ. Interstitial cystitis: part II update series 1987;(10). Hounston, TX: AUA, 1987.
13. Nyberg LM. Advances in the diagnosis and management of interstitial cystitis. In: Rous S. (Ed.). Urology annual. New Jersey: Prentice Hall Health, 1992:181-9.
14. Abrams P, Cardozo L, Wagg A, Wein A (Eds.). Incontinence. 6. ed. International Continence Society. Bristol, 2017.
15. Oravisto KJ. Epidemiology of interstitial cystitis. Ann Chir Gynaecol Fenn. 1975;64(2):75-8.
16. American Foundation for Urologic Diseases: Research Progress and Promises. Baltimore, 1980.
17. Held PJ, Hanno P, Wein AJ, Pauly MV, Cahn MA. Epidemiology of interstitial cystitis. In: Hanno P, Starkin DR, Krane RJ, Wein AJ (eds.). Interstitial cystitis. New York: Springer-Verlag, 1990.
18. Berry SH, Elliott MN, Suttorp M, et al. Prevalence of symptoms of bladder pain syndrome/interstitial cystitis among adult females in the United States. J Urol. 2011;186:540.
19. Holm-Bentzen M, Jacobsen F, Nerstron B, Lose G, Kristensen JK, Pedersen JK, et al. Painful bladder disease: clinical and pathoanatomical differences in 115 patients. J Urol. 1987;138(3):500-2.
20. Pokras R, Hufnagel VG. Hysterectomies in the United States, 1965-84. Am J Public Health. 1988;78(7):852-3.
21. De Juana CP, Everett JC Jr. Interstitial cystitis: experience and review of recent literature. Urology. 1997;10(4):325-9.
22. Oravisto KJ. Interstitial cystitis as an autoimmune disease: a review. Eur Urol. 1980;6(1):10-3.
23. Grundy L, Caldwell A, Brierley SM. Mechanisms underlying overactive bladder and interstitial cystitis/painful bladder syndrome. Front Neurosci. 2018;12:931.
24. Eldrup J, Thorup J, Nielsen SL, Hald T, Hainau B. Permeability and ultra-structure of human bladder epithelium. Br J Urol. 1983;55(5):488-92.
25. Englund SE. Observation on the migration of some labeled substances between the urinary bladder and blood in rabbits. Urol Int. 1956;2(6):369-77.
26. Lewis SA, Diamond JM. Active sodium transport by mammalian urinary bladder. Nature. 1975;253(5494):747-8.
27. Lilly JD, Parsons CL. Bladder surface glycosaminoglycans: an epithelial permeability barrier. J Urol. 1990;171(6):493-6.
28. Parsons CL. Interstitial cystitis: clinical manifestations and diagnostic criteria in over 200 cases. Neurourol Urodyn. 1990;9(3):241-50.
29. Parsons CL. The role of the urinary epithelium in the pathogenesis of interstictial cystitis/prostatitis/urethritis. Urology. 2007;69(4):9-16.
30. Parsons CL, Boychuk D, Jones S, Hurst R, Callahan H. Bladder surface glycosaminoglycans: an epithelial permeability barrier. J Urol. 1990;143(1):139-42.
31. Mardesbacher H, van Ophoven A, van Kerrebroeck PE. GAG layer replenishment therapy for chronic forms of cystitis with intravesical gycosaminoglycans: a review. Neurourol Urodynam. 2013;32(1):9-18.

32. McDermott JP, Miller CH, Levy N, Stone AR. Cellular immunity in interstitial cystitis. J Urol. 1991;145(2):274-8.
33. Parson CL. The potassium sensitivity test: a new gold standard for diagnosing and understanding the pathophysiology of interstitial cystitis. J Urol. 2009;182(2):432-4.
34. Peters KM, Killinger KA, Ibrahim IA. Childhood symptoms and events in women with interstitial cystitis/painful bladder syndrome. Urology. 2009;73:258-62.
35. Fall M, Baranowski AP, Elneil S, Engeler D, Hughes J, Messelink EJ, et al. EAU Guidelines on chronic pelvic pain. Eur Urol. 2010;57(1):35-48.
36. Enerbäch L, Fall M, Aldenborg F. Histamine and mucosal mast cells in interstitial cystitis. Agent and Actions. 1989;27(1-2):113-6.
37. Kastrup J, Hald T, Larsen S, Nielsen VG. Histamine content and mast cell count of detrusor muscle in patients with interstitial cystitis and other types of chronic cystitis. B J Urol. 1983;55(5):495-500.
38. Buckley M, Walls AF. Identification of mast cells and mast cell subpopulations. Methods in molecular medicine. 2008;138:285-97.
39. Walls AF, Amalinei C. Detection of mast cells and basophils by immunohistochemistry. 2014;117-34.
40. Atiakshin D, Samoilova V, Buchwalow I, Boecker W, Tiemann M. Characterization of mast cell populations using different methods for their identification. Histochem Cell Biol. 2017;147(6):683-94.
41. Enerbäch L, Fall M, Aldenborg F. Histamine and mucosal mast cells in interstitial cystitis. Agent and Actions. 1989;27(1-2):113-6.
42. Sant GR, Kempuraj D, Marchand JE, Theoharides TC. The mast cell in interstitial cystitis: role in pathophysiology and pathogenesis. Urology. 2007;69(4):S34–40.
43. Logadottir Y, Delbro D, Lindholm C, Fall M, Peeker R. Inflammation characteristics in bladder pain syndrome ESSIC type 3C/classic interstitial cystitis. Int J Urol. 2014;21:75-8.
44. Larsen MS, Mortensen S, Nordling J, Horn T. Quantifying mast cells in bladder pain syndrome by immunohistochemical analysis. BJU Int. 2008;102(2):204-7.
45. Richter B, Hesse U, Hansen AB, et al. Bladder pain syndrome/interstitial cystitis in a Danish population: a study using the 2008 criteria of the European Society for the Study of interstitial cystitis. BJU Int. 2010;105(5):660-7.
46. Liu H-T, Shie J-H, Chen S-H, Wang Y-S, Kuo H-C. Differences in mast cell infiltration, e-cadherin, and zonula occludens-1 expression between patients with overactive bladder and interstitial cystitis/bladder pain syndrome. Urology. 2012;80(1):225.e13-8.
47. Schachar JS, Evans RJ, Parks GE, Zambon J, Badlani G, Walker SJ. Histological evidence supports low anesthetic bladder capacity as a marker of a bladder-centric disease subtype in interstitial cystitis/bladder pain syndrome. Int Urogynecol J. 2019;30(11):1863-70.
48. Wolfe AJ, Toh E, Shibata N, et al. Evidence of uncultivated bacteria in the adult female bladder. J Clin Microbiol. 2012;50(4):1376-83.
49. Fouts DE, Pieper R, Szpakowski S, et al. Integrated next-generation sequencing of 16S rDNA and metaproteomics differentiate the healthy urine microbiome from asymptomatic bacteriuria in neuropathic bladder associated with spinal cord injury. J Transl Med. 2012;10:174.
50. Khasriya R, Sathiananthamoorthy S, Ismail S, et al. Spectrum of bacterial colonization associated with urothelial cells from patients with chronic lower urinary tract symptoms. J Clin Microbiol. 2013;51(7):2054-62.
51. Hilt EE, McKinley K, Pearce MM, et al. Urine is not sterile: use of enhanced urine culture techniques to detect resident bacterial flora in the adult female bladder. J Clin Microbiol. 2014;52(3):871-6.
52. Silk M. Bladder antibodies in interstitial cystitis. J Urol. 1970;103(3):307-9.
53. Oravisto KJ, Alfthan O, Jokinen E. Interstitial cystitis: clinical and immunological findings. Scand J Urol Nephrol. 1970;4(1):37-42.

54. Jokinen E, Alfthan S, Oravisto K. Anti-tissue antibodies in interstitial cystitis. Clin Exp Immunol. 1972;11(3):333-9.
55. Bullock A, Becich M, Ratcliff T, Klutke CG. Experimental autoimmune cystitis: a potential murine model for ulcerative interstitial cystitis. J Urol. 1992;148(6):1951-6.
56. Harrington DS, Fall M, Johansson SL. Interstitial cystitis: bladder mucosa lymphocyte immunophenotyping and peripheral blood flow cytometry analysis. J Urol. 1990;144(4):868-71.
57. Lorenzo GMF, Gomes CS. Physiopathologic relationship between interstitial cystitis and rheumatic, autoimmune, and chronic inflammatory diseases. Arch Esp Urol. 2004;57(1):25-34.
58. Meulders Q, Michel C, Marteu P, Grange JD, Mougenot B, Ronco P, et al. Association of chronic interstitial cystitis, protein-losing enteropathy and paralytic ilieus with seronegative systemic lupus erythematosus: case report and review of the literature. Clin Nephrol. 1992;37(5):239-44.
59. Miller CH, Mac Dermott JP, Quattrochi KB, Broderick GA, Stone AR. Lymphocyte function in patient with interstitial cystitis. J Urol. 1992;147(3):592-5.
60. Watkins KE, Eberhart N, Hilton L, Suttorp KJ, Hepner KA, Clemens JQ, et al. Depressive disorders and panic attacks in women with bladder pain syndrome/interstitial cystitis: a population-based sample. Gen Hosp Psychiatry. 2011;33(2):143-9.
61. Fowler CJ, Griffiths D, De Groat WC. The neural control of micturition. Nat. Rev. Neurosci. 2008;9:453-66. doi: 10.1038/nrn2401.
62. Peters KM, Killinger KA, Ibrahim IA. Childhood symptoms and events in women with interstitial cystitis/painful bladder syndrome. Urology. 2009;73:258-62.
63. Pierce AN, Christianson JA. Chapter seventeen – stress and chronic pelvic pain. In: Price TJ, Dussor G (eds.). Progress in molecular biology and translational science. Cambridge, MA: Academic Press. 2015;509-35.
64. Pierce AN, Di Silvestro ER, Eller OC, Wang R, Ryals JM, Christianson JA. Urinary bladder hypersensitivity and dysfunction in female mice following early life and adult stress. Brain Res. 2016;1639:58-73.
65. Yoshikawa S, Kawamorita N, Oguchi T, Funahashi Y, Tyagi P, Chancellor MB, et al. Pelvic organ cross-sensitization to enhance bladder and urethral pain behaviors in rats with experimental colitis. Neuroscience. 2015;284:422-9.
66. Grundy L, Harrington A, Castro J, Garcia-Caraballo S, Dieteren A, Maddern J, et al. Chronic linaclotide treatment reduces colitisinduced neuroplasticity and reverses persistent bladder dysfunction. JCI Insight. 2018;3(19):e121841.
67. Juliebø-Jones P, Hjelle KM, Mohn J, Gudbrandsdottir G, Roth I, Chaudhry AA, et al. Management of Bladder Pain Syndrome (BPS): a practical guide. Adv Urol. 2022;2022:7149467.
68. Clemens JQ, Erickson DR, Varela NP, Lai HH. Diagnosis and treatment of interstitial cystitis/bladder pain syndrome. J Urol. 2022;208(1):34-42.
69. Meijlink J. Interstitial cystitis/bladder pain syndrome (IC/BPS). Terminology Discussions, 2018. [2024 Abr. 24]. Disponível em: https://www.ics.org/committees/standardisation/terminologydiscussions/icbps.
70. Management of bladder pain syndrome: green-top guideline N° 70. BJOG. 2017;124(2):e46-e72.
71. Parsons CL, Dell J, Stanford EJ, et al. Increased prevalence of interstitial cystitis: previously unrecognized urologic and gynecologic cases identified using a new symptom questionnaire and intravesical potassium sensitivity. Urology. 2002;60:573-8.
72. O'Leary MP, Sant GR, Fowler FJ Jr, Whitmore KE, Spolarich-Kroll J. The interstitial cystitis symptom index and problem index. Urology. 1997;49(5A):58-63.
73. Humphrey L, Arbuckle R, Moldwin R, Nordling J, van de Merwe JP, Meunier J, et al. The bladder pain/interstitial cystitis symptom score: development, validation, and identification of a cut score. Eur Urol. 2012;61(2):271-9.
74. Teichman JM, Parsons CL. Contemporary clinical presentation of interstitial cystitis. Urology. 2007;69(4):41-7.

75. Magalhaes TF, Baracat EC, Doumouchtsis SK, Haddad JM. Biomarkers in the diagnosis and symptom assessment of patients with bladder pain syndrome: a systematic review. Int Urogynecol J. 2019;30(11):1785-94.
76. Engeler D, Baranowski AP, Berghmans B, Birch J, Borovicka J, Cottrell AM, et al. EAU guidelines on chronic pelvic pain. EAU Urol. 2010;57(1):35-48. doi: 10.1016/j.eururo.2009.08.020.
77. Ronstrom C, Lai HH. Presenting an atlas of Hunner lesions in interstitial cystitis which can be identified with office cystoscopy. Neurourol Urodyn. 2020;39(8):2394-400.
78. Lai HH, Pickersgill NA, Vetter JM. Hunner lesion phenotype in interstitial cystitis/bladder pain syndrome: a systematic review and meta-analysis. J Urol. 2020;204(3):518-23.
79. Taneja R, Pandey S, Priyadarshi S, Goel A, Jain A, Sharma R, et al. Diagnostic and therapeutic cystoscopy in bladder pain syndrome/interstitial cystitis: systematic review of literature and consensus on methodology. Int Urogynecol J. 2023.
80. Kirk PS, Santiago-Lastra Y, Qin Y, Stofel JT, Clemens JQ, Cameron AP. The effects of cystoscopy and hydrodistention on symptoms and bladder capacity in interstitial cystitis/ bladder pain syndrome. Neurourol Urodyn. 2018;37:2002-7.
81. Cox A, Golda N, Nadeau G, Curtis Nickel J, Carr L, Corcos J, et al. CUA guideline: diagnosis and treatment of interstitial cystitis/bladder pain syndrome. Can Urol Assoc J. 2016;10(5-6):E136-55.
82. van de Merwe JP, Nordling J, Bouchelouch P, Bouchelouche K, Cervigni M, Daha LK, et al. Diagnostic criteria, classification, and nomenclature for painful bladder syndrome/interstitial cystitis: an ESSIC proposal. Eur Urol. 2008;53(1):60-7.
83. Sönmez MG, Kozanhan B. Complete response to acupuncture therapy in female patients with refractory interstitial cystitis/bladder pain syndrome. Ginekol Pol. 2017;88:61-7.
84. Santos TGD, Miranda IAS, Nygaard CC, Schreiner L, Castro RA, Haddad JM. Systematic review of oral therapy for the treatment of symptoms of Bladder pain syndrome: the Brazilian Guidelines. Rev Bras Ginecol Obstet. 2018;40(2):96-102.
85. Di XP, Luo DY, Jin X, Zhao WY, Li H, Wang KJ. Efcacy and safety comparison of pharmacotherapies for interstitial cystitis and bladder pain syndrome: a systematic review and Bayesian network meta-analysis. IntUrogynecol J. 2021;32:1129-41.
86. Digesu GA, Tailor V, Bhide AA, Khullar V. The role of bladder instillation in the treatment of bladder pain syndrome: is intravesical treatment an effective option for patients with bladder pain as well as LUTS?. Int Urogynecol J. 2020;31(7):1387-92.
87. Minami A, Tanaka T, Otoshi T, Kuratsukuri K, Nakatani T. Hyperbaric oxygen signifcantly improves frequent urination, hyperalgesia, and tissue damage in a mouse long-lasting cystitis model induced by an intravesical instillation of hydrogen peroxide. NeurourolUrodyn. 2019.
88. Dobberfuhl AD, van Uem S, Versi E. Trigone as a diagnostic and therapeutic target for bladder-centric interstitial cystitis/bladder pain syndrome. Int Urogynecol J. 2021;32(12):3105-11.

Capítulo 54

Fístulas Urogenitais

Miriam Waligora
Edmund Chada Baracat
Jorge Milhem Haddad

Introdução

As fístulas urogenitais caracterizam-se como comunicações anômalas entre os tratos urinário e genital. O tipo de fístula urogenital é nomeado de acordo com a localização anatômica dos tecidos conectados.

Fístulas vesicovaginais (FVV) são aproximadamente três vezes mais comuns que as ureterovaginais, sendo que as ureterovesicovaginais são raras. Fístulas vesicointestinais ocorrem mais usualmente na presença de divertículos ou câncer.[1]

Em nosso meio, as fístulas de origem tocoginecológica predominaram por um período importante em decorrência das condições precárias de assistência médica em algumas regiões do Brasil.

Essa condição pode ser consequente à isquemia e à necrose dos tecidos determinadas por parto obstruído e prolongado, por complicações secundárias a cirurgias e por agressão sexual.[48] Nos países em desenvolvimento, 90% das fístulas se devem a causas obstétricas com incidência de até 3 por mil partos na África.[2,3]

Os principais fatores de risco para fístulas de causa obstétrica são: mulheres primigestas; baixa estatura; analfabetismo; baixo nível socioeconômico; ausência de pré-natal; e residência rural.[4,5] Nos dias atuais, essas fístulas complexas de origem tocoginecológica tendem a desaparecer em decorrência de melhor assistência ao parto.

Por outro lado, nota-se aumento de frequência das fístulas cirúrgicas secundárias ao tratamento de doenças ginecológicas benignas, principalmente as relacionadas à histerectomia total abdominal.

Fatores de risco cirúrgico para fístula vesicovaginal em histerectomia incluem: peso uterino maior que 250 g; tempo cirúrgico prolongado (5 ou mais horas); e lesão ureteral concomitante.[53]

Nos países desenvolvidos, 82% das fístulas são secundárias a cirurgias pélvicas.[6] Estima-se que 0,8 em mil de todas as histerectomias são complicadas por FVV, sendo essa incidência maior nas histerectomias laparoscópicas (2,2 em mil histerectomias), seguidas pela histerectomia total abdominal (1 em mil), histerectomia subtotal abdominal (0,3 em mil) e, por último, a histerectomia vaginal (0,2 em mil).[7]

Além das causas citadas, as fístulas urogenitais podem ser decorrentes de *gishiri* ou circuncisão feminina.[8]

Outras causas mais raras incluem anomalias congênitas, trauma pélvico, abuso sexual, corpo estranho vaginal, cálculos do trato urinário, neoplasia e radiação pélvica.[9,10] A taxa de fístula pós-radiação pélvica por câncer de colo uterino é de 0,6% a 2%.[11]

Neste capítulo, os resultados apresentados se referem a "mulheres" ou "pacientes" conforme estiverem nos estudos mencionados. Entretanto, encorajamos o leitor a levar em consideração as necessidades específicas e aconselhamento dos indivíduos transgênero, tema importante na atualidade.[51]

Mecanismos de lesão

As fístulas obstétricas são, muitas vezes, consequentes a parto prolongado, fórcipe, ou lacerações inadequadamente reconhecidas.

Fistulas cirúrgicas podem ser secundárias à lesão térmica por bisturi elétrico, *laser* ou outras fontes como na cirurgia laparoscópica. A ação térmica pode se estender de 2 mm a 22 mm.[49]

Nos Estados Unidos, as estimativas de fístula urogenital viram de 0,5% após histerectomia simples até 10% após histerectomia radical. Embora a histerectomia radical esteja associada com maior taxa de ocorrência de fístulas, não está claro se há ainda um aumento com o uso das técnicas laparoscópica e robótica.[52]

O ureter pode ser lesado por:

- Preensão do mesmo por pinça hemostática.
- Angulação ou ligadura por ponto ou grampo.
- Laceração ou transecção durante dissecção romba ou por bisturi elétrico.
- Desvascularização ou denervação.

A bexiga pode ser lesada por:

- Cistostomia.
- Laceração.
- Desvascularização ou denervação.
- Posicionamento acidental de sutura ou grampo.
- Edema, hematoma, infecção, isquemia ou necrose também podem contribuir como fatores de risco.[50]

Classificação das fístulas

Não existe um sistema ideal de classificação das fístulas urinárias.[48] No entanto, duas classificações são as mais utilizadas já há algumas décadas. A mais conhecida é a de Waaldijk; a outra, bastante utilizada em análises retrospectivas, notadamente de falhas cirúrgicas, é a de Goh.

A classificação de Waaldijk está descrita no Quadro 54.1. Tem sido utilizada em grandes coortes por mais de 25 anos, e o seu sistema parece correlacionar-se ao desfecho dos casos. A principal crítica que sofre essa classificação está associada à ausência de estudos de variabilidade intraobservador e interobservador, apesar da grande casuística em que foi aplicada.

Quadro 54.1 – **Classificação das fístulas de acordo com Waaldijk**

Tipo I	Não envolve a uretra ou o colo vesical
Tipo II	Envolve a uretra e subdivide-se em: IIA – uretra distal preservada (1 cm medido do meato uretral) IIB – há perda da uretra distal (limite da lesão ao meato menor que 1 cm) Ambos os subtipos II são classificados em "não circunferencial" e "circunferencial"
Tipo III	Fístulas menos comuns, como as vesicocutâneas, vesicointestinais, vesicouterinas etc.

Fonte: Desenvolvido pela autoria

Observação: o tamanho da fístula e a função do esfíncter anal também são classificados. O grau de fibrose vaginal não é considerado.

Na classificação de Goh, o grau de fibrose é notado e tem importância.

Diagnóstico

Anamnese

Na grande maioria dos casos, a queixa é de perda urinária contínua não relacionada ao esforço ou micção, que ocorre de 7 a 14 dias depois de uma cirurgia, após necrose tecidual principalmente nas fístulas de origem térmica. Naquelas originárias de lesão mecânica, a perda urinária pode aparecer precocemente, até mesmo no pós-operatório imediato. (D) [9,10,12]

Raras vezes a perda urinária é mínima, principalmente quando os trajetos são tortuosos, pequenos e de localização alta. A perda é observada apenas com a repleção vesical. Outras vezes, ela é intermitente, dependente do processo inflamatório (em geral, bolhoso) da mucosa vesical adjacente que obstrui o orifício, simulando a cura da fístula.

Com a resolução do processo inflamatório, independentemente de qualquer intervenção médica, retorna a perda urinária, geralmente em maior quantidade, pelo aumento do orifício fistuloso.

Nas fístulas ureterovaginais unilaterais, há uma perda contínua de urina, porém a função de micção permanece conservada. Nas fístulas ureterovaginais bilaterais, não há a função de micção.

Quando o orifício fistuloso é pequeno, pode-se confundir com incontinência urinária de esforço. Uma adequada propedêutica faz o diagnóstico diferencial.

Apesar de rara, a menúria (hematúria cíclica coincidindo com o período menstrual) caracteriza a síndrome de Youssef (fístula vesicouterina). Nesses casos, a paciente é, em geral, incontinente, podendo ocorrer amenorreia. (D)[13]

No pós-operatório, as pacientes que desenvolvem fístula podem apresentar mais dor abdominal, distensão ou íleo paralítico, hematúria e sintomas vesicais irritativos, além de febre e leucocitose. (D)[14]

As fístulas relacionadas com radioterapia podem aparecer meses e até anos depois do tratamento e devem ser consideradas como recidiva da neoplasia até que uma biópsia da região afetada descarte essa possibilidade. (D)[10,12]

Exame uroginecológico

A inspeção dos órgãos genitais externos pode revelar o escoamento contínuo de urina pela vagina, que geralmente determina dermatite amoniacal perivulvar e perineal.

Pelo toque vaginal, em geral doloroso, é possível localizar e dimensionar o orifício fistuloso, o grau de fibrose e a aderência das estruturas, bem como as condições tróficas vaginais e do colo uterino, principalmente nos casos de fístulas de grandes proporções ou complexas.

O exame especular é fundamental para a complementação diagnóstica. As valvas devem ser preferidas aos espéculos por fornecer melhor e mais ampla exposição.

A desarticulação do espéculo mimetizando as valvas é mais uma alternativa para a visualização do orifício fistuloso. O espéculo deve ser sempre aberto no sentido transversal para melhor observação das paredes vaginais anterior e posterior.

Deve-se realizar exame físico minucioso para identificar o trajeto fistuloso e, se necessário, sob analgesia. Quando não é observado, recorre-se a outros procedimentos diagnósticos, como uretrocistoscopia e o teste com azul de metileno. (D)[3,12]

Prova dos corantes

O uso de corantes é fundamental para o diagnóstico. Por meio da repleção vesical com soro fisiológico estéril corado por azul de metileno, verifica-se, ao exame especular, se há a passagem da solução corada para a vagina. O diagnóstico de fístula não deve ser excluído quando esse teste for negativo.

Esse fato é observado nas fístulas de pequeno débito. Nessa eventualidade, deve-se empregar a técnica dos três tampões vaginais. São introduzidos sequencialmente três tampões vaginais de gaze, e recomenda-se à paciente deambulação, subir e descer escadas por 15 minutos. Em seguida, os tampões são cuidadosamente retirados. O primeiro tampão tinto, com os demais secos, sugere incontinência urinária ou, mais raramente, uma fístula uretrovaginal. Quando os demais estiverem corados, o diagnóstico provável é fístula vesicovaginal.

Na ausência de coloração, mas com tampões umedecidos, o diagnóstico de fístula ureterovaginal deve ser considerado. O emprego do índigo carmim por via intravenosa está indicado na suspeita clínica de fístula ureterovaginal, porém deve ser realizado criteriosamente. O índigo carmim pode também ser empregado no intraoperatório de correção de lesões cirúrgicas do ureter ou de fístulas ureterais. (C)[15]

A fístula ureterouterina pode ser diferenciada da vesicouterina pela administração de azul de metileno na bexiga com um cateter de Foley, obtendo-se urina amarela, não corada, pela vagina. (C)[16]

Métodos de imagem

O método de imagem depende da anatomia de origem e término da fístula, e estes são os principais: (D)[13]

a. **Trato urinário alto:** urografia intravenosa, pielografia ou ureterografia retrógrada e uroressonância magnética.
b. **Trato urinário baixo:** uretrocistografia e uretrografia.

A fístula uretrovaginal pode ser diagnosticada pela vaginoscopia ou uretrocistoscopia. A uretrocistografia também pode, às vezes, realizar o diagnóstico.

A vaginografia raramente demonstra essa fístula. Fístulas maiores podem ser visualizadas com ultrassonografia (USG) ou tomografia computadorizada (TC) na fase excretora. (D)[13]

A fístula ureterovaginal pode ser detectada pela urografia intravenosa em 87% dos casos. A ureteropielografia retrógrada também pode ser útil nesses casos. É importante sempre lembrar da possibilidade de concomitância de FVV nesses casos. (C)[17,18]

Na FVV, a cistoscopia ou a vaginoscopia, em geral, demonstram anormalidades. A cistoscopia é extremamente útil na avaliação dos tecidos e condições associadas, como corpo estranho, notadamente cálculos em casos mais arrastados.

No entanto, o local da fístula nem sempre é visualizado. Cistografia ou uretrocistografia excretora realizadas na posição lateral podem ser necessárias para o diagnóstico e a cateterização do trajeto fistuloso. (D)[10,13]

A avaliação do trato urinário superior por intermédio da urografia excretora é mandatória para excluir a concomitância de fístula ureterovaginal, que está associada em até 10% a 15% dos casos de FVV. (D)[9,10,12,13,19] Essa investigação pode ser realizada também por pielografia retrógrada, inclusive no intraoperatório. USG com Doppler também pode ser útil, detectando até 92% dos casos de FVV em alguns relatos isolados. (C)[20]

A TC, na fase excretora, e a ressonância magnética (RM) também são utilizadas para auxiliar nesse diagnóstico.[21,22]

Tradicionalmente, as fístulas vesicouterinas podem ser diagnosticadas por cistoscopia, cistografia e histerossalpingografia. Não existem dados suficientes na literatura a respeito do uso da histeroscopia nessa condição.

Em alguns casos, a USG transvaginal pode visualizar o trajeto fistuloso ou auxiliar no diagnóstico, assim como a RM. (D)[23,24] A TC com contraste, em especial após uma histerossalpingografia, também pode elucidar o diagnóstico. (D)[24]

A urodinâmica não é recomendada na avaliação pré-operatória, somente nos casos de suspeita de hiperatividade detrusora antes da cirurgia ou se houver dúvida da integridade do mecanismo esfincteriano. Incluem-se nesse grupo os casos pós-radiação ou fístula no colo vesical ou uretral. No entanto, há autores que a recomendam por motivos médico-legais, a fim de documentar uma hiperatividade detrusora prévia à cirurgia. (C)[25]

Tratamento

A melhor oportunidade para cura de qualquer tipo de fístula urogenital está na sua primeira cirurgia. (D)[26] Em mãos experientes, a taxa de sucesso é de 80% a 94% na correção de fístulas após a primeira cirurgia, caindo respectivamente para 50% e 33% após a segunda e terceira cirurgias. (D)[26] (C)[27,28]

Nas cirurgias de fístulas, alguns princípios devem ser obedecidos para que se obtenha a cura definitiva.

Os princípios preconizados são: (D)

1. A melhor chance para o sucesso no fechamento da fístula é na primeira cirurgia; os ureteres devem ser identificados e protegidos.
2. A fístula deve ser amplamente mobilizada.
3. A fístula deve ser fechada sem tensão.
4. O reparo deve ser *water-tight*, uma sutura hermética, contínua e ancorada com material absorvível (durante muito tempo, utilizou-se o fio de *cat gut*, mas hoje a preferência recai sobre os fios de poliglatina, sem possibilidade de contaminação por príons).
5. Após o reparo da fístula, a bexiga deve ficar com sonda vesical aberta por 10 a 14 dias ou menos, dependendo da avaliação de cada caso.
6. O uso do retalho do músculo de Martius/bulbocavernoso/gracilis, ou mesmo a interposição do grande epíplon, é opcional nos casos avaliados *in loco* durante o ato cirúrgico, devendo o cirurgião ter familiaridade suficiente com esses tempos cirúrgicos.
7. Em casos de fistula complexa envolvendo ureter terminal, bexiga e vagina, a estratégia de liberação do ureter o mais baixo possível, fechamento do orifício fistuloso vesical e bexiga psoica com reimplante ureteral, abandonando-se a zona complexa, parece ser a melhor.

Avaliação pré-operatória adequada e planejamento cirúrgico cuidadoso são fundamentais. Idealmente, o serviço ginecológico por onde, em geral, a paciente dá entrada no hospital, deve ter acesso à equipe multidisciplinar com urologista e proctologista cuja presença, no campo cirúrgico, deve ser prevista.

O tamanho menor de 1 cm parece ser uma condição favorável para o fechamento apenas com drenagem vesical. Mas o ponto mais importante é o intervalo entre o evento causador da fístula e a drenagem.

Se o período for longo, as chances de fechamento espontâneo são muito baixas, provavelmente em virtude da epitelização do trajeto fistuloso. Nas pacientes em que a drenagem vesical foi realizada antes de 3 semanas do evento causador da fístula, 39% tiveram fechamento espontâneo da FVV. No entanto, naquelas em que o cateter foi colocado mais de 6 semanas depois, a taxa de sucesso foi de 1%. (D)[2]

A ausência de processos inflamatórios e infecciosos é fundamental, observada de 2 a 4 meses após a lesão. (D)[12] Sabe-se que, imediatamente após a formação do trajeto fistuloso, os tecidos se apresentam friáveis, edemaciados e infectados. Por essa razão, não se recomenda a cirurgia nessas condições, pois a manipulação cirúrgica invariavelmente determina laceração tecidual, dificultando a sutura e a cicatrização. No entanto, há uma tendência em se intervir mais precocemente na tentativa de se abreviar o ônus social dessas pacientes.

Nos casos após trauma obstétrico, tradicionalmente, acredita-se que esse intervalo seja de 3 a 6 meses. No entanto, taxas de sucesso um pouco mais altas foram relatadas com cirurgia antes de 3 meses. (A)[29] (C)[30,31]

Grandes séries apontam que, no caso da lesão obstétrica reconhecida até 72 horas após a intervenção imediata, Waaldjik, em um grupo de 170 pacientes, relatou um índice de sucesso de 91,8% com intervenção dentro de 3 meses. Em outra série, envolvendo 1.716 casos, o índice de sucesso foi de 95,2% com a primeira reconstrução antes de 3 meses e 98,5% com um segundo procedimento. (C)[32] Após radioterapia, o período de espera é de aproximadamente 12 meses. Nos casos não complicados, habitualmente de origem iatrogênica, pode-se realizar a correção precoce com 2 a 3 semanas. (D)[10]

Deve-se ressaltar, porém, que a indicação fica reservada a alguns casos. Nos casos actínicos, há que se ter sempre o cuidado de verificar se não há recidiva da doença de base nos bordos da fístula por meio de cistoscopia e biópsia endoscópica.

Manejo pré-operatório

A aplicação de estrogênio tópico pré-operatório pode melhorar a vascularização e a qualidade do tecido vaginal. Não se recomenda antibioticoterapia profilática, pois ela não reduz a taxa de falha da cirurgia de correção de fístula. O uso profilático intraoperatório diminui o uso de antibioticoterapia no pós-operatório e diminui o número de infecções urinárias até o décimo dia do pós-operatório, muitas vezes apenas com uma dose de aminoglicosídeo durante a indução anestésica. (A)[33]

Via de acesso

A escolha da via vaginal, abdominal ou laparoscópica /robótica depende da facilidade para realizar adequadamente a cirurgia e das condições técnicas disponíveis. Ela deve ser individualizada e considerar as relações anatômicas, extensão da lesão e comorbidades.

Assim, nos casos em que a via vaginal apresente dificuldades, deve-se optar pela via abdominal.

Alguns cirurgiões, principalmente ginecologistas, dão preferência ao tratamento das fístulas por via vaginal, independentemente de sua localização, em razão de sua experiência.

Já os urologistas dão preferência à via abdominal. Há relatos de sucesso com a técnica supravesical transperitoneal, sendo por alguns considerada a técnica padrão-ouro para o tratamento da fístula supratrigonal vesical. (C)[34]

No entanto, aqueles favoráveis à cirurgia vaginal apontam uma diminuição de morbidade, perda sanguínea, irritação vesical pós-operatória e taxa de sucesso semelhante à via abdominal. (C)[35] As técnicas vaginais principais incluem a técnica de Latzko e o fechamento por camadas, com ou sem a utilização de enxertos (Martius), e as abdominais incluem a técnica de O'Conner (extraperitoneal), transvesical e também as derivações urinárias. (C)[27,35,36] (D)[37,38]

As contraindicações absolutas para a via vaginal são a presença concomitante de fístula para outros órgãos pélvicos, como ureteres, intestino e múltiplas FVV. Outros fatores de risco para falha, como fístulas após radioterapia e fístulas recorrentes, não são contraindicações absolutas, mas devem ser consideradas na decisão do cirurgião. (D)[12]

Foram relatadas taxas médias de sucesso semelhantes entre a via vaginal e a abdominal, de 80% a 98% e 85% a 100%, respectivamente. (C)[39-41] A taxa de recorrência de fístula é semelhante após as abordagens transvesical, transperitoneal ou transvaginal, sendo de aproximadamente 6,4%. (C)[42]

Os fatores prognósticos para recorrência da fístula são: múltiplas fístulas; tamanho maior que 10 mm; fístula tipo II (na qual o mecanismo de fechamento uretral está acometido pela fístula); causa obstétrica; presença de infecção urinária prévia ao reparo cirúrgico; e identificação incompleta das estruturas envolvidas. O uso de enxertos é um fator protetor para a recorrência. (D)[43]

Recomenda-se, nos casos menos complicados, a via transvaginal, por ser menos invasiva, enquanto nos casos de recorrência e fístulas maiores, deve-se utilizar a via transperitoneal. (D)[43]

O uso rotineiro de enxertos não é adotado, em especial quando os tecidos ao redor da fístula estão bem-vascularizados, como em etiologias benignas de FVV. No entanto, demonstrou-se uma taxa de sucesso maior, de 100%, quando se utilizou o enxerto pela via abdominal. (D)[44]

Recentemente, uma alternativa ao uso de enxerto (*Martius flap*) é a cola de fibrina, usada como uma camada intermediária. A cola demonstrou ter a mesma taxa de sucesso do enxerto, com a vantagem de ser uma opção mais simples e reduzir o tempo cirúrgico. (A)[45] Não há, contudo, experiência suficiente com casuísticas robustas sobre essa técnica.

Particular importância deve ser dada às fístulas vesicocervicais, nas quais o orifício fistuloso não traduz de maneira adequada seu trajeto. Nesses casos, deve-se optar por via combinada ou abdominal.

Um reparo da fístula com sucesso não implica que a paciente se tornará continente, principalmente quando a uretra está envolvida na fístula.

Foram identificados quatro fatores de risco para incontinência após fechamento da fístula: envolvimento uretral (OR 8,4); fístulas amplas (OR 1,34 para cada aumento de centímetro no tamanho do defeito); trauma vaginal severo (OR 2,4); e tamanho vesical reduzido (OR 4,1). (D)[46]

Manejo pós-operatório

Drenagem vesical aberta, evitando espasmos vesicais, são imperativos para o sucesso terapêutico.

Deve-se utilizar cateter uretral ou suprapúbico por 10 a 21 dias, sendo 10 dias aparentemente suficientes para casos menos complicados. (C)[47]

Antiespasmódicos ou medicações anticolinérgicas são úteis para diminuir o número e a duração das contrações detrusoras.

Cistouretrografia miccional pode ser realizada antes da retirada do cateter vesical para assegurar o fechamento da fístula. Pacientes devem ser advertidas a não utilizar tampões vaginais e a manter abstinência sexual por 2 meses do pós-operatório. (D)[9]

Complicações pós-operatórias

As mais comuns são recorrência da fístula e lesão ureteral, infecção urinária e hematúria no pós-operatório imediato, que costuma ceder apenas com grande hidratação e raramente irrigação com soro gelado. Inicialmente, pode-se tentar drenagem vesical.

Se houver falha no tratamento conservador, deve-se partir para uma segunda cirurgia assim que houver melhora da inflamação local. O tipo de manejo depende da experiência do cirurgião.

A lesão ureteral deve ser manejada com drenagem renal percutânea temporária ou, preferencialmente, com uso de cateter ureteral duplo J, por 3 a 4 semanas, seguida de reparo endoscópico ou aberto. (D)[9]

Recomendação

Na Divisão de Ginecologia do Hospital das Clínicas da Faculdade de Medicina da Universidade de São Paulo (HCFMUSP), recomenda-se a seguinte conduta para pacientes com fístulas urogenitais (Algoritmos 5.1 e 5.2).

Algoritmo 54.1 – Conduta para o diagnóstico de fístulas urogenitais em mulheres

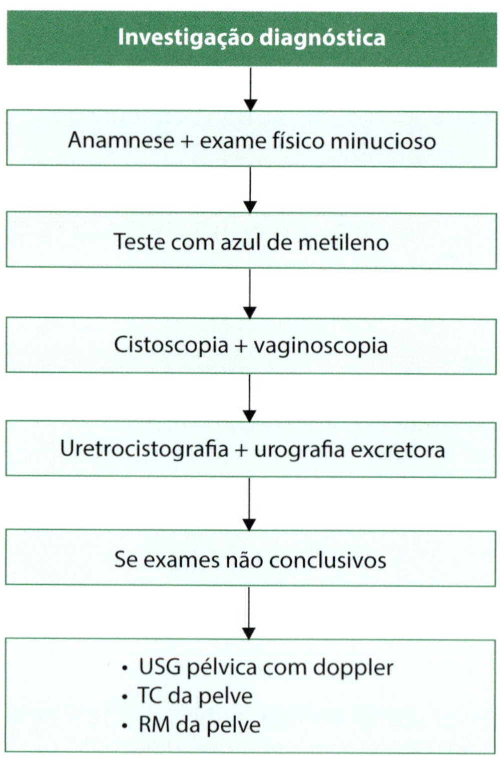

RM: Ressonância magnética; TC: Tomografia computadorizada; USG: Ultrassonografia

Fonte: Desenvolvida pela autoria.

Algoritmo 54.2 – Conduta para o tratamento de fístulas urogenitais em mulheres

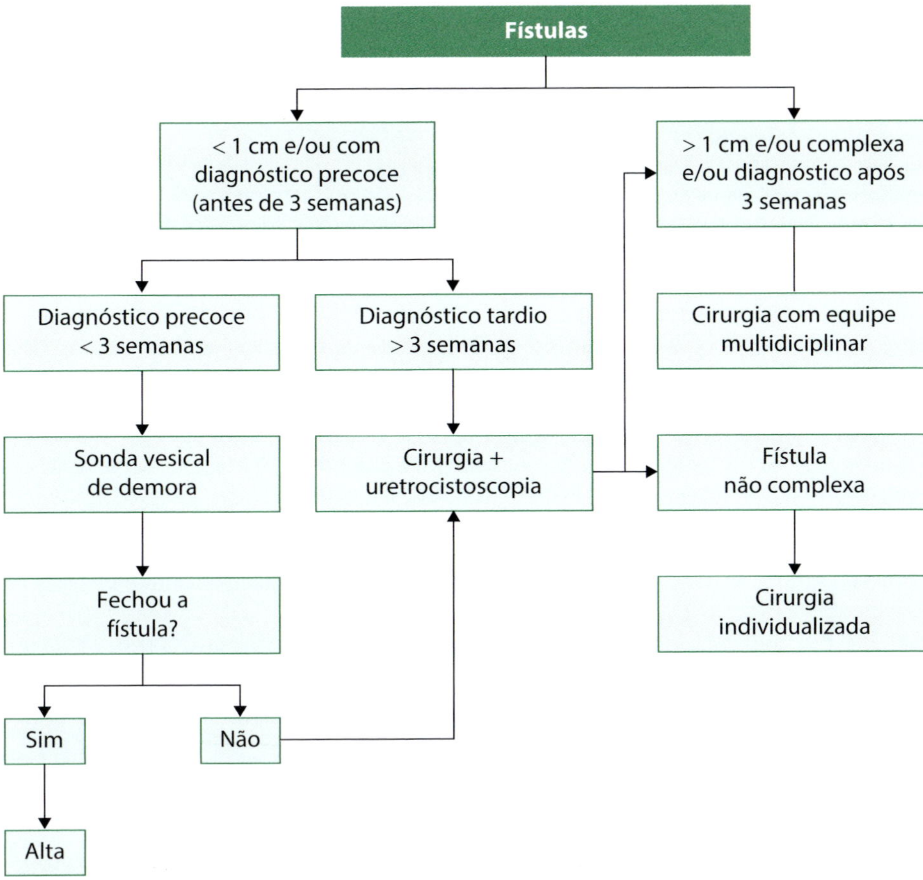

Fonte: Desenvolvido pela autoria

Referências bibliográficas

1. Garely AD, Mann WJ. Urogenital tract fistulas in females. Up to Date, 2022.
2. Bazi T. Spontaneous closure os vesicovaginal fistulas after bladder drainage alone: a review of the evidence. Int Urogynecol J Pelvic Floor Dysfunct. 2007;18(3):329-33.
3. Hilton P. Vesico-vaginal fistula: new perspectives. Curr Opin Obstet Gynecol. 2001;13(5):513-20.
4. Melah GS, Massa AA, Yahaya UR, Bukar M, Kizaya DD, El-Nafaty AU. Risk factors for obstetric fistulae in north-eastern Nigeria. J Obstet Gynaecol. 2007;27(8):819-23.
5. Muleta M, Rasmussen S, Kiserud T. Obstetric fistula in 14,928 Ethiopian women. Acta Obstet Gynecol Scand. 2010;89(7):945-51.
6. Lee RA, Symmonds RE, Williams TJ. Current status of genitourinary fistula. Obstet Gynecol. 1988;72(3-1):313-9.
7. Harkki-Siren P, Sjoberg J, Tiitinen A. Urinary tract injuries after hysterectomy. Obstet Gynecol. 1998;92(1):113-8.
8. Banks E, Meirik O, Farley T, Akande O, Bathija H, Ali M, WHO study group on female genital mutilation and obstetric outcome. Female genital mutilation and obstetric outcome: WHO collaborative prospective study in six African countries. Lancet. 2006;367(9525):1835-41.

9. Miller EA, Webster GD. Current management of vesicovaginal fistulae. Curr Opin Urol. 2001;11(4):417-21.
10. Allona AA, Sanz MJL, Pérez SP, Pozo MB, Navío NS. update. Actas Urol Esp. 2002;26(10): 776-95.
11. Perez CA, Grigsby PW, Lockett MA, Chao KS, Williamson J. Radiation therapy morbidity in carcinoma of the uterine cervix: dosimetric and clinical correlation. Int J Radiat Oncol Biol Phys. 1999;44(4):855-66.
12. Angioli R, Penalver M, Muzii L, Mendez L, Mirhashemi R, Bellati F, et al. Guidelines of how to manage vesicovaginal fistula. Crit Rev Oncol Hematol. 2003;48(3):295-304.
13. Yu NC, Raman SS, Patel M, Barbaric Z. Fistulas of the genitourinary tract: a radiologic review. Radiographics. 2004;24(5):1331-52.
14. Kursh E, Morse R, Resnick M. Prevention of the development of a vesicovaginal fistula. Surg Gynecol Obstet. 1988;166(5):409-12.
15. Raghavaiah NV. Double dye test to diagnose various types of vaginal fistulas. J Urol. 1974;112(6):811-2.
16. Sheen J, Lin C, Jou Y, Cheng M. A simple means of making the differential diagnosis of ureterouterine and vesicouterine fistula. J Urol. 1998;160(4):1420-1.
17. Benchekroun A, Lachkar A, Soumana A, Farih MH, Belahnech Z, Marzouk M, et al. [Uretero--vaginal fistulas. 45 cases]. Ann Urol (Paris). 1998;32(5):295-9.
18. Falandry L. Uretero-vaginal fistulas: diagnosis and operative tactics. Apropos of 19 personal cases. J Chir, Paris. 1992;(6-7):309-16.
19. Goodwin WE, Scardino PT. Vesicovaginal and ureterovaginal fistulas: a summary of 25 years experience. J Urol. 1980;123(3):370-4.
20. Volkmer BG, Kuefer R, Nesslauer T, Loeffler M, Gottfried HW. Colour Doppler ultrasound in vesicovaginal fistulas. Ultrasound Med Biol. 2000;26(5):771-5.
21. Kuhlman JE, Fishman EK. CT evaluation of enterovaginal and vesicovaginal fistula. J Comput Assist Tomogr. 1990;14(3):390-4.
22. Semelka RC, Hricak H, Kim B, Forstner R, Bis KG, Ascher SM, et al. Pelvic fistulas: appearances on MR images. Abdom Imaging. 1997;22(1):91-5.
23. Park OR, Kim TS, Kim HJ. Sonographic diagnosis of vesicouterine fistula. Ultrasound Obstet Gynecol. 2003;22(1):82-4.
24. Smayra T, Ghossain MA, Buy JN, Moukarzel M, Jacob D, Truc JB. Vesicouterine fistulas: imaging findings in three cases. AJR Am J Roentgenol. 2005;184(1):139-42.
25. Hilton P. Urodynamic findings in patients with urogenital fistulae. Br J Urol. 1998;81(4):530-42.
26. Elkins TE. Surgery for the obstetric vesicovaginal fistula: a review of 100 operations in 82 patients. Am J Obstet Gynecol. 1994;170(4):1108-18.
27. Arrowsmith SD. Genitourinay reconstruction in obstetric fistulas. J Urol. 1994;152(2-1):403-6.
28. Hilton P, Ward A. Epidemiological and surgical aspects of urogenital fistulae: a review of 25 years' experience in southeast Nigeria. Int Urogynecol J Pelvic Floor Dysfunct. 1998;9(4):189-94.
29. Raassen TJ, Verdaasdonk EG, Vierhout ME. Prospective results after first-time surgery for obstetric fistulas in East African women. Int Urogynecol J Pelvic Floor Dysfunct. 2008;19(1):73-9.
30. Blandy JP, Badenoch DF, Fowler CG, Jenkins BJ, Thomas NWM. Early repair of iatrogenic injury to the ureter or bladder after gynaecological surgery. J Urol. 1991;146(3):761-5.
31. Wang Y, Hadley HR. Nondelayed transvaginal repair of high lying vesicovaginal fistula. J Urol. 1990;144(1):34-6.
32. Waaldjik K. The immediate surgical management of fresh obstetric fistulas with cateter and/ or early closure. Int J Gynaecol Obstet. 1994;45:11-16.
33. Tomlinson AJ, Thornton JG. A randomized controlled trial of antibiotic prophylaxis for vesico--vaginal fistula repair. Br J Obstet Gynaecol. 1998;105(4):397-9.
34. Nesrallah LJ, Srougi M, Gittes RF. The O'Conor technique: the gold standard for supratrigonal vesicovaginal fistula repair. J Urol. 1999;161(2):566-8.
35. Tancer M. Observations on prevention and management of vesicovaginal fistula after total hysterectomy. Surg Gynecol Obstet. 1992;175(6):501-6.

36. Gil-Vernet JM, Gil-Vernet A, Campos JA. New surgical approach for treatment of complex vesicovaginal fistula. J Urol. 1989;141(3):513-21.
37. Birkhoff JD, Wechsler M, Romas NA. Urinary fistulas: vaginal repair using a labial fat pad. J Urol. 1977;117(5):595-7.
38. Iselin CE, Aslan P, Webster GD. Transvaginal repair of vesicovaginal fistulas after hysterectomy by vaginal cup excision. J Urol. 1998;160(3-1):728-30.
39. Methfessel HD, Retzke U, Schwarz R, Methfessel G. Occlusion of a vesicovaginal fistula with Latzko-repair. Geburtshilfe Frauenheilkd. 1992;52(10):606-10.
40. Mondet F, Chartier-Kastler EJ, Conort P, Bitker MO, Chatelain C, Richard F. Anatomic and functional results of transperitoneal-transvesical vesicovaginal fistula repair. Urology. 2001;58(6):882-6.
41. Mubeen RM, Naheed F, Anwar K. Management of vesicovaginal fistulae in urological context. J Coll Physicians Surg Pak. 2007;17(1):28-31.
42. Hadzi-Djokic J, Pejcic TP, Acimovic M. Vesico-vaginal fistula: report of 220 cases. Int Urol Nephrol. 2009;41(2): 299-302.
43. Ayed M, El Atat R, Hassine LB, Sfaxi M, Chebil M, Zmerli S. Prognostic factors of recurrence after vesicovaginal fistula repair. Int J Urol. 2006;13(4):345-9.
44. Evans DH, Madjar S, Politano VA, Bejany DE, Lynne CM, Gousse AE. Interposition flaps in transabdominal vesicovaginal fistula repairs: are they really necessary? Urology. 2001;57(4):670-4.
45. Safan A, Shaker H, Abdelaal A, Mourad MS, Albaz M. Fibrin glue versus martius flap interpositioning in the repair of complicated obstetric vesicovaginal fistula: a prospective multi-institution randomized trial. Neurourol Urodyn. 2009;28(5):438-41.
46. Browning A. Risk factors for developing residual urinary incontinence after obstetric fistula repair. BJOG. 2006;113(4):482-5.
47. Nardos R, Browning A, Member B. Duration of bladder catheterization after surgery for obstetric fistula. Int J Gynaecol Obstet. 2008;103(1):30-2.
48. De Ridder D. Vesicovaginal fistula: a major healthcare problem. Curr Opin Urol. 2009;19(4):358-61.
49. Donnez O, Jadoul P, Squifflet J, Donnez J. A series of 3190 laparoscopic hysterectomies for benign disease from 1990 to 2006: evaluation of complications compared with vaginal and abdominal procedures. BJOG. 2009;116:492.
50. Ibeanu OA, Chesson RR, Echols KT, et al Urinary tract injury during hysterectomy based on universal cystoscopy. Obstet Gynecol. 2009;113:6.
51. Selvaggi G, Ceulemans P, De Cuypere G, et al. Gender identity disorder: general overview and surgical treatment for vaginoplasty in male-to-female transsexuals. Plast Reconstr Sure. 2005;116:135e.
52. Magrina JF, Kho RM, Weaver AL, et al. Robotic radical hysterectomy: comparison with laparoscopy and laparotomy. Gynecol Oncol. 2008;109:86.
53. Duong TH, Taylor DP, Meeks GR. A multicenter study of vesicovaginal fistula following incidental cystotomy during benign hysterectomies. Int Urogynecol J. 2011;22(8):975-9.

Parte 6

Ginecologia Endócrina

Edmund Chada Baracat
Gustavo Arantes Rosa Maciel
José Maria Soares Júnior

Capítulo 55

Amenorreia Primária. Diagnóstico e Tratamento

José Maria Soares Júnior
Gustavo Arantes Rosa Maciel
Angela Maggio da Fonseca
Vicente Renato Bagnoli
Edmund Chada Baracat

Introdução

A amenorreia representa um sintoma, não uma doença. É definida quando a paciente nunca menstruou (primária), ou quando ocorre ausência de menstruação por um período correspondente a 3 ciclos menstruais consecutivos ou 90 dias (secundária). É denominada "amenorreia primária" a ausência de menstruações até a idade de 15 anos com o desenvolvimento de caracteres sexuais secundários (principalmente mamas), ou até 13 anos sem a presença destes (pubarca e telarca).[1] Amenorreia secundária é a cessação da menstruação por um período de tempo maior que o intervalo de três ciclos previamente identificados ou 6 meses (caso o padrão menstrual prévio não seja conhecido). Excluindo-se as causas fisiológicas (gestação, lactação e menopausa), ocorre em 5% da população, sendo a amenorreia secundária mais frequente que a primária, com prevalência de 3%. (D)[2], (D)[3] As três etiologias mais comuns de amenorreia primária são: insuficiência ovariana prematura/disgenesia gonadal (43%), ausência de útero e de vagina (15%) e atraso constitucional (14%).[3] Por meio da história e do exame físico, é possível diferenciar as amenorreias. Em pacientes com amenorreia primária, a presença ou ausência de desenvolvimento sexual secundário mostra a direção da propedêutica. Em pacientes com desenvolvimento sexual normal e presença de útero, a etiologia mais comum são as causas obstrutivas do trato genital, como os septos vaginais e o hímen imperfurado. Se a paciente tem um desenvolvimento uterino anormal, a agenesia dos canais de Müller é a causa mais comum, e o cariótipo confirma que a paciente é 46 XX.

Diagnóstico

A história clínica e o exame físico detalhado são fundamentais para a condução da propedêutica (Quadro 55.1). Na amenorreia primária, o desenvolvimento de características sexuais secundárias indica se houve maturação adequada do eixo hipotalâmico – hipofisário – ovariano. Em pacientes sexualmente ativas, é importante descartar a gravidez.

Quadro 55.1 – Avaliação das mulheres com amenorreia prmária

Achados	Associação
História da paciente	
Exercício físico, doença crônica atual ou passada, radioterapia ou quimioterapia do SNC, estresse psicossocial, estado nutricional inadequado, anorexia, bulimia	Amenorreia hipotalâmica
Radiação da pelve, ooforoplastia	Insuficiência ovariana prematura
História familiar	
Defeitos genéticos, infertilidade, história menstrual da mãe e irmãs. História de maturidade puberal familiar (atraso no desenvolvimento)	Múltiplas causas de amenorreia primária. Atraso constitucional de crescimento e puberdade
Exame físico	
Medidas antropométricas (altura/envergadura) Índice de massa corpórea	Síndrome de Turner/disgenesia gonadal
Traços disfórmicos (implantação baixa da raiz do cabelo, pescoço alado, baixa estatura)	Síndrome de Turner/disgenesia gonadal
Útero ausente ou rudimentar	Agenesia mülleriana
Hímen imperfurado, septo vaginal transverso e malformação do colo uterino	Obstrução do trato genital ou agenesia mülleriana
Aparência dos genitais externos (distribuição dos pelos pubianos, tamanho do clitóris)	Síndrome de insensibilidade aos androgênios – Síndrome de Savage
Anosmia	Síndrome de Kallmann
Dor abdominal	Obstrução do trato genital ou agenesia mülleriana
Galactorreia, dores de cabeça, distúrbios visuais	Tumor hipofisário

SNC: sistema nervoso central

Fonte: Desenvolvido pela autoria

Diagnóstico diferencial da amenorreia primária

As causas da amenorreia primária devem ser avaliadas segundo a presença ou a ausência do desenvolvimento sexual secundário, como mamas desenvolvidas e presença de pelos pubianos. (D)[4]

Os exames físico geral e ginecológico detalhados são fundamentais. Se o exame dos órgãos genitais internos não for factível, deve ser solicitada ultrassonografia (USG) para confirmar a presença ou a ausência do útero. (D)[4]

Presença de desenvolvimento sexual secundário

A presença de características sexuais secundárias indica que houve maturação adequada do eixo hipotalâmico – hipofisário – ováriano. Exame físico detalhado dos órgãos genitais, externo e interno, pode identificar hímen imperfurado ou septos vaginais transversos, caracterizando a criptomenorreia. Essas pacientes podem apresentar dor pélvica cíclica em razão do acúmulo de sangue na vagina (hematocolpo), no útero (hematometra), nas tubas (hematossalpinge) e na cavidade peritoneal (hematoperitônio). O tratamento deve ser feito para permitir a permeabilidade canalicular. (D)[5]

Caso não se identifique o útero, há duas possibilidades: síndrome de Rokitansky-Küster-Hauser; e a síndrome da insensibilidade a androgênios (SIA).

Síndrome Rokitansky-Küster-Hauser

Caracteriza-se por ausência de útero ou presença de útero rudimentar, vagina em fundo cego. Os pelos pubianos estão presentes, diferentemente do que se observa na síndrome de insensibilidade a androgênios. Os ovários são normais e o cariótipo revela-se 46 XX, confirmando o diagnóstico. A agenesia mülleriana é causa de 10%[6] (D),[13] (D) das amenorreias primárias e está frequentemente associada a malformações urogenitais, como: agenesia renal unilateral, rim pélvico, rins em ferradura e duplicação ureteral. A investigação do trato urinário é necessária. Portanto, deve ser solicitada uma ultrassonografia (USG) das vias urinárias.

A amenorreia não é passível de tratamento, mas se torna necessário possibilitar vida sexual adequada por meio de procedimento de dilatação vaginal pela técnica de Frank, com moldes vaginais, ou cirurgicamente pela técnica neovagina de McIndoe e outros.[2]

Síndrome da insensibilidade a androgênios (SIA)

Síndrome rara, com incidência menor que 1 em 60 mil, mas é responsável por 5% a 9% das amenorreias primárias. (D)[5], (D)[6], (D)[7] É uma doença recessiva ligada ao cromossomo X, na qual indivíduos 46 XY apresentam um déficit parcial ou completo da ação do androgênio por pouco de anormalidades no seu receptor. Ao exame físico, a genitália externa é feminina, com pouco ou nenhum pelo pubiano e axilar, agenesia uterina e vagina curta em fundo cego. Os testículos podem ser palpáveis no canal inguinal (em 33% das pacientes) e algumas vezes é acompanhado de hérnia inguinal.

A incidência de malignização das gônadas é estimada em 22%, mas é raro ocorrer antes dos 20 anos. (D)[5] O momento para a extirpação das gônadas ainda permanece controverso. Tradicionalmente, os testículos são removidos após o desenvolvimento completo das mamas e a estatura adulta ser alcançada.

A SIA deve ser diferenciada da síndrome de Rokitansky-Küster-Hauser, pois a vagina está ausente ou encurtada em ambas. Uma forma simples de distingui-las é pela medida sérica de testosterona, que é elevada em pacientes com SIA.

Ausência de caracteres sexuais secundários

O diagnóstico de amenorreia primária sem caracteres sexuais secundários se baseia em testes laboratoriais e na análise do cariótipo. Inicialmente, dosam-se as gonadotrofinas hipofisárias, especialmente o hormônio foliculo-estimulante (FSH). Nas amenorreias hipogonadotróficas (FSH e hormônio luteinizante [LH] baixos) (Quadro 55.2), a etiologia é central, podendo ser funcional ou orgânica. A causa mais comum de amenorreia hipogonadotrófica é o atraso constitucional do crescimento e da puberdade, afetando 30% das pacientes com amenorreia primária. (D)[8]

A história familiar de atraso puberal pode ajudar na detecção da etiologia, pois frequentemente é familial. Doenças crônicas debilitantes, como diabetes juvenil, doenças renais crônicas, doenças malignas, AIDS, síndrome de má absorção, as quais são incomuns em idade reprodutiva, podem causar amenorreia por mecanismos centrais.

Quadro 55.2 – Principais etiologias da amenorreia primária baseada nos níveis de gonadotrofinas

Causas de Amenorreia	Categoria
Hipogonadismo hipergonadotrófico	
Disgenesia gonadal	Síndrome de Turner
Insuficiência ovariana prematura	
	Autoimune
	Quimioterapia
	Genética
	Deficiência 17 α-hidroxilase
	Idiopática
	Radiação pélvica
Hipogonadismo Hipogonadotrófico	
Atraso constitucional do crescimento e puberdade	
Síndrome de Kallmann	
Doenças crônicas	
	Insuficiência renal crônica
	Diabetes
	Doenças tireoidianas
	Depressão severa ou estresse psicossocial
	Anorexia ou bulimia nervosa
Perda excessiva de peso	
Exercício físico em excesso	
Tumor do sistema nervoso central	
Radiação do sistema nervoso central	
Normogonadotrófico	
Congênito:	
Síndrome de insensibilidade aos androgênios	
Agenesia dos ductos de Müller	
Obstrução do trato genital:	
	Hímen imperfurado
	Septo vaginal transverso
Anovulação hiperandrogênica	
	Síndrome dos ovários policísticos
	Hiperplasia suprarrenal
	Acromegalia
	Tumor secretor de androgênios (ovariano ou suprarrenal)

Fonte: Desenvolvido pela autoria

Conduta

Amenorreia é um diagnóstico sindrômico, pois, reflete sintomas decorrentes de afecções ou doenças. Portanto, o tratamento inicial deve ser vinculado à sua etiologia, bem como às disfunções sexuais e reprodutivas (C)[14], (D)[15], (D)[16]. Assim, devem ser observadas as principais causas (Algoritmo 55.1). Observa-se que a dosagem de gonadotrofias (FSH e LH), ultrassom pélvico e cartiótipo são importantes para a identificação da afecção. Salienta-se ainda que a história e o exame físico são essenciais para afastar ou confirmar as entidades que estão determinando a amenorreia primária.

Tratamento clínico

Após a identificação da etiologia deve-se tratar a causa de base. Nos casos de hipogonadismo hipogonadófrico, a hiperprolactinemia pode ser tratada com agonistas dopaminérgicos. A bromocriptina é empregada na dose inicial de 1,25 mg ao dia, a qual é posteriormente elevada até o surgimento da menstruação ou redução da prolactina. A cabergolina é outro agente dopaminérgico com maior especificidade, com menos efeitos colaterais e, por ter meia vida longa, com maior comodidade posológica. A dose inicial é de 0,5 mg, uma vez por semana, com aumento gradativo de acordo as reavaliações que podem ser feitas a cada quatro a oito semanas (não há consenso sobre o intervalo), e as doses do medicamento reajustadas. (C)[17] Nos casos de disfunção da tireoide (hipotireoidismo), a reposição de hormônio tiroidiano pode ser suficiente para o retorno da menstruação. Quando associado a hiperprolactinemia, ocorre ver também a normalização dos níveis de prolactina. Nos casos de amenorreia hipotâmica, a avaliação é multiprofissional e há fator emocional relevante envolvido. Portanto, deve ser tratado. (C) Nos casos de hipoestrogenismo (hipergonadotrófico ou hipogonadotrófico), deve-se promover o desenvolvimento dos caracteres sexuais quando estes são ausentes, começando o tratamento com pequenas doses de estrogênio e, posteriormente, aumentar a dose (a cada seis meses) até o desenvolvimento mamário, com posterior inclusão de progestagênio (ver Tabela 55.1). Elevar a dose estrogênica até atingir a dose da fase adulta. Podem empregada o valerato de estradiol, estradiol e estrogênios conjugados. Após dois antes de terapia ou quando a paciente referir algum fluxo menstrual, devemos adicionar um progestagênio, que é necessário para evitar câncer de endométrio. Quando o hipoestrogenismo for decorrente de situações reversíveis, pode-se proceder à reposição estroprogestativa concomitante ao tratamento específico para a causa (exemplo: desordens alimentares [amenorreia hipotalamica] ou algumas doenças crônicas), até o restabelecimento da função ovariana Nos casos de anovulação crônica hiperandrogênica, de causa iatrogênica, deve-se suspender o fármaco desencadeante, que pode ser androgênio ou anabolizante, orientando a adolescente. Na deficiência enzimática da suprarrenal (hiperplasia adrenal congênita de manifestação tardia), tratamento com prednisona na dose de 2,5 mg a 7,5 mg ao dia ou dexametasona, na dose de 0,25 mg a 1 mg ao dia. Na Síndrome dos Ovários Policisticos, a amenorreia em geral é secundária, mas há casos que são primária, nos quais a perda de peso e adição de progestagênios cíclicos ou anticoncepcional hormonal combinado oral (AHCO), promovem regularização do ciclo menstrual e proteção endometrial. (A)[18]

Tabela 55.1 – Terapia hormonal para rredução dos caracteres sexuais secundários femininos

Farmáco			
Estrogênio	**Estradiol transdérmico (mcg/dia)**	**Estradiol oral (mg/dia)**	**Estrogênios conjugados (mg/dia)**
Dose inicial	12,5	0,5	0,3
Aumento de dose gradativa (6 a 12 meses de intervalo)			
25	0,5	1,0	0,625
50	1		
100	1,5		
Dose adulto	100 a 200	2,0 a 4,0	1,25
Progestagênio			
Farmáco dose uso ciclíco (12 a 14 dias por mês)	**Progesterona micronizada**	**Diidrogesterona**	**Acetato de medroxiprogesterona**
	100 a 200	5 a 10	5 a 10

Fonte: Adaptada de Benetti-Pinto, *et al.*, 2020.

Tratamento cirúrgico

Na amenorreia primária, o tratamento cirúrgico está indicado nas malformações müllerianas, na dependência do tipo encontrado ou para desobstruir as vias de escoamento (criptomenorreia). Na síndrome de Rokitansky (agenesia mülleriana) com agenesia uterina e de vagina e também na insensibilidade androgênica, o tratamento pode ser cirúrgico com o uso de dilatadores vaginais ou realização de neovagina, por várias técnicas. (B)[19] Nos casos da presença de cromossomo Y na investigação, recomenda-se a gonadectomia nos casos de Insensiblidade Androgênica.

Outra rara causa de amenorreia hipotalâmica funcional inclui a deficiência isolada de hormônio de liberação de gonadotrofinas (GnRH). A mais frequente é a síndrome de Kallmann, a qual está associada à anosmia. Ocorre por mutações no cromossomo X, com alterações na migração dos axônios olfatórios e neurônios produtores de GnRH. (D)[9] As gônadas das pacientes são normais e capazes de responder às gonadotrofinas exógenas.

Mulheres com amenorreia hipogonadotrófica são suscetíveis a desenvolver osteoporose, e a terapia cíclica com estrogênio e progesterona deve ser iniciada como forma de prevenir a perda de massa óssea.

Nas amenorreias hipogonadotróficas orgânicas, a anamnese pode sugerir a etiologia com referência a traumas cranianos e sintomas neurológicos que devem ser esclarecidos por eletroencefalograma, tomografia computadorizada ou ressonância magnética do crânio (Quadro 55.2).

FSH e/ou LH elevados são os marcadores de falência gonadal. São causas de amenorreia hipergonadotrófica a insuficiência onariana prematura, disgenesias gonadais, infecções, quimioterapia prévia, radioterapia com destruição do patrimônio folicular.

Múltiplas alterações no cromossomo X estão relacionadas à fertilidade e à duração do ciclo menstrual. Dois segmentos no braço longo do cromossomo X (Xq) contêm *loci* para falência ovariana: insuficiência ovariana prematura 1 (FOP1), que compreende Xq-26-qter, resultando em falha ovariana entre 24 e 29 anos, e insuficiência ovariana prematura 2 (FOP2), Xq13.3-Xq22, que ocorre entre 16 e 21 anos, causando amenorreia primária e infantilismo sexual. (D)[10]

Na disgenesia gonadal, as pacientes apresentam gônadas em fita à ultrassonografia. É importante realizar a cromatina sexual e cariótipo leucocitário.

Diversos cariótipos são possíveis: a disgenesia gonadal mais frequente é a síndrome de Turner (cariótipo 45X), que acomete 1 em cada 2.500 nascidos vivos do sexo feminino.[10] Caracteriza-se por baixa estatura, pescoço alado e baixa implantação da linha do cabelo. Pacientes com essa síndrome têm maior risco para defeitos cardíacos congênitos, malformação renal, diabetes. Mosaicismos (46 XX/45 X) são observados em aproximadamente 10% a 15% dos casos. Indivíduos mosaicos apresentam estatura média final maior e mais comumente amenorreia do tipo secundária. Anormalidades cardíacas e renais também são menos comuns.

A disgenesia gonadal parcial (DGP) XY é observada em 5% das pacientes com amenorreia primária. Conhecida também por "síndrome de Swyer", essa é uma anormalidade resultante da regressão embrionária dos testículos induzida por mutações no gene SRY. Caracteriza-se clinicamente por um fenótipo feminino com amenorreia primária, infantilismo sexual e desenvolvimento das estruturas müllerianas pela falta de testosterona. As pacientes não apresentam anormalidades somáticas associadas como na síndrome de Turner, por exemplo, baixa estatura. Ao contrário, têm frequentemente estatura normal-alta ou mesmo alta para o padrão feminino.

Pode ocorrer tumor gonadal em 25% das mulheres com cromossomo Y, diferentemente da síndrome de insensibilidade a androgênios. Essa gônada não produz hormônios e deve ser removida no tempo do diagnóstico. (D)[11], (D)[12]

O desenvolvimento dos caracteres sexuais secundários ocorre após o início da hormonoterapia.

Recomendação

Na Divisão de Ginecologia do Hospital das Clínicas da Faculdade de Medicina da Universidade de São Paulo (HCFMUSP). recomenda-se a seguinte conduta no diagnóstico (Algoritmo 55.1) e no tratamento de amenorreia primária (Algoritmo 55.2).

Algoritmo 55.1 – Diagnóstico da amenorreia primária

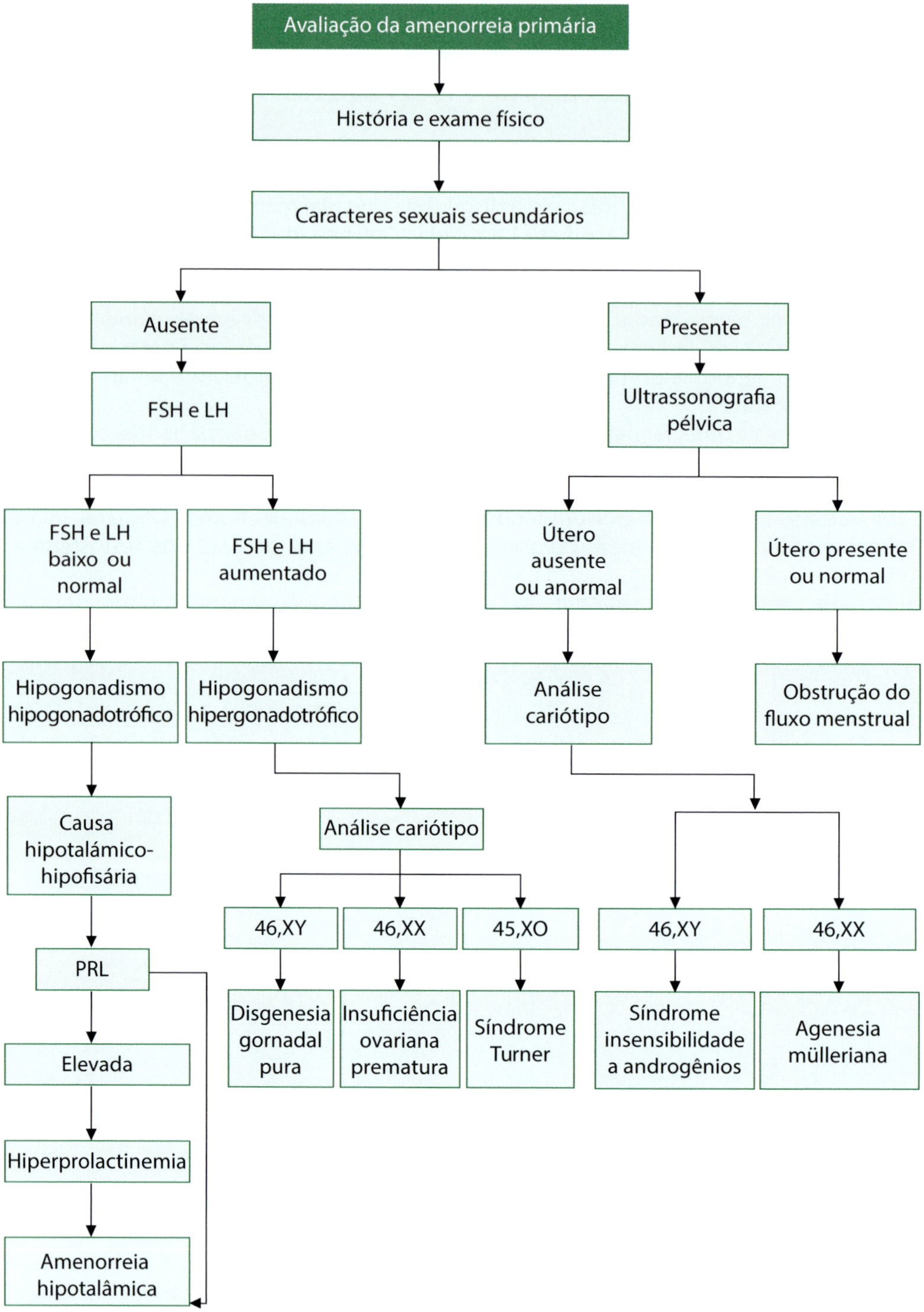

FSH: hormônio foliculoestimulante; LH: hormônio luteinizante

Fonte: Desenvolvido pela autoria

Algoritmo 55.2 – Tratamento da amenorreia primária

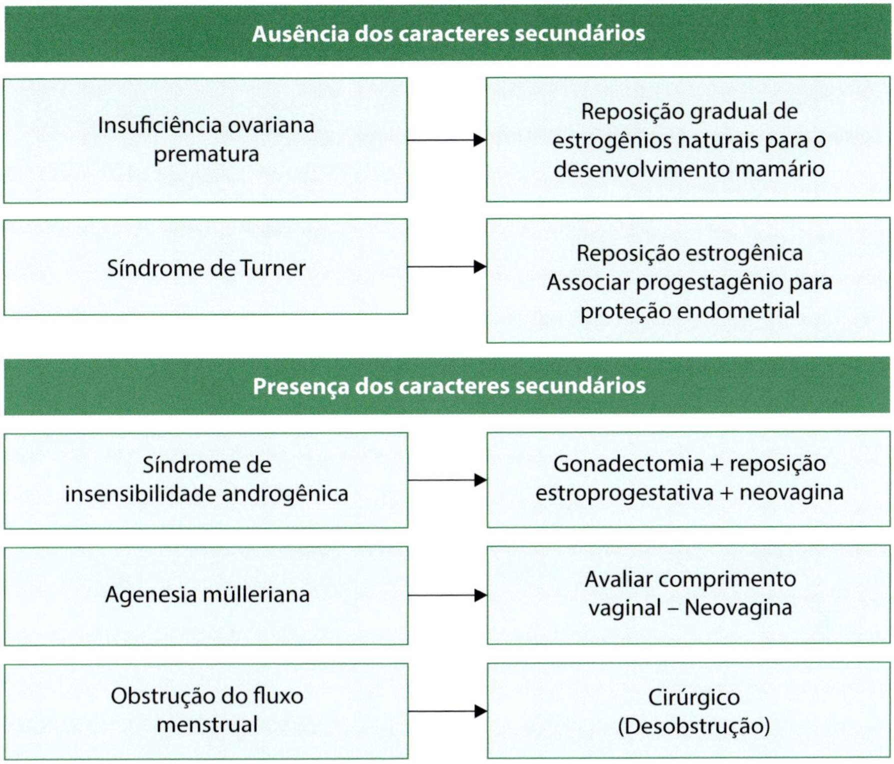

Fonte: Desenvolvido pela autoria

Referências bibliográficas

1. Speroff L, Fritz MA. Amenorrhea. In: Clinical gynecology endocrinology and fertility. 9. ed. Philadelphia, Pa: Lippincott Williams & Wilkins, 2020:401-64.
2. Fonseca AM, Paixão JS, Bagnoli VR, Arie WM. Amenorreia. In: Martins MA, Carrilho FJ, Alves VA, Castilho EA, Cerri GG, Wen CL (eds.). Clínica médica. Seção Saúde da Mulher. São Paulo: Manole, 2009:486-95.
3. Yatsenko SA, Witchel SF, Gordon CM. Primary amenorrhea and premature ovarian insufficiency. Endocrinol Metab Clin North Am. 2024;53(2):293-305.
4. European Society for Human Reproduction and Embryology (ESHRE) Guideline Group on POI; Webber L, Davies M, Anderson R, Bartlett J, Braat D, et al. ESHRE Guideline: management of women with premature ovarian insufficiency. Hum Reprod. 2016;31(5):926-37.
5. The Practice Committee of American Society for Reproductive Medicine. Current evaluation of amenorrhea. Fertil Steril. 2008;90(5):219-25.
6. Escobar ME, Gryngarten M, Rey G, Boulgourdjian E, Keselman A, Martínez A, et al. Síndrome de Rokitansky (agenesia uterovaginal): aspectos clínicos, diagnósticos e terapêuticos. Arch Argent Pediatr. 2007;105(1):25-31.
7. Galani A, Kitsiou-Tzeli S, Sofokleous C, Kanavakis E, Kalpi-Mavrou. Androgen insensitivity syndrome: clinical features and molecular defects. Hormones (Athens) 2008;7(3):217-29.

8. Maciel GA. Diagnósticos diferenciais das amenorreias. In: Endocrinologia feminina. Fernandes CE, Pompei LM (eds.). São Paulo: Manole, 2016.
9. Gauillard HB, Trabado S, Bouligand J, Sarfati J, Francou B, Salenave S, et al. Congenital hypogonadotropic hypogonadism in females: clinical spectrum, evaluation and genetics. Ann Endocrinol (Paris). 2010;71(3):158-62.
10. Hassum Filho PA, Silva IDC, Verreschi IT. O espectro das falências ovarianas ligadas ao cromossomo X. Arq Bras Endocrinol Metab. 2001;45(4):339-42.
11. Jiao X, Ke H, Qin Y, Chen ZJ. Molecular genetics of premature ovarian insufficiency. Trends Endocrinol Metab. 2018;29(11):795-807.
12. Gravholt CH, Andersen NH, Christin-Maitre S, Davis SM, Duijnhouwer A, Gawlik A, et al. Clinical Practice Guidelines for the Care of Girls and Women with Turner Syndrome. Eur J Endocrinol. 2024;lvae050.
13. Chaudhary A, Acharya S, Dahal A, et.al. Mayer-Rockitansky-Küster-Hauser syndrome managed with McIndoe's vaginoplasty: a case series and literature review. Ann Med Surg (Lond). 2024;18;86(6):3206-3210.
14. Kriplani A, Goyal M, Kachhawa G, Mahey R, Kulshrestha V. Etiology and management of primary amenorrhoea: A study of 102 cases at tertiary centre. Taiwan J Obstet Gynecol. 2017;56(6):761-4.
15. Sowińska-Przepiera E, Andrysiak-Mamos E, Jarząbek-Bielecka G, Walkowiak A, Osowicz-Korolonek L, Syrenicz M, et al. Functional hypothalamic amenorrhoea- diagnostic challenges, monitoring, and treatment. Endokrynol Pol. 2015;66(3):252-60-4.
16. Klein DA, Poth MA. Amenorrhea: an approach to diagnosis and management. Am Fam Physician. 2013;87(11):781-8.
17. Benetti PCL, Soares JJM, Maciel GA, Nácul AP, Yela DA, Silva ACJSRE. Premature ovarian insufficiency: A hormonal treatment approach. Rev Bras Ginecol Obstet. 2020;42(8):511-518. doi: 10.1055/s-0040-1716929.
18. Zuchela LTS Alves MS, Baracat EC, Sorpreso ICE, Soares JM Jr. Menstrual pattern in polycystic ovary syndrome and hypothalamic-pituitary-ovarian axis immaturity in adolescents: a systematic review and meta-analysis. Gynecol Endocrinol. 2024;40(1):2360077.
19. Hayashida SA, Soares JMJr, Costa EM, da Fonseca AM, Maciel GA, Mendonça 88, Baracat EC. The clinical, structural, and biological features of neovaginas: a comparison of the Frank and the McIndoe techniques. Eur J Obstet Gynecol Reprod Biol. 2015;186:12-6.

Capítulo 56

Amenorreia Secundária. Diagnóstico e Tratamento

Sylvia Asaka Yamashita Hayashida
Gustavo Arantes Rosa Maciel
José Maria Soares Júnior
Edmund Chada Baracat

Introdução

A amenorreia secundária é definida como ausência de menstruação por pelo menos 6 meses em mulheres com ciclos irregulares ou por um período equivalente a três ciclos em pacientes que anteriormente menstruavam de forma regular. Períodos inferiores são denominados "atrasos menstruais". (D)[1,2] A prevalência de amenorreia secundária não fisiológica, isto é, não relacionada à gravidez, à lactação ou à menopausa, é de aproximadamente 3% a 4% na população geral, sendo uma causa frequente de consultas médicas. (D)[3]

Em mulheres com ciclos menstruais regulares, em qualquer atraso menstrual, deve-se excluir gravidez. Entretanto, a lista de potenciais causas de amenorreia é extensa, como mostra o Quadro 56.1, adaptado da American Society of Reproductive Medicine (ASRM) Practice Committee. (D)[4]

Diagnóstico

A avaliação diagnóstica da amenorreia secundária inclui anamnese, exame físico, exames laboratoriais e de imagem. A anamnese deve abordar a prática de atividade física intensa, perda de peso recente, atividade sexual, uso de medicações, doenças prévias, antecedente de manipulação uterina, história de radiação pélvica, história de quimioterapia ou irradiação do sistema nervoso central (SNC), fatores de estresse, galactorreia, sintomas vasomotores, distúrbios visuais e cefaleia. (D)[5]

No exame físico, devem-se pesquisar sinais de hiperandrogenismo clínico (hirsutismo, acne, alopecia, virilização), acantose *nigricans*, sinais de deficiência de estrogênio (atrofia vaginal, pele fina), presença de galactorreia, cálculo do índice de massa corpórea (IMC) e palpação da tireoide. A maioria das pacientes tem exame físico normal. (D)[5]

Causa muito comum de amenorreia secundária é gestação. Assim, o primeiro passo na avaliação laboratorial é um teste de gravidez (β-hCG). Excluída a hipótese de gravidez, solicita-se dosagem de prolactina, TSH e T4 livre e faz-se o teste do progestagênio oral. A simples dosagem do hormônio estimulante da tireoide (TSH) pode indicar doença tireoidiana. (C)[6]

Quadro 56.1 – Causas de amenorreia secundária

I. Defeitos anatômicos

a. Sinéquia intrauterina (síndrome de Asherman)
b. Estenose cervical iatrogênica
c. Estenose vaginal iatrogênica

II. Hipogonadismo hipergonadotrófico

a. Insuficiência ovariana precoce
   i. Idiopática
   ii. Iatrogênica
      1. Quimioterapia
      2. Radiação
      3. Ooforite pelo vírus da caxumba
   iii. Síndrome do X frágil
   iv. Síndrome dos ovários resistentes
      1. Idiopática
      2. Mutação do receptor de FSH
      3. Mutação do receptor de LH
v. Doenças autoimunes
vi. Galactosemia

IV. Causas hipofisárias

a. Tumores
   i. Prolactinomas
   ii. Outros tumores secretantes (ACTH, TSH, GH, gonadotrofinas)
b. Lesões
   i. Sela vazia
   ii. Aneurisma arterial
c. Necrose
   i. Síndrome de Sheehan
   ii. Pan-hipopituitarismo
d. Doenças inflamatórias/infiltrativas
   i. Sarcoidose
   ii. Hemocromatose
   iii. Hipofisite linfocitária
e. Mutações de gonadotrofinas
   i. Mutação da subunidade β do FSH
   ii. Mutação da subunidade β do LH

III. Causas hipotalâmicas

a. Disfuncionais
   i. Estresse
   ii. Exercício físico extenuante
   iii. Nutricionais
      1. Perda de peso, dieta, má nutrição
      2. Distúrbios alimentares (anorexia nervosa, bulimia)
   iv. Pseudociese
b. Orgânicas
   i. Infecções/inflamações
      1. Tuberculose
      2. Sífilis
      3. Encefalite/meningite
      4. Sarcoidose
   ii. Doença crônica debilitante
   iii. Tumores
      1. Craniofaringioma
      2. Disgerminoma
      3. Hamartoma
      4. Histiocitose de células de Langerhans
      5. Teratoma
      6. Tumor do seio endodérmico
      7. Carcinomas metastáticos

V. Distúrbios de outras glândulas

a. Suprarrenal
   i. Hiperplasia suprarrenal congênita forma tardia
   ii. Síndrome de Cushing
b. Tireoide
   i. Hipotireoidismo
   ii. Hipertireoidismo
c. Tumores ovarianos
   i. Tumor de células da teca-granulosa
   ii. Tumor de Brenner
   iii. Teratomas císticos
   iv. Cistoadenomas serosos e mucinosos
   v. Tumor de Krukenberg
   vi. Carcinomas metastáticos

VI. Causas multifatoriais

a. Síndrome dos ovários policísticos

ACTH: hormônio adrenocorticotrófico; TSH: hormônio estimulante da tireoide; GH: hormônio do crescimento; FSH: hormônio foliculo-estimulante: LH: hormônio luteizante

Fonte: Adaptado de ASRM Practice Commitee, 2008

Nas hiperprolactinemias, deve-se pesquisar as causas de elevação de secreção da prolactina (PRL), como estresse, alimentação, uso de medicações (fenotiazidas, metoclopramida, sulpiridas, risperidona e outras). Em níveis pouco elevados, recomenda-se que a dosagem seja repetida antes da solicitação de um exame de imagem. A hiperprolactinemia induzida por medicação retorna ao normal após poucos dias da cessação do medicamento. Além disso, devem ser descartadas doença tireoidiana (hipotireoidismo) e insuficiência renal, causas conhecidas de hiperprolactinemia. (D)[7]

Valores de prolactina acima de 100 ng/mL sugerem a presença de prolactinoma. (D)[5] Deve-se proceder a um exame de imagem (tomografia computadorizada [TC] ou ressonância magnética [RM]), com o objetivo de descartar tumor de hipófise ou hipotálamo. Entretanto, um prolactinoma pode estar presente e não ser detectado radiograficamente. Embora a TC seja aceitável, a RM fornece melhor avaliação da região hipotalâmica e hipofisária, sendo mais efetiva em identificar microadenomas (tumores < 10 mm) e a extensão de tumores maiores para os seios cavernosos. (D)[8] Em mulheres com hiperprolactinemia, a prevalência de tumor hipofisário é de 50% a 60%. (D)[7]

O teste do progestagênio oral se baseia na administração de 10 mg de acetato de medroxiprogesterona, 1 vez/dia, durante 7 a 10 dias. É considerado positivo quando ocorre sangramento no período de 2 a 7 dias após o término da medicação e significa que há níveis adequados de estrogênios endógenos para estímulo do endométrio, e que as gonadotrofinas estão estimulando os ovários adequadamente e que o trato genital é competente. Assim, o teste positivo sinaliza para anovulação crônica estrogênica. (D)[2,5] Deve ser lembrado que o teste pode ser negativo mesmo na presença de estrogênio, quando por exemplo o endométrio sofrer decidualização, como nas gestações ou, então, quando há a ação de androgênios em excesso. (D)[2]

Quando a amenorreia está associada a sinais de ação androgênica excessiva (hiperandrogenismo), como hirsutismo, acne, alopecia, o diagnóstico mais comum é a síndrome dos ovários policísticos (SOP) e, menos frequentemente, a hiperplasia congênita das suprarrenais de forma tardia. O diagnóstico da SOP obedece a alguns critérios. Pelo consenso de Rotterdam, se baseia na presença de dois dos três requisitos: distúrbio menstrual; hiperandrogenismo clínico e/ou laboratorial e presença de ovários policísticos à ultrassonografia. (D)[9] Por outro lado, pelo critério da Androgen Excess Society (AES-PCOS), há a necessidade da presença do hiperandrogenismo (hirsutismo e/ou hiperandrogenemia) associado à disfunção ovariana (anovulação e/ou ovários policísticos à ultrassonografia). É obrigatória a exclusão de outras causas de hiperandrogenismo (forma não clássica da hiperplasia suprarrenal congênita, neoplasias produtoras de androgênios, síndrome de Cushing, síndrome HAIR-AN, disfunção tireoidiana e hiperprolactinemia). (D)[10]

Se o teste do progestagênio oral for negativo, segue-se a investigação com teste de estrogênio e progestagênio, utilizando-se 1,25 mg de estrogênios conjugados por 21 dias com adição de 10 mg de acetato de medroxiprogesterona nos últimos 10 dias. Podem, também, ser utilizados outros esquemas. Caso não ocorra o sangramento, a causa da amenorreia é uterina, sendo a síndrome de Asherman a provável causa de amenorreia secundária. A síndrome caracteriza-se pela presença de cicatrizes e sinéquias intrauterinas. (D)[5] Na anamnese, a paciente pode referir algum dos seguintes antecedentes: endometrite pós-parto; cirurgia uterina prévia; curetagem após hemorragia; aborto eletivo ou aborto retido. Para a avaliação, estão indicados exames de imagem, como histerossalpingografia ou histeroscopia. (D)[11,12]

Quando o teste de estrogênio e progestagênio é positivo, define-se que a cavidade endometrial está normal e que há hipoestrogenismo. Em seguida, deve-se proceder à dosagem das gonadotrofinas (hormônio foliculo-estimulante [FSH] e hormônio luteinizante [LH]).

Se os níveis de gonadotrofinas estão elevados, tem-se um hipogonadismo hipergonadotrófico, o que indica problema ovariano. Causa importante de amenorreia hipergonadotrófica é a insuficiência ovariana prematura (IOP). O diagnóstico se baseia na presença de amenorreia antes dos 40 anos de idade, associada a altos níveis de FSH em duas dosagens definitivas. Um grande espectro de mecanismos patogênicos pode resultar em IOP, incluindo causas cromossomais, genéticas, metabólicas (galactosemia), infecciosas e iatrogênicas (tratamento de câncer). Na grande maioria dos casos, nenhuma causa é encontrada, definindo-se a patologia como idiopática. No entanto, 30% dos casos estão associados à causa autoimune. No rastreamento para doenças autoimunes associadas está indicado também o cariótipo, particularmente na doença de início precoce. (D)[13]

A autoimunidade provavelmente está envolvida nos casos de IOP de causa idiopática. Fenichel *et al.* pesquisaram anticorpos ovarianos circulantes em 46 pacientes com diagnóstico inicial de IOP idiopática, sendo que em 59% os anticorpos estavam presentes. (C)[14]

Na IOP, assim como ocorre na menopausa natural, há redução dos níveis de estrogênio, inibina A e inibina B. A diminuição na produção de inibina B parece ser o primeiro sinal de insuficiência ovariana oculta. (D)[15] Entretanto, níveis elevados de inibina A e inibina B foram recentemente demonstrados em três mulheres com IOP por autoimunidade e desenvolvimento multifolicular, o que levanta a hipótese de que há uma destruição seletiva das células da teca em ooforite autoimune, com preservação inicial das células da granulosa e falta de substratos para a produção de 17α-Estradiol. (D)[16] Tsigkou *et al.* demonstraram que os níveis séricos de inibina total e inibina B estavam significativamente aumentados em mulheres com ooforite autoimune comparadas a mulheres que apresentavam IOP idiopática ou às que estavam na menopausa. (C)[17] Com essa conclusão, os níveis de inibina podem ser úteis na discriminação de ooforite autoimune de outras formas de IOP.

Se os níveis de gonadotrofinas estiverem diminuídos ou normais, tem-se uma alteração hipofisária ou hipotalâmica, ou seja, hipogonadismo hipogonadotrófico. A avaliação adicional deve incluir exame de imagem do sistema nervoso central (SNC) para excluir lesão hipofisária ou hipotalâmica. É recomendada a RM como melhor exame de imagem. (D)[4]

Tumores das regiões selar e parasselar, neoplásicos ou não, geralmente se encontram associados a sintoma neurológico local (cefaleia e distúrbio visual), diabetes *insipidus* e deficiência de gonadotrofinas, isolada ou concomitante a outras deficiências de hormônios hipofisários. Em geral, os exames de imagem (TC ou RM da sela túrcica) podem sugerir a etiologia. (D)[18] Outra etiologia possível é a síndrome de Sheehan, na qual a história do início da amenorreia dá-se no período pós-parto, associada à agalactia. A deficiência hormonal é múltipla. (D)[19]

A avaliação diagnóstica recomendada para amenorreia secundária é descrita no Algoritmo 56.1.

Tratamento

As estratégias de tratamento para amenorreia variam de acordo com a etiologia e o quadro clínico e serão assim consideradas.

Defeitos anatômicos

Entre os defeitos anatômicos, as atresias iatrogênicas podem ser corrigidas pela abertura cirúrgica quando possível. (D)[20]

A psicoterapia é muito importante nesses casos, como também em outras condições ginecológicas que ocasionam infertilidade. A terapia cognitiva-comportamental também pode ser muito útil. (D)[21]

O tratamento da síndrome de Asherman-sinéquias intrauterinas, deve ser considerado quando há sintomas de dor ou disfunção menstrual inaceitável pelas pacientes ou houver queixas de infertilidade e abortos de repetição. O objetivo do tratamento consiste em restaurar o ciclo menstrual, a fertilidade e prevenir a recorrência de aderências. A grande maioria de evidências na literatura relacionadas ao tratamento das sinéquias uterinas consiste em uma série de casos sem controle adequado em decorrência da natureza esporádica dessa condição. (D)[22], (B)[51]

A dilatação do canal às cegas e a curetagem uterina seguida de estrogenioterapia em altas doses e colocação do dispositivo intrauterino (DIU) estão associadas a altos riscos de perfuração uterina e baixa taxa de sucesso, sendo atualmente consideradas tratamento obsoleto. (D)[23]

O tratamento de escolha atual é a lise de aderências por meio da histeroscopia pela possibilidade da visualização direta com ampliação de imagens. (D)[22] Aderências leves podem ser solucionadas usando-se o próprio líquido para distensão da cavidade sob pressão. Quando as aderências são muito firmes, há necessidade de técnicas especiais de dissecção com o uso de ressectoscópio e eletrodo especial. Protopapas *et al.* (1998) demonstraram restauração da cavidade em 71% dos casos, porém com taxa de gestação muito baixa (2,9%). (C)[24] Na prevenção da recorrência, as melhores evidências são para o uso do gel de ácido hialurônico ou enxerto do âmnion usado como uma barreira temporária. (A)[25,26]

Hipogonadismo hipergonadotrófico

O tratamento hormonal é instituído na IOP para aliviar os sintomas vasomotores, minimizar o risco de osteoporose e de doenças cardiovasculares e manter a função sexual. (D)[27] Não há evidências de que os resultados do estudo Women's Health Iniciative (WHI) (A)[28] possam ser aplicados em mulheres jovens com IOP, que estão apenas repondo os hormônios que não estão sendo produzidos pelo organismo. O tratamento hormonal deve ser continuado até a idade aproximada da menopausa, por volta dos 50 anos.

O tratamento com estrogênio deve ser acompanhado de progestagênios para a proteção endometrial naquelas com útero presente. A forma cíclica ou o uso do combinado contínuo dependerá da vontade da paciente. A reposição cíclica é a escolha natural por se tratar de jovens. O uso de 100 ug de 17-estradiol por via transdérmica eleva os níveis de estradiol sérico a níveis normais de mulheres que ciclam e é comparável aos efeitos de 1,25 mg de estrogênios equinos conjugados por via oral (VO). (C)[29] O progestagênio (P) deve ser usado por pelo menos 12 dias ao mês. No entanto, o P parece aumentar as concentrações de monoamino oxidase (MAO), que cataboliza a serotonina, resultando na queda de concentrações nas sinapses, e pode gerar irritabilidade e disforia associadas à reposição hormonal. (A)[30] Shantha *et al.* (2001) usaram gel de progesterona micronizada via vaginal e não encontraram alteração significativa no escore dos sintomas para somatização, compulsão-obsessão, labilidade emocional, depressão e ansiedade. Isso pode ser explicado pelo fato de haver a primeira passagem pelo útero na administração vaginal. (C)[31] A via vaginal aumenta a captação uterina de P com maior proteção ao endométrio e menor efeito adverso sistêmico. (A)[32]

Os produtos de ação estrogênica disponíveis no mercado são: 17-estradiol transdérmico; hemidrato de estradiol em forma de gel; estradiol micronizado oral de 1 mg e 2 mg e valerato de estradiol de 1 mg e 2 mg. Os de ação progestagênica são: progesterona micronizada de 100 mg e 200 mg; didrogesterona de 10 mg; acetato de medroxiprogesterona de 5 mg e 10 mg; acetato de noretisterona de 10 mg; e acetato de nomegestrol de 5 mg.

É importante lembrar que nenhum regime de tratamento pode ser superior ao outro. Como a reposição depende da resposta individual, a dose escolhida e a via de administração devem ser individualizadas, como ocorre com as mulheres na pós-menopausa. Em algumas mulheres, pode-se usar até contraceptivo oral combinado, apesar de não haver necessidade de doses tão altas de hormônios, mas apenas por ser mais simples o uso e mais bem-aceito psicologicamente pelas mulheres com falência ovariana prematura. (D)[33]

Em relação à fertilidade no hipogonadismo hipergonadotrófico, é possível a realização da fertilização *in vitro* com óvulos de doadora anônima (Resolução do Conselho Federal de Medicina n· 1957/10). (D)[34] No entanto, dados indicam que facilitar a gestação na síndrome de Turner é temeroso, pois aumenta o risco de ruptura da aorta durante a gravidez pela fragilidade da sua parede nas mulheres com disgenesia gonadal. (C)[35] Da mesma forma, na falência ovariana prematura, o aconselhamento genético é de particular importância em casos de IOP familiar e associada ao retardo mental ligado ao X (síndrome do X frágil). Essa síndrome decorre da expansão do CGC (> 55 repetições) do gene FMR1. Essa repetição está associada à IOP em portadoras do sexo feminino e ao retardo mental nos homens. (D) Portanto, todas as mulheres que apresentam IOP antes dos 30 anos devem realizar o teste genético para pré-mutação FMR1 pela possibilidade de transmissão da mutação plena associada ao retardo mental. O aconselhamento genético seria mais prudente antes de se pensar na fertilização *in vitro*. (D)[4,33]

Há, no entanto, chance de concepção espontânea em 5% a 10% em casos de IOP. Pílulas de baixa dose podem ser utilizadas nesses casos para prevenção também da osteoporose. (D)[33]

O uso de bisfosfonatos para o tratamento da osteoporose em mulheres jovens não encontra respaldo na literatura, pois esses produtos mostram efetividade limitada comparados à suplementação de cálcio e à vitamina D (A)[36] ou ao ganho de peso em jovens com anorexia nervosa. (A)[37] Além disso, os bisfosfonatos permanecem no esqueleto por muitos anos, e há suspeita de potencial teratogenicidade. (A)[38] A agência reguladora americana Food and Drug Administration (FDA) não aprova o seu uso em mulheres na idade reprodutiva, apenas em caso de na osteogênese imperfecta.

Hipogonadismo hipogonadotrófico

A amenorreia hipotalâmica funcional é diagnosticada por exclusão e, portanto, todos os estressores (físico, metabólico e psicológico) profundamente envolvidos na gênese da falha reprodutiva devem ser excluídos. Mais de uma abordagem terapêutica pode ser necessária.

A amenorreia hipotalâmica funcional associada a exercícios físicos exaustivos, perda de peso ou anorexia nervosa resulta em hipoestrogenismo e redução do pico de massa óssea na idade adulta, aumentando, assim, o risco de fraturas de estresse e de osteoporose no futuro. A etiologia da amenorreia nessas mulheres parece ser a inadequada ingestão de alimentos energéticos, descontrolando o eixo hipotálamo-hipófise-ovariano. (D)[39] A estratégia mais recomendada para melhorar a massa óssea e induzir o retorno das menstruações em mulheres com amenorreia hipotalâmica é o aumento da ingestão calórica. (A)[38,40]

A prevenção e o tratamento da amenorreia das atletas exigem o envolvimento de vários especialistas atuando em conjunto, como fisiatras, nutricionistas e psicoterapeutas. (D)[41]

Warren *et al.* (2003), em estudo longitudinal, acompanharam 24 bailarinas em amenorreia com o uso de placebo ou estrogênios conjugados de 0,625 mg e 10 mg de acetato de medroxiprogesterona cíclica por 2 anos e comparadas ao grupo-controle constituído por mulheres eumenorreicas. (A)[42] Os resultados não mostraram diferença na massa óssea entre os dois grupos, indicando que a terapia hormonal não normaliza a massa óssea quando comparada ao grupo normal. Dessa forma, a reposição de estrogênio é incapaz de restaurar a massa óssea aos níveis de mulheres normais tanto nas bailarinas como também nas anoréxicas pelo fato de que, apesar de se conseguir o bloqueio da reabsorção óssea com estrogênios, pode haver maior supressão da atividade osteoblástica nas desnutridas. (A)[42-44]

A amenorreia da anorexia nervosa é associada a grave desnutrição de difícil controle.

Estudos observacionais mostram que mulheres anoréxicas apresentam baixa densidade mineral óssea e significativamente maior risco para fraturas do que a população geral. (C)[45] No entanto, as evidências encontradas na literatura em anorexia nervosa e amenorreia são fracas em relação à eficácia clínica de reposição de estrogênio sobre a densidade mineral óssea. A decisão no uso de reposição de estrogênio dependerá da vontade da paciente em menstruar, da preservação da massa óssea e das intervenções para ganho de peso. Por causa do benefício duvidoso e das consequências negativas da perda do controle menstrual como resposta positiva da reabilitação nutricional, para a grande maioria das mulheres anoréticas, é aconselhável não usar a reposição hormonal. (A)[46]

Há também outras possibilidades de tratamento da amenorreia hipotalâmica funcional. Em casos de hipertônus opioidérgico, a administração de bloqueador do receptor opioidérgico, como cloridrato de naltrexone, pode ser útil na dose de 25 mg a 50 mg/dia por 3 a 6 meses. (D)[47]

Entre os moduladores dos sistemas opioidérgicos e/ou dopaminérgicos na amenorreia hipotalâmica, o ácido gama-aminobutírico (GABA), um importante modulador da resposta fisiológica ao estresse ou ansiedade, tem sido proposto. Pivagabine, um derivado hidrofóbico da GABA, exerce efeito específico sobre o estresse induzido em ratas. (D)[47]

A recuperação da função ovariana em resposta à terapia cognitiva comportamental oferece uma opção terapêutica eficaz, evitando tratamento medicamentoso, e é indicado para mulheres desejosas de gestação. (A)[48]

O tratamento da síndrome de Sheehan consiste na reposição de todos os hormônios periféricos dependentes da hipófise, iniciando-se sempre pelos corticosteroides (prednisona), hormônios tireoidianos (levotiroxina) e, depois, os esteroides sexuais (estrogênios e progestagênios). (D)[49]

A abordagem do tratamento das hiperprolactinemias é feita em capítulo específico.

Nos Algoritmos 56.1 e 56.2 estão resumidos as principais causas de amenorreia secundária e o tratamento para cada caso, respectivamente.

Recomendação

Na Divisão de Ginecologia do Hospital das Clínicas da Faculdade de Medicina da Universidade de São Paulo (HCFMUSP), recomenda-se a seguinte conduta para o diagnóstico de amenorreia secundária (Algoritmo 56.1).

Algoritmo 56.1 – Diagnóstico da amenorreia secundária

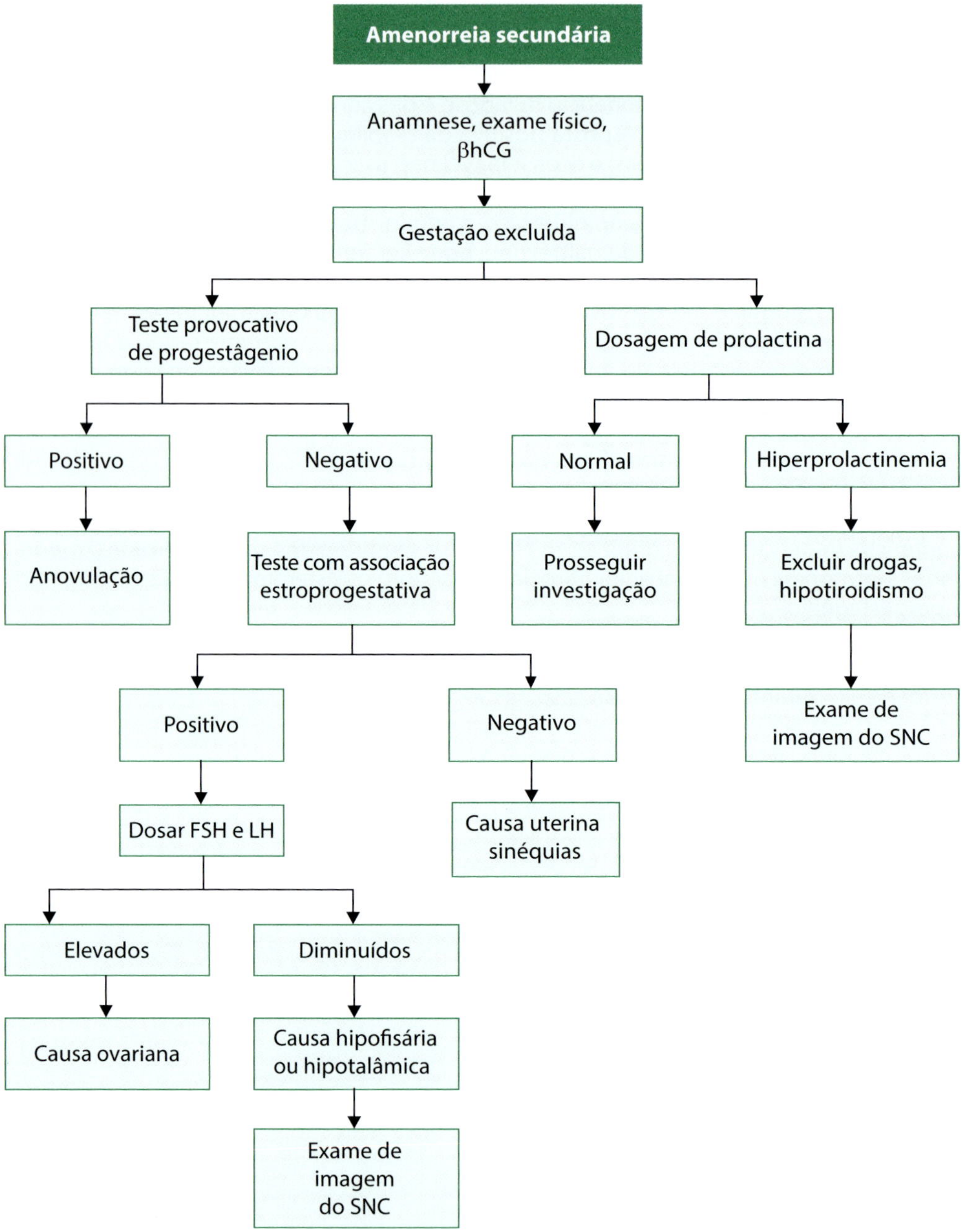

FSH: hormônio foliculo-estimulante; βhCG: beta gonadotrofina coriônica humana; hCG: gonadotrofina coriônica humana; LH: hormônio luteinizante; SNC: sistema nervoso central

Fonte: Desenvolvido pela autoria

Recomendação

Na Divisão de Ginecologia do Hospital das Clínicas da Faculdade de Medicina da Universidade de São Paulo (HCFMUSP), recomenda-se a seguinte conduta para o tratamento da amenorreia secundária (Algoritmo 56.2).

Algoritmo 56.2 – **Tratamento da amenorreia secundária**

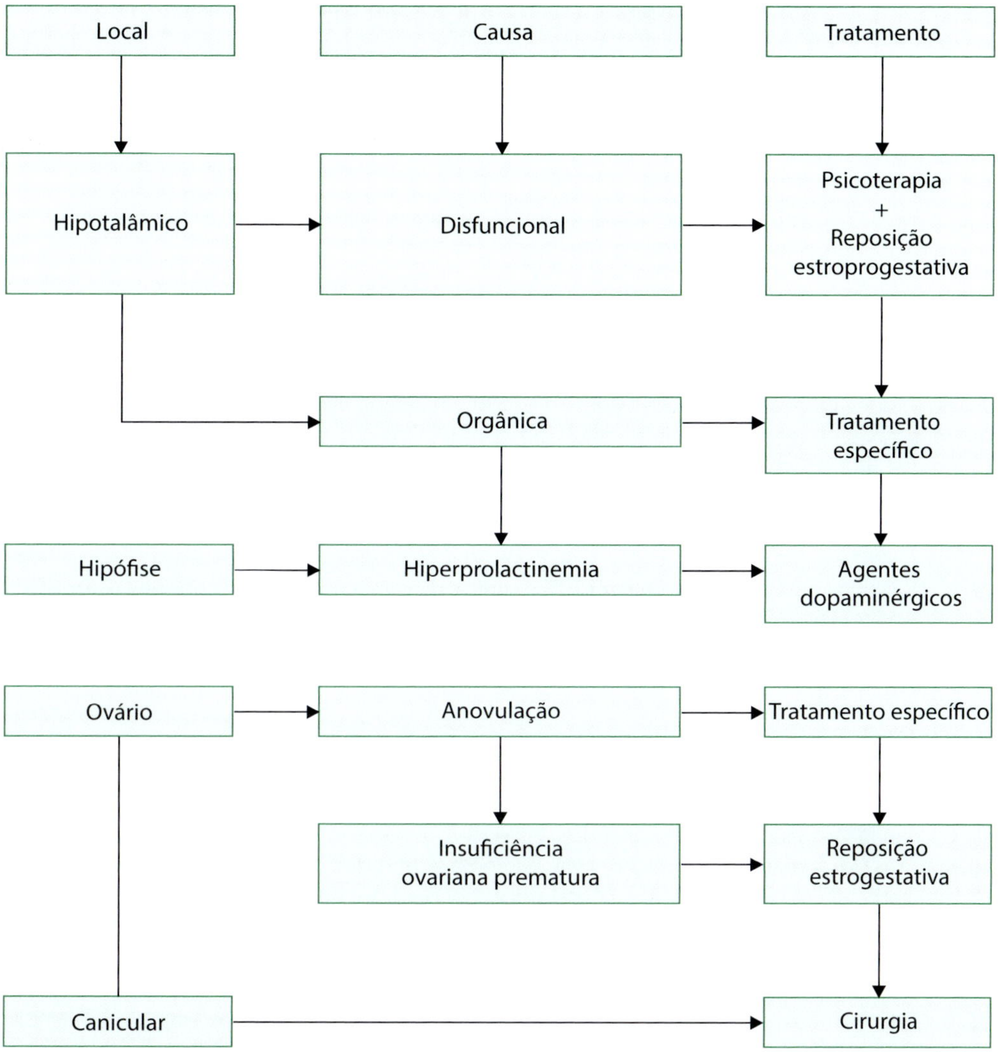

Fonte: Desenvolvido pela autoria

Referências bibliográficas

1. Stedman's Medical Dictionary. 27. ed. Philadelphia: Lippincott Williams & Wilkins. 2000:56.
2. Speroff L, Fritz MA. Amenorrhea. In: Speroff L, Fritz MA. Clinical gynecologic endocrinology and infertility. 7. ed. Philadelphia: Lippincott Williams & Wilkins. 2005:401-63.
3. Goroll AH, Mulley AG. Evaluation of secondary amenorrhea. Primary care medicine: office evaluation and management of the adult patient. 5. ed. Philadelphia: Lippincott Williams & Wilkins. 2006:780-6.
4. The Practice Committee of the American Society for Reproductive Medicine. Current evaluation of amenorrhea. Fertil Steril. 2008;90(5):S219-25.
5. Master-Hunter T, Heiman DL. Amenorrhea: evaluation and treatment. Am Fam Physician. 2006;73(8):1374-82.
6. Caldwell G, Kellett HA, Gow SM, Beckett GJ, Sweeting VM, Seth J, et al. A new strategy for thyroid function testing. Lancet. 1985;1(8438):1117-9.
7. Casanueva FF, Molitch ME, Schlechte JA, Abss R, Bonert V, Bronstein MD, et al. Guidelines of the Pituitary Society for the diagnosis and management of prolactinomas. Clin Endocrinol (Oxf). 2006;65(2):265-73.
8. Schlechte J. Clinical practice. Prolactinoma. N Engl J Med. 2003;349(21):2035-41.
9. Rotterdam ESHRE/ASRM-Sponsored PCOS Consensus Workshop Group. Revised 2003 consensus on diagnostic criteria and long-term health risks related to polycystic ovary syndrome. Fertil Steril. 2004;81(1):19-25.
10. Azziz R, Carmina E, Dewailly D, Diamanti-Kandarakis E, Ecobar-Morreale HF, Futterweit W, et. al. The androgen excess and PCOS Society criteria for the polycystic ovary syndrome: the complete task force report. Fertil Steril. 2009;91(2):456-88.
11. Yu D, Wong YM, Cheong Y, Xia E, Li T-C. Asherman syndrome – one century later. Fertil Steril. 2008;89(4):759-79.
12. Deans R, Abbott J. Review of intrauterine adhesions. J Minim Invasive Gynecol. 2010;17(5):555-69.
13. Goswami D, Conway GS. Premature ovarian failure. Hum Reprod Update. 2005;11(4):391-410.
14. Fénichel P, Sosset C, Barbarino-Monnier P, Gobert B, Hiéronimus S, Béné MC, et al. Prevalence, specificity and significance of ovarian antibodies during spontaneous premature ovarian failure. Hum Reprod. 1997;12(12):2623-8.
15. Welt CK, McNicholl DJ, Taylor AE, Hall JE. Female reproductive aging is marked by decreased secretion of dimeric inhibin. J Clin Endocrinol Metab. 1999;84(1):105-11.
16. Welt CK, Falorni A, Taylor AE, Martin KA, Hall JE. Selective theca cell dysfunction in autoimmune oophoritis results in multifollicular development, decreased estradiol, and elevated inhibin B levels. J Clin Endocrinol Metab. 2005;90(5):3069-76.
17. Tsigkou A, Marzotti S, Borges L, Brozzetti A, Reis F, Candeloro P, et al. High Serum inhibin concentration discriminates autoimmune oophoritis from other forms of primary ovarian insufficiency. J Clin Endocrinol Metab. 2008;93(4):1263-9.
18. Sherman SL. Premature ovarian failure in the fragile X syndrome. Am J Med Genet. 2000;97(3):189-94.
19. Barkan AL. Pituitary atrophy in patients with Sheehan's syndrome. Am J Med Sci. 1989;298(1):38-40.
20. Halbe HW, Fonseca AM, Boratto MG. Amenorreia canalicular. In: Fonseca AM, Bagnoli VR, Halbe HW, Pinotti JA. Ginecologia endócrina. Manual de normas. São Paulo: Roca, 2004:161-77.

21. Heller-Boersma JG, Edmonds DK, Schmidt UH. A cognitive behavioral model and therapy for utero-vaginal agenesis (Mayer-Rokitansky-Kuster-Hauser syndrome: MRKH). Behavioural Cognitive Psychotherapy. 2009,37(4):449-67.
22. Deans R, Abbott J. Review of intrauterine adhesions. J Minim Invasive Gynecol. 2010;17(5):555-69.
23. Yu D, Wong YM, Cheong Y, Xia E, Li TC. Asherman syndrome – one century later. Fertil Steril. 2008;89(4):759-79.
24. Protopapas A, Shushan A, Magos A. Myometrial scoring: a new technique for the management of severe Asherman's syndrome. Fertil Steril. 1998;69(5):860-4.
25. Acunzo G, Guida M, Pellicano M, Tommaselli GA, Di Spiezio Sardo A, Bifulco G, et al. Effectiveness of auto-cross-linked hyaluronic acid gel in the prevention of intrauterine adhesions after hysteroscopic adhesiolysis: a prospective, randomized, controlled study. Hum Reprod. 2003;18(9):1918-21.
26. Amer MI, Abd-El-Maeboud KHI, Abdelfatah I, Salama FA, Abdallah AS. Human amnion as a temporary biologic barrier after hysteroscopic lysis of severe intrauterine adhesions: pilot study. J Minim Invasive Gynecol. 2010;17(5):605-11.
27. Kalu E, Panay N. Spontaneous premature ovarian failure: management challenges. Gynecol Endocrinol. 2008;24(5):273-9.
28. Writing Group for the Women's Health Initiative Investigation. Risks and benefits of estrogen plus progestin in healthy postmenopausal women: principal result from the Women's Health Initiative randomized controlled trial. JAMA. 2002;288(3):321-33.
29. Chetkowski RJ, Meldrum DR, Steingold KA, Randle D, Lu JK, Eggena P, et al. Biologic effects of transdermal estradiol. N Engl J Med. 1986;314(25):1615-20.
30. Kirkham C, Hahn PM, Van Vugt DA, Carmichael JA, Reid RL. A randomized, double blind, placebo-controlled, crossover trial to assess the side effects of medroxyprogesterone acetate in hormone replacement therapy. Obstet Gynecol. 1991;78(1):93-7.
31. Shantha S, Brooks-Gunn J, Locke RJ, Warren MP. Natural vaginal progesterone is associated with minimal psychological side effects: a preliminary study. J. Women's Health & Gender-Based Medicine. 2001;10(10):991-7.
32. Bulletti C, Zielger D, Flamigni C, Giaccomucci E, Polli V, Bolelli G, et al. Targeted drug delivery in gynecology: the first uterine pass effect. Hum Reprod. 1997;12(5):1073-9.
33. Rebar RW. Premature ovarian failure. Obstet Gyncol. 2009;113(6):1355-63.
34. Normas para Fertilização in Vitro. Resolução do Conselho Federal de Medicina CFM n. 1957/10 publicado no Diário Oficial da União de 06/01/2011.
35. Karnis MF, Zimon AE, Lalwani SI, Timmreck LS, Klipstein S, Reindollar RH. Risk of death in pregnancy achieved trough oocyte donation in patients with Turner syndrome: a national survey. Fertil Steril. 2003;80(3):498-501.
36. Nakahara T, Nagai N, Tanaka M, Mauranaga T, Kojima S, Nozoe S, et al. The effects of bone therapy on tibial bone loss in young women with anorexia nervosa. Int J Eat Disord. 2006;39(1):20-6.
37. Golden NH, Iglesias EA, Jacobson MS, Carey D, Meyer W, Schebendach J, et al. Alendronate for the treatment of osteopenia in anorexia nervosa: a randomized double blind, placebo-controlled trial. J Clin Endocrinol Metab. 2005;90(6):3179-85.
38. Vescovi JD, Jamal SA, Souza MJ. Strategies to reverse bone loss in women with functional hypothalamic amenorrhea: a systematic review. Osteoporos Int. 2008;19(4):465-78.
39. De Souza MJ, Williams NI. Physiological aspects and clinical sequelae of energy deficiency and hypoestrogenism in exercising women. Hum Reprod Update. 2004;10(5):433-48.
40. Liu SL, Lebrun CM. Effect of oral contraceptives and hormone replacement therapy on bone mineral density in premenopausal and perimenopausal women: a systematic review. Br J Sports Med. 2006;40(1):11-24.
41. Mendelsohn FA, Warren MP. Anorexia, bulimia, and the female athlete triad: evaluation and management. Endocrinol Metab Clin North Am. 2010;39(1):155-67.

42. Warren MP, Brooks-Gunn J, Fox RP, Holderness CC, Hyle EP, Hamilton WG, et al. Persistent osteopenia in ballet dancers with amenorrhea and delayed menarche despite hormone therapy: a longitudinal study. Fertil Steril. 2003;80(2):398-404.
43. Strokosch GR, Friedman AJ, Wu SC, Kamin M. Effects of an oral contraceptive (norgestimate/ethinyl estradiol) on bone mineral density in adolescent females with anorexia nervosa: a double-blind, placebo-controlled study. J Adolesc Health 2006;39(6):819-27.
44. Warren MP, Miller KK, Olson WH, Grinspoon SK, Friedman AJ. Effects of an oral contraceptive (norgestimate/ethinil estradiol) on bone mineral density in women with hypothalamic amenorrhea and osteopenia: an open-label extension o a double-blind, placebo-controlled study. Contraception. 2005;72(3):206-11.
45. Rigotti NA, Neer RM, Skates SJ, Herzog DB, Nussbaum SR. The clinical course of osteoporosis in anorexia nervosa. A longitudinal study of cortical bone mass. JAMA. 1991;265(9):1133-8.
46. Sim LA, McGovern L, Elamin MB, Swiglo BA, Erwin PJ, Montori VM. Effect on bone health of estrogen preparations in premenopausal women with anorexia nervosa: a systematic review and meta-analyses. Int J Eat Disord. 2010;43(3):218-25.
47. Genazzani AD, Chierchia E, Santagni S, Rattighieri E, Farinetti A, Lanzoni C. Hypothalamic amenorrhea: from diagnosis to therapeutical approach. Ann Endocrinol (Paris). 2010;71(3):163-9.
48. Berga SL, Marcus MD, loucks TL, Hlastala S, Ringham R, Krohn MA. Recovery of ovarian activity in women with functional hypothalamic amenorrhea Who were treated with cognitive behavior therapy. Fertil Steril. 2003;80(4):976-81.
49. Fonseca AM, Bagnoli VR, Hayashida SA, Pinotti JA. Amenorreia. In: Fonseca AM, Bagnoli VR, Halbe HW, Pinotti JA. Ginecologia endócrina. Manual de normas. São Paulo: Roca. 2004:149-59.
50. Gianfaldoni A, Roa C, Dos Santos SR, et al. Association of intrauterine synechiae with pituitary gonadotrophin pulse patterns: a pilot study. PLoS One. 2023;15;(12):e0289075.

Capítulo 57

Ambiguidade Genital. Conduta

Vicente Renato Bagnoli
Gustavo Arantes Rosa Maciel
José Maria Soares Júnior
Angela Maggio da Fonseca
Edmund Chada Baracat

Introdução

Define-se como genitália atípica uma condição em que os órgãos genitais de um recém-nascido não se enquadram claramente nas definições típicas de masculino ou feminino. Essa ambiguidade pode ser observada tanto nas características externas dos genitais como nas estruturas internas. Pode ser um achado clínico associado às diferenças do desenvolvimento sexual (DDS). Essa denominação foi antes conhecida como "distúrbios do desenvolvimento sexual", "intersexo", "intersexualidade", "distúrbios intersexuais", "hermafroditas" e "pseudo-hermafroditas", entre outros. Essas nomenclaturas foram abandonadas recentemente, pois as denominações até então empregadas podem ser pejorativas e, muitas vezes, dificultam a abordagem e a compreensão por parte de profissionais e familiares.[1]

Os indivíduos portadores dessas malformações, com genitais atípicos diagnosticados ao nascimento ou na primeira infância, costumam gerar ansiedade em seus familiares e preocupação nos profissionais que os atendem, pois o aspecto dos genitais externos ou mesmo malformações menores causam dúvidas quanto ao sexo bem como ao futuro desses indivíduos. Contudo, deve-se salientar que nem todos os portadores de DDS apresentam ambiguidade dos genitais externos.[2-5]

Definição

Ambiguidade genital e outras malformações na diferenciação sexual, atualmente também identificadas pela sigla DDS, agrupam e caracterizam indivíduos que apresentam, de forma congênita, desenvolvimento discordante dos cromossomos, da composição genética e ou dos órgãos genitais. (A)[1] (D)[2]

Epidemiologia e incidência

A literatura relativa ao tema apresenta limitações, pois as publicações são pouco frequentes e, em geral, com casuísticas reduzidas, embora existam evidências de que fatores genéticos e ou endócrinos determinem o desenvolvimento sexual anormal em 1 para 4.500 a 10 mil nascimentos. Essas condições, polimorfas e multifatoriais, sem dúvida, tornam seu estudo complexo e necessitam sempre de atendimento multidisciplinar. Outros fatores etiológicos condicionados a efeitos do meio ambiente também devem ser considerados nesses indivíduos.[1,6]

Nomenclatura, classificação, etiopatogenia

O Consenso das DDS realizado em 2006 sugere nova nomenclatura para esses distúrbios, que, embora ainda não possa ser considerada perfeita e definitiva, baseia-se nos principais grupos de malformações genitais.

O Quadro 57.1 apresenta a análise comparativa da antiga e da nova nomenclatura proposta para essas condições, apresentando ambas as denominações.

Quadro 57.1 – Proposta da nomenclatura revisada

Denominação prévia	Denominação proposta
Intersexo	Distúrbio Desenvolvimento Sexual
Pseudo-hermafrodita masculino	DDS 46 XY
Pseudo-hermafrodita feminino	DDS 46 XX
Hermafrodita verdadeiro	DDS Ovotesticular
Homem XX ou reversão sexual XX	DDS 46 XX testicular
Reversão sexual XY	Disgenesia gonadal completa 46 XY

Fonte: Desenvolvido pela autoria

No Quadro 57.2 encontra-se proposta de classificação de DDS de acordo com os fatore etiopatogênicos.[6]

Quadro 57.2 – Proposta de classificação de DDS de acordo com os fatores etiopatogênicos[6]

DDS com origem nos cromossomos sexuais

a) Síndrome de Klinefelter 47 XXY e variantes
b) Síndrome de Turner 45 X e variantes
c) Disgenesia gonadal mista
d) Mosaico (46 XX/46 XY)

DDS 46 XY

a) Distúrbios no desenvolvimento gonadal
   1) Disgenesia gonadal completa ou incompleta 46 XY (SRY+)
   2) DDS ovotesticular
   3) Regressão testicular
b) Distúrbios na síntese ou ação dos androgênios
   1) Distúrbios na síntese dos androgênios
      Mutações nos receptores do LH
      Síndrome Smith-Lemli-Opitz
      Mutações nas proteínas atuantes na metabolização do colesterol
      Deficiências enzimáticas (3-beta-OH-deidrogenase 2; 17-alfa-hidroxilase/17,20 liase; P450-oxiredutase; 17 beta-hidroxiesteroide-deidrogenase; 5 alfarredutase 2)
   2) Distúrbios na ação dos androgênios
      Insensibilidade parcial ou completa aos androgênios
      Iatrogenia
c) Outras causas
   1) Associações sindrômicas com DDS masculino
   2) Persistência dos ductos de Müller no homem
   3) Síndrome testicular de Vanishing
   4) Hipospádias isoladas
   5) Hipogonadismo hipogonadotrófico congênito
   6) Criptorquidia
   7) Fatores ambientais (iatrogenia)

DDS 46 XX

a) Distúrbio do desenvolvimento gonadal
   1) Disgenesia gonadal (46 XX)
   2) DDS ovotesticular
   3) DDS testicular (SRY +)
b) Excesso de androgênios
   1) Fetal
      Deficiências enzimáticas (3-beta-OH-deidrogenase 2); 21-hidroxilase P450-oxirredutase;11-beta-hidroxilase)
      Mutações receptoras dos glicocorticoides
   2) Fetoplacentária
      Deficiências enzimáticas (aromatase; oxidorredutase)
   3) Materna
      Neoplasias maternas virilizantes
      Fatores ambientais (Iatrogenia)
c) Outras
   1) Associações sindrômicas (malformações cloacais)
   2) Agenesia/hipoplasia dos ductos de Müller
   3) Malformações uterinas
   4) Atresia/agenesia vaginal
   5) Fusão dos lábios genitais

DDS: diferenças do desenvolvimento sexual

Fonte: Desenvolvido pela autoria

Diagnóstico

Avaliação clínica

Essa etapa está bem-estabelecida, praticamente não apresentando discordância entre os estudiosos do tema. O diagnóstico no período neonatal, em geral, é o mais frequente, sendo orientado pela história clínica, que deve reportar-se ao período da gestação, às ocorrências clínicas nesse período, aos antecedentes familiares, em particular os casos de DDS, ou os distúrbios endócrinos, como a hiperplasia suprarrenal congênita. O exame clínico geral é meticuloso e atenção especial deve ser dada para os órgãos genitais e urinários. A hipótese de DDS pelo exame clínico decorre dos seguintes achados:

1. Presença de cloaca e ou extrofia vesical (DDS aberta).
2. Órgãos genitais externos com aspecto feminino, mas com clitóris aumentado, e ou fusão posterior das pregas labiais ou presença de seio urogenital e/ou hérnia e/ou tumor inguinal.
3. Aspecto masculino dos órgãos genitais, porém sem testículos nas bolsas escrotais, e ou micropênis, hipospádia perineal isolada ou hipospádia leve, porém com ausência de testículos nas bolsas escrotais.
4. Discordância dos órgãos genitais em relação ao sexo fetal quando da ultrassonografia ou do cariótipo durante o pré-natal. Essas características clínicas em geral se fazem presentes nos indivíduos com DDS considerados portadores de ambiguidade genital de acordo com a nomenclatura antiga, chamando a atenção dos profissionais que os assistem. (A)[1], (D)[7], (D)[8], (B)[9], (D)[10], (D)[11], (D)[12]

Em parte dos portadores de DDS, a suspeita e o diagnóstico são realizados em fase mais tardia, pois eles apresentam uma ou mais das seguintes características:

1. DDS não reconhecida em fase mais precoce.
2. Diagnóstico de hérnia inguinal em mulher na puberdade ou com amenorreia primária.
3. Puberdade tardia ou incompleta.
4. Virilização de adolescente criada como mulher.
5. Amenorreia primária com ou sem infantilismo dos caracteres sexuais.
6. Feminização de adolescente criado como homem.
7. Hematúria cíclica em adolescente considerado do sexo masculino.

O atraso no diagnóstico desses indivíduos, feito no período da puberdade ou mais tardiamente, decorre de falha no atendimento, em fase mais precoce, de anomalias discretas, como criptorquidia, hipospádia e grande parte por apresentar puberdade heterossexual que chama a atenção e ocasiona a avaliação na puberdade (C)[13],(C)[15],(C)[16] como em DDS 46 XY, antes conhecido como "pseudo-hermafroditismo masculino"; ou DDS 46 XX, antes denominado "pseudo-hermafroditismo feminino". Outro grupo seria formado pelas portadoras de amenorreia primária com ou sem infantilismo dos caracteres sexuais, entre as quais encontram-se DDS 46 XY como as gônadas disgenéticas. (A)[1] (D)[11,12,14]

Avaliação laboratorial

Exames complementares são fundamentais para o diagnóstico etiológico, existindo diferentes roteiros, com exames considerados pontuais, descritos no Quadro 57.3. (A)[1] (D)[2,11]

Quadro 57.3– Exames complementares para diagnóstico de DDS (A)[1] (D)[2]

A)	Estudo genético Cariótipo probe X e Y específicos Polimorfismos gênicos por biologia molecular Diagnóstico pré-natal do cariótipo (casos selecionados)
B)	Estudo morfológico do abdome Ultrassonografia do abdome total e pélvica Ressonância magnética (casos selecionados) Videolaparoscopia (casos selecionados)
C)	Dosagens hormonais 17-alfa-hidroxiprogesterona Testosterona/androstenediona Gonadotrofinas hipofisárias (FSH e LH) Hormônio antimülleriano
D)	Testes funcionais Estímulo gonadal com gonadotrofina coriônica Estímulo suprarrenal com cortrosina
E)	Biópsia e histologia das gônadas

FSH: hormônio foliculo-estimulante; LH: hormônio luteinizante

Fonte: Desenvolvido pela autoria

Os exames apontados no Quadro 57.3 devem ser solicitados de acordo com a faixa de idade na ocasião do atendimento e segundo as características clínicas, pois, embora existam alguns algoritmos sugeridos e empregados, o melhor será a individualização dos casos.

A pesquisa do cariótipo durante a gestação é a primeira possibilidade de diagnóstico de DDS. Contudo, a fase neonatal é a mais precoce e com maior prevalência de diagnóstico dessas malformações que despertam a atenção logo ao nascimento. Nessa oportunidade, os exames iniciais mais relevantes são: cariótipo; ultrassonografia do abdome total (USAT), ultrassonografia pélvica (USP) e 17-OH-progesterona.

No período esperado da puberdade, surgem novas características clínicas que sugerem DDS ou algum problema endócrino que pode interferir desfavoravelmente para o início e a evolução das modificações fisiológicas e morfológicas próprias dessa fase. Para orientar a propedêutica, os exames a serem solicitados precisam ser individualizados de acordo com as seguintes condições clínicas: (D)[2,12,17,19,20]

1. Amenorreia primária com infantilismo dos caracteres sexuais. Os exames relevantes são dosagem de hormônio foliculo-estimulante (FSH) e hormônio luteinizante (LH) e USP, pois, estando as gonadotrofinas elevadas e a USP detectando presença de útero e gônadas não identificadas, conclui-se se tratar de DDS 46 XX ou 46 XY decorrentes de diferenciação gonadal anormal, isto é, disgenesia gonadal. Se as gonadotrofinas estiverem baixas e a USP mostrando útero e ovários, trata-se de amenorreia central.
2. Amenorreia primária e diferenciação dos caracteres sexuais. Para o diagnóstico, deve-se indicar USP, que, se revelar ausência de útero e presença de ovários, caracteriza DDS por malformações dos ductos de Müller; ou se revelar ausência de útero e ovários, é recomendável, para confirmação do diagnóstico, realizar cariótipo, o qual, sendo 46 XY, confirma tratar-se de DDS 46 XY por distúrbios nos receptores androgênicos.
3. Puberdade heterossexual masculina ou feminina. Essas condições podem ser causadas pelos diferentes grupos de DDS, e, nessa condição, deve-se seguir a mesma sequência de exames realizados na fase neonatal.

As informações disponíveis permitem concluir que o diagnóstico das DDS deve ser racional e individualizado, sendo da maior relevância as informações clínicas oferecidas pela anamnese e pelo exame físico, bem como os exames complementares resumidos no Quadro 57.3, solicitados com objetividade e sempre com seletividade, de acordo com a idade do indivíduo e suas características clínicas. Está claro e definido que, para o diagnóstico, exames mais específicos que nem sempre estão disponíveis, como aqueles que empregam biologia molecular, podem ser dispensados ou postergados para outra etapa da investigação.

Tratamento

A adequação terapêutica dos DDS consiste de tratamento cirúrgico, tratamento clínico com reposição hormonal com esteroides sexuais, corticosteroides, hormônio do crescimento e acompanhamento psicológico. Esse conjunto de medidas tem como objetivo conferir a esses indivíduos melhor condição estética, função sexual e equilíbrio emocional de acordo com o sexo escolhido. Neste capítulo, serão abordados apenas os recursos empregados para feminização, pois a virilização está sempre aos cuidados dos urologistas e cirurgiões plásticos.

Tratamento cirúrgico

Esses procedimentos são empregados para a feminização dos órgãos genitais ambíguos e consiste de procedimentos precoces, realizados ainda na infância, e tardios, quando na época esperada da puberdade, indicados de acordo com as necessidades clínicas de cada grupo de DDS e características de cada caso. As cirurgias a serem realizadas em ambas as fases são apresentadas no Algoritmo 57.1. (D)[2], (B)[24], (B)[25], (C)[26], (B)[27]

A capacitação profissional para cirurgiões que atuam nessas malformações é fundamental, pois esses especialistas deverão lidar com pacientes desde a infância até a idade adulta destes, e bons resultados, sem dúvida, dependerão do sucesso na primeira cirurgia.

Procedimentos na infância

Os primeiros procedimentos, em geral realizados antes da total conscientização pela criança da sua identidade de gênero, têm como objetivo adequar os genitais externos de acordo com o sexo determinado quando a virilização for acentuada e potencial fonte de dúvidas para a criança, seus amigos e parentes. Contudo, muitos estudiosos partilham da ideia de que esses procedimentos realizados mais tardiamente possam oferecer melhores resultados anatômicos e maior chance de êxito funcional, mas até o momento não existem dados conclusivos. (C)[26] (B)[27] (D)[28] As correções a serem realizadas devem observar as necessidades de cada caso e constam de redução do tamanho do clitóris, preservando-se a inervação e a irrigação do retalho e da glande, para interferir o mínimo possível na sensibilidade, e de abertura do seio urogenital quando presente e plástica do vestíbulo, procurando-se atingir o aspecto e a futura função tão próximos quanto possíveis aos da mulher sem DDS para não constranger esses indivíduos. Os procedimentos nessa fase têm como objetivo a estética dos genitais externos, de forma a possibilitar, no futuro, função sexual adequada e também para auxiliar os familiares na atenção e convivência com esses indivíduos. (B)[27,29] Alguns autores discutem se essas correções realizadas precocemente estão de acordo com o guia de normas da Academia Americana de Pediatria e de outros consensos, (A)[1] (C)[26] com base em relatos de alterações da sensibilidade dos genitais, dos efeitos realmente positivos na identificação de gênero e por ser necessária, muitas vezes, nova intervenção por ocasião da puberdade. Há também relatos de maiores dificuldades no desempenho sexual. Tudo isso sugere a necessidade de estudos maiores e com grupo-controle. (D)[25,28] (C)[30] Em estudo aberto, analisando comparativamente 70 portadores de DDS com

70 indivíduos-controles, por meio de questionários sociais e psiquiátricos, concluiu que os indivíduos com DDS apresentam pior qualidade de vida e mais problemas emocionais, provavelmente por causa dos efeitos negativos dos diferentes exames e procedimentos terapêuticos a que foram submetidos no decorrer da vida. (C)[31] Entretanto, é fácil e necessário entender as dificuldades da criança e mesmo do adulto com ambiguidade genital conviver, comparar-se e ser comparada com outras crianças e indivíduos, para considerar que as correções precoces, provavelmente realizadas antes da total identidade de gênero e da ida à escola, sejam mais adequadas. (D)[12] (C)[26]

Procedimentos na puberdade e na idade adulta

A partir do período esperado da puberdade, ao redor de 10 anos de idade, outros procedimentos cirúrgicos deverão ser realizados para completar a feminização: a neovagina para os indivíduos com agenesia parcial ou total da vagina, ampliação do introito vaginal quando necessário nos casos tratados com abertura de seio urogenital na infância, plásticas complementares para melhorar o fenótipo quando o tratamento hormonal não for satisfatório, tratamento das gônadas de acordo com os riscos de transformação neoplásica. (D)[12,33,35] (C)[32,34] (B)[36]

A neovagina poderá ser realizada por técnica cruenta e não cruenta, cada qual com suas indicações, benefícios e complicações a seguir analisados. As técnicas cruentas apenas devem ser realizadas quando já houver desenvolvimento corporal próximo ao da mulher adulta e, principalmente, havendo desejo de iniciar relacionamento sexual, pois como é um procedimento invasivo, ele não acompanha o desenvolvimento corporal. A indicação formal de neovagina cruenta é a agenesia completa da vagina. As técnicas são várias, utilizando pele, como a técnica de McIndoe, que continua sendo uma das preferidas, segmentos de sigmoide ou intestino delgado, peritônio pélvico e, mais recentemente, produtos biológicos, como pele sintética ou molde de látex. Os resultados são muito bons em relação à função sexual, com sucesso em até 90% dos casos, mas podem ocorrer complicações, como perda de enxerto, fístulas e estenose em 5% a 10%. A estenose, em geral, decorre de técnica inadequada, da falta de uso do molde ou de relações sexuais. (C)[32,34] (B)[36] (D)[37-39]

A técnica não cruenta mais utilizada e com bons resultados é a de Frank, que pode ser indicada e iniciada precocemente na idade esperada da puberdade, pois consiste de dilatação progressiva do introito vaginal. A indicação dessa técnica não invasiva deve ser considerada a primeira opção para neovagina, bastando estar presente introito vaginal, mesmo que seja de pequenas proporções. A única dificuldade é conseguir que indivíduos jovens, ainda sem desejo de relação sexual, iniciem o processo de dilatação com moldes progressivos. Em geral, com menos de 6 meses, obtém-se vagina de proporções apropriadas para o coito. Existem evidências que não comprometem a sensibilidade local, com os pacientes apresentando vida sexual satisfatória em até 90% dos casos e praticamente sem complicações. (D)[35,38,39] (B)[36]

A ampliação do introito vaginal pode ser necessária para indivíduos que apresentam fusão parcial das pregas labiais ou mesmo estenose congênita ou, mais comumente, complementação de seio urogenital aberto na primeira infância. O procedimento é simples e, em geral, sem maiores complicações. Outros procedimentos, como prótese de mama para melhorar a estética e correção de malformações turnerianas, também são realizados nessa fase da vida para, dentro das possibilidades, melhorar o fenótipo. (D)[12,28] (B)[27] (C)[30]

Tratamento cirúrgico das gônadas

A atual posição em relação ao potencial oncogênico das gônadas de portadores de DDS baseia-se em publicações nem sempre claras em virtude dos distúrbios da maturação das células presentes na constituição das gônadas. O Algoritmo 57.1 apresenta, de forma objetiva, clara e resumida, os riscos de transformação neoplásica de acordo com o diagnóstico etiológico da DDS e as recomendações de conduta. (D)[8,40]

Essa conduta baseia-se na literatura pertinente, em que foram analisados mais de mil casos e chegou-se à conclusão que o maior risco está relacionado com a presença de proteína testicular específica na composição genética, que assim permite estabelecer os riscos e as condutas. (D)[41,42]

Tratamento clínico

O período da puberdade merece maior atenção, pois grande parte dos portadores de DDS apresenta hipogonadismo em graus variados ou puberdade heterossexual, causados pelo fator etiopatogênico do distúrbio, e maiores inseguranças emocionais próprias do quadro.

O tratamento hormonal tem como objetivo feminizar as pacientes. Havendo ausência ou deficiência de diferenciação dos caracteres sexuais, inicia-se o tratamento hormonal pela discussão franca do problema e com a indicação do melhor esquema para cada paciente. Os distúrbios que apresentam útero intacto devem ser tratados com estrogênio durante 20 ou 30 dias, associando-se progestagênio nos últimos 10-14 dias. Não havendo útero, basta o estrogênio. Essa reposição determinará a feminização do fenótipo, o aumento e a manutenção da massa óssea e o controle de funções metabólicas, importantes para a saúde em geral e, sobretudo, influenciam positivamente o estado emocional. Em geral, os casos com puberdade heterossexual são DDS por insensibilidade androgênica parcial com testículos preservados, que devem ser removidos para não atrapalhar o processo e ser iniciado o tratamento hormonal já descrito, ou se trata de hiperplasia suprarrenal não clássica tardia. Os resultados são satisfatórios, e são raros os casos que necessitam de cirurgias plásticas complementares. A hiperplasia suprarrenal deve obrigatoriamente ser tratada com corticosteroide desde o momento do diagnóstico até a senilidade, de forma a bloquear a hiperfunção suprarrenal, inibindo o hiperandrogenismo e induzindo a puberdade nos padrões femininos e sua adequada manutenção. (A)[1] (D)[12]

O acompanhamento emocional desses indivíduos é da maior relevância, devendo ser conduzido por profissional especializado, preferencialmente pertencente à equipe multidisciplinar de atendimento, que assistirá ao paciente e a seus familiares para que as limitações e dificuldades sejam superadas e eles possam viver da melhor maneira possível com sua família e no ambiente sociocultural em que estão inseridos. A fertilidade pode ser preservada em casos específicos, mas se trata de tema ainda a ser mais bem-discutido para posteriores condutas populacionais. (A)[1] (D)[12,22,23]

A análise da literatura que aborda de forma abrangente o tratamento das DDS permite concluir que, embora não existam evidências conclusivas em virtude das dificuldades próprias do tema em questão, o tratamento deverá ser elaborado e iniciado com a conclusão do diagnóstico e a definição do gênero sexual. As medidas cirúrgicas devem ser realizadas, sempre que possível, na primeira infância, podendo ser postergadas em casos cuja definição ainda não esteja clara. As etapas cirúrgicas estão bem-definidas, e a neovagina não cruenta de Frank deve ser a primeira opção sempre que houver introito vaginal, e as técnicas cruentas devem ser indicadas quando houver agenesia vaginal total. A atenção às gônadas está claramente relatada, considerando-se de maior risco os casos em que forem detectados expressão do Y. Não há dúvida sobre a necessidade de se proceder ao tratamento hormonal individualizado de acordo com a etiologia e com as variações de cada caso, assim como não há dúvida sobre a necessidade de assistência emocional permanente aos pacientes. (B)[24]

Considerações finais

A abordagem de indivíduos portadores de DDS é complexa e multidisciplinar.

O diagnóstico etiológico e a definição de gênero sexual apresentam evidências, embora não conclusivas, que devem ser precoces e apenas os casos com dúvidas ou indefinições deverão ter a decisão postergada para a segunda fase da infância ou puberdade.

O tratamento cirúrgico é necessário, com evidências de que, nos casos de ambiguidade genital acentuada, pode-se optar preferencialmente pela feminização ainda na primeira infância, apesar de autores ainda colocarem dúvidas quanto à evolução futura. Os casos com diagnóstico na puberdade ou na idade adulta merecem a mesma atenção e cuidado. As diferenças na qualidade de vida e os eventuais distúrbios emocionais apresentam evidências, embora não conclusivas, de serem resultado dos exames e procedimentos a que esses indivíduos se submeteram para diagnóstico e tratamento.

O tratamento clínico hormonal é sempre indicado, devendo ser individualizado de acordo com a etiologia e as particularidades de cada caso. Associar sempre o acompanhamento emocional do paciente e sua família.

Recomendação

Na Divisão de Ginecologia do Hospital das Clínicas da Faculdade de Medicina da Universidade de São Paulo (HCFMUSP), recomenda-se a seguinte conduta na ambiguidade genital (Algoritmo 57.1).

Algoritmo 57.1 – Conduta na ambiguidade genital

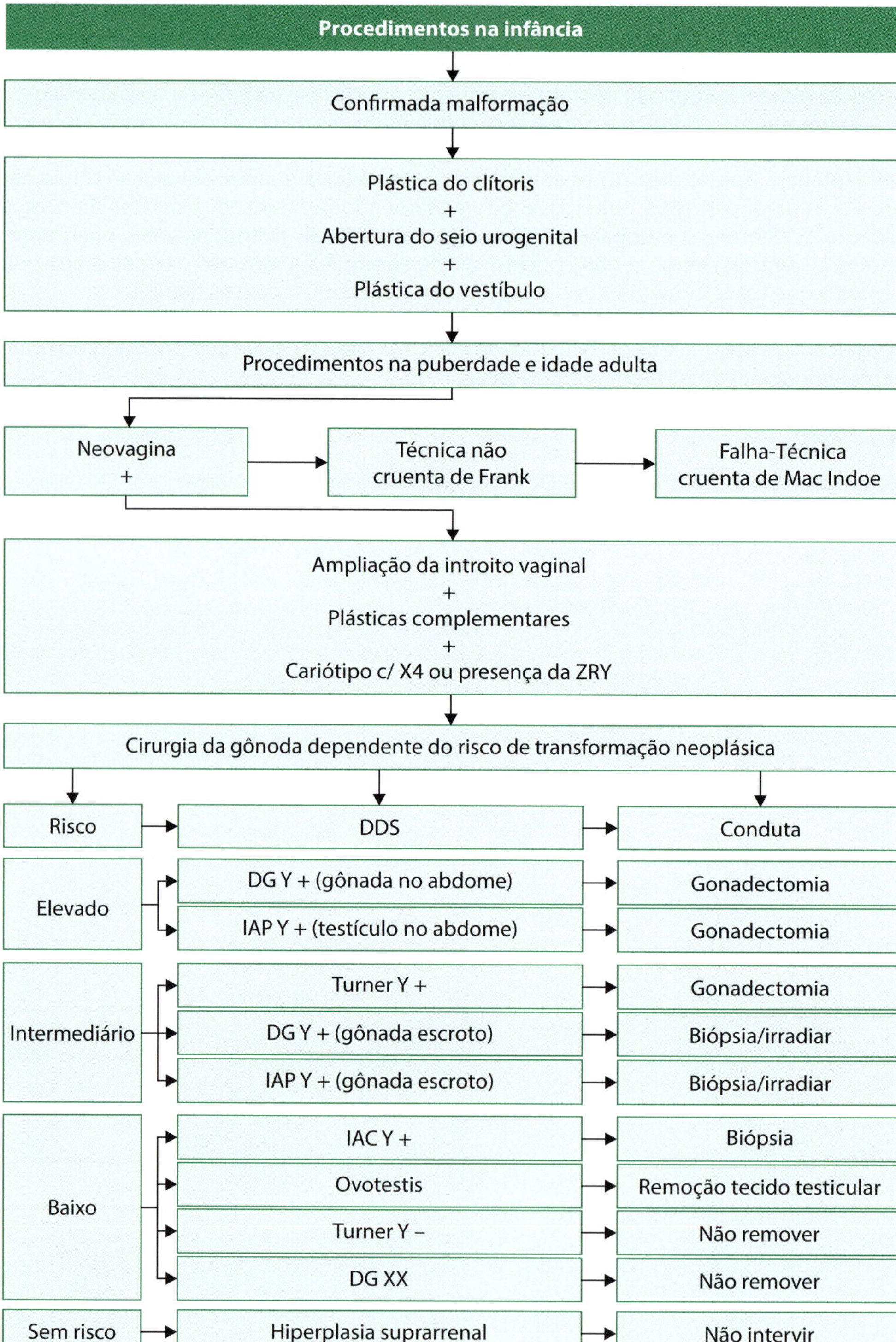

Fonte: Desenvolvido pela autoria

Referências bibliográficas

1. Lee PA, Houk CP, Ahmed SF, Hughes IA. International Consensus Conference on Intersex organized by the Lawson Wilkins Pediatric Endocrine Society and the European Society for Paediatric Endocrinology. Consensus statement on management of Intersex disorders. International Consensus Conference on Intersex. Pediatrics. 2006;118(2):e488-500.
2. Bagnoli VR, Fonseca AM, Junqueira PA. Estados intersexuais. In Pinotti JA, Barros AC. Ginecologia moderna. Rio de Janeiro: Revinter. 2004:109.
3. Ogilvy-Stuart AL, Brain CE. Early assessment of ambiguous genitalia. Arch Dis Child. 2004;89(5):401-7.
4. Mazur T. Gender dysphoria and gender change in androgen insensitivity or micropenis. Arch Sex Behav. 2005;34(4):411-21.
5. Hughes IA. Disorders of sex development: a new definition and classification. Best Pract Res Clin Endocrinol Metab. 2008;22(1):119-34.
6. Bagnoli VR, Fonseca AM, Halbe HW, Guerra DM, Arie MH, Miranda SD, et al. Estudo retrospectivo de 227 pacientes com amenorreia primária. Rev Ginecol Obstet. 1992;3(3):111-6.
7. Hughes IA, Houk C, Ahmed SF, Lee PA. LWPES Consensus Group; ESPE Consensus Group. Consensus Statement on management of intersex disorders. Arch Dis Child. 2006;91(7):554-63.
8. Ahmed SF, Cheng A, Dovey L, Hawkins JR, Martin H, Rowland J, et al. Phenotypic features, androgen receptor binding, and mutational analysis in 278 clinical cases reported as androgen insensitivity syndrome. J Clin Endocrinol Metab. 2000;85(2):658-65.
9. Shearer BM, Thorland EC, Gonzales PR, Ketterling RP. Evaluation of a commercially available focused a CGH platform for the detection of constitutional chromosome anomalies. Am J Med Genet A. 2007;143A(20):2357-70.
10. Morel Y, Rey R, Teinturier C, Nicolino M, Michel-Calemard L, Mowszowicz I, et al. Aetiological diagnosis of male sex ambiguity: a collaborative study. Eur J Pediatr. 2002;161(1):49-59.
11. Bagnoli VR, Fonseca AM, Arie WM, et al. Malformações genitais na adolescência – potencial reprodutor e assistência pré-natal. In: Monteiro DL, Trajano AJ, Bastos AC. Gravidez e adolescência. Rio de Janeiro: Revinter. 2009:246.
12. MacKenzie D, Annette H, Gilmour JA. The experiences of people with an intersex condition: a journey from silence to voice. J Clin Nurs. 2009;18(12):1775-83.
13. Bagnoli VR, Fonseca AM, Halbe HW, Pinotti JA. Malformações genitais congênitas. São Paulo: Roca. 1993:266.
14. Miller WL. Steroid 17 alpha-hydroxilase deficiency – not rare everywhere. J Clin Endocrinol Metab. 2004;89(1):40-2.
15. Dhir V, Ivison HE, Krone N, Shackleton CH, Doherty AJ, Stewart PM, et al. Differential inhibition of CYP17A1 and CYP21A2 activities by the P450 oxidoreductase mutant A287P. Mol Endocrinol. 2007;21(8):1958-68.
16. Ottolenghi C, Moreira Filho C, Mendonça BB, Barbieri M, Fellous M, Berkovitz GD, et al. Absence of mutations involving the LIM homebox domain gene LHX9 in 46, XY gonadal agenesis and dysgenesis. J Clin Endocrinol Metab. 2001;86(6):2465-9.
17. Correa RV, Domenici S, Bingham NC, Billerbeck AE, Rainey WE, Parker KL, et al. A microdeletion in the ligand binding domain of human steroidogenic factor 1 causes XY sex reversal without adrenal insufficiency. J Clin Endocrinol Metab. 2004;89(4):1767-72.
18. Ghali SA, Gottlieb B, Lumbroso R, Beitel LK, Elhaji Y, Wu J, et al. The use of androgen receptor amino/carboxi-terminal interaction assays to investigate androgen receptor gene mutations in subjects with varying degrees of androgen insensitivity. J Clin Endocrinol Metab. 2003;88(5):2185-93.
19. Reuter AL, Goji K, Bingham NC, Matsuo M, Parker KL. A novel mutation in the accessory DNA – binding domain of human steroidogenic factor I causes XY gonadal dysgenesis without adrenal insufficiency. Eur J Endocrinol. 2007;157(2):233-8.

20. Poulin-Dubois D, Serbin LA, Kenyon B, et al. Infants' intermodal knowledge about gender. Developmental Psychology. 1994;30:436-42.
21. Martin CL, Ruble DN, Szkrybalo J. Cognitive theories of early gender development. Psychol Bull. 2002;128(6):903-33.
22. Bittencourt WB. Assistência psicológica aos portadores de malformações genitais. In: Bagnoli VR, Fonseca AM, Halbe HW, Pinotti JA. Malformações genitais congênitas. São Paulo: Roca. 1993:197.
23. Martin PL. Moving toward an international standard in informed consent: the impact of intersexuality and the Internet on the standard of care. Duke J Gend Law Policy. 2002;9:135-69.
24. Hayashida SA, Soares JM Jr, Costa EM, et. al. The clinical, structural, and biological features of neovaginas: a comparison of the Frank and the McIndoe techiques. Eur J Obstet Gynecol Reprod Biol. 2015;186:12-6.
25. Timing of elective surgery on the genitalia of male children with particular reference to the risks, benefits, and psychological effects of surgery and anesthesia. American Academy of Pediatrics, Section on Urology. Pediatrics. 1996;97(4):590-4.
26. Eroglu E, Tekant G, Gündoğdu G, Emir H, Ercan O, Söylet Y, et al. Feminizing surgical management of intersex patients. Pediatr Surg Int. 2004;20(7):543-7.
27. Crouch NS, Liao LM, Woodhouse CRJ, Conway GS, Creighton SM. Sexual function and genital sensitivity following feminizing genitoplasty for congenital adrenal hyperplasia. J Urol. 2008;179(2):634-8.
28. Sanders C, Carter B, Goodacre L. Parents' narratives about their experiences of their child's reconstructive genital surgeries for ambiguous genitalia. J Clin Nurs. 2007;17(23):3187-95.
29. Minto CL, Liao LM, Woodhouse CR, Ransley PG, Creighton SM. The effect of clitoral surgery on sexual outcome in individuals who have intersex conditions with ambiguous genitalia: a cross sectional study. Lancet. 2003;361(9365):1252-7.
30. Johannsen TH, Ripa CPL, Mortensen EL, Main KM. Quality of life in 70 women with disorders of sex development. Eur J Endocrinol. 2006;155(6):877-85.
31. Salvatore CA, Lodovicci O. Vaginal agenesis of ninety cases. Acta Obstet Gynecol Sacnd. 1978;57(1):89-94.
32. Jasonni VM, Cannon GM Diamond DA, et al. The management of vaginal agenesis: report of 104 cases. Fertil Steril. 2007;88(6):1653-6.
33. Carvalho BR, Reis RM, Coutinho Netto J, Moura MD, Nogueira AA, Ferriani RA. Latex natural (Hevea brasiliensis) molde para neovaginoplastia. Rev Bras Ginec Obstet. 2008;30(1):31-5.
34. Gargollo PC, Cannon GM Jr, Diamond DA, Thomas P, Burke V, Laufer MR. Should progressive perineal dilation be considered first line therapy for vaginal agenesis? J Urol. 2009;182(4):1882-9.
35. Bagnoli VR, Fonseca AM, Fassolas G, Arie MH, Arie WM, Bacarat EC. Conduta frente às malformações genitais uterinas: revisão baseada em evidências. Femina. 2010;38(4):217-28.
36. Klingele CJ, Gebhart JB, Croak AJ, DiMarco CS, Lesnick TG, Lee RA. McIndoe procedure for vaginal agenesis: long-term outcome and effect on quality of life. Am J Obstet Gynecol. 2003;189(6):1569-72.
37. Laufer MR, Barbieri RL, Falk SJ. Diagnosis and management of congenital anomalies of the vagina. 2010:27. [2024 Jun. 17]. Disponível em: www.uptodate.com.
38. Edmonds DK. Congenital malformations of the genital tract and their management. Best Pract Res Clin Obstet Gynaecol. 2003;17(1):19-40.
39. Looijenga LH, Hersmus R, Oosterhuis JW, Cools M, Drop SL, Wolffenbuttel KP. Tumor risk in disorders of sex development. Best Pract Res Clin Endocrinol Metab. 2007;21(3):480-95.
40. Honecker F, Stoop H, de Krijger RR, Chris Lau YF, Bokemeyer C, Looijenga LH. Pathobiological implications of the expression in situ by fetal germ cells. J Pathol. 2004;203(3):849-57.
41. Cools M, Honecker F, Stoop H, Veltman JD, de Krijger RR, Steyerberg E, et al. Maturation delay of germ cells in trisomy 21 fetuses results in increased risk for the development of testicular germ cells tumors. Hum Pathol. 2006;37(1):101-11.
42. Warne GL, Grover S, Zajak JD. Hormonal therapies for individuals with intersex conditions: protocols for use. Treat Endocrinol. 2005;4(1):19-29.

Capítulo 58

Malformações Uterinas

Sérgio Edgar Camões Conti Ribeiro
Renata Assef Tormena

Introdução

As malformações müllerianas representam um conjunto de anomalias estruturais decorrentes do desenvolvimento anormal dos ductos paramesonéfricos ou de Müller. A prevalência dessas alterações varia de 0,001% a 10% na população geral e, de 8% a 10%, nas mulheres com história reprodutiva adversa.[1,2] O desenvolvimento embriológico do sistema reprodutor feminino e do sistema urinário está intimamente relacionado, podendo haver associação de anomalias em até 25% das pacientes.[3] Outras malformações associadas podem acometer o trato gastrointestinal (12%) e o sistema musculoesquelético (10% a 12%).[3,4]

A formação gonadal inicia-se entre a 5ª e a 6ª semanas de gestação com o aparecimento da crista gonadal derivada do mesoderma intermediário e da migração das células germinativas provenientes do epitélio celomático. O desenvolvimento feminino é determinado pela ausência do cromossomo Y (e, consequentemente, do fator determinante do testículo) e pela presença de dois cromossomos X.[3,4]

Ao redor da 9ª semana, formam-se os ovários, e os ductos de Wolff (ducto mesonéfrico) e de Müller coexistem. A ausência da testosterona resulta na involução do ducto de Wolff, enquanto a ausência do hormônio antimülleriano permite diferenciação do ducto de Müller. As porções caudais desses ductos fundem-se formando o canal uterovaginal, que posteriormente dará origem ao colo e ao corpo uterino, além da parte superior da vagina. O desenvolvimento completo da vagina ocorre pela fusão de estruturas do seio urogenital e do tubérculo mülleriano. A porção cranial do ducto, ou seja, a que não se fundiu, abre-se para a cavidade peritoneal, dando origem às tubas uterinas.[3,4]

As causas das anomalias müllerianas não estão claramente elucidadas e podem relacionar-se a alterações multifatoriais. Estudo atribuiu a persistência de septo intrauterino à deficiência da proteína B-cl 2, responsável pelo processo de apoptose e absorção do septo.[5]

Alterações durante a gestação, como hipóxia, uso de medicações (metotrexate, dietilestilbestrol), radiações ionizantes e infecções virais também podem contribuir para o aparecimento de malformações müllerianas.[6,7]

Entre as drogas que induzem malformações müllerianas, a talidomida e o dietilbestrol (DES) geram malformações da cavidade uterina. O DES, um estrogênio não esteroidal, foi amplamente utilizado na década de 1950, principalmente nos Estados Unidos, para tratamento de diversas entidades obstétricas, em especial abortamentos e toxemia gravídica. Em consequência de seu uso, identificaram-se algumas afecções na prole feminina das usuárias desse produto, destacando-se o adenocarcinoma de vagina e deformações da cavidade uterina, especialmente o útero em forma de "T".[8]

Estudo feito em ratos expostos a (DES) no período de vida uterina mostrou que há modificação na expressão de genes como Dkk2, Nkd2, sFRP1, Hox, Wnt e Eph, eventualmente relacionada com as alterações induzidas por essa droga.[9]

Nos casos de agenesia congênita de útero e vagina (síndrome de Mayer-Rokitansky-Küster-Hauser), foram avaliadas possíveis mutações e polimorfismos em genes do hormônio antimülleriano e seu receptor. O estudo do gene HOX (relacionado com a embriogênese) e do gene N314D (que codifica a enzima envolvida no metabolismo da galactose – *galt*) não revelou correlação positiva com a presença de malformações.[10,11]

Fisiopatologia

As malformações uterinas decorrem de falha na organogênese, na fusão ou na reabsorção dos ductos de Müller.

As falhas na organogênese relacionam-se com o desenvolvimento incompleto de um ou ambos os ductos de Müller, provocando agenesias, hipoplasias uterinas ou útero unicorno.[3]

Os defeitos de fusão decorrem da união incompleta da porção caudal dos ductos de Müller (fusão laterolateral) ou da união das estruturas do seio urogenital e do tubérculo mülleriano (fusão vertical). Falhas de fusão laterolateral podem originar o útero didelfo, útero bicorno ou útero arqueado. Quando a falha é de fusão vertical, pode-se encontrar hímen imperfurado, septos vaginais transversos, septos vaginais oblíquos e ausência de colo uterino.

Após a fusão caudal dos ductos, ocorre a reabsorção do septo central restante. A falha nessa reabsorção gera útero com septo parcial ou completo.

Há, ainda, as malformações da cavidade uterina que resultam na formação do útero hipoplásico, útero infantil, agenesia de colo e útero em forma de T.[3]

Classificação

A classificação das anomalias uterinas proposta pela American Fertility Society distribui os defeitos de formação do útero em sete categorias:[12]

Classe I Hipoplasia/Agenesia uterina

Classe II Útero unicorno

- **II a –** Apresenta tecido endometrial funcionante e comunica-se com a cavidade uterina principal.
- **II b –** Apresenta, igualmente, estrutura endometrial responsiva aos estímulos hormonais, porém não guarda comunicação com o trato genital externo.
- **II c –** Representa uma estrutura rudimentar sem atividade, anexa ao corno uterino mais desenvolvido.
- **II d –** Resulta do desenvolvimento de apenas um ducto mülleriano, com agenesia completa do ducto contralateral.

Classe III Útero didelfo

Classe IV Útero bicorno

- **IV a –** Forma completa: quando o entalhe produzido na região fúndica é profundo, refletindo que a fusão deixou de ocorrer desde a região cervical.
- **IV b –** Forma incompleta: quando a divisão é mais alta, não se estendendo até a cérvice, o que se expressa por entalhamento menos profundo no contorno da região fúndica uterina.

Classe V Útero septado

- **V a –** Quando o septo se estende até o orifício interno do colo, podendo incluir o canal cervical, dividindo a cérvice em duas cavidades tunelizadas. Não raramente, um septo vaginal pode estar associado.
- **V b –** Quando o septo não divide a cavidade uterina na sua extensão total, permitindo uma circulação entre as duas hemicâmaras.

Classe VI Útero arqueado: anomalia pouco expressiva da cavidade uterina em que, geralmente, não se identifica alteração no contorno externo do corpo uterino. O entalhe da região fúndica, com proeminência dos cornos uterinos, torna-se mais evidente na gravidez.

Classe VII Útero em forma de T em consequência do uso de DES.

Quadro clínico

As anomalias müllerianas são frequentemente assintomáticas e, muitas vezes, não são identificadas em exames de rotina. Entretanto, o histórico de dor pélvica após a menarca, dismenorreia e aumento de volume abdominal são queixas que fazem pensar em anomalias uterinas. Além disso, amenorreia primária e alterações do fluxo menstrual podem estar presentes.[13]

Entre as malformações de diferenciação ductal, a agenesia de vagina apresenta-se com amenorreia primária e dispareunia. Nos casos com útero funcionante, hematometra e hematocolpo são achados frequentes.

O útero unicorno é pouco sintomático, a não ser quando associado com outras malformações. Se houver presença de um corno rudimentar não comunicante com o endométrio funcional, pode-se encontrar hematometra, às vezes acompanhado de hematossalpinge.[14]

As anomalias associadas com alterações de fusão e reabsorção do septo apresentam-se, clinicamente, de forma diferente de acordo com o segmento do ducto acometido. O septo vaginal é percebido pela paciente como obstáculo às relações sexuais e pode ser confirmado pelo exame especular. Quando houver obstrução ao fluxo menstrual, sintomas álgicos podem ser referidos pela paciente.[14]

Em geral, os septos uterinos são assintomáticos e habitualmente diagnosticados durante a investigação de casais com história de abortamento de repetição ou infertilidade. Quadro semelhante ocorre nos defeitos de fusão laterolateral, responsáveis pelos úteros didelfo e bicorno.[14]

Anomalias decorrentes da falha de fusão vertical, como agenesia de colo uterino, septos vaginais transversos e hímen imperfurado, associam-se a amenorreia primária, hematocolpo e hematometra.[15]

O prognóstico reprodutivo das pacientes com malformações müllerianas pode ser observado no Quadro 58.1.[3,11,16-18]

Quadro 58.1 – Prognóstico reprodutivo

	Abortamento	Parto prematuro	Sobrevida fetal
Útero septado[3,16]	> 60%	–	6% a 28%
Útero unicorno[16]	43,8%	25%	43,7%
Útero didelfo[11]	35%	19%	60%
Útero bicorno[16]	40%	–	62%

Fonte: Desenvolvido pela autoria

Entre as hipóteses que explicam o mau prognóstico obstétrico das diversas malformações müllerianas, destacam-se a redução do volume intraluminar, a vascularização inadequada de regiões como o septo e a parede medial de um corno não fusionado e a maior contratilidade e irritabilidade uterina, causando abortamentos e partos prematuros.[13]

Diagnóstico

Em razão da complexidade das apresentações verificadas, o diagnóstico das malformações müllerianas requer mais de um método de imagem em 62% dos casos. (D)[19] (C)[20]

A histerossalpingografia (HSG) é o exame tradicionalmente usado para a avaliação do canal cervical, da cavidade uterina e das tubas. Sua eficácia no diagnóstico de anomalias é discutível e varia dependendo da malformação.[19] Os valores de especificidade variam entre 6% e 60%, a depender da malformação pesquisada e da habilidade do técnico. (D)[1,21] A HSG permite boa avaliação da permeabilidade tubária, presença de septo uterino, sinéquias intrauterina, fibrose submucosa e pólipos endometriais. Entretanto, não pode ser realizada em pacientes virgens e não permite a visualização da anatomia externa do útero, o que dificulta o diagnóstico diferencial entre útero didelfo e septado. (D)[3,21] Além disso, o exame expõe a paciente à radiação ionizante, pode causar alergia e desconforto por causa da injeção de contraste, além do risco de perfuração e infecção uterina. (D)[1]

A ultrassonografia apresenta sensibilidade em torno de 44%, variando de acordo com a malformação pesquisada, a composição corpórea da paciente, a experiência do radiologista e o tipo de transdutor usado. A ultrassonografia transvaginal permite análise mais detalhada do endométrio e da cavidade e do colo uterinos. Sua especificidade tem valores que variam entre 85% e 92%. (D)[22] Recentemente, a ultrassonografia tridimensional tem mostrado alta especificidade e sensibilidade para avaliação de todas as anomalias uterinas. (D)[23]

A ressonância magnética (RM) tem especificidade que varia entre 96% e 100% no diagnóstico de malformações müllerianas. (D)[1] Nos casos de hipoplasia uterina, as imagens mostram uma pequena cavidade endometrial e redução da distância entre os cornos. (D)[19] Nessas pacientes, é possível analisar, ainda, a presença de ovários e malformações renais associadas. Nos casos de útero unicorno, pode-se observar uma cavidade endometrial reduzida com apenas uma tuba uterina. Um corno rudimentar pode estar presente e, se não houver comunicação com o canal cervical, o acúmulo de menstruação retrógrada é facilmente evidenciado. (D)[19]

O útero didelfo é visualizado em corte axial com dois corpos separados, mas com anatomia da parede preservada. O septo vaginal pode ou não estar associado. (D)[19]

Para o diagnóstico de um útero bicorno, os critérios em imagens de RM são a presença de cornos uterinos divergentes e a concavidade no contorno do fundo. Esse tipo de anomalia aparece como útero em "forma de coração". Já nos casos de útero septado, o contorno externo do útero é normal e o septo é visto com diferença de sinal de acordo com sua composição. Septos fibrosos são vistos como hipossinal em T2, e septos musculares, como sinal intermediário. (D)[24]

Terapêutica

O tratamento das anomalias müllerianas varia de acordo com o tipo específico de malformação verificado em cada paciente.

Os septos vaginais devem ser ressecados no momento do diagnóstico, resolvendo tanto as questões relacionadas com a dispareunia como com a drenagem adequada do fluxo menstrual.

Pacientes com diagnóstico confirmado de agenesia de colo uterino devem ser encaminhadas para histerectomia, preferencialmente por via laparoscópica. Diversas tentativas de cirurgias para criação de um colo uterino evoluíram de forma trágica, muitas vezes associada com complicações fatais. (D)[18] Perspectivas de gestação por meio de técnicas de fertilização *in vitro* devem ser analisadas à luz dos riscos de complicações obstétricas e de eventuais alternativas a serem oferecidas para essas pacientes.

Os septos uterinos devem ser ressecados por via histeroscópica com o objetivo de melhorar o prognóstico reprodutivo das pacientes, diminuindo a incidência de abortamentos, partos prematuros e infertilidade. (C)[16] As vantagens do procedimento por via histeroscópica incluem menor tempo cirúrgico, menor perda sanguínea, menor custo, diminuição da morbidade e de hospitalização comparadas ao procedimento por via abdominal. (A)[25] O uso de terapia hormonal (TH) com estrogênio ou de dispositivo intrauterino (DIU) são alternativas pós-operatórias para diminuir a formação de aderências uterinas (sinéquias). (C)[26] O acompanhamento desses casos inclui uma histeroscopia de 1 a 3 meses após a cirurgia inicial. (A)[25]

A laparoscopia pode ser utilizada na excisão de cornos rudimentares obstruídos e tubas adjacentes em pacientes com útero unicorno, na histerectomia nos casos de agenesia de colo e em cirurgias de neovaginoplastia em casos de agenesia vaginal. (D)[18] Em muitas mulheres, a malformação cursa com quadro de obstrução e menstruação retrógrada, o que propicia o desenvolvimento de endometriose. Durante a laparoscopia, esse diagnóstico pode ser confirmado e os focos de endometriose podem ser ressecados. (D)[14]

Recomendação

Na Divisão de Ginecologia do Hospital das Clínicas da Faculdade de Medicina da Universidade de São Paulo (HCFMUSP), recomenda-se a seguinte conduta para o diagnóstico de malformações uterinas (Algoritmo 58.1).

Algoritmo 58.1 – Diagnóstico de malformação uterina

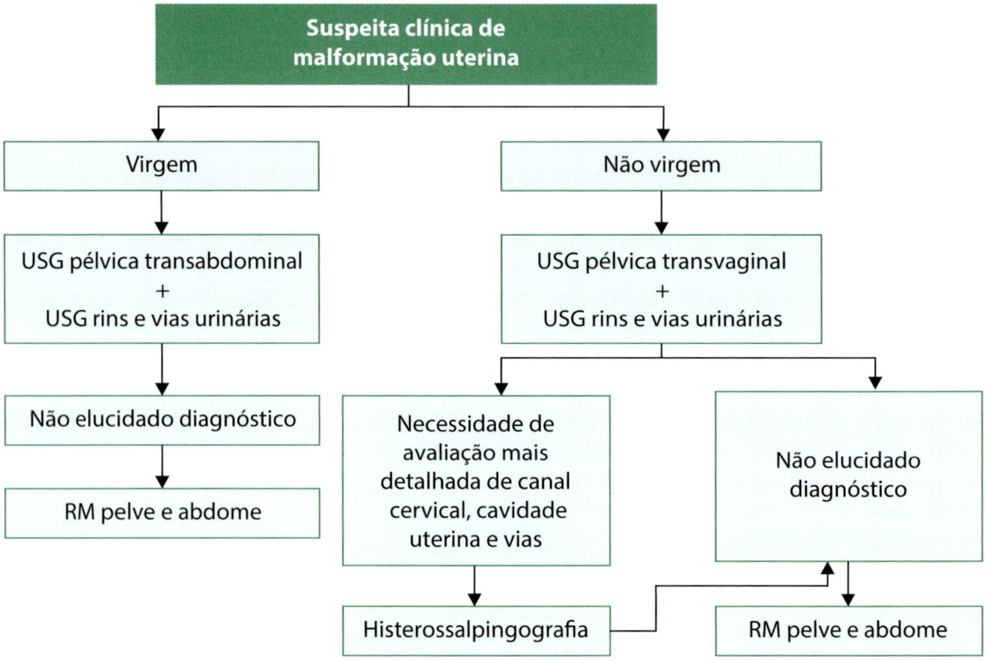

USG: ultrassonografia; RM: ressonância magnética

Fonte: Desenvolvido pela autoria

Recomendação

Na Divisão de Ginecologia do Hospital das Clínicas da Faculdade de Medicina da Universidade de São Paulo (HCFMUSP), recomenda-se o seguinte o tratamento para as malformações uterinas (Algoritmo 58.2).

Algoritmo 58.2 – Tratamento de malformações uterinas

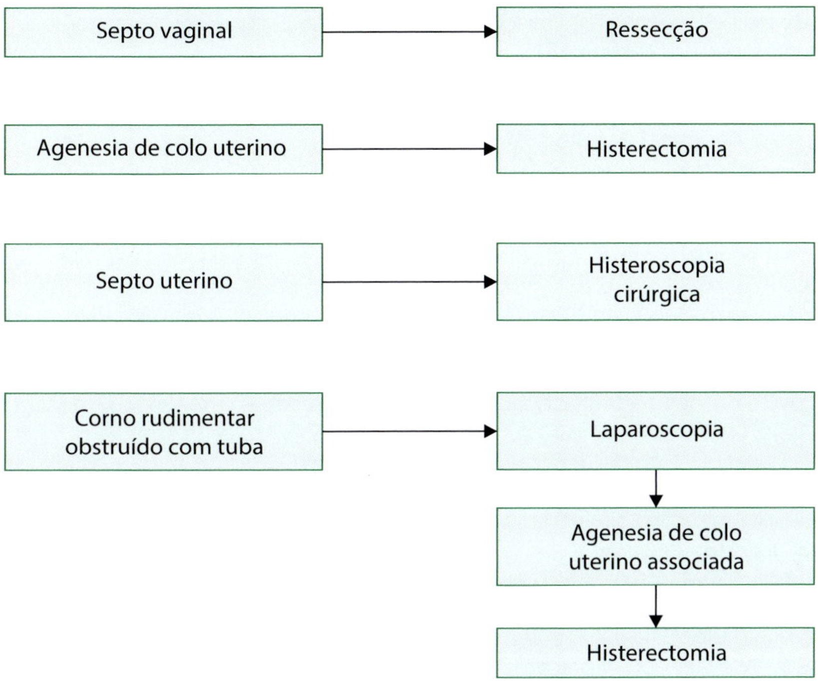

Fonte: Desenvolvido pela autoria

Referências bibliográficas

1. Chandler TM, Machan LS, Cooperberg PL, Harris AC, Chang SD. Mullerian duct anomalies: from diagnosis to intervention. Br J Radiol. 2009;82(984):1034-42.
2. Breech LL, Laufer MR. Müllerian anomalies. Obstet Gynecol Clin North Am. 2009;36(1):47-68.
3. Golan A, Langer R, Bukovsky I, Caspi E. Congenital anomalies of the müllerian system. Fertil Steril. 1989:51(5):747-55.
4. Li S, Qayyum A, Coakley FV, Hricark H. Association of renal agenesis and müllerian duct anomalies. J Comput Assist Tomogr. 2000;24(6):829-34.
5. Rackow BW, Arici A. Reproductive performance of woman with mullerian anomalies. Curr Opin Obstet Gynecol. 2007;19(3):229-37.
6. Homer HA, Li TC, Cooke ID. The septate uterus: a review of management and reproductive outcome. Fertil Steril. 2000;73:1-14.
7. Sharara FI. Complete uterine septum with cervical duplication, longitudinal vaginal septum and duplication of a renal collecting system: a case report. J Reprod Med. 1998;43(12):747-55.
8. Milhan D. DES exposure: implications for childbearing. Int J Childbirth Educ. 1992;7(4):21-8.

9. Suzuki A, Urushitani H, Sato T, Kobayashi T, Watanabe H, Ohta Y, et al. Gene expression change in the Müllerian duct of the mouse fetus exposed to diethylstilbestrol in utero. Exp Biol Med. 2007;232(4):503-14.
10. Burel A, Mouchel T, Odent S, Tiker F, Knebelmann B, Pellerin I, et al. Role of HOXA7 to HOXA13 and PBX1 genes in various forms of MRKH syndrome (congenital absence of uterus and vagina). J Negat Results Biomed. 2006;5:4.
11. Klipstein S, Bhagavath B, Topipat C, Sasur L, Reindollar RH, Gray MR. The N314D polymorphism of the GALT gene is not associated with congenital absence of the uterus and vagina. Mol Hum Reprod. 2003;9(3):171-4.
12. The American Fertility Society classifications of adnexal adhesions, distal tubal occlusion, tubal occlusion secondary to tubal ligation, tubal pregnancies, mullerian anomalies and intrauterine adhesions. Fertil Steril. 1988;49(6):944-55.
13. Fedele L, Bianchi S, Frontino G. Septums and synechiae: approaches to surgical correction. Clin Obstet Gynecol. 2006;49(4)764-88.
14. Ribeiro SC, Tormena RA, Peterson TV, Gonzáles Mde O, Serrano PG, Almeida JA, et al. Müllerian duct anomalies: review of current management. São Paulo Med J. 2009;127(2):92-6.
15. Nawroth F, Schmidt T, Freise C, Foth D, Römer T. Is it possible to recommend an "optimal" postoperative management after hysteroscopic metroplasty? A retrospective study with 52 infertile patients showing a septate uterus. Acta Obstet Gynecol Scand. 2002;81(1):55-7.
16. Heinonen PK. Reproductive performance of women with uterine anomalies after abdominal or hysteroscopy metroplasty or no surgical treatment. J Am Assoc Gynecol Laparosc. 1997;4(3):311-7.
17. Raga F, Bauset C, Remohi J, Bonilla-Musoles F, Simon C, Pellicer A. Reproductive impact of congenital Mullerian anomalies Hum Reprod. 1997;12(10):2277-81.
18. Acién P. Reproductive performance of women with uterine malformations. Hum Reprod. 1993;8(1):122-6.
19. Scarsbrook AF, Moore NR. MRI appearances of mullerian duct abnormalities. Clin Radiol. 2003;58(10):747-54.
20. Mazouni C, Girard G, Deter R, Haumont B, Blanc B, Bretelle F. Diagnosis of Mullerian anomalies in adults: evaluation of practice. Fertil Steril. 2008;89(1):219-22.
21. Braun P, Grau FV, Pons RM, Enguix DP. Is histerosalpingography able to diagnose all uterine malformations correctely? A retrospective study. Eur J Radiol. 2005;53(2):274-9.
22. Doyle MB. Magnetic resonance imaging in müllerian fusion defects. J Reprod Med. 1992;37(1):33-8.
23. Deutch TD, Abuhamad AZ. The role of 3-dimensional ultrasonography and magnetic resonance imaging in the diagnosis of müllerian duct anomalies: a review of the literature. J Ultrasound Med. 2008;27(3):413-23.
24. Imaoka I, Wada A, Matsuo M, Yoshida M, Kitagaki H, Sugimura K. MR. Imaging of disorder associated with female infertility: use in diagnosis, treatment and management. Radiographics. 2003;23(6):1401-21.
25. Colacurci N, De Franciscis P, Mollo A, Litta P, Perino A, Cobellis L, et al. Small-diameter hysteroscopic with versapoint versus resectoscopy with a unipolar knife for the treatment of septate uterus: a prospective study. J Minim Invasive Gynecol. 2007;14(5):622-7.
26. Vercellini P, Fedele L, Arcaini L, Rognoni MT, Candiani GB. Value of intrauterine device insertion and estrogen administration after hysteroscopy metroplasty. Reprod Med. 1989;34(7):447-50.

Capítulo 59

Anovulação Crônica. Diagnóstico e Tratamento

Gustavo Arantes Rosa Maciel
Maria Cândida Pinheiro Baracat
José Maria Soares Júnior
Vicente Renato Bagnoli
Edmund Chada Baracat

Introdução

A anovulação crônica é encontrada em 15% a 20% das mulheres na idade fértil e pode ser definida como a ausência habitual da postura ovular. Como eventuais falhas de ovulação podem ocorrer em mulheres normais, na prática só se considera haver anovulação quando há persistência do fenômeno por três ciclos ou 6 meses consecutivos.[1]

Em mais da metade dos casos, a anovulação crônica cursa com espaniomenorreia. Na dependência dos mecanismos etiopatogênicos envolvidos, variados quadros podem ser encontrados, desde leves perturbações do ciclo menstrual, caracterizadas por encurtamento ou alongamento (este mais comum), até períodos longos de sangramento menstrual disfuncional ou de ausência de menstruação. Em algumas situações, a anovulação crônica cursa com baixos níveis de estrogênios, o que gera sintomas típicos de hipoestrogenismo, como secura vaginal, atrofia das mamas e ondas de calor. Em outras condições, como na síndrome dos ovários policísticos, é comum encontrarmos sinais de hiperandrogenismo. Enfim, o quadro clínico da anovulação crônica é complexo e depende muito das patologias que provocaram essa condição.

Hipogonadismo hipogonadotrófico

Insuficiência hipotalâmica

O hipotálamo é uma glândula que produz vários hormônios importantes para o metabolismo de todo o organismo. Do ponto de vista reprodutivo, o que mais importa é a produção do hormônio liberador de gonadotrofinas (GnRH), que é o grande regulador de toda a função reprodutiva. (D)[2] O GnRH é um decapeptídeo liberado por aproximadamente mil neurônios dentro do hipotálamo de uma maneira pulsátil. (B)[3]

O alvo primário do GnRH é a hipófise anterior, que responde aos pulsos desse hormônio produzindo e liberando o hormônio luteinizante (LH) e o hormônio foliculo-estimulante (FSH). O LH é mais liberado quando há uma frequência mais rápida dos pulsos de GnRH (> 1 pulso por hora). Já a liberação de FSH é favorecida quando há uma lentificação dos pulsos de GnRH (< 1 pulso por duas a três horas). (D)[4] O FSH e o LH, por sua vez, regulam a função e o desenvolvimento ovariano, atuando diretamente na foliculogênese e no processo ovulatório. (D)[5,6]

Muitos fatores centrais e periféricos podem modular a atividade neuronal produtora de GnRH. Alguns desses sinais são estimuladores da liberação desse hormônio (p. ex., norepinefrina e neuropeptídeo Y) enquanto outros são inibitórios (p. ex., betaendorfina, progesterona e interleucina 1). Alguns sinais podem ser, em determinadas situações, inibitórios e, em outras, estimuladores (p. exe., estradiol). (D)[2] O fato é que todos os fatores capazes de modular a frequência e a amplitude dos pulsos de GnRH são críticos para a liberação normal das gonadotrofinas e para a regularização de toda a função reprodutiva. (D)[7]

Anovulação crônica associada a exercícios físicos

Já é muito conhecido que a perda calórica excessiva e rápida, como acontece em indivíduos que praticam exercícios físicos vigorosos, pode causar uma alteração dos pulsos de GnRH e, portanto, inibir a capacidade ovulatória dessas mulheres. (D)[8]

O treinamento físico em mulheres está associado a pelo menos três alterações distintas da função reprodutora, todas consequências de alteração da pulsatilidade do GnRH: menarca tardia, disfunção lútea, e amenorreia. (D)[9,10] As mulheres que praticam natação e ciclismo parecem ter taxas mais baixas de anovulação crônica, apesar de as intensidades de treinamento serem comparáveis aos outros tipos de atividade física. (D)[11]

A forma como essas situações podem provocar alteração da frequência nos pulsos do GnRH ainda precisa ser estabelecida e pode envolver vários fatores. As mudanças dietéticas, os efeitos nos neurotransmissores provocados pelo exercício agudo e crônico (p. ex., alterações na secreção de neuropeptídeo Y e catecolaminas), as alterações no metabolismo dos hormônios pelo aumento da proporção da massa magra em relação à massa gorda e os estresses psicológicos do próprio exercício e competições envolvidas podem contribuir e variar em importância em diferentes indivíduos. (D)[12] (B)[13] (C)[14]

Anovulação crônica associada a distúrbios alimentares

Os transtornos alimentares (anorexia nervosa, bulimia e distúrbios alimentares atípicos) são comuns em adolescentes e mulheres jovens e podem representar as formas mais graves de anovulação crônica hipotalâmica. (D)[15] (C)[16]

Alguns estudos mostram claramente que a função reprodutiva pode ser inibida por desnutrição crônica, e um balanço inadequado de energia causa anovulação crônica por distúrbios na secreção pulsátil de GnRH. (D)[8] As diminuições nas reservas de combustível metabólico parecem ser percebidas por células hipotalâmicas, o que ocasiona inibição da secreção do GnRH. (D)[17] Nessas pacientes, os níveis de gonadotrofinas e de hormônios esteroides estão mais baixos que o normal na fase folicular. (D)[18] Quando essas mulheres começam a se tratar, frequentando seções terapêuticas com consequente melhora nos aspectos psicológicos envolvidos e ganho de peso, os estudos mostram que elas começam a ter as mesmas modificações na secreção de gonadotrofinas que as vistas na puberdade, com progressivo restabelecimento da função reprodutiva. Assim, inicialmente, há um aumento noturno nos níveis de gonadotrofinas, que acabam se difundindo durante todo o dia. (C)[19-21]

Anovulação crônica psicogênica

Anovulação crônica pode ocorrer em mulheres com história de traumas psicológicos e socioambientais. (D)[22] A incidência de distúrbios ovulatórios é bastante elevada entre as mulheres deprimidas. Estudos realizados em pacientes que sofreram traumas psicológicos importantes revelaram que essas pacientes tinham baixos níveis basais de gonadotrofinas e o *feedback* positivo hipotalâmico do estradiol era mais difícil de ocorrer. (D)[23] (C)[24]

Os mecanismos pelos quais os estados emocionais ou experiências estressantes podem causar anovulação crônica ainda não estão bem-estabelecidos. Evidências sugerem que uma cascata de eventos neuroendócrinos que começam com as respostas do sistema límbico aos estímulos emocionais prejudica a atividade do sistema hipotálamo-hipofisário. (B)[25]

Tratamento

O tratamento de pacientes com anovulação crônica hipotalâmica é controverso. Tratamentos psicológicos, principalmente por meio de terapia, e mudança no estilo de vida podem resultar em ciclos ovulatórios. (D)[4] Nas pacientes em que esse tipo de conduta não funciona, o tratamento da disfunção hipotalâmica deve ser individualizado.

Nas pacientes sem desejo reprodutivo, muitas vezes será preciso a utilização de esteroides sexuais exógenos para prevenir osteoporose e outras doenças ligadas à diminuição da ação do estrogênio. Não se deve esquecer que a anticoncepção é necessária para mulheres sexualmente ativas com anovulação crônica hipotalâmica e sem desejo reprodutivo, já que a ovulação espontânea pode retornar a qualquer momento, independentemente do padrão menstrual. (D)[11]

Para as mulheres com desejo reprodutivo, deve-se proceder à indução de ovulação. Nessas pacientes, o uso de citrato de clomifeno é ineficaz, já que sua ação depende da adequada função hipotalâmica. (D)[11] Assim, o uso de gonadotrofinas exógenas torna-se imperativo. As gonadotrofinas utilizadas podem ser gonadotrofina menopausal humana (HMG) ou a folitropina pura. A HMG, obtida de urina de mulheres menopausadas, contém uma mistura de FSH e LH. Já a folitropina pura é livre do LH, normalmente por ser o FSH produzido por engenharia genética (FSH recombinante – rFSH). Nas pacientes com quadro de anovulação crônica hipotalâmica, as medicações para indução de ovulação devem ter a presença de LH, como no caso das HMG, já que, nelas, as secreções endógenas de FSH e LH estão prejudicadas. (B)[26]

Insuficiência hipofisária

O hipopituitarismo pode ser definido como a deficiência parcial ou completa das secreções hormonais da hipófise anterior ou posterior ou de ambas. Se essas deficiências afetarem a hipófise anterior e as secreções da gonadotrofina, estaremos diante de um hipogonadismo hipogonadotrófico e, consequentemente, anovulação crônica. Estudos demonstram prevalência de 45/100 mil na população geral, e cerca de 50% das pacientes apresentam deficiência de três a cinco hormônios hipofisários. (B)[27]

Aspectos clínicos e diagnóstico

Os aspectos clínicos envolvidos na insuficiência hipofisária dependem dos seguintes fatores: doença que a causou; gravidade dessa doença; e velocidade com que ela se instalou.

Sintomas como cefaleia, distúrbios visuais e alterações de personalidade associados às alterações endocrinológicas típicas de hormônios hipofisários resultam em hipótese diagnóstica de doenças hipofisárias que ocupam espaço, como os adenomas. (D)[28]

O que mais nos interessa neste capítulo são as deficiências hipofisárias que causam déficits na secreção das gonadotrofinas. Nessa situação, o quadro clínico esperado nas mulheres é o de anovulação crônica (oligo/amenorreia; dispareunia, em virtude de diminuição de secreção vaginal; atrofia mamária; perda de libido; ondas de calor e infertilidade). Para diagnóstico dessa situação, devem ser medidos os níveis de estradiol, FSH e LH no plasma. Em mulheres na pré-menopausa, o que caracteriza o hipopituitarismo são concentrações baixas de estradiol com FSH e LH baixos. O teste de administração de GnRH para testar a hipófise não fornece informações adicionais importantes e, portanto, não deve ser empregado em adultos. (B)[29]

Etiologia

As causas do hipopituitarismo estão apresentadas no Quadro 59.1.

Quadro 59.1 – Causas de insuficiência hipofisária

Congênita
- Isolada
- Deficiência múltipla de hormônios hipofisários

Tumores hipofisários e peri-hipofisários
- Adenoma hipofisário não funcionante
- Adenomas hipofisários funcionantes
- Prolactinoma
- Adenoma secretor de hormônio de crescimento
- Adenoma secretor de ACTH
- Adenoma secretor TSH
- Adenoma secretor de gonadotrofina

Tumores hipofisários posteriores
- Ganglioneuroma
- Astrocitoma

Lesões peri-hipofisárias
- Craniofaringioma
- Meningioma
- Cordoma
- Glioma de nervo óptico
- Germinomas

Tumores mestastáticos
- Mama
- Pulmões
- Cólon
- Próstata

Doenças inflamatórias
- Sarcoidose
- Histiocitose
- Hipofisite linfocitária
- Hemocromatose primária

Infecções
- Tuberculose
- Sífilis
- Micoses

Traumatismos cranianos e doenças vasculares
- Infarto ou hemorragia hipofisária
- Aneurisma de artéria carótida
- Hemorragia subaracnóidea

Radioterapia craniana

Cirurgias hipofisárias

ACTH: hormônio adrenocorticotrópico; TSH: hormônio estimulante da tireoide

Fonte: Desenvolvido pela autoria

Das várias causas de hipopituitarismo vistas no Quadro 59.1, os adenomas hipofisários ou as consequências de seus tratamentos cirúrgicos e/ou radioterápicos são, de longe, as causas mais comuns da insuficiência hipofisária. (D)[28] Os macroadenomas (adenomas > 1 cm) estão associados com déficit de um ou mais hormônios hipofisários em 30% dos casos, e eles causam essas deficiências por compressão e destruição das áreas normais hipofisárias; compressão da vascularização do sistema portal hipofisário, resultando em necroses focais ou generalizadas da glândula. (D)[30] (B)[31] Já os microadenomas (aqueles < 1 cm) raramente afetam a função hipofisária, a não ser pelos prolactinomas funcionais, em que há, com frequência, aumento na secreção de prolactina, o que pode causar hipogonadismo e anovulação crônica. (D)[28]

Entre as lesões peri-hipofisárias que causam disfunção endócrina central, o craniofaringioma é a mais comum. (B)[32]

A ocorrência de insuficiência hipofisária após cirurgias dessa glândula também é relativamente comum e depende de alguns fatores: tamanho do tumor; extensão da invasão da lesão nas estruturas que a rodeiam; e habilidade do neurocirurgião. (B)[33]

Com relação ao hipopituitarismo após radioterapia, a insuficiência de hipófise anterior, podendo provocar hipogonadismo hipogonadotrófico, pode ser consequência de radioterapia dos vários tumores intracranianos existentes. A ocorrência desse fato depende da dose radioterápica total utilizada e da duração do tratamento. (B)[34] Em estudo feito após a dose de 42,5 Gy de radioterapia craniana e depois de 5 anos de acompanhamento dos pacientes, todos eles tinham deficiência de hormônio de crescimento, 90% eram deficientes para as gonadotrofinas, 77% eram deficientes para o hormônio adrenocorticotrópico (ACTH) e 42% eram deficientes para o hormônio estimulante da tireoide (TSH). (B)[34]

Das doenças inflamatórias, a mais comum é a hipofisite linfocitária, descrita pela primeira vez em 1967 e considerada uma doença autoimune. Afeta principalmente a hipófise anterior, causando, portanto, deficiências de ACTH, TSH e de gonadotrofinas. (C)[35,36] Mesmo sendo a doença inflamatória mais comum, é uma condição rara, que afeta principalmente mulheres em fase tardia da gestação ou fase precoce do puerpério. (C)[37] Essas pacientes apresentam cefaleia e alteração do campo visual. A ressonância magnética é um bom método diagnóstico, mas obviamente o padrão-ouro é a análise histológica. (D)[38]

O hipopituitarismo após traumatismo craniano e/ou doença vascular cerebral tende a ocorrer dentro dos primeiros 12 meses após o trauma. (D)[39] Aimaretti *et al.* relataram algum grau de deficiência hipofisária em 35% dos pacientes que sofreram traumatismo craniano ou hemorragia craniana sem relação com o nível de consciência após as lesões. (C)[40] Os déficits mais comuns após esses eventos são os de secreção de hormônio de crescimento e de gonadotrofinas. (C)[40,41]

A destruição abrupta do tecido hipofisário por eventos vasculares (que no período pós-parto é conhecida por "síndrome de Sheehan"), como infartos e hemorragias agudas, também é rara, mas com consequências muito importantes. Clinicamente, essa condição é caracterizada por cefaleia aguda e intensa, vômitos, embaçamento visual e meningismo. Como resultado, deve ocorrer hipopituitarismo parcial ou total e, em geral, permanente. (D)[28] O diagnóstico deve ser feito com ressonância magnética. Se houver presença de sintomatologia visual, a cirurgia hipofisária deve ser considerada. (C)[42]

Tratamento

O tratamento do hipopituitarismo deve incluir terapias específicas para as doenças que o causaram e também reposição hormonal dos possíveis hormônios deficientes. (C)[28]

No caso de insuficiência hipofisária que resulta em hipogonadismo hipogonadotrófico em mulheres, a reposição do estrogênio é, muitas vezes, importante, já que alivia sintomas típicos de deficiência estrogênica (ondas de calor, secura vaginal) e ainda protege os ossos. (A)[43] A escolha da forma de reposição do estrogênio e se ela deve ser associada ao progestagênio segue os mesmos princípios da TH de mulheres na pós-menopausa e que precisam dessa reposição.

Nas mulheres com deficiência de secreção de gonadotrofinas e com desejo de gravidez, assim como no caso de disfunção hipotalâmica, a indução de ovulação com gonadotrofinas exógenas deve ser instituída, e as medicações, escolhidas. Nesse sentido, devem apresentar atividade de LH para melhores resultados. (B)[26]

Insuficiência ovariana prematura (hipogonadismo hipergonadotrófico)

Apresentação clínica e incidência

A insuficiência ovariana prematura (IOP), geralmente, designa uma síndrome que consiste de irregularidade menstrual (espaniomenorreia) ou amenorreia, deficiência de hormônios esteroides sexuais (podendo gerar sintomas como ondas de calor, labilidade emocional, secura vaginal) e níveis elevados de gonadotrofinas em mulheres com menos de 40 anos de idade. (D)[70-72]

A IOP pode ser primária (IOP espontânea) ou secundária (induzida por radiação, quimioterapia e cirurgia). Essa condição afeta aproximadamente 1% das mulheres com idade ao redor de 40 anos, 0,1% das mulheres com idade ao redor de 30 anos, e 0,01% das mulheres com idade ao redor de 20 anos. (B)[47] No entanto, com a melhora no tratamento de sobrevida das pacientes com câncer na infância e em idade jovem, a incidência da IOP tende a aumentar rapidamente. (D)[70] (C)[73]

Nomenclatura

Vários termos são utilizados como sinônimos de falência ovariana prematura, como "menopausa precoce" e "hipogonadismo hipergonadotrófico". Porém, a IOP não indica necessariamente a menopausa precoce, sendo esse termo, portanto, inadequado. Diferentemente da menopausa, que consiste em uma condição irreversível, a perda de função ovariana nas pacientes com IOP não é sempre permanente. (D)[74] Aproximadamente 50% das pacientes jovens com IOP apresentam ciclos ovulatórios intermitentes e, muitas vezes, imprevisíveis. (A)[75] Assim, gestações espontâneas têm sido relatadas em 5% a 10% dessas mulheres.

Diagnóstico

Ainda não se tem uma definição precisa dos critérios diagnósticos dessa condição, porém pacientes com amenorreia com duração de 3 a 6 meses associada com níveis de FSH entre 10 IU/L e 20 IU/L, confirmados em duas medidas com intervalo de 4 a 6 semanas. (C)[76-78] (D)[79]

Avaliação inicial

Como já foi dito, a apresentação típica de uma paciente com IOP espontânea é amenorreia secundária ou espaniomenorreia em mulheres com menos de 40 anos de idade, que pode ou não ser acompanhada de sintomas típicos de hipoestrogenismo (ondas de calor principalmente).

Diante dessa situação, história clínica detalhada, incluindo história familiar de IOP, é de extrema importância. (C)[77] Além disso, a avaliação inicial dessas pacientes deve incluir medida de níveis plasmáticos de FSH, LH, estradiol, TSH e prolactina. Se os níveis de FSH forem elevados, nova medida desse hormônio deve ser feita4 a 6 semanas após a primeira medida.

Depois desse diagnóstico e, principalmente, se a paciente tem desejo reprodutivo, um dos desafios que se apresentam é caracterizar a reserva ovulatória ovariana, já que se sabe que boa parte dessas pacientes tem ovulações esporádicas e imprevisíveis.

Reserva ovariana pode ser definida como a quantidade de folículos primordiais nos ovários em dado momento e, portanto, reflete o potencial reprodutivo individual de cada paciente. (D)[80,81] O teste ideal para avaliar a reserva ovariana seria aquele capaz de medir a quantidade exata de folículos primordiais e refletir também a qualidade oocitária. (D)[81] No entanto, isso ainda não existe, e os testes disponíveis, além de não serem capazes de avaliar a qualidade oocitária, refletem somente a quantidade de folículos antrais precoces recrutados para determinado ciclo. (D)[82,83]

Os testes disponíveis para avaliação de reserva ovariana podem ser ultrassonográficos (contagem de folículos antrais precoces, volume ovariano, avaliação do fluxo sanguíneo ovariano), hormonais (dosagem de FSH na fase folicular precoce, dosagem de inibina B, dosagem de hormônio antimülleriano) ou dinâmicos (teste do citrato de clomifeno, teste estimulatório com FSH). De todos esses testes disponíveis, os que melhor caracterizaram a real reserva ovariana foram a contagem de folículos antrais precoces por meio de ultrassom transvaginal e a dosagem de hormônio antimülleriano. (A)[84] (D)[85] Assim, esses testes devem ser utilizados para se avaliar a capacidade ovulatória restante de pacientes com desejo reprodutivo e que apresentam IOP.

Etiologia

A maioria dos casos de IOP é idiopática, sem uma etiologia identificável, mesmo após acurada avaliação. (D)[86]

Estudos cromossômicos

Quando a IOP se apresenta como amenorreia primária, aproximadamente 50% dos casos são associados com cariótipo anormal. (D)[70] No entanto, somente 13% das pacientes com IOP e amenorreia secundária têm cariótipo anormal. (D)[70] As alterações cariotípicas mais comuns são deleções do cromossomo X (X0 ou mosaicos XX/X0). (D)[70]

Estudos genéticos

A obtenção de detalhada história familiar para IOP é essencial na avaliação etiológica dessa condição. Mulheres com parentes com IOP espontânea sempre devem ser orientadas a procurar aconselhamento genético. Aproximadamente 14% das pacientes com histórico familiar de IOP têm a premutação do gene FMR1. (D)[87] (B)[88] O gene FMR1 é o responsável pela síndrome do X frágil, a causa familiar mais comum de retardo mental. Consequentemente, mulheres com a permutação desse gene têm risco aumentado de ter um filho com retardo metal e devem saber disso se quiserem engravidar com seus óvulos, o que, como vimos, não é impossível. (D)[89] (C)[90]

Outras causas genéticas raras de IOP e que, por isso, não devem ser testadas de rotina são: mutações do gene que codifica o receptor de FSH; mutação do gene GALT, associado com galactosemia; mutação do gene FOXL2; mutação do gene EIF2B (associado com leucodistrofia de sistema nervoso central e falência ovariana). (D)[70]

Doenças autoimunes

A IOP é, com frequência, associada a doenças autoimunes, particularmente hipotireoidismo (25%), doença de Addison (3%) e diabetes *mellitus* (2,5%). (D)[71]

Uma pequena quantidade de pacientes com IOP tem alteração dos anticorpos antissuprarrenal. Apesar de ser situação rara, é essencial a sua identificação já que essas mulheres podem apresentar insuficiência suprarrenal grave, uma condição potencialmente fatal. (B)[91,92] Insuficiência suprarrenal não identificada e não tratada durante uma possível gravidez pode resultar em significante morbidade fetal e materna e também em óbito materno no período pós-parto.

Anticorpos antiovarianos foram identificados em 10% a 69% das pacientes com IOP, mas sem nenhum significado clínico. (D)[93] Isso torna desnecessária a pesquisa desses autoanticorpos nas pacientes.

A IOP tem uma associação forte com a síndrome poliglandular autoimune (APS) e, nessas pacientes, o rastreamento para APS é essencial. (D)[70] A APS tipo 1, caracterizada por hipoparatireoidismo, anemia perniciosa e candidíase, está associada com IOP em mais de 60% dos casos. (D)[93] (B)94 A APS tipo 2 caracteriza-se por doença de Addison, diabetes *mellitus* insulinodependente, hipotireoidismo e IOP. (D)[93]

IOP iatrogênica

As causas idiopáticas e as iatrogênicas de IOP são as principais dessa condição. A IOP iatrogênica pode resultar de cirurgias (ooforectomia bilateral), quimioterapia e radioterapia. (D)[70] O grau de perda de função ovariana das últimas duas situações depende do preciso tipo e dose da quimioterapia ou radioterapia, da idade da paciente e da reserva ovariana dela antes do tratamento. (D)[70]

Não há muita dúvida que atualmente os tratamentos das pacientes com câncer na infância e idade jovem estão melhorando e cada vez mais essas mulheres sobrevivem, o que resulta em incidência cada vez maior da IOP iatrogênica. (C)[73] (D)[95]

Tratamento

Terapia hormonal

Dependendo da sintomatologia e do grau de perda de função ovariana, boa parte das pacientes com IOP necessita de TH. Normalmente, essa terapia será mantida por longo tempo, o que pode gerar preocupações em médicos e também nas próprias pacientes, por causa dos riscos da TH impostos pelo estudo *Women's Health Initiative* (WHI). Porém, deve-se ter em mente que os resultados do WHI não devem ser extrapolados para pacientes com IOP, que são muito mais jovens que aquelas avaliadas no estudo. A TH em pacientes com IOP deve simplesmente repor os hormônios que, em geral, mulheres nessa idade deveriam produzir. (D)[76] Assim, nessas pacientes, a reposição hormonal torna-se extremamente importante para a melhora dos sintomas relacionados com hipoestrogenismo e para reduzir os riscos de doenças cardiovasculares e a osteoporose. (B)[96-98] (D)[99,100]

Não há definição de melhor estratégia de TH para pacientes com IOP. Na verdade, a conduta deve ser individualizada e devem-se respeitar os anseios de cada paciente. Em geral, a dose de estrogênio empregada é mais do que nas mulheres com menopausa fisiológica. A terapia deve ser empregada pelo menos até os 50 anos. (D)[102]

Aspectos reprodutivos

Como já mencionado, mulheres com IOP não são necessariamente estéreis. Aproximadamente 50% delas têm, em algum momento, atividade ovariana. (A)[75] No entanto, as chances de gestação espontânea são menores que 5%. (D)[101] Levando-se isso em consideração e também o fato de que essas pacientes terão perda total da função ovariana em algum momento, o ideal é que elas sejam encaminhadas o mais rápido possível a um serviço de reprodução assistida se houver desejo reprodutivo. Nas pacientes com alguma função ovariana presente, há possibilidade de indução ovulatória, utilizando-se protocolos desenvolvidos para baixa-respondedoras. Nas pacientes sem nenhuma função ovariana, programas de doação de oócitos ou de embriões são, em geral, utilizados.

É importante saber que, atualmente, com o desenvolvimento das técnicas de criopreservação de oócitos e de tecido ovariano, mulheres jovens que tiverem diagnóstico de câncer e que tiverem de realizar radioterapia ou quimioterapia, devem sempre ser orientadas sobre a possibilidade de preservação de fertilidade pelos métodos aqui descritos.

Recomendação

Na Divisão de Ginecologia do Hospital das Clínicas da Faculdade de Medicina da Universidade de São Paulo (HCFMUSP), recomenda-se a seguinte conduta para o diagnóstico da anovulação crônica (Algoritmo 59.1).

Algoritmo 59.1 – **Diagnóstico da anovulação**

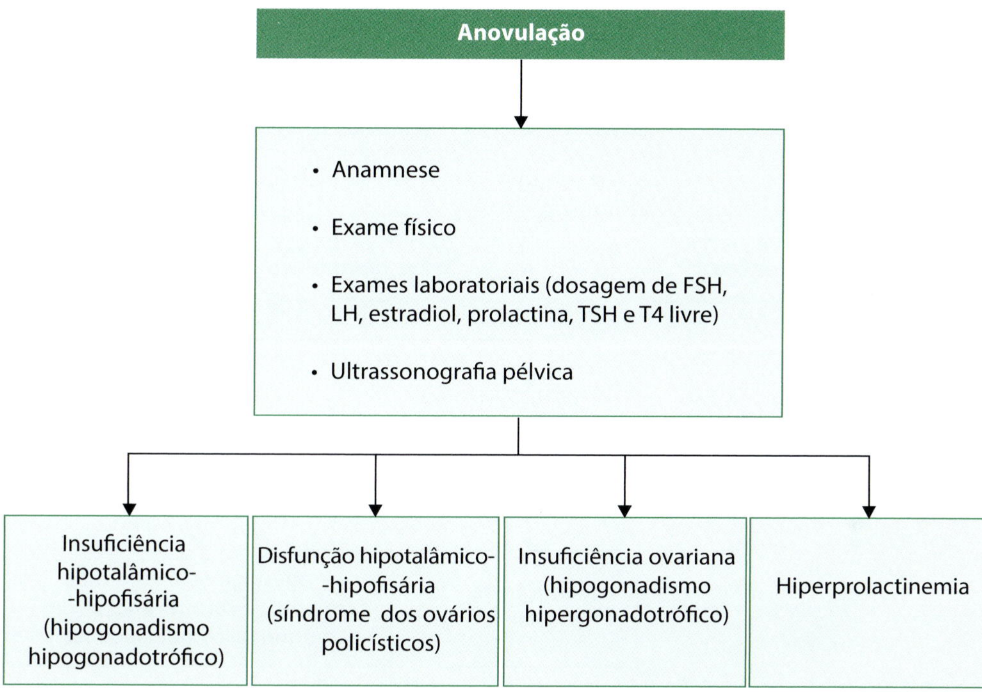

FHS: hormônio foliculo-estimulante; LH: hormônio luteinizante; TSH: hormônio estimulante da tireoide

Fonte: Desenvolvido pela autoria

Recomendação

Na Divisão de Ginecologia do Hospital das Clínicas da Faculdade de Medicina da Universidade de São Paulo (HCFMUSP), recomenda-se a seguinte conduta para o tratamento da anovulação crônica (Algoritmo 59.2).

Algoritmo 59.2 – **Tratamento da anovulação**

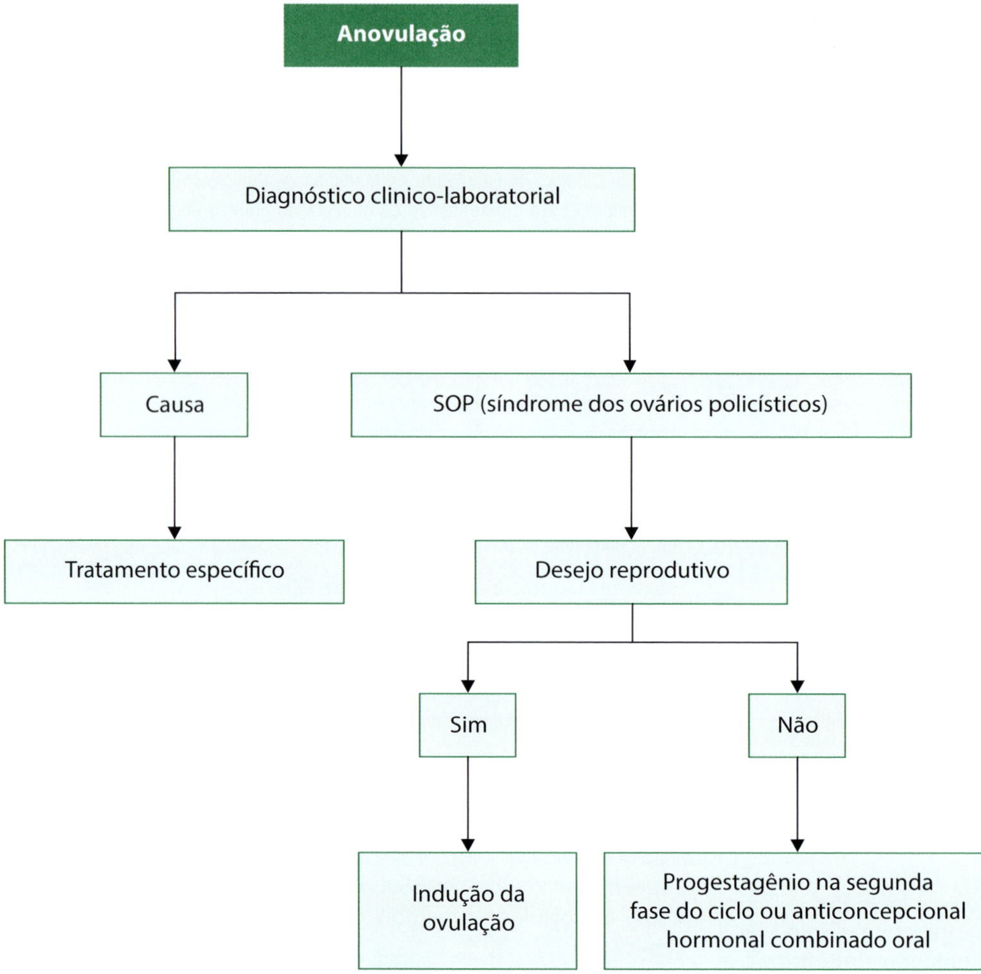

Fonte: Desenvolvido pela autoria

Referências bibliográficas

1. Baracat EC, Lima GR. In Guias de Medicina Ambulatorial e Hospitalar – Unifesp – Escola Paulista de Medicina, 2006.
2. Tsutsumi R, Webster NJ. GnRH pulsatility, the pituitary response and reproductive dysfunction. Endocr J. 2009;56(6):729-37.
3. Clark AM, Ledger W, Galletly C, Tomlinson L, Blaney F, Wang X, et al. Weight loss results in significant improvement in pregnancy and ovulation rates in anovulatory obese women. Hum Reprod. 1995;10(10):2705-12.

4. Kumar TR. Functional analysis of LHbeta knockout mice. Mol Cell Endocrinol. 2007;269(1-2):81-4.
5. Conn PM, Crowley WF Jr. Gonadotropin-releasing hormone and its analogs. Annu Rev Med. 1994;45:391-405.
6. Kaiser UB, Conn PM, Chin WW. Studies of gonadotropin-releasing hormone (GnRH) action using GnRH receptor-expressing pituitary cell lines. Endocr Rev. 1997;18(1):46-70.
7. Clarke IJ, Cummins JT. The temporal relationship between gonadotropin releasing hormone (GnRH) and luteinizing hormone (LH) secretion in ovariectomized ewes. Endocrinology. 1982;111(5):1737-9.
8. Schneider JE, Wade GN. Decreased availability of metabolic fuels induces anestrus in golden hamsters. Am J Physiol. 1990;258(3-2):R750-5.
9. Rebar RW, Cumming DC. Reproductive function in women athletes. JAMA. 1981;246(14):1590.
10. Cumming DC, Rebar RW. Exercise and reproductive function in women: a review. Am J Ind Med. 1983;4(1-2):113-25.
11. Rebar RW. Evaluation of amenorrhea, anovulation and abnormal bleeding. In: Endotext.com – Amenorrhoea, 2010.
12. Miller KK, Parulekar MS, Schoenfeld E, Anderson E, Hubbard J, Klibanski A, et al. Decreased leptin levels in normal weight women with hypothalamic amenorrhea: the effects of body composition and nutritional intake. J Clin Endocrinol Metab. 1998;83(7):2309-12.
13. Warren MP, Voussoughian F, Geer EB, Hyle EP, Adberg CL, Ramos RH. Functional hypothalamic amenorrhea: hypoleptinemia and disordered eating. J Clin Endocrinol Metab. 1999;84(3):873-7.
14. Thong FS, McLean C, Graham TE. Plasma leptin in female athletes: relationship with body fat, reproductive, nutritional, and endocrine factors. J Appl Physiol. 2000;88(6):2037-44.
15. Fairburn CG, Harrison PJ. Eating disorders. Lancet. 2003;361(9355):407-16.
16. Mehler PS. Clinical practice. Bulimia disorders. N Engl J Med. 2003;349(9):875-81.
17. Wade GN, Jones JE. Neuroendocrinology of nutritional infertility. Am J Physiol Regul Integr Comp Physiol. 2004;287(6):R1277-96.
18. Vigersky RA, Loriaux DL, Andersen AE, Mecklenburg RS, Vaitukaitis JL. Delayed pituitary hormone response to LRF and TRF in patients with anorexia nervosa and with secondary amenorrhea associated with simple weight loss. J Clin Endocrinol Metab. 1972;43(4):893-900.
19. Boyar R, Rosenfeld R, Kapen S, Finkelstein JW, Roffwarg HP, Weitzman ED, et al. Simultaneous augmented secretion of luteinizing hormone and testosterone during sleep. J Clin Invest. 1974;54(3):609-18.
20. Sherman BM, Halmi KA, Zamudio R. LH and FSH response to gonadotropin-releasing hormone in anorexia nervosa: effect of nutritional rehabilitation. J Clin Endocrinol Metab. 1975;41(1):135-42.
21. Katz JL, Boyar R, Roffwarg H, Hellman L, Weiner H. Weight and circadian luteinizing hormone secretory pattern in anorexia nervosa. Psychosom Med. 1978;40(7):549-67.
22. Lachelin GC, Yen SS. Hypothalamic chronic anovulation. Am J Obstet Gynecol. 1978;130(7):825-31.
23. Yen SS. Prolactina na reprodução humana. In: Yen SS, Jaffe RB. Endocrinologia reprodutiva: fisiologia, fisiopatologia e tratamento clínico. 2. ed. São Paulo: Roca, 1990:229-54.
24. Rakoff JS, Rigg LA, Yen SS. The impairment of progesterone-induced pituitary release of prolactin and gonadotropin in patients with hypothalamic chronic anovulation. Am J Obstet Gynecol. 1978;130(7):807-12.
25. Welt CK, Chan JL, Bullen J, Murphy R, Smith P, DePaoli AM, et al. Recombinant human leptin in women with hypothalamic amenorrhea. N Engl J Med. 2004;351(10):987-97.
26. Shoham Z, Balen A, Patel A, Jacobs HS. Results of ovulation induction using human menopausal gonadotropin or purified follicle-stimulating hormone in hypogonadotropic hypogonadism patients. Fertil Steril. 1991;56(6):1048-53.
27. Regal M, Paramo C, Sierra SM, Garcia-Mayor RV. Prevalence and incidence of hypopituitarism in an adult Caucasian population in northwestern Spain. Clin Endocrinol (Oxf). 2001;55(6):735-40.

28. Prabhakar VK, Shalet SM. Aetiology, diagnosis, and management of hypopituitarism in adult life. Postgrad Med J. 2006;82(966):259-66.
29. Pavord SR, Girach A, Price DE, Absalom SR, Falconer-Smith J, Howlett TA. A retrospective audit of the combined pituitary function test, using the insulin stress test, TRH and GnRH in a district laboratory. Clin Endocrinol (Oxf). 1992;36(2):135-9.
30. Vance ML, Thorner MO. Prolactinomas. Endocrinol Metab Clin. 1987;16(3):731-53.
31. Arafah BM, Prunty D, Ybarra J, Hlavin ML, Selman WR. The dominant role of increased intrasellar pressure in the pathogenesis of hypopituitarism, hyperprolactinemia, and headaches in patients with pituitary adenomas. J Clin Endocrinol Metab. 2000;85(5):1789-93.
32. Comtois R, Beauregard H, Somma M, Serri O, Aris-Jilwan N, Hardy J. The clinical and endocrine outcome to transsphenoidal microsurgery of non-secreting pituitary adenomas. Cancer. 1991;68(4):860-6.
33. Webb SM, Rigla M, Wagner A, Oliver B, Bartumeus F. Recovery of hypopituitarism after neurosurgical treatment of pituitary adenomas. J Clin Endocrinol Metab. 1999;84(10):3696-700.
34. Littley MD, Shalet SM, Beardwell CG, Robinson EL, Sutton ML. Radiation induced hypopituitarism is dose dependent. Clin Endocrinol (Oxf). 1989;31(3):363-73.
35. Goudie RB, Pinkerton PH. Anterior hypophysitis and Hashimoto's disease in a young woman. J Pathol Bacteriol. 1962;83:584-5.
36. Thodou L, Asa SL, Kontogeorgos G, Kovacs K, Horvath E, Ezzat S. Lymphocytic hypophysitis: clinicopathological findings. J Clin Endocrinol Metab. 1995;80(8):2302-11.
37. Beressi N, Beressi JP, Cohen R, Modigliani E. Lymphocytic hypophysitis – a review of 145 cases. Ann Intern Med. 1999;150(4):327-41.
38. Bellastella A, Bizzarro A, Coronella C, Bellastella G, Sinisi AA, De Bellis A. Lymphocytic hypophysitis: a rare or underestimated disease? Eur J Endocrinol. 2003;149(5):363-76.
39. Benvenga S, Campenni A, Ruggeri RM, Trimarchi F. Clinical review 113: hypopituitarism secondary to head trauma. J Clin Endocrinol Metab. 2000;85(4):1353-61.
40. Aimaretti G, Ambrosio MR, Di Somma C, Fusco A, Cannavò S, Gasperi M, et al. Traumatic brain injury and subarachnoid haemorrhage are conditions at high risk for hypopituitarism: screening study at 3 months after the brain injury. Clin Endocrinol (Oxf). 2004;61(3):320-6.
41. Kelly DF, Gonzalo IT, Cohan P, Berman N, Swerdloff R, Wang C. Hypopituitarism following traumatic brain injury and aneurysmal subarachnoid haemorrhage: a preliminary report. J Neurosurg. 2000;93(5):743-52.
42. Randeva HS, Schoebel J, Byrne J, Esiri M, Adams CB, Wass JA. Classical pituitary apoplexy: clinical features, management and outcome. Clin Endocrinol (Oxf). 1999;51(2):181-8.
43. Torgerson DJ, Bell-Seyer SE. Hormone replacement therapy and prevention of nonvertebral fractures: a meta-analysis of randomised trials. JAMA. 2001;285(22):2891-7.
44. Azziz R, Carmina E, Dewailly D, Diamanti-Kandarakis E, Escobar-Morreale HF, Futterweit W, et al. Androgen Excess Society. Positions statement: criteria for defining polycystic ovary syndrome as a predominantly hyperandrogenic syndrome: an Androgen Excess Society guideline. J Clin Endocrinol Metab. 2006;91(11):4237-45.
45. Azziz R, Carmina E, Dewailly D, Diamanti-Kandarakis E, Escobar-Morreale HF, Futterweit W, et al. The Androgen Excess and PCOS Society criteria for the polycystic ovary syndrome: the complete task force report. Fertil Steril. 2009;91(2):456-88.
46. Glueck CJ, Goldenberg N, Streicher P, Wang P. Metformin and gestational diabetes. Curr Diab Rep. 2003;3(4):303-12.
47. Coulam CB, Adamson SC, Annegers JF. Incidence of premature ovarian failure. Obstet Gynecol. 1986;67(4):604-6.
48. Poretsky L, Cataldo NA, Rosenwaks Z, Giudice LC. The insulin-related ovarian regulatory system in health and disease. Endocr Rev. 1999;20(4):535-82.
49. Rosenfield RL. Clinical features and diagnosis of polycystic ovary syndrome. Uptodate. 2010.
50. Hatch R, Rosenfield RL, Kim MH, Tredway D. Hirsutism: implications, etiology, and management. Am J Obstet Gynecol. 1981;140(7):815-30.

51. Apter D, Vihko R. Endocrine determinants of fertility: serum androgen concentrations during follow-up of adolescents into the third decade of life. J Clin Endocrinol Metab. 1990;71(4):970-4.
52. Lavery GG, Walker EA, Tiganescu A, Ride JP, Shackleton CH, Tomlinson JW, et al. Steroid biomarkers and genetic studies reveal inactivating mutations in hexose-6-phosphate dehydrogenase in patients with cortisone reductase deficiency. J Clin Endocrinol Metab. 2008;93(10):3827-32.
53. Escobar-Morreale HF, Sanchón R, San Millán JL. A prospective study of the prevalence of nonclassical congenital adrenal hyperplasia among women presenting with hyperandrogenic symptoms and signs. J Clin Endocrinol Metab. 2008;93(2):527-33.
54. Bidet M, Bellanné-Chantelot C, Galand-Portier MB, Tardy V, Billaud L, Laborde K, et al. Clinical and molecular characterization of a cohort of 161 unrelated women with nonclassical congenital adrenal hyperplasia due to 21-hydroxylase deficiency and 330 family members. J Clin Endocrinol Metab. 2009;94(5):1570.
55. Krysiak R, Okopień B, Gdula-Dymek A, Herman ZS. Update on the management of polycystic ovary syndrome. Pharmacol Rep. 2006;58(5):614-25.
56. Radosh L. Drug treatments for polycystic ovary syndrome. Am Fam Physician. 2009;79(8):671-6.
57. Moran LJ, Brinkworth G, Noakes M, Norman RJ. Effects of lifestyle modification in polycystic ovarian syndrome. Reprod Biomed Online. 2006;12(5):569-78.
58. Karimzadeh MA, Javedani M. An assessment of lifestyle modification versus medical treatment with clomiphene citrate, metformin, and clomiphene citrate-metformin in patients with polycystic ovary syndrome. Fertil Steril. 2010;94(1):216-20.
59. Clark ME, Mellon PL. The POU homeodomain transcription factor Oct-1 is essential for activity of the gonadotropin-releasing hormone neuron-specific enhancer. Mol Cell Biol. 1995;15(11):6169-77.
60. Knowler WC, Barrett-Connor E, Fowler SE, Hamman RF, Lachin JM, Walker EA, et al. Reduction in the incidence of type 2 diabetes with lifestyle intervention or metformin. N Engl J Med. 2002;346(6):393-403.
61. Amin M, Abdel-Kareem O, Takekida S, Moriyama T, Abd el-Aal G, Maruo T. Minireview: up-date management of non responder to clomiphene citrate in polycystic ovary syndrome. Kobe J Med Sci. 2003;49(3-4):59-73.
62. Frank S. Assessment and management of anovulatory infertility in polycystic ovary syndrome. Endocrinol Metab Clin North Am. 2003;32(3):639-51.
63. Pritts EA. Treatment of the infertile patient with polycystic ovarian syndrome. Obstet Gynecol Surv. 2002;57(9):587-97.
64. Arie WM, Fonseca AM, Bagnoli VR, Fassolas G, Baracat EC. Síndrome dos ovários policísticos e metformina: revisão baseada em evidências. Femina 2009;37(11):585-602.
65. Baillargeon JP, Iuorno MJ, Nestler JE. Insulin sensitizers for polycystic ovary syndrome. Clin Obstet Gynecol. 2003;46(2):325-40.
66. Tang T, Lord JM, Norman RJ, Yasmin E, Balen AH. Insulin-sensitising drugs (metformin, rosiglitazone, pioglitazone, D-chiro-inositol) for women with polycystic ovary syndrome, oligo amenorrhoea and subfertility. Cochrane Database Syst Rev. 2010;(1):CD003053.
67. Hoyt KL, Schmidt MC. Polycystic ovary (Stein-Leventhal) syndrome: etiology, complications, and treatment. Clin Lab Sci. 2004;17(3):155-63.
68. Bruni V, Dei M, Pontello V, Vangelisti P. The management of polycystic ovary syndrome. Ann N Y Acad Sci. 2003;997:307-21.
69. Farquhar C, Lilford RJ, Marjoribanks J, Vandekerckhove P. Laparoscopic "drilling" by diathermy or laser for ovulation induction in anovulatory polycystic ovary syndrome. Cochrane Database Syst Rev. 2007;18(3):CD001122.
70. Anay N, Kalu E. Management of premature ovarian failure. Best Pract Res Clin Obstet Gynaecol. 2009;23(1):129-40.
71. Rees M, Purdle D. Premature menopause. In Management of the menopause: the handbook. 4. ed. Royal Society of Medicine Press Ltd. 2006;142-9.
72. Rebar RW. Premature ovarian failure. Obstet Gynecol. 2009;113(6):1355-63.

73. Sklar CA, Mertens AC, Mitby P, Whitton J, Stovall M, Kasper C, et al. Premature menopause in survivors of childhood cancer: a report from the childhood cancer survivor study. J Natl Cancer Inst. 2006;98(13):890-6.
74. Nelson LM, Anasti JN, Kimzey LM, Defensor RA, Lipetz KJ, White BJ, et al. Development of luteinized graafian follicles in patients with karyotypically normal spontaneous premature ovarian failure. J Clin Endocrinol Metab. 1994;79(5):1470-5.
75. Van Kasteren YM, Schoemaker J. Premature ovarian failure: a systematic review on therapeutic interventions to restore ovarian function and achieve pregnancy. Hum Reprod Update. 1999;5(5):483-92.
76. Conway GS, Kaltsas G, Patel A, Davies MC, Jacobs HS. Characterization of idiopathic premature ovarian failure. Fertil Steril. 1996;65(2):337-41.
77. Chakravarti S, Collins WP, Forecast JD, Newton JR, Oram DH, Studd JW. Hormonal profiles after the menopause. Br Med J. 1976;2(6039):784-7.
78. Alzubaidi NH, Chapin HL, Vanderhoof VH, Calis KA, Nelson LM. Meeting the needs of young women with secondary amenorrhea and spontaneous premature ovarian failure. Obstet Gynecol. 2005;99(5-1):720-5.
79. Speroff L, Fritz MA. Amenorrhoea. In: Speroff L, Fritz MA (eds.). Clinical gynaecologic endocrinology and infertility. 9. ed., 2020.
80. Broekmans FJ, Knauff EA, te Velde ER, Macklon NS, Fauser BC. Female reproductive ageing: current knowledge and future trends. Trends Endocrinol Metab. 2007;18(2):58-65.
81. Fauser BC, Diedrich K, Devroey P. Evian Annual Reproduction Workshop Group 2007. Predictors of ovarian response: progress towards individualized treatment in ovulation induction and ovarian stimulation. Hum Reprod Update. 2008;14(1):1-14.
82. Fauser BC, Van Heusden AM. Manipulation of human ovarian function: physiological concepts and clinical consequences. Endocr Rev. 1997;18(1):71-106.
83. McGee EA, Hsueh AJ. Initial and cyclic recruitment of ovarian follicles. Endocr Rev. 2000;21(2):200-14.
84. Broekmans FJ, Kwee J, Hendriks DJ, Mol BW, Lambalk CB. A systematic review of tests predicting ovarian reserve and IVF outcome. Hum Reprod Update. 2006;12(6):685-718.
85. Domingues TS, Rocha AM, Serafini PC. Tests for ovarian reserve: reliability and utility. Curr Opin Obstet Gynecol. 2010;22(4):271-6.
86. Rebar RW, Cedars MI. Hypergonadotropic forms of amenorrhea in young women. Endocrinol Metab Clin North Am. 1992;21(1):173-91.
87. Sherman SL. Premature ovarian failure in the fragile X syndrome. Am J Med Genet. 2000;97(3):189-94.
88. Marozzi A, Vegetti W, Manfredini E, Tibiletti MG, Testa G, Crosignani PG, et al. Association between idiopathic premature ovarian failure and fragile X premutation. Hum Reprod. 2000;15(1):197-202.
89. Nelson LM, Covington SN, Rebar RW. An update: spontaneous premature ovarian failure is not an early menopause. Fertil Steril. 2005;83(5):1327-32.
90. Bussani C, Papi L, Sestini R, Baldinotti F, Bucciantini S, Bruni V, et al. Premature ovarian failure and fragile X premutation: a study on 45 women. Eur J Obstet Gynecol Reprod Biol. 2004;112(2):189-91.
91. Bakalov VK, Vanderhoof VH, Bondy CA, Nelson LM. Adrenal antibodies detect asymptomatic autoimmune adrenal insufficiency in young women with spontaneous premature ovarian failure. Hum Reprod. 2002;17(8):2096-100.
92. Falorni A, Laureti S, Candeloro P, Perrino S, Coronella C, Bizzarro A, et al. Steroid-cell autoantibodies are preferentially expressed in women with premature ovarian failure who have adrenal autoimmunity. Fertil Steril. 2002;78(2):270-9.
93. Wheatcroft N, Weetman AP. Is premature ovarian failure an autoimmune disease? Autoimmunity. 1997;25(3):157-65.

94. Ahonen P, Koskimies S, Lokki ML, Tiilikainen A, Perheentupa J. The expression of autoimmune polyglandular disease type I appears associated with several HLA-A antigens but not with HLA-DR. J Clin Endocrinol Metab. 1988;66(6):1152-7.
95. Panay N, Fenton A. Premature ovarian failure: a growing concern. Climacteric. 2008;11(1):1-3.
96. Kalantaridou SN, Naka KK, Papanikolaou E, Kazakos N, Kravariti M, Calis KA, et al. Impaired endothelial function in young women with premature ovarian failure: normalization with hormone therapy. J Clin Endocrinol Metab. 2004;89(8):3907-13.
97. Grodstein F, Manson JE, Stampfer MJ. Hormone therapy and coronary heart disease: the role of time since menopause and age at hormone initiation. J Womens Health (Larchmt). 2006;15(1):35-44.
98. Van Der Voort DJ, Van Der Weijer PH, Barentsen R. Early menopause: increased fracture risk at older age. Osteoporos Int. 2003;14(6):525-30.
99. Løkkegaard E, Jovanovic Z, Heitmann BL, Keiding N, Ottesen B, Pedersen AT. The association between early menopause and risk of ischaemic heart disease: influence of Hormone Therapy. Maturitas. 2006;53(2):226-33.
100. Pouillès JM, Trémollières F, Bonneu M, Ribot C. Influence of early age at menopause on vertebral bone mass. J Bone Miner Res. 1994;9(3):311-5.
101. Horner E, Kay A, Panay N. Management of women with premature ovarian failure. Maturitas. 2006;54:S50.
102. Benetti-Pinto CL, Soares Júnior JM, Maciel GA, et. al. Premature ovarian insufficiency: A hormonal treatment approach. Rev Bras Ginecol Obstet. 2020;42(8):511-518.

Capítulo 60

Síndrome dos Ovários Policísticos

Maria Cândida Pinheiro Baracat
Gustavo Arantes Rosa Maciel
Sylvia Asaka Yamashita Hayashida
Angela Maggio da Fonseca
Vicente Renato Bagnoli
José Maria Soares Júnior
Edmund Chada Baracat

Introdução

A síndrome dos ovários policísticos (SOP) é uma afecção complexa com aspectos endócrinos, reprodutivos e metabólicos que atinge entre 5% e 15% da população feminina em todo o mundo. É caracterizada por hiperandrogenismo, disfunção ovulatória e ovários de padrão morfológico policístico e também por uma grande heterogeneidade clínica e laboratorial. A síndrome se associa frequentemente a uma série de alterações metabólicas, que incluem resistência à insulina, obesidade, síndrome metabólica, aumento do risco para diabetes tipo 2, entre outros, e pode trazer consequências de longo prazo que afetam a saúde feminina. Este capítulo visa a fornecer uma visão geral da SOP, com olhar direcionado para sua semiologia, seu diagnóstico e sua abordagem terapêutica com foco na prática clínica diária dos ginecologistas. (D)[1]

Etiologia

A SOP é uma condição complexa e multifacetada que afeta muitas mulheres em idade reprodutiva, mas apesar de amplamente estudada, a causa exata da SOP permanece indefinida e é considerada multifatorial. Sabe-se que há um componente herdado, uma vez que 50% a 70% das parentes de 1° grau de pacientes com SOP apresentam a síndrome. No entanto, estudos de sequenciamento genético não foram capazes de mostrar variações consistentes e um padrão mendeliano. É considerada uma doença genética complexa. (B)[3] Atualmente, uma série de evidências experimentais e clínicas vêm apontando para causas epigenéticas desencadeadas no útero materno ou na infância. Fatores ambientais como o excesso de androgênios, altos de níveis de hormônio antimülleriano (AMH) e outros parecem resultar em padrões específicos de metilação do DNA, modificação de histonas e alteração da expressão de microRNAs que estariam na origem da síndrome. (D)[3], (B)[4], (D)[5]

Fisiopatologia

A fisiopatologia da SOP é multifatorial e envolve interações complexas entre fatores genéticos, hormonais, metabólicos e ambientais. Entre as alterações já estudadas estão: disfunção neuroendócrina do eixo hipotálamo-hipófise-ovário, com aumento da secreção de hormônio luteinizante (LH); resistência periférica à insulina, com hiperinsulinemia compensatória; hiperandrogenismo com produção aumentada de androgênios; alterações intrínsecas na foliculogênese com aumento do número total de folículos e dinâmica folicular alterada; modificações na biologia do tecido adiposo; aumento na produção de AMH e estado inflamatório crônico de baixo grau. (B)[3], (B)[4], (B)[5] Todas essas alterações contribuem para os achados clínicos e consequências de longo prazo da síndrome.

Fluxo de cuidado clínico

Por se tratar de condição complexa e heterogênea clínica e laboratorialmente, sugerimos um fluxo de cuidado clínico sistematizado. A princípio, deve-se realizar um diagnóstico pormenorizado com base nas recomendações internacionais mais recentes. O segundo passo consiste em estimar o risco metabólico e definir as prioridades de intervenção desse ponto de vista. Por fim, no terceiro passo, deve-se instituir o tratamento com foco da queixa atual, mas com atenção também aos objetivos de longo prazo.

Fluxo 60.1 – Fluxo para o diagnóstico e tratamento adequado da SOP

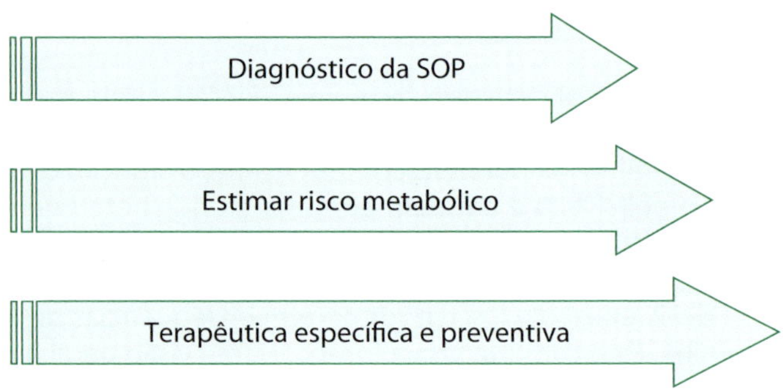

Fonte: Desenvolvido pela autoria

Diagnóstico

A SOP é uma condição heterogênea que se manifesta clinicamente de várias maneiras. O seu diagnóstico é de exclusão, ou seja, além dos achados clínicos e laboratoriais, devem-se excluir outras condições que podem se parecer com a SOP. (D)[1], (A)[6]

As principais características incluem irregularidades menstruais, hiperandrogenismo e ovários de padrão policístico. A irregularidade menstrual pode se apresentar como oligomenorreia (ciclos menstruais com intervalos prolongados) ou amenorreia (ausência de menstruação). Em geral, as irregularidades menstruais se iniciam na época da puberdade/adolescência. (A)[7]

O hiperandrogenismo pode ser evidente por meio de sinais clínicos, como hirsutismo, acne e alopecia de padrão androgênico, bem como por meio de exames laboratoriais que demonstram níveis elevados de androgênios circulantes. Raramente, pode-se encontrar outros sinais como aumento do clitóris e engrossamento da voz. O diagnóstico da SOP é desafiador em virtude de sua apresentação variável e da sobreposição de sintomas com outras condições ginecológicas e endócrinas. Os critérios de Rotterdam, referendados no Consenso Internacional Baseado em Evidências, (D)[2] exigem a presença de pelo menos dois dos três critérios principais (anovulação crônica, hiperandrogenismo clínico ou laboratorial e ovários policísticos), são amplamente utilizados na prática clínica.

Critérios diagnósticos (Quadro 60.1)

Quadro 60.1 – Critérios de Rotterdam para diagnóstico da SOP – presença de duas a três manifestações

- Anovulação crônica
- Hiperandrogenismo clínico ou laboratorial
- Ovários policísticos ou hormônio antimulleriano
- Exclusão de outras causas de anovulação/hiperandrogenismo

Fonte: Adaptado de Teede et al (D)[2]

Diagnóstico diferencial

Como parte dos critérios diagnósticos, é necessário excluir outras causas de hiperandrogenismo/anovulação, lembrando que os exames devem ser realizados do 1° ao 4° dia do ciclo, ou em qualquer época nas pacientes com amenorreia (nesses casos, idealmente dosa-se a progesterona para a confirmação da fase folicular) (Quadro 60.2).

Quadro 60.2 – Diagnóstico diferencial da SOP

Condição a excluir	Exames
Hiperprolactinemia	Prolactina; se elevada, pesquisar macroprolactina*
Hiperplasia congênita da suprarrenal forma tardia (21-hidroxilase)	17-alfa-hidroxiprogesterona
Alteração na tireoide	TSH e T4 livre
Tumores secretores de androgênios/uso exógeno	Testosterona total e livre, Androstenediona e SDHEA
Síndrome de Cushing (em caso de suspeita clínica)	Cortisol salivar noturno às 23 horas ou teste de supressão com 1 mg de dexametasona**

* Não há como diferenciar a irregularidade menstrual da hiperprolactinemia daquela decorrente da SOP – portanto, esse diagnóstico diferencial é uma das indicações de pesquisa de macroprolactina.
** Administrar 1 mg de dexametasona por via oral às 23 horas do dia anterior e colher amostra de cortisol entre 7 e 8 horas da manhã seguinte. Deve estar abaixo de 50 nmol/L.
SDHEA: sulfato de deidroepiandrosterona; SOP: síndrome dos ovários policísticos; TSH: hormônio estimulante da tireoide.

Fonte: Desenvolvido pela autoria

Quanto à ultrassonografia (USG) **pélvica,** sempre que possível, preferir a via transvaginal com frequência de 7 MHz a 8 MHz. Devem-se considerar os critérios para definição de ovário policístico (European Society of Human Reproduction and Embryology/American Society for Reproductive Medicine [ESHRE/ASRM]):

» Presença ≥ 20 folículos de 2 mm a 9 mm diâmetro e/ou volume ovariano > 10 mL (de pelo menos 1 ovário), quando se avalia todo o ovário ou 10 folículos por seção do ovário. (D)[2]
» Excluir folículo dominante (> 10 mm) e corpo lúteo.

Avaliar endométrio também é importante, pois, nos casos de anovulação, não há progesterona protegendo o endométrio do estímulo estrogênico.

Hormônio antimülleriano

No Consenso Internacional de SOP (2023), foi introduzido o conceito do uso do hormônio antimülleriano (HAM, do inglês *anti-müllerian hormone*) como parte do diagnóstico da síndrome. O AMH sérico poderia ser usado para substituir a morfologia policística (ou seja, a USG) em adultos. O valor de corte ainda é motivo de debates, mas considera-se o valor de 3,2 ng/mL. (B)[8] O AMH não deve ser usado como teste único para diagnóstico de SOP. Também para o diagnóstico em adolescentes, seu uso ainda não é recomendado.

Classificação fenótipos da SOP

A SOP apresenta ampla gama de fenótipos clínicos que podem influenciar a apresentação clínica, o curso da doença e a resposta ao tratamento. A classificação dos fenótipos se baseia na combinação dos achados diagnósticos.

As pacientes com SOP devem ser classificadas de acordo com seus fenótipos, como resumido no Quadro 60.3.

Quadro 60.3 – Fenótipos da SOP

A	• DM + HA + OP (distúrbio menstrual + hiperandrogenismo + ovários policísticos)
B	• DM + OP (distúrbio menstrual + ovários policísticos)
C	• HA + OP (hiperandrogenismo + ovários policísticos) – SOP "ovulatório"
D	• DM + HA (distúrbio menstrual + hiperandrogenismo)

Fonte: Desenvolvido pela autoria

Embora existam várias apresentações clínicas, alguns autores discutem se o fenótipo D, sem hiperandrogenismo, e mesmo o fenótipo C, a chamada "SOP ovulatória", fariam parte do espectro da síndrome. (D)[1], (B)[4]

Avaliação do risco metabólico

Além das manifestações reprodutivas, a SOP está associada a um risco aumentado de complicações metabólicas, incluindo resistência à insulina, obesidade e dislipidemia. Portanto, a avaliação do risco metabólico é uma parte essencial da avaliação inicial de pacientes com SOP. Isso envolve a mensuração da circunferência abdominal, aferição da pressão arterial, cálculo do índice de massa corporal (IMC), avaliação do perfil lipídico e realização de teste de tolerância à glicose oral com insulina (Tabela 60.1).

Após o diagnóstico, deve-se avaliar o risco metabólico das pacientes. Para isso, deve-se:

- » Medir circunferência abdominal.
- » Avaliar peso, altura, cálculo do IMC.
- » Solicitar perfil lipídico.
- » Solicitar teste de tolerância oral à glicose com insulina (primeira consulta).
- » Avaliar a presença de síndrome metabólica (NCEP ATP III):

Tabela 60.1 – Síndrome metabólica (NCEP ATP III) – presença de 3 critérios de 5

Triglicérides	> 150 mg/dL
HDL-colesterol	< 50 mg/dL
Glicemia de jejum	≥ 100 mg/dL
Circunferência abdominal	> 88 cm
Pressão arterial	≥ 130 × 85 mmHg

Fonte: Desenvolvida pela autoria

Tratamento

O tratamento da SOP visa a abordar as manifestações clínicas e os riscos metabólicos associados à condição. As opções terapêuticas incluem medidas de estilo de vida, como dieta e exercício, além de terapias farmacológicas específicas. A escolha do tratamento depende do fenótipo da SOP, das queixas da paciente e de suas metas de saúde reprodutiva e metabólica. Opções terapêuticas comuns incluem anticoncepcionais hormonais combinados orais, progestagênios de segunda fase, metformina, antiandrogênios e tratamentos específicos para infertilidade.

Medidas universais

Todas as pacientes com SOP devem ser orientadas às seguintes medidas de estilo de vida:

- Dieta balanceada, com especial atenção ao componente de carboidratos e gorduras.
- Exercício físico/atividade física: exercício aeróbico e de resistência; combater o sedentarismo e o comportamento sedentário. Mínimo de 150 minutos de exercícios intensos por semana ou 250 minutos de leve/moderado.
- Adotar uma sistematização da atividade: prescrever (em vez de orientar) atividade física que seja específica, mensurável, atingível, realista e dentro de determinado intervalo de tempo.
- Cessação do tabagismo.

O tratamento deve priorizar, inicialmente, a queixa principal da paciente. Os aspectos metabólicos, reprodutivos e as consequências a longo prazo devem ser observados e controlados.

Irregularidade menstrual

- Anticoncepcional hormonal combinado oral – é eficaz em vários aspectos da síndrome. Deve-se obedecer aos Critérios de Elegibilidade da Organização Mundial de Saúde (OMS).
- Progestagênios de segunda fase (caso não haja necessidade de contracepção).
  - Progesterona micronizada – 200 mg do dia 1 ao 12 do mês.
  - Diidrogesterona – 20 mg dia 1 ao 12 do mês.
  - Progestagênios norderivados (noretisterona etc.) devem ser reservados como 2ª linha.
  - Evitar formulações injetáveis trimestrais de depósito.
- Metformina 1.700 mg a 2.500 mg – em casos selecionados, principalmente em pacientes que não tenham necessidade de contracepção.

» Mioinositol 2 g a 4 g (sachê) ou 600 mg (cápsula) de 12/12 horas – embora tenha sido colocado como medicamento experimental no Consenso de 2023, alguns trabalhos demonstram impacto positivo no ciclo menstrual (Fitz, 2024) (Quadro 60.4).

Quadro 60.4 – Tratamento da irregularidade menstrual

1ª escolha: anticoncepcionais hormonais combinados
2ª escolha: progestagênios de 2ª fase
3ª escolha: metformina/mioinositol

Fonte: Desenvolvido pela autoria

Hirsutismo

O hirsutismo, caracterizado pelo crescimento excessivo de pelos em áreas do corpo onde normalmente as mulheres não têm pelos, é um dos sintomas comuns da SOP. O tratamento do hirsutismo na SOP pode incluir uma combinação de abordagens farmacológicas, cosméticas e mudanças no estilo de vida (Quadro 60.5). (D)[9], (D)[10]

Quadro 60.5 – Tratamento do hirsutismo

Leve (Ferriman-Gallwey 8 a 15)	Moderado (Ferriman-Gallwey 15 a 20)	Intenso (Ferriman-Gallwey > 20)
Anticoncepcional hormonal oral • Drospirenona 3 mg + EE 20 ou 30 mcg • Clormadinona 2 mg+ EE 30 mcg	**Anticoncepcional hormonal oral** • Acetato de ciproterona 2 mg + EE 35 mcg • Drospirenona 3 mg + EE 20 ou 30 mcg • Clormadinona 2 mg+ EE 30 mcg	**Anticoncepcional hormonal oral** • Acetato de ciproterona 2 mg + EE 35 mcg • Antiandrogênios (espironolactona 200 mg/dia) + Laser
	Antiandrogênios • Espironolactona – 100 mg/dia. Pode-se aumentar a dose para 200 mg/dia, se necessário • Finasterina – 1 mg a 2,5 mg – em casos de contraindicação à espironolactona	

Fonte: Desenvolvido pela autoria

* Uma opção em caráter de exceção é o uso de ciproterona em dose alta. Acetato de ciproterona 50 mg – do 5º ao 14º dia do ciclo ou juntamente com os 10 primeiros dias de anticoncepcional hormonal combinado oral (AHCO). É essencial avaliar a função hepática a cada consulta e o seguimento deve ser mais frequente. No entanto, estudos recentes mostraram a associação de ciproterona em doses elevadas (> 30 mg) com o aparecimento de casos de meningioma em mulheres (Lee, 2022).

Uma ferramenta importante no tratamento do hirsutismo é o tratamento local, com laser, que pode ser considerado tratamento de 1ª linha, juntamente com o tratamento medicamentoso. Essa questão é abordada de forma mais completa no capítulo Hirsutismo Idiopático.

Dicas e comentários

- » Outros anticoncepcionais hormonais orais podem ser utilizados, mas, de preferência, devem conter progestagênios antiandrogênicos ou neutros. Evitar norderivados (derivados da 19-nortestosterona). (D)[11]
  - – Informar a paciente que o tratamento do hirsutismo é lento (mínimo 6 meses) e os resultados graduais.
  - – Avaliar função renal antes da prescrição de espironolactona. Também é necessário solicitar potássio e sódio séricos a cada retorno, durante a vigência do tratamento.
  - – O tratamento do hirsutismo parece ter melhores resultados quando iniciado precocemente.
  - – Não há indicação de metformina como monoterapia para tratamento de hirsutismo.
  - – É fundamental questionar se a paciente teve algum episódio de tromboembolismo pessoal ou familiar.

Infertilidade

Antes do tratamento da infertilidade, é essencial identificar se sua causa é a anovulação crônica decorrente da síndrome. Recentemente, recomendações internacionais modificaram o tempo de espera para tentativas de concepção natural para 6 meses (ASRM, 2022). Ou seja, após 6 meses de tentativas de gestação natural, deve-se iniciar a propedêutica. Recomendam-se, em período pré-concepcional, o início da suplementação com ácido fólico, tratamento da obesidade e cessação de tabagismo, se presentes esses dois últimos.

Iniciar realizando-se a propedêutica mínima, que consiste em: histerossalpingografia; ultrassonografia transvaginal (USGTV); exames pré-concepcionais; espermograma do parceiro. A seguir, utilizar o seguinte esquema:

Letrozol

- » Letrozol 2,5 a 5 mg/dia por 5 dias – do 3° ao 7° dia do ciclo.
- » Coito 4 a 5 dias após o final do tratamento. Seguimento de USTV a cada 2 dias após o término da administração do medicamento, se possível.
- » Determinação laboratorial de progesterona no 21° dia.
- » BHCG após o 28° dia do ciclo.

A segunda opção terapêutica é o citrato de clomifeno 50 mg a 100 mg e o seu uso deve se limitar a 4 ciclos, uma vez que, após esse período, os efeitos deletérios da medicação superam os benefícios.

A metformina nas dosagens entre 1.000 mg e 2.500 mg pode exercer efeito benéfico no perfil ovulatório das pacientes. Pode ser associada ao citrato de clomifeno.

Recomendação

Na Divisão de Ginecologia do Hospital das Clínicas da Faculdade de Medicina da Universidade de São Paulo (HCFMUSP), recomenda-se a seguinte conduta para o diagnóstico da síndrome dos ovários policísticos (Algoritmo 60.2).

Algoritmo 60.2 – Algoritmo para o diagnóstico da síndrome dos ovários policísticos

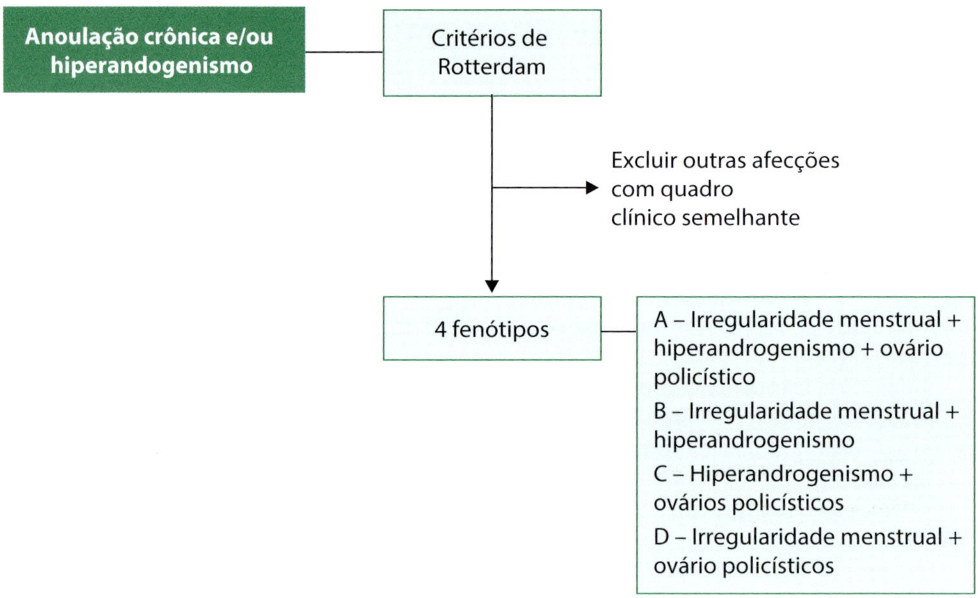

Fonte: Desenvolvido pela autoria

Recomendação

Na Divisão de Ginecologia do Hospital das Clínicas da Faculdade de Medicina da Universidade de São Paulo (HCFMUSP), recomenda-se a seguinte conduta para o tratamento da síndrome dos ovários policísticos (Algoritmo 60.3).

Algoritmo 60.3 – **Algoritmo para o tratamento da síndrome dos ovários policísticos**

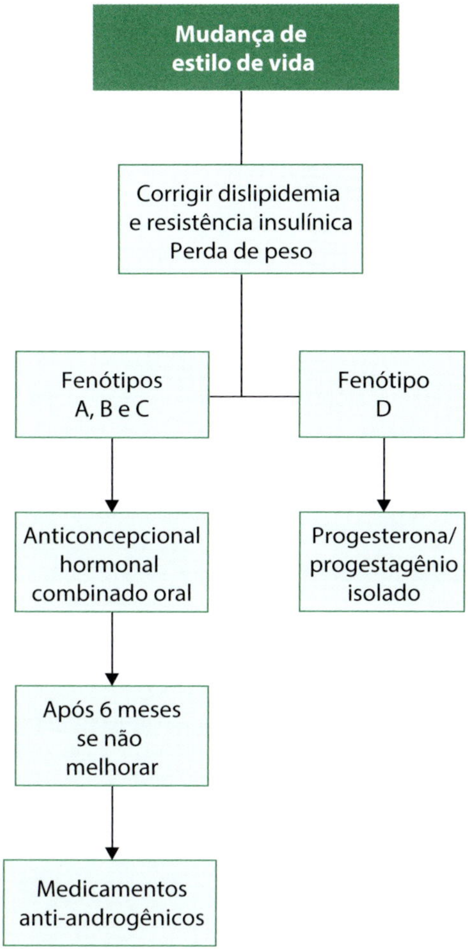

Fonte: Desenvolvido pela autoria

Referências bibliográficas

1. Baracat EC, Baracat MCP, José M SJ Jr. Are there new insights for the definition of PCOS? Gynecol Endocrinol. 2022;38(9):703-4.
2. Comissão Nacional Especializada em Ginecologia Endócrina (CNE-FEBRASGO). Síndrome dos ovários policísticos. Série Orientações e Recomendações. FEBRASGO, 2018;4.
3. de Medeiros SF, Rodgers RJ, Norman RJ. Adipocyte and steroidogenic cell cross-talk in polycystic ovary syndrome. Hum Reprod Update. 2021;27(4):771-96.
4. De Nardo Maffazioli G, Baracat EC, Soares JM, Carvalho KC, Maciel GAR. Evaluation of circulating microRNA profiles in Brazilian women with polycystic ovary syndrome: a preliminary study. PLoS One. 2022;17(10):e0275031.
5. Soares JR JM, Hayashida SAY, Marcondes JAM, et al. Influence of Phenotypes on the Metabolic Syndrome of Womem with Polycystic Ovary Syndrome over a Six-Year Follow-Up in Brazil. Biomedicines. 2023;9;11(12):3262.
6. Fitz V, Graca S, Mahalingaiah S, Liu J, Lai L, Butt A, et al. Inositol for polycystic ovary syndrome: a systematic review and meta-analysis to inform the 2023 update of the international evidence-based PCOS guidelines. J Clin Endocrinol Metab. 2024;109(6):1630-55.
7. Zuchelo LTS, Alves MS, Baracat EC, et al. Menstrual pattern in polycystic ovary syndrome and hypothalamic-pituitary-ovarian axis immaturity in adolescents: a sustematic review and meta-analysis. Gynecol Endocrinol. 2024;40(1)2360077.
8. Piltonen TT, Komsi E, Morin-Papunen LC, Korhonen E, Franks S, Järvelin MR, et al. AMH as part of the diagnostic PCOS workup in large epidemiological studies. Eur J Endocrinol. 2023;188(6):547-54.
9. Lee KS, Zhang JJY, Kirollos R, Santarius T, Nga VDW, Yeo TT. A systematic review and meta--analysis of the association between cyproterone acetate and intracranial meningiomas. Sci Rep. 2022;12(1):1942.
10. Practice Committee of the American Society for Reproductive Medicine and the Practice Committee of the Society for Reproductive Endocrinology and Infertility. Optimizing natural fertility: a committee opinion. Fertil Steril. 2022;117(1):53-63.
11. Stener-Victorin E, Teede H, Norman RJ, Legro R, Goodarzi MO, Dokras A, et al. Polycystic ovary syndrome. Nat Rev Dis Primers. 2024;10(1):27.
12. Teede HJ, Tay CT, Laven J, Dokras A, Moran LJ, Piltonen TT, et al. Recommendations from the 2023 International Evidence-based Guideline for the Assessment and Management of Polycystic Ovary Syndrome. Hum Reprod. 2023;38(9):1655-79.

Capítulo 61

Síndromes Hiperandrogênicas. Diagnóstico e Tratamento

Gustavo Arantes Rosa Maciel
Maria Cândida Pinheiro Baracat
Angela Maggio da Fonseca
Vicente Renato Bagnoli
José Maria Soares Júnior
Edmund Chada Baracat

Introdução

A secreção de androgênios na mulher tem um aumento significativo durante a puberdade e é uma etapa essencial da puberdade fisiológica. Os androgênios desempenham papéis fundamentais na fisiologia feminina e um deles é que os androgênios são os substratos mais importantes para a produção dos estrogênios, que são os hormônios femininos mais importantes. Esses hormônios desempenham também papel crucial na diferenciação sexual, reprodução e em outras funções fisiológicas. Porém, quando há excesso em sua produção, várias consequências clínicas são identificáveis. Define-se "hiperandrogenismo" como uma situação de aumento da produção ou da ação dos androgênios no corpo feminino. Neste capítulo, serão discutidos aspectos diagnósticos e de tratamento das principais síndromes hiperandrogênicas, com menor ênfase à síndrome dos ovários policísticos (SOP), que será discutida em maior profundidade em outro capítulo.

Nas mulheres, os androgênios são produzidos sobretudo nas glândulas suprarrenais e nos ovários e transportados até os órgãos-alvo em diferentes proporções. Cerca de 80% são transportados ligados à globulina ligadora de hormônios sexuais (SHBG), 19% ligados à albumina e 1% circula em sua forma livre. Os principais androgênios são testosterona, androstenediona, deidroepiandrosterona (DHEA), sulfato de deidroepiandrosterona (SDHEA) e a diidrotestosterona (DHT). O metabolismo dos androgênios envolve a conversão de precursores em hormônios ativos, como testosterona e DHT. Os androgênios são metabolizados preferencialmente no fígado, quebrados em moléculas lipossolúveis e excretados pelos rins.

Fontes de androgênios

» Glândulas suprarrenais
» Ovários
» Outras fontes menores

Conceitos

Alguns conceitos são importantes na caracterização dos diferentes tipos de hiperandrogenismo.

- **Hiperandrogenemia:** aumento dos níveis séricos de androgênios.
- **Hirsutismo:** presença de pelos terminais em regiões normalmente glabras nas mulheres, envolvendo a unidade pilossebácea e áreas androgeniossensitivas.
- **Hipertricose:** excesso de pelos não sexuais (antebraço e pernas).
- **Acne:** doença multifatorial envolvendo infecções bacterianas, queratinização anormal, resposta imunológica e ação de androgênios nas glândulas sebáceas.
- **Virilização:** grau mais intenso de hiperandrogenismo, caracterizado por clitoromegalia, alopecia androgênica, aumento da massa muscular, engrossamento da voz e atrofia mamária.

Mecanismos do hiperandrogenismo

Os principais mecanismos do hiperandrogenismo são descritos a seguir:

- Condições como SOP ou hiperplasia adrenal congênita (HAC), em que há aumento na produção de androgênios pelas glândulas adrenais ou pelos ovários.
- Administração exógena de androgênios (drogas): o uso de esteroides anabolizantes ou de outras drogas contendo androgênios pode resultar em aumento artificial nos níveis de androgênios no corpo.
- Aumento na sensibilidade dos receptores androgênicos nos folículos pilosos (idiopático). Mesmo que os níveis de androgênios no sangue estejam normais, uma maior sensibilidade dos folículos pilosos aos androgênios pode promover o desenvolvimento de sintomas de hiperandrogenismo, como hirsutismo.
- Deficiência de SHBG: proteína que se liga aos hormônios sexuais no sangue, incluindo os androgênios, e regula sua disponibilidade para os tecidos. Uma deficiência de SHBG pode resultar em maior quantidade de androgênios livres e ativos no corpo. Isso pode ocorrer em condições como hipotireoidismo ou obesidade.

Esses mecanismos podem agir isoladamente ou em conjunto para aumentar os níveis de androgênios no corpo, gerando sintomas de hiperandrogenismo. O diagnóstico e o tratamento adequados dependem da identificação da causa subjacente desse desequilíbrio hormonal.

Quadro clínico

As manifestações clínicas das síndromes hiperandrogênicas podem incluir:

- hirsutismo;
- acne;
- disfunção menstrual;
- infertilidade;
- obesidade androide;
- engrossamento da voz;
- virilização.

Diagnóstico

O diagnóstico das síndromes hiperandrogênicas requer uma abordagem abrangente, incluindo anamnese detalhada, exame físico e métodos complementares. É essencial, para o tratamento adequado, a identificação da origem do hiperandrogenismo uma vez que há diferenças fundamentais na terapêutica a depender do tipo e da localização.

Anamnese

- Época do surgimento e velocidade de crescimento dos pelos.
- Alterações na pele (acne, estrias, pele oleosa, seborreia).
- Sintomas de virilização (engrossamento da voz, aumento da massa muscular, aumento do clitóris).
- Secreção mamária.
- Ganho de peso.
- Métodos de remoção dos pelos.
- História reprodutiva.
- História familiar.

Exame físico

- Presença de acne, estrias, pele oleosa, seborreia, acantose *nigricans* (AN).
- Galactorreia.
- Peso, altura, pressão arterial sistêmica (PA).
- Circunferência abdominal.
- Medida do clitóris.
- Sinais de virilização.
- Índice de Ferriman-Gallwey.

Métodos complementares

- Dosagens hormonais: testosterona total e livre, SDHEA, DHEA, androstenediona, 17OH-progesterona, prolactina, cortisol.
- Testes dinâmicos: ACTH sintético/supressão com dexametasona.
- Cariótipo.
- Métodos de imagem: ultrassonografia pélvica e transvaginal, tomografia da suprarrenal e hipófise, ressonância magnética (RM) da pelve e hipófise.

Princípios do tratamento

O tratamento das síndromes hiperandrogênicas pode ser feito de várias maneiras, dependendo da causa subjacente e da gravidade dos sintomas.

Tratamento clínico

- **Medicamentoso:** o uso de medicamentos antiandrogênicos é uma abordagem comum e pode ser prescrito por mais de 6 meses para controle dos sintomas.
- **Anticoncepcionais:** algumas formulações de anticoncepcionais contêm substâncias que ajudam a reduzir os níveis de androgênios no corpo, auxiliando no controle dos sintomas.
- **Substâncias antiandrogênicas:** existem várias substâncias antiandrogênicas que podem ser prescritas, incluindo acetato de ciproterona, espironolactona, finasterida, corticosteroides, análogos do hormônio estimulador das gonadotrofinas (GnRH) e cimetidina. Cada uma dessas substâncias tem seus próprios mecanismos de ação e pode ser prescrita dependendo das necessidades individuais da paciente.

Tratamento cirúrgico

Exérese de tumores: se a síndrome hiperandrogênica for causada por tumores produtores de hormônios, a remoção cirúrgica destes pode ser necessária para controlar os níveis hormonais e os sintomas associados.

Tratamento cosmético

- **Eletrocoagulação do folículo:** procedimento usado para destruir os folículos pilosos indesejados, ajudando a reduzir o crescimento excessivo de pelos.
- **Ceras depilatórias:** uma opção temporária para remoção de pelos indesejados.
- **Cremes antiandrogênicos:** alguns cremes contêm ingredientes que ajudam a reduzir a produção de pelos ou atrasar seu crescimento, oferecendo uma abordagem cosmética para o controle dos sintomas.

É importante que o tratamento seja individualizado, levando-se em consideração a causa subjacente da síndrome hiperandrogênica, a gravidade dos sintomas e as preferências do paciente. É essencial consultar um médico para avaliação e orientação adequadas.

Condições clínicas

Nesta seção, será feito um breve resumo das principais síndromes hiperandrogênicas.

Síndrome dos ovários policísticos

A SOP é uma doença endócrina complexa que afeta entre 5% e 15% da população feminina em idade reprodutiva. Caracteriza-se por um conjunto de sinais e sintomas que podem incluir hiperandrogenismo (aumento dos níveis de androgênios), anovulação (falta de ovulação) e a presença de múltiplos cistos nos ovários. A SOP frequentemente tem início na puberdade e é a maior causa de infertilidade por anovulação.

Diagnóstico

O diagnóstico da SOP é clínico e pode ser complementado por exames laboratoriais e ultrassonografia pélvica. Os critérios de Rotterdam são amplamente utilizados para o diagnóstico, requerendo a presença de pelo menos dois dos seguintes critérios: oligo- ou anovulação, sinais clínicos ou bioquímicos de hiperandrogenismo e ovários policísticos à ultrassonografia.

Tratamento

O tratamento da SOP é multifacetado e depende dos sintomas apresentados pela paciente. Inclui: modificação do estilo de vida (perda de peso, dieta saudável e exercícios físicos); tratamento medicamentoso (contraceptivos orais combinados para regular o ciclo menstrual e reduzir os níveis de androgênios, metformina para melhorar a resistência à insulina e antiandrogênios como acetato de ciproterona, espironolactona e flutamida); tratamento da infertilidade (indução da ovulação com clomifeno, letrozol ou gonadotrofinas).

Tratamento cosmético

Para hirsutismo e acne, incluindo depilação a *laser*, eletrocoagulação e cremes antiandrogênicos.

Defeitos enzimáticos da suprarrenal

Os defeitos enzimáticos da suprarrenal são também conhecidos como hiperplasia adrenal congênita (HAC) ou hiperplasia congênita das suprarrenais (HCS). São um conjunto de alterações congênitas que afetam a síntese de hormônios esteroides nas glândulas suprarrenais. O defeito mais comum é a deficiência da enzima 21-hidroxilase, doença genética autossômica recessiva, resultando na produção excessiva androgênios.

Diagnóstico

O diagnóstico é baseado em rastreamento com dosagem de 17-hidroxiprogesterona em fase folicular do ciclo menstrual.

» **Avaliação clínica:** sinais de virilização em meninas e puberdade precoce em meninos.
» **Teste do ACTH sintético:** para avaliar a resposta da suprarrenal quando o rastreamento for inconclusivo.
» **Análise genética:** identificação de mutações no gene CYP21A2 por meio de sequenciamento genético.
» **Aconselhamento genético:** importante para famílias afetadas.

Tratamento

O tratamento da HCS inclui:

» **Corticosteroides:** substituem os hormônios deficientes e suprimir a produção excessiva de androgênios.
» **Ant-androgênios:** controlam os efeitos do excesso de androgênios.
» **Cirurgia corretiva:** em casos de virilização genital.

Hirsutismo Idiopático

O hirsutismo idiopático é uma condição caracterizada pelo crescimento excessivo de pelos terminais em mulheres sem causa hormonal identificável. É importante diferenciá-lo de outras causas de hirsutismo, como a SOP e a HCS.

Diagnóstico

O diagnóstico é feito por exclusão, após investigação clínica e laboratorial que descarta outras causas de hirsutismo. A avaliação inclui a história clínica detalhada que, por sua vez, contempla exames hormonais (níveis de testosterona, DHEA-S, prolactina, e outros androgênios) e de imagem (ultrassonografia pélvica e adrenal se necessário).

Tratamento

O tratamento do hirsutismo idiopático é semelhante ao das outras formas de hirsutismo e pode incluir:

» **Antiandrogênios:** como acetato de ciproterona e espironolactona.
» **Inibidores da 5α-redutase:** por exemplo, finasterida.
» **Tratamentos cosméticos:** depilação a *laser*, eletrocoagulação e cremes depilatórios.

Conclusão

O manejo do hirsutismo idiopático envolve uma combinação de tratamentos médicos e cosméticos para melhorar a qualidade de vida das pacientes. É crucial uma abordagem individualizada, considerando a severidade dos sintomas e as preferências da paciente.

Hipertecose

Introdução

A hipertecose, também conhecida como "hiperplasia estromal ovariana", é caracterizada pela presença de nichos de células tecais luteinizadas nos ovários. Está associada à resistência insulínica e à AN.

Etiopatogenia

A etiopatogenia da hipertecose envolve a ação sinérgica do hormônio luteinizante (LH), insulina e fator de crescimento semelhante à insulina tipo 1 (IGF-1). A condição é gonadotropina-dependente.

Tratamento

O tratamento inclui:

- **Cirurgia:** em mulheres pós-menopausa.
- **Análogos do GnRH:** para suprimir a produção de gonadotrofinas.

Conclusão

O manejo das condições referidas neste capítulo requer abordagem multidisciplinar que envolve ginecologistas, endocrinologistas e dermatologistas. A individualização do tratamento é essencial para o manejo eficaz dessas desordens, melhorando a qualidade de vida das pacientes afetadas.

As síndromes hiperandrogênicas pertencem a um conjunto de alterações clínicas caracterizadas pelo aumento da produção ou da ação do androgênio no corpo feminino. Podem causar comprometimento da saúde da mulher e devem ser investigadas de modo sistematizado. Os tratamentos dependem da identificação da causa do hiperandrogenismo e podem incluir tratamentos hormonais, cosméticos, cirurgias e *laser*.

Recomendação

Na Divisão de Ginecologia do Hospital das Clínicas da Faculdade de Medicina da Universidade de São Paulo (HCFMUSP), recomenda-se a seguinte conduta para o diagnóstico (Algoritmo 61.1) e tratamento da síndrome hiperandrogênica (Algoritmo 61.4).

Algoritmo 61.1 – Diagnóstico da síndrome hiperandrogênica

Diagnóstico da síndrome hiperandrogênica

↓

- Anamnese
- Exames clínico e ginecológico
- Dosagens hormonais: (TSH, T4L, prolactina, androstenediona, testosterona total e livre, sulfato de deidroepiandrosterona, prolactina, LH, FSH, 17-α-hidroxiprogesterona, insulina e glicemia de jejum)
- Ultrassonografia pélvica/supra-renal
- Ressonância magnética

FSH: hormônio foliculo-estimulante; LH: hormônio luteinizante; T4L: T4 Livre; TSH: hormônio estimulante da tireoide

Fonte: Desenvolvido pela autoria

Algoritmo 61.2 – Tratamento da síndrome hiperandrogênica

Síndrome hiperandrogênica

↓

Modificação do estilo de vida

↓

Conduta terapêutica específica para as manifestações clínicas:

- Hiperandrogenismo
- Anovulação
- Hiperinsulinemia
- Infertilidade

Fonte: Desenvolvido pela autoria

Bibliografia consultada

1. Azziz R, Kintziger K, Li R, Laven J, Morin-Papunen L, Merkin SS, et al. Recommendations for epidemiologic and phenotypic research in polycystic ovary syndrome: an androgen excess and PCOS society resource. Hum Reprod. 2019;34(11):2254-65.
2. Chan JL, Kar S, Vanky E, Morin-Papunen L, Piltonen T, Puurunen J, et al. Racial and ethnic differences in the prevalence of metabolic syndrome and its components of metabolic syndrome in women with polycystic ovary syndrome: a regional cross-sectional study. Am J Obstet Gynecol. 2017;217(2):189.e1-189.e8.
3. Fonseca AM, Bagnoli VR, Sauerbronn AV, Arie WM. Síndromes androgênicas. In: Pinotti JA, Fonseca AM, Bagnoli VR (eds.). Tratado de ginecologia. Condutas e rotinas da Disciplina de Ginecologia da Faculdade de Medicina da Universidade de São Paulo. Rio de Janeiro: Revinter, 2005:236-44.
4. Joham AE, Norman RJ, Stener-Victorin E, Legro RS, Franks S, Moran LJ, et al. Polycystic ovary syndrome. Lancet Diabetes Endocrinol. 2022;10(9):668-80. doi: 10.1016/S2213-8587(22)00163-2.
5. Lin LH, Baracat MC, Maciel GA, Soares JM Jr, Baracat EC. Androgen receptor gene polymorphism and polycystic ovary syndrome. Int J Gynaecol Obstet. 2013;120(2):115-8.
6. Maciel GA, Baracat EC, Markham SM, Erickson GF. Stockpiling of transitional and classic primary follicles in ovaries of women with PCOS. J Clin Endocrinol Metab. 2004;89(11):5321-7.
7. Martin KA, Chang RJ, Ehrmann DA, Ibanez L, Lobo RA, Rosenfield RL, et al. Evaluation and treatment of hirsutism in premenopausal women: an Endocrine Society clinical practice guideline. J Clin Endocrinol Metab. 2008;93(4):1105-20.
8. Soares-Jr JM, Sá MFS, Baracat EC. New criteria for the clinical diagnosis of hyperandrogenism in polycystic ovarian syndrome and the risk of overdiagnosis. Rev Bras Ginecol Obstet. 2019;41(6):361-2.
9. Speroff L, Fritz MA. Anovulation and the polycystic ovary. In: Speroff L, Fritz MA (eds.). Clinical gynecologic endocrinology and infertility. Philadelphia: Lippincott Williams & Wilkins, 2020.

Capítulo 62

Hiperprolactinemia. Diagnóstico e Tratamento

Giovana de Nardo Maffazioli
Sylvia Asaka Yamashita Hayashida
Maria Cândida Pinheiro Baracat
Gustavo Arantes Rosa Maciel
José Maria Soares Júnior
Edmund Chada Baracat

Introdução

A hiperprolactinemia é um distúrbio do eixo hipotálamo-hipofisário, relativamente comum, causado pelo aumento da secreção da prolactina (PRL) hipofisária. Sua prevalência varia de 0,4%, na população em geral, até 9% a 17% em mulheres com queixas de infertilidade.

Etiologia

A prolactina é produzida e secretada pelos lactotrófos, que correspondem a 25% da população celular da hipófise anterior. Existem diversos neurotransmissores e hormônios que influenciam na secreção de prolactina, sendo os mais conhecidos: o hormônio liberador de tireotrofina (TRH); a ocitocina; o estrogênio; e o peptídeo intestinal vasoativo (VIP). No entanto, sua secreção é, predominantemente, controlada pelos sistemas inibidor dopaminérgico e liberador serotoninérgico. Em condições basais, a prolactina encontra-se sob controle inibitório da dopamina. Sempre que houver dano no mecanismo da dopamina, pode haver hiperprolactinemia. As causas da hiperprolactinemia podem ser fisiológicas, farmacológicas, patológicas ou funcionais e estão descritas no Quadro 62.1.

Quadro 62.1 – Causas de hiperprolactinemia

Fisiológicas	Farmacológicas	Patológicas	Funcionais
• Estímulo mamário • Estresse • Exercícios • Coito • Sono	Drogas que reduzem a dopamina, que aumentam a serotonina ou que bloqueiam os canais de Ca^{2+}: • Antipsicóticos • Antidepressivos • Ansiolíticos • Antagonistas do receptor H_2 • Procinéticos • Anti-hipertensivos • Narcóticos • Estrogênio	• Adenomas Hipofisários • Hipotireoidismo • Neoplasias hipotalâmicas • Distúrbios da haste • Doenças sistêmicas (p. ex., insuficiência renal crônica, doença hepática crônica) • Epilepsia • Lesões torácicas	Idiopática

Fonte: Desenvolvido pela autoria

- » * **Drogas antipsicóticas:** fenotiazinas, butirofenonas, risperidona, sulpirida, quetiapina são causas importantes; mas clozapina, olanzapina, zipasidona, aripiprazole não causam hiperprolactinemia.
- » ** **Drogas antidepressivas e ansiolíticas:** alprazolan, buspirona, sulpiride, antidepressivos tricíclicos (clomipramina, amitriptilina); inibidores da MAO (pargilina e clorgilina); inibidores da receptação da serotonina (fluoxetina, sertralina, paroxitina, citalopram).Mas bupropiona e venlafaxina parecem não afetar a secreção da PRL.
- » *** **Drogas antagonista do receptor de H2:** cimetidina e ranitidina.
- » **** **Drogas procinéticas:** metoclopramida, domperidona e cisaprida.
- » ***** **Drogas anti-hipertensivas:** riserpina, verapamil, metildopa, atenolol, labetolol.
- » ****** **Narcóticos:** heroína, apomorfina, morfina, cocaína, análogos de encefalina.
- » ******* **Outros:** isoniazida, anfetamina, ácido valproico, anestésicos, tioxantenos, metadona, fisostigmina, maconha.

O uso de medicamentos é a causa mais comum, seguido dos tumores hipofisários produtores de prolactina (prolactinomas), os quais são responsáveis por cerca de 20% a 30% dos casos de hiperprolactinemia patológica. Estes são classificados de acordo com o tamanho: microprolactinomas (menores do que 10 mm de diâmetro); e macroprolactinomas (maiores do que 10 mm de diâmetro). Outros tumores hipotalâmicos ou hipofisários também podem causar elevação da prolactina, seja por produção desse hormônio, seja por compressão da haste hipofisária. A hipoprolactinemia funcional (idiopática) é determinada após a exclusão de outras causas e pode representar pequenos adenomas hipofisários não detectados em exame de imagem.

Patogênese e quadro clínico

A hiperprolactinemia pode se manifestar de diversas formas:

- » Disfunções menstruais: amenorreia primária ou secundária, espaniomenorreia, sangramentos anormais.
- » Infertilidade.
- » Galactorreia: cerca de 30% a 60% das mulheres hiperprolactinêmicas apresentam galactorreia espontânea e outras 30%, à expressão mamária.
- » Cefaleia, perda visual, neuropatias cranianas, hipopituitarismo, desmaios, rinorreia.
- » Hipogonadismo hipogonadotrófico.

- » Puberdade tardia (rara).
- » Acne/hirsutismo.

O quadro clínico reflete a influência que a hiperprolactinemia exerce sobre a secreção pulsátil de hormônio liberador de gonadotrofinas (GnRH), sobre a produção e secreção de androgênios suprarrenais e sobre o estímulo à lactação. Além disso, a cefaleia e as alterações neuro-oftalmológicas decorrem do efeito de massa e compressão de estruturas adjacentes, característico dos macroprolactinomas. A patogênese da hiperprolactinemia encontra-se resumida no Algoritmo 62.1.

Algoritmo 62.1 – Patogênese da hiperprolactinemia

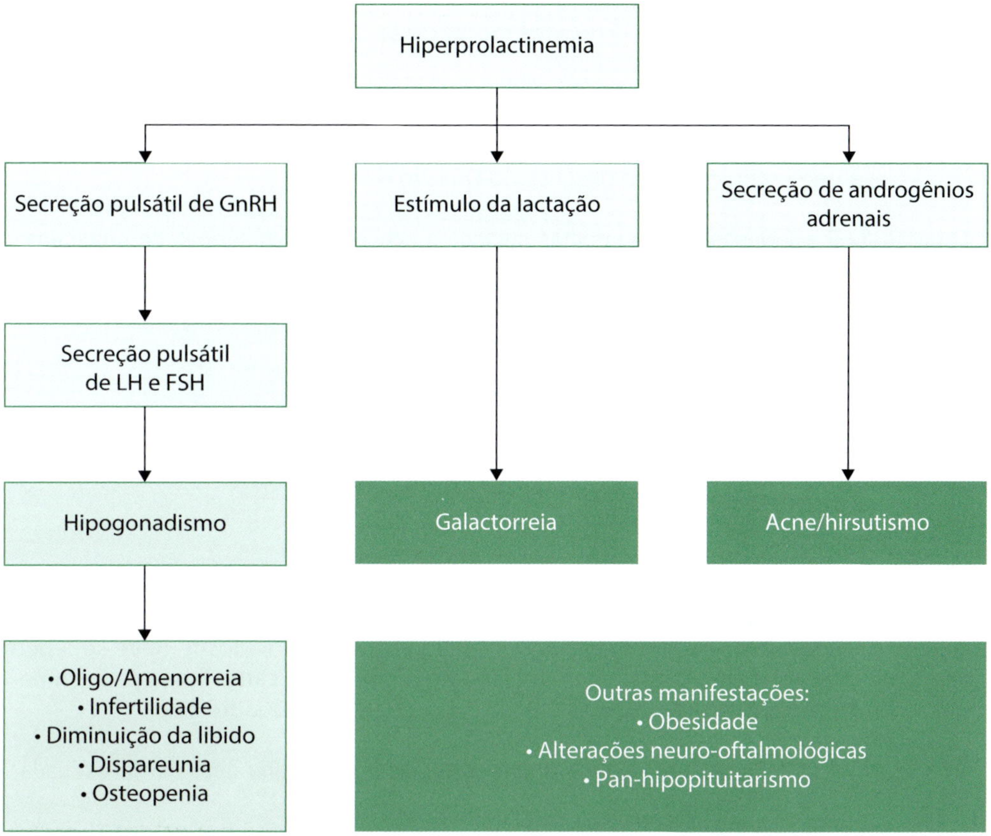

FSH: hormônio foliculoestimulante; GnRH: hormônio liberador de gonadotrofinas; LH: hormônio luteinizante

Fonte: Desenvolvido pela autoria

História e exame físico

Na anamnese, devem-se afastar causas fisiológicas, como estimulação, amamentação, exercícios etc., além de se verificar uso de medicamentos que causam galactorreia. É necessário, também, investigar sintomas associados à presença de tumores, como cefaleia, queixas visuais, ptose palpebral. Deve-se caracterizar se a galactorreia é espontânea, uni ou bilateral.

Durante o exame físico, a presença de descarga papilar e de lesões mamárias (cicatrizes, queimaduras, *piercings*) deve ser averiguada. A presença de acne e de hirsutismo também pode ser observada. Além disso, é importante observar sinais de doenças sistêmicas, como insuficiência renal crônica, hepatopatias, hipotireoidismo e colagenoses.

Quanto à avaliação laboratorial, devemos solicitar:

- PRL: confirmar se níveis baixos (aumento por estresse).
- TSH, T4 livre.
- Hormônio foliculoestimulante (FSH) e estradiol – pelo hipogonadismo decorrente.
- Pesquisa da macroprolactina somente quando indicado – na presença de sintomas típicos, não é necessária.
- Ressonância magnética (RM) de hipófise – padrão-ouro para a exclusão de lesões centrais.
- Tomografia de sela túrcica nos casos em que não seja possível fazer a ressonânica (uso de próteses, marca-passo).
- Estudo neuro-oftalmológico em tumores cuja imagem mostre expansão suprasselar.

Uma observação importante é que existe uma correlação entre os níveis de prolactina e a apresentação clínica, como descrito no Quadro 62.2.

Quadro 62.2 – **Relação entre sintomas clínicos e concentrações séricas de prolactina**

Nível sérico de prolactina ng/mL	Manifestação clínica
Até 50 ng/mL	Deficiência lútea
50 a 70 ng/mL	Oligomenorreia
70 a 100 ng/mL	Amenorreia
Acima de 100 ng/mL	Hipoestrogenismo

Fonte: Desenvolvido pela autoria

Diagnóstico

É realizado por meio da dosagem da prolactina basal. Valores acima de 200 ng/mL sugerem presença de prolactinoma. Diante de valores baixos, duvidosos, deve-se repetir a dosagem. Diante de hiperprolactinemia assintomática ou sem causa óbvia para a hiperprolactinemia, deve-se realizar a pesquisa da macroprolactina (Quadro 62.3).

Quadro 62.3 – **Situações nas quais a presença de macroprolactina deve ser investigada**

Quando solicitar a pesquisa de macroprolactina	
Hiperprolactinemia assintomática	**Pesquisa inicial de SOP**
Em geral, há relação linear entre as concentrações de prolactina e a apresentação clínica	Não há como diferenciar a irregularidade menstrual da hiperprolactinemia daquela decorrente da SOP

SOP: síndrome dos ovários policísticos

Fonte: Desenvolvido pela autoria

Em alguns casos, mesmo na presença de grandes adenomas, é possível encontrar níveis baixos de prolactina. Deve-se atentar para a possibilidade de "efeito gancho" e realizar a diluição do soro para exclusão. Atualmente, o efeito gancho é muito raro. Se o quadro clínico não for compatível com as concentrações de prolactina, deve-se pedir ao laboratório que pesquise macroprolactina e solicitar diluição da amostra. Deve-se sempre excluir uso de medicamentos, insuficiência renal, hipotireoidismo e tumores parasselares.

Conduta terapêutica

Os objetivos do tratamento são a restauração da função ovariana, a normalização da fertilidade e a prevenção da osteoporose. Nos tumores, são importantes a correção das anormalidades neurológicas, a redução do tumor, a preservação da função hipofisária e a prevenção da expansão do tumor (Quadro 62.4).

Quadro 62.4 – Objetivos do tratamento da hiperprolactinemia

Objetivos do tratamento da hiperprolactinemia
Normalização da prolactina
Restauração da função ovariana/fertilidade
Tumores: • Correção das anormalidades neurológicas • Preservação da função hipofisária • Prevenção da expansão do tumor

Fonte: Desenvolvido pela autoria

No caso de hiperprolactinemia medicamentosa, deve-se, em primeiro lugar, verificar a possibilidade de suspensão da droga e dosagem de nova prolactina. Na impossibilidade de suspensão da medicação, a possibilidade de troca da medicação com o psiquiatra deve ser averiguada e, assim, realizar nova dosagem de prolactina. Não sendo possível, a realização de RM da hipófise torna-se necessária para a exclusão de tumores. Nas pacientes com hiperprolactinemia medicamentosa assintomática, não é necessária a realização de tratamento. Se sintomas, a reposição estrogênica ou o uso de contraceptivos hormonais orais combinados evitam o hipogonadismo de longa duração (perda da massa óssea). A administração de agonistas dopaminérgicos não é recomendável uma vez que pode interferir na ação de outras medicações psiquiátricas. Se necessário, deve-se conversar com o psiquiatra ou médico prescritor da medicação.

No caso dos adenomas hipofisários, o tratamento clínico-padrão consiste no uso de agonistas dopaminérgicos, como a cabergolina e a bromocriptina. A droga de primeira escolha é a cabergolina uma vez que apresenta ação mais específica no receptor e vida média longa, com menos efeitos colaterais e maior potência. Além disso, apresenta maior eficácia em reduzir o tamanho do tumor. A dose inicial é de 0,25 mg/semana, com aumento progressivo conforme a resposta. Pacientes com microprolactinomas assintomáticas não necessariamente precisam de tratamento uma vez que esses tumores raramente crescem (Quadro 62.5).

Lembrete!

A dose para inibição da lactação é de 1 mg, via oral (VO), dose única no 1º dia após o parto; e, para supressão da lactação já estabelecida, 0,25 mg a cada 12 horas por 2 dias (dose total de 1 mg).

Quadro 62.5 – Indicações de tratamento da hiperprolactinemia

Quando tratar a hiperprolactinemia
Excluídos uso de medicamentos e de TSH normal e RM: • Microadenoma sintomática • Macroadenoma

RM: ressonância magnética; TSH: hormônio estimulante da tireoide

Fonte: Desenvolvido pela autoria

O tratamento deve ser de pelo menos 2 anos. Em microprolactinomas, devemos suspender o agonista dopaminérgico na pós-menopausa. A posologia e os efeitos colaterais de cada uma das medicações estão descritos no Quadro 62.6.

Quadro 62.6 – Medicações utilizadas no tratamento da hiperprolactinemia

Tratamento medicamento da hiperprolactinemia		
Droga	**Dose**	**Efeitos colaterais**
Primeira escolha: cabergolina	Iniciar com 0,25 mg/semana, com aumento progressivo. conforme a resposta clínica e dosagem hormonal, até a dose máxima de 1 comprimido/dia	Os mesmos da bromocriptina, porém em menor intensidade Em doses altas, risco de valvulopatia
Segunda opção: Bromocriptina	Iniciar com 1 comprimido (2,5 mg)/dia, iniciando-se com aumento progressivo, de acordo com a resposta, até o máximo de 15 mg/dia	náuseas, vômitos, cólica abdominal tonturas, hipotensão postural, cefaleia, obstrução nasal depressão
Observações: • No caso de hiperprolactinemia medicamentosa, verificar a troca do medicamento com o psiquiatra e redosar a PRL; se assintomática, utilizar reposição estrogênica ou ACO para evitar perda da massa óssea. • Macroprolactinoma: a droga de escolha é a cabergolina. • Microprolactinomas: agonistas dopaminérgicos ou com ACO. • Não utilizar os antagonistas dopaminérgicos em pacientes assintomáticas. • Duração: pelo menos 2 anos. Se microprolactinoma, suspender na pós-menopausa.		

ACO: anticoncepcionais orais; PRL: secreção da prolactina

Fonte: Desenvolvido pela autoria

O seguimento deve ser feito com a dosagem periódica de prolactina, sendo que sua diminuição já pode ser observada após 1 mês de início da medicação. Após a primeira dosagem, recomenda-se avaliação a cada 3 a 6 meses, no 1º ano, para acompanhamento e ajuste de dose se necessário. Nova RM deve ser realizada 1 ano após início do tratamento (ou antes, se não houver melhora ou se surgirem novos sintomas). Também devem ser avaliadas comorbidades: massa óssea e reserva hipofisária nos macroprolactinomas (megateste), bem como campo visual nas pacientes com macroadenomas.

A descontinuação da medicação pode ser considerada se níveis de prolactina normais após 2 anos de tratamento e remissão completa da lesão, em caso de microprolactinomas. Apesar disso, é importante considerar que cerca de 31% das pacientes voltar a apresentar hiperprolactinemia e podem necessitar de reintrodução da medicação. Por isso, após suspensão do tratamento, é importante monitorar os níveis de prolactina a cada 3 meses por 1 ano e realizar exame de imagem se voltar a aumentar (Quadro 62.7).

Quadro 62.7 – Seguimento das pacientes em tratamento para hiperprolactinemia

Seguimento
Avaliar a resposta ao tratamento: Bom controle dos sintomas: • Dosagem periódica de PRL, com nova RM em 1 ano (ou antes se não houver melhora ou se surgirem novos sintomas; se macro, repetir em 6 meses; se macro com comprometimento do quiasma, repetir em 2 a 3 meses.) • Avaliar a suspensão após 2 anos de prolactina bem controlada • Após suspensão, PRL a cada 3 meses por 1 ano e RM se houver novo aumento Sem resposta adequada ou se houver intolerância • Trocar medicação • Se persistir: cirurgia
Avaliar também comorbidades: • massa óssea • reserva hipofisária (megateste) e estudo neuro-oftalmológico nos macroadenomas • não esquecer de solicitar a cada consulta estradiol, FSH e LH!

FSH: hormônio foliculoestimulante; LH: hormônio luteinizante; PRL: secreção da prolactina; RM: ressonância magnética.

Fonte: Desenvolvido pela autoria

O tratamento cirúrgico transesfenoidal está indicado em casos de intolerância importante aos agonistas dopaminérgicos, resistência dos tumores à droga, ausência de redução tumoral, expansão do tumor, líquido cefalorraquidiano (LCR) durante o tratamento clínico por necrose do tumor, herniação quiasmática ou apoplexia hipofisária (Quadro 62.7). A radioterapia é considerada na presença de falha cirúrgica e tumor maligno agressivo. Nesses casos, há risco de hipopituitarismo, de danos aos nervos cranianos e de aparecimento de tumor secundário.

Quadro 62.7 – Indicações de tratamento cirúrgico dos adenomas hipofisários

Indicações cirúrgicas
• Intolerância aos medicamentos • Resistência dos tumores ao tratamento • Ausência de redução/crescimento tumoral • Fístula do LCR por necrose tumoral • Herniação quiasmática • Apoplexia hipofisária • Lesões císticas

Fonte: Desenvolvido pela autoria

No caso de prolactinomas na gestação, deve-se suspender agonista dopaminérgico, exceto se macroadenoma com expansão suprasselar. Não são recomendadas a dosagem de prolactina e a realização de imagem central, exceto se sintomas de crescimento tumoral ou comprometimento do campo visual (nesse caso, realizar campimetria seguida de RM sem gadolínio). Se necessário, a bromocriptina pode ser utilizada durante a gestação.

Nos casos em que há intolerância às medicações, deve-se considerar ressecção cirúrgica prévia à gestação nos macroadenomas.

Conclusões

A hiperprolactinemia é importante causa de hipogonadismo, galactorreia, acne/hirsutismo, cefaleia e distúrbios visuais. Suas causas incluem alterações fisiológicas, farmacológicas, patológicas ou funcionais, sendo a principal causa a medicamentosa. A investigação diagnóstica depende de dosagem única ou dosagens repetidas de prolactina, anamnese e exame físico direcionados e exame de imagem de sela túrcica para a exclusão de causas tumorais. O tratamento de escolha, na maioria das vezes, é a cabergolina em razão dos baixos efeitos colaterais e da melhor efetividade na redução dos níveis hormonais e tumorais. No entanto, o tratamento com agonistas dopaminérgicos nem sempre é necessário. A monitorização durante o tratamento é importante para ajustes de dose e avaliação da sua efetividade.

Bibliografia consultada

1. Benetti-Pinto CL, Nácul AP, Rosa E Silva ACJ, Maciel GAR, dos Santos NNV, Elias PCL. Hyperprolactinemia in women: treatment. Ver Bras Gynecol Obstet. 2024;46.
2. Casanueva FF, Molitch ME, Schlechte JA, Abs R, Bonert V, Bronstein MD, et al. Guidelines of the Pituitary Society for the diagnosis and management of prolactinomas. Clin Endocrinol 2006;65:265-73.
3. Hayashida SA, Marcondes JA, Soares JM Jr, Rocha MP, Barcellos CR, Kobayashi NK, et al. Evaluation of macroprolactinemia in 259 women under investigation for polycystic ovary syndrome. Clin Endocrinol. 2014;80:616-8.
4. Melmed S, Casanueva FF, Hofman AR, Kleinberg DL, Montori VM, Schlechte JA, et al. Diagnosis and treatment of hyperprolactinemia: an Endocrine Society Clinical Practice Guideline. J. Clin. Endocrinol. Metab. 2011;96:273-88.
5. Musolino NRC, Paraiba DB. Hiperprolactinemia e prolactinomas. In: Martins MA, Carrilho FJ, Alves VAF, Castilho EA, Cerri GG, Wen CL (eds.). Clinica Médica. 2009;5:96-107.
6. FEBRASGO – Federação Brasileiro de Associações de Ginecologia e Obstetrícia. Protocolos Febrasgo, diagnóstico e tratamento da hiperprolactinemia. São Paulo: Febrasgo, 2021.
7. Soto-Pedre E, Newey PJ, Bevan JS, Greig N, Leese GP. The epidemiology of hyperprolactinaemia over 20 years in the Tayside region of Scotland: the Prolactin Epidemiology, Audit and Research Study (PROLEARS). Clin Endocrinol (Oxf). 2017;86(1):60-7.
8. Vilar L, Abucham J, Albuquerque JL, Araujo LA, Azevedo MF, Boguszewski CL, et al. Controversial issues in the management of hyperprolactinemia and prolactinomas – an overview by the Neuroendocrinology Department of the Brazilian Society of Endocrinology and Metabolism. Arch Endocrinol Metab. 2018;62(2):236-63.

Capítulo 63

Síndrome Pré-Menstrual

Mara Solange Carvalho Diegoli
Angela Maggio da Fonseca
José Maria Soares Júnior
Edmund Chada Baracat

Introdução

Definição

Muitas mulheres apresentam, durante o período pré-menstrual, alterações físicas, psíquicas ou comportamentais, geralmente de pequena intensidade, que não interferem na atividade rotineira. Entretanto, para um significativo grupo de mulheres, a sintomatologia apresenta-se de forma intensa, provocando prejuízo ou mesmo interrupção das tarefas cotidianas, gerando problemas de relacionamento profissional, familiar e social.[1] Segundo o National Institute of Child Health and Human Development, síndrome pré-menstrual (SPM) é o nome dado ao grupo de mudanças físicas, psíquicas e comportamentais que podem afetar algumas mulheres durante a fase lútea do ciclo menstrual.

Embora os sintomas apresentados nessa fase possam ser intensos e variados, os mais frequentes são: tensão; ansiedade; irritabilidade; labilidade emocional; agressividade; aumento de peso; dor nas pernas; dor nas mamas; inchaço abdominal; depressão; choro fácil; falta de iniciativa; falta de concentração; confusão; esquecimento; cefaleia; tontura; taquicardia; aumento de apetite; compulsão por doce; enjoo; cólica; dor lombar; acne etc.[2]

A SPM é classificada, pela Organização Mundial da Saúde (OMS), como uma desordem ginecológica, descrita na 10ª edição da *Classificação Internacional das Doenças* (CID). Entretanto, a forma mais severa de SPM, em que predomina a disforia, é também classificada como uma doença psiquiátrica e descrita na 4ª edição do Manual Diagnóstico e Estatístico de Transtornos Mentais (DSM-IV) como distúrbio disfórico pré-menstrual (DDPM).

Epidemiologia

Dependendo dos critérios utilizados para definir a SPM, sua incidência pode variar de 5% a 97%. Segundo Reid e Yen, 15% das mulheres entrevistadas não apresentavam nenhuma sintomatologia; 50% tinham sintomatologia discreta; 30%, moderada, e 5%, intensa.[3] Esses dados coincidem com os obtidos por Diegoli *et al.*, que avaliaram mil mulheres de 10 a 49 anos e encontraram as seguintes frequências: 7,9% de casos intensos; 27,1%, moderados; 28,9%, leves, e 36,1% sem nenhuma sintomatologia pré-menstrual.[4]

Diagnóstico

Quadro clínico

O diagnóstico dessa síndrome é exclusivamente clínico e baseia-se na anamnese e no preenchimento de gráficos especiais.

Mais de 150 sintomas já foram atribuídos à SPM, embora nenhum deles seja patognomônico.

Watson *et al.* dividiram os sintomas em três grupos: (D)[5]

» **Psíquicos:** tensão, irritabilidade, depressão, ansiedade, labilidade emocional, agressividade, choro fácil, confusão, perda da concentração, falta de iniciativa, esquecimento etc.

» **Somáticos:** dores ou edema (nas mamas, abdome, membros inferiores), náuseas, taquicardia, calores, tontura, fadiga, cefaleia etc.

» **Comportamentais:** falta de iniciativa, compulsão por doces, aumento de apetite, absenteísmo, vontade de isolar-se etc.

Tabela dos sintomas

A caracterização definitiva da SPM somente pode ser feita pela flutuação dos sintomas com o ciclo menstrual. Para isso, foram criadas tabelas e gráficos que visam a:

» Confirmação do diagnóstico.

» Intensidade e característica dos sintomas.

» Comparação da eficácia dos diferentes tratamentos instituídos.

No Centro de Apoio à Mulher com tensão pré-menstrual da Divisão de Clínica Ginecológica do Hospital das Clínicas da Faculdade de Medicina da Universidade de São Paulo (HCFMUSP) foi adotado o questionário de Abraham modificado por Diegoli, que, por ser relativamente simples, pode ser preenchido pela própria paciente (Quadro 63.1). Esse questionário contém 24 dos sintomas mais frequentes na SPM e mais algumas linhas para a paciente colocar outros sintomas que não estejam relacionados no gráfico. Todos esses sintomas são classificados segundo a intensidade com que aparecem em diferentes graduações, que variam de 0 a 3, segundo o grau de interferência nas atividades diárias:

0: Quando o sintoma está ausente.

1: Quando leve, não interferindo nas atividades.

2: Quando moderado, isto é, quando interfere nas atividades, mas não é incapacitante.

3: Quando intenso, prejudicando substancialmente o desempenho.

Durante a primeira consulta, a paciente classifica os sintomas descritos no Quadro 63.1 segundo a intensidade apresentada no período pré-menstrual. Pela análise dos sintomas descritos, pode-se quantificar a intensidade da SPM, a predominância dos sintomas físicos ou psíquicos e ainda o tipo de tratamento que poderá ser ministrado. Esse Quadro deve ser preenchida em todas as consultas, e é por meio dela que o médico poderá comparar a eficácia dos diferentes tratamentos aplicados e observar se surgiram novos sintomas após o início de determinado tratamento.

Quadro 63.1 – Intensidade dos sintomas

Ficha de síndrome pré-menstrual
Nome: **Idade:** **Rg:**
Estado Civil: **Profissão:** **Paridade:** **Anticoncepção:** **Dum:**
Medicamentos em uso:
Data
Tensão
L. emocional
Irritabilidade
Ansiedade
Agressividade
Peso
Dor membros
Mastalgia
Edema abdominal
Cefaleia
Compulsão Doce
Aumento Apetite
Taquicardia
Fadiga
Tontura
Depressão
Esquecimento
Choro fácil
Confusão
Insônia
Isolamento
Sem iniciativa
Cólica
Dor nas costas
Acne
Enjoo
Libido
Outros

Fonte: Desenvolvido pela autoria

Gráfico diário da evolução dos sintomas ao longo de 2 meses

O diagnóstico de certeza da SPM somente é possível por meio de anotações diárias da sintomatologia por um período mínimo de 2 meses consecutivos. Embora existam na literatura vários gráficos com essa finalidade, nenhum é considerado superior, razão pela qual o critério utilizado para a escolha do gráfico depende do autor e da população em que ele será aplicado. (D)[1] Seu principal objetivo é observar quando os sintomas aparecem e se realmente eles desaparecem com o fluxo menstrual, o que permite a diferenciação entre a SPM e outras doenças, em geral psiquiátricas, que se exacerbam alguns dias antes da menstruação.

No Centro de Apoio à Mulher com SPM, utilizamos um gráfico desenvolvido no Setor para facilitar a visualização dos sintomas ao longo do mês e compará-los antes e depois da medicação (Gráfico 63.1).

Gráfico 63.1 – **Gráfico diário da evolução dos sintomas**

Dia/Mês: ____/____
Nº de absorventes ______
Sintomas:
1.
2.
3.
4.
5.
6.
7.
8.
Sintoma leve
Sintoma moderado
Sintoma intenso

Fonte: Desenvolvido pela autoria

Tratamento

O tratamento da SPM pode ser dividido em:

1) Orientações gerais

Na primeira consulta, o médico deve:

» Eliminar medos, expectativas e crenças a respeito da menstruação e do ciclo menstrual. (D)[5]

» Aconselhar sobre as vantagens de praticar exercícios físicos ou atividades esportivas. (D)[5]

» Orientar quanto às alterações nos hábitos alimentares. (D)[6]

» Reduzir a cafeína; restringir a ingestão de sal; reduzir parcialmente a ingestão de açúcar refinado; restringir bebidas alcoólicas.

2) Antidepressivos

Os antidepressivos foram introduzidos no tratamento da SPM, sendo considerada atualmente a primeira opção para a SPM severa com predominância dos sintomas psíquicos.

Em 2007, Wyatt *et al.* fizeram uma revisão sistemática da ação dos inibidores seletivos da recaptação da serotonina (ISRS) em mulheres com SPM severa. (A)[7] Nesse estudo, foram selecionados 15 trabalhos, todos randomizados, placebos-controlados.

O estudo contemplando 844 mulheres medicadas com ISRS concluiu que existe alta efetividade destes no tratamento da SPM severa, tanto dos sintomas psíquicos como dos sintomas físicos e comportamentais. (A)[7] Atualmente, esses antidepressivos são considerados padrão-ouro para tratamento dos sintomas psíquicos, da SPM severa e do DDPM.

O resultado total da diferença média-padrão para reduzir a sintomatologia a favor dos ISRS foi de -0,75 (95% com intervalo de confiança de -0,98 a -0,51), o que é equivalente ao risco relativo de 4,51 (95% CI 7,49 para 2,71), demonstrando redução importante da sintomatologia do grupo tratado de mulheres com SPM.

Ainda de acordo com Wyatt, o índice de abandono do tratamento em razão dos efeitos colaterais foi maior para o grupo tratado do que para o grupo que tomou o placebo (risco relativo *ratio* 3,81, 95% com intervalo de confiança de 6,71 a 2,81). (A)[7]

Entre os efeitos colaterais apresentados, os mais frequentes foram: insônia; fadiga; náusea; distúrbios gastrointestinais; diminuição da libido; dor de cabeça; palpitação; boca seca; disforia; sonolência; bocejos; tremores nas mãos; distúrbio alimentar; sedação; vertigem; ansiedade; confusão; aumento da frequência urinária; sudorese. (A)[7]

Embora tenham descrito que os antidepressivos foram efetivos em todos os sintomas, Diegoli *et al.*, em estudo duplo-cego, cruzado com o placebo, verificaram que os antidepressivos atuaram melhor nos sintomas psíquicos, principalmente na irritabilidade, na agressividade e na depressão, do que nos sintomas físicos, como cefaleia, dores e inchaços abdominais (cólica), mamários e de membros inferiores.[2] O alto índice de melhora da SPM com o placebo pode, em parte, explicar a diferença encontrada pelos autores. (B)[2] (A)[7]

Fluoxetina

Entre os ISRS, a fluoxetina é a droga mais estudada até a presente data e também a mais efetiva, considerada padrão-ouro no tratamento da SPM severa.

Segundo Wyatt *et al.*, a diferença média-padrão obtida após a administração da fluoxetina foi de -0,93 (95% com intervalo de confidência de -1,30 a -0,56). A dose utilizada varia de 10 mg a 60 mg, e quanto maior a dosagem, mais intensos serão os efeitos colaterais e, portanto, maior o índice de abandono do tratamento. (A)[7]

Diegoli *et al.* utilizaram 10 mg de fluoxetina de forma contínua e obtiveram resultados semelhantes, com menos efeitos colaterais. (B)[2] Ainda segundo esses autores, a fluoxetina atuou principalmente nos sintomas psíquicos, como: irritabilidade; agressividade; labilidade emocional; choro fácil; e em menor intensidade, nos sintomas físicos, como dor de cabeça, inchaço, mastalgia e dor abdominal. Entre os efeitos colaterais observados estão: alterações no ritmo do sono; dor no estômago; enjoo; cefaleia; sonolência; bocejamento; diminuição da libido; e, mais raramente, tremores de extremidades.

Sertralina

Wyatt selecionou cinco trabalhos nos quais foi usada a sertralina, todos com boa qualidade metodológica. Segundo esses autores, a sertralina apresentou redução média da sintomatologia de -0,53 (95% com intervalo de confidência de 0,73 a -0,33). (A)[7] A dose utilizada variou de 50 mg a 150 mg de sertralina e, em dois dos trabalhos, o medicamento foi utilizado apenas na fase lútea do ciclo e, segundo os autores, não houve diferença estatística quando comparada com os trabalhos nos quais ela foi usada de forma contínua.

Citalopram

Wikander *et al.* utilizaram o citalopram nas dosagens de 5 mg, 10 mg e 30 mg de forma contínua e intermitente e concluíram que tanto a administração contínua como a feita somente na fase lútea do ciclo foram mais eficientes do que o placebo. (A)[8]

Paroxetina

A paroxetina nas dosagens de 10 mg a 30 mg apresenta boa resposta terapêutica. (C)[9] É importante observar que a paroxetina pode provocar aumento do peso.

Outros antidepressivos

A bupropiona, a fluvoxamine e outros antidepressivos também têm sido utilizados no tratamento da SPM, embora o índice de eficácia ainda esteja sendo estudado.

3) Ansiolíticos

Estudos utilizando o alprazolam demonstraram melhora dos sintomas psíquicos, mas são controversos no que se refere aos sintomas físicos. Freeman *et al.* utilizaram o alprazolam em estudo duplo-cego randomizado com o placebo e com a progesterona micronizada e observaram que esse medicamento foi estatisticamente diferente do placebo e da progesterona. (A)[10] Efeitos colaterais foram observados em 13% das pacientes que o utilizaram, e fadiga, mastalgia, insônia e depressão foram os mais frequentes. O alprazolam mostrou-se mais favorável em relação aos sintomas psíquicos.

A utilização de 0,25 mg a 0,75 mg/dia de alprazolan por Diegoli *et al.* em mulheres com SPM intensa, em estudo duplo-cego randomizado, diminuiu a sintomatologia em 55,6%, contra 41,1% do placebo, e os sintomas em que o alprazolam mais atuou foram: enjoo; insônia; tontura; e taquicardia. (B)[2]

Os ansiolíticos provocam diminuição dos reflexos, principalmente motores, e a longo prazo podem causar dependência quando administrados diariamente, sem interrupção, razão pela qual devem ser utilizados apenas no período pré-menstrual e menstrual.

4) Hormônios

Progesterona e progestagênios administrados na fase lútea do ciclo

Progestagênios e progesterona na segunda fase do ciclo na forma de comprimidos, supositórios ou injetável têm sido largamente utilizados no tratamento da SPM. Na revisão sistemática, feita por Wyatt *et al.*, em que foram selecionados 14 trabalhos randomizados, duplos-cegos, com placebo, os autores concluíram que a eficácia da progesterona foi de -0,028 (95% de intervalo de confiança -0,017 a -0,140). (A)[11] O risco relativo foi de 1,05 (1,03 para 1,08) a favor da progesterona, não sendo indicada diferença clínica importante entre a progesterona e o placebo.

O mesmo trabalho mostrou pequena diferença a favor dos progestagênios sobre o placebo (-0,036, -0,056 para -0,014). A subanálise mostrou que a efetividade dos progestagênios foi maior para os sintomas físicos do que para os comportamentais ($p < 0,0001$), embora a magnitude do efeito não tenha sido considerada clinicamente significante. Os efeitos colaterais mais citados foram sedação e fadiga, embora não tenha havido um alto índice de abandono por causa dos efeitos colaterais.

Pílula anticoncepcional contendo 20 µg de etinilestradiol com 3 mg de drosperinona

Vários trabalhos têm sido realizados nos últimos anos utilizando a associação de 20 µg etinilestradiol com 3 mg de drospirenona.

Fenton *et al.* fizeram uma revisão dos trabalhos contendo etinilestradiol associado com drospirenona, de 1980 até 2007, e selecionaram dois trabalhos duplos-cegos, randomizados, placebos controlados, multicêntricos. (D)[12]

No primeiro trabalho, realizado por Kimberly *et al.* (A)[13] com 449 mulheres em estudos paralelos, 126 delas, ou seja, mais de 30,6%, abandonaram o tratamento. (A)[13] No segundo, realizado por Pearlstein *et al.* com 64 mulheres, duplo-cego, cruzado, 23 delas (36%) abandonaram o tratamento em razão dos efeitos colaterais. (A)[14]

Segundo Fenton *et al.*, a redução em 50% da sintomatologia ocorreu em 48% do grupo que tomou a medicação, contra 36% do grupo placebo (risco relativo de 1,7, 95% de intervalo de confiança 1,1 a 2,6 (p = 0,015), e 51,1% do grupo que tomou o hormônio teve efeitos colaterais, contra 30,3% do grupo placebo). (D)[12] Entre os efeitos colaterais do grupo que tomou etinilestradiol associado com drospirenona, os mais frequentes foram: náuseas; sangramento intermenstrual; astenia. Nenhuma das mulheres teve taquicardia, palpitação, bradicardia, tontura ou síncope.

A conclusão dos autores é de que a associação de drospirenona com o etinilestradiol foi mais efetivo que o placebo para a melhora dos sintomas pré-menstruais, mas essa combinação deve ser usada apenas em mulheres com SPM e que desejam anticoncepção.

Uso dos hormônios de forma contínua com o objetivo de interromper a menstruação

Embora a literatura seja escassa no que se refere à interrupção da menstruação para tratamento da SPM, trabalhos isolados têm demonstrado que, ao se impedir a menstruação, os sintomas da SPM, principalmente os físicos, também desaparecem. Esse recurso foi largamente utilizado como forma de diagnóstico em que os análogos das gonadotrofinas foram administrados por 6 meses, porém, em virtude dos altos índices de efeitos colaterais e do alto custo, esse tratamento foi abandonado.

Hoje, a utilização dos progestagênios isoladamente, de forma contínua, ou a associação do etinilestradiol com o progestagênio, também de forma contínua, tem sido muito utilizada para reduzir os sintomas da SPM.

Em nossa prática clínica, os medicamentos que podem ser empregados para essa finalidade são: (D)

- Acetato de medroxiprogesterona: 150 mg administrados no músculo a cada 3 meses.
- Implante subcutâneo de etonogestrel, com 68 mg.
- 75 mcg de desogestrel administrados via oral, de forma contínua.
- Dispositivos intrauterinos contendo 52 mg de levonorgestrel.
- Pílulas anticoncepcionais contendo na formulação o etinilestradiol associado com o progestagênio, ingeridas diariamente, de forma contínua.
- Análogos do GnRH.

Embora todos esses métodos consigam bloquear o fluxo menstrual, os altos índices de efeitos colaterais geralmente resultam no abandono do tratamento, como: sangramento contínuo ou *spoting* prolongado; aumento do peso; retenção hídrica; espinhas; diminuição da libido; e, mais raramente, osteopenia (com progestagênios isolados) ou hipertensão (quando são utilizadas as pílulas associadas com o etinilestradiol).

Ainda segundo os autores, esses métodos devem ser empregados somente após a falha dos demais tratamentos, ou quando os sintomas físicos, como a cefaleia, forem incapacitantes.

Vitamina B6 (Piridoxina)

Kleijnen *et al.*, revisando a literatura, selecionaram nove estudos duplos-cegos randomizados, em que as dosagens da piridoxina variavam de 50 mg a 500 mg, e dividiram-nos em três grupos, de acordo com os resultados obtidos. (D)[15] O primeiro apresentou melhora significativa da sintomatologia com a administração de B6, em doses que variavam de 40 mg a 500 mg/dia. O segundo grupo de autores observou melhora em apenas alguns dos sintomas. E, finalmente, no terceiro grupo, a vitamina B6 não apresentou diferença estatística quando comparada ao placebo. (B)[2]

Anti-inflamatórios não hormonais

Os anti-inflamatórios não hormonais são largamente utilizados no tratamento dos sintomas físicos da SPM; entre eles, cólica, cefaleia, mastalgia e dores nas pernas.

Segundo Mannix, tanto a cefaleia como a cólica são importantes causas de ausência no trabalho e na escola, causando substancial impacto na qualidade de vida dessas mulheres. (D)[16] Os anti-inflamatórios não hormonais são considerados pelo autor como a primeira opção no tratamento da cólica e a segunda no tratamento da cefaleia menstrual e pré-menstrual, em que os sumatriptanos são considerados o padrão-ouro.

Marjoribanks reviu 73 trabalhos randomizados, nos quais foram utilizados os anti-inflamatórios não hormonais no tratamento da cólica menstrual, e verificou que esses medicamentos foram significantemente mais eficazes do que o placebo (OR 4,50, 95% com intervalo de confiança de 3,85 a 5,27). (A)[17] Segundo os autores, os anti-inflamatórios não hormonais são efetivos para o tratamento da cólica, mas apresentam vários efeitos colaterais. Não foi possível diferenciar qual deles foi mais eficaz. (A)[18], (A)[19]

Psicoterapia

Busse *et al.* fizeram uma revisão sistemática e metanálise para determinar a eficácia da intervenção psicológica na SPM. (A)[18] Foram selecionados nove trabalhos e, em cinco deles, foi aplicada a terapia cognitiva. Os autores evidenciaram a baixa qualidade dos trabalhos, mas concluíram que existia suporte para dizer que a terapia comportamental-cognitiva reduz significantemente a ansiedade (-0,58; 95% de intervalo de confidência de 1,15 a -0,01) e a depressão (-0,55; 95% IC = -1,05 a -0,050). Os autores ainda sugerem um possível benefício nas mudanças comportamentais (-0,78: 95% IC= -1,29 a -0,10). (A)[18]

Conclusão

O tratamento da SPM é multifatorial e deve proporcionar qualidade de vida às mulheres. Os tratamentos mais estudados e empregados são os antidepressivos e os contraceptivos hormonais.

Recomendação

Na Divisão de Ginecologia do Hospital das Clínicas da Faculdade de Medicina da Universidade de São Paulo (HCFMUSP), recomenda-se a seguinte conduta para o diagnóstico da síndrome pré-menstrual (Algoritmo 63.1).

Algoritmo 63.1 – Diagnóstico da síndrome pré-menstrual

Anamnese
Os sintomas devem desaparecer totalmente após a menstruação e permanecerem ausentes de 10 a 15 dias

↓

Tabela de sintomas segundo a intensidade
Diferenciar os sintomas entre psíquicos, físicos e comportamentais e classificá-los segundo a intensidade

↓

Preenchimento diário dos principais sintomas
Padrão-ouro para confirmação do diagnóstico

Fonte: Desenvolvido pela autoria

Recomendação

Na Divisão de Ginecologia do Hospital das Clínicas da Faculdade de Medicina da Universidade de São Paulo (HCFMUSP), recomenda-se a seguinte conduta para o tratamento da síndrome pré-menstrual (Algoritmo 63.2).

Algoritmo 63.2 – Tratamento da síndrome pré-menstrual

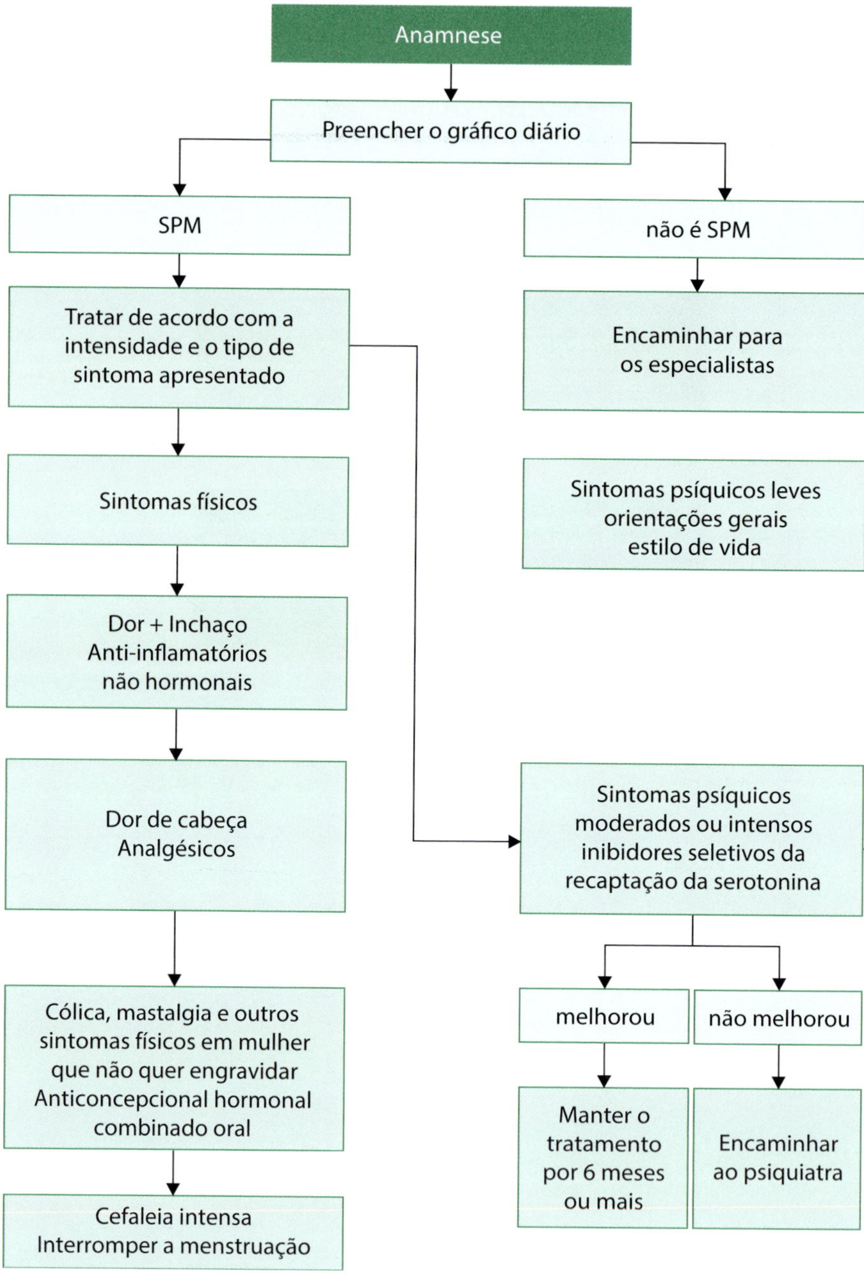

SPM: síndrome pré-menstrual

Fonte: Desenvolvido pela autoria

Referências bibliográficas

1. Freeman EW. Premenstrual syndrome and premsntrual dysphoric disorder: definitions and diagnosis. Psychoneuroendocrinology. 2003;28(3):25-37.
2. Diegoli MS, Fonseca AM, Diegoli CA, Pinotti JA. A double – blind of pyridoxine, alprazolam, fluoxetine (10 mg) and propranolol in treatment of severe premenstrual syndrome. Int J Gynaecol Obstet. 1998;62(1):63-7.
3. Reid RL, Yen SS. Premenstrual syndrome. Am J Obstet Gynecol. 1981;139(1):85-104.
4. Diegoli MS, Fonseca AM, Diegoli CA, Halbe HW, Bagnoli VR, Pinotti JA. Síndrome pré-menstrual: estudo da incidência e das variações sintomatológicas. Rev Ginecol Obstet. 1994;5(5):238-42.
5. Watson NR, Studd JW. The premenstrual syndrome. Br J Hosp Med. 1990;44(4):286-92.
6. Severino SK, Moline M. Premenstrual syndrome: identification and management. Drugs. 1995;49(1):71-82.
7. Wyatt KM, Dimmock PW, O´Brien PM. Selective serotonin reuptake inhibitors for premenstrual syndrome. In The Cochrane Library. 2002;(4)CD001396.
8. Wikander I, Sunblad C, Dagneell I, Zylberstein D, Bengtsson F. Citalopram im premenstrual dysphoria: is intermittent treatment during luteal phase more effective than continuous medication throughout the menstrual cycle? J Clin Psychopharmacol. 1998:18(5):390-8.
9. Eriksson E, Hedberg MA, Andersch B, Sunblad C. The serotonin reuptake inhibitor paroxetin is superior to the noradrenaline reuptake inhibitor maprotiline in the treatment of premenstural syndrome. Neuropsychopharmacology. 1995:12(2):167-76.
10. Freeman EW, Rickels SK, Sondheimer SJ, Polansky M. A double-blind trial of oral progesterone, alprazolam and placebo in treatment of severe premenstrual syndrome. JAMA. 1995;274(1):51-7.
11. Wyatt K, Dimmock P, Jones P, Obhral M, O´Brien S. Efficacy of progesterone and progestogens in management of premenstrual syndrome: systematic review. BMJ. 2001;323(7316):776-80.
12. Fenton C, Wellington K, Moen MD, Robson DM. Drospirenone/ethinylestradiol 3 mg/20 µg (24/4 day regimen). A review of its use in contraception, premenstrual dysphoric disorder and moderate acne vulgaris. Drugs. 2007;67(12):1750-65.
13. Kimberly Y, Brown C, Pearlstein TB, Foegh M, Landers CS, Rapkin A. Efficacy of a new low-dose oral contraceptive with drospirenone in premenstrual dysphoric disorder. Obstet Gynecol. 2005;106(3):492-501.
14. Pearltein TB, Bachmann GA, Zacur HA, Yonkers KA. Treatment of premenstrual dysphoric disorder with a new drospirenona containing oral contraceptive formulation. Contraception. 2005;72(60):414-21.
15. Kleijen J, Riet G, Knipschild P. Vitamin B6 in the treatment of premenstrual syndrome – a review. Br J Obstet Gynaecol. 1990;97(9):847-52.
16. Mannix LK. Menstrual related pain conditions: dysmenorrheal and migraine. J. Womens Health. 2008;17(5): 879-91.
17. Marjoribanks J, Proctor M, Farquhar C, Derks RS. Nonsteroid anti-inflammatory drugs for dysmenorrhoea. Cochrane Database Syst Rev. 2010;(1):CD001751.
18. Busse JW, Montori VM, Krasnik C, Patelis-Siotis I, Guyatt GH. Psycoilogical intervention for premenstrual syndrome: a meta-analysis of randomized controlled trials. Psychother Psychosom. 2009;78(1):6-15.
19. Modzelewski S, Oracz A, Zukow X, Ilendo k, et al. Premenstrual syndorme: new insights into etiology and review of treatment methods. Front Psychiatry. 2024;23;15:1363875.

Parte 7

Climatério

José Maria Soares Júnior
Edmund Chada Baracat

Capítulo 64

Transição para a Menopausa e Pós-Menopausa. Conceitos e Classificação

José Maria Soares Júnior
Isabel Cristina Esposito Sorpreso
Maria Cândida Pinheiro Baracat
Edmund Chada Baracat

Introdução

Anualmente, observa-se aumento considerável na expectativa de vida de homens e mulheres em razão das mudanças socioeconômicas e culturais decorrentes dos avanços tecnológicos, bem como a redução da mortalidade infantil e por outras afecções no mundo moderno, associados também à diminuição da taxa de fertilidade. Segundo a Organização Mundial da Saúde (OMS), a expectativa de vida até os 65 anos aumentou em média 4,8 anos do registro de 1950 a 1955 ao registro de 2005 a 2010, ou seja, um incremento na expectativa de vida da população mundial de 0,8 anos por década. Portanto, um número de maior de mulheres passa pelos 65 anos, quando se inicia a senescência. (C)[1] Em decorrência disso, maior número de mulheres alcançará a menopausa, exigindo maior atenção das políticas de Saúde Pública e maiores investimentos em estudos para tentar amenizar ou postergar os efeitos da involução biológica que aparecem no período do climatério. Este é dividido em transição para menopausa (ou menopáusica ou menopausal) e pós-menopausa. O limite em cada fase se dá pela menopausa.

Fisiopatogenia da transição menopausal

O ovário é composto de três compartimentos endócrinos distintos: células tecafoliculares, lúteas e estromais (incluindo a região hilar). Nos compartimentos tecafolicular e lúteo, prevalece a síntese estrogênica e estroprogesterônica e, no estromal, a de androgênios, que também são produzidos pelas células tecais. (C)[3]

Observa-se que, por ocasião do nascimento, os ovários contêm aproximadamente 2 milhões de folículos e, na puberdade, entre 300 mil e 400 mil. Na menacme ocorre, também, progressivo consumo de folículos e, para cada unidade folicular que atinge plena maturidade, mil folículos sofrem atresia. Calcula-se que apenas 400 folículos tornam-se maduros (dominantes) e, portanto, cerca de 400 mil se perdem durante a menacme, chegando à transição menopausal menos de 10 mil folículos. (D)[2] Observa-se, assim, que, com o avançar da idade, os compartimentos tecafolicular e lúteo exaurem, restando funcionalmente ativo apenas o estroma, o qual produz quase exclusivamente androgênios (androstenediona e testosterona), produção esta que se mantém reduzida após a menopausa (B)[4]

No fim do período reprodutivo e no início da transição menopausal, os ciclos menstruais começam a se tornar cada vez mais irregulares, podendo haver o ciclo encurtado (menos 7 dias de duração) e alongado (mais de 7 dias de duração). O volume pode variar muito para mais ou para menos. As ovulações são cada vez menos frequentes e, quando ocorrem, são imperfeitas com inadequação do corpo lúteo resultante. Na transição menopausal, há diminuição do nível sérico de progesterona e de estrogênio, com encurtamento das fases folicular e lútea, e ocorre queda do pico de estradiol. Além disso, a menor população de folículos e a maior atresia destes diminuem a síntese de inibina ovariana e de hormônio antimulleriano, com consequente aumento dos níveis de hormônio foliculo-estimulante (FSH) posteriormente. (D)[5]

Com a progressão da atresia folicular, os índices de FSH continuam a se elevar e as taxas de estrogênio decaem ainda mais. Os valores de hormônio luteinizante (LH) podem estar normais ou discretamente elevados na transição menopausal. Clinicamente, os ciclos tornam-se mais longos por maturação tecafolicular mais demorada, apesar de os níveis de FSH estarem elevados. (C)[6]

O resultado das alterações hormonais na transição menopausal caracteriza-se pela irregularidade menstrual marcante desse período e o surgimento de sintomas vasomotores assinalam o fim da transição menopausal com redução dos níveis séricos de estrogênio. (B)[4]

Climatério: classificação

Classicamente, o climatério corresponde ao período de vida em que a mulher sofre grandes modificações, incluindo a falta de ovulação e o déficit na síntese de hormônios estereóidicos. Representa a transição do período reprodutivo (menacme) ao não reprodutivo (senectude). Segundo a OMS, essa fase varia, em geral, dos 40 aos 65 anos de idade. Em estudo prospectivo longitudinal que acompanhou 2.570 mulheres com idades entre 45 e 55 anos, verificou-se que a média etária de início da transição menopausal está ao redor dos 47,5 anos de idade. (B)[7]

A menopausa, isto é, o período que se inicia na data da última menstruação, constitui apenas um marco dentro do climatério, incidindo, em geral, aos 50 anos de idade. (B)[7]

Em 2011, a Sociedade Americana de Medicina Reprodutiva reviu a terminologia sobre o climatério, que foi dividido em duas fases tendo como ponto de referência a data da menopausa. A transição menopausal e a pós-menopausa foram divididas, por sua vez, em períodos, levando-se em consideração alterações no padrão menstrual e nos níveis séricos de FSH (Figura 64.1). (D)[8] A transição menopausal inicia-se no final do período reprodutivo, quando a mulher começa a apresentar disfunção menstrual (encurtamento ou alongamento do ciclo em mais de 7 dias), estendendo-se até o período do último fluxo menstrual (menopausa). É dividida em precoce e em tardia. Considera-se precoce quando há variação de mais de 7 dias no intervalo entre os ciclos para mais ou para menos. Deve-se, ainda, excluir outras afecções que podem interferir no ciclo menstrual. É dita tardia quando os ciclos são mais longos, ou seja, intervalo maior de 60 dias entre os ciclos. A pós-menopausa inicia-se 1 ano após a menopausa. Também é subdividida em precoce e tardia. O marco de divisão seria o surgimento dos sintomas geniturinários da menopausa. (D)[8] A pós-menopausa termina com a senectude, ou seja, aos 65 anos de idade, conforme estabelecido pela OMS. Há, ainda, o termo "perimenopausa" que nomeia a transição menopausal junto com o primeiro ano após a menopausa. Em geral, a transição menopausal pode durar, em média, 8 anos, tendo a fase tardia duração de 2 a 4 anos. (D)[8] Com relação aos hormônios ovarianos, observa-se redução acentuada sérica do hormônio antimulleriano e da inibina-B durante a transição menopausal. Quanto à hipófise, o FSH, na concentração sanguínea, pode ter grande variação de seus valores, mas sempre abaixo de 25 UI/mL na fase precoce da transição, ultrapassando essas concentrações na fase tardia da transição menopausal. Há também diminuição da quantidade de folículos antrais, o que mostra uma redução da reserva ovariana e uma subfertilidade nesse período.

Figura 64.1 – Terminologia usada para os estágios do envelhecimento reprodutivo em mulheres

						Período menstrual final				
Estágios	**-5**	**-4**	**-3b**	**-3a**	**-2**	**-1**	**+ 1a**	**+ 1b**	**+ 1c**	**+2**
Terminologia	Período reprodutivo				Transição para menopausa			Pós-menopausa		
	Precoce	Pico	Tardia		Precoce	Tardia		Precoce		Tardia
					Perimenopausa					
Duração	Variável					1 a 3 anos	1 ano	1 ano	3 a 6 anos	Restante da vida
Principal critério										
Ciclo menstrual	Variável para regular	Regular	Regular	Mudança fluxo/ período	> 7 dias alteração na periodicidade	> 60 dias ausência de ciclo menstrual	Ausência de ciclo menstrual			
Critério suporte										
Hormônio folículo estimulante			Variável	Variável	Aumento variável	≥ 25 UI/L	Aumento variável		Estabiliza	
Hormônio Anti-mileriano			Baixo	Baixo	Baixo	Baixo	Baixo		Muito baixo	
Inibina-B			Baixo	Baixo	Baixo	Baixo	Baixo		Muito baixo	
Folículos antrais contagem (2 mm a 10 mm)			Baixo	Baixo	Baixo	Baixo	Muito baixo		Muito baixo	
Sintomas										
Sintomas						Ondas de calor	Ondas de calor		Sintomas tardios	

Fonte: Adaptada de Harlow SD, Gass M, Hall JE, *et al.*, 2012

O termo "menopausa" é definido quando há um período de 12 meses de amenorreia. Em geral, o diagnóstico é clínico nas mulheres não histerectomizadas. Nas mulheres submetidas à remoção do útero, níveis séricos de FSH superiores a 25 um/mL podem estar relacionadas ao estado de pós-menopausa com a intensificação dos sintomas vasomotores. A menopausa é considerada precoce quando se instala dos 40 aos 45 anos; oportuna ou fisiológica dos 45 aos 55 anos, e tardia após os 55 anos. Na menopausa precoce, as mulheres têm maior risco de doença cardiovascular, demência e perda de massa óssea. Na tardia, há aumento de risco de câncer estrogênio-dependente como mama e endométrio. Em geral, no Setor de Climatério da Divisão de Ginecologia do Hospital das Clínicas da Faculdade de Medicina da Universidade de São Paulo (HCFMUSP), a idade média da menopausa das pacientes, do ambulatório de Climatério da Divisão de Ginecologia, foi aproximadamente de 48 anos. (B)[9]

Outra definição da fase inicial da transição menopausal foi estabelecida pelo Grupo de Estudo sobre o Envelhecimento Ovariano da Pensilvânia (Penn-5). (B)[10] Novas categorias foram propostas: pré-menopausa (ciclos menstruais regulares); pré-menopausa tardia (alteração na duração de um ciclo de, pelo menos, mais de 7 dias); transição menopausal precoce (alteração de pelo menos dois ciclos com mais de 7 dias); transição menopausal tardia (3 meses ou mais de ausência de fluxo) (Quadro 64.1). Deve-se salientar que essa classificação inclui uma nova categoria, a pré-menopausa tardia, que corresponderia à transição menopausal precoce na definição da Sociedade Americana de Medicina Reprodutiva. (B)[10]

Quadro 64.1 – Comparação, na terminologia, entre a classificação clássica, a da Sociedade Americana de Medicina Reprodutiva (Straw), e a do Grupo de Estudos sobre o Envelhecimento Ovariano da Pensilvânia (Penn-5)

Clássico	Straw+10	Penn-5
Pré-menopausa	Período reprodutivo tardio	Pré-menopausa
Perimenopausa	Transição precoce	Pré-menopausa tardia
		Transição precoce
	Transição tardia	Transição tardia*
Pós-menopausa	Pós-menopausa precoce	Pós-menopausa precoce
	Pós-menopausa tardia	Pós-menopausa tardia

Nota-se que há diferença na definição da transição menopausal entre os grupos Straw e Penn-5. Esse último incluiu a pré-menopausa tardia

*Ausência de fluxo menstrual de pelo menos 3 meses

Fonte: Desenvolvido pela autoria

Referências bibliográficas

1. Life expectancy and mortality at older ages. [21 de maio 2024]. Disponível em: https://www.un.org/development/desa/pd/content/life-expectancy-and-mortality-older-ages.
2. Burger HG, Hale GE, Dennerstein L, Robertson DM. Cycle and hormone changes during perimenopause: the key role of ovarian function. Menopause. 2008;15(4 Pt 1):603-12.
3. Cavalcanti GS, Carvalho KC, Ferreira CDS, Alvarez PAC, Monteleone PAA, Baracat EC, et al. Granulosa cells and follicular development: a brief review. Rev Assoc Med Bras (1992). 2023;69(6):e20230175.
4. Giordano MV, Galvão Ferreira PA, Giordano LA, Garcia de Almeida SM, Cestari do Amaral V, Simoncini T, et al. How long is the ovary relevant for synthesis of steroids after menopause? Gynecol Endocrinol. 2018;34(6):536-9. doi: 10.1080/09513590.2017.1417375. Epub 2017.
5. Iwase A, Hasegawa Y, Tsukui Y, Kobayashi M, Hiraishi H, Nakazato T, Kitahara Y. Anti-mullerian hormone beyond an ovarian reserve marker: the relationship with the physiology and

pathology in the life-long follicle development. Front Endocrinol (Lausanne). 2023;14:1273966. doi: 10.3389/fendo.2023.1273966. eCollection 2023.

6. Miro F, Parker SW, Aspinall LJ, Coley J, Perry PW, Ellis JE, et al. Origins and consequences of the elongation of the human menstrual cycle during the menopausal transition: the Freedom Study. J Clin Endocrinol Metab. 2004;89(10):4910-5.
7. McKinlay SM, Brambilla DJ, Posner JG. The normal menopause transition. Maturitas. 2008;61(1-2):4-16.
8. Harlow SD, Gass M, Hall JE, Lobo R, Maki P, Rebar RW, et al. Executive summary of the stages of reproductive aging workshop + 10: addressing the unfinished agenda of staging reproductive aging. J Clin Endocrinol Metab. 2012;97(4):1159-68. doi: 10.1210/jc.2011-3362.
9. da Fonseca AM, Bagnoli VR, Souza MA, Azevedo RS, Couto Ede B Jr, Soares JM Jr, et al. Impact of age and body mass on the intensity of menopausal symptoms in 5968 Brazilian women. Gynecol Endocrinol. 2013;29(2):116-8. doi: 10.3109/09513590.2012.730570.
10. Gracia CR, Sammel MD, Freeman EW, Lin H, Langan E, Kapoor S, et al. Defining menopause status: creation of a new definition to identify the early changes of the menopausal transition. Menopause. 2005;12(2):128-35.

Capítulo 65

Terapia Hormonal – Propedêutica Clínica, Esquemas Terapêuticos e Acompanhamento

José Maria Soares Júnior
Isabel Cristina Esposito Sorpreso
Vicente Renato Bagnoli
Angela Maggio da Fonseca
Edmund Chada Baracat

Introdução

Como vimos, o climatério é dividido em duas fases: transição para a menopausa e pós-menopausa. Na primeira fase, os distúrbios menstruais são frequentes e impactam a qualidade de vida. Ao fim desse período, quando o ciclo menstrual se torna mais longo, com ausência de mais dois ciclos, podem surgir sintomas vasomotores, que são, em geral, mais frequentes e intensos na pós-menopausa. Nessa fase, o estado de hipoestrogenismo está mais consolidado, causando ondas de calor, sudorese, insônia e outros sintomas correlacionados que podem determinar um impacto importante na vida da mulher. (D)[1]

Esse período da vida da mulher também é uma oportunidade para se rastrear neoplasias como câncer de colo de útero e câncer de mama, além de orientar sobre práticas de estilo de vida saudável e até mesmo para se iniciarem terapias para corrigir distúrbios de carboidratos e dislipidemias que podem promover doenças cardiovasculares. Ressalte-se que as mulheres podem ganhar peso e desenvolver disfunção endotelial que resultaria em hipertensão arterial sistêmica ou em outras doenças cardiovasculares. No estudo de Fonseca *et al*. (B)[2] 70% das mulheres apresentavam sobrepeso ou obesidade na primeira consulta ginecológica durante o climatério. Portanto, é necessária uma equipe multidisciplinar para enfrentar e tratar as repercussões do ganho de peso e o risco de doenças cardiovasculares que podem ter evolução silenciosa nesse período e manifestar-se abruptamente com infarto agudo do miocárdio (IAM) ou acidente vascular cerebral (AVC). (D)[1]

As repercussões do hipoestrogenismo estão relacionadas aos sintomas vasomotores, à síndrome geniturinária e à perda de massa óssea; essa última pode resultar em osteoporose e fratura, comprometendo o bem-estar da mulher ao fim do climatério e na senectude. Nesse contexto, a terapia hormonal com estrogênios é a ferramenta mais eficaz para atenuar as alterações do hipoestrogenismo, mas deve ser individualizada e bem-avaliada para reduzir os riscos. (D)[1]

Saliente-se ainda que um dos princípios fundamentais é que os hormônios devem ser repostos após diagnóstico preciso de suas deficiências. Esse é o motivo pelo qual, durante anos, os ginecologistas, em geral, acreditavam que a reposição hormonal por longos períodos deveria ser indicada para as mulheres na pós-menopausa, estado caracterizado por deficiência de estrogênio após a parada de funcionamento ovariano. Porém, após a publicação dos dados obtidos pela Women's Health Initiative (WHI), em 2002, esse panorama se modificou, o que resultou na grande diminuição da prescrição de hormonioterapia no mundo. (A)[3] No entanto, atualmente, interpretações mais cuidadosas sobre os dados obtidos nesse estudo possibilizam que a terapia hormonal (TH) seja revalorizada na prescrição médica, e nas mulheres pós-menopáusicas com sintomas de instabilidade vasomotora e síndrome genitourinária da menopausa, bem como na prevenção da perda da massa óssea. (D)[4]

Desde a publicação do estudo, novas pesquisas têm atualizado informações relacionadas à influência da TH nas doenças cardiovasculares, nas doenças cerebrovasculares e no risco de câncer de mama, focando-se principalmente no momento de início da TH como importante influenciador desses riscos. Outros estudos também têm mostrado efeito benéfico da TH no metabolismo ósseo, no risco de câncer de cólon e na qualidade de vida das mulheres na pós-menopausa. (D)[4]

Avaliação inicial

Na transição menopausal, a irregularidade menstrual seria a primeira indicação do uso de progesterona ou progestagênio para regularizar o ciclo menstrual, evitando sangramento uterino anormal ou lesões proliferativas endometriais. Além disso, na fase tardia da transição menopausal, quando surgirem os sintomas vasomotores, seria uma oportunidade para introduzir a terapia estroprogestativa da menopausa (janela de oportunidade). (D)[4] A TH na pós-menopausa deve ser considerada quando há sintomas vasomotores que interferem na qualidade de vida, bem como os sintomas geniturinários, incluindo a dispaurenia, decorrente de atrofia genital, e a manutenção da massa óssea, diminuindo o risco de fratura osteoporótica. Após isso, as contraindicações que exporemos a seguir devem ser eliminadas, e os potenciais riscos dessa terapia devem ser discutidos antes de se iniciar a terapêutica (decisão compartilhada). Antes de se iniciar a TH, completa propedêutica clínica é necessária.

Avaliação clínica

A pesquisa da história (ou anamnese) deve ser semelhante à do período reprodutivo, observando-se as nuances da irregularidade menstrual, a subfertilidade do início da transição menopausal e os sintomas vasomotores na fase tardia da transição e precoce da pós-menopausa. As queixas clínicas mais frequentes nessa fase menopáusica são os fogachos, a insônia, a irritabilidade, a artralgia, a mialgia e as palpitações. Posteriormente, com o estado de hipoestrogenismo se acentuando, há diminuição da memória e do interesse pelas atividades de rotina, redução da libido, dispareunia, astenia e sintomas geniturinários relacionados à hipotrofia das mucosas que aparecem na fase tardia. (D)[5]

Para avaliação quantitativa da síndrome climatérica, índices foram criados para quantificar o impacto dos sintomas na vida das mulheres. Dessa forma, expressam numericamente a intensidade da sintomatologia, prestando-se ao acompanhamento do quadro ao longo do tempo. Um dos mais utilizados ainda é o índice menopausal de Kupperman. Outros índices são a escala de avaliação da menopausa, o questionário de saúde da mulher e a escala climatérica de Greene. Em estudo clínico, os índices mostram resultados muito semelhantes na avaliação dos sintomas vasomotores. (B)[6] Contudo, não é necessário aplicá-los na prática clínica para identificar a paciente que necessita de TH, pois os sintomas vasomotores constituem a grande indicação.

A idade da menarca e a data da última menstruação (menopausa) são importantes para se avaliar os fatores de risco. A presença de irregularidades menstruais é comum na transição menopausal, necessitando de abordagem individualizada quando há fatores de risco adicionais para câncer endometrial, como antecedente de anovulação crônica, obesidade, nuliparidade e diabetes *mellitus*. Outros antecedentes pessoais, menstruais, sexuais e obstétricos, bem como os familiares, auxiliam muito o entendimento do momento atual e o risco do emprego da TH. São importantes informações os sintomas urinários (infecções ou incontinência). É imprescindível investigar os hábitos alimentares (ingesta de fibras, gorduras, alimentos com cálcio e carboidratos simples), atividades físicas (tipo, regularidade e duração), além da existência de afecções concomitantes, uso de medicações, alergias e problemas pessoais do relacionamento amoroso ou familiar. Os antecedentes familiares indicam a necessidade de maior atenção quanto à adoção de medidas de prevenção e de preservação da saúde relacionadas à investigação sobre a ocorrência de doenças crônico-degenerativas, como diabetes *mellitus*; hipertensão arterial; doenças cardiovasculares e gastrointestinais; osteoporose, assim como de câncer de mama, útero (colo ou endométrio), ovários ou outros. (D)[1,7]

Exames físico e ginecológico

A avaliação consta de exame físico geral, com atenção voltada a aspectos relacionadas ao estado de hipoestrogenismo. Inicialmente, a verificação do peso e da altura, para cálculo do índice de massa corpórea (IMC) (peso/altura^2), define a necessidade de maior cuidado com o estilo de vida, quando detectados índices de baixo peso (IMC < 18,5), sobrepeso (IMC > 25) ou obesidade (IMC > 30). A medida de antropometria da circunferência abdominal (> 88 cm nas mulheres) é uma forma simples para se avaliar a síndrome metabólica e o risco cardiovascular, juntamente com a aferição da pressão arterial sistêmica.

O exame ginecológico inicia-se pela avaliação mamária, com inspeção (estática e dinâmica) e palpação cuidadosa das mamas, culminando na expressão papilar, na procura de descarga, que, se encontrada, deve ser colhida e enviada para análise. Na sequência, são palpadas as axilas e a cadeia ganglionar, à procura de alterações, com descrição detalhada de suas características e localização, quando encontrada. A palpação abdominal e da pelve é direcionada à investigação de anormalidades nas respectivas parede e cavidade, como dor ou alterações nas características dos órgãos internos em sua localização, volume, consistência e mobilidade . A seguir, deve-se proceder à inspeção cuidadosa da região do pudendo feminino, que inclui a vulva, com atenção para a ocorrência de alterações do trofismo, coloração ou adelgaçamento da pele e mucosa. Na inspeção dinâmica, são comuns as distopias, com prolapsos genitais nos mais variados graus e naturezas, acompanhados ou não de roturas perineais, sendo um bom momento para indicação cirúrgica quando necessário e/ou orientação da necessidade de realizar exercícios para recuperação da tonicidade muscular da pelve. (D)[7]

No exame especular, a avaliação da rugosidade da mucosa e da lubrificação do colo e da vagina pode refletir nitidamente o estado hormonal. Nesse momento, observa-se a necessidade ou não do uso de estrogênio, oral ou tópico, prévio ao exame, de preferência aqueles à base de estriol e promestrieno (cremes) ou estradiol (comprimido). Estes podem também ser usados regularmente para melhora do trofismo da mucosa, diminuição do desconforto urogenital e ao coito e a predisposição maior a infecções. (D)[7]

Exames complementares

A rotina básica de exames na primeira consulta da mulher no climatério consta de exames para prevenção de doenças mais prevalentes nessa faixa etária, bem como sua detecção precoce. Deve ser repetida com regularidade (semestral, anual, bianual, trianual) de acordo com os protocolos específicos em vigor, o que pode ser modificado na presença ou não de intercorrências ou alterações.

Os exames complementares essenciais para o acompanhamento do climatério estão relacionados a seguir, cujas indicação e periodicidade de realização deverão seguir as orientações definidas de acordo com os protocolos clínicos adotados pelo Ministério da Saúde. (D)[8]

Avaliação laboratorial

A instalação do climatério é gradativa e evidencia-se clinicamente em maior ou menor grau, a depender de vários fatores. Porém, a ocorrência da menopausa é eminentemente clínica, caracterizada pela cessação das menstruações por 12 meses ou mais. Não há, portanto, necessidade de dosagens hormonais a não ser quando a menopausa for cirúrgica e/ou houver dúvidas em relação ao quadro hormonal. A dosagem do hormônio foliculo-estimulante (FSH) é suficiente para o diagnóstico de hipofunção ou de falência ovariana, quando o resultado for maior do que 25 UI/mL. Os exames laboratoriais de rotina para o acompanhamento do climatério constam no Quadro 65.1. As solicitações de exames relacionados com investigações mais específicas devem seguir as indicações preconizadas para cada caso e sua possibilidade de realização.

Quadro 65.1 – Exames laboratoriais antes do início da terapia hormonal no climatério, segundo recomendação do Ministério da Saúde (D)[8]

Exame	Afecções
Hemograma	Anemia e função da medula óssea, processos infecciosos, alterações imunológicas
TSH	Doenças tireoidianas
Glicemia	Intolerância à glicose ou diabetes *mellitus*
Colesterol total e frações	Dislipidemia
Triglicérides	Dislipidemia
TGO, TGP	Dano hepático
Urina I	Infecções urinárias
Pesquisa de sangue oculto nas fezes (após os 50 anos)	Rastreamento de neoplasia de cólon ou reto

TSH: Hormônio tireoestimulante; TGO: Transaminase glutâmico-oxaloacética; TGP: Transaminase glutâmico-pirúvica

Fonte: Adaptado de https://bvsms.saude.gov.br/bvs/publicacoes/manual_atencao_mulher_climaterio.pdf

No Quadro 65.1, estão resumidos outros exames complementares que podem ser empregados no climatério.

Mamografia

A mamografia permite a detecção precoce do câncer por conseguir descobrir lesões em fase inicial. Deve ser solicitada como exame de rotina para as mulheres acima de 40 anos, anualmente, e naquelas com idade entre 50 e 69 anos, com o intervalo máximo de 2 anos segundo o posicionamento da Federação Brasileira das Associações de Ginecologia e Obstetrícia (Febrasgo), da Sociedade Brasileira de Mastologia (SBM) e do Colégio Brasileiro de Radiologia e Diagnóstico por Imagem (CBR). (D)[9]

Ultrassonografia transvaginal

A ultrassonografia pélvica (preferentemente por via transvaginal) possibilita a mensuração e a observação do aspecto endometrial. Este é considerado normal até 4 mm a 5 mm (e até 8 mm nas mulheres usuárias de TH). Nos casos de espessamento endometrial, é obrigatório prosseguir a investigação por histeroscopia e biópsia endometrial, ou mesmo curetagem, para estudo anatomopatológico. A ultrassonografia transvaginal não é exame que deve ser feito de rotina nas mulheres na pós-menopausa, e sua utilização deve ser avaliada quando houver sangramento uterino anormal ou dor pélvica. (D)[8]

Densitometria óssea

A densitometria mineral óssea (DMO) é exame de referência para o diagnóstico da osteoporose, realizado pela avaliação da coluna lombar, do colo do fêmur e do antebraço, segundo os critérios da Organização Mundial de Saúde (OMS). Deverá ser realizada em mulheres consideradas de alto risco para osteoporose: idade acima de 65 anos; pacientes com menopausa precoce com menos de 45 anos de idade ou insuficiência ovariana prematura (< 40 anos); mulheres com amenorreia secundária prolongada (mais de 1 ano); pacientes com história de fraturas por trauma mínimo e que tenham sofrido perda de estatura (maior que 2,5 cm) e mulheres com IMC < 19 kg/m. (D)[10] Outros fatores de risco são tabagismo, antecedente pessoal de fratura óssea ou histórico familiar de fratura osteoporótica, artrite reumática, uso de corticosteroides por via sistêmica por mais de 3 meses e alcoolismo. Nesses casos, a densitometria pode ser realizada logo após a menopausa. Na decisão da solicitação, pode ser empregado o índice de FRAX para o Brasil. (D)[11]

Exame preventivo do câncer do colo do útero

A coleta do material para citopatologia deve abranger a ectocérvice e a endocérvice; nas mulheres histerectomizadas, o fundo de saco vaginal. A ocorrência de hipotrofia ou atrofia da mucosa pode comprometer a qualidade do material citológico, podendo ocorrer sangramentos por traumatismos e processo inflamatório que são comuns nessa fase. A junção escamocolunar migra para o interior do canal endocervical, causando entropia e dificuldade de obtenção das células glandulares na amostra. O pH vaginal também sofre alterações, com tendência à alcalinização e mudança da flora, predispondo, muitas vezes, ao crescimento bacteriano com ocorrência de vaginite ou vaginose. As lesões suspeitas identificadas devem ser biopsiadas e tratadas. A presença de atrofia que comprometa a qualidade do exame ou traga desconforto importante à mulher indica a utilização prévia à coleta de estrogênio vaginal. Preferencialmente, utiliza-se estriol ou promestrieno, aplicando-se 2 cc do creme durante 10 dias e aguardando-se de 3 a 5 dias (ideal) para a coleta. Outra alternativa é o emprego do estradiol em comprimidos. (D)[8]

Esquemas e regimes de terapia hormonal

A terapia hormonal em pacientes na pós-menopausa pode ser local (vaginal) ou sistêmica (oral ou transdérmica). Além disso, pode ser estrogênica exclusiva ou em associação com progestagênio. Os regimes de associação de estrogênio e de progestagênio possíveis estão descritos na Tabela 65.1.

A decisão sobre quais esquema, dose e regime de TH serão utilizados depende de cada situação e deve ser individualizada para cada paciente, dependendo de sua condição clínica.

Tabela 65.1 – **Regimes de terapia hormonal estroprogestativa**

Regime	Estrogênio	Progestagênio
Cíclico	Dias 1 a 25	Últimos 10 a 14 dias do ciclo de estrogênio
Cíclico combinado	Dias 1 a 25	Dias 1 a 25
Contínuo sequencial	Contínuo	10 a 14 dias todos os meses
Contínuo sequencial longo	Contínuo	10 a 14 dias a cada 2 a 6 meses
Contínuo combinado	Contínuo	Contínuo

Fonte: Desenvolvida pela autoria

Terapia hormonal e doenças cardiovasculares

Doença coronariana

As doenças cardiovasculares são as principais causas de morte em mulheres na pós-menopausa. Revisão recente do WHI, que analisou o grupo inteiro de mulheres que participaram daquele estudo, cuja média de idade foi de 63 anos, mostrou que os índices de doença coronariana foram similares entre as mulheres que receberam 0,625 mg/dia de estrogênios conjugados (EC) e aquelas que utilizaram placebo (RR = 0,95 com IC 95%: 0,78 a 1,16). (A)[12] As mulheres que utilizaram EC combinados com acetato de medroxiprogesterona (AMP) (2,5 mg/dia) tiveram índice maior de doença coronariana, entretanto sem demonstrar significância estatística (RR = 1,23 com IC 95%: 0,99 a 1,53). (A)[12] Observando-se esses dois dados em conjunto, pode-se concluir que o referido estudo não confirma a hipótese de que a terapia estrogênica diminui os riscos de doença coronariana em mulheres na pós-menopausa. Todavia, aquelas com fatores de risco cardiovascular, como obesidade e idade mais avançada (acima de 60 anos) foram incluídas nesse estudo. Portanto, esses dados devem ser avaliados com cautela.

Porém, o WHI não é capaz de responder se os efeitos cardiovasculares da TH seriam influenciados se as doses hormonais utilizadas fossem menores, se a via de administração fosse transdérmica ou se formulações diferentes de estrogênios e/ou de progestagênios fossem utilizadas. O efeito da duração da TH também ainda é incerto. Analisando-se o braço EC + AMP do WHI, notou-se que, nos 2 primeiros anos de utilização dessas medicações, o risco relativo para doença coronariana foi de 1,86 com IC 95%: 1,15 a 2,45, risco que diminuiu nos anos subsequentes de utilização dessa TH. (A)[12]

No estudo observacional *Nurses Health Study* (NHS), as pacientes tinham entre 30 e 55 anos de idade na sua entrada no estudo e, quando atingiram a menopausa, 80% delas iniciaram a TH 2 a 3 anos após seu início. Esse estudo mostrou claramente que houve diminuição nos riscos de doenças cardiovasculares nas mulheres que utilizaram TH. (B)[13] A diferença dessa coorte de pacientes com o WHI, que, como vimos, não mostrou o mesmo resultado, é que as pacientes do WHI eram mais idosas (tinham 63 anos de idade, em média, na entrada no estudo) e iniciaram a TH, em média, 10 anos após o estabelecimento da menopausa.

O *Coronary Artery Calcium Study* fez uma reanálise do WHI. Esse estudo analisou especificamente pacientes que estavam com idade entre 50 e 59 anos na entrada do estudo. O que se viu foi que, nesse subgrupo, as pacientes randomizadas para o grupo que utilizou somente EC tiveram um escore de cálcio na artéria coronária menor que as pacientes que usaram placebo. (A)[14] Esse achado é consistente com outro estudo que pesquisou os eventos clínicos ocorridos em mulheres do WHI que tinham menos que 60 anos de idade na entrada no estudo. Esse trabalho mostrou que as mulheres que foram randomizadas para utilizar somente EC, quando comparadas ao grupo que utilizou placebo, tiveram significativa redução na necessidade de revascularização do miocárdio (RR = 0,55 com IC 95%: 0,35 a 0,86) e nas ocorrências de IAM (RR = 0,66 com IC 95%: 0,44 a 0,97). (A)[12]

Os dados expostos suportam a chamada hipótese de que o momento de início da TH pode influenciar em seus efeitos. Assim, do ponto de vista de doenças coronarianas, parece que mulheres mais jovens e com pouco tempo de início de menopausa se beneficiam da TH. Esse fato é a base da janela de oportunidade cardiovascular da terapia hormonal: início o mais precoce possível da TH na fase tardia da transição menopausal ou até 10 anos da menopausa. O critério seria a idade de 60 anos para iniciar a TH. (D)[15]

Tromboembolismo venoso

Tromboembolismo venoso (TV) representa um importante fator na avaliação do risco/benefício da utilização da TH. Tanto estudos observacionais como experimentais têm mostrado aumento significativo nos riscos de TV entre as usuárias de TH. (D)[16] Segundo dados do WHI, a utilização de EC oral associado com 2,5 mg/dia de AMP aumentou o risco de TV quando comparada ao uso de placebo (RR = 2,06 com IC 95%: 1,57 a 2,70). (A)[17,18] Nas pacientes que utilizaram somente EC oral, o risco de TV não teve aumento significativo quando comparado ao do placebo. (A)[19] A via de administração dos estrogênios e sua dosagem, além do tipo de progestagênio utilizado, podem ter impacto na ocorrência do TV. (A)[20]

Quanto à influência da dosagem de estrogênios na ocorrência de TV, os dados na literatura são limitados. Porém, estudos sugerem que o tipo de progestagênio utilizado tem impacto no risco de TV. Dados do WHI sugerem que AMP resulta em aumento de ocorrência de TV. Revisão sistemática com metanálise sugere que os progestagênios não derivados de pregnanos (nomegestrol e promegestona) estão associados com aumento de quatro vezes no risco de TV (RR = 3,9 com IC 95%: 1,5 a 10,0). (A)[21]

Acidente vascular cerebral

A ocorrência de AVC é mais comum em homens que em mulheres. Uma possível explicação para isso pode ser a exposição estrogênica. Os estrogênios têm várias ações no cérebro, no endotélio vascular, nos elementos sanguíneos e nos metabolismos lipídico e inflamatório, bem como no fluxo arterial encefálico. Esses efeitos poderiam modificar os riscos de AVC. (C)[22]

O estudo WHI mostrou que a utilização de EC associado ou não com AMP aumentou em aproximadamente um terço o riso de AVC isquêmico (RR = 1,31 com IC 95%: 1,02 a 1,68 nas mulheres que utilizaram EC+AMP, e RR = 1,37 com IC 95%: 1,09 a 1,73 nas que usaram somente EC). Achados em outros estudos são consistentes com esses. (A)[8] Uma metanálise incluindo 28 estudos sugeriu que há aumento de 29% no risco de AVC pelo uso de TH em mulheres na pós-menopausa (RR = 1,29 com IC 95%: 1,13 a 1,47). (A)[23] Como no WHI, esse risco não foi modificado pela preparação hormonal utilizada (estrogênio somente *versus* estrogênio associado com progestagênio) ou pelo tipo de estrogênio (EC *versus* estradiol). (A)[23]

Questões ainda não respondidas pela literatura e de interesse considerável são: se os riscos de AVC consequente à TH são influenciados pela idade das mulheres, pelo momento de início de TH, pelas doses de estrogênios e/ou progestagênios utilizados ou pela via de administração da TH (oral *versus* transdérmica). (B)[24]

Terapia hormonal e o aparelho musculoesquelético

Osteoporose e fraturas

Está definido que o declínio dos níveis de estrogênios típicos do climatério estão associados com rápida perda de massa óssea, osteoporose e fraturas.

Metanálise publicada em 2002 incluiu 57 estudos randomizados e placebo-controlados sobre o uso de estrogênio associado com progestagênio em mulheres na pós-menopausa. (A)[25] Mostrou que a TH foi mais efetiva que o placebo na preservação e no aumento da densidade mineral óssea (DMO) (*após 2 anos para coluna lombar:* RR = 6,76 com IC 95%: 5,63 a 7,89; *após 2 anos para colo do fêmur:* RR = 4,12 com IC 95%: 3,45 a 4,80). De forma importante, devemos observar que essa ação era similar àquela vista com o uso de alendronato. Além disso, a associação entre estrogênios e alendronato obteve efeito ainda melhor que as duas terapias isoladas no aumento da massa óssea. A descontinuação no uso dos estrogênios resultou em perda óssea similar àquela observada precocemente na menopausa. (B)[26,27]

Utilizando-se dos dados obtidos com o WHI, alguns trabalhos mostraram que, nas pacientes que utilizaram EC + AMP, houve diminuição no risco de fraturas da ordem de 24% (RR = 0,76 com IC 95%: 0,69 a 0,83). Nas mulheres que utilizaram somente EC, os riscos de fraturas diminuíram em 29% (RR = 0,71 com IC 95%: 0,64 a 0,80). (A)[28,29]

Outra metanálise relatando somente a ocorrência de fraturas concluiu que a TH (estrogênio associado com progestagênio) reduziu de forma significativa a ocorrência de fraturas não vertebrais (RR = 0,73 com IC 95%: 0,56 a 0,94), mas o efeito foi atenuado e não significativo nas mulheres com mais de 60 anos de idade. (A)[30]

Os dados são limitados relacionando as doses da TH à diminuição dos riscos de fraturas, porém um estudo sugeriu que a dose de 17 beta estradiol de 0,25 mg/dia já seria suficiente para preservar a massa óssea. (A)[31]

Osteoartrite

A degradação progressiva da cartilagem articular e da estrutura geral da articulação caracteriza a osteoartrite, o que causa dores e instabilidades articulares; consequentemente, perda de qualidade de vida. Receptores estrogênicos têm sido identificados nos condrócitos articulares em humanos, e a ação dos estrogênios em seus receptores pode regular o metabolismo da cartilagem. (D)[32,33]

O WHI demonstrou que as mulheres tratadas somente com EC tiveram menores índices de artroplastia do que as que utilizaram placebo (RR = 0,73 com IC 95%: 0,58 a 0,93). (A)[34] No entanto, esses benefícios não se concretizaram nas pacientes que utilizaram EC + AMP (RR = 0,99 com IC 95%: 0,82 a 1,20), sugerindo que a administração contínua de progestagênio pode contrabalançar os efeitos positivos dos estrogênios nas articulações. (A)[34]

Terapia hormonal e câncer

Câncer de mama

Greendale *et al.* relataram que a administração isolada de estrogênio por 2 anos não teve ação significativa na densidade mamária. (B)[35] Em contraste, administração de estrogênios associados com progestagênio aumentou de forma significativa a densidade mamária em 3% a 5% quando comparada ao grupo que utilizou placebo. McTiernan *et al.* reportaram achados semelhantes na análise dos dados do WHI. (A)[36]

Metanálise colaborativa publicada em 1997 relacionou dados de 51 estudos envolvendo 67.370 mulheres e examinou o papel da TH no risco de câncer de mama. (A)[37]

Das pacientes que utilizaram TH nesse trabalho, 80% delas foram submetidas à terapia estrogênica exclusiva. Assim, esse estudo representa de forma bastante substancial os efeitos da terapia estrogênica exclusiva nos riscos de câncer de mama. O risco de câncer de mama associado com a TH cresceu linearmente 2,3% por ano (RR = 1,023 com IC 95%: 1,011 a 1,036). Quando se limitou a análise dos dados somente às pacientes que utilizaram terapia estrogênica contínua, não houve aumento de risco de câncer de mama de forma significativa durante 5 anos de uso (RR = 0,99 com IC 95%: 0,65 a 1,12), porém o uso maior que 5 anos aumentou esse risco (RR = 1,34 com IC 95%: 1,10 a 1,54). Nenhuma diferença aparente foi vista relacionada com diferentes tipos de estrogênios e dosagens utilizadas.

De forma importante, devemos analisar dados de quatro estudos clínicos randomizados e placebo-controlados que avaliaram os efeitos da TH na ocorrência do câncer mama. São eles: WHI; *Women's Estrogen for Stroke Trial* (West); *European/Australasian Stroke Prevention in Reversible Ischemia Trial* (Eprit) e *Estrogen in the Prevention of Aterochlerosis Trial* (Epat). Os dados obtidos desses quatro estudos mostraram que a terapia estrogênica exclusiva resultou em RR = 0,79 com IC 95%: 0,61 a 1,01, sem significância estatística. (A)[38]

Observando-se exclusivamente os dados do WHI, o início da terapia estrogênica exclusiva após 5 anos do começo da menopausa ocasionou a diminuição significativa dos riscos de câncer de mama (RR = 0,58 com IC 95%: 0,36 a 0,93). No entanto, o início da terapia estrogênica exclusiva imediatamente após o estabelecimento da menopausa não resultou nessa diminuição (RR = 1,12 com IC 95%: 0,39 a 3,21). (A)[39] Dessa forma, estabelece-se uma teoria de que o momento mais tardio da terapia estrogênica exclusiva na pós-menopausa pode proteger essas mulheres dos riscos de câncer de mama. Porém, evidentemente, outros estudos prospectivos são necessários para comprovar essa teoria.

Ainda se avaliando os dados da WHI, mas com atenção na análise das pacientes que utilizaram EC + AMP, observa-se que o RR para câncer de mama relacionado ao uso dessa TH foi de 1,26 com IC 95%: 1,00 a 1,59. (A)[40] Revisão realizada por Collins *et al.*, em 2005, analisou dados de 22 trabalhos que estudaram os riscos de câncer de mama associados à administração de terapia combinada de estrogênio e progestagênio. A TH combinada estroprogestativa RR = de 1,49 (IC 95%: 1,13 a 1,96) para o desenvolvimento do câncer de mama, sugerindo, mais uma vez, que a associação de progestagênio com o estrogênio na TH aumenta significativamente o risco da ocorrência de câncer de mama. (A)[38]

Vários estudos epidemiológicos seguiram esse trabalho de Collins *et al.* e confirmaram seus achados. Por exemplo, Lyytinen *et al.* relataram risco relativo para câncer de mama de 1,31 com IC 95%: 1,20 a 1,42 para as usuárias de TH com combinação entre estrogênio e progestagênio. (B)[41] Os riscos observados com noretindrona como progestagênio (RR = 2,03 com IC 95%: 1,84 a 2,30) foram maiores que com AMP (RR = 1,64 com IC 95%: 1,49 a 1,70).

Podemos, então, concluir que o progestagênio parece ter papel fundamental no desenvolvimento do câncer de mama nas mulheres na pós-menopausa e que utilizam TH.

O uso de TH em mulheres na pós-menopausa sobreviventes ao câncer de mama é ainda controverso. Alguns sugerem que a TH poderia ter efeito adverso na ocorrência de lesões ocultas não curadas pelo tratamento prévio do tumor, principalmente naquelas pacientes com positividade para receptores de estrogênios. A redução nos efeitos benéficos dos inibidores de aromatase como tratamento adjuvante nesses tumores parece acontecer com a TH. No entanto, podemos também estabelecer o raciocínio de que a utilização concomitante dos estrogênios com inibidores da aromatase pode gerar a neutralização do efeito negativo dos estrogênios na promoção tumoral. Três grandes estudos randomizados e placebo-controlados desenhados para responder à pergunta se a TH é segura em pacientes que sobreviveram a prévio câncer de mama tiveram de ser interrompidos por seus respectivos comitês de monitoramento em virtude do aumento importante na incidência de recidiva dos tumores após a TH. (A)[42-44] Assim, os grandes protocolos clínicos contraindicam a realização de TH em pacientes sobreviventes a câncer de mama prévio.

Há sobreviventes de câncer de mama que experimentam ondas de calor de forma intensa sem melhora com substâncias não hormonais, principalmente inibidores da recaptação da serotonina e os inibidores da recaptação de noradrenalina e serotonina e outras substâncias. (D)[45] Esses sintomas interferem no sono, nas atividades profissionais e na qualidade de vida. Recentemente, Mendoza *et al.* (D)[46] relataram nova visão sobre o uso da hormonioterapia no climatério, sugerindo que poderia ser indicada em mulheres com câncer de mama triplo negativo, mas as evidências que sustentam essa conduta são ainda pequenas e o prognóstico desse tipo de tumor mamário é menor do que com receptor positivo. Esses achados foram apoiados pela metanálise de Poggio *et al.* (A)[47] de quatro ensaios clínicos com 4.050 pacientes randomizadas para receber estrogênio/progestagênio ou apenas tibolona contra placebo ou sem TH. A reposição hormonal aumentou o risco de recidiva do câncer de mama em 46%, variando de 12% a 91% de acordo com o intervalo de confiança, mas apenas na análise do subgrupo receptor hormonal positivo (HR 1,8, IC 95% 1,15 a 2,82, p = 0,010). O grupo triplo negativo não apresentou risco (HR 1,19, IC 95% 1,15 a 1,77, p = 0,39). Segundo a Sociedade Norte-Americana de Menopausa, se a paciente tem diminuição da qualidade de vida e tentou outros tratamentos não hormonais sem resultados adequados, a TH deve ser discutida com ela. (D)[48]

Câncer de endométrio

Os maiores fatores de risco para desenvolvimento de câncer de endométrio tipo I são obesidade, diabetes *mellitus* e aumento endógeno ou exógeno de estrogênios. A utilização do estrogênio sem progestagênio após a menopausa é estabelecida como um grande fator de risco para o desenvolvimento do câncer de endométrio tipo I. Metanálise avaliando a terapia estrogênica exclusiva mostrou aumento em duas vezes no risco de câncer de endométrio em comparação às não usuárias (RR = 2,3 com IC 95%: 2,1 a 2,5). (A)[49] O risco foi relacionado com a duração e a dose dos estrogênios, e a utilização estrogênica durante mais de 10 anos elevou o risco de câncer em 9,5 vezes. (A)[49]

A adição de progestagênio ao estrogênio na TH diminui os riscos de hiperplasia endometrial e, portanto, do câncer de endométrio, e os dados mostram isso com os diferentes regimes utilizados, sendo os mais comuns: combinado contínuo; combinado cíclico; sequencial cíclico. (A)[50,51] Salientamos que, no esquema sequencial, o progestagênio deve ser empregado pelo menos por 10 dias para evitar o surgimento de lesões proliferativas endometriais.

Câncer de ovário

Estudos do tipo observacionais relataram aumento nos riscos de câncer de ovário em usuárias de TH (estrogênio isolado ou em combinação com progestagênio). (B)[52] Lacey *et al.* estudaram 44.241 mulheres na pós-menopausa (média etária de 56,6 anos). Dessas pacientes, 329 tiveram câncer de ovário durante o período de observação. O uso de estrogênio exclusivo resultou em RR = 1,6 com IC 95%: 1,2 a 2 com aumento de 7% por ano de uso. (B)[52] A combinação de estrogênio e progestagênio foi associada com RR = 1,1 com IC 95%: 0,64 a 1,7 sem evidência de efeito da duração do tratamento nesses índices. Achados similares foram reportados em análise de 19 estudos do tipo caso-controle. (B)[53]

O mais importante estudo clínico randomizado placebo-controlado que examinou os efeitos da TH na ocorrência de câncer de ovário é o WHI. Durante uma média de acompanhamento de 5,6 anos, 20 casos de câncer invasivo de ovário foram diagnosticados nas mulheres que recebiam EC + AMP e 12 casos nas que recebiam placebo, o que resultou em RR = 1,58 com IC 95%: 0,77 a 3,24.

Indicações da terapia hormonal

Síndrome geniturinária

Bexiga hiperativa, incontinência urinária de esforço e infecção urinária recorrente

Com relação à bexiga hiperativa (BH), metanálise com 11 estudos clínicos randomizados placebo-controlados analisou o papel da terapia estrogênica na condição. (A)[54] O estrogênio, quando comparado ao placebo, melhorou de forma significativa os seis parâmetros relacionados com BH. A frequência urinária diurna diminuiu em oito dos dez estudos que analisaram esse parâmetro (p = 0,0011). Além disso, houve melhora também na frequência urinária noturna (p = 0,0371) e na urgência miccional (p = 0,0425) em quatro dos seis estudos que relataram tais dados. Todos os estudos mostraram diminuição no número de episódios de incontinência urinária (p = 0,0002) e aumento na capacidade vesical quando se utilizaram estrogênios. Em todos os trabalhos, os parâmetros citados tiveram melhoria mais evidente com a utilização de estrogênios locais. Esses resultados também foram observados por revisão sistemática que concluiu que a terapia estrogênica é capaz de melhorar a urgeincontinência. (A)[55]

A incontinência urinária de esforço (IUE), normalmente, reflete enfraquecimento do tônus da musculatura pélvica. Assim, como o estrogênio parece resultar em aumento do tônus dessa musculatura, alguns estudos foram realizados para avaliar se a TH diminuía a ocorrência de IUE. As evidências apontam para o fato de a terapia estrogênica isolada não melhorar de forma consistente os sintomas de IUE. (A)[55,56] Além disso, um estudo avaliou os efeitos da TH combinada (estrogênio e progestagênio), identificando aumento na incidência de IUE nas pacientes que utilizavam a TH. (A)[55]

Os critérios diagnósticos para incontinência urinária recorrente (IUR) são três episódios consecutivos de infecção urinária em 1 ano ou dois episódios em 6 meses. A incidência dessa condição nas mulheres na pós-menopausa é de 8% a 10%. (A)[43] Uma revisão sistemática identificou nove estudos apropriados envolvendo 3.345 mulheres na pós-menopausa e avaliou a eficácia da terapia estrogênica (via oral ou vaginal) na IUR. Na análise de pacientes que utilizaram estrogênios por via oral, não foi possível identificar melhoria aparente na ocorrência de IUR em comparação ao grupo placebo (RR = 1,08 com IC 95%: 0,88 a 1,33). (A)[57] Dois estudos incluídos na revisão analisaram o efeito de estrogênios vaginais *versus* placebo, e ambos estudos mostraram efeitos benéficos do estrogênio vaginal para IUR (RR = 0,25 com IC 95%: 0,13 a 0,50 e RR = 0,64 com IC 95%: 0,47 a 0,86). (B)[58] (A)[59]

Atrofia vaginal

A terapia estrogênica promove crescimento das células vaginais e sua maturação, ocasiona a recolonização da flora vaginal com lactobacilos, melhora o fluxo sanguíneo vaginal e aumenta a elasticidade e a espessura vaginal, melhorando a resposta sexual. (A)[60-63] (D)[64] Três metanálises mostraram que os estrogênios também são capazes de aliviar sintomas vulvovaginais. Em todos os trabalhos, o uso tópico de estrogênios se mostrou mais eficaz que o sistêmico. (A)[63] O uso de doses vaginais baixas de estrogênios resulta em pequena absorção sistêmica desse hormônio, incapaz de aliviar os sintomas de ondas de calor. (B)[65] Além disso, os dados atuais mostram que o uso tópico de estrogênios não provoca reações endometriais importantes. Revisão sistemática mostrou raros casos de hiperplasia endometrial e nenhum caso de câncer de endométrio nas pacientes que utilizaram estrogênios vaginais. (A)[63] Assim, não há motivos de se associar progestagênio ou fazer qualquer tipo de propedêutica endometrial nas pacientes que estejam utilizando estrogênios vaginais como terapia única.

Terapia hormonal e instabilidade vasomotora

As ondas de calor são o sintoma mais comum na pós-menopausa, afetando 60% a 80% das pacientes nessa condição. Revisão sistemática mostrou que as mulheres que utilizam TH na pós-menopausa obtiveram redução de 75% com IC 95%: 64% a 82% na frequência de ondas de calor e de 87% na gravidade dos sintomas. (A)[64] Em uma metanálise de 12 estudos randomizados placebo-controlados, que avaliaram a ação dos estrogênios na melhoria das ondas de calor, observou-se que o número médio de episódios de ondas de calor por semana diminuiu em 16,8 episódios com IC 95%: 23,4 a 10,2 com o 17 betaestradiol; em 22,4 episódios com IC 95%: 35,9 a 10,4 com estradiol transdérmico, e em 19,1 episódios com IC 95%: 33 a 5,1 com os EC. (A)[65] A adição de progestagênio aos estrogênios não alterou os resultados.

A maioria dos dados que relacionam a TH e a melhoria nas ondas de calor se baseia em terapias com doses padronizadas de estrogênios (EC 0,625 mg/dia; 17 beta estradiol oral 1 mg/dia; 17 beta estradiol transdérmico 0,05 mg/dia). (A)[64,65] No entanto, outros trabalhos mostram que estrogênios utilizados em doses mais baixas também são capazes de aliviar sintomas de ondas de calor e têm menos efeitos colaterais como sangramento vaginal e dor mamária. (A)[66] Como exemplos podemos citar: EC 0,3 mg/dia; 17 beta-estradiol oral 0,5 mg/dia; e 17 betaestradiol transdérmico 0,025 mg/dia.

Terapia hormonal e função sexual feminina

A terapia estrogênica exclusiva ou a associação de estrogênio e progesterona, mesmo em doses bastante pequenas, são capazes de melhorar a dispareunia associada à atrofia vulvovaginal típica do estado pós-menopausal. (A)[67] Os estrogênios vaginais e os sistêmicos parecem ter o mesmo efeito para esse fim. (A)[68] Os resultados não são tão animadores quando há dispareunia em mulheres com vagina trófica ou naquelas com diminuição da libido. A tibolona, que é um composto sintético com ações estrogênicas, progestagênica e androgênica, melhora a função sexual das mulheres de maneira mais evidente que os estrogênios transdérmicos. (A)[69]

Estudos clínicos randomizados mostraram que, em mulheres na pós-menopausa, a utilização de testosterona transdérmica, capaz de liberar 300 microgramas/dia de testosterona, aumenta de forma significativa os eventos sexuais satisfatórios por mês nessas mulheres. (A)[70-73]

Formas alternativas de TH

Tibolona

A tibolona é um esteroide sintético que tem ações estrogênica, progestagênica e androgênicas. Esse esteroide alivia as ondas de calor e a atrofia urogenital em mulheres na pós-menopausa. (D)[74] (A)[75] Na dosagem de 1,25 mg/dia por 2 anos, estudos mostram que a tibolona resulta em aumento da DMO tanto na coluna lombar como no colo do fêmur em maior quantidade que o raloxifeno na dose de 60 mg/dia. (A)[76] Estudo analisando mulheres portadoras de osteoporose com mais de 60 anos de idade submetidas ao tratamento com tibolona identificou redução significativa na incidência de fraturas vertebrais e não vertebrais (RR = 0,55 com IC 95%: 0,41 a 0,74 e RR = 0,74 com IC 95%: 0,53 a 0,98). Identificou-se, ainda, associação com diminuição no risco de câncer de mama nessas pacientes (RR = 0,32 com IC 95%: 0,13 a 0,80). (A)[77,78] Outros estudos, porém, revelam aumento na incidência de câncer de mama com o uso desse medicamento. (A)[79]

A tibolona está associada com o aumento no risco de AVC em mulheres mais idosas, mas isso não foi observado em estudos clínicos randomizados que incluíram mulheres com menos de 60 anos de idade. (A)[80] Estudos mostram que a tibolona não está associada ao TV e à doença coronariana. (A)[78] Além disso, com relação ao endométrio, um grande ensaio clínico aleatorizado que comparou a utilização de 1,25 mg/dia de tibolona com EC + AMP mostrou que aquele esteroide não esteve associado com hiperplasia ou carcinoma endometrial. (A)[80]

Com relação à vida sexual das mulheres na pós-menopausa, a tibolona parece ser uma TH interessante, pois dados da literatura mostram que esse hormônio se associa com aumento no desejo sexual dessas mulheres, e sua satisfação após as relações sexuais, sendo esses efeitos maiores que os vistos com a terapia estrogênica convencional. (A)[81.]

Com relação ao impacto mamário, o estudo *Liberty* mostrou que a tibolona determina aumento do risco de recorrência de câncer mamário. (A)[82]

Raloxifeno

O raloxifeno, modulador seletivo do receptor de estrogênio (SERM), tem efeitos estrogênicos no metabolismo ósseo, nos fatores da coagulação e nos lipídios e gera efeitos antiestrogênicos nas mamas, no útero, no tecido vaginal e no centro de controle térmico hipotalâmico. Como resultado, a utilização de 60 mg/dia de raloxifeno melhora a DMO vertebral e no colo do fêmur e reduz as fraturas vertebrais. (A)[83, 84] No entanto, os episódios de TV aumentam de forma significativa (RR = 2,76 com IC 95%: 1,30 a 5,86) e não há aumento na incidência de doença coronariana (RR = 0,95 com IC 95%: 0,84 a 1,07) ou nos episódios de AVC (RR = 0,91 com IC 95%: 0,58 a 1,41). (A)[83,84]

Como resultado de suas ações antiestrogênicas, o uso do raloxifeno diminuiu os riscos de câncer de mama nas mulheres tratadas para osteoporose, como demonstrado no estudo More (*Multiple Outcomes of Raloxifen Evaluation*) (RR = 0,28 com IC 95%: 0,17 a 0,46). (A)[85] Redução na incidência de câncer de endométrio também foi observada com o uso de raloxifeno 60 mg/dia (RR = 0,50 com IC 95%: 0,29 a 0,85). (B)[86]

Recomendação

Na Divisão de Ginecologia do Hospital das Clínicas da Faculdade de Medicina da Universidade de São Paulo (HCFMUSP), recomenda-se a seguinte conduta para a propedêutica clínica em mulheres no climatério (Algoritmo 65.1).

Algoritmo 65.1 – Propedêutica clínica em mulheres no climatério

Anamnese

Exame físico
- Exame físico geral
- Exame ginecológico

Exames complementares
- Avaliação laboratorial
- Mamografia
- Ultrassonografia pélvica (não é exame de rotina)
- Densitometria óssea
- Colpocitologia oncológica

Fonte: Desenvolvido pela autoria

Recomendação

Na Disciplina de Ginecologia da FMUSP, recomenda-se a seguinte conduta terapêutica em mulheres no climatério (Algoritmo 65.2). As indicações da terapia hormonal são: sintomas vasomotores; síndrome geniturinária da meningite e prevenção de perda de massa óssea.

Algoritmo 65.2 – Tratamento da paciente no climatério

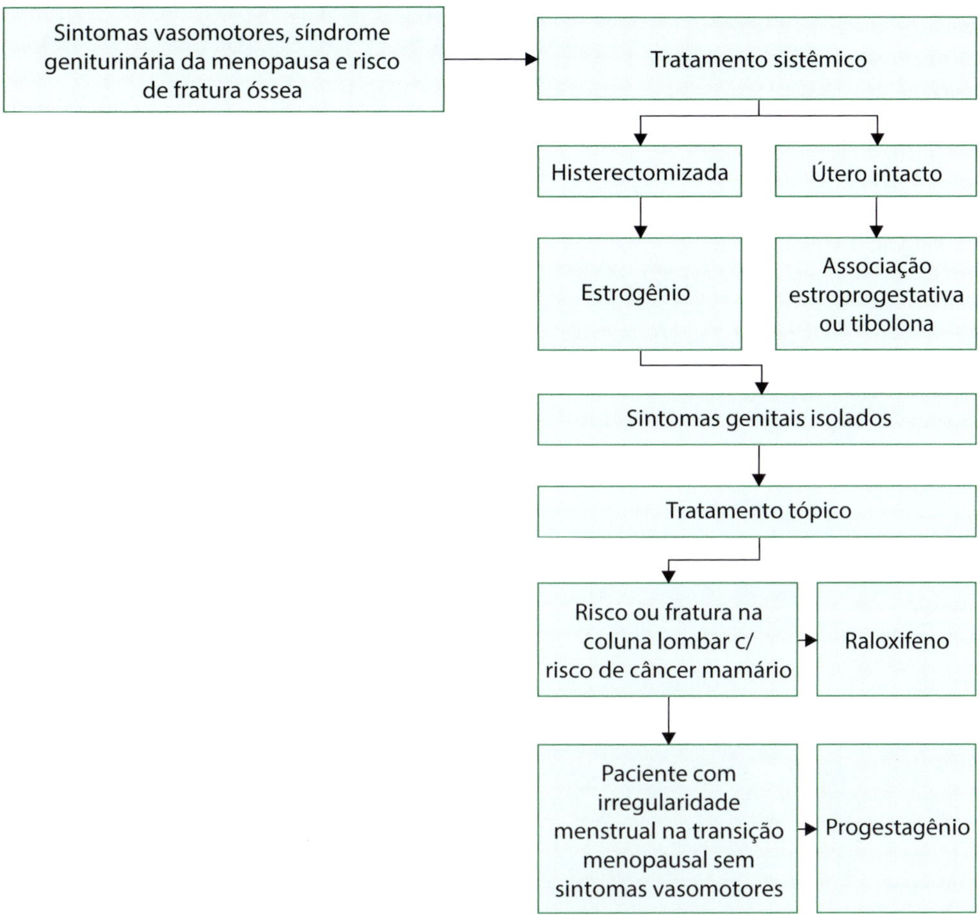

Fonte: Desenvolvido pela autoria

Referências bibliográficas

1. Soares Júnior JM, Lopes RD, Sorpreso IC E, Baracat EC. Women health: holistic view. Rev Assoc Med Bras (1992). 2023;69(1):e2023S127. doi: 10.1590/1806-9282.2023S127.
2. da Fonseca AM, Bagnoli VR, Souza MA, Azevedo RS, Couto Ede B Jr, Soares JM Jr, et al. Impact of age and body mass on the intensity of menopausal symptoms in 5968 Brazilian women. Gynecol Endocrinol. 2013;29(2):116-8. doi: 10.3109/09513590.2012.730570.
3. North American Menopause Society. Estrogen and progestogen use in postmenopausal women: position statement of The North American Menopause Society. Menopause 2010;17(2):242-55.

4. Stute P, Marsden J, Salih N, Cagnacci A. Reappraising 21 years of the WHI study: putting the findings in context for clinical practice. Maturitas. 2023;174:8-13. doi: 10.1016/j.maturitas.2023.04.271.
5. Harlow SD, Gass M, Hall JE, Lobo R, Maki P, Rebar RW, et al. Executive summary of the Stages of Reproductive Aging Workshop + 10: addressing the unfinished agenda of staging reproductive aging. J Clin Endocrinol Metab. 2012;97(4):1159-68. doi: 10.1210/jc.2011-3362.
6. Souza LACE, Araujo AT, Lima AA. Correlation among four questionnaires that evaluate menopausal symptoms. Menopause. 2022;29(6):700-6. doi: 10.1097/GME.0000000000001965.
7. Rossouw JE, Prentice RL, Manson JE, Wu L, Barad D, Barnabei VM, et al. Post-menopausal hormone therapy and risk of cardiovascular disease by age and years since menopause. JAMA 2007;297(13):1465-77.
8. Manual de atenção da mulher no Climatério. [2024 maio 21]. Disponível em: https://bvsms.saude.gov.br/bvs/publicacoes/manual_atencao_mulher_climaterio.pdf.
9. Desafios do rastreamento do câncer de mama. [2024 maio 21]. Disponível em: https://www.febrasgo.org.br/images/pec/FPS---N8---Setembro-2023---portugues-2.pdf.
10. Checa-Betegón P, Luque-Pérez R, Oñate Martínez-Olascoaga D, Pérez-González JL, Domínguez-Esteban I. Osteoporotic vertebral fractures: natural history and impact. Rev Esp Cir Ortop Traumatol. 2024;S1888-4415(24)00066-3.
11. FRAX Brasil ferramenta [2024 maio 21]. Disponível em: https://abrasso.org.br/.
12. Rossouw JE, Prentice RL, Manson JE, Wu L, Barad D, Barnabei VM, et al. Post-menopausal hormone therapy and risk of cardiovascular disease by age and years since menopause. JAMA. 2007;297(13):1465-77.
13. Prentice RL, Langer R, Stefanick ML, Howard BV, Pettinger M, Anderson G, et al. Combined postmenopausal hormone therapy and cardiovascular disease: toward resolving the discrepancy between observational studies and the Women's Health Initiative clinical trial. Am J Epidemiol. 2005;162(5):404-14.
14. Manson JE, Allison MA, Rossouw JE, Carr JJ, Langer RD, Hsia J, et al. Estrogen therapy and coronary-artery calcification. N Engl J Med. 2007;356(25):2591-602.
15. Sood R, Faubion SS, Kuhle CL, Thielen JM, Shuster LT. Prescribing menopausal hormone therapy: an evidence-based approach. Int J Womens Health. 2014;6:47-57. doi: 10.2147/IJWH.S38342.
16. Rachon D, Teede H. Postmenopausal hormone therapy and the risk of venous thromboembolism. Climacteric. 2008;11(4):273-9.
17. Bonduki CE, Lourenço DM, Motta EL, Soares JM Jr, Haidar MA, Baracat EC. Effect of estrogen-progestin hormonal replacement therapy on blood coagulation and fibrinolysis in postmenopausal women. Clinics (São Paulo). 2007;62(5):553-60. doi: 10.1590/s1807-59322007000500004.
18. Curb JD, Prentice RL, Bray PF, Langer RD, Van Horn L, Barnabei VM, et al. Venous thrombosis and conjugated equine estrogen in women without a uterus. Arch Intern Med. 2006;166(7):772-80.
19. Cushman M, Kuller LH, Prentice R, Rodabough RJ, Psaty BM, Stafford RS, et al. Estrogen plus progestin and risk of venous thrombosis. JAMA. 2004;292(13):1573-80.
20. Scarabin PY, Alhenc-Gelas M, Plu-Bureau G, Taisne P, Agher R, Aiach M. Effects of oral and transdermal estrogen/progesterone regimens on blood coagulation and fibrinolysis in postmenopausal women. A randomized controlled trial. Arterioscler Thromb Vasc Biol. 1997;17(11):3071-8.
21. Canonico M, Plu-Bureau G, Lowe GD, Scarabin PY. Hormone replacement therapy and risk of venous thromboembolism in postmenopausal women: systematic review and meta-analysis. BMJ. 2008;336(7655):1227-31.
22. Mazzucco S, Li L, Tuna MA, Rothwell PM. Age-specific sex-differences in cerebral blood flow velocity in relation to haemoglobin levels. Eur Stroke J. 2024;23969873241245631. doi: 10.1177/23969873241245631.

23. Bath PM, Gray LJ. Association between hormone replacement therapy and subsequent stroke: a meta-analysis. BMJ. 2005;330(7487):342.
24. Grodstein F, Manson JE, Stampfer MJ, Rexrode K. Postmenopausal hormone therapy and stroke: role of time since menopause and age at initiation of hormone therapy. Arch Intern Med. 2008;168(8):861-6.
25. Wells G, Tugwell P, Shea B, Guyatt G, Peterson J, Zytaruk N, et al. Meta-analyses of therapies for postmenopausal osteoporosis. V. Meta-analysis of the efficacy of hormone replacement therapy in treating and preventing osteoporosis in postmenopausal women. Endocr Rev. 2002;23(4):529-39.
26. Tremollieres FA, Pouilles JM, Ribot C. Withdrawal of hormone replacement therapy is associated with significant vertebral bone loss in postmenopausal women. Osteoporos Int. 2001;12(5):385-90.
27. Finkelstein JS, Brockwell SE, Mehta V, Greendale GA, Sowers MR, Ettinger B, et al. Bone mineral density changes during the menopause transition in a multiethnic cohort of women. J Clin Endocrinol Metab. 2008;93(3):861-8.
28. Cauley JA, Robbins J, Chen Z, Cummings SR, Jackson RD, LaCroix AZ, et al. Effects of estrogen plus progestin on risk of fracture and bone mineral density: the women's health initiative randomized trial. JAMA. 2003;290(13):1729-38.
29. Jackson RD, Wactawski-Wende J, LaCroix AZ, Pettinger M, Yood RA, Watts NB, et al. Effects of conjugated equine estrogen on risk of fractures and BMD in postmenopausal women with hysterectomy: results from the women's health initiative randomized trial. J Bone Miner Res. 2006;21(6):817-28.
30. Torgerson DJ, Bell-Syer SE. Hormone replacement therapy and prevention of vertebral fractures: a meta-analysis of randomized trials. BMC Musculoskelet Disord. 2001;2:7.
31. Prestwood KM, Kenny AM, Kleppinger A, Kulldorff M. Ultra low-dose micronized 17 beta-estradiol and bone density and bone metabolism in older women: a randomized controlled trial. JAMA. 2003;290(8):1042-8.
32. Tankó LB, Søndergaard BC, Oestergaard S, Karsdal MA, Christiansen C. An update review of cellular mechanisms conferring the indirect and direct effects of estrogen on articular cartilage. Climacteric. 2008;11(1):4-16.
33. Bay-Jensen AC, Tabassi NC, Sondergaard LV, Andersen TL, Dagnaes-Hansen F, Garnero P, et al. The response to estrogen deprivation on cartilage collage degradation markers; CTX-II is unique compared to other markers of collagen turnover. Arthritis Res Ther. 2009;11(1):R9.
34. Cirillo DJ, Wallace RB, Wu L, Yood RA. Effect of hormone therapy on risk of hip and knee joint replacement in the women's health initiative. Arthritis Rheum. 2006;54(10):3194-204.
35. Greendale GA, Reboussin BA, Slone S, Wasilauskas C, Pike MC, Ursin G. Postmenopausal hormone therapy and change in mammographic density. J Natl Cancer Inst. 2003;95(1):30-7.
36. McTiernan A, Martin CF, Peck JD, Aragaki AK, Chlebowski RT, Pisano ED, et al. Estrogen-plus-progestin use and mammographic density in postmenopausal women: women's health initiative randomized trial. J Natl Cancer Inst. 2005;97(18):1366-76.
37. Breast cancer and hormone replacement therapy: collaborative reanalysis of data from 51 epidemiological studies of 52,705 women with breast cancer and 108,411 women without breast cancer. Collaborative Group on Hormonal Factors in Breast Cancer. Lancet. 1997;350(9084):1047-59. Erratum in Lancet. 1997;350(9089):1.484.
38. Collins JA, Blake JM, Crosignani PG. Breast cancer risk with postmenopausal hormonal treatment. Hum Reprod Update. 2005;11(6):545-60. Erratum in Hum Reprod Update 2006;12(3):331.
39. Prentice RL, Chlebowski RT, Stefanick ML, Manson JE, Langer RD, Pettinger M, et al. Conjugated equine estrogens and breast cancer risk in the women's health initiative clinical trial and observational study. Am J Epidemiol. 2008;167(12):1407-15.
40. Chlebowski RT, Hendrix SL, Langer RD, Stefanick ML, Gass M, Lane D, et al. Influence of estrogen plus progestin on breast cancer and mammography in healthy postmenopausal women: the Women's Health Initiative Randomized Trial. JAMA. 2003;289(24):3243-53.

41. Lyytinen H, Pukkala E, Ylikorkala O. Breast cancer risk in postmenopausal women using estradiol-progestogen therapy. Obstet Gynecol. 2009;113(1):65-73.
42. Holmberg L, Iversen OE, Rudenstam CM, Hammar M, Kumpulainen E, Jaskiewicz J, et al. Increased risk of recurrence after hormone replacement therapy in breast cancer survivors. J Natl Cancer Inst. 2008;100(7):475-82. Erratum in J Natl Cancer Inst. 2008;100(9):685.
43. Von Schoultz E, Rutqvist LE. Menopausal hormone therapy after breast cancer: the Stockholm randomized trial. J Natl Cancer Inst. 2005;97(7):533-5.
44. Holmberg L, Anderson H. Habits steering and data monitoring committees. Habits (hormonal replacement therapy after breast cancer – is it safe?), a randomized comparison: trial stopped. Lancet. 2004;363(9407):453-5.
45. Soares Júnior JM, Mota BS, Nobrega GB, Filassi JR, Sorpreso ICE, Baracat EC. Breast cancer survivals and hormone therapy: estrogen and melatonin. Rev Assoc Med Bras (1992). 2023;69(10):e6910EDI. doi: 10.1590/1806-9282.6910EDI.
46. Mendoza N, Ramírez I, Viuda E, Coronado P, Baquedano L, Llaneza P, et al. Eligibility criteria for menopausal hormone therapy (MHT): a position statement from a consortium of scientific societies for the use of MHT in women with medical conditions. MHT Eligibility Criteria Group. Maturitas. 2022;166:65-85. doi: 10.1016/j.maturitas.2022.08.008.
47. Poggio F, Del Mastro L, Bruzzone M, Ceppi M, Razeti MG, Fregatti P, et al. Safety of systemic hormone replacement therapy in breast cancer survivors: a systematic review and meta-analysis. Breast Cancer Res Treat. 2022;191(2):269-75. doi: 10.1007/s10549-021-06436-9.
48. North American Menopause Society. The 2012 hormone therapy position statement of The North American Menopause Society. Menopause. 2012;19(3):257-71. doi: 10.1097/gme.0b013e31824b970a.
49. Grady D, Gebretsadik T, Kerlikowske K, Ernster V, Petitti D. Hormone replacement therapy and endometrial cancer risk: a meta-analysis. Obstet Gynecol. 1995;85(2):304-13.
50. Effects of hormone replacement therapy on endometrial histology in postmenopausal women. The postmenopausal estrogen/ progestin interventions (PEPI) trial. The Writing Group for the PEPI Trial. JAMA. 1996;275(5):370-5.
51. Anderson GL, Judd HL, Kaunitz AM, Barad DH, Beresford SA, Pettinger M, et al. Effects of estrogen plus progestin on gynecologic cancers and associated diagnostic procedures: the women's health initiative randomized trial. JAMA. 2003;290(13):1739-48.
52. Lacey Jr JV, Mink PJ, Lubin JH, Sherman ME, Troisi R, Hartge P, et al. Menopausal hormone replacement therapy and risk of ovarian cancer. JAMA. 2002;288(3):334-41. Erratum in JAMA 2002;288(20):2544.
53. Rossing MA, Cushing-Haugen KL, Wicklund KG, Doherty JA, Weiss NS. Menopausal hormone therapy and risk of epithelial ovarian cancer. Cancer Epidemiol Biomarkers Prev. 2007;16(12):2548-56.
54. Cardozo L, Lose G, McClish D, Versi E. A systematic review of the effects of estrogens for symptoms suggestive of overactive bladder. Acta Obstet Gynecol Scand. 2004;83(10):892-7.
55. Moehrer B, Hextall A, Jackson S. Oestrogens for urinary incontinence in women. Cochrane Database Syst Rev. 2003;(2):CD001405.
56. Al-Badr A, Ross S, Soroka D, Drutz HP. What is the available evidence for hormone replacement therapy in women with stress urinary incontinence? J Obstet Gynaecol Can. 2003;25(7):567-74.
57. Perrotta C, Aznar M, Mejia R, Albert X, Ng CW. Oestrogens for preventing recurrent urinary tract infection in postmenopausal women. Cochrane Database Syst Rev. 2008;(2):CD005131.
58. Eriksen B. A randomized, open, parallel-group study on the preventive effect of an estradiol-releasing vaginal ring (Estring) on recurrent urinary tract infections in postmenopausal women. Am J Obstet Gynecol. 1999;180(5):1072-9.
59. Raz R, Stamm WE. A controlled trial of intravaginal estriol in postmenopausal women with recurrent urinary tract infections. N Engl J Med. 1993;329(11):753-6.

60. Weisberg E, Ayton R, Darling G, Farrell E, Murkies A, O'Neill S, et al. Endometrial and vaginal effects of low-dose estradiol delivered by vaginal ring or vaginal tablet. Climacteric. 2005;8(1):83-92.
61. Utian WH, Shoupe D, Bachmann G, Pinkerton JV, Pickar JH. Relief of vasomotor symptoms and vaginal atrophy with lower doses of conjugated equine estrogens and medroxyprogesterone acetate. Fertil Steril. 2001;75(6):1065-79.
62. Cardozo L, Bachmann G, McClish D, Fonda D, Birgerson L. Meta-analysis of estrogen therapy in the management of urogenital atrophy in postmenopausal women: second report of the hormones and urogenital therapy committee. Obstet Gynecol. 1998;92(4-2):722-7.
63. Suckling J, Lethaby A, Kennedy R. Local oestrogen for vaginal atrophy in postmenopausal women. Cochrane Database Syst Rev. 2006;(4):CD001500.
64. Kovalevsky G. Female sexual dysfunction and use of hormone therapy in postmenopausal women. Semin Reprod Med. 2005;23(2):180-7.
65. Rioux JE, Devlin C, Gelfand MM, Steinberg WM, Hepburn DS. 17 beta-estradiol vaginal tablet vs. conjugated equine estrogen vaginal cream to relieve menopausal atrophic vaginitis. Menopause. 2000;7(3):156-61.
66. Maclennan AH, Broadbent JL, Lester S, Moore V. Oral oestrogen and combined oestrogen/progestogen therapy vs. placebo for hot flushes. Cochrane Database Syst Rev. 2004;(4):CD002978.
67. Nelson HD. Commonly used types of postmenopausal estrogen for treatment of hot flashes: scientific review. JAMA. 2004;291(13):1610-20.
68. Huang A, Yaffe K, Vittinghoff E, Kuppermann M, Addis I, Hanes V, et al. The effect of ultralow-dose transdermal estradiol on sexual function in postmenopausal women. Am J Obstet Gynecol. 2008;198(3):265-7.
69. Long CY, Liu CM, Hsu SC, Wu CH, Wang CL, Tsai EM. A randomized comparative study of the effects of oral and topical estrogen therapy on the vaginal vascularization and sexual function in hysterectomized postmenopausal women. Menopause. 2006;13(5):737-43.
70. Nijland EA, Nathorst-Böös J, Palacios S, Van de Weijer PW, Davis S, Stathopoulos VM, et al. Improved bleeding profile and tolerability of tibolone vs. transdermal E2/NETA treatment in postmenopausal women with female sexual dysfunction. Climacteric. 2009;12(2):114-21.
71. Buster JE, Kingsberg SA, Aguirre O, Brown C, Breaux JG, Buch A, et al. Testosterone patch for low sexual desire in surgically menopausal women: a randomized trial. Obstet Gynecol. 2005;105(5-1):944-52.
72. Davis SR, Van der Mooren MJ, Van Lunsen RH, Lopes P, Ribot C, Rees M, et al. Efficacy and safety of a testosterone patch for the treatment of hypoactive sexual desire disorder in surgically menopausal women: a randomized, placebo-controlled trial. Menopause. 2006;13(3):387-96. Erratum in Menopause. 2006;13(5):850.
73. Braunstein GD, Sundwall DA, Katz M, Shifren JL, Buster JE, Simon JA, et al. Safety and efficacy of a testosterone patch for the treatment of hypoactive sexual desire disorder in surgically menopausal women: a randomized, placebo-controlled trial. Arch Intern Med. 2005;165 (14):1582-9.
74. Kloosterboer HJ. Tibolone: a steroid with a tissue-specific mode of action. J Steroid Biochem Mol Biol. 2001;76(1-5):231-8.
75. Doren M, Rubig A, Coelingh Bennink HJ, Holzgreve W. Differential effects on the androgen status of postmenopausal women treated with tibolone and continuous combined estradiol and norethindrone acetate replacement therapy. Fertil Steril. 2001;75(3):554-9.
76. Swanson SG, Drosman S, Helmond FA, Stathopoulos VM. Tibolone for the treatment of moderate to severe vasomotor symptoms and genital atrophy in postmenopausal women: a multicenter, randomized, double-blind, placebo-controlled study. Menopause. 2006;13(6):917-25.
77. Delmas PD, Davis SR, Hensen J, Adami S, van Os S, Nijland EA. Effects of tibolone and raloxifene on bone mineral density in osteopenic postmenopausal women. Osteoporos Int 2008;19(8):1153-60.

78. Cummings SR, Ettinger B, Delmas PD, Kenemans P, Stathopoulos V, Verweij P, et al. The effects of tibolone in older postmenopausal women. N Engl J Med. 2008;359(7):697-708.
79. Nelson HD, Fu R, Griffin JC, Nygren P, Smith ME, Humphrey L. Systematic review: comparative effectiveness of medications to reduce risk of breast cancer. Ann Intern Med. 2009;151(10):703-15, W-226-35.
80. Archer DF, Hendrix S, Gallagher JC, Rymer J, Skouby S, Ferenczy A, et al. Endometrial effects of tibolone. J Clin Endocrinol Metab. 2007;92(3):911-8.
81. Nijland EA, Weijmar Schultz WC, Nathorst-Boo SJ, Helmond FA, Van Lunsen RH, Palacios S, et al. Tibolone and transdermal E2/NETA for the treatment of female sexual dysfunction in naturally menopausal women: results of a randomized active-controlled trail. J Sex Med. 2008;5(3):646-56.
82. Kenemans P, Bundred NJ, Foidart JM, Kubista E, von Schoultz B, Sismondi P, et al. Safety and efficacy of tibolone in breast-cancer patients with vasomotor symptoms: a double-blind, randomised, non-inferiority trial. Lancet Oncol. 2009;10(2):135-46. doi: 10.1016/S1470-2045(08)70341-3.
83. Delmas PD, Ensrud KE, Adachi JD, Harper KD, Sarkar S, Gennari C, et al. Efficacy of raloxifene on vertebral fracture risk reduction in postmenopausal women with osteoporosis: four-year results from a randomized clinical trial. J Clin Endocrinol Metab. 2002;87(8):3609-17.
84. Barrett-Connor E, Grady D, Sashegyi A, Anderson PW, Cox DA, Hoszowski K, et al. Raloxifene and cardiovascular events in osteoporotic postmenopausal women: four-year results from the MORE (Multiple Outcomes of Raloxifene Evaluation) randomized trial. JAMA 2002;287(7):847-57.
85. Cauley JA, Norton L, Lippman ME, Eckert S, Krueger KA, Purdie DW, et al. Continued breast cancer risk reduction in postmenopausal women treated with raloxifene: 4-year results from the MORE trial. Multiple Outcomes of Raloxifene Evaluation. Breast Cancer Res Treat. 2001;65(2):125-34. Erratum in Breast Cancer Res Treat. 2001;67(2):191.
86. De Michele A, Troxel AB, Berlin JA, Weber AL, Bunin GR, Turzo E, et al. Impact of raloxifene or tamoxifen use on endometrial cancer risk: a population-based case-control study. J Clin Oncol. 2008;26(25):4151-9.

Capítulo 66

Terapia Hormonal no Climatério. Riscos e Benefícios

José Maria Soares Júnior
Isabel Cristina Esposito Sorpreso
Nilson Roberto de Melo
Edmund Chada Baracat

Introdução

O climatério corresponde ao período de vida em que a mulher sofre grandes modificações, incluindo a ausência de ovulação e o déficit na síntese de hormônios esteróidicos. Nesse período, ocorre a menopausa, isto é, a data da última menstruação, reconhecida como 12 meses consecutivos de amenorreia. Atualmente, objetivando-se a padronização da nomenclatura, são preferidas as designações "transição menopausal" e "pós-menopausa" (1 ano após a última menstruação) para as fases do climatério.[1-3]

A mulher, nessa fase, pode apresentar uma série de eventos que resultam, via de regra, do hipoestrogenismo. Comumente, é relatada grande variedade de sintomas, incluindo os sintomas vasomotores (fogachos e sudorese noturna), ressecamento vaginal, distúrbios do sono, disfunção sexual, depressão, ansiedade, labilidade emocional e perda de memória, entre outros.

Esses eventos podem ser amenizados com a terapia hormonal (TH), modalidade de tratamento mais eficaz para os sintomas climatéricos, que deve ser adequada às necessidades da paciente, a seu estado de saúde geral e a suas preferências pessoais, considerando-se os riscos e benefícios.

As indicações da TH são determinadas para contemplar principalmente sintomas relacionados ao hipoestrogenismo, embora outros sintomas e manifestações clínicas também melhorem com a hormonoterapia. De acordo com consensos de diferentes sociedades, as principais indicações da TH são: sintomas vasomotores, disfunção menstrual (transição para menopausa, emprego de progestagênio), sintomas urogenitais e prevenção de fratura osteoporótica. Para todos eles, a TH oferece, sem dúvida, excelentes benefícios. Todavia, inúmeros aspectos devem ser considerados na tomada de decisão para seu início, sendo fundamental uma abordagem criteriosa.

Sintomas vasomotores

A TH é um tratamento eficaz para controle dos sintomas vasomotores e suas potenciais consequências, como distúrbios do sono, irritabilidade, dificuldade de concentração e comprometimento da qualidade de vida, constituindo-se na sua principal indicação. (D)[4] Revisão sistemática demonstrou redução na frequência e intensidade de fogachos nas mulheres submetidas à TH em comparação às do grupo-controle (77% de melhora dos fogachos nas usuárias de TH em comparação a 30% no grupo placebo). (A)[5]

A literatura não evidencia nenhuma diferença em relação ao tipo de terapia hormonal empregada (tipo de estrogênio, doses, vias de administração com ou sem adição de progestagênio) no controle dos sintomas. (D)[6] Em mulheres tabagista, hipertensa, diabética, obesa e com níveis elevados de triglicérides, deve-se dar preferência terapia estrogênica pois à via de administração, ou seja, a via não oral, evita a primeira passagem hepática. (B)[7]

Sintomas urogenitais

Metanálise envolvendo ensaios clínicos randomizados evidenciou melhora significativa da lubrificação vaginal com a administração de estrogênios, independentemente da via empregada. (A)[8] Outra metanálise de ensaios clínicos analisando o emprego da TH sistêmica ou local demonstrou que a terapia hormonal administrada localmente pode contribuir para a melhora da incontinência urinária, em particular a de urgência. (A)[9]

Às mulheres com atrofia urogenital (vaginite atrófica, síndrome uretral ou incontinência urinária) e sem as demais indicações de TH sistêmica, recomenda-se o uso exclusivo da estrogenioterapia por via tópica com estriol, estradiol ou promestrieno. Quando a atrofia for intensa e houver urgência nos resultados, pode ser utilizado creme à base de estrogênios. (D)[10] Saliente-se ainda que pode haver persistência da sintomatologia em menos de 20% dos casos com uso de terapia sistêmica com estrogênio. Portanto, pode ser necessário o emprego concomitante do estrogênio por via tópica. (D)[11]

Osteoporose

É consenso na literatura a eficácia da TH na manutenção da massa óssea e na prevenção de fraturas osteoporóticas, não sendo, entretanto, indicada para tratamento da osteoporose da pós-menopausa. (D)[12] O estrogênio, por meio da interação com seus receptores beta no osso, pode ter papel estimulador sobre os osteoblastos e inibitório sobre os osteoclastos. Estudos observacionais demonstram que estrogênios, tanto por via oral como transdérmica, determinam aumento da densidade mineral óssea e reduzem em 30% e 50% o risco de fraturas de quadril e de coluna, respectivamente. (D)[13]

Demência senil e distúrbios cognitivos

Estudos prospectivos têm demonstrado um risco de demência menor em mulheres usuárias de TH comparado ao risco em não usuárias. Metanálise de estudos observacionais demonstrou que a terapia hormonal encontra-se relacionada à proteção para distúrbios cognitivos e demência (OR = 0,66 com IC95%: 0,53 a 0,82). (A)[14] Por outro lado, ensaio clínico randomizado que incluiu mulheres portadoras de doença de Alzheimer não identificou benefício no desempenho cognitivo com a TH. (A)[15]

Doenças tromboembólicas

São relatados aumentos de duas a três vezes no risco para trombose venosa e embolia pulmonar com a TH, entretanto a via de administração é um fator importante. É reconhecido que o metabolismo hepático do estrogênio administrado pela via oral (efeito da primeira passagem hepática) promove desequilíbrio entre a coagulação e o sistema fibrinolítico, ocasionando estado de hipercoagulabilidade com aumento de fatores de coagulação e diminuição da atividade complexo da proteína C. O estudo multicêntrico *Heart and Estrogen/Progestin Replacement Study* (HERS) avaliou a relação entre o uso da associação estrogênio/progestagênio em comparação ao placebo na prevenção secundária da doença cardiovascular em mulheres na pós-menopausa com doença coronariana já estabelecida, sendo identificado aumento na taxa de eventos tromboembólicos. (A)[16] O seguimento do estudo HERS (HERS II) confirmou que o risco persistia com o uso prolongado, além de demonstrar probabilidade praticamente três vezes maior de tromboembolismo venoso (TEV) (RR = 2,89) em usuárias de terapia hormonal combinada em comparação com as não usuárias. (B)[17] Uma metanálise de 15 estudos observacionais mostrou que a terapia com estrogênio oral está associada ao risco aumentado de um primeiro episódio de TEV em mulheres na pós-menopausa quando comparada ao estrogênio transdérmico (RR = 1,63 com IC 95%: 1,40 a 1,90). (A)[18] Portanto, a ministração não oral teria menor impacto.

Doenças cardiovasculares

Estudos prospectivos sugeriram redução no risco para doença cardiovascular entre usuárias de terapia hormonal. (B)[19,20] O estudo *Nurses Health Study* (NHS) monitorizou, durante duas décadas, cerca de 121 mil enfermeiras americanas com idades entre 30 e 55 anos, sobre fatores de riscos e uso de estrogênios. Nesse estudo, foi possível identificar redução de 40% a 50% no risco de doença cardiovascular nas mulheres na pós-menopausa submetidas à TH (RR = 0,61 e RR = 0,97 para eventos coronarianos e AVC, respectivamente, após ajuste para idade e fatores de risco). (B)[21] O efeito protetor dos estrogênios estaria associado, em parte, a suas ações sobre os lipídios e lipoproteínas garantindo um perfil menos aterogênico, como demonstrado no estudo *Post Menopausal Estrogen/Progestin Interventional Trial* (PEPI), que comparou os efeitos de placebo e estrogênio combinados a progestagênios, em mulheres na pós-menopausa. (A)[22] Nesse estudo, mulheres submetidas ao tratamento com estrogênio ou estrogênio associado à progesterona natural micronizada apresentaram maior aumento nos níveis de lipoproteínas de alta densidade (HDL-C). Todavia, embora o PEPI tivesse demonstrado que a TH combinada reduz os riscos de doença cardiovascular, não foi possível documentar o impacto da terapia em desfechos primários de doença cardiovascular. (A)[22]

No que se refere à prevenção secundária da doença cardiovascular, o estudo multicêntrico HERS, avaliando o uso da associação estrogênio/progestagênio em mulheres na pós-menopausa com doença coronariana já estabelecida, identificou que a TH não contribuiu para reduzir o risco de infarto do miocárdio e doença coronariana e, no primeiro ano de seguimento, houve uma tendência temporal significativa, com maior número de eventos de doença coronariana no grupo submetido à TH em comparação ao grupo placebo. Posteriormente, o *Women's Health Initiative* (WHI) encontrou risco duas vezes maior (RR = 2,13 com IC95%: 1,39 a 3,25) de embolia pulmonar em usuárias de TH combinada, representando oito casos a mais de embolia pulmonar em 10 mil mulheres/ano. Dessa maneira, não se recomenda iniciar a terapia hormonal com o objetivo de prevenção secundária de doença cardiovascular.

Câncer de mama

A terapia hormonal é fator de risco estabelecido para câncer de mama, e um aumento no risco entre usuárias de estrogênio foi observado na maioria dos estudos iniciais. Metanálise de estudos que incluíam mulheres com menopausa natural ou cirúrgica e sem história prévia para o câncer de mama mostrou que o risco não aumentava até

5 anos de uso de estrogênio. Entretanto, após 15 anos de uso, foi observado aumento de 30% nesse risco. (A)[23]

Em concordância com os achados obtidos a partir do estudo coorte NHS, no estudo WHI, pode-se observar que a terapia hormonal combinada determinou discreta elevação no número de casos de câncer de mama em comparação às mulheres do grupo placebo, porém com frequência menor do que a descrita para a população geral de mesma idade. (A)[23] Há discussão da possibilidade de uso de terapia estroprogestativa em mulheres com câncer de mama com receptor hormonal negativo e nas que receberam todas as terapias não hormonais e tiveram piora significante na qualidade de vida. Nesses casos, é necessário discutir com a paciente e também com o oncologista sobre essa alternativa. (D)[24]

Câncer de endométrio

A utilização de estrogênio sem oposição de progestagênio encontra-se associada a risco duas a três vezes maior de câncer de endométrio em relação ao não uso, aumentando substancialmente com a longa utilização do estrogênio sem oposição, persistindo por vários anos mesmo após a descontinuidade de estrogênio. (A)[25]

Recomendação

Na Divisão de Ginecologia do Hospital das Clínicas da Faculdade de Medicina da Universidade de São Paulo (HCFMUSP), recomenda-se a seguinte conduta durante o tratamento da terapia hormonal (Algoritmo 66.1).

Algoritmo 66.1 – Riscos e benefícios da terapia hormonal

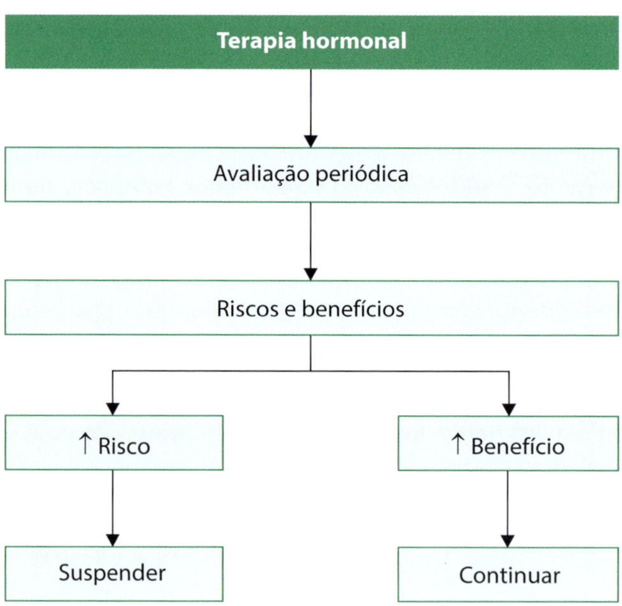

Fonte: Desenvolvido pela autoria

Referências bibliográficas

1. Baracat EC, Soares Jr JM, Massad Costa AM, Haidar MA, Rodrigues de Lima G. Climatério. In: Cintra do Prado F, Ramos J, Ribeiro do Valle J, Borges DR, Rothschild HA. Atualização terapêutica. 22. ed. São Paulo: Artes Médicas. 2007:689.
2. Speroff L, Fritz MA. Postmenopausal hormone therapy. Clinical gynecologic endocrinology and infertility. Philadelphia: Lippincott Williams & Wilkins. 2005:750.
3. Soules MR, Sherman S, Parrot E, Rebar R, Santoro N, Utian W, et al. Executive sumary. Stages of Reproductive Aging Workshop (STRAW). Climacteric. 2001;4(4):267-72.
4. Rymer J, Morris EP. Extracts from "clinical evidence" – menopausal symptoms. BMJ. 2000;321:1516-9.
5. MacLennan AH, Broadbent JL, Lester S, Moore V. Oral oestrogen and combined oestrogen/progestogen therapy versus placebo for hot flushes. Cochrane Database Syst Rev. 2004;(4):CD002978.
6. American College of Obstetricians and Gynecologists Women's Health Care Physicians. Vasomotor symptoms. Obstet Gynecol. 2004;104(4):106S-17S.
7. Kalenga CZ, Metcalfe A, Robert M, Nerenberg KA, MacRae JM, Ahmed SB. Association between the route of administration and formulation of estrogen therapy and hypertension risk in postmenopausal women: a prospective population-based study. Hypertension. 2023;80(7):1463-73. doi: 10.1161/HYPERTENSIONAHA.122.19938.
8. Cardozo L, Bachmann G, McClish D, Fonda D, Birgerson L. Meta-analysis of estrogen therapy in the management of urogenital atrophy in postmenopausal women: second report of the Hormones and Urogenital Therapy Committee. Obstet Gynecol. 1998;92(2):722-7.
9. Cody JD, Richardson K, Moehrer B, Hextall A, Glazener CM. Oestrogen therapy for urinary incontinence in post-menopausal women. Cochrane Database Syst Rev. 2009;(4):CD001405.
10. North American Menopause Society. The role of local vaginal estrogen for treatment of vaginal atrophy in postmenopausal women: 2007 position statement of The North American Menopause Society. Menopause. 2007;14(3-1):355-69.
11. Sturdee DW, Panay N, International Menopause Society Writing Group. Recommendations for the management of postmenopausal vaginal atrophy. Climacteric. 2010;13(6):509-22. doi: 10.3109/13697137.2010.522875.
12. Management of osteoporosis in postmenopausal women: 2006 position statement of The North American Menopause Society. [Position Statement] Menopause. 2006;13(3):340-67.
13. Barrett-Connor E. Hormone replacement therapy. BMJ. 1998;317(7156):457-61.
14. LeBlanc ES, Janowsky J, Chan BK, Nelson HD. Hormone replacement therapy and cognition: systematic review and meta-analysis. JAMA. 2001;285(11):1489-99.
15. Espeland MA, Rapp SR, Shumaker SA, Brunner R, Manson JE, Sherwin BB, et al. Conjugated equine estrogens and global cognitive function in postmenopausal women: Women's Health Initiative Memory Study. JAMA. 2004;291(24):2959-68.
16. Hulley S, Grady D, Bush T, Furberg C, Herrington D, Riggs B, et al. Randomized trial of estrogen plus progestin for secondary prevention of coronary heart disease in postmenopausal women. Heart and Estrogen/progestin Replacement Study (HERS) Research Group. JAMA 1998;280(7):605-13.
17. Grady D, Herrington D, Bittner V, Blumenthal R, Davidson M, Hlatky M, et al. Cardiovascular disease outcomes during 6.8 years of hormone therapy: heart and estrogen/progestin replacement study follow-up (HERS II). JAMA. 2002;288(1):49-57.
18. Mohammed K, Abu Dabrh AM, Benkhadra K, Al Nofal A, Carranza Leon BG, Prokop LJ., et al. Oral vs transdermal estrogen therapy and vascular events: a systematic review and meta-analysis. J Clin Endocrinol Metab. 2015;100:4012-20.
19. Nabulsi AA, Folsom AR, White A, Patsch W, Heiss G, Wu KK, et al. Association of hormone-replacement therapy with various cardiovascular risk factors in postmenopausal women. The Atherosclerosis Risk in Communities Study Investigators. N Engl J Med. 1993;328(15):1069-75.

20. Grodstein F, Stampfer MJ, Manson JE, Colditz GA, Willett WC, Rosner B, et al. Postmenopausal estrogen and progestin use and the risk of cardiovascular disease. N Engl J Me d. 1996;335(7):453-61.
21. PEPI Trial. Effects of estrogen or estrogen/progestin regimens on heart disease risk factors in postmenopausal women. The postmenopausal estrogen/progestin interventions (PEPI) trial. The Writing Group for the PEPI Trial. JAMA. 1995;273(3):199-208.
22. Steinberg KK, Thacker SB, Smith SJ, Stroup DF, Zack MM, Flanders WD, et al. A meta-analysis of the effect of estrogen replacement therapy on the risk of breast cancer. JAMA. 1991;265(15):1985-90.
23. Rossouw JE, Anderson GL, Prentice RL, LaCroix AZ, Kooperberg C, Stefanick ML, et al. Risks and benefits of estrogen plus progestin in healthy postmenopausal women: principal results from the women's health initiative randomized controlled trial. JAMA. 2002;288(3):321-33.
24. Soares Júnior JM, Mota BS, Nobrega GB, Filassi JR, Sorpreso ICE, Baracat EC. Breast cancer survivals and hormone therapy: estrogen and melatonin. Rev Assoc Med Bras (1992). 2023;69(10):e6910EDI.
25. Grady D, Gebretsadik T, Kerlikowske K, Ernster V, Petitti D. Hormone replacement therapy and endometrial cancer risk: a meta-analysis. Obstet Gynecol. 1995;85(2):304-13.

Capítulo 67

Tratamento Não Hormonal da Síndrome Climatérica

Vicente Renato Bagnoli
Erika Mendonça das Neves
Angela Maggio da Fonseca
Isabel Cristina Esposito Sorpreso
José Maria Soares Júnior

Introdução

As mulheres, no climatério e principalmente na pós-menopausa, podem não referir sintomas ou, então, associações variadas de sintomas em diferentes intensidades. As ondas de calor, assim como sudorese, vagina seca, pele envelhecida, que estão mais relacionadas à redução progressiva dos estrogênios, costumam ser as queixas que mais incomodam essas mulheres, mas outros sintomas, como ansiedade, instabilidade emocional, alterações da sexualidade, insônia, tonturas, dores musculares e articulares, entre outros, também comprometem sua qualidade de vida.[1-4]

O tratamento das manifestações clínicas do climatério nem sempre constitui tarefa fácil, pois os sintomas decorrentes do declínio estrogênico têm como melhor opção, já reconhecida como padrão-ouro, a terapia hormonal (TH). Contudo, a TH pode apresentar várias contraindicações, como neoplasias estrogênio-dependentes, doenças cardiovasculares, antecedentes tromboembólicos, algumas doenças autoimunes, entre outras, que são condições que podem se agravar com o estímulo estrogênico.[5-7] Para outras manifestações com menor dependência estrogênica, a TH pode também se mostrar efetiva. Contudo, cada vez mais estão sendo propostas outras opções terapêuticas que, além de não apresentarem as contraindicações nas condições mencionadas, apresentam resultados semelhantes. Por esses fatos, a procura por tratamento não hormonal tem sido significativa, sempre com o objetivo de que as mulheres com limitações para a TH possam ter alívio dos seus sintomas e, consequentemente, melhora de sua qualidade de vida.[4,8-10]

A procura de tratamento não hormonal para a síndrome climatérica continua intensa, mas os resultados nem sempre são conclusivos, dificultando normatizações definitivas e mostrando que o tema merece reavaliação permanente.

Atividade física e comportamento

A análise de artigos relativos a comportamento e atividade física não demonstra resultados conclusivos, porém aponta para benefícios limitados no alívio dos sintomas climatéricos por meio de atividade física regular, manutenção de peso adequado, alimentação saudável e prática comportamental de relaxamento. Alguns estudos mostram que, com essas medidas, em especial exercícios de relaxamento realizados de forma regular e programada, embora sem evidências conclusivas, determinam redução na intensidade das ondas de calor, mas não diminuindo sua frequência; redução da massa corpórea; melhora do humor; redução dos riscos para osteoporose e doenças cardiovasculares. É importante ressaltar que, embora se reconheçam os benefícios dessas atividades, não existe padronização para estabelecer a intensidade e a regularidade dessas atividades para que elas possam exercer efeitos benéficos no controle sintomático da mulher climatérica. (B)[11] (A)[12,13] (D)[14] Conclui-se, por essas observações, que essas medidas devem ser sempre recomendadas e incentivadas a todas as mulheres no climatério, que seguramente terão melhora em sua saúde e qualidade de vida e redução de fatores de riscos para doenças futuras. (A)[1,13] (D)[14]

Medicamentos alfa e betabloqueadores

As substâncias alfa e betabloqueadoras são amplamente utilizadas para controle da hipertensão arterial e no seguimento de mulheres hipertensas; frequentemente são descritos relatos de melhora das ondas de calor e outros sintomas em mulheres climatéricas e na pós-menopausa quando em uso desses medicamentos.

Com base nessas observações, alguns estudos foram conduzidos com o objetivo de observar a real efetividade desses hipotensores no controle das manifestações climatéricas. Entre as drogas alfabloqueadoras, a clonidina foi provavelmente a mais avaliada por meio de estudos com casuísticas e metodologia adequadas. Os resultados, embora nem sempre concordantes e conclusivos, apontam evidências de melhora significativa, principalmente das ondas de calor. (A)[13] Com base nesses resultados, justifica-se a indicação dessas drogas apenas para mulheres portadoras de hipertensão arterial, para as quais, além do controle da pressão, possa ocorrer efeito secundário, mesmo que pouco expressivo, na melhora das ondas de calor. (B)[15] (D)[4,16] Algumas drogas betabloqueadoras como o propranolol, embora possam melhorar as ondas de calor de forma significativa, não devem ser utilizadas apenas com esse objetivo, pois os riscos superam os benefícios, justificando seu emprego apenas para mulheres hipertensas que tenham essa indicação para controle cardiovascular. (B)[15]

As observações disponíveis na literatura até o momento justificam a indicação dessas drogas apenas quando vinculadas ao controle de doenças cardiovasculares, utilizando os benefícios secundários em controlar as ondas de calor. Entre essas drogas, a que apresenta maior eficácia e segurança é a clonidina. (B)[13] (D)[4,16]

Cinarizina

A cinarizina é uma droga descoberta em 1953 e utilizada desde então para distúrbios neurológicos porque, pelos seus efeitos vasodilatadores no sistema nervoso central (SNC), exerce efeitos positivos em vertigens, enjoos e enxaquecas. (A)[17] (B)[18] Segundo a sua farmacologia e atuação, teoricamente pode também atuar nos centros termorreguladores do hipotálamo, provável centro de origem dos fenômenos vasomotores. Essa teoria tem justificado o seu uso para controle dos sintomas vasomotores no climatério. Alguns estudos não comparativos, com casuística limitada, apresentaram evidências de boa eficácia e tolerabilidade com baixas doses de cinarizina duas vezes ao dia. Entretanto, ressaltando que foram estudos não comparativos, limitam parcialmente a consideração desses resultados. (B)[19,20] A literatura pertinente ao emprego dessa droga no climatério ainda é limitada e motivando sempre o estudo de novas alternativas para alívio dos sintomas climatéricos em mulheres impossibilitadas de receber TH. Ensaio clínico randomizado placebo-controlado, com casuística adequada para a avaliação, tratou um grupo com cinarizina e outro com placebo. Os resultados mostraram, à análise do controle das ondas de calor, efeitos semelhantes entre os dois grupos, todavia sendo constatada melhora significativa da queixa de tontura e insônia no grupo tratado com cinarizina. (A)[21]

Os resultados relatados nos estudos disponíveis apontam claras evidências de que a cinarizina deve ser indicada apenas para tratar mulheres climatéricas com tonturas e insônia, pois, para o controle das ondas de calor, os resultados foram semelhantes aos do placebo. Os efeitos secundários observados em estudos anteriores de sonolência e fenômenos extrapiramidais são decorrentes do uso prolongado e devem ser considerados. (D)[16] (A)[21]

Medicamentos antidepressivos e anticonvulsivantes

A literatura especializada em climatério e menopausa, na procura por orientar e tratar os sintomas climatéricos, atendendo à população de mulheres impossibilitadas de realizar TH, tem realizado e apresentado pesquisas relevantes, por meio de estudos duplos-cegos, placebo-controlados e estudos comparativos, envolvendo diferentes drogas antidepressivas, como medicamentos com ação de inibição seletiva de recaptação da serotonina e noradrenalina (venlafaxina) ou por inibição seletiva da recaptação da serotonina (paroxetina e fluoxetina) e também com uma droga anticonvulsivante (gabapentina). Embora tenham sido selecionados e incluídos apenas alguns estudos e capítulos de livro considerados mais relevantes para este capítulo, os resultados têm apresentado respostas em geral favoráveis quando do uso de drogas ativas no controle dos sintomas climatéricos, comparadas entre elas e sempre superiores às usuárias de placebo. (D)[8,16] (A)[13]

Revisão sistemática realizada com o objetivo principal de analisar as diferentes intervenções não hormonais, para controle dos fogachos em mulheres com história de câncer de mama, selecionou estudos com diferentes tratamentos não hormonais, sendo os resultados conclusivos em praticamente todas as alternativas de tratamento medicamentoso. Com relação aos antidepressivos, os resultados permitiram concluir que o alívio das ondas de calor foi leve ou moderado com as diferentes drogas antidepressivas, podendo ser indicado com segurança, pois os benefícios em geral superam eventual efeito adverso. (A)[13] Atenção especial deve ser prestada à mulher com história de câncer de mama e uso de tamoxifeno, pois a fluoxetina, a sertralina e a paroxetina podem interferir desfavoravelmente no seu metabolismo inibindo a ação da enzima CYP2D6; por essa característica, nessa condição, deve-se dar preferência à venlafaxina, que tem fraco efeito inibidor nessa enzima.

A gabapentina é uma droga anticonvulsivante que, em ensaio clínico, demonstrou redução significativa da frequência e da intensidade das ondas de calor em mulheres tratadas com dose elevada do medicamento (900 mg/dia). Esses resultados foram reafirmados em outros estudos, sempre utilizando essa dose de gabapentina, que, embora com riscos maiores de efeitos adversos, é justificada, pois, como observado no estudo inicial, com doses menores (300 mg) os resultados não foram satisfatórios. (A)[22,23]

A análise dos resultados apresentados, até o momento, conduzem para tratamento não hormonal dos sintomas climatéricos com antidepressivos ou gabapentina em mulheres impossibilitadas de TH, pois o alívio dos fogachos costuma ser leve ou melhorado, solucionando ao menos parcialmente o desconforto dessas mulheres. O profissional deverá estar atento para eventuais efeitos indesejáveis decorrentes desses medicamentos. (D)[4] (A)[13]

Acupuntura

A acupuntura é um tratamento utilizado nos dias atuais nas diferentes regiões do mundo. Essa técnica de tratamento médico iniciada e desenvolvida no Oriente, em especial na China, tem ganhado adeptos por apresentar resultados satisfatórios em diferentes condições clínicas. Para isso, é necessário que ela seja realizada por profissional altamente qualificado, capaz de realizar a propedêutica e o tratamento adequado, apesar de a literatura ainda ser limitada para conclusões e as opiniões serem bastante variáveis. (A)[13] (D)[24]

O tratamento dos fogachos e dos sintomas climatéricos por meio da acupuntura tem apresentado evidências tanto de melhora como de ausência de resposta favorável. Alguns trabalhos sugerem que a técnica de acupuntura, mesmo com estimulação dos eletrodos, não promove diferença no número e na intensidade dos fogachos. (A)[13] Um trabalho que avaliou comparativamente os efeitos da acupuntura com a venlafaxina, embora com casuística reduzida, mostrou que, em seguimento de pelo menos 1 ano, apresentou resposta efetiva, duradoura e semelhante com ambas as alternativas, sendo útil para controle da síndrome climatérica de mulheres não passíveis de TH. (A)[25]

Considerações finais

O tratamento não hormonal está indicado quando não for possível a TH por contraindicação ou efeitos colaterais e desejo da paciente. Ela é específica para cada sintoma, devendo ser sempre individualizada.

Recomendação

Na Divisão de Ginecologia do Hospital das Clínicas da Faculdade de Medicina da Universidade de São Paulo (HCFMUSP), recomenda-se a seguinte conduta para o tratamento não hormonal da síndrome climatérica (Algoritmo 67.1).

Algoritmo 67.1 – **Tratamento não hormonal da síndrome climatérica**

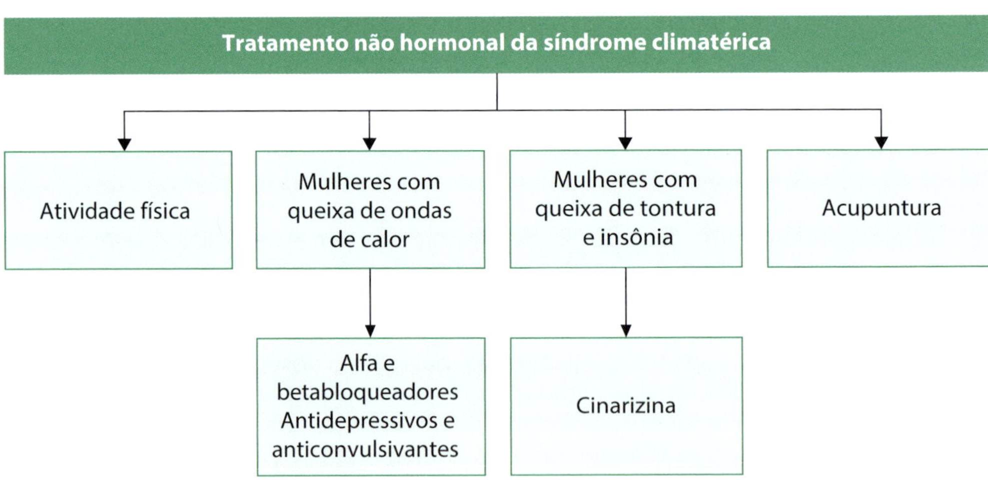

Fonte: Desenvolvido pela autoria

Referências bibliográficas

1. Fonseca AM, Bagnoli VR, Chuery AC, Rosas FC. Terapêutica do climatério – hormonal e alternativa. In: Pinotti JA, Fonseca AM, Bagnoli VR (Eds.). Tratado de ginecologia. Condutas e rotinas da Disciplina de Ginecologia da Faculdade de Medicina da Universidade de São Paulo. São Paulo: Revinter. 2004:354-65.
2. Grady D. Management of menopausal symptoms. N Engl J Med. 2006;355(22):2338-47.
3. Kronenberg F. Hot flashes: epidemiology and physiology. Ann NY Acad Sci. 1990;92:52-86.
4. Jenkins MR, Sikon AL. Update on non hormonal approaches to menopausal management. Cleve Clin J Med. 2008;75(4):S17-24.
5. Rossouw JE, Anderson GL, Prentice RL, LaCroix AZ, Kooperberg C, Stefanick ML, et al. Writing Group for the Women's Health Initiative Investigators. Risks and benefits of estrogen plus progestin in healthy postmenopausal women: principal results from the women's health initiative randomized controlled trial. JAMA. 2002;288(3):321-33.
6. Hulley S, Grady D, Bush T, Furberg C, Herrington D, Riggs B, et al. Randomized trial of estrogen plus progestin for secondary prevention of coronary heart disease in postmenopausal women. Heart and estrogen/progestin replacement therapy (HERS) research group. JAMA. 1998;280(7):605-13.
7. North American Menopause Society. Estrogen and progestogen use in postmenopausal women: 2010 position statement of The North American Menopause Society. Menopause. 2010;17(2):242-55.
8. The North American Menopause Society. Treatment of menopause-associated vasomotor symptoms: position statement of The North American Menopause Society. Menopause 2004;11(1):11-33.
9. Kronenberg F, Fugh-Berman A. Complementary and alternative medicine for menopausal symptoms: a review of randomized, controlled trial. Ann Intern Med. 2002;137(10):805-13.
10. Bagnoli VR, Fonseca AM, Halbe HW, Pinotti JA. Climatério – terapêutica não hormonal. São Paulo: Roca, 2005.
11. Freedman RR, Woodward S. Behavioral treatment of menopausal hot flushes: evaluation by ambulatory monitoring. Am J Obstet Gynecol. 1992;167(2):436-9.
12. Ariello EJ, Yasui Y, Tworoger SS. Effect of a yearlong, moderate-intensity exercise intervention on the occurrence and severity of menopause symptoms in postmenopausal women. Menopause. 2004;11(4):382-8.
13. Rada G, Capurro D, Pantoja T, Corbalán J, Moreno G, Letelier LM, et al. Non-hormonal interventions for hot flushes in women with a history of breast cancer. Cochrane Database Syst Rev. 2010;(9):CD004923.
14. Hayashida SA, Halbe HW, Vieira C, Lopes CM. Atividade física. In: Bagnoli VR, Fonseca AM, Halbe HW, Pinotti JA (Ed.). Climatério – terapêutica não hormonal. São Paulo: Roca. 2005:1-11.
15. Arie MH, Arie WM, Fonseca AM, Halbe HW, Melo NR, Bagnoli VR, et al. Clonidina no tratamento de pacientes climatéricas. Rev Ginecol Obstet. 1992;3(3):117-22.
16. Arie WM, Arie MH, Assis JS, Arie PM, Halbe HW. Manifestações neurovegetativas. In: Bagnoli VR, Fonseca AM, Halbe HW, Pinotti JA (Ed.). Climatério – terapêutica não hormonal. São Paulo: Roca. 2005:47-83.
17. Cirek Z, Schwarz M, Baumann W, Novotny M. Efficacy and tolerability of a fixed combination of cinnarizine and dimenhydrinate versus betahistine in the treatment of otogenic vertigo: a double-blind, randomized clinical study. Clin Drug Investig. 2005;25(6):377-89.
18. Rossi P, Fiermonte G, Pierelli F. Cinnarizine in migraine prophylaxys: efficacy, tolerability and predictive factors for therapeutic responsiveness: an open-label pilot trial. Funct Neurol. 2003;18(3):155-9.
19. Fonseca AM, Guarnieri Netto CG, Melo NR, Vitória SM, Elias DS, Souza AZ, et al. Estudo laboratorial do efeito da cinarizina na síndrome do climatério. Rev Bras Clin Terap. 1987;16(4):92-5.

20. Fonseca AM, Hegg R, Guarnieri Netto C, Melo NR, Salvatore CA. Climatério: aspectos epidemiológicos e clínicos. Rev Bras Clin Terap. 1985;14(11-12):389-91.
21. Cezarino PY, Bagnoli VR, Fonseca AM, Soares JM, Baracat EC. The effects of cinnarizine on menopause symptoms in women. Climacteric. 2011;14(4):492-6.
22. Reddy SY, Warner H, Guttuso T Jr. Gabapentin, estrogen, and placebo for treatment hot flushes: a randomized controlled trial. Obstet Gynecol. 2006;108(1):41-8.
23. Loprinzi CL, Kugler JW, Barton DL. Phase III trial of gabapentin alone or on conjunction with an antidepressant in the management of hot flashes in women with have inadequate control with an antidepressant alone. J Clin Oncol. 2007;25(3):308-12.
24. De Luca AC, Massabki JO, Fonseca AM, Bagnoli VR. Acupuntura. In: Bagnoli VR, Fonseca AM, Halbe HW, Pinotti JA (ed.). Climatério – terapêutica não hormonal. São Paulo: Roca, 2005:389-411.
25. Walker EM, Rodriguez AI, Kohn B, Ball RM, Pegg J, Pocock JR, et al. Acupuncture versus venlafaxine for the management of vasomotor symptoms in patients with hormone receptor positive breast câncer: a randomized controlled trial. J Clin Oncol. 2010;28(4):634-40.

Capítulo 68

Sangramento Uterino Anormal na Vigência de Terapia Hormonal na Pós-Menopausa

José Maria Soares Júnior
Isabel Cristina Esposito Sorpreso
Ricardo dos Santos Simões
Maria Cândida Pinheiro Baracat
Edmund Chada Baracat

Introdução

Apesar de estarem estabelecidos os benefícios da terapia hormonal (TH) da pós-menopausa, aderência ao tratamento constitui um importante problema. (B)[1] (A)[2,4] (B)[3] O medo de câncer, a desinformação e o sangramento vaginal constituem os principais fatores de abandono do tratamento. Salienta-se que sangramento genital de pequena ou grande monta pode ocorrer em mulheres com uso regular de TH, a paciente deve ser orientada sobre o uso correto e ter uma conduta expectante. (B)[5] O sangramento genital anormal é um sinal clínico que gera ansiedade nas pacientes e deve merecer a atenção do médico, podendo ocorrer tanto em regime contínuo como no sequencial com progestagênio.(A)[6] A depender de suas características, tipo de esquema terapêutico usado e fatores de risco da paciente, deve ser adequadamente investigada no intuito de esclarecer se há afecções uterinas.

Padrões de sangramento em terapia hormonal

A maioria dos esquemas combinados contínuos (estrogênio + progestagênio) produz um estado de amenorreia. (A)[6] No entanto, numa fase inicial do tratamento, parcela considerável das pacientes apresenta *spottings* ou manchas, ou seja, sangramentos em pequena quantidade e autolimitados ou mesmo sangramentos semelhantes à menstruação (10% a 30%, dependendo do progestagênio e de sua dosagem). (A)[6] (B)[7] Há tendência de diminuição desses episódios com o decorrer do tratamento. (A)[6] Logo, torna-se importante orientar as pacientes, que iniciarão esse tipo de esquema, sobre esse fato. (A)[6]

Nos esquemas contínuos de estrogênio isolado, os índices de amenorreia são maiores nos primeiros meses de tratamento, embora haja aumento do número dos episódios de sangramento com o decorrer da terapêutica (cerca de 67% em 3 anos). (A)[8] Cabe ressaltar que esses esquemas estão associados a número significativamente mais elevado de hiperplasia endometrial e risco aumentado para câncer de endométrio, sobretudo em pacientes obesas. (A)[8]

Os esquemas combinados cíclicos (estrogênio + progestagênio) tendem a levar a maioria das pacientes a uma condição de eumenorreia (cerca de 80%, inicialmente). Apesar disso, cerca de 17% dessas pacientes apresentam-se com amenorreia ou com manchas (sangramento de pequena quantidade, sem padrão fixo) numa fase inicial. (A)[6]

Sangramentos que ocorrem após 1 ano de tratamento nos esquemas contínuos ou aqueles que acontecem entre as pseudomenstruações nos esquemas cíclicos, recorrentes e de maior intensidade, devem ser investigados. (A)[8] O sangramento prolongado também necessita de avaliação.

Fatores de risco

Os fatores de risco para câncer de endométrio devem ser observados na investigação do sangramento genital anormal na TH clássica (estrogênio e progestagênio) isoladamente ou associada à terapia androgênica, uma vez que, nessa faixa etária, constitui uma importante causa de sangramento genital. Cerca de 80% a 90% das pacientes com essa neoplasia apresentam esse achado clínico. (C)[9] Deve-se ressaltar que a TH apenas com estrogênio, sem progestagênio ou progesterona natural, é grande fator de risco para hiperplasia endometrial e para a neoplasia do endométrio do tipo I. (A)[10] Os principais fatores de risco são obesidade, nuliparidade, menopausa tardia (após 55 anos), diabetes *mellitus*, uso de tamoxifeno, terapia estrogênica sem oposição progestínica, história pregressa de câncer mamário e fatores genéticos. (A)[10] (C)[11]

Avaliação da paciente

Antes de se iniciar qualquer investigação para sangramento genital em pacientes submetidas à TH, deve-se averiguar, por meio da história clínica, as condições prévias à introdução do tratamento. História de sangramentos anormais antes da consulta inicial, anormalidades na citologia cervical, presença de células endometriais ou alterações na ultrassonografia transvaginal são achados de grande importância e que indicam uma propedêutica mais aprofundada. (A)[10] (C)[12]

Os métodos propedêuticos utilizados na investigação do sangramento anormal na TH e suas indicações são vários e devem ter uma aplicação racionalizada para se obter um diagnóstico rápido e seguro.

Ultrassonografia

A ultrassonografia tem se firmado como importante método de investigação da cavidade pélvica, principalmente com os transdutores endovaginais que aumentam a sensibilidade do método. A medida do eco endomentrial é método eficaz na identificação de anormalidades endometriais. (C)[13] Os estudos divergem sobre o valor-limite da espessura do eco endometrial, mas o parâmetro de 4 mm a 5 mm é o mais difundido. (C)[9,13] Desse modo, ecos endometriais com medida acima de 5 mm merecem uma investigação mais invasiva para se encontrar uma resposta histológica para a alteração. As médias das espessuras endometriais são de: 3,4 mm a 1,2 mm para o endométrio atrófico; 9,7 mm a 2,5 mm para as hiperplasias; e 8,2 mm a 16,2 mm para o câncer de endométrio. (C)[13] Sabe-se que apenas 10% dos espessamentos endometriais referem-se a câncer de endométrio. O restante é representado pelas hiperplasias endometriais sem atipias, pólipos, leiomiomas e outras alterações da cavidade. Coleções líquidas intrauterinas devem ser investigadas. (C)[12] A facilidade de execução, o baixo índice de complicações e a alta sensibilidade são as vantagens do método. A necessidade de treinamento especializado e a impossibilidade de se chegar a um diagnóstico histopatológico são as principais desvantagens. Mulheres com valores de eco endometrial abaixo de 5 cm em uso de TH e sangramento uterino anormal podem ter afecções endometriais quando as características ultrassonográficas do endométrio não são homogênea e regular, portanto devem ser investigadas.

Nos casos duvidosos ou de difícil visibilização do eco endometrial, pode-se empregar a histerossonografia para melhor visualização da cavidade endometrial pela ultrassonografia. (C)[14] Os autores, inclusive, relataram que foi alta a sensibilidade da histerossonografia, quando comparada à histeroscopia, detectando anormalidades na cavidade uterina em 98% das pacientes com histeroscopia anormal. Isso sugere que esse método é muito sensível para o rastreamento e o diagnóstico das alterações endometriais. (C)[14] É oportuno citar que a histerossonografia por ultrassom tridimensional teria uma sensibilidade superior à histerossonografia convencional com ultrassom bidimensional. (C)[15]

Deve-se salientar, ainda, que a avaliação complementar com Doppler endometrial não poderia auxiliar na avaliação endometrial, nem aumentaria a sensibilidade da ultrassonografia para diferenciação de lesões da cavidade endometrial. (C)[16]

Histeroscopia com biópsia dirigida

O método com grande espaço na propedêutica do sangramento anormal por propiciar visão direta da cavidade endometrial e a identificação de lesões é a histeroscopia que permite a biópsia dirigida das alterações da cavidade endometrial. Inicialmente realizada apenas em âmbito hospitalar, vem sendo feita também em ambiente ambulatorial, bem como nos consultórios, com bons resultados. (C)[17] Tem como desvantagens o custo e a necessidade do emprego de aparelhagem sofisticada para sua realização. Contudo, é considerada o padrão-ouro por permitir também a biópsia dirigida e, consequentemente, o exame anatomopatológico de áreas suspeitas. (C)[18] (B)[19]

Biópsia/citologia de endométrio

Há atualmente vários aparelhos disponíveis que possibilitam uma coleta adequada de amostras de endométrio para estudo histológico. (C)[12] Como vantagens, apresentam a facilidade de execução e a possibilidade de serem feitas no ambulatório. Os índices de sensibilidade/especificidade permanecem sob constante estudo, mas os resultados destes ainda são controversos. (C)[12] Embora vários autores reconheçam sua importância no diagnóstico de câncer quando uma amostra de tecido endometrial é obtida, o uso da biópsia/citologia de endométrio não está estabelecido como rastreamento de câncer de endométrio, sendo a sensibilidade e a acurácia inferiores às da histeroscopia com biópsia dirigida. É recomendada apenas quando não há aparelhagem disponível para histeroscopia ou profissional habilitado. (C)[18] (B)[19] Pode ser realizada com cureta de Novak ou Pipelle.

A citologia endometrial é método com limitações importantes, uma vez que o diagnóstico definitivo de câncer ou de outras alterações pode não se basear apenas nos achados citológicos, o que difere da citologia cervicovaginal oncótica, que tem grandes sensibilidade, especificidade e acucária. (C)[12] Contudo, se não houver outro método, pode-se empregar uma sonda uretral para fazer a instilação e aspiração do conteúdo endometrial.

Curetagem uterina

É método que pode ser empregado na propedêutica do sangramento anormal quando a histeroscopia ou a biópsia endometrial não estão disponíveis ou quando o sangramento é volumoso e há necessidade de estancá-lo. Apresenta como vantagens a facilidade de execução, uma vez que dispensa uso de equipamento sofisticado ou treinamento especializado por parte do ginecologista e oferece a possibilidade de ser uma intervenção também terapêutica. (C)[12] Como desvantagens, tem custo mais elevado do que a biópsia endometrial, a necessidade de anestesia e a alta taxa de falso-negativos, uma vez que áreas do endométrio com alterações ou afecções podem não estar presentes nas amostras colhidas. (C)[9,18] (B)[19] O fato de ser um método invasivo, não isento de complicações, principalmente em úteros de pacientes na pós-menopausa, e o de requerer a internação da paciente constituem desvantagens que devem ser citadas.

Recomendação

Na Divisão de Ginecologia do Hospital das Clínicas da Faculdade de Medicina da Universidade de São Paulo (HCFMUSP), recomenda-se a seguinte conduta em pacientes com sangramento uterino anormal na vigência de terapia hormonal (Algoritmo 68.1).

Algoritmo 68.1 – Conduta em pacientes com sangramento uterino anormal na vigência de terapia hormonal na pós-menopausa

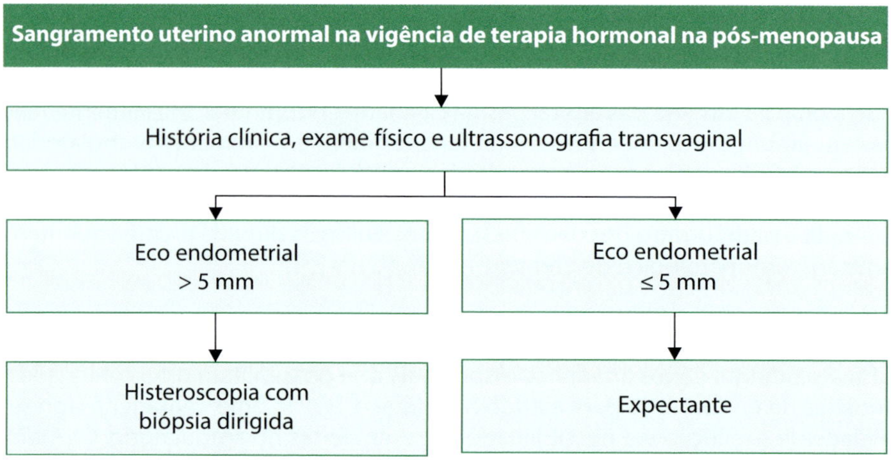

Fonte: Desenvolvido pela autoria

Referências bibliográficas

1. Prentice RL, Manson JE, Langer RD, Anderson GL, Pettinger M, Jackson RD, et al. Benefits and risks of postmenopausal hormone therapy when it is initiated soon after menopause. Am J Epidemiol. 2009;170(1):12-23.
2. Notelovitz M, Mattox JH. Suppression of vasomotor and vulvovaginal symptoms with continuous oral 17beta-estradiol. Menopause. 2000;7(5):310-7.
3. Galhardo CL, Soares JM Jr, Simões RS, Haidar MA, Rodrigues de Lima G, Baracat EC. Estrogen effects on the vaginal pH, flora and cytology in late postmenopause after a long period without hormone therapy. Clin Exp Obstet Gynecol. 2006;33(2):85-9.
4. Bea JW, Zhao Q, Cauley JA, LaCroix AZ, Bassford T, Lewis CE, et al. Effect of hormone therapy on lean body mass, falls, and fractures: 6-year results from the Women's Health Initiative hormone trials. Menopause. 2011;18(1):44-52.
5. Archer DF, Lobo RA, Land HF, Pickar JH. A comparative study of transvaginal uterine ultrasound and endometrial biopsy for evaluating the endometrium of postmenopausal women taking hormone replacement therapy. Menopause. 1999;6(3):201-8.

6. Archer DF, Pickar JH, Bottiglioni F. Bleeding patterns in postmenopausal women taking continuous combined or sequential regimens of conjugated estrogens with medroxyprogesterone acetate. Menopause Study Group. Obstet Gynecol. 1994;83(5-1):686-92.
7. Di Carlo C, Sammartino A, Di Spiezio Sardo A, Tommaselli GA, Guida M, Mandato VD, et al. Bleeding patterns during continuous estradiol with different sequential progestogens therapy. Menopause. 2005;12(5):520-5.
8. Steiner AZ, Xiang M, Mack WJ, Shoupe D, Felix JC, Lobo RA, et al. Unopposed estradiol therapy in postmenopausal women: results from two randomized trials. Obstet Gynecol. 2007;109(3):581-7.
9. Giusa-Chiferi MG, Gonçalves WJ, Baracat EC, de Albuquerque Neto LC, Bortoletto CC, de Lima GR. Transvaginal ultrasound, uterine biopsy and hysteroscopy for postmenopausal bleeding. Int J Gynaecol Obstet. 1996;55(1):39-44.
10. Furness S, Roberts H, Marjoribanks J, Lethaby A. Hormone therapy in postmenopausal women and risk of endometrial hyperplasia. Cochrane Database Syst Rev. 2012;8:CD000402.
11. Yang HP, Wentzensen N, Trabert B, Gierach GL, Felix AS, Gunter MJ, et al. Endometrial cancer risk factors by 2 main histologic subtypes: the NIH-AARP Diet and Health Study. Am J Epidemiol. 2013;177(2):142-51.
12. Chambers JT, Chambers SK. Endometrial sampling: When? Where? Why? With what? Clin Obstet Gynecol. 1992;35(1):28-39.
13. Granberg S, Wikland M, Karlsson B, Norström A, Friberg LG. Endometrial thickness as measured by endovaginal ultrasonography for identifying endometrial abnormality. Am J Obstet Gynecol. 1991;164(1-1):47-52.
14. Neto ACN, Gonçalves WJ, Mancini SN, Soares JM Jr; Haidar MA, Lima GR, et al. Comparação entre a histerossonografia, a histeroscopia e a histopatologia na avaliação da cavidade uterina de mulheres na pós-menopausa. Rev. Bras. Ginecol. Obstet. 2003;25(9):667-72.
15. Abou-Salem N, Elmazny A, El-Sherbiny W. Value of 3-dimensional sonohysterography for detection of intrauterine lesions in women with abnormal uterine bleeding. J Minim Invasive Gynecol. 2010;17(2):200-4. doi: 10.1016/j.jmig.2009.12.010.
16. Bezircioglu I, Baloglu A, Tarhan MO, Oziz E, Yigit S. Evaluation of endometrium by transvaginal ultrasonography and Doppler in tamoxifen-treated women with breast cancer. Eur J Gynaecol Oncol. 2012;33(3):295-9.
17. Gimpelson RJ, Rappold HO. A comparative study between panoramic hysteroscopy with directed biopsies and dilatation and curettage. A review of 276 cases. Am J Obstet Gynecol. 1988;158(3-1):489-92.
18. Elfayomy AK, Habib FA, Alkabalawy MA. Role of hysteroscopy in the detection of endometrial pathologies in women presenting with postmenopausal bleeding and thickened endometrium. Arch Gynecol Obstet. 2012;285(3):839-43.
19. Angioni S, Loddo A, Milano F, Piras B, Minerba L, Melis GB. Detection of benign intracavitary lesions in postmenopausal women with abnormal uterine bleeding: a prospective comparative study on outpatient hysteroscopy and blind biopsy J Minim Invasive Gynecol. 2008;15(1):87-91.

Capítulo 69

Androgênios na Pós-Menopausa

José Maria Soares Júnior
Angela Maggio da Fonseca
Isabel Cristina Esposito Sorpreso
Vicente Renato Bagnoli
Edmund Chada Baracat

Introdução

É observado, nos últimos anos, aumento de investigadores para avaliar o uso de terapêutica androgênica (TA), isolada ou associada com estrogênio, em mulheres na pós-menopausa, principalmente seu efeito no desejo sexual hipoativo. (A)[1] Além disso, os androgênios não são necessários apenas para o desenvolvimento da função reprodutiva e homeostase hormonal, mas também representam os precursores imediatos da biossíntese de estrogênios.

Na mulher, os androgênios decrescem lenta e progressivamente a partir da quarta década e por toda a vida. O declínio dos androgênios pode gerar um estado de deficiência que se manifesta insidiosamente. Além de afetar o desejo sexual, os androgênios podem agir na densidade óssea e na musculatura, na distribuição do tecido adiposo (visceral), no humor, na energia e no bem-estar psicológico. Consequentemente, o desequilíbrio na biossíntese ou no metabolismo androgênico pode ter efeitos em qualquer ou em todos esses domínios. (A)[1]

Não existe consenso sobre a definição clínica da síndrome da insuficiência androgênica em mulheres e nem se conhece sua real prevalência. No entanto, é provável que esses sinais e sintomas sejam aliviados pela ministração criteriosa de androgênios. Além disso, há evidências que o ovário continua produzindo androgênios mensuráveis até 5 a 10 anos após a menopausa. (B)[2]

Produção androgênica

Em mulheres, os níveis circulantes de androgênios são cerca de 5% daqueles observados em homens e resultam de três principais fontes: ovário (25%), córtex suprarrenal (25%); e a conversão periférica de hormônios precursores (50%), que incluem testosterona (T), deidroepiandrosterona (DHEA), sulfato de deidroepiandrosterona (SDHEA), androstenediona (A4) e 5 alfadidrotestosterona (DHT). A secreção de testosterona do ovário é estimulada pelo hormônio luteinizante (LH) com o estradiol (E_2) exercendo retrocontrole negativo. Na córtex da suprarrenal, a secreção de testosterona é estimulada pelo hormônio adrenocorticotrópico (ACTH) com retrocontrole negativo pelo cortisol. Dos esteroides androgênicos, o SDHEA é o mais abundante (95% da sua produção vem da suprarrenal), e T e DHT são os de atividade biológica mais potente. Considera-se biodisponível a T, que circula livre ou ligada à albumina, e indisponível para ação metabólica a fração aderida à globulina ligadora dos hormônios sexuais (SHBG). (B)[2] (C)[4]

A produção de androgênios na pós-menopausa sofre uma redistribuição na proporção de suas fontes produtoras. A depleção folicular provoca queda brusca na produção de E_2 e consequente perda do retrocontrole negativo na hipófise, resultando em maiores níveis de LH, que aumentam a produção de testosterona pelo ovário (50%). (D)[4] Essa contribuição parece persistir por cerca de 10 anos após a menopausa. (B),[2] (C)[5] Apesar da persistente atividade ovariana em mulheres menopausadas naturalmente, os níveis de testosterona decrescem de modo gradual em razão da atrofia do córtex suprarrenal relacionada à idade, que causa declínio na secreção adrenocortical de testosterona e de precursores androgênicos. Isso explica a menor proporção de testosterona derivada do córtex suprarrenal (10%) e da conversão periférica (40%) em mulheres na pós-menopausa. (B)[6]

Efeitos da deficiência androgênica na mulher

A deficiência androgênica em mulheres ocorre por muitas razões. Reconhecidas causas incluem hipopituitarismo, doença de Addison, corticosteroideterapia, insuficiência ovariana prematura ou ooforectomia e terapia estrogênica. Desde que a T se liga substancialmente à SHBG, terapias hormonais associadas ao aumento dos níveis de SHBG podem resultar em correspondente declínio na testosterona livre ou na testosterona biodisponível. (D)[7-9] A menopausa natural não é uma causa específica de insuficiência androgênica. No entanto, esta pode ocorrer secundariamente pelo declínio da produção androgênica ovariana e suprarrenal relacionada à idade. (D)[1] Em contraste à menopausa natural, em que o decréscimo da testosterona ocorre gradualmente, mulheres que se submetem à ooforectomia bilateral experimentam um declínio dramático na produção de testosterona, com níveis decrescendo até cerca de 50%, e com diagnóstico mais frequente de insuficiência androgênica. (B)[10]

Síndrome de deficiência androgênica

Em 2001, o Consenso Internacional de Princeton – sobre deficiência androgênica em mulheres –, com base em ampla revisão de literatura, propôs a expressão "insuficiência androgênica feminina" (IAF) para circunstâncias específicas. A definição de IAF proposta pelo consenso baseia-se em três critérios principais: (1) presença de sintomas clínicos de IAF, (2) adequado estado estrogênico e (3) valores de testosterona livre menores ou iguais a um quarto da faixa de normalidade para a idade reprodutiva. Os sintomas mais frequentemente associados à IAF são: diminuição da sensação de bem-estar; humor disfórico; fadiga persistente e falta de motivação inexplicáveis e mudanças na função sexual, incluindo decréscimo na libido, na receptividade sexual e no prazer. Outros sinais ou sintomas potenciais incluem perda de massa óssea, decréscimo da força muscular e mudanças cognitivas ou de memória. (D)[11]

Pelo fato de os estrogênios estarem também fortemente ligados ao humor, ao bem-estar psicológico e ao funcionamento sexual feminino, o diagnóstico de IAF deve ser feito somente em mulheres na pós-menopausa que estejam recebendo terapia estrogênica (ou adequadamente estrogenizadas). (D)[11] Contudo, esse conceito está sendo abandonado pelas sociedades em decorrência das difíceis caracterização e determinação sérica de testosterona (D).[12] O que se valoriza na ministração de androgênios é o desejo sexual hipoativo da mulher.

Diagnóstico laboratorial

Em virtude da falta de acurácia e de precisão dos ensaios em dosar a testosterona total e livre, a Sociedade Americana de Menopausa recomenda que os testes laboratoriais para comprovação de níveis plasmáticos baixos de testosterona não sejam usados para o diagnóstico e para o acompanhamento da eficácia terapêutica, mas apenas para monitorizar níveis suprafisiológicos durante a vigência da terapia com testosterona, principalmente, de origem de farmácias de manipulação. (D)[13] (D)[14]

Diagnóstico diferencial

O diagnóstico diferencial deve ser feito com distúrbios tireoidianos (hipo ou hipertireoidismo), distúrbios metabólicOs ou nutricionais (deficiência de ferro e de vitamina D) e entidades psiquiátricas (depressão). Nas queixas sexuais, deve-se investigar se existem conflitos no relacionamento ou outros fatores de estresse. Todas essas condições podem gerar os sintomas relacionados ao desejo sexual hipoativo ou este pode estar associado a eles. (D)[1]

Androgênios e sexualidade

O importante papel dos esteroides sexuais na modulação da função sexual em mulheres é reconhecido. Receptores para esses hormônios (androgênios, estrogênios e progesterona) são encontrados no cérebro e também em tecidos genitais, sugerindo sua importância no funcionamento sexual tanto central (desejo e excitação) como periférico. (D)[15] (D)[16]

As disfunções sexuais constituem a categoria de maior prevalência entre os transtornos da sexualidade, atingindo 20% a 50% das mulheres. (D)[17] Essas desordens são particularmente frequentes durante o climatério e podem impactar na qualidade de vida dessas mulheres. (A)[18] De fato, cerca de 30% das mulheres apresentam desinteresse sexual após a menopausa; e, embora para isso possam contribuir fatores culturais, psicológicos, afetivos e orgânicos, muitas pesquisas destacam a importância dos androgênios. (D)[19,20]

No estudo da vida sexual do brasileiro, entre 2.837 mulheres entrevistadas, 30,4% delas, com idades entre 41 e 60 anos, queixaram-se de dificuldade sexual de intensidade fraca ou intensa que pode comprometer o relacionamento. (B)[21] Os problemas sexuais mais relacionados com essa fase da vida incluem declínio do desejo sexual, surgimento de dispareunia, secura vaginal e redução da frequência sexual. (B)[22] Há descrição de melhora em diversos parâmetros da função sexual após o uso de T, mas deve-se salientar que os estudos bem-conduzidos são poucos. (B)[23] (A)[24]

Tratamento

Há mais de 60 anos mulheres são tratadas com testosterona para melhorar a libido. (D)[25] Estudos randomizados e controlados têm sugerido que a associação de testosterona à terapia estrogênica na pós-menopausa melhora o desejo, o humor, a satisfação e a frequência sexual, mais que estrogênios isolados.(A)[18,24,27,28] (B)[26,31] (D)[28-30]

As questões de segurança ainda não estão muito claras, principalmente para o uso por longo prazo, o que impede a aprovação de diversas modalidades de TA por órgãos regulatórios nacionais (Agência Nacional de Vigilância Sanitária (Anvisa)) e internacionais.

O uso de TA pode ser feito por várias vias. A testosterona administrada por via oral (VO) sofre absorção intestinal e passa por metabolização hepática antes de atingir os órgãos-alvo. A metiltestosterona, em doses que variam de 1,25 mg a 2,5 mg/dia, era utilizada. (A)[26] Outra forma de administração oral é o undecanoato de testosterona, na dose de 40 mg/dia. (D)[32.] Essas modalidades não são empregadas na prática clínica em razão dos efeitos colaterais. (D)[13] (D)[14]

A administração parenteral de testosterona pode ser feita por meio de adesivos ou de formulações em gel transdérmico, nas doses diárias de 1 a 5 mg/mL com veículo para aumentar a absorção. (D)[13] A via transdérmica tem a vantagem de evitar a primeira passagem pelo metabolismo hepático e permitir a liberação de doses fisiológicas de testosterona. Dois grandes estudos multicêntricos concomitantes foram conduzidos nos Estados Unidos, Canadá e Austrália para avaliar a eficácia e a segurança de adesivos transdérmicos de testosterona. Esses estudos ficaram conhecidos como *Investigation of Natural Testosterone In Menopausal Women Also Taking Estrogen in Surgically Menopausal Women 1 e 2* (Intimate SM) e confirmaram os efeitos positivos da testosterona no tratamento da desordem do desejo sexual hipoativo (DDSH). (D)[30,32] (A)[33-35]

O Intimate SM 1 avaliou 562 mulheres na pós-menopausa (cirúrgica) com DDSH e utilizou terapia estrogênica e adesivo de 300 µg/dia de testosterona ou adesivo de placebo por 24 semanas. Mulheres no grupo da testosterona tiveram aumento de 74% na linha de base dos episódios de satisfação sexual em 4 semanas, contra aumento de 33% do grupo placebo; o aumento do desejo foi de 56% e o decréscimo do estresse foi de 65% contra 40% do grupo placebo. (A)[36]

O Intimate SM 2 randomizou 532 mulheres na pós-menopausa (cirúrgica) com DDSH e também utilizou adesivo de 300 mcg/dia de testosterona ou adesivo de placebo com estrogênio oral ou transdérmico. Também observou aumento de 51% dos episódios de satisfação sexual no grupo com testosterona, contra 23% do grupo placebo; aumento de 49% do desejo e decréscimo de 68% do estresse no grupo da testosterona *versus* 48% no grupo placebo. (A)[36] (A)[47]

As formas de gel ou creme também são propostas para aplicação sobre a região genital (clitóris e pequenos lábios) e parece ter aumentado a sensibilidade local. Outro veículo preconizado para aplicação genital tópica de testosterona é o óleo à base de petrolato a 2%. Porém, precisam ser realizados estudos controlados para testar a eficácia clínica dessa forma de tratamento e acompanhamento para verificar se não está ocorrendo aumento do clitóris.

Historicamente, estudos de TA em mulheres na pós-menopausa são limitados a participantes que fazem uso concomitante da terapia estrogênica. Até recentemente, apenas Sherwin *et al.* tinham investigado os efeitos da testosterona sem terapia estrogênica associada em mulheres com baixo desejo sexual na pós-menopausa. (B)[23]

O estudo *Aphrodite* veio ocupar essa falta. Esse estudo, duplo-cego, placebo-controlado, com 814 mulheres na pós-menopausa com DDSH, avaliou a eficácia por 24 semanas e a segurança por 52 semanas do uso de adesivo de 150 mg ou de 300 mg de testosterona por dia. (A)[38] Ambas as doses de testosterona foram associadas com significativo aumento do desejo e decréscimo do estresse quando comparadas ao placebo. Aumento da frequência de episódios sexuais satisfatórios foi significativo apenas no grupo com 300 mg. A taxa de eventos androgênicos adversos também foi maior no grupo com 300 mg de testosterona, e o principal foi o hirsutismo (30% *versus* 23,1% no grupo placebo). Nenhum efeito adverso significativo, metabólico ou endometrial foi observado. A exclusão do estudo por eventos adversos também não diferiu entre os grupos. A principal preocupação desse estudo foi o câncer de mama diagnosticado em quatro mulheres recebendo testosterona e em nenhuma mulher do grupo placebo. Dois dos casos eram preexistentes (um com diagnóstico nos primeiros 4 meses do estudo, e no outro, em análise retrospectiva, a mulher já tinha sintomas antes da randomização). A terceira mulher diagnosticada havia usado previamente terapia estroprogestativa por 25 anos e tinha antecedente familiar de câncer de mama (irmã). O quarto caso foi diagnosticado após 24 meses do estudo. Os autores concluíram que os efeitos em longo termo da testosterona, incluindo aqueles na mama, permanecem incertos. (A)[38]

Efeitos adversos e questões de segurança

Existem poucos dados coletados prospectivamente e por longo prazo sobre a segurança da administração de androgênios em mulheres. Contudo, as informações obtidas por estudos controlados até 2 anos e por transexuais femininas tratadas com testosterona trazem certa tranquilidade. (D)[25]

O hirsutismo, queda de cabelo e a acne são os efeitos mais frequentes da TA em mulheres. Esses efeitos são relacionados com a dose e o tempo de utilização e, em geral, são revertidos com a descontinuação do tratamento. Com doses fisiológicas ou levemente suprafisiológicas, a maioria dos estudos evidencia pequena ou nenhuma diferença quando comparada com placebo. Sinais de virilização, como alteração da voz, aumento da massa muscular e clitoromegalia são raros e também dose-dependentes. (D)[24]

Os androgênios por VO podem reduzir a lipoproteína de alta densidade (HDL) pelo efeito da primeira passagem hepática, que pode resultar em um perfil lipídico mais aterogênico. No entanto, a TA em doses que resultem em níveis fisiológicos ou discretamente suprafisiológicos de T não aumenta o risco cardiovascular por meio de alterações da pressão arterial, reatividade vascular, viscosidade sanguínea, concentração de hemoglobina, fatores de coagulação ou resistência insulínica na maioria dos estudos. (B)[39-42] Em revisão dos dados da literatura recente, não há evidência de risco de doença cardiovascular em mulheres com doses fisiológicas ou não muito elevadas. Esses dados não se aplicam a doses muito elevadas ou suprafisiológicas. (A)[1]

Embora os androgênios não estimulem diretamente as células endometriais, as células endometriais cancerígenas exibem atividade da aromatase. Assim, há uma preocupação de que os androgênios sejam convertidos por essas células em estrogênios e possam estimular a proliferação celular. No entanto, os dados existentes são muito escassos para permitir qualquer conclusão sobre segurança endometrial da TA. (A)[27] (D)[25,43,44]

A maioria dos dados existentes em relação à segurança da TA e ao câncer de mama vem de estudos *in vitro* ou em animais e sugere que não há nenhum efeito ou que a TA pode até reduzir o risco de câncer de mama, antagonizando os efeitos do estrogênio no tecido mamário. Dados em humanos são limitados e inconclusivos. (D)[25,45,46]

A toxicidade hepática está relacionada com a dose e a via de administração, oferecendo maior risco com altas doses e o uso oral. No entanto, disfunção hepática não tem sido observada nas doses utilizadas na pós-menopausa em vários estudos, tanto com o uso transdérmico como com a via oral. (A)[27,28,37]

Finalmente, salientamos que não recomendamos o emprego de testosterona por via de implantes sem haver estudos de farmacocinética e clínicos sobre eficácia e segurança às mulheres. Deve-se, ainda, recomendar acompanhamento psicológico ou psicoterápico para afastar as causas emocionais ou de relacionamento que afetam o desejo sexual hipoativo. É oportuno salientar que a terapia cognitiva comportamental pode ser uma ferramenta na terapia sexual e auxiliar no tratamento das mulheres com disfunção sexual. (B)[2]

Considerações finais

É importante ficar claro que o uso de androgênios em mulheres na pós-menopausa tem efeitos benéficos no tratamento do desejo sexual hipoativo desde que as causas psicológicas, emocionais e de relacionamento também tenham sido resolvidas. Há riscos da terapia androgênica que devem ser avaliados em cada consulta, bem como a determinação sérica da testosterona nas mulheres em uso de androgênios oriundos de farmácias de manipulação. Portanto, essa terapia deve ser usada com cautela, em circunstâncias clínicas específicas, por curto período de tempo, e com estreita vigilância para efeitos adversos.

Recomendação

Na Divisão de Ginecologia do Hospital das Clínicas da Faculdade de Medicina da Universidade de São Paulo (HCFMUSP), recomenda-se o seguinte algoritmo para diagnóstico do desejo sexual hipoativo em mulheres na pós-menopausa (Algoritmo 69.1).

Algoritmo 69.1 – Tratamento do desejo sexual hipoativo em mulheres na pós-menopausa

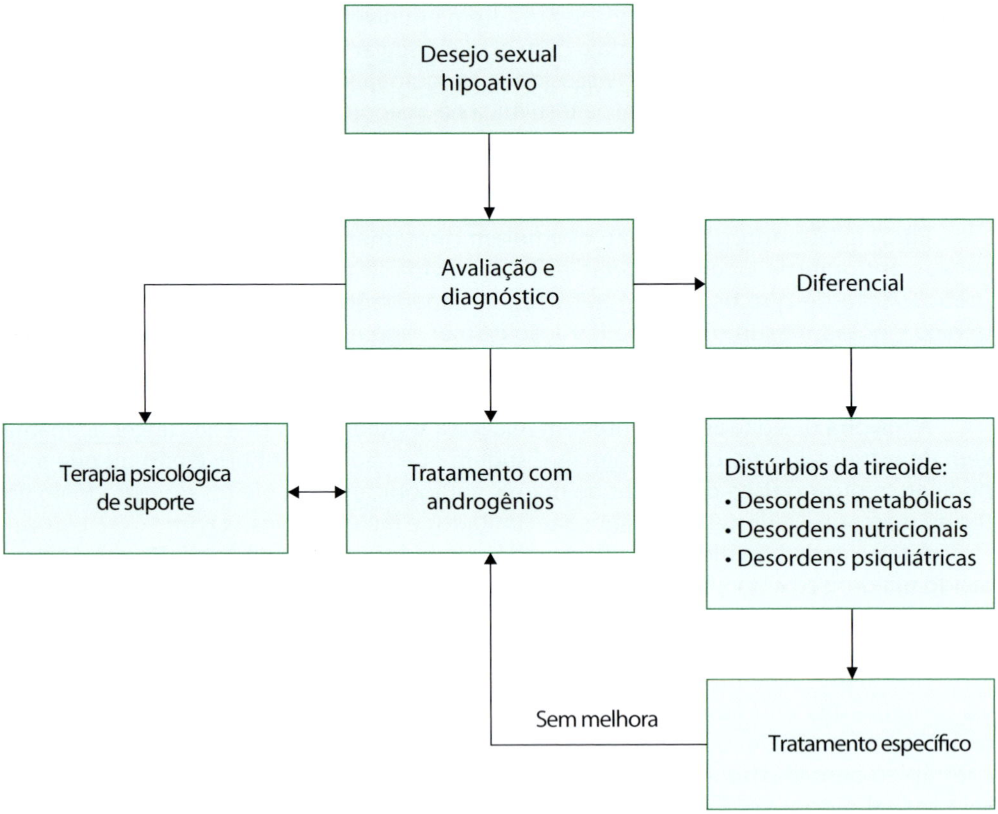

Fonte: Desenvolvido pela autoria

Recomendação

Na Divisão de Ginecologia do Hospital das Clínicas da Faculdade de Medicina da Universidade de São Paulo (HCFMUSP), recomenda-se a seguinte conduta no uso de terapêutica androgênica em mulheres na pós-menopausa com tratamento estrogênico prévio (Algoritmo 69.2).

Algoritmo 69.2 – Recomendações sobre terapêutica androgênica em mulheres na pós-menopausa

Uma vez indicada a terapêutica androgênica, esta deve ser:

↓

- Administrada na menor dose e no menor tempo que atenda aos objetivos do tratamento, com concomitante terapêutica estrogênica
- Via transdérmica deve ser preferida (evita efeitos da primeira passagem hepática das formulações orais e risco de dosagem excessiva dos implantes e das apresentações injetáveis)
- Contraindicação em mulheres com câncer de mama ou útero, naquelas com doença cardiovascular ou hepática
- Aconselhamento sobre os potenciais riscos e benefícios da terapêutica androgênica
- Resposta terapêutica deve ser monitorada com base na melhora da sexualidade e do bem-estar e no aparecimento de eventos adversos que orientam para redução da dose utilizada ou até para descontinuação
- Lembrar que a função sexual da mulher é fortemente influenciada pela saúde mental e por fatores relacionais

Desenvolvido pela autoria

Referências bibliográficas

1. Agrawal P, Lee YS, Grutman AJ, Dumas K, Kohn T, Kohn J, et al. Characteristics of systemic testosterone therapy for female hypoactive sexual desire disorder-a claims database analysis. J Sex Med. 2024;21(4):288-93. doi: 10.1093/jsxmed/qdae013.
2. Giordano MV, Galvão Ferreira PA, Giordano LA, Garcia de Almeida SM, Cestari do Amaral V, Simoncini T, et al. How long is the ovary relevant for synthesis of steroids after menopause? Gynecol Endocrinol. 2018;34(6):536-9. doi: 10.1080/09513590.2017.1417375.
3. Jadad AR, Moore RA, Carroll D, Jenkinson C, Reynolds DJ, Gavaghan DJ, et al. Assessing the quality of reports of randomized clinical trials: is blinding necessary? Control Clin Trials. 1996;17(1):1-12.
4. Adashi EY. The climacteric ovary as a functional gonadotropin-driven androgen-producing gland. Fertil Steril 1994;62(1):20-7.

5. Fogle RH, Stanczyk FZ, Zhang X, Paulson RJ. Ovarian androgen production in postmenopausal women. J Clin Endocrinol Metab. 2007;92(8):3040-3.
6. Davison SL, Bell R, Donath S, Montalto JG, Davis SR. Androgen levels in adult females: changes with age, menopause, and oophorectomy. J Clin Endocrinol Metab. 2005;90(7):3847-53.
7. Shifren JL. Androgen deficiency in the oophorectomized woman. Fertil Steril. 2002;4(4):S60-2.
8. Davis SR. When to suspect androgen deficiency other than at menopause. Fertil Steril. 2002;4(4):S68-71.
9. Sarrel PM. Androgen deficiency: menopause and estrogen-related factors. Fertil Steril. 2002;4(4):S63-7.
10. Davison SL, Bell R, Donath S, Montalto JG, Davis SR. Androgen levels in adult females: changes with age, menopause, and oophorectomy. J Clin Endocrinol Metab. 2005;90(7):3847-53.
11. Bachmann G, Bancroft J, Braustein G, Burger H, Davis S, Dennerstein L, et al. Female androgen insufficiency: the Princeton consensus statement on definition, classification, and assessment. Fertil Steril. 2002;77(4):660-5.
12. Taieb J, Mathian B, Millot F, Patricot MC, Mathieu E, Queyrel N, et al. Testosterone measured by 10 immunoassays and by isotope-dilution gas chromatography-mass spectrometry in sera from 116 men, women, and children. Clin Chem. 2003;49(8):1381-95.
13. Nácul AP, Rezende GP, Gomes DAY, Maranhão T, Costa LOBF, Reis FMD, et al. Use of androgens at different stages of life: climacterium. Rev Bras Ginecol Obstet. 2022;44(1):83-8. doi: 10.1055/s-0041-1740936.
14. North American Menopause Society. The role of testosterone therapy in postmenopausal women: position statement of The North American Menopause Society. Menopause. 2005;12(5):496-511.
15. Goldstein I, Traish A, Kim N, Munarriz R. The role of sex steroid hormones in female sexual function and dysfunction. Obstet Gynecol. 2004;47(2):471-84.
16. Graziottin A. Libido: the biologic scenario. Maturitas. 2000;34(1):S9-16.
17. Basson R, Berman J, Burnett A, Derogatis L. Report of the International Consensus Development Conference on Female Sexual Dysfunction: definitions and classifications. J Urol. 2000;163(3):188-93.
18. Blumel JE, Del Pino M, Aprikian D, Vallejo S, Sarrá S, Castelo-Branco C. Effect of androgens combined with hormone therapy on quality of life in post-menopausal women with sexual dysfunction. Gynecol Endocrinol. 2008;24(12):691-5.
19. Bachman GA, Leiblum SR. Sexulity in sexagenarian. Maturitas 1991;13(1):45-50.
20. Bixo M, Backstrom T, Winblad B, Anderson A. Estradiol and testosterone in specific regions of the human female brain in different endocrine states. J Steroid Biochem Mol Biol. 1995;55(3-4):297-303.
21. Abdo CH. Estudo da vida sexual do brasileiro. São Paulo: Bregantii, 2004.
22. Penteado SR, Fonseca AM, Bagnoli VR, Assis JS, Pinotti JA. Sexuality in healthy postmenopausal women. Climacteric. 2003;6(4):321-9.
23. Sherwin BN, Gelfand MM, Brender W. Androgen enhances sexual motivation in females: a perspective cross over study of sex steroid administration in surgical menopause. Psychossom Med. 1997;47(4):339-51.
24. Shifren JL, Braunstein GD, Simon JA, Casson PR, Buster JE, Burki RE, et al. Transdermal testosterone treatment in women with impaired sexual function after oophorectomy. N Engl J Med. 2000;343(10):682-8.
25. Braunstein G. Safety of testosterone treatment in postmenopausal women. Fertil Steril. 2007; 88(1):1-17.
26. Sarrel P, Dobay B, Wiita B. Estrogen and estrogen-androgen replacement in postmenopausal women dissatisfied with estrogen – only therapy: sexual behavior and neuroendocrine responses. J Reprod Med. 1998;43(10):847-56.

27. Nathorst-Böös J, Flöter A, Jarkander-Rolff M, Carlström K, Schoultz B. Treatment with percutanous testosterone gel in postmenopausal women with decreased libido – effects on sexuality and psychological general well-being. Maturitas. 2006;53(1):11-8.
28. De Paula FJ, Soares JM Jr, Haidar MA, de Lima GR, Baracat EC. The benefits of androgens combined with hormone replacement therapy regarding to patients with postmenopausal sexual symptoms. Maturitas. 2007;56(1):69-77.
29. Rosenberg MJ, King TD, Timmons MC. Estrogen-androgen for hormone replacement: a review. J Reprod Med . 1997;42(7):394-404.
30. Kingsberg SA, Simon JA, Goldstein I. The current outlook for testosterone in the management of hypoactive sexual desire disorder in postmenopausal women. J Sex Med. 2008;5(4):182-93.
31. Derogatis LR, Graziottin A, Bitzer J, Schmitt S, Koochaki PE, Rodenberg C. Clinically relevant changes in sexual desire, satisfying sexual activity and personal distress as measured by the profile of female sexual function, sexual activity log, and personal distress scale in postmenopausal women with hypoactive sexual desire disorder. J Sex Med. 2009;6(1):175-83.
32. Fonseca AM, Chuery AC, Rosa FC. Terapêuticas do climatério – hormonal e alternativa. In: Pinotti JA, Fonseca AM, Bagnoli VR (eds.). Tratado de ginecologia. Condutas e rotinas da disciplina de Ginecologia da Faculdade de Medicina da Universidade de São Paulo – USP. São Paulo: Revinter, 2005:354-65.
33. Simon JA, Braunstein G, Nachtigall L, Utian W, Katz M, Miller S, et al. Testosterone patch increases sexual activity and desire in surgically menopausal women with hypoactive sexual desire disorder. J Clin Endocrinol Metab. 2005;90(9):5.226-33.
34. Krapf JM, Simon JA. The role of testosterone in the management of hypoactive sexual desire disorder in postmenopausal women. Maturitas. 2009;63(3):213-9.
35. El Hage G, Eden JA, Manga RZ. A double-blind, randomized, placebo-controlled trial of the effect of testosterone cream on the sexual motivation of menopausal hysterectomized women with hypoactive sexual desire disorder. Climateric. 2007;10(4):335-43.
36. Shifren JL, Davis SR, Moeau M, Waldbaum A, Bouchard C, DeRogatis L. Testosterone patch for the treatment of hypoactive sexual desire disorder in naturally menopausal women: results from the Intimate NM1 study. Menopause. 2006;13(5):770-9.
37. Buster JE, Kingsberg SA, Aquirre O, Brown C, Breaux JG, Buch A, et al. Testosterone patch for low sexual desire in surgically menopausal women: a randomized trial. Obstet Gynecol. 2005;105(5 Pt 1):944-52.
38. Davis SR, Moreau M, Kroll R, Bouchard C, Panay N, Gass M, et al. Testosterone for low libido in postmenopausal women not taking estrogen. N Engl J Med. 2008;359(19):2005-17.
39. Maturana MA, Breda V, Lhullier F, Spritzer PM. Relationship between endogenous testosterone and cardiovascular risk in early postmenopausal women. Metabolism. 2008;57(7):961-5.
40. Zang H, Ryden M, Wahlen K, Dahlman-Wright K, Arner P, Linden Hirschberg A. Effects of testosterone and estrogen treatment on lipolysis signaling pathways in subcutaneous adipose tissue of postmenopausal women. Fertil Steril. 2007;88(1):100-6.
41. Phillips GB, Jing TY, Laragh JH. Serum sex hormone levels in postmenopausal women with hypertension. J Hum Hypertens. 1997;11(8):523-6.
42. Golden SH, Dobs AS, Vaidya D, Szklo M, Gapstur S, Koop P. Endogenous sex hormones and glucose tolerance status in postmenopausal women. J Clin Endocrinol Metab. 2007;92(4):1289-95.
43. Shufelt CL, Braunstein GD. Safety of testosterone use in women. Maturitas. 2009;63(1):63-6.
44. Baglietto L, English DR, Hopper JL, MacInnis RJ, Morris HA, Tilley WD, et al. Circulating steroid hormone concentrations in postmenopausal women in relation to body size and composition. Breast Cancer Res Treat. 2009;115(1):171-9.
45. Somboonporn W, Davis SR. Testosterone effects on the breast: implications for testosterone therapy for women. Endocr Rev. 2004;25(3):374-88.

46. Dimitrakakis C, Zhou J, Bondy CA. Androgens and mammary growth and neoplasia. Fertil Steril. 2002;779(4):S26-33.
47. Davis SR, Van der Mooren MJ, Van Lunsen RH, Lopes P, Ribot C, Rees M. Efficacy and safety of a testosterone patch for the treatment of hypoactive sexual desire disorder in surgically menopausal women: a randomized, placebo-controlled trial. Menopause. 2006;13(3):387-96.
48. Lerner T, Bagnoli VR, de Pereyra EAG, Fonteles LP, Sorpreso ICE, Júnior JMS, et al. Cognitive-behavioral group therapy for women with hypoactive sexual desire: a pilot randomized study. Clinics (São Paulo). 2022;77:100054. doi: 10.1016/j.clinsp.2022.100054 .

Capítulo 70

Obesidade na Pós-Menopausa

Vicente Renato Bagnoli
José Maria Soares Júnior
Isabel Cristina Esposito Sorpreso
Angela Maggio da Fonseca
Edmund Chada Baracat

Introdução

A menopausa se define como o final da menstruação (amenorreia por 12 meses), com declínio da função ovariana antes do evento com fases ovulatórias e anovulatórias, de duração variável, período este denominado "transição para menopausa". Em grande parte da população feminina, a menopausa ocorre por volta dos 50 anos, e, em razão do aumento da expectativa de vida, a mulher passará grande parte dela na fase de menopausa, daí a importância do estudo da obesidade nessa fase.

Vários estudos demonstram que a menopausa se associa ao aumento de peso, independentemente da idade, sendo estimada em torno de 6%, que se produz à custa de um aumento aproximado de 17% da massa de gordura. (D)[1] Portanto, o ganho de peso na menopausa deve ser considerado uma grande preocupação pelo profissional de Saúde. (D)[2]

Frequência

Em todos os estudos, a prevalência da obesidade é maior em mulheres do que em homens, para quase todas as faixas etárias, e aumenta gradativamente com a idade, apresentando valores máximos em torno dos 60 anos de idade.(B)[3]

A obesidade (índice de massa corporal (IMC) > 30) foi encontrada em aproximadamente 30% das 5.027 mulheres na pós-menopausa que vieram, para primeira a consulta sem terapia hormonal, ao Ambulatório de Climatério da Divisão Ginecológica do Hospital das Clínicas da Faculdade de Medicina da Universidade de São Paulo (HCFMUSP). (B)[4]

Etiologia

A etiologia do aumento de peso na menopausa não está totalmente esclarecida. Algumas causas não têm relação direta com a menopausa senão com a idade, e outras dependem claramente da diminuição de estrogênios endógenos.

Durante a idade fértil, o folículo ovariano e o corpo lúteo produzem 95% do estradiol circulante. A estrona presente em quantidades muito menores se produz pelo metabolismo do estradiol e a aromatização da androstenediona no tecido adiposo periférico. Também a aromatização da testosterona produz pequenas quantidades de estradiol e estrona. (B)[5] Na menopausa, a principal fonte de estrogênios endógenos é a aromatização da androstenediona em estrona e a conversão periférica de estrona em estradiol. O hipoestrogenismo se relaciona a mudanças fisiológicas, que seriam em parte responsáveis pelo aumento de peso nesse período.

As concentrações de estrona sérica são até 40% superiores em mulheres pós-menopáusicas obesas do que nas não obesas. Contudo, a causa e o efeito não estão claros, podendo ser apenas uma associação dos dois eventos. (D)[6]

Causas relacionadas à idade

O gasto energético basal diminui quase linearmente com a idade. Isso se explica pela redução da atividade metabólica do tecido magro e a diminuição proporcional deste. A isso se associa, em geral, a redução progressiva da atividade física com o balanço energético positivo se mantida a ingestão.

Sabe-se que uma diminuição da atividade do sistema nervoso simpático é um fator de risco para o ganho de peso em humanos.

Com a idade, aumenta o estímulo simpático e, ao mesmo tempo, é produzida uma regulação de baixa resposta alfa-adrenérgica, o que pode contribuir para o desenvolvimento da obesidade.

Também a atividade da 17,20-desmolase declina com a idade, com a consequente queda dos níveis de deidroepiandrostenediona (DHEA) e seu sulfato (SDHEA). A isso é que denominamos "andropausa". Em fase experimental, a administração de DHEA a roedores teve um efeito antiobesidade. Nos humanos, o tratamento com DHEA só mostrou efeitos metabólicos positivos em homens. (D)[7]

Causas relacionadas ao hipoestrogenismo

A leptina é uma proteína secretada no tecido adiposo que informa ao cérebro a magnitude das reservas energéticas. Para um mesmo nível de adiposidade, as mulheres têm níveis mais elevados de leptina que os homens. (D)[8] Os estrogênios intervêm na regulação desse hormônio, estimulando a sua secreção. Nos ratos, observou-se uma diminuição dos níveis de leptina após a ovariectomia. Nas mulheres em fase fértil, os níveis circulantes de leptina são significativamente mais elevados durante a fase lútea e sua concentração declina na menopausa. (B)[9]

Os estrogênios também parecem ter participação na regulação do apetite. A sensação de saciedade estimulada pela colecistoquinina (CCK) encontra-se aumentada pelo efeito dos estrogênios. Demonstrou-se uma correlação positiva entre CCK e níveis de estrogênio e um aumento da concentração de CCK com o tratamento substitutivo com os estrogênios. (B)[10]

A queda dos níveis de estrogênio se associa também à diminuição da atividade de peptídios opioides endógenos como a betaendorfina. Essa relação parece indicar um possível efeito de privação estrogênica sobre a ingestão de gorduras e carboidratos em mulheres na pós-menopausa. (B)[11]

Outros neuropeptídios implicados no comportamento alimentar são relacionados a certa preferência nas mulheres menopausadas pelos alimentos gordurosos; assim, os níveis de galanina, estimulante da ingestão de gorduras, e do neuropeptídio Y, que estimula a ingestão de hidratos de carbono, encontram-se aumentados. Já nas mulheres em idade fértil, eles são diminuídos. (D)[12]

Mulheres com escassa atividade física e pouca massa muscular, de nível socioeconômico baixo e com comportamento alimentar tendente à desinibição dietética apresentam maior tendência a desenvolver a obesidade ou agravá-la na existência prévia. (B)[13]

Algumas circunstâncias em relação à história menstrual e reprodutiva das mulheres favorecem o desenvolvimento de sobrepeso e de obesidade durante a menopausa, como a gravidez precoce, os períodos de lactância curtos ou o ganho excessivo de peso durante as gestações.

Mudanças na distribuição da gordura corporal

Até agora, vimos as causas do aumento de peso, que podem ser resumidas em aumento da ingestão de energia e diminuição do gasto calórico, ambos influenciados por múltiplos fatores. Essas mudanças não justificam, por si sós, as variações da distribuição da gordura que se observam na menopausa e que resultam no incremento da gordura abdominal. (D)[12]

Estudos que valorizam a relação cintura-quadril e outros indicadores mais sensíveis, que medem a gordura abdominal usando técnicas de imagem radiológicas ou análise de composição corporal por Dexa (Dual Energy X-ray Absortiometry), demonstram aumento da gordura troncular e visceral durante a menopausa.

A lipoproteína lipase (LPL) é uma enzima determinante para a reserva intracelular de triglicérides, e a sua ação depende dos hormônios sexuais. Assim, os estrogênios e a progesterona estimulam a LPL em adipócitos da região gluteofemoral. Nas mulheres pré-menopáusicas, a atividade desses hormônios em tecido adiposo da região gluteofemoral é significativamente maior que na região abdominal, dando-lhe característica ginecoide. A diminuição ou a parada da secreção de estrogênios gonadais, com a consequente desproporção androgênios/estrogênios, favorece o depósito de gordura abdominal com aumento da gordura visceral.

Consequências para a saúde

A morbimortalidade cardiovascular é rara em mulheres pré-menopáusicas, sobretudo na ausência de fatores de risco. A incidência dessa patologia na fase fértil é significativamente menor em mulheres que em homens; ela se iguala na fase pós-menopausa, sendo considerada, por si só, um risco cardiovascular. A menopausa cirúrgica e a precoce comportam risco aumentado em mulheres que fumam. (B)[11]

O ganho ponderal se associa com consequências adversas para a saúde, agravadas pela mudança da distribuição da gordura. O aumento da gordura visceral facilitará o aparecimento da insulinorresistência e suas consequências clínicas: intolerância a hidratos de carbono e desenvolvimento de diabetes *mellitus* tipo 2 (DM); hipertensão arterial sistêmica (HAS) e dislipidemias. (B)[11]

Entre os fatores de risco, a HAS parece ter prevalência superior em mulheres na pós-menopausa que em homens da mesma idade. Os dados do Women's Health Initiative (WHI) mostraram prevalência de 38%. No entanto, nas mulheres sem sobrepeso, a HAS estava presente em 29%; já em mulheres com IMC superior a 27 kg/m^2, 46% delas apresentavam pressão arterial (PA) superior a 140/90 mm/Hg. (B)[11]

A relação entre obesidade e HAS se baseia em um complexo multifatorial no qual intervêm: a atividade do sistema nervoso simpático; a insulinorresistência; a resistência à leptina; a hiperatividade do sistema renina-angiotensina-aldosterona; a diminuição da atividade do peptídeo natriurético atrial; entre outros fatores. Toda essa mudança explica a alta prevalência da HAS em mulheres obesas menopausadas. (B)[11]

A insulinorresistência e a hiperinsulinemia resultantes parecem ser os fatores-chave no desenvolvimento das alterações do metabolismo dos hidratos de carbono e da DM tipo 2. Sem esquecer a importância da base genética, sabe-se que o grau de obesidade central ou androide se relaciona melhor ao risco de DM tipo 2 que o próprio IMC. (D)[12]

Demonstrou-se que as mulheres pós-menopáusicas com intolerância a hidratos de carbono têm uma atividade androgênica elevada (níveis mais elevados de testosterona) comparadas a mulheres com tolerância normal à glicose. (D)[12]

O padrão de "dislipidemia" em mulheres climatéricas obesas é típico da obesidade androide, sendo característica a hipertrigliceridemia com diminuição da lipoproteína de alta densidade (HDL) colesterol. Os níveis de lipoproteína de baixa densidade (LDL) podem se manter normais ou elevados com o consequente aumento do quociente LDL/HDL. Podem-se encontrar partículas de LDL pequenas e densas com maior potencial aterogênico. (D)[12]

Dados do estudo de Framingham demonstram que, em geral, o início da doença coronariana se retarda aproximadamente em 10 anos nas mulheres. Na pós-menopausa, o risco se nivela com os homens, sendo a obesidade um fator determinante. (B)[13]

No *Nhanes I Epidemiologic Follow-up Study* (Nhefs), as mulheres de 65 a 74 anos com IMC superior a 29 kg/m^2 experimentaram um aumento de 50% no risco de doença coronariana em relação àquelas da mesma idade com IMC inferior a 21 kg/m^2, e no *Nurses Health Study*, o IMC superior ou igual a 29 kg/m^2 se associa a um incremento do risco para sofrer o primeiro infarto de miocárdio tanto mortal como não mortal. (B)[13]

A associação positiva entre peso corporal e aparecimento do câncer de mama também foi estabelecida. Esse risco relativo de câncer de mama se mantém elevado em mulheres com IMC superior a 25 kg/m^2, tanto no período perimenopáusico como na pós-menopausa. (B)[14]

Analisando-se a prevalência dos sintomas urogenitais, como secura vaginal, irritação e disúria, observou-se que são mais frequentes em mulheres obesas na menopausa. Outras patologias relacionadas á obesidade são: artrose; alteração biliopancreática; disfunção cardiorrespiratória; insuficiência vascular venosa; aumento de risco de certas neoplasias como o câncer de cólon e alterações psicossociais, que são comuns em todos os obesos, independentemente de idade e sexo. (B)[15]

O único efeito benéfico da obesidade no climatério ocorre na densitometria mineral óssea. Os riscos de osteoporose e fraturas diminuem de acordo com o aumento da massa corporal. Esse efeito protetor se deve provavelmente ao fato de as mulheres de maior peso terem maior quantidade de estrogênio circulante.

Orientação sobre obesidade na menopausa

O enfoque terapêutico e as recomendações dietéticas para tratar o sobrepeso e a obesidade em mulheres menopausadas são iguais para as pré-menopausadas. Parece que a menopausa se associa à redução do gasto energético por causa de uma diminuição da taxa metabólica e da atividade física; as perimenopáusicas deveriam desenvolver estratégias de comportamento aumentando o exercício físico e diminuindo a ingestão calórica. (B)[16]

Irwin M *et al.* demonstraram, em um estudo randomizado com a participação de mulheres pós-menopáusicas com sobrepeso ou obesidade, que, com um programa de exercícios moderados de 45 minutos, 5 dias por semana, durante 12 meses, elas conseguiram uma perda de peso modesta (1,3 kg em relação ao peso basal), mais uma considerável perda de gordura intra-abdominal medida por *scanner*. Com o incremento da duração desse programa, consegue-se reduzir a gordura corporal. (A)[17]

Outros estudos observacionais mostraram que mulheres pré-menopáusicas que praticam atividade física têm menor proporção de gordura corporal e abdominal, assim como menor possibilidade de ganhar gordura durante a menopausa, que as sedentárias. Portanto, a conduta de perder peso com base em dieta (pobre em gorduras) e exercício físico pode ser benéfica para reduzir a gordura abdominal e o risco cardiovascular. O exercício também é favorável na prevenção da perda da densidade mineral óssea que ocorre durante a restrição calórica. (A)[18]

O uso de fármacos antiobesidade (sibutramina, orlistat) como adjuvantes à dieta hipocalórica, ao exercício físico e à cirurgia bariátrica deve se valorar como sempre de forma individualizada. (B)[19] A semaglutida está sendo avaliada como fármaco antiobesidade. Há estudo mostrando perda de peso importante com esse fármaco em dose baixa (0,25 a 1 mg/semana) e alta (1,7 a 2,4 mg/semana), (A)[20] Saliente-se, ainda, a importância de uma dieta nutricional adequada para não haver perda importante da massa muscular.

A cirurgia bariátrica consiste de duas técnicas feitas por laparoscopia: a gastroplastia; e o *bypass* biliopancreático. Essas técnicas diminuem a absorção dos nutrientes por diminuição da área funcional, das vitaminas B12 e D e dos marcadores de reabsorção óssea; o paciente deverá ser assistido por uma equipe multidisciplinar.

Tratamento hormonal substitutivo e obesidade

Mesmo que a crença popular sobre o tratamento hormonal diga que ele aumenta o peso corporal, a maior parte dos estudos realizados nesse sentido sugere que a terapia hormonal da menopausa (TH) se associa a menor ganho ponderal durante a menopausa e, ao longo do tratamento, apresenta peso inferior. Parece também que a TH influencia a distribuição da gordura corporal. Estudos mostraram que esse tratamento se associa com menor relação cintura:quadril em mulheres pós-menopáusicas. (A)[21]

Haarbo *et al.* demonstraram, em um estudo utilizando Dexa, que a TH é capaz de prevenir o incremento de gordura intra-abdominal que se produzia em mulheres pós-menopáusicas tratadas com placebo por 2 anos. Esses resultados confirmam que a distribuição de gordura é fortemente influenciada pelos esteroides sexuais femininos. (A)[22-24] (D)[25]

Sabendo-se do aparente efeito cardioprotetor dos estrogênios endógenos, esse suposto efeito da TH não pode ser confirmado no Women's Health Initiative (prevenção primária) nem em estudos de prevenção secundária (Hers). Esses estudos concluem que o tratamento com estrogênio e progestagênio não têm efeito cardioprotetor e podem produzir dano. Portanto, a TH não está indicada para reduzir o risco cardiovascular. (A)[22]

Recomendação

Na Divisão de Ginecologia do Hospital das Clínicas da Faculdade de Medicina da Universidade de São Paulo (HCFMUSP), recomenda-se a seguinte orientação sobre a obesidade na pós-menopausa (Algoritmo 70.1).

Algoritmo 70.1 – (A) Recomendações sobre a obesidade na pós-menopausa. (B) Benéficos da mudança de estilo de vida

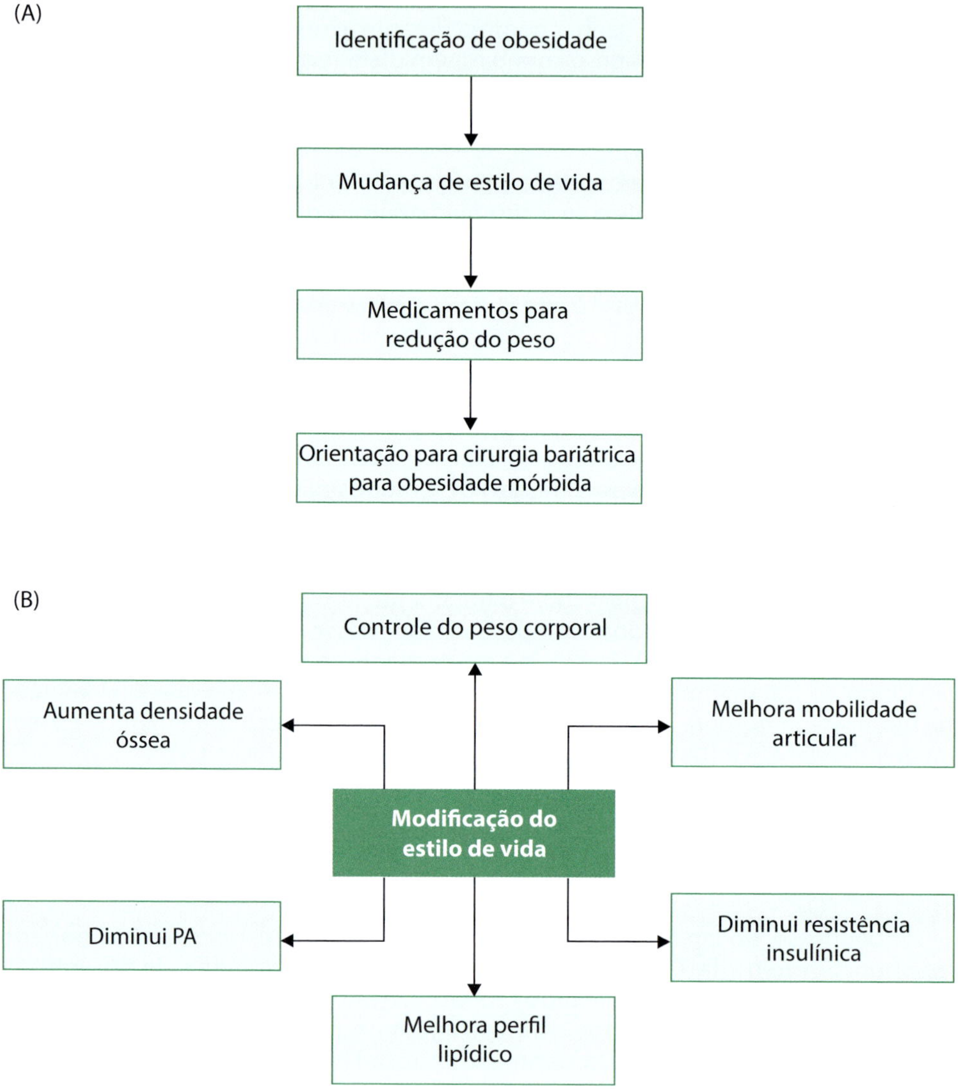

Fonte: Desenvolvido pela autoria

Referências bibliográficas

1. Pavón de Paz I, Alameda Hernando C, Olivar Roldán J. (Obesity and menopause). Nutr Hosp. 2006;21(6):633-7.
2. Baracat EC, Soares Jr JM. Obesidade: um problema para o ginecologista? Rev. Bras. Ginecol. Obstet. 2005;27(2). doi: 10.1590/S0100-72032005000200001.
3. Mokdad AH, Sendula MK, Dietz WH, Bowman BA, Marks JS, Koplan JP. The spread of the obesity epidemic in the United States, 1991-1998. JAMA. 1999;282(16):1519-22.
4. Bagnoli VR, Fonseca AM, Arie WM, Das Neves EM, Azevedo RS, Sorpreso IC, et al. Metabolic disorder and obesity in 5027 Brazilian postmenopausal women. Gynecol Endocrinol. 2014;30(10):717-20. doi: 10.3109/09513590.2014.925869.
5. Wang P, Hassager C, Ravn P, Wang S, Christiansen C. Total and regional body-composition changes in early postmenopausal women: age related or menopausal related? Am J Clin Nutr. 1994;60(6):843-8.
6. Milewicz A, Tworowska U, Demissie M. Menopausal obesity – myth or fact? Climateric. 2001;4(4):273-83.
7. Tommaselli GA, Di Carlo C, Pellicano M, Nasti A, Ferrara C, Di Spiezio Sardo A, et al. Modificazioni dei livelli sierici di leptina in menopausa. Minerva Ginecol. 2001;53(3):193-8.
8. Lovejoy JC. The menopause and obesity. Prim Care. 2003;30(2):317-25.
9. Samaras K, Spector TD, Nguyen TV. Independent factors determine the amount and distribution of fat in women after the menopause. J Clin Endocrinol Metab. 1997;82(3):781-5.
10. Wing RR, Matthews A, Kuller LH, Meilahn EN, Plantinga PL. Weight gain at the time of menopause. Arch Intern Med. 1991;151(1):97-102.
11. Wassertheil-Smoller S, Anderson G, Psaty BM, Black HR, Manson J, Wong N, et al. Hypertension and its treatment in postmenopausal women: base-line data from the Women's Health Initiative. Hypertension. 2000;36(5):780-9.
12. Rappeli A. Hypertension and obesity after the menopause. J Hypertens. 2000;20(2):S26-8.
13. Larsson H, Ahrén B. Androgen activity as a risk factor for impaired glucose tolerance in postmenopausal women. Diabetes Care. 1996;19(12):1399-403.
14. Hubert HB, Feinleib M, McNamara PM. Obesity as an independent risk factor for cardiovascular disease: a 26-year follow up of participants in the Framingham Heart Study. Circulation. 1983;67(5):968-77.
15. Sweeney C, Blair CK, Anderson KE, Lazovich D, Folsom AR. Risk factors for breast cancer in elderly women. Am J Epidemiol. 2004;160(9):868-75.
16. Pastore LM, Carter RA, Hulka BS, Wells E. Self-reported symptoms in postmenopausal women of Women's Health Initiative. Maturitas. 2004;49(4):292-303.
17. Irwin MI, Yausi Y, Ulrich CM, Bowen D, Rdolph RE, Schwartz RS, et al. Effect of exercise on total and intrabdominal body fat in postmenopausal women: a randomized controlled trial. JAMA. 2003;289(3):323-30.
18. Astrup A. Physical activity and weight gain and fat distribution changes with menopause: current evidence and research issues. Med Sci Sport Exerc. 1999;31(11):S564-7.
19. Morss GM, Jordan AN, Skinner JS, Dunn AI, Church TS, Earnest CP, et al. Dose response to exercise in women aged 45-75 years (DREW): design and rationale. Med Sci Sports Exerc. 2004;36(2):336-44.
20. Hurtado MD, Tama E, Fansa S, Ghusn W, Anazco D, Acosta A, et al. Weight loss response to semaglutide in postmenopausal women with and without hormone therapy use. Menopause. 2024;31(4):266-74. doi: 10.1097/GME.0000000000002310.
21. Rosouw JE, Anderson GL, Prentice RL, LaCroix AZ, Kooperberg C, Stefanick ML, et al. Risks and benefits of estrogen plus progestin in healthy postmenopausal women: principal results from the Women's Health Initiative randomized controlled trial. JAMA. 2002;288(3):321-33.

22. Haarbo J, Marslew U, Gotfredsen A. Postmenopausal hormone replacement therapy prevents central distribution of body fat after menopause. Metabolism. 1991;40(12):1323-6.
23. Espeland MA, Stefanick ML, Kritz-Siverstein D. Effect of postmenopausal hormone therapy on body weight and waist and hip girhs. J Clin Endocrinol Metab. 1997;82(5):1549-56.
24. Aloia JF, Vaswani A, Russo L. The influences of menopause and hormonal replacement on body cell mass and body fat mass. Am J Obstet Gynecol. 1995;172(3):896-900.
25. Tchernof A, Poehlman ET, Despres JP. Body fat distribution, the menopausal transition and hormone replacement therapy. Diabetes Metab. 2000;26(1):12-20.

Capítulo 71

Distúrbios do Sono no Climatério

José Maria Soares Júnior
Angela Maggio da Fonseca
Sandra Dircinha Teixeira de Araújo Moraes
Eli Mendes de Moraes
Vicente Renato Bagnoli

Introdução

Distúrbios do sono são mais frequentemente observados entre as mulheres do que entre os homens durante a vida adulta, e a transição menopausal é um período de maior risco para o desenvolvimento desses distúrbios associados ou não a sintomas vasomotores.

A caracterização da transição menopausal fundamenta-se nas alterações do ciclo menstrual, na presença de ondas de calor e nos níveis elevados de hormônio foliculo-estimulante (FSH). Na maioria das mulheres, o climatério desencadeia sintomas vasomotores, psicológicos, urogenitais, sexuais e físicos, relacionados à redução acentuada do estrogênio, que, dessa forma, comprometem o sono e a cognição.[1,2]

Com base em alguns estudos brasileiros e internacionais, no climatério os domínios mais comprometidos são os sintomas somáticos, humor deprimido, ansiedade, distúrbios do sono e sintomas vasomotores.[3-6] Estima-se que de 50% a 70% das mulheres climatéricas manifestam sintomas somáticos e dificuldades emocionais, fatores que interferem diretamente na capacidade cognitiva e no ciclo do sono.[3,6]

Estudos apontam que mulheres na transição menopausal e na pós-menopausa apresentam maior latência e dificuldade de manutenção do sono, bem como relatam maior número de despertar por sintomas vasomotores ou noctúria. Portanto, estão menos satisfeitas com a qualidade do sono quando comparadas àquelas que não estão no período reprodutivo. As queixas quanto ao sono se tornam mais prevalentes com o avançar da idade, sendo 1,5 vez mais frequente nos indivíduos com mais de 65 anos.[7]

A falta de sono afeta as funções do sistema nervoso central (SNC) e está frequentemente associada com o mau funcionamento progressivo dos processos mentais, podendo até causar atividades comportamentais anormais.[8] Além disso, pode gerar irritação ou mesmo tendências psicóticas após uma longa vigília forçada. O sono, portanto, tem a função de restaurar tanto os níveis normais da atividade cerebral como o "balanço" normal entre as diferentes partes do SNC.[8] Essas alterações na arquitetura do sono, particularmente as relacionadas à redução do sono delta, costumam ser acompanhadas de prejuízo de funções de alerta diurno e de memória, diminuição de desempenho em atividades de trabalho, piora de quadros de dor crônica, além de uma série de alterações neuroendócrinas, como aumento de intolerância à glicose e alterações nos níveis de produção e secreção de prolactina, do hormônio do crescimento e de cortisol.[9-11]

O estudo de Young denominado *Wisconsin Sleep Cohort Study*, visando a avaliar de forma objetiva e subjetiva as medidas da qualidade do sono em mulheres no climatério, concluiu que, de forma objetiva, a menopausa não é associada à diminuição da qualidade do sono, dado obtido pela polissonografia, constituída por eletroencefalograma (EEG), eletromiografia (EMG) e eletrooculografia (EOG). Contudo, subjetivamente, as mulheres no cimatério, quando comparadas às que estão fora desse período, eram duas vezes mais descontentes com seu sono.[12]

Os estudos de Olofsson & Collins e Silva Filho apontam que, com exceção da sintomatologia vasomotora, as demais queixas climatéricas como distúrbios do humor, alteração da libido, déficit cognitivo, dores articulares e até os distúrbios do sono estão fortemente associadas a fatores psicossociais, estilo de vida e, principalmente, com a percepção da mulher acerca do que representa a menopausa para a sua vida.[13,14]

Alguns estudos têm relacionado os distúrbios do sono na menopausa com a diminuição dos níveis de serotonina, o que promoveria a redução da continuidade do sono, aumento dos períodos de movimentos oculares rápidos (REM) e lentificação das ondas cerebrais no sono.[14,15] No entanto, esses fatores estão relacionados com o aumento da concentração noturna de melatonina.[16,17]

Isso denota a importância da consideração dessas patologias como fenômenos complexos, exigindo estudos que abordem essas diversas dimensões.[18,19]

Sono – arquitetura e ciclos do sono

O sono normal é um processo dinâmico, constituído basicamente por duas fases que se alternam durante o período em que um indivíduo dorme: a fase de movimentos oculares rápidos, ou sono REM, caracterizado pela não sincronização dos potenciais (baixa amplitude e alta frequência das ondas cerebrais), episódios de REM (*rapid eyes movement*, daí a sigla em inglês) e atonia muscular; e a fase do sono não REM ou sono quieto ou, ainda, sono de ondas lentas, que é dividido em quatro estágios, segundo o aumento da sua profundidade, formando ondas sincronizadas de alta amplitude e baixa voltagem, ou seja, as ondas lentas, fase que proporciona a restauração física. (B)[4]

O sono REM caracteriza-se pela baixa amplitude das atividades cerebrais, acompanhada de perda do tônus muscular, de flutuações do pulso e da pressão arterial. (B)[20] É nessa fase que ocorrem os sonhos e são efetuadas funções importantes para o armazenamento de dados de memória e aprendizagem, criatividade e, possivelmente, de equilíbrio emocional. (B)[20] O sono não REM tem quatro fases ou estágios distintos:

» **estágio 1:** transição do estado de alerta para o sono;
» **estágio 2:** primeiro período do sono;
» **estágios 3 e 4:** sono profundo, sono delta ou sono de ondas lentas.

Entre indivíduos com arquitetura de sono normal, o sono de ondas lentas representa cerca de 80% do total de um período de sono e parece essencial para o processo de homeostase fisiológica e restauração das funções normais do organismo. (B)[20]

A necessidade diária de sono varia conforme o indivíduo e a idade. Em geral, a maioria dos adultos dorme de 6 a 9 horas por dia. (D)[21] No caso das mulheres no climatério, sabe-se que há uma redução natural do tempo de sono por conta da idade. Estudos mostram que as pessoas mais velhas têm menor necessidade de sono que as mais jovens. (B)[7] (D)[22]

Diagnóstico dos distúrbios do sono

Os métodos diagnósticos utilizados na investigação dos distúrbios do sono contemplam desde a avaliação subjetiva, por meio da aplicação de questionários específicos, aos registros actigráficos ou polissonográficos diurnos ou noturnos. (B)[23]

Questionários

Diferentes questionários podem ser utilizados na rotina clínica para fins diagnósticos, na monitorização da resposta aos tratamentos instituídos, em estudos epidemiológicos e em pesquisa clínica. São, na sua maioria, internacionais e poucos são validados para a língua portuguesa. Se validados para a população em questão, podem predizer e estimar a severidade dos distúrbios do sono, servindo, assim, como *screening* para os testes diagnósticos objetivos. (B)[23]

Entre os vários questionários, há o *Sleep Disorders Questionnaire*, com questões de avaliação quantitativa e qualitativa; o *Pittsburgh Sleep Quality Index*, que se refere à qualidade do sono no último mês, fornecendo um índice de gravidade e natureza do distúrbio; o *Mini-Sleep Questionnaire* (MSQ), que avalia a frequência das queixas; o *Basic Nordic Sleep Questionnaire* (BNSQ), que analisa as queixas mais comuns quanto à frequência e à intensidade nos últimos 3 meses com especificação quantitativa, e o Questionário de Autoavaliação do Sono, utilizado em pesquisas psicofarmacológicas. (B)[23]

Polissonografia

O estudo polissonográfico de noite inteira realizado no laboratório é o método padrão-ouro para o diagnóstico dos distúrbios do sono. (B)[10]

Actigrafia

Técnica de avaliação do ciclo sono-vigília que permite o registro da atividade motora por meio dos movimentos dos membros durante 24 horas. Trata-se de um dispositivo colocado no punho (como um relógio de pulso) que realiza a detecção dos movimentos, sendo esta digitalizada, podendo ser transferida para um computador. Assim, podemos obter informações como tempo total de sono, tempo total acordado, número de despertares e latência para o sono. Comparada à polissonografia, apresenta um coeficiente de confiabilidade 0,8 a 0,9, sendo um método de menor custo – apesar de não substituí-la – e que fornece informações sobre o ritmo circadiano, quando o registro de vários dias se fizer necessário. É particularmente útil para mulheres que não toleram dormir em laboratório, como as insones e idosas. (B)[23]

Insônia e distúrbios do sono no climatério

A insônia, sintoma muito comum no climatério, pode ser definida como a dificuldade em iniciar e/ou manter o sono, presença de sono não reparador, ou seja, insuficiente para uma boa qualidade de alerta e bem-estar físico e mental durante o dia, com o consequente comprometimento do desempenho nas atividades diurnas. (D)[24] (B)[25] As queixas de insônia entre as mulheres no climatério são muito frequentes; estas podem estar relacionadas com a ocorrência de sintomas vasomotores, como ondas de calor e transpiração, que, em geral, ocorrem simultaneamente, e a estados de maior irritabilidade. (B)[15] As mulheres na pós-menopausa, quando comparadas com as que estão na pré-menopausa, apresentam maior latência para o sono e dificuldade de manutenção do sono. (D)[26] (B)[27]

A insônia, assim como as ondas de calor, foi relacionada com mulheres que apresentavam sintomas sexuais, como diminuição do desejo sexual, vagina seca e dor ao coito durante a transição menopáusica. (B)[28]

No entanto, pesquisas têm revelado discordâncias entre a percepção da mulher climatérica quanto à qualidade do sono e os resultados de exames polissonográficos. (B)[29] Essa discordância seria justificada pela maior prevalência de sintomas somáticos e psicológicos no climatério, o que poderia distorcer a percepção da mulher sobre o seu sono. (B)[4,29] (D)[14]

Sabe-se também que há uma estreita relação entre sono e cognição e que a insônia pode facilmente ser um fator importante nos distúrbios cognitivos. (B)[9]

Assim, estudos demonstram que mais de 60% das mulheres climatéricas se queixam de problemas relacionados com o sono e que o número de queixas é significativamente maior do que a confirmação desses distúrbios pela polissonografia. (B)[4,30] Esses autores mostraram que a prevalência de insônia subjetiva foi de 61% e, na polissonografia, foi de 83%. A queixa de apneia foi registrada em 23% e, na polissonografia, foi de 27%. (B)[30]

Alguns estudos têm relacionado os distúrbios do sono no climatério com a diminuição dos níveis de serotonina, o que promoveria a redução da continuidade do sono, o aumento dos períodos de REM e a lentificação das ondas cerebrais no sono. (D)[14] (B)[15]

Estudo realizado na França com mais de mil mulheres na meia-idade mostrou que os distúrbios do sono foram associados ao estado menopausal, além da idade cronológica. (B)[31] Nesse estudo, os sintomas vasomotores foram responsabilizados pela baixa eficiência do sono, embora se reconheça que o pico de incidência dos calores ocorre antes do usual início do sono. Porém, estudos apontam que a dificuldade para dormir não está associada com os estágios da transição menopausal e pós-menopausa, mesmo após o controle de possíveis fatores de confusão por meio de análise multivariada. (D)[32] (B)[33] Outro fator relevante citado na literatura, que contribuiu para perturbar o sono na perimenopausa, foi a noctúria, isto é, micção excessiva à noite. (D)[18] Muitas mulheres relatam que acordar à noite para urinar altera o sono na menopausa, muitas vezes mais do que os sintomas vasomotores.

Os estudos existentes não deixam claro se as modificações do sono decorrem de um estado hormonal alterado nesse período ou de outros fatores biopsicossociais associados com a menopausa e/ou o próprio envelhecimento da mulher. Young *et al.* mostraram, em estudo prospectivo, pequeno aumento na dificuldade para dormir na transição menopáusica, concluindo que o distúrbio do sono não é um efeito direto das mudanças hormonais na menopausa. (B)[12] Uma das causas de insônia é a chamada "síndrome das pernas inquietas" (SPI), uma manifestação clínica em que as pacientes relatam um irresistível movimento de membros inferiores acompanhado de sensações de arrastamento das pernas.

Apneia do sono

A fisiopatogenia da apneia obstrutiva do sono é multifatorial. O sexo; a obesidade; os fatores genéticos, anatômicos e hormonais e o controle da ventilação interagem diversamente na fisiopatogenia e na expressão clínica da doença. (D)[34] A obesidade é o principal fator de risco, sendo a elevação do índice de massa corpórea, da gordura visceral e da circunferência do pescoço forte preditor de sua ocorrência. A progesterona, por aumentar a atividade dos músculos dilatadores das vias aéreas superiores, tem papel protetor nas mulheres antes da menopausa, justificando a maior prevalência da doença na pós-menopausa, no sexo masculino e na síndrome dos ovários policísticos. (B)[20]

Evidências apontam para o fato de que o aumento da idade promove diminuição do tônus muscular, com redução da luz das vias aéreas superiores. Existem indicações de que o estado hormonal pode influenciar a atividade dilatadora dos músculos das vias aéreas superiores. (B)[20,35] Mulheres na menacme têm grande atividade da musculatura do genioglosso quando comparadas com as que estão na pós-menopausa e a homens da mesma idade.

Acredita-se que a progesterona pode ter um papel protetor da apneia antes da menopausa. (D)[34] (B)[35] O maior nível de progesterona ocorre na fase lútea do ciclo menstrual e, nesse período, as mulheres experimentam um aumento no comando ventilatório, evidenciando uma das funções desse hormônio. Progesterona exógena tem sido associada a uma pequena, mas definitiva, melhora na ventilação durante o sono de homens e mulheres com apneia. Outro hormônio também importante é o estrogênio, e a sua administração está associada à diminuição plasmática de interleucina 6 (IL-6), a qual está elevada em pacientes com apneia. (B)[35]

Portanto, mulheres na pós-menopausa em uso de terapia hormonal (progestagênio e estrogênio) têm menor prevalência da síndrome da apneia-hipopneia obstrutiva do sono, pois têm dois mecanismos protetores (B)[20,35]

Narcolepsia

É uma condição neurológica que se caracteriza por episódios de sono recorrentes e de curta duração. A síndrome narcoléptica é constituída, além das crises de sono, por episódios de perda do tônus muscular (cataplexia), paralisia do sono e alucinações hipnagógicas. As manifestações dessa síndrome têm como substrato alterações que envolvem o desencadeamento do sono REM, tanto noturno como diurno. (B)[36] É uma síndrome rara (acomete o equivalente a 1 em cada 2 mil pessoas), porém de difícil diagnóstico. A cataplexia é o único sintoma específico para a narcolepsia, mas geralmente só aparece após o surgimento da sonolência excessiva diurna. (D)[37]

Está associada a fatores genéticos, particularmente à presença do alelo HLA-DQB1*602 e a processos de autoimunidade. Sabe-se que, nos portadores da narcolepsia, há uma disfunção na liberação de neurotransmissores que regulam o sono, como as hipocretinas. É uma doença de caráter genético, porém a transmissão genética da narcolepsia em humanos não obedece às regras mendelianas. É, portanto, uma herança complexa, em que provavelmente vários genes e fatores ambientais estão envolvidos.

Diagnóstico

- **Clínico:** baseia-se na presença de sonolência excessiva diurna e/ou início súbito de episódios de sono, também durante o dia, por pelo menos 6 meses e na presença de história clara de cataplexia. (D)[37]
- **Laboratorial:** o primeiro teste consiste na dosagem de orexina ou de hipocretina e 85% a 90% dos casos apresentam níveis deficientes ou indetectáveis no líquido cefalorraquidiano (LCR). Portanto, aproximadamente 10% dos pacientes apresentam dosagens normais dessas substâncias. Não é por nós recomendado.
- **Polissonografia e teste das múltiplas latências do sono:** o teste múltiplo de latência do sono é considerado padrão-ouro. A polissonografia deve ser realizada na noite anterior ao teste das múltiplas latências do sono. Esse teste é um exame que documenta objetivamente a sonolência e a ocorrência de sono REM durante o período diurno, permitindo diagnosticar com precisão a narcolepsia e contribuindo também para o diagnóstico diferencial de outras condições que cursam com hipersonia, a exemplo da síndrome da apneia obstrutiva. O procedimento consiste na obtenção de quatro a cinco registros de EEG, com duração de 20 a 35 minutos a cada 2 horas. Na polissonografia, pode-se observar maior fragmentação do sono, alterações na sua arquitetura, com intrusões na fase REM em qualquer um dos seus estágios. A

ocorrência de fase REM precoce no início do sono até os primeiros 15 minutos é achado significativo para o diagnóstico. (D)[38]

» **Diagnóstico genético:** em adição aos testes mencionados, análise da presença do alelo HLA-DQB1*602, porém com especificidade baixa.

Tratamento

Durante muito tempo, o uso de terapias hormonais foi considerado o tratamento padrão-ouro para diversos sintomas da peri e da pós-menopausa, incluindo sintomas vasomotores e distúrbios do sono. (B)[20,29] (D)[39] Outros estudos também apontaram resultados positivos com o uso de terapias com estrogênio e/ou progestagênio no manejo de quadros depressivos para a melhora de transtornos respiratórios do sono e de qualidade de vida em mulheres na menopausa. (B)[40] (D)[41]

Entretanto, desde a publicação dos principais resultados do *Women's Health Initiative* (WHI), os profissionais tornaram-se mais criteriosos em utilizar terapias com estrogênios associados aos progestagênios em longo prazo, particularmente para mulheres que já apresentam risco maior para transtornos cardiovasculares ou câncer de mama. (D)[41,42] (A)[43] Aumentou, então, o uso de terapias não hormonais para o manejo desses sintomas, como antidepressivos ou terapias comportamentais. (D)[44] (A)[45] (C)[46] Portanto, a maioria dos estudos com terapias hormonais não apresentou impacto positivo sobre parâmetros objetivos de sono em mulheres com insônia na fase do climatério.

Estudos com resultados positivos limitam-se a parâmetros subjetivos de sono e, mesmo assim, com pequenas amostras. (D)[41,47]

Em relação ao tratamento de transtornos respiratórios do sono durante a menopausa, há poucos estudos na literatura, e os seus resultados não são conclusivos.

Terapias não hormonais no tratamento de insônia na menopausa

Técnicas cognitivo-comportamentais (TCC) produzem mudanças objetivas e subjetivas no padrão de sono e na qualidade de sono de adultos com insônia. (B)[20]

Além de orientações gerais sobre higiene do sono, as TCC incluem o controle do estímulo do sono e de restrição do sono entre as suas modalidades de maior eficácia comprovada no manejo de insônia.

A terapia de controle do estímulo do sono é largamente utilizada. Basicamente, melhora a insônia inicial (ou latência do sono) e reduz o tempo de vigília após o adormecer (*Wake Onset After Sleep Onse* – WASO) por meio do "reaprendizado" da associação entre tempo de permanência na cama e sono eficiente.

As pacientes são orientadas a estabelecer um horário fixo para se levantar pela manhã, independentemente da quantidade ou da qualidade do sono durante a noite. Cochilos durante o dia não são permitidos, e os indivíduos não devem permanecer acordados na cama por mais de 15 minutos, caso tenham dificuldades em adormecer ou despertem durante a noite. Apesar de potencialmente gerar privação de sono por algumas noites, essa técnica é comprovadamente eficaz, desde que utilizada de forma correta e sistemática pelo período mínimo de 10 a 15 dias. (B)[48]

Outra TCC é a denominada "restrição do sono". Essa terapia também se baseia em horário preestabelecido para o despertar e trabalha com o conceito de eficiência do sono (porcentagem do tempo de sono em relação ao tempo de permanência na cama). Por exemplo, pacientes que desejam despertar às 6h30 da manhã, mas que têm tido insônia quando tentam adormecer às 10 horas da noite, são orientados a não ir para a cama antes de 1 hora da manhã; desse modo, eles terão sua eficiência do sono otimizada. Aos poucos, esses indivíduos deverão antecipar, de forma lenta e progressiva, o horário de ir para a cama (p. ex., 15 minutos a mais, a cada 4 a 7 dias), visando a manter sua eficiência de sono por volta de 85%. (B)[20] Outras técnicas comportamentais incluem relaxamento e meditação. (B)[20]

Estudo de revisão realizado por Niet *et al.* para avaliar a eficácia do relaxamento proporcionado pela música para a qualidade do sono em adultos com queixas de insônia, com ou sem comorbidade médica, concluiu que o relaxamento por música foi uma ajuda eficaz para melhorar a qualidade do sono em pacientes nas diversas condições de saúde. (A)[49] O relaxamento musical assistido teve um efeito moderado na qualidade do sono de pacientes com queixas para dormir. Ainda estão sendo estudadas as formas mais eficazes de aplicação e os tipos de música mais adequados para diferentes populações. Niet *et al.* afirmam que nenhum efeito adverso foi relatado com o uso de musicoterapia no tratamento de insônia. (A)[49] A intervenção pode ser usada sem grandes investimentos em treinamento e materiais, pois tem baixo custo e está prontamente disponível.

Metanálise realizada por Murtagh e GreenwoodK, procurou identificar tratamentos psicológicos eficazes para a insônia. (A)[50] Concluíram que as intervenções psicológicas produzem benefícios confiáveis e duradouros no tratamento da insônia. Parece que os tratamentos ativos são superiores às terapias placebo, mas eles não diferem muito entre si. Os ganhos do tratamento por um período de latência do sono foram maiores para pacientes clinicamente referidos e para insones que não eram usuários regulares de medicamentos para dormir.

Benzodiazepínicos e drogas correlatas para pacientes com insônia submetidos a tratamento paliativo

A insônia, queixa subjetiva de sono inadequado, associada com o mau desempenho nas atividades diárias, é um problema comum. Os benzodiazepínicos são atualmente o tratamento farmacológico mais usado para essa queixa. (A)[51] Eles são considerados úteis para uso ocasional e a curto prazo (até 4 semanas), mas o uso prolongado não é recomendado em razão de problemas potenciais relativos a tolerância, aumento da dose, dependência psicológica e dependência física. Não existe consenso sobre seu uso em pacientes com doenças progressivas e incuráveis, que podem requerer auxílio para dormir por muitas semanas, enquanto seu estado de saúde piora.

Sonolência excessiva

Para tratar a sonolência excessiva associada com algumas condições médicas como narcolepsia, síndrome da apneia obstrutiva do sono (pausas respiratórias durante o sono) e distúrbio do sono relacionado com o trabalho em turnos, a modafinila, é um agente promotor de vigília ou desinibidor da vigília. Atua principalmente como um agonista noradrenérgico inibindo a atividade gabaérgica do VLPO. (B)[23]

Recomendação

Na Divisão de Ginecologia do Hospital das Clínicas da Faculdade de Medicina da Universidade de São Paulo (HCFMUSP), recomenda-se a seguinte conduta no diagnóstico dos distúrbios do sono no climatério (Algoritmo 71.1).

Algoritmo 71.1 – Diagnóstico dos distúrbios do sono no climatério

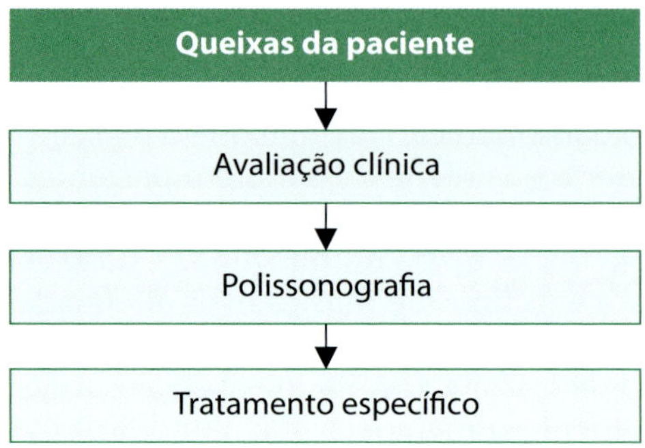

Fonte: Desenvolvido pela autoria

Recomendação

Na Divisão de Ginecologia do Hospital das Clínicas da Faculdade de Medicina da Universidade de São Paulo (HCFMUSP), recomenda-se a seguinte conduta na abordagem dos distúrbios do sono no climatério (Algoritmo 71.2).

Algoritmo 71.2 – Manejo clínico dos distúrbios do sono no climatério

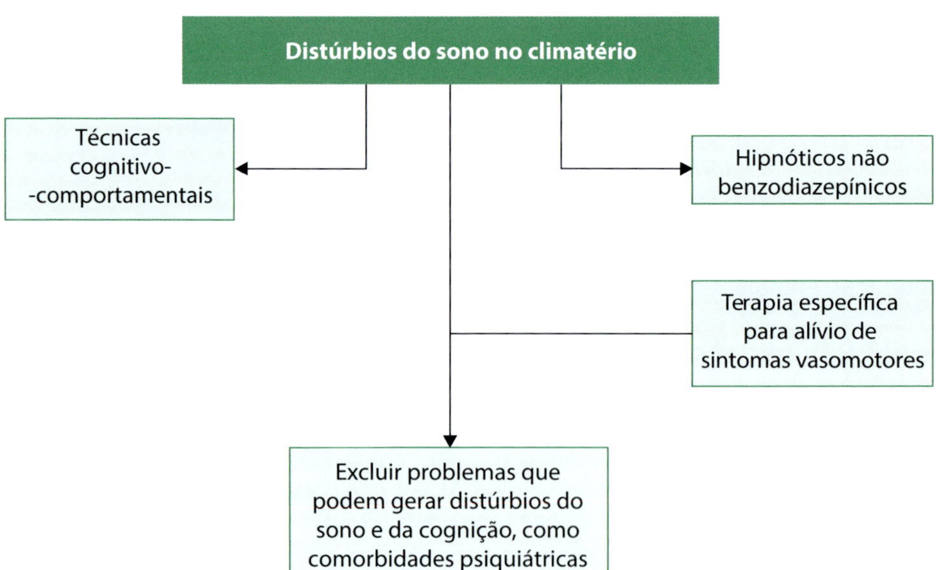

Fonte: Desenvolvido pela autoria

Referências bibliográficas

1. Freedman RR. Hot flashes: behavioral treatments, mechanisms, and relation to sleep. Am J Med. 2005;118(12B):124-30.
2. Parry BL, Martínez LF, Maurer EL, López AM, Sorenson D, Meliska CJ. Sleep, rhythms and women's mood. Part II. Menopause. Sleep Med Rev. 2006;10(3):197-208.
3. Lorenzi DR, Baracat EC, Saciloto B, Padilha-Jr I. Fatores associados à qualidade de vida após menopausa. Rev Assoc Med Bras. 2006;52(5):312-7.
4. Hachul HC, Bittencourt LR, Soares JM, Tufik S, Baracat EC. Sleep in post-menopausal women: differences between early and late post-menopause. Eur J Obstet Gynecol Reprod Biol. 2009;145(1):81-4.
5. Pien GW, Sammel MD, Freeman EW, Lin H, DeBlasis TL. Predictors of sleep quality in women in the menopausal transition. Sleep. 2008;31(7):991-9.
6. Greendale GA, Wight RG, Huang MH, Avis N, Gold EB, Joffe H, et al. Menopause-associated symptoms and cognitive performance: results from the study of women's health across the nation. Am J Epidemiol. 2010;171(11):1214-24.
7. Dijk DJ, Groeger JA, Stanley N, Deacon S. Age-related reduction in daytime sleep propensity and nocturnal slow wave sleep. Sleep. 2010;33(2):211-23.
8. Guyton AC, Hall JE. Estados da atividade cerebral e sono. In: Guyton AC, Hall JE. Tratado de fisiologia médica. 10. ed. Rio de Janeiro: Guanabara Koogan. 2002:642-5.
9. Fernandes RC, Silva KS, Bonan C, Zahar SE, Marinheiro LP. Cognitive function in menopausal women evaluated with the mini-mental state examination and word-list memory test. Cad Saúde Pública. 2009;25(9):1883-93.
10. Buckley T, Schatzberg AF. Methods and compositions for modulation of sleep cycle. US Patent App. 2007;11:707-51.
11. Backhaus J, Junghanns K, Hohagen F. Sleep disturbances are correlated with decreased morning awakening salivary cortisol Psychoneuroendocrinology. 2004;29(9):1184-91.
12. Young T, Rabago D, Zgierska A, Austin D, Laurel F. Objective and subjective sleep quality in premenopausal, perimenopausal, and postmenopausal women in Wisconsin Sleep Cohort Study. Sleep. 2003;26(6):667-72.
13. Olofsson AS, Collins A. Psychosocial factors, attitude to menopause and symptoms in Swedish perimenopausal women. Climacteric. 2000;3(1):33-42.
14. De Lorenzi DR, Danelon C, Saciloto B, Padilha Jr I. Fatores indicadores da sintomatologia climatérica. Rev Bras Ginecol Obstet. 2005;27(1):12-9.
15. Silva Filho EA, Costa AM. Avaliação da qualidade de vida de mulheres no climatério atendidas em hospital-escola na cidade do Recife, Brasil. Rev Bras Ginecol Obstet. 2008;30(3):113-20.
16. Campbell SS, Murphy PJ. The nature of spontaneous sleep across adulthood J Sleep Res. 2007;16(1):24-32.
17. Deecher DC, Dorries K. Understanding the pathophysiology of vasomotor symptoms (hot flushes and night sweats) that occur in perimenopause, menopause, and postmenopause life stages. Arch Womens Ment Health. 2007;10(5):247-57.
18. Maganhin CC, Carbonel AA, Hatty JH, Fuchs LF, Oliveira-Júnior IS, Simões MJ, et al. Efeitos da melatonina no sistema genital feminino: breve revisão. Rev Assoc Med Bras. 2008;54(3):267-71.
19. Vigeta SM. Alterações do sono e menopausa: uma revisão da literatura. Cienc Cuid Saúde. 2007;6(3):377-83.
20. Shin C, Lee S, Lee T, Shin K, Yi H, Kimm K, et al. Prevalence of insomnia and its relationship to menopausal status in middle-aged Korean women. Psychiatry Clin Neurosci. 2005;59(4):395-402.
21. Soares CN. Insônia na menopausa e perimenopausa: características clínicas e opções terapêuticas. Rev Psiquiatr Clin. 2006;33(2):103-9.

22. NAMS. The menopause practice: a clinician's guide. USA: NAMS, 2004.
23. Backhaus J, Born J, Hoeckesfeld R, Fokuhl S, Hohagen F, Junghanns K. Midlife decline in declarative memory consolidation is correlated with a decline in slow wave sleep. Learn Mem. 2007;14(5):336-41.
24. Togeiro SM, Smith AK. Métodos diagnósticos nos distúrbios do sono. Rev Bras Psiquiatr. 2005;27(1):8-15.
25. Cheng MH, Hsu CY, Wang SJ, Lee SJ, Wang PH, Fuh JL. The relationship of self-reported sleep disturbance, mood, and menopause in a community study. Menopause. 2008;15(5):958-62.
26. Poyares D, Aloe F, Rizzo GN, Minhoto G, Pinto Junior LR, Bezerra ML, et al. I Consenso Brasileiro de Insônia. Hypnos. 2003;4(2):5-39.
27. Dennerstein L, Smith AM, Morse C, Burger H, Green A, Hopper J, et al. Menopausal symptoms in Australian women. Med J Aust. 1993;159(4):232-6.
28. Hachul HC, Bittencourt LR, Haidar MA, Tufik S, Baracat EC. Prevalência de distúrbios do sono na pós-menopausa, Rev Bras Ginecol Obstet. 2005;27(12):731-6.
29. Nappi RE, Nijland EA. Women's perception of sexuality around the menopause: outcomes of a European telephone survey. Eur J Obstet Gynecol Reprod Biol. 2008;137(1):10-6.
30. Polo-Kantola P, Erkkola R, Irjala K, Helenius H, Pullinen, Polo O. Climacteric symptoms and sleep quality. Obstet Gynecol. 1998;94:219-24.
31. Joffe H, Hall JE, Soares CN, Hennen J, Reilly CJ, Carlson K, et al. Vasomotor symptoms are associated with depression in perimenopausal women seeking primary care. Menopause. 2002;9(6):392-8.
32. Chokroverty S. Sleep disorders medicine: basic science, technical considerations, and clinical aspects/UK: Sudhansu Chokroverty. 3. ed. 2009.
33. Freeman EW, Sammel MD, Lin H, Gracia CR, Pien GW, Nelson DB, et al. Symptoms associated with menopausal transition and reproductive hormones in midlife women. Am J Obstet Gynecol. 2007;110(2-1):230-40.
34. Shaver JL, Zenk SN. Sleep disturbance in menopause. J Womens Health Gend Based Med. 2000;9(2):109-18.
35. Daltro CH, Fontes FH, Santos-Jesus RG, Araújo LM. Obstructive sleep apnea and hypopnea syndrome (OSAHS): association with obesity, gender and age. Arq Bras Endocrinol Metab. 2006;50(1):74-81.
36. Martins AB, Tufik S, Moura SM. Síndrome da apneia-hipopneia obstrutiva do sono. Fisiopatologia. J Bras Pneumol. 2007;33(1):93-100.
37. Fry June M. Treatment modalities for narcolepsy. Neurology. 1998;50(2-1):S43-8.
38. Honda Y. Clinical features of narcolepsy: Japanese experience. In: Honda Y, Juji T. (Eds). HLA in narcolepsy. Berlin: Springer-Verlag. 1988:24-57.
39. Lin L, Faraco J, Li R, Kadotani H, Rogers W, Lin X, et al. The sleep disorder canine narcolepsy is caused by a mutation in the hypocretin (Orexin) receptor 2 gene. Cell. 1999;98(3):365-76.
40. Cistulli PA, Barnes DJ, Grunstein RR, Sullivan CE. Effect of short-term hormone replacement in the treatment of obstructive sleep apnoea in postmenopausal women. Thorax. 1994;49(7):699-702.
41. Polo-Kantola P, Erkkola R. Sleep and the menopause. Menopause. 2004;10(4):145-50.
42. Soares CN. Insomnia in women: an overlooked epidemic? Arch Womens Ment Health. 2005;8(4):205-13.
43. Rossouw JE, Anderson GL, Prentice RL, LaCroix AZ, Kooperberg C, Stefanick ML, et al. Risks and benefits of estrogen plus progestin in healthy postmenopausal women: principal results from the Women's Health Initiative randomized controlled trial. JAMA. 2002;288(3):321-33.
44. Soares CN. Hormones and mental health: where do we stand in the post-WHI era? Rev Bras Psiquiatr. 2003;25(4):198-9.
45. Taylor M. Alternatives to HRT: an evidence-based review. Int J Fertil Womens Med. 2003;48(2):64-8.

46. Cervena K, Dauvilliers Y, Espa F, Touchon J, Matousek M, et al. Effect of cognitive behavioural therapy for insomnia on sleep architecture and sleep EEG power spectra in psychophysiological insomnia. J Sleep Res. 2004;13(4):385-93.
47. Mahady GB. Black cohosh (Actaea/Cimicifuga racemosa): review of the clinical data for safety and efficacy in menopausal symptoms. Treat Endocrinol. 2005;4(3):177-84.
48. Antonijevic IA, Stalla GK, Steiger A. Modulation of the sleep electroencephalogram by estrogen replacement in postmenopausal women. Am J Obstet Gynecol. 2000;182(2):277-82.
49. Niet G, Tiemens B, Lendemeijer B, Hutschemaekers G. Music-assisted relaxation to improve sleep quality: meta-analysis. J Adv Nurs. 2009;65(7):1356-64.
50. Murtagh DR, Greenwood KM. Identifying effective psychological treatments for insomnia: a meta-analysis. J Consult Clin Psychol. 1995;63(1):79-89.
51. Hirst A, Sloan R. Benzodiazepines and related drugs for insomnia in palliative care. Cochrane Database Syst Rev. 2002;(4):CD003346.

Capítulo 72

Osteopenia e Osteoporose na Pós-Menopausa. Diagnóstico e Tratamento

Sylvia Asaka Yamashita Hayashida
Vicente Renato Bagnoli
José Maria Soares Júnior
Guilherme Carlos Brech
Edmund Chada Baracat

Introdução

A osteopenia e a osteoporose, segundo o Consensus Development Panel on Osteoporosis Prevention, Diagnosis, and Therapy, foi considerada a "epidemia do século XXI" consequente à acentuada diminuição das taxas de natalidade e ao aumento da longevidade, o que coloca a perda de massa óssea e as fraturas por fragilidades como preocupação em Saúde Pública e responsáveis por várias comorbidades e mortalidade durante o envelhecimento. (D)[1] (D)[2]

O processo de osteoporose é definido como distúrbios progressivos do esqueleto com comprometimento da resistência e da qualidade óssea que predispõem ao incremento do risco de fraturas. (D)[1] e (D)[2] São consideradas "doenças silenciosas" até que ocorra a fratura, sendo esta sua principal manifestação clínica. (D)[3]

As fraturas osteoporóticas mais precoces resultantes da osteopenia progressiva são as do punho, e as mais tardias e também mais graves, as do quadril, mas podendo acometer também a coluna vertebral. (C)[4] Associam-se com significativa morbidade e mortalidade e, com frequência, resultarão em dor crônica, invalidez e eventualmente morte. (C)[5] (D)[6] (D)[7]

Os fatores de risco são divididos em dois grupos: fatores de risco maiores ou não modificáveis (sexo feminino principalmente na pós-menopausa, fratura prévia, história familiar de fraturas, raça amarela, baixo índice de massa corpórea (IMC), uso de glicocorticoides de forma crônica) e fatores de risco menores ou modificáveis (tabagismo, alcoolismo, sedentarismo, intolerância à lactose, baixa ingestão diária de cálcio, uso eventual de glicocorticoide e hidróxido de alumínio, desnutrição crônica, quedas frequentes, baixa densidade mineral óssea). A abolição ou a modificação de alguns hábitos de vida já constituem início do tratamento da osteopenia e da osteoporose.

A osteopenia e a osteoporose são classificadas como primárias (idiopática) ou secundárias a uma série de condições clínicas.

A osteopenia e a osteoporose primárias são subdivididas em:

1. tipo I ou da pós-menopausa;
2. tipo II ou senil quando relacionada à idade do indivíduo.

A osteopenia e a osteoporose secundárias podem ocorrer nas seguintes condições clínicas: hiperparatireoidismo; diabetes *mellitus*, ingestão de corticosteroides, menopausa cirúrgica, tumores da medula óssea e mieloma múltiplo.(C)[8]

Epidemiologia

Segundo critérios da Organização Mundial da Saúde (OMS), mais de um terço das mulheres de raça branca, com idade superior a 65 anos, tem osteopenia ou osteoporose. (D)[2]

The Brazilian Osteoporosis Study (Brazos) demonstrou que a prevalência de osteoporose em mulheres e homens acima de 40 anos ocorre, respectivamente, em torno de 15,1% e 12,8%. (B)[9] No Brasil, ainda não existem dados estatísticos exatos sobre a real incidência da doença. Komatsu *et al.* (1999), estudando os habitantes da cidade de Marília, no interior de São Paulo, verificaram que a taxa de incidência bruta de fraturas da região proximal do fêmur foi significativamente maior entre as mulheres e nas pessoas com 70 anos de idade ou mais. (B)[10]

Diagnóstico

A osteopenia e a osteoporose podem ser diagnosticadas clinicamente e por exames de imagem, podendo apresentar fraturas de baixo impacto ou espontâneas. Entre os exames de imagem mais utilizados para o diagnóstico e prognóstico, estão a densitometria por absorção de raios X de dupla energia (Dexa) ou densitometria mineral óssea (DMO), tomografia computadorizada (TC) e ultrassonografia (USG), sendo esses dois últimos métodos não indicados para rastreamento populacional. (B)[11]

Avaliação clínica

Todas as mulheres em qualquer fase da vida e, em especial, na pós-menopausa devem ser interrogadas quanto à existência de fatores de risco para osteopenia e osteoporose, como: história de fratura; terapêutica com corticosteroides sistêmicos por mais de 3 meses; menopausa precoce; hipogonadismo; hiperparatireoidismo primário; tabagismo; consumo excessivo de cafeína ou de bebida alcoólica; IMC menor do que 19 kg/m; sedentarismo e outros. (D)[12]

Exames de imagem

Dexa (densitometria por absorção de raios X de dupla energia)

A Dexa é capaz de medir partes centrais do esqueleto (coluna e fêmur), sendo considerada padrão-ouro para diagnóstico de osteoporose. Permite identificar três categorias diagnósticas (normal, osteopenia e osteoporose). Confere, ainda, um valor prognóstico ao avaliar o risco de fratura (para cada desvio padrão de diminuição, duplica-se o risco de fratura). (A)[13] Deverão ser avaliados o fêmur proximal e a coluna lombar dando-se ênfase aos valores absolutos da DMO e ao índice T da coluna lombar, colo do fêmur e fêmur total. A medição no rádio distal deve ser realizada e valorizada somente se não for possível efetuar as outras medições.

Ultrassonografia (USG)

A avaliação óssea por meio da USG é uma técnica relativamente fácil e de baixo custo. Entretanto, a USG não mede a densidade mineral óssea propriamente dita. Pode ser utilizada para medir a capacidade de prever fraturas e o risco relativo, porém é menos sensível que a Dexa. Estudo randomizado incluindo mulheres caucasianas, com e sem fraturas da coluna vertebral, constatou que a velocidade de transmissão da USG é diferente nos dois grupos. (B)[14]

Weiss *et al.* fizeram estudo com 1.521 mulheres para desenvolver um banco de dados como referência para diagnóstico da osteoporose utilizando a USG. Posteriormente, compararam os valores da USG com os da Dexa. Segundo os autores, a velocidade do som apresentou uma dependência com a idade, em relação às alterações ósseas, com grande precisão, similar à da Dexa. (B)[15]

Knapp *et al.* desenvolveram estudo com o mesmo equipamento de USG, no qual constataram que os valores preconizados pela OMS não podem ser aplicados para esse equipamento e sugeriram valores específicos de corte do T-score. (B)[16]

Sarvazyan *et al.*, em estudo com 129 mulheres utilizando USG de dupla frequência, demonstraram que esse equipamento é capaz de evidenciar as primeiras alterações causadas pela osteopenia e pela osteoporose, as quais não são captadas por outros tipos de USG. (B)[17]

Tomografia computadorizada (TC)

A TC aplicada à medida da absorção de radiografia é capaz de aferir a densidade de ossos axiais. Wu *et al.*, em estudo transversal comparando a TC com a Dexa em 90 mulheres na pós-menopausa, avaliaram a DMO do quadril e as diferenças das duas técnicas em determinar a relação de fraturas na coluna vertebral. (B)[18] Os resultados desse estudo sugeriram que a TC é capaz de diferenciar melhor que a Dexa mulheres com osteopenia e osteoporose na pós-menopausa, com e sem fraturas vertebrais. Ainda demonstrou ser recurso importante para avaliar a massa óssea, podendo ser utilizado para predizer o risco de fratura no quadril em mulheres com história de fratura na coluna vertebral. (B)[18]

Além desses equipamentos utilizados para diagnóstico por imagem de osteopenia e osteoporose, existem outros equipamentos menos utilizados. A absorciometria de energia dupla de raios X (Calscan) avalia a densidade óssea do calcâneo, entretanto requer treinamento especializado e não pode ser utilizado para toda a população. (D)[19] As radiografias digitais de alta resolução do calcâneo podem aumentar a estimativa de fatores de risco para desenvolvimento de fraturas, em razão da detecção de alterações precoces da microarquitetura óssea. (B)[20] Diversos estudos demonstram que a osteopenia e a osteoporose podem não afetar todos os ossos do corpo ao mesmo tempo e com a mesma gravidade. Dessa forma, as radiografias panorâmicas da mandíbula – por se tratar de procedimento simples – podem ser uma boa ferramenta auxiliar no diagnóstico da osteopenia e da osteoporose. (B)[21, 22] Além disso, erosões na cortical detectadas pelas radiografias panorâmicas podem indicar risco acentuado de fratura osteoporótica. (C)[23]

Aspecto importante a ser comentado é que, embora a densidade mineral óssea constitua parâmetro de grande relevância para avaliação e diagnóstico da osteopenia, com frequência indivíduos, sobretudo jovens, com baixa densidade mineral óssea não obrigatoriamente tenham osso de má qualidade, como observado em alguns estudos, mostrando, assim, que a rigidez óssea depende de vários fatores. Ainda não há opinião unânime quanto à idade em que deve ser iniciado o rastreamento da perda óssea por exames, mas sem dúvida, para indivíduos com maiores fatores de risco, esse procedimento deve ser mais precoce. (B)[24]

Dessa forma, o diagnóstico da osteopenia e da osteoporose é frequentemente realizado pela Dexa em associação a fatores de risco. A TC também pode ser utilizada, porém de forma limitada por causa da exposição à radiação e do alto custo. Já a USG do calcâneo não mede a DMO propriamente dita, mas o aparelho de ultrassom é fácil de ser transportada e de baixo custo. Entretanto, estudos recentes não fazem boa correlação com a Dexa (D).[25] Os demais recursos de imagem citados necessitam de maior comprovação científica.

FRAX

A ferramenta digital FRAX é uma calculadora *online* de risco de fratura que integra sete fatores de risco clínicos para estimar o risco de fratura osteoporótica nos próximos 10 anos. Foi lançada em 2008 pelo centro colaborador da OMS para doenças ósseas metabólicas no Reino Unido. (D)[26] Essa ferramenta integra fatores de risco clínicos e utiliza dados específicos de cada país para estimar o risco de fraturas osteoporóticas, podendo usar os dados clínicos e o resultado da DMO no colo do fêmur. Permite calcular o risco sem os dados da Dexa. (D)[26] Salientamos, ainda, que é possível empregar esse instrumento na decisão do tratamento das mulheres com risco elevado de fratura osteoporótica.

Tratamento

O objetivo primário do tratamento da osteopenia e da osteoporose é a prevenção. Deve-se dar ênfase à fase de formação máxima de massa óssea, o "pico", que ocorre entre os 20 e 30 anos de idade. (D)[8] Nessa faixa etária, com atividade física, alimentação e hábitos de vida adequados, podem ser alcançados níveis mais altos de massa óssea, que formam um banco de reservas de cálcio, cujos depósitos serão consumidos no período de envelhecimento; isso retarda a osteopenia ou mesmo previne a osteoporose. A prevenção da osteopenia e da osteoporose, sem dúvida, deve começar na adolescência, com a recomendação e o estímulo para a combinação de exercícios físicos apropriados, dieta adequada e adoção de padrão de vida saudável. (A)[27]

O tratamento conservador se baseia na ingestão de cálcio e vitamina D, em quantidades adequadas a cada faixa etária, prática regular de esportes e exposição regular ao sol. O cálcio está presente nos alimentos como verduras de folhas escuras e lácteos, sendo absorvido em torno de 30% a 50% nos adultos. (D)[28] A vitamina D, por sua vez, ativa a absorção do cálcio, sendo necessária sua suplementação em pessoas idosas, que não se expõem regularmente ao sol. (A)[29] (C)[30]

A dose recomendada de vitamina D para adultos jovens é de 400 UI/dia e para idosos 400 a 1.000 UI/dia. Doses mais elevadas podem ser aplicadas quando há deficiência acentuada de vitamina D, podendo chegar a 50.000 UI/ semana, por 2 meses e, após, reduzida para 800 a 1.000 UI/dia. Esse esquema é importante para incorporação mais rápida de cálcio e queda de paratormônio. Segundo o Instituto Nacional de Saúde (NIH), dos Estados Unidos, a dose recomendada de cálcio para mulheres na pós-menopausa com e sem terapia hormonal, respectivamente, é de 1.000 mg e 1.500 mg/dia, embora deva ser sempre levada em consideração a ingesta pela alimentação. (D)[28]

Segundo alguns estudos, a terapia com estrogênio na pós-menopausa reduz de 40% a 50% o risco de fraturas do quadril relacionadas à doença e de aproximadamente 90% o risco de fraturas vertebrais. Portanto, podemos classificar a terapia hormonal (TH) como tratamento fisiológico ideal da osteoporose. Cumpre salientar que essa reposição hormonal também é aprovada como método de prevenção da osteoporose. (A)[31]

The Women's Health Initiative confirmou que estrogênio, com ou sem progestagênio, proporciona aumento da mineralização óssea e a redução do risco de fratura do quadril e da coluna vertebral em pacientes pós-menopáusicas saudáveis. Contudo, após algumas publicações alertando para o aumento do risco de alguns eventos clínicos, como acidente vascular cerebral, tromboembolismo, doenças coronarianas e câncer de mama em TH, deve-se avaliar cuidadosamente o risco-benefício. (A)[32-34] A agência reguladora norte-americana Federal Drug Administration (FDA) e a North American Menopause Society recomendam TH para tratamento da osteopenia e da osteoporose apenas para mulheres com sintomas vasomotores usando-se a menor dose e pelo menor tempo possível. (D)[7] Secundariamente, essas mulheres se beneficiarão da TH, com mais indicação e melhores resultados, logo nos primeiros anos após a menopausa. A tibolona, pelas suas características, também é uma forma efetiva de TH. (D)[7]

O tratamento medicamentoso específico pode ser dividido em dois grupos:

1. inibidores de reabsorção óssea (antirreabsortivos);
2. ativadores de formação óssea (ou metabólicos).

Os inibidores de reabsorção óssea atuam no bloqueio da ação do osteoclasto, célula responsável pela reabsorção, mantendo a ação do osteoblasto. Os agentes mais estudados que diminuem a reabsorção óssea são os bisfosfonatos. Mas ainda há os moduladores seletivos de receptores de estrogênios (SERMs) e a calcitonina. Essa última é menos empregada.

Os bisfosfonatos melhoram a densidade mineral óssea em portadoras de osteopenia e reduzem as fraturas vertebrais e não vertebrais em 40% a 50%. O alendronato (70 mg/semana, via oral [VO]), o risedronato (35 mg/semana, VO, ou 150 mg/mês, VO), o ibandronato (150 mg/mês, VO) e o ácido zoledrônico (5 mg/ano, via endovenosa [EV]) podem ser indicados tanto para mulheres como para homens com osteopenia moderada a severa, assim como na osteoporose primária ou secundária induzida por corticosteroide, podendo ser associados com a TH em casos individualizados de osteopenia e osteoporose na pós-menopausa. O ibandronato tem uma eficácia menor para perda de massa óssea femoral. (A)[35] Esses medicamentos estão disponíveis para uso em intervalos variáveis como já mencionados, sendo aqueles com intervalo maiores mais bem tolerados e estão contraindicados em indivíduos portadores de gastrite, esofagite e osteomalácia. (A)[36] (D)[37-39] Embora os efeitos colaterais sejam pouco frequentes, podem ocorrer, e os mais comuns são fratura atípica do fêmur, osteonecrose de mandíbula e arritmias cardíacas. (D)[40,41] (C)[42]

O alendronato está aprovado pela FDA como prevenção na dosagem de 10 mg/dia, já o risedronato deve ser usado na dosagem de 35 mg/dia. As dosagens semanais de 70 mg do alendronato e de 35 mg do risedronato são mais bem-toleradas e mais aceitas pelos pacientes e devem ser ingeridas em jejum. Há formulações de risedronato que permitem seu emprego com a ingestão de alimentos. (A)[36] (D)[37,38] O ibandronato e o risedronato 150 mg/mês também são bem-tolerados. Há alguns estudos indicando o uso de 30 mg em infusão venosa de pamidronato a cada 3 meses. O zoledronato (ácido zoledrônico) está sendo proposto para o uso em osteoporose na dosagem de 5 mg, em infusão venosa, uma vez ao ano. (D)[37-39] Embora sejam de alto custo, essas medicações endovenosas são consideradas estratégias atrativas para pacientes com intolerância a medicações orais.

Entre os SERMs, destaca-se o tamoxifeno utilizado como complemento no câncer de mama, assim como o raloxifeno, na dose de 60 mg/dia, apresentando efeito agonista estrogênico no osso e no metabolismo lipídico e efeitos antagonistas no útero e nas mamas. Na prática clínica, o mais empregado é o raloxifeno na manutenção da massa óssea da coluna vertebral.

Segundo o estudo *Multiple Outcomes of Raloxifene Evaluation* (More), concluiu-se que, em mulheres com osteoporose, houve aumento da DMO na coluna vertebral e no colo do fêmur, proporcionando redução do risco de fratura vertebral, o que não foi observado no quadril. (A)[43,44]

O raloxifeno, com frequência, causa aumento dos sintomas vasomotores e, embora aumente o risco de tromboembolismo venoso, está associado com a diminuição de risco de câncer de mama em pacientes com osteoporose na pós-menopausa. Constitui opção para mulheres com osteopenia e osteoporose para intolerantes aos bisfosfonatos que não apresentam sintomas vasomotores, história de tromboembolismo venoso ou risco aumentado para câncer de mama.

A calcitonina é um hormônio produzido pelas células C da tireoide. Sendo apresentada na forma de *spray* nasal de 200 UI/dia ou, ainda, via intramuscular (IM) ou subcutânea (SC), nas doses diárias de 100 UI e 200 UI. Não é tratamento usado como 1ª linha para osteoporose na pós-menopausa, pois outros medicamentos são mais eficazes. Em ensaio clínico randomizado duplo-cego e placebo-controlado, com 1.255 pacientes na pós-menopausa, utilizando calcitonina 200 UI/dia, observou-se redução das fraturas vertebrais em 33% dos pacientes (RR = 0,67 com IC 95%: 0,47 a 0,97) sem redução de fraturas do quadril e sem significante alteração tanto da DMO como do metabolismo ósseo. (A)[45]

Os ativadores de formação óssea aumentam a atividade do osteoblasto, atuando como anabolizantes e aumentando o metabolismo ósseo. São eles o hormônio da paratireoide, o hormônio do crescimento, os metabólitos ativos da vitamina D, o ranelato de estrôncio e o flúor (não empregado na prática clínica) e estão mais indicados quando já houver quadro compatível com osteoporose.

O hormônio das paratireoides (teriparatida), na dose diária de 20 mcg/dia, por via SC, apresenta potente efeito anabólico sobre os ossos, diminuindo o risco de fraturas vertebrais e não vertebrais e aumentando a massa óssea de todo o esqueleto. (A)[46,47] Seu uso é indicado nos casos de osteoporose grave e principalmente quando já houver fraturas, tendo bom efeito também na osteoporose secundária ao uso de corticosteroide, persistindo seus efeitos por até 6 meses após a suspensão. Os efeitos adversos desse hormônio são hipotensão ortostática, hipercalemia transitória, náuseas, artralgias, câimbras, sendo contraindicado em pacientes com risco para osteossarcoma, doença de Paget, radiação óssea prévia ou com inexplicável elevação de fosfatase alcalina.

O ranelato de estrôncio, descoberto em 1910 por Lehnerdt, trata-se de agente terapêutico com ação anabólica e antirreabsortiva óssea simultaneamente. (D)[48] Estudo belga randomizado duplo-cego placebo-controlado, usando 2 mg/dia, mostrou redução de modo sustentado na incidência de fraturas não vertebrais (quadril, punho, pelve e sacro, costelas e esterno, clavícula e úmero) e fraturas vertebrais em 5 anos, demonstrando que essa medicação é eficaz no tratamento da osteoporose pós-menopáusica a longo prazo. (A)[49]

Metabólitos ativos de vitamina D (calcitriol e alfacalcidol) aumentam a absorção de cálcio, podendo ter efeito direto nas células ósseas, também reduzindo a incidência de fraturas. (D)[50,51] São recomendados para idosos debilitados, reclusos com pouca exposição ao sol, como osteopenia ou osteoporose na dose de 0,5 mcg/dia. (D)[48]

Biológicos

Os medicamentos biológicos, como o denosumabe e o romosumabe, têm sido utilizados para o tratamento da osteoporose. O denosumabe, anticorpo monoclonal humano, reduz a perda de massa óssea. É contraindicado em pessoas com níveis séricos baixos de cálcio. Inibem o RANKL, que age impedindo o desenvolvimento de osteoclastos, que reabsorvem o cálcio ósseo. Têm boa eficácia na mulher na pós-menopausa como antirreabsortivo. (A)[51]

O romosumabe permite a formação óssea nas mulheres com osteoporose e com duas fraturas osteoporóticas anteriores. (A)[52] Considera-se este um medicamento formador de massa óssea, mas a duração do seu emprego, por enquanto, é restrita a 1 ano.

Terapia combinada

Os bisfosfonatos, quando associados com o hormônio da paratireoide, não apresentam aumento efetivo na DMO. A sua associação com TH na pós-menopausa, quando associados com TH, embora alguns estudos sugiram aumento da eficácia, não é recomendada. (A)[53, 54]

Considerações finais

A investigação em busca da fisiopatologia para o controle da reabsorção e da formação óssea é contínua, e sabe-se cada vez mais sobre a atividade celular óssea e os determinantes da remodelação óssea.[53] As evidências de diversos estudos recomendam, para o controle da osteopenia e da osteoporose, atividade física regular, associada com alimentação saudável e adequada ingestão de cálcio e vitamina D; o melhor tratamento para qualquer doença é a prevenção.[55] Essas orientações e, quando necessária, a complementação com cálcio e vitamina D associada ao tratamento medicamentoso individualizado, a cada caso, como foi analisado, apresentam evidências conclusivas dos efeitos benéficos tanto no controle da progressão da osteopenia como na melhora da osteoporose.[57,58]

Recomendação

Na Divisão de Ginecologia do Hospital das Clínicas da Faculdade de Medicina da Universidade de São Paulo (HCFMUSP), recomenda-se a seguinte conduta no diagnóstico da osteoporose (Algoritmo 72.1).

Algoritmo 72.1 – **Diagnóstico de osteoporose**

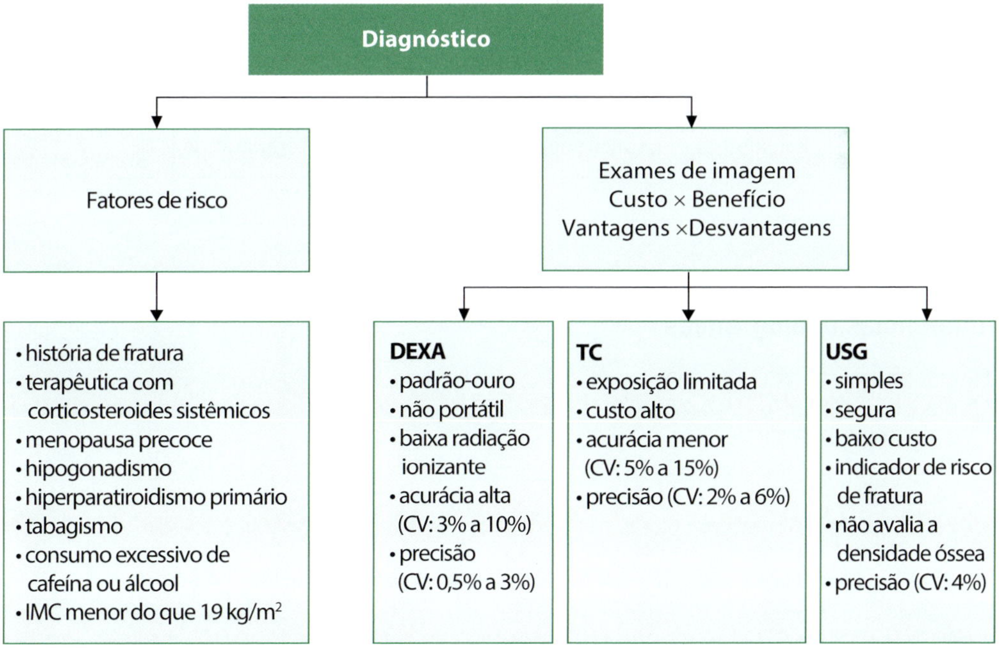

Dexa: densitometria por absorção de raios X de dupla energia; TC: tomografia computadorizada; USG: ultrassonografia

Fonte: Desenvolvido pela autoria

Recomendação

Na Divisão de Ginecologia do Hospital das Clínicas da Faculdade de Medicina da Universidade de São Paulo (HCFMUSP), recomenda-se a seguinte conduta no tratamento da osteoporose (Algoritmo 72.2).

Algoritmo 72.2 – Tratamento da osteoporose

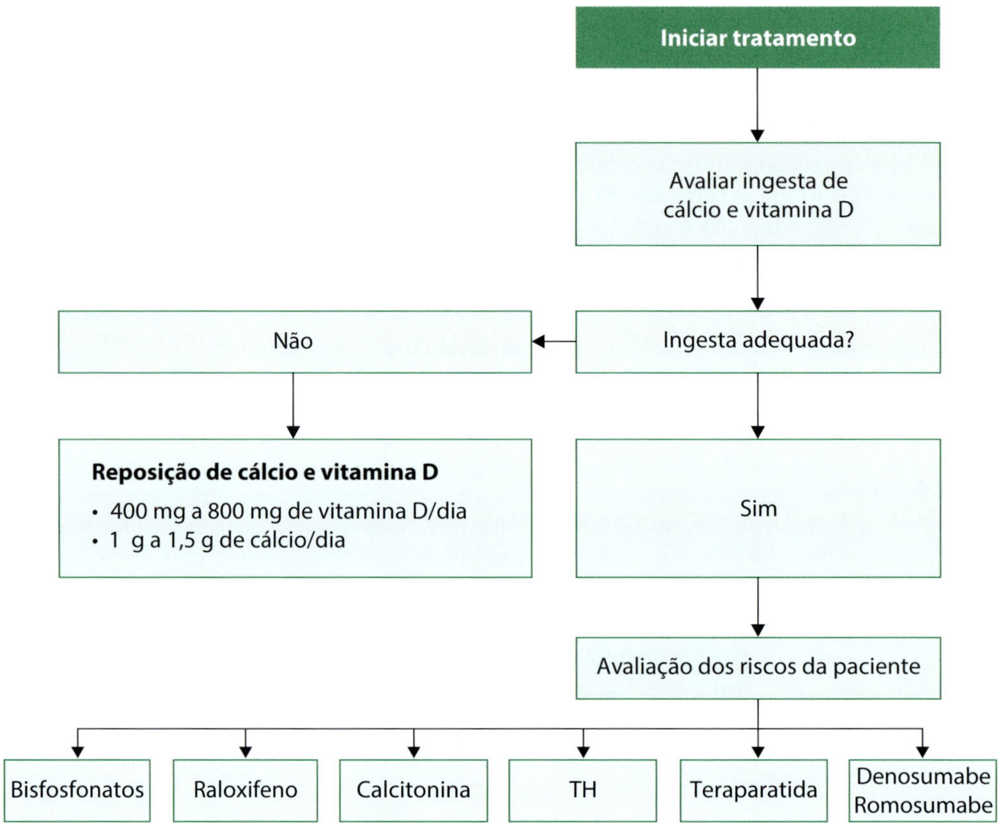

Fonte: Desenvolvido pela autoria

Referências bibliográficas

1. Consensus N. NIH Consensus development panel on osteoporosis prevention, diagnosis, and therapy, March 7-29, 2000: highlights of the conference. South Med J. 2001;94(6):569-73.
2. Oliveira LG. Osteoporose: Guia para diagnóstico, prevenção e tratamento. In: Revinter (ed.). Rio de Janeiro, 2002.
3. Fundation NO. Physician's Guide to Presention and Treatment of Osteoporosis.
4. Gardner MJ, Flik KR, Mooar P, Lane JM. Improvement in the undertreatment of osteoporosis following hip fracture. J Bone Joint Surg Am. 2002;84(8):1342-8.
5. Cauley JA, Thompson DE, Ensrud KC, Scott JC, Black D. Risk of mortality following clinical fractures. Osteoporos Int. 2000;11(7):556-61.

6. Cummings SR, Melton LJ. Epidemiology and outcomes of osteoporotic fractures. Lancet. 2002;359(9319):1761-7.
7. The 2010 North American Menopause Society Position Statement: updates on screening, prevention and management of postmenopausal osteoporosis. Conn Med. 2011;75(8):485-7.
8. Guarniero R, Oliveira LG. Osteoporose: atualização no diagnóstico e princípios básicos para o tratamento. In: RBO (ed.). 2004.
9. Pinheiro MM, Ciconelli RM, Martini LA, Ferraz MB. Clinical risk factors for osteoporotic fractures in Brazilian women and men: the Brazilian Osteoporosis Study (BRAZOS). Osteoporos Int. 2009;20(3):399-408.
10. Komatsu RS, Simões MF, Ramos LR, Szejnfeld VL. Incidência de fraturas do fêmur proximal em Marília, São Paulo, Brasil, 1994 e 1995. Rev Bras Reum. 1999;39(6):325-31.
11. Kiebzak GM, Morgan SL. Long-term versus short-term precision of dual-energy X-ray absorptiometry scans and the impact on interpreting change in bone mineral density at follow-up. J Clin Densitom. 2011;14(2):108-15.
12. Tavares V, Canhao H, Gomes JA, Simoes E, Romeu JC, Coelho P, et al. (Recommendations for the diagnosis and management of osteoporosis). Acta Reumatol Port. 2007;32(1):49-59.
13. Marshall D, Johnell O, Wedel H. Meta-analysis of how well measures of bone mineral density predict occurrence of osteoporotic fractures. BMJ. 1996;312(7041):1254-9.
14. Gnudi S, Gualtieri G, Malavolta N. Simultaneous densitometry and quantitative bone sonography in the estimation of osteoporotic fracture risk. Br J Radiol. 1998;71(846):625-9.
15. Weiss M, Ben-Shlomo AB, Hagag P, Rapoport M. Reference database for bone speed of sound measurement by a novel quantitative multi-site ultrasound device. Osteoporos Int. 2000;11(8):688-96.
16. Knapp KM, Blake GM, Spector TD, Fogelman I. Can the who definition of osteoporosis be applied to multi-site axial transmission quantitative ultrasound? Osteoporos Int. 2004;15(5):367-74.
17. Sarvazyan A, Tatarinov A, Egorov V, Airapetian S, Kurtenok V, Gatt CJ Jr. Application of the dual-frequency ultrasonometer for osteoporosis detection. Ultrasonics. 2009;49(3):331-7.
18. Wu SY, Jia HH, Hans D, Lan J, Wang LY, Li JX, et al. Assessment of volumetric bone mineral density of the femoral neck in postmenopausal women with and without vertebral fractures using quantitative multi-slice CT. J Zhejiang Univ Sci B. 2009;10(7):499-504.
19. Thorpe JA, Steel SA. The DXL Calscan heel densitometer: evaluation and diagnostic thresholds. Br J Radiol. 2006;79(940):336-41.
20. Lespessailles E, Gadois C, Kousignian I, Neveu JP, Fardellone P, Kolta S, et al. Clinical interest of bone texture analysis in osteoporosis: a case control multicenter study. Osteoporos Int. 2008;19(7):1019-28.
21. Yasar F, Akgunlu F. The differences in panoramic mandibular indices and fractal dimension between patients with and without spinal osteoporosis. Dentomaxillofac Radiol. 2006;35(1):1-9.
22. Nakamoto T, Taguchi A, Ohtsuka M, Suei Y, Fujita M, Tsuda M, et al. A computer-aided diagnosis system to screen for osteoporosis using dental panoramic radiographs. Dentomaxillofac Radiol. 2008;37(5):274-81.
23. Taguchi A, Ohtsuka M, Nakamoto T, Suei Y, Kudo Y, Tanimoto K, et al. Detection of post-menopausal women with low bone mineral density and elevated biochemical markers of bone turnover by panoramic radiographs. Dentomaxillofac Radiol. 2008;37(8):433-7.
24. Buttros DA, Nahas Neto D, Nahas EA, Cangussu LM, Barral AB, Kawakami MS. Risk factors for osteoporosis in postmenopausal women from southeast Brazilian. Rev Bras Ginecol Obstet. 2011;33(6):295-302.
25. Sweet MG, Sweet JM, Jeremiah MP, Galazka SS. Diagnosis and treatment of osteoporosis. Am Fam Physician. 2009;79(3):193-200.
26. Kanis JA, Harvey NC, Johansson H, et al. FRAX update. J Clin Densitom. 2017;20(3):360-7.

27. Howe TE, Shea B, Dawson LJ, Downie F, Murray A, Ross C, et al. Exercise for preventing and treating osteoporosis in postmenopausal women. Cochrane Databases Syst Rev. 2011;(7):CD000333.
28. Fundation NO. Osteoporosis prevention strategies. Osteoporosis Clinical updates, 1996.
29. Chapuy MC, Arlot ME, Duboeuf F, Brun J, Crouzet B, Arnaud S, et al. Vitamin D3 and calcium to prevent hip fractures in the elderly women. N Engl J Med. 1992;327(23):1637-42.
30. Garriquet D. Bone health: osteoporosis, calcium and vitamin D. Health Rep. 2011;22(3):7-14.
31. Recer R, Davies M, Dowd RM, Heaney RP. The effect of low-dose continuous estrogen and progesterone therapy with calcium and vitamin D on bone in elderly women. Ann Intern Med. 1999;130(11):897-904.
32. Cauley JA, Robbins J, Chen Z, Cummings SR, Jackson RD, LaCroix AZ, et al. Effects of estrogen plus progestin on risk of fracture and bone mineral density: the Women's Health Initiative randomized trial. JAMA. 2003;290(13):1729-38.
33. Hulley S, Grady D, Bush T, Furberg C, Herrington D, Riggs B, et al. Randomized trial of estrogen plus progestin for secondary prevention of coronary heart disease in postmenopausal women. Heart and estrogen/progestin replacement therapy (HERS) research group. JAMA. 1998;280(7):605-13.
34. Rossouw JE, Anderson GL, Prentice RL, LaCroix AZ, Kooperberg C, Stefanick ML, et al; Writing Group for the Women's Health Initiative Investigators. Risks and benefits of estrogen plus progestin in healthy postmenopausal women: principal results from the Women's Health Initiative randomized controlled trial. JAMA. 2002;288(3):321-33.
35. Harris ST, Eriksen EF, Davidson M, Ettinger MP, Moffett AH Jr, Baylink DJ, et al. Effect of combined risedronate and hormone replacement therapies on bone mineral density in postmenopausal women. J Clin Endocrinol Metab. 2001;86(5):1890-7.
36. Black DM, Cummings SR, Karpf DB, Cauley JA, Thompson DE, Nevitt MC, et al. Randomised trial of effect of alendronate on risk of fracture in women with existing vertebral fractures. Fracture Intervention Trial Research Group. Lancet. 1996;348(9041):1535-41.
37. Reid DM. Current and futures therapies for osteoporosis. In: Pearson D, Miller CG. Clinical trials in osteoporosis. London: Springer Verlag. 2002:181-91.
38. Fleisch H. Bisphosphonates in bone disease. San Diego: Academic Press. 2000:181.
39. Miller CG. Future therapies and clinical trials. Springer Verlag. 2002:241-7.
40. Stiles S, Nighlem HT. Osteoporosis drug promotes atrial fibrillation in population-Based Study CME. [2024 Jun. 6]. Disponível em: http://www.medscape.com/viewarticle/573743.
41. Sasaki RT, Pereira LAP, Motta RHL, Ramacciato JC. O uso de bisfosfanatos e sua relação com a osteonecrose. Rev Assoc Paul Cir Dent. 2008;62(6):494-7.
42. Ruggiero SL, Mebrotra B, Rosenberg TJ, Engroff SL. Osteonecrosis of the jaws associated with the use of bisphosphonates: a review of 63 cases. J Oral Maxillofac Surg. 2004;62(5):527-34.
43. Johnston CC Jr, Bjarnason NH, Cohen FJ, Shah A, Lindsay R, Mitlak BH, et al. Long-term effects of raloxifene on bone mineral density, bone turnover, and serum lipid levels in early postmenopausal women: three-year data from 2 double-blind, randomized, placebo-controlled trials. Arch Intern Med. 2000;160(22):3444-50.
44. Ettinger B, Black DM, Mitlak BH, Knickerbocker RK, Nickelsen T, Genant HK, et al. Reduction of vertebral fracture risk in postmenopausal women with osteoporosis treated with raloxifene: results from a 3-year randomized clinical trial. Multiple Outcomes of Raloxifene Evaluation (MORE) Investigators. JAMA. 1999;282(7):637-45.
45. Chesnut CH 3rd, Silverman S, Andriano K, Genant H, Gimona A, Harris S, et al. A randomized trial of nasal spray salmon calcitonin in postmenopausal women with established osteoporosis: the prevent recurrence of osteoporotic fractures study. PROOF Study Group. Am J Med. 2000;109(4):267-76.
46. Neer RM, Arnaud CD, Zanchetta JR, Prince R, Gaich GA, Reginster JY, et al. Effect of parathyroid hormone (1-34) on fractures and bone mineral density in postmenopausal women with osteoporosis. N Engl J Med. 2001;344(19):1434-41.

47. MacLean C, Newberry S, Maglione M, McMahon M, Ranganath V, Suttorp M, et al. Systematic review: comparative effectiveness of treatments to prevent fractures in men and women with low bone density or osteoporosis. Ann Intern Med. 2008;148(3):197-213.
48. Oliveira LG. Conduta prática de tratamento da osteoporose. Clin Ortop. 2003;2:305-15.
49. Reginster JY, Felsenberg D, Boonen S, Diez-Perez A, Rizzoli R, Brandi ML, et al. Effects of long-term strontium ranelate treatment on the risk of nonvertebral and vertebral fractures in postmenopausal osteoporosis: results of a five-year, randomized, placebo-controlled trial. Arthritis Rheum. 2008;58(6):1687-95.
50. Oliveira LG. Uso do Alfacalcidol no tratamento da osteoporose. Lab Biosintética, 2000.
51. Kobayashi T, Morimoto T, Ito K, Mawatari M, Shimazaki T. Denosumab vs. bisphosphonates in primary osteoporosis: a meta-analysis of comparative safety in randomized controlled trials. Osteoporos Int., 2024. doi: 10.1007/s00198-024-07118-0.
52. Jeon I, Park SB, Moon BJ, Choi M, Kuh SU, Kim J. Comparison of the clinical efficacy of anabolic agents and bisphosphonates in the patients with osteoporotic vertebral fracture: systematic review and meta-analysis of randomized controlled trials. Neurospine, 2024. doi: 10.14245/ns.2347256.628.
53. Eastell R. Treatment of postmenopausal osteoporosis. N Engl J Med. 1998;338(11):736-46.
54. Abdel-Rahman O. Denosumab versus zoledronic acid to prevent aromatase inhibitors-associated fractures in postmenopausal early breast cancer; a mixed treatment meta-analysis. Expert Rev Anticancer Ther. 2016;16(8):885-91.
55. Lindsay R, Gallagher JC, Kleerekoper M, Pickar JH. Effect of lower doses of conjugated equine estrogens with and without medroxyprogesterone acetate on bone in early postmenopausal women. JAMA. 2002;287(20):2668-76.
56. Greenspan SL, Resnick NM, Parker RA. Combination therapy with hormone replacement and alendronate for prevention of bone loss in elderly women: a randomized controlled trial. JAMA. 2003;289(19):2525-33.
57. Menezes RC, Chaves L, Farias DC. Update in rheumatology. Rev Bras Reumatol. 2008;48:5.
58. Nguyen TV, Center JR, Eisman JA. Osteoporosis in elderly men and women: effects of dietary calcium, physical activity, and body mass index. J Bone Miner Res. 2000;15(2):322-31.

Capítulo 73

Distúrbios da Cognição no Climatério

Angela Maggio da Fonseca
Sandra Dircinha Teixeira de Araújo Moraes
Eli Mendes de Moraes
José Maria Soares Júnior
Edmund Chada Baracat

Introdução

A síndrome climatérica se apresenta com um quadro clínico dinâmico e multifacetado, que depende da vivência individual e cultural para a percepção e elaboração das mudanças que ocorrem nesse período. É uma fase de autoavaliação, de crescimento, na qual é feita uma valoração do que realmente é significativo em sua vida, no seu contexto familiar e social.

Fatores biopsicossociais podem determinar o surgimento de manifestações psíquicas, exteriorizadas por irritabilidade, nervosismo, depressão e ansiedade.[1,2]

Estima-se que 33% das mulheres sofrerão pelo menos um episódio de depressão durante a vida, com prevalência de 9% no climatério.[3] Nessa época, alguns fatores são responsáveis pelo seu surgimento, como o medo de envelhecer, antecedentes de quadro depressivo, sentimento de inutilidade e carência afetiva.[4] As complicações de um episódio depressivo maior, além do risco de suicídio, são as dificuldades sociais, matrimoniais, profissionais, tendo como consequência a redução da qualidade de vida. O custo econômico da síndrome depressivo-ansiosa (SDA) para a sociedade é considerável, sendo comparável àquele de outras doenças importantes, como as coronariopatias.[5]

Entre os fatores relacionados ao psiquismo das mulheres no climatério, estão o cansaço, cefaleia, fraqueza, irritabilidade, alteração de humor, redução da libido, introversão, tensão, depressão, perda de confiança e da memória, bem como agorafobia.[4]

Em razão da alta prevalência de mulheres brasileiras que se encontram no climatério e a repercussão dos quadros cognitivos e depressivo-ansiosos na sua qualidade de vida, é imprescindível que o profissional de Saúde utilize seus conhecimentos a respeito dessas comorbidades para realizar prevenção e diagnóstico, podendo, dessa maneira, auxiliar no tratamento dessas pacientes ou encaminhá-las para profissionais específicos.

Fatores cognitivos e depressão no climatério

Estudos populacionais sugerem que a transição para a menopausa constitui um período de maior risco para o desenvolvimento não só de sintomas vasomotores como depressivos, bem como diversos distúrbios da cognição. (B)[6,7]

Este capítulo examina os vários fatores que contribuem para a ocorrência de alterações cognitivas e de depressão durante a peri e a pós-menopausa e que comprometem a qualidade de vida da mulher. Com base em alguns estudos brasileiros e internacionais, os domínios mais comprometidos são os sintomas somáticos, humor deprimido, ansiedade, distúrbios do sono e sintomas vasomotores. (B)[6,8,9] (D)[10] Estima-se que 50% a 70% das mulheres climatéricas manifestem sintomas somáticos e dificuldades emocionais. Esses fatores, além de interferir diretamente no ciclo do sono, também influenciam a capacidade cognitiva. (D)[10] (B)[9] Sabe-se também que há uma estreita relação entre sono e cognição e que a insônia pode facilmente ser um fator importante nos distúrbios cognitivos. (B)[11] Na maioria das mulheres, o climatério desencadeia sintomas vasomotores, psicológicos, urogenitais, sexuais e físicos, relacionados com o hipoestrogenismo, que comprometem o sono e a cognição. (D)[12,13]

Sabe-se que as mulheres na pós-menopausa tardia apresentam com mais frequência queixas como dores no corpo, bruxismo, ansiedade, depressão, falta de concentração e sonolência, medida pela Epworth Sleepiness Scale. (B)[6] (D)[13] Essa autora relata que as queixas de perda de memória foram mais frequentes no grupo da pós-menopausa precoce.

Estudo realizado entre as mulheres europeias de meia-idade aponta a experiência da menopausa como um processo que traz mudanças no humor e na qualidade da vida sexual, as mudanças nessa última são capazes de prejudicar a vida pessoal. (B)[14] A insônia e as ondas de calor foram relacionadas a mulheres que apresentavam sintomas sexuais, como diminuição do desejo sexual, vagina seca e dor ao coito durante a transição menopáusica. (B)[14]

Sintomas do climatério associados ao desempenho cognitivo

Estudos apontam que a performance cognitiva e a atenção não são afetadas pelos sintomas vasomotores do climatério, apesar das queixas subjetivas de diminuição da memória em associação com esses sintomas. (D)[2] (B)[11,15] Os estudos de Greendale mostram que os sintomas depressivos e a ansiedade têm uma pequena influência negativa sobre a performance cognitiva. (B)[9] No entanto, os déficits encontrados em menor eficiência de processamento cognitivo parecem estar mais relacionados à idade do que aos sintomas do climatério. (B)[9] A maioria dos estudos demonstra que o desempenho cognitivo das mulheres no climatério se assemelha ao de outras amostras, confirmando-se até mesmo a maior variabilidade de pontuação entre indivíduos de baixa escolaridade. (B)[9,11,15] Porém, muitas mulheres nessa fase se queixam de redução da capacidade cognitiva, sobretudo quanto à memória. Essas queixas podem estar mais relacionadas com fatores como a redução da atenção, que pode ocorrer também por determinantes psicossociais dessa fase, do que com fatores hormonais da menopausa em si. (B)[15] A atenção é um processo importante na atividade mental consciente, essencial na filtragem de informação relevante e no foco da ação de acordo com as necessidades da pessoa no seu cotidiano. O termo "humor" refere-se a um conjunto de sentimentos persistentes, associado com estados cognitivos e avaliações que influenciam outras avaliações, sentimentos e ações no futuro. (B)[16]

Dessa forma, outros fatores associados à menopausa podem ser responsáveis por déficits cognitivos. Estudo brasileiro realizado com 301 mulheres demonstrou que há influência significante entre obesidade no climatério e déficit cognitivo entre as mulheres. (B)[17]

Climatério e síndrome depressivo-ansiosa

A incidência ou reincidência da depressão é muito maior nas mulheres durante a transição e após a menopausa, e as alterações hormonais desses períodos devem ser consideradas para se prevenir a recorrência de depressão. Também foi sugerido que um estado crônico de hipoestrogenismo pode reduzir a resposta aos medicamentos antidepressivos, mas ainda não se sabe em que medida as alterações hormonais relacionadas à menopausa influenciam na resposta aos medicamentos antidepressivos.

O climatério é um momento de considerável estresse e, portanto, de risco para as síndromes depressiva (SD) e ansiosa (SA). (B)[18] Entre as inúmeras queixas da mulher climatérica, essas comorbidades são muito significativas em razão do aumento da morbimortalidade ou da piora de sua qualidade de vida, como os gastos com medicamentos e com assistência médica. A maior prevalência de SD e SA no climatério estaria associada ao medo de envelhecer, ao sentimento de inutilidade e até à carência afetiva. (B)[19]

Mulheres com relações maritais estáveis, profissionalmente realizadas e com atitudes positivas em relação ao envelhecimento tendem a referir menos sintomas depressivos e ansiosos. (B)[19]

Fatores de risco para sintomas depressivos em mulheres na perimenopausa incluem sono leve, ondas de calor, estresse ou eventos negativos, história psiquiátrica anterior, trabalho, idade e raça. (B)[19] (D)[20]

A transição menopausal é um período de maior vulnerabilidade para os transtornos psíquicos por causa das flutuações hormonais. Está fortemente associada com o aparecimento de sintomas de ansiedade e depressão em mulheres sem história prévia de doença mental, quando presentes outros fatores de risco, como elevado índice de massa corpórea, antecedentes de síndrome de tensão pré-menstrual (TPM), ondas de calor, distúrbios do sono, estado de saúde, desemprego e estado marital. (B)[18] Há maior incidência de sintomas depressivos e ansiosos em mulheres na transição menopausal e pós-menopausa do que em mulheres durante o período reprodutivo. Mulheres com antecedentes depressivos apresentam, na transição menopausa e nos primeiros anos da pós-menopausa, maior intensidade dos sintomas climatéricos. (D)[20] (B)[21]

Não se pode dizer, com certeza, se a SD e a SA relacionadas ao climatério são causadas por alterações biológicas e endócrinas desse período, se elas aparecem concomitantemente ao climatério ou se são um agravamento de estados depressivos e ansiosos anteriores. Possivelmente, a sensibilidade individual é uma das questões mais importantes no desenvolvimento desses tipos de síndrome nessa fase da vida, capazes de vulnerabilizar a mulher quanto às alterações hormonais. (B)[19] (D)[22]

Vários estudos apontam que os esteroides sexuais exercem ação central, interferindo no comportamento humano. Em várias regiões do cérebro, como a amígdala, hipocampo, córtex do giro do cíngulo e frontal, já foram encontrados receptores para estrogênio e progesterona, o que demonstra a atuação dos esteroides nesses locais. (B)[23] Sabe-se que os esteroides atuam na transcrição de genes que sintetizam enzimas que regulam a síntese e o metabolismo de neurotransmissores e seus receptores, transporte de neurotransmissores, entre outros. (D)[24,25] (C)[26] Logo, a deficiência do estrogênio causaria alterações neuroendócrinas em diversas áreas do cérebro com manifestações clínicas de natureza psicológica, como alterações do humor, ansiedade, irritabilidade, depressão, distúrbios do sono e alteração cognitiva, como a diminuição da memória verbal. Isso denota a importância da consideração dessas moléstias como fenômenos complexos, exigindo estudos que abordem essas diversas dimensões.

Tratamento

Uma intervenção adequada consiste em agir nos determinantes sociais que interagem na vida dessa mulher. Stephens e Ross ressaltam a importância da correlação dos estados emocionais com sintomas psicológicos prévios, níveis educacionais e sintomas físicos antes de associá-los com o climatério e a sua melhora com a reposição hormonal. (B)[27]

O estrogênio tem efeito positivo no humor?

Os hormônios sexuais são conhecidos por interagir com os sistemas serotoninérgico, noradrenérgico e dopaminérgico. (D)[28]

O estrogênio tem efeito positivo no humor, aumentando a síntese de serotonina e diminuindo a atividade da enzima de degradação dessa substância. Ele pode influenciar funções cognitivas por meio de diversas ações biológicas, até mesmo aumentando o fluxo sanguíneo cerebral. (B)[29,30]

Cohen *et al.*, em estudo com 20 mulheres climatéricas em uso de 17β estradiol por 4 semanas, observaram a remissão da depressão, medida pelo inventário de Beck, em oito mulheres que terminaram o estudo, sendo duas menopausadas e seis pré-menopausadas, concluindo que algumas pacientes podem se beneficiar com o uso do estrogênio em curto prazo. (B)[30]

Schleifer, Justice e Wit conduziram estudo com 20 mulheres em uso de TH transdérmica em cinco sessões de concentrações crescentes de estradiol, com intervalo de 6 dias, monitorando os níveis plasmáticos e correlacionando-os ao humor. (B)[31] Os dados das 12 pacientes que concluíram o estudo evidenciaram que o aumento agudo, por 30 dias, dos níveis de estradiol não afetou o humor. Os estudos de Stephens e Ross ressaltam que a terapêutica hormonal e o bem-estar psicológico são controversos, pois não observaram melhora do humor ou relatos de bem-estar em pacientes usuárias da terapêutica hormonal. (B)[27]

Enfatizamos que, desde a publicação dos principais resultados do Women's Health Inicitive (WHI), os profissionais tornaram-se mais criteriosos em utilizar terapias com estrogênios associados aos progestagênios por longo prazo, particularmente para mulheres que já apresentem risco maior para transtornos cardiovasculares ou para câncer de mama. (A)[32,33] (D)[34] Por isso, houve um aumento de terapias não hormonais para o manejo desses sintomas, como antidepressivos ou terapias comportamentais. (D)[35,36] (B)[37]

Apesar das limitações metodológicas, os trabalhos de Pae *et al.* sugerem que a fase do climatério e a velhice são preditores de má resposta ao tratamento antidepressivo. (D)[28] Além disso, o hormônio foliculo-estimulante (FSH) pode interferir no mecanismo de ação dos agentes antidepressivos. Assim, mais estudos randomizados e controlados são necessários para expandir nossa compreensão dessa área. Aparentemente, a melhora dos sintomas vasomotores impacta positivamente no sono, na qualidade de vida e no humor das mulheres do climatério.

Sistema nervoso e esteroides sexuais

O sistema nervoso central (SNC) é um dos principais tecidos-alvo dos esteroides sexuais, os quais agem tanto por mecanismos genômicos, modulando a síntese, a liberação e o metabolismo de muitos neuropeptídios e neurotransmissores, como por meio de mecanismos não genômicos, influenciando a excitabilidade elétrica, a função sináptica e as características morfológicas dos neurônios.

Biologicamente, os estrogênios podem desempenhar ação no humor, em virtude de interações de receptores de núcleos e de membranas celulares, exercendo papel importante na síntese, na liberação e no metabolismo de neurotransmissores, como serotonina, noradrenalina, dopamina, acetilcolina e monoamino-oxidase (MAO). A deficiência de estrogênio, ao reduzir o número de neurotransmissores, poderia resultar no aparecimento da SD e SA. (D)[38]

Os estrogênios aumentam a atividade noradrenérgica, diminuindo a recaptação de noradrenalina e a sensibilidade dos receptores D2 da dopamina. (D)[25]

Mulheres nessa fase do climatério, com sintomas depressivos e ansiosos, apresentaram melhora do quadro depressivo-ansioso quando ocorreu queda nos níveis plasmáticos de FSH, parecendo haver relação entre os níveis desse hormônio e as alterações do humor. (C)[39] Também foi constatado que mulheres com níveis plasmáticos elevados de FSH são mais resistentes à terapia antidepressiva, particularmente na pós-menopausa. (D)[28]

O climatério abrange não apenas os sintomas decorrentes da deficiência estrogênica, mas, acima de tudo, um contexto amplo que contempla a mulher inserida num meio social no qual mantém inter-relações de diversas naturezas para que possa usufruir todo seu potencial criativo e construtor. (D)[40] (C)[41]

As transformações que ocorrem na mulher no climatério requerem um processo de reavaliações psicológica e psíquica envolvendo tarefas como: aceitação do corpo que envelhece; aceitação da limitação do tempo e da morte; revisão dos papéis sociais exercidos nos relacionamentos maritais, familiares e com outros membros da sociedade, com a inserção em novas posições sociais; apreensão de novas habilidades e sentidos para a vida; e preparação para a velhice por meio de estratégias de prevenção e promoção de saúde, incluindo vínculos sociais. (D)[42]

A mulher deseja e precisa falar sobre conflitos que se manifestam, ressurgem ou se intensificam na meia-idade e na menopausa. No climatério, a qualidade de vida da mulher sofre interferência de alguns aspectos que devem ser considerados. Cerca de 50% a 70% das mulheres referem sintomas somáticos e dificuldades emocionais, interferindo no seu bem-estar. São também comuns nessa fase, além das queixas de depressão, ansiedade e outros distúrbios cognitivos, queda da libido e sintomas vasomotores. Todavia, persistem controvérsias sobre o quanto essas queixas são decorrentes somente da queda estrogênica ou de fatores psicossociais relacionados com o próprio processo de envelhecimento. As ondas de calor e a atrofia urogenital seriam as únicas queixas diretamente relacionadas à queda dos níveis estrogênicos. As demais estariam relacionadas principalmente à dificuldade de aceitar o processo de envelhecimento – este simbolizado pela menopausa. (D)[10] (C)[43]

Os estudos de Olofsson & Collins e Silva Filho apontam que, com exceção da sintomatologia vasomotora, as demais queixas climatéricas (distúrbios do humor, alteração da libido, déficit cognitivo, distúrbios do sono e dores articulares) estão fortemente associadas a fatores psicossociais, estilo de vida e, principalmente, à percepção da mulher acerca do que representa a menopausa para sua vida. (C)[43] (D)[44] Ressaltam ainda a importância da correlação dos estados emocionais com sintomas psicológicos prévios, níveis educacionais e sintomas físicos antes de associá-los ao climatério e à melhora com a terapia hormonal.

Há uma correlação importante entre essa fase e distúrbios da cognição e depressão, porém estes estão associados com diversos fatores além dos problemas hormonais. Sintomas e sinais de anormalidades na meia-idade não deveriam ser atribuídos primariamente à menopausa antes de se excluírem outros problemas que pudessem estar gerando distúrbios da cognição. A análise dos estudos disponíveis revelou tendência à deterioração da qualidade de vida entre as mulheres na fase do climatério, em particular nos domínios relacionados a distúrbios do sono, humor deprimido e ansiedade. Portanto, apenas terapia hormonal não é suficiente, mas há necessidade de visão holística na melhora da cognição e do humor depressivo (B)[6] (C)[41]

Considerações finais

O climatério é uma fase de profunda vulnerabilidade para as mulheres, constituindo um período de maior risco para o desenvolvimento de sintomas cognitivos e depressivos. Porém, a causa não se deve somente ao hipoestrogenismo. Os distúrbios cognitivos e a depressão podem ocorrer sob influência de diversos fatores desencadeantes, e o profissional de Saúde, que trabalha com mulheres nessa fase da vida, deve estar preparado para reconhecer e agir com presteza no sentido de melhorar a qualidade de vida da mulher climatérica.

A terapia hormonal, em especial, não se associou à qualidade de vida. (D)[44] Achados similares foram obtidos por outro estudo que não mostraram diferenças significativas entre os grupos avaliados, ainda que as usuárias de terapia hormonal tivessem apresentado menos sintomas climatéricos. (D)[10]

Recomendação

Na Divisão de Ginecologia do Hospital das Clínicas da Faculdade de Medicina da Universidade de São Paulo (HCFMUSP), recomenda-se a seguinte conduta para diagnóstico e tratamento dos distúrbios da cognição no climatério (Algoritmo 73.1).

Algoritmo 73.1 – Diagnóstico e tratamento dos distúrbios da cognição no climatério

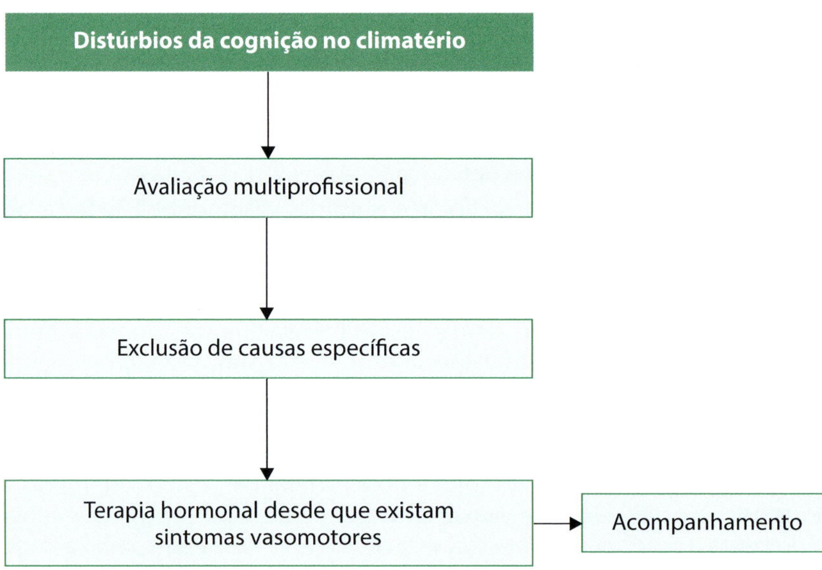

Fonte: Desenvolvido pela autoria

Referências bibliográficas

1. Fernandes CE, Baracat EC, Lima GR. Climatério: manual de orientação. São Paulo: Febrasgo, 2004.
2. Marinho MR, Soares JM, Santiago RC, Maganhin CC, Machado F, Cota AM, et al. Effects of estradiol on the cognitive function of postmenopausal women. Maturitas. 2008;60(3):230-4.
3. Polisseni AF, Polisseni F, Polisseni J, Borges LV, Fernandes ES, Guerra MO. Síndrome depressivo-ansiosa no climatério. Boletim do Centro de Biologia da Reprodução, Juiz de Fora. 2008;27(1-2):7-13.
4. Suau GM, Normandia R, Rodrigues R, Romaguera J, Segarra L. Depressive symptoms and risk factors among perimenopausal women. P R Health Sci J. 2005;24(3):207-10.
5. Organização Mundial de Saúde – OMS. Novos conhecimentos sobre a saúde mental. Relatório sobre a saúde mundial, 2001.
6. Hachul HC, Bittencourt LRA, Soares JM, Tufik S, Baracat EC. Sleep in post-menopausal women: differences between early and late post-menopause. Eur J Obstet Gynecol Reprod Biol. 2009;145(1):81-4.
7. Shin C, Lee S, Lee T, Shin K, Yi H, Kimm K, et al. Prevalence of insomnia and its relationship to menopausal status in middle-aged Korean women. Psychiatry Clin Neurosci. 2005;59(4):395-402.
8. Pien GW, Sammel MD, Freeman EW, Lin H, DeBlasis TL. Predictors of sleep quality in women in the menopausal transition. Sleep. 2008;31(7):991-9.
9. Greendale GA, Wight RG, Huang MH, Avis N, Gold EB, Joffe H, et al. Menopause-associated symptoms and cognitive performance: results from the study of women's health across the nation. Am J Epidemiol. 2010;171(11):1214-24.
10. de Lorenzi DR. Avaliação da qualidade de vida no climatério. Rev Bras Ginecol Obstet. 2008;30(3):103-6.
11. Fernandes RC, Silva KS, Bonan C, Zahar SEV, Marinheiro LP. Cognitive function in menopausal women evaluated with the Mini-Mental State Examination and Word-List Memory Test. Cad Saúde Pública. 2009;25(9):1883-93.
12. Freedman RR. Hot flashes: behavioral treatments, mechanisms, and relation to sleep. Am J Med. 2005;118(12B):124-30.
13. Parry BL, Martínez LF, Maurer EL, López AM, Sorenson D, Meliska CJ. Sleep, rhythms and women's mood. Part II. Menopause. Sleep Med Rev. 2006;10(3):197-208.
14. Nappi RE, Nijland EA. Women's perception of sexuality around the menopause: outcomes of a European telephone survey. Eur J Obstet Gynecol Reprod Biol. 2008;137(1):10-6.
15. Polo-Kantola P, Portin R, Koskinen T, Polo O, Irjala K, Erkkola R. Climacteric symptoms do not impair cognitive performances in postmenopause. Maturitas. 1997;27(1):13-23.
16. Moraes VM, Vandembergh L, Silveira NA. Humor, atenção concentrada e qualidade de vida no climatério: um estudo no Brasil Central. Psic Saúde & Doenças. 2007;8(2):221-37.
17. Romera HP. Influência da obesidade sobre a função cognitiva de mulheres pós-menopáusicas. Brasília, 2006.
18. Freeman EW, Sammel MD, Lin H, Gracia CR, Pien GW, Nelson DB, et al. Symptoms associated with menopausal transition and reproductive hormones in midlife women. Am J Obstet Gynecol. 2007;110(2-1):230-40.
19. Dennerstein L, Guthrie JR, Clark M, Lehert P, Henderson VW. A population-based study of depressed mood in middle-aged, Australian-born women. Menopause. 2004;11(5):563-8.
20. Alexander JL, Dennerstein L, Woods NF, Kotz K, Halbreich U, Burt V, et al. Neurobehavioral impact of menopause on mood. Expert Rev Neurother. 2007;7(11):S81-91.
21. Tangen T, Mykletun A. Depression and anxiety through the climacteric period: an epidemiological study (HUNT-II). J Psychosom Obstet Gynaecol. 2008;29(2):125-31.

22. Alexander JL, Dennerstein L, Woods NF, McEwen BS, Halbreich U, Kotz K, et al. Role of stressful life events and menopausal stage in wellbeing and health. Expert Rev Neurother. 2007;7(11):S93-113.
23. Arnold SD, Forman LM, Brigidi BD, Carter KE, Schweitzer HA, Quinn HE. Evaluation and characterization of generalized anxiety and depression in patients with primary brain tumors. Neuro Oncol. 2008;10(2):171-81.
24. Joffe H, Cohen LS. Estrogen, serotonin, and mood disturbance: where is the therapeutic bridge? Biol Psychiatry. 1998;44(9):798-811.
25. Genazzani AR, Monteleone P, Gambacciani M. Hormonal influence on the central nervous system. Maturitas. 2002;43(1):S11-7.
26. Kugaya A, Epperson CN, Zoghbi S, Van Dyck CH, Hou Y, Fujita M, et al. Increase in prefrontal cortex serotonin receptors following estrogen treatment in postmenopausal women. Am J Psychiatry. 2003;160(8):1522-4.
27. Stephens C, Ross N. The relationship between hormone replacement therapy use and psychological symptoms: no effects found in a New Zealand sample. Health Care Women Int. 2002;23(4):408-14.
28. Pae CU, Serretti A, Patkar AA, Masand PS. Aripiprazole in the treatment of depressive and anxiety disorders: a review of current evidence. CNS Drugs. 2008;22(5):367-88.
29. Appolinário JC, Meirelles RM, Coutinho W, Póvoa LC. Associação entre traços de personalidade e sintomas depressivos em mulheres com síndrome do climatério. Arq Bras Endocrinol Metab. 2001;45(4):383-9.
30. Cohen LS, Soares CN, Poitra JR, Prouty J, Alexander AB, Shifren JL. Short-term use of estradiol for depression in perimenopausal and postmenopausal women: a preliminary report. Am J Psychiatry. 2003;160(8):1519-22.
31. Schleifer LA, Justice AJ, de Wit H. Lack of effects of acute estradiol on mood in postmenopausal women. Pharmacol Biochem Behav. 2002;71(1-2):71-7.
32. Manson JE, Allison MA, Rossouw JE, Carr JJ, Langer RD, Hsia J, et al. Estrogen therapy and coronary: artery calcified. N Engl J Med. 2007;356(25):2591-602.
33. Rossouw JE, Anderson GL, Prentice RL, LaCroix AZ, Kooperberg C, Stefanick ML, et al. Writing group for the Women's Health Initiative investigators. risks and benefits of estrogen plus progestin in healthy postmenopausal women: principal results from the Women's Health Initiative randomized controlled trial. JAMA. 2002;288(3):321-33.
34. Soares CN. Hormones and mental health: where do we stand in the post-WHI era? Rev Bras Psiquiatr. 2003;25(4):198-9.
35. Taylor M. Alternatives to HRT: an evidence-based review. Int J Fertil Womens Med. 2003;48(2):64-8.
36. Mahady GB. Black cohosh (Actaea/Cimicifuga racemosa): review of the clinical data for safety and efficacy in menopausal symptoms. Treat Endocrinol. 2005;4(3):177-84.
37. Cervena K, Dauvilliers Y, Espa F, Touchon J, Matousek M, Billiard M, et al. Effect of cognitive behavioural therapy for insomnia on sleep architecture and sleep EEG power spectra in psychophysiological insomnia. J Sleep Res. 2004;13(4):385-93.
38. Fernandes CE. Menopausa: diagnóstico e tratamento. São Paulo: Segmento, 2003.
39. Daly RC, Danaceau MA, Rubinow MD, Schmidt PJ. Concordant restoration of ovarian function and mood in perimenopausal depression. Am J Psychiatry. 2003;160(10):1842-6.
40. Utian WH. Quality of life (QOL) in menopause. Maturitas. 2007;57(4):100-2.
41. Lindh-Åstrand L, Hoffmann M, Hammar M, Kjellgren KI. Women's conception of the menopausal transition – a qualitative study. J Clin Nurs. 2007;16(3):509-17.
42. Margis R, Cordioli AV. Idade adulta: meia-idade. In: Elzirk CL, Kapczinski F, Bassols MA (orgs.). Ciclo de vida humana: uma perspectiva psicodinâmica. Porto Alegre: Artmed Editora. 2001:159-67.
43. Olofsson AS, Collins A. Psychosocial factors, attitude to menopause and symptoms in Swedish perimenopausal women. Climacteric. 2000;3(1):33-42.
44. De Lorenzi DR, Danelon C, Saciloto B, Padilha Jr I. Fatores indicadores da sintomatologia climatérica. Rev Bras Ginecol Obstet. 2005;27(1):12-9.

Capítulo 74

Depressão no Climatério

Vicente Renato Bagnoli
Isabel Cristina Esposito Sorpreso
Eli Mendes de Moraes
José Maria Soares Júnior

Introdução

A depressão é uma doença mais comumente observada em mulheres do que em homens, sendo associada a importante limitação funcional, com comprometimento da saúde física, das atividades diárias e do bem-estar geral.[1,3]

O quadro pode ser recorrente, e 80% dos pacientes que fizeram tratamento para depressão terão um segundo episódio ao longo de sua vida e 12% destes deverão evoluir para cronificação da doença.[2]

Em geral, de 30% a 50% dos casos de depressão não são diagnosticados por falta de treinamento médico, falta de tempo do profissional para correta avaliação e descrença do próprio paciente em relação à eficácia do tratamento, bem como tabu em relação à possível doença.[3]

As mulheres nas fases de peri e pós-menopausa são mais acometidas do que em qualquer outra fase da vida.[4]

Os efeitos estrogênicos sobre o cérebro incluem aumento da atividade colinérgica, redução da perda neuronal, estimulação axonal, proliferação de formações dendríticas e redução da expressão gênica da apolipoproteína E.[5]

Estudos prospectivos têm demonstrado menor risco de demência senil em mulheres com reposição estrogênica comparadas às não usuárias.[6] Em estudo prospectivo, observou-se redução em 29% do risco de demência em mulheres em uso de terapia estrogênica pós-menopausal.[7]

Os estrogênios são encontrados em algumas regiões cerebrais e estimulam o crescimento de precursores neuronais e conexões sinápticas com efeito benigno sobre tamanho, número, conectividade e plasticidade dos neurônios.

Em avaliação de mulheres menopausadas em uso de terapia hormonal (TH), por meio de ressonância magnética cerebral tridimensional de alta resolução, observou-se redução da perda da massa cinzenta em relação a não usuárias de TH, e o cerebelo e o córtex mostraram maior volume associado com a TH.[8]

O efeito neuroprotetor do estrogênio tem sido demonstrado *in vivo* e *in vitro* e está relacionado à atuação dos receptores alfa e betaestrogênicos, bem como com a capacidade estrogênica de estimular a proliferação de células neuronais.[8]

Em estudo prospectivo com mulheres climatéricas, na avaliação semestral de sintomas psíquicos, alteração menstrual e características do ciclo menstrual, observou-se que, naquelas com antecedentes depressivos, as alterações hormonais eram mais frequentes e associadas com mais sintomas, como fogachos e amenorreia, e que a introdução de TH (estrogênio + progestagênio) melhorou significativamente os sintomas depressivos, principalmente nas que estavam na transição menopausal. Esse feito está relacionado à redução dos sintomas vasomotores, melhora do sono e da qualidade de vida.[9]

Os Quadros 74.1 e 74.2 facilitam o diagnóstico quanto aos critérios de episódios de depressão segundo CI-10 com base em diretrizes de 1993.[10,27]

Quadro 74.1 – Critério diagnóstico de episódio depressivo segundo CID-10

Sintomas fundamentais
1. Humor deprimido 2. Perda de interesse 3. Fatigabilidade
Sintomas acessórios
1. Concentração e atenção reduzidas 2. Autoestima e autoconfiança reduzidas 3. Ideias de culpa e inutilidade 4. Visões desoladas e pessimistas do futuro 5. Ideias autolesivas ou de suicídio 6. Sono perturbado 7. Apetite diminuído

Episódio leve = 2 fundamentais + 2 sintomas acessórios
Episódio moderado = 2 fundamentais + 3 a 4 sintomas acessórios
Episódio grave = 3 sintomas fundamentais + > 4 acessórios

Fonte: Desenvolvido pela autoria

Quadro 74.2 – Perguntas para rastreamento de depressão[11]

Teste de 2 questões[12]
1. Durante o último mês, você se sentiu incomodado por estar por baixo, deprimido ou sem esperança? 2. Durante o último mês, você se sentiu incomodado por ter pouco interesse ou prazer para fazer as coisas? * Sim para as duas questões: Sensibilidade = 96%. Especificidade = 57%
Escala de Goldberg para detecção de depressão[13]
1. Você vem tendo pouca energia? 2. Você vem tendo perda de interesse? 3. Você vem tendo perda de confiança em si mesmo? 4. Você tem se sentido sem esperança? (*Se sim para qualquer uma, continue) 5. Você vem tendo dificuldade para se concentrar? 6. Você vem tendo perda de peso (por causa de pouco apetite)? 7. Você tem acordado cedo? 8. Você vem se sentindo mais devagar? 9. Você tende a se sentir pior pela manhã? *Sim para três ou mais: Sensibilidade = 85%; Especificidade = 90%

Fonte: Desenvolvido pela autoria

Existem outras apresentações de depressão com sintomas de menor intensidade, porém com algum grau de incapacidade, sendo também a distimia considerada um transtorno depressivo crônico com pelo menos três dos seguintes sintomas: diminuição da energia; insônia; diminuição da autoestima; dificuldade de concentração; choro fácil; diminuição da libido e de outras atividades diárias; desesperança; desamparo; falta de habilidade para lidar com responsabilidades diárias; pessimismo em relação ao futuro; retração social, e redução do discurso.[10]

O transtorno misto de ansiedade e depressão inclui pacientes com ansiedade e depressão, sem que nenhum seja suficientemente intenso para diagnóstico, apresentando como sintomas mais comuns: boca seca; agitação; epigastralgia; tremores; e palpitação.[10]

Não devemos esquecer que mulheres no climatério apresentam a "síndrome do ninho vazio", que as acomete quando os filhos crescem e seguem seus caminhos e elas se sentem sozinhas e sem utilidade, desenvolvendo, então, quadro depressivo. Vários estudos têm demonstrado quadros depressivos em mulheres na pré e pós-menopausa.[14]

Estudo de Graziottin demonstrou relação importante entre menopausa e depressão, concluindo que a introdução de TH associada a antidepressivos foi a melhor forma para remissão dos sintomas.[15]

Epidemiologia

A prevalência de depressão no climatério é muito maior nos países ocidentais que orientais, provavelmente por fatores culturais, variando de 3% a 11%. (B)[16] Freeman, em estudo recente, observou que 30% de mulheres ocidentais avaliadas nessa fase apresentavam depressão ou outros transtornos de humor importantes. (D)[17]

Diagnóstico

Climatério é a fase de transição entre o período reprodutivo e o não reprodutivo da mulher. Ocorre, nessa fase, alterações físicas e endócrinas culminando com a menopausa, e elevação dos níveis de FSH e LH (acima de 40UI/L), além da queda dos níveis de estrogênio e progesterona. (D)[18]

Os sintomas climatéricos incluem: sintomas vasomotores ("ondas de calor" ou fogachos), parestesia, insônia, nervosismo, melancolia, vertigem, fraqueza, artralgia, cefaleia, palpitação e formigamento em diferentes intensidades. Podem ser avaliados por meio do índice menopausal de Kupperman, sendo para sintomas leves, moderados ou acentuados considerados os seguintes valores, respectivamente: vasomotores (4-8-12); parestesia (2-4-6); insônia (2-4-6); nervosismo (2-4-6); melancolia ou tristeza (1-2-3); vertigem (1-2-3); fraqueza (1-2-3); artralgia (1-2-3); cefaleia (1-2-3); palpitação (1-2-3); formigamento (1-2-3) 16 (D). Considerando-se sintomatologia leve como somatória até 19; moderada, de 20 a 35; e acentuada > 35.

Tratamento

O tratamento dos sintomas climatéricos deve incluir TH com estrogênio e progestagênio na menor dosagem eficaz para melhorar os sintomas, levando-se em conta as vias de ministração, a associação de progestagênio em baixas doses em mulheres com útero intacto e indicações e contraindicações da TH individualmente. As principais indicações para TH são o alívio dos sintomas menopausais, principalmente fogachos, atrofia genital e também para prevenção da osteoporose. O tratamento a longo prazo diminui os riscos para osteoporose. (D)[19,20]

Nas mulheres com sintomas climatéricos importantes (índice menopausal de Kupperman acentuado), há evidências conclusivas oriundas de vários estudos de que a TH é a única terapia com resultados satisfatórios. (D)[2,21] (B)[9] (A)[22]

Os ginecologistas devem optar por diferentes vias de ministração e doses que podem proporcionar melhora na qualidade de vida das mulheres nessa etapa da vida. Vários estudos mostram que a depressão é muito observada em mulheres na menopausa e concluem que, em transtornos do humor leves, a TH é suficiente; porém, em sintomas depressivos moderados ou severos, a associação da TH com antidepressivos está indicada para remissão dos sintomas, principalmente com substâncias inibidoras seletivas da recaptação de serotonina (fluoxetina, paroxetina, sertralina e citalopram) e os inibidores duais, ou seja recaptção da serotonina e noradrenalina (venlafaxina e desvenlafaxina em doses adequadas para cada caso e com orientação e acompanhamento em conjunto com psiquiatra, procurando seguir as diretrizes atuais para tratamento, descontinuação ou continuação dos medicamentos quando necessário. (A)[23-25] (D)[26,27,11] (B)[28] (C)[29]. Esses medicamentos promovem a melhora também dos sintomas vasomotores, mas podem ter impacto negativo na sexualidade. A bupropiona teria um impacto menor, mas a decisão de mudança de antidepressivo deve ser compartilhada com o psiquiatra. (D)[30]

Recomendação

Na Divisão de Ginecologia do Hospital das Clínicas da Faculdade de Medicina da Universidade de São Paulo (HCFMUSP), recomenda-se a seguinte conduta para o diagnóstico da depressão no climatério (Algoritmo 74.1).

Algoritmo 74.1 – Diagnóstico de paciente com depressão no climatério

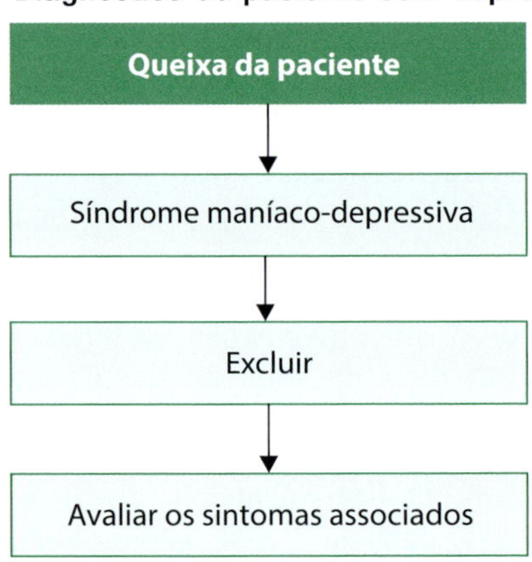

Fonte: Desenvolvido pela autoria

Recomendação

Na Divisão de Ginecologia do Hospital das Clínicas da Faculdade de Medicina da Universidade de São Paulo (HCF-MUSP), recomenda-se a seguinte conduta para o tratamento da depressão no climatério (Algoritmo 74.2).

Algoritmo 74.2 – Tratamento da depressão no climatério

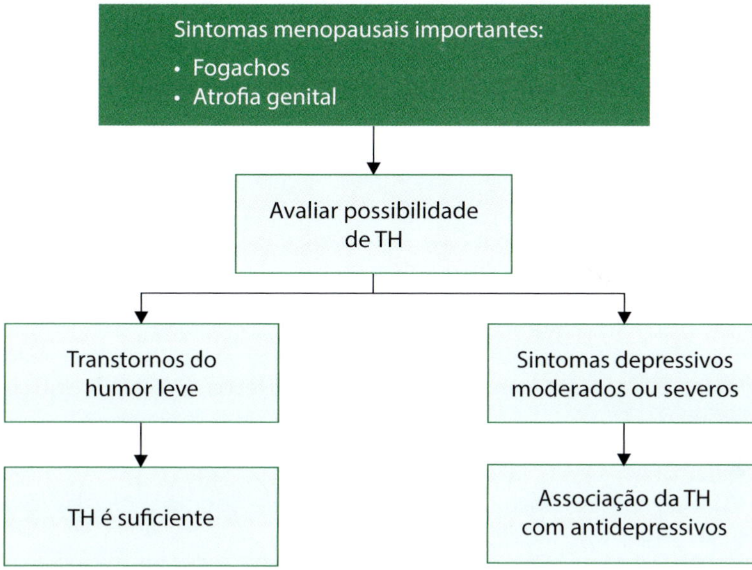

TH: Terapia hormonal

Fonte: Desenvolvido pela autoria

Referências bibliográficas

1. Yaffe K, Sawaya G, Lieberburg I, Grady D. Estrogen therapy in postmenopausal women: effects on cognitive function and dementia. JAMA. 1998;279(9):688-95.
2. Clapauch R, Athayde A, Meirelles R, Weiss RV, Pardini DP, Leão LM, et al. Terapia de reposição hormonal na menopausa. Posicionamento do departamento de endocrinologia feminina e andrologia da SBEM. Arq Bras Endocrinol Metab. 2005;49(3):449-54.
3. Zweifel JE, OBrien WH. A meta-analysis of the effect of hormone replacement therapy upon deppressed mood. Psychoneuroendocrinology. 1997;22(3):189-12.
4. Timur S, Sahin NH. The prevalence of depression symptoms and influencing factors among perimenopausal and postmenopausal women. Menopause. 2010;17(3):545-51.
5. Shumaker S, Legault C, Rapp S, Thal L, Wallace R, Robert B, et al. Estrogen plus progestin and the incidenc of dementia and mild cognitive impairment in postmenopausal women: the Women Health Initiative Memory Study: a randomized controlled trial. JAMA. 2003;289(20):2651-62.
6. Tang MX, Jacobs D, Stern Y, Marder K, Schofield P, Gurland B, et al. Effect of estrogen during menopause on risk and age onset Alzheimer disease. Lancet. 1996;348(9025):429-32.
7. Nelson HD, Humphrey LL, Teutsch SM, Allan JD. Postmenopausal hormone replacement: scientific review. JAMA. 2002;288(7):872-81.
8. Boccardi M, Ghidoni R, Govoni S, Testa C, Benussi L, Bonetti M, et al. Effects of hormone therapy on brain morphology of healthy postmenopausal women: a Voxel based morphometry study. Menopause. 2006;13(4):584-91.

9. Harlow BL, Wise LA, Otto MW, Soares CN, Cohen LS. Harvard study of moods and cycles. Arch Gen Psychiatry. 2003;60(1):29-36.
10. Fleck MP, Lafer B, Sougey EB, Del Porto JA, Brasil MA, Juruena F. Diretrizes da Associação Médica Brasileira para o tratamento da depressão. Rev Bras Psiquiatr. 2003;25(2):114-22.
11. Anderson IM, Nutt DJ, Deakin JF. Evidence-based guidelines for treating depressive disorders with antidepressant: a revision of the 1993 British Association for Psychopharmacology guidlines. J Psychopharmacol. 2000;14(1):3-20.
12. Whooley MA, Avins AL, Miranda J, Browner WS. Case-finding instruments for depression. Two questions are as good as many. J Gen Intern Med. 1997;12(7):439-45.
13. Goldberg D, Bridges K, Duncan-Jones P, Grayson D. Detecting anxiety and de pression in general medical settings. BMJ. 1998;297(6653):897-9.
14. Colenda CC, Legault C, Rapp SR, DeBon MW, Hogan P, Wallace R, et al. Psychiatric disorders and cognitive dysfunction among older, postmenopausal women: results from the Women's Health Initiative Memory Study. Am J Geriatr Psychiatry. 2010;18(2):177-86.
15. Gaziottin A, Serafini A. Depression and menopause: why antidepressants are not enough? Menopause Int. 2009;15(2):76-81.
16. Bromberger JT, Schott LL, Kravitz HM, Sowers M, Avis NE, Gold EB, et al. Longitudinal change in reproductive hormones and depressive symptoms across the menopausal transition: results from the Study of Women's Health Across the Nation (SWAN). Arch Gen Psychiatry. 2010;67(6):598-07.
17. Freeman EW. Associations of depression with the transition to menopause. Menopause. 2010;17(4):823-7.
18. Schimidt PJ, Rubinow DR. Menopause-related affective disorders: a justification for further studies. Am J Psychiatry. 1991;148(7):844-52.
19. Kupperman HS, Witchler SB, Blatt MH. Contemporary therapy of the menopausal syndrome. J Am Med Ass. 1959;171:1627-30.
20. Pardini D. Terapia hormonal da menopausa. Arq Bras Endocrinol Metab. 2007;51(6):1-6.
21. Skouby SO, Azzawi FA, Barlow D, Ertungealp JC, Gompel A, Graziottin A, et al. Climateric medicine: European Menopause and Andropause Society (EMAS) 2004/2005 position statements on peri and postmenopausal hormone replacement therapy. Maturitas. 2005;51(1):8-14.
22. MacLennan A, Broadbent JL, Lester S, Moore V. Oral oestrogen replacement therapy versus placebo for hot flushes. Cochrane Database Syst Rev. 2004;(4):CD002978.
23. Soares CN, Thase ME, Clayton A, Focht K, Jiang Q, Kornstein SG, et al. Desvenlafaxine and escitalopram for the treatment of postmenopausal women with major depressive disorder. Menopause. 2010;17(4):700-11.
24. Petrillo JH, Viguera A, Koukopoulos A, Silver-Heilman K, Farrel A, Yu G, et al. Eszopiclone improves insomnia and depressive and anxious symptoms in perimenopausal and postmenopausal women with hot flashes: a randomized, Double-blinded, placebo-controlled crossover trial. Am J Obstet Gynecol. 2010;202(2):171.e1-171.e11.
25. Simon GE, Heiligenstein JH, Revicki DA, Vonkorff M, Katon WJ, Ludman E, et al. Long-term outcomes of initial antidepressants drugs treatment choise in a "real world" randomized Trial. Arch Fam Med. 1999;8(4):319-25.
26. Cryan JF, O'Leary OF, Jin SH, Friedland JC, Ouyang M, Hirsch BR, et al. Norepinephrine-deficient mice lack responses to antidepressant drugs, including selective serotonin reuptake inhibitors. Proc Natl Acad Sci USA. 2004;101(21):8186-91.
27. Lojoyeux M, Adès J. Antidepressant discontinuation: a review of the literature. J Clin Psychiatry. 1997;58(7):11-6.

28. Bromberger JT, Harlow S, Avis N, Kravitz HM, Cordal A. Racial/ethnic differences in the prevalence of depressive symptoms among middle-aged women: the Study of Women's Health Across the Nation (SWAN). Am J Public Health. 2004;94(8):1378-85.
29. Dilsaver SC, Greden JF, Snider RM. Antidepressant withdrawal syndrome: phenomenology and physiopathology. Int Clin Psychopharmacol. 1987;2(1):1-19.
30. Turner D, Briken P, Grubbs J, Malandain L, Mestre-Bach G, Potenza MN, Thibaut F. The World Federation of Societies of Biological Psychiatry guidelines on the assessment and pharmacological treatment of compulsive sexual behaviour disorder. Dialogues Clin Neurosci. 2022;24(1):10-69. doi: 10.1080/19585969.2022.2134739.

Capítulo 75

Síndrome Geniturinária da Menopausa

José Maria Soares Júnior
Isabel Cristina Esposito Sorpreso
Karla Krislane Alves Costa Monteiro
Jorge Milhem Haddad
Edmund Chada Baracat

Introdução

De acordo com a Organização Mundial de Saúde (OMS), o período do climatério representa a fase de mudança biológica-emocional da mulher que pode começar após os 40 anos, conforme apareçam os primeiros sinais de diminuição da função ovariana com o surgimento de irregularidade menstrual, caracterizada por encurtamento ou alongamento do ciclo menstrual de 7 dias. Esse período termina com a senectude, ou seja, após os 65 anos.(D)[1] (D)[2]

O declínio da atividade folicular e seu ulterior esgotamento completo constituem eventos-chave das alterações que ocorrem no período de transição para a menopausa. O decréscimo da produção de estradiol e também da inibina b pelos ovários reduz a retroalimentação negativa destes sobre o sistema hipotálamo-hipofisário. Portanto, ocorre subsequentemente incremento gradual de gonadotrofinas, com elevação precoce sobretudo do hormônio foliculo-estimulante (FSH). Embora haja aumento da conversão de androstenediona em estrona na periferia, acima de tudo no tecido adiposo, o nível de estrogênio circulante torna-se progressivamente mais baixo em virtude da queda da atividade ovariana. (B)[3] (B)[4] Assim, estabelece-se o estado de hipoestrogenismo. As manifestações ou os sintomas do climatério, dependendo da severidade, podem afetar sobremaneira a qualidade de vida das mulheres, fazendo-as procurar auxílio médico, inicialmente pela menstrual irregular, passando pelo sintomas vasomotores e, depois, pela atrofia genital. (D)[1] (D)[2] (B)[3]

Alterações urogenitais

Deve-se salientar que o hipoestrogenismo causa alterações genitais importantes, proporcionando, em geral, secura vaginal, dispareunia, sangramento pós-coito, maior incidência de infecção do trato urinário, e algumas mulheres podem ter maior frequência de urgência miccional e piora da incontinência urinária ao esforço. (B)[5] (B)[6]

Observam-se, ainda, nos órgãos genitais externos, a perda do turgor e a rarefação dos pelos. As alterações tróficas manifestam-se por diminuição da espessura da epiderme e da derme e por escassez de papilas, bem como da quantidade de colágeno nesse tecido. Há redução do tecido adiposo dos grandes lábios, com perda da elasticidade, o que torna os pequenos lábios proeminentes. As glândulas de Bartholin, igualmente, se atrofiam. É comum ocorrer retração do introito vaginal. Em geral, o clitóris é normal, mas pode estar discretamente aumentado em algumas mulheres. (D)[1] (B)[3]

Registram-se debilidade do epitélio vaginal, falta de glicogênio nas células epiteliais, elevação do pH, diminuição da espessura da mucosa e estreitamento progressivo do introito e do canal vaginal. Há, pois, maior predisposição para dispareunia, sangramento durante o coito, infecção secundária, corrimento e prurido. A dispareunia é mais intensa quando a atividade sexual é esporádica ou a paciente ficou muito tempo sem relação sexual. (B)[5](B)[6] (B)[7]

O colo do útero torna-se progressivamente menor, há estreitamento do canal cervical e redução do calibre do orifício externo, que se torna puntiforme e até estenosado em alguns casos. O epitélio escamoso exocervical diminui de espessura, e a rede capilar subepitelial torna-se mais nítida. Há maior tendência à inversão do epitélio ectocervical; o teste de Schiller revela coloração amarelo-pálida em virtude da diminuição do teor de glicogênio. Atrofiam-se as glândulas endocervicais e ocorre redução da quantidade de muco e aumento da sua viscosidade. (D)[1] (B)[3]

Tanto o endométrio como o miométrio são passíveis de alterações involutivas, que têm como epílogo a redução do tamanho do útero. A ausência de estímulo hormonal torna o endométrio inativo. A atrofia endometrial predispõe a sangramento por debilidade da parede vascular. (B)[8]

As tubas uterinas e os ovários igualmente sofrem alterações involutivas. As primeiras se tornam mais finas, com diminuição da luz e atrofia das túnicas muscular e mucosa, com ausência de secreção. Os ovários têm redução do volume e das dimensões, com decréscimo expressivo dos folículos, havendo predominância do estroma ovariano, que é responsável pela produção androgênica na pós-menopausa. Em geral, o aspecto macroscópico dos ovários é cerebroide, enrugado, com sulcos na superfície e com áreas claras. (D)[1] (B)[3]

Pela insuficiência hormonal, as estruturas responsáveis pela suspensão e sustentação das vísceras pélvicas tornam-se frouxas e menos elásticas. Esse fato propicia o aparecimento de prolapso genital. Além disso, alguns investigadores sugerem a teoria integral, que se baseia na composição do tecido conjuntivo (que diminui com o hipoestrogenismo) para explicar os diversos tipos de distúrbios urinários. Assim, quase todos os sintomas, como urgência miccional, dificuldade de esvaziamento da bexiga e incontinência urinária, bem como o prolapso genital, seriam decorrentes de frouxidão da parede vaginal ou de seus ligamentos de suporte. Nessas estruturas, há redução de fibras colágenas, principalmente do tipo I, que são mais grossas e resistentes. De fato, há trabalhos mostrando que as mulheres incontinentes têm menor quantidade de colágeno do que as continentes. (D)[9,10]

A insuficiência estrogênica reflete-se também na uretra e na bexiga. Em mulheres idosas, a uretra converte-se em estrutura rígida, de epitélio delgado e friável. Pode haver eversão da mucosa uretral, com o aparecimento de carúnculas. Além disso, a diminuição da pressão intrauretral, decorrente da insuficiência estrínica, favorece o aparecimento de incontinência urinária de esforço. A micção torna-se difícil, com polaciúria, disúria, micções imperiosas, retenção e sensação de micção iminente, associadas com urina estéril e dor no abdome inferior. (D)[1] (B)[3]

A incontinência urinária é uma das principais queixas referidas pelas mulheres na pós-menopausa, repercutindo psicológica e socioeconomicamente visto que muitas mulheres ficam incapacitadas para as atividades profissionais, em especial as que necessitam de esforço físico. Muitas se sentem constrangidas por essa alteração e escondem dos familiares e/ou profissionais de Saúde. As mais idosas podem ter concomitantemente infecção do trato urinário, escara e celulite, que pioram com a perda urinária constante. Nos mecanismos fisiopatológicos, a bexiga também sofre as alterações estruturais, como ocorre no prolapso genital, bem como redução no colágeno e na elastina. (D)[9] (D)[11]

Sabe-se que a distribuição de colágeno e de elastina, nas várias camadas da bexiga, varia de acordo com as suas funções no mecanismo de micção. Na lâmina própria da mucosa vesical, há fibras colágenas densas que são importantes para o suporte do epitélio, bem como glicosaminoglicanos e proteoglicanos, que formam a matriz extracelular, mantendo a integridade da mucosa. Na parte média, existem colunas de fibras dispostas em várias direções, que suportam as forças mecânicas. Na porção mais profunda, as fibras são mais largas e acomodam as alterações de estiramento e compressão. O hipoestrogenismo pode modificar a composição dessas substâncias, resultando em alteração urinária na pós-menopausa. Sabe-se ainda que a perda da complacência vesical pode determinar várias alterações urinárias, como urgência, incontinência, refluxo vesicoureteral, hidronefrose, entre outras. (D)[12]

Outro sistema importante para continência urinária é a rede vascular periuretral, pois influencia a pressão uretral. De fato, há redução dessa rede em mulheres na pós-menopausa com incontinência urinária. (B)[6] (B)[13] Por fim, alguns investigadores encontraram diminuição da pressão máxima de fechamento uretral em mulheres incontinentes com mais de 5 anos após a menopausa, quando os efeitos do hipoestrogenismo no trato urogenital são mais acentuados.

Síndrome geniturinária da menopausa

Durante anos, vários termos foram utilizados para se referirem aos sintomas genitais e urinários relacionados ao hipoestrogenismo que acomete a genitália e o sistema urinária após a menopausa. Em 2013, foi definido, na Conferência de Terminologia da Sociedade Americana de Menopausa junto à Sociedade Internacional para Estudos da Saúde Sexual Feminina, que o termo mais adequado para a descrição das alterações encontradas seria "síndrome geniturinária da menopausa" (SGM). (D)[14] (D)[15]

A SGM é uma condição crônica e progressiva que envolve vários sinais e sintomas do trato genital inferior feminino associados à diminuição do nível de estrogênio sérico circulante. (D)[14] (D)[15]

Entre as mudanças físicas encontradas na SGM, existem alterações nos lábios externos e internos, clitóris, vestíbulo e introito vaginal, vagina, uretra e bexiga. Os sintomas relatados são secura, queimação, prurido e irritação vaginal, além de sintomas sexuais como falta de lubrificação, desconforto ou dor e os sintomas urinários como urgência miccional, disúria e infecções urinárias recorrentes. (D)[14] (D)[15] (B)[16] (D)[17] (D)[18]

A incidência da SGM tem ampla variação e é encontrada em 27% a 84% das mulheres que se encontram na transição menopausal ou entre as pós-menopáusicas. As principais queixas são a dispareunia (40% a 77%), secura vaginal (27% a 55%) e sintomas urinários (6% a 36%). Essa incidência pode chegar a 70% nas pacientes que trataram câncer de mama em razão da insuficiência gonadal mais brusca causada pelos tratamentos realizados como quimioterapia, ooforectomia profilática e/ou terapia hormonal. (D)[19] (D)[20]

É importante lembrar que alguns diagnósticos diferenciais devem ser investigados. Entre eles, condições alérgicas e inflamatórias como líquen escleroso, dermatite de contato, candidíase, corpos estranhos ou vulvodínia, além de doenças sistêmicas como o diabetes *mellitus*, lúpus eritematoso sistêmico e as desordens psicológicas.(D)[14] (D)[15]

A SGM gera grande impacto na saúde da mulher, com importante perda de qualidade de vida, diminuição da saúde sexual e do bem-estar e aparecimento de sintomas psicológicos. (D)[19] (D)[20]

Avaliando a saúde sexual, estudos mostram que mulheres na pós-menopausa se mantêm sexualmente ativas. Em uma análise com 94.000 mulheres menopausadas com idade entre 50 e 79 anos, mais da metade (52%) relatou ter tido relações sexuais no último ano. Em outro estudo, com mulheres casadas entre 70 e 79 anos, 22% mantinham atividade sexual. (B)[21]

No estudo *Vaginal Health: Insights, Views e Attitudes* (VIVA), publicado em 2012, com 3.520 mulheres na pós-menopausa entre 55 e 65 anos de idade de vários países, os autores encontraram que 45% tinham sintomas vaginais e 32% nunca procuraram um ginecologista. (C)[22] A maioria das mulheres relatou que a atrofia vaginal impactou negativamente suas vidas, sobretudo a intimidade sexual (64%), as relações sexuais com o parceiro (32%), a qualidade de vida geral (32%), a sensação de estar saudável (21%) e de se sentir atraente (21%).

Mais recentemente, foi publicado o *Vaginal Health: Insights, Views & Attitudes – Latin-America* (VIVA-LATAM), que avaliou, mediante questionário *online*, 2.509 mulheres de cinco países: Brasil, Argentina, Chile, Colômbia e México. (C)[23] Com o início da menopausa, 57% das mulheres reportaram desconforto vaginal; entre eles, secura vaginal (80%), dor durante a relação sexual (43%), prurido (35%), perda urinária involuntária (28%), queimação (26%) e dor (7%) ao tocar na vagina. Apenas 35% consideraram os sintomas leves, 58% moderados e 7% severos. Para a maioria, o desconforto vaginal pode ter efeitos negativos em vários aspectos da sua vida, com impacto nos seus relacionamentos íntimos.

Tratamento

Em decorrência do caráter crônico dos sintomas de hipoestrogenismo, o tratamento a longo prazo pode ser necessário para mantê-los controlados. O principal objetivo do tratamento é o alívio dos sintomas e, para isso, várias opções terapêuticas estão disponíveis; entre elas, tratamentos hormonais e não hormonais. A decisão de qual tratamento utilizar varia de acordo com a eficácia e a segurança deste, assim como com a severidade dos sintomas e a preferência de cada paciente. (B)[16] (D)[17] (B)[24]

Para os sintomas mais brandos, está indicado o uso de lubrificantes e hidratantes vaginais. Os lubrificantes usados via vaginal oferecem alívio temporário e seu uso está indicado durante as relações sexuais. Eles diminuem o desconforto gerado pela fricção da relação sexual e o uso regular tem sido associado a aumento do prazer e da facilidade em se atingir o orgasmo. Os hidratantes vaginais podem ter um efeito mais duradouro, especialmente em mulheres que mantêm relações sexuais frequentes. São produtos bioadesivos que objetivam reduzir os sintomas diários da SGM e facilitar a relação sexual. Devem ser aplicados duas a três vezes por semana, independentemente da frequência sexual.(D)[14]

A administração de estrogênio tópico via vaginal é atualmente considerada o padrão-ouro de tratamento e oferece melhora a longo prazo com a manutenção do seu uso. O uso tópico possibilita pouca absorção sistêmica e melhora clínica significativa dos sintomas. (A)[25] (B)[26] Entre as opções de estrogênio tópico, estão o estriol, o promestrieno e o estradiol.

Algumas mulheres, todavia, não desejam ou não se adaptam a repetidas aplicações de cremes ou óvulos vaginais e outras têm contraindicações. (B)[16] (D)[17] (D)[18] A média de aderência à medicação é bem variável, de 52% nas usuárias de cremes vaginais a 74% nas usuárias de óvulos vaginais. (B)[27] Entre os efeitos adversos mais comuns, estão corrimento vaginal, candidíase vulvovaginal, sangramento vaginal e dor mamária. (D)[14]

A terapia hormonal sistêmica é indicada quando há sintomas vasomotores e/ou perda de massa óssea e pode melhorar os sintomas geniturinários. Entretanto, entre 10% e 20% das mulheres mantêm os sintomas relacionados à SGM, necessitando de tratamento adicional que pode ser com o estrogênio tópico associado ao uso sistêmico (oral e não oral). (D)[17]

Em virtude do grande impacto da SGM na saúde da mulher, outros tratamentos vêm sendo estudados e aplicados. As terapias com base em energias estão sob investigação; entre elas, o *laser* de CO_2 fracionado, que já demonstrou segurança e efetividade no tratamento da pele, no rosto e pescoço, e *laser* não ablativo como o Erbium: YAG *laser.* Os dispositivos de radiofrequência também estão em estudo para aplicação nos sintomas da SGM. (B)[28] (B)[29]

Em estudo prospectivo, controlado, randomizando, realizado na Divisão de Ginecologia do Hospital das Clínicas da FMUSP, comparando os efeitos do estrogênio tópico, do *laser* de CO_2 e radiofrequência ablativa (FRAXX®) em mulheres com a SGM, os investigadores encontraram efeitos semelhantes após 4 meses de tratamento. (A)[30] Portanto, consideramos como a primeira opção de tratamento da SGM o uso de estrogênio tópico (promestrieno, estriol ou estradiol). As energias são ainda alternativas.

Recomendação

Na Divisão de Ginecologia do Hospital das Clínicas da Faculdade de Medicina da Universidade de São Paulo (HCFMUSP), recomenda-se o seguinte algoritmo para tratamento (Algoritmo 75.1).

Algoritmo 75.1 – Tratamento das pacientes com SGM

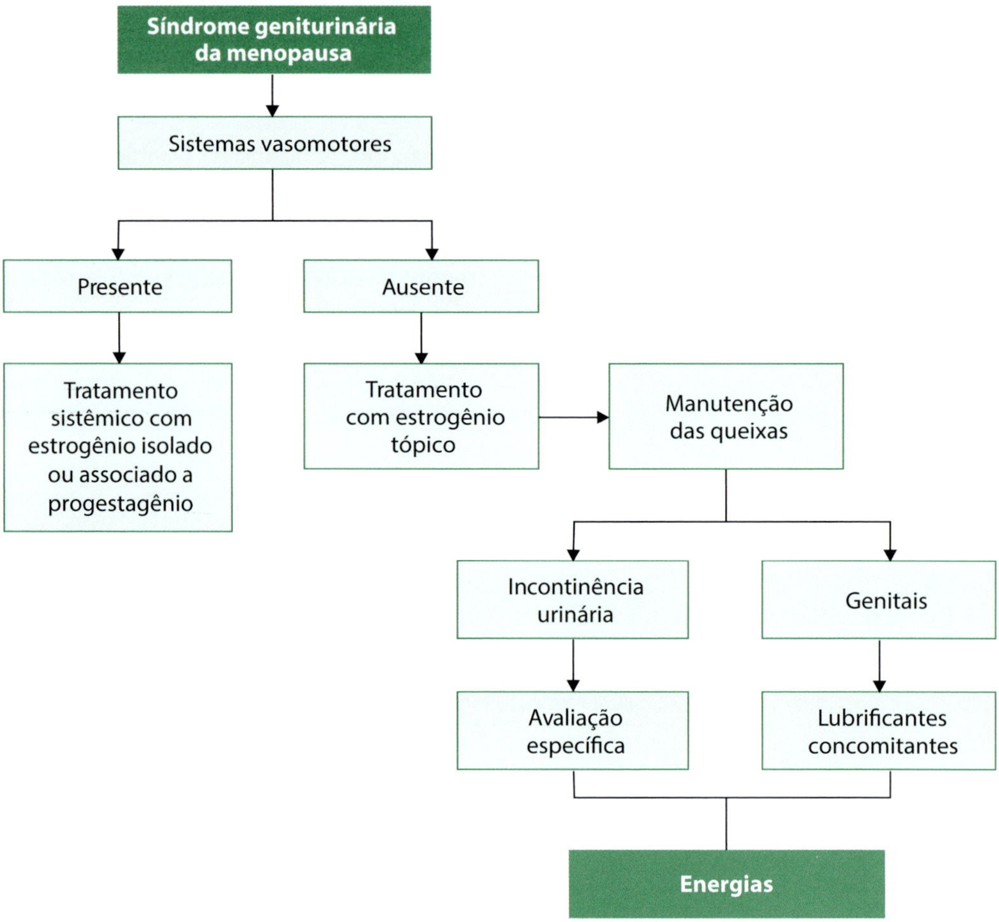

Fonte: Desenvolvido pela autoria

Referências bibliográficas

1. Baracat EC, Soares Jr JM, Silva I, Moraes A, Haidar MA. Pós-menopausa. In: Lopes AM. Diagnóstico e tratamento. Barueri: Manole, 2007:537-42.
2. Taffe JR, Dennerstein L. Menstrual patterns leading to the final menopause period. Menopause. 2002;9(1):32-40.
3. Den Tonkelaarl, te Velde ER, Looman CW. Menstrual cycle length precendig menopause in relation to age at menopause. Maturitas. 1998;29(2):115-23.

4. Giordano MV, Galvão Ferreira PA, Giordano LA, Garcia de Almeida SM, Cestari do Amaral V, Simoncini T, et al. How long is the ovary relevant for synthesis of steroids after menopause? Gynecol Endocrinol. 2018;34(6):536-9. doi: 10.1080/09513590.2017.1417375.
5. Cavalcanti AL, Bagnoli VR, Fonseca AM, Pastore RA, Cardoso EB, Paixão JS, et al. Effect of sildenafil on clitoral blood flow and sexual response in postmenopausal women with orgasmic dysfunction. Int J Gynaecol Obstet. 2008;102(2):115-9.
6. Kobata SA, Girão MJ, Baracat EC, Kajikawa M, Di Bella V Jr, Sartori MG, et al. Estrogen therapy influence on periurethral vessels in postmenopausal incontinent women using Dopplervelocimetry analysis. Maturitas. 2008;61(3):243-7.
7. Galhardo CL, Soares JM Jr, Simões RS, Haidar MA, Rodrigues de Lima G, Baracat EC. Estrogen effects on the vaginal pH, flora and cytology in late postmenopause after a long period without hormone therapy. Clin Exp Obstet Gynecol. 2006;33(2):85-9.
8. Tinelli R, Tinelli FG, Cicinelli E, Malvasi A, Tinelli A. The role of hysteroscopy with eye-directed biopsy in postmenopausal women with uterine bleeding and endometrial atrophy. Menopause. 2008;15(4-1):737-42.
9. Tremollieres F. Connective tissue and prolapse genesis. Gynecol Obstet Fertil. 2010;38(6):388-93.
10. Bartholomew B, Grimaldi T. Collagen injection therapy for type III stress urinary incontinence. AORN J. 1996;64(1):75-83, 85-6.
11. Scheiner D, Betschart C, Perucchini D. [Aging-related changes of the female pelvic floor]. Ther Umsch. 2010;67(1):23-6.
12. Girão MJ, Jármy-Di Bella ZI, Sartori MG, Rodrigues de Lima G, Baracat EC. Alterações urogenitais no climatério. In: Girão MJ, Sartori MG, Baracat EC, Rodrigues de Lima, G. Cirurgia vaginal e uroginecologia. 2. ed. São Paulo: Artes Médicas, 2002:151-64.
13. Jármy-Di Bella ZI, Girão MJ, Di Bella V, Sartori MG, Szejnfeld J, Baracat EC, et al. Hormonal influence on periurethral vessels in postmenopausal incontinent women using Doppler velocimetry analysis. Maturitas. 2007;56(3):297-302.
14. NAMS, T. N. A. M. S. The 2020 genitourinary syndrome of menopause position statement of The North American Menopause Society. Menopause. 2020;27(9):976-92. [2024 Jun. 13]. Disponível em: https://www.ncbi.nlm.nih.gov/pubmed/32852449.
15. Portman DJ, Gass ML, Vulvovaginal Atrophy Terminology Consensus Conference Panel. Genitourinary syndrome of menopause: new terminology for vulvovaginal atrophy from the International Society for the Study of Women's Sexual Health and the North American Menopause Society. Maturitas. 2014;79(3):349-54. [2024 Jun. 13]. Disponível em: https://www.ncbi.nlm.nih.gov/pubmed/25179577.
16 Gambacciani M, Palacios S. Laser therapy for the restoration of vaginal function. Maturitas. 2017;99:10-15. [2024 Jun. 13]. Disponível em: http://www.sciencedirect.com/science/article/pii/S0378512216302663.
17 Arroyo C. Fractional CO_2 laser treatment for vulvovaginal atrophy symptoms and vaginal rejuvenation in perimenopausal women. Int J Womens Health. 2017;9:591-5. [2024 Jun. 13]. Disponível em: https://www.ncbi.nlm.nih.gov/pubmed/28894392.
18 Arunkalaivanan A, Kaur H, Onuma O. Laser therapy as a treatment modality for genitourinary syndrome of menopause: a critical appraisal of evidence. Int Urogynecol J. 2017;28(5):681-5. [2024 Jun. 13]. Disponível em: https://www.ncbi.nlm.nih.gov/pubmed/28154914.
19 Tranoulis A, Georgiou D, Michala L. Laser treatment for the management of genitourinary syndrome of menopause after breast cancer. Hope or hype? Int Urogynecol J. 2019;30(11):1879-86. [2024 Jun. 13]. Disponível em: https://www.ncbi.nlm.nih.gov/pubmed/31321465.
20. Gaspar A, Addamo G, Brandi H. Vaginal fractional CO_2 laser: a minimally invasive option for vaginal rejuvenation. The American Journal of Cosmetic Surgery. 2011;28(3):156-62. [2024 Jun. 13]. Disponível em: https://journals.sagepub.com/doi/abs/10.1177/074880681102800309.
21 Mccall-Hosenfeld JS. et al. Correlates of sexual satisfaction among sexually active postmenopausal women in the Women's Health Initiative-Observational Study. J Gen Intern Med. 2008;23(12):2000-9.[2024 Jun. 13]. Disponível em: https://www.ncbi.nlm.nih.gov/pubmed/18839256.

22 Nappi RE, Kokot-Kierepa M. Vaginal Health: Insights, Views & Attitudes (VIVA) – results from an international survey. Climacteric. 2012;15(1):36-44. [2024 Jun. 13]. Disponível em: https://www.ncbi.nlm.nih.gov/pubmed/22168244.

23 Nappi RE, et al. Vaginal Health: Insights, Views & Attitudes (VIVA-LATAM): results from a survey in Latin America. Climacteric. 2018;21(4):397-403. [2024 Jun. 13]. Disponível em: https://www.ncbi.nlm.nih.gov/pubmed/29741110.

24 Salvatore S, et al. A 12-week treatment with fractional CO_2 laser for vulvovaginal atrophy: a pilot study. Climacteric. 2014;17(4):363-9. [2024 Jun. 13]. Disponível em: https://www.ncbi.nlm.nih.gov/pubmed/24605832.

25 Lethaby A, Ayeleke RO, Roberts H. Local oestrogen for vaginal atrophy in postmenopausal women. Cochrane Database Syst Rev. 2016;2016(8):CD001500. ISSN 1469-493X. [2024 Jun. 13]. Disponível em: https://www.ncbi.nlm.nih.gov/pubmed/27577677.

26 Archer DF. Efficacy and tolerability of local estrogen therapy for urogenital atrophy. Menopause. 2010;17(1):194-203. [2024 Jun. 13]. Disponível em: https://www.ncbi.nlm.nih.gov/pubmed/19602990.

27 Shulman LP, et al. A retrospective managed care claims data analysis of medication adherence to vaginal estrogen therapy: implications for clinical practice. J Womens Health (Larchmt). 2008;17(4):569-78. [2024 Jun. 13]. Disponível em: https://www.ncbi.nlm.nih.gov/pubmed/18429700.

28 Filippini M. et al. Efficacy of fractional CO_2 laser treatment in postmenopausal women with genitourinary syndrome: a multicenter study. Menopause. 2020;27(1):43-9. [2024 Jun. 13]. Disponível em: https://www.ncbi.nlm.nih.gov/pubmed/31794500.

29 Jardin I, et al. [Place du LASER au CO_2 pour le traitement des symptômes vaginaux du syndrome génito-urinaire de la ménopause]. Gynecol obstet fertil Senol. 2018;46(10-11):729-34.

30. Seganfredo IB, Bianchi C, Tacla M, Chedraui P, Haddad JM, Simoes R, et al. Comparison of promestriene with vaginal fractional CO_2 laser and radiofrequency treatments of genitourinary syndrome of menopause. Maturitas. 2024;108008. doi: 10.1016/j.maturitas.2024.108008.

Capítulo 76

Tratamento Hormonal dos Distúrbios Sexuais na Pós-Menopausa

Ana Lucia Cavalcanti
Theo Lerner
Isabel Cristina Esposito Sorpreso
Vicente Renato Bagnoli
José Maria Soares Júnior
Edmund Chada Baracat

Introdução

A sexualidade é um processo complexo coordenado pela saúde física, neurológica, vascular, bem como pela sociedade, religião e experiência pessoal, incorporando o relacionamento com o parceiro. A disfunção sexual tem alta prevalência entre as mulheres na pós-menopausa, e a atividade sexual diminui com a idade. No entanto, não se sabe ao certo se as disfunções nessa fase resultam da diminuição dos níveis hormonais ou do avançar da idade.

As desordens sexuais incluem desejo, excitação, orgasmo e dores (dispareunia e vaginismo). Estima-se que 40% a 45% das mulheres têm alguma queixa de disfunção sexual. (D)[1] Pesquisa realizada no Brasil entrevistou 2.837 mulheres, das quais 30,4% entre 40 a 60 anos tinham dificuldades sexuais. As mulheres na pós-menopausa relacionavam essas dificuldades à falta de desejo sexual, dispareunia, secura vaginal e redução da frequência sexual. (B)[2]

O climatério compreende o período entre o final da fase reprodutiva e a senilidade, que vai de 40 até 65 anos e é ligado à perda da atividade dos folículos ovarianos. (D)[3] A menopausa é o evento que ocorre no climatério. É considerada a última menstruação após 12 meses consecutivos de amenorreia. Diferentemente dos homens, as mulheres apresentam fases concretas em suas vidas que se expressam no seu corpo: menarca; primeira relação sexual, vida reprodutiva, e menopausa. Nessa última fase, em geral, apresentam queixas relacionadas aos nervos vasomotores e sudorese noturna, acompanhadas de queixas sexuais. Esses eventos se desenvolvem dentro de parâmetros sociais, econômicos, culturais, étnicos e alterações psicossociais, que estão relacionados à maneira como a cultura em que a mulher está inserida enfrenta o envelhecimento. A disfunção sexual tem predisponentes, precipitantes e fatores de manutenção, que podem ser de origem biológica ou psicossexual. Além disso, fatores contextuais, específicos da própria história da mulher, podem agir como predisponentes importantes, precipitando ou mantendo as disfunções sexuais, atitudes anteriores em relação ao sexo, costumes sociais e crenças religiosas, sentimentos em relação ao parceiro, tempo de relacionamento, diminuição da capacidade do parceiro para a atividade sexual, perda do interesse do parceiro em sexo, nenhum parceiro disponível, pressões da vida profissional e familiar, que aumentam o risco das disfunções. (A)[4] Melhor conhecimento dessas mudanças pode proporcionar melhor base para a compreensão do desenvolvimento da disfunção sexual.

O reconhecimento da natureza das mudanças durante a transição da menopausa pode permitir que os profissionais da Saúde preparem as mulheres para essa fase.

As disfunções sexuais centradas em mensagens culturais, étnicas e religiosas sobre a menopausa e a sexualidade podem manter, prolongar ou intensificar o estado disfuncional.

O declínio da função ovariana provoca anovulação e diminuição dos níveis circulantes de estradiol, a partir de uma faixa de 50 pg/mL a 300 pg/mL (na fase folicular precoce e na fase folicular tardia do ciclo menstrual, respectivamente) para menos de 20 pg/mL. Essa redução de estradiol na circulação na transição menopausal tem consequências estruturais e funcionais para o trato reprodutivo e tecidos circundantes. Perda de estrogênio contribui para a redução do fluxo sanguíneo em geral e atenuada vasocongestão com alterações típicas nos pequenos e grandes lábios, adelgaçamento da mucosa do clitóris, da vagina e involução paralela do corpo cavernoso.

Essas mudanças são acompanhadas por alterações significativas no trato urinário, incluindo redução na pressão intrauretral, no tamanho da bexiga e na espessura das membranas mucosas que revestem a bexiga e a uretra. Além disso, há redução significativa do tônus muscular pélvico e na resistência do tecido conjuntivo de suporte para estruturas urogenitais (como o ligamento uterossacro), que está associado a risco aumentado para prolapso.

A função sexual é parcialmente dependente dos efeitos dos hormônios sexuais, neurotransmissores, sistema nervoso central (SNC) e periférico (SNP). É afetada pela redução dos hormônios ovarianos, contribuindo para alterações estruturais e funcionais urogenitais. Flutuações hormonais estão relacionadas a variações significativas na capacidade de resposta sensorial dos neurotransmissores no cérebro, especialmente as áreas conhecidas por regular o humor e o desejo (incluindo amígdala, hipocampo e hipotálamo). Nas mulheres, cerca da metade da testosterona circulante é secretada diretamente pelo estroma do ovário em quantidades aproximadamente iguais; a outra metade é derivada da conversão periférica. Em contraste com a redução acentuada na circulação sanguínea de estrogênios durante a menopausa natural, os níveis de androgênios tendem a diminuir com a idade. Aos 60 anos, os níveis séricos de testosterona e androstenediona são cerca de metade daqueles que a pessoa tinha aos 20 anos. (B)[5]

Disfunção do ciclo da resposta sexual

As pesquisas e a Medicina baseada em evidência observaram que o modelo do ciclo da resposta sexual atualmente descrito no *Manual Diagnóstico* e *Estatístico de Transtornos Mentais* (DMS-IV) não corresponde ao que acontece com a maioria das mulheres. Em 2001, Basson apresentou uma forma alternativa para o ciclo da resposta sexual enfatizando a intimidade como motivação para o sexo. Em 2004, ela apresentou um modelo circular em que a ausência do desejo sexual espontâneo não significa disfunção sexual. As mudanças fisiológicas que ocorrem na pós-menopausa alteram a função sexual e o bem-estar, e as mudanças hormonais contribuem significativamente para as disfunções sexuais. (B)[6]

Transtorno do desejo

Basson (B)[6] conferiu uma nova perspectiva ao desejo sexual e, consequentemente, ao desejo sexual hipoativo (DSH), referindo que a resposta sexual tem início com neutralidade, sendo o desejo sexual um fenômeno responsivo, e não espontâneo. A resposta sexual nasce da necessidade de intimidade. A mulher tem como objetivo um conjunto de recompensas que aumentam a intimidade emocional com o parceiro – compromisso, amor, aceitação, intimidade, e a receptividade, que depende mais do contexto. Nesse sentido, a excitação sexual e o desejo responsivo ocorrem simultaneamente. Fantasias e sonhos podem ser secundários à motivação cognitiva. O desejo pode ser espontâneo em algumas mulheres.

Transtorno de excitação

Basson (B)[6] afirmou que o transtorno de excitação sexual pode ser classificado como subjetivo e genital e, às vezes, não há correlação entre excitação genital e suas respostas fisiológicas e a excitação subjetiva. É reconhecida a importância de outros fatores, tanto afetivos como cognitivos, fisiológicos e sociais, que interferem de forma significativa no funcionamento sexual. Com a excitação, os genitais apresentam vasocongestão e ingurgitamento, que promovem a lubrificação, o alongamento, a dilatação da área da vagina, o ingurgitamento do clitóris, bulbos e vestíbulo vaginal. Os efeitos fisiológicos da excitação são pobremente correlacionados com excitação subjetiva. No entanto, a mulher com transtorno de excitação genital pode ter vasocongestão em resposta ao estímulo, mas não experimenta a sensação subjetiva de excitação, podendo estar fisicamente satisfeita sem vivenciar o orgasmo.

Nas intervenções para tratamento, não se pode desconsiderar a complexidade dos diferentes fatores que envolvem a função sexual da mulher. No entanto, é necessário reconhecer o papel dos estrogênios e dos androgênios na modulação da resposta sexual. Eles exercem funções na preservação da sensibilidade e da receptividade, envolvendo os efeitos conjuntamente nos genitais e no cérebro. Os estrogênios e a testosterona apresentam efeitos significativos na função sexual feminina, na manutenção da circulação e na transmissão dos estímulos pelos nervos. Assim, o desequilíbrio desses hormônios pode causar mudanças na resposta sexual.

Os esteroides encontrados no cérebro são de origem periférica ou central. O SNC é um dos principais tecidos-alvos dos esteroides sexuais, os quais agem modulando a síntese, a liberação e o metabolismo de muitos neuropeptídios. É atribuído aos estrogênios o efeito trófico, e as ações reparadoras sobre os neurônios lesados são responsabilizadas pela ativação ou inibição de algumas enzimas que atuam sobre a síntese de neurotransmissores; entre eles, catecolaminas, acetilcolina e serotonina. A monoaminoxidase (MAO), que atua no metabolismo das catecolaminas, é estimulada pelos estrogênios. Em situações de hipoestrogenismo, apresenta sua elevação na circulação sanguínea, e a administração de estrogênios inibe a MAO, elevando as catecololaminas centrais. (B)[7]

Amin *et al.* (B)[8] identificaram alterações na regulação da transmissão, ligação e metabolismo da serotonina induzidas por estrogênios em áreas do cérebro implicadas na regulação do afeto e da cognição. Os efeitos do estradiol nos neurotransmissores ocorrem não somente no controle da síntese, mas também por interferência nos receptores, e esses efeitos são dependentes de dose, tempo e ação no SNC. (B)[9]

O ato sexual é uma atividade sensorial em que predominam as sensações corporais. A pele é o órgão sensorial primário, e o estrogênio sensibiliza receptores nos corpúsculos de Pacini, estimulando a sensibilidade ao toque que transmitem a informação básica que se mistura às mensagens sensoriais e afetivas e contribuem para estruturar a autoimagem e a percepção pessoal do objeto do desejo. (B)[10] O declínio dos estrogênios nos anos posteriores à menopausa pode diminuir os impulsos nervosos durante o ato sexual, reduzindo a vibração ao toque, diminuindo ou retardando a resposta sexual, causando secura vaginal, coito doloroso e queda da libido, resultando em graus variáveis da capacidade orgástica ou perda total da libido. As fibras nervosas liberam óxido nítrico (NO), neuropeptídios Y e VIP (neuropeptídio intestinal vasoativo); os estrogênios facilitam a ação dos neurotransmissores que agem no processo de mudanças endoteliais e vasculares na fase de excitação sexual e provocam a transudação e a lubrificação vaginal. (B)[11]

A terapia estrogênica contribui para manter o trofismo do tecido conectivo muscular e vascular, atuando indiretamente para manter a resposta orgástica. Esses influxos eferentes conduzem o estímulo ao centro reflexo espinhal, o qual envia os estímulos ao córtex cerebral frontal, por meio do sistema límbico e do tronco cerebral, os quais, por sua vez, modulam a resposta sexual, induzem uma série de mudanças orgânicas com o objetivo de preparar os órgãos para o coito. Embora os estrogênios restaurem o epitélio, o pH e o suprimento sanguíneo vaginal, não existe melhora no desejo sexual. Segundo Sarrel, (A)[12] a terapia isolada com estrogênio tem se mostrado ineficaz. Aplicação de estrogênio tópico local ou sistêmico indiretamente pode melhorar a motivação.

Progesterona, inversamente aos estrogênios, atua aumentando a MAO, resultando em diminuição de serotonina e produzindo efeitos depressivos. Bloom (D)[13] refere receptores para progesterona no hipotálamo medial, na região da eminência média, córtex, amígdala, hipocampo e lócus cerúleos. São áreas associadas a reações emocionais, comportamento, aprendizado e regulação endócrina.

Testosterona

Transtorno de desejo hipoativo é a desordem mais comum relatada pelas mulheres na menopausa natural ou por ooforectomia bilateral. O reconhecimento da importância fisiológica dos androgênios para sexualidade feminina, a redução das doses e o aparecimento de novas vias de administração surgem como uma possibilidade no tratamento do transtorno de desejo hipoativo em mulheres climatéricas. Deve-se, também, salientar que o desejo hipoativo ainda dependente de fatores emocionais da mulher que deve ser avaliada e minimizada com psicoterapia complementar, que pode ser individual ou em grupo (terapia cognitiva comportamental). (B)[14] Outra questão é a produção androgênica em mulheres que entraram na menopausa natural (ou fisiológica, entre 45 anos e 55 anos). Apesar da queda que ocorre durante o período reprodutivo e no climatério, a maioria das mulheres continua produzindo androgênios 6 a 8 anos após a menopausa. (B)[15] Esses pontos devem ser considerados na decisão de prescrição de testosterona na pós-menopausa.

Tratamento

Cuidados gerais

Para o tratamento, é necessária uma avaliação clínica abrangente. Esta inclui história clínica e psicossocial, bem como exame físico completo; testes laboratoriais devem ser indicados. Deve se avaliar o perfil lipídico e a função hepática antes de se iniciar o tratamento. A relação do impacto físico, psicológico e emocional sobre a função sexual deve ser considerada. A precisão dos testes para mensurar a testosterona disponível tem causado alguma preocupação, principalmente no que se refere à sensibilidade aos baixos níveis hormonais típicos de mulheres na pós-menopausa. Os ensaios foram projetados para medir os níveis de testosterona nos homens, que são aproximadamente dez vezes superiores aos observados em mulheres. Em geral, os níveis de testosterona não devem ser usados para diagnosticar insuficiência ou monitorar a eficácia da terapêutica em mulheres na pós-menopausa. Os níveis de testosterona podem ser úteis como medida de segurança para garantir informações da não elevação antes ou durante o tratamento, principalmente para a mulher ser submetida a altas doses de testosterona. (B)[15] (A)[16] (B)[17] (A)[18]

Terapia androgênica

Testosterona sob a forma de gel transdérmico encontra-se disponível para uso em homens; é bem absorvida através da pele. Esse produto oferece altas doses de testosterona que podem causar masculinização na mulher. O uso de testosterona pela mulher, apesar da falta de ensaios clínicos e de controle de qualidade, em forma de gel, creme ou pomada, quando formulada com doses apropriadas semelhantes aos níveis fisiológicos, pode melhorar o desejo sexual. Pode ser aplicada direto em qualquer superfície da pele, comumente no clitóris, lábios, coxa, braço ou abdome. A aplicação genital aumenta a sensibilidade, mas pode ocasionar irritação local. A absorção e a resposta podem ser irregulares ou imprevisíveis, exigindo monitorização clínica, embora o sistema transdérmico de administração seja um método aceito em alguns países. Esses adesivos com doses menores de testosterona (150 µg a 300 µg) são usados, em outros países, para mulheres. Relatórios clínicos indicam que 300 µg/dia por 6 meses são geralmente seguros e eficazes para o tratamento de transtorno de desejo hipoativo em mulheres pós-menopáusicas após cirurgia que estão recebendo a terapia estrogênica. (A)[16,] (B)[17] (A)[18]

No mercado nacional, não há o gel com testosterona, o que faz necessária a manipulação em farmácias. Como alternativa, tem sido utilizada a testosterona a 1%, preparada em farmácias de manipulação, em creme ou gel de alta absorção, para uso transdérmico com efeito sistêmico. A dose recomendada é de 0,5 g/dia de gel ou creme, o equivalente a 5 mg/dia de testosterona. Deve ser aplicada na face interna da coxa, nádegas ou no baixo ventre, e não nos braços ou tronco, evitando o sistema linfático na região das mamas. Recomenda-se a lavagem das mãos após a aplicação para prevenir a transferência do produto para outras pessoas. (D)[19] Prescrever testosterona a 1%, formulada em gel de alta absorção (p. ex., pentravan), para uso transdérmico, na dose de 0,5 g de gel/dia, por 3 a 6 meses. Como sugestão para prescrição, recomenda-se a testosterona 5 mg por mL em frasco dosador contendo 30 mL, com liberação de 1 mL/dia. Essa dose pode ser individualizada com variação entre 1 mg e 5 mg. Se houver melhora, reforçar à paciente que não há evidências de eficácia e de segurança no uso por tempo maior que 24 meses. (D)[19]

Deidroepiandrosterona (DHEA)

O uso sistêmico da deidroepiandrosterona (DHEA) para tratamento do DSH na mulher na pós-menopausa não tem eficácia comprovada. (D)[19] A reposição com DHEA é recomendada para mulheres com insuficiência adrenal com disfunção sexual e baixos níveis plasmáticos de DHEA, com doses iniciais entre 25 mg e 50 mg/dia por 3 a 6 meses e ajustes da dose de acordo com os níveis circulantes de DHEA e sintomas clínicos. Na ausência de resultado terapêutico satisfatório ou na presença de efeitos adversos, a terapia deve ser suspensa. (D)[19] A DHEA (25 a 50 mg por dia) é comercializada nos Estados Unidos como suplemento dietético, embora altas doses possam induzir efeitos androgênicos como hirsutismo e acne. Como os suplementos habitualmente passam por vigilância regulatória mínima, as apresentações disponíveis podem variar na qualidade, na pureza e nas concentrações(D)[19]

A DHEA (6,5 mg) na forma de óvulos vaginais foi aprovada recentemente pela agência reguladora norte-americana Food and Drug Administration (FDA) (prasterona [Intrarosa®]) para o tratamento da síndrome geniturinária da pós-menopausa, embora ainda não esteja disponível no Brasil. (D)[19] Apesar de um mecanismo de conversão, pelas células vaginais, da DHEA em estrogênio e testosterona, os níveis plasmáticos de estradiol, DHEA, testosterona ou androstenediona possivelmente não se alteram após a administração vaginal de DHEA, não sendo necessária a monitorização laboratorial. Os efeitos da DHEA via vaginal não foram estudados em mulheres com história de câncer de mama, nem em outras neoplasias estrogênio-dependentes. (D)[19]

Recomendações da Febrasgo sobre o uso de androgênios no climatério

» Não se recomenda estabelecer o diagnóstico de insuficiência androgênica com base em concentrações baixas de androgênios séricos.
» Os androgênios são indicados para o tratamento da DSF, porém, até o momento, não há nenhuma terapia androgênica específica aprovada pela FDA, sendo os dados insuficientes para assegurar eficácia e segurança a longo prazo.
» As pacientes devem ser orientadas quanto à escassez de estudos de segurança a longo prazo. A curto prazo, os eventos adversos mais relatados são aumento de crescimento de pelos no local da aplicação e acne.
» Doses fisiológicas de testosterona transdérmica, associadas ou não à estrogenioterapia, são efetivas para o tratamento do TDSH em mulheres após a menopausa, porém não há formulações disponíveis no Brasil, até o momento.
» Testosterona em gel, formulada em farmácias magistrais, pode ser considerada uma opção terapêutica para o TDSH, em mulheres na pós-menopausa, por ser a única forma de tratamento medicamentoso com testosterona natural disponível até o momento.
» Recomenda-se dosar testosterona antes de se iniciar o tratamento e após 3 a 6 semanas de uso para evitar níveis suprafisiológicos, além de monitorar o aparecimento de potenciais efeitos de excesso de androgênios.
» Se não houver melhora satisfatória do TDSH em até 6 meses de uso da testosterona, o tratamento deve ser suspenso. Não há dados sobre a segurança do tratamento após 2 anos de uso.
» A DHEA via vaginal foi aprovada recentemente pela FDA (prasterone [Intrarosa]) para o tratamento da síndrome geniturinária da menopausa, embora não esteja disponível no Brasil até o momento. Tem mostrado efetividade no tratamento da dispareunia por atrofia da mucosa vaginal.
» Não há evidência para recomendação do uso de androgênios para retardar o declínio cognitivo.
» Em vista da escassez de estudos mais consistentes, não se recomenda o tratamento com androgênios para melhorar a massa óssea na pós-menopausa.

Recomendação

Na Divisão de Ginecologia do Hospital das Clínicas da Faculdade de Medicina da Universidade de São Paulo (HCFMUSP), recomenda-se a seguinte conduta para tratamento hormonal dos distúrbios sexuais na menopausa (Algoritmo 76.1).

Algoritmo 76.1 – Tratamento hormonal dos distúrbios sexuais na menopausa

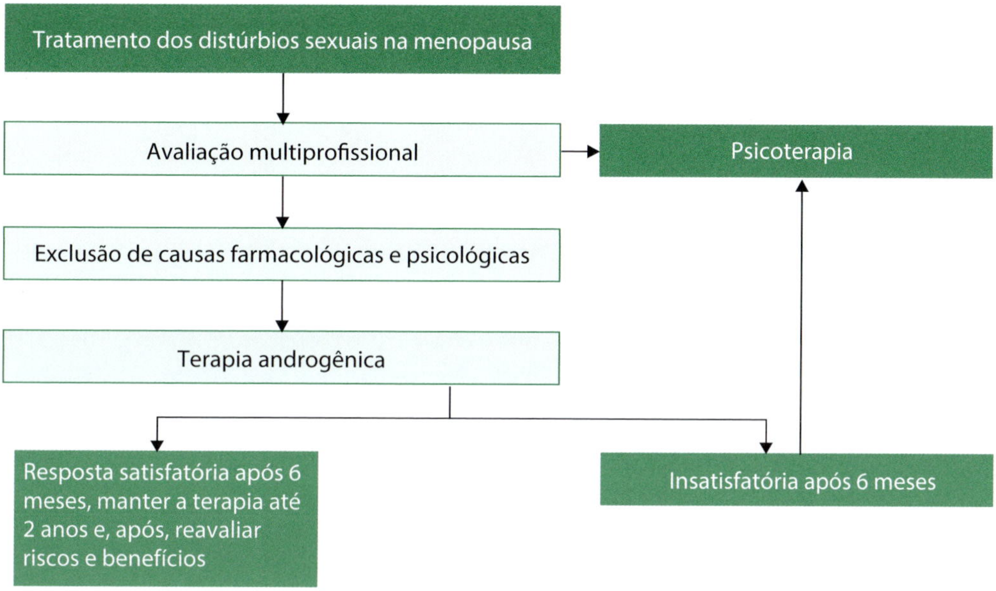

Fonte: Desenvolvido pela autoria

Referências bibliográficas

1. Lewis WR, Fugi MKS, Bosh R, Fugi MA, Lamann AE, Lizza E, et al. Epidemiology/risk factors of sexual dysfunction. J Sex Med. 2004;1(1):35-9.
2. Abdo CHN. Estudo da vida sexual do brasileiro. São Paulo: Bregantini, 2004.
3. Organização Mundial da Saúde (OMS). Política Nacional de Medicina Tradicional e Regulamentação de Medicamentos Fitoterápicos. (RDC 48, 16 mar. 2004/ANVISA).
4. Rocha LJ. Desejo sexual feminino espontâneo versus responsivo: o papel das variáveis psicossociais. [Mestrado]. Universidade de Trás-dos-Montes e Alto Douro. Departamento de Educação e Psicologia. Portugal, 2010.
5. Leão LM, Duarte MP, Farias ML. Insuficiência androgênica na mulher e potenciais riscos da reposição terapêutica. Arq Bras Endocrinol Metab. 2005;49(2):205-16.
6. Basson R, Althof S, Davis S, Fugl-Meyer K, Goldstein I, Leiblum S, et al. Summary of the recommendations on sexual dysfunctions in women. J Sex Med. 2004;1(1):24-34.
7. Silva AC, Sá MF. Efeitos dos esteroides sexuais sobre o humor e a cognição. Rev Psiq Clin. 2006;33(2):60-7.
8. Amin Z, Canli T, Epperson CN. Effect of estrogen-serotonin interactions on mood and cognition. Behav Cogn Neurosci Rev. 2005;4(1):43-58.
9. Hestiantoro A, Swaab DF. Changes in estrogen receptor – alpha and beta in the infundibular nucleus of the human hythalamus are related to occurrence of Alzheimer's disease neuropathology. J Clin Endocrinol Metab. 2004;89(4):1912-25.

10. Graziotin A. Libido: the biologic scenario. Maturatis. 2000;34(1):s9-16.
11. Park K, Ahn K, Lee S, Park Y, Azdzoi KM. Decreased circulating levels of estrogen alter vaginal and clitoral blood flow and structure in the rabbit. Int J Impot Res. 2001;13(2):116-24.
12. Sarrel PM. Effects of hormone replacement therapy on sexual psychophysiology and behavior in postmenopause. J Womens Health Gend Based Med. 2000;9(1):S25-32.
13. Bloom FE. Noradrenergic receptor function and aging: beyond the binding. Neurobiol Aging. 1988;9(1):59-60.
14. Lerner T, Bagnoli VR, de Pereyra EAG, Fonteles LP, Sorpreso ICE, Júnior JMS, et al. Cognitive-behavioral group therapy for women with hypoactive sexual desire: a pilot randomized study. Clinics (São Paulo). 2022;77:100054. doi: 10.1016/j.clinsp.2022.100054.
15. Giordano MV, Galvão Ferreira PA, Giordano LA, Garcia de Almeida SM, Cestari do Amaral V, Simoncini T, et al. How long is the ovary relevant for synthesis of steroids after menopause? Gynecol Endocrinol. 2018;34(6):536-9. doi: 10.1080/09513590.2017.1417375.
16. Davis SR, Moreau M, Kroll R, Bouchard C, Panay N, Gass M, et al. Aphrodite Study Team. Testosterone for low libido in postmenopausal women not taking estrogen. N Engl J Med. 2008;359(19):2005-17.
17. Shifren JL, Braunstein GD, Simon JA, Casson PR, Buster JE, Redmond GP, et al. Transdermal testosterone treatment in women with impaired sexual function after oophorectomy. N Engl J Med. 2000;343(10):682-8.
18. Wulf HC, Utian WH. The role of testosterone therapy in postmenopausal women. Position of the North American menopause. Menopause. 2005;12(5):497-511.
19. Febrasgo Position Statement. Uso de androgênios nas diferentes fases da vida: climatério Número 1 – Janeiro 2022. [2024 Jun. 13]. Disponível em: https://www.febrasgo.org.br/images/pec/CNE_pdfs/FPS---N1---Janeiro-2022---portugues.pdf.

Capítulo 77

SERMs na Pós-Menopausa

José Maria Soares Júnior
Ricardo dos Santos Simões
Maria Cândida Pinheiro Baracat
Isabel Cristina Esposito Sorpreso
Edmund Chada Baracat

Introdução

Os moduladores seletivos do receptor de estrogênio (SERMs) são moléculas que se ligam ao receptor de estrogênio exibindo ação agonista, agonista parcial ou mesmo atividade antagonista nos diferentes tecidos. As diferenças nas estruturas moleculares conferem propriedades diferentes de ligação ao receptor-alvo, resultando em diferenças nos efeitos terapêuticos e nos eventos adversos.

Após a ligação do SERM ao receptor de estrogênio, este último adquire uma conformação diferente da que ocorreria após a ligação ao estradiol. Essa mudança de conformação altera a superfície primária do receptor e reduz sua afinidade com os correguladores, sendo capaz de reprimir a atividade de transcrição. A atividade agonista ou antagonista do SERM depende do tipo e da quantidade de receptor de estrogênio (REα ou REβ) presente no tecido, da variabilidade de mudança de conformação do receptor (RE) induzida pelo SERM e da expressão dos diferentes correguladores (correpressores ou coativadores) presentes.

A combinação dos efeitos agonistas e antagonistas de estrogênio permite que cada um desses moduladores tenha uma utilidade clínica específica e, atualmente, os SERMs disponíveis são utilizados para tratamento e prevenção do câncer de mama, osteoporose e disfunção ovulatória.

Tamoxifeno

O tamoxifeno tem sido utilizado em mulheres para o tratamento do câncer de mama há mais de 35 anos, bem como indicado para quimioprevenção dessa neoplasia em pacientes de alto risco na pré e pós-menopausa. (A)[1,2] É uma das drogas antineoplásicas prescritas com mais frequência, atuando como antagonista do estrogênio na mama e agonista no endométrio. Estudo de metanálise mostrou que o risco de recorrência do câncer de mama foi significativamente reduzido em usuárias de tamoxifeno quando comparado ao risco de pacientes que não receberam nenhum tratamento, de maneira que seu uso se mostra muito efetivo. (A)[3]

Deve ser mencionado que o tamoxifeno apresenta atividade estrogênio-agonista, pois induz o aumento da densidade mineral óssea (DMO) e previne fraturas. No entanto, esse SERM não é indicado no tratamento da osteoporose na pós-menopausa, uma vez que estudos mostraram que o medicamento induz aumento significativo de câncer de endométrio, aumento na incidência de embolia pulmonar, maior incidência de acidente vascular cerebral (AVC) e tromboembolismo venoso. (A)[1] Embora estudos refiram efeito favorável sobre o perfil lipídico, não se observou diminuição significativa ou aumento de eventos relacionados com doença arterial coronariana (infarto do miocárdio e angina). (A)[4]

Em razão dos efeitos colaterais do tamoxifeno, os inibidores de aromatase têm sido uma boa opção no tratamento do câncer de mama com receptor estrogênio positivo (RE positivo). Estudos indicam que, comparados ao tamoxifeno, os inibidores da aromatase apresentam maior taxa de sobrevivência livre da doença, com menos doenças arteriais e câncer endometrial. No entanto, os inibidores da aromatase foram associados à perda de massa óssea e ao aumento de fraturas. (A)[5]

Raloxifeno

O raloxifeno é um derivado benzotiofênico indicado para o tratamento e a prevenção da osteoporose em mulheres na pós-menopausa. Nos Estados Unidos, também é indicado para a redução no risco de câncer de mama invasivo em mulheres na pós-menopausa com osteoporose e naquelas com alto risco para câncer de mama.

Modulador seletivo do receptor de estrogênio de 2ª geração, com ação agonista no osso e no sistema cardiovascular, além de ação antagonista na mama e útero, o raloxifeno mostrou-se, na avaliação do risco de câncer de mama invasivo, tão eficaz quanto o tamoxifeno na sua redução. Todavia, esse último demonstrou inferioridade na redução do câncer de mama não invasivo (carcinoma ductal e lobular *in situ*) ($p = 0{,}052$). (A)[6] O raloxifeno também diminui significativamente a reabsorção óssea, observando-se que marcadores bioquímicos de reabsorção em mulheres na pós-menopausa evidenciam uma razão telopeptídeo do colágeno tipo I/creatinina urinária para níveis da pré-menopausa. Na dose de 60 mg/dia, aumenta a densidade mineral óssea, diminui a remodelação e reduz as fraturas osteoporóticas vertebrais. (A)[7,8] Apesar de o raloxifeno diminuir significativamente o risco de fraturas vertebrais e em outros seis locais comuns de fratura osteoporótica (clavícula, úmero, pelve, pulso, quadril e perna), o mesmo efeito não foi observado na incidência de fraturas não vertebrais. (A)[9]

Uma avaliação detalhada da segurança do uso do Raloxifeno por 8 anos mostrou não haver diferenças em relação à ocorrência de infarto do miocárdio, acidente vascular cerebral (AVC), hiperplasia endometrial uterina, câncer de ovário ou sangramento uterino em comparação ao grupo placebo. (A)[10,11] A terapia com raloxifeno não aumenta o risco de câncer endometrial, apesar de aumentar a espessura do endométrio. (C)[12] Sintomas vasomotores da pós-menopausa são exacerbados com o uso do raloxifeno, e os fogachos perfazem um dos efeitos colaterais relatados, confinados aos primeiros 6 meses de tratamento. (B)[13] Em um estudo isolado, aumentando-se lentamente a dose de raloxifeno por mais de 2 meses, a incidência de fogachos permaneceu semelhante à do placebo. (A)[14]

Fitoestrogênios

Os fitoestrogênios mais conhecidos e estudados na atualidade são as isoflavonas, compostos não esteroides encontrados em plantas, em especial na soja. Têm maior atividade estrogênica em comparação aos outros fitoestrogênios, apesar de esta ser 500 a 1.000 vezes mais fraca do que os estrogênios endógenos. (D)[15] São indicados por apresentarem ações seletivas sobre os receptores de estrogênios, podendo agir como SERM naturais (fito-SERM), para modular o receptor de estrogênio, ativando vias de sinalização intracelular de modo semelhante aos estrogênios, com atividade agonista e/ou antagonista. Seus principais compostos são a genisteína e a daidzeína. (D)[16]

As isoflavonas ligam-se com maior afinidade aos receptores estrogênicos do tipo β (REβ) em relação aos receptores do tipo α (REα). Por apresentarem pouca ação sobre os receptores estrogênicos das mamas e do útero, é pequeno o risco de os tumores se desenvolverem, podendo ser considerado, assim, um efeito antagonista na mama e útero. Por outro lado, ao ativarem os receptores de estrogênio do sistema cardiovascular, auxiliam no controle dos sintomas do climatério, como ondas de calor, calafrios e na transpiração excessiva. Essa ação vascular, associada à capacidade de aumentar o bom colesterol (HDL), proporciona uma redução no risco de doenças cardiovasculares em mulheres na pós-menopausa, ação esta considerada agonista. (D)[17] (B)[18]

Um ensaio clínico multicêntrico, no qual foram avaliadas mulheres obesas saudáveis na pós-menopausa que ingeriram 80 mg diários de isoflavonas da soja, por 6 meses, associados ou não à prática de exercícios físicos, mostrou que as isoflavonas têm um efeito benéfico sobre a leptina, adiponectina e fator de necrose tumoral alfa (TNFα). (B)[19] Outro estudo clínico em que se avaliaram a atividade física e a dieta mediterrânea, associadas ou não à ingesta de 40 mg de isoflavonas da soja diárias por 6, 12, 18 e 24 meses, para tratamento de sintomas da pós-menopausa com resistência insulínica, constatou melhora da resistência insulínica progressivamente, com alguma influência na homeostase da glicose. (B)[20]

SERM em medicina reprodutiva

O citrato de clomifeno (CC) tem sido amplamente utilizado para o tratamento da disfunção ovulatória desde a sua aprovação em 1967. O clomifeno é uma mistura de dois isômeros, o isômero ciszuclomifeno e o transisômero enclomifeno, que apresentam, respectivamente, atividade agonista e antagonista do estrogênio. (D)[21] O mecanismo de ação do CC se dá por meio da ligação aos receptores de estrogênio no hipotálamo, como agonista parcial, o que é percebido como uma queda dos níveis de estradiol circulantes. Em resposta, o hipotálamo estimula a hipófise a liberar gonadotrofinas, o que ocasiona a estimulação ovariana, resultando em ovulação.

O CC é a droga de primeira escolha para ciclos de coito programado ou de inseminação intrauterina. Entretanto, geralmente não é a primeira opção para a estimulação ovariana em ciclos de fertilização *in vitro*. O CC em pacientes que se apresentam em amenorreia ou oligomenorreia perfaz a primeira escolha na indução da ovulação, porém com níveis normais de estrogênio e do hormônio foliculoestimulante (FSH). (D)[22] Quanto ao uso do clomifeno, estudos demonstraram taxas de ovulação em torno de 65% a 80% e taxas de gravidez de 30% a 40%. (B)[23] A dose utilizada em geral é de 100 mg/dia, por 5 dias. Doses superiores a 150 mg/dia podem ser utilizadas, porém com resultados insatisfatórios. Entretanto, vale lembrar que, sendo um antiestrogênico, o CC altera a qualidade do endométrio.

Basedoxifeno

O bazedoxifeno é um fármaco utilizado no tratamento da osteoporose pós-menopáusica. É um modulador seletivo do receptor de estrogênio de 3ª geração e, quando empregado com o estrogênio, pode reduzir a proliferação endometrial e melhorar as ondas de calor na pós-menopausa. Não está disponível em território nacional. (A)[24]

Recomendação

Na Divisão de Ginecologia do Hospital das Clínicas da Faculdade de Medicina da Universidade de São Paulo (HCFMUSP), recomenda-se o uso dos SERM nas seguintes situações (Algoritmo 77.1).

Algoritmo 77.1 – Emprego dos SERMs em afecções ginecológicas

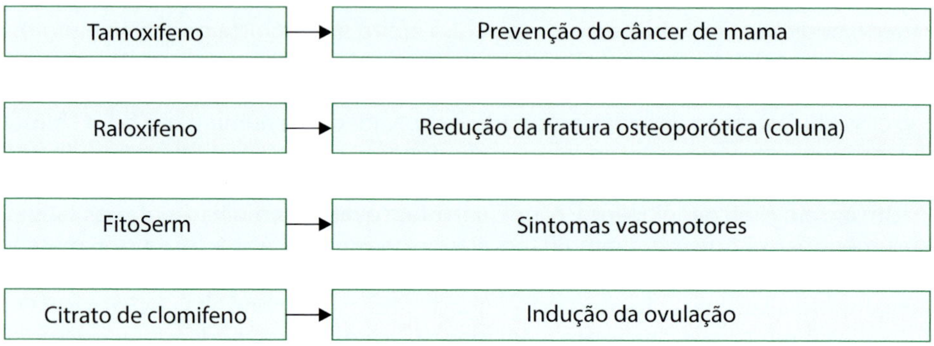

Fonte: Desenvolvido pela autoria

Referências bibliográficas

1. Fisher B, Costantino JP, Wickerham DL, Cecchini RS, Cronin WM, Robidoux A, et al. Tamoxifen for the prevention of breast cancer: current status of the National Surgical Adjuvant Breast and Bowel Project P-1 study. J Natl Cancer Inst. 2005;97(22):1652-62.
2. Fisher B, Costantino JP, Wickerham DL, Redmond CK, Kavanah M, Cronin WM, et al. Tamoxifen for prevention of breast cancer: report of the National Surgical Adjuvant Breast and Bowel Project P-1 Study. J Natl Cancer Inst. 1998;90(18):1371-88.
3. Davies C, Godwin J, Gray R, Clarke M, Cutter D, Darby S, et al. Relevance of breast cancer hormone receptors and other factors to the efficacy of adjuvant tamoxifen: patient-level meta-analysis of randomised trials. Lancet. 2011;378(9793):771-84.
4. Reis SE, Costantino JP, Wickerham DL, Tan-Chiu E, Wang J, Kavanah M. Cardiovascular effects of tamoxifen in women with and without heart disease: breast cancer prevention trial. National Surgical Adjuvant Breast and Bowel Project Breast Cancer Prevention Trial Investigators. J Natl Cancer Inst. 2001;93(1):16-21.
5. Baum M, Budzar AU, Cuzick J, Forbes J, Houghton JH, Klijn JG, et al. Anastrozole alone or in combination with tamoxifen versus tamoxifen alone for adjuvant treatment of postmenopausal women with early breast cancer: first results of the ATAC randomised trial. Lancet. 2002;359(9324):2131-9.
6. Vogel VG, Costantino JP, Wickerham DL, Cronin WM, Cecchini RS, Atkins JN, et al. Effects of tamoxifen vs. raloxifene on the risk of developing invasive breast cancer and other disease outcomes: the NSABP Study of Tamoxifen and Raloxifene (STAR) P-2 trial. JAMA. 2006;295(23):2727-41.
7. Ettinger B, Black DM, Mitlak BH, Knickerbocker RK, Nickelsen T, Genant HK, et al. Reduction of vertebral fracture risk in postmenopausal women with osteoporosis treated with raloxifene: results from a 3-year randomized clinical trial. Multiple Outcomes of Raloxifene Evaluation (MORE) Investigators. JAMA. 1999;282(7):637-45.
8. Delmas PD, Ensrud KE, Adachi JD, Harper KD, Sarkar S, Gennari C, et al. Efficacy of raloxifene on vertebral fracture risk reduction in postmenopausal women with osteoporosis: four-year results from a randomized clinical trial. J Clin Endocrinol Metab. 2002;87(8):3609-17.

9. Ettinger B, Black DM, Mitlak BH, Knickerbocker RK, Nickelsen T, Genant HK, et al. Reduction of vertebral fracture risk in postmenopausal women with osteoporosis treated with raloxifene: results from a 3-year randomized clinical trial. Multiple Outcomes of Raloxifene Evaluation (MORE) Investigators. JAMA. 1999;282(7):637-45.
10. Martino S, Disch D, Dowsett SA, Keech CA, Mershon JL. Safety assessment of raloxifene over eight years in a clinical trial setting. Curr Med Res Opin. 2005;21(9):1441-52.
11. Collins P, Mosca L, Geiger MJ, Grady D, Kornitzer M, Amewou-Atisso MG, et al. Effects of the selective estrogen receptor modulator raloxifene on coronary outcomes in the Raloxifene Use for The Heart trial: results of subgroup analyses by age and other factors. Circulation. 2009;119(7):922-30.
12. DeMichele A, Troxel AB, Berlin JA, Weber AL, Bunin GR, Turzo E, et al. Impact of raloxifene or tamoxifen use on endometrial cancer risk: a population-based case-control study. J Clin Oncol. 2008;26(25):4151-9.
13. Cohen FJ, Lu Y. Characterization of hot flashes reported by healthy postmenopausal women receiving raloxifene or placebo during osteoporosis prevention trials. Maturitas. 2000;34(1):65-73.
14. Palacios S, Farias ML, Luebbert H, Gomez G, Yabur JA, Quail DC, et al. Raloxifene is not associated with biologically relevant changes in hot flushes in postmenopausal women for whom therapy is appropriate. Am J Obstet Gynecol. 2004;191(1):121-31.
15. An J, Tzagarakis-Foster C, Scharschmidt TC, Lomri N, Leitman DC. Estrogen receptor beta-selective transcriptional activity and recruitment of coregulators by phytoestrogens. J Biol Chem. 2001;276(21):17808-14.
16. Carbonel AA, Baracat MC, Simões RS, Simões MJ, Baracat EC, Soares JM Jr. The soybean concentrated extract proliferates the vagina of adult rats. Menopause. 2011;18(1):93-101.
17. Gencel VB, Benjamin MM, Bahou SN, Khalil RA. Vascular effects of phytoestrogens and alternative menopausal hormone therapy in cardiovascular disease. Mini Rev Med Chem. 2012;12(2):149-74.
18. Washburn S, Burke GL, Morgan T, Anthony M. Effect of soy protein supplementation on serum lipoproteins, blood pressure, and menopausal symptoms in perimenopausal women. Menopause. 1999;6(1):7-13.
19. Llaneza P, González C, Fernandez-Iñarrea J, Alonso A, Diaz F, Arnott I, et al. Soy isoflavones, diet and physical exercise modify serum cytokines in healthy obese postmenopausal women. Phytomedicine. 2011;18(4):245-50.
20. Llaneza P, Gonzalez C, Fernandez-Iñarrea J, Alonso A, Diaz-Fernandez MJ, Arnott I, et al. Soy isoflavones, Mediterranean diet, and physical exercise in postmenopausal women with insulin resistance. Menopause. 2010;17(2):372-8.
21. Fitzpatrick SL, Berrodin TJ, Jenkins SF, Sindoni DM, Deecher DC, Frail DE. Effect of estrogen agonists and antagonists on induction of progesterone receptor in a rat hypothalamic cell line. Endocrinology. 1999;140(9):3928-37.
22. Homburg R. Clomiphene citrate – end of an era? A mini-review. Hum Reprod. 2005;20(8):2043-51.
23. Farhi J, Orvieto R, Homburg R. Administration of clomiphene citrate in patients with polycystic ovary syndrome, without inducing withdrawal bleeding, achieves comparable treatment characteristics and outcome. Fertil Steril. 2010;93(6):2077-9.
24. Harvey JA, Pinkerton JV, Baracat EC, Shi H, Chines AA, Mirkin S. Breast density changes in a randomized controlled trial evaluating bazedoxifene/conjugated estrogens. Menopause. 2013;20(2):138-45. doi: 10.1097/gme.0b013e318271f5e7.

Capítulo 78

Fito-Hormônios na Pós-Menopausa

José Maria Soares Júnior
Maria Cândida Pinheiro Baracat
Ricardo dos Santos Simões
Isabel Cristina Esposito Sorpreso
Edmund Chada Baracat

Introdução

Com o aumento da expectativa de vida, grande parte da população feminina experimentará um período em que os níveis séricos de hormônios sexuais (estrogênios e progesterona) são baixos. Isso decorre do fato de a mulher nascer com determinado número de folículos ovarianos, responsáveis pela produção dos hormônios sexuais femininos que, com o tempo, ou ovulam ou entram em degeneração, não sendo repostos. Assim, ao redor dos 50 anos, em média, ocorre diminuição e, consequentemente, queda na função ovariana, com redução da produção de esteroides, com repercussões no organismo feminino.(D)[1] (B)[2] (D)[3]

Define-se como "climatério" o período na vida da mulher caracterizado fisiologicamente pela diminuição da função ovariana. Nesse período, em virtude da insuficiência dos níveis séricos dos hormônios ovarianos, ocorre uma série de modificações no organismo feminino, passando por alterações do ciclo menstrual até o fim da menstruação, período este denominado "menopausa". O período da transição para a menopausa e pós-menopausa é considerado muito vulnerável, durante o qual surgem desconfortos físicos e emocionais que podem ocasionar até o aparecimento de depressão. (C)[4] (C)[5] Entre esses fatores, deve-se dar destaque aos sintomas vasomotores graves e desestabilizadores, como rubor, sudorese e distúrbios do sono. (C)[4] (C)[5]

Fato curioso é que os sintomas vasomotores podem afetar até 80% das mulheres que vivem nos países ocidentais, mas sua incidência e gravidade são muito variáveis nas diversas populações.(D)[6] Assim, no Japão, a incidência desses sintomas está entre 5% e 10% e, em outros países do Sudeste Asiático, é também muito inferior ao das mulheres ocidentais. (D)[7]

Fitoestrogênios

Como alternativas ao tratamento estroprogestativo ou estrínico da transição para a menopausa e da pós-menopausa, destacam-se os fitoestrogênios, compostos encontrados em plantas, frutas, legumes e grãos. (A)[8] (B)[9] Os fitoestrogênios mais comuns são os cumestanos, lignanos e isoflavonas, que têm estrutura parecida à do estradiol e apresentam fraca atividade estrogênica. (D)[10,11] Quando ingeridos em quantidades relativamente grandes na dieta, os fitoestrogênios têm mostrado efeitos biológicos significativos em várias espécies animais e em seres humanos. (D)[12-14] (A)[15]

Entre os fitoestrogênios, as isoflavonas são os mais potentes no receptor estrogênico, sendo a genisteína e a daidzeína suas formas mais importantes. São encontradas quase exclusivamente em leguminosas como soja, grão-de-bico, lentilhas e feijão. (B)[16] Em humanos, parecem ter efeito tanto estrogênico quanto antiestrogênico, dependendo dos níveis de estrogênios endógenos e dos receptores de estrogênio. (B)[16] Outras classes de fitoestrogênios, como lignanas e flavonoides prenilados, também apresentam atividade estrogênica, mas não são tão estudadas. (D)[17] (B)[18]

A soja é uma fonte rica em isoflavonas, amplamente utilizada na dieta asiática. Assim, acredita-se que o alto consumo entre mulheres asiáticas pode estar relacionado com a menor incidência dos sintomas da menopausa. Estima-se que as mulheres das populações asiáticas, como a japonesa, a taiwanesa, a sul-coreana e a norte-coreana, consumam diariamente entre 20 mg e 150 mg de isoflavonas, presentes no tofu (queijo de soja) e missô (pasta de soja), além de outros produtos de soja fermentados ou fervidos. (A)[19]

Deve ser lembrado que o trevo vermelho (*Trifolium pratense*) é outra fonte de isoflavonas que contém compostos metabolizados em genisteína e daidzeína após o seu consumo. (B)[20]

Evidências da ação das isoflavonas em amenizar os sintomas vasomotores relacionados ao hipoestrogenismo

As evidências de que a soja pode ser benéfica surgiram de estudo do tipo coorte, em mulheres japonesas, que mostraram haver uma associação inversa e significativa entre a frequência de distúrbios vasomotores e níveis elevados de consumo de soja. (B)[21] Os resultados desse estudo contradisseram um estudo transversal, que constatara que as mulheres que consumiam produtos de soja muitas vezes eram menos propensas a relatar sintomas vasomotores, como sudorese noturna, do que as que nunca consumiram esses produtos. (B)[22]

Trabalho demonstra que o uso de isoflavonas reduz em até 40% os sintomas vasomotores após 6 meses de tratamento. Refere, ainda, redução do grau de insônia e dos sintomas depressivos. (B)[23]

Atualmente, é elevado o uso de produtos contendo fitoestrogênios, entre as mulheres com sintomas vasomotores. Assim, estudo do tipo coorte, em que foram avaliadas mais de 2 mil mulheres norte-americanas, identificou que, entre aquelas com sintomas vasomotores, 11% consumiam produtos de linhaça e 19%, produtos de soja para reduzir esses sintomas. (B)[24]

Agências governamentais e organizações de Saúde também têm examinado o efeito dos fitoestrogênios, particularmente das isoflavonas. (A)[19] (D)[25] A Sociedade Americana de Menopausa refere que a suplementação com isoflavonas é válida no tratamento dos sintomas vasomotores associados à menopausa, quando esses desconfortos não responderem a outros tratamentos. No entanto, reconhece que a base de evidências para essa recomendação é pobre, pois inúmeros artigos que avaliaram a eficácia dos fitoestrogênios no tratamento e no alívio dos sintomas da menopausa são controversos, descrevendo-se, às vezes, uma redução diária mínima na frequência nas ondas de calor. Por essa razão, não recomendamos o emprego desses fitoestrogênios quando a paciente tem sintomas de moderados a severos.

Lethaby *et al.*, em estudo de revisão sistemática, avaliaram os efeitos dos fitoestrogênios na menopausa, focando especificamente os extratos de soja, e mostraram que os suplementos, para demonstrar certa eficácia, devem conter pelo menos 15 mg de genisteína/dia, sendo eficazes no tratamento dos sintomas vasomotores. (A)[19]

Jacobs *et al.*, em revisão sistemática analisando 266 artigos relacionados com isoflavonas e sintomas vasomotores, referem haver numerosas deficiências nesses trabalhos, chegando à conclusão de que não existem evidências conclusivas de que o uso de isoflavonas melhora os sintomas vasomotores em mulheres na peri e na pós-menopausa. (A)[26]

Em nosso meio, Han *et al.* e Kaari *et al.* encontraram redução significante dos sintomas vasomotores com a ingestão de extrato de soja enriquecido com isoflavonas. (A)[15,27] Kaari *et al.* relatam, inclusive, que a redução das ondas de calor é maior, inicialmente, no grupo que recebeu estrogênio. (A)[15] Contudo, após 2 meses de tratamento, os efeitos contra esses sintomas são similares entre as isoflavonas e o estrogênio em mulheres na pós-menopausa.

Estudo randomizado constituído de 98 mulheres (48 pertencentes ao grupo experimental) que consumiam, diariamente, produtos lácteos com isoflavonas de soja (50 mg/dia), durante 12 meses consecutivos, encontraram melhora significante dos sintomas vasomotores. (A)[28] Portanto, a hipótese de que as isoflavonas reduzem os sintomas vasomotores na menopausa deve ser mais bem investigada em virtude das inúmeras controvérsias existentes na literatura. Assim, essas substâncias não são a primeira opção no tratamento dos sintomas vasomotores na Divisão de Ginecologia do Hospital das Clínicas da Faculdade de Medicina da Universidade de São Paulo (HCFMUSP).

Em relação ao trevo vermelho, revisão sistemática realizada por Coon *et al.* mostrou evidências da ação do *Trifolium pratense* quando ministrado em 80 mg/dia. (A)[29]

Efeitos adversos da soja

Efeitos adversos dos fitoestrogênios têm sido relacionados com déficits no comportamento sexual em ratos e na fertilidade em bovinos. (D)[30] É relatado, também, que a administração de altas doses de isoflavonas a ratas induzem o aparecimento de metaplasia endometrial. (D)[12] No entanto, não existem relatos na literatura mostrando evidências de toxicidade em seres humanos nos países onde a soja é regularmente consumida. (A)[31] Talvez consequentemente ao fato de os seres humanos consumirem alimentos de soja natural nos quais as quantidades de isoflavonas são baixas e não alcançam os níveis que induzem alterações toxicológicas, como os efeitos patológicos registrados em animais.

Outros fitoterápicos

A acteína, um glicosídeo triterpenoide encontrado no *cohosh* negro (*Actaea racemosa*), é usada para aliviar ondas de calor do hipoestrogenismo no climatério.(D)[32] Seu provável mecanismo de ação se dá pela presença de glicosídeos e outros compostos ativos. No entanto, evidências de várias revisões sistemáticas apresentam resultados mistos, dificultando tirar conclusões definitivas sobre a sua eficácia.

Alguns investigadores mostraram evidências de que o efeito da *Actea racemosa* seria por via central pelas alterações no sistema da serotonina. Outros acreditam que sua capacidade de atuar como antioxidante ou anti-inflamatório teria efeitos positivos na qualidade de vida e no sono e, consequentemente, nos sintomas vasomotores. (D)[32] Em geral, a dose eficaz é de 2,5% de glicosídeos triterpênicos. (D)[33]

O *Hypericum perforatum* pode melhorar os sintomas vasomotores leves, pois promove melhora do humor e de outros sintomas neurovegetativos. Em geral, o tratamento é bem-tolerado, com um pequeno número de efeitos adversos leves. (D)[32] (D)[33]

Recomendação

Na Divisão de Ginecologia do Hospital das Clínicas da Faculdade de Medicina da Universidade de São Paulo (HCFMUSP), recomenda-se a seguinte conduta para a indicação dos fito-hormônios em mulheres na pós-menopausa (Algoritmo 78.1).

Algoritmo 78.1 – Uso de isoflavonas na pós-menopausa

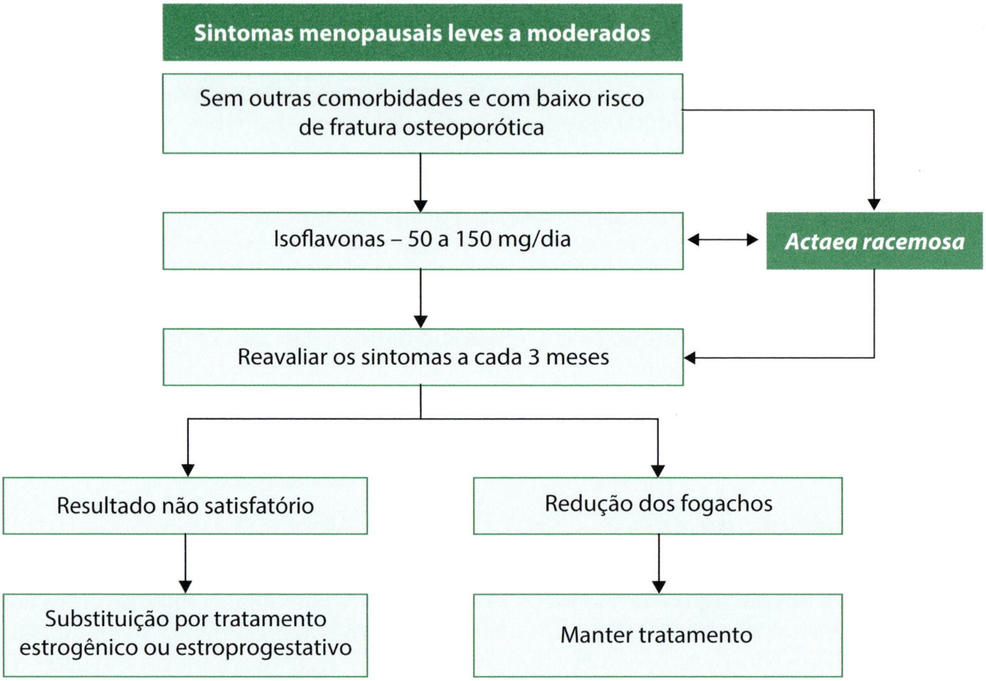

Fonte: Desenvolvido pela autoria

Referências bibliográficas

1. Adlercreutz H, Mazur W. Phyto-oestrogens and western diseases. Ann Med. 1997;29(2):95-120.
2. Noll PRES, Noll M, Zangirolami-Raimundo J, Baracat EC, Louzada MLDC, Soares Júnior JM, et al. Life habits of postmenopausal women: association of menopause symptom intensity and food consumption by degree of food processing. Maturitas. 2022;156:1-11. doi: 10.1016/j.maturitas.2021.10.015.
3. Baracat EC, Soares Jr JM, Haidar MA, Rodrigues de Lima G, Fernandes CE. Aspectos reprodutivos no climatério. In Consenso brasileiro multidisciplinar de assistência à saúde da mulher climatérica. São Paulo: SOBRAC. 2003;251-3.
4. Bennetts HW, Underwood EJ, Shier FL. A specific breeding problem of sheep on subterranean clover pastures in Western Australia. Aust Vet J. 1946;22:2-12.
5. Zangirolami-Raimundo J, Sorpreso ICE, Rebouças CMP, Bezerra PCL, Costa LMPRD, Baracat EC, et al. Depression in women in climacteric period: a brief review. Rev Assoc Med Bras (1992). 2023;69(7):e20230385. doi: 10.1590/1806-9282.20230385.

6. Carbonel AA, Simões RS, Santos RH, Baracat MC, Simões Mde J, Baracat EC, et al. Effects of high-dose isoflavones on rat uterus. Rev Assoc Med Bras. 2011;57(5):534-9.
7. Cassidy A, Bingham S, Setchell KD. Biological effects of a diet of soy protein rich in isoflavones on the menstrual cycle of premenopausal women. Am J Clin Nutr. 1994;60(3):333-40.
8. Ciotta L, Stracquadanio M, Pagano I, Andò A, Valenti O, Roccasalva L. Clinical effects of treatment with phytoestrogens in postmenopausal women. Minerva Ginecol. 2012;64(1):15-22.
9. Coon JT, Pittler MH, Ernst E. Trifolium pratense isoflavones in the treatment of menopausal hot flushes: a systematic review and meta-analysis. Phytomedicine. 2007;14(2-3):153-9.
10. Cravedi JP, Zalko D, Savouret JF, Menuet A, Jégou B. The concept of endocrine disruption and human health. Med Sci (Paris). 2007;23(2):198-204.
11. Freedman RR. Physiology of hot flashes. Am J Hum Biol. 2001;13(4):453-64.
12. Galhardo CL, Soares Jr JM, Simoes RS, Haidar MA, Rodrigues de Lima G, Baracat EC. Estrogen effects on the vaginal pH, flora and cytology in late postmenopause after a long period without hormone therapy. Clin Exp Obstet Gynecol. 2006;33(2):85-9.
13. García-Martín A, Quesada Charneco M, Alvárez Guisado A, Jiménez Moleón JJ, Fonollá Joya J, Muñoz-Torres M. Effect of milk product with soy isoflavones on quality of life and bone metabolism in postmenopausal Spanish women: randomized trial. Med Clin (Barc). 2012;138(2):47-5.
14. Gold EB, Colvin A, Avis N, Bromberger J, Greendale GA, Powell L, et al. Longitudinal analysis of the association between vasomotor symptoms and race/ethnicity across the menopausal transition: study of women's health across the nation. Am J Public Health. 2006;96(7):1226-35.
15. Hachul H, Bittencourt LRA, Soares Jr JM, Tufik S, Baracat EC. Sleep in post-menopausal women: Differences between early and late post-menopause. Eur J Obstet Gynecol Reprod Biol. 2009;145(1):81-4.
16. Han KK, Soares Jr M, Haidar MA, de Lima GR, Baracat EC. Benefits of soy isoflavone therapeutic regimen on menopausal symptoms. Obstet Gynecol. 2002;99(3):389-94.
17. Jacobs A, Wegewitz U, Sommerfeld C, Grossklaus R, Lampen A. Efficacy of isoflavones in relieving vasomotor menopausal symptoms: a systematic review. Mol Nutr Food Res. 2009;53(9):1084-97.
18. Kaari C, Haidar MA, Soares Jr JM, Nunes MG, Quadros LG, Kemp C, et al. Randomized clinical trial comparing conjugated equine estrogens and isoflavones in postmenopausal women: a pilot study. Maturitas. 2006;53(1):49-58.
19. Karaoulanis SE, Daponte A, Rizouli KA, Rizoulis AA, Lialios GA, Theodoridou CT, et al. The role of cytokines and hot flashes in perimenopausal depression. Ann Gen Psychiatry. 2012;11(1):9-15.
20. Knight DC, Howes JB, Eden JA, Howes LG. Effects on menopausal symptoms and acceptability of isoflavone-containing soy powder dietary supplementation. Climacteric. 2001;4(1):13-8.
21. Lethaby AE, Brown J, Marjoribanks J, Kronenberg F, Roberts H, Eden J. Phytoestrogens for vasomotor menopausal symptoms. Cochrane Database Syst Rev. 2007;(4):CD001395.
22. Makela S, Davis VL, Tally WC. Dietary estrogens act through estrogen-receptor mediated processes and show no antiestrogenicity in cultured breast cancer cells. Env Health Persp. 1994;102(6-7):572-8.
23. Miller LE, Stewart ME. Soy isoflavone supplementation in menopausal women. Arch Intern Med. 2011;171(22):2067.
24. Milligan SR, Kalita JC, Heyerick A, Rong H, De Cooman L, De Keukeleire D. Identification of a potent phytoestrogen in hops (Humulus luputus L.) and beer. J Clin Endoc Metabolism. 1999;84(6):2249-52.
25. Mosquette R, de Jesus Simões M, da Silva ID, Oshima CT, Oliveira-Filho RM, Haidar MA, et al. The effects of soy extract on the uterus of castrated adult rats. Maturitas. 2007;56(2):173-83.

26. Nagata C, Takatsuka N, Kawakami N, Shimizu H. Soy product intake and hot flashes in Japanese women: results from a community-based prospective study. Am J Epidemiol. 2001;153(8):790-3.
27. Ollberding NJ, Lim U, Wilkens LR, Setiawan VW, Shvetsov YB, Henderson BE, et al. Legume, soy, tofu, and isoflavone intake and endometrial cancer risk in postmenopausal women in the multiethnic cohort study. J Natl Cancer Inst. 2012;104(1):67-76.
28. Powles TJ, Howell A, Evans DG, McCloskey EV, Ashley S, Greenhalgh R, et al. Red clover isoflavones are safe and well tolerated in women with a family history of breast cancer. Menopause Int. 2008;14(1):6-12.
29. Setchell KD, Zimmer-Nechemias L, Cai J, Heubi JE. Exposure of infants to phytoestrogens from soy-based infant formula. Lancet. 1997;350(9070):23-7.
30. Setchell KD. Phytoestrogens: the biochemistry, physiology, and implications for human health of soy isoflavones. Am J Clin Nutr. 1998;68(6):1333-46.
31. Sievert LL, Morrison L, Brown DE, Reza AM. Vasomotor symptoms among Japanese-American and European-American women living in Hilo, Hawaii. Menopause. 2007;14(2):261-9.
32. Portella CFS, Silva IA, Simões RS, Ghelman R, Baracat EC, Soares Júnior JM, et al. An overview of systematic reviews of medicinal plants and herbal formulations for the treatment of climacteric symptoms. Journal of Herbal Medicine. 2024;45. doi: 10.1016/j.hermed.2024.100863.
33. Wobser RW, Takov V. Black Cohosh. 2023. In: StatPearls [Internet]. Treasure Island (FL): StatPearls Publishing; 2024 Jan.

Parte 8

Reprodução Humana

Pedro Augusto Araújo Monteleone

Capítulo 79

Investigação Básica do Casal Infértil

Pedro Augusto Araújo Monteleone
Paulo Homem de Mello Bianchi
Paula Marin
Edmund Chada Baracat

Introdução

A infertilidade é classicamente caracterizada pela ausência de gestação após 12 meses ou mais de relações sexuais frequentes e desprotegidas, segundo a Organização Mundial de Saúde (OMS) e a American Society for Reproductive Medicine (ASRM).[1,2] Por sua vez, os demógrafos definem infertilidade como a "incapacidade de uma mulher sexualmente ativa e sem método anticoncepcional ter um filho vivo".[3] Enquanto para os clínicos é importante iniciar um tratamento precocemente, para os epidemiologistas o essencial é reduzir o número de falsos positivos.

Em revisão sistemática publicada em 2011, após extensa revisão da literatura, foram selecionados 39 trabalhos com a intenção de identificar os critérios utilizados para definir a infertilidade e estimar sua prevalência. Notou-se que não existe uniformidade na definição de infertilidade, o que incorre na discrepância no cálculo da prevalência, mesmo dentro de uma mesma população. Observou-se uma variação de 6,8% a 38,6%, dependendo do critério utilizado. Ademais, os autores sugerem que, idealmente, a definição deva se basear no tempo de infertilidade e na idade da mulher.[4]

A tradução da definição de uma doença é importante para o clínico, pois deflagra uma atitude a ser proposta ao paciente. Nesse sentido, a idade da mulher e o tempo de infertilidade são informações fundamentais para a decisão do clínico. Dois estudos prospectivos mostram que 80% a 90% dos casais engravidam nos primeiros 6 meses de tentativas[5,6] e que, após 4 anos de tentativas, a chance de gestação natural é menor de 5%.[6] Além disso, o declínio da fertilidade com o avanço da idade há muito tempo é conhecido.[7] Dessa forma, atualmente recomenda-se iniciar a investigação básica de infertilidade no casal que apresenta 1 ano de tentativas frustradas de gestação e, nos casos em que as mulheres apresentam idade superior a 35 anos, esse tempo é reduzido para 6 meses de tentativas.[8] Outras situações que demandam antecipação na propedêutica básica de infertilidade são antecedentes de oligo ou amenorreia, suspeita ou diagnóstico de doença tubária ou uterina, endometriose ou fator masculino, isto é, sempre que se saiba ou se suspeite de pelo menos um fator que possa prejudicar a fertilidade do casal.[9]

Didaticamente, dividem-se as causas de infertilidade em fatores e, segundo dados da Society for Assisted Reproductive Technology no ano de 2009, foi apresentada a seguinte distribuição: masculino (17%); tubário (7%); ovariano (22%); uterino (1%); endometriose (4%); desconhecido (12%); múltiplos fatores (29%) e outros (8%).[10] Considerando-se a alta prevalência de múltiplos fatores nos casos de infertilidade, recomenda-se fazer a investigação básica completa e sempre investigar o casal.

O objetivo deste capítulo é discutir os métodos propedêuticos para avaliação básica do casal infértil e propor um algoritmo para essa avaliação inicial. Obviamente, a anamnese e o exame físico minucioso são as etapas iniciais e imprescindíveis na avaliação do casal, porém, na investigação da infertilidade, faz-se necessário o uso da propedêutica armada, foco deste capítulo.

Fator ovariano

Trata-se de elemento fundamental na avaliação inicial do casal infértil. Ao se contemplar o fator ovariano, dois aspectos devem ser fundamentalmente avaliados: a ocorrência ou não da ovulação e a reserva ovariana.

No que tange à função ovulatória, a averiguação de ciclos menstruais regulares sugere ciclos ovulatórios em mais de 95% das mulheres. (C)[11] Dessa forma, com essa constatação, em geral, não é necessário fazer outros testes para se avaliar a ovulação.

Por outro lado, a irregularidade menstrual não é prova de anovulação e sugere prosseguir a investigação. A ultrassonografia transvaginal seriada e a dosagem sérica de progesterona por volta do 20° a 23° dia do ciclo (níveis acima de 3 ng/mL), apesar de sinais indiretos, são comumente empregadas para confirmar a ovulação em casos duvidosos. (D)[9]

As causas mais frequentes de oligoanovulação que devem ser pesquisadas em casos de irregularidade menstrual são a síndrome dos ovários policísticos, os distúrbios tireoidianos, a hiperprolactinemia e a insuficiência ovariana. (D)[9]

Quanto à avaliação da reserva ovariana, os testes propedêuticos são necessários naquelas pacientes em que há suspeita de diminuição do patrimônio oocitário, como nas mulheres com mais de 35 anos, antecedente de cirurgia ovariana, químio ou radioterapia, por exemplo. Entre os diversos exames utilizados para esse fim e a seguir mencionados – hormônio folículo estimulante (FSH) basal, estradiol basal, inibina B basal, teste do citrato de clomifeno, teste de estimulação com análogos de hormônio liberador de gonadotrofina (GnRH), contagem de folículos antrais por meio da ultrassonografia transvaginal e hormônio antimülleriano –, os dois últimos mostram melhor capacidade em predizer boa resposta à estimulação ovariana, apesar de baixa predição do resultado da fertilização *in vitro* (FIV). (A)[12,13]

Fator tubário

É importante frisar que a pesquisa do fator tubário diz respeito à permeabilidade das tubas, portanto morfológica. Não existem testes que avaliam as tubas uterinas funcionalmente.

Os métodos disponíveis para avaliação da patência tubária são a histerossalpingografia, a histerossonossalpingografia, a laparoscopia e a salpingoscopia (pouco realizada).

A laparoscopia com cromotubagem é considerada padrão-ouro para identificar as obstruções tubárias, bem como a sua possível causa. (B)[14] No entanto, como se trata de exame invasivo e de custo elevado, na Divisão de Ginecologia do Hospital das Clínicas da Faculdade de Medicina da Universidade de São Paulo (HCFMUSP), utiliza-se esse método quando há perspectiva de intervenção terapêutica, e não apenas para rastreamento.

A histerossalpingografia apresenta sensibilidade de 65% e especificidade de 83% para detectar obstrução tubária segundo revisão sistemática que envolveu 20 estudos no qual o padrão-ouro era a laparoscopia. (A)[15]

A histerossonossalpingografia tem desempenho semelhante ao da histerossalpingografia. Em revisão sistemática, notou-se taxa de concordância entre ambos os métodos de 83,3% para detectar obstrução tubária. (A)[16] Apesar disso, a histerossalpingografia é ainda amplamente empregada por fornecer outras informações sobre a morfologia tubária não visibilizadas à ultrassonografia, sendo o método de escolha desse serviço para a avaliação inicial do fator tubário.

Fator uterino

As principais afecções uterinas que têm impacto sobre a fertilidade atualmente são: pólipos endometriais; miomas que distorcem a cavidade uterina; sinéquias; endometrite; malformações müllerianas e adenomiose. A histerossalpingografia e principalmente a ultrassonografia transvaginal são exames adequados para o rastreamento dessas afecções, como mostra a Tabela 79.1. Obviamente, em casos suspeitos, deve-se avançar a propedêutica, muitas vezes recorrendo-se à histeroscopia e/ou à ressonância magnética, exames considerados padrão-ouro, porém de custo mais elevado e mais invasivos. (B)[17-20] (A)[21] (D)[22,23]

Tabela 79.1 – Sensibilidade, especificidade, valor preditivo positivo e valor preditivo negativo da ultrassonografia e da histerossalpingografia na detecção de doenças uterinas

	USG	HSG	Controle
Pólipo[14]	Sens = 75% Espec = 96,5% VPP = 75 VPN = 96,5	Sens = 50% Espec = 82,5% VPP = 28,6 VPN = 92,2	Histeroscopia
Mioma[15,16]	Sens = 99% Espec = 91%	Sens = 18% Espec = 98	Anatomopatológico
Sinéquia[14]	Sens = 0 Espec = 95,2% VPP = 0 VPN = 95,2	Sens = 75% Espec = 95,1% VPP = 50 VPN = 98,3	Histeroscopia
Malformação[17]	Sens = 56% Espec = 99% VPP = 96 VPN = 87	Sens = 78% Espec = 90% VPP = 83 VPN = 91	Histeroscopia
Adenomiose[18, 19]	Sens = 81% Espec. = 71% VPP = 54 VPN = 90	Não utilizado	Anatomopatológico

Espec.: especificidade; HSG: histerossalpingografia; Sens: sensibilidade; USG: ultrassonografia; VPN: valor preditivo negativo; VPP: valor preditivo positivo

Fonte: Desenvolvida pela autoria

Fator cervical

O papel das alterações do canal cervical e interação muco-sêmen foi motivo de discussão entre os autores e, atualmente, recebe menor importância entre as causas de infertilidade.

Durante a anamnese e o exame físico, o fator cervical não deve deixar de ser investigado. Dessa forma, a cervicite e a estenose cervical devem ser investigadas e tratadas. No entanto, o teste pós-coito, que tradicionalmente era adicionado para complementar a propedêutica, não é mais preconizado de rotina. (D)[9] O teste pós-coito consiste na contagem do número de espermatozoides móveis por campo de grande aumento no muco cervical periovulatório coletado algumas horas após o coito. A discussão se inicia na falta de padronização da técnica, tempos e interpretação entre os autores. (D)[24]

Em estudo multicêntrico, controlado e randomizado que envolveu 444 casais, concluiu-se que no grupo no qual o teste pós-coito foi realizado houve maior número de intervenções, sem alterar a taxa de gravidez. (A)[25] Além disso, em outro estudo realizado para testar o poder prognóstico desse teste em relação à gestação espontânea, notou-se que acrescentá-lo à rotina de investigação não altera o prognóstico em relação aos modelos preexistentes. (B)[26]

Fator masculino

A avaliação masculina também se inicia pela anamnese e pelo exame físico, sendo complementada pela análise seminal ou espermograma. Idealmente, recomenda-se a avaliação de duas ou mais amostras distintas e abstinência sexual de 2 a 7 dias para a coleta.

A OMS publica padrões de referência a serem adotados na análise seminal. Em 2010, foi publicada a 5ª edição que estabeleceu os seguintes padrões mínimos de normalidade: volume seminal = 1,5 mL; total de espermatozoides = 39 milhões por ejaculação; concentração = 15 milhões de espermatozoides/mL; vitalidade = 58% de vivos; motilidade progressiva = 32%; motilidade total = 40%; morfologia = 4% de formas normais. (D)[27]

Os novos parâmetros foram originados de cinco estudos em sete países de três continentes distintos, contando com 1.953 amostras de sêmen de homens que se tornaram pais recentemente e com tempo de intervalo para gestação (*time-to-pregnancy*) menor do que 12 meses. (D)[28]

Recomendação

Na Divisão de Ginecologia do Hospital das Clínicas da Faculdade de Medicina da Universidade de São Paulo (HCFMUSP), recomenda-se a seguinte conduta para a investigação básica do casal infértil (Algoritmo 79.1).

Algoritmo 79.1 – Investigação do casal infértil

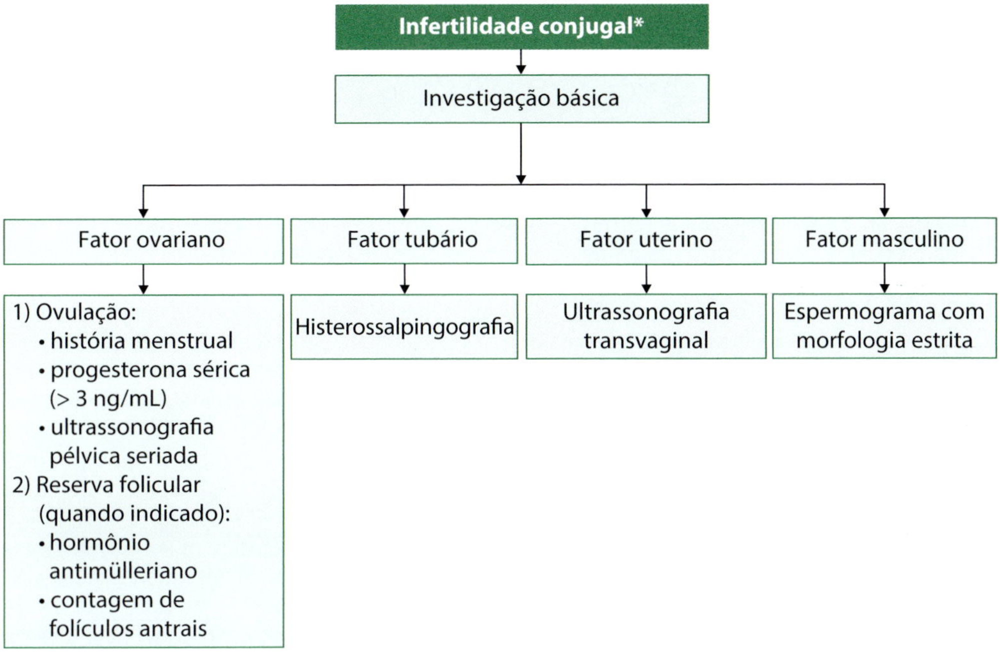

*Falha em obter gestação após 12 meses de relações sexuais desprotegidas ou após 6 meses quando a mulher tiver mais de 35 anos Recomenda-se aplicar este fluxograma, independentemente do tempo de tentativas de gestação, quando algum dos fatores de infertilidade estiver sabidamente presente

Fonte: Desenvolvido pela autoria

Referências bibliográficas

1. Practice Committee of American Society for Reproductive Medicine. Definitions of infertility and recurrent pregnancy loss. Fertil Steril. 2008;90(5):S60.
2. Zegers-Hochschild F, Adamson GD, de Mouzon J, Ishihara O, Mansour R, Nygren K, et al. International Committee for Monitoring Assisted Reproductive Technology (ICMART) and the World Health Organization (WHO) revised glossary of ART terminology, 2009. Fertil Steril. 2009;92(5):1520-4.
3. Larsen U. Research on infertility: which definition should we use? Fertil Steril. 2005;83(4): 846-52.
4. Gurunath S, Pandian Z, Anderson RA, Bhattacharya S. Defining infertility – a systematic review of prevalence studies. Hum Reprod Update. 2011;17(5):575-88.
5. Wang X, Chen C, Wang L, Chen D, Guang W, French J. Conception, early pregnancy loss, and time to clinical pregnancy: a population-based prospective study. Fertil Steril. 2003;79(3):577-84.
6. Gnoth C, Godehardt D, Godehardt E, Frank-Herrmann P, Freundl G. Time to pregnancy: results of the German prospective study and impact on the management of infertility. Hum Reprod. 2003;18(9):1959-66.
7. Menken J, Trussell J, Larsen U. Age and infertility. Science. 1986;233(4771):1389-94.
8. Gnoth C, Godehardt E, Frank-Herrmann P, Friol K, Tigges J, Freundl G. Definition and prevalence of subfertility and infertility. Hum Reprod. 2005;20(5):1144-7.

9. Practice Committee of the American Society for Reproductive Medicine. Optimal evaluation of the infertile female. Fertil Steril. 2006;86(5-1):S264-7.
10. Sart. Clinic summary report. 2009. [2024 Abr. 20]. Disponível em: https://www.sartcorsonline.com/rptCSR_PublicMultYear.aspx?ClinicPKID=0.
11. Rosenfeld DL, Garcia CR. A comparison of endometrial histology with simultaneous plasma progesterone determinations in infertile women. Fertil Steril. 1976;27(11):1256-66.
12. Broer SL, Mol BW, Hendriks D, Broekmans FJ. The role of antimullerian hormone in prediction of outcome after IVF: comparison with the antral follicle count. Fertil Steril. 2009;91(3):705-14.
13. Broer SL, Dolleman M, Opmeer BC, Fauser BC, Mol BW, Broekmans FJ. AMH and AFC as predictors of excessive response in controlled ovarian hyperstimulation: a meta-analysis. Hum Reprod Update. 2011;17(1):46-54.
14. Tvarijonaviciene E, Nadisauskiene RJ. The value of hysterosalpingography in the diagnosis of tubal pathology among infertile patients. Medicina (Kaunas). 2008;44(6):439-48.
15. Swart P, Mol BW, van der Veen F, van Beurden M, Redekop WK, Bossuyt PM. The accuracy of hysterosalpingography in the diagnosis of tubal pathology: a meta-analysis. Fertil Steril. 1995;64(3):486-91.
16. Holz K, Becker R, Schurmann R. Ultrasound in the investigation of tubal patency. A meta-analysis of three comparative studies of Echovist-200 including 1007 women. Zentralbl Gynakol. 1997;119(8):366-73.
17. Soares SR, Barbosa dos Reis MM, Camargos AF. Diagnostic accuracy of sonohysterography, transvaginal sonography, and hysterosalpingography in patients with uterine cavity diseases. Fertil Steril. 2000;73(2):406-11.
18. Dueholm M, Lundorf E, Hansen ES, Ledertoug S, Olesen F. Accuracy of magnetic resonance imaging and transvaginal ultrasonography in the diagnosis, mapping, and measurement of uterine myomas. Am J Obstet Gynecol. 2002;186(3):409-15.
19. Dudiak CM, Turner DA, Patel SK, Archie JT, Silver B, Norusis M. Uterine leiomyomas in the infertile patient: preoperative localization with MR imaging versus US and hysterosalpingography. Radiology. 1988;167(3):627-30.
20. Kepkep K, Tuncay YA, Goynumer G, Tutal E. Transvaginal sonography in the diagnosis of adenomyosis: which findings are most accurate? Ultrasound Obstet Gynecol. 2007;30(3):341-5.
21. Saravelos SH, Cocksedge KA, Li TC. Prevalence and diagnosis of congenital uterine anomalies in women with reproductive failure: a critical appraisal. Hum Reprod Update. 2008;14(5):415-29.
22. Atri M, Reinhold C, Mehio AR, Chapman WB, Bret PM. Adenomyosis: US features with histologic correlation in an in-vitro study. Radiology. 2000;215(3):783-90.
23. Reinhold C, Tafazoli F, Wang L. Imaging features of adenomyosis. Hum Reprod Update. 1998;4(4):337-49.
24. Oei SG, Helmerhorst FM, Keirse MJ. When is the post-coital test normal? A critical appraisal. Hum Reprod. 1995;10(7):1711-4.
25. Oei SG, Helmerhorst FM, Bloemenkamp KW, Hollants FA, Meerpoel DE, Keirse MJ. Effectiveness of the postcoital test: randomised controlled trial. BMJ. 1998;317(7157):502-5.
26. Leushuis E, van der Steeg JW, Steures P, Koks C, Oosterhuis J, Bourdrez P, et al. Prognostic value of the postcoital test for spontaneous pregnancy. Fertil Steril. 2011;95(6):2050-5.
27. Cooper TG, Noonan E, von Eckardstein S, Auger J, Baker HW, Behre HM, et al. World Health Organization reference values for human semen characteristics. Hum Reprod Update. 2010;16(3):231-45.
28. Esteves SC, Zini A, Aziz N, Alvarez JG, Sabanegh ES Jr, Agarwal A. critical appraisal of World Health Organization's new reference values for human semen characteristics and effect on diagnosis and treatment of subfertile men. Urology. 2012;79(1):16-22.

Capítulo 80

Infertilidade por Fator Uterino

Pedro Augusto Araújo Monteleone
Dani Ejzenberg
Pedro Felipe Magalhães Peregrino
Bruna Magalhães

Introdução

As alterações uterinas são infrequentes como causa isolada de infertilidade, porém podem estar associadas com distúrbios ovulatórios e/ou tubários. A investigação da infertilidade por fator uterino busca alterações, como infecções crônicas, alterações do desenvolvimento endometrial, aderências intrauterinas, adenomiose, pólipos endometriais, leiomiomas e malformações.[1,2]

Diagnóstico do fator uterino

As principais formas de avaliação uterina são a ultrassonografia (USG), a histerossonografia, a histerossalpingografia e a histeroscopia. (D)[1,2] A utilização da ressonância magnética (RM) deve ficar reservada para casos de suspeita de malformação uterina e adenomiose. (D)[3]

A USG é geralmente o primeiro exame de imagem realizado na investigação de infertilidade, pois é pouco invasivo, tem pequeno custo e é bem-tolerado pelas pacientes. Permite avaliar moléstias uterinas, como leiomiomas, pólipos, malformações e adenomiose; doenças ovarianas, como cistos e endometriomas e alterações tubárias, como hidrossalpinge. A histerossonografia, que consiste na USG associada com injeção intracavitária de solução salina, aumenta a capacidade de identificação de pólipos endometriais, miomas submucosos e aderências. (D)[2,4]

A histerossalpingografia avalia o tamanho, a posição e o formato da cavidade uterina, revelando anomalias do desenvolvimento, como malformações uterinas, ou anomalias adquiridas, como pólipos endometriais, miomas submucosos e aderências. Tem a vantagem adicional de permitir a avaliação da patência tubária. É um exame invasivo, com desconforto moderado, pois é necessária a injeção intracavitária de contraste sob pressão, e envolve o uso de radiação. (D)[2,4]

A histeroscopia é o padrão-ouro para avaliação da cavidade uterina, permitindo sua visibilização direta. É um método mais invasivo que a USG e causa desconforto leve ou moderado. Como está associada com maior custo, geralmente só é realizado quando se detecta alguma alteração nos exames de imagem aqui relacionados ou nos casos de falha de implantação em seguidos ciclos de fertilização *in vitro* (FIV). (D)[2,4]

Os métodos diagnósticos utilizados na investigação da cavidade uterina, que demandam a passagem de instrumentos através do canal cervical, aumentam o risco de moléstia inflamatória pélvica aguda (MIPA) por *Chlamydia trachomatis*, por fazer ascender infecção endocervical ativa, ou por reativar micro-organismos latentes no trato genital. (D)[5] (B)[6] *Chlamydia trachomatis* é o principal agente etiológico da MIPA, e essa afecção pode deixar sequelas, como gestação ectópica e infertilidade por fator tubário. (D)[7] (B)[8] Biópsias em tubas uterinas obstruídas encontraram resultados positivo para *Chlamydia trachomatis* em 11 de 56 casos, mesmo quando a pesquisa no canal cervical era negativa, e não houve diferença na detecção entre pacientes com uso prévio de antibióticos. (B)[9] A *Chlamydia trachomatis* pode permanecer viável nas tubas uterinas por vários anos, mesmo após o uso de antibióticos, e ser indetectável na pesquisa do canal cervical. O uso indiscriminado de antibióticos pode gerar resistência bacteriana e não necessariamente erradica a bactéria. (D)[10] Atualmente, não existe estudo clínico adequado demonstrando que o uso prévio de antibióticos, em procedimentos com instrumentação uterina, reduz a frequência de complicações infecciosas. (A)[11]

Endometrite crônica

A endometrite crônica, inflamação persistente do endométrio, é geralmente assintomática, podendo ser acompanhada de sintomas como dor pélvica, sangramento uterino anormal, dispareunia e corrimento. (D)[12,13] O diagnóstico definitivo é realizado por meio de estudo anatomopatológico de biópsia endometrial, com base na presença de plasmócitos no estroma endometrial. (D)[13] A endometrite crônica, mesmo quando assintomática, é associada com a redução da fertilidade por diminuição na implantação embrionária. (B)[14] A presença de hiperemia, edema de mucosa e micropólipos durante histeroscopia ambulatorial sugere endometrite crônica com 88,6% de acurácia. (B)[15] Mulheres submetidas à histeroscopia por causas diversas apresentaram prevalência de 17,4% dessa afecção, porém quando foram avaliadas mulheres inférteis e com falha de implantação após dois ou mais ciclos de FIV, a prevalência encontrada foi de 30,3%.

A natureza dos agentes infecciosos mais comumente identificados na endometrite crônica é bacteriana, sendo as mais frequentes os estreptococos, em 27,9% dos casos, e as enterobactérias, em 25,5%. Ureaplasma ocorre em 10% dos casos, e a *Chlamydia*, em apenas 2,7%. Portanto, o uso de doxiciclina ou azitromicina de forma empírica não trata necessariamente a endometrite crônica, levando em consideração que a maior parte dos agentes infecciosos descritos não é sensível a esses antibióticos. (B)[15] Estudo incluindo 33 pacientes inférteis com falha de implantação, submetidas à biópsia endometrial, encontrou nove casos de endometrite crônica, tratados com doxiciclina 100 mg, 2 vezes/dia, por 14 dias. Destes, seis casos responderam ao tratamento e os três restantes responderam após uso de ciprofloxacina e metronidazol, 2 vezes/dia, por 14 dias. O estudo contou com um grupo-controle contendo 485 pacientes inférteis com falha de implantação, e todas as pacientes do estudo foram submetidas a um ou dois ciclos de FIV. As taxas de implantação foram menores no grupo com biópsia endometrial positiva para endometrite crônica, porém não houve diferença nas taxas de gestação entre os grupos. Alguns estudos sugerem que somente o ato da biópsia endometrial já seria suficiente para modificar a expressão gênica e de mediadores inflamatórios no endométrio, aumentando as taxas de implantação e de gestação. (B)[16-18]

Atualmente não existe estudo clínico com desenho adequado para justificar o diagnóstico com biópsia e o tratamento com antibióticos da endometrite crônica em pacientes assintomáticas e com falhas de implantação.

Alteração de desenvolvimento endometrial – "endométrio fino"

O diagnóstico da alteração de desenvolvimento endometrial é realizado por USG no momento da indução da ovulação, da inseminação intrauterina ou da transferência embrionária, porém os significados clínicos das diferenças de espessura endometrial ainda são controversos. (B)[19] A literatura médica costuma usar 6 mm a 9 mm como espessura mínima para definir o endométrio como fino. (B)[20] A espessura endometrial mínima compatível com a gestação é desconhecida. Há diversos relatos na literatura de gestações em ciclos com espessura endometrial de 4 mm ou menos. (B)[19]

Apenas parte dos estudos publicados até o momento sugere correlação entre a espessura endometrial e o resultado das técnicas de reprodução assistida. A maioria desses estudos era retrospectiva e composta de no máximo 330 pacientes, e uma amostra mínima com poder discriminativo requer 745 pacientes. Um estudo prospectivo de coorte publicado em 2000, com 1.186 mulheres inférteis submetidas a inseminação intrauterina ou FIV, não encontrou associação entre espessura endometrial e taxa de gestação. (B)[20] Pesquisas para se avaliar a receptividade do endométrio são dificultadas pela variação na quantidade e qualidade dos embriões transferidos. Estudo retrospectivo de coorte publicado em 2007 avaliou o resultado do primeiro ciclo de FIV em 1.294 mulheres que receberam dois blastocistos, com ao menos um de boa qualidade, e encontrou correlação entre maior espessura endometrial e a taxa de gestação. (B)[19]

A espessura endometrial geralmente começa a aumentar a partir do 4º dia do ciclo menstrual, após o fim da menstruação, e aumenta 1 mm/dia até o 9º dia do ciclo, quando atinge um platô. Independentemente do esquema terapêutico utilizado e das doenças associadas, o crescimento acontece da mesma maneira, porém a espessura atingida pode ser menor. Dessa forma, há uma janela de oportunidade para o desenvolvimento endometrial. A idade avançada da paciente, o uso de citrato de clomifeno e a presença de endometriose ou síndrome dos ovários policísticos estão correlacionados com menor espessura endometrial na fase de implantação, assim como ocorre nos ciclos de estimulação ovariana com antagonista de hormônio liberador de gonadotrofina (GnRH). (B)[21,22]

Na presença de endométrio fino, foram propostos diversos tratamentos adjuvantes, entre eles: o uso de estradiol; altas doses de gonadotrofinas (B);[23] baixa dose de aspirina (A);[24] citrato de sildenafil (B);[25] e pentoxifilina associada com tocoferol. (B)[26] Não há atualmente estudo clínico adequado para recomendar algum desses protocolos, (A)[27] (D)[28] principalmente porque a maior parte dessas pesquisas foi baseada no preparo endometrial de pacientes em ciclos com embriões congelados ou de ovodoação, e não nos ciclos ou nas pacientes em que ocorreram as induções de ovulação.

Aderência intrauterina

Aderência intrauterina, também denominada "sinequia" ou "síndrome de Asherman", é causa pouco frequente de distúrbio menstrual e infertilidade, afetando 1,5% das mulheres inférteis. A principal causa da formação de aderências é o trauma direto por instrumentação na cavidade uterina. Mais de 90% das mulheres afetadas apresentam antecedente de curetagem pós-abortamento ou pós-parto. (D)[29-31]

A histeroscopia é o padrão-ouro para diagnóstico e tratamento das sinéquias. Um estudo prospectivo com 65 mulheres inférteis encontrou sensibilidade de 75% para histerossalpingografia e histerossonografia, e valor preditivo positivo de 50% e 42,9%, respectivamente, quando comparadas com histeroscopia. (B)[32] Estudo retrospectivo com 78 mulheres inférteis comparou histerossalpingografia à histeroscopia e encontrou 73% de correlação, com sensibilidade de 81,2% e especificidade de 80,4%. A alta taxa de falso-positivos na histerossalpingografia, de 21,8%, resulta da incapacidade desse exame em diferenciar as diversas causas de defeitos de preenchimento da cavidade. (B)[33] A histerossalpingografia, como a histerossonografia, apresenta altas taxas de falso-positivos, assim são bons exames para rastreamento. A ultrassonografia 3-D apresenta sensibilidade de 91,9% e especificidade de 98,8% quando comparada de forma geral à histeroscopia, reduzindo as taxas de falso-positivos em relação à histerossalpingografia. Porém a histeroscopia ainda é 33% mais sensível quando a comparação é estratificada para aderências apenas, e ainda são necessários mais estudos para validar esse novo método diagnóstico. (B)[34]

O tratamento consiste na lise das aderências guiada por histeroscopia, pois a lise por curetagem não é precisa. Geralmente, é indicada nos casos de infertilidade, perda gestacional recorrente ou dor pélvica crônica. O tratamento para hipomenorreia, quando não há desejo reprodutivo, é questionável. O resultado após o tratamento depende da extensão das aderências. A correção anatômica da cavidade uterina está associada à restauração da menstruação em cerca de 90% dos casos, com taxas de gestação de 50% a 60% e de nascidos vivos de 30% a 40%. (D)[30,31] (B)[35] O retorno das aderências acontece em cerca de 50% dos casos graves e em cerca de 20% dos casos moderados, conforme extensão de acometimento da cavidade uterina. Várias medidas adjuvantes foram propostas na prevenção do retorno das sinéquias após a cirurgia. O uso de terapia hormonal de forma isolada ou em conjunto com dispositivos intrauterinos não mostrou benefício em estudo clínico randomizado, (B)[36] e não há estudos adequados para suportar o uso de antibióticos, aspirina em baixas doses e citrato de sildenafil como medidas adjuvantes. (D)[30,31]

A presença de alterações de preenchimento da cavidade uterina encontradas na histerossalpingografia e/ou história clínica de hipomenorreia sugere aderências intrauterinas, indicando a realização de histeroscopia para diagnóstico e tratamento. Não existe até o momento estudo clínico com metodologia adequada para justificar o uso direto de histerossonografia e/ou histeroscopia como rotina na investigação de mulheres inférteis.

Adenomiose

A adenomiose é caracterizada pela presença de glândulas e estroma endometrial no miométrio. A etiopatogenia é desconhecida, afeta 1% das mulheres, geralmente multíparas nas quarta e quinta décadas de vida. A sintomatologia é inespecífica e pode se apresentar na forma de menorragia, dismenorreia e dispareunia. A protelação da gestação para idades mais avançadas está fazendo a adenomiose ser diagnosticada durante a investigação de infertilidade. (D)[37,38]

O diagnóstico não invasivo é limitado e, em determinados casos, só é estabelecido por exame anatomopatológico após a histerectomia. As características ultrassonográficas da adenomiose são sutis e variáveis, como útero com volume aumentado e formato elíptico, presença de ecotextura miometrial heterogênea, contendo pequenos cistos, atingindo em média sensibilidade de 81% e especificidade de 71% na avaliação pela via endovaginal. (B)[39] (D)[40] O diagnóstico pela RM é determinado pela presença de espessamento da zona juncional, a transição entre endométrio e miométrio, e apresenta sensibilidade de 77,5% e especificidade 92,5%, acurácia semelhante à da USG. (B)[41] O espessamento da zona juncional com valor médio acima de 7 mm e valor máximo acima de 10 mm está associado a falha de implantação em ciclos de FIV, com valor preditivo de falha de 97,5%. (B)[42]

Os tratamentos clássicos para adenomiose são histerectomia ou ablação endometrial e, no caso de desejo reprodutivo, embolização das artérias uterinas, tratamento hormonal com análogo de GnRH e ressecção cirúrgica. Não há caso relatado na literatura de gestação após embolização por adenomiose. (D)[37,38] O uso de análogo de GnRH é a terapia conservadora mais empregada, com relatos de casos de gestação espontânea ocorrendo geralmente em até 6 meses após o fim do tratamento. (C)[43,44] Há também relatos de gestação espontânea acontecendo após ressecção cirúrgica das lesões, de forma isolada, (B)[45] ou combinada com o análogo de GnRH. (C)[43,44] Há um relato de gestação após tratamento de adenomiose focal com USG focal de alta intensidade guiada por RM, porém são necessários mais estudos para se avaliarem a eficácia e a segurança desse novo tratamento. (C)[46]

Atualmente, não existe estudo clínico adequado para justificar o uso de RM durante a investigação de infertilidade, assim como para recomendar algum tipo específico de terapia no tratamento de adenomiose em mulheres inférteis.

Pólipos endometriais

Os pólipos endometriais são hiperplasias focais da camada basal do endométrio, cujos principais sintomas são irregularidade menstrual, dismenorreia e aumento do fluxo menstrual. A associação com infertilidade não é bem definida, e seus mecanismos prováveis seriam interferência mecânica e produção de fatores inibitórios à implantação. (D)[31] Um estudo com 500 mulheres em investigação de infertilidade encontrou pólipos endometriais em 1% dos casos. (B)[47]

A histeroscopia é o padrão-ouro para o diagnóstico e o tratamento dos pólipos endometriais. A histerossalpingografia e a USG apresentam respectivamente sensibilidade de 50% e 75%, especificidade de 82,5% e 96,5%, valor preditivo positivo de 28,6% e 50%, e valor preditivo negativo de 92,2% e 96,5% no diagnóstico dessa afecção. (B)[32] O mesmo estudo encontrou sensibilidade e especificidade de 100% para histerossonografia. A comparação de histerossalpingografia com histeroscopia encontrou 73% de correlação, com sensibilidade de 81,2% e especificidade de 80,4%. A histerossalpingografia apresenta 21,8% de falso-positivos e é incapaz de diferenciar pólipos de miomas submucosos. (B)[33] A comparação de USG com histerossonografia encontrou 97,1% de correlação, e a correlação destas com histeroscopia é respectivamente 52,6% e 65%, sendo a discrepância causada pela alta taxa de falso-positivos. (B)[47]

O tratamento dos pólipos endometriais é feito por ressecção histeroscópica. Estudo clínico randomizado com 215 mulheres avaliou o efeito da polipectomia prévia na inseminação intrauterina. As taxas de gestação foram respectivamente 63,4% nas operadas e 28,2% no grupo-controle, com benefício a favor do tratamento (RR = 2,1 com IC 95%: 1,5 a 2,9) sendo demonstrado NNT (número necessário para tratar) de 3. Não foi encontrada diferença entre os grupos quanto ao tamanho dos pólipos que variaram de 3 mm a 24 mm. (A)[48,49] A literatura tem outros estudos não randomizados e com resultados divergentes, sugerindo que pólipos menores que 2 cm não teriam efeito sobre as taxas de gestação. (D)[31] (A)[49]

A presença de alterações de preenchimento da cavidade uterina encontradas na histerossalpingografia e/ou ultrassonografia, sugestivas de pólipos endometriais, indica a realização de histeroscopia para diagnóstico e tratamento. Não existe até o momento estudo clínico com desenho adequado para justificar o uso direto de histerossonografia e/ou histeroscopia como rotina na investigação de mulheres inférteis.

Leiomioma

Os leiomiomas uterinos são neoplasias uterinas benignas de origem miometrial, encontradas em até 30% das mulheres. Miomas são geralmente assintomáticos, podem estar associados com menorragia, dor pélvica crônica, dispareunia e infertilidade. Aproximadamente 10% das mulheres inférteis têm mioma, sendo este o único achado em 2,4% dos casos de infertilidade. A associação com infertilidade pode decorrer de fatores locais mecânicos, inflamatórios, vasculares e hormonais. (D)[31] O diagnóstico de leiomiomas por USG é tão efetivo quanto o uso de RM. (D)[4] Quando se compara a USG com a histerossonografia no diagnóstico de lesões intrauterinas, como pólipos ou miomas, alcançam-se sensibilidade de 94,4%, especificidade de 97,2%, valor preditivo positivo de 56,7%, valor preditivo negativo de 99,8% e correlação de 97,2% com a histeroscopia. (B)[47]

Ensaio clínico randomizado, com 181 mulheres inférteis, avaliou o efeito da presença e posição dos miomas. As taxas de gestação foram 43,3% no grupo submetido à miomectomia histeroscópica por miomas submucosos, significativamente maior que os 21,4% encontrados no grupo-controle, porém sem associação com miomas intramurais e subserosos. (B)[50] Todavia, revisão sistemática que incluiu esse estudo refez os cálculos usando os dados apenas com os casos de miomas submucosos na comparação e não encontrou diferença significativa entre os grupos. (A)[49] Metanálises e revisões sistemáticas sugerem que miomas submucosos e miomas intramurais, que distorcem a cavidade uterina, diminuem as taxas de gestação e de implantação e a realização de miomectomia é benéfica nesses casos. (A)[49,54] (D)[51,55] (A)[52] Alguns estudos demonstram menores taxas de gestação em ciclos de FIV, associadas com miomas intramurais que não distorcem a cavidade endometrial, porém não justificam se a realização de miomectomia prévia seria benéfica nesses casos. (A)[56,57] (B)[58,59]

Os tratamentos não cirúrgicos, [53](D) como terapia hormonal com progestagênio ou análogos de GnRH, embolização das artérias uterinas ou terapia com USG focada de alta intensidade são usados para evitar cirurgias ou, previamente a essas, para diminuir o tamanho dos miomas e melhorar os níveis de hemoglobina. Não há estudos até o momento que validem o uso dessas modalidades terapêuticas no tratamento dos miomas em pacientes inférteis. Apesar de existirem relatos de gestação após embolização das artérias uterinas, há um risco de 5% de a mulher entrar em insuficiência ovariana prematura pelo comprometimento da vascularização ovariana. (D)[31,51] Há relato de gestação espontânea em mulher com mioma tratada com USG focal de alta intensidade guiada por RM, porém são necessários mais estudos para avaliar o efeito dessa nova terapia. (C)[60]

A presença de alterações na histerossalpingografia e/ou USG, sugestivas de miomas ocasionando distorção da cavidade endometrial, indica a realização de histeroscopia para diagnóstico e tratamento respeitando-se os limites de segurança para miomectomia histeroscópica. Não existe até o momento estudo clínico adequado para justificar o uso direto de histerossonografia, RM e/ou histeroscopia como rotina na investigação de mulheres inférteis.

Malformações uterinas

As malformações uterinas resultam de defeitos de desenvolvimento ou fusão dos ductos paramesonéfricos e acometem 6,7% da população geral e 7,3% das mulheres inférteis. (D)[31] A malformação mais comum na população geral são úteros arqueados, os quais podem ser considerados uma variação anatômica sem repercussão sobre a fertilidade. O útero septado é a malformação mais comum em mulheres inférteis, e a única associada com a infertilidade. (D)[31,61] O útero unicorno é uma anomalia rara, corresponde a apenas 4,4% das anomalias uterinas, e não há evidência de que a remoção do corno rudimentar melhore a fertilidade. Quando esse corno for não comunicante e com endométrio funcional, deve ser removido pelo risco de hematométrio e piométrio. O útero bicorno é uma anomalia comum, corresponde a 46,3% das anomalias uterinas, não tem associação com a infertilidade, e a metroplastia está reservada para as pacientes com perdas gestacionais recorrentes. O útero didelfo representa 11,1% das anomalias uterinas, também sem associação com infertilidade, porém está frequentemente associado com septos vaginais longitudinais, cuja ressecção é recomendada quando causam obstrução ou dispareunia.

A combinação de laparoscopia e histeroscopia é o padrão-ouro para diagnóstico e tratamento de malformações uterinas. A histerossalpingografia, a ultrassonografia e a histerossonografia apresentam respectivamente sensibilidade de 78%, 56% e 93%, especificidade de 90%, 99% e 99%, valor preditivo positivo de 83%, 96% e 97%, valor preditivo negativo de 91%, 87% e 98%, e acurácia de 86%, 84% e 97%, quando comparadas à histeroscopia. (D)[61] A histerossalpingografia e a histeroscopia não conseguem diferenciar o útero bicorno do septado. O diagnóstico por USG 3-D ou por RM é tão efetivo quanto a USG comum, e a histerossonografia tem acurácia pouco superior. (D)[61,62]

Metanálise e revisão sistemática de estudos não controlados sugerem que a realização de metroplastia histeroscópica, em pacientes com útero septado, cursa com aumento das taxas de gestação espontânea. (A)[49]

A presença de alterações na histerossalpingografia e/ou USG, sugestivas de útero septado, indica a realização de histeroscopia para tratamento. Não existe até o momento estudo clínico adequado para justificar o uso direto de USG 3-D, histerossonografia, RM e/ou histeroscopia como rotina na investigação de mulheres inférteis.

Recomendação

Na Divisão de Ginecologia do Hospital das Clínicas da Faculdade de Medicina da Universidade de São Paulo (HCFMUSP), recomenda-se a seguinte conduta no diagnóstico e no tratamento da infertilidade por fator uterino (Algoritmo 80.1).

Algoritmo 80.1 – **Diagnóstico e tratamento da infertilidade por fator uterino**

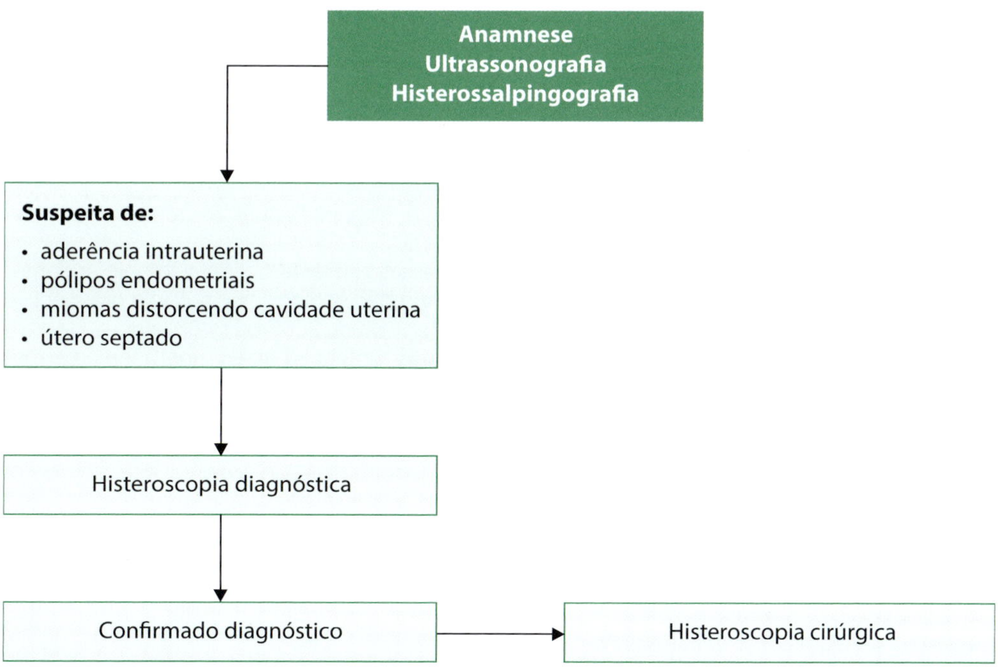

Fonte: Desenvolvido pela autoria

Referências bibliográficas

1. Good Clinical Treatment in Assisted Reproduction. An Eshre position paper, 2008.
2. Fertility: assessment and treatment for people with fertility problems. NICE, Clinical Guideline, 2004:11.
3. The Practice Committee of the American Society for Reproductive Medicine. Optimal evaluation of the infertile female. Fertil Steril. 2006;86(5 - 1):S264-7.
4. Imaoka I, Wada A, Matsuo M, Yoshida M, Kitagaki H, Sugimura K. MR Imaging of disorders associated with female infertility: use in diagnosis, treatment, and management. Radiographics. 2003;23(6):1401-21.
5. Land JA, Gijsen AP, Evers JL, Bruggeman CA. Chlamydia trachomatis in subfertile women undergoing uterine instrumentation. Screen or treat? Hum Reprod. 2002;17(3):525-7.
6. Forsey JP, Caul EO, Paul ID, Hull MG. Chlamydia trachomatis, tubal disease and the incidence of symptomatic and asymptomatic infection following hysterosalpingography. Hum Reprod. 1990;5(4):444-7.
7. Paavonen J, Eggert-Kruse W. Chlamydia trachomatis: impact on human reproduction. Hum Reprod Update. 1999;5(5):433-47.
8. Pavletic AJ, Wölner-Hanssen P, Paavonen J, Hawes SE, Eschenbach DA. Infertility following pelvic inflammatory disease. Infect Dis Obstet Gynecol. 1999;7(3):145-52.
9. van Valkengoed IG, Postma MJ, Morré SA, van den Brule AJ, Meijer CJ, Bouter LM, et al. Cost effectiveness analysis of a population based screening programme for asymptomatic Chlamydia trachomatis infections in women by means of home obtained urine specimens. Sex Transm Infect. 2001;77(4):276-82.
10. Witkin SS, Linhares IM. Chlamydia trachomatis in subfertile women undergoing uterine instrumentation: an alternative to direct microbial testing or prophylactic antibiotic treatment. Hum Reprod. 2002;17(8):1938-41.
11. Thinkhamrop J, Laopaiboon M, Lumbiganon P. Prophylactic antibiotics for transcervical intrauterine procedures. Cochrane Database Syst Rev. 2007;(3):CD005637.
12. Matteo M, Cicinelli E, Greco P, Massenzio F, Baldini D, Falagario T, et al. Abnormal pattern of lymphocyte subpopulations in the endometrium of infertile women with chronic endometritis. Am J Reprod Immunol. 2009;61(5):322-9.
13. Johnston-MacAnanny EB, Hartnett J, Engmann LL, Nulsen JC, Sanders MM, Benadiva CA. Chronic endometritis is a frequent finding in women with recurrent implantation failure after in vitro fertilization. Fertil Steril. 2010;93(2):437-41.
14. Féghali J, Bakar J, Mayenga JM, Ségard L, Hamou J, Driguez P, et al. Systematic hysteroscopy prior to in vitro fertilization. Gynecol Obstet Fertil. 2003;31(2):127-31.
15. Cicinelli E, De Ziegler D, Nicoletti R, Colafiglio G, Saliani N, Resta L, et al. Chronic endometritis: correlation among hysteroscopic, histologic, and bacteriologic findings in a prospective trial with 2190 consecutive office hysteroscopies. Fertil Steril. 2008;89(3):677-84.
16. Barash A, Dekel N, Fieldust S, Segal I, Schechtman E, Granot I. Local injury to the endometrium doubles the incidence of successful pregnancies in patients undergoing in vitro fertilization. Fertil Steril. 2003;79(6):1317-22.
17. Raziel A, Schachter M, Strassburger D, Bern O, Ron-El R, Friedler S. Favorable influence of local injury to the endometrium in intracytoplasmic sperm injection patients with high-order implantation failure. Fertil Steril. 2007;87(1):198-201.
18. Zhou L, Li R, Wang R, Huang HX, Zhong K. Local injury to the endometrium in controlled ovarian hyperstimulation cycles improves implantation rates. Fertil Steril. 2008;89(5):1166-76.
19. Richter KS, Bugge KR, Bromer JG, Levy MJ. Relationship between endometrial thickness and embryo implantation, based on 1,294 cycles of in vitro fertilization with transfer of two blastocyst-stage embryos. Fertil Steril. 2007;87(1):53-9.
20. De Geyter C, Schmitter M, De Geyter M, Nieschlag E, Holzgreve W, Schneider HP. Prospective evaluation of the ultrasound appearance of the endometrium in a cohort of 1,186 infertile women. Fertil Steril. 2000;73(1):106-13.

21. Bromer JG, Aldad TS, Taylor HS. Defining the proliferative phase endometrial defect. Fertil Steril. 2009;91(3):698-704.
22. Orvieto R, Meltzer S, Rabinson J, Zohav E, Anteby EY, Nahum R. GnRH agonist versus GnRH antagonist in ovarian stimulation: the role of endometrial receptivity. Fertil Steril. 2008;90(4):1294-6.
23. Sher G, Dodge S, Maassarani G, Knutzen V, Zouves C, Feinman M. Management of suboptimal sonographic endometrial patterns in patients undergoing in vitro fertilization and embryo transfer. Hum Reprod. 1993;8(3):347-9.
24. Hsieh YY, Tsai HD, Chang CC, Lo HY, Chen CL. Low-dose aspirin for infertile women with thin endometrium receiving intrauterine insemination: a prospective, randomized study. J Assist Reprod Genet. 2000;17(3):174-7.
25. Sher G, Fisch JD. Effect of vaginal sildenafil on the outcome of in vitro fertilization (IVF) after multiple IVF failures attributed to poor endometrial development. Fertil Steril. 2002;78(5):1073-6.
26. Lédée-Bataille N, Olivennes F, Lefaix JL, Chaouat G, Frydman R, Delanian S. Combined treatment by pentoxifylline and tocopherol for recipient women with a thin endometrium enrolled in an oocyte donation programme. Hum Reprod. 2002;17(5):1249-53.
27. Glujovsky D, Pesce R, Fiszbajn G, Sueldo C, Hart RJ, Ciapponi A. Endometrial preparation for women undergoing embryo transfer with frozen embryos or embryos derived from donor oocytes. Cochrane Database Syst Rev. 2010;(1):CD006359.
28. Senturk LM, Erel CT. Thin endometrium in assisted reproductive technology. Curr Opin Obstet Gynecol. 2008;20(3):221-8.
29. Thomson AJ, Abbott JA, Deans R, Kingston A, Vancaillie TG. The management of intrauterine synechiae. Curr Opin Obstet Gynecol. 2009;21(4):335-41.
30. Kodaman PH, Arici A. Intra-uterine adhesions and fertility outcome: how to optimize success? Curr Opin Obstet Gynecol. 2007;19(3):207-14.
31. Taylor E, Gomel V. The uterus and fertility. Fertil Steril. 2008;89(1):1-16.
32. Soares SR, Barbosa dos Reis MM, Camargos AF. Diagnostic accuracy of sonohysterography, transvaginal sonography, and hysterosalpingography in patients with uterine cavity diseases. Fertil Steril. 2000;73(2):406-11.
33. Roma Dalfó A, Ubeda B, Ubeda A, Monzón M, Rotger R, Ramos R, et al. Diagnostic value of hysterosalpingography in the detection of intrauterine abnormalities: a comparison with hysteroscopy. AJR Am J Roentgenol. 2004;183(5):1405-9.
34. Makris N, Kalmantis K, Skartados N, Papadimitriou A, Mantzaris G, Antsaklis A. Three-dimensional hysterosonography versus hysteroscopy for the detection of intracavitary uterine abnormalities. Int J Gynaecol Obstet. 2007;97(1):6-9.
35. Yu D, Li TC, Xia E, Huang X, Liu Y, Peng X. Factors affecting reproductive outcome of hysteroscopic adhesiolysis for Asherman's syndrome. Fertil Steril. 2008;89(3):715-22.
36. Pabuccu R, Onalan G, Kaya C, Selam B, Ceyhan T, Ornek T, et al. Efficiency and pregnancy outcome of serial intrauterine device-guided hysteroscopic adhesiolysis of intrauterine synechiae. Fertil Steril. 2008;90(5):1973-7.
37. Devlieger R, D'Hooghe T, Timmerman D. Uterine adenomyosis in the infertility clinic. Hum Reprod Update. 2003;9(2):139-47.
38. Wang PH, Su WH, Sheu BC, Liu WM. Adenomyosis and its variance: adenomyoma and female fertility. Taiwan J Obstet Gynecol. 2009;48(3):232-8.
39. Kepkep K, Tuncay YA, Göynümer G, Tutal E. Transvaginal sonography in the diagnosis of adenomyosis: which findings are most accurate? Ultrasound Obstet Gynecol. 2007;30(3):341-5.
40. Atri M, Reinhold C, Mehio AR, Chapman WB, Bret PM. Adenomyosis: US features with histologic correlation in an in-vitro study. Radiology. 2000;215(3):783-90.
41. Bazot M, Cortez A, Darai E, Rouger J, Chopier J, Antoine JM, et al. Ultrasonography compared with magnetic resonance imaging for the diagnosis of adenomyosis: correlation with histopathology. Hum Reprod. 2001;16(11):2427-33.

42. Maubon A, Faury A, Kapella M, Pouquet M, Piver P. Uterine junctional zone at magnetic resonance imaging: a predictor of in vitro fertilization implantation failure. J Obstet Gynaecol Res. 2010;36(3):611-8.
43. Nishida M, Takano K, Arai Y, Ozone H, Ichikawa R. Conservative surgical management for diffuse uterine adenomyosis. Fertil Steril. 2010;94(2):715-9.
44. Wang PH, Fuh JL, Chao HT, Liu WM, Cheng MH, Chao KC. Is the surgical approach beneficial to subfertile women with symptomatic extensive adenomyosis? J Obstet Gynaecol Res. 2009;35(3):495-502.
45. Wang PH, Yang TS, Lee WL, Chao HT, Chang SP, Yuan CC. Treatment of infertile women with adenomyosis with a conservative microsurgical technique and a gonadotropin-releasing hormone agonist. Fertil Steril. 2000;73(5):1061-2.
46. Rabinovici J, Inbar Y, Eylon SC, Schiff E, Hananel A, Freundlich D. Pregnancy and live birth after focused ultrasound surgery for symptomatic focal adenomyosis: a case report. Hum Reprod. 2006;21(5):1255-9.
47. Hamilton JA, Larson AJ, Lower AM, Hasnain S, Grudzinskas JG. Routine use of saline hysterosonography in 500 consecutive, unselected, infertile women. Hum Reprod. 1998;13(9):2463-73.
48. Pérez-Medina T, Bajo-Arenas J, Salazar F, Redondo T, Sanfrutos L, Alvarez P, et al. Endometrial polyps and their implication in the pregnancy rates of patients undergoing intrauterine insemination: a prospective, randomized study. Hum Reprod. 2005;20(6):1632-5.
49. Bosteels J, Weyers S, Puttemans P, Panayotidis C, van Herendael B, Gomel V, et al. The effectiveness of hysteroscopy in improving pregnancy rates in subfertile women without other gynaecological symptoms: a systematic review. Hum Reprod Update. 2010;16(1):1-11.
50. Casini ML, Rossi F, Agostini R, Unfer V. Effects of the position of fibroids on fertility. Gynecol Endocrinol. 2006;22(2):106-9.
51. Somigliana E, Vercellini P, Daguati R, Pasin R, De Giorgi O, Crosignani PG. Fibroids and female reproduction: a critical analysis of the evidence. Hum Reprod Update. 2007;13(5):465-76.
52. Pritts EA, Parker WH, Olive DL. Fibroids and infertility: an updated systematic review of the evidence. Fertil Steril. 2009;91(4):1215-23.
53. Rackow BW, Arici A. Fibroids and in-vitro fertilization: which comes first? Curr Opin Obstet Gynecol. 2005;17(3):225-31.
54. Klatsky PC, Tran ND, Caughey AB, Fujimoto VY. Fibroids and reproductive outcomes: a systematic literature review from conception to delivery. Am J Obstet Gynecol. 2008;198(4):357-66.
55. Bajekal N, Li TC. Fibroids, infertility and pregnancy wastage. Hum Reprod Update. 2000;6(6):614-20.
56. Sunkara SK, Khairy M, El-Toukhy T, Khalaf Y, Coomarasamy A. The effect of intramural fibroids without uterine cavity involvement on the outcome of IVF treatment: a systematic review and meta-analysis. Hum Reprod. 2010;25(2):418-29.
57. Hart R, Khalaf Y, Yeong CT, Seed P, Taylor A, Braude P. A prospective controlled study of the effect of intramural uterine fibroids on the outcome of assisted conception. Hum Reprod. 2001;16(11):2411-7.
58. Khalaf Y, Ross C, El-Toukhy T, Hart R, Seed P, Braude P. The effect of small intramural uterine fibroids on the cumulative outcome of assisted conception. Hum Reprod. 2006;21(10):2640-4.
59. Check JH, Choe JK, Lee G, Dietterich C. The effect on IVF outcome of small intramural fibroids not compressing the uterine cavity as determined by a prospective matched control study. Hum Reprod. 2002;17(5):1244-8.
60. Gavrilova-Jordan LP, Rose CH, Traynor KD, Brost BC, Gostout BS. Successful term pregnancy following MR-guided focused ultrasound treatment of uterine leiomyoma. J Perinatol. 2007;27(1):59-61.
61. Saravelos SH, Cocksedge KA, Li TC. Prevalence and diagnosis of congenital uterine anomalies in women with reproductive failure: a critical appraisal. Hum Reprod Update. 2008;14(5):415-29.
62. Homer HA, Li TC, Cooke ID. The septate uterus: a review of management and reproductive outcome. Fertil Steril. 2000;73(1):1-14.

Capítulo 81

Infertilidade por Fator Ovulatório

Pedro Augusto Araújo Monteleone
Gustavo Arantes Rosa Maciel
Luciana Delamuta
Carlos Roberto Izzo
Edmund Chada Baracat

Introdução

O fator ovulatório é uma das causas mais frequentes de infertilidade feminina. A ausência ou a irregularidade do ciclo menstrual e/ou a inexistência de sinais clínicos ou laboratoriais que confirmem a ovulação são indicativos desse fator.[1] O fator ovulatório pode ser decorrente de disfunções ovulatórias (anovulação ou oligo-ovulação) ou da redução da reserva ovariana.

A síndrome dos ovários policísticos (SOP) é a principal causa de infertilidade de origem ovulatória.[2] É a afecção comum entre as mulheres, afetando até 12% da população em idade reprodutiva.[3] Apesar de não existirem dados referentes à população brasileira, estima-se prevalência de 38,4% na Divisão de Ginecologia do Hospital das Clínicas da Faculdade de Medicina da Universidade de São Paulo (HCFMUSP).[4]

Outras causas de disfunção ovulatória incluem endocrinopatias como hiper e hipotireoidismo, hiperprolactinemia e síndrome de Cushing.[1] Entre os fatores associados à redução da reserva ovariana, certamente o mais importante é a idade,[5] seguida de doenças autoimunes[6,7] e genéticas, como a síndrome do X frágil.[8]

O objetivo deste capítulo é discutir o manejo diagnóstico e terapêutico dos principais fatores ovulatórios relacionados à infertilidade conjugal, com ênfase na SOP.

Diagnóstico

Suspeita-se de fator ovulatório em mulheres com irregularidade menstrual, devendo a etiologia ser confirmada de acordo com a suspeita clínica. O diagnóstico da SOP baseia-se nos critérios estabelecidos no consenso realizado em 2003, em Rotterdam, pelas Sociedades Europeia – European Society of Human Reproduction and Embryology (ESHRE) e Americana de Medicina Reprodutiva (ASRM – American Society for Reproductive Medicine). (D)[9] De acordo com esse consenso, considera-se no diagnóstico a presença de dois dos seguintes critérios: oligomenorreia ou anovulação crônica; hiperandrogenismo ou hiperandrogenemia e a presença de ovários micropolicísticos à ultrassonografia (USG). Além disso, é necessário que outras causas de hiperandrogenismo sejam excluídas. (D)[9]

Outros agravantes comuns da síndrome são resistência à insulina e obesidade. De acordo com as características apresentadas, podem ser identificados quatro diferentes fenótipos: completo (disfunção ovariana, hiperandrogenismo e morfologia ovariana policística – fenótipo A); sem morfologia ovariana policística (fenótipo B); ovulatório (hiperandrogenismo e morfologia ovariana policística – fenótipo C) e não hiperandrogênico (fenótipo D).[10]

Embora não seja necessário para o diagnóstico ou o tratamento, as mulheres com SOP devem ser avaliadas em relação à síndrome metabólica. (B)[11] Essa síndrome caracteriza-se por aumento dos triglicérides, diminuição da fração de lipoproteína de alta densidade (HDL) do colesterol, aumento da pressão arterial, intolerância à glicose e obesidade central, sendo um importante fator de risco para doenças cardiovasculares. (B)[12]

No diagnóstico de redução da reserva ovariana, podendo estar associada à redução da qualidade oocitária, os exames mais utilizados são: dosagem do hormônio foliculoestimulante (FSH) sérico e contagem dos folículos antrais (CFA) na fase folicular inicial (até 3° dia do ciclo menstrual) e a dosagem da concentração sérica do hormônio antimülleriano (HAM). A maioria dos trabalhos avalia esses métodos na predição de resposta ovariana à hiperestimulação e à taxa de gravidez. A dosagem do FSH, por ser prática e ter baixo custo, ainda é o teste mais realizado atualmente. (B)[13] Diversos estudos avaliaram sua acurácia, mas mostraram que alcança resultado inferior ao obtido com os outros dois métodos. (B)[14] (A)[15,16] As vantagens do HAM são a de poder ser realizado em qualquer fase do ciclo, apresentar pequena variação entre os ciclos e ter boa reprodutibilidade. A maioria dos trabalhos cujo desfecho foi resposta ovariana mostrou boa acurácia do teste. A CFA é um exame simples e rápido e, apesar de operador-dependente, apresenta boa reprodutibilidade. O primeiro estudo que relaciona a CFA à taxa de nascidos vivos foi realizado por Maseelall *et al.* e encontrou que quando a CFA era menor ou igual a dez folículos, havia menor chance de sucesso do tratamento. (B)[19] Outros trabalhos mostraram resultados semelhantes, com área sob a curva entre 0,85 e 0,99. (A)[15,17] A CFA, no entanto, não está relacionada com qualidade oocitária. Pacientes com SOP, apesar de terem boa reserva ovariana, apresentam menores taxas de maturação oocitária e pior qualidade embrionária quando comparadas às sem SOP.[19]

Tratamento

Quando não há outro fator de infertilidade presente, a decisão terapêutica em casos de infertilidade associada com fator ovulatório deve levar em consideração a idade da paciente e o tratamento da etiologia da disfunção ovulatória, como hiperprolactinemia, hipotireoidismo e obesidade. Na disfunção ovulatória decorrente da redução da reserva ovariana, o tratamento deve ser individualizado, incluindo as técnicas de baixa complexidade até a doação de oócitos, no caso de alguns fatores genéticos e de insuficiência ovariana.

No manejo da SOP, a primeira recomendação é a modificação no estilo de vida. A perda ponderal de 5% a 10% pode promover a restauração dos ciclos ovulatórios e a melhora do perfil metabólico de pacientes obesas ou com sobrepeso. (D)[18] Não há uma dieta específica recomendada para as pacientes com SOP, mas é sugerido um déficit calórico de 500 kcal a 750 kcal diárias e evitar dietas restritivas.[20] Embora apresente resultados limitados, o aumento da atividade física é recomendado para as pacientes com SOP. (D)[21] Sugere-se, para adultos, uma frequência mínima de 150 minutos/semana de atividade física moderada ou 75 minutos/semana de atividade intensa, incluindo fortalecimento muscular.[20]

O citrato de clomifeno (CC) era considerado tratamento de 1ª linha na indução da ovulação para baixa complexidade em pacientes anovuladoras e valores normais de FSH, sendo sua eficácia limitada em pacientes com índice de massa corpórea > 30 e idade avançada. (A)[22] Sua principal desvantagem está relacionada aos efeitos antiestrogênicos no endométrio e muco cervical, resultando em uma discrepância importante entre taxas de ovulação e taxas de gestação clínica.[23]

Os inibidores de aromatase, ainda que em caráter extrabula, são utilizados como alternativa ao CC, sendo o letrozol o mais estudado na prática clínica. (A)[24] Diferentemente do CC, os inibidores de aromatase não apresentam efeitos antiestrogênicos no endométrio, além de maior prevalência de estimulação monofolicular. No entanto, em estudo prospectivo randomizado comparando o CC ao letrozol, as taxas de gestação foram semelhantes. (A)[24] Estudos mais atuais, por outro lado, encontraram maiores taxas de ovulação e gestação clínica nas pacientes que fizeram uso de letrozol, com diferença estatisticamente significante.[25,26] Atualmente, o letrozol é considerado a 1ª linha de tratamento para indução da ovulação nas pacientes com SOP.[20] Embora em menor número que com o CC, algumas pacientes podem também apresentar resistência ao letrozol. No entanto, estudo prospectivo randomizado recente mostrou que o uso estendido por até 10 dias produziu uma taxa de ovulação acima de 90%.[27]

A metformina é o sensibilizador da insulina mais estudado no tratamento da infertilidade. Além dos efeitos metabólicos nas pacientes com resistência à insulina, a metformina também melhora o hiperandrogenismo por meio da redução da hiperinsulinemia, redução da atividade da CYP17 intraovariana e dos níveis de IGF-1.[28] Na indução da ovulação para baixa complexidade, comparada ao placebo, a metformina aumenta as taxas de ovulação. Entretanto, como monoterapia, é menos efetiva que o CC em relação às taxas de gestação e nascidos vivos. (A)[22] Em pacientes com resistência à insulina e CC-resistentes, a metformina deve ser associada ao CC, apresentando aumento significativo nas taxas de ovulação e gestação quando comparada ao CC isoladamente. (A)[29] Ainda existem poucos estudos avaliando a associação de metformina com letrozol, mas as evidências atuais sugerem um aumento nas taxas de gestação clínica em paciente resistentes ao CC que usaram a associação.[30,31]

Diversos fatores químicos e bioquímicos associados com a síndrome podem exercer um efeito deletério no endométrio das mulheres afetadas, o que poderia contribuir negativamente para a implantação embrionária. Alguns estudos demonstraram que a metformina pode regular a expressão de receptores hormonais endometriais e também melhora a sinalização intracelular de insulina, que é crucial para o processo de implantação.[10] Yuan *et al.* mostraram que o uso de metformina nas pacientes SOP estava relacionado com um aumento na espessura endometrial e menor risco de abortamento.[32]

As gonadotrofinas podem ser consideradas como 2ª linha de tratamento em pacientes com SOP que não tiveram resposta ao uso dos indutores orais de ovulação. No caso de pacientes resistentes ao CC, é preferível o uso de gonadotrofinas à associação de CC com metformina.[20] O *drilling* ovariano é uma opção como 2ª linha de tratamento nas pacientes resistentes ao CC. No caso de pacientes que serão submetidas à cirurgia laparoscópica por outra indicação, pode ser considerado como 1ª linha de tratamento, devendo-se sempre levar em conta o custo do tratamento, expertise do cirurgião e riscos intra e pós-operatórios, como redução da reserva ovariana e formação de aderências pélvicas.[20]

Tanto em ciclos de baixa como de alta complexidade, o maior desafio na SOP é determinar o protocolo e a dose adequada de gonadotrofina para obter uma boa resposta associada com menor risco de síndrome de hiperestimulação ovariana (SHO). Diferentes protocolos foram propostos, incluindo *step-up*, *step-down* e baixa dose *step-up*, sendo o último o mais recomendado. Não há consenso quanto à dose de gonadotrofina e aumento e/ou redução a ser utilizada. Além disso, também não há evidências que favoreçam o uso da gonadotrofina recombinante em detrimento da urinária. De fato, revisão sistemática apresentou aumento de 4% na taxa de nascidos vivos nos ciclos de fertilização *in vitro* (FIV) que utilizaram gonadotrofina urinária. (A)[33] A FIV é considerada 3ª linha de tratamento no caso de pacientes com SOP sem indicação absoluta de FIV por outro fator de infertilidade.[20]

Considerando-se a forma de bloqueio hipofisário para ciclos de alta complexidade, preconiza-se o antagonista do hormônio liberador de gonadotrofina (GnRH) em detrimento dos agonistas, por apresentar menor necessidade de doses de gonadotrofina e menor duração do estímulo, menor concentração sérica de estradiol no dia do hCG, e permitir o uso de agonistas do GnRH para deflagrar a maturação oocitária, reduzindo consideravelmente os riscos de SHO moderada ou grave. (A)[34] Além disso, é recomendada a transferência de embrião único, minimizando o risco de gestação múltipla.[20]

Recomendação

Na Divisão de Ginecologia do Hospital das Clínicas da Faculdade de Medicina da Universidade de São Paulo (HCFMUSP), recomenda-se a seguinte conduta no tratamento da infertilidade por fator ovulatório (Algoritmo 81.1).

Algoritmo 81.1 – Tratamento da infertilidade associada a fator ovulatório

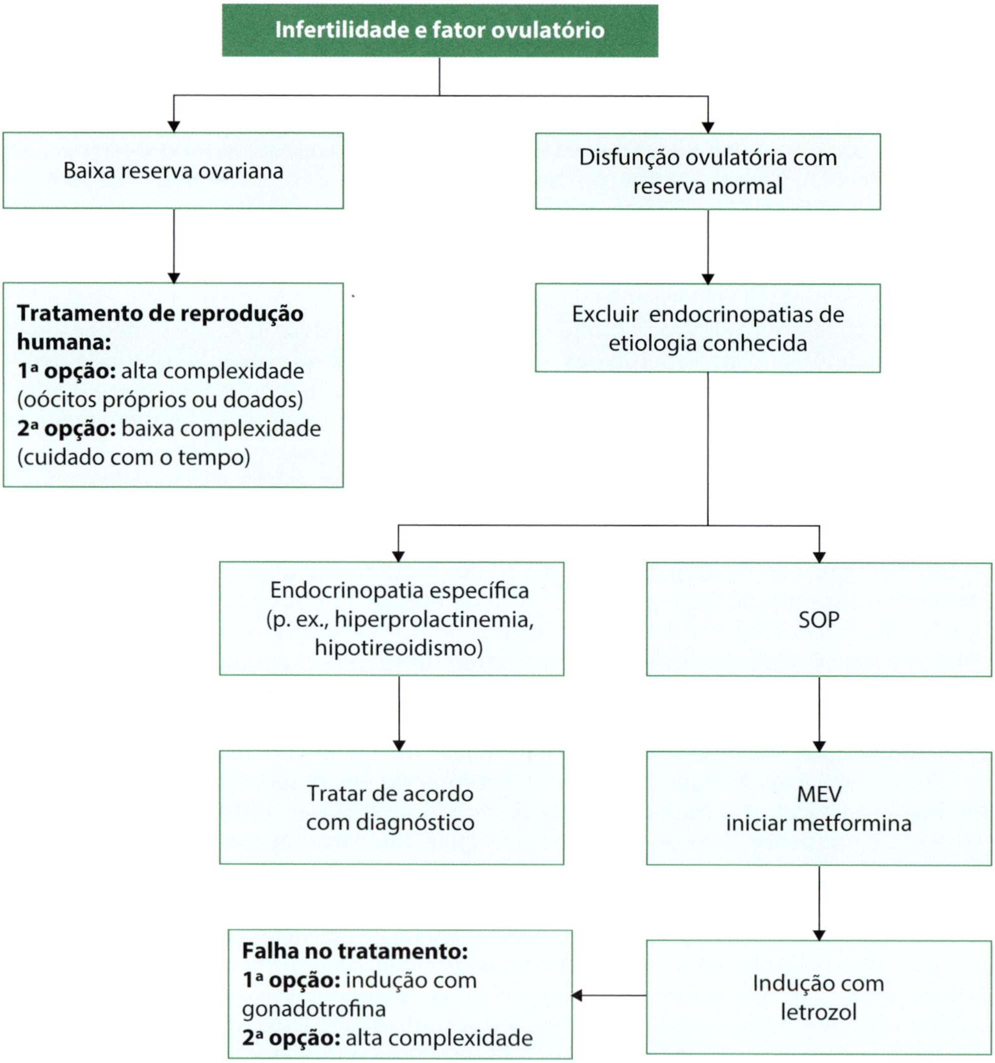

MEV: mudança de estilo de vida; SOP: síndrome dos ovários policísticos

Fonte: Desenvolvido pela autoria

Referências bibliográficas

1. Speroff L, Fritz MA. Anovulation and the polycystic ovary. In: Speroff L, Fritz MA (eds.). Clinical gynecologic endocrinology and infertility. 7. ed. Philadelphia (PA): Lippincott Williams & Wilkins. 2005;470-83.
2. Hart R, Rickey M, Franks S. Definitions, prevalence and symptoms of polycystic ovaries and polycystic ovary syndrome. Best Pract Res Clin Obstet Gynaecol. 2004;18(5):671-83.
3. Knochenhauer ES, Key TJ, Kahssar-Miller M, Waggoner W, Boots LR, Azziz R. Prevalence of polycystic ovary syndrome in unselected black and White women of the Southeastern United States: a prospective study. J Clin Endocrinol Metab. 1998;83(9):3078-82.
4. Hayashida SA, Halbe HW, Marcondes JA, Lopes CM, Barcellos CR, Rocha MP, et al. Prevalence and predictors of metabolic syndrome in polycystic ovary syndrome. Gynecol Endocrinol. 2006;22:s235.
5. The Committee on Gynecologic Practice of the American College of Obstetricians and Gynecologists. The Practice Committee of the American Society for Reproductive Medicine. Age-related fertility decline: a committee opinion. Fertil Steril. 2008;90(5):s154-5.
6. Hoek A, Schoemaker J, Drexhage HA. Premature ovarian failure and ovarian autoimunity. Endocr Rev. 1997;18(1):107-34.
7. Costa M, Colia D. Treating infertility in autoimune patients. Rheumatology (Oxford). 2008;47(3): iii38-41.
8. Vujovic S. Aetiology of premature ovarian failure. Menopause Int. 2009;15(2):72-5.
9. Rotterdam ESHRE/ASRM-Sponsored PCOS consensus workshop group. Revised 2003 consensus on diagnostic criteria and long-term health risks related to polycystic ovary syndrome (PCOS). Hum Reprod. 2004;19(1):41-7.
10. Palomba S, Piltonen TT, Giudice LC. Endometrial function in women with polycystic ovary syndrome: a comprehensive review. Hum Reprod Update. 2021;27(3):584-618.
11. Gluek CJ, Papanna R, Wang P, Goldenberg N, Sieve-Smith L. Incidence and treatment of metabolic syndrome in newly referred women with confirmed polycystic ovarian syndrome. Metabolism. 2003;52(7):908-15.
12. Sutton-Tyrrell K, Wildman RP, Matthews KA, Chaec C, Lasley BL, Brockwell S, et al. SWAN Investigators. Sex-hormone-binding globulin and the free androgen index are related to cardiovascular risk factors in multiethnic premenopausal and perimenopausal women enrolled in the Study of Women Across the Nation (SWAN). Circulation. 2005;111(10):1242-9.
13. Abdalla H, Thum MY. An elevated basal FSH reflects a quantitative rather than qualitative decline of the ovarian reserve. Hum Reprod. 2004;19(4):893-8.
14. Barad DH, Weghofer A, Gleicher N. Comparing anti-Müllerian hormone (AMH) and follicle-stimulating hormone (FSH) as predictors of ovarian functions. Fertil Steril. 2009;91(4):1553-5.
15. Broekmans FJ, Kwee J, Hendriks DJ, Mol BW, Lambalk CB. A systematic review of tests predicting ovarian reserve and IVF outcome. Hum Reprod Update. 2006;12(6):685-718.
16. Johnson NP, Bagrie EM, Coomarasamy A, Bhattacharya S, Shelling AN, Jessop S, et al. Ovarian reserve tests for predicting fertility outcomes for assisted reproductive technology: the International Systematic Collaboration of Ovarian Reserve Evaluation protocol for a systematic review of ovarian reserve test accuracy. BJOG. 2006;113(12):1472-80.
17. Maseelall PB, Hernandez-Rey AE, Oh C, Maagdenberg T, McCulloh DH, McGovern PG. Antral follicle count is a significant predictor of livebirth in in vitro fertilization cycles. Fertil Steril. 2009;91(4):1595-7.
18. Tarlatzis BC, Fauser BC, Legro RS, Norman RJ, Hoeger K, Pasquali R, et al. Thessaloniki ESHRE/ASRM-Sponsored PCOS Consensus Workshop Group. Consensus on infertility treatment related to polycystic ovary syndrome. Hum Reprod. 2008;23(3):462-77.
19. Chen Y, Ye B, Yang X, Zheng J, Lin J, Zhao J. Predicting the outcome of different protocols of in vitro fertilization with anti-Muüllerian hormone levels in patients with polycystic ovary syndrome. J Int Med Res. 2017;45(3):1138-47.

20. Teede HJ, Misso ML, Costello MF, Dokras A, Laven J, Moran L, et al. Recommendations from the international evidence-based guideline for the assessment and management of polycystic ovary syndrome. Hum Reprod. 2018;33(9):1602-18.
21. Moran LJ, Brinkworth G, Noakees M, Norman RJ. Effects of lifestyle modifications in polycystic ovarian syndrome. Reprod Biomed Online. 2006;12(5):569-78.
22. Legro RS, Barnhart HX, Schalaff WD, Carr BR, Diamond MP, Carson MP, et al. Clomiphene, metformin, or both for infertility in the polycystic ovary syndrome. Engl J Med. 2007;356(6):551-66.
23. Mejia RB, Summers KM, Kresowik JD, Van Voorhis BJ. A randomized controlled trial of combination letrozole and clomiphene citrate or letrozole alone for ovulation induction in women with polycystic ovary syndrome. Fertil Steril. 2019;111(3):571-8.e1.
24. Badawy A, Abdel A, al I, Abulatta M. Clomiphene citrate or letrozole for ovulation induction in women with polycystic ovarian syndrome: a prospective randomized trial. Fertil Steril. 2009;92(3):849-52.
25. Tsiami AP, Goulis DG, Sotiriadis AI, Kolibianakis EM. Higher ovulation rate with letrozole as compared with clomiphene citrate in infertile women with polycystic ovary syndrome: a systematic review and meta-analysis. Hormones (Athens). 2021;20(3):449-61.
26. Yland JJ, Chiu YH, Rinaudo P, Hsu J, Hernán MA, Hernández-Díaz S. Emulating a target trial of the comparative effectiveness of clomiphene citrate and letrozole for ovulation induction. Hum Reprod. 2022;37(4):793-805.
27. Zhu X, Fu Y. Extending letrozole treatment duration is effective in inducing ovulation in women with polycystic ovary syndrome and letrozole resistance. Fertil Steril. 2023;119(1):107-13.
28. Sivalingam VN, Myers J, Nicholas S, Balen AH, Crosbie EJ. Metformin in reproductive health, pregnancy and gynaecological cancer: established and emerging indications. Hum Reprod Update. 2014;20(6):853-68.
29. Creaga AA, Bradley HM, McComick C, Witkop CT. Use of metformin in polycystic ovary syndrome: a meta-analysis. Obstet Gynecol. 2008;111(4):959-68.
30. Azargoon A, Alavy TJ, Fakhr DF. Pregnancies following the use of sequential treatment of metformin and incremental doses of letrozole in clomiphen-resistant women with polycystic ovary syndrome. Iran J Reprod Med. 2012;10(1):33-40.
31. Bjelica A, Trninić-Pjević A, Mladenović-Segedi L, Cetković N, Petrović D. Comparison of the efficiency of clomiphene citrate and letrozole in combination with metformin in moderately obese clomiphene citrate-resistant polycystic ovarian syndrome patients. Srp Arh Celok Lek. 2016;144(3-4):146-50.
32. Yuan L, Wu H, Huang W, Bi Y, Qin A, Yang Y. The function of metformin in endometrial receptivity (ER) of patients with polycyclic ovary syndrome (PCOS): a systematic review and meta-analysis. Reprod Biol Endocrinol. 2021;19(1):89.
33. Coomarasamy A, Afnan M, Cheema D, Van der Veen F, Bossuyt PM, Van Wely M. Urinary hMG versus recombinant FSH for controlled ovarian hyperstimulation following an agonist long down-regulation protocol in IVF or ICSI treatment: a systematic review and meta-analysis. Hum Reprod. 2008;23(2):310-5.
34. Griesinger G, Diedrich K, Tarlatzis BC, Kolibianakis EM. GnRH-antagonists in ovarian stimulation for IVF in patients with poor response to gonadotrophins, polycystic ovary syndrome, and risk of ovarian hyperstimulation: a meta-analysis. Reprod Biomed Online. 2006;13(5):628-38.

Capítulo 82

Fator Tuboperitoneal – Obstrução Tubária, Hidrossalpinge e Aderências Pélvicas

Pedro Augusto Araújo Monteleone
Carlos Augusto Zarate Nissel
Victor Lazar Rega
Sérgio Edgar Camões Conti Ribeiro

Introdução

A doença tuboperitoneal corresponde a cerca de 30% das causas de infertilidade de origem feminina,[1] sendo usualmente consequência de moléstia inflamatória pélvica aguda (MIPA), endometriose, cirurgia pélvica prévia e laqueadura tubária. Nesse sentido, podemos apontar três principais distúrbios tuboperitoneais: obstrução tubária; hidrossalpinge e aderências pélvicas.

Este capítulo tem o objetivo de revisar os principais exames para diagnóstico de doença tubária, bem como as modalidades terapêuticas para cada um dos distúrbios citados.

Obstrução tubária

A obstrução tubária é uma importante causa de infertilidade, estimando-se que seja encontrada em 30% a 50% das mulheres inférteis. (B)[2,3] Usualmente é decorrente de MIPA, sendo a *Chlamydia trachomatis* um dos principais micro-organismos envolvidos. (D)[4] A obstrução tubária também pode estar relacionada com laqueadura tubária, endometriose e cirurgia pélvica prévia.

A avaliação da patência tubária constitui uma etapa fundamental na investigação do casal infértil. Os métodos utilizados são, muitas vezes, complementares, e o diagnóstico preciso e o tratamento eficaz podem demandar mais de um dos seguintes exames: histerossalpingografia (HSG); laparoscopia com cromotubagem; e histerossonografia (HSNG). (B)[5] (D)[6]

O advento da fertilização *in vitro* (FIV) reduziu drasticamente o papel das cirurgias para reconstrução tubária, mas estas ainda são opções para alguns casos, como para os casais que desejam uma concepção natural.

Diagnóstico

Existem múltiplos testes para avaliar a condição tubária, incluindo a HSG, laparoscopia com cromotubagem, HSNG e salpingoscopia, sendo as duas últimas incomuns em nosso meio.

Histerossalpingografia

A HSG é o exame mais solicitado para avaliar a permeabilidade tubária e faz parte da rotina básica na investigação do casal infértil. (A)[7] (B)[8] Tem boa sensibilidade (83%), tornando desnecessária a laparoscopia com cromotubagem quando o exame demonstra tubas normais. (A)[7] (B)[9] Por sua vez, a moderada especificidade de 65% implicaria a investigação com laparoscopia e cromotubagem quando o exame é alterado, para ratificar ou excluir a presença de obstrução tubária. (A)[7] (B)[9] Isso ocorre porque o exame pode gerar falso-positivos em razão dos espasmos tubários durante a passagem do contraste, principalmente quando a obstrução é proximal. (D)[6,10] Assim, quando a HSG demonstra obstrução tubária, existe a chance de cerca de 60% de as tubas estarem normais. No entanto, quando o exame revela tubas pérvias, a probabilidade de estarem obstruídas é baixa (menos de 5%).

A HSG não é um exame confiável para o diagnóstico de aderências peritubárias. (A)[7]

Há mais de quatro décadas discute-se o valor prognóstico do *flushing* tubário com os diferentes contrastes usados na HSG e na laparoscopia. Uma revisão sistemática demonstrou que mulheres submetidas ao *flushing* tubário com contraste lipossolúvel tiveram maiores taxas de gestação (OR = 3,30; IC 95%: 2 a 5,43) e nascidos vivos (OR = 2,98; IC 95%: 1,40 a 6,37), em relação àquelas que não o fizeram. (A)[11] Talvez isso seja decorrente da mobilização de pequenos tampões mucosos ou debris necróticos do lúmen tubário após a injeção do contraste lipossolúvel. (A)[10] Comparando-se os dois tipos de contraste para o *flushing*, não houve diferença entre as taxas de gestação (OR = 1,21; IC 95%: 0,95 a 1,54). (A)[11]

Tradicionalmente, utilizava-se com maior frequência o contraste lipossolúvel, que foi, aos poucos, substituído pelo hidrossolúvel por alguns motivos, como melhor visibilização da arquitetura interna das tubas; enchimento mais rápido das tubas, permitindo realizar imagens imediatas; rápida absorção do contraste na pelve; menor risco de granuloma em tubas obstruídas e taxas reduzidas de reações alérgicas. (B)[12] (A)[13]

A HSG deve ser evitada por algumas semanas após episódio de MIPA para reduzir os riscos de infecção depois do exame.

Não há evidências de que a administração de antibióticos profiláticos antes da HSG tenha efeito nas complicações infecciosas que podem suceder o exame. (A)[14]

Laparoscopia

A laparoscopia com cromotubagem é o padrão-ouro para a determinação da patência tubária. (B)[3,15] (D)[6,16,17] Usualmente é feita com azul de metileno diluído para a visibilização direta da saída do corante pelas tubas uterinas, permitindo também a identificação de aderências e outras enfermidades como endometriose. Contudo, é um método invasivo, que envolve anestesia geral, mais gastos e riscos. (D)[18]

Histerossonografia

Trata-se de um estudo ultrassonográfico da cavidade uterina e tubas, realizado com a injeção de soro fisiológico ou solução de galactose através de um cateter introduzido pelo colo do útero. Tem sensibilidade, especificidade e acurácia semelhantes às da HSG e a vantagem de não ser um exame com radiação. (A)[19] (B)[20] Metanálise comparando HSNG com HSG e laparoscopia com cromotubagem, incluindo 1.007 mulheres, demonstrou taxa de concordância de 83,1% entre os resultados da HSNG e laparoscopia, com 10,3% de falso-positivos ("falsa" oclusão) e 6,7% de falso-negativos. (A)[19] A taxa de concordância entre HSNG e HSG foi de 83,3%. (A)[19] Em outro trabalho em que 88 mulheres foram submetidas à HSNG, HSG e laparoscopia com cromotubagem, a sensibilidade e a especificidade da HSNG foram 76,1% e 79,4%, respectivamente, com valor preditivo positivo de 71,4% e valor preditivo negativo de 83,1%. (B)[20] A taxa de compatibilidade entre HSNG e laparoscopia foi de 78,1%. (B)[20]

A hipótese de que o *flushing* tubário durante a HSNG pudesse aumentar a taxa de gestação não foi comprovada. Estudo com 334 mulheres demonstrou que não houve diferença entre as taxas de gestação espontânea daquelas que foram submetidas à HSNG com solução salina (contraste hidrossolúvel) em relação às que não foram. (A)[21]

Sorologia para *Chlamydia trachomatis*

A *Chlamydia trachomatis* é o principal agente causador de MIPA, podendo gerar complicações como obstrução tubária e gestação ectópica. A sorologia positiva indica infecção prévia pela bactéria, estimando-se que 30% a 60% das mulheres inférteis tenham anticorpos IgG. (D)[4] Há quatro técnicas para a sorologia: microimunofluorescência; imunofluorescência; ensaio de imunoperoxidase; e enzimaimunoensaio (do tipo Elisa). (A)[22] (D)[23] Metanálise comparou a sorologia para *C. trachomatis* com HSG utilizando a laparoscopia com cromotubagem como padrão-ouro. (A)[22] A capacidade discriminativa dos principais testes (Elisa, imunofluorescência e microimunofluorescência) no diagnóstico de doença tubária é comparável à da HSG. (A)[22] No entanto, a sorologia é limitada, já que não fornece informações como alterações anatômicas do útero e tubas. (A)[22]

Tratamento

Os tipos e graus de disfunção tubária são importantes para determinar o tratamento, e os resultados dependem também de outros fatores, como idade da paciente, presença ou ausência de fator masculino e da função ovariana. Apesar de o tratamento cirúrgico ser viável para determinadas lesões tubárias, a FIV é sempre uma opção eficaz.

Laqueadura tubária

Não há estudo randomizado controlado que compare a eficácia da reversão de laqueadura tubária com FIV, tendo como objetivo principal a taxa de nascidos vivos. (A)[24]

Estudo de coorte retrospectiva analisou a taxa de nascidos vivos de mulheres laqueadas (n = 163) submetidas à FIV ou reversão tubária. (B)[25] A taxa cumulativa de nascidos vivos durante 72 meses foi de 52% nas pacientes submetidas à FIV e 59,5% naquelas que fizeram reversão de laqueadura tubária, não havendo diferença estatística. O tempo entre a laqueadura tubária e tratamento (FIV ou reversão) não demonstrou impacto sobre a taxa de nascidos vivos, bem como o índice de massa corpórea. A idade foi o principal fator: nas mulheres com menos de 37 anos, as taxas cumulativas de nascidos vivos foram de 52,4% FIV e 72,2% (reversão), sendo essa diferença estatisticamente significante; naquelas com 37 anos ou mais, as taxas foram de 51,4% FIV e 36,6% (reversão), não demonstrando diferença estatística. (B)[25]

Indicamos a cirurgia para reversão de laqueadura em pacientes com até 38 anos de idade, desde que não exista associação de fatores ovulatório ou masculino. (C)[26]

Hidrossalpinge

A oclusão tubária distal decorrente de infecção pode resultar na formação de hidrossalpinge, caracterizada pelo acúmulo de líquido na tuba uterina dilatada. (A)[27] Representa a manifestação mais avançada da doença tubária.

As implicações clínicas da hidrossalpinge são a infertilidade pela obstrução mecânica e alteração funcional das tubas e a diminuição das taxas de gravidez em tratamentos de reprodução assistida. (A)[27,28] (B)[29-31] Os mecanismos pelos quais a hidrossalpinge piora os resultados de reprodução assistida estariam ligados à presença do fluido tubário na cavidade uterina. Acredita-se que esse fluido tenha propriedades embriotóxicas e também prejudique a interação embrião-endométrio de maneira química e mecânica, reduzindo as taxas de implantação. (D)[32]

Tratamento (ver Capítulo 86)

Aderências pélvicas

Agressões ao peritônio resultantes de MIPA, endometriose e cirurgias prévias causam processo inflamatório local com o objetivo de reparar a lesão. Há formação de tecido fibroso cicatricial, podendo modificar a anatomia e a fisiologia abdominopélvicas. Esse tecido cicatricial são as aderências. (D)[33] Elas podem, didaticamente, ser divididas em três graus, segundo Donnez (Quadro 82.1).

Quadro 82.1 – **Classificação das aderências pélvicas** (D)[34]

Grau	Espessura	Vascularização
I	Traves finas ou em véu	Avasculares
II	Traves finas ou em véu	Vasculares
III	Traves densas e fibrosas	Vasculares

Fonte: Adaptado de Motta EL, Schizzi A, Paula FJ, *et al.*, 2001

O quadro clínico das aderências pélvicas é muito variado. Pode incluir ausência de sintomas, infertilidade, dor pélvica crônica, suboclusão e obstrução intestinais. (D)[35] (B)[36]

A etiologia, o grau e o quadro clínico das aderências pélvicas ajudam a nortear o tratamento, que é sempre cirúrgico, quando indicado. Assim, mulheres assintomáticas não devem ser tratadas. As pacientes com queixa de dor pélvica crônica não responsivas ao tratamento clínico podem ser operadas, embora haja controvérsia. (A)[37] As aderências que acarretam suboclusão ou obstrução intestinal devem ser operadas. (D)[38-40] Discutiremos no Capítulo 87 – Tratamento Laparoscópico das Aderências Pélvicas o tratamento das aderências pélvicas associadas à infertilidade.

Recomendação

Na Divisão de Ginecologia do Hospital das Clínicas da Faculdade de Medicina da Universidade de São Paulo (HCFMUSP), recomenda-se a seguinte conduta no tratamento da infertilidade associada com o fator tubário (Algoritmo 82.1).

Algoritmo 82.1 – Tratamento da infertilidade associada a fator tuboperitoneal

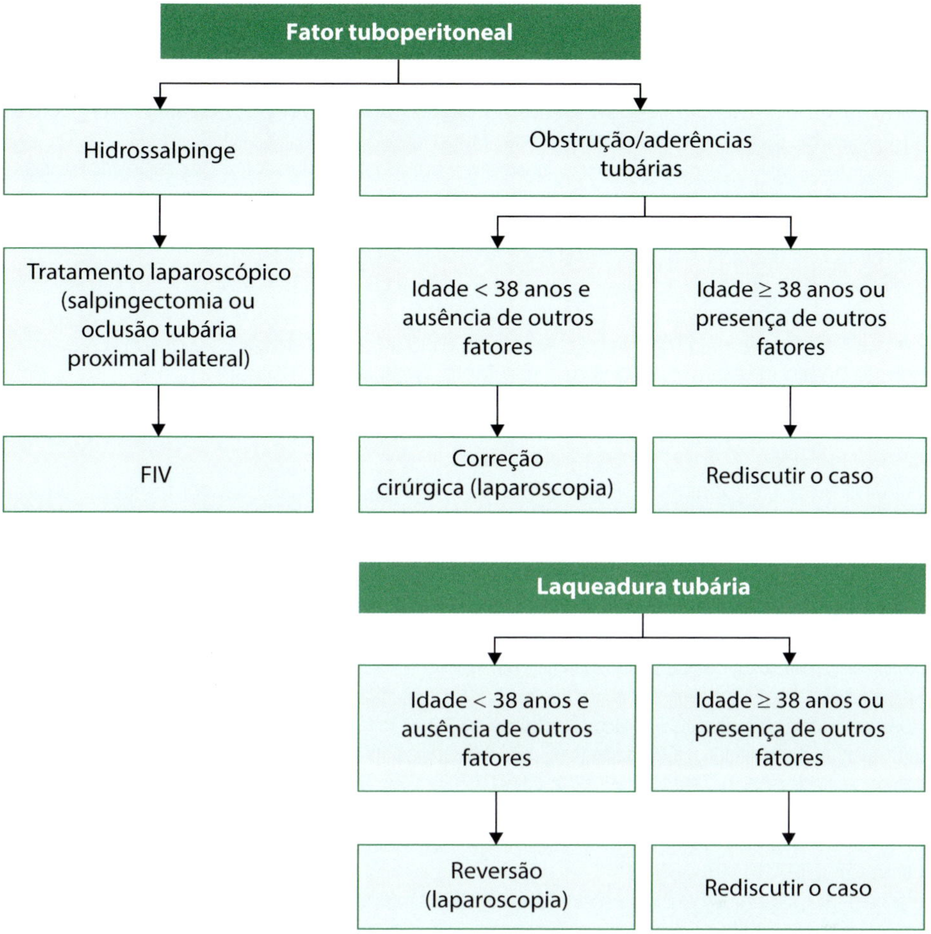

FIV: fertilização *in vitro*

Fonte: Desenvolvido pela autoria

Referências bibliográficas

1. Serafini P, Batzofin J. Diagnosis of female infertility: a comprehensive approach. J Reprod Med. 1989;34(1):29-40.
2. Exacoustos C, Zupi E, Szabolcs B, Amoroso C, Di Giovanni A, Romanini ME, et al. Contrast--tuned imaging and second-generation contrast agent SonoVue: a new ultrasound approach to evaluation of tubal patency. J Minim Invasive Gynecol. 2009;16(4):437-44. .
3. Reis MM, Soares SR, Cancado ML, Camargos AF. Hysterosalpingo contrast sonography (HSNG) with SH U 454 (Echovist) for the assessment of tubal patency. Hum Reprod. 1998;13(11):3049-52. .
4. Land AJ, Gijsen AP, Evers JL, Bruggeman CA. Chlamydia trachomatis in subfertile women undergoing uterine instrumentation. Hum Reprod. 2002;17(3):525-7.
5. Savelli L, Pollastri P, Guerrini M, Villa G, Manuzzi L, Mabrouk M, et al. Tolerability, side effects, and complications of hysterosalpingocontrast sonography (HSNG). Fertil Steril. 2009;92(4):1481-6.

6. The Practice Committee of the American Society for Reproductive Medicine. Optimal evaluation of the infertile female. Fertil Steril. 2006;86(5-1):S264-7.
7. Swart P, Mol BW, van der Veen F, van Beurden M, Redekop WK, Bossuyt PM. The accuracy of hysterosalpingography in the diagnosis of tubal pathology: a meta-analysis. Fertil Steril. 1995;64(3):486-91.
8. den Hartog JE, Lardenoije CM, Severens JL, Land JA, Evers JL, Kessels AG. Screening strategies for tubal factor subfertility. Hum Reprod. 2008;23(8):1840-8.
9. Opsahl MS, Miller B, Klein TA. The predictive value of hysterosalpingography for tubal and peritoneal infertility factors. Fertil Steril. 1993;60(3):444-8.
10. Acton CM, Devitt JM, Ryan EA. Hysterosalpingography in infertility – an experience of 3,631 examinations. Aust N Z J Obstet Gynaecol. 1988;28(2):127-33.
11. Luttjeboer F, Harada T, Hughes E, Johnson N, Lilford R, Mol BW. Tubal flushing for subfertility. Cochrane Database Syst Rev. 2007;(3):CD003718.
12. Soules MR, Spadoni LR. Oil versus aqueous media for hysterosalpingography: a continuing debate based on many opinions and few facts. Fertil Steril. 1982;38(1):1-11.
13. Lindequist S, Justesen P, Larsen C, Rasmussen F. Diagnostic quality and complications of hysterosalpingography: oil versus water-soluble contrast media – a randomized prospective study. Radiology. 1991;179(1):69-74.
14. Thinkhamrop J, Laopaiboon M, Lumbiganon P. Prophylatic antibiotics for transcervical intrauterine procedures. Cochrane Database Syst Rev. 2007;(3):CD005637.
15. Exacoustos C, Zupi E, Carusotti C, Lanzi G, Marconi D, Arduini D. Hysterosalpingo – contrast sonography compared with hysterosalpingography and laparoscopic dye perturbation to evaluate tubal patency. J Am Assoc Gynecol Laparosc. 2003;10(3):29-32.
16. Watrelot A. Advances in the assessment of the uterus and fallopian tube function. Best Pract Res Clin Obstet Gynaecol. 2003;17(2):187-209.
17. Royal College of Obstetricians and Gynaecologists. National evidence-based clinical guidelines. London, UK: RCOC, 1998. Guideline n. 20.
18. Watrelot A, Hamilton J, Grudzinskas JG. Advances in the assessment of the uterus and fallopian tube function. Best Pract Res Clin Obstet Gynaecol. 2003;17(2):187-209.
19. Holz K, Becker R, Schürmann R. Ultrasound in the investigation of tubal patency: a meta-analysis of three comparative studies of Echovist-200 including 1007 women. Zentralbl Gynakol. 1997;119(8):366-73.
20. Hamed HO, Shahin AY, Elsamman AM. Hysterosalpingo-contrast sonography versus radiographic hysterosalpingography in the evaluation of tubal patency. Int J Gynaecol Obstet. 2009;105(3):215-7.
21. Lindborg L, Thorburn J, Bergh C, Strandell A. Influence of HSNG on spontaneous pregnancy: a randomized controlled trial. Hum Reprod. 2009;24(5):1075-9.
22. Mol BW, Dijkman B, Wertheim P, Lijmer J, van der Veen F, Bossuyt PM. The accuracy of serum chlamydial antibodies in the diagnosis of tubal pathology: a meta-analysis. Fertil Steril. 1997;67(6):1031-7.
23. Kodaman PH, Arici A, Seli E. Evidence-based diagnosis and management of tubal factor infertility. Curr Opin Obstet Gynecol. 2004;16(3):221-9.
24. Yossry M, Aboulghar M, D'Angelo A, Gillett W. In vitro fertilisation versus tubal reanastomosis (sterilisation reversal) for subfertility after tubal sterilisation. Cochrane Database Syst Rev. 2006;(3):CD004144.
25. Boeckxstaens A, Devroey P, Collins J, Tournaye H. Getting pregnant after tubal sterilization: surgical reversal or IVF? Hum Reprod. 2007;22(10):2660-4.
26. Ribeiro SC, Tormena RA, Giribela CG, Izzo CR, Santos NC, Pinotti JA. Laparoscopic tubal anastomosis. Int J Gynaecol Obstet. 2004;84(2):142-6.
27. Camus E, Poncelet C, Goffinet F, Wainer B, Merlet F, Nisand I, et al. Pregnancy rates after in vitro fertilization in cases of tubal infertility with and without hydrosalpinx: a meta-analysis of published camparative studies. Hum Reprod. 1999;14(5):1243-9.

28. Zeyneloglu HB, Arici A, Olive DL. Adverse effects of hydrosalpinx on pregnancy rates after in vitro fertilization – embryo transfer. Fertil Steril. 1998;70(3):492-9.
29. Andersen A, Yue Z, Meng F, Petersen K. Low implantation rate after in vitro fertilisation in patients with hydrosalpinges diagnosed by ultrasonography. Hum Reprod. 1994;9(10):1935-8.
30. Strandell A, Waldenstrom U, Nilsson L, Hamberger L. Hydrosalpinx reduces in vitro fertilisation/embryo transfer pregnancy rates. Hum Reprod. 1994;9(5):861-3.
31. Vandromme J, Chasse E, Lejeune B, Rysselberge M, Delvigne A, Leroy F. Hydrosalpinges in in vitro fertilisation: an unfavourable prognostic feature. Hum Reprod. 1995;10(3):576-9.
32. Strandell A, Lindhard A. Why does hydrosalpinx reduce fertility: the importance of hydro salpingeal fluid. Hum Reprod. 2002;17(5):1141-5.
33. Motta EL, Schizzi A, Paula FJ, Furtado Filho F, Pina H, Chein MB. Adesiólise. In: Consenso Brasileiro de Videoendoscopia Ginecológica. Rio de Janeiro: Febrasgo, 2001:126-8.
34. Donnez J, Nisolle M, Squifflet J, Smetts M. CO_2 laser laparoscopic surgery: fimbrioplasty, salpingoneostomy and adhesiolisis. In: Atlas of operative laparoscopy and hysteroscopy. New York; Parthenon Publishing: 2001:137-54.
35. Monk BJ, Berman ML, Montz FJ. Adhesion after extensive gynecologic surgery: clinical significance, etiology and prevention. Am J Obstet Gynecol. 1994;170(5-1):1369-403.
36. Ellis H, Moran BJ, Thompson JN, Parker MC, Wilson MS, Menzies D, et al. Adhesion-related hospital readmissions after abdominal surgery: a retrospective cohort study. Lancet. 1999;353(9163):1476-80.
37. Swank DJ, Swank-Bordewijk SC, Hop WC, van Erp WF, Janssen IM, Bonjer HJ, et al. Laparoscopic adhesiolysis in patients with chronic abdominal pain: a blinded randomised controlled multicentre trial. Lancet. 2003;361(9365):1247-51.
38. Hershlag A, Diamond MP, DeCherney AH. Adhesiolysis. Clin Obstet Gynecol. 1991;34(2):395-401.
39. Ahmad G, Watson A, Vanderkerchove P, Lilford R. Techniques for pelvic surgery in subfertility. Cochrane Database Syst Rev. 2006;(2):CD000221.
40. van Goor H. Consequences and complications of peritoneal adhesions. Colorectal Dis. 2007;9(2):25-34.

Capítulo 83

Endometriose e Infertilidade

Pedro Augusto Araújo Monteleone
Fernanda Ramos
Mayra Nakano
Sérgio Podgaec

Introdução

Endometriose é uma doença inflamatória crônica caracterizada pela presença de tecido endometrial (glândulas e/ou estroma) fora do útero.[1,2] Compromete com mais frequência o peritônio pélvico superficialmente, mas também pode se infiltrar de forma profunda nas estruturas pélvicas como ovários, intestino, bexiga e septo retovaginal.[3,4] Estima-se que sua prevalência seja em torno de 6% a 10% entre as mulheres durante a menacme.[1,2] As manifestações clínicas dessa doença são variáveis e ela pode ser assintomática em muitos casos. Quando há sintomas, os principais são dor pélvica crônica e infertilidade.[1]

A prevalência de endometriose em mulheres inférteis é estimada em 20% a 50%. Ainda, das mulheres com endometriose, estima-se que 30% a 50% são inférteis.[2,5] Os mecanismos responsáveis pela infertilidade nesses casos são multifatoriais. Inicialmente eram atribuídos exclusivamente à distorção das estruturas pélvicas, gerando dificuldades no transporte tubário dos gametas e embriões. Hoje, além de modificações anatômicas, já se avaliam impactos do processo inflamatório associado à doença que provoca alterações no fluido peritoneal e no endométrio, reduz a motilidade espermática e dificulta a capacitação dos espermatozoides e a fertilização, bem como pode reduzir a qualidade ovular e a receptividade endometrial.[6]

Diagnóstico

O diagnóstico de endometriose na paciente infértil segue as mesmas diretrizes abordadas em capítulo específico deste livro. A seguir, serão discutidas algumas particularidades da rotina diagnóstica utilizada no Centro de Reprodução Humana da Divisão de Ginecologia do Hospital das Clínicas da Faculdade de Medicina da Universidade de São Paulo (HCFMUSP).

Endometriose e infertilidade são duas condições frequentemente associadas, isto é, a probabilidade pré-teste para endometriose é maior na paciente infértil. Portanto, deve-se manter alto grau de suspeita ao avaliar a paciente com infertilidade.

As queixas de dismenorreia, dispareunia, dor pélvica crônica e sintomas urinários ou intestinais cíclicos aumentam a probabilidade de endometriose; porém, em razão da variabilidade do quadro clínico e da falta de especificidade desses sintomas, não são suficientes para o diagnóstico. (D)[7,8]

O toque vaginal apresenta alta especificidade, mas tem baixa sensibilidade para detectar nodulações ou espessamentos retrocervicais, de fundo de saco de Douglas e compressões retais extrínsecas. (B)[9] Portanto, sua sensibilidade para a detecção de endometriose profunda também é reduzida. A acurácia do exame físico isoladamente para o diagnóstico de endometriose profunda retrocervical e de retossigmoide foi estimada em aproximadamente 60%. (B)[10] Quando realizado durante a menstruação, o exame físico pode apresentar maior sensibilidade. (B)[11]

No que diz respeito a exames laboratoriais, não há marcadores séricos que possam diagnosticar a endometriose. A determinação da concentração sérica de CA125 não deve ser utilizada para o seguimento da doença, assim como apresenta baixa acurácia para o diagnóstico. (A)[12]

Os exames de imagem são grandes aliados para o diagnóstico da endometriose. A ultrassonografia transvaginal (USG-TV) comum permite a identificação de endometriomas. Sua acurácia para detecção da forma peritoneal superficial não foi avaliada de forma adequada na literatura recente, mas provavelmente é baixa. (A)[13] (C)[14] Já a USG pélvica e TV com preparo intestinal, realizada por profissionais experientes, apresenta alta acurácia diagnóstica para as formas infiltrativas de endometriose. (B)[15-17] Igualmente, a ressonância magnética (RM) de abdome e pelve com preparo intestinal apresenta bons resultados para a detecção de endometriose profunda (B)[18,19] e pode complementar a USG quando se suspeita de lesões extrapélvicas. (B)[18] A histerossalpingografia não permite a identificação adequada de endometriose. (B)[20]

Nos *guidelines* atuais, a laparoscopia não é mais considerada o padrão-ouro para o diagnóstico de endometriose e só é recomendada quando os exames de imagem resultarem negativos e o tratamento empírico não tenha tido sucesso. (A)[18] Com a alta acurácia dos exames de imagem e pela laparoscopia representar abordagem invasiva, de maior complexidade e custo, não indicamos laparoscopia diagnóstica na rotina da investigação de infertilidade. Reserva-se a abordagem cirúrgica para casos de suspeita da doença, confirmação diagnóstica e tratamento concomitante, em situações clínicas específicas.

Em síntese, idealmente todas as pacientes com quadro de infertilidade deveriam ser investigadas para endometriose por método de imagem com adequada acurácia. Atualmente os métodos mais indicados são a USG-TV com preparo intestinal, realizada por médico experiente, e/ou a RM. Como na prática esses métodos não estão sempre disponíveis, reserva-se a investigação para situações em que há maior suspeita da doença: pacientes com queixa de dismenorreia, dispareunia de profundidade, disúria, disquezia ou hematúria cíclicas, sangramento retal ou pneumotórax catamenial, assim como suspeita da presença de lesões de endometriose ao toque vaginal, mesmo nas mulheres sem dor pélvica.

Tratamento

A decisão terapêutica em casos de infertilidade associada à endometriose deve levar em consideração os seguintes fatores: presença de dor; associação de outros fatores de infertilidade; idade; reserva ovariana; estágio da doença; desejo da paciente e o *endometriosis fertility index* (EFI), considerando-se esse último quando a paciente foi submetida a tratamento cirúrgico. (D)[18]

As opções de tratamento especificamente para infertilidade são: tratamento cirúrgico; inseminação intrauterina e fertilização *in vitro* (FIV). O tratamento com drogas supressoras de ovulação (progestagênio, pílulas anticoncepcionais combinadas e análogos do hormônio liberador de gonadotrofina (GnRH)) não devem ser utilizadas no tratamento da infertilidade associada à endometriose. (A)[21]

Para todas as opções apresentadas, com o intuito de melhor controle da dor (sem bloqueio do eixo hormonal que impediria gestação) e da inflamação crônica que agrava o quadro da doença, estudos mais recentes têm sugerido associação de tratamentos multidisciplinares como fisioterapia pélvica, seguimento nutricional, osteopatia e terapias integrativas como acupuntura. Porém, para essas recomendações, mais estudos científicos são necessários. Para o aumento da fertilidade em si, nenhuma dessas abordagens tem evidência científica de aumento das taxas de gravidez de mulheres com infertilidade e endometriose.[18]

Tratamento cirúrgico

Quando a endometriose acomete intrinsecamente o ureter, com hidronefrose, a parede intestinal (reto, sigmoide ou íleo) causando quadros de suboclusão, e o apêndice ou se há dor pélvica como sintoma relevante para a paciente infértil que impeça o seguimento de tratamentos específicos para se alcançar a gestação, indica-se o tratamento cirúrgico.[22](A) É importante que a cirurgia seja realizada por técnica cirúrgica minimamente invasiva, por equipe com *expertise* e que a paciente seja informada de potenciais riscos, benefícios e efeitos de longa duração na qualidade de vida. (D)[18] A técnica cirúrgica estabelecida em literatura e na prática clínica é a videolaparoscopia e, mais recentemente, a cirurgia robótica vem ganhando espaço. Para a segunda, uma revisão sistemática e metanálise de 2020 apontou não inferioridade da técnica quando comparada à videolaparoscopia e considera a cirurgia robótica viável e segura para pacientes com endometriose.[22]

Quando indicada a cirurgia, não há benefício de tratamentos hormonais prévios à cirurgia para melhorar seu desfecho e, nessas pacientes, também não deve ser recomendado o tratamento hormonal pós-cirúrgico. (A)[21]

Para os endometriomas, é recomendada a cistectomia em vez de drenagem e coagulação, pela menor chance de recorrência (A).[22] Nesses casos, principalmente em mulheres inférteis, é necessário cuidado especial para minimizar o dano ao parênquima ovariano que pode ocorrer em graus variáveis, a depender da experiência do cirurgião. Por esse motivo, não é recomendada a excisão rotineira de endometriomas prévios à FIV para aumento da chance de gravidez. Além de não haver comprovação do benefício dessa cirurgia, há risco de mitigação da reserva ovariana. (A)[22] Reserva-se essa cirurgia a casos de dor pélvica associada à endometriose ou para melhor acessibilidade aos folículos. (D)[18]

Quando não há outro fator de infertilidade presente, a remoção laparoscópica da endometriose peritoneal mínima ou leve aumenta as chances de gestação natural. (B)[23,24] Todavia, não é recomendado o tratamento cirúrgico previamente à FIV de forma rotineira para pacientes com endometriose superficial, pois não há benefício comprovado dessa prática. A decisão de oferecer o tratamento cirúrgico prévio à FIV deve ser guiada principalmente pelos sintomas e preferência da paciente, uma vez que sua efetividade no desfecho reprodutivo é incerta. (A)[24]

Inseminação intrauterina

A inseminação intrauterina com indução da ovulação pode ser uma alternativa à cirurgia nos casos de infertilidade por endometriose mínima e leve sem outros fatores associados, aumentando a chance de gravidez. (B)[25] Nos casos de endometriose moderada e avançada com permeabilidade tubária presente, a inseminação intrauterina tem um valor incerto, mas pode ser considerada. (C)[25]

Fertilização *in vitro*

Quando se identificam outros fatores de infertilidade associados à endometriose como fator masculino, comprometimento tubário e baixo EFI (após o tratamento cirúrgico), é consenso recomendar a FIV. (D)[7,8] Entretanto, existe dúvida ainda na literatura se a endometriose piora os resultados da FIV e, quanto mais grave a endometriose, são menores as chances de gestação. (A)[25]

Quanto ao protocolo para estimulação ovariana controlada, não há diferença das taxas de gestação ou de nascidos vivos quando comparados estímulos com agonista ou antagonista do GnRH. Sendo assim, o protocolo oferecido é baseado nas preferências do médico e da paciente. É importante tranquilizar a paciente quanto à segurança do ciclo de estimulação ovariana já que as taxas de recorrência de endometriose não aumentam nas pacientes que fazem FIV. (B)[26,27] Em mulheres com endometriomas ovarianos, pode ser realizada antibioticoprofilaxia no momento da punção ovariana para aspiração folicular com o objetivo de prevenir a formação de abscessos, embora o risco seja baixo. (D)[18]

Por fim, não é recomendado o uso de drogas supressoras da ovulação previamente ao tratamento da FIV com a intenção de melhorar o seu desfecho. (B)[18]

Preservação da fertilidade

Nos casos de endometriose ovariana extensa, deve-se discutir os prós e contras da preservação da fertilidade, porém seu benefício ainda é incerto. (A)[18]

Gestação

As pacientes devem ser orientadas quanto ao fato de a gestação não tratar a dor relacionada à endometriose e não impede a progressão da doença. (A)[18] Além disso, parece haver risco aumentado de perda gestacional e gestação ectópica nessas pacientes. Apesar disso, as mulheres com endometriose não devem ser dissuadidas de engravidar. (A)[18]

Técnicas integrativas

Sugerimos que o tratamento multidisciplinar e integrativo (medicina chinesa, nutrição, acupuntura, fisioterapia, exercícios físicos e acompanhamento psicológico) seja discutido com as pacientes para melhorar a qualidade de vida e o bem-estar psicológico no manejo dos sintomas da endometriose, porém nenhum tratamento específico deve ser recomendado, pois os potenciais benefícios ainda são incertos.[18] (D)

Recomendação

Na Divisão de Ginecologia do Hospital das Clínicas da Faculdade de Medicina da Universidade de São Paulo (HCFMUSP), recomenda-se a seguinte conduta no diagnóstico e tratamento de pacientes inférteis com endometriose (Algoritmos 83.1 e 83.2).

Algoritmo 83.1 – Diagnóstico de endometriose nas pacientes com infertilidade no Centro de Reprodução Humana do HCFMUSP

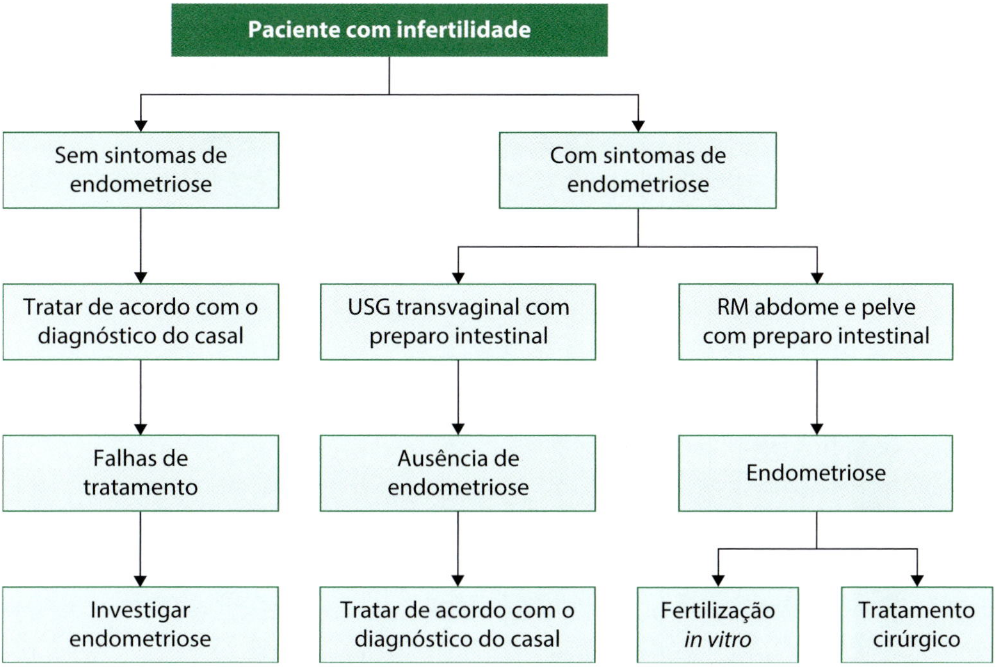

Fonte: Desenvolvido pela autoria

Algoritmo 83.2 – Tratamento da infertilidade associada à endometriose

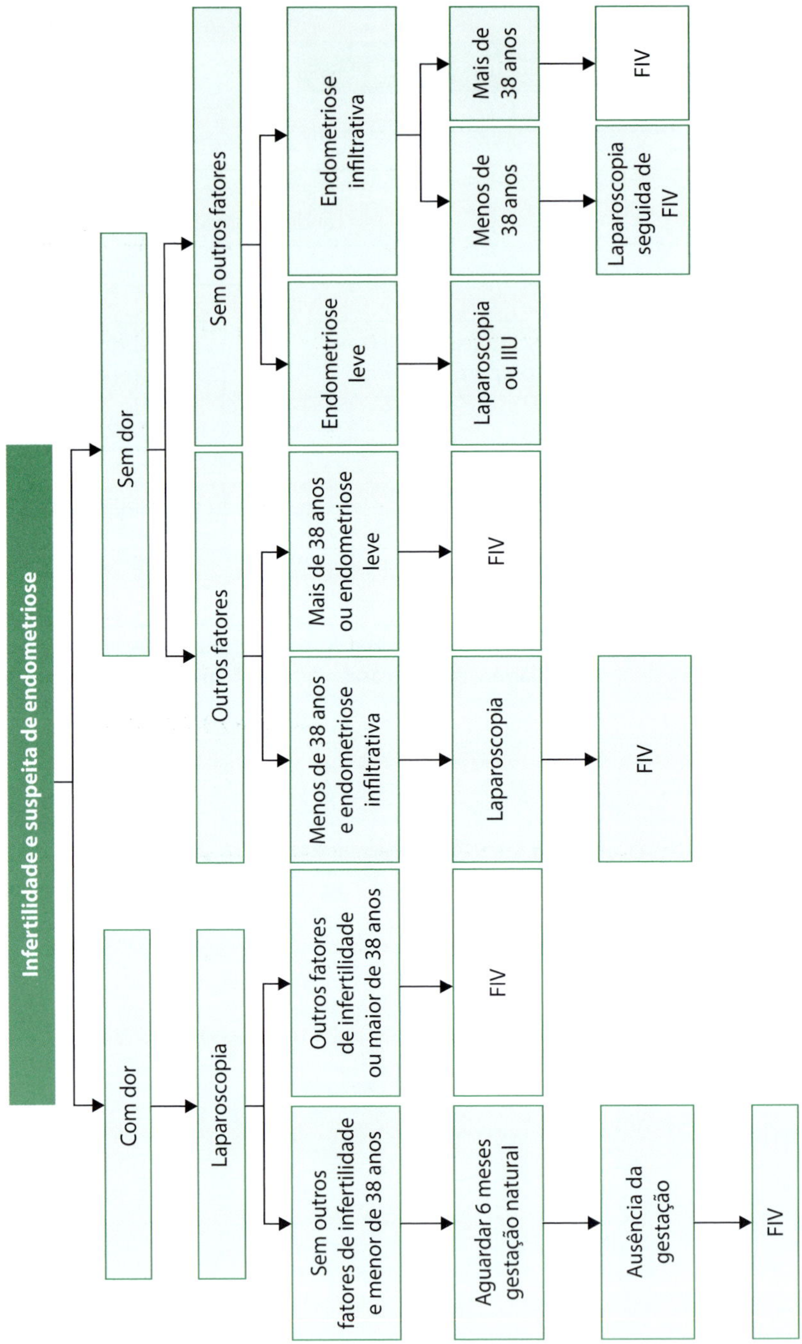

FIV: fertilização in vitro; IIU: inseminação intrauterina

Fonte: Desenvolvido pela autoria

Referências bibliográficas

1. Giudice LC, Swiersz LM, Burney RO. Endometriosis. In: Jameson JL, De Groot LJ (eds.). Endocrinology. 6. ed. New York: Elsevier. 2010:2356-70.
2. Holoch KJ, Lessey BA. Endometriosis and infertility. Clin Obstet Gynecol. 2010;53(2):429-38.
3. Bulun SE. Endometriosis. N Engl J Med. 2009;360(3):268-79.
4. Koninckx PR, Oosterlynck D, D'Hooghe T, Meuleman C. Deeply infiltrating endometriosis is a disease whereas mild endometriosis could be considered a non-disease. Ann N Y Acad Sci. 1994;734:333-41.
5. Eskenazi B, Warner ML. Epidemiology of endometriosis. Obstet Gynecol Clin North Am. 1997;24(2):235-58.
6. de Ziegler D, Borghese B, Chapron C. Endometriosis and infertility: pathophysiology and management. Lancet. 2010;376(9742):730-8.
7. Kennedy S, Bergqvist A, Chapron C, D'Hooghe T, Dunselman G, Greb R, et al. ESHRE Special Interest Group for endometriosis and endometrium guideline development group. ESHRE guideline for the diagnosis and treatment of endometriosis. Hum Reprod. 2005;20(10):2698-704.
8. RCGO Green top guideline 24 – Endometriosis, investigation and management. [2024 Abr. 15]. https://www.rcog.org.uk/guidance/browse-all-guidance/green-top-guidelines/endometriosis-investigation-and-management-green-top-guideline-no-24/.
9. Dragisic KG, Padilla LA, Milad MP. The accuracy of the rectovaginal examination in detecting cul-de-sac disease in patients under general anaesthesia. Hum Reprod. 2003;18(8):1712-5.
10. Abrao MS, Gonçalves MO, Dias JA Jr, Podgaec S, Chamie LP, Blasbalg R. Comparison between clinical examination, transvaginal sonography and magnetic resonance imaging for the diagnosis of deep endometriosis. Hum Reprod. 2007;22(12):3092-7.
11. Koninckx PR, Meuleman C, Oosterlynck D, Cornillie FJ. Diagnosis of deep endometriosis by clinical examination during menstruation and plasma CA-125 concentration. Fertil Steril. 1996;65(2):280-7.
12. Mol BW, Bayram N, Lijmer JG, Wiegerinck MA, Bongers MY, van der Veen F, et al. The performance of CA-125 measurement in the detection of endometriosis: a meta-analysis. Fertil Steril. 1998;70(6):1101-8.
13. Moore J, Copley S, Morris J, Lindsell D, Golding S, Kennedy S. A systematic review of the accuracy of ultrasound in the diagnosis of endometriosis. Ultrasound Obstet Gynecol. 2002;20(6):630-4.
14. Friedman H, Vogelzang RL, Mendelson EB, Neiman HL, Cohen M. Endometriosis detection by US with laparoscopic correlation. Radiology. 1985;157(1):217-20.
15. Valenzano MM, Remorgida V, Abbamonte LH, Nicoletti A, Ragni N, Ferrero S. Does transvaginal ultrasonography combined with water-contrast in the rectum aid in the diagnosis of rectovaginal endometriosis infiltrating the bowel? Hum Reprod. 2008;23(5):1069-75.
16. Guerriero S, Ajossa S, Gerada M, D'Aquila M, Piras B, Melis GB. "Tenderness-guided" transvaginal ultrasonography: a new method for the detection of deep endometriosis in patients with chronic pelvic pain. Fertil Steril. 2007;88(5):1293-7.
17. Carbognin G, Girardi V, Pinali L, Raffaelli R, Bergamini V, Pozzi Mucelli R. Assessment of pelvic endometriosis: correlation of US and MRI with laparoscopic findings. Radiol Med. 2006;111(5):687-701.
18. Christian MB, Attila B, Oskari H, Andrew H, Femke J, Ludwig K, et al. ESHRE guideline: endometriosis. Human Reproduction Open. 2022;2022(2):hoac009. [2024 Abr. 15]. Disponível em: https://doi.org/10.1093/hropen/hoac009.
19. Chamié LP, Blasbalg R, Gonçalves MO, Carvalho FM, Abrão MS, de Oliveira IS. Accuracy of magnetic resonance imaging for diagnosis and preoperative assessment of deeply infiltrating endometriosis. Int J Gynaecol Obstet. 2009;106(3):198-201.
20. Johnson WK, Ott DJ, Chen MY, Fayez JA, Gelfand DW. Efficacy of hysterosalpingography in evaluating endometriosis. Abdom Imaging. 1994;19(3):278-80.

21. Hughes E, Brown J, Collins JJ, Farquhar C, Fedorkow DM, Vanderkerchove P. Ovulation suppression for endometriosis for women with subfertility. Cochrane Database Syst Rev. 2007;(3):CD000155.
22. Fernandes CE, Sá MFS. In: Tratado de Ginecologia da FEBRASGO/Capítulo 32 – Endometriose. Autores: Caraça, DB, Bellelis P, Podgaec S. São Paulo-SP-Brazil: 2017:357.
23. Restaino S, Mereu L, Finelli A, Spina MR, Marini G, Catena U, et al. Robotic surgery vs laparoscopic surgery in patients with diagnosis of endometriosis: a systematic review and meta-analysis.J Robot Surg. 2020;14(5):687-94. doi: 10.1007/s11701-020-01061-y.
24. Jacobson TZ, Duffy JMN, Barlow D, Farquhar C, Koninckx PR, Olive D. Laparoscopic surgery for subfertility associated with endometriosis. Cochrane Database Syst Rev. 2010;(1):CD001398.
25. Tummon IS, Asher LJ, Martin JS, Tulandi T. Randomized controlled trial of superovulation and insemination for infertility associated with minimal or mild endometriosis. Fertil Steril. 1997;68(1):8-12.
26. D'Hooghe TM, Denys B, Spiessens C, Meuleman C, Debrock S. Is the endometriosis recurrence rate increased after ovarian hyperstimulation? Fertil Steril. 2006;86(2):283-90.
27. Benaglia L, Somigliana E, Vercellini P, Benedetti F, Iemmello R, Vighi V, et al. The impact of IVF procedures on endometriosis recurrence. Eur J Obstet Gynecol Reprod Biol. 2010;148(1):49-52.

Capítulo 84

Reanastomose Tubária Laparoscópica

Sérgio Edgar Camões Conti Ribeiro
Pedro Augusto Araújo Monteleone

Introdução

A esterilização tubária é o método anticoncepcional mais popular no mundo. Estima-se que aproximadamente 138 milhões de mulheres em idade reprodutiva submeteram-se à esterilização tubária (laqueadura).[1] Diversos programas governamentais de planejamento familiar têm como principal atrativo possibilitar acesso a grande número de mulheres à laqueadura tubária. Entretanto, verificam-se taxas elevadas de arrependimento associadas com diversos motivos.[1,2]

No Brasil, a Lei de Planejamento Familiar, alterada em setembro de 2022 (Lei nº 14.443), permite a esterilização voluntária em duas hipóteses: quando a mulher tem mais de 21 anos de idade ou, pelo menos, dois filhos vivos. Outra exigência é que seja observado prazo mínimo de 60 dias entre a solicitação e a realização da esterilização, com objetivo de desencorajar esterilizações precoces. Esse procedimento é proibido em mulheres que se encontram no ciclo gravídico-puerperal.[3]

Entre os fatores que motivam as mulheres a se submeterem à laqueadura, destaca-se o desejo de não ter mais filhos (28,6%). Entretanto, maus-tratos conjugais, dificuldades financeiras, falha de adaptação a métodos reversíveis e exigência do cônjuge são variáveis importantes no processo decisório.[4]

No Brasil, a média etária de realização da laqueadura varia de 24 a 28 anos.[4,5] Destacam-se, entre os principais motivos de arrependimento, a troca de companheiro ou o falecimento/a perda de um filho.[2]

A média etária das pacientes que buscam retorno à fertilidade varia de 32 a 34 anos, sendo mais frequente quanto mais jovem era a paciente no momento da esterilização e entre aquelas mais velhas que seus parceiros (47,6%).[4] As alternativas de tratamento para as pacientes que desejam nova gestação são a recanalização tubária cirúrgica ou a utilização de técnicas de fertilização *in vitro* (FIV).

Reversão de laqueadura

Descrita inicialmente por Gomel, a técnica de reversão de laqueadura consiste na remoção da região ocluída e subsequente anastomose terminoterminal dos cotos da tuba uterina. (C)[6] O prognóstico da reversão depende do comprimento residual da tuba, da técnica de laqueadura utilizada, da presença de aderências e do local onde será feita a reanastomose. (C)[7]

O ideal para o sucesso da reanastomose são tubas de comprimento maior que 4 cm com fímbrias intactas. O intervalo entre a esterilização e a reversão, aparentemente, não interfere no prognóstico, embora flacidez da mucosa tubária e falta de cílios e pólipos possam ser encontradas em tubas de mulheres que se submeteram à laqueadura há mais de 5 anos. (C)[6,8]

A laparoscopia diagnóstica é fundamental para decidir a viabilidade do procedimento e, nos casos favoráveis, procede-se à reversão, eventualmente com técnicas microcirúrgicas ou laparoscópicas. Autores relatam índices de restabelecimento de permeabilidade tubária entre 60% e 90% em pacientes submetidas à reversão por laparotomia. (C)[6,9] Por outro lado, resultados iniciais de taxas de gestação entre 25% e 36% colocavam a reversão laparoscópica como alternativa secundária na busca de novas gestações.

Com o aprimoramento da técnica cirúrgica, da capacitação médica e do aprimoramento do instrumental laparoscópico, a utilização da laparoscopia para a realização de diversos procedimentos tornou-se possível. Ampliação da imagem, menor trauma cirúrgico, menor tempo de internação e retorno precoce às atividades habituais são vantagens inquestionáveis dos procedimentos laparoscópicos. (C)[7,10] Esse aprimoramento cirúrgico pode ser constatado por meio de recentes publicações que verificaram taxas de gestação entre 50% e 80% pós-reanastomose laparoscópica. (C)[7,11] (B)[12] Esses resultados, comparáveis aos obtidos com a FIV e a microcirurgia, permitem que a reanastomose laparoscópica passe a ser oferecida às pacientes laqueadas arrependidas. (B)[13]

Na Divisão de Ginecologia do Hospital das Clínicas da Faculdade de Medicina da Universidade de São Paulo (HCFMUSP), a reanastomose tubária laparoscópica é realizada em casos selecionados desde 1999. Resultados preliminares foram publicados, revelando taxas de gestação de 57%. (C)[7]

O principal risco associado à cirurgia de recanalização tubária são as gestações ectópicas, que podem acontecer em até 7% dos casos. (A)[1] Portanto, é necessário seguimento precoce dessas pacientes na suspeita de gestação.

A presença de fatores como idade igual ou maior que 38 anos, risco materno elevado para nova gestação, parceiros oligospérmicos e insuficiência ovariana prematura limita a indicação da cirurgia de reversão de laqueadura.

Indicações da reanastomose tubária

Levando-se em consideração a eficácia da FIV e da cirurgia tubária como tratamento para mulheres com infertilidade por fator tubário, devem-se considerar algumas variáveis para a escolha entre os métodos: idade; extensão da lesão das tubas; presença de fatores de infertilidade associados; custo de cada tratamento e escolha do casal.

Em pacientes com idade inferior a 38 anos e histerossalpingografia sugerindo tubas de bom prognóstico, a cirurgia de reanastomose pode ser a primeira opção. Já em pacientes com idade igual ou superior a 38 anos, com doença tubária grave ou fator masculino associado, deve-se reavaliar o caso, em especial sua capacidade reprodutiva. Porém a idade-limite para a realização de reanastomose varia de 35 a 37 anos para alguns autores. (B)[14]

A análise de custos varia de acordo com a realidade socioeconômica de cada país. Alguns estudos mostram custos semelhantes para a FIV e a cirurgia de reversão.

Possíveis complicações, como síndrome de hiperestímulo, gestações múltiplas e gestações ectópicas são subestimadas ou negligenciadas durante o processo decisório, revelando um viés econômico na indicação do tratamento.

A reanastomose tubária laparoscópica pode ser realizada também com o auxílio do sistema robótico, que, por intermédio da visão tridimensional, permite ao cirurgião a manipulação precisa de instrumentos articulados, facilitando a sutura entre os cotos tubários. (C)[15]

Trabalhos recentes mostram índices satisfatórios de gestação e nascimentos em pacientes com idade igual ou menor de 40 anos submetidas à reanastomose tubária robótica. Nas pacientes com menos de 35 anos, o índice de gestação atinge 95%, e 88% delas têm pelo menos um filho. (B)[16]

Técnica cirúrgica

Na técnica videolaparoscópica utilizam-se três punções: a primeira umbilical, de 10 mm, e duas auxiliares suprapúbicas, de 5 mm. Uma vez identificados o local e a extensão da oclusão, procede-se à ressecção da porção comprometida utilizando-se tesoura "fria". Identificadas as porções sadias dos cotos proximal e distal, a anastomose tubária tem duas fases principais: aproximação dos cotos tubários e a anastomose propriamente dita. A aproximação dos cotos permitirá um alinhamento perfeito entre os dois lumens tubários, sendo alcançada por meio de sutura simples ou contínua dos folhetos do mesossalpíngeo, utilizando-se fio inabsorvível 6-0. A reanastomose propriamente dita é feita por meio de sutura simples seromuscular, aplicando-se quatro a cinco pontos separados (posição 3, 6, 9 e 12 horas do relógio).

Com a disseminação dos procedimentos laparoscópicos associados à plataforma robótica, surgiu uma grande expectativa de melhora nas taxas de gestação nas pacientes submetidas à reanastomose tubária. Uma revisão sistemática que analisou 37 estudos, nenhum randomizado, e incluiu 10.689 pacientes, verificou taxas de gestação variando entre 42% e 69%. As taxas de gestação ectópica foram baixas e oscilaram entre 4% e 8%. Além disso, a idade da paciente no momento da reversão foi o único fator prognóstico independente que afetou as taxas de gestação. Finalmente, embora os estudos que utilizaram o acesso robótico associado tenham sido realizados na fase inicial da técnica, provavelmente ainda incluindo a curva de aprendizagem e utilizando as plataformas antigas, os resultados em termos de gestação foram similares nas pacientes operadas por microcirurgia, laparoscopia convencional e robótica. (A)[17]

Indica-se a reanastomose tubária laparoscópica para pacientes com idade menor que 38 anos, com histerossalpingografia sugerindo obstrução na porção ístmica de uma ou das duas tubas, na ausência de outros fatores de infertilidade, como distúrbios de ovulação ou fator masculino. A avaliação inicial é feita pela laparoscopia diagnóstica e, nos casos com bom prognóstico, a reversão é realizada no mesmo tempo cirúrgico.

Recomendação

Na Divisão de Ginecologia do Hospital das Clínicas da Faculdade de Medicina da Universidade de São Paulo (HCFMUSP), recomenda-se a seguinte conduta na reanastomose tubária laparoscópica (Algoritmo 84.1).

Algoritmo 84.1 – Reanastomose tubária laparoscópica

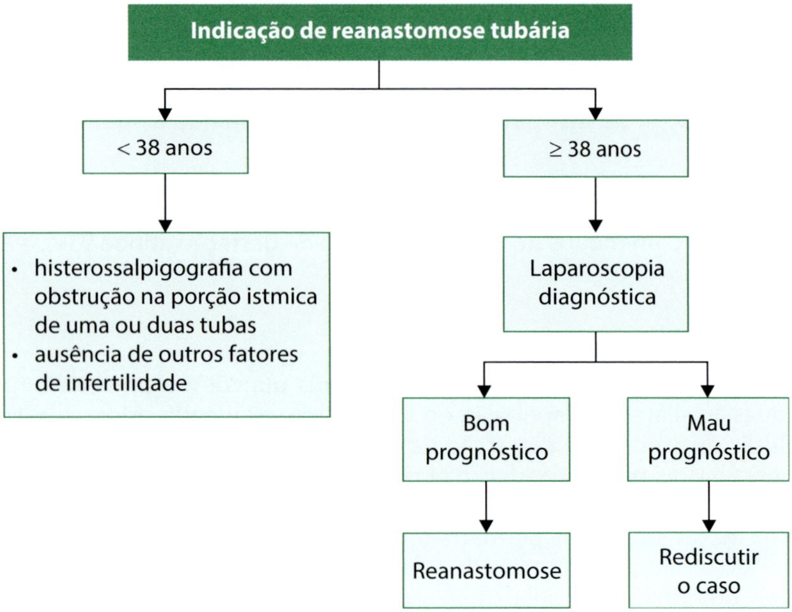

Fonte: Desenvolvido pela autoria

Referências bibliográficas

1. Yossry M, Aboulghar M, D Ângelo A, Gillet W. In vitro fertilization versus tubal reanastomosis (sterilization reversal) for subfertility after tubal sterilization. Cochrane Database Syst Rev. 2006;(3):CD004144.
2. Cunha AR, Wanderley MS, Garrafa V. Fatores associados ao futuro reprodutivo de mulheres desejosas de gestação após ligadura tubária. Rev Bras Ginecol Obstet. 2007;29(5):230-4.
3. Constituição da Republica Federativa do Brasil de 1988, Lei de Planejamento Familiar, Lei nº 9.263/96.
4. Reggiani CP, Murata MK, Beck RT. Laqueadura e reversão: análise de 21 casos. J Bras Med. 2000;79(5/6):44-50.
5. Fernandes AM, Arruda MS, Palhares MA, Benetti Jr ND, Moreira CM. Seguimento de mulheres laqueadas arrependidas em Serviço Público de Esterilidade Conjugal. Rev Bras Ginecol Obstet. 2001;23(2):69-73.
6. Gomel V. Microsurgical reversal of female sterilization: a reappraisal. Fertil Steril. 1980;33(6): 587-97.
7. Ribeiro SC, Tormena RA, Giribela CG. Laparoscopic tubal anasomosis. Int J Gynaecol Obstet. 2004;84(2):142-6.
8. Rock JA, Guzick DS, Katz E, Zacur HA, King TM. Tubal anastomosis: pregnancy success following reversal of Falope ring or monopolar cautery sterilization. Fertil Steril. 1987;48(1):13-7.
9. Kim SH, Shin CJ, Kim JG, Moon SY, Lee JY, Chang YS. Micrmsusurgical reversal of tubal sterilization: a report on 1118 cases. Fertil Steril. 1997;68(5):865-70.
10. Istre O, Osboe F, Trolle B. Laparoscopic tubal anastomosis: reversal of sterilization. Acta Obstet Gynecol Scand. 1993;72(8):680-1.
11. Yoon TK, Lee CN, Cha KY, Sung HR, Cha SH. Fertility outcome after laparoscopic microsurgical tubal anastomosis. Fertil Steril. 1997;67(1):19-22.

12. Cha SH, Lei MH, Kim JH, Lee CN, Yoon TK, Cha KY. Fertility outcome after tubal anastomosis by laparoscopy and laparotomy. J Am Assoc Gynecol Laparosc. 2001;8(3):348-52.
13. Bissonnette F, Lapensee L, Bouzayen R. Outpatient laparoscopic tubal anastomosis and subsequent fertility. Fertil Steril. 1999;72(3):549-52.
14. Boeckxstaens A, Devroey P, Collins J, Tournaye H. Getting pregnant after tubal sterilization: surgical reversal or IVF? Hum Reprod. 2007;22(10):2660-4.
15. Degueldre M, Vandromme J, Huong PT, Cadière GB. Robotically assisted laparoscopic microsurgical tubal reanastomosis: a feasibility study. Fertil Steril. 2000;74(5):1020-3.
16. Caillet M, Vandromme J, Rozenberg S, Paesmans M, Germany O, Degueldre M. Robotically assisted laparoscopic microsurgical tubal reanastomosis: a retrospective study. Fertil Steril. 2010;94(5):1844-7.
17. Van Seeters JAH, Chua SJ, Mol BWJ, Koks CAM. Tubal anastomosis after previous sterilization: a systematic review. Hum Reprod Update. 2017;23(3):358-70.

Complicações em Técnicas de Reprodução Assistida – Síndrome de Hiperestimulação Ovariana

Pedro Augusto Araújo Monteleone
Nathalia Reggi
Patrícia Florido
Vanessa Heinrich

Introdução

A difusão das técnicas de reprodução assistida ocasionou aumento expressivo do número de estímulos ovarianos nas últimas décadas. Apesar de serem técnicas seguras e de baixo risco, o estímulo ovariano controlado (EOC) e a aspiração folicular (AF) podem ter complicações como a síndrome de hiperestímulo ovariano (SHO), torção anexial de ovários de volumes aumentados e sangramento intraperitoneal. A SHO é a principal complicação do EOC e, na sua forma grave, pode trazer risco de óbito. A real incidência dos casos de SHO é difícil de determinar em virtude do uso de diferentes critérios diagnósticos, porém pode chegar a 1% a 5% nas suas formas moderada a grave.[1-3] Seus sintomas são resultantes do extravasamento do líquido intravascular para o espaço extravascular, com achados como aumento do volume ovariano, ascite, hemoconcentração e hipercoagulabilidade.[1,2]

Síndrome de hiperestímulo ovariano (SHO)

Fisiopatologia

Durante o processo de ovulação, o pico de hormônio luteinizante (LH) é responsável pela luteinização das células foliculares. Nesse processo, ocorre aumento da vascularização perifolicular, de citocinas inflamatórias e do fator de crescimento endotelial (VEGF). O VEGF é expresso e secretado no ovário e atua na angiogênese e na regulação da permeabilidade vascular, ambas críticas para a foliculogênese ovariana.[1,4] Vias ativadas pelos receptores de hormônio folículo-estimulante (FSH) e de LH/gonadotrofina coriônica (hCG) são capazes de induzir níveis de mRNA de VEGF em células da granulosa humana.[4]

Na SHO, há aumento da expressão de VEGF mediada por níveis elevados de gonadotrofinas e/ou estradiol, o que resulta na permeabilidade vascular excessiva.[4] Em resultado às alterações vasculares, há extravasamento de fluidos para o 3º espaço, contração do espaço intravascular, perda proteica e hemoconcentração. Como consequência, há hipovolemia hiponatrêmica com redução da perfusão de órgãos e tecidos, acúmulo de líquido nas cavidades serosas, edema periférico e pulmonar, alteração da função renal e hipercoagulabilidade.[1,3]

Vários estudos sugerem que LH e hCG modulam a expressão de VEGF.[1,4] Além disso, a gravidade da síndrome é maior quando ocorre aumento dos níveis de hCG, seja por administração exógena, seja pela presença de gravidez.

Fatores de risco

Os principais fatores de risco para a SHO são: pacientes jovens (idade < 35 anos), marcadores de reserva ovariana aumentados (hormônio antimülleriano > 3,3 ng/mL ou contagem de folículos antrais > = 24), ovários de aspecto policístico e história prévia de SHO.[1,3,5] Em um grande estudo americano em que dados de 214.219 ciclos de reprodução assistida foram analisados, a SHO foi mais frequente em pacientes jovens (< 35 anos), com distúrbios ovulatórios e síndrome de ovários policísticos (SOP), assim como nas pacientes com fator tubário e infertilidade sem causa aparente (ISCA).[6] Os estudos que avaliaram peso e índice de massa corporal (IMC) como fator de risco tiveram resultados contraditórios.[1]

As características do estímulo ovariano também são importantes ferramentas para prever o risco de SHO, sendo o número de folículos em crescimento (> 20 folículos), os níveis de estradiol no dia da maturação folicular (> = 3.500 pg/mL) e o número de oócitos aspirados (> = 15) os principais aspectos associados à SHO.[1,5,7-10] O uso de hCG ou uma gravidez são fatores relacionados tanto ao risco da SHO como ao aumento de sua gravidade[1,5] (Tabela 85.1).

Tabela 85.1 – Fatores de risco para desenvolver SHO

Fator de risco	Valor de corte
Pacientes jovens	< 35 anos
AMH basal elevado	> = 3,36 ng/mL
CFA basal/SOP	> = 24 folículos
História prévia de SHO	-
Crescimento multifolicular	> 20 folículos
Níveis elevados de estradiol no dia do *trigger*	> = 3.500 pg/mL
Número elevado de oócitos captados	> = 15 oócitos
Uso de gonadotrofina coriônica (hCG)	-
Gravidez	-

SHO: síndrome de hiperestímulo ovariano; SOP: síndrome de ovários policísticos

Fonte: Adaptada de Fiedler K, Ezcurra D, 2012

Diagnóstico

A SHO manifesta-se com amplo espectro de gravidade e pode ser classificada em precoce ou tardia. A forma precoce ocorre entre 3 e 10 dias após a AF e está relacionada ao crescimento folicular, aumentando, assim, o uso de hCG exógeno. Já a forma tardia ocorre a partir do 10º dia da AF e é induzida pelo aumento do hCG produzido na gravidez, apresentando sintomas mais graves.[11] Em casos leves, os sinais e sintomas são desconforto/distensão abdominal, aumento de peso, aumento pequeno a moderado do tamanho dos ovários e pequena quantidade de líquido em cavidade pélvica. Em grau moderado, os sintomas são mais acentuados, como vômitos, distensão abdominal, dor e dispneia. Há ascite moderada, ovários com tamanho acentuadamente aumentado e hemoconcentração (hematócrito < 45%, leucócitos > 15 mil). Nos casos graves, encontram-se ascite tensa, às vezes associada com hidrotórax, ovários com diâmetro acima de 12 cm, hematócrito > 45% e leucócitos > 25 mil. Em casos extremos, há necessidade de hospitalização pela dor abdominal intensa, instabilidade hemodinâmica, insuficiência respiratória, renal e/ou hepática, fenômenos tromboembólicos e alterações laboratoriais importantes, incluindo distúrbios hidroeletrolíticos (hiponatremia e hipercalemia) e hemoconcentração acentuada (hematócrito > 55% e leucócitos > 25 mil)[1,5] (Tabela 85.1).

Quadro 85.1 – Tipos de SHO

Classificação de gravidade	Sinais e sintomas clínicos	Achados laboratoriais
Leve/moderada	• Distensão/desconforto abdominal • Náuseas (leve) • Vômitos (leve) • Diarreia • Ganho de peso • Dispneia (leve) • Ovários de tamanho aumentado • Presença de líquido livre à ultrassonografia (ascite assintomática)	• Sem alterações importantes • Hemoconcentração (Ht > = 41%) • Leucocitose (15 mil)
Grave	• Achados comuns a leve/moderada • Evidência clínica de ascite • Hidrotórax • Dispneia (moderada/grave) • Oligúria/anúria • Náuseas e vômitos refratários	• Hemoconcentração (Ht > = 55%) • Leucocitose (> = 25 mil) • *Clearance* de Cr (< 50 mL/min) • Cr > 1,6 mg/dL • Na+ < 135 mEq/L • K + > 5 mEq/L • Elevação de enzimas hepáticas
Crítica	• Hipotensão/sincope • Derrame pleural/pericárdico • Ganho de peso excessivo (1 kg em 24 horas) • Dor abdominal (grave) • TVP/TEP • Anúria/insuficiência renal aguda • Arritmia • SRAG • SIRS/sepse	• Piora de parâmetros anteriores

Cr: creatinina; Ht: hematócrito; K+: potássio sérico; Na+: sódio sérico; SIRS: síndrome da resposta inflamatória sistêmica; SRAG: síndrome respiratória aguda grave; TEP: tromboembolismo pulmonar; TVP: tromboembolismo venoso

Fonte: Adaptado de Practice Committee of the American Society for Reproductive Medicine, 2016

Prevenção

Não há dúvida que a prevenção é a melhor atitude ante as pacientes com alto risco de desenvolver SHO. Nesse sentido, o primeiro cuidado é a identificação de pacientes de risco. (A)[12,13] A principal estratégia para redução desse risco é evitar o uso do hCG. Assim, o uso do antagonista de hormônio liberador de gonadotrofina (GnRH) como bloqueio hipofisário (ciclo curto) permite que a maturação final dos folículos não seja feita com o hCG, mas com o agonista do GnRH, que desencadeia o pico endógeno de LH. Já o uso de agonista de GnRH para o bloqueio hipofisário (ciclo longo) exige a administração de hCG para a maturação folicular. Essa estratégia reduz consideravelmente o risco de SHO grave, conforme demonstrado em um estudo clínico randomizado com 1.050 ciclos de fertilização *in vitro* (FIV). (A)[12] O uso de antagonista GnRH reduz o risco de SHO sem reduzir as taxas de gravidez,[12] além de diminuir a incidência de quadros moderados e graves em comparação ao esquema longo com o agonista do GnRH, já que os níveis de estradiol são mais baixos. (A)[12,14]

Outra estratégia usada durante a hiperestimulação ovariana é descontinuar o emprego de gonadotrofina e postergar o emprego do hCG enquanto se mantém o bloqueio hipofisário visando à redução dos níveis de estradiol. Essa estratégia é denominada *coasting* e pode reduzir as taxas de SHO moderada a grave, porém com baixo nível de evidência. Seu uso está reservado a situações de alto risco e por não mais do que 3 dias. (A)[1,16] Não há evidência de que essa estratégia seja superior do que outras adotadas.[16] A redução das doses de gonadotrofina (150 UI/dia) pode ser uma estratégia para pacientes de alto risco, porém também apresenta baixo nível de evidência.[17]

O uso de hCG como *trigger* para a maturação folicular atua mediante a ligação aos receptores de LH e tem meia-vida mais longa que o LH endógeno; sua ação sustentada no corpo lúteo é fator de risco para a SHO. A redução da dose de hCG (10 mil para 5 mil) não se mostrou eficaz na redução dos casos de SHO.[1,12,14] Por fim, o suporte da fase lútea nesses casos deve ser feito com progesterona exógena, e não com hCG.[15]

Os agonistas dopaminérgicos, como a bromoergocriptina, a cabergolina e a quinagolida parecem apresentar efeito protetor em pacientes de alto risco, sendo a cabergolina mais bem tolerada. (A)[18,19] (B)[20] Os agonistas dopaminérgicos atuam possivelmente reduzindo os níveis de VEGF e a permeabilidade vascular. Em uma revisão sistemática, essa estratégia se mostrou eficaz para reduzir a taxa de SHO moderada a grave de 20% para 7% a 14%, com boa tolerância e mesmas taxas de gravidez.[21]

Bastante controverso é o emprego da albumina na prevenção da SHO grave (10 g a 50 g de albumina humana, 2 horas antes ou logo após a captação). Enquanto alguns trabalhos não demonstraram benefício, uma metanálise mostrou redução do risco de SHO grave com a administração da albumina humana (OR = 0,28 com IC 95%: 0,11 a 0,73; um caso a menos de SHO para cada 18 pacientes tratadas). Não houve alteração na taxa de gestação. (A)[22] No entanto, um estudo clínico randomizado, com 988 pacientes, não foi capaz de demonstrar esse benefício. (A)[23] Essa conduta não é indicada em nosso Serviço.

Por último, em alguns casos, a melhor opção é o cancelamento da EOC ou a criopreservação de todos os embriões, que pode ser uma estratégia quando se quer evitar SHO tardia, que é mais grave que a precoce. (A)[24]

Tratamento

Após a instalação da SHO, o tratamento deve ser de suporte, até que o quadro, autolimitado, melhore. Em casos leves, usam-se sintomáticos, conforme a necessidade, como analgésico. Deve-se orientar a abstinência sexual, pois há aumento do risco de ruptura dos cistos ovarianos consequentes à aspiração. Além disso, devem-se evitar esforços moderados ou grandes, pelo risco de torção ovariana. No entanto, a paciente deve ser motivada a manter atividades físicas leves diárias, pois o repouso absoluto aumenta o risco de eventos tromboembólicos. A profilaxia de trombose venosa profunda está indicada em casos graves.

Em situações de SHO moderada, deve-se pesar a paciente diariamente, controlar a diurese e realizar controles seriados com exames ultrassonográficos e laboratoriais (hematócrito, eletrólitos, função renal). Ganhos de peso de 1 kg/dia e/ou redução do débito urinário demandam pronta avaliação. Outra recomendação essencial é estimular a ingestão de líquidos. A paciente deve ingerir, no mínimo, 1 L de fluidos por dia, de preferência soluções com eletrólitos amplamente disponíveis comercialmente.

Em casos graves, a melhor opção é internar a paciente e mantê-la sob cuidados constantes. Nesses casos, o balanço hídrico cuidadoso é essencial. O uso de albumina (50 g a 100 g a cada quatro a 12 horas) somente deve ser adotado quando a estabilidade hemodinâmica não consegue ser mantida com soluções salinas (administração de 50 g de albumina retira mais de 800 mL de fluido extravascular).

A paracentese de alívio está indicada em casos de dor intratável, insuficiência respiratória e/ou renal que não melhoram com o adequado balanço hídrico. Pode ser feito tanto por via transvaginal (culdocentese) como abdominal (paracentese), guiada por USG, para alívio e conforto da paciente. Não há consenso em relação ao volume máximo de líquido a ser aspirado, mas o objetivo do procedimento é a melhora dos sintomas provocados pela ascite, e não o esvaziamento completo desta. Um cuidado importante é que esse procedimento seja feito lentamente. Punções seriadas podem ser realizadas, conforme necessidade clínica. Nesse caso, deve ser feito cuidadoso controle hidroeletrolítico. (D)[3]

Por fim, em situação em que o controle ambulatorial não é suficiente, a internação torna-se essencial. Em casos extremos, é necessária a internação em unidade de terapia intensiva (UTI).

Recomendação

Na Divisão de Ginecologia do Hospital das Clínicas da Faculdade de Medicina da Universidade de São Paulo (HCFMUSP), recomenda-se a seguinte conduta no diagnóstico diferencial da SHO e do hemoperitônio (Algoritmo 85.1).

Algoritmo 85.1 – Diagnóstico diferencial de SHO e hemoperitônio

SHO	Hemoperitônio
• início dos sintomas com 3 a 10 dias • dor abdominal, ganho de peso, edema • hemoconcentração e leucocitose • aumento do volume ovariano e ascite • aumento do risco trombótico	• início dos sintomas precoce • dor abdominal, tontura e sintomas de baixo débito • queda de Hb > 2 g/d • líquido livre em pelve (> 200 mL) • contra indicação à anticoagulação profilática

Fonte: Desenvolvido pela autoria

Recomendação

Na Divisão de Ginecologia do Hospital das Clínicas da Faculdade de Medicina da Universidade de São Paulo (HCFMUSP), recomenda-se a seguinte conduta na síndrome de hiperestimulação ovariana (Algoritmo 85.2).

Algoritmo 85.2 – Conduta na síndrome de hiperestimulação ovariana

Identificação de pacientes de alto risco

Baixo risco

Resposta ovariana normal (< 20 foliculos)

- *trigger* com hCG
- transferência de embrião a fresco

Alto risco: idade < 35 anos, ovários de aspecto policistico/ SOP, SHO prévio

Antes da EOC:
- baixa dose de gonadotrofina (150 UI)
- protocolo com antagonista de GnRH

Alta resposta ovariana/ durante o EOC (> = 20 folículos):
- *coasting*
- cancelamento do ciclo

No dia da maturação folicular:
- maturação oocitária final com a GnRH
- inibidores da dopamina

Após a aspiração folicular (> = 15 oócitos):
- vitrificação de embriões
- antagonista de GnRH

Síndrome de hiperestímulo ovariano

Suporte da fase lútea:
- uso de progesterona
- evitar uso de hCG

Moderada:
- repouso relativo
- ingestão hídrica adequada
- abstinência sexual
- controle ambulatorial

Grave/crítica:
- suporte semelhante à forma moderada
- considerar internação
- considerar culdocentese/ paracentese
- anticoagulação profilática

aGnRH: análogos do hormônio estimulador das gonadotrofinas; EOC: estímulo ovariano controlado; GnRH: hormônio liberador de gonadotrofina; hCG: gonadotrofina coriônica; SHO: síndrome de hiperestímulo ovariano; SOP: síndrome de ovários policísticos

Fonte: Desenvolvido pela autoria

Outras complicações

Apesar de a SHO ser a complicação mais comum de estímulos ovarianos controlados, outros eventos adversos podem ocorrer e estão relacionados à captação de oócitos. O sangramento intra-abdominal secundário à punção ovariana é a segunda complicação mais comum, com incidência menor que 1%. Outras intercorrências incluem sangramento genital, abscesso pélvico, lesão de estruturas pélvicas adjacentes e complicações relacionadas à anestesia. (B)[25]

A perda sanguínea durante o procedimento de AF é mínima (estimada em 8 mL a 162 mL). Hemoperitônio é uma complicação decorrente do sangramento de vasos ovarianos lesionados durante a punção ovariana e caracteriza-se por queda da hemoglobina em 2 g/dia, aumento do líquido livre em pelve > 200 mL ou uma perda sanguínea estimada em > 500 mL. (B)[25] A paciente apresenta dor abdominal progressiva e pode evoluir com sintomas de baixo débito cardíaco como tontura, cansaço, dispneia e até sinais de choque hemorrágico. (A)

A infecção pélvica pode originar-se da translocação de bactérias vaginais para o espaço intraperitoneal. Alterações como presença de infecção pélvica latente, endometrioma e teratoma são fatores de risco adicional. A punção acidental de hidrossalpinge ou de alça intestinal está associada a infecções pélvicas de caráter mais grave. (B)[25] O tratamento deve ser realizado com antibioticoterapia com cobertura para micro-organismo da flora vaginal, além de suporte clínico.

Referências bibliográficas

1. Practice Committee of the American Society for Reproductive Medicine. Prevention and treatment of moderate and severe ovarian hyperstimulation syndrome: a guideline. Fertil Steril. 2016;106:1634-47.
2. Forman RG, Frydman R, Egan D, Ross C, Barlow DH. Severe ovarian hyperstimulation syndrome using agonists of gonadotrophin releasing hormone for in vitro fertilization: a European series and a proposal for prevention. Fertil Steril. 1990;53(3):502-9.
3. Delvigne A, Rozenberg S. Epidemiology and prevention of ovarian hyperstimulation syndrome (OHSS): a review. Hum Reprod Update. 2002;8(6):559-77.
4. Rizk B, Aboulghar M, Smitz J, Ron-El R. The role of vascular endothelial growth factor and interleukins in the pathogenesis of severe ovarian hyperstimulation syndrome. Hum Reprod Update. 1997;3:255-66.
5. Lee TH, Liu CH, Huang CC, Wu YL, Shih YT, Ho HN, et al. Serum anti-Müllerian hormone and estradiol levels as predictors of ovarian hyperstimulation syndrome in assisted reproduction technology cycles. Hum Reprod. 2008;23(1):160-7. doi: 10.1093/humrep/dem254.
6. Luke B, Brown MB, Morbeck DE, Hudson SB, Coddington CC 3rd, Stern JE. Factors associated with ovarian hyperstimulation syndrome (OHSS) and its effect on assisted reproductive technology (ART) treatment and outcome. Fertil Steril. 2010;94(4):1399-404. doi: 10.1016/j.fertnstert.2009.05.092.
7. Fiedler K, Ezcurra D. Predicting and preventing ovarian hyperstimulation syndrome (OHSS): the need for individualized not standardized treatment. Reprod Biol Endocrinol. 2012;10:32. doi: 10.1186/1477-7827-10-32.
8. Rabau E, Serr DM, David A, Mashiach S, Lunenfield B. Human menopausal gonadotrophins for anovulation and sterility. Am J Obstet Gynecol. 1967;98(1):92-8.
9. Schenker JG, Weinstein D. Ovarian hyperstimulation syndrome: a current survey. Fertil Steril. 1978;30(3):255-68.

10. Golan A, Ron-El R, Herman A, Soffer Y, Wainraub Z, Caspi E. Ovarian hyperstimulation syndrome: an update review. Obstet Gynecol Surv. 1989;44(6):430-40.
11. Papanikolaou EG, Tournaye H, Verpoest W, Camus M, Vernaeve V, Van Steirteghem A, et al. Early and late ovarian hyperstimulation syndrome: early pregnancy outcome and profile. Hum Reprod. 2005;20(3):636-41. doi: 10.1093/humrep/deh638.
12. Toftager M, Bogstad J, Bryndorf T, Løssl K, Roskær J, Holland T, et al. Risk of severe ovarian hyperstimulation syndrome in GnRH antagonist versus GnRH agonist protocol: RCT including 1050 first IVF/ICSI cycles. Hum Reprod. 2016;31(6):1253-64. doi: 10.1093/humrep/dew051.
13. Christin-Maitre S, Hugues JN. Recombinant FSH study group. A comparative randomized multicentric study compa-ring the step-up versus step-down protocol in polycystic ovary syndrome. Hum Reprod. 2003;18(8):1626-31.
14. Engmann L, DiLuigi A, Schmidt D, Nulsen J, Maier D, Benadiva C. The use of gonadotropin-releasing hormone (GnRH) agonist to induce oocyte maturation after cotreatment with GnRH antagonist in high-risk patients undergoing in vitro fertilization prevents the risk of ovarian hyperstimulation syndrome: a prospective randomized controlled study. Fertil Steril. 2008;89(1).
15. van der Linden M, Buckingham K, Farquhar C, Kremer JA, Metwally M. Luteal phase support for assisted reproduction cycles. Cochrane Database Syst Rev. 2015;2015(7):CD009154.
16. D'Angelo A, Amso NN, Hassan R. Coasting (withholding gonadotrophins) for preventing ovarian hyperstimulation syndrome. Cochrane Database Syst Rev. 2017;5(5):CD002811. doi: 10.1002/14651858.CD002811.pub4.
17. Lensen SF, Wilkinson J, Leijdekkers JA, La Marca A, Mol BWJ, Marjoribanks J, et al. Individualised gonadotropin dose selection using markers of ovarian reserve for women undergoing in vitro fertilisation plus intracytoplasmic sperm injection (IVF/ICSI). Cochrane Database Syst Rev. 2018;2(2):CD012693. doi: 10.1002/14651858.CD012693.pub2.
18. Busso C, Fernández-Sánchez M, García-Velasco JA, Landeras J, Ballesteros A, Muñoz E, et al. The non-ergot derived dopamine agonist quinagolide in prevention of early ovarian hyperstimulation syndrome in IVF patients: a randomized, double-blind, placebo-controlled trial. Hum Reprod. 2010;25(4):995-1004.
19. Carizza C, Abdelmassih V, Abdelmassih S, Ravizzini P, Salgueiro L, Salgueiro PT, et al. Cabergoline reduces the early onset of ovarian hyperstimulation syndrome: a prospective randomized study. Reprod Biomed Online. 2008;17(6):751-5.
20. Beltrame AL, Sarafini P, Motta EL, Soares Júnior JM, Baracat EC. The effects of bromocriptine on VEGF, kidney function and ovarian hyperstimulation syndrome in vitro fertilization patients: a pilot study. Gynecol Endocrinol. 2013;29(3):201-4.
21. Tang H, Mourad S, Zhai SD, Hart RJ. Dopamine agonists for preventing ovarian hyperstimulation syndrome. Cochrane Database Syst Rev. 2016;11(11):CD008605. doi: 10.1002/14651858.
22. Aboulghar M, Evers JH, Al-Inany H. Intravenous albumin for preventing severe ovarian hyperstimulation syndrome. Cochrane Database Syst Rev. 2002;(2):CD001302.
23. Bellver J, Muñoz EA, Ballesteros A, Soares SR, Bosch E, Simón C, et al. Intravenous albumin does not prevent moderate-severe ovarian hyperstimulation syndrome in high-risk IVF patients: a randomized controlled study. Hum Reprod. 2003;18(11):2283-8.
24. D'Angelo A, Amso N. Embryo freezing for preventing ovarian hyperstimulation syndrome. Cochrane Database Syst Rev. 2007;(3):CD002806.
25. ESHRE Working Group on Ultrasound in ART, D'Angelo A, Panayotidis C, Amso N, Marci R, Matorras R, et al. Recommendations for good practice in ultrasound: oocyte pick up†. Hum Reprod Open. 2019;2019(4):hoz025. doi: 10.1093/hropen/hoz025.

Capítulo 86

Hidrossalpinge. Tratamento Laparoscópico

Sérgio Edgar Camões Conti Ribeiro
Carlos Augusto Zarate Nissel
Pedro Augusto Araújo Monteleone

Introdução

A doença tuboperitoneal é a principal causa de infertilidade e corresponde a cerca de 40% dos casos de infertilidade de origem feminina,[1,2] sendo, usualmente, consequência de moléstia inflamatória pélvica aguda (MIPA), endometriose, cirurgias pélvicas prévias ou laqueadura tubária. A hidrossalpinge é a presença de tuba uterina dilatada, com acúmulo de líquido e obstruída em sua porção distal, representando a manifestação mais avançada da doença tubária, conforme classificação de Donnez e Casanas-Roux (Quadro 86.1). (D)[3]

Quadro 86.1 – Classificação das oclusões tubárias distais

Grau I	Suboclusão tubária
Grau II	Oclusão tubária sem dilatação ampular
Grau III	Dilatação ampular menor do que 2,5 cm; endossalpinge preservada
Grau IV	Hidrossalpinge de paredes finas; dilatação maior do que 2,5 cm; endossalpinge preservada
Grau V	Hidrossalpinge de paredes espessas; endossalpinge alterada (ausência de pregas ampulares)

Fonte: Adaptado de Zafarani F, Ghaffari F, Ahmadi F, *et al.*, 2021

Clinicamente, pode causar dor pélvica crônica, dispareunia, estar associada a infertilidade ou se apresentar como um achado de exame em pacientes assintomáticas. Sua associação com a infertilidade resulta tanto da obstrução mecânica da tuba acometida e de sua alteração funcional como do refluxo do líquido presente na hidrossalpinge para a cavidade uterina, o qual pode exercer ação embriotóxica atrapalhando, de maneira química e mecânica, a implantação e o desenvolvimento da gestação após transferências de embriões. (A)[4] (B)[5-8]

Indicações para o tratamento da hidrossalpinge

O tratamento da hidrossalpinge nos casos de infertilidade pode ter dois objetivos:

1. Tentativa de recuperação funcional da tuba a fim de permitir a fecundação *in vivo*, por intermédio da gestação espontânea ou após tratamentos de baixa complexidade, como coito programado ou inseminação intrauterina.
   Não foram encontrados ensaios clínicos randomizados avaliando o resultado da cirurgia para recuperação funcional das tubas uterinas comparado a nenhum tratamento ou a fertilização *in vitro* (FIV). No entanto, uma revisão sistemática avaliando 22 artigos retrospectivos e um total de 2.810 pacientes encontrou uma taxa de gestação pós-salpingectomia de até 20% após 12 meses e de até 25,5% (95% IC: 22% a 28%) após 24 meses do procedimento (A),[9] o estudo também encontrou uma taxa agregada de gestação ectópica de 10% (95% IC: 9% a 11%) nesse grupo de pacientes. Essa revisão, porém, mostrou uma moderada heterogeneidade entre as publicações avaliadas e não abordava uma comparação com o tratamento por FIV.
2. Abordagem para evitar os efeitos negativos da presença da hidrossalpinge sobre os resultados das técnicas de reprodução assistida.
   Revisão sistemática realizada pela Cochrane e publicada em 2020 avaliou as possíveis intervenções em pacientes com hidrossalpinge que seriam submetidas a tratamentos de FIV (salpingectomia laparoscópica, oclusão proximal com clipe ou diatermia via laparoscópica e punção aspirativa da tuba com hidrossalpinge guiada por ultrassonografia), evidenciando os seguintes resultados: (A)[10]
   - Salpingectomia laparoscópica pré-FIV aumentou de forma significativa as taxas de gravidez clínica e de gravidez evolutiva com razão de riscos (RR) 2,02 (95% CI 1,44 a 2,82; 2,31), evidência de moderada qualidade. O que representa uma modificação da chance inicial de sucesso de 19% para uma chance em torno de 27% a 52% de nascidos vivos por transferência embrionária;
   - Oclusão tubária proximal laparoscópica pré-FIV aumentou de forma significativa as taxas cumulativas de gravidez clínica em relação a nenhum tratamento pré-FIV, porém com evidência de baixa qualidade, RR de 3,21 (IC 95%: 1,72 a 5,99);
   - Salpingectomia e oclusão tubária proximal não diferiram entre si, de maneira estatisticamente significante, em relação às taxas de nascidos vivos e de gravidez clínica, demonstrando um RR de 1,21 (IC 95%: 0,76 a 1,95) e 0,81 (IC 95%: 0,62 a 1,07), respectivamente, sendo a tendência favorável à salpingectomia;
   - A aspiração do fluido da hidrossalpinge guiada por ultrassonografia (USG) antes da transferência de embriões em ciclos de FIV apresentou evidência de muito baixa qualidade para aumento das taxas de gravidez clínica, não sendo possível afirmar que existe benefício nessa intervenção quando comparada a nenhum tratamento. RR de 1,67 (IC 95%: 1,10 a 2,55).

Essa revisão sistemática demonstrou haver evidência de moderada qualidade indicando a salpingectomia antes da transferência de embrião como a melhor opção em pacientes com hidrossalpinge e desejo reprodutivo. Quanto aos outros procedimentos para obstrução tubária ou esvaziamento da hidrossalpinge, as evidências são de menor qualidade, porém também sugerem melhora no prognóstico. (A)[10-13]

Portanto, com base nas evidências supracitadas, o melhor tratamento reprodutivo para pacientes com hidrossalpinge é a FIV com transferência de embrião após a realização de salpingectomia em pacientes com desejo reprodutivo imediato, desde que essa paciente tenha disponibilidade para realizar o procedimento, além de não ter objeções religiosas para ser submetida a tratamento de FIV.[14-17]

Nesses outros casos, ou quando a paciente necessite aguardar algum tempo para realizar o tratamento com FIV, por motivos financeiros ou de disponibilidade do método, as opções terapêuticas cirúrgicas que objetivam o retorno da função tubária, como a salpingostomia e a salpingoplastia, podem ajudar na tentativa de melhorar as chances de concepção do casal.

Contraindicações para o tratamento da hidrossalpinge

Não há contraindicações absolutas para a realização da salpingectomia em pacientes que se submeterão à FIV. A dificuldade intraoperatória para realizar a salpingectomia, relacionada com a presença de aderências espessas, é uma contraindicação relativa, casos em que pode ser realizada a oclusão tubária proximal. Já em casos com alta probabilidade de dificuldade no intraoperatório, pode-se optar por realizar um procedimento menos invasivo como a escleroterapia guiada por USG ou até mesmo punção aspirativa. (A)[11,12]

A impossibilidade de se realizar a FIV pela falta de acesso a essa técnica ou por objeções da paciente a ela deve ser considerada uma contraindicação para um procedimento de caráter definitivo como a salpingectomia, uma vez que não tratar ou realizar procedimento que tente reestabelecer a função tubária tem apresentado taxas de nascidos vivos baixas, porém diferentes de zero. (A)[9]

Complicações

Além das complicações anestésicas, infecciosas, hemorrágicas e de lesão de órgãos adjacentes comuns a todos os procedimentos cirúrgicos, algumas complicações podem ser relacionadas especificamente à cirurgia tubária.

Acreditava-se que a salpingectomia pudesse alterar a função ovariana, culminando em redução na contagem de folículos atrais e no número de oócitos captados em um posterior estímulo ovariano. No entanto, revisão sistemática publicada em 2019 incluindo 14 estudos, sendo cinco ensaios clínicos randomizados, não demonstrou diferença no número de oócitos captados ou de blastocistos formados após a realização de salpingectomia em relação ao grupo-controle. (A)[13-15]

Com relação aos procedimentos que conservam a tuba uterina, salpingostomia ou salpingoplastia, o risco de gestação ectópica varia de 12,5% a 57% em diferentes estudos, havendo ainda um risco de recorrência da hidrossalpinge que pode chegar a 70% a depender da gravidade da lesão antes da cirurgia e da técnica utilizada. (A)[9,16,17] Essa taxa de recorrência e a falha em obter gestação espontânea resultam em que com dois terços das pacientes que não engravidaram espontaneamente após o procedimento conservador sejam submetidas a nova cirurgia, mas para retirada das tubas. (A)[15]

Recomendação

Na Divisão de Ginecologia do Hospital das Clínicas da Faculdade de Medicina da Universidade de São Paulo (HCFMUSP), recomenda-se a seguinte conduta para o diagnóstico da hidrossalpinge (Algoritmo 86.1).

Algoritmo 86.1 – Diagnóstico da hidrossalpinge

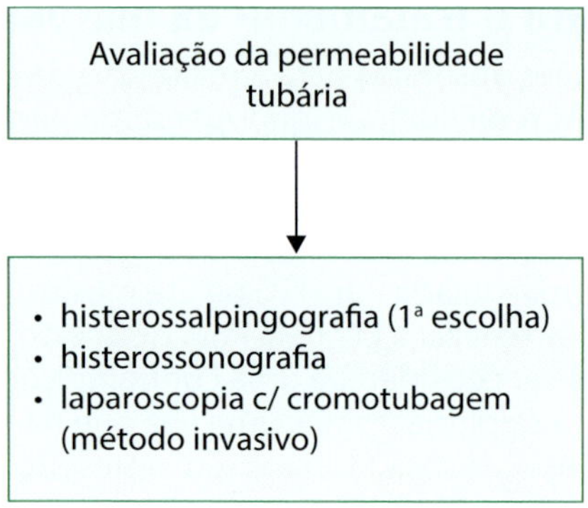

Fonte: Desenvolvido pela autoria

Recomendação

Na Divisão de Ginecologia do Hospital das Clínicas da Faculdade de Medicina da Universidade de São Paulo (HCFMUSP), recomenda-se a seguinte conduta para o tratamento laparoscópico da hidrossalpinge (Algoritmo 86.2).

Algoritmo 86.2 – Tratamento laparoscópico da hidrossalpinge

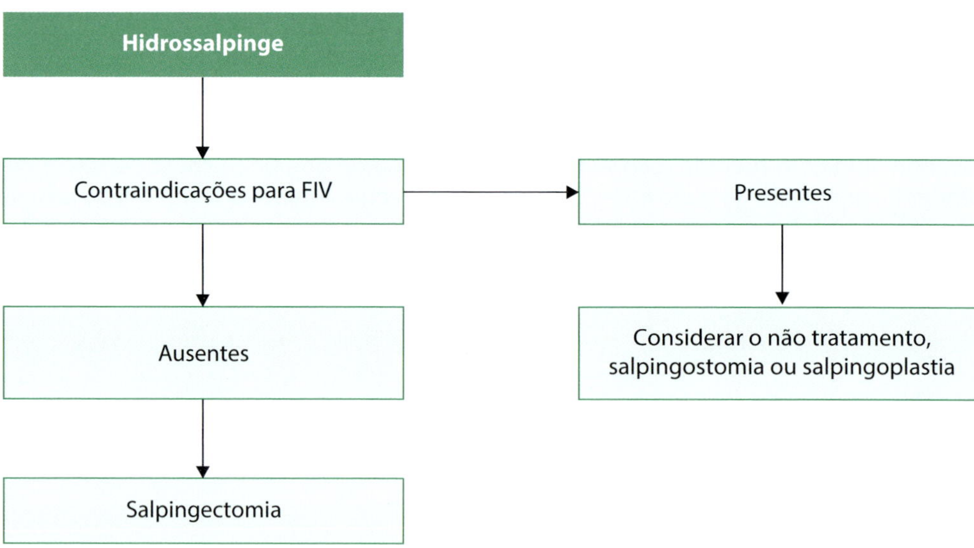

FIV: fertilização *in vitro*

Fonte: Desenvolvido pela autoria

Referências bibliográficas

1. Serafini P, Batzofin J. Diagnosis of female infertility: a comprehensive approach. J Reprod Med. 1989;34(1):29-40.
2. Zafarani F, Ghaffari F, Ahmadi F, Soleimani Mehranjani M, Shahrzad G. Hysterosalpingography in the assessment of proximal tubal pathology: a review of congenital and acquired abnormalities. Br J Radiol. 2021;94:20201386.
3. Donnez J, Casanas-Roux F. Prognostic factors influencing the pregnancy rate after microsurgical cornual anastomosis. Fertil Steril. 1986;46(6):1089-92. doi: 10.1016/s0015-0282(16)49885-7.
4. Xu B, Zhang Q, Zhao J, Wang Y, Xu D, Li Y. Pregnancy outcome of in vitro fertilization after Essure and laparoscopic management of hydrosalpinx: a systematic review and meta-analysis. Fertil Steril. 2017;108(1):84-95.e5. doi: 10.1016/j.fertnstert.2017.05.005.
5. Palagiano A, Cozzolino M, Ubaldi FM, Palagiano C, Coccia ME. Effects of hydrosalpinx on endometrial implantation failures: evaluating salpingectomy in women undergoing in vitro fertilization. Rev Bras Ginecol Obstet. 2021;43(4):304-10. doi: 10.1055/s-0040-1722155.
6. Vandromme J, Chasse E, Lejeune B, Rysselberge M, Delvigne A, Leroy F. Hydrosalpinges in in vitro fertilization: an unfavourable prognostic feature. Hum Reprod. 1995;10(3):576-9.
7. Zeyneloglu HB, Arici A, Olive DL. Adverse effects of hydrosalpinx on pregnancy rates after in vitro fertilization – embryo transfer. Fertil Steril. 1998;70(3):492-9.
8. Strandell A, Lindhard A. Why does hydrosalpinx reduce fertility: the importance of hydro salpingeal fluid. Hum Reprod. 2002;17(5):1141-5.
9. Ng KYB, Cheong Y. Hydrosalpinx – salpingostomy, salpingectomy or tubal occlusion. Best Pract Res Clin Obstet Gynaecol. 2019;59:41-7. doi: 10.1016/j.bpobgyn.2019.01.011.
10. Melo P, Georgiou EX, Johnson N, van Voorst SF, Strandell A, Mol BWJ, et al. Surgical treatment for tubal disease in women due to undergo in vitro fertilisation. Cochrane Database Syst Rev. 2020;10(10):CD002125. doi: 10.1002/14651858.CD002125.pub4.
11. Hammadieh N, Coomarasamy A, Bolarinde O, Papaioannou S, Afnan M, Sharif K. Ultrasound-guided hydrosalpinx aspiration during oocyte collection improves pregnancy outcome in IVF: a randomized controlled trial. Hum Reprod. 2008;23(5):1113-7.
12. Fouda UM, Sayed AM. Effect of ultrasound-guided aspiration of hydrosalpingeal fluid during oocyte retrieval on the outcomes of in vitro fertilisation-embryo transfer: a randomised controlled trial (NCT01040351). Gynecol Endocrinol. 2011;27(8):562-7. doi: 10.3109/09513590.2010.507290.
13. Volodarsky-Perel A, Buckett W, Tulandi T. Treatment of hydrosalpinx in relation to IVF outcome: a systematic review and meta-analysis. Reprod Biomed Online. 2019;39(3):413-32. doi: 10.1016/j.rbmo.2019.04.012.
14. Lass A, Ellenbogen A, Croucher C. Effect of salpingectomy on ovarian response to superovulation in an in vitro fertilization-embryo transfer program. Fertil Steril. 1998;70(6):1035-8.
15. Strandell A, Lindhard A, Waldenstrom U, Thorburn J. Prophylactic salpingectomy does not impair the ovarian response in IVF treatment. Hum Reprod. 2001;16(6):1135-9.
16. Chu J, Harb HM, Gallos ID, Dhillon R, Al-Rshoud FM, Robinson L, et al. Salpingostomy in the treatment of hydrosalpinx: a systematic review and meta-analysis. Hum Reprod. 2015;30(8):1882-95. doi: 10.1093/humrep/dev135.
17. Capmas P, Suarthana E, Tulandi T. Management of hydrosalpinx in the era of assisted reproductive technology: a systematic review and meta-analysis. J Minim Invasive Gynecol. 202;28(3):418-41. doi: 10.1016/j.jmig.2020.08.017.

Capítulo 87

Tratamento Laparoscópico das Aderências Pélvicas

Pedro Augusto Araújo Monteleone
Sérgio Edgar Camões Conti Ribeiro

Introdução

As agressões ao peritônio causam um processo inflamatório local com o objetivo de reparar a lesão. Há formação de tecido fibroso cicatricial, podendo modificar a anatomia e a fisiologia abdominopélvica. Esses tecidos cicatriciais são as aderências.[2] Elas podem, didaticamente, ser divididas em três graus (Quadro 87.1).

Quadro 87.1 – Classificação das aderências pélvicas[3]

Grau	Espessura	Vascularização
I	Traves finas ou em véu	Avasculares
II	Traves finas ou em véu	Vasculares
III	Traves densas e fibrosas	Vasculares

Fonte: Adaptado de Donnez J, Nisolle M, Squifflet J, *et al.*, 2001

O quadro clínico das aderências pélvicas é muito variado. Pode incluir: ausência de sintomas, infertilidade, dor pélvica crônica e suboclusão e obstrução intestinais.[4,5]

A etiologia, o grau e o quadro clínico das aderências pélvicas ajudam a nortear o seu tratamento, o qual, quando indicado, é sempre cirúrgico. Assim, as assintomáticas não devem ser tratadas. Já pacientes com dor pélvica crônica não responsivas ao tratamento clínico podem ser operadas, embora haja alguma controvérsia a esse respeito.[6] Aquelas que apresentam suboclusão e obstrução intestinais devem ser operadas.[7] Grande dilema envolve o tratamento das aderências pélvicas associadas à infertilidade, foco deste capítulo.

Indicações para o tratamento das aderências pélvicas na infertilidade

A adesiólise (lise de aderências) na infertilidade tem por objetivo aumentar a capacidade de captação oocitária pelas tubas uterinas, aumentando as chances de gravidez espontânea. (D)[8]

A análise da eficiência da adesiólise na infertilidade deve ser feita utilizando-se estudos clínicos prospectivos randomizados idealmente envolvendo um grupo-controle não tratado e um grupo com a modalidade alternativa de tratamento para o fator tuboperitoneal, a fertilização *in vitro* (FIV). Na busca realizada por evidências não foram encontrados estudos que atendessem a esses critérios, resultado corroborado por metanálise da Biblioteca Cochrane. (A)[9]

Estudo clínico randomizado controlado analisando o tratamento de aderências pélvicas em pacientes inférteis envolveu 147 mulheres, sendo 69 no grupo tratado e 78 no grupo-controle não tratado. As taxas de gravidez cumulativa após 12 e 24 meses foram 32% e 45% no grupo tratado e 11% e 16% no grupo-controle, respectivamente. Esses resultados foram estatisticamente significantes e demonstram que, embora haja gestações espontâneas nas mulheres com aderências pélvicas não tratadas, existe claro benefício em seu tratamento. Cabe ressaltar que, nesse estudo, apenas o diagnóstico das aderências foi feito por videolaparoscopia, tendo sido o tratamento realizado por laparotomia com técnica microcirúrgica. (B)[10]

Pode-se extrapolar que a adesiólise videolaparoscópica teria pelo menos os mesmos benefícios que a microcirúrgica em relação ao não tratamento das aderências, com base nos resultados de dois estudos clínicos sem grupo controle comparando as técnicas microcirúrgica laparotômica e laparoscópica. (B)[11,12] Nesses estudos, não houve diferença nas taxas de gravidez quando comparadas as duas técnicas, tendo sido arroladas um total de 271 pacientes, com taxas de gravidez cumulativa em 24 meses de até 57%.

Com base nesses resultados e em revisão sistemática demonstrando menor incidência de formação de novas aderências pélvicas no pós-operatório de videolaparoscopia quando comparada à laparotomia, (A)[13] pode-se recomendar a técnica laparoscópica como a primeira escolha para adesiólise em pacientes inférteis.

Contraindicações para o tratamento das aderências pélvicas na infertilidade

A concomitância de outros fatores de infertilidade que comprometam as chances de fertilização *in vivo* e gravidez espontânea, como fator masculino grave, obstrução tubária proximal, baixa reserva ovariana ou endometriose avançada, deve ser considerada como contraindicação relativa ao tratamento cirúrgico para lise de aderências nas pacientes inférteis. (C)[14]

Complicações

Além das complicações anestésicas, infecciosas e hemorrágicas comuns a todos os procedimentos cirúrgicos, a lesão de órgãos adjacentes, sobretudo intestino delgado e bexiga, pode ocorrer em cirurgias para adesiólise. Sua incidência na videolaparoscopia pode variar de 1% a 10% segundo as diversas séries, normalmente relacionada com o sítio de inserção da agulha e trocartes. (D)[15]

Entre as complicações pós-operatórias tardias, a mais comum relacionada à adesiólise é a formação de novas aderências. Estudo clínico prospectivo randomizado envolvendo 91 mulheres com infertilidade submetidas à adesiólise videolaparoscópica, tendo sido repetida a videolaparoscopia em 46 casos (*second-look laparoscopy*), demonstrou "reformação" de aderências moderadas e graves em 40,2% das pacientes. Além disso, não houve aumento de chances de gravidez ao se tentar nova lise de aderências durante a *second-look laparoscopy*, quando comparada ao grupo-controle. (A)[16]

Recomendação

Na Divisão de Ginecologia do Hospital das Clínicas da Faculdade de Medicina da Universidade de São Paulo (HCFMUSP), recomenda-se a seguinte conduta para o tratamento laparoscópico das aderências pélvicas (Algoritmo 87.1).

Algoritmo 87.1 – Tratamento laparoscópico das aderências pélvicas

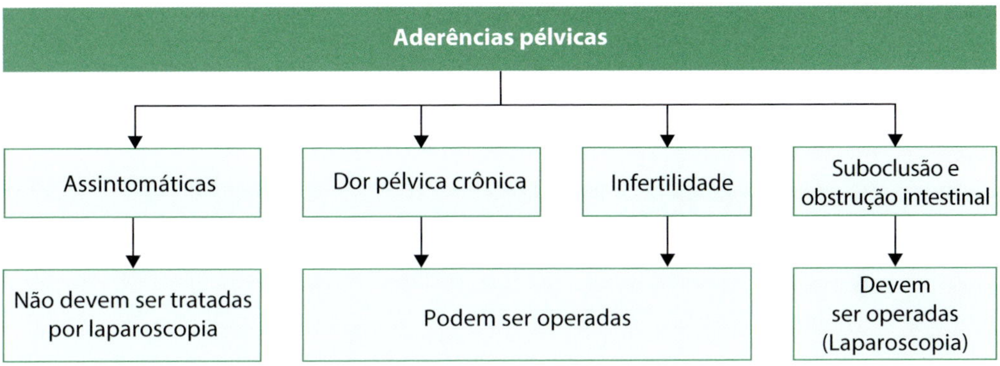

Fonte: Desenvolvido pela autoria

Referências bibliográficas

1. Serafini P, Batzofin J. Diagnosis of female infertility: a comprehensive approach. J Reprod Med. 1989;34(1):29-40.
2. Motta EL, Schizzi A, Paula FJ, Furtado Filho F, Pina H, Chein MB. Adesiólise. In: Consenso Brasileiro de Videoendoscopia Ginecológica. Rio de Janeiro: Febrasgo, 2001:126-8.
3. Donnez J, Nisolle M, Squifflet J, Smetts M. CO_2 laser laparoscopic surgery: fimbrioplasty, salpingoneostomy and adhesiolisis. In: Atlas of operative laparoscopy and hysteroscopy. New York: Parthenon Publishing, 2001:137-54.
4. Monk BJ, Berman ML, Montz FJ. Adhesion after extensive gynecologic surgery: clinical significance, etiology and prevention. Am J Obstet Gynecol. 1994;170(5-1):1369-403.
5. Ellis H, Moran BJ, Thompson JN, Parker MC, Wilson MS, Menzies D, et al. Adhesion-related hospital readmissions after abdominal surgery: a retrospective cohort study. Lancet. 1999;353(9163):1476-80.
6. Swank DJ, Swank-Bordewijk SC, Hop WC, van Erp WF, Janssen IM, Bonjer HJ, et al. Laparoscopic adhesiolysis in patients with chronic abdominal pain: a blinded randomised controlled multi-centre trial. Lancet. 2003;361(9365):1247-51.
7. Hershlag A, Diamond MP, DeCherney AH. Adhesiolysis. Clin Obstet Gynecol. 1991;34(2):395-401.
8. Benadiva CA, Kligman I, Davis O, Rosenwaks Z. In vitro fertilization versus tubal surgery: is pelvic reconstructive surgery obsolete? Fertil Steril. 1995;64(6):1051-61.
9. Ahmad G, Watson A, Vanderkerchove P, Lilford R. Techniques for pelvic surgery in subfertility. Cochrane Database Syst Rev. 2006;(2):CD000221.

10. Tulandi T, Collins JA, Burrows E, Jarrell JF, McInnes RA, Wrixon W, et al. Treatment-dependent and treatment-independent pregnancy among women with periadnexal adhesions. Am J Obstet Gynecol. 1990;162(2):354-7.
11. Milingos S, Kallipolitis G, Loutradis D, Liapi A, Mavrommatis K, Drakakis P, et al. Adhesions: laparoscopic surgery versus laparotomy. Ann N Y Acad Sci. 2000;900:272-85.
12. Saravelos HG, Li TC, Cooke ID. An analysis of the outcome of microsurgical and laparoscopic adhesiolysis for infertility. Hum Reprod. 1995;10(11):2887-94.
13. Gutt CN, Oniu T, Schemmer P, Mehrabi A, Büchler MW. Fewer adhesions induced by laparoscopic surgery? Surg Endosc. 2004;18(6):898-906.
14. Maruyama M, Osuga Y, Momoeda M, Yano T, Tsutsumi O, Taketani Y. Pregnancy rates after laparoscopic treatment. Differences related to tubal status and presence of endometriosis. J Reprod Med. 2000;45(2):89-93.
15. van Goor H. Consequences and complications of peritoneal adhesions. Colorectal Dis. 2007; 9(2):25-34.
16. Alborzi S, Motazedian S, Parsanezhad ME. Chance of adhesion formation after laparoscopic salpingo-ovariolysis: is there a place for second-look laparoscopy? J Am Assoc Gynecol Laparosc. 2003;10(2):172-6.

Parte 9

Endometriose

Maurício Simões Abrão
Sérgio Podgaec

Capítulo 88

Endometriose. Diagnóstico

Fernanda Okita
Sérgio Podgaec
Maurício Simões Abrão

Introdução

A endometriose é uma condição inflamatória crônica e estrogênio-dependente que se caracteriza pela presença de tecido endometrial fora da cavidade uterina, especialmente na cavidade pélvica, peritônio e ovários. É uma condição comum, que afeta cerca de 5% a 10% das mulheres em idade reprodutiva.[1] A doença é classificada de acordo com a profundidade da infiltração no tecido peritoneal. Lesões que penetram o peritônio por menos de 5 mm são consideradas superficiais, enquanto aquelas com espessura igual ou superior a 5 mm são consideradas profundas.[2] Em 1997, Nisolle e Donnez propuseram três entidades distintas da doença: a endometriose peritoneal, a ovariana e, por fim, os nódulos adenomióticos da região antigamente denominada "septo retovaginal", que hoje corresponde ao acometimento do compartimento posterior da pelve.[3]

A endometriose é comumente classificada em três subtipos: superficial (SE); ovariana (OE) (também conhecida como "endometrioma"); e endometriose profunda (DE).[3]

Recentemente, Abrão *et al.* propuseram uma nova abordagem para classificar a endometriose com base na anatomia da pelve feminina e na complexidade cirúrgica envolvida no tratamento. A classificação utiliza um escore de complexidade cirúrgica para avaliar a gravidade da endometriose, levando em consideração a localização, profundidade da invasão e aderências da doença. Seria dividida em quatro categorias – grau I (mínima), grau II (leve), grau III (moderada) e grau IV (grave) – e foi desenvolvida para fornecer um sistema mais preciso e padronizado para avaliar a endometriose e ajudar na escolha do melhor tratamento para cada paciente.[4]

Infelizmente, o diagnóstico preciso da endometriose é ainda desafiador, com um atraso médio de 8 anos desde o início dos sintomas até o diagnóstico. Aproximadamente 65% das mulheres com endometriose são inicialmente diagnosticadas com outras condições, e cerca de 46% delas consultam cinco ou mais médicos antes de receberem o diagnóstico correto. É importante enfatizar que o diagnóstico precoce pode melhorar o manejo e o prognóstico da doença.[5,6]

Diagnóstico definitivo

O diagnóstico definitivo da endometriose é realizado por meio da inspeção visual com diagnóstico histológico, de preferência por via laparoscópica, a menos que a doença possa ser visualizada externamente em outro local, como na mucosa vaginal.[7,8]

O aspecto laparoscópico de uma lesão típica de endometriose é uma lesão negra, azulada ou arroxeada, pregueada, associada a uma cicatrização em forma de estrela, decorrente do sangramento tecidual e da retenção de pigmentos sanguíneos. Lesões conceituadas como atípicas também são muito comuns, sendo elas as opacificações brancas, as excrescências glandulares, as lesões em chama de vela e as falhas peritoneais.[9,10] No tocante à doença peritoneal, apesar de a confirmação histológica de pelo menos um local de lesão ser a forma ideal para o diagnóstico, a inspeção visual, com o achado de lesões com as características supradescritas, pode ser suficiente e adequada para a confirmação diagnóstica.

O comprometimento ovariano da endometriose pode se mostrar com focos superficiais na córtex ovariana, no entanto a apresentação mais comum é a forma de cisto ovariano com conteúdo achocolatado, com dimensões variadas, que pode se associar a aderências pélvicas, principalmente subovarianas. Nos casos de endometrioma ovariano (> 4 cm de diâmetro) e de DE, a confirmação histológica é imprescindível, até mesmo para exclusão de casos raros de doenças malignas.

No entanto, como a endometriose não é uma doença de caráter maligno, o método histopatológico (padrão-ouro) confere ao diagnóstico uma característica invasiva, principalmente naqueles casos cuja indicação cirúrgica seria apenas diagnóstica e não terapêutica. Por isso, outras ferramentas diagnósticas, como exame físico e uso de métodos laboratoriais e de imagem, podem ser utilizadas para se chegar ao diagnóstico, prescindindo, assim, da necessidade de procedimento cirúrgico para todos os casos.

Exame físico

O primeiro passo no diagnóstico da endometriose é estabelecer a história clínica da paciente com ênfase particular nos sintomas (dismenorreia, dispareunia, disúria, disquezia e dor pélvica crônica), bem como idade, altura, peso, origem étnica, gravidez, paridade, cirurgia prévia para endometriose, histórico familiar de endometriose, tratamento prévio não cirúrgico para endometriose e infertilidade.[11] Apesar disso, é importante ressaltar que de 2% a 50% das mulheres podem apresentar endometriose assintomática.[12,13]

O segundo passo consiste no exame ginecológico que inclui uma análise sistemática do fundo vaginal posterior com espéculo para procurar retração e nódulos escurecidos. O exame digital por via vaginal para avaliar as características do útero e dos anexos, o espaço vesicouterino, para detectar a invasão da bexiga e na área retrocervical para detectar a infiltração do tórus uterino, dos ligamentos uterossacros, do fundo de saco vaginal, da vagina e do septo retovaginal. O exame digital retal pode ajudar a avaliar o envolvimento do reto, paramétrios e da fáscia pélvica visceral.[11]

O exame físico ginecológico é uma ferramenta valiosa no diagnóstico da endometriose, apresentando sensibilidade e especificidade variáveis dependendo da localização da doença. Para a endometriose de retossigmoide, a sensibilidade varia de 46% a 72,2% e a especificidade de 54% a 99%. Já para a endometriose retrocervical, a sensibilidade varia de 68,3% a 73,5% e a especificidade de 46% a 98%.[14,15] Além disso, o exame pode apresentar especificidade de 87% até 100% no diagnóstico da endometriose vaginal e de até 99% no diagnóstico da endometriose de septo retovaginal. (B)[14,15]

Além disso, a análise clínica torna-se mais complexa em virtude da grande quantidade de pontos de gatilho miofasciais no assoalho pélvico em mulheres com DE, que causam dor intensa e prejudicam a avaliação da localização da endometriose.[16]

Métodos de imagem

O diagnóstico da endometriose é um processo em constante evolução e sujeito a controvérsias na área de pesquisa. Envolve métodos não invasivos, como a ultrassonografia transvaginal (USG-TV) com preparo intestinal e a ressonância magnética (RM) de pelve.[17,18]

Embora a laparoscopia com confirmação histológica continue sendo o padrão-ouro para o diagnóstico da endometriose,[19] não deve ser indicada de rotina apenas com essa finalidade, uma vez que a USG-TV e a RM são ferramentas valiosas para avaliar a endometriose pélvica em virtude de sua acessibilidade, baixa invasividade e custo-efetividade, com alta acurácia.[17,20]

Diagnosticar a endometriose é muito mais do que afirmar sua presença ou ausência; o subtipo, a localização e a extensão da doença são considerações importantes no manejo clínico. Além disso, a endometriose pode se manifestar em órgãos não ginecológicos, incluindo o trato gastrointestinal e, menos comumente, o trato urinário, diafragma e tórax.[21]

Técnicas de imagem, como USG-TV e RM, podem preencher a lacuna entre o diagnóstico clínico e cirúrgico, fornecendo um diagnóstico visual não invasivo que pode ser obtido de forma mais rápida, segura e acessível em comparação com a cirurgia.

A USG-TV com preparo intestinal costuma ser a modalidade de imagem de 1ª linha para avaliar a endometriose pélvica. Ela pode ajudar a descartar condições com sintomas semelhantes e fornecer uma visão mais detalhada das massas detectadas durante o exame pélvico. A RM, por sua vez, pode ajudar no diagnóstico precoce e preciso de cistos endometrióticos ovarianos e endometriose infiltrativa profunda.

Em 2003, Bazot *et al.*, estudando a USG-TV com preparo intestinal, verificaram as seguintes porcentagens de sensibilidade/especificidade para diferentes locais de doença, respectivamente: ligamentos uterossacros 75% e 83%; vagina 25% e 100%; fundo de saco de Douglas 82% e 100%; envolvimento colorretal 95% e 100%; e ovário 94,3% e 84,8%.[22] Abrão *et al.* adicionaram a utilização de preparo intestinal com o uso de um enema retal 1 hora antes do exame, a fim de reduzir os resíduos fecais e a aerocolia, melhorando a acurácia do método, atingindo sensibilidade de 98,1% e especificidade de 100% no diagnóstico de doença de retossigmoide, e de 95,1% e 98,4% no diagnóstico de endometriose retrocervical.

Em geral, a USG-TV mostrou ser suficientemente precisa para determinar se a OE estava presente e se era necessária a remoção cirúrgica, com sensibilidade e especificidade relatadas de 93% e 96%, respectivamente (Tabela 88.1).[23] Esse método permite, ainda, a definição do número de lesões intestinais, assim como da camada intestinal acometida em cada uma dessas lesões, informações fundamentais para a definição da estratégia cirúrgica.[(15,24)]

Tabela 88.1 – Comparação entre USG-TV e RM no diagnóstico de endometriose em diversas localizações

	Retro-cervical	Vagina	Septo reto-vaginal	Intestino	Ovário					
	sens.	**espec.**	**sens.**	**espec.**	**sens.**	**espec.**	**sens.**	**espec.**	**sens.**	**espec.**
USG-TV	95,1%	98,4%	25%	100%	82%	100%	98,1%	100%	94,3%	84,8%
RM	89,4%	92,3%	72,7%	100%	54,4%	98,7%	88,3%	92,8%	97,1%	86,8%

Espec: especificidade; RM: ressonância magnética; sens: sensibilidade; USG-TV: ultrassonografia transvaginal

Fonte: Desenvolvida pela autoria

Em casos mais graves de endometriose, as aderências podem obscurecer lesões mais distantes do transdutor de ultrassom, ou os operadores de ultrassom são menos propensos a documentar lesões menores quando há muitas delas. Nesses casos de múltiplos depósitos de endometriose e frequentemente lesões ovarianas maiores, a anatomia pode estar extremamente distorcida, tornando difícil compreender e mapear as anormalidades de forma sistemática.[25]

A diretriz da European Society of Urogenital Radiology (ESUR) recomenda a realização de três sequências de RM ponderadas em T2 (sagital, axial e oblíqua) na avaliação da endometriose. Sequências de RM ponderadas em T1 com e sem supressão de gordura são recomendadas na avaliação da endometriose anexial, embora não haja dados suficientes sobre o uso de sequências ponderadas em T1 para avaliar a endometriose. Há evidências preliminares que sugerem que a RM ponderada em T1 com supressão de gordura pode ser usada na avaliação da endometriose peritoneal. Com relação ao contraste intravenoso (gadolínio), há evidências que suportam seu uso na distinção de endometriomas de outras lesões adnexais hemorrágicas e abscesso tubo-ovariano. A adição de gadolínio não foi encontrada para melhorar a detecção de endometriose no retossigmoide, vagina ou bexiga. A preparação para a RM envolve jejum, enema intestinal e bexiga moderadamente cheia.[26,27]

A RM apresenta sensibilidade e especificidade de 84,8% e 88,8%, respectivamente, na identificação de doença que acomete os ligamentos uterossacros; de 89,4% e 92,3% no acometimento da região retrocervical; de 72,7% e 100% no diagnóstico de acometimento vaginal; de 54,5% e 98,7% no de septo retovaginal; de 88,3% e 92,8% no de envolvimento intestinal; de 23,1% e 100% no de doença vesical; de 50% e 100% no diagnóstico de ser doença de ureter; e de 97,1% e 86,8% no diagnóstico de OE.[28,29] Uma limitação da RM é uma avaliação estática, que não permite a visualização dinâmica da mobilidade dos órgãos pélvicos, o que é uma consideração importante para o cirurgião ginecológico. A RM pode não estimar com precisão a profundidade de penetração da endometriose na camada muscular da parede intestinal, uma vez que pode ser limitada por artefatos causados por fezes ou peristaltismo intestinal.[26,30] Dessa forma, acredita-se que a RM deve ser utilizada como uma técnica de 2ª linha no diagnóstico da endometriose.

Pontos-chave

Na Divisão de Ginecologia do Hospital das Clínicas da Faculdade de Medicina da Universidade de São Paulo (HC-FMUSP), recomenda-se o início da avaliação diagnóstica com especial atenção à anamnese e ao exame físico.

O método de escolha do Serviço é a USG-TV com preparo intestinal, pois entendemos que esse método permite a avaliação de toda a cavidade pélvica com boa sensibilidade e especificidade, sendo capaz ainda de prover outras informações que serão fundamentais para a definição da estratégica cirúrgica.

Reconhecemos, ainda, a importância e a excelente acurácia da ressonância magnética. A RM traz vantagem à avaliação mais detalhada da lesão intestinal, principalmente quando se refere à camada acometida.

Recomendação

Na Divisão de Ginecologia do Hospital das Clínicas da Faculdade de Medicina da Universidade de São Paulo (HCFMUSP), recomenda-se a seguinte conduta para o diagnóstico de endometriose (Algoritmo 88.1).

Algoritmo 88.1 – Diagnóstico da endometriose

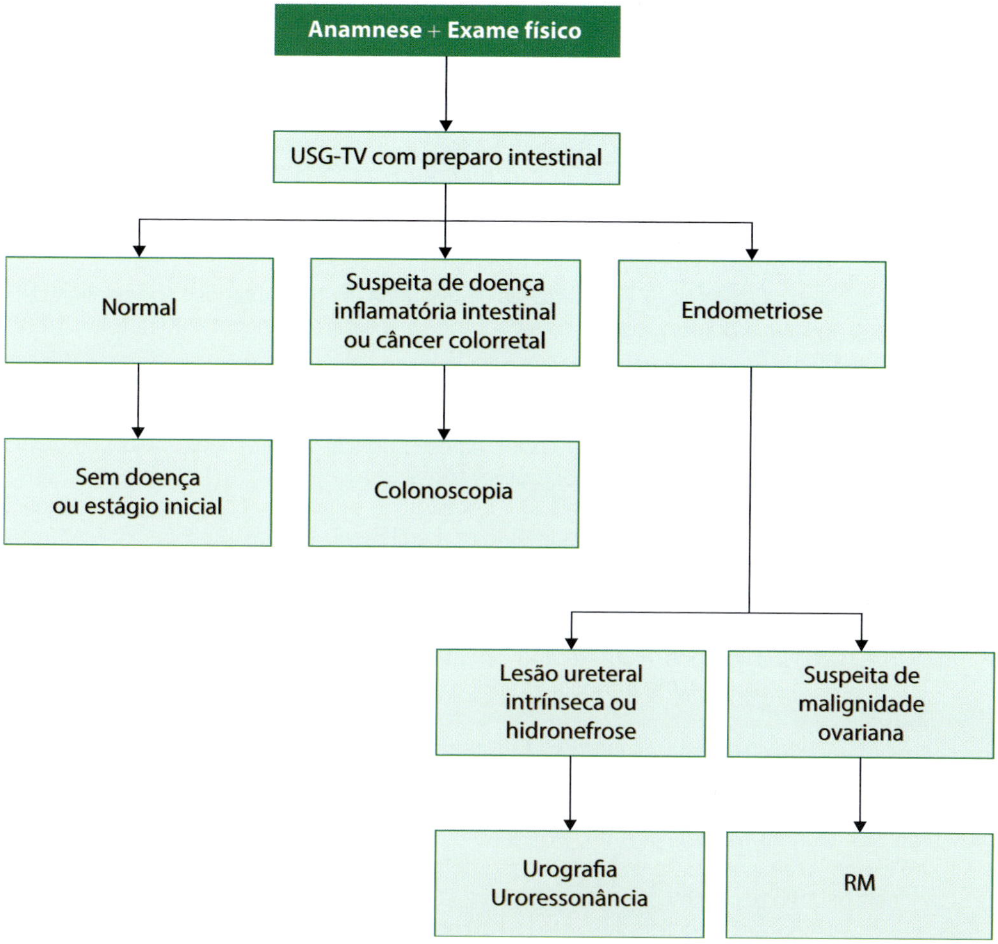

RM: ressonância magnética; USG-TV: ultrassonografia transvaginal

Fonte: Desenvolvido pela autoria

Referências bibliográficas

1. Giudice LC, Kao LC. Endometriosis. Lancet. 2004;364(9447):1789-99.
2. Cornillie FJ, Oosterlynck D, Lauweryns JM, Koninckx PR. Deeply infiltrating pelvic endometriosis: histology and clinical significance. Fertil Steril. 1990;53(6):978-83.
3. Nisolle M, Donnez J. Peritoneal endometriosis, ovarian endometriosis, and adenomyotic nodules of the rectovaginal septum are three different entities. Fertil Steril. 1997;68(4):585-96.
4. Abrao MS, Andres MP, Miller CE, Gingold JA, Rius M, Neto JS, et al. AAGL 2021 Endometriosis Classification: an anatomy-based surgical complexity score. J Minim Invasive Gynecol. 2021;28(11):1941-50.e1.
5. Arruda MS, Petta CA, Abrão MS, Benetti-Pinto CL. Time elapsed from onset of symptoms to diagnosis of endometriosis in a cohort study of Brazilian women. Hum Reprod. 2003;18(4):756-9.
6. Ballard K, Lowton K, Wright J. What's the delay? A qualitative study of women's experiences of reaching a diagnosis of endometriosis. Fertil Steril. 2006;86(5):1296-301.
7. Walter AJ, Hentz JG, Magtibay PM, Cornella JL, Magrina JF. Endometriosis: correlation between histologic and visual findings at laparoscopy. Am J Obstet Gynecol. 2001;184(7):1407-11; discussion 11-3.
8. Moen MH, Halvorsen TB. Histologic confirmation of endometriosis in different peritoneal lesions. Acta Obstet Gynecol Scand. 1992;71(5):337-42.
9. Jansen RP, Russell P. Nonpigmented endometriosis: clinical, laparoscopic, and pathologic definition. Am J Obstet Gynecol. 1986;155(6):1154-9.
10. Béliard A, Donnez J, Nisolle M, Foidart JM. Localization of laminin, fibronectin, E-cadherin, and integrins in endometrium and endometriosis. Fertil Steril. 1997;67(2):266-72.
11. Bazot M, Daraï E. Diagnosis of deep endometriosis: clinical examination, ultrasonography, magnetic resonance imaging, and other techniques. Fertil Steril. 2017;108(6):886-94.
12. Fauconnier A, Chapron C. Endometriosis and pelvic pain: epidemiological evidence of the relationship and implications. Hum Reprod Update. 2005;11(6):595-606.
13. Spaczynski RZ, Duleba AJ. Diagnosis of endometriosis. Semin Reprod Med. 2003;21(2):193-208.
14. Hudelist G, Oberwinkler KH, Singer CF, Tuttlies F, Rauter G, Ritter O, et al. Combination of transvaginal sonography and clinical examination for preoperative diagnosis of pelvic endometriosis. Hum Reprod. 2009;24(5):1018-24.
15. Abrao MS, Gonçalves MO, Dias JA, Podgaec S, Chamie LP, Blasbalg R. Comparison between clinical examination, transvaginal sonography and magnetic resonance imaging for the diagnosis of deep endometriosis. Hum Reprod. 2007;22(12):3092-7.
16. Dos Bispo AP, Ploger C, Loureiro AF, Sato H, Kolpeman A, Girão MJ, et al. Assessment of pelvic floor muscles in women with deep endometriosis. Arch Gynecol Obstet. 2016;294(3):519-23.
17. Pascoal E, Wessels JM, Aas-Eng MK, Abrao MS, Condous G, Jurkovic D, et al. Strengths and limitations of diagnostic tools for endometriosis and relevance in diagnostic test accuracy research. Ultrasound Obstet Gynecol. 2022;60(3):309-27.
18. Nisenblat V, Bossuyt PM, Farquhar C, Johnson N, Hull ML. Imaging modalities for the non-invasive diagnosis of endometriosis. Cochrane Database Syst Rev. 2016;2:CD009591.
19. Johnson NP, Hummelshoj L, Consortium WESM. Consensus on current management of endometriosis. Hum Reprod. 2013;28(6):1552-68.
20. Goncalves MO, Siufi Neto J, Andres MP, Siufi D, de Mattos LA, Abrao MS. Systematic evaluation of endometriosis by transvaginal ultrasound can accurately replace diagnostic laparoscopy, mainly for deep and ovarian endometriosis. Hum Reprod. 2021;36(6):1492-500.
21. Chapron C, Fauconnier A, Vieira M, Barakat H, Dousset B, Pansini V, et al. Anatomical distribution of deeply infiltrating endometriosis: surgical implications and proposition for a classification. Hum Reprod. 2003;18(1):157-61.

22. Bazot M, Detchev R, Cortez A, Amouyal P, Uzan S, Daraï E. Transvaginal sonography and rectal endoscopic sonography for the assessment of pelvic endometriosis: a preliminary comparison. Hum Reprod. 2003;18(8):1686-92.
23. Bazot M, Thomassin I, Hourani R, Cortez A, Darai E. Diagnostic accuracy of transvaginal sonography for deep pelvic endometriosis. Ultrasound Obstet Gynecol. 2004;24(2):180-5.
24. Goncalves MO, Podgaec S, Dias JA, Gonzalez M, Abrao MS. Transvaginal ultrasonography with bowel preparation is able to predict the number of lesions and rectosigmoid layers affected in cases of deep endometriosis, defining surgical strategy. Hum Reprod. 2010;25(3):665-71.
25. Holland TK, Cutner A, Saridogan E, Mavrelos D, Pateman K, Jurkovic D. Ultrasound mapping of pelvic endometriosis: does the location and number of lesions affect the diagnostic accuracy? A multicentre diagnostic accuracy study. BMC Womens Health. 2013;13:43.
26. Bazot M, Bharwani N, Huchon C, Kinkel K, Cunha TM, Guerra A, et al. European society of urogenital radiology (ESUR) guidelines: MR imaging of pelvic endometriosis. Eur Radiol. 2017;27(7):2765-75.
27. Tanaka YO, Itai Y, Anno I, Matsumoto K, Ebihara R, Nishida M. MR staging of pelvic endometriosis: role of fat-suppression T1-weighted images. Radiat Med. 1996;14(3):111-6.
28. Bazot M, Bornier C, Dubernard G, Roseau G, Cortez A, Daraï E. Accuracy of magnetic resonance imaging and rectal endoscopic sonography for the prediction of location of deep pelvic endometriosis. Hum Reprod. 2007;22(5):1457-63.
29. Chamié LP, Blasbalg R, Gonçalves MO, Carvalho FM, Abrão MS, de Oliveira IS. Accuracy of magnetic resonance imaging for diagnosis and preoperative assessment of deeply infiltrating endometriosis. Int J Gynaecol Obstet. 2009;106(3):198-201.
30. Zawin M, McCarthy S, Scoutt L, Comite F. Endometriosis: appearance and detection at MR imaging. Radiology. 1989;171(3):693-6.

Capítulo 89

Endometriose. Tratamento Clínico

Luciano Gibran
Fernanda Vieira Lins Arcoverde
Sérgio Podgaec
Maurício Simões Abrão

Introdução

Os dois principais sintomas associados à endometriose são dor e infertilidade. A dor relacionada à endometriose está relacionada a impacto negativo na qualidade de vida global, trazendo repercussões em diferentes aspectos investigados nos questionários de qualidade de vida, como funcionamento físico, execução de atividades diárias, vida social, trabalho, vida sexual, relacionamentos íntimos, saúde mental e bem-estar emocional.[1] Não obstante, os custos anuais por paciente associados à endometriose se assemelham aos de outras doenças crônicas como diabetes tipo 2, doença de Crohn e artrite reumatoide, sendo dois terços destes atribuídos à perda de produtividade no trabalho. Quanto maior o impacto na qualidade de vida, maiores são os custos associados.[2]

Em estudo retrospectivo com 892 mulheres submetidas à laparoscopia, com diagnóstico definitivo de endometriose por intermédio de exame histológico realizado no Setor de Endometriose da Divisão de Ginecologia do Hospital das Clínicas da Faculdade de Medicina da Universidade de São Paulo (HC-FMUSP), observou-se prevalência da queixa de dismenorreia em 62,2% das pacientes, seguida das queixas de dor pélvica crônica e dispareunia de profundidade, observadas em 56,8% e 54,7%, respectivamente. As queixas álgicas intestinais e urinárias cíclicas foram relatadas em 48,3% e 11,7%, respectivamente. A infertilidade representou 39,8% das queixas, embora 237 mulheres (26,6%) relataram que não haviam tentado engravidar até o momento da intervenção.[3]

O mecanismo patogênico que explica a dor associada à endometriose envolve o processo inflamatório crônico causado pela atividade metabólica do tecido endometrial ectópico, que promove liberação recorrente de mediadores inflamatórios (citocinas e prostaglandinas).[4] Acredita-se também que as lesões de endometriose promovam neurotropismo, com neoneurogênese e ativação de fibras sensitivas, resultando em hiperalgesia.

Considerando-se o caráter estrogênio dependente da endometriose, os tratamentos medicamentosos visam a promover um estado hiperprogestagênico ou de hipoestrogenismo.[5] O tratamento hormonal tem ação terapêutica tanto para o componente inflamatório como para a neoneurogênese e a hiperalgesia.[4]

Pelo fato de os tratamentos medicamentosos promoverem a anovulação e por não trazerem benefícios no longo prazo à fertilidade, pacientes com desejo gestacional imediato não são candidatas a eles,[6] e sua condução será discutida em outro capítulo. A endometriose pode ser assintomática, e encontrada de forma incidental. A recomendação mais recente da European Society of Human Reproduction and Embryology (ESHRE) sugere que não seja prescrito tratamento medicamentoso para mulheres assintomáticas com achado incidental de endometriose.[6]

Pacientes com sintomas de dor, que não desejam gestar no momento do tratamento e que não tenham endometriose profunda causando obstrução visceral (endometriose ureteral causando hidronefrose ou endometriose intestinal com sintomas oclusivos) ou suspeita de malignidade, são candidatas ao tratamento clínico medicamentoso.

Tratamento clínico

Objetivos

O objetivo do tratamento clínico é promover alívio da dor provocada pela endometriose, melhorando a qualidade de vida.[4] A escolha pela melhor opção terapêutica é individualizada e deve levar em conta os sintomas referidos, o desejo ou não de engravidar e a tolerância aos eventuais efeitos adversos. É contraindicado em pacientes com sinais de obstrução do trato urinário, estenose intestinal e portadoras de massas anexiais de natureza duvidosa. (D)[7]

O tratamento medicamentoso pode ser oferecido como primeira escolha para pacientes sintomáticas que não apresentam desejo reprodutivo e que não tenham contraindicações ao seu uso. Pode ser necessário também para as que optem pelo tratamento cirúrgico. A recomendação da ESHRE 2022 sugere que o tratamento hormonal pós-operatório seja oferecido às mulheres que não estejam tentando gestar, para otimizar os efeitos imediatos de controle da dor, e, no longo prazo, para diminuir a recorrência tanto de sintomas como de lesões de endometriose.[6]

A escolha pelo tratamento medicamentoso pressupõe uso contínuo, até a idade da menopausa ou até o desejo de gestar, em pacientes com boa resposta. O tratamento cirúrgico isolado não garante alívio sintomático definitivo.[4] Dessa forma, a escolha entre uma ou outra opção terapêutica deve se basear nas preferências individuais de cada paciente, que deve estar bem esclarecida sobre as principais vantagens e desvantagens de cada abordagem.

Tratamento não hormonal

Anti-inflamatórios não hormonais

Os anti-inflamatórios não hormonais são frequentemente utilizados para alívio da dor em pacientes com endometriose, podendo ser usados sozinhos ou em associação com outros tratamentos para alívio de dismenorreia.[6]

Estima-se que 25% das pacientes que usam anti-inflamatórios não hormonais experimentam algum tipo de efeito colateral. Destas, 5% apresentam sérios agravos, como hemorragias gastrointestinais maciças e insuficiência renal aguda. (D)[8]

Tratamento hormonal

Os medicamentos hormonais prescritos para tratamento da endometriose incluem progestagênios, anti-progestagênios, contraceptivos combinados orais, agonistas e antagonistas do hormônio liberador de gonadotrofinas (GnRH), danazol, inibidores da aromatase

(p. ex., letrozol) e o dispositivo intrauterino liberador de levonorgestrel. O uso de medicamentos hormonais se baseia no fato de a endometriose ser uma doença dependente de estrogênio. Todos promovem redução significativa da dor quando comparados ao placebo, e não há evidências de que uma opção seja superior a outra quanto à capacidade de reduzir os sintomas álgicos.[6]

Anticoncepcionais hormonais combinados orais

Os anticoncepcionais hormonais combinados orais (AHCO) são amplamente utilizados em mulheres que apresentam dor pélvica associada à endometriose. São, em geral, bem-tolerados e apresentam baixo impacto metabólico quando comparados a outros fármacos, como danazol ou análogos de GnRH.[9]

O uso de AHCO resulta em inibição da ovulação, redução dos níveis de gonadotrofinas, redução do fluxo menstrual e decidualização dos implantes endometrióticos.[10] Também estão associados à diminuição da proliferação celular e ao aumento da apoptose no endométrio eutópico em mulheres com endometriose.[11]

Uma revisão realizada em 2019 incluindo 28 estudos concluiu que os contraceptivos combinados orais foram associados a redução significativa da dismenorreia, dor pélvica acíclica e dispareunia e melhora na qualidade de vida.[12]

Vercellini *et al.* (2003), em estudo prospectivo de 2 anos, avaliaram que pacientes com falha no controle de dismenorreia associada à endometriose usando esquema cíclico de AHCO, quando usado em esquema contínuo, apresentaram melhora significativa no alívio da dor. (D)[13] Uma revisão sistemática comparando o uso cíclico ao contínuo de ACHO, no pós-operatório, concluiu ser mais eficaz em reduzir a recidiva da dismenorreia.[14] Dessa forma, para pacientes com dismenorreia associada à endometriose, o uso contínuo de contraceptivos combinados pode ser recomendado.[6]

Deve-se estar atento ao fato de pacientes acima de 35 anos, tabagistas e usuárias de anticoncepcionais contendo estrogênio ter risco aumentado para infarto do miocárdio, acidente vascular cerebral e tromboembolismo venoso.[15]

Progestagênio

Os progestagênios têm sido utilizados para o tratamento de endometriose há mais de 40 anos. O racional biológico para o seu uso inclui a supressão do eixo hipotalâmico-hipofisário-ovariano, processo que induz à anovulação e reduz os níveis séricos de estrogênio. (D)[16] Progestagênios também agem diretamente no endométrio, tópico ou ectópico, provocando sua decidualização e atrofia. (D)[17] Além disso, os progestagênios podem diminuir outros dois mecanismos associados à doença: a angiogênese, necessária para manutenção dos implantes endometrióticos; e a produção de marcadores inflamatórios intraperitoneais. (D)[18,19] Todos esses fatores somados à redução ou à eliminação do fluxo menstrual, característicos do uso de progestagênios, que limitam a contaminação pélvica pela menstruação retrógrada, trarão benefícios às pacientes na vigência desse tipo de tratamento. (D)[20]

A revisão mais recente avaliando a eficácia dos progestagênios e anti-progestagênios no tratamento medicamentoso da endometriose foi realizada em 2012[21] e incluiu o acetato de medroxiprogesterona de depósito, acetato de ciproterona, acetato de medroxiprogesterona, acetato de noretindrona, desogestrel, dienogeste e a gestrinona (anti-progestagênio). Concluiu-se que os progestagênios e a gestrinona oral contínuos foram eficazes em melhorar os sintomas, sem superioridade de uma substância sobre a outra. A gestrinona oral, entretanto, foi associada a hirsutismo e seborreia. Considerando-se o perfil de efeitos colaterais associados a esse fármaco, a recomendação da ESHRE considerou não ser relevante incluí-lo como opção terapêutica.[6]

Dienogeste

O dienogeste é um progestagênio oral que tem sido investigado sistematicamente como monoterapia para o tratamento de endometriose. Farmacologicamente, combina as vantagens da 19-nor progesterona com a de outras classes de derivados de progesterona. Liga-se ao receptor de progesterona com alta especificidade e produz um potente efeito progestagênico associado a altos níveis séricos. Ao contrário de outros agentes da classe dos derivados da 19-nor progesterona, o dienogeste não tem efeitos androgênicos, mas sim propriedades benéficas antiandrogênicas com mínimas alterações nos níveis de lipídios e carboidratos. (D)[22] Strowitzki *et al.* (2010) avaliaram 252 mulheres com diagnóstico de endometriose e compararam o dienogeste (2 mg/dia) com o análogo de GnRH (acetato de leuprolide, dose 3,75 mg/mês). Observaram redução equivalente e contínua nos dois grupos em relação à dor, avaliada pela escala visual analógica. Houve ainda tendência a uma melhor avaliação em relação à saúde física e mental no grupo de usuárias de dienogeste. (B)[23]

O dienogeste foi investigado para avaliação de sua eficácia, mudança na qualidade de vida, segurança e tolerabilidade. Foram observadas 168 mulheres por período de 65 semanas. A intensidade da dor mostrou melhora significativa e sustentável durante o período. (A)[24]

Na sequência do estudo, após 24 semanas sem tratamento, a pontuação da escala visual analógica de dor aumentou apenas moderadamente, sugerindo que o dienogeste induz um efeito benéfico que pode persistir após a interrupção do tratamento. A pontuação do questionário de qualidade de vida (SF-36) durante os 6 meses subsequentes ao término do tratamento indicou mínimas mudanças relativas à avaliação da saúde física e mental. (A)[24]

Efeitos adversos considerados potencialmente relacionados com o tratamento foram observados em 16,1% das pacientes, incluindo desconforto mamário, náusea e irritabilidade, que demonstraram redução progressiva no decorrer do tratamento. A adesão foi elevada (98%), e a taxa de descontinuação consequente a eventos adversos ou à falta de eficácia foi baixa em ambos, 2,4% e 0,6%, respectivamente. (A)[24]

Apesar de a monoterapia com dienogeste não ter sido desenvolvida como método anticoncepcional e as pacientes em tratamento que não desejam engravidar terem sido advertidas sobre a necessidade do uso de método contraceptivo não hormonal, os dados atuais mostram total supressão da ovulação na dose de 2 mg/dia. (D)[25]

Acetato de medroxiprogesterona

A eficácia do acetato de medroxiprogesterona de ação prolongada para o tratamento da endometriose foi confirmada em dois estudos controlados, randomizados, realizados para avaliar a sua similaridade com o análogo de GnRH.

O medicamento foi administrado durante o ciclo menstrual e novamente a cada 3 meses, com duração total de 6 meses. Em um estudo, 300 mulheres com endometriose diagnosticada cirurgicamente foram recrutadas na Europa, Ásia, América Latina e Nova Zelândia e, em outro estudo, 274 mulheres com características similares foram recrutadas no Canadá e nos Estados Unidos. (A)[26,27]

O acetato de medroxiprogesterona de ação prolongada mostrou ser estatisticamente equivalente ao análogo de GnRH na redução dos sintomas dolorosos tanto no 6º mês como no 12º mês de seguimento. Pacientes do grupo que receberam medroxiprogesterona apresentaram perda óssea significativamente menor comparadas às pacientes do grupo de análogo de GnRH, além de retorno aos níveis basais de densidade mineral óssea pré-tratamento após 12 meses, o que não ocorreu com o grupo de análogo GnRH. (A)[27]

O acetato de medroxiprogesterona foi associado a menos sintomas de hipoestrogenismo, porém com mais sangramento irregular. Ambos os grupos apresentaram melhora nas taxas de produtividade e de qualidade de vida. O estudo considerou a medroxiprogesterona efetiva, bem-tolerada e uma alternativa econômica para o tratamento da endometriose sintomática. (A)[26,27]

Foi observado atraso prolongado na retomada da ovulação e, portanto, deve ser prescrito com cautela em mulheres com desejo de engravidar em futuro próximo. Além disso, o sangramento de escape pode ser prolongado e de difícil correção, e não é possível interromper o tratamento mesmo quando os efeitos adversos se tornam intoleráveis. Os efeitos adversos observados foram mastalgia, cefaleia, artralgia, náuseas e ganho de peso. (A)[26]

Gestrinona

A gestrinona é um esteroide derivado da 19-nortestosterona e originalmente desenvolvido para atuar como anticoncepcional semanal. Bloqueia o desenvolvimento folicular e a produção de estrogênio, além de estabelecer ligação com os receptores de androgênios. Exibe efeitos tanto agonistas como antagonistas ao se ligar aos receptores de progesterona. (D)[28]

É considerada eficaz para o tratamento da dor associada à endometriose com capacidade de alívio de sintomas similar à do danazol e análogos de GnRH.(B)[29] No entanto, seu uso não é recomendado pela baixa tolerabilidade aos efeitos adversos, como ganho de peso, hirsutismo, seborreia, acne, além de promover diminuição dos níveis de lipoproteína de alta densidade (HDL) e aumento de lipoproteína de baixa densidade (LDL). (D)[28]

Dispositivo intrauterino liberador de levonorgestrel (DIU-LNG)

O levonorgestrel é um potente progestagênio, derivado da 19-nortestosterona, que tem ação androgênica e antiestrogênica no endométrio. O dispositivo intrauterino libera 20 mg/dia de levonorgestrel e induz a amenorreia de diferentes maneiras comparado aos tratamentos- padrão. O mecanismo de ação do sistema intrauterino liberador de levonorgestrel tem efeito mediado por receptores específicos que chegam aos focos de endometriose através da circulação ou por difusão direta a partir do útero. A administração local de levonorgestrel torna o endométrio atrófico e inativo. (D)[30] O alívio dos sintomas dolorosos menstruais pode estar associado à amenorreia observada em boa parte das pacientes, bem como à oligomenorreia e à consequente redução do sangramento cíclico nos focos de endométrio ectópicos. O alívio de sintomas orgânicos, como dispareunia de profundidade e dor às evacuações, provavelmente está associado não apenas à redução dos nódulos endometrióticos profundos, mas principalmente à redução do processo inflamatório intra e perilesional. (D)[31]

Em estudo envolvendo 37 mulheres em idade reprodutiva submetidas à laparoscopia por dor pélvica, foi observada a presença de endometriose em 34 pacientes não tratadas cirurgicamente, e o DIU-LNG foi aplicado no intraoperatório para observar sua eficácia no alívio da dor. Após 6 meses, 28 mulheres relataram alívio significativo da dismenorreia e das 20 pacientes que relataram dispareunia no início do estudo, 13 apresentaram melhora dos sintomas, enquanto a dor pélvica acíclica não teve redução significativa. Foi também observada a redução significativa na perda sanguínea mensal. Ao término do 6º mês do estudo, 56% (19/34) das pacientes estavam muito satisfeitas ou satisfeitas com o resultado. (D)[31]

Em acompanhamento dessas pacientes por 3 anos, notou-se um total de 15 descontinuações do tratamento, cinco (33%) por não tolerarem o sangramento irregular, e a maioria dessas descontinuações ocorreu nos primeiros 6 meses. A dor pélvica (20,6%) e o ganho de peso (8,8%) representaram o segundo e o terceiro motivos de desistência. (D)[32]

Outros efeitos adversos observados no estudo foram inchaço, cefaleia, tensão mamária, seborreia, acne e diminuição de libido, porém em baixa incidência e intensidade. (D)[32]

Não houve relato de expulsão do dispositivo nos 3 anos de seguimento. Houve melhora significativa da dismenorreia e da dor pélvica acíclica, avaliadas por intermédio da escala visual analógica de dor. O período que apresentou maior melhora da dor foram os primeiros 12 meses, e não houve mudança significativa nos 24 meses subsequentes. (D)[32]

Em outro estudo multicêntrico, controlado e randomizado, que comparou o DIU-LNG ao análogo de GnRH por 6 meses em pacientes com endometriose associada à dor, observou-se melhora significativa dos sintomas desde o início do tratamento em ambos os grupos. (A)[33] A taxa de sangramento uterino irregular foi maior nas usuárias de DIU-LNG, e a melhora da qualidade de vida foi similar nos dois grupos. Na opinião dos autores, o DIU-LNG poderia se tornar o tratamento de escolha para pacientes com endometriose associada à dor e sem desejo reprodutivo imediato, por não provocar hipoestrogenismo e por necessitar de apenas uma intervenção médica em 5 anos. (A)[33]

Quanto aos efeitos adversos, deve-se informar as pacientes que o período de sangramento irregular ocorre na grande maioria das vezes nos primeiros 3 a 4 meses de uso e que, ao término de 1 ano, aproximadamente 30% das mulheres evoluem com amenorreia. As demais pacientes que evoluem com oligomenorreia ou escapes apresentam um padrão de sangramento mais tolerável comparado ao resultado de outros medicamentos hormonais utilizados no tratamento da endometriose. (D)[34]

Embora a forma de administração intrauterina proponha a possível distribuição do levonorgestrel diretamente aos tecidos pélvicos, foi evidenciada absorção através da rede vascular subendometrial, apesar de os níveis plasmáticos serem inferiores aos níveis locais, o que justifica a menor incidência e a menor intensidade de efeitos adversos comuns ao uso de progestagênios. (D)[32] A taxa de expulsão do dispositivo é de aproximadamente 5% e o risco de infecção pélvica, de 1,5%. É recomendável afastar a possibilidade de doença inflamatória pélvica antes do tratamento com DIU-LNG. Não há contraindicação de uso em nulíparas, no entanto há uma associação hipotética de maior incidência de cólicas após aplicação do dispositivo em mulheres com úteros pequenos. (D)[35]

Implante subdérmico liberador de Etonogestrel

Ensaio clínico randomizado realizado em 2020 comparou os efeitos do DIU-LNG ao implante de etonogestrel, concluindo que ambos os métodos reduziram significativamente a dismenorreia e a dor pélvica crônica associadas à endometriose.[36]

Análogos do GnRH

O GnRH é um decapeptídeo hipotalâmico liberado de modo pulsátil nos capilares da circulação porta-hipofisária. Liga-se seletivamente a receptores altamente específicos de células gonadotróficas da hipófise anterior e ativa as vias de sinalização intracelular envolvidas na regulação da produção e liberação de hormônio folículo-estimulante (FSH) e hormônio luteinizante (LH). (D)[37]

Análogos do GnRH induzem à menopausa medicamentosa por meio do fenômeno de *down regulation* dos receptores de GnRH no eixo hipotalâmico-hipofisário, causando a diminuição da secreção de gonadotrofinas, supressão da ovulação e redução dos níveis séricos de estrogênio. (D)[38,39]

Em razão da natureza estrogênio-dependente da endometriose, o hipoestrogenismo associado ao uso de análogo do GnRH tem demonstrado bons resultados para redução de sintomas como dismenorreia, dispareunia e dor pélvica acíclica. (D)[40]

É recomendado que o tratamento individual com análogos do GnRH não ultrapasse 6 meses em virtude dos riscos de exposição prolongada ao hipoestrogenismo, que pode ocasionar a redução da densidade mineral óssea. Além disso, sintomas como ondas de calor, labilidade emocional, insônia, perda de libido e ressecamento vaginal, associados à deficiência estrogênica, também ocorrem durante o tratamento. (D)[41]

Para aumentar a efetividade dos análogos do GnRH, foi proposto aumento do período de tratamento para além de 6 meses. Para isso, foi sugerido o emprego de terapia hormonal adicional (*add back therapy*) com o propósito de prevenir a perda óssea e outros sintomas associados ao hipoestrogenismo durante o tratamento. Essa teoria foi proposta por Barbieri, que sugeriu haver uma dose-limite de estrogênio capaz de controlar as ondas de calor e a perda óssea sem, no entanto, estimular os focos de endometriose. (D)[42]

Algumas terapias hormonais adicionais concomitantes ao uso de análogos do GnRH foram propostas, como a utilização de progestagênios isolados, progestagênios associados a bisfosfonatos, progestagênios associados a estrogênios, porém até o momento não foi definido qual é o esquema ideal. (D)[41] Acredita-se que a primeira escolha seria o uso contínuo, desde o início do tratamento, de baixa dose de estrogênio em combinação com progestagênio. (A)[28]

Em relação à necessidade de terapia hormonal adicional para pacientes com indicação de uso de análogos do GnRH, uma desvantagem a ser considerada é o aumento do custo do tratamento. Atualmente o tratamento de longa duração com análogos do GnRH mais *add back therapy* deve ser considerado para pacientes com sintomas refratários aos anticoncepcionais hormonais combinados e ao progestagênio. (D)[6]

Antagonistas do GnRH

Os antagonistas do GnRH são uma nova alternativa para o tratamento medicamentoso da endometriose. Trata-se de medicamentos de administração via oral, que buscam manejar os níveis de estrogênio de forma dose dependente, a fim de controlar os sintomas da endometriose minimizando os efeitos da ausência de estrogênio.[43] O elagolix já é aprovado nos Estados Unidos para uso em pacientes com endometriose, porém ainda não se encontra disponível no Brasil. O relugolix e o Linzagolix estão em processo de pesquisa.[43,44]

Outras possibilidades de tratamento clínico

Inibidores da aromatase

Aromatase é o enzima responsável por etapa-chave na biossíntese dos estrogênios. Atua eliminando um grupo metila da testosterona, transformando-a em estradiol. (D)[45,46]

Sua principal ação é transformar androstenediona em estrona e testosterona em estradiol. Pode ser encontrada em muitos tecidos, incluindo gônadas, cérebro, tecido adiposo, placenta, vasos sanguíneos, pele, ossos e endométrio, bem como no tecido endometrial ectópico, miomas uterinos, cânceres de mama e de endométrio. (D)[45,46]

Idade, obesidade, insulina, gonadotrofinas e álcool são fatores que podem aumentar a atividade da aromatase. Em contrapartida, a prolactina, o hormônio antimülleriano e o tabagismo podem diminuí-la. Sua ação parece ser reforçada em tecidos estrogênio-dependentes, como tecido de mama, câncer endometrial, endometriose e miomas uterinos. (D)[13,45]

Ferrero *et al.* publicaram, em 2011, revisão sistemática sobre a utilização de inibidores da aromatase em pacientes com endometriose. (A)[47,55] De dez trabalhos selecionados, sete avaliaram os resultados do uso de inibidores no controle da dor, e três, no pós-operatório como tratamento adjuvante. (A)[47] Todos os estudos observacionais demonstraram que os inibidores, combinados com progestagênios ou anticoncepcionais orais, reduziram a severidade dos sintomas e melhoraram a qualidade de vida. (A)[47] No entanto, causaram alta incidência de efeitos adversos e não aumentaram a satisfação da paciente e/ou não diminuíram a recidiva dos sintomas após sua descontinuação. (A)[47]

Nos trabalhos que avaliaram seu uso como terapêutica adjuvante após a cirurgia, foram comparados dois grupos. O primeiro apenas com o uso de análogos de GnRH e o segundo, combinado com os inibidores. Esses trabalhos demonstraram que a chance de recorrência de endometriose no grupo que fez uso de inibidor foi menor. (A)[47]

A ESHRE 2022 recomenda que os inibidores de aromatase podem ser prescritos em pacientes com dor refratária a outros tratamentos medicamentos ou cirúrgico, podendo ser usados em combinação com AHCO, progestagênios isolados, agonistas e antagonistas do GnRH.[6]

Danazol

O danazol é um agente androgênico oral que induz a amenorreia por meio da supressão do eixo hipotálamo-hipófise-ovário, causando a elevação da concentração sérica de androgênio e baixos níveis de estrogênio. (A)[48]

Múltiplos estudos demonstram sua eficácia para o alívio da dor pélvica associada à endometriose, no entanto, é pouco tolerado em razão dos efeitos colaterais, como ganho de peso, edema, mialgia, acne, oleosidade da pele, hirsutismo, ressecamento de mucosa vaginal, atrofia mamária e hepatotoxicidade, resultando em abandono do tratamento quatro vezes maior que o observado em usuárias de análogos do GnRH. (B)[49]

É contraindicado em pacientes com hepatopatias ou hiperlipidemia e, por causa do seu alto potencial teratogênico, deve ser administrado em associação com método anticoncepcional eficaz.

Em razão desses efeitos adversos, o danazol foi substituído em muitos países por outras medicações, sendo atualmente desaconselhado seu uso.[6]

Estratégias não farmacológicas:

Os tratamentos farmacológicos referidos nesse capítulo, em conjunto com a cirurgia, compõem o arsenal terapêutico médico disponível para manejo de pacientes portadoras de endometriose. Entretanto, uma parcela das pacientes persiste com queixas. Dados da literatura estimam que cerca de um terço das pacientes com endometriose profunda tratadas com medicamentos hormonais não ficam satisfeitas com o tratamento[4] e, naquelas que forem submetidas a cirurgia, sintomas álgicos ainda foram reportados por cerca de 30% das pacientes no longo prazo.[50,51] Dessa forma, parte das pacientes procuram alternativas não médicas para melhor controle de sintomas. Em estudo recente, 62,5% das participantes afirmaram usar a medicina alternativa ou complementar para tratamento da endometriose.[52]

Entre as opções de tratamento disponíveis, algumas já vêm sendo incorporadas à prática diária e dispõem de estudos que avaliaram sua eficácia, como acupuntura, fisioterapia do assoalho pélvico, intervenções nutricionais, exercício físico e psicoterapia.

Acupuntura

Os estudos que avaliaram a eficácia da acupuntura em melhorar os sintomas de dor em pacientes com endometriose são pequenos, pouco específicos e sem cegamento adequado, de forma que, apesar de haver metanálises sugerindo eficácia dessa intervenção, a ESHRE conclui que, com base na evidência atual, não é possível fazer uma recomendação acerca do uso da acupuntura para controle de sintomas álgicos ou melhora na qualidade de vida em mulheres com endometriose.[6] (D)

Fisioterapia do assoalho pélvico

A dor pélvica crônica pode estar associada a mais de uma etiologia em pacientes com endometriose, sendo a dor de origem musculoesquelética uma delas. Nessas pacientes, pontos-gatilhos miofasciais na região pélvica e abdominal podem resultar em sensibilização prolongada e dor miofascial.[53] Os pontos-gatilhos se originam da hiperatividade nos músculos esqueléticos.[54] Considerando que as vísceras pélvicas e a musculatura pélvica são inervadas pelas mesmas raízes nervosas,[55] existe embasamento teórico para a disfunção musculoesquelética ocasionar a sensação de dor visceral (convergência viscerossomática).[54] A fisioterapia, ao abordar os músculos hiperativos, restaura a flexibilidade e a tensão de comprimento, melhorando a capacidade de relaxamento da musculatura pélvica,[54] tendo, portanto, potencial efeito benéfico para pacientes portadoras de endometriose.

Considerando-se que as publicações que avaliam a eficácia da fisioterapia do assoalho pélvico em promover alívio de sintomas álgicos em pacientes com endometriose são bastante heterogêneas e incluíram tratamentos psicoterápicos e farmacológicos associados, não é possível concluir sobre sua eficácia enquanto intervenção isolada, de forma que a ESHRE também não formulou recomendações para essa intervenção.[6] (D)

Intervenções nutricionais

Revisão recente avaliando os efeitos dos nutrientes nos sintomas de mulheres com endometriose concluiu que a evidência existente é de muito baixa qualidade e insuficiente para permitir recomendações dietéticas a mulheres com endometriose. Estudos avaliando a suplementação com vitamina D, ácidos graxos, antioxidantes, ou a remoção de glúten, soja ou Fodmap (oligossacarídeos de baixa fermentação, monossacarídeos e polióis) foram incluídos.[56]

Levando-se em conta que os potenciais benefícios e malefícios de intervenções nutricionais são pouco conhecidos, nenhuma recomendação foi feita também pela ESHRE.[6] Uma dieta saudável segundo a Organização Mundial de Saúde (OMS) deve incluir frutas, vegetais, legumes, sementes e grãos integrais; baixa ingesta de açúcar livre e gorduras, e não incluir alimentos processados, trazendo como benefícios a prevenção de doenças crônicas como diabetes, doenças cardiovasculares e câncer (https://www.who.int/newsroom/fact-sheets/detail/healthy-diet). (D)

Atividade física

A OMS recomenda exercícios físicos para todos, considerando os inúmeros benefícios relacionados à saúde mental e física, melhorando a sensação de bem-estar e reduzindo o risco de variadas enfermidades, como doenças cardiovasculares, câncer, diabetes, depressão e ansiedade. Adultos entre 18 e 64 anos de idade devem realizar pelo menos

150 a 300 minutos de atividade física moderada ou 75 a 150 minutos de atividade vigorosa por semana (https://www.who.int/news-room/fact-sheets/detail/physical-activity). Uma revisão da Cochrane sobre atividade física e dismenorreia encontrou evidência de baixa qualidade associando atividade física e redução nos escores de dor.[57]

O impacto específico da atividade física nos sintomas álgicos de pacientes com endometriose ainda não está bem documentado na literatura.[6] (D)

Psicoterapia

Um ensaio clínico randomizou pacientes com histórico de dor pélvica crônica e endometriose a receber psicoterapia associada a estímulo somatossensorial ou ficar na fila de espera pelo mesmo tratamento e encontrou melhora nos escores de dor global, dor pélvica, disquezia e qualidade de vida no grupo que teve acesso ao tratamento.[58]

Além do possível benefício no controle dos sintomas, considerando-se o impacto psicológico que viver com dor crônica e infertilidade pode trazer às pacientes, o apoio psicoterápico, sempre que disponível, deve ser oferecido.

Recomendação

Na Divisão de Ginecologia do Hospital das Clínicas da Faculdade de Medicina da Universidade de São Paulo (HCFMUSP), recomenda-se a seguinte conduta para o tratamento clínico da endometriose (Algoritmo 89.1).

Algoritmo 89.1 – Tratamento clínico da endometriose

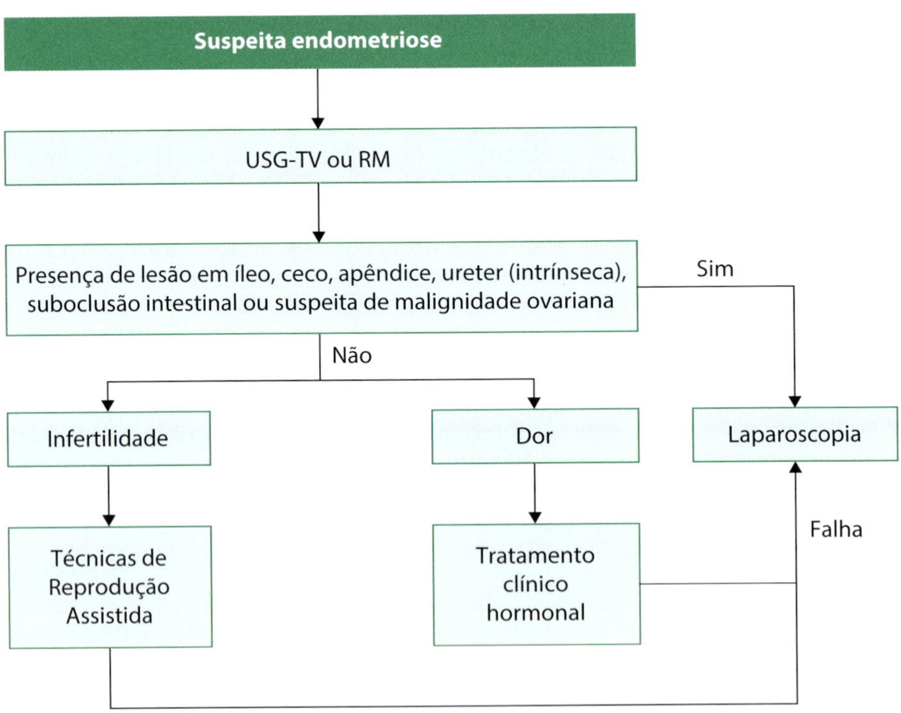

Fonte: Desenvolvido pela autoria

Referências bibliográficas

1. Culley L, et al. The social and psychological impact of endometriosis on women's lives: a critical narrative review. Hum Reprod Update. 2013;19:625-39.
2. Simoens S, et al. The burden of endometriosis: costs and quality of life of women with endometriosis and treated in referral centres. Human Reproduction. 2012;27:1292-9.
3. Bellelis P, et al. Aspectos epidemiológicos e clínicos da endometriose pélvica-Uma série de casos. Rev Assoc Med Bras. 2010;56:467-71.
4. Vercellini P, Buggio L, Somigliana E. Role of medical therapy in the management of deep rectovaginal endometriosis. Fertility and Sterility. 2017;108(6):913-30. doi: 10.1016/j.fertnstert.2017.08.038.
5. Zondervan KT, et al. Endometriosis. Nature Reviews Disease Primers. 2018;4(1):9. doi: 10.1038/s41572-018-0008-5.
6. Becker CM, et al. ESHRE guideline: endometriosis. Hum Reprod Open. 2022.
7. Arcoverde F, Andres MP, Souza CC, Neto JS, Abrão MS. Deep endometriosis: medical or surgical treatment? Minerva Obstetrics and Gynecology. 2021;73(3):341-6.
8. Phleps W. Overview on clinical data of Dexibuprofen. Clin Rheumatol. 2001;20:15-21.
9. Brown J, Crawford TJ, Datta S, Prentice A. Oral contraceptives for pain associated with endometriosis. Cochrane Database of Systematic Reviews. 2018;5(5):CD001019. doi: 10.1002/14651858.CD001019.pub3.
10. RICE VM. Conventional medical therapies for endometriosis. Ann N Y Acad Sci. 2002;955: 343-52.
11. Meresman GF, et al. Oral contraceptives suppress cell proliferation and enhance apoptosis of eutopic endometrial tissue from patients with endometriosis. Fertil Steril. 2002;77:1141-7.
12. Grandi G, et al. Hormonal contraception in women with endometriosis: a systematic review. European Journal of Contraception and Reproductive Health Care. 2019;24:61-70. doi: 10.1080/13625187.2018.1550576.
13. Vercellini P, et al. Continuous use of an oral contraceptive for endometriosis-associated recurrent dysmenorrhea that does not respond to a cyclic pill regimen. Fertil Steril. 2003;80:560-3.
14. Muzii L, et al. Continuous versus cyclic oral contraceptives after laparoscopic excision of ovarian endometriomas: a systematic review and metaanalysis. American Journal of Obstetrics and Gynecology. 2016;214:203-11. doi: 10.1016/j.ajog.2015.08.074.
15. Acute myocardial infarction and combined oral contraceptives: results of an international multicentre case-control study. WHO Collaborative Study of Cardiovascular Disease and Steroid Hormone Contraception. Lancet. 1997;349:1202-9.
16. Luciano AA, Turksoy RN, Carleo J. Evaluation of oral medroxyprogesterone acetate in the treatment of endometriosis. Obstetrics and gynecology. 1988;72:323-7.
17. Schweppe KW. Current place of progestins in the treatment of endometriosis-related complaints. Gynecological Endocrinology. 2001;15:22-8.
18. Blei F, Wilson EL, Mignatti P, Rifkin DB. Mechanism of action of angiostatic steroids: suppression of plasminogen activator activity via stimulation of plasminogen activator inhibitor synthesis. J Cell Physiol.1993;155:568-78.
19. Haney AF, Winberg JB. Reduction of the intraperitoneal inflammation associated with endometriosis by treatment with medroxyprogesterone acetate. Am J Obstet Gynecol. 1988; 159:450-4.
20. Vercellini P. Progestogens for endometriosis: forward to the past. Hum Reprod Update. 2003;9:387-96.
21. Brown J, Kives S, Akhtar M. Progestagens and anti-progestagens for pain associated with endometriosis. Cochrane Database of Systematic Reviews. 2012;2012(3):CD002122. doi: 10.1002/14651858.CD002122.pub2.
22. Schindler A. Dienogest in long-term treatment of endometriosis. Int J Womens Health. 2011;175. doi: 10.2147/IJWH.S5633.

23. Strowitzki T, Marr J, Gerlinger C, Faustmann T, Seitz C. Dienogest is as effective as leuprolide acetate in treating the painful symptoms of endometriosis: a 24-week, randomized, multicentre, open-label trial. Human Reproduction. 2010;25:633-41.
24. Petraglia F, et al. Reduced pelvic pain in women with endometriosis: efficacy of long-term dienogest treatment. Arch Gynecol Obstet. 2012;285:167-73.
25. Klipping C, Duijkers I, Faustmann TA, Klein SF, Schuett B. Pharmacodynamic study of four oral dosages of dienogest. Fertil Steril. 2010;94:S181.
26. Crosignani PG, Luciano A, Ray A, Bergqvist A. Subcutaneous depot medroxyprogesterone acetate versus leuprolide acetate in the treatment of endometriosis-associated pain. Human Reproduction. 2006;21:248-56.
27. Schlaff WD, Carson SA, Luciano A, Ross D, Bergqvist A. Subcutaneous injection of depot medroxyprogesterone acetate compared with leuprolide acetate in the treatment of endometriosis-associated pain. Fertil Steril. 2006;85:314-25.
28. Surrey ES. The role of progestins in treating the pain of endometriosis. J Minim Invasive Gynecol. 2006;13:528-34.
29. Fedele L, Bianchi S, Viezzoli T, Arcaini L, Candiani GB. Gestrinone versus danazol in the treatment of endometriosis. Fertil Steril. 1989;51:781-5.
30. Salmi A. The effect of intrauterine levonorgestrel use on the expression of c-JUN, oestrogen receptors, progesterone receptors and Ki-67 in human endometrium. Mol Hum Reprod. 1998;4:1110-5.
31. Lockhat FB. The evaluation of the effectiveness of an intrauterine-administered progestogen (levonorgestrel) in the symptomatic treatment of endometriosis and in the staging of the disease. Human Reproduction. 2004;19:179-84.
32. Lockhat FB, Emembolu JO, Konje JC. The efficacy, side-effects and continuation rates in women with symptomatic endometriosis undergoing treatment with an intra-uterine administered progestogen (levonorgestrel): a 3 year follow-up. Human Reproduction. 2005;20:789-93.
33. Petta CA, et al. Randomized clinical trial of a levonorgestrel-releasing intrauterine system and a depot GnRH analogue for the treatment of chronic pelvic pain in women with endometriosis. Human Reproduction. 2005;20:1993-8.
34. Vercellini P, et al. Endometriosis. Drugs. 2009;69:649-75.
35. Shulman LP, Nelson AL, Darney PD. Recent developments in hormone delivery systems. Am J Obstet Gynecol. 2004;190:S39-S48.
36. Margatho D, Carvalho NM, Bahamondes L. Endometriosis-associated pain scores and biomarkers in users of the etonogestrel-releasing subdermal implant or the 52-mg levonorgestrel-releasing intrauterine system for up to 24 months. European Journal of Contraception and Reproductive Health Care. 2020;25:133-40.
37. Janssens RMJ. Direct ovarian effects and safety aspects of GnRH agonists and antagonists. Hum Reprod Update. 2000;6:505-18.
38. Child TJ, Lin Tan S. Endometriosis. Drugs. 2001;61:1735-50.
39. Valle RF, Sciarra JJ. Endometriosis: treatment strategies. Ann N Y Acad Sci. 2003;997:229-39.
40. Batzer FR. GnRH analogs: options for endometriosis-associated pain treatment. J Minim Invasive Gynecol. 2006;13:539-45.
41. Bedaiwy MA, Casper RF. Treatment with leuprolide acetate and hormonal add-back for up to 10 years in stage IV endometriosis patients with chronic pelvic pain. Fertil Steril. 2006;86:220-2.
42. Barbieri RL. Hormone treatment of endometriosis: the estrogenthreshold hypothesis. Am J Obstet Gynecol. 1992;166:740-5.
43. Donnez J, et al. Treatment of endometriosis-associated pain with linzagolix, an oral gonadotropin-releasing hormone-antagonist: a randomized clinical trial. Fertil Steril. 2020;114:44-55.
44. Giudice LC, et al. Once daily oral relugolix combination therapy versus placebo in patients with endometriosis-associated pain: two replicate phase 3, randomised, double-blind, studies (SPIRIT 1 and 2). Lancet. 2022;399(10343):2267-79. doi: 10.1016/S0140-6736(22)00622-5.
45. Ghosh D, Griswold J, Erman M, Pangborn W. Structural basis for androgen specificity and oestrogen synthesis in human aromatase. Nature. 2009;457:219-23.

46. Nothnick WB. The emerging use of aromatase inhibitors for endometriosis treatment. Reproductive Biology and Endocrinology. 2011;9:87.
47. Ferrero S, Gillott DJ, Venturini PL, Remorgida V. Use of aromatase inhibitors to treat endometriosis-related pain symptoms: a systematic review. Reproductive Biology and Endocrinology. 2011;9:89.
48. Farquhar C, Prentice A, Singla AA, Selak V. Danazol for pelvic pain associated with endometriosis. Cochrane Database of Systematic Reviews. 2007(4):CD000068. doi: 10.1002/14651858.CD000068.pub2.
49. Rotondi M, et al. Depot leuprorelin acetate versus danazol in the treatment of infertile women with symptomatic endometriosis. Eur J Gynaecol Oncol. 2002;23:523-6.
50. Roman H, et al. Excision versus colorectal resection in deep endometriosis infiltrating the rectum: 5-year follow-up of patients enrolled in a randomized controlled trial. Human Reproduction. 2019;34:2362-671.
51. Angioni S, et al. Laparoscopic excision of posterior vaginal fornix in the treatment of patients with deep endometriosis without rectum involvement: surgical treatment and long-term follow-up. Human Reproduction. 2006;21(6):1629-34.
52. Schwartz ASK, et al. The use of home remedies and complementary health approaches in endometriosis. Reprod Biomed Online. 2019;38:260-71.
53. Aredo J, Heyrana K, Karp B, Shah J, Stratton P. Relating chronic pelvic pain and endometriosis to signs of sensitization and myofascial pain and dysfunction. Semin Reprod Med. 2017;35:088-097.
54. Bradley MH, Rawlins A, Brinker CA. Physical therapy treatment of pelvic pain. Phys Med Rehabil Clin N Am. 2017;28:589-601.
55. Weiss JM. Pelvic floor myofascial trigger points: manual therapy for interstitial cystitis and the urgency-frequency syndrome. Journal of Urology. 2001;166:2226-31.
56. Huijs E, Nap A. The effects of nutrients on symptoms in women with endometriosis: a systematic review. Reproductive BioMedicine Online. 2020;41:317-28. doi: 10.1016/j.rbmo.2020.04.014.
57. Armour M, et al. Exercise for dysmenorrhoea. Cochrane Database of Systematic Reviews. 2019;9(9:CD004142.
58. Meissner K, et al. Psychotherapy with somatosensory stimulation for endometriosis-associated pain. Obstetrics & Gynecology. 2016;128:1134-42.

Capítulo 90

Endometriose. Tratamento Cirúrgico

Marina de Paula Andres
Carolina Orlandi
Sérgio Podgaec
Maurício Simões Abrão

Introdução

Epidemiologia e quadro clínico

A endometriose é uma doença crônica inflamatória definida como a presença de tecido semelhante ao endométrio fora do útero.[1] Sua importância vem crescendo ao longo dos anos em razão de sua elevada prevalência e de seu impacto negativo em vários aspectos da qualidade de vida das pacientes, incluindo execução de atividades do dia a dia, vida social, trabalho, vida sexual, saúde mental e bem-estar emocional.[2] Além disso, estima-se que tenha um custo para o sistema de Saúde comparável ao de outras doenças crônicas como diabetes tipo 2, artrite reumatoide e doença de Crhon.[3]

A prevalência exata da endometriose é desconhecida, mas supõe-se que acometa cerca de 2% a 10% das mulheres no período reprodutivo[4,5] e mais de 50% daquelas com diagnóstico de infertilidade.[6] Estima-se que atualmente pelo menos 190 milhões de mulheres em idade fértil sejam portadoras de endometriose.[7,8]

Diagnóstico

O espectro de sintomas relacionados à endometriose é grande e não dependem necessariamente com a extensão e a gravidade da doença. As pacientes podem ser assintomáticas ou oligossintomáticas ou, ainda, apresentarem as mais diversas combinações de sintomas, como dismenorreia, dispareunia, dor pélvica crônica, alterações intestinais e/ou urinárias cíclicas e infertilidade.

Classificações

Em 1990, Cornillie *et al.* dicotomizaram a doença em superficial e profunda, tendo como critério a infiltração do tecido endometrioide na superfície mesotelial. Classificaram como superficial aquela com infiltração menor do que 5 mm e profunda aquela com infiltração maior ou igual a 5 mm, sendo esta considerada um padrão infiltrativo da doença.[9]

Nisolle e Donnez, em 1997, sugeriram que os acometimentos superficial, ovariano e infiltrativo seriam três diferentes entidades da endometriose, com mecanismos etiopatogênicos diferenciados, repercussões individuais e, consequentemente, exigindo abordagens distintas.[10]

A classificação da ASRM (Sociedade Americana de Medicina Reprodutiva), revisada em 1996, atribui uma pontuação cumulativa de acordo com a localização e o tamanho de cada lesão observada durante a cirurgia, dividindo a doença em quatro estadios: 1 a 5 pontos – mínimo (I); 6 a 15 pontos – leve (II); 16 a 40 pontos – moderado (III); e superior a 40 pontos – severo (IV).[11]

A classificação Enzian, por sua vez, foi introduzida em 2005 e recentemente revisada, em 2021, com o objetivo de propor uma classificação anatômica, lógica, para uso por método não invasivo (ressonância magnética e ultrassonografia pélvica) pré-operatório, possibilitando um planejamento cirúrgico mais adequado. Entre as desvantagens do seu uso, estão o baixo nível de aceitação global em virtude de sua complexidade, dificuldade de interpretação pelas pacientes e falta de evidência científica de classificações determinadas por imagem.[12]

Outra classificação existente, o *endometriosis fertility index* (EFI), tem o objetivo de desenvolver um índice de fertilidade para pacientes com endometriose e prever a taxa de gravidez espontânea em pacientes com endometriose submetidas a tratamento cirúrgico e que não tentarão engravidar com técnicas de reprodução assistida.[13] O EFI considera fatores como idade, duração da infertilidade e gestações anteriores, associados aos achados intraoperatórios. A pontuação funcional indica qual a situação dos órgãos pélvicos para uma possível gestação espontânea futura e é determinada pelo cirurgião, variando de 0 a 4 pontos, como segue: ausente ou não funcional (0); disfunção grave (1); disfunção moderada (2); disfunção leve (3)/ e normal (4).[12] A classificação final no EFI é calculada somando-se as pontuações do histórico e achados cirúrgicos que variam de 0 a 10, com 10 indicando o melhor prognóstico e 0, o pior.[13]

A Associação Americana de Laparoscopia Ginecológica (AAGL) também propôs uma classificação recentemente que permite identificar achados intraoperatórios objetivos e discrimina de forma confiável os níveis de complexidade cirúrgica. Aqui, o estágio de gravidade se correlaciona aos os sintomas de dor e infertilidade. É uma classificação que vem ganhando espaço pela sua facilidade de aplicação, intuitividade e a existência de um aplicativo que possibilita a versão final em PDF, auxiliando no seu armazenamento e no compartilhamento com a paciente (Figura 90.1).[12,14]

Figura 90.1 – Classificação da Associação Americana de Laparoscopia Ginecológica (AAGL)

Superficial	Pontos
< 3 cm	2
≥ 3 cm	4
Vagina (muscular)	**Pontos**
< 3 cm	5
≥ 3 cm	8
Ovário esquerdo	**Pontos**
Superficial	2
< 3 cm	5
≥ 3 cm	7
Ureter esquerdo	**Pontos**
Extrínseco	6
Intrínseco	8
Hidroureter	9
Trompa esquerda	**Pontos**
Leve envolvimento da serosa	2
Imobilidade moderada	4
Imobilidade severa	6
Obstrução completa	7
Fundo de saco obliterado	**Pontos**
Parcial	6
Completo	9
Retossigmoide	**Pontos**
< 3 cm	7
≥ 3 cm	9
Septo vaginal	**Pontos**
Presente	8

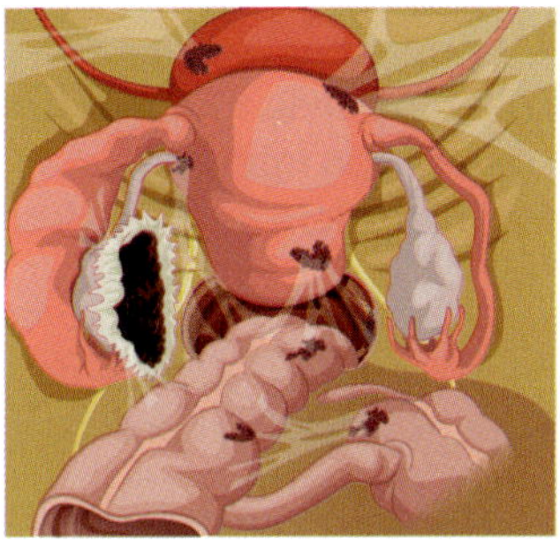

Classificação da endometriose

AAGL	Pontos totais
Estágio 1	< 8
Estágio 2	9 a 15
Estágio 3	16 a 21
Estágio 4	> 21

Retrocervical	Pontos
< 3 cm	5
≥ 3 cm	8
Bexiga/detrusor	**Pontos**
< 3 cm	5
≥ 3 cm	7
Ovário direito	**Pontos**
Superficial	2
< 3 cm	5
≥ 3 cm	7
Ureter direito	**Pontos**
Extrínseco	6
Intrínseco	8
Hidroureter	9
Trompa direita	**Pontos**
Leve envolvida da serosa	2
Imobilidade moderada	4
Imobilidade severa	6
Obstrução completa	7
Intestino delgado/*cecum*	**Pontos**
< 3 cm	6
≥ 3 cm	8
Apêndice	**Pontos**
Presente	5

Fonte: Adaptada de Nogueira Neto J, Abrão MS, Schor E, *et al.*, 2022; Abrao MS, Andres MP, Miller CE, *et al.*, 2021

Avaliação pré-operatória

A suspeita diagnóstica de endometriose se baseia na história clínica, no exame físico e em exames de imagem – ressonância magnética (RM) de pelve com contraste se necessário ou ultrassonografia transvaginal com preparo intestinal. O conjunto de informações permite que, em conjunto com a paciente, seja planejado o tratamento clínico ou cirúrgico e antecipa possíveis dificuldades técnicas na cirurgia e riscos de complicações intraoperatórias, sendo, assim, fundamental para o processo terapêutico.

Pacientes com acometimento intestinal pela endometriose, com sangramento retal, nódulos endometrióticos de grandes proporções ou histórico familiar de câncer de intestino devem realizar o exame de colonoscopia.

Tratamento cirúrgico

Dentro do protocolo de atendimento do Setor de Endometriose da Divisão de Ginecologia do Hospital das Clínicas da Faculdade de Medicina da Universidade de São Paulo (HC-FMUSP), inicialmente, na maior parte dos casos, em mulheres sem desejo reprodutivo, utiliza-se a terapêutica medicamentosa na tentativa de controle dos sintomas relativos à dor pélvica. O tratamento cirúrgico é indicado na falha do controle clínico após 6 a 12 meses de uso de medicações, na impossibilidade de uso de terapia hormonal e na presença de doença nos seguintes locais:

1. Ovário (cistos endometrióticos com suspeita de malignidade)
2. Apêndice (por ser um diferencial de tumor carcinoide dessa localização)
3. Íleo e ceco (pelo risco de oclusão intestinal)
4. Ureter intrínseco ou com hidronefrose (pelo risco de exclusão renal)

O objetivo do tratamento cirúrgico é a remoção completa de todos os focos de endometriose possíveis em uma única cirurgia, a fim de se evitarem procedimentos repetitivos, proporcionando melhora do padrão álgico, da qualidade de vida e dos índices de fertilidade.

Endometriose peritoneal ou superficial

A via minimamente invasiva é a de eleição para o tratamento da endometriose superficial, sempre preferindo a ressecção completa das lesões à cauterização.

Às pacientes com sintomas persistentes e exames de imagem negativos, pode ser oferecida a laparoscopia exploradora, visto que a endometriose superficial ainda é mal-avaliada por esses métodos.

Do ponto de vista reprodutivo, o tratamento cirúrgico dessas lesões pode ser oferecido após duas falhas nas tentativas de fertilização *in vitro* (FIV), mas há que se lembrar que, em pacientes assintomáticas, a laparoscopia não deve ser realizada apenas com finalidade diagnóstica.

Endometriose profunda retrocervical e de vagina

A endometriose profunda pode se apresentar como nódulos envolvendo a região retrocervical, incluindo os ligamentos uterossacros, espaço retovaginal, vagina e órgãos como intestino e bexiga, além de nervos pélvicos.

As lesões podem ser únicas ou estar associadas a estruturas vizinhas, pela sua proximidade. Aqui também, sempre que possível, é desejável que se realize a exérese completa das lesões.

Endometriose intestinal

A tendência do tratamento da endometriose intestinal tem sido cada vez mais conservadora, visto que grandes ressecções aumentam a morbidade da cirurgia e não necessariamente trazem melhora à qualidade de vida das pacientes. A ideia da ressecção completa da área acometida parece ser a forma terapêutica mais efetiva de tratamento cirúrgico em casos de endometriose intestinal, com alívio dos sintomas ginecológicos e digestivos e controle da dor.[16]

Leões únicas, superficiais, menores que 3 cm, podem ser tratadas com o *shaving* (exérese superfical da lesão da parede intestinal acometida) com uma taxa de recorrência de 8% em 500 mulheres avaliadas e acompanhadas por 3,1 anos em média (2 a 6 anos).[17]

Em lesões únicas com extensão de 3 cm, porém com maior profundidade e comprometendo até um terço da circunferência da alça, pode-se realizar a ressecção em disco da parede anterior da alça acometida. Nessa técnica, isola-se a lesão e aplica-se um ponto em cima dela (para sua identificação). Após a introdução do grampeador circular por via retal, invagina-se a lesão, utilizando-se o ponto de reparo para inseri-la no grampeador.[18]

Nas demais, com tamanho maior, lesões estenosantes ou que acometam a mucosa, deve-se proceder à ressecção segmentar intestinal, que consiste na liberação do reto e das estruturas adjacentes até o completo isolamento da lesão. Emprega-se a técnica do duplo grampeamento: o linear (por via endoscópica) distal à lesão e, após a exérese do segmento acometido, utiliza-se o circular por via retal finalizando a anastomose.

A cirurgia para a endometriose profunda pode se associar a complicações significativas, particularmente quando a cirurgia intestinal é necessária. As taxas de complicações intraoperatórias totais são de 2,1% e pós-operatórias, de 13,9% (9,5% consideradas menores e 4,6%, maiores).[19] A via laparoscópica é factível e segura, e as taxas de conversão para laparotomia giram em torno de 2,3%.[19,20] Fístulas digestivas, vaginais e ureterais, deiscência de anastomose, lesão inadvertida de alça ou ureter, suboclusão intestinal, hemorragia e infecção são possíveis complicações da abordagem intestinal.[21]

Bassi *et al.*, em 2011, avaliaram, prospectivamente, 151 mulheres, com a aplicação de questionário de qualidade de vida (SF-36) antes e 1 ano após a ressecção segmentar realizada em virtude da presença de endometriose intestinal e observaram melhora dos escores em todos os parâmetros avaliados, assim como da escala visual analógica de dor, sugerindo que a excisão cirúrgica das lesões intestinais, em mulheres sintomáticas, é benéfica.[22]

O apêndice é acometido em 2,8% das pacientes com endometriose. A presença de lesões observadas em exame de imagem é uma indicação absoluta de cirurgia, mesmo em pacientes assintomáticas, pois a endometriose de apêndice é um diagnóstico diferencial de tumor carcinoide, cuja prevalência é de 1 caso em 100 mil pessoas.[23,24]

Wie *et al.* publicaram uma série de casos na qual, de 106 mulheres submetidas à videolaparoscopia para tratamento de endometriose ovariana, 37 passaram por apendicectomia e, destas, 13,2% apresentaram diagnóstico histológico de endometriose, enquanto em 2,8% dos casos havia, de fato, tumor carcinoide de apêndide.[25]

O acometimento do intestino delgado pela endometriose é uma apresentação bem menos comum em comparação ao retossigmoide. Em geral, assintomático, achado incidental, pode evoluir para suboclusão ou mesmo obstrução intestinal. Dessa forma, ainda que diagnosticado em paciente assintomática, a enterectomia parcial com a retirada do segmento acometido está indicada, evitando possíveis complicações.[26]

Endometriose ovariana

A endometriose de ovário pode ser abordada por diversas técnicas cirúrgicas, com complexidade e resultados variáveis: drenagem; cistectomia; e ooforectomia.[27]

A simples drenagem mostrou-se pouco eficaz na terapêutica do endometrioma ovariano, com altas taxas de recorrência. Por sua vez, a retirada da cápsula ou cistectomia pode diminuir de maneira significativa a reserva ovariana e comprometer a fertilidade futura da paciente.[28] Do ponto de vista do tratamento da dor, a cistectomia tem os resultados mais efetivos e pode ser seguida ou não pela vaporização do leito ovariano com *laser* de CO_2.

Portanto, a opção pela técnica que se adotará envolve os seguintes fatores: dor; reserva ovariana; desejo reprodutivo; cirurgias prévias; tamanho do endometrioma; bilateralidade e suspeita de malignidade.

Chapron *et al.*, em 2012, avaliaram 300 mulheres submetidas à cistectomia para endometriomas ovarianos. Encontraram que pacientes com queixas álgicas no pré-operatório apresentavam, em sua maioria, outras lesões de endometriose profunda associadas. Sendo assim, concluíram que a endometriose ovariana seria um marcador de doença profunda em pacientes sintomáticas.[29]

Endometriose do trato urinário

A endometriose do trato urinário é rara, acometendo cerca de 1% das pacientes com endometriose.[30]

Abrão *et al.*, em 2009, avaliando 690 pacientes com diagnóstico de endometriose, encontraram prevalência de 5,5% de acometimento do trato urinário (38/690), e, destas, 26 (68,5%) tinham comprometimento vesical e 12 (31,5%) ureteral.[30]

O tratamento cirúrgico da endometriose ureteral deve ser realizado de forma conservadora, com ureterólise e ressecção das lesões localizadas nesse sítio, para alívio dos sintomas obstrutivos. A ressecção de um segmento e sua posterior reimplantação são raras, visto que, o acometimento ureteral ocorre, em geral, de maneira extrínseca.[31]

Quando a bexiga está envolvida, a ressecção cirúrgica está indicada em pacientes com sintomas exuberantes, como dor ou hematúria cíclica, na falha de tratamento clínico ou na impossibilidade de fazê-lo. A exérese da lesão por completo é o tratamento de escolha, seja ele a excisão parcial da musculatura detrusora, seja a cistectomia parcial com necessidade de sutura da parede vesical, deixando a paciente sondada por 7 dias.[32]

Kovoor *et al.*, em 2010, demonstraram a melhora de sintomas urinários com baixas taxas de recorrência em pacientes submetidas a tratamento de endometriose vesical.[32]

Recomendação

Na Divisão de Ginecologia do Hospital das Clínicas da Faculdade de Medicina da Universidade de São Paulo (HCFMUSP), recomenda-se a seguinte conduta para o tratamento cirúrgico da endometriose (Algoritmo 90.2).

Algoritmo 90.1 – **Algoritmo clínico na mulher com endometriose superficial**

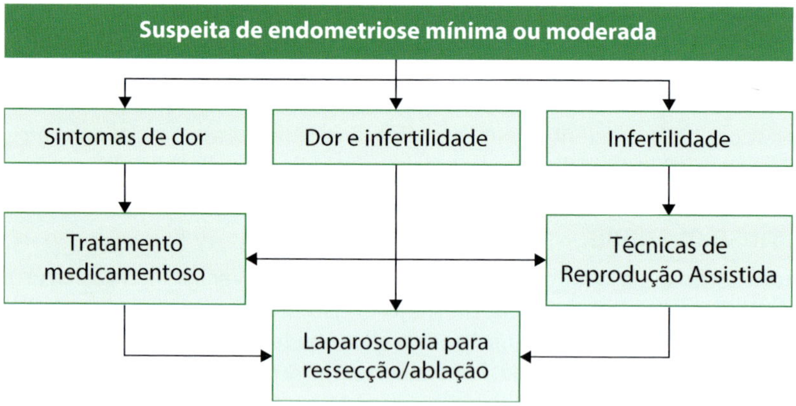

Fonte: Adaptada de Kho RM, Andres MP, Borrelli GM, 2018

Algoritmo 90.2 – Algoritmo clínico nas mulheres portadoras de endometriose profunda

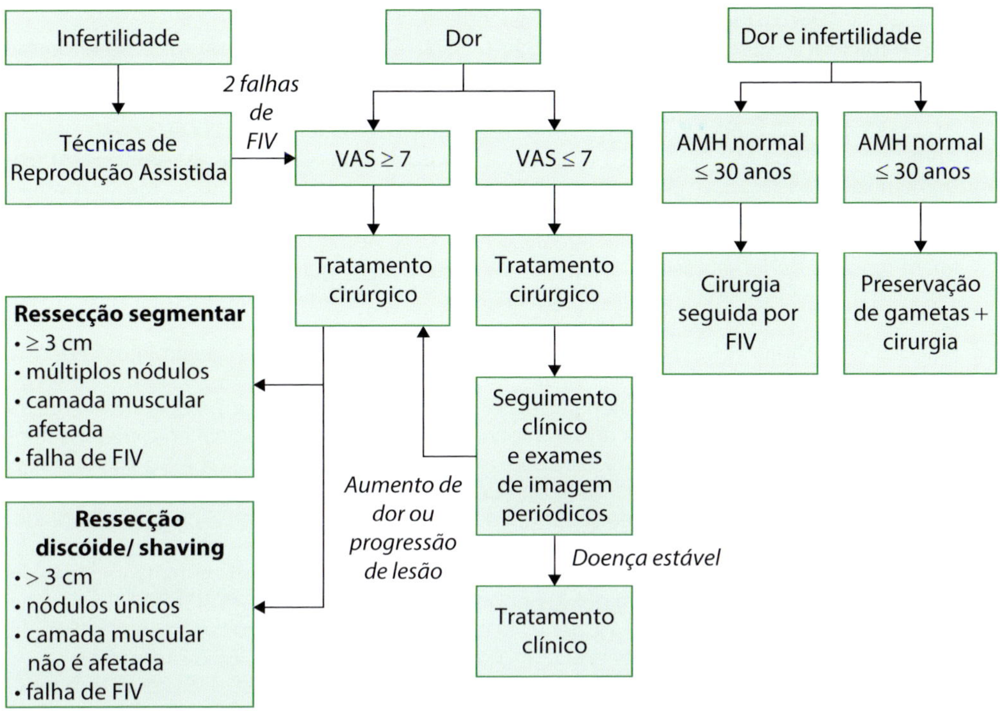

AMH: hormônio antimulleriano; FIV: fertilização *in vitro*; VAS: escala visual analógica de dor

Fonte: Adaptado de Kho RM, Andres MP, Borrelli GM, 2018

Referências bibliográficas

1. Kennedy S, Bergqvist A, Chapron C, D'Hooghe T, Dunselman G, Greb R, et al. ESHRE guideline for the diagnosis and treatment of endometriosis. Hum Reprod. 2005;20:2698-704.
2. Culley L, Law C, Hudson N, Denny E, Mitchell H, Baumgarten M, et al. The social and psychological impact of endometriosis on women's lives: a critical narrative review. Hum Reprod Update. 2013;19:625-39.
3. Zondervan KT, Becker CM, Koga K, Missmer SA, Taylor RN, Vigano P. Endometriosis. Nat Ver Dis Primers. 2018;4:9.
4. Vigano P, Parazzini F, Somigliana E, Vercellini P. Endometriosis: epidemiology and aetiological factors. Best Pract Res Clin Obstet Gynaecol. 2004;18(2):177-200.
5. Bulun SE. Endometriosis. N Engl J Med. 2009;360(3):268-79.
6. Eskenazi B, Warner ML. Epidemiology of endometriosis. Obstet Gynecol Clin North Am. 1997;24:235-58.
7. Gemmell LC, Webster KE, Kirtley S, Vincent K, Zondervan KT, Becker CM. The management of menopause in women with a history of endometriosis: a systematic review. Hum Reprod Update. 2017;23:481-500.
8. Zondervan KT, Becker CM, Missmer SA. Endometriosis. N Engl J Med. 2020;382(13):1244-56. doi: 10.1056/NEJMra1810764.
9. Cornillie FJ, Oosterlynck D, Lauweryns JM, Koninckx PR. Deeply infiltrating pelvic endometriosis: histology and clinical significance. Fertil Steril. 1990;53(6):978-83.

10. Nisolle M, Donnez J. Peritoneal endometriosis, ovarian endometriosis, and adenomyotic nodules of the rectovaginal septum are three different entities. Fertil Steril. 1997;68(4):585-96.
11. Revised American Society for Reproductive Medicine classification of endometriosis: 1996. Fertil Steril. 1997;67(5):817-21
12. Nogueira Neto J, Abrão MS, Schor E, Rosa-e-Silva JC. Classificação cirúrgica da endometriose. Femina. 2022;50(8):454-60.
13. Adamson GD, Pasta DJ. Endometriosis fertility index: the new, validated endometriosis staging system. Fertil Steril. 2010;94(5):1609-15. doi: 10.1016/j.fertnstert.2009.09.035.
14. Abrao MS, Andres MP, Miller CE, Gingold JA, Rius M, Siufi Neto J, et al. AAGL 2021 Endometriosis classification: an anatomy-based surgical complexity score. J Minim Invasive Gynecol. 2021;28(11):1941-50.e1. doi: 10.1016/j.jmig.2021.09.709.
15. Kho RM, Andres MP, Borrelli GM, Neto JS, Zanluchi A, Abrão MS. Surgical treatment of different types of endometriosis: comparison of major society guidelines and preferred clinical algorithms. Best Practice & Research Clinical Obstetrics & Gynaecology. 2018;51:102-110. doi: 10.1016/j.bpobgyn.2018.01.020.
16. Averbach M, Abrao MS, Podgaec S, Correa P. Rectal endometriosis. Gastrointest Endosc. 2005;62(6):978-9.
17. Donnez J, Squifflet J. Complications, pregnancy and recurrence in a prospective series of 500 patients operated on by the shaving technique for deep rectovaginal endometriotic nodules. Human Reprod. 2010;25(8):1949-58.
18. de Almeida A, Fernandes LF, Averbach M, Abrao MS. Disc resection is the first option in the management of rectal endometriosis for unifocal lesions with less than 3 centimeters of longitudinal diameter. Surg Technol Int. 2014;24:243-8.
19. Kondo W, Bourdel N, Tamburro S, Cavoli D, Jardon K, Rabischong B, et al. Complications after surgery for deeply infiltrating pelvic endometriosis. BJOG. 2011;118(3):292-8.
20. Darai E, Ackerman G, Bazot M, Rouzier R, Dubernard G. Laparoscopic segmental colorectal resection for endometriosis: limits and complications. Surg Endosc. 2007;21(9):1572-7.
21. Benbara A, Fortin A, Martin B, Palazzo L, Le Tohic A, Madelenat P, et al. Surgical and functional results of rectosigmoidal resection for severe endometriosis. Gynecol Obstet Fertil. 2008;36(12):1191-201.
22. Bassi MA, Podgaec S, Dias JA Jr, D'Amico Filho N, Petta CA, Abrao MS. Quality of life after segmental resection of the rectosigmoid by laparoscopy in patients with deep infiltrating endometriosis with bowel involvement. J Minim Invasive Gynecol. 2011;18(6):730-3.
23. Gustofson RL, Kim N, Liu S, Stratton P. Endometriosis and the appendix: a case series and comprehensive review of the literature. Fertil Steril. 2006;86(2):298-303.
24. Terasawa T, Blackmore CC, Bent S, Kohlwes RJ. Systematic review: computed tomography and ultrasonography to detect acute appendicitis in adults and adolescents. Ann Intern Med. 2004;141(7):537-46.
25. Wie HJ, Lee JH, Kyung MS, Jung US, Choi JS. Is incidental appendectomy necessary in women with ovarian endometrioma? Aust N Z J Obstet Gynaecol. 2008;48(1):107-11.
26. Khwaja SA, Zakaria R, Carneiro HA, Khwaja HA. Endometriosis: a rare cause of small bowel obstruction. BMJ Case Rep. 2012;2012.
27. Brosens IA, Van Ballaer P, Puttemans P, Deprest J. Reconstruction of the ovary containing large endometriomas by an extraovarian endosurgical technique. Fertil Steril. 1996;66(4):517-21.
28. Beretta P, Franchi M, Ghezzi F, Busacca M, Zupi E, Bolis P. Randomized clinical trial of two laparoscopic treatments of endometriomas: cystectomy versus drainage and coagulation. Fertil Steril. 1998;70(6):1176-80.
29. Chapron C, Santulli P, de Ziegler D, Noel JC, Anaf V, Streuli I, et al. Ovarian endometrioma: severe pelvic pain is associated with deeply infiltrating endometriosis. Human Reprod. 2012;27(3):702-11.
30. Abrao MS, Dias JA Jr, Bellelis P, Podgaec S, Bautzer CR, Gromatsky C. Endometriosis of the ureter and bladder are not associated diseases. Fertil Steril. 2009;91(5):1662-7.
31. Frenna V, Santos L, Ohana E, Bailey C, Wattiez A. Laparoscopic management of ureteral endometriosis: our experience. J Minim Invasive Gynecol. 2007;14(2):169-71.
32. Kovoor E, Nassif J, Miranda-Mendoza I, Wattiez A. Endometriosis of bladder: outcomes after laparoscopic surgery. J Minim Invasive Gynecol. 2010;b17(5):600-4.

Capítulo 91

Dor Pélvica Crônica

Marina de Paula Andres
Sérgio Podgaec
Maurício Simões Abrão

Introdução

A dor é um sintoma frequente em diversas doenças e consiste em experiência emocional e sensações desagradáveis associadas a dano tecidual potencial ou atual.[1]

A dor pode ser caracterizada como nociceptiva, quando associada à lesão tecidual ou inflamação; e neuropática, quando resultado de lesão do sistema nervoso central (SNC) ou periférico. É frequente a associação de suas duas formas.[2] Em uma perspectiva temporal, a dor pode ser dividida em aguda ou crônica. Dor crônica apresenta duração superior a 3 meses e está associada a prejuízos sociais, assim como inibição de sentimentos, emoções, pensamentos e reações.

A definição mais frequente de dor pélvica crônica é a de dor não maligna, percebida em estruturas relacionadas à pelve, constante ou recorrente por 6 meses ou mais. Em alguns casos, pode se associar a prejuízos cognitivos, comportamentais e sociais.[3,4]

A prevalência de dor pélvica crônica em mulheres na Inglaterra é de 3,8% e é queixa em cerca de 10% das consultas de ginecologistas.[5] A dor pélvica crônica é a principal indicação em 20% das histerectomias realizadas por doenças benignas.[6]

Diagnóstico

Avaliação da paciente

Anamnese

A anamnese deve focar nas características da dor, incluindo tipo, duração, fatores modificadores, associação com ciclos menstruais, atividade sexual, urinária, intestinal e tratamentos radioterápicos. (D)[6] História de abuso sexual deve ser investigada. (D)[8]

Perda de peso inexplicada, hematoquezia, sangramento irregular na perimenopausa, sangramento genital na pós-menopausa e sangramento pós-coito são sinais de alerta. Na presença desses sintomas, deve-se descartar doenças malignas ou sistêmicas. (A)[2]

Dor associada às modificações cíclicas hormonais pode ser resultado de endometriose ou adenomiose. Quando não relacionada aos ciclos menstruais, pode ter origem musculoesquelética, aderências, síndrome do intestino irritável ou cistite intersticial. A dor causada pela síndrome do intestino irritável ou por cistite intersticial pode apresentar flutuações com base nos níveis hormonais e exige cautela na sua avaliação. (D)[9] (A)[10]

A dor nociceptiva inclui dor óssea e dor em tecidos moles e é normalmente descrita como aguda. Esse tipo de dor é muito sensível a anti-inflamatórios não hormonais e opioides. Já a dor neuropática é resultado de danos ao sistema nervoso periférico ou central, sendo geralmente descrita como dor em queimação, pontiaguda ou em pontada. Não apresenta resposta satisfatória a anti-inflamatórios não hormonais ou opiáceos. (A)[2]

Medida da dor

Apesar do uso de diferentes escalas ou metodologias de medida, a quantificação da dor é sempre subjetiva, o que dificulta uma comparação interindividual. A gradação da dor é etapa essencial para a abordagem de quadros álgicos, permitindo certa comparação e avaliação da eficácia de tratamentos. (A)[2] Podem ser utilizados questionários unidimensionais de dor como a Escala Verbal Numérica ou Visual Analógica ou questionários Multidimensionais de Dor como Inventário Breve de Dor (BPI)[11] ou Questionário de Avaliação de Dor Pélvica.[12]

Exame físico

O exame físico pode identificar áreas de tensão ou a presença de alterações anatômicas que auxiliam o diagnóstico. A palpação da pelve e da região lombar pode revelar pontos de gatilho que indicam um componente miofascial para o sintoma. No entanto, a falta de resultados positivos não exclui a presença de doença abdominal. (D).[10] Em casos de suspeita de endometriose, o exame ginecológico pode mostrar espessamentos e nódulos dolorosos, sugestivos de lesões de endometriose, localizados principalmente em fundo de saco posterior, ligamentos uterossacros.[4]

Exames complementares

Exames complementares podem ser necessários. A realização de gonadotrofina coriônica humana, hemograma completo, urina tipo I, urocultura, taxa de sedimentação de eritrócitos, cultura de secreção vaginal para *Neisseria gonorrhoeae* e *Chlamydia trachomatis* devem ser solicitados se a história clínica e o exame físico não revelaram um diagnóstico específico. (A)[10]

Ultrassonografia transvaginal (USG-TV) é útil para avaliação inicial. Apresenta elevada acurácia para massas pélvicas, como nódulos, cistos e outras alterações. (D)[13] (A)[14] Das pacientes com USG normal, apenas 20% apresentarão alguma alteração à videolaparoscopia. (C)[15] USG-TV com preparo intestinal apresenta sensibilidade de 97% e especificidade de 100% na detecção de endometriose em retossigmoide. (C)[16] Ressonância magnética (RM) e tomografia computadorizada (TC) podem aprofundar e complementar a avaliação de achados anormais identificados à USG. (D)[17]

A videolaparoscopia é capaz de revelar causas orgânicas de doenças pélvicas em 60% dos casos. (B)[18]

Diagnósticos diferenciais em dor pélvica crônica

Algumas condições ginecológicas que podem ser causa de dor pélvica crônica são: endometriose; neoplasias ginecológicas; síndrome do ovário remanescente; síndrome da congestão pélvica; doença inflamatória pélvica; salpingite tuberculosa. Outras causas menos frequentes são: aderências; cistos mesoteliais benignos; leiomiomas; e cistos peritoneais pós-operatórios. Também são diagnósticos diferenciais: adenomiose; dismenorreia atípica ou dor ovulatória; cistos anexiais não endometrióticos; estenose cervical; prenhez ectópica; endometrite crônica; pólipos endometriais ou cervicais; dispositivo intrauterino; distopias genitais. (D)[10]

Condições gastrointestinais que podem ser causa de dor pélvica são carcinoma de cólon, constipação e síndrome do intestino irritável. Outras causas menos frequentes são: colite; doença diverticular; e a obstrução intestinal intermitente. (D)[10]

Condições musculoesqueléticas que podem ser causa de dor pélvica: dor miofascial da parede abdominal; inflamação coccígea; postura incorreta; neuralgia ílio-hipogástrica, ilioinguinal ou genitofemoral; mialgia do assoalho pélvico; síndrome da dor pélvica periparto. Outras causas menos frequentes são: hérnia discal; e neoplasia de coluna espinhal ou do nervo sacral. Por fim, há como diagnósticos diferenciais: compressão de vértebra lombar; osteoartrose; hérnias de parede abdominal; estiramentos musculares; e espondilose uretral. (D)[10]

Condições psiquiátricas/psicológicas podem se relacionar com dor pélvica. São exemplos a depressão e a somatização. Distúrbios do sono e transtorno ansioso bipolar também podem ser diagnósticos diferenciais. (D)[10]

Mulheres com história de abuso sexual e elevado grau de somatização são mais propensas a apresentar dor pélvica não somática, sugerindo que a ligação entre abuso e dor apresenta, em grande parte, uma característica psicológica ou neurológica. (C)[19,20]

Tratamento

O tratamento deve ser destinado a reduzir a dor e os sintomas funcionais associados: psicológicos; comportamentais, sociais e sexuais. (D)[21] Se identificada a etiologia da dor, esta deve ser especificamente tratada.

Analgesia

Analgésicos simples

Há pouca evidência em relação ao uso do paracetamol em dor pélvica crônica, devendo ser considerado em dor somática de leve intensidade. (A)[22,23] Também há evidência que justifique o uso de anti-inflamatórios não hormonais (AINH) no controle da dor pélvica crônica. A maioria dos estudos tem investigado casos de dismenorreia em que os AINH se mostraram superiores ao placebo e, possivelmente, ao paracetamol. (A)[24]

Opioide

Atualmente aceita-se que o opioide tem um papel no controle da dor crônica de origem não maligna. (D)[25] Seu uso em dor neuropática permanece controverso, porém sugerem-se benefícios clínicos importantes. (A)[26] Essa classe não necessariamente melhora o estado psicológico funcional. (A)[27] Não deve ser introduzido como primeira escolha, e seu uso deve ser prescrito e acompanhado por especialista em dor.

Antidepressivos e anticonvulsivantes

Diversos medicamentos adjuvantes podem ser utilizados para dores crônicas com evidência de componentes neuropáticos da fisiopatologia. Entre eles, estão indicados os antidepressivos tricíclicos, como amitriptilina e a nortriptilina, ou os duais como a duloxetina e a venlafaxina. (A)[28,29] A gabapentina e a pregabalina são anticonvulsivantes que agem nos canais de cálcio dos neurônios pré-sinápticos promovendo sua modulação e diminuindo a liberação de mediadores excitatórios na fenda sináptica. (A)[30,31]

Tratamentos hormonais

Anticoncepcionais combinados orais

Proporcionam alívio significativo em casos de dismenorreia primária e são geralmente recomendados em casos de dor pélvica crônica associada à endometriose ou adenomiose. (A)[32]

Progestagênios

Estudos sugerem que progestagênios são efetivos no tratamento de dor pélvica crônica associada à endometriose e à congestão pélvica. Acetato de medroxiprogesterona, em dose diária de 30 mg a 100 mg, efetivamente reduziu a dor pélvica originada pela endometriose ou pela síndrome da congestão pélvica na maioria dos estudos. (A)[32-34]

Agonista do hormônio liberador de gonadotrofina (GnRH)

Pacientes com síndrome da congestão pélvica, síndrome do intestino irritável e cistite intersticial apresentaram resposta ao uso de agonista do GnRH. (D)[8] (B)[35] (A)[36]

Vários estudos têm demonstrado eficácia maior de agonista do GnRH que do placebo no alívio de dor pélvica associada à endometriose. (A)[37,38] O principal efeito colateral de seu uso em longo prazo é a perda de massa óssea e pode ser evitado com uso adjuvante de estrogênio e progestagênio, sem perda significativa em seu efeito analgésico. (A)[39]

Dispositivo intrauterino liberador de levonorgestrel

Um estudo demonstrou benefício do levonorgestrel em dor pélvica crônica relacionada à endometriose semelhante ao obtido com uso de análogo do GnRH, porém com vantagens em relação a este, como o fato de não causar hipoestrogenismo e maior facilidade em seu uso. (A)[40]

Tratamento não farmacológico

A estimulação do nervo sacral pode ser benéfica no tratamento de disfunção miccional crônica. Seu uso em mulheres com disfunção miccional e dor pélvica crônica sugere ter eficácia. (C)[41-43]

As fibras pré-sacrais são responsáveis pela inervação do colo uterino, do útero e da porção proximal das tubas uterinas. A ressecção cirúrgica desse plexo (neurectomia pré-sacral) é, por vezes, útil para a dismenorreia central que não responde a outros tratamentos. (C)[44,45]

O bloqueio nervoso pode ser realizado por questões diagnósticas ou para benefício terapêutico. (A)[23] Os dados observacionais sobre injeção de anestésico local em pontos-gatilho da parede abdominal, vagina e sacro, para o alívio da dor pélvica crônica, demonstraram uma taxa de resposta de 68%. (D)[46]

Tratamento cirúrgico

A histerectomia parece ter um papel no tratamento de muitas mulheres com dor pélvica crônica. Embora se baseie apenas em estudos observacionais, pelo menos 75%

das mulheres que foram submetidas à histerectomia em razão de dor pélvica crônica, supostamente causada por doenças ginecológicas, apresentaram alívio do sintoma após um ano de acompanhamento. (C)[47] (A)[48]

As aderências representam uma causa potencial de dor pélvica crônica. Estudos observacionais sugerem que até 85% das mulheres melhoram após lise de aderências, mas um único ensaio clínico sugere que somente as mulheres com aderências densas envolvendo intestino não mostraram nenhuma diminuição da dor após a cirurgia. (C)[49] (A)[50]

A remoção cirúrgica por via videolaparoscópica das lesões de endometriose deve ser considerada para diminuir a dor pélvica associada ao quadro. (A)[51]

Outras modalidades de tratamento

Os ensaios clínicos que avaliaram a eficácia da acupuntura e terapias de estimulação nervosa transcutânea foram realizados apenas para a dismenorreia primária, não para a dor pélvica não menstrual. Todas as modalidades são melhores do que o placebo no tratamento da dismenorreia. (A)[52,53] Acupuntura também pode ser uma alternativa no tratamento da dor pélvica crônica. (C)[54]

Fisioterapia e exercícios pélvicos são eficientes no tratamento da dor pélvica, especialmente nos casos com dor miofascial associada (B)[46,55]

Terapia cognitivo-comportamental e psicoterapia parecem ser úteis em mulheres com dor pélvica crônica. (B)[56,57]

Recomendação

Na Divisão de Ginecologia do Hospital das Clínicas da Faculdade de Medicina da Universidade de São Paulo (HCFMUSP), recomenda-se a seguinte conduta para diagnóstico de dor pélvica crônica (Algoritmo 91.1).

Algoritmo 91.1 – **Diagnóstico de dor pélvica crônica**

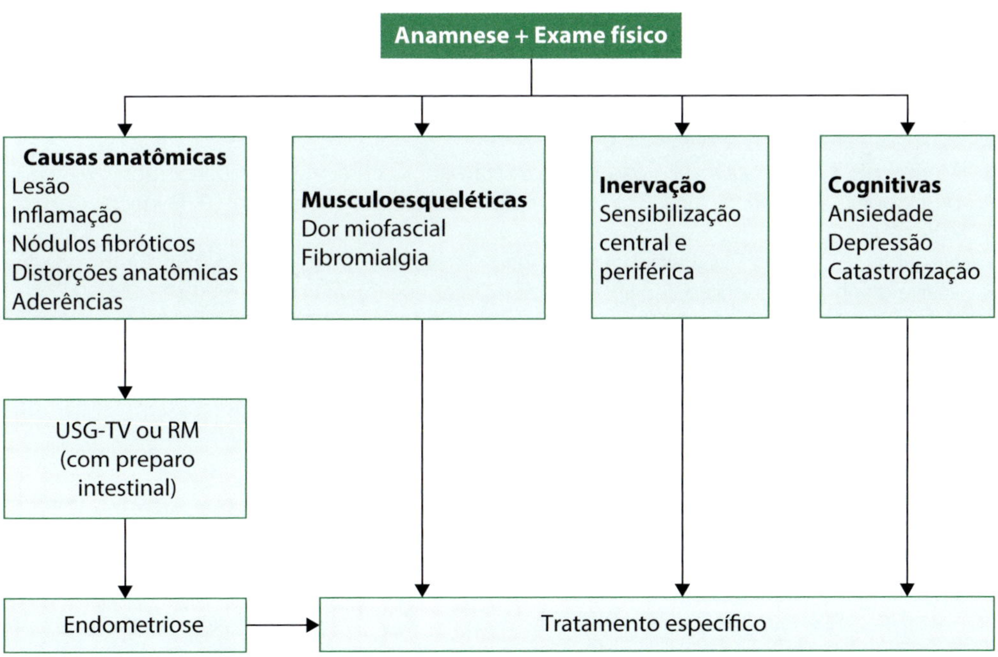

RM: ressonância magnética; USG-TV: ultrassonografia transvaginal

Fonte: Desenvolvido pela autoria

Referências bibliográficas

1. Speer LM, Mushkbar S, Erbele T. Chronic Pelvic Pain in Women. Am Fam Physician. 2016; 93(5):380-7.
2. Jarrell JF, Vilos GA, Allaire C, Burgess S, Fortin C, Gerwin R, et al. Nº 164– Consensus Guidelines for the Management of Chronic Pelvic Pain. J Obstet Gynaecol Can. 2018;40(11):e747-e87. doi: 10.1016/j.jogc.2018.08.015.
3. Fall M, Baranowski AP, Fowler CJ, et al. Guidelines on chronic pelvic pain. European Association of Urology. 2007.
4. Dydyk AM, Gupta N. Chronic Pelvic Pain. 2022. In: StatPearls [Internet]. Treasure Island (FL): StatPearls Publishing; 2023.
5. Farquhar CM, Steiner CA. Hysterectomy rates in the United States 1990-1997. Obstet Gynecol. 2002;99(2):229-34.
6. Mounsey AL, Wilgus A, Slawson DC. Diagnosis and management of endometriosis. Am Fam Physician. 2006;74(4):594-600.
7. Jamieson DJ, Steege JF. The association of sexual abuse with pelvic pain complaints in a primary care population. Am J Obstet Gynecol. 1997;177(6):1408-12.
8. Lentz GM, Bavendam T, Stenchever MA, Miller JL, Smalldridge J. Hormonal manipulation in women with chronic, cyclic irritable bladder symptoms and pelvic pain. Am J Obstet Gynecol. 2002;186(6):1268-71.
9. Moore J, Barlow D, Jewell D, Kennedy S. Do gastrointestinal symptoms vary with the menstrual cycle?. Br J Obstet Gynaecol. 1998;105(12):1322-5.
10. ACOG Committee on Practice Bulletins – Gynecology. ACOG Practice Bulletin Nº 51. Chronic pelvic pain. Obstet Gynecol. 2004;103(3):589-605.
11. Cleeland CS, Ryan KM. Pain assessment: global use of the Brief Pain Inventory. Ann Acad Med Singap. 1994;23(2):129-38.
12. Palma P, Almeida A, Sarmento I, Geraldes Z. Translation and cultural adaptation of the pelvic pain and urgency/frequency (PUF) patient symptom scale for Portuguese-speaking countries. Acta Médica Portuguesa. 2009;22(1):33-8.
13. Markov D, Markov P, Pavlova E, Atanaova D. Three-dimensional (3D) transvaginal ultrasound – clinical implementation in benign gynecological disorders. Akush Ginekol (Sofiia). 2010;49(4):47-58.
14. Medeiros LR, Rosa DD, da Rosa MI, Bozzetti MC. Accuracy of ultrasonography with color Doppler in ovarian tumor: a systematic quantitative review. Int J Gynecol Cancer. 2009;19(2):230-6.
15. Nisenblat V, Bossuyt PM, Farquhar C, Johnson N, Hull ML. Imaging modalities for the non-invasive diagnosis of endometriosis. Cochrane Database Syst Rev. 2016;2(2):CD009591.
16. Gonçalves MO, Podgaec S, Dias JA, Gonzalez M, Mauricio S, Abrão MS. Transvaginal ultrasonography with bowel preparation is able to predict the number of lesions and rectosigmoid layers affected in cases of deep endometriosis, defining surgical strategy. Hum Reprod. 2010;25(3):665-71.
17. Cody RF Jr, Ascher SM. Diagnostic value of radiological tests in chronic pelvic pain. Baillieres Best Pract Res Clin Obstet Gynaecol. 2000;14(3):433-66.
18. Zúbor P, Szunyogh N, Galo S, Biringer K, Dókus K, Visnovský J, et al. Laparoscopy in chronic pelvic pain – a prospective clinical study. Ceska Gynekol. 2005;70(3):225-31.
19. Ehlert U, Heim C, Hellhammer DH. Chronic pelvic pain as a somatoform disorder. Psychother Psychosom. 1999;68(2):87-94.
20. Reiter RC, Shakerin LR, Gambone JG, Milburn AK. Correlation between sexual abuse and somatization in women with somatic and nonsomatic chronic pelvic pain. Am J Obstet Gynecol. 1991;165(1):104-9.
21. Baranowski AP. Chronic pelvic pain. Best Pract Res Clin Gastroenterol. 2009;23(4):593-610.

22. Zhang WY, Li Wan Po A. Efficacy of minor analgesics in primary dysmenorrhoea: a systematic review. Br J Obstet Gynaecol. 1998;105(7):780-9.
23. Fall M, Baranowski AP, Elneil S, Engeler D, Hughes J, Messelink EJ, et al. EAU guidelines on chronic pelvic pain. Eur Urol. 2010;57(1):35-48.
24. Brown J, Crawford TJ, Allen C, Hopewell S, Prentice A. Nonsteroidal anti-inflammatory drugs for pain in women with endometriosis. Cochrane Database Syst Rev. 2017;1(1):CD004753.
25. McQuay H. Opioids in pain management. Lancet. 1999;353(9171):2229-32.
26. Eisenberg E, McNicol E, Carr DB. Opioids for neuropathic pain. Cochrane Database Syst Rev. 2006;(3):CD006146.
27. Moulin DE, Iezzi A, Amireh R, Sharpe WK, Boyd D, Merskey H. Randomised trial of oral morphine for chronic non-cancer pain. Lancet. 1996;347(8995):143-7.
28. Onghena P, Van Houdenhove BV. Antidepressant-induced analgesia in chronic non-malignant pain: a meta-analysis of 39 placebo controlled studies. Pain. 1992;49(2):205-19.
29. McQuay HJ, Moore A. An evidence-based resource for pain relief. Oxford: Oxford University Press, 1998.
30. Wiffen PJ, McQuay HJ, Edwards JE, Moore RA. Gabapentin for acute and chronic pain. Cochrane Database Syst Rev. 2005;(3):CD005452.
31. Rowbotham M, Harden N, Stacey B, Bernstein P, Magnus-Miller L. Gabapentin for the treatment of postherpetic neuralgia: a randomized controlled trial. JAMA. 1998;280(21):1837-42.
32. Brown J, Kives S, Akhtar M. Progestagens and anti-progestagens for pain associated with endometriosis. Cochrane Database Syst Rev. 2012;2012(3):CD002122.
33. Telimaa S, Ronnberg L, Kauppila A. Placebo-controlled comparison of danazol and high-dose medroxyprogesterone acetate in the treatment of endometriosis after conservative surgery. Gynecol Endocrinol. 1987;1(4):363-71.
34. Harrison RF, Barry-Kinsella C. Efficacy of medroxyprogesterone treatment in infertile women with endometriosis: a prospective, randomized, placebo-controlled study. Fertil Steril. 2000;74(1):24-30.
35. Soysal ME, Soysal S, Vicdan, Ozer S. A randomized controlled trial of goserelin and medroxyprogesterone acetate in the treatment of pelvic congestion. Hum Reprod. 2001;16(5):931-9.
36. Mathias JR, Clench MH, Roberts PH, Reeves-Darby VG. Effect of leuprolide acetate in patients with functional bowel disease. Long-term follow-up after double-blind, placebo-controlled study. Dig Dis Sci. 1994;39(6):1163-70.
37. Bergqvist A, Bergh T, Hogstrom L, Mattsson S, Nordenskjold F, Rasmussen C. Effects of triptorelin versus placebo on the symptoms of endometriosis. Fertil Steril 1998;69:702-8.
38. Prentice A, Deary AJ, Goldbeck-Wood S, Farquhar C, Smith SK. Gonadotrophin-releasing hormone analogues for pain associated with endometriosis (Cochrane Review). In: The Cochrane Library. Chichester, UK: John Wiley & Son, Ltd. 2003(4).
39. Surrey ES, Hornstein MD. Prolonged GnRH agonist and add-back therapy for symptomatic endometriosis: long-term follow-up. Obstet Gynecol. 2002;99(5-1):709-19.
40. Petta CA, Ferriani RA, Abrão MS, Hassan D, Rosa E Silva JC, Podgaec S, et al. Randomized clinical trial of a levonorgestrel-releasing intrauterine system and a depot GnRH analogue for the treatment of chronic pelvic pain in women with endometriosis. Hum Reprod. 2005;20(7):1993-8.
41. Aboseif S, Tamaddon K, Chalfin S, Freedman S, Kaptein J. Sacral neuromodulation as an effective treatment for refractory pelvic floor dysfunction. Urology. 2002;60(1):52-6.
42. Siegel S, Paszkiewicz E, Kirkpatrick C, Hinkel B, Oleson K. Sacral nerve stimulation in patients with chronic intractable pelvic pain. J Urol. 2001;166(5):1742-5.
43. Everaert K, Devulder J, De Muynck M, Stockman S, Depaepe H, De Looze D, et al. The pain cycle: implications for the diagnosis and treatment of pelvic pain syndromes. Int Urogynecol J Pelvic Floor Dysfunct. 2001;12(1):9-14.
44. Tjaden B, Schlaff WD, Kimball A, Rock JA. The efficacy of presacral neurectomy for the relief of midline dysmenorrhea. Obstet Gynecol. 1990;76(1):89-91.

45. Lee RB, Stone K, Magelssen D, Belts RP, Benson WL. Presacral neurectomy for chronic pelvic pain. Obstet Gynecol. 1986;68(4):517-21.
46. Morin M, Dumoulin C, Bergeron S, Mayrand MH, Khalifé S, Waddell G, et al. Multimodal physical therapy versus topical lidocaine for provoked vestibulodynia: a multicenter, randomized trial. Am J Obstet Gynecol. 2021;224(2):189.e1-189.e12.
47. Kjerulff KH, Langenberg PW, Rhodes JC, Harvey LA, Guzinski GM, Stolley PD. Effectiveness of hysterectomy. Obstet Gynecol. 2000;95(3):319-26.
48. Carlson KJ, Miller BA, Fowler FJ Jr. The Maine Women's Health Study: I. Outcomes of hysterectomy. Obstet Gynecol. 1994;83(4):556-65.
49 .Steege JF, Stout AL. Resolution of chronic pelvic pain after laparoscopic lysis of adhesions. Am J Obstet Gynecol. 1991;165(2):278-81.
50. Peters AA, Trimbos-Kemper GC, Admiraal C, Trimbos JB, Hermans J. A randomized clinical trial on the benefit of adhesiolysis in patients with intraperitoneal adhesions and chronic pelvic pain. Br J Obstet Gynaecol. 1992;99(1):59-62.
51. Sutton CJ, Ewen SP, Whitelaw N, Haines P. Prospective, randomized, double-blind, controlled trial of laser laparoscopy in the treatment of pelvic pain associated with minimal, mild, and moderate endometriosis. Fertil Steril. 1994;62(4):696-700.
52. Taylor D, Miaskowski C, Kohn J. A randomized clinical trial of the effectiveness of an acupressure device (Relief Brief®) for managing symptoms of dysmenorrhea. J Altern Complement Med. 2002;8(3):357-70.
53. Helms JM. Acupuncture for the management of primary dysmenorrhoea. Obstet Gynecol. 1987;69(1):51-6.
54. Mira TAA, Buen MM, Borges MG, Yela DA, Benetti-Pinto CL. Systematic review and meta-analysis of complementary treatments for women with symptomatic endometriosis. Int J Gynaecol Obstet. 2018;143(1):2-9.
55. Stratton P, Khachikyan I, Sinaii N, Ortiz R, Shah J. Association of chronic pelvic pain and endometriosis with signs of sensitization and myofascial pain. Obstet Gynecol. 2015;125(3):719-28.
56. Garland EL, Hanley AW, Nakamura Y, Barrett JW, Baker AK, Reese SE, et al. Mindfulness-oriented recovery enhancement vs supportive group therapy for co-occurring opioid misuse and chronic pain in primary care: a randomized clinical trial. JAMA Intern Med. 2022;182(4):407-17.
57. Morley S, Eccleston C, Williams A. Systematic review and meta-analysis of randomized controlled trials of cognitive behaviour therapy and behaviour therapy for chronic pain in adults, excluding headache. Pain. 1999;80(1-2):1-13.

Parte 10

Urgências

Eduardo Vieira da Motta
José Maria Soares Júnior
Edmund Chada Baracat

Capítulo 92

Doença Inflamatória Pélvica

Eduardo Vieira da Motta
José Maria Soares Júnior
Maria Cândida Pinheiro Baracat
Ricardo dos Santos Simões
Antonio Jorge Salomão
Edmund Chada Baracat

Introdução

A doença inflamatória pélvica (DIP) caracteriza-se pela infecção polimicrobiana do trato genital superior. Apresenta-se com diferentes graus de comprometimento infeccioso, incluindo endometrite, salpingite, salpingo-ooforite, peritonite e formação de abscessos pélvicos. Acomete principalmente mulheres jovens, em idade reprodutiva, com atividade sexual.

O perfil microbiológico inclui agentes sexualmente transmissíveis, como *Chlamydia trachomatis* e *Neisseria gonorrhoeae*. No entanto, outros agentes das floras vaginal e intestinal podem ser responsáveis por essa afecção.

As diferentes expressões clínicas permitem apresentações subclínicas, não diagnosticadas, que podem evoluir com sequelas da mesma forma que os casos sintomáticos. Por sua vez, os casos agudos podem ter expressão clínica leve, moderada ou grave, quando há maior associação com abscessos pélvicos.

A prevalência é de difícil determinação em decorrência de diferentes critérios diagnósticos e de subnotificação. Entre as principais consequências desse processo infeccioso. incluem-se: infertilidade tuboperitoneal; gravidez ectópica; dor pélvica crônica; hospitalização; e necessidade de intervenção cirúrgica.

Microbiologia

Os principais agentes microbiológicos envolvidos apresentam transmissão sexual ou pertencem à flora vaginal. O desenvolvimento do processo infeccioso decorre da ascensão ao trato genital superior por contiguidade, disseminação sanguínea ou linfática, envolvendo progressivamente o endométrio, as tubas e a cavidade peritoneal.

Chlamydia trachomatis e *N. gonorrhoeae* são os principais agentes associados a esse processo e justificam o fato de a maioria dos protocolos antimicrobianos incluir doxiciclina, alguma quinolona e ceftriaxone como base terapêutica.

Atualmente, observa-se que a *C. trachomatis* é mais prevalente em adolescentes com DIP e menos frequente em mulheres adultas; por sua vez, a *N. gonorrhoeae* mostrou-se reduzida em países industrializados. Apesar da identificação de *C. trachomatis* em 14% dos casos e de *N. gonorrhoeae* em 15%, com 5% de coinfecção, em cerca de 70% dos casos o agente específico não é identificado.[1]

Outros agentes têm sido identificados, com especial atenção para a presença do *Mycoplasma genitalium* e de agentes associados à vaginose bacteriana, como bacilos Gram-negativos, *Gardnerella vaginalis* e anaeróbios (*Peptostreptococcus, Prevotella* spp., estreptococos bacteroides, clostrídios).[2]

A natureza polimicrobiana dessa afecção determina seus princípios terapêuticos na escolha de antimicrobianos.

Diagnóstico

O diagnóstico clínico da DIP aguda é limitado pelo amplo espectro de sintomas e sinais associados, além da variedade de apresentações clínicas, com quadros leves e oligossintomáticos frequentes. Não existe dado de anamnese, de exame físico ou laboratorial que, isoladamente, apresente sensibilidade ou especificidade elevada para o diagnóstico, mesmo com examinadores experientes. Dessa forma, descrevem-se achados clínicos e propedêuticos que, combinados, podem melhorar a sensibilidade e a especificidade diagnóstica.

O valor preditivo positivo para o diagnóstico clínico de DIP, em pacientes sintomáticas, varia entre 65% e 90%, conforme o perfil epidemiológico da população. Os sinais clínicos apresentarão maior valor preditivo em mulheres jovens sob o risco de Infecções Sexualmente Transmissíveis (IST). (D)[3]

A queixa clínica habitual é de dor abdominal de evolução insidiosa em hipogástrio, uni ou bilateral, com piora progressiva ao esforço físico ou à atividade sexual, especialmente dispareunia de profundidade. Frequentemente, inicia-se após o período menstrual, com evolução de 2 a 3 dias. O período perimenstrual favorece a ascensão de agentes microbianos do trato genital inferior ao superior pela perda dos mecanismos cervicais de proteção infecciosa.

A inflamação da cápsula hepática, concomitante ao processo infeccioso pélvico (síndrome de Fitz-Hughes-Curtis), pode determinar a dor em hipocôndrio direito com piora à inspiração profunda ou à palpação local. Essa associação ocorre em 12% a 25% dos casos. (D)[4]

Entre os achados clínicos relevantes, está a identificação de conteúdo vaginal anormal, compatível com a vaginose (corrimento branco-acinzentado, bolhoso) ou purulento através do canal cervical. A presença de sangue dificulta essa análise.

O toque vaginal pode identificar aumento da temperatura local, dor ao contato com o colo do útero e sua mobilização, dor à mobilização do corpo uterino e nas regiões anexiais – uni ou bilaterais. Edema de estruturas pélvicas e anexiais, que pode ser identificado por espessamento dessas estruturas ao toque. Coleções em fundo de saco podem provocar dor intensa ao toque, assim como podem ser percebidas por abaulamentos dos fórnices vaginais.

Habitualmente, o estado geral da paciente é conservado, à exceção dos quadros com abscesso pélvico e peritonite, quando há maior frequência de febre e comprometimento sistêmico como: taquicardia; taquipneia; hipotensão arterial. Nessa condição, outros focos infecciosos devem ser considerados, especialmente do trato gastrintestinal (apendicite) ou urinário (pielonefrite).

Os critérios clínicos classicamente associados ao diagnóstico de DIP são os dos Centers for Diseases Control and Prevention (CDC): (D)[5] dor abdominal; dor à mobilização do colo e corpo uterinos; e dor à palpação anexial.

Porém, podem não estar presentes em todos os casos, especialmente de forma associada. Assim, outros sinais de processo inflamatório pélvico podem corroborar o diagnóstico, como: leucócitos abundantes à microscopia no conteúdo vaginal; temperatura oral acima de 38,3 °C; secreção mucopurulenta cervical ou vaginal; velocidade de hemossedimentação (VHS) elevada; proteína C-reativa (PCR) elevada; identificação de infecção cervical por *N. gonorrhoeae* ou *C. trachomatis*.

Desses achados complementares, a identificação de exsudato mucopurulento cervical e/ou a elevada contagem de leucócitos no conteúdo vaginal apresentam elevada correlação com o diagnóstico de DIP, inclusive com elevado valor preditivo negativo, se não estiverem presentes. (D)[5]

Os critérios mais específicos para a confirmação diagnóstica são: (D)[5]

» Biópsia endometrial com evidência histopatológica de endometrite.
» Identificação de imagem compatível com infecção pélvica por meio de ultrassonografia transvaginal (USG-TV), ressonância magnética (RM) ou Doppler, como tubas de paredes espessadas com conteúdo líquido, presença de líquido livre pélvico, coleção heterogênea anexial, hipervascularização dos tecidos.
» Laparoscopia consistente com DIP.

O principal diagnóstico diferencial na avaliação clínica de dor pélvica aguda, especialmente em mulheres jovens, é o de apendicite aguda. Nesse sentido, três informações de anamnese podem ser importantes. Segundo Morishita *et al.*, há maior probabilidade de diagnóstico de DIP em relação à apendicite quando a dor abdominal for localizada e sem padrão migratório (OR = 4,2; IC 95% 1,5 a 11,5); a dor abdominal for bilateral (OR = 16,7; IC 95% 5,3 a 50,0); e se houver ausência de náusea e vômito (OR = 8,4; IC 95% 2,8 a 24,8). (C)[6]

Portanto, pacientes sem dor migratória, com dor bilateral e sem náusea ou vômito, podem ser consideradas de baixo risco para apendicite, com sensibilidade de 99% para o diagnóstico de DIP. (C)[6]

Outras informações clínicas associadas à DIP, comparativamente à apendicite aguda, são maior tempo de queixa de dor até a procura por atenção médica, maior prevalência de corrimento vaginal e sangramento genital irregular.

Outro diagnóstico diferencial importante é o de gravidez ectópica. Nesse sentido, essas mulheres devem ser sempre interrogadas sobre a data da última menstruação e o uso de método contraceptivo. Classicamente, a gravidez ectópica deve ser considerada em mulheres com dor abdominal aguda associada a atraso menstrual e a sangramento genital.

A possibilidade de evolução da DIP para formação de abscessos deve ser sempre considerada, especialmente em pacientes entre 20 e 40 anos de idade que apresentem quadro clínico exuberante, com dor intensa, febre e leucocitose. O exame clínico pode ser limitado pela intensidade da dor, mas poderá ser sugestivo quando da presença de abaulamentos em fórnices vaginais. Os exames de imagem previamente descritos permitirão a confirmação diagnóstica.

Propedêutica laboratorial

A propedêutica complementar no atendimento de emergência deve ser direcionada à hipótese diagnóstica. Hemograma e leucograma são os exames mais solicitados, mas devem ser interpretados com cuidado e considerados conforme os achados clínicos.

Na hipótese clínica de DIP, o leucograma pode auxiliar na identificação de processos infecciosos, porém a elevação do número de leucócitos é achado comum a qualquer infecção, inflamação ou trauma, o que representa especificidade próxima de 50%. Em pacientes com DIP, apenas 40% apresentam elevação do número de leucócitos e neutrofilia, raramente definindo o diagnóstico. Porém, quando presente, o leucograma poderá ser útil para orientar a gravidade da infecção ou sugerir a flora responsável. Infecções por agente Gram-negativo podem inicialmente cursar com leucopenia.[7]

A dosagem de outros elementos sanguíneos, como sódio, potássio, ureia e creatinina não apresenta indicação para DIP, à exceção de condições associadas, como desidratação ou o uso de medicamentos que interfiram nesse metabolismo.

Infecções do trato urinário devem ser consideradas no diferencial de dor pélvica, pois, apesar de, com frequência, se associarem disúria e polaciúria, esses sintomas podem não estar presentes especialmente em infecções do trato urinário superior. Assim, o exame do sedimento urinário e a cultura podem corroborar a hipótese de infecção urinária, mas devem ser avaliados com cuidado, pois pode haver leucocitúria em decorrência de outros processos inflamatórios pélvicos, como apendicite e DIP.

Em mulheres jovens e em idade reprodutiva, a possibilidade de gravidez deve ser sempre considerada, tanto como responsável pelo quadro emergencial (p. ex., gravidez ectópica) como associado a ele, limitando, assim, o emprego de métodos propedêuticos ou terapêuticos. Dessa forma, a dosagem da fração beta da gonadotrofina (beta-HCG) deve ser sempre considerada.

Marcadores sorológicos do processo inflamatório como velocidade de hemossedimentação (VHS) e proteína C reativa (PCR) apresentam graus variáveis de sensibilidade (74% a 93%) e especificidade (25% a 90%) para o diagnóstico de DIP. (D)[8]

Em casos de comprometimento infeccioso sistêmico, a coleta de hemocultura pode ser útil, sobretudo em pico febril e previamente à introdução antimicrobiana. Apesar de não ser prática rotineira, pode identificar o agente infeccioso. (D)[8]

A citologia vaginal pode auxiliar no diagnóstico. Em mulheres com dor pélvica e suspeita clínica de DIP, a identificação de três ou mais leucócitos por campo, de grande aumento, apresenta sensibilidade elevada (87% a 91%) para a confirmação diagnóstica, enquanto a ausência de leucócitos apresenta elevado valor preditivo negativo (94,5%) para infecção do trato genital superior. (B)[9]

A biópsia endometrial apresenta elevada especificidade para o diagnóstico de DIP quando da presença de leucócitos e plasmócitos. (B)[10] Porém, a limitação para sua realização e o tempo para processamento do material dificultam seu emprego no atendimento emergencial. Sua utilização está restrita às condições de protocolos ou como diagnóstico diferencial para outros achados propedêuticos. A sensibilidade diagnóstica varia de 70% a 90%, e especificidade de 67% a 90%. (B)[10]

A laparoscopia permite a visualização direta dos órgãos genitais superiores para identificar a DIP. Os achados incluem eritema e edema tubário, com possibilidade de exsudato purulento, presença de aderências inflamatórias e coleções inflamatórias pélvicas. Apesar de considerada padrão de referência para o diagnóstico, a impressão diagnóstica conferida pelo exame visual parece não corresponder ao real processo inflamatório quando analisadas biópsias de fímbrias supostamente inflamadas. Sellors *et al.* relataram sensibilidade de 50% e especificidade de 85% para o diagnóstico de DIP quando considerado apenas o exame visual proporcionado pela laparoscopia. (B)[10]

Esse procedimento não é utilizado rotineiramente no diagnóstico de DIP, mas deve ser considerado quando da necessidade da definição diagnóstica frente a outras possibilidades cirúrgicas e nos casos com indicação para drenagem de abscessos.

Propedêutica por imagem

A partir da suspeita clínica de DIP, a confirmação poderá ser realizada com o auxílio dos métodos de imagem, inclusive para avaliação de diagnósticos diferenciais. Os métodos mais empregados para a avaliação diagnóstica de DIP são a USG e a RM, com sensibilidade de 81% e 95%, especificidade de 78% e 89%, e acurácia de 80% e 93%, respectivamente. (D)[11] (B)[12]

Em virtude da maior disponibilidade e melhor operacionalidade, a USG – tanto por via abdominal como transvaginal – é o exame inicial para avaliação dessas pacientes. Permite a identificação das estruturas pélvicas, incluindo os órgãos genitais, o trato urinário baixo e a parte do trato gastrintestinal, com possibilidade de diagnosticar coleções, líquido livre em cavidades endometrial, tubária e pélvica, além de identificar condições funcionais ovarianas. A RM apresenta maior condição técnica para identificar as diversas estruturas e os tecidos pélvicos, e a associação com processos inflamatórios; apresenta boa indicação para definir diagnósticos diferenciais; e, nos casos de abscessos, pode avaliar a topografia e a relação anatômica com outros órgãos peritoneais. (B)[12]

A tomografia computadorizada (TC) apresenta boa indicação para avaliação de diagnósticos diferenciais na esfera do trato gastrintestinal, especialmente em apendicite aguda, porém à custa de radiação ionizante. As técnicas atuais de TC multiplanar têm permitido melhor caracterização anatômica dos órgãos genitais, especialmente para avaliação de coleções e abscessos, com boa resolução e resultados semelhantes aos da (RM). (B)[13]

O processo infeccioso que acomete os órgãos genitais superiores na DIP apresenta, em teoria, uma evolução progressiva a partir de quadros subclínicos e oligossintomáticos até condições sépticas com formação de abscessos ou secreção purulenta na cavidade peritoneal. Os achados de imagem, portanto, corresponderão ao grau de acometimento das estruturas envolvidas, desde ausência de imagem específica de infecção até a identificação de abscessos e coleções pélvicas.

Nos estádios iniciais de infecção, é possível identificar endometrite sob a forma de espessamento endometrial, eventualmente heterogêneo, com lâmina líquida no interior, bem-observado pela USG-TV. A RM também poderá identificar esses mesmos achados, e a aplicação de contraste poderá realçar ainda mais o endométrio em decorrência da vascularização inflamatória. A TC apresenta menor sensibilidade, mas também pode identificar edema inflamatório pélvico pelo espessamento dos ligamentos uterossacros e perda dos planos entre as fáscias e a gordura abdominopélvica.

A progressão do acometimento infeccioso e o envolvimento tubário podem ser observados à USG, com a identificação da tuba com estrutura tubular entre o corpo uterino e o ovário, em decorrência do acúmulo de líquido no seu interior e o espessamento de sua parede. O diâmetro normal da tuba não deve exceder 4 mm, considerando-se a suspeita de inflamação a partir de diâmetros acima de 5 mm. O pregueamento da mucosa tubária também pode ser potencializado pelo edema inflamatório, o que confere aspecto de "roda denteada" ao corte ultrassonográfico transverso, sendo considerado patognomônico de salpingite aguda. (B)[14]

Além da identificação de líquido no interior da tuba, é possível observar líquido peritubário na fase aguda que, associado às fímbrias edemaciadas, também favorece o diagnóstico de salpingite pela formação de septos pélvicos incompletos. Esses achados ultrassonográficos também podem ser observados à RM.

À evolução, a progressão desse estado infeccioso envolverá os ovários e o peritônio pélvico, com formação de abscessos. A inflamação ovariana é suspeitada quando da perda da diferenciação corticomedular, aumento de volume e deslocamento dos folículos para a periferia.

A formação do piossalpinge ocorre com o acúmulo de material purulento no interior da tuba, suspeitado pela maior ecogenicidade à USG, pelo maior espessamento da parede tubária e pelo reforço da sombra acústica posterior à imagem. Nessa situação, é comum o envolvimento bilateral. A identificação de nível hidroaéreo no interior da tuba ou em coleções associadas reforça o diagnóstico de abscesso.

A avaliação por Doppler mostra vasodilatação secundária e vascularização de baixa resistência, mas não permite o diferencial – isoladamente – com gravidez ectópica ou neoplasia quando o processo envolve tuba e ovário. Por outro lado, quando ocorre a formação de coleções ou abscessos, essa vascularização será periférica à lesão e correlacionar-se-á à melhor resposta terapêutica aos agentes antimicrobianos quanto maior for a intensidade.

A deformação anatômica proporcionada por esses processos inflamatórios e aderenciais secundários dificulta a interpretação ultrassonográfica, o que poderá necessitar de complementação diagnóstica por RM ou TC.

As alterações aqui descritas podem ser observadas por meio da RM, especialmente com aplicação de contraste – gadolínio. Esses abscessos se apresentam como coleções justauterinas, com hipersinal periférico em T1, cujo conteúdo apresenta hipossinal em T1 e hipersinal em T2, além de parede espessa com reforço do sinal após injeção do gadolínio, sincronicamente ao miométrio. O sinal do conteúdo dessas coleções é função de sua viscosidade e concentração proteica. A identificação de gás é fortemente sugestiva de abscesso, mas é observada em apenas 25% dos casos. Outros achados à RM, sugestivos de DIP, incluem infiltrado inflamatório da gordura pélvica (hipossinal em T2), aderências pélvicas (isossinal em T1), espessamento dos ligamentos uterossacros e linfadenopatias. (D)[15]

O exame de imagem mais adequado em DIP é a USG pélvica – por via abdominal e transvaginal. A realização de RM ou TC pode ser necessária para avaliação de diagnósticos diferenciais em decorrência da história clínica, da evolução terapêutica ou complementar à própria USG. A TC apresenta especial papel no diagnóstico de apendicite aguda.

Tratamento antimicrobiano

Diante das limitações para a confirmação diagnóstica, como a realização sistemática de biópsia endometrial ou laparoscopia, especialmente nos casos mais leves, aceita-se que o tratamento seja instituído na presunção diagnóstica, pois o perfil microbiológico e demográfico de pacientes com quadro subclínico e agudo de DIP parece ser comparável. (B)[16]

A instituição empírica do tratamento clínico em mulheres com suspeita clínica é aceita, especialmente nas jovens com atividade sexual e com fatores de risco para IST, quando outros diagnósticos diferenciais foram excluídos ou não confirmados. O tratamento empírico para DIP não apresenta risco aparente que comprometa o diagnóstico diferencial e o tratamento de condições associadas à dor abdominal aguda, como gravidez ectópica, apendicite, torção anexial (dar antibióticos (ATB) pensando em DIP e, na verdade, tratar-se de um caso de apendicite, com certeza atrasa o diagnóstico e pode comprometer o prognóstico).

Apesar de a resposta clínica ao tratamento antimicrobiano ser semelhante, quer por via oral, quer parenteral, a hospitalização dessas pacientes poderá ser necessária conforme avaliação do profissional encarregado. Algumas situações são especialmente importantes e podem ser mais bem manejadas em ambiente hospitalar, como:

- Diagnóstico ainda não definido, não se podendo descartar outras emergências cirúrgicas, como apendicite.
- Falta de condições para tolerar medicação oral (náusea, vômitos).
- Falta de condições para aderir ao tratamento.

» Falha em terapêutica oral prévia.
» Abscesso pélvico.
» Comorbidades associadas (imunossupressão, diabetes).
» Gravidez.

Os principais protocolos de tratamento são referenciados por instituições internacionais como o *The Centers for Diseases Control and Prevention* (CDC) nos Estados Unidos (2021); *European guideline for the management of pelvic inflammatory disease* (2007); e *The Royal College of Obstetricians and Gynaecologists* (RCOG), no Reino Unido (2008). (D)[5,17,18]

Entre os tratamentos referendados para o tratamento ambulatorial de casos leves e moderados, utiliza-se a combinação de quinolona (como o ofloxacino 400 mg, 2 vezes/dia) com ou sem, metronidazol (400 mg, 2 a 3 vezes/dia) por 14 dias; ou doxiciclina 100 mg, 2 vezes/dia, com ou sem metronidazol (400 mg, 2 a 3 vezes/dia) e dose única de ceftriaxone (250 mg) intramuscular. (A)[19]

O estudo Peach demonstrou que o tratamento ambulatorial com dose única de cefoxitina (2 g IM) e probenicida (1 g) via oral (VO), seguida de doxiciclina (100 mg, VO, 2 vezes/, por 14 dias) apresentava a mesma eficácia dos tratamentos parenterais, inclusive no prognóstico reprodutivo. (A)[1]

Outros estudos, como o Maiden, comparou moxifloxacino (400 mgVO, 1 vez/, por 14 dias) com ofloxacino (400 mg, 2 vezes/dia) e metronidazol (500 mg, 2 vezes/dia) com resultados equivalentes e menores efeitos colaterais no esquema com oxifloxacino: *N. gonorrhoeae* (100% e 82,1%, respectivamente); *C. trachomatis* (88,5% e 85,7%); e *M. genitalium* (100% ambos). (A)[19]

O estudo Monalisa demonstrou que, oxifloxacino (400 mg, VO, 1 vez/dia, por 14 dias) era tão eficaz e tolerado quanto levofloxacino (500 mg, VO, 1 vez/dia) com metronidazol (500 mg, 2 vezes/dia) no tratamento da DIP aguda não complicada. A eficácia clínica e bacteriológica foi semelhante nos dois grupos. (A)[20]

Quando na presença de abscessos pélvicos, o tratamento deverá ser parenteral, assim como nos casos em que não for possível a administração oral antimicrobiana ou houver comprometimento clínico que limite a ingestão desses medicamentos (náusea, vômitos). A principal opção terapêutica parenteral utiliza cefoxitina (2 g, via intravenosa (IV), a cada 6 horas) associadamente à doxiciclina (100 mg, VO, a cada 12 horas), até a melhora clínica. A terapia parenteral poderá ser substituída pela oral (com doxiciclina 100 mg, a cada 12 horas, por 14 dias) após 24 horas da melhora clínica. Nos casos de abscesso tubo-ovariano, associa-se clindamicina (450 mg, VO, a cada 6 horas) ou metronidazol (400 mg, VO, a cada 8 horas) à doxiciclina (CDC). (D)[5]

Outro regime parenteral inclui o uso de clindamicina (900 mg, IV, a cada 8 horas) associada à gentamicina IV ou intramuscular (IM) (2 mg/kg como dose inicial), seguida de dose de manutenção de 1,5 mg/kg a cada 8 horas (CDC). (D)[5] Da mesma forma, após 24 horas da melhora clínica, deve-se proceder à substituição para terapêutica oral conforme descrito. Ambos os esquemas apresentam eficácia semelhante.

Outros esquemas parenterais incluem o uso de ofloxacino (400 mg, a cada 12 horas) associado ao metronidazol (500 mg, a cada 8 horas); ou ampicilina/sulbactam (3 g, IV, a cada 6 horas) associado à Doxiciclina (100 mg, VO, a cada 12 horas) (CDC). (D)[5]

Quadro 92.1 – Tratamento ambulatorial

Primeira opção	Segunda opção
Ceftriaxona 500 mg IM dose única + Doxiciclina 100 mg – 1 comprimido VO 12/12 horas Metronidazol 250 mg – 2 comprimidos VO 12/12 horas por 14 dias	Cefotaxima 500mg IM dose única + Doxiciclina 100 mg 1 comprimido VO 12/12 horas por 14 dias + Metronidazol 250 mg 2 comprimidos VO 12/12 horas por 14 dias

Fonte: Desenvolvido pela autoria

Quadro 92.2 – Tratamento hospitalar

Primeira opção	Segunda opção	Terceira opção
Ceftriaxona 1g IV 1x ao dia + Doxiciclina 100 mg 1 comprimido VO 12/12 horas Metronidazol 400 mg IV 12/12 horas	Clindamicina 900 mg IV 8/8 horas + Gentamicina 3 a 5 mg/kg IV 1x ao dia	Ampicilina/sulbactam 3 g IV 6/6 horas + Doxiciclina 100 mg 1 comprimido VO de 12/12 horas

Fonte: Desenvolvido pela autoria

Tratamento cirúrgico

Nos casos refratários ao tratamento clínico ou naqueles com abscesso pélvico, poderá haver a necessidade do tratamento cirúrgico ou a drenagem guiada por método de imagem (USG ou TC). (D)[21] Nos quadros clínicos sépticos, a intervenção cirúrgica poderá ser necessária de imediato, permitindo definir o diagnóstico e estabelecer o tratamento para erradicação do foco infeccioso, apesar da possibilidade de tratamento antimicrobiano exclusivo quando a paciente estiver clinicamente estável, com taxas de sucesso acima de 70%. (D)[21]

Quando a opção inicial for pelo tratamento conservador e clínico, a paciente deverá ser mantida sob estrita vigilância. Caso haja piora dos sintomas e sinais clínicos, como dor, febre e parâmetros hemodinâmicos, deve-se reavaliar o diagnóstico e considerar o tratamento cirúrgico ou por drenagem radioguiada. Da mesma forma, o caso deverá ser reavaliado quando não houver melhora após 48 a 72 horas da instituição terapêutica.

O objetivo do tratamento deve sempre considerar a manutenção da capacidade menstrual-reprodutiva. Nesse sentido, há preferência também pela drenagem guiada por métodos de imagem, como a USG ou a TC, pois permitem o controle adequado do esvaziamento da coleção e a introdução de drenos com resultados de cura semelhantes aos da cirurgia convencional. (C)[22]

Nos casos em que o abscesso apresenta íntimo contato com o fundo de saco de Douglas, pode-se realizar a drenagem por meio de culdotomia do fórnice vaginal posterior, inclusive com colocação de dreno. (C)[23] Esse tipo de procedimento deve ser considerado quando houver limitação de recursos, inclusive para realização de laparotomia. (C)[23]

Em situações com limitação clínica para realização de drenagem radioguiada, a cirurgia poderá ser necessária. Há preferência para realização do procedimento por laparoscopia em relação à laparotomia. A laparoscopia apresenta eficácia superior a 95%, com menor índice de complicação, como lesões iatrogênicas dos órgãos genitais e deiscências com infecção de parede abdominal, além de permitir maior índice de gestações futuras. (D)[24]

Infelizmente, nos casos de infecção grave com comprometimento sistêmico, poderá ser necessária a excisão de todo o tecido envolvido, o que poderá representar a retirada de tubas, ovários ou mesmo do útero, comprometendo o futuro reprodutivo dessas mulheres.

Prognóstico

As principais complicações associadas à DIP são: recorrência da infecção; desenvolvimento de dor pélvica crônica; infertilidade e gravidez ectópica; independentemente da instituição do tratamento adequado e precoce. Nesse sentido, algumas informações clínicas podem ser relevantes para avaliar o risco desses desfechos e melhor orientar essas pacientes. Os principais dados clínicos a serem avaliados são dores abdominal e pélvica após a instituição terapêutica e a presença de cervicite.

A identificação de dor à palpação abdominal após 5 dias do início do tratamento não representou maior risco para o desenvolvimento de dor pélvica crônica, recorrência ou infertilidade. (C)[25]

Por sua vez, a presença de dor abdominopélvica após 30 dias do tratamento associou-se com maior risco de desenvolver dor pélvica crônica e recorrência, mas não com infertilidade. (C)[25] O achado de cervicite, também 30 dias após o tratamento, representou maior risco para o desenvolvimento de dor pélvica crônica e recorrência, mas não com infertilidade. (C)[25] Apesar dessa elevação no risco para o desenvolvimento de complicações, o valor preditivo positivo da presença de dor abdominal 30 dias após o tratamento ou de cervicite para dor pélvica crônica foi de 66,9% e 64,3%, respectivamente. (C)[25]

Outras medidas

A remoção de dispositivo intrauterino (DIU) é recomendável com possível associação à melhor resposta terapêutica. A paciente deve ser orientada sobre outros métodos contraceptivos. (A)[26] Todas as mulheres que recebem o diagnóstico de DIP devem ser testadas para ISTs.

Os parceiros sexuais devem ser orientados para tratamento, especialmente quando identificados agentes de IST, como *N. gonorrhoeae*, *C. trachomatis* e *M. genitalium*, com preferência para o uso de ceftriaxone nos casos de *N. gonorrhoeae* e azitromicina para *C. trachomatis* ou *M. genitalium*. (D)[18]

As pacientes devem ser seguidas ambulatorialmente após 72 horas, especialmente nos casos moderados e severos e, após, 4 a 6 semanas para se assegurar a adesão ao tratamento e para avaliação da resposta terapêutica. (D)[18]

A reavaliação para persistência de infecção genital por *C. trachomatis* ou *N. gonorrhoeae* deve ser considerada quando houver persistência ou recorrência dos sintomas, má adesão ou sexo desprotegido.

Pacientes HIV-positivas apresentam formas mais graves da infecção, mas respondem à terapêutica de maneira semelhante às mulheres não infectadas. (C)[27]

Recomendação

Na Divisão de Ginecologia do Hospital das Clínicas da Faculdade de Medicina da Universidade de São Paulo (HCFMUSP), recomenda-se a seguinte conduta para o diagnóstico da DIP (Algoritmo 92.1).

Algoritmo 92.1 – Diagnóstico da doença inflamatória pélvica

Doença inflamatória pélvica
Diagnóstico

↓

- Anamnese
- Exames físico e ginecológico
  - Cristérios clínicos:
    - temperatura oral acima de 38,3 °C
    - dor abdominal
    - dor à mobilização do colo e corpo uterino
    - dor à palpação anexial
    - secreção mucopurulenta cervical ou vaginal
- Exames complementares
  - velocidade da homossedimentação elevada
  - proteína C-reativa elevada
  - leucócitos abundantes à microscopia no conteúdo vaginal
  - identificação de infecção cervical por clamídia e gonococo
- Critérios específicos
  - ultrassonografia transvaginal
  - laparoscopia

Fonte: Desenvolvido pela autoria

Recomendação

Na Divisão de Ginecologia do Hospital das Clínicas da Faculdade de Medicina da Universidade de São Paulo (HCFMUSP), recomenda-se a seguinte conduta para o tratamento da DIP (Algoritmo 92.2).

Algoritmo 92.2 – Tratamento da doença inflamatória pélvica

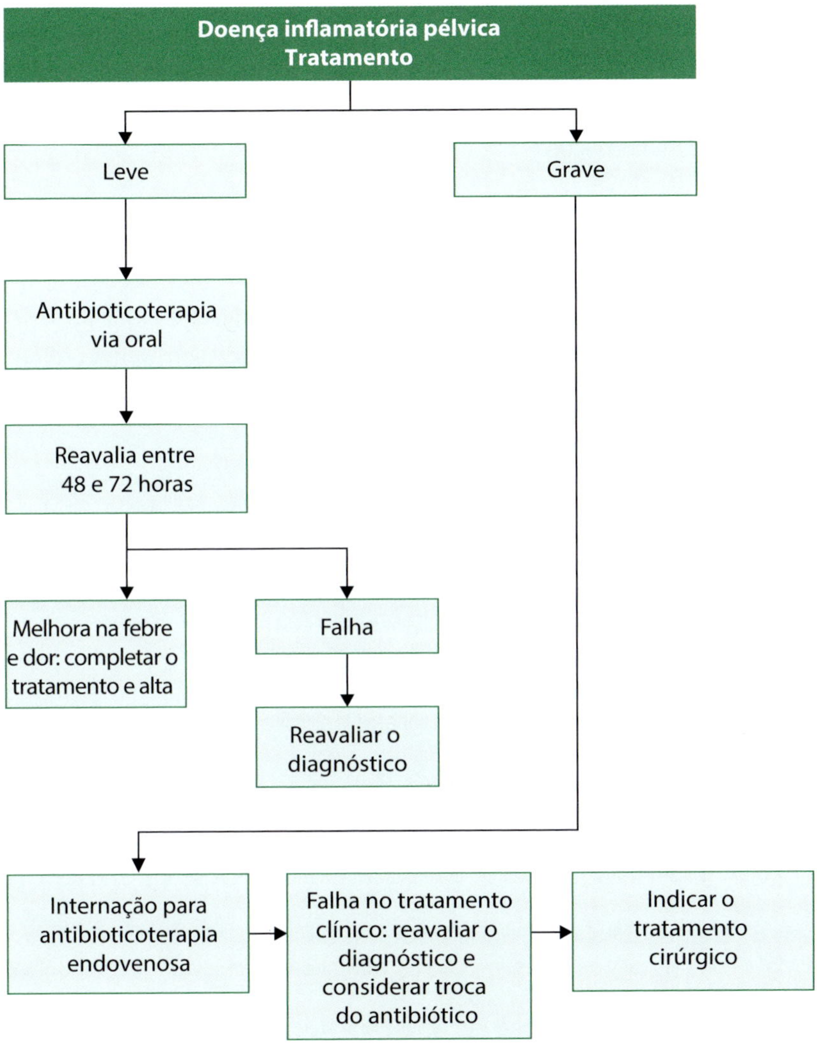

* Lembrar que o tratamento presuntivo de DIP deve ser iniciado em mulheres jovens sexualmente ativas e outras mulheres em risco de contrair ISTs se apresentarem dor pélvica ou abdominal inferior, sem que nenhuma outra causa para a dor puder ser identificada e com um ou mais dos critérios clínicos presentes no exame ginecológico: dor à mobilização do colo e corpo do útero e dor à palpação anexial

Fonte: Desenvolvido pela autoria

Referências bibliográficas

1. Ness RB, Soper DE, Holey RL, Peipert J, Randall H, Sweet RL, et al. Effectiveness of inpatient and outpatient treatment strategies for women with pelvic inflammatory disease: results from the pelvic inflammatory disease evaluation and clinical health (PEACH) randomized trial. Am J Obstet Gynecol. 2002;186(5):929-37.
2. Short VL, Totten PA, Ness RB, Astete SG, Kelsey SF, Haggerty CL. Clinical presentation of Mycoplasma genitalium infection versus Neisseria gonorrhoeae infection among women with pelvic inflammatory disease. Clin Infect Dis. 2009;48(1):41-7.
3. Lareau SM, Beigi RH. Pelvic inflammatory disease and tubo-ovarian abscess. Infect Dis Clin North Am. 2008;22(4):693-708.
4. Peter NG, Clark LR, Jaeger JR. Fitz-Hugh-Curtis syndrome: a diagnostic to consider in women with right upper quadrant pain. Cleve Clin J Med. 2004;71(3):233-9.
5. Workowski KA, Bachmann LH, Chan PA, Johnston CM, Muzny CA, Park I, Reno H, Zenilman JM, Bolan GA. Sexually Transmitted Infections Treatment Guidelines, 2021. MMWR Recomm Rep. 2021 Jul 23;70(4):1-187.
6. Morishita K, Gushimiyagi M, Hashiguchi M, Stein GH, Tokuda Y. Clinical prediction rule to distinguish pelvic inflammatory disease from acute appendicitis in women of childbearing age. Am J Emerg Med. 2007;25(2):152-7.
7. Ruger JP, Lewis LM, Richter CJ. Identifying high-risk patients for triage and resource allocation in the ED. Am J Emerg Med. 2007;25(7):794-8.
8. Lehtinen M, Laine S, Heinonen PK, Teisala K, Miettinen A, Aine R, et al. Serum C-reactive protein determination in acute pelvic inflammatory disease. Am J Obstet Gynecol. 1986;154(1):158-9.
9. Yudin MH, Hillier SL, Wiesenfeld HC, Krohn MA, Amortegui AA, Sweet RL. Vaginal polymorphonuclear leukocytes and bacterial vaginosis as markers for histologic endometritis among women without symptoms of pelvic inflammatory disease. Am J Obstet Gynecol. 2003;188(2):318-23.
10. Sellors J, Mahony J, Goldsmith C, Rath D, Mander R, Hunter B, et al. The diagnosis of pelvic inflammatory disease: the accuracy of clinical and laparoscopic findings. Am J Obstet Gynecol. 1991;164(1-1):113-20.
11. Thomassin-Nagara I, Dubernard G, Lafont C, Chopier J, Daraï E, Bazot M. Imagerie de l'infection pelvienne. J Radiol. 2008;89(1-2):134-41.
12. Tukeva TA, Aronen HJ, Karjalainen PT, Molander P, Paavonen T, Paavonen J. MR imaging in pelvic inflammatory disease: comparison with laparoscopy and US. Radiology. 1999;210(1):209-16.
13. Krajewski S, Brown J, Phang PT, Raval M, Brown CJ. Impact of computed tomography of the abdomen on clinical outcomes in patients with acute right lower quadrant pain: a meta-analysis. Can J Surg. 2011;54(1):43-53.
14. Timor-Tritsch IE, Lerner JP, Monteagudo A, Murphy KE, Heller DS. Transvaginal sonographic markers of tubal inflammatory disease. Ultrasound Obstet Gynecol. 1998;12(1):56-66.
15. Ghiatas AA. The spectrum of pelvic inflammatory disease. Eur Radiol. 2004;14(3):E184-92.
16. Wiesenfeld HC, Sweet RL, Ness RB, Krohn MA, Amortegui AJ, Hillier SL. Comparison of acute and subclinical pelvic inflammatory disease. Sex Transm Dis. 2005;32(7):400-5.
17. Ross J, Judlin P, Nilas L. European guideline for the management of pelvic inflammatory disease. Int J STD AIDS. 2007;18(10):662-6.
18. Royal College of Obstetricians and Gynaecologists. Management of acute pelvic inflammatory disease. Green-top Guideline. Nº 32. 2008. [2024 Abr. 17]. Disponível em: https://www.

rcog.org.uk/guidance/browse-all-guidance/green-top-guidelines/pelvic-inflammatory-disease-green-top-guideline-no-32/.

19. Ross JD, Cronje HS, Paszkowski T, Rakoczi I, Vildaite D, Kureishi A, et al. Moxifloxacin versus ofloxacin plus metronidazole in uncomplicated pelvic inflammatory disease: results of a multicentre, double blind, randomised trial. Sex Transm Infect. 2006;82(6):446-51.
20. Judlin P, Liao Q, Liu Z, Reimnitz P, Hampel B, Arvis. Efficacy and safety of moxifloxacin in uncomplicated pelvic inflammatory disease: the Monalisa study. BJOG. 2010;117(12):1475-84. doi: 10.1111/j.1471-0528.2010.02687.x.
21. Granberg S, Gjelland K, Ekerhovd E. The management of pelvic abscess. Best Pract Res Clin Obstet Gynaecol. 2009;23(5):667-78.
22. Gjelland K, Ekerhovd E, Granberg S. Transvaginal ultrasound-guided aspiration for treatment of tubo-ovarian abscess: a study of 302 cases. Am J Obstet Gynecol. 2005;193(4):1323-30.
23. Aimakhu CO, Olayemi O, Odukogbe AA. Surgical management of pelvic abscess: laparotomy versus colpotomy. J Obstet Gynaecol. 2003;23(1):71-2.
24. Rosen M, Breitkopf D, Waud K. Tubo-ovarian abscess management options for women who desire fertility. Obstet Gynecol Surv. 2009;64(10):681-9.
25. Trautmann GM, Kip KE, Richter HE, Soper DE, Peipert JF, Nelson DB, et al. Do short-term markers of treatment efficacy predict long-term sequelae of pelvic inflammatory disease? Am J Obstet Gynecol. 2008;198(1):30.
26. Altunyurt S, Denir N, Posaci C. A randomised controlled trial of coil removal prior to treatment of pelvic inflammatory disease. Eur J Gynecol Obstet Reprod Biol. 2003;107(1):81-4.
27. Bukusi EA, Cohen CR, Stevens CE, Sinei S, Reilly M, Grieco V, et al. Effects of human immunodeficiency virus 1 on microbial origins of pelvic inflammatory disease and on efficacy of ambulatory oral therapy. Am J Obstet Gynecol. 1999;181(6):1374-81.

Urgências Hemorrágicas

José Maria Soares Júnior
Eduardo Vieira da Motta
Antonio Jorge Salomão
Isabel Cristina Esposito Sorpreso
Edmund Chada Baracat

Introdução

A urgência hemorrágica pode ser classificada em externa e interna. A primeira ocorre quando o sangramento exterioriza-se através da vagina, e a segunda quando o sangramento incide para a cavidade abdominal.

Urgência hemorrágica externa

Causas orgânicas

» **Traumatismos vulvovaginais:** normalmente, a coitarca ocasiona pequena hemorragia, que cessa espontaneamente. Entretanto, em certos casos, em que há hipoplasia genital, desproporção exagerada entre as genitálias, coito violento, estupro ou sob a ação de álcool e drogas, pode haver traumatismo vulvovaginal, às vezes de grandes proporções. São relatados casos de empalamento e outros, em que, havendo fratura de bacia, há penetração óssea de ramo do ísquio através da parede vaginal. Os ferimentos vulvovaginais podem ser acrescidos de lesões do clitóris, da uretra, dos fórnices vaginais e até das alças intestinais. (D)[1-3] Seja qual for a causa do traumatismo, o tratamento consiste na desinfecção da lesão e sutura dos planos lesados, após a hemostasia. Quando não for possível o reparo imediato, faz-se o tamponamento e deixa-se cicatrizar a ferida por segunda intenção. Nas lesões uretrais e vesicais, além das suturas, deixa-se sonda vesical de demora. (D)[4]

» **Cervicites, pólipos e leiomiomas:** o simples ectrópio cervical pode sangrar, principalmente pelas relações sexuais. Quando for necessário, fazer tamponamento vaginal. Retira-se o tampão após 24 horas. (D)[5] Em alguns casos, pode-se realizar a cauterização do ectrópio extenso. (A)[6]
Os pólipos, principalmente os endocervicais volumosos, podem causar hemorragias, às vezes copiosas. Faz-se sua exérese por pinçamento e torção e, quando necessário, eletrocoagula-se a base para sustar o sangramento. (D)[5]

Os pólipos endometriais e os leiomiomas submucosos podem causar hemorragia ou alterações no padrão menstrual normal. Com o advento de técnicas cirúrgicas endoscópicas, é possível atualmente utilizar a ressecção histeroscópica. (A)[7]
Os leiomiomas uterinos submucosos paridos de médio e pequeno portes podem produzir sangramento, principalmente se ulcerados. Sua remoção se faz por pinçamento e torção, sendo, às vezes, realizada a ligadura. Se houver necessidade, pode-se recorrer à embolização das artérias uterinas e, em casos extremos, até à histerectomia ou à eletrocauterização do pedículo se este for largo e permanecer sangrando. (C)[8,9]

» **Hemorragias pós-operatórias:** as cirurgias por via vaginal como conização ou amputação do colo, colpoperineorrafia, histerectomia vaginal ou histeropexia por via vaginal podem complicar-se com hemorragia no pós-operatório imediato por hemostasia incompleta. O tratamento consiste no simples tamponamento vaginal e, caso não seja suficiente, diante de hemorragia copiosa, deve-se fazer a exploração cirúrgica para se identificar e ligar o vaso sangrante. (D)[10] Pode haver hemorragia cervical pós-eletrocoagulação ou pós-diatermocoagulação. Depois de 10 a 15 dias, pode haver perda da escara, ocasionando sangramento genital, às vezes importante. Nessa situação, há a necessidade de tamponamento vaginal por pelo menos 24 horas. Caso este não seja suficiente, deve-se proceder a nova cauterização para hemostasia. (A)[11]
» **Carcinoma do colo e do corpo:** a hemorragia consequente à doença maligna do colo pode ser intensa, devendo-se inicialmente fazer o tamponamento vaginal. Caso não seja suficiente, ou quando se tratar de hemorragia do corpo, deve-se solicitar avaliação para realizar a embolização das artérias uterinas ou dos seus ramos cervicais; outra opção é proceder à ligadura das artérias hipogástricas. (C)[12] A irradiação da pelve é outra forma de coibir a hemorragia. (C)[13,14]

Causas funcionais

» **Sangramento uterino anormal não estrutural:** causa mais frequente de hemorragia externa, definida como aquela que ocorre na ausência de causas orgânicas e de gravidez e, ainda, quando não houver discrasia sanguínea. O diagnóstico se faz pela anamnese e pelos exames físico e ginecológico, tomando-se o cuidado de solicitar exames para afastar hemopatias. É diagnóstico de exclusão. (D)[15]

Urgência hemorrágica interna

Quando o sangramento decorre de ruptura de vísceras pélvicas, surge o quadro de abdome agudo hemorrágico, com perda de grande quantidade de sangue para a cavidade abdominal e também para a cavidade uterina, que pode se exteriorizar, passando pela vagina. Em ambas as situações, pode haver o hemoperitônio e a irritação peritoneal associados a alterações hemodinâmicas, as quais podem ser verificadas por sintomas como: fraqueza; tonturas; síncopes e perda da consciência. Em alguns casos, de evolução mais insidiosa, a depender do calibre do vaso, do grau de comprometimento do órgão e de tamponamento por coágulos sanguíneos e pelos órgãos adjacentes. Se há sangramento profuso, o diagnóstico não apresenta dificuldades, estando presentes inúmeras manifestações clínicas relacionadas ao quadro de hipovolemia que se instala (lipotimia, taquicardia, choque). O sangue é fraco irritante peritoneal, portanto o achado de descompressão brusca dolorosa e dor ao exame do fórnice vaginal posterior, o qual pode se encontrar abaulado, não é imediato. Há intervalo entre a instalação do processo e o aparecimento desses sinais e sintomas. Já quando a hemorragia é discreta, o diagnóstico é mais difícil e, muitas vezes, só é feito quando se punciona a escavação retouterina. (D)[16] A ultrassonografia (USG) pode ser útil para detecção de líquido livre na cavidade. (D)[17]

- **Gravidez ectópica:** intercorrência das mais comuns entre os processos hemorrágicos internos. Na vivência de Pronto-Socorro, com frequência, nos deparamos com quadro clínico atípico, com história arrastada de perdas sanguíneas genitais irregulares, ausência de atraso menstrual e dor abdominal. Os sintomas típicos, como dor súbita, sinais e sintomas de hipovolemia, com história de atraso menstrual, têm sido menos encontrados. Devemos sempre indagar à paciente a respeito de processos inflamatórios pélvicos pregressos. (D)[18] O diagnóstico se faz pela história e pelo exame físico; teste imunológico para gravidez que, mesmo negativo, não invalida o diagnóstico; exame ultrassonográfico, que pode demonstrar tumor em topografia anexial, com presença de líquido na escavação retouterina, ou até a presença do concepto vivo fora do útero. (D)[19] Com o advento da laparoscopia, nova propedêutica auxiliar veio juntar-se aos métodos diagnósticos da gravidez ectópica. Sua vantagem é que permite o diagnóstico e a terapêutica num mesmo procedimento, com menor morbidade e menos complicações pós-operatórias inerentes à laparotomia. (D)[20] O tratamento consiste na reposição das perdas sanguíneas e em cirurgia (laparoscopia ou laparotomia). A conservação da tuba dependerá do grau de seu comprometimento, da idade e do passado obstétrico da paciente. (D)[21,22]
- **Rotura de cisto folicular ou cisto lúteo:** o quadro clínico geralmente é discreto e a cura pode ser espontânea. Quando as manifestações clínicas são de maior intensidade, como dor, distensão abdominal, hipotensão e choque, está indicada a exploração cirúrgica por laparoscopia ou laparotomia para hemostasia e sutura da área lesada. Dificilmente há necessidade de ooforectomia. Medidas de ordem geral como reposição de sangue e tratamento de choque, por vezes, se tornam necessárias. (C)[23]
- **Imperfuração himenal e atresia vaginal congênita:** como o sangue menstrual não é drenado em virtude da obstrução do trato genital inferior, formam-se hematocolpo, hematometra, hematossalpíngeo e, por fim, hemoperitônio. Na imperfuração himenal, deve-se praticar a incisão em cruz da membrana. Caso essa via de drenagem não seja suficiente para esvaziar o sangue represado, deve-se indicar laparotomia. (C)[24] Na atresia vaginal, a correção deve ser feita com a construção de neovagina. (D)[25]
- **Tumores de ovário:** a torção de tumores de ovário pode resultar no hemoperitônio por obstrução venosa e, por isso, no extravasamento sanguíneo. O tratamento consiste na abordagem cirúrgica, seja por laparotomia, seja por laparoscopia, com exérese do anexo ou da sua porção comprometida pelo infarto isquêmico. (C)[26,27]
- **Hemorragia pós-operatória:** geralmente tem como causa a hemostasia inadequada durante a cirurgia. O diagnóstico se baseia no quadro clínico, pois a paciente apresenta, no pós-operatório imediato, quadro de hipovolemia. O tratamento consiste na reposição das perdas sanguíneas e na laparotomia para ligadura dos vasos sangrantes. (D)[10]
- **Perfuração uterina:** decorre, via de regra, de manipulações uterinas, curetagens de prova ou com a finalidade de esvaziamento uterino nos casos de abortamento. Além disso, pode ocorrer durante procedimento cirúrgico por video-histeroscopia. A perfuração pode ser simples, devendo ser diagnosticada no momento em que houver a intercorrência. O tratamento é conservador, interrompendo-se o procedimento e mantendo-se a paciente sob observação, no sentido de se detectar dor abdominal ou choque. Se esses sinais se fizerem presentes, deve-se submeter a paciente à laparotomia e à hemostasia. Nas perfurações complicadas, isto é, com lesões de órgãos vizinhos, deve-se realizar laparotomia de urgência para restauração das estruturas lesadas. (D)[28]

Recomendação

Na Divisão de Ginecologia do Hospital das Clínicas da Faculdade de Medicina da Universidade de São Paulo (HCFMUSP), recomenda-se a seguinte conduta para o tratamento de urgências hemorrágicas (Algoritmo 93.1).

Algoritmo 93.1 – Tratamento de urgências hemorrágicas

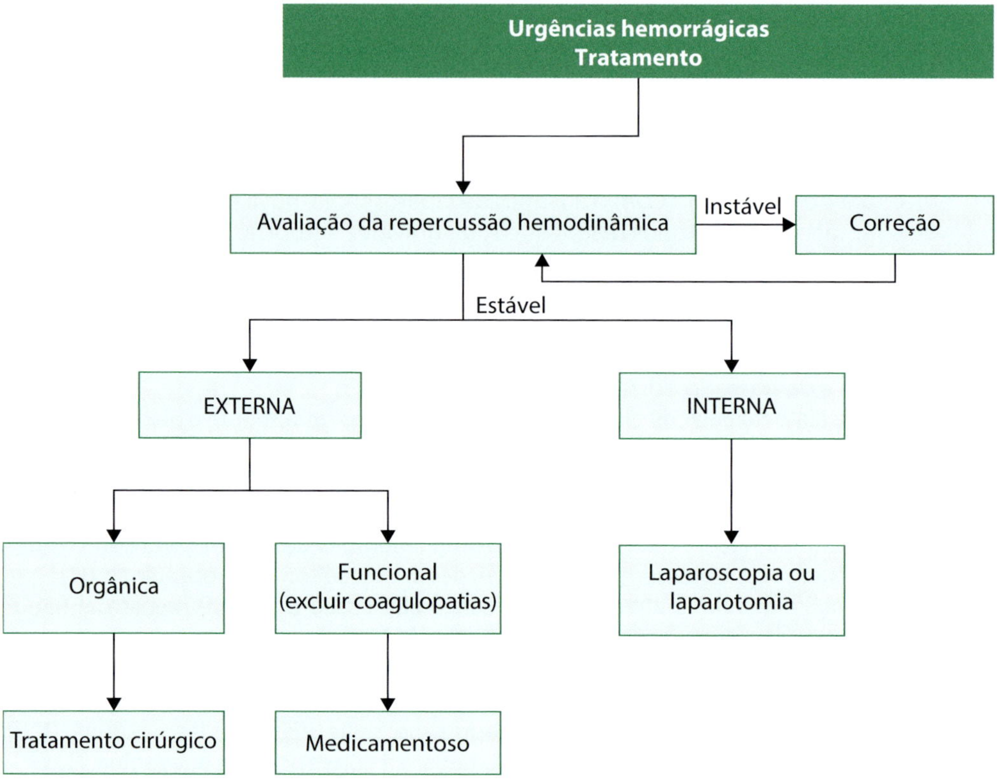

Fonte: Desenvolvido pela autoria

Referências bibliográficas

1. Kovelman I, Vey E, Schober J. Fatal anorectal trauma in the setting of sexual assault: case report and literature survey. Am J Forensic Med Pathol. 2010;31(3):273-7.
2. Spitzer RF, Kives S, Caccia N, Ornstein M, Goia C, Allen LM. Retrospective review of unintentional female genital trauma at a pediatric referral center. Pediatr Emerg Care. 2008;24(12):831-5.
3. Adams JA, Girardin B, Faugno D. Signs of genital trauma in adolescent rape victims examined acutely. J Pediatr Adolesc Gynecol. 2000;13(2):88.
4. Shenfeld OZ, Gnessin E. Management of urogenital trauma: state of the art. Curr Opin Urol. 2011;21(6):449-54.
5. Casey PM, Long ME, Marnach ML. Abnormal cervical appearance: what to do, when to worry? Mayo Clin Proc. 2011;86(2):147-50.
6. Yang K, Li J, Liu Y, Ma B, Roberts H, Tan J, et al. Microwave therapy for cervical ectropion. Cochrane Database Syst Rev. 2007;(4):CD006227.

7. Lieng M, Istre O, Qvigstad E. Treatment of endometrial polyps: a systematic review. Acta Obstet Gynecol Scand. 2010;89(8):992-1002.
8. Tinelli A, Prudenzano R, Torsello M, Gustapane S, Dell'Edera D, Malvasi A. Salvage utilization of selective and super selective embolization in emergency by use of a-magnetic coil and nano-particles in gynecology. Eur Rev Med Pharmacol Sci. 2011;15(9):1101-6.
9. Caglar GS, Tasci Y, Kayikcioglu F. Management of prolapsed pedunculated myomas. Int J Gynaecol Obstet. 2005;89(2):146-7.
10. Parker WH, Wagner WH. Gynecologic surgery and the management of hemorrhage. Obstet Gynecol Clin North Am. 2010;37(3):427-36.
11. Martin-Hirsch PL, Keep SL, Bryant A. Interventions for preventing blood loss during the treatment of cervical intraepithelial neoplasia. Cochrane Database Syst Rev. 2010;(6):CD001421.
12. Papp Z, Tóth-Pál E, Papp C, Sziller I, Gávai M, Silhavy M, et al. Hypogastric artery ligation for intractable pelvic hemorrhage. Int J Gynaecol Obstet. 2006;92(1):27-31.
13. Yalvac S, Kayikcioglu F, Boran N, Tulunay G, Kose MF, Bilgic S, et al. Embolization of uterine artery in terminal stage cervical cancers. Cancer Invest. 2002;20(5-6):754-8.
14. Biswal BM, Lal P, Rath GK, Mohanti BK. Hemostatic radiotherapy in carcinoma of the uterine cervix. Int J Gynaecol Obstet. 1995;50(3):281-5.
15. Bongers MY, Mol BW, Brölmann HA. Current treatment of dysfunctional uterine bleeding. Maturitas. 2004;47(3):159-74.
16. Burlet G, Judlin P. Acute pelvic pain syndrome: diagnostic and therapeutic approach in women. Rev Fr Gynecol Obstet. 1994;89(11):537-42.
17. Lambert MJ, Villa M. Gynecologic ultrasound in emergency medicine. Emerg Med Clin North Am. 2004;22(3):683-96.
18. Nama V, Manyonda I. Tubal ectopic pregnancy: diagnosis and management. Arch Gynecol Obstet. 2009;279(4):443-53.
19. Kirk E, Bourne T. Diagnosis of ectopic pregnancy with ultrasound. Best Pract Res Clin Obstet Gynaecol. 2009;23(4):501-8.
20. Ehrenberg-Buchner S, Sandadi S, Moawad NS, Pinkerton JS, Hurd WW. Ectopic pregnancy: role of laparoscopic treatment. Clin Obstet Gynecol. 2009;52(3):372-9.
21. Parker J, Bisits A. Laparoscopic surgical treatment of ectopic pregnancy: salpingectomy or salpingostomy? Aust N Z J Obstet Gynaecol. 1997;37(1):115-7.
22. Tulandi T, Saleh A. Surgical management of ectopic pregnancy. Clin Obstet Gynecol. 1999;42(1):31-8.
23. Hallatt JG, Steele CH Jr, Snyder M. Ruptured corpus luteum with hemoperitoneum: a study of 173 surgical cases. Am J Obstet Gynecol. 1984;149(1):5-9.
24. Ameh EA, Mshelbwala PM, Ameh N. Congenital vaginal obstruction in neonates and infants: recognition and management. J Pediatr Adolesc Gynecol. 2011;24(2):74-8.
25. Pace G, Navarra F, Paradiso GG, Vicentini C. The Mayer-Rokitansky-Küstner-Hauser syndrome. Arch Ital Urol Androl. 2007;79(1):39-40.
26. Lomano JM, Trelford JD, Ullery JC. Torsion of the uterine adnexa causing an acute abdomen. Obstet Gynecol. 1970;35(2):221-5.
27. Ballard KD, Seaman HE, de Vries CS, Wright JT. Can symptomatology help in the diagnosis of endometriosis? Findings from a national case-control study – Part 1. BJOG. 2008;115(11):1382-91.
28. Istre O. Managing bleeding, fluid absorption and uterine perforation at hysteroscopy. Best Pract Res Clin Obstet Gynaecol. 2009;23(5):619-29.

Capítulo 94

Urgências Vasculares

José Maria Soares Júnior
Ricardo dos Santos Simões
Maria Cândida Pinheiro Baracat
Eduardo Vieira da Motta
Edmund Chada Baracat

Introdução

As urgências vasculares em Ginecologia podem ser consideradas a partir de situações clínicas que comprometam os fluxos venosos e/ou arteriais relacionados aos órgãos genitais ou que afetem a drenagem vascular pélvica. Essas afecções podem comprometer a vitalidade e a viabilidade dessas estruturas e, portanto, ter impacto no futuro reprodutivo como nas torções anexiais; ou podem proporcionar condições de risco de embolia e septicemia como na troboflebite pélvica.

Torção anexial

As torções totais ou parciais de estruturas do trato genital provocam quadro de dor aguda pela isquemia com possibilidade de evolução para necrose, eventualmente infecção e sepse. (C)[1,2] Mulheres submetidas à estimulação ovariana e ao aumento do volume ovariano estão mais propensas à torção do ovário ou de todo o anexo (incluindo a tuba uterina). (D)[3-6] Pode ocorrer em crianças, principalmente quando há malformações envolvidas, como tubas excessivamente longas ou ausência de mesosalpinge. (C)[7,8] Além disso, cistos ou massas ovarianas volumosas também são causas. Deve-se ainda citar que a torção é mais comum na terceira década de vida, mas aproximadamente um quinto dos casos pode ocorrer na puberdade ou na pós-menopausa. (D)[9] (C)[10]

É importante mencionar que qualquer porção da tuba ou do ovário pode sofrer torção, resultando em isquemia. Dependendo do grau de torção, inicialmente pode haver dificuldade de drenagem sanguínea, visto que as paredes das veias ovarianas e tubárias entram em colapso mais facilmente que as das artérias. (D)[9] Por consequência, pode haver congestão intensa na região, resultando em necrose. Além disso, a estase sanguínea pode determinar a formação de trombos nas veias comprometidas. Outro ponto é que a torção de tumores de ovário pode causar dor súbita, em facada, latejante, com aumento progressivo de intensidade.

Outra repercussão da obstrução venosa é o extravasamento de sangue para a cavidade peritoneal, resultando em hemoperitônio. Esse fato pode ocorrer em tumores ovarianos, anexiais ou até uterinos, como leiomioma subseroso pediculado. (D)[9] Assim, em alguns casos, a dor pélvica pode ter irradiação para o ombro por causa da irritação do diafragma pelo acúmulo de sangue até a cúpula diafragmática (sinal de Lafond). Na pós-menopausa, pela possibilidade de necrose tumoral ou invasão de órgãos adjacentes, o carcinoma ovariano deve ser colocado entre as hipóteses de abdome agudo de origem ginecológica; no entanto, é rara a torção de tumores malignos em razão das aderências pélvicas por eles provocadas. (C)[10] Da mesma forma, os endometriomas, de alto potencial fibrótico, pelo conteúdo hemático (hemossiderina), permanecem, em geral, fixos e, por vezes, o aspecto é de pelve congelada. Raramente se observa arroxeamento periumbilical, resultado do acúmulo de sangue intraperitoneal (sinal de Cullen).

Diagnóstico

O diagnóstico se baseia na anamnese, nos exames físico, geral e ginecológico, aliados à propedêutica complementar. No exame físico, as repercussões gerais, como palidez cutânea, taquidispneia, hipertermia, hipotensão arterial e hipotensão ortostática são importantes para a avaliação geral e impõem medidas terapêuticas em caráter de urgência. (D)[9]

O toque vaginal (uni ou bidigital) associado ao toque retal permite a caracterização ginecológica da dor, bem como sua relação com os demais órgãos pélvicos, exceto na paciente obesa. A identificação do útero e dos anexos, sua relação com a bexiga e as alças intestinais, as características da sensibilidade local, a presença de abaulamento ou de dor aguda associadas aos demais parâmetros clínicos podem auxiliar no diagnóstico diferencial. Nos casos de torção anexial associado ao hemoperitônio, a dor pode ser insuportável durante a mobilização do colo do útero e ocorrer abaulamento do fórnice vaginal posterior pelo sangue coletado. Assim, o toque sob analgesia permite identificar o tumor pélvico. (D)[9] (C)[11]

Muitas vezes, na torção anexial, os achados clínicos podem ser geralmente inespecíficos. Por essa razão, há demora no diagnóstico e na intervenção cirúrgica. O diagnóstico pode ser feito mais facilmente quando ocorre a apresentação clássica da doença, com dor abdominal localizada em uma das fossas ilíacas e com evidências de peritonite e achado de massa anexial. Entretanto, a torção de tumor de ovário pode provocar hemoperitônio por obstrução venosa e, por isso, extravasamento sanguíneo, o que pode trazer dificuldade para o diagnóstico.

A tomografia pélvica ou a ressonância magnética (RM) devem ser reservadas para casos de dúvida diagnóstica, clínica ou ultrassonográfica, auxiliando na delimitação pélvica de tumores, principalmente quando se suspeita de corpo estranho e abscesso pélvico de origem não ginecológica. (C)[12,13]

O diagnóstico diferencial inclui doenças ginecológicas e não ginecológicas capazes de ocasionar dificuldades na abordagem inicial à paciente com abdome agudo. (D)[14]

Tratamento

O tratamento da torção é cirúrgico, por via laparoscópica ou laparotômica, com atenção para a estabilização hemodinâmica da paciente. (D)[11,15,16]

A avaliação do grau de isquemia e o estado do órgão comprometido ditarão a conduta: conservadora (com manutenção do órgão, principalmente em mulheres sem a prole constituída) ou radical. As torções podem causar somente edema e congestão dos tecidos, ou o órgão pode ter porções necrosadas ou extremamente edemaciadas. (C)[17,18] No primeiro caso, procede-se à distorção seguida da aspiração do cisto ou da realização de salpingostomia quando na presença de um hidrossalpinge. Nos casos severos, impõe-se a exérese do órgão acometido.

Na torção de nódulo de leiomioma subseroso, o tratamento poderá ser a realização da miomectomia ou mesmo a histerectomia considerando-se o estado geral da paciente, idade, paridade e necessidade de preservação da função reprodutora.

Tromboflebite pélvica

O aparecimento de trombos venosos pélvicos associados ou não à infecção podem ocasionar dor aguda e quadros infecciosos importantes. A tromboflebite pélvica ocorre a partir de infecção uterina ou por lesão vascular decorrente de parto ou procedimentos cirúrgicos pélvicos, como em cirurgias ginecológicas. Os fatores de risco como gravidez, infecção, cirurgia, leiomiomas uterinos, neoplasias malignas e estimulação hormonal proporcionam os componentes da tríade de Virchow para a patogênese da trombose: estado hipercoagulável; estase venosa e dano endotelial.[20]

O diagnóstico deve ser considerado em pacientes com as condições clínicas aqui descritas e que desenvolvam quadro de dor abdominal baixa e lombar associada a picos febris sem comprometimento sistêmico. O exame clínico geralmente demonstra abdome pouco doloroso sem sinais de peritonismo. Poderá haver algum grau de íleo e raramente se observam alterações respiratórias sugestivas de embollização, como dispneia.

Pode se iniciar alguns dias no pós-operatório ou até mesmo semanas. Trata-se de diagnóstico de exclusão de outras complicações intraoperatórias.

O diagnóstico é confirmado pela tomografia computadorizada (TC) ou RM com identificação da dilatação venosa, presença do trombo no seu interior e realce da parede vascular; o contraste vascular identifica a alteração de fluxo. A limitação ocorre na identificação de vasos menores. A RM também identifica alterações teciduais de edema e inflamação. A ultrassonografia é limitada para essa avaliação.[21]

Exames laboratoriais são limitados, com alterações inespecíficas inflamatórias de hemograma; ou elevação de dímero-D, comum em pós-operatório.

O tratamento inclui a anticoagulação com enoxaparina (1 mg/Kg) e cobertura antibiótica. O perfil de antibióticos utilizados é extrapolado a partir da experiência com tromboflebite puerperal e deve prover cobertura para enterobactérias, anaeróbios e estreptococos, por exemplo, associação de gentamicina, ampicilina e clindamicina; ou ceftriaxona e metronidazol.

Na ausência de identificação de trombos ou em pacientes sem trombofilia, a anticoagulação poderá ser suspensa após 48 horas da resolução do quadro febril. Em pacientes com trombofilia subjacente ou identificação de trombos e êmbolos pulmonares, a anticoagulacão deverá ser mantida por tempo prolongado, inclusive com utilização de anticoagulantes por via oral.[22]

Recomendação

Na Divisão de Ginecologia do Hospital das Clínicas da Faculdade de Medicina da Universidade de São Paulo (HCFMUSP), recomenda-se a seguinte conduta para o diagnóstico e tratamento das urgências vasculares (Algoritmo 94.1).

Algoritmo 94.1 – Diagnóstico e tratamento das urgências vasculares em Ginecologia

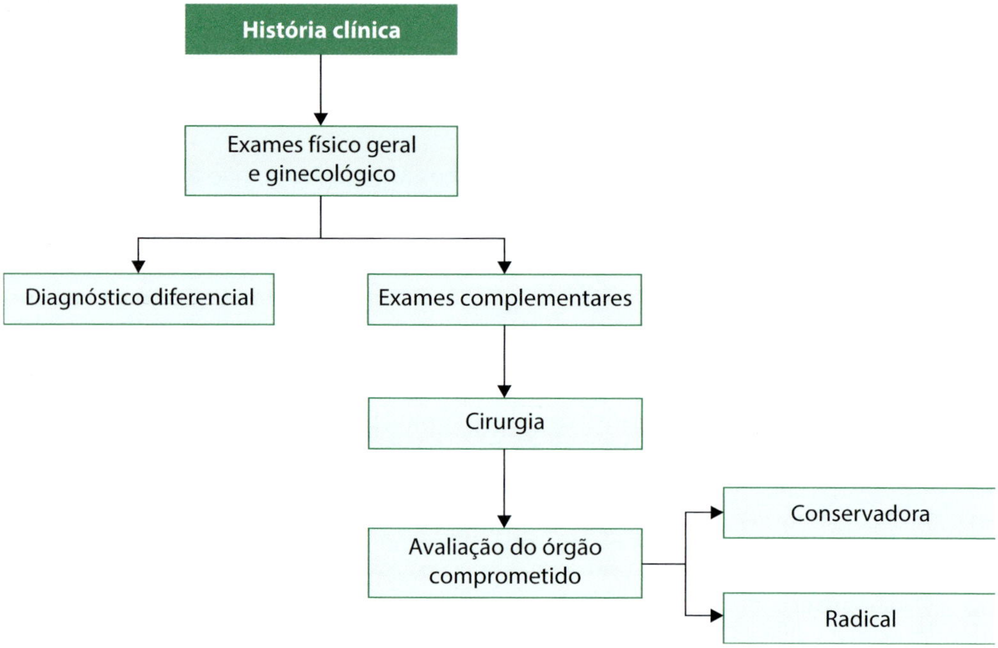

Fonte: Desenvolvido pela autoria

Referências bibliográficas

1. Huchon C, Staraci S, Fauconnier A. Adnexal torsion: a predictive score for pre-operative diagnosis. Hum Reprod. 2010;25(9):2276-80.
2. Erdemoğlu M, Kuyumcuoglu U, Guzel AI. Clinical experience of adnexal torsion: evaluation of 143 cases. J Exp Ther Oncol. 2011;9(3):171-4.
3. Bider D, Goldenberg M, Ben-Rafael Z, Oelsner G. Bilateral adnexal torsion after clomiphene citrate therapy. Hum Reprod. 1991;6(10):1443-4.
4. Shiau CS, Huang YH, Chang MY, Lo LM, Hsieh TT, Hsieh CL. Adnexal torsion in a woman undergoing ovarian hyperstimulation with clomiphene citrate therapy: a case report and review of the literature. Arch Gynecol Obstet. 2012;285(1):271-3.
5. Gorkemli H, Camus M, Clasen K. Adnexal torsion after gonadotrophin ovulation induction for IVF or ICSI and its conservative treatment. Arch Gynecol Obstet. 2002;267(1):4-6.
6. Chavez-Badiola A, Drakeley AJ, Finney V, Sajjad Y. Adnexal torsion, a medical complication of in vitro fertilization. Minerva Ginecol. 2007;59(4):465-8.
7. Wong YS, Tam YH, Pang KK, Mou JW, Chan KW, Lee KH. Oophorectomy in children. Who and why: 13-year experience in a single centre. J Paediatr Child Health. 2012;48(7):600-3.
8. Kao JK, Chiu CC, Wang PY, Yu MK. Pediatric ovarian torsion in a medical center in Taiwan: case analysis. Pediatr Neonatol. 2012;53(1):55-9.

9. Oelsner G, Shashar D. Adnexal torsion. Clin Obstet Gynecol. 2006;49(3):459-63.
10. Eitan R, Galoyan N, Zuckerman B, Shaya M, Shen O, Beller U. The risk of malignancy in post-menopausal women presenting with adnexal torsion. Gynecol Oncol. 2007;106(1):211-4.
11. Lo LM, Chang SD, Horng SG, Yang TY, Lee CL, Liang CC. Laparoscopy versus laparotomy for surgical intervention of ovarian torsion. J Obstet Gynaecol Res. 2008;34(6):1020-5.
12. Chiou SY, Lev-Toaff AS, Masuda E, Feld RI, Bergin D. Adnexal torsion: new clinical and imaging observations by sonography, computed tomography, and magnetic resonance imaging. J Ultrasound Med. 2007;26(10):1289-301.
13. Hiller N, Appelbaum L, Simanovsky N, Lev-Sagi A, Aharoni D, Sella T. CT features of adnexal torsion. AJR Am J Roentgenol. 2007;189(1):124-9.
14. McWilliams GD, Hill MJ, Dietrich CS 3rd. Gynecologic emergencies. Surg Clin North Am. 2008;88(2):265-83.
15. Dilbaz B, Karcaaltincaba D, Karasu Y, Karadag B, Ellibes A, Kocak M. The clinical parameters affecting the management of adnexal torsion. Saudi Med J. 2011;32(10):1080-1.
16. Göçmen A, Karaca M, Sari A. Conservative laparoscopic approach to adnexal torsion. Arch Gynecol Obstet. 2008;277(6):535-8.
17. Tolga Güler O, Baş KK, Uygur D. The consequences of late diagnosis of adnexal torsion. Am Surg. 2011;77(9):E195-6.
18. Mazouni C, Bretelle F, Ménard JP, Blanc B, Gamerre M. Diagnosis of adnexal torsion and predictive factors of adnexal necrosis. Gynecol Obstet Fertil. 2005;33(3):102-6.
19. Nezhat C, Farhady P, Lemyre M. Septic pelvic thrombophlebitis following laparoscopic hysterectomy. JSLS. 2009;13(1):84-6.
20. Garcia J, Aboujaoude R, Apuzzio J, Alvarez JR. Septic pelvic thrombophlebitis: diagnosis and management. Infect Dis Obstet Gynecol. 2006;15614:1-4.
21. Riva N, Calleja-Agius J. Ovarian Vein Thrombosis: A Narrative Review. Hamostaseologie. 2021;41(4):257-266.

Trauma Genital

Eduardo Vieira da Motta
José Maria Soares Júnior
Antonio Jorge Salomão
Edmund Chada Baracat

Introdução

Os traumas genitais podem ser decorrentes de eventos isolados, como em quedas e impactos diretos à genitália, ou decorrentes de lesões complexas a partir de acidentes com veículos ou por agressões físicas e sexuais. As consequências, independentemente das abordagens terapêuticas, podem impactar o futuro reprodutivo e sexual dessas mulheres e, portanto, também demandam suporte emocional, especialmente em situações que envolvam vítimas de violência sexual, crianças e adolescentes.

Essas pacientes devem ser avaliadas conforme os protocolos básicos de atendimento a vítimas de trauma, com atenção inicial aos sinais vitais, vias aéreas, ventilação e parâmetros hemodinâmicos para, então, se avaliarem os locais específicos do trauma e sua origem. Em situações críticas de sangramento e traumas complexos, poderá ser necessária avaliação sob anestesia ou sedação, da mesma forma quando da avaliação de crianças e adolescentes vítimas de violência sexual que tenham dificuldade em colaborar com o exame clínico dadas as condições emocionais.[1] O protocolo de atendimento a essas pacientes se baseia em pequenas séries de casos e na experiência de especialistas.[1-3]

Queda de cavaleiro

Esse tipo de trauma se caracteriza pela compressão dos tecidos e das partes moles da vulva e do períneo contra o arcabouço ósseo da pelve, resultando em edema, lacerações, hematomas, equimoses e abrasões, com possibilidade de associação com fraturas ósseas, trauma uretral e anal. O extravasamento sanguíneo pode envolver toda a região genital e perineal com formação de grandes hematomas. Esses traumas são comuns durante práticas esportivas; em crianças, são frequentemente associados a quedas sobre brinquedos, armação de bicicletas ou mobília. Esses acidentes podem incluir lesões penetrantes e empalamentos com ferimentos em vagina, uretra, ânus e extensão à cavidade peritoneal.

O exame clínico deve avaliar a extensão de edemas e hematomas, o eventual comprometimento do hímen (quando íntegro) e da uretra, além da presença de áreas de descontinuidade tecidual que mereçam reparo cirúrgico. Dor intensa e limitação à movimentação de pelve e de membros inferiores podem sugerir fratura associada, avaliada mediante radiografia simples da pelve. (D)[1]

Nos ferimentos penetrantes, a avaliação clínica da pelve poderá ser feita sob sedação ou, ainda, com o auxílio de ultrassonografia (USG), tomografia computadorizada (TC) ou ressonância magnética (RM) para melhor avaliar o envolvimento e o comprometimento de outras estruturas pélvicas.

Nos casos de escoriações e edemas superficiais, o tratamento é conservador, com repouso e aplicação de compressas frias para melhora do edema e da dor. O uso de analgésicos simples, como dipirona e paracetamol, pode ser suficiente. A utilização de anti-inflamatórios não hormonais deve ser feita com cuidado em crianças e pacientes idosas, pelos efeitos colaterais.

Dificuldade e dor para micção podem ser controladas com a paciente urinando em imersão de água aquecida em banheira ou bacia. A sondagem vesical pode ser realizada, com atenção para avaliação da integridade da uretra.

Hematoma vulvar

Traumas de maior intensidade podem ocasionar rompimento de vasos subcutâneos e formação de hematomas. Essas coleções podem dissecar os planos anatômicos e se estender por toda a região perineal, desde o hipogástrio até a região glútea. A avaliação da progressão, ou não, do hematoma deve ser feita marcando-se a pele, ou fotografando-a.

Hematomas perineais e vulvares podem limitar a micção por edema e dor uretral. Nos casos em que a micção esteja preservada, mesmo que dolorosa, e o hematoma não estiver progredindo, a abordagem pode ser conservadora com repouso, uso de analgésicos simples (p. ex., dipirona) e aplicação de compressas frias no local afetado. (D)[1]

A micção poderá estar comprometida em hematomas extensos com envolvimento da uretra ou com lacerações que envolvam a própria uretra. Nesses casos, a sondagem vesical de demora (sonda de Foley) poderá ser necessária e deve ser feita com extremo cuidado para se evitarem falsos trajetos. (D)[1] Para tanto, pode-se utilizar a USG para avaliar a integridade da uretra e guiar a introdução da sonda. Quando houver dúvida sobre a integridade da uretra, pode-se realizar cistostomia por punção e cateter de demora, também guiados por ultrassonografia.

Apesar da preferência pela conduta conservadora, a drenagem e a exploração do hematoma estará indicada quando este estiver progredindo para adequado controle hemodinâmico e prevenção de necrose tecidual e infecções secundárias. A drenagem também melhora o controle da dor e acelera a recuperação. (D)[1] A incisão preferencial é no ponto de maior probabilidade do trauma vascular ou junto à mucosa entre o grande e o pequeno lábio. A coleção sanguínea deve ser esvaziada; os tecidos necróticos, excisados; e o leito sangrante, controlado por meio de cauterização, colas biológicas ou sutura. Quando o vaso sangrante é identificado, deverá se ligado ou cauterizado. Deve-se evitar a dissecção de áreas que não estejam comprometidas pelo hematoma.

O relevo da anatomia perineal dificulta curativos compressivos; dessa forma são utilizados drenos de pressão negativa para se evitar a formação de espaços mortos. A exteriorização do dreno deve ser feita por contra-abertura à incisão de drenagem e poderá ser retirado com o controle clínico do hematoma e com baixo débito, habitualmente em 24 a 48 horas.

A região clitoridiana merece especial atenção por ser extremamente vascularizada. A abordagem cirúrgica desta área deve ser muito criteriosa pela dificuldade do controle do sangramento.

A evolução clínica desses hematomas é lenta. O sangue coletado tende a progredir lentamente pelos planos de fáscias pélvicas para o abdome inferior e membros inferiores até ser absorvido, formando áreas de equimoses vinhosas que progredirão para marrom e amarelo no período de 30 a 40 dias até a absorção completa.

Ferimentos penetrantes

Ferimentos penetrantes em vagina e reto podem ser mais extensos do que a impressão pelo exame clínico inicial possa fazer supor; lacerações de vísceras e penetrações na cavidade peritoneal podem passar desapercebidas. A gravidade da lesão pode ser inferida pela presença de instabilidade do quadro clínico inicial, em desacordo com apresentação clínica pouco expressiva do trauma. Nesse sentido, a propedêutica por imagem poderá ser útil. A radiografia simples de abdome pode identificar pneumoperitônio; a TC também sugere a presença de ar ou líquido intraperitoneal, bem como coleções retroperitoneais, e ambos podem identificar a presença de corpo estranho na região da pelve.

Essas pacientes, vítimas de empalamento ou suspeitas de lesões penetrantes se beneficiam de exame sob anestesia com melhor avaliação da vagina e do reto, além da possibilidade de laparoscopia diagnóstica para comprovação e reparo cirúrgico dos traumas associados.

Em meninas, Onen *et al.* propuseram a classificação dessas lesões genitais para orientar o tratamento (Quadro 95.1). (C)[3] Segundo esses autores, o exame clínico sob sedação é especialmente importante nas lacerações que se estendam além do hímen, em direção à vagina, e nas lacerações anorretais, quando há maior possibilidade de comprometimento do reto e da vagina, sendo necessária a avaliação por meio de cistoscopia, vaginoscopia e retoanuscopia. (C)[3]

Quadro 95.1 – Classificação das lesões genitais em crianças

Grau de extensão da lesão	
I	Lesão genital isolada distal ao hímen
II	Lesão genital isolada incluindo hímen
III	Lesão genital isolada incluindo hímen e vagina
IV	Lesão himenal e/ou vaginal associada a laceração parcial anorretal
V	Lesão vaginal associada a laceração anorretal completa

Fonte: Adaptado de Onen A, Oztürk H, Yayla M, *et al.*, 2005

O tratamento, sob sedação quando possível, consiste na limpeza mecânica dos ferimentos e das lacerações com o emprego de substâncias antissépticas, como clorexidina ou iodopovidona em solução aquosa. A hemostasia deve ser cuidadosa, os tecidos necróticos devem ser debridados e as lacerações suturadas respeitando-se os planos anatômicos. Lesões anorretais complexas e com contaminação podem necessitar de colostomia para desvio do trânsito intestinal e facilitar a cicatrização. A antibioticoterapia (p. ex., cefalosporinas) é empírica, considerando agentes microbianos da flora da pele ou intestinal; se houver contaminação por fezes (p. ex., agentes anaerobicidas). Em crianças e idosos, deve-se ter cuidado com o emprego de quinolonas pelos efeitos colaterais.

A profilaxia para tétano deve ser sempre considerada.

Laceração por distensão vaginal

A distensão das paredes vaginais pode ocasionar lacerações da mucosa, como em decorrência da pressão de água por quedas na prática de esportes aquáticos ou em banheiras com jatos de água. Essas lacerações se associam a sangramento vaginal profuso, sem aparente trauma genital externo, e ocorrem por rompimento de vasos sanguíneos arteriais nos fórnices vaginais. (D)[4]

A avaliação clínica deve ser realizada mediante exame por sedação com identificação dos vasos sangrantes, hemostasia e sutura da mucosa. Nos casos com abertura do peritônio, a avaliação da cavidade peritoneal por meio de laparoscopia pode ser necessária. (D)[4] A orientação para prática dessas atividades é, portanto, fundamental para prevenção desses acidentes. O uso de roupas adequadas, fabricadas com neoprene ou adaptadas com tecidos resistentes como o jeans, deve ser indicado. A postura para entrada na água ou para descida em escorregadores de água também deve privilegiar o cruzamento das pernas. (D)[4]

Mordedura

A mordedura da região genital pode ocorrer por animais domésticos, especialmente em crianças, ou por outros humanos, geralmente parceiros sexuais. Além da possibilidade da perda e da desvitalização de grandes áreas teciduais, a variedade de micro-organismos presentes na cavidade oral e saliva pode provocar processos infecciosos importantes, com facilidade de disseminação local proporcionada pelo tecido subcutâneo próprio da região. Mordeduras por animais também trazem o risco de transmissão de raiva e, no caso específico de mordedura por outro humano, poderá haver transmissão de infecções sexualmente transmissíveis (IST), como sífilis e vírus da imunodeficiência humana (HIV). (D)[4,5]

A abordagem inicial é a limpeza vigorosa das lesões – o que poderá ser realizado sob sedação – com o emprego de substâncias antissépticas como iodopovidona e clorexidina. O emprego de antibióticos com espectro para anaeróbios e agentes gram-negativos poderá ser considerado em pacientes imunossuprimidas ou com comorbidades, além daquelas que já apresentem sinais de infecção associada, especialmente em ferimentos extensos e profundos. Apesar de controversa, pois pode representar apenas a flora dérmica da vítima, a coleta de material do ferimento poderá ser utilizada para exame bacterioscópico e orientar o uso de antimicrobianos.

A sutura primária do ferimento poderá ser realizada quando houver possibilidade de aproximação dos tecidos, sem tração dos tecidos adjacentes. No entanto, nos casos com perda tecidual e contaminação grosseira associada, pode-se optar por conduta expectante inicial para fechamento em segundo tempo. (D)[5]

A vacinação para tétano deve ser considerada para quem não apresente calendário vacinal adequado. A imunização para raiva deve ser avaliada individualmente. (D)[5]

Queimadura

A maioria das queimaduras em região genital decorre da extensão de queimaduras corpóreas, todavia podem ser determinadas por contato direto com o agente aquecido, de forma acidental ou infligidas como forma de violência.

Especialmente em crianças, as queimaduras mais comuns são decorrentes de água quente para o banho ou de derramamento de líquidos aquecidos em cozinha. Nesses casos, como há liberdade de a vítima poder se afastar do agente, a queimadura costuma ser superficial, com bordos irregulares refletindo a rapidez com que a pessoa tenta se livrar do desconforto. Nos casos de derramamento de líquidos aquecidos, outras áreas do corpo também podem ser afetadas. Infelizmente, líquidos aquecidos também podem ser utilizados como forma de coerção para abuso sexual ou para fins "coercitivo-educativos". Nesses casos, as queimaduras apresentam padrão de uniformidade de profundidade (maior frequência de queimaduras de 3º grau) e de bordas, refletindo a imersão forçada em líquidos aquecidos, como em banheiras.

A queimadura também pode decorrer do contato ou da aplicação direta de material aquecido, como ferros, lâmpadas, secadores, alisadores de pelos. Nesses casos, a área comprometida apresenta limites correspondentes ao agente, e a profundidade da lesão costuma ser maior, incluindo 3º grau. Também deve-se considerar a possibilidade do emprego desses objetos em violência sexual ou como meio coercitivo. Entre as queimaduras a serem consideradas, as relacionadas a cigarro são caracteristicamente arredondadas, com centro mais profundo, e sugerem abuso quando na região perineal ou nas nádegas.[7]

Nas mulheres, a proximidade com o ânus favorece infecções secundárias, especialmente por *Pseudomonas aeruginosa,* que comprometem o processo de cicatrização e o resultado de enxertos dérmicos. A antissepsia e o debridamento nas primeiras 6 horas do acidente reduzem esse risco de infecção secundária. O emprego de antibioticoterapia profilática é controverso, devendo-se observar a evolução clínica para sua utilização. (D)[8]

A sondagem vesical de demora poderá ser necessária pela restrição à micção. A realização de cistostomia suprapúbica e/ou colostomia não é necessária habitualmente, consideradas apenas nos casos de grave comprometimento perineal.

Queimaduras decorrentes de agentes químicos devem ser submetidas à irrigação com água limpa por até 30 minutos. No entanto, áreas comprometidas por agentes na forma de pó (p. ex., ácido muriático, cal) não devem ser lavadas, pois o líquido pode ativar a reação química. O contato da vagina com baterias pode promover queimaduras por extravasamento do conteúdo químico alcalino, podendo ocorrer em crianças que introduzam pilhas na vagina ou em mulheres adultas para fins ilícitos.

Após a limpeza e irrigação da área comprometida, pode-se aplicar sulfadiazina de prata e compressas frias para reduzir o edema e a dor. Cremes com estrogênio podem auxiliar na cicatrização da mucosa vaginal, quando não houver contraindicação para seu uso. Analgésicos mais potentes, como codeína e anti-inflamatórios não hormonais, podem ser necessários. Nos casos com queimaduras de 3º grau, a possibilidade de debridamento deve ser avaliada por especialista. (C)[9]

O controle clínico diário é fundamental para avaliar a progressão do processo cicatricial e a possibilidade de infecção secundária.

Trauma pélvico

Nos traumas pélvicos com fratura óssea, a principal causa de óbito é a hemorragia intra-abdominal e retroperitonial em decorrência de lacerações dos grandes vasos pélvicos e retroperitoneais, como ramos arteriais e venosos dos vasos ilíacos internos, obturadores, pudendos, sacral e glúteos. (D)[10] Assim como as fraturas ósseas, os hematomas de retroperitônio podem dissecar os planos anatômicos pélvicos, distender e lacerar a mucosa vaginal com exteriorização do sangramento. Nesses casos de trauma fechado, a abordagem cirúrgica deve ser feita com cuidado pela dificuldade em se determinar o ponto de sangramento. O achado clínico de massas pulsáteis ou a ausência de pulsos periféricos nos membros inferiores sugere comprometimento dos vasos pélvicos. A avaliação angiográfica ou por TC pode ser necessária para identificar o comprometimento vascular e definir o tratamento cirúrgico ou por embolização. (C)[11] (D)[12]

Lacerações vaginais por atividade sexual

O ato sexual com penetração vaginal pode acarretar lacerações vaginais, assim como a utilização de instrumentos de estímulo sexual introduzidos na vagina. Essas lacerações podem apresentar diferentes graus de comprometimento da mucosa, desde lesões superficiais, como a própria rotura himenal, até lacerações profundas em fórnices vaginais e perfuração do peritônio. (D)[13]

Essas lesões podem ocorrer por ação direta do pênis ou instrumento sexual, diretamente na parede vaginal; ou por retenção de ar no interior da vagina, que disseca os tecidos dos fórnices vaginais com a movimentação ao coito, à maneira de um êmbolo. Esse tipo de acidente pode ocorrer por ocasião do primeiro coito e em relações consentidas, mas também pela violência de relação não consentida, por penetração vaginal intempestiva, ou até em virtude da desproporção entre a vagina e o pênis. Mulheres em extremos de idade podem ser mais propensas a esse tipo de trauma em função da plasticidade da vagina reduzida. (D)[14]

O exame vaginal deve ser cuidadoso, com inspeção da integridade de toda a extensão das paredes vaginais. A radiografia simples de abdome pode auxiliar na identificação do pneumoperitônio; e a USG, na presença de líquido livre na cavidade peritoneal, sugerindo a rotura do peritônio.

O sangramento poderá ser profuso e a paciente apresentar instabilidade hemodinâmica, havendo necessidade de tamponamento com compressa ou balão vaginal até a exploração cirúrgica. Nos casos de rompimento do peritônio, é necessária a avaliação da cavidade por laparoscopia, a fim de explorar eventuais lesões em outros órgãos pélvicos, especialmente em situações de violência sexual. A hemostasia dos vasos sangrantes poderá ser realizada por meio de cauterização ou sutura direta da laceração com pontos de fio absorvível. A sutura contínua auxilia na hemostasia.

Evisceração vaginal

A evisceração vaginal se apresenta como intercorrência em pós-operatório de cirurgias para correção de prolapsos genitais ou histerectomia, especialmente em pacientes na pós-menopausa. Pode ser desencadeada no pós-operatório imediato, em decorrência de esforço físico ou daqueles relacionados à evacuação ou a vômitos. Esse evento também é favorecido por situações que comprometam a vitalidade dos tecidos, como radioterapia pregressa, infecção ou hematoma.

Raramente a evisceração ocorre em mulheres na pré-menopausa, quando se associa a traumas vaginais por violência sexual e empalamento. Nesses casos, complicações associadas como tromboembolismo e infecção podem ocasionar óbito.

Quando associada a cirurgia pregressa, a evisceração pode ser pouco sintomática, com percepção de discreto sangramento genital, seguido da sensação de peso vaginal com observação direta, ou não, de alças intestinais pelo introito vaginal. Por outro lado, nos casos decorrentes de violência ou ato sexual, a queixa frequente é de dor aguda e sangramento vaginal com observação direta, ou não, de alças intestinais pelo introito.

O encarceramento de alças favorece quadros de suboclusão intestinal e reação vagal, como hipotensão, náusea e vômitos. Conforme a extensão e o tempo de evolução, poderá ocorrer isquemia das alças intestinais envolvidas. A paciente deve receber reposição volêmica adequada à estabilização hemodinâmica e as alças devem ser protegidas com compressas umedecidas.

O tratamento é cirúrgico, com laparotomia, inspeção de todas as estruturas envolvidas na evisceração. A reintrodução das alças para o interior da cavidade peritoneal deve ser feita cuidadosamente, pois o edema e a isquemia podem torná-las suscetíveis a lacerações. Alças intestinais com sinais de comprometimento isquêmico devem ser ressecadas. A cavidade peritoneal deve ser extensamente irrigada e lavada com solução salina. A antibioticoterapia deve ser de amplo espectro, com cobertura para agentes habituais da flora vaginal, como *Enterococcus* sp., *Bacteroides* sp., *Escherichia coli* e *Clostridium* sp. Recomenda-se a anticoagulação pós-operatória pelo risco de trombose mesentérica.

A cúpula vaginal deve ser suturada após debridamento de tecidos desvitalizados. O reforço da sutura poderá ser feito com plicatura dos ligamentos uterossacros (cirurgia de Moschcowitz). A colpocleise pode ser realizada nas pacientes idosas sem atividade sexual.

Em pacientes com comprometimento da vitalidade da mucosa vaginal por radioterapia prévia, ou por atrofia intensa, pode-se utilizar a interposição de retalhos teciduais como o omento intra-abdominal (cirurgia de Bastiaansen), o músculo bulbocavernoso, o músculo *gracilis* (cirurgia de Ingelman-Sundberg), o retoabdominal ou o glúteo superior.

Recomendação

Na Divisão de Ginecologia do Hospital das Clínicas da Faculdade de Medicina da Universidade de São Paulo (HCFMUSP), recomenda-se a seguinte conduta para o tratamento do trauma genital (Algoritmo 95.1).

Algoritmo 95.1 – Tratamento dos principais traumas genitais

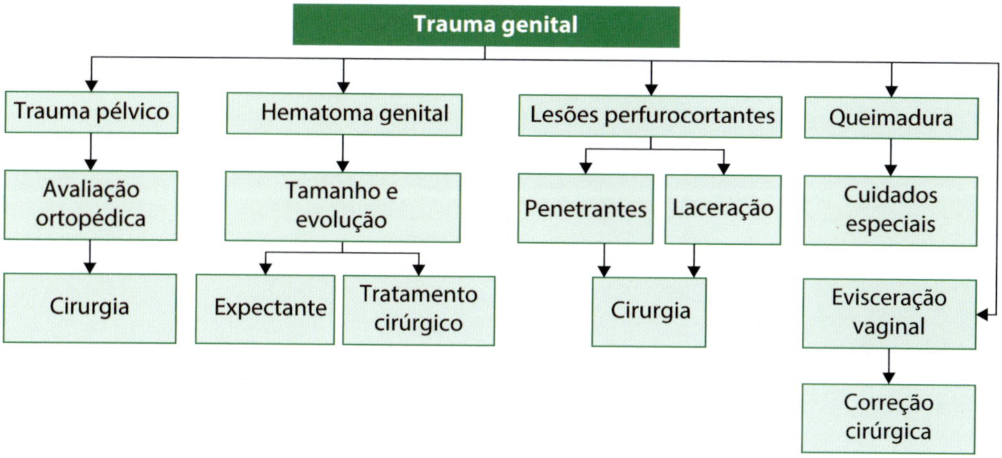

Fonte: Desenvolvido pela autoria

Referências bibliográficas

1. Merritt DF. Genital trauma in children and adolescents. Clin Obstet Gynecol. 2008;51(2):237-48.
2. Podestá ML, Jordan GH. Pelvic fracture urethral injuries in girls. J Urol. 2001;165(5):1660-5.
3. Onen A, Oztürk H, Yayla M, Basuguy E, Gedik S. Genital trauma in children: classification and management. Urology. 2005;65(5):986-90.
4. Lacy J, Brennand E, Ornstein M, Allen L. Vaginal injury from a high pressure water jet in a prepubescent girl. Pediatr Emerg Care. 2007;23(2):112-4.
5. Gomes CM, Ribeiro-Filho L, Giron AM, Mitre AI, Figueira ER, Arap S. Genital trauma due to animal bites. J Urol. 2000;165(1):80-3.
6. Ball V, Younggren BN. Emergency management of difficult wounds: part I. Emerg Med Clin North Am. 2007;25(1):101-21.

7. Weiler-Mithoff EM, Hassall ME, Burd DA. Burns of the female genitalia and perineum. Burns. 1996;22(5):390-5.
8. Palao R, Monge I, Ruiz M, Barret JP. Chemical burns: pathophysiology and treatment. Burns. 2010;36(3):295-304.
9. Abel NJ, Klaassen Z, Mansour EH, Marano MA, Petrone SJ, Houng AP, et al. Clinical outcome analysis of male and female genital burn injuries: a 15-year experience at a Level-1 Burn Center. Int J Urol. 2012;19(4):351-8.
10. Niemi TA, Norton LW. Vaginal injuries in patients with pelvic fractures. J Trauma. 1985;25(6):547-51.
11. Hornez E, Maurin O, Bourgouin S, Cotte J, Monchal T, de Roulhac J, et al. Management of exsanguinating pelvic trauma: do we still need the radiologist? J Visc Surg. 2011;148(5):e379-84.
12. Romano L, Pinto A, Niola R, Stavolo C, Cinque T, Daniele S, et al. Bleeding due to pelvic fractures in female patients: pictorial review of multidetector computed tomography imaging. Curr Probl Diagn Radiol. 2012;41(3):83-92.
13. Mousa AY, Cantu R, Jecen N, Hong A, Suzuki T, Conte C, et al. Acute abdomen with free air under the diaphragm after coitus: a review of the literature. Am Surg. 2010;76(12):1436-7.
14. Lingohr P, Galetin T, Rheinwalt KP. Acute abdomen due to vaginal impalement. Int J Gynaecol Obstet. 2010;111(2):179.

Parte 11

Mastologia

José Roberto Filassi

Capítulo 96

Alto Risco para Câncer de Mama

Angela Francisca Trinconi
Sergio Mitsuo Masili Oku
José Roberto Filassi

Introdução

Sabendo-se que o câncer de mama é o segundo tipo de câncer mais frequente no mundo e o primeiro entre as mulheres, pode-se compreender a importância da respectiva avaliação de risco.[1] Paciente portadora de alto risco para câncer de mama é aquela que apresenta história familiar sugestiva de componente hereditário e/ou que tem antecedente histopatológico de lesão que agregue risco para câncer de mama.

Diagnóstico

Os casos de câncer de mama associados a fatores hereditários correspondem a cerca de 5% a 10% de todos os casos. A presença de um fator genético exerce importante papel na predisposição para o desenvolvimento de tumores e, quando há uma mutação, há uma frequência maior de casos de câncer em uma família.

Define-se alto risco para câncer hereditário de acordo com a história familiar, segundo o National Cancer Institute e o Centers for Disease Control and Prevention (CDC):

- Um (ou mais) parente(s) de 1º ou 2º grau com:
- Câncer de mama diagnosticado aos 50 anos ou menos em mulheres.
- Câncer de mama triplo negativo diagnosticado aos 60 anos ou menos em mulheres.
- Câncer primário de ambas as mamas.
- Câncer de mama e ovário no mesmo parente.
- Câncer de mama masculino.
- Câncer do ovário.
- Dois ou mais parentes de 1º ou 2º grau do mesmo lado da família com câncer de mama, se pelo menos um câncer de mama foi diagnosticado antes dos 50 anos.
- Dois ou mais parentes de 1º ou 2º grau do mesmo lado da família com pelo menos um parente com câncer de mama e um parente com câncer de próstata de alto grau ou câncer de pâncreas em qualquer idade.

» Três ou mais parentes de 1º ou 2º grau do mesmo lado da família com pelo menos um parente com câncer de mama e dois parentes adicionais com câncer de mama ou próstata (qualquer grau) em qualquer idade.

Estudos epidemiológicos têm identificado uma série de fatores de risco também associados ao desenvolvimento de câncer de mama: (D) (Quadro 96.1).

Quadro 96.1 – Fatores de risco para câncer de mama[3]

Risco maior	Risco menor
Aumento > 2 vezes o risco	**Aumento < 2 vezes o risco**
• Mutação de BRCA 1 e/ou 2 • Radioterapia torácica antes dos 30 anos • Antecedente pessoal de CDIS, CLIS, HDA, HLA • Elevada densidade mamária ao exame mamográfico	• Nuliparidade ou primeiro parto após os 35 anos • Não lactação • Menarca antes dos 12 anos • Menopausa após os 55 anos • Uso de terapia hormonal (controverso) *a • Obesidade *b • Sedentarismo • Tabagismo prolongado e de início precoce (controverso) • Etilismo superior a 1 dose/dia *c • Alta classe social

CDIS: carcinoma ductal *in situ*; CLIS: carcinoma lobular *in situ*; HDA: hiperplasia ductal atípica; HLA: hiperplasia lobular atípica

*a Depois que as pílulas são interrompidas, esse risco parece voltar ao normal em cerca de 10 anos. O uso de terapia hormonal combinada após a menopausa aumenta o risco de câncer de mama. Esse aumento no risco geralmente é observado após cerca de 4 anos de uso

*b O risco de câncer de mama é maior para mulheres que ganharam peso **após** a menopausa

*c Mulheres que tomam 1 bebida alcoólica por dia têm um pequeno aumento (cerca de 7% a 10%) no risco em comparação àquelas que não bebem, enquanto as mulheres que tomam 2 a 3 bebidas por dia têm um risco cerca de 20% maior

Fonte: Adaptado de Schwartz GF, Hughes KS, Lynch HT, *et al.*, 2009

Com a expansão dos exames de rastreamento populacional e o avanço das técnicas diagnósticas, houve incremento no diagnóstico de lesões, inclusive daquelas que aumentam o risco para o desenvolvimento do câncer de mama. (D)[4] (Quadro 96.2).

Com o intuito de avaliar quantitativamente a possibilidade de mutação genética, foram criados modelos matemáticos que analisam conjuntamente os dados referidos, que são: Gail; Claus; BRCAPro; Tyrer Cuzick; e Can-risk, sendo os três últimos os mais frequentemente utilizados.

O risco vitalício de até 14% corresponde ao risco médio ou populacional (97% das mulheres); de 15% a 19%, risco moderado (2% das mulheres); acima de 20%, alto risco para câncer de mama (aproximadamente 1% da população); e acima de 30% considera-se risco elevadíssimo. (D)

Na suspeita de que haja uma herança familiar de mutação genética envolvida com o surgimento de casos de câncer, pode-se lançar mão de testes genéticos, realizados preferencialmente no membro acometido da família.

Os principais genes envolvidos que traduzem mutações oncogênicas para a mama são: BRCA1; BRCA2; CDH1; PALB2; PTEN; TP53; ATM; BARD 1; CHECK 2; NF1; RAD 51; STK 100.

Quadro 96.2 – Risco relativo para carcinoma invasivo de mama associado a lesões benignas em biópsia prévia

Risco relativo para carcinoma invasivo	
Sem aumento de risco	
• Adenose	• Hiperplasia sem atipia
• Ectasia ductal	• Cistos
• Fibroadenoma	• Metaplasia apócrina simples
• Fibrose	• Metaplasia escamosa
• Mastite	
Leve aumento de risco (1,5 a 2)	
• Fibroadenoma complexo	• Adenose esclerosante
• Hiperplasia ductal usual (sem atipia)	• Papiloma solitário sem hiperplasia atípica
Moderado aumento de risco (4 a 5)	
• Hiperplasia ductal atípica	• Hiperplasia lobular atípica
Alto risco	
• Carcinoma lobular in situ (mulheres com CLIS têm um risco cerca de 7 a 12 vezes maior de desenvolver câncer invasivo em qualquer mama)	

Fonte: Adaptado de Rosen PP, 2009

Os testes somente deverão ser solicitados se:

» Houver história pessoal ou familiar sugestiva de risco hereditário.
» O teste genético pode ser adequadamente interpretado.
» O resultado ajudará no diagnóstico ou influenciará no controle clínico ou cirúrgico da paciente e familiares.

De acordo com o National Institute for Health and Care Excellence (NICE), recomenda-se oferecer o teste genético para pessoas com possibilidade de ser carreador de mutação BRCA ≥ 10%.

Conduta

A vigilância dos indivíduos testados ou considerados de risco elevado considera os resultados obtidos em diferentes estudos: (B)[11,12]

» Menor sensibilidade (entre 25% e 56%) da mamografia em BRCA mutado com maior frequência de mamografia falso-negativa.
» Presença de câncer de intervalo mais frequentemente entre mulheres com forte história familiar ou com BRCA mutado.
» Aumento da sensibilidade quando são associadas mamografia e ressonância magnética (RM) (86% a 96%). Embora não tenha sido demonstrado que programas de rastreamento com RM das mamas entre mulheres de risco elevado ou mutadas diminuem a mortalidade, a RM permite o diagnóstico de câncer de dimensões reduzidas, contribuindo para a redução dos cânceres de intervalo.

A cirurgia profilática, mais bem denominada "redutora de risco", consiste na adenectomia bilateral (também conhecida como *nipple sparing*) e reduz em 90% os carcinomas de mama em pacientes com mutações deletérias associadas ao câncer de mama. (D)[13] Apesar dos avanços da cirurgia oncoplástica, deve-se sempre pesar as sequelas psicossociais derivadas dessa decisão irreversível.

A salpigo-oforectomia bilateral profilática reduz o risco de câncer de mama em mulheres na pré-menopausa e mulheres com a síndrome hereditária de cânceres de mama e ovário. Estudos mostram uma redução de até 50% dos cânceres de mama em mulheres BRCA 1/2 mutadas e redução em 80% dos cânceres de ovário e tuba. (B)[12] Assim, a ooforectomia profilática é recomendada para portadoras de mutação após os 35 anos ou assim que a prole esteja constituída.

A quimioprevenção oferece às mulheres com elevada probabilidade de desenvolver câncer uma opção para a redução do risco. O tamoxifeno é um modulador seletivo do receptor de estrogênio (SERM) que reduz em 49% a incidência de câncer de mama no caso de mulheres com risco em 5 anos ≥ 1,7%. (D)[2] O raloxifeno também é um SERM e vem demonstrando um efeito similar ao do tamoxifeno na redução de risco de câncer de mama na pós-menopausa, porém com a vantagem de ter menos efeito tromboembólico e com menor incidência de catarata e de câncer uterino. (D)[14] Estudos estão em curso para definir a utilidade dos inibidores de aromatase na quimioprevenção já que, na adjuvância, mostram-se superiores ao tamoxifeno na prevenção da recorrência do câncer de mama receptor hormonal positivo e na redução do câncer contralateral.

Até o momento, não se desenvolveu uma substância eficaz na quimioprevenção de tumores com receptores hormonais negativos.

Recomendação

Na Divisão de Ginecologia do Hospital das Clínicas da Faculdade de Medicina da Universidade de São Paulo (HCFMUSP), recomenda-se a seguinte vigilância clínica e radiológica para as diferentes categorias de risco (Algoritmo 96.1).

Algoritmo 96.1 – Vigilância para pacientes de alto risco para câncer de mama

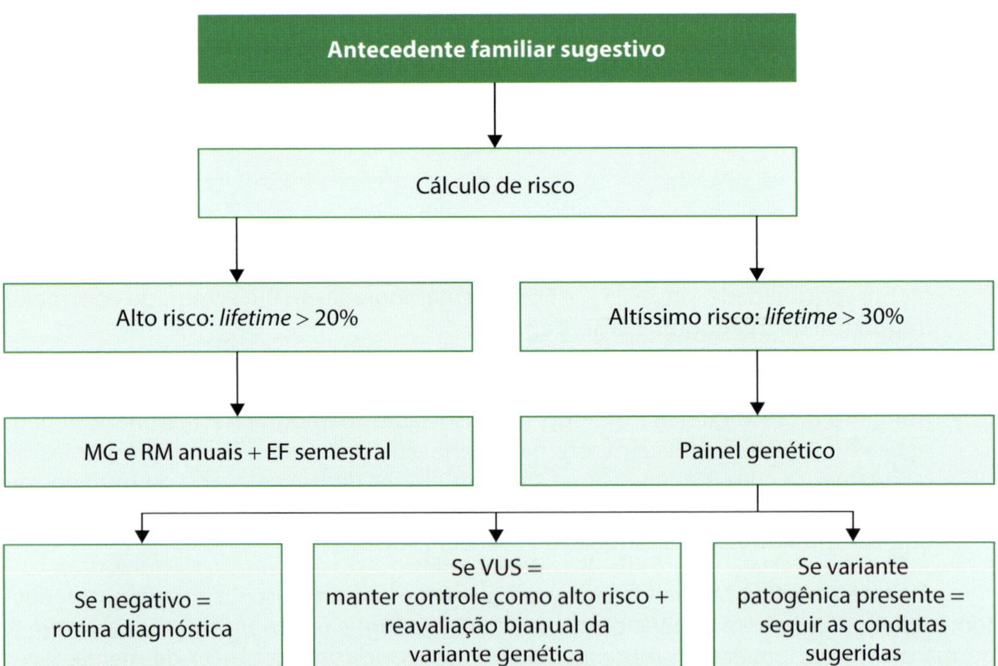

EF: Exame físico; MG: Mamografia; VUS: Variante de significado incerto

Fonte: Desenvolvido pela autoria

Altíssimo risco familiar sem teste comprobatório de mutação: mamografia anual alternada com RM das mamas, associado a exame físico mamário semestral.

Pacientes testadas e com mutação patogênica:

» **ATM**
- Risco absoluto: 20% a 40%.
- Rastreamento: mamografia anual aos 40 anos e considerar RM de mama com contraste a partir dos 30 a 35 anos.
- Redução do risco: evidência insuficiente para mastectomia redutora de risco (MRR).

» **BARD 1**
- Risco absoluto: 20% a 40%.
- Rastreamento: mamografia anual e considerar RM das mamas com contraste a partir dos 40 anos.
- Redução do risco: evidência insuficiente para MRR.

» **BRCA 1**
- Risco absoluto: > 60%.
- Força da evidência de associação com câncer: muito forte (com predisposição para doença triplo-negativa).
- Câncer de mama masculino: risco absoluto: 0,2% a 1,2% aos 70 anos.

» **BRCA 2**
- Risco absoluto: > 60%.
- Força da evidência de associação com câncer: muito forte.
- Câncer de mama masculino: risco absoluto: 1,8% a 7,1% aos 70 anos.

» **BRCA 1 e/ou 2**
- Conscientização sobre a mama feminina a partir dos 18 anos.
- Exame clínico das mamas, a cada 6 a 12 meses, a partir dos 25 anos de idade.
- Rastreamento: de 25 a 29 anos, rastreamento anual de mama por RM com contraste (ou mamografia, somente se a RM não estiver disponível) ou individualizado com base na história familiar se houver um diagnóstico de câncer de mama antes dos 30 anos de idade.
- Idade de 30 a 75 anos, mamografia anual e triagem por RM de mama com contraste.
- Idade > 75 anos, o manejo deve ser considerado individualmente.
- Para indivíduos com uma variante BRCA patogênica que são tratados para câncer de mama e não fizeram mastectomia bilateral, a triagem com mamografia anual e RM da mama deve continuar conforme já descrito.
- Discutir a opção de mastectomia redutora de risco (MRR).
- Considerar agentes de redução de risco como opções para câncer de mama, incluindo discussão de riscos e benefícios.
- No caso de homens mutados, oferecer treinamento e educação sobre o autoexame das mamas masculinas a partir dos 35 anos. Exame clínico das mamas, a cada 12 meses, a partir dos 35 anos. Deve-se considerar a mamografia anual, especialmente para aquelas com variantes BRCA2 nas quais o risco de câncer de mama ao longo da vida é de até 7%, começando aos 50 anos ou 10 anos antes do primeiro câncer de mama masculino conhecido na família (o que ocorrer primeiro).

- **CDH1** (câncer gástrico hereditário difuso/HDGC)
- Risco absoluto: 41% a 60%.
- Rastreamento: mamografia anual e considerar RM das mamas com contraste a partir dos 30 anos de idade.
- Redução do risco: discutir a opção de MRR.

» **CHECK 2**
- Risco absoluto: 20% a 40%.
- Rastreamento: mamografia anual aos 40 anos e considerar RM da mama com contraste a partir dos 30 a 35 anos.
- Redução do risco: evidência insuficiente para MRR.

» **NF1**
- Risco absoluto: 20% a 40%.
- Rastreamento: mamografia anual a partir dos 30 anos e considerar RM das mamas com contraste a partir dos 30 a 50 anos.
- Redução de risco: evidência insuficiente para MRR.

» **PALB 2**
- Risco absoluto: 41% a 60%.
- Rastreamento: mamografia anual e RM da mama com contraste a partir dos 30 anos.
- Redução do risco: discutir a opção de MRR.
- Câncer de mama masculino: risco absoluto – 0,9% aos 70 anos de idade.

» **PTEN** (síndrome de Cowden)
- Risco absoluto: 40% a 60% (dados históricos de coorte), > 60% (estimativas projetadas).
- Conscientização sobre a mama feminina a partir dos 18 anos.
- Exame clínico das mamas, a cada 6 a 12 meses, começando aos 25 anos de idade ou aos 5 a 10 anos antes do primeiro câncer de mama conhecido na família (o que ocorrer primeiro).
- Rastreio mamográfico anual e RM mamária com contraste a partir dos 35 anos de idade ou 10 anos antes do primeiro cancro da mama conhecido na família (o que ocorrer primeiro).
- Idade > 75 anos, o tratamento deve ser considerado individualmente.
- Para indivíduos com uma variante PTEN que são tratados para câncer de mama e não fizeram mastectomia bilateral, a triagem com mamografia anual e RM da mama deve continuar conforme já descrito.
- Discutir a opção de MRR.

» **RAD 51 (C ou D)**
- Risco absoluto: 20% a 40%.
- Conduta: mamografia anual e considerar RM das mamas com contraste a partir dos 40 anos.

» **STK 100** (síndrome de Peutz-Jeghers)
- Risco absoluto: 32% a 54%.
- Rastreamento: mamografia anual e ressonância magnética das mamas com contraste a partir dos 30 anos.
- Redução do risco: discutir opção de MRR.

» **TP53** (síndrome de Li-Fraumeni)
- Risco absoluto: > 60%.
- Conscientização da mama a partir dos 18 anos.
- Exame clínico das mamas, a cada 6 a 12 meses, começando aos 20 anos de idade.
- Idade 20 a 29 anos, triagem anual de RM das mamas com contraste.
- Idade de 30 a 75 anos, triagem anual de RM das mamas com contraste e mamografia.
- Idade > 75 anos, o manejo deve ser considerado individualmente.
- Para indivíduos com uma variante TP53 que são tratados para câncer de mama e que não fizeram mastectomia bilateral, a triagem com RM de mama anual e mamografia deve continuar conforme descrito.
- Discutir a opção de MRR.

Referências bibliográficas

1. Brasil – Instituto Nacional do Câncer (INCA). Incidência de câncer no Brasil – Estimativa 2023 a 2025 [on-line]. Brasília: Ministério da Saúde, 2023. [2024 Abr. 17]. Disponível em: https://www.gov.br/inca/pt-br/assuntos/cancer/numeros/estimativa/sintese-de-resultados-e-comentarios.
2. Bradbury AR, Olopade OI. Genetic susceptibility to breast cancer. Rev Endocr Metab Disord. 2007;8(3):255-67.
3. Schwartz GF, Hughes KS, Lynch HT, Fabian CJ, Fentiman IS, Robson ME, et al. Proceedings of international consensus conference on breast cancer risk, genetics, & risk management, April, 2007. Breast J. 2009;15(1):4-16.
4. Rosen PP. Precancerous breast disease: epidemiological, pathological, and clinical considerations. In: Rosen PP, et al. Rosen's breast pathology. Lippincott Williams et Wilkins. 2009;264-84.
5. Amir E, Evans DG, Shenton A, Lalloo F, Moran A, Boggis C, et al. Evaluations of breast cancer risk assessment packages in the family history evaluation and screening programme. J Med Genet. 2003;40(11):807-14.
6. Allain DC. Genetic counseling and testing for common hereditary breast cancer syndromes. J Mol Diagn. 2008;10(5):383-95.
7. Alberts DS, Hess LM. Fundamental of cancer prevention. In: Thompson PA. Breast cancer prevention. Springer Berlin Heidelberg New York. 2005;271.
8. Estados Unidos da América – American Cancer Society (ACS). Cancer screening in the United States, 2008: a review of current American Cancer Society guidelines and cancer screening issues. [2024 Abr. 17]. Disponível em: http://caonline.amcancersoc.org/cgi/content/full/58/3/161.
9. American Society of Clinical Oncology (ASCO). American Society of Clinical Oncology policy statement update: genetic testing for cancer susceptibility. J Clin Oncol. 2003;21(12):2397-406.
10. Thompson D, Easton D. The genetic epidemiology of breast cancer genes. J Mammary Gland Biol Neoplasia. 2004;9(3):221-36.
11. Schrading S, Kuhl CK. Mammographic, US, and MR imaging phenotypes of familial breast cancer. Radiology. 2008;246(1):58-70.
12. Hartman AR, Daniel BL, Kurian AW, Mills MA, Nowels KW, Dirbas FM, et al. Breast magnetic resonance image screening and ductal lavage in women at high genetic risk for breast carcinoma. Cancer. 2004;100(3):479-89.
13. Estados Unidos da América – National Comprehensive Cancer Network (NCCN). NCCN Guidelines Version 3.2023 Hereditary Cancer Testing Criteria. [2024 Abr. 17]. Disponível em: www.nccn.org/professionals/physician_gls/pdf/genetics_bop.pdf.

14. Estados Unidos da América – National Comprehensive Cancer Network (NCCN). NCCN Guidelines Version 1.2023 Breast Cancer Risk Reduction. [2024 Abr. 17]. Disponível em: www.nccn.org/professionals/physician_gls/pdf/breast_risk.pdf.
15. Estados Unidos da América – Nacional Cancer Society. Breast Cancer Risk and Prevention. [2024 Abr. 17]. Disponível em: https://www.cancer.org/cancer/types/breast-cancer/risk-and-prevention.html.
16. Estados Unidos da América – Nacional Cancer Society. Breast Cancer Risk and Prevention. [2024 Abr. 17]. Disponível em: https://www.cancer.org/cancer/types/breast-cancer/non-cancerous-breast-conditions.html.
17. Reino Unido – National Institute for Health and Care Excellence (NICE). Recommendations genetic-testing. [2024 Abr. 17]. Disponível em: https://www.nice.org.uk/guidance/cg164/chapter/Recommendations#care-of-people-in-secondary-care-and-specialist-genetic-clinics.
18. Estados Unidos da América – Centers for Diseases Control and Prevention (CDC). Risk Categories. [2024 Abr. 17]. Disponível em: https://www.cdc.gov/genomics/disease/breast_ovarian_cancer/risk_categories.htm.

Capítulo 97

Alterações Funcionais Benignas da Mama. Diagnóstico e Tratamento

Bruno Salvador Sobreira Lima
Carlos Alberto Ruiz
José Roberto Filassi

Introdução

Uma das grandes controvérsias da mastologia é a ocorrência de queixa de graus variados de dor ou espessamento mamário.[1] A essa condição já foram sugeridas diversas denominações, entre elas: displasia mamária; alterações fibrocísticas; mastopatia fibrocística etc. Esses antigos processos patológicos são hoje definidos como um conjunto de alterações não patológicas e caracterizadas por variações fisiológicas alternando fenômenos evolutivos e involutivos da glândula mamária.[2] A antiga denominação falhava em estabelecer correlação entre sintomas e sinais e o quadro histológico, a determinação do potencial pré-maligno e o limite entre doenças e alterações no desenvolvimento e na involução do tecido mamário. Por isso, em 1994, houve uma reunião de consenso da Sociedade Brasileira de Mastologia em que foi proposta uma nova nomenclatura: alterações funcionais benignas da mama (AFBM).[3] Mansel *et al.* Propuseram, como classificação de doenças benignas, a denominação ANDI (*aberrations of normal development and involution*), que seria uma condição fisiológica ocasionada por atividade hormonal com mínima correlação com câncer ou condições patológicas verdadeiras.[4] Como entidade clínica, as AFBM podem ser definidas como uma síndrome caracterizada por um sintoma e um sinal principal, respectivamente a dor mamária e/ou a nodularidade, que pode ser difusa ou localizada.[5] Quanto ao conceito histológico, a definição abriga processos diferentes, sendo os quatro mais importantes: adenose – proliferação de ductos com hipertrofia das células epiteliais e discreta hiperplasia, em duas camadas, do revestimento ductal; papilomatose – processo proliferativo epitelial da parede dos ductos; fibrose – processo proliferativo do estroma mamário, tecido conjuntivo que compõe o parênquima; dilatação ductal – resultado do processo involutivo natural do tecido mamário, representado por ectasia ductal e cistos.

Etiologia e fisiopatologia

A fisiopatologia das AFBM ainda não é completamente conhecida, mas aparenta ter relação com os ciclos menstruais, pois é mais frequente em mulheres em idade reprodutiva e diminui de maneira significativa após a menopausa. (D)[6,7] Trabalhos recentes sugerem que, à semelhança do endométrio, o tecido mamário passa por modificações cíclicas resultantes do ciclo ovariano. No entanto, os níveis hormonais não se encontram alterados, e os sintomas também podem aparecer após a menopausa. (D)[5,6,8] (B)[9] (A)[10] Ademais, é muito possível que os quadros clínicos e anatomopatológicos das chamadas "displasias mamárias" resultem da própria evolução biológica da glândula mamária. Vale ressaltar que o câncer de mama raramente está associado às AFBM. (B)[11] (D)[12]

Diagnóstico

O diagnóstico se baseia no exame clínico e em exames complementares, quando estes forem necessários. (A)[10] As AFBM estão relacionadas à história de dor mamária de caráter progressivo, principalmente no período pré-menstrual, além da presença de "nodularidade". Ocorre na idade reprodutiva, com pico entre mulheres de 30 e 40 anos, mas também pode surgir na menopausa. (D)[8] O quadro clínico geralmente se apresenta pela tríade dor, nodularidade e fluxo papilar, mas a presença dos três sinais não é obrigatória. A dor pode ser cíclica ou não, uni ou bilateral, principalmente no quadrante superolateral, região de maior concentração de tecido mamário. A nodularidade pode ser localizada ou difusa, em que é encontrada, geralmente, área endurecida. Os exames invasivos (biópsias percutâneas) são indicados na presença de lesões suspeitas para diagnóstico diferencial com câncer de mama.

Na forma macrocística, nódulo é a queixa mais comum, associado ou não à mastalgia, (C)[13] Quando presente, a intensidade da dor depende da pressão do líquido intracístico. O cisto surge e pode aumentar, diminuir ou até desaparecer, ao contrário da neoplasia, que tem evolução lenta e progressiva. (B)[11]

O fluxo papilar tem incidência de 3% a 5% em mulheres com sintomas mamários. (C)[14] Os fluxos papilares são, para a população em geral, um alerta para a possibilidade de câncer de mama. No entanto, aproximadamente 95% das pacientes que procuram o serviço médico por fluxo papilar têm uma causa benigna para ela. (B)[15] Entre as causas de fluxo papilar, estão os papilomas intraductais e a ectasia ductal. (C)[14] (B)[15]

Exames complementares

Os exames de imagem são fundamentais na investigação das doenças mamárias. O rastreamento de câncer de mama está indicado a partir dos 40 anos de idade, devendo-se realizar um exame inicial aos 35 anos. (B)[16] A ultrassonografia (USG) fica reservada àquelas pacientes com nódulos ou que apresentem alta densidade mamária, que dificulta a visibilização do parênquima na mamografia, ou mesmo para diferenciação de nódulos sólidos de cistos. Um exame com achados negativos em pacientes com AFBM é suficiente para diminuir a ansiedade.[17] No caso de haver nódulos, dependendo do seu grau de suspeição de acordo com o sistema BIRADS™, deve-se proceder à biópsia com agulha grossa, que proporciona um método de diagnóstico mais acurado que a punção por agulha fina. Nas AFBM, os exames de imagem têm pouca validade, a não ser naquelas pacientes com critérios de rastreamento ou quando há lesões focais suspeitas. (B)[18]

Tratamento

Orientação verbal

A terapia mais importante é o esclarecimento para a paciente de que ela não é portadora de câncer e que as alterações funcionais benignas não predispõem ao aparecimento da doença.[17] O tratamento com base na orientação verbal se mostrou eficaz em cerca de 70% das mulheres com AFBM, principalmente naquelas em que os sintomas eram mais intensos no período pré-menstrual. Muitas delas, após o devido esclarecimento, têm sua ansiedade diminuída, não necessitando de terapia medicamentosa. (A)[10]

O uso de sutiãs esportivos (*tops*) que fornecem um maior apoio às mamas se mostrou efetivo no alívio da mastalgia. (A)[10]

O uso de vitaminas E e B6 não se mostrou benéfico quando comparado ao placebo, assim como o ácido gamalinoleico, apesar de prescritos por vários médicos para tratamento inicial de mastalgia por apresentarem poucos efeitos colaterais. (A)[19,20]

Cremes à base de progesterona e anti-inflamatórios tópicos podem ser considerados para tratamento de mastalgia localizada, com efeitos colaterais mínimos. (B)[21]

Tratamento hormonal

O tratamento farmacológico preferencial na mastalgia consiste no bloqueio hormonal. (A)[10,22,23] (D)[4,24] (B)[25] Os inibidores de estrogênio e de prolactina atuam na melhora do quadro, mesmo na ausência de níveis elevados desses hormônios. Devem ser utilizados se houver persistência das queixas após orientação verbal.

O danazol é um esteroide androgênico que proporciona alívio da dor em cerca de 90% dos casos, mas que ocasiona diversos efeitos colaterais, como depressão, cefaleia, irregularidade menstrual e náuseas, muitas vezes resultado na sua suspensão. (A)[10]

A bromoergocriptina é um medicamento eficaz com custo razoável, mas infelizmente seus efeitos colaterais (hipotensão postural, cefaleia e náuseas) dificultam seu uso. (A)[10]

O tamoxifeno, um modulador seletivo dos receptores de estrogênio, é bastante eficaz no tratamento da dor mamária, sendo um tratamento hormonal de escolha. (A)[10] Deve ser utilizado na dose de 10 mg/dia, por 3 a 6 meses. (A)[22] Entre os efeitos colaterais estão fogacho, secura vaginal, ganho de peso e, com uso prolongado, osteoporose. Em pacientes refratárias, pode-se utilizar a dose de 20 mg/dia. (A)[22] (B)[25]

Recomendação

Na Divisão de Ginecologia do Hospital das Clínicas da Faculdade de Medicina da Universidade de São Paulo (HCFMUSP), recomenda-se a seguinte conduta no diagnóstico das alterações funcionais benignas da mama (Algoritmo 97.1).

Algoritmo 97.1 – Diagnóstico das alterações funcionais benignas da mama

Diagnóstico das AFBM

↓

- anamnese: dor mamária; nodularidade; fluxo papilar
- exame das mamas
- exames complementares
  - ultrassonografia mamária
  - mamografia (dependendo da idade da paciente)

AFBM: alterações funcionais benignas da mama

Fonte: Desenvolvido pela autoria

Recomendação

Na Divisão de Ginecologia do Hospital das Clínicas da Faculdade de Medicina da Universidade de São Paulo (HCFMUSP), recomenda-se a seguinte conduta no tratamento e seguimento dos cistos mamários (Algoritmo 97.2).

Algoritmo 97.2 – Tratamento e seguimento dos cistos mamários

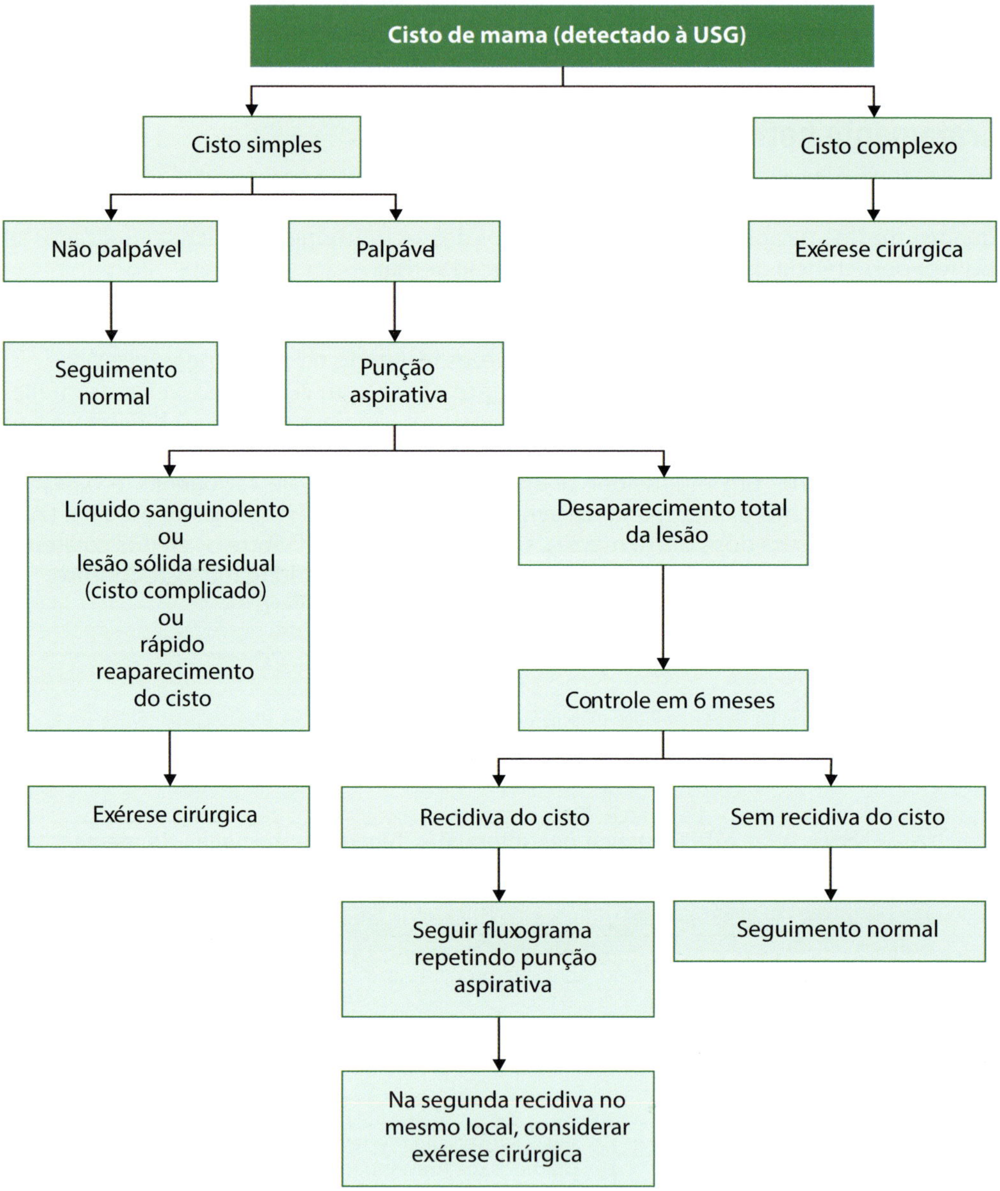

USG: ultrassonografia

Fonte: Desenvolvido pela autoria

Referências bibliográficas

1. Ader DN, Shriver CD. Update on clinical and research issues in cyclical mastalgia. Breast J. 1998;4(1):25-32.
2. Tavassoli FA. Benign lesions. In: Pathology of the breast. Norwalk (CT): Appleton and Lang, 1992:80.
3. Relatório da 1ª Reunião Nacional de Consenso em Mastologia. São Paulo, 1994.
4. Gateley CA, Mansel RE. Management of cyclical breast pain. Br J Hosp Med. 1990;43(5):330-2.
5. Menke C, Biazús J, Xavier N, Cavalheiro J, Rabin E, Bittelbrunn A, et al. Alterações funcionais benignas da mama. In: Artmed (ed.). Rotinas em Mastologia. Porto Alegre: Artmed, 2007:104-6.
6. Wang DY, Fentiman IS. Epidemiology and endocrinology of benign breast disease. Breast Cancer Res Treat. 1985;6(1):5-36.
7. Minton JP, Abou-Issa H. Neuroendocrine theories of the etiology of benign breast disease. World J Surg. 1989;13(6):680-4.
8. Marchant DJ. Benign breast disease. Obstet Gynecol Clin North Am. 2002;29(1):1-20.
9. Sitruk-Ware R, Sterkers N, Mauvais-Jarvis P. Benign breast disease, Part I: hormonal investigation. Obstet Gynecol. 1979;53(4):457-60.
10. Srivastava A, Mansel RE, Arvind N, Prasad K, Dhar A, Chabra A. Evidence-based management of mastalgia: a meta-analysis of randomised trials. Breast. 2007;16(5):503-12.
11. Bruzzi P, Dogliotti L, Naldoni C, Bucchi L, Costantini M, Cicognani A, et al. Cohort study of association of risk of breast cancer cyst type in women gross cystic disease of the breast. BMJ. 1997;314(7085):925-8.
12. Scanlon EF. The early diagnosis of breast cancer. Cancer. 1981;48(10):523-6.
13. Jones BM, Bradbeer JW. The presentation and progress at macroscopic breast cysts. Br J Surg. 1980;67(9):669-71.
14. Gulay H, Bora S, Kilicturgay S, Hamaloğlu E, Göksel HA. Management of nipple discharge. J Am Coll Surg. 1994;178(5):471-4.
15. Kooistra BW, Wauters C, Van de Ven S, Strobbe L. The diagnostic value of nipple discharge cytology in 618 consecutive patients. Eur J Surg Oncol. 2008;35(6):573-7.
16. Leinster SJ, Whitehouse GH, Walsh PV. Cyclical mastalgia: clinical and mammographic observations in a screened population. Br J Surg. 1987;74(32):220-2.
17. Barros ACSD, Mottola J Jr, Ruiz CA, Borges MN, Pinotti JA. Reassurance in the treatment of mastalgia. Breast J. 1999;5(3):162-5.
18. Duijm LE, Guit GL, Hendriks JH, Zaat JO, Mali WP. Value of breast imaging in women with painful breasts: observational follow up study. BMJ. 1998;317(7171):1492-5.
19. Ernster VL, Goodson WH 3rd, Hunt TK, Petrakis NL, Sickles EA, Mike R. Vitamin E and benign breast "disease": a double-blind, randomized clinical trial. Surgery. 1985;97(4):490-4.
20. Pashby NL, Mansel RE, Hughes LE, et al. A clinical trial of evening primrose oil in mastalgia. Br J Surg. 1981;68:801.
21. Irving AD, Morison SL. Effectiveness of topical non-steroidal anti-inflammatory drugs in the management of breast pain. J R Coll Surg Edinb. 1998;43(3):158-9.
22. Fentiman IS, Caleffi M, Hamed H, Chaudary MA. Dosage and duration of tamoxifen treatment for mastalgia: a controlled trial. Br J Surg. 1988;75(9):845-6.
23. Mansel RE. Goserelin – the British multicenter trial. Br J Clin Pract Suppl. 1989;68:33-53.
24. Faiz O, Fentiman IS. Management of breast pain. Int J Clin Pract. 2000;54(4):228-32.
25. Gateley CA, Miers M, Mansel RE, Hughes LE. Drug treatments for mastalgia: 17 years experience in the Cardiff mastalgia clinic. J R Soc Med. 1992;85(1):12-5.
26. Stachs A, Stubert J, Reimer T, Hartmann S. Benign Breast Disease in Women. Dtsch Arztebl Int. 2019;116(33-34):565-74.
27. Hamed H, Fentiman IS. Benign breast disease. Int J Clin Pract. 2001;55(7):461-4.
28. Nazario A, et al. Nódulos benignos da mama: uma revisão dos diagnósticos diferenciais e conduta. Rev Bras Ginecol Obstet. 2007;29(4):211-9.

Capítulo 98

Fibroadenoma de Mama. Diagnóstico e Tratamento

Jonathan Yugo Maesaka
Ricardo dos Santos Simões
Edmund Chada Baracat
José Roberto Filassi

Introdução

Fibroadenoma é o tumor benigno mais comum da mama. É formado pela proliferação do tecido conectivo do estroma e pela multiplicação de ductos e ácinos. Esses dois componentes estão presentes em proporções variáveis, mas é o elemento estromal que determina a classificação e o comportamento clínico de suas lesões.[1] Em geral, não está associado ao aumento de risco de câncer de mama.[2]

Quase sempre acomete mulheres jovens nas segunda e terceira décadas e, eventualmente, adolescentes.[3] As lesões ocorrem em aproximadamente 10% da população e apresentam uma história natural variável em que muitas delas permanecem estáveis ao longo do tempo, algumas aumentam de tamanho e outras ainda regridem.[4,5] Clinicamente, apresenta-se como nódulo único ou múltiplo – de limites nítidos –, arredondado ou lobulado, com consistência firme, amplamente móvel e sem sinais flogísticos associados. Tem, na maioria das vezes, tamanho menor que 3 cm e seu crescimento é lento.[2]

Diagnóstico

Para o diagnóstico de nódulo de mama palpável, devem ser considerados os antecedentes familiares e pessoais das pacientes a fim de estratificá-las em categorias de riscos para câncer de mama (ver Capítulo 96 – Alto Risco para Câncer de Mama). Sabe-se que a presença de determinados fatores, como hiperplasia atípica, carcinoma lobular *in situ*, carcinoma ductal *in situ* e radioterapia para tratamento de doença de Hodgkin, aumenta o risco de câncer de mama. (D)[7] (B)[8,9] (C)[10] Além do mais, correlaciona-se o aumento do risco de câncer de mama ao aumento da idade, justificando, portanto, condutas diferentes em mulheres de faixa etária distinta. (B)[11]

Nesse contexto, é fundamental a exclusão de neoplasia maligna. Para tanto, recomenda-se, inicialmente, realizar o exame tríplice, que engloba o exame físico, o exame de imagem e a biópsia aspirativa por agulha fina (BAAF). (C)[6] É sabido que, ao realizar esses exames em série, nesse caso com a mamografia em pacientes com média de idade de

43 anos, pode-se obter sensibilidade de 100% e especificidade de 95,2%. (C)[7] No entanto, essa avaliação não exclui a necessidade de realização de biópsia excisional em casos específicos.

O exame de imagem a ser realizado dependerá, basicamente, da idade da paciente, pois a densidade tecidual mamária de cada faixa etária interfere na sensibilidade e na especificidade do exame. A ultrassonografia (USG), como exame inicial, é recomendada em pacientes abaixo de 25 anos, e a mamografia, nas pacientes acima de 40 anos, de modo que essa triagem permita a classificação do nódulo em benigno, maligno ou indeterminado. (C)[8] Cada nódulo avaliado pelos exames de imagem deverá ter as seguintes características descritas: tamanho; margem; ecogenicidade; tecido perilesional; e quando utilizado ultrassom, reforço acústico posterior. (C)[8]

No fibroadenoma, constata-se que o clássico achado de uma imagem elipsoide, mais larga que alta, acompanhada de cápsula, apresenta valor preditivo negativo de 99%. (C)[8] Existem outras características que corroboram o diagnóstico de fibroadenoma, como ecogenicidade uniforme, reforço acústico posterior e margens regulares e bem-definidas. (C)[8]

Apesar de o fibroadenoma ser um tumor benigno facilmente diagnosticado, pode ser confundido com o tumor *phyllodes*. Nesse caso, em particular, é necessário continuar a investigação diagnóstica e realizar a biópsia. (C)[9](B)[10]

Estudo realizado em nosso Setor, avaliando pacientes após diagnóstico de *core biopsy* com resultado de lesão fibroepitelial identificou que, entre as diferentes características apresentadas, o tamanho da lesão à USG (acima de 3 cm) foi o principal preditor de diagnóstico final de tumor *phyllodes*.[12]

Tratamento

A conduta pode ser tanto cirúrgica como expectante. Apesar de a conduta expectante estar associada à baixa aderência por parte das pacientes, em virtude de gerar grande ansiedade, cancerofobia e incômodo pelas consultas de seguimento a ser realizadas, apresenta-se como alternativa aceitável, dependendo da idade, para o controle de nódulos sólidos com características morfológicas benignas nas pacientes sem antecedentes familiares para câncer de mama. (D)[11] Atenção especial à conduta expectante deve ser dada ao risco de câncer de mama não identificado em pacientes tratadas inicialmente por fibroadenomas (incidência que varia de 1/229 a 1/700), sendo esse risco baixo em mulheres com idade inferior a 35 anos. (B)[13,14]

Avaliando-se retrospectivamente mulheres com média etária de 47,9 anos (32 a 76 anos) e portadoras de nódulo sólido não palpável, classificado de início pela USG como provavelmente benigno (classificação 3 de BI-RADS) por apresentar margens circunscritas, diâmetro horizontal maior que o vertical e reforço acústico posterior, observa-se que, mediante seguimento ultrassonográfico realizado a cada 12 meses e pelo período médio de 3,3 anos (2 a 5 anos), 99,3% das lesões permaneceram estáveis, tornando o controle ultrassonográfico para nódulos sólidos com as características descritas uma alternativa plausível à abordagem cirúrgica. (B)[15] O mesmo pode ser observado para nódulos sólidos palpáveis não calcificados, de aspecto benigno à mamografia (margens circunscritas, com mesma densidade ou levemente superior ao tecido fibroglandular adjacente), em que no período médio de 4,1 anos (2 a 7 anos), 94,9% dos nódulos permaneceram estáveis mediante seguimento mamográfico e ultrassonográfico, realizados em intervalos de 6 meses nos primeiros 2 anos. (B)[16]

Outro ponto a ser considerado em pacientes que serão submetidas à conduta expectante por nódulo sólido com características citológicas consistentes com o diagnóstico de fibroadenoma seria a avaliação da taxa de crescimento aceitável do nódulo antes de se recomendar novo diagnóstico histopatológico. (B)[17] Observa-se que nódulos sólidos, reconhecidos inicialmente pela BAAF como sendo fibroadenomas, podem ser mantidos em acompanhamento com segurança desde que a taxa de crescimento do nódulo seja inferior a 16% ao mês para pacientes com idade abaixo de 50 anos e menor que 13% para aquelas com idade superior a 50 anos, sendo a média aceitável de alteração do volume menor que 20% para o período de 6 meses, levando-se em consideração todas as idades. (B)[17]

Apesar de a conduta expectante demonstrar-se segura, muitos fibroadenomas são tratados por meio de cirurgia em virtude do crescimento progressivo ou da falha de regressão. Por outro lado, o emprego da conduta cirúrgica determina um tratamento definitivo e elimina a ansiedade da paciente, bem como a necessidade de monitoramento futuro. Entretanto, essa abordagem, além de acompanhada de desconforto, está associada à remoção de significativa quantidade de tecido mamário, a riscos inerentes ao procedimento anestésico e à potencialidade de se gerar cicatriz antiestética. (B)[18] Adicionalmente, lesões não palpáveis se mostram de difícil localização. Por conta dessas considerações, nos últimos anos, técnicas minimamente invasivas têm sido desenvolvidas e aprimoradas com o intuito de fornecer tratamento definitivo às lesões mamárias benignas. Uma técnica desenvolvida com essa proposta é a excisão percutânea a vácuo guiada por USG (mamotomia). Observa-se que mulheres com média etária de 42,8 anos (DP = ± 8,7 anos) submetidas à excisão a vácuo por lesões benignas diagnosticadas por meio de biópsia por agulha grossa (BAG) e com maior diâmetro da lesão inferior a 3 cm, seguidas, em média, por 6 meses com o auxílio da ultrassonografia, demonstram, em 90,2% dos casos, excisão completa da lesão, sem evidência de recorrência. (B)[19] Outros estudos que utilizam semelhante sistema apresentam resultados concordantes no período de 6 meses. (B)[20,21] Entretanto, ao se avaliarem retrospectivamente mulheres submetidas a esse procedimento minimamente invasivo e acompanhadas por meio da ultrassonografia com intervalos de 6 meses, constata-se que todas as recorrências (33% no período de 59 meses) ocorreram nas lesões benignas com diâmetro inicial ≥ 2 cm. (B)[21]

Outra abordagem descrita a ser considerada para o tratamento minimamente invasivo dos fibroadenomas refere-se às técnicas de ablação. A crioablação demonstra resultados favoráveis no período de seguimento de 3 anos (apenas 6% dos nódulos com diâmetro inicial ≤ 2 cm permaneceram palpáveis nesse período). (B)[22]

Recomendação

Na Divisão de Ginecologia do Hospital das Clínicas da Faculdade de Medicina da Universidade de São Paulo (HCFMUSP), recomenda-se a seguinte conduta no diagnóstico do nódulo de mama palpável em mulheres (Algoritmo 98.1).

Algoritmo 98.1 – Diagnóstico do nódulo de mama palpável em mulheres

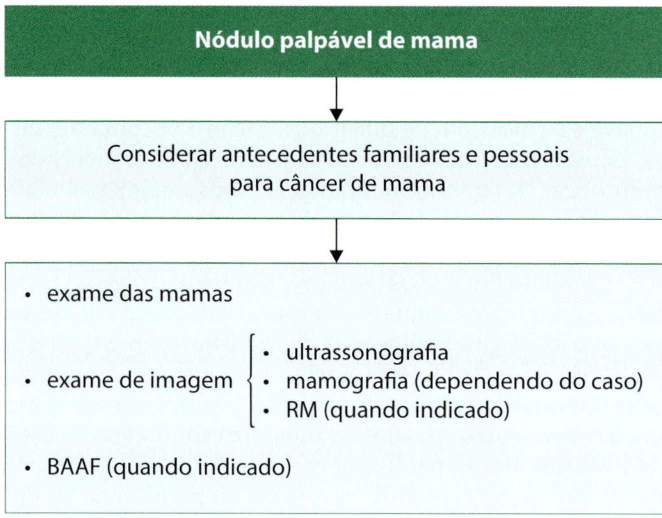

BAAF: Biópsia aspirativa por agulha fina; RM: Ressonância magnética

Fonte: Desenvolvido pela autoria

Recomendação

Na Divisão de Ginecologia do Hospital das Clínicas da Faculdade de Medicina da Universidade de São Paulo (HCFMUSP), recomenda-se a seguinte conduta no tratamento do nódulo de mama em mulheres com menos de 35 anos (Algoritmo 98.2).

Algoritmo 98.2 – Tratamento do nódulo de mama em mulheres com menos de 35 anos de idade

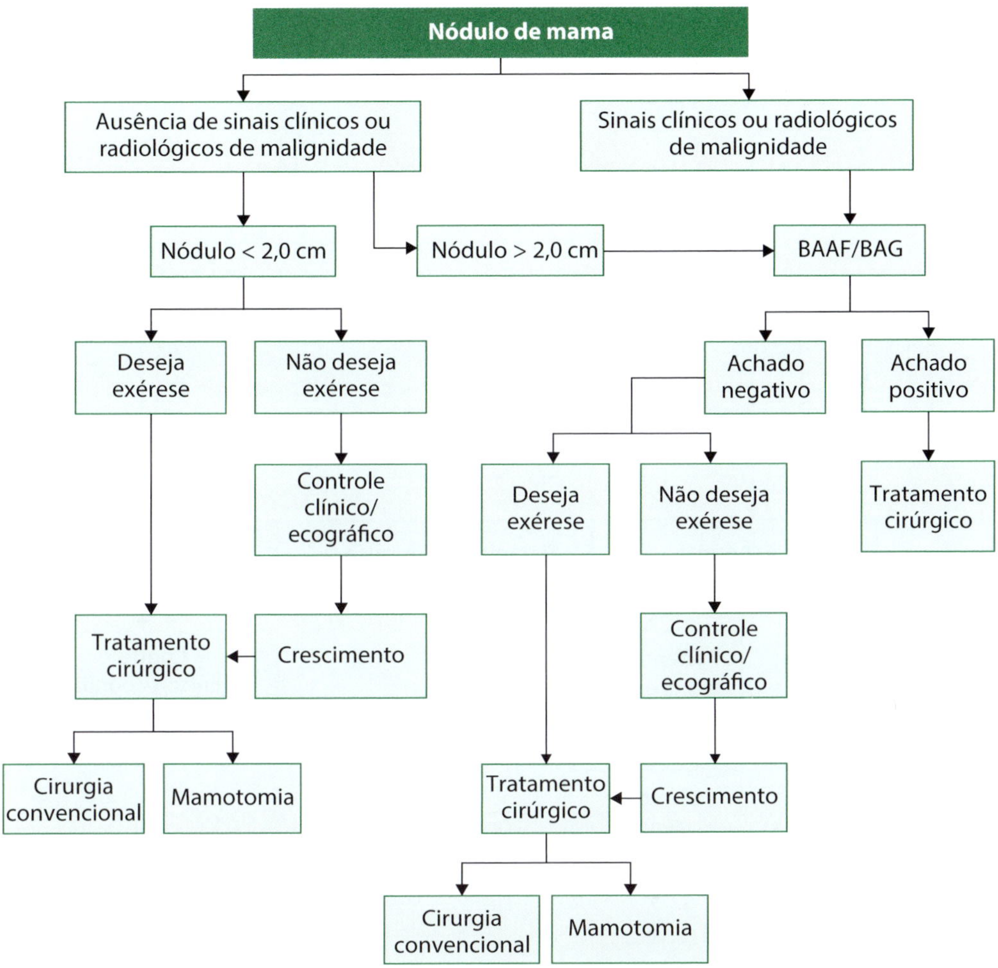

BAAF: Biópsia aspirativa por agulha fina; BAG: Biópsia por agulha grossa

Fonte: Desenvolvido pela autoria

Recomendação

Na Divisão de Ginecologia do Hospital das Clínicas da Faculdade de Medicina da Universidade de São Paulo (HCFMUSP), recomenda-se a seguinte conduta no tratamento do nódulo de mama em mulheres com mais de 35 anos (Algoritmo 98.3).

Algoritmo 98.3 – Tratamento do nódulo de mama em mulheres com mais de 35 anos de idade

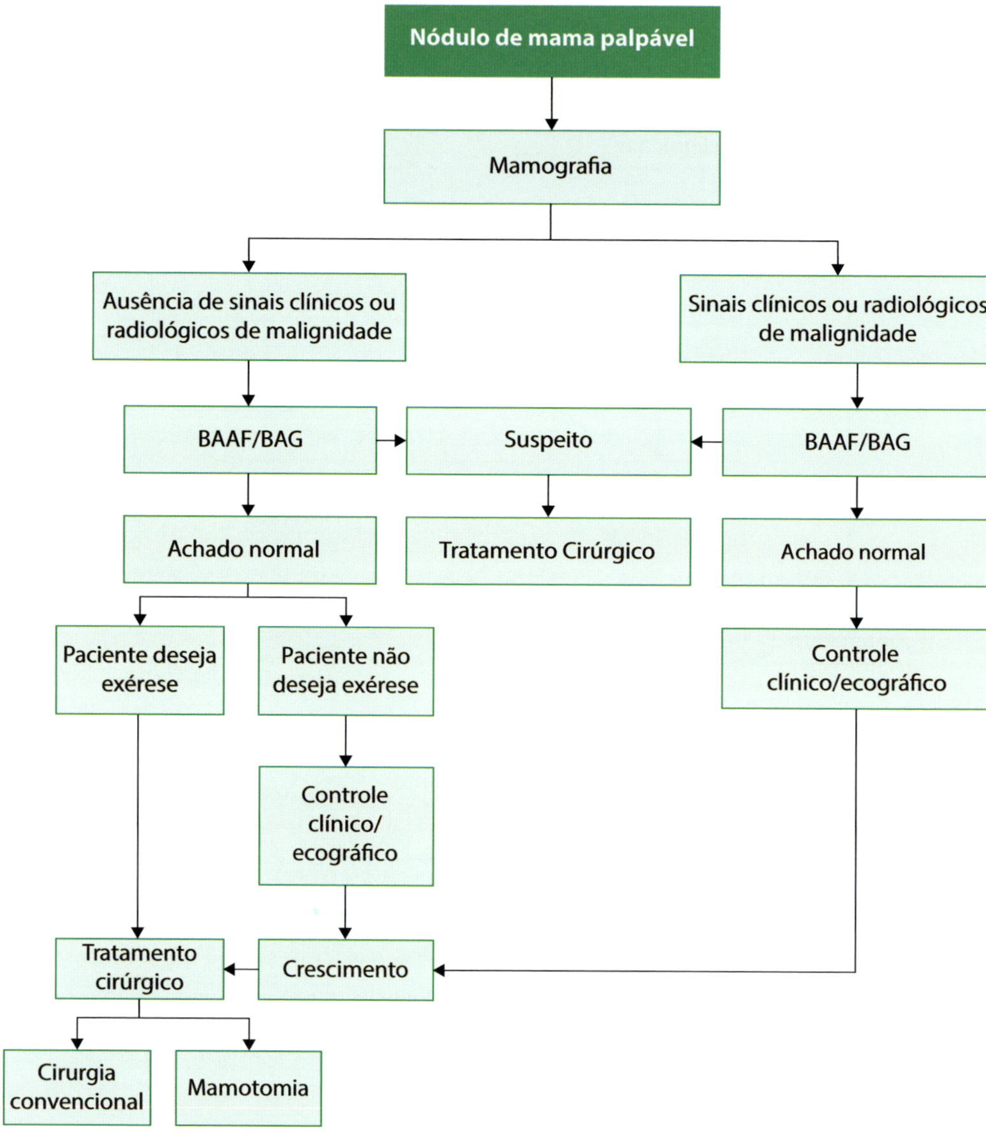

BAAF: Biópsia aspirativa por agulha fina; BAG: Biópsia por agulha grossa

Fonte: Desenvolvido pela autoria

Referências bibliográficas

1. Franco N, Arnould L, Mege F, Picard SF, Arveux P, Lizard-Nacol S. Comparative analysis of molecular alterations in fibroadenomas associated or not with breast cancer. Arch Surg. 2003;138(3):291-5.
2. Carter BA, Page DL, Schuyler P, Parl FF, Simpson JF, Jensen RA, et al. No elevation in long--term breast carcinoma risk for women with fibroadenomas that contain atypical hyperplasia. Cancer. 2001;92(1):30-6.
3. Sterns EE. Age-related breast diagnosis. Can J Surg. 1992;35(1):41-5.
4. Dixon JM, Dobie V, Lamb J, Walsh JS, Chetty U. Assessment of the acceptability of conservative management of fibroadenoma of the breast. Br J Surg. 1996;83(2):264-5.
5. Cant PJ, Madden MV, Coleman MG, Dent DM. Non-operative management of breast masses diagnosed as fibroadenoma. Br J Surg. 1995;82(6):792-4.
6. Donegan WL, Spratt JS. (Eds.). Cancer of the breast. Philadelphia: W.B. Saunders, 1995:398.
7. Ghimire B, Khan MI, Bibhusal T, Singh Y, Sayami P. Accuracy of triple test score in the diagnosis of palpable breast lump. JNMA J Nepal Med Assoc. 2008;47(172):189-92.
8. Smith GE, Burrows P. Ultrasound diagnosis of fibroadenoma – is biopsy always necessary? Clin Radiol. 2008;63(5):511-5.
9. Muradali D, Kulkarni S. Sonography of the breast: to core or not to core? Can Assoc Radiol J. 2005;56(5):276-88.
10. Stavros AT, Thickman D, Rapp CL, Dennis MA, Parker SH, Sisney GA. Solid breast nodules: use of sonography to distinguish between benign and malignant lesions. Radiology. 1995;196(1):123-34.
11. Greenberg R, Skornick Y, Kaplan O. Management of breast fibroadenomas. J Gen Intern Med. 1998;13(9):640-5.
12. Reis YN, Maesaka JY, Shimizu C, Soares-Júnior JM, Baracat EC, Filassi JR. Core needle biopsy in fi-broepithelial tumors: predicting factors for phyllodes tumors. Clinics (Sao Paulo). 2021;76:e2806. doi: 10.6061/clinics/2021/e2806.
13. Wilkinson S, Anderson TJ, Rifkind E, Chetty U, Forrest AP. Fibroadenoma of the breast: a follow-up of conservative management. Br J Surg. 1989;76(4):390-1.
14. Foster ME, Garrahan N, Williams S. Fibroadenoma of the breast: a clinical and pathological study. J R Coll Surg Edinb. 1988;33(1):16-9.
15. Graf O, Helbich TH, Hopf G, Graf C, Sickles EA. Probably benign breast masses at US: is follow-up an acceptable alternative to biopsy? Radiology. 2007;244(1):87-93.
16. Graf O, Helbich TH, Fuchsjaeger MH, Hopf G, Morgun M, Graf C, et al. Follow-up of palpable circumscribed noncalcified solid breast masses at mammography and US: can biopsy be averted? Radiology. 2004;233(3):850-6.
17. Gordon PB, Gagnon FA, Lanzkowsky L. Solid breast masses diagnosed as fibroadenoma at fine-needle aspiration biopsy: acceptable rates of growth at long-term follow-up. Radiology. 2003;229(1):233-8.
18. Grady I, Gorsuch H, Wilburn-Bailey S. Long-term outcome of benign fibroadenomas treated by ultrasound-guided percutaneous excision. Breast J. 2008;14(3):275-8.
19. Wang ZL, Li JL, Su L, Zhang YF, Tang J. An evaluation of a 10-gauge vacuum-assisted system for ultrasound-guided excision of clinically benign breast lesions. Breast. 2009;18(3):192-6.
20. Krainick-Strobel U, Huber B, Majer I, Bergmann A, Gall C, Gruber I, et al. Complete extirpation of benign breast lesions with an ultrasound-guided vacuum biopsy system. Ultrasound Obstet Gynecol. 2007;29(3):342-6.
21. Povoski SP, Jimenez RE. A comprehensive evaluation of the 8-gauge vacuum-assisted Mammotome(R) system for ultrasound-guided diagnostic biopsy and selective excision of breast lesions. World J Surg Oncol. 2007;5:83.
22. Kaufman CS, Littrup PJ, Freeman-Gibb LA, Smith JS, Francescatti D, Simmons R, et al. Office-based cryoablation of breast fibroadenomas with long-term follow-up. Breast J. 2005;11(5):344-50.

Capítulo 99

Tumor *Phyllodes* da Mama. Diagnóstico e Tratamento

Jonathan Yugo Maesaka
Fernando Nalesso Aguiar
Carlos Alberto Ruiz
José Roberto Filassi

Introdução

O tumor *phyllodes* (TP) é um tumor fibroepitelial pouco frequente da mama, com grande diversidade de apresentações. Corresponde a 0,3% a 0,5% dos tumores de mama em mulheres.[1] Abrange todas as faixas etárias, com relatos de pacientes abaixo de 10 e acima de 70 anos.[2] Apresenta comportamento em espectro, sendo sua forma benigna de comportamento semelhante ao do fibroadenoma (Ver Capítulo 98 – Fibroadenoma de Mama). Já em sua variante maligna, tem comportamento sarcomatoso, podendo apresentar metástases à distância.[1,3] Atualmente, a Organização Mundial da Saúde (OMS) orienta nomeá-lo tumor *phyllodes* em todos seus subtipos – benigno, *borderline* ou maligno –, visando uniformizar sua nomenclatura.[26]

O único fator conhecido associado a esse tumor é a mutação de p53, que representa uma menor parte dos casos diagnosticados.[4] Mutações no gene MED12 estão presentes tanto em fibroadenomas como em TP, enquanto mutações no gene TERT são encontradas apenas nos TP.[27]

A classificação do TP em subtipos benigno, *borderline* ou maligno é realizada histologicamente, visando predizer o comportamento clínico.[1,3,5,6] As características histológicas analisadas para sua classificação são: atipia das células estromais; celularidade estromal; atividade mitótica; e contornos microscópicos da lesão.[1,3,4] Em estudo de revisão de casos realizado em 1999, o subtipo histológico benigno foi associado a menor taxa de recidiva local em relação aos subtipos *borderline* e maligno, quando comparados ao mesmo tipo de procedimento cirúrgico aplicado (mastectomia ou excisão da lesão com margens livres).[7] Estudo retrospectivo realizado em 2000 demonstrou que os subtipos *borderline* e maligno estão associados a maiores taxas de mortalidade causadas pela doença.[8]

Diagnóstico

A maior parte dos TP apresenta-se como nódulos unilaterais, palpáveis, únicos e indolores, em geral associados a queixas de crescimento em poucos meses. Ao exame físico, os TP têm consistência firme, circunscrita, semelhante à dos fibroadenomas, e podem estar associados a abaulamento cutâneo e a até ulceração de pele (por isquemia decorrente de compressão). Pode haver esvaecimento do mamilo, embora retrações ou invasões do mamilo não sejam comuns. (D)[1] Em estudo retrospectivo realizado no Reino Unido, o exame físico associado ao exame radiológico isoladamente não foi capaz de predizer o tipo histológico do TP. (B)[9]

Entre os diagnósticos diferenciais para o subtipo benigno estão o fibroadenoma juvenil e o fibroadenoma com celularidade estromal aumentada. Para o subtipo maligno, os principais diagnósticos diferenciais são o carcinoma metaplásico e o sarcoma primário de mama. (D)[1,3]

Estudo em que se comparam pacientes com diagnóstico de fibroadenoma e TP mostra que não há diferença significativa nos achados mamográficos e ultrassonográficos entre as doenças. (C)[10] Na mamografia, os TP apresentam-se como nódulo circunscrito e oval, arredondado ou lobulado, e podem ou não estar associados a microcalcificações. (D)[1,3] (C)[10] À ultrassonografia, caracteriza-se por nódulo hipoecoico, oval ou lobulado, e pela presença de focos císticos. (C)[10,11] TP e fibroadenoma também não são seguramente diferenciados com o uso da ressonância magnética das mamas. (D)[12] (B)[13]

Existe dificuldade na diferenciação entre TP e fibroadenoma com o uso da biópsia aspirativa por agulha fina (BAAF) e da *core-biopsy*. (D)[1] Estudos visando avaliar o uso da BAAF para distinção entre TP e fibroadenoma apresentam resultados conflitantes. (C)[14-17] Estudo com 44 pacientes mostrou grande sobreposição de características citológicas entre os grupos estudados, sendo contraindicado seu uso para distinguir o TP do fibroadenoma. (C)[15] Outro estudo, com amostra de 27 casos, ao avaliar a presença de células fusiformes no produto aspirado, atingiu sensibilidade de 100% para diagnóstico de TP, apresentando ainda boa reprodutibilidade. (C)[16] A *core biopsy* mostra maior capacidade para diagnóstico de TP e é a indicada em nosso Setor. (C)[11] Em estudo por nós realizado no HCFMUSP, lesões acima de 3 cm com diagnóstico de lesão fibroepitelial à core biopsy estavam associadas à TP.[28]

Tratamento

O princípio fundamental do tratamento do TP é a ressecção cirúrgica com margens livres, visando o melhor controle local da doença. (D)[1,3] (C)[17-20] A recomendação é que seja realizada ressecção ampla, com margens de ao menos 1 cm. (D)[1] (C)[21] Não há evidências de que a mastectomia seja superior à ressecção cirúrgica ampla, quando avaliada sobrevida global. (B)[8] (C)[21] Os fatores preditores de recorrência local após o tratamento cirúrgico são margens cirúrgicas comprometidas e diâmetro do tumor maior que 10 cm. (C)[19] Ainda assim, a literatura começa a apresentar dados conflitantes sobre a abordagem. Estudo retrospectivo com 550 casos identificou que 42% de sua casuística multi-institucional apresentava margens positivas após a cirurgia. Destas, cerca de um terço delas não foi submetida à cirurgia para ampliação de margens e, nestas, apenas 2,3% apresentaram recorrência local.[29] Nos subtipos *borderline* e maligno, o único fator favorável associado a maior sobrevida livre de doença é a mastectomia, porém não é identificado o fator prognóstico quando avaliada a sobrevida global nos grupos *borderline* e maligno. (B)[22]

Em pacientes com excisão inadequada de margens cirúrgicas no TP benigno, pode-se adotar processo de vigilância pós-operatória como alternativa à reexcisão. Em estudo realizado com 216 pacientes operadas, apenas 8% apresentaram recorrência local, em casos de margens comprometidas. (C)[23]

Os TP de subtipo maligno têm comportamento semelhante ao dos sarcomas de partes moles. Assim, não costumam apresentar metástases linfonodais. Dessa forma, recomenda-se apenas a exérese de linfonodos, caso haja suspeita clínica de acometimento. (D)[1]

O emprego da radioterapia adjuvante nas pacientes com TP parece apresentar benefícios nos subtipos *borderline* e maligno, com redução dos índices de recidiva local e aumento na sobrevida livre de doença. (B)[22] (C)[24] Em trabalho realizado com casuística de TP tratados no Instituto do Câncer do Estado de São Paulo (Icesp)/ HC-FMUSP, a realização de radioterapia adjuvante atuou como fator protetor em relação à recidiva local, independentemente do subtipo de TP, e mesmo na análise independente dos casos de TP maligno.[30]

O uso de quimioterapia adjuvante não é bem-estabelecido e apresenta grande controvérsia no que se refere à sua indicação e eficácia. Grande parte das publicações é de relatos de casos, e os resultados são divergentes e apresentam ainda diferentes combinações de quimioterápicos utilizados. Em estudo com 28 pacientes com diagnóstico de TP do subtipo maligno, a quimioterapia adjuvante de doxorrubicina e dacarbazina não modificou a sobrevida global dos pacientes. (B)[25]

Recomendação

Na Divisão de Ginecologia do Hospital das Clínicas da Faculdade de Medicina da Universidade de São Paulo (HCFMUSP), recomenda-se a seguinte conduta no diagnóstico e tratamento do tumor *phyllodes* (Algoritmo 99.1).

Algoritmo 99.1 – Diagnóstico e tratamento do tumor *phyllodes*

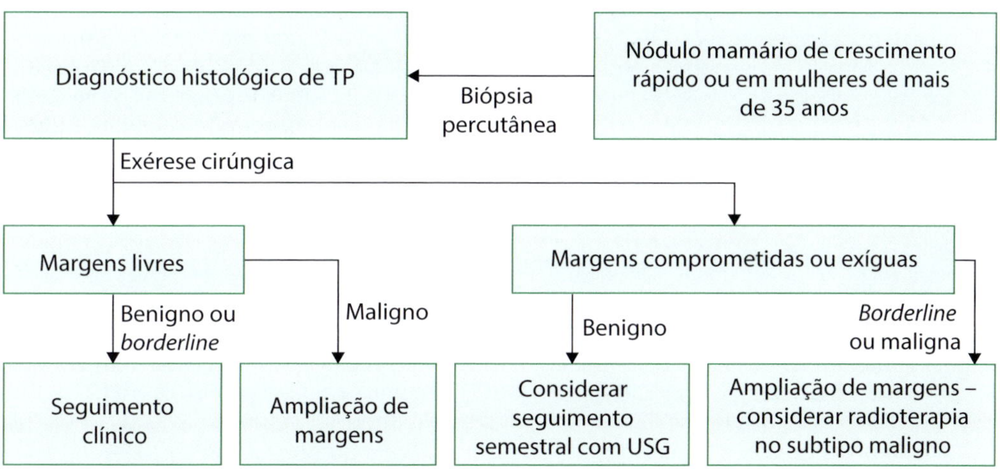

TP: tumor *phyllodes*; USG: ultrassonografia

Fonte: Desenvolvido pela autoria

Referências bibliográficas

1. Calhoun KE, Lawton TJ, Kim JN, et al. Phyllodes tumors. In: Diseases of the breast. Edited by Jay Harris. 4. ed. Philadelphia, 2010.
2. Salvadori B, Cusumano F, Del Bo R, Delledonne V, Grassi M, Rovini D, et al. Surgical treatment of phyllodes tumors of the breast. Cancer. 1989;63(12):2532-6.
3. Rosen PP. Papilloma and related breast tumors. In: Rosen's breast pathology. Edited by Paul Rosen. 2. ed. Philadelphia, 2001.

4. Birch JM, Alston RD, McNally RJ, Evans DG, Kelsey AM, Harris M, et al. Relative frequency and morphology of cancers in carriers of germline TP53 mutations. Oncogene. 2001;20(34):4621-8.
5. Esposito NN, Mohan D, Brufsky A, Lin Y, Kapali M, Dabbs DJ. Phyllodes tumor: a clinicopathologic and immunohistochemical study of 30 cases. Arch Pathol Lab Med. 2006;130(10):1516-21.
6. Taira N, Takabatake D, Aogi K, Ohsumi S, Takashima S, Nishimura R, et al. Phyllodes tumor of the breast: stromal overgrowth and histological classification are useful prognosis-predictive factors for local recurrence in patients with a positive surgical margin. Jpn J Clin Oncol. 2007;37(10):730-6.
7. Barth RJ Jr. Histologic features predict local recurrence after breast conserving therapy of phyllodes tumors. Breast Cancer Res Treat. 1999;57(3):291-5.
8. Asoglu O, Ugurlu MM, Blanchard K, Grant CS, Reynolds C, Cha SS, et al. Risk factors for recurrence and death after primary surgical treatment of malignant phyllodes tumors. Ann Surg Oncol. 2004;11(11):1011-7.
9. Stebbing JF, Nash AG. Diagnosis and management of phyllodes tumour of the breast: experience of 33 cases at a specialist centre. Ann R Coll Surg Engl. 1995;77(3):181-4.
10. Yilmaz E, Sal S, Lebe B. Differentiation of phyllodes tumors versus fibroadenomas. Acta Radiol. 2002;43(1):34-9.
11. Bode MK, Rissanen T, Apaja-Sarkkinen M. Ultrasonography and core needle biopsy in the differential diagnosis of fibroadenoma and tumor phyllodes. Acta Radiol. 2007;48(7):708-13.
12. Franceschini G, D'Ugo D, Masetti R, Palumbo F, D'Alba PF, Mulè A, et al. Surgical treatment and MRI in phyllodes tumors of the breast: our experience and review of the literature. Ann Ital Chir. 2005;76(2):127-40.
13. Yabuuchi H, Soeda H, Matsuo Y, Okafuji T, Eguchi T, Sakai S, et al. Phyllodes tumor of the breast: correlation between MR findings and histologic grade. Radiology. 2006;241(3):702-9.
14. Simi U, Moretti D, Iacconi P, Arganini M, Roncella M, Miccoli P, et al. Fine needle aspiration cytopathology of phyllodes tumor: differential diagnosis with fibroadenoma. Acta Cytol. 1988;32(1):63-6.
15. Krishnamurthy S, Ashfaq R, Shin HJ, Sneige N. Distinction of phyllodes tumor from fibroadenoma: a reappraisal of an old problem. Cancer. 2000;90(6):342-9.
16. El Hag IA, Aodah A, Kollur SM, Attallah A, Mohamed AA, Al-Hussaini H. Cytological clues in the distinction between phyllodes tumor and fibroadenoma. Cancer Cytopathol. 2010;118(1):33-40.
17. Reinfuss M, Mituś J, Duda K, Stelmach A, Ryś J, Smolak K. The treatment and prognosis of patients with phyllodes tumor of the breast: an analysis of 170 cases. Cancer. 1996;77(5):910-6.
18. Macdonald OK, Lee CM, Tward JD, Chappel CD, Gaffney DK. Malignant phyllodes tumor of the female breast: association of primary therapy with cause-specific survival from the Surveillance, Epidemiology, and End Results (SEER) program. Cancer. 2006;107(9):2127-33.
19. Ben Hassouna J, Damak T, Gamoudi A, Chargui R, Khomsi F, Mahjoub S, et al. Phyllodes tumors of the breast: a case series of 106 patients. Am J Surg. 2006;192(2):141-7.
20. Carvalho FM. Análise de variáveis histológicas e imunohistoquímicas na previsão da recidiva de tumores phyllodes da mama. [Doutorado]. São Paulo. Faculdade de Medicina da Universidade de São Paulo. São Paulo, 1992.
21. Chen WH, Cheng SP, Tzen CY, Yang TL, Jeng KS, Liu CL, et al. Surgical treatment of phyllodes tumors of the breast: retrospective review of 172 cases. J Surg Oncol. 2005;91(3):185-94.
22. Belkacémi Y, Bousquet G, Marsiglia H, Ray-Coquard I, Magné N, Malard Y, et al. Phyllodes tumor of the breast. Int J Radiat Oncol Biol Phys. 2008;70(2):492-500.
23. Zurrida S, Bartoli C, Galimberti V, Squicciarini P, Delledonne V, Veronesi P, et al. Which therapy for unexpected phyllode tumour of the breast? Eur J Cancer. 1992;28(2-3):654-7.
24. Chaney AW, Pollack A, McNeese MD, Zagars GK. Adjuvant radiotherapy for phyllodes tumor of breast. Radiat Oncol Investig. 1998;6(6):264-7.
25. Morales-Vásquez F, Gonzalez-Angulo AM, Broglio K, Lopez-Basave HN, Gallardo D, Hortobagyi GN, et al. Adjuvant chemotherapy with doxorubicin and dacarbazine has no effect in recurrence-free survival of malignant phyllodes tumors of the breast. Breast J. 2007;13(6):551-6.

26. WHO classification of tumors of the breast, 5th ed.
27. Ng CCY, Md Nasir ND, Loke BN, Tay TKY, Thike AA, Rajasega- ran V, et al. Genetic differences between benign phyllodes tumors and fibroadenomas revealed through targeted next generation sequencing. Mod Pathol. 2021;34(7):1320-32. doi.org/10.1038/s41379-021-00787-w.
28. Reis YN, Maesaka JY, Shimizu C, Soares-Júnior JM, Baracat EC, Filassi JR. Core needle biopsy in fibroepithelial tumors: predicting factors for phyllodes tumors. Clinics (Sao Paulo). 2021;76:e2806. doi: 10.6061/clinics/2021/e2806.
29. Rosenberger LH, Thomas SM, Nimbkar SN, Hieken TJ, Ludwig KK, Jacobs LK, et al. Contemporary Multi-Institutional Cohort of 550 Cases of Phyllodes Tumors (2007-2017) Demonstrates a Need for More Individualized Margin Guidelines. J Clin Oncol. 2021;39(3):178-189. doi: 10.1200/JCO.20.02647.
30. Donato AR. Aspectos epidemiológicos, clinicopatológicos e terapêuticos de pacientes com tumor phyllodes borderline e maligno da mama [dissertation]. São Paulo: University of São Paulo, Faculdade de Medicina; 2021. doi:10.11606/D.5.2021.tde-10032022-111448.

Capítulo 100

Doença de Paget. Diagnóstico e Tratamento

Carlos Alberto Ruiz
Fernando Nalesso Aguiar
Luiz Carlos Batista do Prado

Introdução

A doença de Paget (DP) é uma apresentação incomum do carcinoma de mama que se manifesta clinicamente como eczema do mamilo, associado a prurido, sangramento ou ulceração. Representa de 0,4% a 4,3% de todos os cânceres de mama.[1]

Cerca de 90% das pacientes têm diagnóstico de carcinoma ductal *in situ* (CDIS) ou invasivo no tecido mamário subjacente.[2]

Pode acometer um ou vários ductos, ter localização retroareolar ou em qualquer outro quadrante da mama. Geralmente é unilateral.[3,4]

A doença de Paget é extremamente rara nas primeiras três décadas de vida. Apresenta pico de incidência entre 50 e 60 anos, com média de 56 anos, ou seja, de 5 a 10 anos maior que o pico de incidência do câncer de mama na população em geral.[1]

As lesões mamilares da DP podem coexistir com tumor palpável, mas a maioria não tem lesão clínica ou mamográfica.[5]

A maioria dos casos de DP mamária tem um carcinoma ductal subjacente, e essa lesão epitelial maligna deve ser diferenciada da doença de Paget extramamária, que tem apresentação clínica e histológica semelhante, mas histogênese e patogênese diversas; acomete a pele das genitálias masculina e feminina.

Histórico

A DP foi descrita pela primeira vez em 1856 por Velpeau (1840).[6]

Em 1874, Sir James Paget relatou que o eczema da aréola e mamilo seria coincidente com o câncer de mama até 1 ano após o diagnóstico. Relatou essa associação em 15 pacientes.[7]

A descrição da doença permanece a mesma há mais de 100 anos, porém sua patogênese, sua investigação e seu tratamento ideal têm gerado muita controvérsia.

Patogênese

Existem duas teorias principais para a origem da doença de Paget. De acordo com Jacobeus, as células de Paget surgem nos ductos mamários e espalham-se pelos sinusais lactíferos para a epiderme do mamilo. (D)[8]

Essa teoria é sustentada porque cerca de 97% dos pacientes com DP apresentam carcinoma de mama associado e pelo fato de o imunofenótipo ser comum tanto entre as células de Paget como entre as do carcinoma. As células infiltram-se e proliferam-se na epiderme, causando espessamento da pele da aréola e do mamilo.

Jones, por sua vez, propôs a teoria da transformação intraepidérmica, segundo a qual as células de Paget originam-se na porção terminal do ducto lactífero, em sua junção com a epiderme, a partir de células epidérmicas alteradas que sofreram processo de metaplasia. (D)[9]

O mecanismo pelo qual as células de Paget se espalham e infiltram-se nas camadas da epiderme do mamilo é induzido pelo fator de mobilidade denominado "heregulin alfa", que age por meiko do receptor HER2/neu. Queratinócitos epidérmicos normais produzem e liberam heregulin alfa. Esse fator tem papel importante na patogênese da DP. As células de Paget expressam receptores heregulin HER2/neu e correceptores HER3 e HER4. Esse conjunto de receptores se ligam ao heregulin alfa (fator de mobilidade), resultando em quimiotaxia das células do carcinoma mamário. Esse processo causa migração e infiltração das células de Paget nas camadas da epiderme do mamilo e da aréola. (D)[10]

Além disso, a DP frequentemente está associada ao infiltrado inflamatório crônico na derme.

Apresentação clínica

A DP apresenta-se como eritema, prurido, dor, descamação eczematosa da pele do mamilo e descarga papilar serosa ou sanguinolenta. (B)[4] Sem tratamento, evolui para ulceração e erosão da pele. Pode estar associada à hipersensibilidade, queimação ou dor. Em geral, inicia-se no mamilo estendendo-se à aréola; raras vezes envolve a pele adjacente. Normalmente, a DP é uma alteração unilateral do mamilo e da aréola, é rara sua apresentação bilateral. Existem poucos relatos de caso de sua ocorrência em mamilo acessório. Apresenta-se como lesão do mamilo, com e sem tumor palpável, em 48,9% e 20,9% dos casos, respectivamente. Em 10,2% dos casos, a doença de Paget é identificável apenas histologicamente, não havendo alteração clínica nem radiológica. (C)[5,11]

O diagnóstico diferencial deve ser feito com eczema, dermatite de contato, dermatite pós-radioterapia, pênfigo, melanoma maligno, carcinoma basocelular, escabiose e doença de Bowen.

Diagnóstico

A mamografia tem importância na identificação de lesões subclínicas, particularmente das microcalcificações agrupadas.

A citologia pode ser realizada mediante raspado da lesão eczematosa do mamilo ou da aréola. Todavia, mesmo o reconhecimento de células carcinomatosas de Paget nesse *imprint* não é adequado para o diagnóstico definitivo da DP. (B)[12]

O diagnóstico definitivo termina por ser histológico, preferencialmente pela biópsia em cunha, que deve incluir a epiderme normal e a aréola acometida. É possível também realizar *punch* ou biópsia excisional. O espécime ideal fornece células de Paget em ducto lactífero.

Histologicamente, a DP pode ser confundida com melanoma superficial, células de Bowen, e o diagnóstico diferencial pode recorrer a provas imuno-histoquímicas para elucidação. Entre elas, a mais sensível e específica é a citoqueratina 7 (CK7). (D)[1] (D)[14]

As células de Paget são imunorreativas para citoqueratinas de baixo peso molecular (CK7, CAM 52, AE1/AE3) e não são imunorreativas para HMB45 ou queratinas de alto peso molecular. (D)[15]

As células de Paget podem fagocitar melanina dos melanócitos epidérmicos adjacentes e, então, ser confundidas com melanoma, se não for realizada a prova imuno-histoquímica.

A microscopia óptica demonstra as células de Paget como ovoides, grandes, com citoplasma claro e abundante, núcleo pleomórfico, hipercromático e volumoso. As células de Paget expressam marcadores celulares do carcinoma adjacente e são PAS-positivas e positivas para o antígeno carcinoembriônico (CEA), CA15-3 e alguns oncogenes, como p53 e HER2. (C)[16] (D)[17]

Localizam-se entre os queratinócitos da epiderme do mamilo. As células de Paget não invadem a membrana basal da derme. (D)[18]

Apenas 40% ficam coradas fracamente para mucina, importante diferencial com a doença de Paget extramamária, em que 90% das lesões são fortemente mucina-positivas. (C)[19]

Os carcinomas mamários associados à lesão do complexo areolomamilar frequentemente são do tipo ductal, e os intraductais, em geral, são do tipo comedocarcinoma. Os carcinomas intraductais são, normalmente, mais agressivos, de grau nuclear III, com grande número de mitoses e hiperexpressão do oncogene HER2. (C)[20]

Estadiamento

A doença de Paget sem tumor evidente é classificada como Tis (carcinoma *in situ*) e, na presença de tumor invasivo, segue o estadiamento deste (UICC/AJCC 5ª edição, 2018).

De 40% a 50% dos casos da DP estão nos estádios I e II no momento do diagnóstico. A doença associada à massa palpável é acompanhada de axila acometida por metástase em mais da metade dos casos. (B)[12]

Tratamento

O tratamento deve ser individualizado de acordo com o estadiamento, discutindo-se a cirurgia conservadora com base na exposição da taxa de recidiva local das pacientes, que, de acordo com a maioria dos autores, é elevada, em torno de 20% a 60%. (C)[20,21]

Isso decorre do fato de o carcinoma intraductal, associado à DP, frequentemente ser multicêntrico, apesar de as pacientes poderem apresentar exames clínicos e radiológicos normais. Marshall *et al.* (2003) demonstraram que pacientes com DP, sem massa palpável ou lesão radiológica, apresentaram taxas de recidiva local aceitáveis – 9% em 5 anos e 13% em 10 anos. (B)[22]

Esses dados são semelhantes aos encontrados na literatura, em que pacientes que tiveram apenas lesões de pele apresentaram taxa de sobrevida de 5 e 10 anos de 90% e 100%, respectivamente após a mastectomia, enquanto naquelas com massa palpável a taxa ficou em 20% e 60%, respectivamente. (D)[3] (C)[23]

A ressonância magnética (RM) pode ser um método de diagnóstico importante para a avaliação pré-operatória de pacientes com doença de Paget. Recentes estudos mostram uma sensibilidade de 88% a 100% na detecção de câncer de mama. (B)[24] Combinação de séries incluindo 27 casos avaliados com RM detectou 20 cânceres, e 15 dessas pacientes mostravam mamografia negativa. (B)[25,26] (C)[27-30]

A RM foi importante para identificar a extensão da lesão e multicentricidade, o que auxiliou na opção do tratamento terapêutico (cirurgia conservadora ou mastectomia). A biópsia do linfonodo sentinela, em pacientes com DP, carece de dados de literatura e pode ser praticada em pacientes com carcinoma invasor, de acordo com o estadiamento (T1-T2, N0). Na DP associada ao CDIS, a biópsia do linfonodo sentinela é indicada na doença extensa, quando indicada a mastectomia. O exame clínico e a mamografia são utilizados para identificar a doença multicêntrica e, portanto, a necessidade de mastectomia. Nos últimos anos, a RM tem sido de grande valia na identificação da DP e de tumores ocultos e multicêntricos, evitando cirurgias conservadoras e recidivas em pacientes portadoras dessas condições. (C)[31]

Cirurgia conservadora

Em virtude do bom prognóstico das mulheres com DP, sem massa palpável, elas podem ser candidatas à cirurgia conservadora, desde que adequadamente descartada a multicentricidade. Lagios *et al.* Descreveram cinco pacientes sem tumor palpável ou lesão mamográfica, tratadas por excisão do complexo areolomamilar, que permaneceram sem recorrência por 50 meses de seguimento. (C)

Dixon *et al.* relataram que, de dez pacientes com DP sem tumor palpável ou alteração mamográfica submetidas à ressecção em cone do complexo areolomamilar, nove apresentavam CDIS, uma apresentava carcinoma ductal invasivo (CDI) e todas tinham margens livres. (C)[1] Após seguimento de 40 meses, houve quatro recidivas locais. Os autores defendem a mastectomia simples mesmo em casos sem tumor evidenciável. Pierce *et al.* descreveram cirurgia conservadora seguida por radioterapia em 30 pacientes com DP. (B)[32] Após seguimento médio de 62 meses, houve 16,7% de recidiva local. Rossi (2003) analisou a taxa de recidiva local em 80 pacientes tratadas por DP no período entre 1988 e 2002. (C)[20]

A taxa de sobrevida global foi significativamente maior nas pacientes com lesão do complexo areolomamilar sem massa palpável, comparativamente àquelas com massa ou densidade radiológica. As recidivas locais ocorreram em 38,4% das pacientes tratadas por quadrantectomia e em 7,7% das mastectomizadas. Marshall *et al.* (2003), analisaram o prognóstico de 38 pacientes com DP, sem lesão palpável ou radiológica, tratadas por cirurgia conservadora. (B)[22] Após média de seguimento de 113 meses, cerca de 11% das pacientes apresentaram recidivas locais. Os autores veem o resultado como favorável nesse grupo específico de pacientes com DP.

Mastectomia

Mastectomia total é o tratamento adequado para pacientes com DP com massa palpável, lesão radiológica e carcinoma invasor subjacente, principalmente para aquelas com evidência de doença difusa distante do mamilo.

Em mulheres com DP e massa palpável ou carcinoma invasor, localizado e restrito à região retroareolar, a cirurgia conservadora pode ser considerada dentro de ensaios clínicos. O CDIS é encontrado em 65% dos casos sem tumor palpável.

Uma alternativa cirúrgica à mastectomia convencional é a *skin sparing mastectomy*, na qual há preservação de pele sem o complexo areolomamilar, gerando um benefício estético sem prejuízo oncológico. A reconstrução mamária imediata, com retalho miocutâneo ou implante, é prática recomendável nas pacientes com desejo de preservação estética.

Avaliação axilar

Pacientes com doença de Paget e carcinoma invasor devem ser submetidas à biópsia de linfonodo sentinela (BLS). Se forem candidatas à cirurgia conservadora por CDIS, a BLS pode ser realizada posteriormente, se houver carcinoma invasor. A multicentricidade e a mastectomia requerem avaliação intraoperatória do *status* linfonodal.

Prognóstico

Entre as pacientes com câncer de mama de mesmo estádio clínico, aquelas associadas com DP parecem ter pior prognóstico. (B)[12]

Entre aquelas com DP e tumor palpável, que, em gera,l cursam com câncer invasivo, o encontro de metástase axilar é igualmente frequente e confere também prognóstico adverso. (C)[11]

Recomendação

Na Divisão de Ginecologia do Hospital das Clínicas da Faculdade de Medicina da Universidade de São Paulo (HCFMUSP), recomenda-se a seguinte conduta para o diagnóstico da Doença de Paget (Algoritmo 100.1).

Algoritmo 100.1 – **Diagnóstico da doença de Paget**

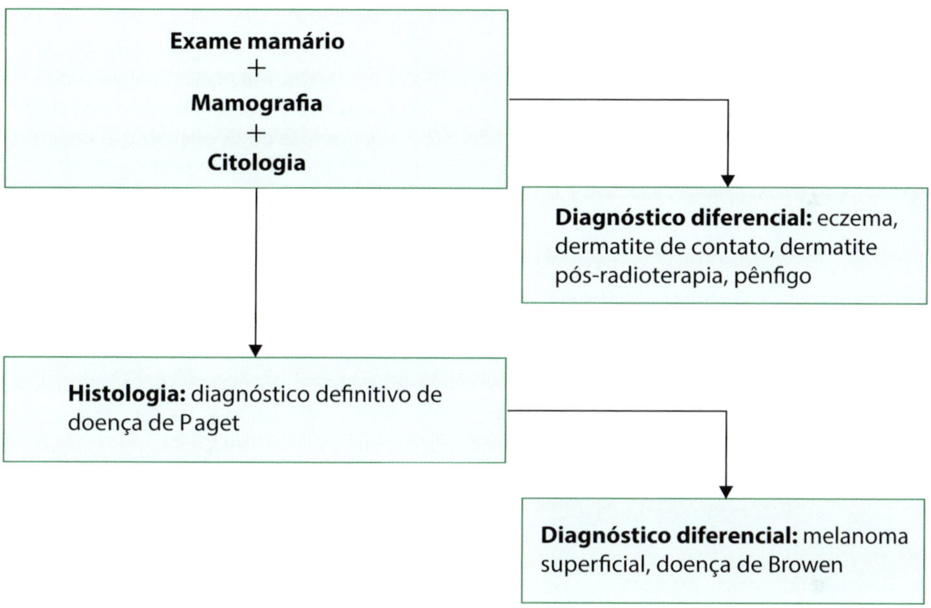

Fonte: Desenvolvido pela autoria

Recomendação

Na Divisão de Ginecologia do Hospital das Clínicas da Faculdade de Medicina da Universidade de São Paulo (HCFMUSP), recomenda-se a seguinte conduta para o tratamento da doença de Paget (Algoritmo 100.2).

Algoritmo 100.2 – Tratamento da doença de Paget

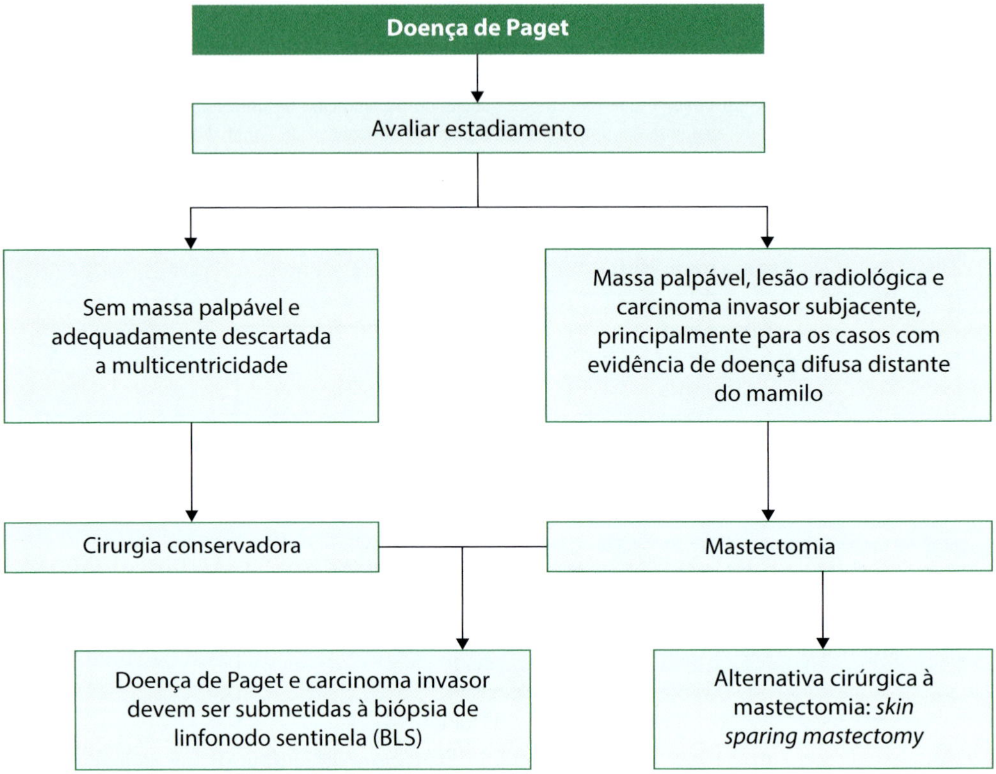

Fonte: Desenvolvido pela autoria

Referências bibliográficas

1. Dixon AR, Galea MH, Ellis IO, Elston CW, Blamey RW. Paget's disease of the nipple. Br J Surg. 1991;78(6):722-3.
2. Sakorafas GH, Blanchard K, Sarr MG, Farley DR. Paget's disease of the breast. Cancer Treat Rev. 2001;27(1):9-18.
3. Paone JF, Baker RH. Pathogenesis and treatment of Paget's disease of the breast. Cancer. 1981;48(3):8259.
4. Sheen-Chen S, Chen H, Chen W, Eng H, Sheen C, Chou F. Paget's disease of the breast – an easily overlooked disease? J Surg Oncol. 2001;76(4):261-5.
5. Ikeda DM, Helvie MA, Frank TS, Chapel KL, Andersson IT. Paget disease of the nipple: radiologic-pathologic correlation. Radiology. 1993;189(1):89-94.
6. Velpeau A. Leçons orales de clinique chirurgicale faites à l'hôpital de la charité. Paris: G Bailliere; 1840;2.
7. Paget J. On the disease of mammary areola preceding cancer of the mammary gland. St. Bartholomew's Hosp Rep. 1878;10:87-9.

8. Jacobeus HC. Paget's disease und sein verhältnis zum milchdrüsenkarzinom. Virchows Arch Pathol Anat. 1904;178:124.
9. Jones RE Jr. Mammary Paget's disease without underlying carcinoma. Am J Dermopathol. 1985;7(4):361-5.
10. Schelfhout VR, Coene ED, Delaey B, Thys S, Page DL, De Potter CR. Pathogenesis of Paget's disease: epiderma l heregulin-alpha, motility factor, and the HER receptor family. J Natl Cancer Inst. 2000;92(8):622-8.
11. Kollmorgem DR, Varanasi JS, Edge SB, Carson WE. Paget´s disease of the breast: a 33 year experience. J Am. Coll Surg. 1998;187(2):171-7.
12. Piekarski J, Jeziorski A, Baklinska M, Szymczak W, Zadrozny M, Berner J. Patients with Paget disease of nipple and with palpable mass in breast have unfavorable prognosis. J Exp Clin Cancer Res. 2004;23(1):33-7.
13. Smith KJ, Tuur S, Corvette D, Lupton GP, Skelton HG. Cytokeratin 7 staining in mammary and tramammary Paget's disease. Mod Pathol. 1997;10(11):1069-74.
14. Lundquist K, Kohler S, Rouse RV. Intraepidermal cytokeratin 7 expression is note restricted to Paget cells but is also seen in Toker cells and Merkel cells. Am J Surg Pathol. 1999;23(2):212-9.
15. Gillett CE, Bobrow LG, Millis RR. S100 protein in human mammary tissue –immunoreactivity in breast carcinoma, including Paget's disease of the nipple, and value as a marker of myoepithelial cells. J Pathol. 1990;160(1):19-24.
16. Cohen C, Guarner J, DeRose PB. Mammary Paget's disease and associated carcinoma: an imunohistochemical study. Arch Pathol Lab Med. 1993;117(3):291-4.
17. Ramachandra S, Gillett CE, Millis RR. A comparative immunohistochemical study of mammary and extramammary Paget's disease and superficial spreading melanoma, with particular emphasis on melanocytic markers. Virchows Arch. 1996;429(6):371-6.
18. Jamali FR, Ricci AJ, Deckers PJ. Paget's disease of the nipple-areola complex. Surg Clin North Am. 1996;76(2):365-80.
19. Wood W, Hegodus C. Mammary Paget's disease and associated carcinoma: histologic histochemical and immunocytochemical comparison. Am J Dermatopathol. 1988;10(3):183-8.
20. Rossi KK. Doença de Paget da mama: diagnóstico e prognóstico. Dissertação [Mestrado em]. Campinas. São Paulo: Universidade de Campinas, 2003.
21. Lagios M, Westdahl P, Rose M, Concanon S. Paget's disease of the nipple: alternative management in cases without and with minimal extent of underlying breast carcinoma. Cancer. 1984;54(3):545-51.
22. Marshall JK, Griffith KA, Haffty BG, Solin LJ, Vicini FA, McCormick B, et al. Conservative management of Paget disease of the breast with radiotherapy: 10 and 15 year results. Cancer. 2003;97(9):2142-9.
23. Chauday MA, Millis RR, Lane EB, Miller NA. Paget disease of the nipple: a ten year review including clinical, pathological and immunohistochemical findings. Breast Cancer Res Treat. 1986;8(2):139-46.
24. Soderstrom CE, Harms SE, Copit DS, Evans WP, Savino DA, Krakos PA, et al. 3D RO-DEO breast MRI of lesions containing ductal carcinoma in situ. Radiology. 1996;201(2):427-32.
25. Morrogh M, Morris EA, Liberman L, Van Zee K, Cody HS 3rd, King TA. MRI identifies otherwise occult disease in select patients with Paget disease of the nipple. J Am Coll Surg. 2008;206(2):316-21.
26. Kollmorgan DR, Varanasi JS, Edge SB, Carson WE 3rd. Paget's disease of the breast. Am Coll Surg. 1998;187(2):171-7.
27. Capobianco G, Spaliviero B, Dessole S, Cherchi PL, Marras V, Ambrosini G, et al. Paget's disease of the nipple diag-nosed by MRI. Arch Gynecol Obstet. 2006;274(5):316-8.
28. Frei KA, Bonel HM, Pelte MF, Hylton NM, Kinkel K. Paget disease of the breast: findings at magnetic resonance imaging and histopathologic correlation. Invest Radiol. 2005;40(6):363-7.

29. Amano G, Yajima M, Morobashi Y, Kuriya Y, Ohuchi N. MRI accurately depicts underying DCIS in a patient with Paget's disease of the breast without palpable mass and mammography findings. Jpn J Clin Oncol. 2005;35(3):149-53.
30. Mitchell ML, Napoletano J, Penman EJ. The MRI appearance of Paget's disease of the nipple: images from a single case. Del Med J. 2006;78(3):105-6.
31. Brenner RJ, Rothman BJ. Detection of primary breast cancer in women with known adenocarcinoma metastatic to the axilla: use of MRI after negative clinical and mammographic examination. J Magn Reson Imaging. 1997;7(6):1153-8.
32. Pierce U, Haifty BG, McCormick B, Vicini FA, Wazer DE, Recht A, et al. The conservative management of Paget's disease of the breast with radiotherapy. Cancer. 1997;80(6):1065-72.

Lesões Precursoras do Câncer de Mama

Sergio Mitsuo Masili Oku
Angela Francisca Trinconi
José Roberto Filassi

Introdução

Grande parte do epitélio normal da mama feminina adulta reside em unidades terminais ductolobulares. Carcinomas e suas lesões precursoras são resultado da transformação de células epiteliais. Independentemente de sua identidade, as células do epitélio mamário sofrem muitas adaptações e alterações genéticas que resultam no aumento do crescimento e na progressão.[1]

Historicamente, a carcinogênese mamária seguiu um modelo com base em múltiplas etapas, partindo de alterações normais do epitélio mamário, passando pelas hiperplasias sem e com atipia, carcinoma ductal *in situ* (CDIS), até atingir a forma de carcinoma invasor.[2]

Estudos recentes têm mostrado que células epiteliais da mama que parecem histologicamente normais não o são sempre quanto à estrutura molecular. Algumas dessas anormalidades morfologicamente silenciosas podem predispor as células a transformações pré-malignas ou malignas.[1] Foram encontradas diferenças moleculares entre lesão pura de hiperplasia ductal atípica (HDA) e desta em sincronia com CDIS ou invasor.[3] Além disso, padrões comuns de alterações moleculares entre CDIS e lesão invasiva adjacente apoiam o CDIS como um precursor direto de carcinoma invasor da mama.[4] A caracterização molecular de anormalidades histopatológicas pode aumentar a habilidade para um diagnóstico preciso, assim como pode aumentar também o conhecimento da etiologia e da progressão de lesões mamárias precoces.[3]

Lesões precursoras e pré-invasivas da mama representam entidades heterogêneas, com vários problemas associados a sua definição e classificação e ao diagnóstico e manejo de pacientes (Quadro 101.1).[5,6]

Quadro 101.1 – Lesões mamárias associadas a risco aumentado para carcinoma invasor de mama

Lesões proliferativas sem atipia (risco ligeiramente aumentado: 1,5 a 2) • Hiperplasia ductal usual moderada ou florida • Papiloma intraductal • Adenose esclerosante • Cicatriz radiada (lesão esclerosante complexa) • Fibroadenoma • Fibroadenoma complexo
Lesões proliferativas com atipia (risco moderadamente aumentado: 4 a 5) • Hiperplasia ductal atípica (HDA) • Hiperplasia lobular atípica (HLA)
Atipia de células colunares ou atipia epitelial plana
Carcinoma ductal *in situ* (CDIS)
Carcinoma lobular *in situ* (CLIS)

Fonte: Desenvolvida pela autoria

Lesões precursoras de câncer de mama são também conhecidas como de alto risco ou *borderlines*.[6] Chivukula *et al*. definem como alto risco as lesões benignas que predispõem pacientes a um risco aumentado para o desenvolvimento de câncer de mama.[7]

A presença de múltiplas lesões benignas da mama, proliferativas ou não, com ou sem atipia, em uma biópsia benigna da mama é fator preditor de risco para progressão de lesão benigna para câncer de mama.[8]

A detecção de lesões proliferativas da mama tem aumentado nos últimos anos, pois elas, muitas vezes, estão associadas a microcalcificações detectadas na mamografia.[3] Mais de 10% das biópsias mamárias decorrentes de alterações mamográficas podem estar associadas a lesões de alto risco.[9] O diagnóstico de lesões mamárias pré-invasivas representa um dilema clínico para o paciente e para o médico assistente. Após um diagnóstico de hiperplasia atípica ou CDIS, a paciente é imediatamente considerada de alto risco para futuro desenvolvimento de câncer de mama, embora essa progressão ocorra apenas em uma parcela de pacientes.

Tecnologias moleculares mais modernas tentam definir quais pacientes desenvolverão câncer de mama invasor e quais apresentam alto risco para doença biologicamente agressiva. Isso poderia aliviar a ansiedade e os custos do rastreamento de pacientes que, molecularmente, não são de alto risco. Portanto, diferentes subtipos de lesões precursoras de câncer de mama requererão diferentes estratégias.[4] As técnicas de análise molecular mais recentes para câncer de mama são: análise da perda de heterozigose ou desequilíbrio alélico; *array-based comparative genomic hybridization* (array CGH); *microarrays*; e *proteomics-protein analysis* (*c DNA*).[4,10,11]

Incertezas no prognóstico têm aumentado o debate acerca do tratamento apropriado, envolvendo um largo intervalo na abordagem dessas lesões, desde observação até mastectomia.[6] Nem todos os casos de HDA, de neoplasia lobular (NL) e de CDIS têm a mesma possibilidade de progredir para carcinoma invasor. Portanto, é óbvio que uma abordagem uniforme é incorreta.[6] Não existe concordância no manejo nas lesões de alto risco.[12] Vários fatores estão envolvidos como variação entre os laudos patológicos, limitações nos estudos clínicos, discordâncias entre a radiologia, patologia e falta de consenso nos critérios diagnósticos entre os patologistas.[13]

Lesões proliferativas sem atipia

Hiperplasia ductal usual (moderada ou florida)

A hiperplasia ductal faz parte das alterações fibrocísticas, compostas por um aumento da proliferação no número de células luminais. (D)[14,15] O grau de proliferação pode ser moderado ou florido. São proliferações intraductais epiteliais com mais de quatro células epiteliais em profundidade. As células compreendidas nesse tipo de proliferação são citologicamente benignas e variáveis em tamanho, forma e orientação e são, com frequência, arranjadas em padrão de "turbilhão". (D)[1] Normalmente, a hiperplasia ductal usual é um achado incidental e pode ser observado em qualquer idade, mas a maioria dos casos se concentra entre 35 e 60 anos. Na presença desse tipo de lesão, indica-se biópsia excisional.

Papilomas intraductais

Podem ser divididos em duas categorias maiores: papilomas solitários (centrais); e papilomas múltiplos (periféricos). (D)[1,16] Papilomas intraductais centrais solitários são a causa mais comum de descarga papilar espontânea, serosa ou sanguinolenta e, em geral, não são palpáveis. (D)[17] Ocorrem tipicamente em mulheres na perimenopausa (30 a 55 anos) e são, quase sempre, menores que 0,5 cm de diâmetro. (D)[1,17] Em geral, são ocultos na mamografia, mas podem ocasionalmente ser vistos como um ducto solitário dilatado ou como um grupamento de microcalcificações. Na ultrassonografia (USG), um papiloma intraductal pode apresentar-se como uma massa sólida, homogeneamente hipoecoica em um ducto dilatado. Patologicamente, um grande papiloma ductal é uma proliferação benigna do epitélio ductal que se projeta para o lúmen do ducto. (D)[15,17]

Papilomas múltiplos periféricos ou papilomas centrais múltiplos também podem ocorrer. (D)[17] Comparados com papilomas intraductais solitários, os papilomas múltiplos periféricos tendem a ocorrer em pacientes mais jovens, são menos frequentemente associados com descarga papilar, são mais periféricos, bilaterais e têm um risco maior para desenvolvimento de carcinoma. (D)[1,16,17] Pacientes com um papiloma solitário sem atipia têm um risco duas vezes maior de desenvolver câncer de mama, enquanto pacientes com papilomas múltiplos sem atipia têm um risco relativo de três. (D)[16]

Os papilomas podem estar contíguos a focos de carcinoma papilífero ou adjacentes a carcinomas ductais invasivos. (D)[18] Jaffer *et al.* relataram que 16,4% de pacientes com papilomas intraductais puros em biópsias por agulha grossa apresentavam, após excisão, atipia ou malignidade adjacentes ao papiloma, e não no sítio da biópsia. (C)[19] Ahmadieyeh *et al.* encontraram carcinomas em 22,5% de espécimes excisados de pacientes portadoras de papilomas com atipia e apenas 3% no grupo de pacientes sem atipia. (C)[20] Chang *et al.* relatam incidência de 4% de malignidade encontrada após excisão cirúrgica de papilomas sem atipias diagnosticados por meio de biópsia por agulha grossa. (B)[21] A capacidade de distinção das lesões papilíferas, quanto à natureza maligna, benigna ou atípica, pode ser limitada aos espécimes de biópsia de fragmento, razão pela qual essa análise deve ser feita pelo exame de toda a lesão por excisão cirúrgica. Enquanto alguns autores advogam que todas as lesões papilíferas identificadas por biópsias de fragmento devem ser completamente excisadas, outros indicam excisão cirúrgica apenas em casos de papilomas associados a fatores atípicos, e outros ainda sugerem excisão cirúrgica para papilomas intraductais benignos acima de 1,5 cm de tamanho. (B)[21,22] (D)[23] (C)[19] Ahmadieyeh *et al.* não encontraram diferença significativa em pacientes portadoras de papiloma sem atipia comparando as que fizeram excisão de seus papilomas benignos com aquelas que tiveram apenas seguimento. (C)[20] Boufelli *et al.* recomendam o seguimento nas lesões menores que 1 cm sem atipias, completamente removidas na biópsia percutânea e com concordância clinicorradiológica. (C)[24] O manejo de lesões papilares benignas diagnosticadas após biópsia por agulha grossa permanece controverso. (B)[21]

Adenose esclerosante

Adenose esclerosante é usualmente um achado incidental, mas pode se apresentar como um nódulo palpável ou como um achado mamográfico suspeito que consiste em distorção arquitetural, grupamento de microcalcificações, ou ambos. (D)[25] (C)[26] É uma doença proliferativa benigna da mama sem atipia que pode ser confundida com malignidade nos exames clínico, radiológico e mesmo histopatológico. (C)[26] Apresenta um padrão de proliferação lobulocêntrica. (D)[1] As estruturas ductulares são lineares, com uma dupla camada de epitélio, exibindo focalmente hiperplasia epitelial. (D)[27] O envolvimento lobular mostra um aumento do número de ácinos, que se tornam comprimidos e obliterados pela fibrose estromal; há atrofia das células epiteliais e aumento do número de células mioepiteliais, que se tornam muito proeminentes. Pode apresentar invasão perineural. (D)[25]

Está associada a um risco de 1,5 a duas vezes maior para desenvolvimento de carcinoma subsequente. É encontrada principalmente em mulheres na perimenopausa. (C)[28]

Excisão ou nova biópsia é aceitável para adenose esclerosante em razão de sua possível associação com lesões como CDIS e carcinoma invasor. Uma revisão cuidadosa de achados histopatológicos e de imagem é necessária após um diagnóstico de adenose esclerosante em *core biopsy*. Esse resultado não é aceitável para lesões com alta suspeição de malignidade, incluindo nódulos espiculados, calcificações com ramificação linear ou calcificações de distribuição segmentar ou linear. A excisão pode ser apropriada para massas ou distorção arquitetural em associação com cicatriz radiada. Adenose esclerosante é um diagnóstico passível de seguimento em *core biopsy* de nódulos circunscritos e não palpáveis e em mamotomia de calcificações puntiformes, amorfas e/ou pleomórficas, desde que haja uma boa amostragem dessas lesões. (D)[25]

Cicatriz radiada (lesão esclerosante complexa)

Cicatriz radiada é uma lesão benigna, não palpável na maioria dos casos, microscopicamente caracterizada por uma zona central de fibroelastose, a partir da qual são irradiados ductos e lóbulos, que exibem várias alterações benignas, como microcistos, metaplasia apócrina, hiperplasia florida e papilomas. (C)[29] Geralmente, o termo "cicatriz radiada" refere-se a lesões menores que 1 cm, enquanto o termo "lesão esclerosante complexa" é usado para descrever lesões maiores que 1 cm. (C)[29,30] (D)[31] A incidência de cicatriz radiada aumentou dramaticamente como resultado de programas de rastreamento mamográfico, com taxas que variam de 0,03% a 0,09% em pacientes assintomáticas. (C)[29] (D)[31] Evidências acumuladas indicam que a cicatriz radiada está associada com atipia e/ou malignidade e pode ser um fator de risco independente para o desenvolvimento de carcinoma em qualquer mama. (D)[31] Cicatriz radiada pode ser acompanhada por carcinoma invasor, HDA, hiperplasia lobular atípica (HLA) ou carcinoma *in situ*, embora o mecanismo exato de desenvolvimento não seja claro. (C)[29]

A possibilidade de HDA e carcinoma *in situ* associados aumenta paralelamente com o tamanho da lesão e a idade da paciente. (C)[29] Apesar de considerada uma lesão benigna, a cicatriz radiada pode estar associada com malignidade em 10% a 30% dos casos. (C)[29] (D)[31] A lesão maligna mais frequente em concomitância é o carcinoma tubular. Em mulheres com lesões proliferativas sem atipia, aquelas com cicatriz radiada apresentam um risco relativo de câncer de mama de 3, enquanto o risco relativo de câncer de mama naquelas sem cicatriz radiada é de 1,5. (D)[1] A apresentação radiológica da cicatriz radiada pode não diferir de outras lesões malignas. Não existe um padrão de tecido mamário ou mesmo de densidade mamária em que ela ocorra com maior frequência. (C)[29]

Nos casos de lesões de pequena dimensão e completamente excisadas, podemos considerar seguimento; caso contrário, a biópsia excisional deve ser realizada. (B)[22] (C)[30] (D)[31]

Fibroadenoma

Ver Capítulo 98 – Fibroadenoma de Mama: Diagnóstico e Tratamento.

Fibroadenoma complexo

Representa um subtipo de fibroadenoma que apresenta pelo menos um dos seguintes fatores de complexidade: calcificações epiteliais; metaplasia apócrina papilar; adenose esclerosante; e cistos maiores que 3 mm de diâmetro. Sua incidência pode variar de 15,7% a 23% dos casos de fibroadenomas. (C)[32] Acomete pacientes mais idosas quando comparado ao fibroadenoma simples, sendo, em média, menores que estes. O risco de desenvolvimento de câncer é maior em pacientes com fibroadenoma complexo do que naquelas com fibroadenoma não complexo. (D)[32] Dupont *et al.* encontraram um risco 3,1 vezes superior para carcinoma em mulheres com fibroadenoma complexo, comparado ao risco de 1,89 em mulheres com fibroadenoma não complexo. (B)[33]

Na mamografia, podem se apresentar como massas bem definidas, calcificações grosseiras em pipoca ou calcificações grosseiras heterogêneas. Na USG, apresentam-se como uma lesão isoecogênica circunscrita, massa hipoecoica, massa hipoecoica circunscrita com calcificações ou massa hipoecoica com margens irregulares. (C)[32]

A conduta frente ao diagnóstico de fibroadenoma complexo é controversa, com alguns autores recomendando monitoramento por meio de mamografia e/ou USG e outros sugerindo biópsia excisional. (C)[32]

Lesões proliferativas com atipia

HDA (hiperplasia ductal atípica)

Essas lesões são uma condição rara, vistas em 4% das biópsias benignas sintomáticas e, embora seja mais comum em associação com microcalcificações benignas detectadas em mamografias, são vistas mais comumente como um achado incidental. (D)[34] A significância do diagnóstico de HDA reside no aumento do risco de carcinoma invasor de mama, que é cerca de quatro a cinco vezes aquele da população geral e pode ser maior para mulheres na pré-menopausa, aproximadamente seis vezes. (B)[35] Esse risco é ainda maior se a paciente tiver um parente de 1º grau com câncer de mama (oito a dez vezes). Hoogerbrugge *et al.* (2003) encontraram HDA em 39% de espécimes de mastectomias profiláticas realizadas em 67 mulheres com alto risco familiar e hereditário para câncer de mama. (B)[36] A presença de hiperplasia atípica em uma lesão benigna da mama sozinha ou em conjunto com outras lesões sem atipia pode conferir riscos maiores. (D)[8] Tavassoli e Norris encontraram uma incidência de 9,8% de carcinoma invasor de mama em pacientes portadoras de hiperplasia intraductal atípica após seguimento médio de 12,4 anos. (B)[15]

A definição mais comumente aceita é a de que HDA representa uma lesão proliferativa que satisfaz alguns critérios, mas não todos, para o diagnóstico de CDIS de baixo grau, não comedo. (D)[5,10] Diferencia-se da hiperplasia típica pela presença de proliferação celular e atipias. (D)[37,38] A faixa etária média é de 50 anos, com tendência a atingir pacientes mais idosas que aquelas com hiperplasia sem atipias e mais novas que as portadoras de carcinoma *in situ*.

Dados moleculares da última década sugerem que uma porcentagem de casos de HDA compartilha padrões de perdas de heterozigoze com carcinomas invasores da mesma mama, apoiando o conceito segundo o qual pelo menos algum subtipo de HDA é uma lesão neoplásica de baixo grau com uma relação precursora para subsequentes carcinomas invasores. (B)[39] Allison *et al.* avaliaram 97 casos revisados e confirmados de HDA encontrados em biópsia de mama (mamotomia) de calcificações suspeitas. Identificaram CDIS em 20,6% dos casos após excisão cirúrgica. (B)[39]

Recentemente, alguns estudos têm relatado modificações genéticas nas alterações ductais típicas e sugerido que elas são precursoras das hiperplasias ductal atípicas. As HDA, por sua vez, têm mostrado as mesmas mutações do carcinoma *in situ* e invasivo. (D)[37,38] Essas evidências sustentam a teoria de que essas alterações proliferativas são um contínuo processo. Entretanto, são consideradas também por alguns autores um fator de risco, e não um precursor direto de câncer de mama. (D)[36,37,40] (B)[41] Após o diagnóstico, 3,7% a 22% das pacientes desenvolvem carcinoma invasivo. (D)[38]

Em muitas situações, pode ser bastante difícil para o patologista diferenciar entre hiperplasia sem atipias, com atipias e do carcinoma *in situ* de baixo grau, principalmente em biópsias por agulha grossa. (D)[37,42]

Tem se tornado uma prática amplamente padronizada a recomendação de biópsia excisional aberta, quando uma biópsia por agulha grossa revela HDA, pois ainda não se sabe quais subtipos de HDA realmente representam risco aumentado para carcinoma invasor. (B)[39]

Atipia epitelial plana (AEP)

Atipia epitelial plana é uma entidade emergente, de significado clínico incerto e que recebeu várias outras denominações no passado, como "neoplasia ductal intraepitelial tipo plana", "lóbulos císticos atípicos" e "carcinoma *clinging*". (D)[7] Essa lesão é caracterizada por ductos lineares dilatados com uma a três camadas de células colunares modificadas, portadoras de atipia citológica, mais comumente de baixo grau, tipo monomórfica. (D)[1,7,43,45] As células retêm projeções apicais presentes na superfície luminal, e os ácinos têm secreções floculares e podem estar associadas com calcificações. A AEP difere de HDA pela ausência de atipia arquitetural complexa. O risco de subestimação de carcinoma pode variar de 14% a 21% quando a AEP é encontrada em biópsias de fragmento. Estudos retrospectivos têm mostrado alta associação de AEP com NL, CDIS de baixo grau e particularmente com carcinoma tubular. (D)[7,44]

CDIS e HDA apresentam risco aumentado para carcinoma invasor em até cinco vezes. Entretanto, o risco associado com AEP permanece desconhecido. (D)[43] Dados recentes sugerem que a AEP pode ser uma lesão neoplásica que representa uma forma precoce de CDIS de baixo grau, bem como pode ser precursora para carcinoma invasivo, particularmente carcinoma tubular. Entretanto, o manejo apropriado da AEP presente em biópsias de mama, na ausência de áreas de HDA ou CDIS, é incerto e requer avaliação de mais estudos clínicos. (D)[43,44] A presença de AEP em um espécime de biópsia excisional requer uma cuidadosa pesquisa por áreas de HDA ou CDIS por intermédio de secções adicionais nos blocos contendo a lesão. Flegg *et al.* recomendam exérese cirúrgica para AEP em biópsia por agulha grossa. (B)[22]

CDIS

Ver Capítulo 102 – Carcinoma Ductal *in situ*. Diagnóstico e Tratamento.

Neoplasia lobular

O termo "neoplasia lobular" foi introduzido por Haagensen em 1978 e refere-se a um espectro de lesões de significado clínico ainda incerto, como HLA e carcinoma lobular *in situ* (CLIS). (D)[45] Mais um sistema para classificações dessas lesões tem sido proposto usando a terminologia "neoplasia intraepitelial lobular" (NIL), com base em critérios morfológicos e achados clínicos em três graus: NIL1; NIL2; NIL3. (D)[46]

CLIS é composto por células monomórficas, pequenas, redondas, poligonais ou cuboidais, com uma borda fina, de citoplasma claro, e uma alta razão núcleo/citoplasma. As células contêm vacúolos claros, conhecidos como "corpos magenta". As células são vagamente coesas, espaçadas regularmente, e preenchem e distendem o ácino. Entretanto, a arquitetura lobular global é mantida. Para o diagnóstico de CLIS é necessário que mais da metade do ácino em uma unidade lobular envolvida esteja preenchido e distendido pelas células características, sem deixar lúmen central. A lesão é considerada HLA quando o número de ácinos envolvidos é menos que a metade, com as células características preenchendo parcialmente o ácino, mantendo o lúmen ainda visível. (D)[46]

O CLIS da mama é uma lesão incomum com uma aparência distinta. É em geral um achado incidental em biópsias de mama realizadas por outras indicações e normalmente não é visto na mamografia. (D)[10,46] A maioria dos casos é diagnosticada em pacientes com idade entre 40 e 50 anos, uma década mais cedo que CDIS. Sua incidência varia entre 0,5% e 3,8% na literatura. (D)[46] Aproximadamente um quinto dos casos progredirá para carcinoma invasor em até 15 a 25 anos de seguimento. (B)[35] (D)[46] Pode aumentar em até 12 vezes o risco de carcinoma invasivo subsequente. (B)[47] Essas lesões têm sido encaradas mais como indicadores de risco que como precursoras de carcinoma invasor propriamente ditas. (D)[46]

CLIS é caracterizado por um grau maior de multifocalidade e bilateralidade que CDIS. (B)[35] É multicêntrico em 50% a 85% das pacientes e bilateral em 30% de mulheres submetidas à mastectomia bilateral. (D)[6] Essa multifocalidade, em uma lesão clinicamente indetectável, é uma das razões da dificuldade de planejamento da conduta a ser tomada frente a essas lesões. A taxa de subestimação de carcinoma varia de 17% a 27%. (B) (D)[48]

Tratamento cirúrgico radical tem caído em desuso. Recomendações para tratamento variam de seguimento com mamografia regular a excisão cirúrgica. (D)[46] (B)[47] Alguns autores recomendam excisão cirúrgica para todas as pacientes com diagnóstico de NL em biópsia por agulha grossa. (B) [22,47,49] (D)[48] Berg *et al.* recomendam biópsia excisional apenas na presença de microcalcificações residuais. (C)[50] Recomenda-se também a excisão de lesões contendo NL associada com outra lesão de risco como HDA. (B)[47]

Mulheres com diagnóstico de NL em biópsia excisional atualmente recebem recomendação para observação. Elas podem ser elegíveis para hormonioterapia preventiva com tamoxifeno, embora não existam dados que suportem essa abordagem. (B)[47] (D)[48,51]

A maioria dos dados sobre neoplasias lobulares é proveniente de estudos envolvendo pequeno número de pacientes. São necessárias rigorosa coleta de dados, análises e publicações para que um verdadeiro manejo com base em evidência possa ser colocado em prática. (D)[52]

Resumo

As lesões precursoras conhecidas como "lesões de alto risco" são heterogêneas e podem ser associadas a alto risco para desenvolvimento de câncer de mama. A falta de consenso no seu manejo resulta em possíveis discrepâncias na conduta com o paciente. Atenção especial deve ser dada ao seguimento radiológico desses casos necessitando de equipe multidisciplinar altamente especializada.

Recomendação

Na Divisão de Ginecologia do Hospital das Clínicas da Faculdade de Medicina da Universidade de São Paulo (HCFMUSP), recomenda-se a seguintes conduta para as lesões mamárias associadas a risco aumentado para carcinoma invasor de mama. (Algoritmo 100.1).

Algoritmo 101.1 – Lesões mamárias associadas a risco aumentado para carcinoma invasor de mama

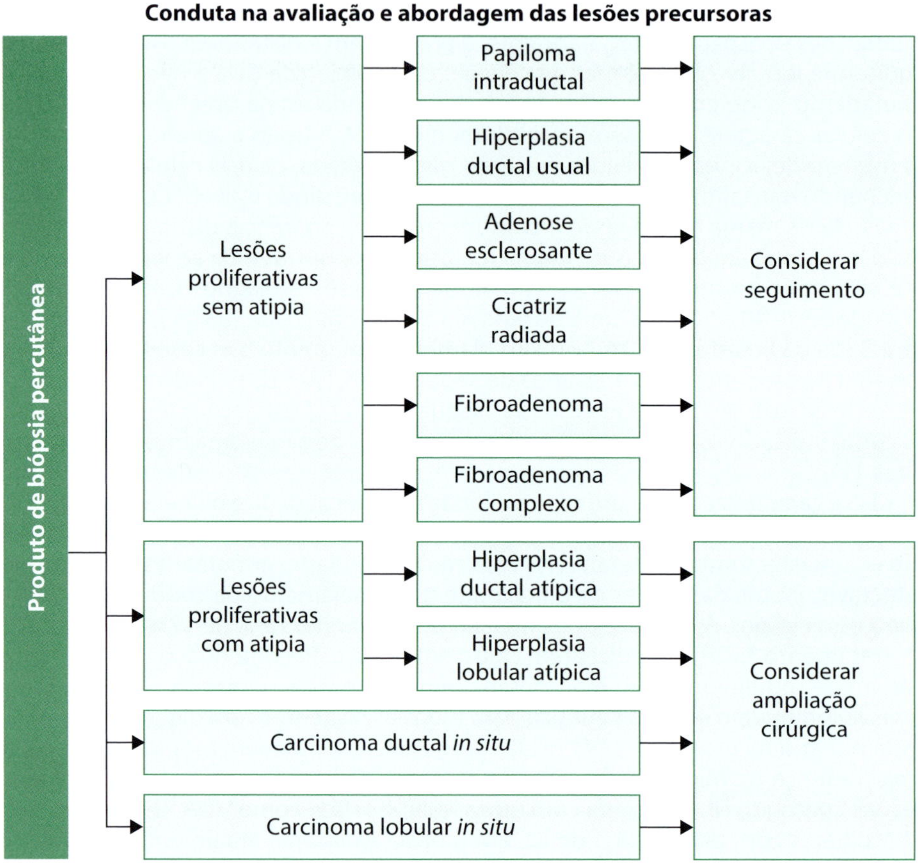

Fonte: Desenvolvido pela autoria

Referências bibliográficas

1. Harris JR LM, Morrow M, Osborne CK. Diseases of the breast. Pathology of benign breast disorders. 5. ed., 2014.
2. Simpson PT, Reis-Filho JS, Gale T, Lakhani SR. Molecular evolution of breast cancer. J Pathol. 2005;205(2):248-54.
3. Ellsworth RE, Ellsworth DL, Weyandt JD, Fantacone-Campbell JL, Deyarmin B, Hooke JA, et al. Chromosomal alterations in pure nonneoplastic breast lesions: implications for breast cancer progression. Ann Surg Oncol. 2010;17(6):1688-94.

4. Jeffrey SS, Pollack JR. The diagnosis and management of pre-invasive breast disease: promise of new technologies in understanding pre-invasive breast lesions. Breast Cancer Res. 2003;5(6):320-8.
5. Van de Vijver MJ, Peterse H. The diagnosis and management of pre-invasive breast disease: pathological diagnosis – problems with existing classifications. Breast Cancer Res. 2003;5(5):269.
6. Zagouri F, Sergentanis TN, Zografos GC. Precursors and preinvasive lesions of the breast: the role of molecular prognostic markers in the diagnostic and therapeutic dilemma. World J Surg Oncol. 2007;5:57.
7. Chivukula M, Bhargava R, Tseng G, Dabbs DJ. Clinicopathologic implications of "flat epithelial atypia" in core needle biopsy specimens of the breast. Am J Clin Pathol. 2009;131(6):802-8.
8. Worsham MJ, Raju U, Lu M, Kapke A, Cheng J, Wolman SR. Multiplicity of benign breast lesions is a risk factor for progression to breast cancer. Clin Cancer Res. 2007;13(18-1):5474-9.
9. Eby PR, Ochsner JE, DeMartini WB, Allison KH, Peacock S, Lehman CD. Is surgical excision necessary for focal atypical ductal hyperplasia found at stereotactic vacuum-assisted breast biopsy? Ann Surg Oncol. 2008;15(11):3232-8.
10. Reis-Filho JS, Lakhani SR. The diagnosis and management of pre-invasive breast disease: genetic alterations in pre-invasive lesions. Breast Cancer Res. 2003;5(6):313-9.
11. Larson PS, de las Morenas A, Cerda SR, Bennett SR, Cupples LA, Rosenberg CL. Quantitative analysis of allele imbalance supports atypical ductal hyperplasia lesions as direct breast cancer precursors. J Pathol. 2006;209(3):307-16.
12. Bahl M. Management of High-Risk Breast Lesions. Radiol Clin North Am. 2021;59(1):29-40.
13. Georgian-Smith D, Lawton TJ. Variations in physician recommendations for surgery after diagnosis of a high-risk lesion on breast core needle biopsy. AJR Am J Roentgenol. 2012;198(2):256-63.
14. Rosen P. Ductal Hyperplasia – usual and atypical. Pine JJ (ed.). Philadelphia: Lippincott Willians and Wilkins, 2009:230-63.
15. Tavassoli FA, Norris HJ. A comparison of the results of long-term follow-up for atypical intraductal hyperplasia and intraductal hyperplasia of the breast. Cancer. 1990;65(3):518-29.
16. Mulligan AM, O'Malley FP. Papillary lesions of the breast: a review. Adv Anat Pathol. 2007;14(2):108-19.
17. Yeh ED, Keel SB, Slanetz PJ. Intraductal papilloma of the breast. AJR Am J Roentgenol. 1999;173(4):936.
18. Hoda SA, Harigopal M, Harris GC, Pinder SE, Lee AH, Ellis IO. Expert opinion: reporting needle core biopsies of breast carcinomas. Histopathology. 2003;43(1):84-90.
19. Jaffer S, Nagi C, Bleiweiss IJ. Excision is indicated for intraductal papilloma of the breast diagnosed on core needle biopsy. Cancer. 2009;115(13):2837-43.
20. Ahmadiyeh N, Stoleru MA, Raza S, Lester SC, Golshan M. Management of intraductal papillomas of the breast: an analysis of 129 cases and their outcome. Ann Surg Oncol. 2009;16(8):2264-9.
21. Chang JM, Moon WK, Cho N, Han W, Noh DY, Park IA, et al. Risk of carcinoma after subsequent excision of benign papilloma initially diagnosed with an ultrasound (US)-guided 14-gauge core needle biopsy: a prospective observational study. Eur Radiol. 2010;20(5):1093-100.
22. Flegg KM, Flaherty JJ, Bicknell AM, Jain S. Surgical outcomes of borderline breast lesions detected by needle biopsy in a breast screening program. World J Surg Oncol. 2010;8:78.
23. Ueng SH, Mezzetti T, Tavassoli FA. Papillary neoplasms of the breast: a review. Arch Pathol Lab Med. 2009;133(6):893-907.
24. Boufelli G, Giannotti MA, Ruiz CA, Barros N, Chala LF, Maesaka JY, et al. Papillomas of the breast: factors associated with underestimation. Eur J Cancer Prev. 2018;27(4):310-4.
25. Gill HK, Ioffe OB, Berg WA. When is a diagnosis of sclerosing adenosis acceptable at core biopsy? Radiology. 2003;228(1):50-7.

26. Taşkin F, Köseoğlu K, Unsal A, Erkuş M, Ozbaş S, Karaman C. Sclerosing adenosis of the breast: radiologic appearance and efficiency of core needle biopsy. Diagn Interv Radiol. 2011;17(4):311-6.
27. Jao W, Recant W, Swerdlow MA. Comparative ultrastructure of tubular carcinoma and sclerosing adenosis of the breast. Cancer. 1976;38(1):180-6.
28. Jensen RA, Page DL, Dupont WD, Rogers LW. Invasive breast cancer risk in women with sclerosing adenosis. Cancer. 1989;64(10):1977-83.
29. Egyed Z, Péntek Z, Járay B, Kulka J, Svastics E, Kas J, et al. Radial scar-significant diagnostic challenge. Pathol Oncol Res. 2008;14(2):123-9.
30. Patterson JA, Scott M, Anderson N, Kirk SJ. Radial scar, complex sclerosing lesion and risk of breast cancer. Analysis of 175 cases in Northern Ireland. Eur J Surg Oncol. 2004;30(10):1065-8.
31. Kennedy M, Masterson AV, Kerin M, Flanagan F. Pathology and clinical relevance of radial scars: a review. J Clin Pathol. 2003;56(10):721-4.
32. Sklair-Levy M, Sella T, Alweiss T, Craciun I, Libson E, Mally B. Incidence and management of complex fibroadenomas. AJR Am J Roentgenol. 2008;190(1):214-8.
33. Dupont WD, Page DL, Parl FF, Vnencak-Jones CL, Plummer WD, Rados MS, et al. Long--term risk of breast cancer in women with fibroadenoma. N Engl J Med. 1994;331(1):10-5.
34. Pinder SE, Ellis IO. The diagnosis and management of pre-invasive breast disease: ductal carcinoma in situ (DCIS) and atypical ductal hyperplasia (ADH) – current definitions and classification. Breast Cancer Res. 2003;5(5):254-7.
35. Page DL, Dupont WD, Rogers LW, Landenberger M. Intraductal carcinoma of the breast: follow-up after biopsy only. Cancer. 1982;49(4):751-8.
36. Hoogerbrugge N, Bult P, de Widt-Levert LM, Beex LV, Kiemeney LA, Ligtenberg MJ, et al. High prevalence of premalignant lesions in prophylactically removed breasts from women at hereditary risk for breast cancer. J Clin Oncol. 2003;21(1):41-5.
37. Rosen PP. Ductal hyperplasia – usual and atypical. In: Pine JW Jr. (executive editor). Rosen's breast pathology. 3. ed. Philadelphia: Lippincott Williams and Wilkins, (PA), 2009:230-63.
38. Tavassoli FA DA. Pathology & genetics tumours of breast and female genital organs. Lion: International Agency for Research on Cancer – IARC Press, 2003.
39. Allison KH, Eby PR, Kohr J, DeMartini WB, Lehman CD. Atypical ductal hyperplasia on vacuum-assisted breast biopsy: suspicion for ductal carcinoma in situ can stratify patients at high risk for upgrade. Hum Pathol. 2011;42(1):41-50.
40. boecker hb.
41. Page DL, Dupont WD, Rogers LW, Rados MS. Atypical hyperplastic lesions of the female breast. A long-term follow-up study. Cancer. 1985;55(11):2698-708.
42. Provenzano E, Pinder SE. Pre-operative diagnosis of breast cancer in screening: problems and pitfalls. Pathology. 2009;41(1):3-17.
43. Sudarshan M, Meguerditchian AN, Mesurolle B, Meterissian S. Flat epithelial atypia of the breast: characteristics and behaviors. Am J Surg. 2011;201(2):245-50.
44. Schnitt SJ. The diagnosis and management of pre-invasive breast disease: flat epithelial atypia--classification, pathologic features and clinical significance. Breast Cancer Res. 2003;5(5):263-8.
45. Haagensen CD, Lane N, Lattes R, Bodian C. Lobular neoplasia (so-called lobular carcinoma in situ) of the breast. Cancer. 1978;42(2):737-69.
46. Simpson PT, Gale T, Fulford LG, Reis-Filho JS, Lakhani SR. The diagnosis and management of pre-invasive breast disease: pathology of atypical lobular hyperplasia and lobular carcinoma in situ. Breast Cancer Res. 2003;5(5):258-62.
47. Foster MC, Helvie MA, Gregory NE, Rebner M, Nees AV, Paramagul C. Lobular carcinoma in situ or atypical lobular hyperplasia at core-needle biopsy: is excisional biopsy necessary? Radiology. 2004;231(3):813-9.
48. Hussain M, Cunnick GH. Management of lobular carcinoma in-situ and atypical lobular hyperplasia of the breast-a review. Eur J Surg Oncol. 2011;37(4):279-89.

49. O'Driscoll D, Britton P, Bobrow L, Wishart GC, Sinnatamby R, Warren R. Lobular carcinoma in situ on core biopsy-what is the clinical significance? Clin Radiol. 2001;56(3):216-20.
50. Berg WA, Mrose HE, Ioffe OB. Atypical lobular hyperplasia or lobular carcinoma in situ at core-needle breast biopsy. Radiology. 2001;218(2):503-9.
51. Gradishar WJ, Anderson BO, Abraham J, Aft R, Agnese D, Allison KH, et al. Breast Cancer, Version 3.2020, NCCN Clinical Practice Guidelines in Oncology. J Natl Compr Canc Netw. 2020;18(4):452-78.
52. Cohen MA. Cancer upgrades at excisional biopsy after diagnosis of atypical lobular hyperplasia or lobular carcinoma in situ at core-needle biopsy: some reasons why. Radiology. 2004;231(3):617-21.

Carcinoma Ductal *in Situ*. Diagnóstico e Tratamento

Maria Carolina Formigoni
Marcos Desidério Ricci
José Roberto Filassi

Introdução

O carcinoma ductal *in situ* (CDIS) compreende um grupo heterogêneo de lesões com potencial de malignidade variável e apresentação clínica diversa. O CDIS é definido como uma proliferação de células epiteliais malignas dentro do ducto mamário, sem ultrapassar a membrana basal, e pode evoluir para a forma microinvasiva ou invasiva, embora a estimativa dessa ocorrência seja amplamente variável (14% a 46%).

A principal forma de apresentação é a de microcalcificações. Por essa característica, entre 70% e 90% dos casos são diagnosticados pela mamografia. São poucos os casos que se apresentam como nódulo palpável ou fluxo papilar suspeito (sanguinolento ou cristalino) ao exame clínico.

Achados clínicos e de imagem – diagnóstico

Na maioria dos casos, o CDIS é assintomático e a suspeita se faz pela presença de microcalcificações aos exames de rastreamento. O grau de suspeição varia de acordo com a morfologia e a distribuição dos achados. Quanto à morfologia, as microcalcificações amorfas usualmente se associam ao CDIS de baixo grau enquanto as grosseiras e heterogêneas, pleomórficas finas e lineares e ramificadas se associam ao CDIS de alto grau. Com relação à distribuição, as segmentares e lineares, por acompanharem o trajeto ductal, são altamente suspeitas.[1]

Outra forma de apresentação menos frequente é como nódulo palpável ou fluxo papilar suspeito (hemorrágico ou água de rocha). Em estudo retrospectivo incluindo 190 mulheres diagnosticadas com CDIS, 62% mostraram calcificações; 22%, alterações de tecidos moles; e 16% não mostraram alterações mamográficas. (C)[11] O uso da mamografia para rastreamento do câncer de mama aumentou em 560% a detecção do CDIS. (D)[2] A ultrassonografia (USG) mamária não é um método adequado para visibilizar microcalcificações, não sendo, assim, propedêutica adequada para o diagnóstico da maioria dos casos de CDIS. Quando há lesões visíveis à USG, aumenta a possibilidade de carcinoma invasor associado ao CDIS (nódulos ou massas palpáveis). (D)[3]

A ressonância magnética (RM) das mamas não deve ser indicada rotineiramente. O método apresenta alta sensibilidade e baixa especificidade, além de poder superestimar os achados em 25% dos casos. Quanto maior o grau nuclear do CDIS, maior a sensibilidade do método, variando entre 60% e 80%. Atualmente, pode auxiliar na determinação da extensão do CDIS, principalmente nos casos não associados a microcalcificações, no estadiamento da mama contralateral e na identificação de doença multifocal.[16]

Diagnóstico

A confirmação diagnóstica é feita pela obtenção de material para análise histológica, sendo a biópsia a vácuo o padrão-ouro. Outras possibilidades incluem biópsia por agulha grossa guiada por ultrassom ou biópsia excisional.

Do ponto de vista histológico, o CDIS se caracteriza pela proliferação de células epiteliais neoplásicas confinadas ao ducto, apresentando a camada de células mioepitelias e membrana basal integras. É considerado uma lesão precursora, não obrigatória para o carcinoma invasivo e não tem potencial metastático. No entanto, as pacientes com CDIS apresentam chance de ter um carcinoma invasor até dez vezes maior que na população em geral. (A)[4]

Pode ser classificado de acordo com a arquitetura histológica nos subtipos sólido, micropapilar, papilar, cribiforme e comedo. O CDIS de subtipo comedo consiste em células aparentemente malignas, com presença de alto grau nuclear, pleomorfismos e abundante necrose luminal central. Aparentemente, é mais agressivo, com alta probabilidade de associação com carcinoma ductal invasivo. (A)[4]

Tratamento

Estabelecido o diagnóstico de CDIS, o principal tratamento é cirúrgico. As incertezas acerca da história natural do CDIS produziram um cenário de tratamentos tão diversos que vão da proposta de excisão local à mastectomia total. No passado, os trabalhos de revisão não mostravam um nível adequado de padronização das técnicas cirúrgicas e radioterapêuticas. Atualmente, uma grande quantidade de trabalhos prospectivos e randomizados forneceu dados importantes para avaliação do tratamento do CDIS quanto à recorrência local e à sobrevida global.

A mastectomia é procedimento curativo em 98% a 99% dos casos de CDIS. Estudo com 430 mulheres submetidas à mastectomia por CDIS, seguidas no período de 13 anos, registrou risco de recorrência local de 0,5% e de mortalidade por câncer de mama de 0,8%. (B)[5] (D)[6] A mastectomia é defendida pelos dados que demonstram que 30% dos CDIS são multicêntricos e que 40% de prevalência da doença residual em excisão local é seguida pela mastectomia. (B)[7] (D)[8]

As indicações de mastectomia são: contraindicação para radioterapia; lesões multicêntricas; microcalcificações difusas presentes na mamografia; impossibilidade de obtenção de margens adequadas; e desejo da paciente. A reconstrução imediata deve ser oferecida nesses casos.

Apesar das baixas incidências de recorrência e mortalidade quando o tratamento cirúrgico se baseia na mastectomia, a cirurgia conservadora pode ser considerada em grande gama de situações, visando tornar o tratamento menos mutilador, preservando a silhueta mamária.

A decisão da técnica cirúrgica deve basear-se na proporção do tamanho da lesão *vs.* tamanho da mama, obtenção de margens livres, resultado estético final e desejo da paciente. Nos casos de cirurgia conservadora, recomenda-se radiografar o espécime cirúrgico a fim de se documentar a retirada das microcalcificações. A margem cirúrgica mínima recomendada é de 2 mm.[18]

Existem quatro grandes trabalhos a respeito de cirurgia conservadora e radioterapia: NSABP B-17, EORTC 10853, UK Trial e SweDCIS. (A)[1,9,10,12] Os resultados desses trabalhos foram similares e demonstraram que a radioterapia reduz a recorrência de tumor ipsilateral. Reduziu em 50% a 60% a recorrência por tumores invasivos e em 60% por CDIS. Não se evidenciou melhoria na sobrevida global. (A)[1,9,10,12]

A terapia hormonal adjuvante tem intuito de reduzir os eventos ipsilaterais e contralaterais e deve ser avaliada nos casos de CDIS com expressão positiva de receptores de estrogênio.

Com relação ao uso do tamoxifeno, o estudo NSABP B-24 avaliou 1.804 pacientes, (A)[13] as quais foram randomizados para o tratamento por meio da tumorectomia, radioterapia e placebo *vs.* tumorectomia, recorrência tumoral em 5 anos em relação ao grupo placebo (8,2% *vs.* 13,4%). Do total de pacientes estudadas, 676 tinham receptor de estrogênio (RE) positivo. Houve redução de 59% no risco de tumores recorrentes e contralaterais no grupo RE positivo. Mas esse benefício aparentemente só favoreceu esse grupo. (A)[13]

Os inibidores de aromatase, como o anastrozol, podem ser utilizados como alternativa na pós-menopausa. Seu efeito parece ter superioridade dependente da idade em relação ao tamoxifeno.[17] Todavia, os efeitos colaterais, como risco de fraturas, perda de massa óssea, dores articulares e piora da qualidade de vida, devem ser ponderados.

A avaliação axilar é um tema controverso em razão da dificuldade de avaliação da extensão da doença pelos achados mamográficos e sua relação com a histopatologia/biologia molecular, devendo cada caso ser avaliado individualmente (extensão do tumor, grau nuclear e presença de comedonecrose). Os estudos NSABP B-17 e NSABP B-24 mostraram que o risco de recorrência axilar de pacientes tratadas foi muito baixo. (C)[14] O NSABP B-17 demonstrou uma taxa de recorrência de 0,83/mil pacientes e o B-24 de 0,36/mil pacientes. Esses dados não suportam o uso rotineiro do linfonodo sentinela para tratamento do CDIS, levando-se em conta as complicações do procedimento como linfedema (7%) e parestesia (9%). (B)[15] Deve-se ressaltar o estudo ACOSOG Z0011, que não demonstrou melhoria na sobrevida global de pacientes com linfonodo sentinela metastático positivo em pacientes com carcinoma ductal invasor de mama, o que reforça o uso cauteloso do linfonodo sentinela nos casos de CDIS. (A)[4]

A decisão quanto à realização ou não da biópsia do linfonodo sentinela deve considerar o potencial risco de lesão invasora relacionada ao CDIS. Alguns fatores auxiliam nessa avaliação incluem: presença de lesão nodular; extensão maior que 5 cm dos achados mamográficos; doença multicêntrica e de alto grau. Pacientes que serão submetidas à mastectomia devem realizar avaliação axilar uma vez que, após a cirurgia, a drenagem linfática será comprometida.[18]

Após realização de tratamento locorregional e definição quanto à prescrição ou não da terapia endócrina, recomenda-se vigilância clínica com exame físico e mamografia. A periodicidade varia entre trimestral e semestral nos 3 primeiros anos e anual ou semestral nos 2 anos subsequentes. Mamografia, quando aplicável, deve ser solicitada anualmente após 6 meses do término da radioterapia.

Recomendação

Na Divisão de Ginecologia do Hospital das Clínicas da Faculdade de Medicina da Universidade de São Paulo (HCFMUSP), recomenda-se a seguinte conduta no tratamento do carcinoma ductal *in situ* (Algoritmo 102.1).

Algoritmo 102.1 – Tratamento do carcinoma ductal *in situ*

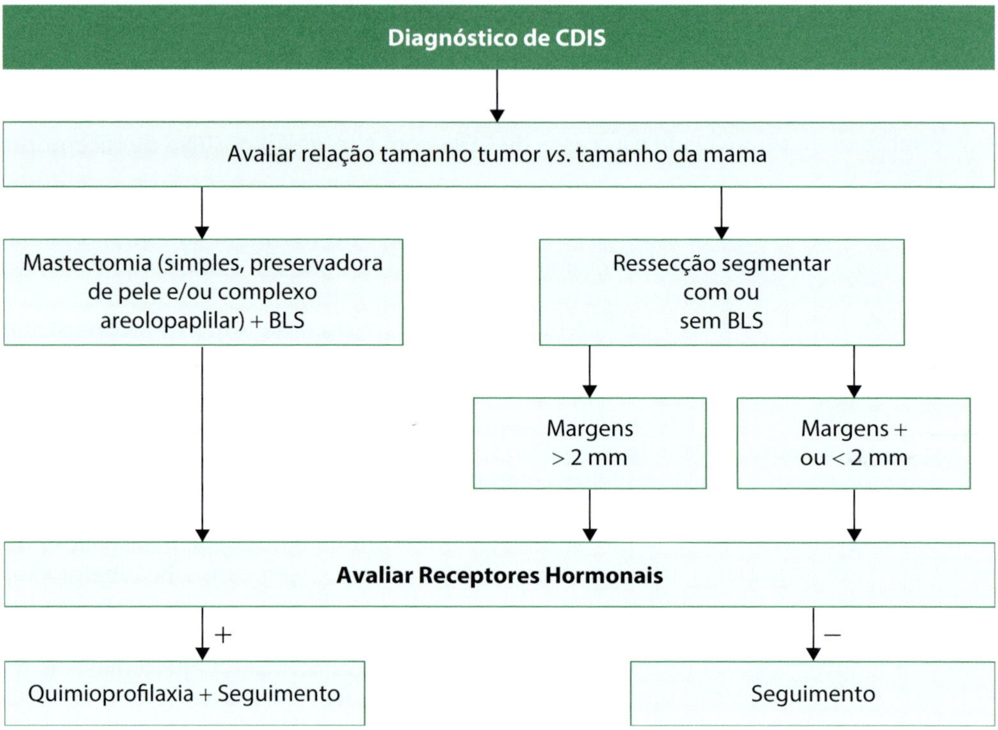

BLS: biópsia de linfonodo sentinela; CDIS: carcinoma ductal *in situ*

Fonte: Desenvolvido pela autoria

Referências bibliográficas

1. Fisher B, Land S, Mamounas E, Dignam J, Fisher ER, Wolmark N. Prevention of invasive breast cancer in women with ductal carcinoma in situ: an update of the national surgical adjuvant breast and bowel project experience. Semin Oncol. 2001;28(4):400-18.
2. Ries LAG, Melbert D, Krapcho M, et al. (Eds.). SEER Cancer Statistics Review, 1975-2005. Bethesda. National Cancer Institute. 2008. [2024 Maio 03]. Disponível em: http://seer.cancer.gov/csr/1975_2005/.
3. Stuart K, Boyages J, Brennan M, Ung O. Ductal carcinoma in situ – management update. Aus Fam Physician. 2005;34(11):949-54.
4. Giuliano AE, Hunt KK, Ballman KV, Beitsch PD, Whitworth PW, Blumencranz PW, et al. Axillary dissection vs axillary dissection in women with invasive breast cancer and sentinel node metastasis: a randomized clinical trial. JAMA. 2011;305(6):569-75.
5. Lee LA, Silverstein MJ, Chung CT, Macdonald H, Sanghavi P, Epstein M, et al. Breast cancer-specific mortality after invasive local recurrence in patients with ductal carcinoma-in-situ of the breast. Am J Surg. 2006;192(4):416-9.

6. Mokbel K. Towards optimal management of ductal carcinoma in situ of the breast. Eur J Surg Oncol. 2003;29(2):191-7.
7. Fisher ER, Dignam J, Tan-Chiu E, Costantino J, Fisher B, Paik S, et al. Pathologic findings from the National Surgical Adjuvant Breast Project (NSABP) eight-year update of Protocol B-17: intraductal carcinoma. Cancer. 1999;86(3):429-38.
8. Fonseca R, Hartmann LC, Petersen IA, Donohue JH, Crotty TB, Gisvold JJ. Ductal carcinoma in situ of the breast. Ann Intern Med. 1997;127(11):1013-22.
9. Bijker N, Meijnen P, Peterse JL, Bogaerts J, Van Hoorebeeck I, Julien JP, et al. Breast--conserving treatment with or without radiotherapy in ductal carcinoma-in-situ: ten-year results of European Organisation for Research and Treatment of Cancer randomized phase III trial10853 – a study by the EORTC Breast Cancer Cooperative Group and EORTC Radiotherapy Group. J Clin Oncol. 2006;24(21):3381-7.
10. Emdin SO, Granstrand B, Ringberg A, Sandelin K, Arnesson LG, Nordgren H, et al. SweDCIS: radiotherapy after sector resection for ductal carcinoma in situ of the breast. Results of a randomised trial in a population offered mammography screening. Acta Oncol. 2006;45(5):536-43.
11. Ikeda DM, Andersson I. Ductal carcinoma in situ: atypical mammographic appearances. Radiology. 1989;172(3):661-6.
12. Houghton J, George WD, Cuzick J, Duggan C, Fentiman IS, Spittle, et al. Radiotherapy and tamoxifen in women with completely excised ductal carcinoma in situ of the breast in the UK, Australia, and New Zealand: randomised controlled trial. Lancet. 2003;362(9378):95-102.
13. Hiramatsu H, Bornstein BA, Recht A, Schnitt SJ, Baum JK, Connolly JL, et al. Local recurrence after conservative surgery and radiation therapy for ductal carcinoma in situ: possible importance of family history. Cancer J Sci Am. 1995;1(1):55-61.
14. Julian TB, Land SR, Fourchotte V, Haile SR, Fisher ER, Mamounas EP, et al. Is sentinel node biopsy necessary in conservatively treated DCIS? Ann Surg Oncol. 2007;14(8):2202-8.
15. Wilke LG, McCall LM, Posther KE, Whitworth PW, Reintgen DS, Leitch AM, et al. Surgical complications associated with sentinel lymph node biopsy: results from a prospective international cooperative group trial. Ann Surg Oncol. 2006;13(4):491-500.
16. Nori J, Meattini I, Giannotti E, Abdulcadir D, Mariscott G, Calabrese M, et al. Role of preoperative breast MRI in ductal carcinoma in situ for prediction of breast and assessment of the extent of occult invasive component. Breast J. 2014;20:243.
17. Margolese RG, Cecchini RS, Julian TB, Ganz PA, Costantino JP, Vallow LA, et al. Anastrozole versus tamoxifen in postmenopausal women with ductal carcinoma in situ undergoing lumpectomy plus radiotherapy (NSABP B-35): a randomized, double-blind, phase 3 clinical trial. Lancet. 2016;387(10021):849-56.
18. Morrow M, Van Zee KJ, Solin LJ, Houssami N, Chavez-MacGregor M, Harris JR, et al. Society of Surgical Oncology-American Society for Radiation Oncology-American Society of Clinical Oncology consensus guideline on margins for breast conserving surgery with whole-breast irradiation in ductal carcinoma in situ. J Clin Oncol. 2016;34(33):4040-6.

Carcinoma de Mama. Diagnóstico

Gabriela Boufelli de Freitas
Carlos Shimizu
Nestor de Barros (*in memoriam*)
José Roberto Filassi

O câncer de mama pode ser diagnosticado por meio dos programas de rastreamento ou pela apresentação de sinais e sintomas como aparecimento de uma nodulação palpável. O rastreamento tem como objetivo um diagnóstico precoce, em estádios mais iniciais, com maior chance de cura e menor necessidade de intervenções.[1] A presença de algum achado suspeito no exame físico ou em exame de imagem exige a realização de exames adicionais incluindo-se biópsia e anatomopatológico.

Os principais exames de imagem que auxiliam na avaliação da mama são: mamografia; tomossíntese; ultrassonografia (USG); e ressonância magnética (RM).

Mamografia

A primeira diretriz para rastreamento do câncer de mama foi estabelecida pelo National Cancer Institute, nos Estados Unidos. O estudo comparou a experiência em uma amostra aleatória de cerca de 31 mil mulheres, em cada grupo, com idade entre 40 e 64 anos, oferecendo mamografia para o grupo-estudo e comparando-o ao grupo-controle; após 3 anos e meio de pesquisa, houve uma redução da taxa de mortalidade no grupo-estudo (31 mortes por câncer no grupo-estudo *versus* 52 no grupo-controle).[2] Diversos trabalhos foram realizados ao longo dos anos com intuito de se avaliar o real impacto da mamografia nas taxas de mortalidade do câncer de mama e a recomendação mais recente orienta que todas as mulheres acima de 40 anos realizem mamografias bianuais até os 74 anos.[3]

O câncer de mama é o mais prevalente entre as mulheres no mundo e a principal causa de morte por câncer nessa população. A estimativa de novos casos de câncer de mama no mundo, para 2020, foi de 2.261.419, representando 24,5% de todos os cânceres em mulheres com uma estimativa de 684.996 (15,5%) mortes pela doença segundo levantamento feito pelo Globocan 2020.[4] No Brasil, também é o câncer mais prevalente entre as mulheres, estimou-se que ocorreriam 73.610 casos novos da doença no ano de 2023; em relação à mortalidade, houve, em 2020, 17.825 óbitos por câncer de mama em mulheres. Esses números ilustram a alta prevalência do câncer de mama entre as mulheres e o seu impacto nessa população.[5]

As questões acerca dos programas de rastreamento de doenças são: a doença deve ser prevalente; deve haver um período pré-clínico (assintomático); o tratamento na fase inicial deve oferecer melhores resultados de cura; deve ser acessível à população; e ter boas taxas de especificidade e sensibilidade. O câncer de mama preenche esses critérios.[6]

Estudos que avaliaram a sensibilidade e a especificidade da mamografia na detecção do câncer de mama encontraram taxas de sensibilidade entre 61% e 89%.[7] A mamografia digital demonstrou sensibilidade de 70% com especificidade de 92%, apresentando maior acurácia em mulheres abaixo dos 50 anos em relação à mamografia convencional.[8,9]

Metanálise que avaliou o impacto da mamografia em redução das taxas de mortalidade demonstrou um risco relativo (RR) para mortalidade por câncer de mama de 0,85 para mulheres entre 40 e 49 anos; 0,86 para mulheres entre 50 e 59 anos; e 0,68 para mulheres entre 60 e 69 anos.[10] Outros trabalhos demonstraram uma redução da mortalidade por câncer de mama de 19%, sendo uma redução de cerca de 15% em mulheres aos 40 anos e 32% em mulheres aos 60 anos.[6] A recomendação pelo U.S. Preventive Task Force antes de maio de 2023 era de mamografia bianual a partir dos 50 anos; como nos últimos anos houve aumento da taxa de câncer de mama em mulheres entre os 40 e 50 anos, cerca de 15% a 20% dos casos, a recomendação passou a ser mamografia bianual a partir dos 40 anos.[3,11]

A realização de um programa de rastreamento contempla alguns pontos a serem levados em consideração como: falso-positivos; exposição à radiação; dor; ansiedade e *overdiagnosis*. A mamografia tem uma chance de 61% de um falso-positivo avaliando-se um período de 10 anos, considerando-se o início do rastreamento entre 40 e 50 anos.[6] O cálculo de dados de *overdiagnosis* varia na literatura e, após ajustes de vieses e de incidências, estima-se que a taxa é menor do que 10%.[12]

As recomendações de rastreamento, então, atuais, são de mamografia para mulheres acima de 40 anos, anual ou bianual.[3,13,14] Em situações especiais, mulheres com alto risco de desenvolver câncer de mama devem iniciar os programas de rastreamento em idades mais jovens.

Pacientes com mutação do gene BRCA1/2 devem iniciar a mamografia anual aos 30 anos (casos em que se deve iniciar a realização de RM das mamas anual a partir dos 25 anos).[13,15]

Pacientes com outras mutações genéticas como CHECK 2 e CDH-1 devem iniciar mamografia e RM anual a partir dos 35 anos. Pacientes com antecedente de radioterapia torácica por linfoma de Hodgkin entre os 10 e 30 anos devem iniciar os exames 8 anos após a exposição ou a partir dos 25 anos com RM anual e mamografia anual a partir dos 30 anos.[13,15]

Pacientes com risco individual de câncer, por modelos matemáticos como o de Gail, ≥ 1,7 em 5 anos ou *lifetime risk* ≥ 20%, hiperplasia ductal ou lobular com atipia são consideradas pacientes de alto risco e também devem iniciar mais cedo o seu rastreamento com mamografia anual a partir dos 30 anos e considerar RM anual a partir dos 25 anos.[13,15]

Pacientes acima de 75 anos não foram avaliadas nos programas de rastreamento, portanto não existe uma recomendação específica para essa faixa etária. Os casos devem, então, ser individualizados.[11,16] A American Cancer Society recomenda manter mamografia para as mulheres que estão com boa saúde e expectativa de vida superior a 10 anos. Nessa faixa etária, os benefícios do rastreio são os mesmos como diagnóstico precoce e maior chance de cura. Porém deve-se levar em consideração o *status* da paciente para receber o tratamento adequado. Nessa faixa etária, o *overdiagnosis* é menor, entre 1% e 10%. Sendo, então, importante que a decisão de interromper o rastreio se baseie não só na idade, e sim também nas comorbidades e na expectativa de vida.[17]

O Colégio Brasileiro de Radiologia e Diagnóstico por Imagem (CBR), a Sociedade Brasileira de Mastologia (SBM) e a Federação Brasileira das Associações de Ginecologia e Obstetrícia (Febrasgo), por meio da Comissão Nacional de Mamografia, publicaram as recomendações para o rastreamento por imagem do câncer de mama no Brasil em 2012, com atualização em 2017, determinando a mamografia anual a partir dos 40 anos até os 75 anos e após os 75 anos de forma individualizada.[14,18] No Brasil, cerca de 16% dos casos de câncer de mama são diagnosticados antes dos 40 anos, o que justifica o início do rastreio a partir dos 40 anos; sendo a média etária ao diagnóstico, no Brasil, de 53,9 anos.[19] Pelo Ministério da Saúde, a recomendação atual permanece mamografia bianual entre 50 e 69 anos, justificada pelo fato de, entre os 40 e 50 anos, existir uma taxa maior de falso-positivos e uma sensibilidade melhor pela densidade mamária.[20]

Ultrassonografia da mama

A USG das mamas é utilizada para avaliar a anatomia mamária e principalmente diferenciar lesões sólidas de císticas. As características que são avaliadas são: forma; orientação; margens; limites; tecido ao redor; e repercussões acústicas posteriores, como presença de reforço ou de sombra. A partir dessas informações, torna-se possível a classificação da lesão e se esta é suspeita para câncer de mama ou não.[21]

A elastografia vem sendo utilizada para auxiliar no diagnóstico das lesões mamárias.[21] Cada substância tem a sua elasticidade e esta é avaliada conforme a estrutura sofre uma pressão, o quanto ela se modifica e o quanto ela retoma a sua conformação original. A finalidade é avaliar a compressibilidade de diferentes áreas da mama. A elastografia ainda não é utilizada na prática clínica por conta da falta de padronização dos parâmetros para diferenciação das lesões.[22]

A utilização da USG para avaliar lesões mamárias apresenta algumas vantagens como ser um exame de menor custo, não utilizar radiação, ser de fácil acesso e portátil. É o exame de escolha para avaliar alterações palpáveis, também é o primeiro exame de imagem a ser realizado por mulheres abaixo de 35 anos e complementar a mamografia para melhor definição de alterações que ela tenha detectado. [23]

Os trabalhos que avaliaram o uso rotineiro da USG para rastreamento do câncer de mama demonstraram que esta era inferior à mamografia. Porém, quando usada em pacientes jovens ou de mamas densas, aumenta-se a sensibilidade para a detecção de câncer de mama.[21,24] A sensibilidade da mamografia varia entre 65% e 91% e, nos casos de mamas densas, a sensibilidade passa a ser entre 47,8% e 64,4%.[24]

No Japão, estudo realizado para avaliar o uso da USG associada à mamografia no rastreio do câncer de mama em mulheres entre 40 e 49 anos encontrou os seguintes achados: foram selecionadas 72.998 mulheres, 36.859 foram designadas para o grupo de intervenção (mamografia + USG) e 36.139 para o grupo-controle (apenas mamografia). A sensibilidade foi significativamente maior no grupo de intervenção do que no grupo-controle (91,1%, 95% CI 87,2 a 95 *vs.* 77%, 70,3 a 83,7; p = 0,0004), enquanto a especificidade foi significativamente menor (87,7%, 87,3 a 88 *vs.* 91,4%, 91,1 a 91,7; p < 0,0001), o que explica esse resultado foram os achados que resultaram na reconvocação das pacientes para melhor elucidação. Foram detectados mais cânceres no grupo de intervenção do que no grupo-controle (184 [0,50%] *vs.* 117 [0,32%], p = 0,0003) e foram diagnosticados mais frequentemente nos estádios 0 e I (144 [71,3%] *vs.* 79 [52%], p = 0,0194). Esse estudo demonstra o aumento da sensibilidade ao associar a USG, principalmente nessa faixa etária que apresenta mamas mais densas e heterogêneas.[25]

Estudo realizado na Itália avaliou o uso da USG em 22.131 mulheres com mamografia negativa. A detecção geral de câncer foi de 1,85 por mil (41/22.131). No subgrupo de mulheres abaixo de 50 anos 1,95 por mil (22/11.274) *vs.* 1,75 por mil (19/10.857) em mulheres ≥ 50 anos (p = 0,42). Nas mulheres com mamas densas, a taxa de detecção foi 2,21/mil (22/9.960) em mamas densas *vs.* 1,56 por mil (19/12.171) em mamas com predomínio de tecido adiposo (p = 0,17).[26]

Outro estudo que avaliou o uso da USG para o rastreamento do câncer de mama foi realizado pelo American College of Radiology Imaging 6666. Completaram três triagens anuais 2.662 participantes (7.473 exames); destas, 110 mulheres tiveram o diagnóstico de 111 eventos de câncer de mama: 89 (80,2%) cânceres invasivos, com tamanho médio de 12 mm. O número de exames de USG para detectar um câncer foi 129 e para mamografia, 127. A detecção de câncer foi semelhante em ambos os grupos, sendo por USG 58 de 111 (52,3%) *vs.* 59 de 111 pela mamografia (53,2%, p = ,90). Os cânceres invasivos detectados por USG foram mais frequentemente linfonodos negativos, 34 de 53 (64,2%) *vs.* 18 de 41 (43,9%) por mamografia (p = 0,003). Analisando-se 4.814 exames, a USG apresentou taxas de reconvocação e biópsia mais altas e menor valor preditivo positivo (VPP) da biópsia do que a mamografia: a taxa de reconvocação foi de 10,7% (n = 515) *vs.* 9,4% (n = 453, p = 0,03), a taxa de biópsia foi de 5,5% (n = 266) vs. 2% (n = 97, p < 0,001) e VPP foi de 11,7% (31/266) *vs.* 38,1% (37/97, p < 0,001). O estudo concluiu que a taxa de detecção de câncer com USG é comparável à da mamografia, com maior proporção de cânceres invasivos e com linfonodos entre as detecções de USG, sendo maior a convocação para complementação no grupo que realizou esse exame.[27]

A utilização, então, da USG para rastreamento ainda não tem um consenso. Ela pode ser usada em casos de pacientes jovens e de mamas densas e em pacientes de alto risco para câncer de mama, em associação com a mamografia, que não possam realizar a RM. Em países que não dispõem de mamógrafos, também podem ser uma opção para o rastreamento. As taxas de falso-positivos e de reconvocações ainda são mais altas que as da mamografia e essa informação deve ser levada em conta na hora de se decidir pedir o exame. Lembrando que é o exame de escolha para diferenciar lesões sólidas de císticas e para investigar alterações palpáveis de mama.[24,25,27]

Ressonância magnética das mamas

A RM é o exame que apresenta maior sensibilidade (90% a 93%) e alta especificidade (72% a 92,7%) para a detecção do câncer de mama. Também apresenta elevada acurácia em mamas densas, lesões multifocais e no carcinoma lobular invasivo.[28,29] Trata-se de um exame utilizado para avaliação de lesão de mama contralateral e é o padrão-ouro para avaliar resposta ao tratamento neoadjuvante.[29,30]

Atualmente, a recomendação para uso da RM para rastreio de câncer de mama é a seguinte:[13]

- » pacientes com mutação BRCA1/2 anual partir dos 25 anos;
- » pacientes com alto risco, *lifetime* ≥ 20% nos modelos de cálculo de risco ou hiperplasia ductal ou lobular com atipia, anual a partir dos 25 anos;
- » pacientes que realizaram radioterapia torácica, entre os 10 e 30 anos, após 8 anos da exposição (não antes que 25 anos), iniciar RM anual.

A RM tem algumas limitações para seu uso rotineiro como maior custo, maior tempo de exame, maior tempo de interpretação e baixa disponibilidade. Para superar algumas dessas limitações e aumentar o acesso ao uso rotineiro da RM, protocolos abreviados específicos estão sendo estudados. Esses trabalhos que avaliam demonstraram boa sensibilidade para a detecção do câncer de mama. Então, são aguardados mais resultados para esses protocolos serem incorporados na prática clínica.[28,31,32]

Tomossíntese

A tomossíntese digital da mama (DBT) envolve múltiplas projeções adquiridas em um arco reconstruídas em uma série de imagens empilhadas. Dependendo do fabricante, durante a aquisição da imagem DBT, o tubo de raios X gira em um arco que varia entre 15° (faixa estreita) e 60° (faixa ampla) em um plano alinhado com a parede torácica. As imagens empilhadas fornecem informações de localização e melhor caracterização da lesão, potencialmente diminuindo ou eliminando a necessidade de investigação diagnóstica adicional. A imagem DBT está associada a um tempo de aquisição maior e requer um tempo de interpretação mais longo consequentemente ao maior conjunto de imagens.[33,34]

O aumento da dose de radiação com o uso da tomossíntese em conjunto com a mamografia digital, também conhecida como "combo", está dentro do limiar considerado seguro para as pacientes. A reconstrução da mamografia 2D, também conhecida como "mamografia sintetizada", é uma alternativa promissora para substituição da mamografia digital 2D para redução da dose de radiação. Uma alternativa é construir a imagem 2D a partir da imagem 3D da tomossíntese para diminuir a dose de radiação.[33,35-37]

Estudo realizado na Itália avaliou a sensibilidade da DBT *vs.* mamografia 2D e encontrou maior sensibilidade do exame integrado *vs.* mamografia isolada (85,5% *vs.* 77,3%).[38] Coorte realizada nos Estados Unidos avaliou taxas de reconvocação, VPP e falso-negativo da DBT *vs.* mamografia digital. As taxas de reconvocação e biópsia foram avaliadas em 198.881 mulheres de 40 a 74 anos submetidas a rastreamento (142.883 mamografias digitais e 55.998 exames de DBT). Câncer, detecção de câncer e taxas de falso-negativos e valores preditivos positivos foram avaliados em exames com 1 ano de seguimento. Houve uma redução na taxa de reconvocação com DBT em comparação à taxa de reconvocação com mamografia digital (8,7% *vs.* 10,4%, $p < 0,0001$). DBT demonstrou um aumento estatisticamente significativo na detecção de câncer em relação à mamografia digital (5,9 *vs.* 4,4/1.000 rastreados), uma melhora no VPP (6,4% para DBT vs. 4,1% para mamografia digital) e nenhuma diferença significativa nas taxas de falso-negativo para DBT em comparação com mamografia digital (0,46 *vs.* 0,60/1.000 rastreados, $p = 0,347$). Esses dados suportam a implementação da triagem de DBT com base no aumento da detecção de câncer, redução da taxa de reconvocação e nenhuma diferença em exames de triagem falso-negativos.[39]

Atualmente, a tomossíntese é recomendada como método de rastreamento para o câncer de mama quando disponível.[14]

O uso desses métodos adicionais para o rastreio do câncer de mama ainda está em fase de estudos. Uma coorte que avaliou o uso da RM protocolo abreviado vs. tomossíntese para o rastreio de câncer de mama em mamas densas encontrou que a RM abreviada apresentou maior sensibilidade para a detecção de câncer (95,7% *vs.* 39,1%) ($p = 0,001$) e menor especificidade (86,7% *vs.* 97,4%) ($p < 0,001$). A taxa de reconvocação foi menor no grupo que fez a RM protocolo abreviado (7,5% *vs.* 10,1%) ($p = 0,02$) e o VPP não apresentou diferença estatística entre ambos os grupos (19,6% *vs.* 31,0%) ($p = 0,15$). Novos estudos são, então, necessários para avaliar o impacto clínico, como nas taxas de mortalidade, com o uso desses novos exames para o rastreio de câncer de mama.[40]

Inteligência artificial

Trata-se da utilização de *software* para auxiliar no diagnóstico de imagem. Consiste em melhorar a imagem retirando-se interferências, separa a lesão do tecido ao redor para melhor avaliação desta, faz a análise da lesão (margem, formato, sombra acústica, entre outras características) e determina sua classificação. O objetivo é melhorar a acurácia.[41]

A nova geração de inteligência artificial com base no autoaprendizado dos algoritmos, conhecido como *deep learning*, tem mostrado resultados promissores com boa acurácia com potencial promissor para serem incorporados na prática clínica para diversas abordagens como emprego na segunda leitura de mamografias, mensuramento automatizado da densidade mamária e triador de exames com lesões suspeitas. No Brasil, ainda esse sistema não é utilizado de rotina na maioria dos centros diagnósticos, mas com a evolução e melhoria dos algoritmos associado a publicações de mais estudos, é possível que seja cada vez mais incorporado na prática clínica.[42]

Procedimentos intervencionistas guiados por exames de imagem

A biópsia de lesão de mama guiada por método de imagem é o padrão-ouro para avaliação patológica da lesão, diminuindo a necessidade de biópsias cirúrgicas. Essa biópsia pode ser guiada por ultrassom ou por estereotaxia como mamografia ou RM.[21]

A decisão sobre qual exame utilizar para guiar a biópsia leva em consideração vários fatores: o exame que melhor identifica a lesão; a aptidão de quem está realizando a biópsia; a disponibilidade dos exames; e os custos. O objetivo é alcançar uma boa amostragem, com o mínimo de efeitos colaterais, obtendo-se uma boa representação da lesão a ser estudada.[21]

Entre os métodos de biópsia estão: punção aspirativa por agulha fina (PAAF); por agulha grossa (*core* biópsia); ou a vácuo (mamotomia). A punção por agulha fina fornece a citologia da lesão enquanto a *core* e a mamotomia são amostras de fragmentos, sendo possível analisar a arquitetura da lesão.[21]

A punção por agulha fina é um exame para avaliação citológica e não histológica, por não obter fragmento de tecido, utilizado para auxiliar no diagnóstico de lesões sólidas, quando não se tem a biópsia por fragmentos disponível e para puncionar cistos ou coleções e fazer a avaliação de linfonodos. Já as biópsias de fragmento permitem o diagnóstico mais preciso da lesão e a possibilidade de avaliação imuno-histoquímica.[43]

A *core* biópsia é realizada com agulhas de 12, 14, 16 e 18 gauges, que são mais finas do que as utilizadas na mamotomia, esta utiliza 8, 9, 10 e 11 gauges; com as mais finas, é possível remover, na totalidade, lesões pequenas, menores que 1 cm.[21] A *core* biópsia é o método de escolha para lesões solidas > 1 cm, visualizadas à USG. Lesões menores que 1 cm, solidocísticas e intraductais e as microcalcificações podem se beneficiar da biópsia a vácuo. No caso das microcalcificações, a biópsia, geralmente, é guiada por estereotaxia (mamografia) e pela colocação do clipe para demarcação de local de biópsia (no caso do total desaparecimento da lesão após o procedimento). As lesões que se encontram próximas à pele, à papila, ao músculo peitoral maior e a implantes mamários são as que oferecem dificuldade técnica e eventualmente impossibilitam a realização do exame.[43-45]

As *core* biópsias são procedimentos simples, com mínimo riscos e efeitos colaterais.[44] Os eventos adversos da realização das biópsias são presença de hematomas, sangramentos, dor local e infecção. Para as *core* biópsias, a taxa de complicação é menor do que 1%.[21]

Após a biópsia de uma lesão, é importante determinar se o anatomopatológico é concordante com o achado de imagem e, a partir desse laudo, definir qual será a conduta a ser tomada – seguimento ou cirurgia.[43]

Uma utilização muito importante dos métodos de imagem é para a localização pré-cirúrgica de lesões não palpáveis de mama, auxiliando a retirada destas em cirurgia conservadora ou em nodulectomias, quando as lesões não são palpáveis. A localização da lesão pode ser feita por fio metálico ou por medicina nuclear por meio da injeção de radiofármaco, e o método utilizado para demarcar a lesão é o que melhor a visualiza e, sempre que possível, que seja guiado pelo ultrassom, já que é um exame mais fácil e com menor custo.[46]

Uma metanálise comparando métodos de marcação pré-operatória incluiu nove estudos com total de 1.096 pacientes submetidas à localização em cirurgia de mama (534 fio guiado e 562 por medicina nuclear – *radio-guided occult lesion localisation* [ROLL]). O ROLL apresentou um benefício estatístico para margens de ressecção livres de neoplasia (OR 0,60; 95% CI, 0,44 e 0,97), com base em sete estudos. Nove estudos avaliaram o tempo operatório favorecendo também o ROLL (OR 1,95; 95% CI, 0,27 e 3,63). Porém, não houve diferença significativa nas taxas de reexcisão entre ambos os métodos (OR 1,42; 95% CI, 0,83 e 2,43) com base em sete estudos. A evidência atual apoia favoravelmente o ROLL, em comparação ao fio guiado, no que diz respeito a envolvimento de margens, localização e tempo operatório no tratamento de lesões mamárias não palpáveis.[46]

Porém, a metanálise que incluiu 11 estudos analisou métodos de localização pré-operatória como ROLL, marcação por fio guiado e a colocação de semente radiomarcada. Foram analisados um total de 1.273 participantes com lesões não palpáveis da mama, sendo 627 por fio metálico; 443 por ROLL; e 203 por semente radiomarcada. Metanálise encontrou boas taxas de localização adequada da lesão com taxas semelhantes de reoperação entre os diferentes tipos de marcação.[47]

A marcação pré-operatória de lesão não palpável, seja ROLL, seja fio guiado, no Brasil, tem boas taxas de acerto na localização e é a prática de escolha para as ressecções dessas lesoes.[46,47]

Recomendação

Na Divisão de Ginecologia do Hospital das Clínicas da Faculdade de Medicina da Universidade de São Paulo (HCFMUSP), recomenda-se a seguinte conduta no tratamento do carcinoma de mama (Algoritmo 103.1).

Algoritmo 103.1 – Diagnóstico do carcinoma de mama

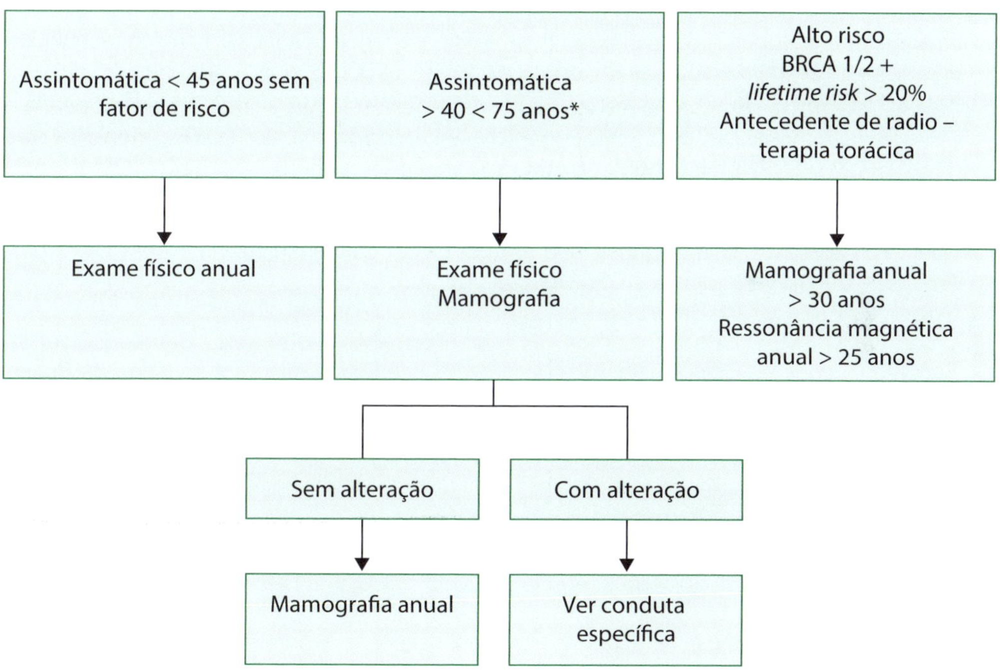

* > 75 anos: avaliar de forma individualizada a manutenção do rastreamento (expectativa de vida)

Fonte: Desenvolvido pela autoria

Referências bibliográficas

1. Fuller MS, Lee CI, Elmore JG. Breast cancer screening: an evidence-based update. Med Clin North Am 2015;99(3):451-68. doi: 10.1016/j.mcna.2015.01.002.
2. Shapiro S, Strax P, Venet L. Periodic breast cancer screening in reducing mortality from breast cancer. JAMA. 1971;215(11):1777-85.
3. Start Mammograms at 40, Not 50, USPSTF Suggests. Cancer Discov. 2023;13(7):1506. doi: 10.1158/2159-8290.CD-NB2023-0040.
4. Ferlay JEM, Lam F, Colombet M, Mery L, Piñeros M, Znaor A, Soerjomataram I, et al. Global Cancer Observatory: Cancer Today. 2020. [2024 Abr. 22]. Disponível em: https://gco.iarc.fr/today.
5. INCA. Síntese de Resultados e Comentários. 2023. [2024 Abr. 22]. Disponível em: https://www.gov.br/inca/pt-br/assuntos/cancer/numeros/estimativa/sintese-de-resultados-e-comentarios.
6. Pace LE, Keating NL. A systematic assessment of benefits and risks to guide breast cancer screening decisions. JAMA. 2014;311(13):1327-35, doi: 10.1001/jama.2014.1398.
7. Humphrey LL, Helfand M, Chan BK, et al. Breast cancer screening: a summary of the evidence for the U.S. Preventive Services Task Force. Ann Intern Med. 2002;137(5-1):347-60. doi: 10.7326/0003-4819-137-5_part_1-200209030-00012.
8. Pisano ED, Gatsonis C, Hendrick E, et al. Diagnostic performance of digital versus film mammography for breast-cancer screening. N Engl J Med. 2005;353(17):1773-83, doi: 10.1056/NEJMoa052911.
9. Jafari SH, Saadatpour Z, Salmaninejad A, et al. Breast cancer diagnosis: imaging techniques and biochemical markers. J Cell Physiol. 2018;233(7):5200-13. doi: 10.1002/jcp.26379.
10. Nelson HD, Tyne K, Naik A, et al. Screening for breast cancer: an update for the U.S. Preventive Services Task Force. Ann Intern Med. 2009;151(10):727-37, W237-42. doi: 10.7326/0003-4819-151-10-200911170-00009.
11. Siu AL, Force USPST. Screening for Breast Cancer: U.S. Preventive Services Task Force Recommendation Statement. Ann Intern Med. 2016;164(4):279-96. doi: 10.7326/M15-2886.
12. Neal CH, Helvie MA. Overdiagnosis and risks of breast cancer screening. Radiol Clin North Am. 2021;59(1):19-27. doi: 10.1016/j.rcl.2020.09.005.
13. Guidelines® NCPGiON. Breast Cancer Screening and Diagnosis. 2022 .
14. Urban LABD SM, Duarte DL, Santos RP, Maranhão NMA, Kefalas AL, Canella EO, et al. Recomendações do Colégio Brasileiro de Radiologia e Diagnóstico por Imagem, da Sociedade Brasileira de Mastologia e da Federação Brasileira das Associações de Ginecologia e Obstetrícia para rastreamento do câncer de mama por métodos de imagem. Radiol Bras. 2012;45(6):334-9. doi: 10.1590/S0100-39842012000600009.
15. Desreux JAC. Breast cancer screening in young women. Eur J Obstet Gynecol Reprod Biol. 2018;230:208-11. doi: 10.1016/j.ejogrb.2018.05.018.
16. Schünemann HJ, Lerda D, Quinn C, et al. Breast cancer screening and diagnosis: a synopsis of the European Breast Guidelines. Ann Intern Med. 2020;172(1):46-56. doi: 10.7326/M19-2125.
17. Lee CS, Moy L, Joe BN, et al. Screening for breast cancer in women age 75 years and older. AJR Am J Roentgenol. 2018;210(2):256-63. doi: 10.2214/AJR.17.18705.
18. Delle Urban LAB, Chala LF, Bauab SD, et al. Breast Cancer screening: updated recommendations of the Brazilian College of Radiology and Diagnostic Imaging, Brazilian Breast Disease Society, and Brazilian Federation of Gynecological and Obstetrical Associations. Revista Brasileira De Ginecologia e Obstetricia. 2017;39(10):569-75. doi: 10.1055/s-0037-1606348.
19. Simon SD, Bines J, Werutsky G, et al. Characteristics and prognosis of stage I-III breast cancer subtypes in Brazil: The AMAZONA retrospective cohort study. Breast. 2019;44:113-9. doi: 10.1016/j.breast.2019.01.008.

20. INCA. Diretrizes para a detecção precoce do câncer de mama no Brasil/Instituto Nacional de Câncer José Alencar Gomes da Silva, Rio de Janeiro, 2015.
21. Guo R, Lu G, Qin B, et al. Ultrasound Imaging technologies for breast cancer detection and management: a review. Ultrasound Med Biol. 2018;44(1):37-70. doi: 10.1016/j.ultrasmedbio.2017.09.012.
22. Bamber J, Cosgrove D, Dietrich CF, et al. EFSUMB guidelines and recommendations on the clinical use of ultrasound elastography. Part 1: Basic principles and technology. Ultraschall Med. 2013;34(2):169-84. doi: 10.1055/s-0033-1335205.
23. Dixon AM. Breast ultrasound: How, why and when, 2008.
24. Dan Q, Zheng T, Liu L, et al. Ultrasound for breast cancer screening in resource-limited settings: current practice and future directions. Cancers (Basel). 2023;15(7):2112. doi: 10.3390/cancers15072112.
25. Ohuchi N, Suzuki A, Sobue T, et al. Sensitivity and specificity of mammography and adjunctive ultrasonography to screen for breast cancer in the Japan Strategic Anti-cancer Randomized Trial (J-START): a randomised controlled trial. Lancet. 2016;387(10016):341-8. doi: 10.1016/S0140-6736(15)00774-6.
26. Girardi V, Tonegutti M, Ciatto S, et al. Breast ultrasound in 22,131 asymptomatic women with negative mammography. Breast 2013;22(5):806-9. doi: 10.1016/j.breast.2013.02.010.
27. Berg WA, Bandos AI, Mendelson EB, et al. Ultrasound as the primary screening test for breast cancer: analysis from ACRIN 6666. J Natl Cancer Inst. 2016;108(4). doi: 10.1093/jnci/djv367.
28. Partovi S, Sin D, Lu Z, et al. Fast MRI breast cancer screening – ready for prime time. Clin Imaging. 2020;60(2):160-8. doi: 10.1016/j.clinimag.2019.10.013.
29. Menezes GL, Knuttel FM, Stehouwer BL, et al. Magnetic resonance imaging in breast cancer: a literature review and future perspectives. World J Clin Oncol. 2014;5(2):61-70. doi: 10.5306/wjco.v5.i2.61.
30. Peters NH, Borel Rinkes IH, Zuithoff NP, et al. Meta-analysis of MR imaging in the diagnosis of breast lesions. Radiology. 2008;246(1):116-24. doi: 10.1148/radiol.2461061298.
31. Ko ES, Morris EA. Abbreviated magnetic resonance imaging for breast cancer screening: concept, early results, and considerations. Korean J Radiol. 2019;20(4):533-41. doi: 10.3348/kjr.2018.0722.
32. Kuhl CK, Schrading S, Strobel K, et al. Abbreviated breast magnetic resonance imaging (MRI): first postcontrast subtracted images and maximum-intensity projection-a novel approach to breast cancer screening with MRI. J Clin Oncol. 2014;32(22):2304-10. doi: 10.1200/JCO.2013.52.5386.
33. Chong A, Weinstein SP, McDonald ES, et al. Digital breast tomosynthesis: concepts and clinical practice. Radiology. 2019;292(1):1-14. doi: 10.1148/radiol.2019180760.
34. Dang PA, Freer PE, Humphrey KL, et al. Addition of tomosynthesis to conventional digital mammography: effect on image interpretation time of screening examinations. Radiology. 2014;270(1):49-56. doi: 10.1148/radiol.13130765.
35. Løberg M, Lousdal ML, Bretthauer M, et al. Benefits and harms of mammography screening. Breast Cancer Res. 2015;17(1):63. doi: 10.1186/s13058-015-0525-z.
36. Friedewald SM, Rafferty EA, Rose SL, et al. Breast cancer screening using tomosynthesis in combination with digital mammography. JAMA. 2014;311(24):2499-507. doi: 10.1001/jama.2014.6095.
37. Svahn TM, Houssami N, Sechopoulos I, et al. Review of radiation dose estimates in digital breast tomosynthesis relative to those in two-view full-field digital mammography. Breast. 2015;24(2):93-9. doi: 10.1016/j.breast.2014.12.002.
38. Houssami N, Bernardi D, Caumo F, et al. Interval breast cancers in the "screening with tomosynthesis or standard mammography" (STORM) population-based trial. Breast. 2018;38:150-3. doi: 10.1016/j.breast.2018.01.002.
39. Conant EF, Beaber EF, Sprague BL, et al. Breast cancer screening using tomosynthesis in combination with digital mammography compared to digital mammography alone: a cohort study within the PROSPR consortium. Breast Cancer Res Treat. 2016;156(1):109-16. doi: 10.1007/s10549-016-3695-1.

40. Comstock CE, Gatsonis C, Newstead GM, et al. Comparison of abbreviated breast MRI vs. digital breast tomosynthesis for breast cancer detection among women with dense breasts undergoing screening. JAMA. 2020;323(8):746-56. doi: 10.1001/jama.2020.0572.
41. van Zelst JC, Tan T, Mann RM, et al. Validation of radiologists' findings by computer-aided detection (CAD) software in breast cancer detection with automated 3D breast ultrasound: a concept study in implementation of artificial intelligence software. Acta Radiol. 2020;61(3):312-20. doi: 10.1177/0284185119858051.
42. Morgan MB, Mates JL. Applications of artificial intelligence in breast imaging. Radiol Clin North Am. 2021;59(1):139-48. doi: 10.1016/j.rcl.2020.08.007.
43. Wallis M, Tardivon A, Helbich T, et al. Guidelines from the European Society of Breast Imaging for diagnostic interventional breast procedures. Eur Radiol. 2007;17(2):581-8. doi: 10.1007/s00330-006-0408-x.
44. Nakano S, Imawari Y, Mibu A, et al. Differentiating vacuum-assisted breast biopsy from core needle biopsy: Is it necessary? Br J Radiol. 2018;91(1092):20180250. doi: 10.1259/bjr.20180250.
45. Bhatt AA, Whaley DH, Lee CU. Ultrasound-guided breast biopsies: basic and new techniques. J Ultrasound Med. 2021;40(7):1427-43. doi: 10.1002/jum.15517.
46. Kiruparan N, Kiruparan P, Debnath D. Use of wire-guided and radio-guided occult lesion localization for non-palpable breast lesions: a systematic literature review and meta-analysis of current evidence. Asian J Surg. 2022;45(1):79-88. doi: 10.1016/j.asjsur.2021.06.055.
47. Chan BK, Wiseberg-Firtell JA, Jois RH, et al. Localization techniques for guided surgical excision of non-palpable breast lesions. Cochrane Database Syst Rev. 2015;2015(12):CD009206. doi: 10.1002/14651858.CD009206.pub2.

Capítulo 104

Carcinoma de Mama Inicial. Tratamento

Carlos Alberto Ruiz
Bruna Salani Mota
Gabriela Bezerra Nobrega
José Roberto Filassi

Introdução

O câncer de mama é a neoplasia maligna mais comum no mundo, sendo o principal tipo de câncer nas mulheres, excetuando-se os tumores de pele não melanoma.[1] Segundo dados da Organização Mundial de Saúde (OMS), 2.261.419 mulheres foram diagnosticadas com a doença em 2020, o que representa 24,5% de novos casos de câncer em mulheres.[1,2] É também a principal causa de morte por câncer nessa população, representando 15,5% dos óbitos.[2]

No Brasil, excluídos os tumores de pele não melanoma, o câncer de mama é o tipo de câncer mais prevalente e a primeira causa de morte por câncer nas mulheres nas regiões Sul, Sudeste, Centro-Oeste e Nordeste. De acordo com o Instituto Nacional de Câncer (INCA), foram estimados 73.610 novos casos para 2023 e 17.825 óbitos.[3]

De acordo com o INCA, 21,1% dos diagnósticos são estabelecidos no estadio I; 33,8% no estadio II; 29% no estadio III; e 11,1% no estadio IV.[3] Já em relação ao prognóstico, a taxa de sobrevida global em 05 anos é 96,84% para o estadio I, 94,16% para o estadio II e 70,48% para o estadio III.[4]

Classificação

O câncer de mama é um grupo heterogêneo de doenças. Tem diferentes comportamentos biológicos de acordo com a classificação do TNM[5] e perfil molecular.

A avaliação prognóstica do tumor se baseia no sistema de estadiamento *Tumor-Node-Metastasis* (TNM).[5] São considerados tumores de mama em estadio inicial (CMEI) – estadiamento I ou IIA; câncer de mama localmente avançado (CMLA) – estadiamento IIB, IIIA, IIIB e IIIC; ou câncer de mama metastático – estadiamento IV.[6]

O câncer de mama em estágio inicial, ou seja, aqueles tumores menores que 5 cm, sem acometimento de pele ou parede torácica, sem axila maciçamente comprometida e sem metástase à distância,[7] apresentam melhor prognóstico, possibilidade de tratamento mais conservador e uma menor morbimortalidade quando comparados com os tumores localmente avançados.[8]

Além da classificação do TNM, a classificação do perfil molecular também confere uma estratificação de risco e permite guiar o tratamento do câncer de mama. A classificação molecular do câncer de mama é definida por meio da análise genética do tumor, sendo classificado como: luminal A; luminal B; luminal híbrido; HER-2 positivo e basal-símile, em que cada subtipo apresenta características únicas e heterogêneas. Contudo, a realização da avaliação imuno-histoquímica é mais factível e apresenta resultado equiparável, sendo o método de escolha para classificação tumoral e definição de tratamento sistêmico. A classificação imuno-histoquímica se baseia em sua positividade para receptores de estrogênio (RE), receptores de progesterona (RP), receptores tipo 2 para o fator de crescimento epidérmico humano (HER-2) e o valor do índice de proliferação celular (Ki-67).[9]

Tabela 104.1 – **Classificação conforme análise imuno-histoquímica**

	RH	Ki-67	HER2
Luminal A *like*	(+)	≤ 15%	(-)
Luminal B *like*	(+)	> 15%	(-)
Luminal B *like* (HER2 positivo)	(+)	> 15%	(+)
HER2 positivo	(-)	*	(+)
Triplo negativo	(-)	*	(-)

* Qualquer valor de Ki-67

HER2: receptor tipo 2 para o fator de crescimento epidérmico humano; RH: receptor hormonal

Fonte: Desenvolvida pela autoria

Tratamento

O tratamento do câncer de mama é multimodal, envolvendo técnicas para controle local e sistêmico. A decisão sobre quais tratamentos serão realizados e se baseia na classificação imuno-histoquímica, no estadiamento tumoral e nas características inerentes à própria paciente.

Em geral, o tratamento do câncer de mama em estágio inicial é cirurgia primária seguida de tratamento adjuvante que depende do tipo de cirurgia realizada, estadiamento tumoral e perfil molecular do tumor.

Entretanto, alguns pacientes com câncer de mama inicial, mas com imuno-histoquímica triplo negativo e HER-2^+, podem ser tratadas com quimioterapia neoadjuvante seguida de cirurgia.

Tratamento local

Inicialmente, o tratamento cirúrgico do câncer de mama envolvia a mastectomia radical de Halsted,[10] que consistia na retirada de toda a mama, músculos peitoral maior e menor e linfadenectomia axilar níveis I, II e III. Com o diagnóstico de tumores cada vez menores e a evolução das terapias adjuvantes, foi possível o desenvolvimento de técnicas menos agressivas e sem impacto na sobrevida global e sobrevida livre de progressão de doença.[11,12] A cirurgia conservadora, também chamada de setorectomia, envolve apenas a retirada da porção da mama acometida pela doença, com possibilidade de preservação cutânea, muscular e do complexo areolopapilar. Está indicada no câncer de mama inicial, sobretudo quando há uma relação tumor-mama favorável. É importante ressaltar a importância de margens livres na peça cirúrgica, sendo considerada satisfatória quando não há células tumorais na borda de ressecção, independentemente da distância da neoplasia invasiva e pelo menos 2 mm nos casos de lesão *in situ*.[13] Além disso, é importante a marcação do leito tumoral com clipes cirúrgicos para guiar a realização do *boost* na radioterapia.[14] São considerados fatores para contraindicação de cirurgia conservadora doença multicêntrica, tumores grandes em relação ao volume da mama, presença de calcificações difusas nos exames de imagem, história anterior de radioterapia de parede torácica, margens persistentemente positivas após ampliação. Àquelas pacientes que desejam cirurgia conservadora, mas que não são candidatas ao diagnóstico decorrente da relação tumor-mama desfavorável, uma estratégia é a realização de tratamento neoadjuvante com o objetivo de redução do volume tumoral, tornando factível a realização de cirurgia conservadora. Todas as pacientes submetidas à cirurgia conservadora devem ser submetidas à radioterapia adjuvante.

A mastectomia ainda está indicada em algumas situações. Podemos citar: pacientes com contraindicação à radioterapia; relação tumor-mama desfavorável; alguns casos de tumores multicêntricos; carcinoma inflamatório; impossibilidade de alcançar margens livres ou mesmo por escolha da paciente.[14] A reconstrução imediata é enfaticamente recomendada, exceto nos casos de carcinoma inflamatório – estadiamento T4d, em razão do alto risco oncológico.

Quanto à cirurgia axilar, nos casos de axila clinicamente negativa, atualmente é preconizada a biópsia do linfonodo sentinela (BLS). Essa técnica permite a avaliação axilar sem ocasionar aumento nas taxas de recidiva e piora do prognóstico.[15] Nos casos de axila clinicamente positiva, o tratamento clássico é a linfadenectomia axilar níveis I e II. Resultados recentes de estudos randomizados mostraram a segurança na omissão do esvaziamento axilar em casos de tumores iniciais com até dois linfonodos acometidos com metástase. Esses trabalhos mostraram que a omissão do esvaziamento axilar é oncologicamente segura e factível, sendo a pesquisa do BLS não inferior à linfadenectomia axilar e com menor morbidade[16,17] nesses casos.

A associação de radioterapia adjuvante na mama e nas vias de drenagem linfática é uma das principais intervenções para diminuição de recidiva local, estando sempre indicada em cirurgias conservadoras.[11,12] A radioterapia externa adjuvante ocasiona a redução de recidiva local, recidiva à distância e a mortalidade por câncer de mama de forma isolada.[14] Foi comprovada redução de recidivas locais em cerca de 20%, com uma diminuição do risco absoluto de 26% para 7%; bem como uma redução da mortalidade por câncer de mama de 5,4%, com diminuição do risco absoluto de 35,9% para 30,5%.[18] A dose tradicional da radioterapia é 45 Gy a 50 Gy em 25 a 28 sessões, porém atualmente a dose fracionada de 40 Gy em 15 frações é recomendada. Recentemente foram comprovadas a eficácia e a não inferioridade da radioterapia hipofracionada na dose de 26 Gy em cinco frações, mostrando semelhantes taxas de recidiva local, maior aderência e menos efeitos colaterais.[19] Já as técnicas de radioterapia parcial da mama são efetivas e factíveis em tumores iniciais, porém apresentam maior toxicidade crônica quando comparadas às técnicas de radioterapia convencional, não devendo ser utilizadas como tratamento-padrão.[20]

Em suma, o tratamento local de escolha no câncer de mama em estágio inicial é a cirurgia conservadora da mama e a pesquisa do BLS, seguida por radioterapia adjuvante.[14]

Tratamento sistêmico

O tratamento sistêmico no câncer de mama inicial fundamenta-se em parâmetros anatomopatológicos e imuno-histoquímicos. A definição da positividade para receptores hormonais, para a presença do receptor do antígeno de superfície HER2, o tamanho tumoral e o acometimento axilar nortearão a escolha do tratamento sistêmico. Podemos citar como tratamento sistêmico: terapia hormonal; quimioterapia; e terapias-alvo anti-HER2. O principal objetivo é o controle de recidivas à distância e erradicação de micrometástases.

Todas as pacientes com receptores hormonais positivos se beneficiarão da terapia endócrina, reduzindo em aproximadamente um terço a mortalidade por câncer de mama e em 30% a taxa de recidiva nessas pacientes. A escolha entre tamoxifeno ou inibidor da aromatase se baseará, sobretudo, no *status* menopausal da paciente, nos efeitos adversos e nas contraindicações de cada medicação. Para mulheres na pré-menopausa, a medicação de escolha é o tamoxifeno ou o inibidor da aromatase associado à supressão ovariana. Já na pós-menopausa, ambas as medicações são sugeridas, sendo o *switch* entre elas, após 2 a 3 anos de uso, o mais indicado.[21] No tocante à redução da mortalidade, as duas drogas apresentam resultados semelhantes.[22] O tempo de uso é de 5 anos, porém pacientes de alto risco se beneficiam da terapia estendida por 10 anos.

A decisão de realizar ou não quimioterapia deve se basear no risco de recidiva, carga tumoral e na biologia tumoral. Além disso, fatores individuais como idade, comorbidades e efeitos adversos das drogas também devem ser levados em consideração. A quimioterapia adjuvante deve ser iniciada o mais breve possível após o tratamento cirúrgico, não devendo postergar 12 semanas. Quanto à indicação de quimioterapia, a conduta pode ser individualizada conforme o subtipo tumoral:[14]

» **Subtipo luminal *like*:** pacientes com subtipo luminal A *like* raramente precisarão de quimioterapia, com exceção daquelas pacientes com alto volume de doença tumoral – estadiamento ≥ T3/N2. Já as pacientes luminal B *like* HER2-negativas precisam ser individualmente avaliadas, estando a quimioterapia indicada nos casos de alto risco para recorrência. Algumas ferramentas prognósticas como o PREDICT Plus, bem como testes genômicos como o Mammaprint e o Oncotype DX, podem auxiliar na decisão de indicar ou não a quimioterapia para essas pacientes.

» **Triplo negativo:** pacientes com subtipo triplo negativo devem sempre receber quimioterapia, exceto em subtipos especiais de baixa agressividade e tumores muito iniciais menores que 0,5 cm e axila negativa (T1aN0).

» **HER2 positivo:** as pacientes com positividade para o fator de crescimento epidérmico humano HER2 necessitam de quimioterapia associada à terapia anti-HER2, a exceção são tumores com estadiamento inicial (T1aN0). A terapia anti-HER2, como trastuzumabe, está indicada em tumores a partir de 1 cm ou com axila positiva.[23]

A quimioterapia neoadjuvante deve ser priorizada em situações em que há uma relação tumor-mama desfavorável para realização de cirurgia conservadora buscando uma redução no tamanho tumoral, em lesões maiores que 2 cm nas quais a quimioterapia adjuvante será necessária e, sobretudo, nos casos de subtipos agressivos e que apresentam boa resposta ao tratamento sistêmico, como triplo negativo e HER2 positivo com lesões maiores que 2 cm e/ou axila clinicamente positiva – estadiamento T2N0 ou T2N1.[14] Em pacientes na pós-menopausa com lesões maiores e tumores luminal A, é preferível a indicação de hormonioterapia neoadjuvante.[14]

É válido reforçar a importância da individualização do tratamento, bem como avaliar os riscos das terapias oferecidas às pacientes e os reais benefícios a curto e longo prazo.

Recomendação

Na Divisão de Ginecologia do Hospital das Clínicas da Faculdade de Medicina da Universidade de São Paulo (HCFMUSP), recomenda-se a seguinte conduta no tratamento do carcinoma de mama inicial (Algoritmo 104.1).

Algoritmo 104.1 – Tratamento do carcinoma de mama inicial

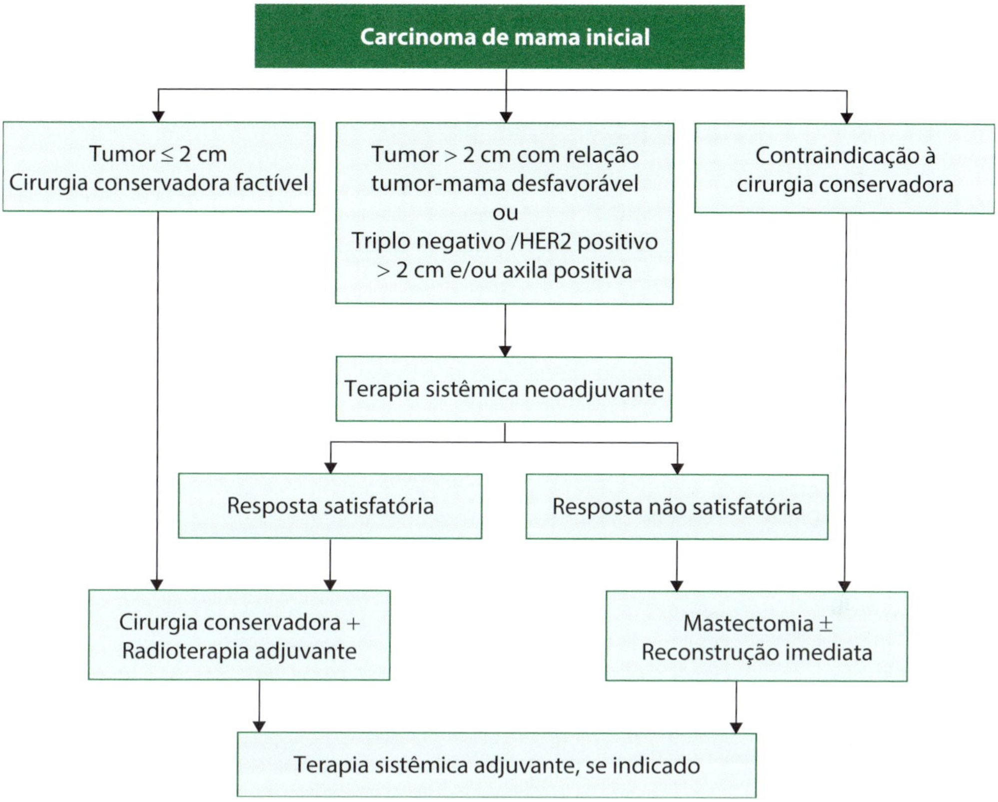

HER2: receptor tipo 2 para o fator de crescimento epidérmico humano

Fonte: Desenvolvido pela autoria

Referências bibliográficas

1. International Agency for Research on Cancer – IARC. Breast Cancer. [2024 Abr. 23]. Disponível em: https://www.iarc.who.int/cancer-type/breast-cancer/.
2. International Agency for Research on Cancer – IARC. Breast. Globocan. 2020. [2024 Abr. 23]. Disponível em: https://gco.iarc.fr/today/data/factsheets/cancers/20-Breast-fact-sheet.pdf.
3. Instituto Nacional de Câncer – INCA. Controle do câncer de mama. 2022. updated 01/10/2022. [2024 Abr. 23]. Disponível em: https://www.gov.br/inca/pt-br/assuntos/gestor-e-profissional-de-saude/controle-do-cancer-de-mama.
4. Simon SD, Bines J, Werutsky G, Nunes JS, Pacheco FC, Segalla JG, et al. Characteristics and prognosis of stage I-III breast cancer subtypes in Brazil: The AMAZONA retrospective cohort study. Breast. 2019;44:113-9.
5. Amin MB, Gress DM, Vega LRM. AJCC Cancer staging manual. 8. ed. Springer, 2018.
6. Valero V, Buzdar AU, Hortobagyi GN. Locally advanced breast cancer. Oncologist. 1996; 1(1-2):8-17.
7. Brierley JD, Gospodarowicz MK, Wittekind C. TNM classification of malignant tumours. 8. ed. Chichester UK: John Wiley and Sons, 2017.

8. American Cancer Society. Survival Rates for Breast Cancer. 2023. updated 1 March 2023. [2024 Abr. 23]. Disponível em: https://www.cancer.org/cancer/breast-cancer/understanding-a-breast-cancer-diagnosis/breast-cancer-survival-rates.html.
9. Ministério da Saúde. Relatório de recomendação. Diretrizes Diagnósticas e Terapêuticas do Carcinoma de Mama. 2022. [2024 Abr. 23]. Disponível em: https://www.gov.br/conitec/pt-br/midias/consultas/relatorios/2022/20220919_rrcarcinoma_mama.pdf.
10. Halsted WS. I. A clinical and histological study of certain adenocarcinomata of the breast: and a brief consideration of the supraclavicular operation and of the results of operations for cancer of the breast from 1889 to 1898 at the Johns Hopkins Hospital. Ann Surg. 1898;28(5):557-76.
11. Fisher B, Jeong JH, Anderson S, Bryant J, Fisher ER, Wolmark N. Twenty-five-year follow-up of a randomized trial comparing radical mastectomy, total mastectomy, and total mastectomy followed by irradiation. N Engl J Med. 2002;347(8):567-75.
12. Veronesi U, Cascinelli N, Mariani L, Greco M, Saccozzi R, Luini A, et al. Twenty-year follow-up of a randomized study comparing breast-conserving surgery with radical mastectomy for early breast cancer. N Engl J Med. 2002;347(16):1227-32.
13. Morrow M. Breast conservation and negative margins: how much is enough? Breast. 2009;18(3):S84-6.
14. Cardoso F, Kyriakides S, Ohno S, Penault-Llorca F, Poortmans P, Rubio IT, et al. Early breast cancer: ESMO clinical practice guidelines for diagnosis, treatment and follow-up†. Ann Oncol. 2019;30(8):1194-220.
15. Veronesi U, Paganelli G, Viale G, Luini A, Zurrida S, Galimberti V, et al. A randomized comparison of sentinel-node biopsy with routine axillary dissection in breast cancer. N Engl J Med. 2003;349(6):546-53.
16. Giuliano AE, Ballman KV, McCall L, Beitsch PD, Brennan MB, Kelemen PR, et al. Effect of axillary dissection vs no axillary dissection on 10-year overall survival among women with invasive breast cancer and sentinel node metastasis: the ACOSOG Z0011 (Alliance) randomized clinical trial. JAMA. 2017;318(10):918-26.
17. Donker M, van Tienhoven G, Straver ME, Meijnen P, van de Velde CJ, Mansel RE, et al. Radiotherapy or surgery of the axilla after a positive sentinel node in breast cancer (EORTC 10981-22023 AMAROS): a randomised, multicentre, open-label, phase 3 non-inferiority trial. Lancet Oncol. 2014;15(12):1303-10.
18. Clarke M, Collins R, Darby S, Davies C, Elphinstone P, Evans V, et al. Effects of radiotherapy and of differences in the extent of surgery for early breast cancer on local recurrence and 15-year survival: an overview of the randomised trials. Lancet. 2005;366(9503):2087-106.
19. Murray Brunt A, Haviland JS, Wheatley DA, Sydenham MA, Alhasso A, Bloomfield DJ, et al. Hypofractionated breast radiotherapy for 1 week versus 3 weeks (FAST-Forward): 5-year efficacy and late normal tissue effects results from a multicentre, non-inferiority, randomised, phase 3 trial. Lancet. 2020;395(10237):1613-26.
20. Whelan TJ, Julian JA, Berrang TS, Kim DH, Germain I, Nichol AM, et al. External beam accelerated partial breast irradiation versus whole breast irradiation after breast conserving surgery in women with ductal carcinoma in situ and node-negative breast cancer (RAPID): a randomised controlled trial. Lancet. 2019;394(10215):2165-72.
21. Burstein HJ, Griggs JJ, Prestrud AA, Temin S. American society of clinical oncology clinical practice guideline update on adjuvant endocrine therapy for women with hormone receptor-positive breast cancer. J Oncol Pract. 2010;6(5):243-6.
22. (EBCTCG) EBCTCG. Aromatase inhibitors versus tamoxifen in premenopausal women with oestrogen receptor-positive early-stage breast cancer treated with ovarian suppression: a patient-level meta-analysis of 7030 women from four randomised trials. Lancet Oncol. 2022;23(3):382-92.
23. Viani GA, Afonso SL, Stefano EJ, De Fendi LI, Soares FV. Adjuvant trastuzumab in the treatment of her-2-positive early breast cancer: a meta-analysis of published randomized trials. BMC Cancer. 2007;7:153.

Capítulo 105

Câncer de Mama Localmente Avançado. Tratamento

José Roberto Morales Piato
Laura Testa
Fernanda Barbosa
José Roberto Filassi

Introdução

O termo "localmente avançado" refere-se ao estágio avançado do câncer de mama, porém não metastático, e engloba diferentes cenários. A definição precisa do termo diverge muito em toda a literatura. De acordo com a classificação do American Joint Comittee on Cancer, tumores no estadio III são definidos como localmente avançados.[1] A definição proposta por Hortobagyi *et al.*, por sua vez, inclui na definição de doença localmente avançada a presença de um dos seguintes critérios: tamanho tumoral avançado (T3, ou seja, maior de 5 cm); envolvimento de parede torácica, pele, ou ambos (T4a, T4b e T4c); doença linfonodal avançada (linfonodos axilares fixos, envolvimento de linfonodos supra ou infraclaviculares ou da cadeia mamária interna); e carcinoma inflamatório (T4d). De acordo com esse último conceito, pacientes em estágio IIB também são consideradas portadoras de tumor localmente avançado. Assim, esse grupo reúne todas as pacientes portadoras de doença em estadios IIIA (T0N2; T1/2N2; T3N1/2), IIIB (T4N0-2), IIIC (qualquer T, N3) e um subgrupo do estadio IIB (T3N0).[2]

A proporção de casos de câncer de mama detectados nos estadios III e IV, ou seja, localmente avançados ou metastáticos, oscila entre 5% e 20% do total dos casos de câncer de mama diagnosticados no mundo, podendo alcançar até 50% dos casos novos em alguns países em desenvolvimento.[3] Apesar do significativo avanço científico ocorrido nos últimos tempos no manejo do câncer de mama, grande parte do mundo ainda conta com recursos restritos, o que limita a capacidade de detecção precoce da doença. Em países em desenvolvimento, como é o caso do Brasil, a pior taxa de sobrevida está largamente associada ao estágio avançado da doença no momento do seu diagnóstico.[4]

O câncer de mama localmente avançado permanece ainda um desafio, uma vez que um número considerável de pacientes com esse diagnóstico evolui com o aparecimento de doença metastática, a despeito de terapêutica apropriada. Seu tratamento envolve a combinação de quimioterapia sistêmica, cirurgia e radioterapia. Com isso, nesses casos, o tratamento deve ser planejado e otimizado pelo mastologista, pelo oncologista clínico e pelo radioterapeuta em conjunto, a fim de se obter o melhor resultado possível.[4]

Diagnóstico

O câncer de mama localmente avançado envolve uma entidade clínica heterogênea. O diagnóstico é feito com base nos critérios clínicos e na análise histológica. (D)[6]

Todas as pacientes necessitam de adequada amostragem tecidual. Portanto, o diagnóstico inicial baseia-se na biópsia percutânea, de preferência a feita por agulha grossa. O diagnóstico pré-operatório, além de definir o tipo histológico, permite a análise, por imuno-histoquímica, dos receptores de estrogênio, progesterona e c-erbB-2, além da avaliação de Ki-67. Esses dados são úteis na seleção da melhor terapia neoadjuvante. (D)[7]

Pacientes portadoras de neoplasia maligna das mamas localmente avançada devem ser cuidadosamente estadiadas para que se possa estabelecer com precisão as extensões local, regional e sistêmica da doença. O estadiamento consiste em anamnese completa e exame clínico detalhado, o qual, na maioria dos casos, apresenta-se com tumoração mamária palpável, às vezes até visível. Envolvimento linfonodal extenso também pode estar presente. (D)[7]

As pacientes com tumores IIIB apresentam sinais clínicos que necessitam de perfeita caracterização para que se possa estabelecer o estadiamento correto. (D)[8] Esses sinais são enumerados a seguir:

1. **Acometimento cutâneo:** entre os sinais clínicos que definem o tumor como T4b (IIIB), estão o edema (*peau d'orange*), ulceração da pele ou linfonodos cutâneos satélites confinados a uma das mamas. Não se deve classificar como extensão cutânea os sinais clínicos de retração de pele e complexo areolopapilar e a fixação do tumor às estruturas dérmicas provocadas por fenômenos inflamatórios peritumorais, e não por infiltração da pele. Também não representam sinal de afecção cutânea as zonas eritematosas provocadas por fenômenos de compressão local, que, na ausência de edema ou endurecimento, acompanha os tumores muito superficiais.
2. **Acometimento da parede torácica:** a classificação TNM define o T4a (IIIB) como a extensão direta do tumor à parede torácica, considerando-se esta constituída pelas costelas, músculos intercostais e músculo serrátil anterior, mas excluindo o músculo peitoral. A simples fixação do tumor aos músculos peitorais não classifica o tumor como T4a.

O tumor T4c inclui os sinais do T4a e do T4b. O tumor T4d define o carcinoma inflamatório.

Com relação aos exames de imagem, a mamografia bilateral é imprescindível e deve ser complementada, quando necessário, com a ultrassonografia (USG) mamária. A ressonância magnética (RM) também pode ser empregada. (D)[6]

Exames de rastreamento para pesquisa de metástase à distância devem sempre ser realizados. Eles incluem: tomografia de tórax, abdome e pelve; e cintilografia óssea. Quando a realização de tomografia não for possível, a radiografia de tórax e a USG de abdome e pelve devem ser empregadas como substitutos. (D)[6] A tomografia computadorizada com emissão de pósitrons (PET-CT) tem sido crescentemente aceita como método de estadiamento para tumores localmente avançados, com alguns estudos sugerindo um *upstaging* em até um terço dos casos. Uma desvantagem desse teste, além do custo elevado, é a inespecificidade dos achados, sendo frequentemente necessária investigação adicional dos focos de hipercaptação por outros exames de imagem mais tradicionais ou até mesmo com a realização de biópsias. (D)[9]

Princípios do tratamento

O tratamento dos carcinomas de mama localmente avançados exige uma estratégia multidisciplinar, com a combinação dos tratamentos sistêmico, cirúrgico e radioterápico.

Os objetivos básicos do tratamento do câncer de mama localmente avançado são a erradicação de toda a doença local e o controle das micrometástases. Antes da década de 1970, o tratamento visava o controle local com base na combinação entre a cirurgia radical e a radioterapia. (D)[7,10] Entretanto, a taxa de sobrevida total era persistentemente baixa. (D)[11]

A quimioterapia neoadjuvante foi introduzida no arsenal terapêutico do câncer de mama há cerca de 20 anos, com o objetivo de se conseguir uma redução da massa tumoral em tumores localmente avançados e permitir a utilização de tratamentos cirúrgicos mais eficientes. Os primeiros relatos do uso da quimioterapia neoadjuvante datam do final da década de 1970. (D)[12,13]

Nos dias de hoje, o papel da quimioterapia neoadjuvante já se encontra bastante estabelecido na literatura como opção de tratamento inicial de tumores localmente avançados. (D)[13,14] A vantagem da quimioterapia neoadjuvante está no fato de ela permitir uma avaliação de resposta *in vivo*. Assim, pode-se oferecer a pacientes "não respondedoras" alternativas de tratamento, por exemplo, com quimioterápicos de mecanismo de ação diferente. Adicionalmente, como resultado da diminuição do tamanho inicial do tumor, é possível aumentar a taxa de cirurgias mais conservadoras, oferecendo-se a essas pacientes cirurgias menos radicais, com preservação da mama. (B)[15] Finalmente, a administração pré-operatória da quimioterapia permite uma avaliação mais precisa do prognóstico. A resposta patológica completa está associada a uma sobrevida livre de recorrência e global maiores, mesmo em tumores localmente avançados. (B)[16]

Quimioterapia neoadjuvante

Os ensaios clínicos iniciais com a quimioterapia neoadjuvante demonstraram taxas de resposta entre 50% e 90%. Apesar das altas taxas de resposta, a remissão completa ocorreu em menos de 20%, e nem sempre a resposta clínica ou radiológica é acompanhada de uma remissão patológica. Vale ressaltar a importância da biologia tumoral para determinar o melhor esquema de tratamento neoadjuvante. Para tumores HER-2-positivos, o uso de trastuzumabe e de pertuzumabe aumenta as taxas de reposta, assim como a adição de imunoterapia (pembrolizumabe) nos tumores triplo negativos. (D)[10]

Os regimes de quimioterapia variam de acordo com diversos ensaios clínicos, embora a maioria tenha por base esquemas que incluem os antracíclicos. Na ausência de contraindicações médicas, o esquema ideal de quimioterapia deve incluir antracíclicos e taxanos. Os taxanos são particularmente eficientes nas pacientes resistentes aos antracíclicos. (D)[10]

Nas pacientes idosas, seu uso é limitado pelo efeito tóxico. Nesse grupo selecionado, o tratamento se limita ao controle locorregional e à hormonioterapia nas pacientes com tumores que expressem receptores de estrogênio. No entanto, atualmente, deve-se levar em conta mais a idade biológica que a real, pois pacientes em boa condição física e sem comorbidades importantes podem perfeitamente tolerar alguns esquemas quimioterápicos. (D)[10,14]

O trastuzumabe e o pertuzumabe podem ser usados em associação à quimioterapia neoadjuvante em pacientes com HER-2 fortemente positivo. Estudos randomizados, avaliando o papel do trastuzumabe e pertuzumabe em neoadjuvância, utilizaram esquemas de administração concomitantes a toda quimioterapia, inclusive aos antracíclicos, sem maiores problemas de toxicidade. A adição do trastuzumabe e pertuzumabe à quimioterapia neoadjuvante aumenta as taxas de resposta patológica completa em 40% a 50% dos casos. (D)[9,17]

Para tumores triplo negativos, sabe-se que a adição de imunoterapia (pembrolizumabe) à quimioterapia neoadjuvante aumenta as taxas de resposta.

O risco de progressão de doença durante a quimioterapia é relativamente baixo, inferior a 5%. As complicações cirúrgicas decorrentes do tratamento neoadjuvante também parecem não ser relevantes a ponto de colocarem em questão seu emprego rotineiro.

Hormonioterapia neoadjuvante

A terapia endócrina também foi testada na terapia primária de pacientes com câncer de mama localmente avançado e receptor de estrogênio positivo (há indicações que os tumores com perfil molecular "luminal A" seriam os melhores candidatos a essa estratégia). Como regra geral, essa prática se reservava a pacientes com condições clínicas desfavoráveis (idade avançada ou comorbidades importantes) e contraindicações à cirurgia ou à quimioterapia, porém que tenham o perfil biológico tumoral favorável, preferencialmente "luminal A". Estudos randomizados realizados em pacientes na menopausa mostraram a superioridade dos inibidores da aromatase nesse contexto, com aumento das taxas de resposta frente ao tamoxifeno. (D)[18]

Tratamento cirúrgico

O tratamento cirúrgico eletivo do câncer de mama localmente avançado tem sido a mastectomia radical. Todavia, a demonstração de que o principal problema consiste no aparecimento da doença metastática, independentemente da técnica utilizada no controle local, tem motivado o estudo da reconstrução mamária e a cirurgia conservadora pós-quimioterapia neoadjuvante por alguns centros. A cirurgia oncoplástica é uma grande aliada nesses casos, possibilitando maiores ressecções com melhores resultados.

O impacto da reconstrução mamária imediata nas pacientes com doença localmente avançada é constantemente discutido e parece aumentar discretamente a morbidade cirúrgica inicial, sem comprometer o início do tratamento sistêmico e as taxas de sobrevida total e livre de doença. As taxas de recidiva local e metástase à distância também não são maiores que as pacientes que realizam mastectomia radical modificada sem reconstrução imediata. (B)[19]

A cirurgia conservadora pós-quimioterapia neoadjuvante naquelas pacientes que experimentam redução tumoral é motivo de ensaios clínicos e descrição de séries de casos. Existem diversas propostas de procedimentos para avaliação da regressão tumoral após a quimioterapia neoadjuvante. A Organização Mundial da Saúde (OMS) indica o exame clínico como critério para avaliar a resposta do tumor à terapia neoadjuvante. A utilização de outros exames para determinar a avaliação da resposta à quimioterapia torna-se pertinente, principalmente para melhorar a acurácia do exame clínico, a fim de estabelecer o tipo de cirurgia ou até mesmo mudança no tratamento. Outros métodos propedêuticos têm sido propostos, associados ao exame clínico, para avaliar a regressão tumoral: mamografia; USG; e RM com gadolínio. (D)[12]

Pacientes com sinais de inoperabilidade ou irressecabilidade podem ser candidatas à radioterapia prévia à cirurgia com intuito de redução tumoral, especialmente em casos de contraindicação e/ou recusa ao tratamento sistêmico primário. Todavia, muitos autores não estabeleceram diferença significante na sobrevida global e controle local e consideram a cirurgia e a radioterapia técnicas equivalentes. (B)[20]

Seguimento oncológico

Segundo recomendações do National Cancer Institute, o exame físico e a anamnese devem ser feitos a cada 4 meses nos 2 primeiros anos, e a cada 6 meses nos seguintes. A mamografia deve ser solicitada semestralmente nos primeiros 2 anos e, depois, anualmente. Os exames de imagem podem ser solicitados mediante observações e queixa clínica.

Recomendação

Na Divisão de Ginecologia do Hospital das Clínicas da Faculdade de Medicina da Universidade de São Paulo (HCFMUSP), recomenda-se a seguinte conduta no tratamento do câncer de mama localmente avançado (Algoritmo 105.1).

Algoritmo 105.1 – **Tratamento do câncer de mama localmente avançado**

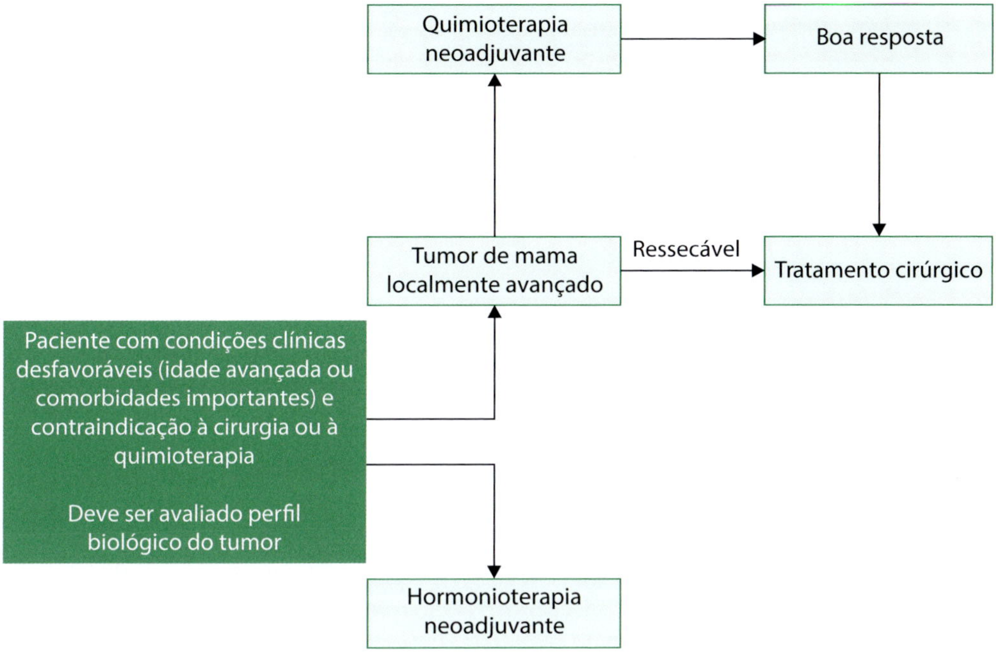

Fonte: Desenvolvido pela autoria

Referências bibliográficas

1. Singletary SE, Allred C, Ashley P, Bassett LW, Berry D, Bland KI, et al. Revision of the American Joint Committee on Cancer staging system for breast cancer. J Clin Oncol. 2002;20(17):3628-36.
2. Hortogagyi GN, Ames FC, Buzdar AU, Kau SW, McNeese MD, Paulus D, et al. Management of stage III primary breast cancer with primary chemotherapy, surgery, and radiation therapy. Cancer. 1988;62(12):2507-16.
3. Giordano SH. Update on locally advanced breast cancer. Breast Cancer. 2003;8(6):521-32.
4. Harford J, Azavedo E, Fischietto M, Anthony BC, Azavedo E, Barceló A, et al. Breast Health Global Initiative Healthcare Systems Panel. Guideline implementation for breast healthcare in low-income and middle-income countries: breast healthcare program resource allocation. Cancer. 2008;113(8 Suppl):2282-96.
5. www.inca.gov.br.
6. El Saghir NS, Eniu A, Carlson RW, Aziz Z, Vorobiof D, Hortobagyi GN, et al. Locally advanced breast cancer: treatment guideline implementation with particular attention to low- and middle-income countries. Cancer. 2008;113(8 Suppl):2315-34.
7. Piato. Câncer de mama localmente avançado . Câncer de Mama, capítulo 26 (180-185).

8. Fabregat X, Torralba J, Guix B. Cáncer de mama localmente avanzado. In: Fernández-Cid A, et al. (ed.). Mastología. 2. ed. Barcelona: Masson S.A., 2000:635-43.
9. www.nccn.org.
10. Garces CA, Cance WG. Neoadjuvant chemotherapy of breast cancer. Am Surg. 2004;70(7): 565-9.
11. Haagensen CD, Stout H. Clinical classification for breast cancer. In: Haagensen CD (ed.). Diseases of breast. Philadelphia: WB Saunders, 1971:617-68.
12. Barbosa ME, Donoso NF, Osório CA, Alves EM, Waldvogel FC, Oliveira CT, et al. Tumor residual pós-quimioterapia neoadjuvante para câncer de mama: impacto sobre o tratamento cirúrgico conservador. RBGO. 1999;21(4):187-92.
13. Mano MS, Awada A. Primary chemotherapy for breast cancer: the evidence and the future. Ann Oncol. 2004;15(8):1161-71.
14. Mesalles-Sin M, Cuadras-Lacasa F, Resino-Soler S, Ramírez-Vaca J, Santos-Ruiz S, López--Parra M, et al. Clinical pathway for women with locally advanced breast cancer and neoadjuvant chemotherapy. Enferm Clin. 2010;20(1):54-66.
15. Prati R, Minami CA, Gornbein JA, Debruhl N, Chung D, Chang HR. Accuracy of clinical evaluation of locally advanced breast cancer in patients receiving neoadjuvant chemotherapy. Cancer. 2009;115(6):1194-202.
16. Breslin TM, Cohen L, Sahin A, Fleming JB, Kuerer HM, Newman LA, et al. Sentinel lymph node biopsy is accurate after neoadjuvant chemotherapy for breast cancer. J Clin Oncol. 2000;18(20):3480-6.
17. Montemurro F, Aglietta M. Incorporating trastuzumab into the neoadjuvant treatment of HER-2-overexpressing breast cancer. Clin Breast Cancer. 2005;6(1):77-80.
18. Esteva FJ, Hortobagyi GN. Locally advanced breast cancer. Hematol Oncol Clin North Am. 1999;13(2):457-73.
19. Foster RD, Esserman LJ, Anthony JP, Hwang ES, Do H. Skin-sparing mastectomy and immediate breast reconstruction: a prospective cohort study for the treatment of advanced stages of breast carcinoma. Ann Surg Oncol. 2002;9(5):462-6.
20. Perloff M, Lesnick G, Horzun A, Chu F, Holland JF, Thirlwell MP, et al. Combination chemotherapy with mastectomy or radiotherapy for stage III breast carcinoma: a cancer and leukemia group B study. J Clin Oncol. 1988;6(2):261-9.
21. Aebi S, Karlsson P, Wapnir IL. Locally advanced breast cancer. Breast. 2022;62(1):S58-S62.
22. da Costa Vieira RA, Andrade WP, Vieira SC, Romano M, Iglesias G, Oliveira AF. Surgical management of locally advanced breast cancer: recommendations of the Brazilian Society of Surgical Oncology. J Surg Oncol. 2022;126(1):57-67.

Capítulo 106

Carcinoma Inflamatório

Bruna Salani Mota
Laura Testa
Gabriela Boufelli de Freitas
Marcos Desidério Ricci
José Roberto Filassi

Introdução

Carcinoma inflamatório (CI) é um câncer de mama localmente avançado e raro, correspondendo a cerca de 1% a 5% de todos os cânceres de mama. A apresentação clínica, geralmente, ocorre nos estadios III (localmente avançado) ou IV (doença metastática).[1,2] Em decorrência de sua agressividade, esse tipo de tumor apresenta rápida progressão e disseminação de metástases. Além disso, afeta predominantemente pacientes mais jovens e apresenta uma menor sobrevida global em comparação com outros tipos de câncer de mama.[3]

Um estudo realizado pelo MD Anderson Cancer Center entre 1989 e 2011 analisou 527 casos de câncer de mama inflamatório submetidos a tratamento com quimioterapia neoadjuvante. A sobrevida global encontrada para 10 anos foi a seguinte: 34,8% para tumores luminais HER-2 positivos; 31,9% para tumores luminais; 30,7% para tumores HER-2-positivos; e 17,8% para tumores triplo negativos.[4]

O diagnóstico dessa condição ao longo dos anos vem aumentando, provavelmente em virtude da melhoria na identificação dessa doença. Com base nos dados do SEER (*Surveillance, Epidemiology and End Results* – programa do Instituto Nacional do Câncer), a taxa de diagnóstico por ano entre os anos de 1963 a 2002 aumentou de 1,23% para 4,35%.[5]

Apresentação clínica e imaginológica

A média etária ao diagnóstico é de 59 anos, enquanto nos casos de carcinomas não inflamatórios a média é de 62 anos.[6] É importante considerar o carcinoma inflamatório como um diagnóstico diferencial em casos suspeitos de mastite. Se não houver melhora após o tratamento clínico, é fundamental prosseguir com a investigação e realizar uma biópsia para uma definição anatomopatológica mais precisa. Todas as pacientes tratadas por mastite devem ser acompanhadas de perto e, se o quadro não se resolver com o tratamento, deve-se afastar a possibilidade de câncer de mama inflamatório. Atrasos no diagnóstico podem comprometer a sobrevida da paciente.[1] Outros diagnósticos diferenciais incluem carcinoma de mama localmente avançado (por negligência ou crescimento tumoral – T4b), hiperemia da pele pós-radioterapia, linfoma não Hodgkin mamário, melanoma, angiossarcoma e insuficiência cardíaca congestiva com edema unilateral da mama.[3,7]

Entre os fatores de risco, estão a obesidade, ser afrodescendente e ser jovem. Na população afrodescendente, a incidência pode ser até 50% maior do que nas mulheres brancas, especialmente em idades mais jovens, o que também está associado a uma menor sobrevida.[3]

O quadro clínico do câncer de mama inflamatório inclui pelo menos um terço da mama hiperemiada, edema em casca de laranja (*peau d'orange*), calor local, rápida instalação do quadro (menos de 6 meses) e a confirmação do diagnóstico por meio de biópsia. Na histologia, pode-se identificar embolização dos vasos linfáticos dérmicos superficiais ou profundos.[1,8] Na maioria dos casos, nenhuma massa é palpável ao exame físico e entre 55% e 85% das pacientes apresentam metástases axilares ou supraclaviculares detectáveis já ao exame físico.[9]

A mamografia é considerada o exame padrão-ouro para a detecção do câncer de mama. Os achados no caso do carcinoma inflamatório podem incluir espessamento cutâneo (84% a 93%), aumento da densidade mamária (93%), calcificações (47% a 56%) e linfadenopatia axilar (24%). Em alguns casos, também podem estar presentes massas e distorções arquiteturais. O achado mais prevalente, portanto, é o espessamento cutâneo.[3,10]

A ultrassonografia (USG) também auxilia no diagnóstico do carcinoma inflamatório, podendo identificar espessamento cutâneo (93% dos casos), massas (85%), edema do parênquima (78%) e linfadenopatia axilar (76%). Alterações texturais difusas e sombras acústicas posteriores também podem ser encontradas.[10,11]

A ressonância magnética (RM) também é útil para o diagnóstico, permitindo a identificação de massas que podem ser biopsiadas e uma avaliação mais detalhada da extensão da doença. Os achados são semelhantes aos dos demais exames, como o espessamento da pele e a presença de massas. Além disso, a RM pode avaliar a presença de doença multifocal e na mama contralateral, bem como o acometimento da musculatura torácica. Ela também é usada para avaliar a resposta ao tratamento neoadjuvante.[1,3,10]

Com relação à tomografia computadorizada com emissão de pósitrons (PET-CT), ainda é necessário um estudo mais aprofundado no contexto do carcinoma inflamatório. Atualmente, esse exame tem sido utilizado para o estadiamento de pacientes com câncer de mama localmente avançado, como é o caso do carcinoma inflamatório.[3,10]

Diagnóstico

O carcinoma inflamatório de mama é considerado T4b segundo a classificação de tumores sólidos da American Joint Commission on Cancer (AJCC).[12] Todos os seguintes achados devem ser incluídos para o diagnóstico do carcinoma de mama inflamatório:

» Aparecimento rápido do eritema, edema, pele em casca de laranja com presença ou não de massa palpável.
» História clínica menor que 6 meses.
» Eritema ocupando pelo menos um terço da mama.
» Confirmação patológica de carcinoma invasivo.

Como descrito, nos casos de quadros clínicos e exames de imagem da mama suspeitos para carcinoma inflamatório, deve-se realizar uma biópsia por agulha grossa do achado mamário e complementar a análise com punção aspirativa por agulha fina (PAAF) dos linfonodos suspeitos, tanto nas axilas como supra ou infraclaviculares. O diagnóstico de carcinoma inflamatório é realizado por meio do exame anatomopatológico, associado ao quadro clínico.[3,10]

O achado patognomônico do carcinoma inflamatório é a presença de êmbolo tumoral na derme papilar e reticular.[3,13] Esses êmbolos são geralmente compostos por células ductais de alto grau nuclear. Em alguns casos, também pode ser identificada dilatação dos vasos linfáticos. Esses achados podem ser demonstrados coletando-se pelo menos duas amostras de tecido (biópsias) de 2 mm a 8 mm de diâmetro na área da pele mais hiperemiada. No entanto, é importante destacar que, apesar de frequente, esses êmbolos podem não ser visualizados em todos os casos. A presença desses achados confirma o diagnóstico em cerca de 75% dos casos. Na ausência deles, o diagnóstico deve ser fundamentado no quadro clínico associado aos achados de imagem, juntamente com o resultado anatomopatológico.[3,14]

O estadiamento e a avaliação clínica pré-tratamento devem incluir hemograma, função hepática, fosfatase alcalina. Alterações nesses exames levantam suspeita de doença metastática. Fazem parte dos exames de estadiamento a tomografia de tórax, abdome e pelve com contraste, além da cintilografia óssea. Também se discute a realização de punção de agulha fina guiada por ultrassom de linfonodos suspeitos para um adequado estadiamento. As imagens cerebrais não devem ser realizadas de rotina, a não ser na presença de sintomas.[15]

Tratamento

Carcinoma inflamatório é um tumor agressivo da mama que, geralmente, já apresenta comprometimento da pele e linfonodos, ocupando toda a mama. O tratamento inicial de escolha é a quimioterapia neoadjuvante. O objetivo principal desse tratamento é alcançar a resposta patológica completa, reduzir o tamanho do tumor, tornar tumores inoperáveis em operáveis, diminuir a agressividade cirúrgica e avaliar *in vivo* a resposta do tumor ao tratamento.[1,10]

Em um estudo de 2004, a sequência de docetaxel após doxorubicina-ciclofosfamida mostrou aumento significativo na resposta clínica e patológica em pacientes com câncer de mama localmente avançado operável, tanto em pacientes com receptor de estrogênio positivo como negativo. Outro estudo destacou a importância da resposta patológica completa em casos de carcinoma localmente avançado, incluindo carcinomas inflamatórios, com melhora na sobrevida global em 5 anos (89% *vs.* 64%) e na sobrevida livre de doença em 5 anos (87% *vs.* 58%).[16] Esses estudos reforçam a relevância da quimioterapia neoadjuvante no tratamento inicial do carcinoma inflamatório.

Após a quimioterapia, o tratamento inclui mastectomia radical modificada (mastectomia com linfadenectomia axilar) e radioterapia no tórax e vias de drenagem (fossa supraclavicular, infraclavicular e mamária interna). A reconstrução imediata geralmente não é indicada para evitar atrasos na radioterapia, prevenir complicações locais e minimizar o tempo de recuperação pós-cirúrgica.[1,10]

O esquema de quimioterapia recomendado consiste em doxorrubicina e ciclofosfamida, seguidos por taxanos com ou sem carboplatina. Nos casos HER-2-positivos, é importante utilizar a terapia anti-HER-2 com trastuzumabe e pertuzumabe.[10] O uso do trastuzumabe na neoadjuvância foi avaliado no estudo NOAH, e seu uso em casos de carcinoma inflamatório demonstrou melhorias na sobrevida livre de recorrência em 5 anos (64% em comparação com 24%) e na sobrevida global em 5 anos (74% em comparação com 44%).[17] O duplo bloqueio, com o uso de pertuzumabe em combinação com trastuzumabe e quimioterapia, também mostrou resultados promissores em pacientes com tumores HER-2 positivos, incluindo carcinoma inflamatório.[18]

No tratamento adjuvante, o esquema de quimioterapia deve seguir o mesmo utilizado na neoadjuvância. Nos casos HER-2-positivos, o duplo bloqueio deve ser mantido por 1 ano, com o objetivo de diminuir a taxa de recorrência. Nos casos com receptores hormonais positivos, o tamoxifeno deve ser mantido por 10 anos em pacientes na pré-menopausa e inibidores da aromatase por 5 anos em pacientes na pós-menopausa, buscando-se também reduzir as taxas de recorrência.[10]

Atualmente, a realização de mastectomia convencional, com retirada de pele, é a recomendação padrão. A maioria dos estudos que avaliaram cirurgia conservadora e radioterapia ou outras cirurgias preservadoras de pele não incluiu pacientes com carcinoma inflamatório, o que impediu a avaliação da segurança desses tratamentos para esses casos.[10]

A pesquisa de linfonodo sentinela não é recomendada para carcinoma inflamatório em consequência das altas taxas de falso-negativos nas detecções. Estudos prospectivos demonstraram falha de 75% na detecção do linfonodo sentinela em pacientes com carcinoma inflamatório após quimioterapia neoadjuvante. [10,19-22]

Um estudo realizado pelo MD Anderson Cancer Center em pacientes com carcinoma inflamatório não metastático demonstrou que o tratamento completo resultou em melhores taxas de controle local e sobrevida livre de doença e global em comparação com pacientes que não completaram o tratamento.[23] O subtipo molecular também influencia na resposta e resultados. Um estudo realizado pela Mayo Clinic mostrou que pacientes com carcinoma inflamatório HER-2-positivos tiveram uma taxa maior de resposta patológica completa em comparação aos demais subtipos.[24]

Em conclusão, o carcinoma inflamatório é um tumor de mama localmente avançado que deve ser tratado com quimioterapia, terapia-alvo, cirurgia para margens livres (sendo a mastectomia radical modificada a técnica recomendada) e radioterapia. O subtipo histológico e a resposta patológica completa ao tratamento neoadjuvante são fatores que interferem na sobrevida global e livre de doença. É essencial seguir os esquemas de tratamento adequados e realizar o tratamento completo para melhores resultados.

Recomendação

Na Divisão de Ginecologia do Hospital das Clínicas da Faculdade de Medicina da Universidade de São Paulo (HCFMUSP), recomenda-se a seguinte conduta no diagnóstico e tratamento do carcinoma inflamatório de mama (Algoritmo 106.1).

Algoritmo 106.1 – Diagnóstico e tratamento do carcinoma inflamatório da mama

Critério diagnóstico
- aparecimento rápido do eritema, edema, pele em casca de laranja com presença ou não de massa palpável
- história clínica menor que seis meses
- eritema ocupando pelo menos 1/3 da mama
- confirmação patológica de carcinoma invasivo

↓

Imagem
- mamografia
- ultrassom de mama
- RM de mama
- biópsia de agulha grossa
- PAAF de linfonodos axilares suspeitos
- tomografia de tórax
- tomografia de abdome
- cintilografia óssea

↓

Tratamento Neoadjuvante
Quimioterapia neoadjuvante
Terapia alvo de acordo com o subtipo tumoral

↓

Tratamento cirúrgico
Mastectomia Radical Modificada sem reconstrução mamária imediata
(Não é recomendada para não atrasar tratamento adjuvante)

↓

Tratamento adjuvante complementar
Radioterapia
Tratamento hormonioterápico adjuvante de acordo com o subtipo molecular

PAAF: punção aspirativa por agulha fina; RM: ressonância magnética; TC: tomografia computadorizada

Fonte: Desenvolvido pela autoria

Referências bibliográficas

1. Hester RH, Hortobagyi GN, Lim B. Inflammatory breast cancer: early recognition and diagnosis is critical. Am J Obstet Gynecol. 2021;225(4):392-6. doi: 10.1016/j.ajog.2021.04.217.
2. Menta A, Fouad TM, Lucci A, et al. Inflammatory breast cancer: what to know about this unique, aggressive breast cancer. Surg Clin North Am. 2018;98(4):787-800. doi: 10.1016/j.suc.2018.03.009.
3. Robertson FM, Bondy M, Yang W, et al. Inflammatory breast cancer: the disease, the biology, the treatment. CA Cancer J Clin. 2010;60(6):351-75. doi: 10.3322/caac.20082.
4. Masuda H, Brewer TM, Liu DD, et al. Long-term treatment efficacy in primary inflammatory breast cancer by hormonal receptor- and HER-2-defined subtypes. Ann Oncol. 2014;25(2):384-91. doi: 10.1093/annonc/mdt525.
5. Hance KW, Anderson WF, Devesa SS, et al. Trends in inflammatory breast carcinoma incidence and survival: the surveillance, epidemiology, and end results program at the National Cancer Institute. J Natl Cancer Inst. 2005;97(13):966-75. doi: 10.1093/jnci/dji172.
6. Anderson WF, Schairer C, Chen BE, et al. Epidemiology of inflammatory breast cancer (IBC). Breast Dis. 2005;22:9-23. doi: 10.3233/bd-2006-22103.
7. Resetkova E. Pathologic aspects of inflammatory breast carcinoma: part 1. Histomorphology and differential diagnosis. Semin Oncol. 2008;35(1):25-32. doi: 10.1053/j.seminoncol.2007.11.013.
8. Esteva FJ, Hortobagyi GN. Locally advanced breast cancer. Hematol Oncol Clin North Am. 1999;13(2):457-72, vii. doi: 10.1016/s0889-8588(05)70065-4.
9. Walshe JM, Swain SM. Clinical aspects of inflammatory breast cancer. Breast Dis. 2005;22:35-44. doi: 10.3233/bd-2006-22105.
10. Ueno NT, Espinosa Fernandez JR, Cristofanilli M, et al. International Consensus on the Clinical Management of Inflammatory Breast Cancer from the Morgan Welch Inflammatory Breast Cancer Research Program 10. Anniversary Conference. J Cancer. 2018;9(8):1437-47. doi: 10.7150/jca.23969.
11. Abeywardhana DY, Nascimento VC, Dissanayake D, et al. Review of ultrasound appearance in inflammatory breast cancer: A pictorial essay. J Med Imaging Radiat Oncol. 2016;60(1):83-7. doi: 10.1111/1754-9485.12418.
12. Fouad TM, Barrera AMG, Reuben JM, et al. Inflammatory breast cancer: a proposed conceptual shift in the UICC-AJCC TNM staging system. Lancet Oncol. 2017;18(4):e228-e32. doi: 10.1016/S1470-2045(17)30192-4.
13. Bonnier P, Charpin C, Lejeune C, et al. Inflammatory carcinomas of the breast: a clinical, pathological, or a clinical and pathological definition? Int J Cancer. 1995;62(4):382-5. doi: 10.1002/ijc.2910620404.
14. Brogui E, Rosen PP, Koerner FC, et al. Rosen's Breast Pathology. Philadelphia: Lippincott Williams and Wilkins: 2020.
15. Dawood S, Merajver SD, Viens P, et al. International expert panel on inflammatory breast cancer: consensus statement for standardized diagnosis and treatment. Ann Oncol. 2011;22(3):515-23. doi: 10.1093/annonc/mdq345.
16. Kuerer HM, Newman LA, Smith TL, et al. Clinical course of breast cancer patients with complete pathologic primary tumor and axillary lymph node response to doxorubicin-based neoadjuvant chemotherapy. J Clin Oncol. 1999;17(2):460-9. doi: 10.1200/JCO.1999.17.2.460.
17. Gianni L, Eiermann W, Semiglazov V, et al. Neoadjuvant and adjuvant trastuzumab in patients with HER-2-positive locally advanced breast cancer (NOAH): follow-up of a randomised controlled superiority trial with a parallel HER-2-negative cohort. Lancet Oncol. 2014;15(6):640-7. doi: 10.1016/S1470-2045(14)70080-4.
18. Gianni L, Pienkowski T, Im YH, et al. Efficacy and safety of neoadjuvant pertuzumab and trastuzumab in women with locally advanced, inflammatory, or early HER-2-positive breast

cancer (NeoSphere): a randomised multicentre, open-label, phase 2 trial. Lancet Oncol. 2012;13(1):25-32. doi: 10.1016/S1470-2045(11)70336-9.

19. DeSnyder SM, Mittendorf EA, Le-Petross C, et al. Prospective feasibility trial of sentinel lymph node biopsy in the setting of inflammatory breast cancer. Clin Breast Cancer. 2018;18(1):e73-e7. doi: 10.1016/j.clbc.2017.06.014.
20. Kuehn T, Bauerfeind I, Fehm T, et al. Sentinel-lymph-node biopsy in patients with breast cancer before and after neoadjuvant chemotherapy (SENTINA): a prospective, multicentre cohort study. Lancet Oncol. 2013;14(7):609-18. doi: 10.1016/S1470-2045(13)70166-9.
21. Boughey JC, Suman VJ, Mittendorf EA, et al. Sentinel lymph node surgery after neoadjuvant chemotherapy in patients with node-positive breast cancer: the ACOSOG Z1071 (Alliance) clinical trial. JAMA. 2013;310(14):1455-61. doi: 10.1001/jama.2013.278932.
22. Krag DN, Anderson SJ, Julian TB, et al. Sentinel-lymph-node resection compared with conventional axillary-lymph-node dissection in clinically node-negative patients with breast cancer: overall survival findings from the NSABP B-32 randomised phase 3 trial. Lancet Oncol. 2010;11(10):927-33. doi: 10.1016/S1470-2045(10)70207-2.
23. Bristol IJ, Woodward WA, Strom EA, et al. Locoregional treatment outcomes after multimodality management of inflammatory breast cancer. Int J Radiat Oncol Biol Phys. 2008;72(2):474-84. doi: 10.1016/j.ijrobp.2008.01.039.
24. Hieken TJ, Murphy BL, Boughey JC, et al. Influence of biologic subtype of inflammatory breast cancer on response to neoadjuvant therapy and cancer outcomes. Clin Breast Cancer. 2018;18(4):e501-e6. doi: 10.1016/j.clbc.2017.10.003.

Parte 12

Planejamento Familiar

Nilson Roberto de Melo

Capítulo 107

Anticoncepção em Adolescentes

Edson Santos Ferreira Filho
Isabel Cristina Esposito Sorpreso
Nilson Roberto de Melo

Introdução

A adolescência é um período de modificações físicas, psíquicas e sociais, entre as quais se destaca o início da vida sexual. Dados nacionais registram que a média etária em que se inicia a atividade sexual é de 15,7 ± 1,3 anos, sendo que 21,7% das adolescentes começam a ter relações sexuais com 13 a 14 anos.[4,37] Assim, surge também o risco de gestação não planejada nesse momento de vida. Em 2021, 13,6% dos nascidos vivos eram filhos de mães adolescentes.[38] Dessa forma, ginecologistas têm um papel crucial na orientação da adolescente para que ela possa exercer sua sexualidade de forma saudável e consciente.[1-3,5,6]

No consultório, deve-se reforçar que as informações partilhadas na consulta são confidenciais posto que a adolescente tem direito a sigilo médico desde que isso não a coloque sob risco de morte. Ademais, a atitude do profissional deve ser respeitosa e acolhedora. A presença dos pais pode ser encorajada em uma parte da consulta, mas é importante oferecer um momento específico em que a adolescente seja abordada sozinha,[39] medida que ajudar a criar um ambiente em que a paciente se sinta segura para expressar suas dúvidas. Cumprimentamos a paciente, perguntamos de que métodos anticonceptivos ela já ouviu falar e o que sabe sobre eles, passamos a ela informações-chave importantes na escolha do método contraceptivo – como eficácia, segurança e perfil de eventos adversos –, ajudamos a decidir qual método utilizar, explicamos com detalhes o funcionamento desse método e ressaltamos que, após sua suspensão, haverá retorno da fertilidade.[40]

Após esse aconselhamento contraceptivo estruturado, a maior parte das adolescentes optará pelo uso de métodos anticoncepcionais reversíveis de longa duração (LARC), grupo do qual fazem parte os dispositivos intrauterinos (DIU) hormonais e não hormonais e o implante subdérmico, o que sabidamente reduz de maneira substancial o risco de uma gravidez não planejada.[41] Ressaltamos que os LARC são mais eficazes que métodos de curta duração, em especial para as adolescentes cuja adesão a métodos de curta duração pode não ser a ideal.[42] Por esse motivo, os LARC são mencionados como 1ª linha de anticoncepção para adolescentes.[43]

A seguir, o capítulo aborda os métodos contraceptivos especificamente no público adolescente.

Particularidades dos métodos

Abstinência

Embora, em teoria, a abstinência sexual seja o método anticoncepcional mais eficaz, inúmeros estudos comprovam que programas educacionais com ênfase apenas na abstinência sexual têm baixa eficácia na prevenção de gravidez e de infecções sexualmente transmissíveis (IST) do que aqueles em que há uma orientação robusta quanto aos diversos métodos contraceptivos.[44,45] Além disso, esse tipo de orientação não está associado à diminuição na idade da primeira relação sexual nem ao aumento no número de parcerias sexuais.[8,9]

Contracepção de emergência

O profissional de Saúde que prescreve método anticonceptivo para a adolescente, incluindo a contracepção de emergência, não fere nenhum princípio ético ou legal.[10,11] A prescrição adiantada da contracepção de emergência é eficaz e necessária e aumenta a chance de utilização quando for preciso, sem que haja uma piora no comportamento de risco sexual em comparação às jovens que receberam apenas as informações sobre a pílula do dia seguinte.[12,13]

A contracepção de emergência reduz o risco de gravidez apenas nas relações sexuais que ocorreram 72 horas antes de seu uso. Deve-se orientar para que sejam evitadas relações sexuais desprotegidas e introduzir um método anticoncepcional após o uso da contracepção de emergência. No Quadro 107.1, é descrito como fazer a introdução do método nessas circunstâncias.[14]

Quadro107.1 – Introdução de método anticoncepcional após uso da contracepção de emergência

Método de barreira	Deve ser usado em todas as relações sexuais subsequentes
Métodos hormonais	Iniciar o uso no 1º dia após utilização da contracepção de emergência. Usar um método de barreira associado nos 7 primeiros dias
Dispositivo Intrauterino (DIU)	DIU é um método contraceptivo que também pode ser utilizado como anticoncepção de emergência. Portanto, caso seja o método de escolha, não há necessidade de o associar à pílula do dia seguinte. Ele deve ser inserido até 5 dias após a relação sexual desprotegida

Fonte: Adaptado de Blythe MJ, *et al.* 2007

Métodos de barreira

Os métodos de barreira – diafragma e preservativos – são classificados pelos Critérios Médicos de Elegibilidade da Organização Mundial da Saúde (OMS) como categoria 1,[46] ou seja, não há restrições ao seu uso. Dados nacionais mostram que o preservativo externo é o método mais utilizado entre os adolescentes, sobretudo na primeira relação sexual (aproximadamente 80%) e em relacionamentos esporádicos. Porém, em relacionamentos estáveis, seu uso cai 35%.[15,16,18]

Os preservativos devem ser indicados para adolescentes dentro de uma estratégia de dupla proteção:[17] usar dois métodos para reduzir o risco de gestação e de IST. Não se recomenda confiar exclusivamente no preservativo para anticoncepção, pois o índice de falha do método após 1 ano de uso é 18% a 21% com uso típico.[47]

Anticoncepcionais hormonais combinados

Também classificados pela OMS como categoria 1, os anticoncepcionais hormonais combinados orais (AHCO) são os mais usados entre adolescentes em relacionamentos estáveis.[7,15,16] Além da sua efetividade quando adequadamente utilizado, trata-se de um método que proporciona diferentes benefícios extracontraceptivos, como melhoria da pele e redução de dismenorreia e de manifestações clínicas da síndrome pré-menstrual.[48] Contudo, adolescentes têm um índice de esquecimento de 28% na tomada de dois ou mais comprimidos da cartela nos ciclos recentes, em comparação com 13% em mulheres com mais de 18 anos. Sempre se deve enfatizar o uso de um método de barreira associado, visando tanto à prevenção das IST como à melhora da eficácia na prevenção de gravidez.[19] Ainda, a adesão da adolescente à pílula pode ser reforçada se houver uma orientação adequada sobre o uso correto do método, em como proceder frente ao esquecimento de ingestão do comprimido, possíveis efeitos colaterais e quando a contracepção de emergência é indicada.[8,9]

Embora haja alguma controvérsia no tema, alguns estudos sugerem que AHCO com dosagem igual ou menor que 20 mcg de etinilestradiol, em longo prazo, possam ocasionar um menor incremento da densidade mineral óssea quando comparados às não usuárias, fato não observado naqueles cujo conteúdo de etinilestradiol é maior ou igual a 30 mcg.[20-27] Não se sabe se isso poderia trazer algum impacto no risco de fraturas no futuro, já que diferentes fatores contribuem para o conteúdo mineral ósseo e o aparecimento da osteoporose no futuro.

O adesivo transdérmico é outra forma de contracepção hormonal combinada que libera uma dose diária de 150 µg de norelgestromina e 20 µg de etinilestradiol. Parece haver maior descolamento em adolescentes do que na população adulta: descolamento parcial ocorreu em 3,6% das adolescentes e 2,2% das adultas, enquanto descolamento completo foi visto em 5,5% das adolescentes e 2,0% das adultas.[49] Foram demonstrados boa aceitação e controle do ciclo menstrual e a aderência ao adesivo foi maior do que aos AHCO, principalmente pela posologia mais cômoda, com trocas semanais.[28,29]

O anel vaginal é feito de etileno acetato de vinila (EVA), com liberação diária de 15 µg de etinilestradiol e 120 µg de etonogestrel. Esse método requer que a paciente o coloque e remova-o da vagina uma vez por mês (uso por 3 semanas, com intervalo livre de hormônios de 1 semana).[30] Estudos mostram que a maioria das adolescentes tem pouco ou nenhum conhecimento sobre o anel, mas, uma vez que tenham sido brevemente informadas, todas tinham conhecimento suficiente e muitas considerariam usá-lo em razão da privacidade e da comodidade posológica.[50]

Anticoncepcionais hormonais somente com progestagênio

Pílulas somente de progestagênio e o implante subdérmico são classificados pela OMS como categoria 1, enquanto os injetáveis estão na categoria 2.[46] Dessa maneira, são métodos que podem ser amplamente utilizados por adolescentes.

As pílulas somente de progestagênio (POP) incluem aquelas com desogestrel 75 mcg e drospirenona 4 mg, que promovem bloqueio ovulatório e podem ser usadas em qualquer momento da vida; e aquelas com noretisterona 0,35 mg, cujo uso fica restrito ao período de lactação e de amenorreia, 6 meses após o parto, por não promover anovulação isoladamente.[51] Estudos mostram que drospirenona isolada 4 mg, em regime cíclico (24/4), é bem-tolerada, segura e bem-aceita pela maioria das adolescentes.[52]

O implante subdérmico liberador de etonogestrel 68 mg foi o método anticoncepcional mais escolhido por adolescentes que participaram do estudo CHOICE: 34% delas optaram por sua inserção.[41] Em virtude da satisfação com o método, também apresenta alta continuidade, chegando a 82% em 12 meses.[53] É um método que não modifica o peso corporal, está associado a acne em 11% dos casos e tem padrão favorável de sangramento em 78% das pacientes.[54]

Estudos prospectivos com o acetato de medroxiprogesterona de depósito (AMPD) mostram diminuição da densidade mineral óssea e o impacto desfavorável em marcadores bioquímicos de formação e reabsorção óssea, principalmente quando se faz uso do método por mais de 2 anos.[21-23,31,32] Por outro lado, não parece haver aumento clinicamente importante de fraturas osteoporóticas nessas pacientes.[55] Já as pílulas de progestagênio, o implante subdérmico e o DIU hormonal não comprometem a produção endógena de estradiol nem a massa óssea.[56]

Dispositivos intrauterinos (DIU)

Os DIU podem conter cobre (ou cobre e prata) e levonorgestrel em 2 doses (52 mg e 19,5 mg). São classificados pelos Critérios Médicos de Elegibilidade da OMS como categoria 2, ou seja, há mais benefícios do que riscos em utilizá-los em adolescentes. Da mesma maneira como se faz com os demais métodos, é importante enfatizar o uso de preservativos como forma de dupla proteção.[7] É imprescindível que profissionais de Saúde se envolvam no engajamento das adolescentes em utilizar anticoncepção intrauterina, tendo em vista que o DIU com cobre é o único LARC amplamente disponível na Relação Nacional de Medicamentos Essenciais (Rename) do Sistema Único de Saúde (SUS).[57]

No estudo CHOICE, os DIU hormonais foram escolhidos por 31,7% das adolescentes, enquanto os não hormonais foram a escolha de 5,3% delas.[41] A dor é o principal receio da adolescente que se interessa por anticoncepção intrauterina[35,36,58] e pode ser contornada oferecendo DIU com menor diâmetro do insertor[59] e com a utilização de anestesia cervical.[60]

Não é observado aumento da taxa de infertilidade decorrente do uso de DIU.[61] A infecção ascendente é raríssima e, quando acontece, está relacionada à presença de infecções prévias que não foram adequadamente diagnosticadas e tratadas ou, ainda, à contaminação do material utilizado.[33,34] O rastreamento para *Chlamydia trachomatis* e *Neisseria gonorrhoeae* é recomendado para mulheres com menos de 25 anos de idade,[62] mas não há justificativa para que o resultado postergue a inserção de DIU em paciente assintomática.[63]

Anticoncepção reversível de longa duração (LARC) são os métodos prioritários de uso na adolescência, sendo dever dos profissionais reduzir as barreiras de acesso que muitas jovens enfrentam, para que possamos diminuir as gravidezes não-planejadas.[64]

Referências bibliográficas

1. Prestes RC, Colpani J, Burlamaque R, Pozza M, Zandoná JM, Herzog ML, et al. Anticoncepção e sexualidade entre escolares. Rev Med Hosp São Vicente de Paulo. 1994;6(15):22-5.
2. UNESCO. Pesquisa: juventude e sexualidade. [2024 Abr. 23]. Disponível em: http://www.observatorio.ucb.unesco.org.br/publicacoesjuventudes.
3. Paiva V, Calazans G, Venturi G, Dias R. Idade e uso de preservativo na iniciação sexual de adolescentes brasileiros. Rev Saúde Pública. 2008;42(1):45-53.

4. IBGE. Instituto Brasileiro de Geografia e Estatística. [2024 Abr. 23]. Disponível em: http://www.ibge.gov.br/.
5. Dias AB, Aquino EM. Maternidade e paternidade na adolescência: algumas constatações em três cidades do Brasil. Cad Saúde Pública. 2006;22(7):1447-58.
6. Gigante DP, Barros FC, Veleda R, Gonçalves H, Horta BL, Victora CG. Maternidade e paternidade na coorte de nascimentos de 1982 a 2004-5. Pelotas (RS): Rev Saúde Pública. 2008;42(2):42-50.
7. FEBRASGO. Federação Brasileira das Associações de Ginecologia e Obstetrícia. Manual de Critérios Médicos de Elegibilidade da Organização Mundial da Saúde para Uso de Métodos Anticoncepcionais. São Paulo: FEBRASGO, 2010.
8. Kohler PK, Manhart LE, Lafferty WE. Abstinence-only and comprehensive sex education and the initiation of sexual activity and teen pregnancy. J Adolesc Health. 2008;42(4):344-51.
9. Mueller TE, Gavin LE, Kulkarni A. The association between sex education and youth's engagement in sexual intercourse, age at first intercourse, and birth control use at first sex. J Adolesc Health. 2008;42(1):89-96.
10. CFM. Conselho Federal de Medicina. Código de ética. Conselho Regional de Medicina de São Paulo. Resolução CFM n· 1.246. Diário Oficial da União: Brasília (DF), 1988.
11. Estatuto da Criança e do Adolescente. São Paulo: Imprensa Oficial do Estado S.A., 1993.
12. Raine T, Harper C, Leon K, Darney P. Emergency contraception: advance provision in a young, high-risk clinic population. Obstet Gynecol. 2000;96(1):1-7.
13. Gold MA, Wolford JE, Smith KA, Parker AM. The effects of advance provision of emergency contraception on adolescent women's sexual and contraceptive behaviors. J Pediatr Adolesc Gynecol. 2004;17(2):87-96.
14. Blythe MJ, Diaz A. American Academy of Pediatrics Committee on Adolescence. Committee on Adolescence: contraception and adolescents. Pediatrics. 2007;120(5):1135-48.
15. Almeida MC, Aquino EM, Gaffikin L, Magnani RJ. Uso de contracepção por adolescentes de escolas públicas na Bahia. Rev Saúde Pública. 2003;37(5):566-75.
16. Alves AS, Lopes MH. Uso de métodos anticoncepcionais entre adolescentes universitários. Rev Bras Enferm. 2008;61(2):170-7.
17. Frezieres RG, Walsh TL, Nelson AL, Clark VA, Coulson AH. Evaluation of the efficacy of a polyurethane condom: results from a randomized, controlled clinical trial. Fam Plann Perspect. 1999;31(2):81-7.
18. Trussell J. Contraceptive efficacy of the reality female condom. Contraception. 1998;58:147-8.
19. Abma JC, Chandra A, Mosher WD, Peterson LS, Piccinino LJ. Fertility, family planning, and women's health: new data from the 1995 national survey of family growth. Vital Health Stat. 1997;23(19):1-114.
20. Beksinska ME, Kleinschmidt I, Smit JA, Farley TM. Bone mineral density in adolescents using norethisterone enanthate, depot-medroxyprogesterone acetate or combined oral contraceptives for contraception. Contraception. 2007;75(6):438-43.
21. Cromer BA, Blair JM, Mahan JD, Zibners L, Naumovski Z. A prospective comparison of bone density in adolescent girls receiving depot medroxyprogesterone acetate (Depo-Provera), levonorgestrel (Norplant), or oral contraceptives. J Pediatr. 1996;129(5):671-6.
22. Cromer BA, Stager M, Bonny A, Lazebnik R, Rome E, Ziegler J, et al. Depot medroxyprogesterone acetate, oral contraceptives and bone mineral density in a cohort of adolescent girls. J Adolesc Health. 2004;35(6):434-41.
23. Lara-Torre E, Edwards CP, Perlman S, Hertweck SP. Bone mineral density in adolescent females using depot medroxyprogesterone acetate. J Pediatr Adolesc Gynecol. 2004;17(1):17-21.
24. Lloyd T, Taylor DS, Lin HM, Matthews AE, Eggli DF, Legro RS. Oral contraceptive use by teenage women does not affect peak bone mass: a longitudinal study. Fertil Steril. 2000;74(4):734-8.
25. Lloyd T, Petit MA, Lin HM, Beck TJ. Lifestyle factors and the development of bone mass and bone strength in young women. J Pediatr. 2004;144(6):776-82.
26. Polatti F, Perotti F, Filippa N, Gallina D, Nappi RE. Bone mass and long-term monophasic oral contraceptive treatment in young women. Contraception. 1995;51(4):221-4.

27. Wallace LS, Ballard JE. Lifetime physical activity and calcium intake related to bone density in young women. J Womens Health Gend Based Med. 2002;11(4):389-98.
28. Harel Z, Riggs S, Vaz R, Flanagan P, Dunn K, Harel D. Adolescents' experience with the combined estrogen and progestin transdermal contraceptive method Ortho Evra. J Pediatr Adolesc Gynecol. 2005;18(2):85-90.
29. Archer DF, Bigrigg A, Smallwood GH, Shangold GA, Creasy GW, Fisher AC. Assessment of compliance with a weekly contraceptive patch (Ortho Evra/Evra) among North American women. Fertil Steril. 2002;77(2):S27-31.
30. Stewart FH, Brown BA, Raine TR, Weitz TA, Harper CC. Adolescent and young women's experience with the vaginal ring and oral contraceptive pills. J Pediatr Adolesc Gynecol. 2007;20(6):345-51.
31. Rome E, Ziegler J, Secic M, Bonny A, Stager M, Lazebnik R, et al. Bone biochemical markers in adolescent girls using either depot medroxyprogesterone acetate or an oral contraceptive. J Pediatr Adolesc Gynecol. 2004;17(6):373-7.
32. DepoProvera 150 mg and Depo SubQ Provera 104 [package inserts]. Cambridge, MA: Pfizer, 2005.
33. Grimes DA, Schulz KF. Prophylactic antibiotics for intrauterine device insertion: a metaanalysis of the randomized controlled trials. Contraception. 1999;60(2):57-63.
34. Lyus R, Lohr P, Prager S. Board of the society of family planning. Use of the Mirena LNG-IUS and Paragard CuT380A intrauterine devices in nulliparous women. Contraception. 2010;81(5):367-7.
35. Aslam N, Blunt S, Latthe P. Effectiveness and tolerability of levonorgestrel intrauterine system in adolescents. J Obstet Gynaecol. 2010;30(5):489-91.
36. Williamson M, Bulmer P. Using the Mirena intrauterine system to treat severe primary dysmenorrhoea in an adolescent. J Obstet Gynaecol. 2010;30(2):206-7.
37. Monteiro DLM, Pereira MFVR, Herter LD, Avila R, Raupp RM. Emergency hormonal contraception in adolescence. Rev. Assoc. Med. Bras. 2020:66(4):472-78.
38. Monteiro DLM, et al. Teenage pregnancy in the first year of the COVID-19 pandemic in Brazil. Rev Assoc. Med. Bras. 2023;69(3):372-6.
39. Ott MA, Sucato GS, et al. Contraception for adolescents. Pediatrics. 2014;134(4):e1257-81.
40. Madden T, et al. Structured contraceptive counseling provided by the Contraceptive CHOICE Project. Contraception. 2013;88(2):243-9.
41. Secura GM, et al. Provision of no-cost, long-acting contraception and teenage pregnancy. N Engl J Med. 2014;371(14):1316-23.
42. Winner B, Peipert JF, Zhao Q, Buckel C, Madden T, Allsworth JE, et al. Effectiveness of long-acting reversible contraception. N Engl J Med. 2012;366(21):1998-2007.
43. Menon S; Committee on Adolescence. Long-acting reversible contraception: specific issues for adolescents. Pediatrics. 2020;146(2):e2020007252.
44. Brückner H, Bearman P. After the promise: the STD consequences of adolescent virginity pledges. J Adolesc Health. 2005;36(4):271-8.
45. Paik A, Sanchagrin KJ, Heimer K. Broken promises: abstinence pledging and sexual and reproductive health. J Marriage Fam. 2016;78(2):546-61.
46. WHO. World Health Organization. Medical eligibility criteria for contraceptive use. 5. ed. Geneva: WHO, 2015.
47. Committee on Gynecologic Practice Long-Acting Reversible Contraception Working Group. Committee Opinion n. 642: Increasing access to contraceptive implants and intrauterine devices to reduce unintended pregnancy. Obstet Gynecol. 2015;126(4):e44-8.
48. Bahamondes L, et al. Non-contraceptive benefits of hormonal and intrauterine reversible contraceptive methods. Hum Reprod Update. 2015;21(5):640-51.
49. Bodner K, Bodner-Adler B, Grünberger W. Evaluation of the contraceptive efficacy, compliance, and satisfaction with the transdermal contraceptive patch system Evra. Arch Gynecol Obstet. 2011;283(3):525-30.

50. Carey AS, Chiappetta L, Tremont K, Murray PJ, Gold MA. The contraceptive vaginal ring: female adolescents' knowledge, attitudes and plans for use. Contraception. 2007;76(6):444-50.
51. Rivera R, Yacobson I, Grimes D. The mechanism of action of hormonal contraceptives and intrauterine contraceptive devices. Am J Obstet Gynecol. 1999;181(5-1):1263-9.
52. Apter D, Colli E, Gemzell-Danielsson K, Peters K. Multicenter, open-label trial to assess the safety and tolerability of drospirenone 4.0 mg over 6 cycles in female adolescents, with a 7-cycle extension phase. Contraception. 2020;101(6):412-9.
53. Rosenstock JR, Peipert JF, Madden T, Zhao Q, Secura GM. Continuation of reversible contraception in teenagers and young women. Obstet Gynecol. 2012;120(6):1298-305.
54. Mansour D, Korver T, Marintcheva-Petrova M, Fraser IS. The effects of implanon on menstrual bleeding patterns. Eur J Contracept Reprod Health Care. 2008;13(1):13-28.
55. Lanza LL, et al. Use of depot medroxyprogesterone acetate contraception and incidence of bone fracture. Obstet Gynecol. 2013;121(3):593-600.
56. Hadji P, Colli E, Regidor PA. Bone health in estrogen-free contraception. Osteoporos Int. 2019;30(12):2391-400.
57. BRASIL. Ministério da Saúde. Secretaria de Ciência, Tecnologia, Inovação e Insumos Estratégicos em Saúde. Departamento de Assistência Farmacêutica e Insumos Estratégicos. Relação Nacional de Medicamentos Essenciais Rename 2022 [recurso eletrônico]/Ministério da Saúde, Secretaria de Ciência, Tecnologia, Inovação e Insumos Estratégicos em Saúde, Departamento de Assistência Farmacêutica e Insumos Estratégicos. – Brasília: Ministério da Saúde, 2022.
58. Potter J, Rubin SE, Sherman P. Fear of intrauterine contraception among adolescents in New York City. Contraception. 2014;89(5):446-50.
59. Beckert V, Aqua K, Bechtel C, Cornago S, Kallner HK, Schulze A, et al. Insertion experience of women and health care professionals in the Kyleena® satisfaction study. Eur J Contracept Reprod Health Care. 2020;25(3):182-9.
60. De Nadai MN, Poli-Neto OB, Franceschini SA, Yamaguti EMM, Monteiro IMU, Troncon JK, et al. Intracervical block for levonorgestrel-releasing intrauterine system placement among nulligravid women: a randomized double-blind controlled trial. Am J Obstet Gynecol. 2020;222(3):245.e1-245.e.
61. Peipert JF, Zhao Q, Schreiber CA, Teal S, Turok DK, Natavio M, et al. Intrauterine device use, sexually transmitted infections, and fertility: a prospective cohort study. Am J Obstet Gynecol. 2021;225(2):157.e1-157.e9.
62. LeFevre ML; U.S. Preventive Services Task Force. Screening for Chlamydia and gonorrhea: U.S. Preventive Services Task Force recommendation statement. Ann Intern Med. 2014;161(12):902-10.
63. Sufrin CB, Postlethwaite D, Armstrong MA, Merchant M, Wendt JM, Steinauer JE. Neisseria gonorrhea and Chlamydia trachomatis screening at intrauterine device insertion and pelvic inflammatory disease. Obstet Gynecol. 2012;120(6):1314-21.

Capítulo 108

Anticoncepção de Emergência

Edson Santos Ferreira Filho
Marilene Mikiko Iwakura Anzai
Nilson Roberto de Melo

Introdução

Anticoncepção de emergência é definida como o uso de drogas ou de dispositivos para prevenir gravidez após uma relação sexual desprotegida; assim, o método escolhido é utilizado após o coito, porém antes de a gestação ocorrer. Esse método deve ser usado ocasionalmente, e não de forma regular.[1]

Atualmente, estão disponíveis no Brasil os métodos de Yuzpe, levonorgestrel e os dispositivos intrauterinos.[12] O método de Yuzpe consiste na administração de pílulas combinadas, atingindo a dose total de 0,2 mg de etinilestradiol e 1 mg de levonorgestrel, divididas em duas doses iguais, com intervalo de 12 horas; deve ser usada até 5 dias após a relação sexual desprotegida.[8,13] Já o método de progestagênio isolado pode ser usado administrando-se 1,5 mg de levonorgestrel em dose única ou em duas de 0,75 mg tomadas com intervalo de 12 horas.[8,12] Até o momento, o acetato de ulipristal ainda não está disponível no mercado brasileiro; de igual modo o mifepristone.[7]

Resultados

Levonorgestrel *versus* Yuzpe

Em revisão sistemática, foram incluídos 34 estudos experimentais e observacionais que avaliaram o desfecho de gravidez após um ciclo de contracepção de emergência com o método Yuzpe ou com 1,5 mg de levonorgestrel. A taxa de gravidez utilizando o método Yuzpe foi de 2% (95% IC: 1,5% a 2,5%) e com levonorgestrel, 1,7% (95% IC: 1,2% a 2,2%). Admitindo-se que a taxa de gravidez após uma única relação sexual seja de 4% a 8%, o número necessário de mulheres que devem usar contracepção de emergência para se evitar uma gravidez é de 17 a 50 para o método Yuzpe e 16 a 43 para levonorgestrel. (A)[2]

De modo geral, diz-se que, se cem mulheres tiverem uma relação sexual desprotegida na 2ª ou 3ª semana do ciclo menstrual, oito engravidariam sem anticoncepção de emergência, duas engravidariam com método de Yuzpe e uma engravidaria com método de levonorgestrel.[12]

Diversos estudos avaliam a eficácia e os efeitos colaterais comparando o método Yuzpe e levonorgestrel 1,5 mg. Os resultados são congruentes e apontam que o método com levonorgestrel 1,5 mg, seja em dose única, seja em duas doses com intervalo de 12 horas, tem maior eficácia e menos efeitos colaterais. Os efeitos colaterais verificados foram náuseas, vômitos, cefaleia, tontura e fadiga. (A)[2-4]

Levonorgestrel 1,5 mg dose única x levonorgestrel 0,75 mg a cada 12 horas

A eficácia da contracepção de emergência não tem diferença estatisticamente significativa quando comparados os usos do levonorgestrel em mesma dose, em dose única ou em duas tomadas com intervalo de 12 horas. (A)[5,6]

Dispositivo intrauterino de cobre (DIU-Cu)

Um estudo observacional prospectivo multicêntrico, com 1.963 mulheres, avaliou a eficácia e os efeitos colaterais do DIU-Cu T380A®, inserido em até 120 horas após a relação sexual desprotegida. Um mês após a colocação do DIU, nenhuma paciente estava grávida, o que demonstra eficácia de 100% para o método. Após 1 ano, o índice de gravidez foi de 0,23/100 mulheres. Sobre intercorrências durante a inserção do DIU, 29 pacientes (1,5%) necessitaram de anestesia local ou de antibioticoprofilaxia. Não houve registro de perfuração uterina. O efeito colateral mais observado foi de aumento do fluxo menstrual e irregularidade menstrual. Após 1 ano da inserção, 94% das mulheres continuavam a usar o DIU. (A)[9]

Outro estudo multicêntrico avaliou o DIU-Cu Multiload® comparando pacientes multíparas e nulíparas. Participaram 170 mulheres nulíparas e 843 multíparas, com inserção do DIU em até 120 horas após a relação sexual desprotegida. Foram realizados teste de gravidez e ultrassonografia (USG) pélvica 1 semana após a data esperada da próxima menstruação. Houve uma gravidez em cada grupo. Ao todo, o índice de falha do método foi de 0,2%. A remoção do DIU por queixa de cólica ou sangramento foi de 2,5% e 10,6% entre as multíparas e nulíparas, respectivamente. (A)[10]

Revisão sistemática incluindo 42 estudos e 7.034 participantes evidenciou que o DIU-Cu é altamente eficaz, falhando em prevenir a gravidez em menos de 0,1% dos casos, uma ordem de magnitude menor do que a incidência de falha com métodos orais.[14]

Dispositivo intrauterino de levonorgestrel 52 mg (DIU-LNG)

Em ensaio clínico randomizado de não inferioridade, em que 711 mulheres foram aleatoriamente designadas para receber o DIU-LNG ou o DIU-Cu, 317 e 321, respectivamente, e receberam as intervenções e forneceram dados de resultados de 1 mês, as taxas de gravidez foram de 1 em 317 (0,3%; intervalo de confiança de 95% [IC]: 0,01 a 1,7) no grupo de DIU-LNG e 0 em 321 (0%; 95% CI: 0 a 1,1) no grupo de DIU-Cu; a diferença absoluta entre os grupos em ambas as análises foi de 0,3 pontos percentuais (95% CI: -0,9 a 1,8), consistente com a não inferioridade do DIU-LNG em relação ao DIU-Cu. Os eventos adversos que fizeram as participantes procurarem atendimento médico no 1º mês após a inserção do DIU ocorreram em 5,2% das participantes do grupo de DIU-LNG e em 4,9% das participantes do grupo de DIU-Cu.[15]

Seu uso pode ser considerado isoladamente como anticoncepção de emergência ou em associação com a administração via oral de levonorgestrel; dados de coorte com 121 participantes que escolheram usar LNG oral mais o DIU-LNG encontraram probabilidade de gravidez de 0,9% (95% CI: 0,0% a 5,1%) 2 semanas após o uso desse esquema.

O único teste de gravidez positivo após o tratamento foi o de uma mulher que relatou vários episódios de relações sexuais desprotegidas, incluindo um episódio mais de 5 dias antes do tratamento.[16]

Acetato de ulipristal

O acetato de ulipristal é um modulador seletivo dos receptores de progesterona. Revisão sistemática reuniu estudos que avaliaram a sua eficácia na dose de 30 mg usado em até 120 horas após a relação sexual desprotegida. O índice de falha do método foi de 2,1% (95% IC: 1% a 4,1%). A eficácia desse fármaco quando tomado entre 48 e 72 horas após a relação sexual desprotegida foi de 2,35% (95% IC: 1,4% a 3,8%); entre 72 e 96 horas, de 2,1% (95% IC: 1,0% a 4,1%); e entre 96 e 120 horas, de 1,3% (95% IC: 0,1% a 4,8%). Os efeitos colaterais mais comuns foram cefaleia, náusea e dor abdominal. (D)[11]

Recomendação

Na Divisão de Ginecologia do Hospital das Clínicas da Faculdade de Medicina da Universidade de São Paulo (HCFMUSP), recomenda-se a seguinte conduta na contracepção de emergência (Algoritmo 108.1).

Algoritmo 108.1 – Conduta na contracepção de emergência

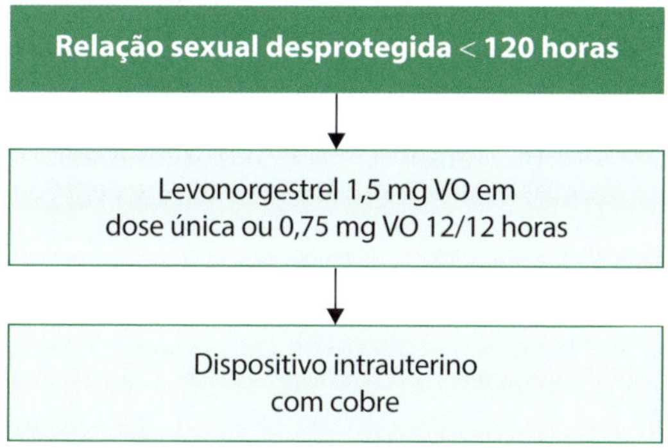

VO: via oral

Fonte: Desenvolvido pela autoria

Referências bibliográficas

1 Van Look PF, von Hertzen H. Emergency contraception. Br Med Bull. 1993;49(1):158-70.
2. Byamugisha JK, Mirembe FM, Faxelid E, Tumwesigye NM, Gemzell-Danielsson K. A randomized clinical trial of two emergency contraceptive pill regimens in a Ugandan population. Acta Obstet Gynecol Scand. 2010;89(5):670-6.
3. Randomised controlled trial of levonorgestrel versus the Yuzpe regimen of combined oral contraceptives for emergency contraception. task force on postovulatory methods of fertility regulation. Lancet. 1998;352(9126):428-33.
4. Ho PC, Kwan MS. A prospective randomized comparison of levonorgestrel with the Yuzpe regimen in post-coital contraception. Hum Reprod. 1993;8(3):389-92.
5. von Hertzen H, Piaggio G, Ding J, Chen J, Song S, Bártfai G, et al. WHO Research Group on Post-ovulatory Methods of Fertility Regulation. Low dose mifepristone and two regimens of levonorgestrel for emergency contraception: a WHO multicenter randomised trial. Lancet. 2002;360(9348):1803-10.

6. Arowojolu AO, Okewole IA, Adekunle AO. Comparative evaluation of the effectiveness and safety of two regimens of levonorgestrel for emergency contraception in Nigerians. Contraception. 2002;66(4):269-73.
7. Ho PC. Mifepristone: a potential postcoital contraceptive. Expert Opin Pharmacother. 2001; 2(9):1383-8.
8. Cheng L, Gülmezoglu AM, Piaggio G, Ezcurra E, Van Look PF. Interventions for emergency contraception. Cochrane Database Syst Rev. 2008;(2):CD001324.
9. Wu S, Godfrey EM, Wojdyla D, Dong J, Cong J, Wang C, et al. Copper. T380 A intrauterine device for emergency contraception: a prospective, multicentre, cohort clinical trial. BJOG. 2010;117(10):1205-10.
10. Zhou L, Xiao B. Emergency contraception with Multiload Cu-375 SL IUD: a multicenter clinical trial. Contraception. 2001;64(2):107-12.
11. Richardson AR, Maltz FN. Ulipristal acetate: review of the efficacy and safety of a newly approved agent for emergency contraception. Clin Ther. 2012;34(1):24-36.
12. World Health Organization Department of Reproductive Health and Research (WHO/RHR) and Johns Hopkins Bloomberg School of Public Health/Center for Communication Programs (CCP), Knowledge for Health Project. Family planning: a global handbook for providers (2018 update). Baltimore and Geneva: CCP and WHO, 2018.
13. BRASIL. Ministério da Saúde. Secretaria de Atenção à Saúde. Departamento de Ações Programáticas Estratégicas. Anticoncepção de emergência: perguntas e respostas para profissionais de saúde/Ministério da Saúde, Secretaria de Atenção à Saúde, Departamento de Ações Programáticas Estratégicas. 2. ed. Brasília: Editora do Ministério da Saúde, 2014.
14. Cleland K, Zhu H, Goldstuck N, Cheng L, Trussell J. The efficacy of intrauterine devices for emergency contraception: a systematic review of 35 years of experience. Hum Reprod. 2012;27(7):1994-2000.
15. Turok DK, Gero A, Simmons RG, Kaiser JE, Stoddard GJ, Sexsmith CD, et al. Levonorgestrel vs. copper intrauterine devices for emergency contraception. N Engl J Med. 2021;384(4):335-44.
16. Turok DK, Sanders JN, Thompson IS, Royer PA, Eggebroten J, Gawron LM. Preference for and efficacy of oral levonorgestrel for emergency contraception with concomitant placement of a levonorgestrel IUD: a prospective cohort study. Contraception. 2016;93(6):526-32.

Capítulo 109

Anticoncepção e Doenças Neurológicas

Edson Santos Ferreira Filho
Paula Vilela Gherpelli
Nilson Roberto de Melo

Introdução

Cefaleia é uma queixa muito frequente na população em geral. Em um estudo realizado em Jundiaí, 97,3% das mulheres em idade reprodutiva referiram ter ao menos um episódio de cefaleia na vida.[1] Atualmente, as cefaleias podem ser classificadas em primárias (incluindo migrânea, tensional, cefaleia trigeminoautonômica e outras) e secundárias (p. ex., a traumas, desordens vasculares, infecções)[28] Conhecer as características das cefaleias mais comuns é imprescindível para o bom aconselhamento contraceptivo, já que algumas delas modificam critérios médicos de elegibilidade para uso de métodos anticoncepcionais.[5,29]

Migrânea

A migrânea é um diagnóstico clínico em que o paciente deve ter cinco ou mais eventos de cefaleia na vida preenchendo os seguintes critérios (de A a D):[2,28]

a. Crise de cefaleia com duração de 4 a 72 horas (sem vigência de tratamento ou com falha de tratamento).
b. Cefaleia que apresenta pelo menos duas das seguintes características:
   - Unilateral.
   - Pulsátil.
   - Dor de intensidade moderada a severa.
   - Dor agravada ou iniciada com atividade física rotineira (p. ex., caminhar, subir escadas).
c. Durante a dor, deve haver pelo menos um dos seguintes sintomas:
   Náusea e/ou vômito.
   Foto e fonofobia.
d. Cefaleia não deve ser atribuída a outras causas.

Para o diagnóstico de migrânea com aura, a paciente deve ter:

a. Pelo menos dois eventos preenchendo os seguintes critérios (B e C):

b. Um ou mais dos seguintes sintomas de aura, totalmente reversíveis: visual, sensorial, discurso/linguagem, motor, troncocerebral e retiniano.
Sintomas visuais positivos (p. ex., luzes, pontos ou linhas que piscam) ou negativos (p. ex., perda da visão), totalmente reversíveis.
Sintomas sensitivos positivos (p. ex., agulhadas) ou negativos (p. ex., dormência), totalmente reversíveis.
Afasia totalmente reversível.

c. Pelo menos duas das seguintes características:
   1. Pelo menos um sintoma de aura se espalha gradualmente ao longo de 5 minutos e/ou dois ou mais sintomas ocorrem em sucessão.
   2. Cada sintoma individual da aura dura de 5 a 60 minutos.
   3. Pelo menos um sintoma de aura é unilateral.
   4. A aura é acompanhada, ou seguida, dentro de 60 minutos, por dor de cabeça.

d. Os sintomas não devem ser atribuídos a outras causas e ataque isquêmico transitório (AIT) deve ter sido excluído.

A migrânea tem prevalência semelhante entre homens e mulheres, antes da puberdade, em torno de 4% a 11%.[3] Nas mulheres em idade reprodutiva, essa prevalência chega a 34,5%.[4] O uso de contraceptivos hormonais pode precipitar ou piorar os sintomas de migrânea, além de aumentar o risco de a mulher ter um acidente vascular cerebral (AVC). Assim, devem ser seguidas as recomendações da Organização Mundial da Saúde (OMS) utilizando-se o *Manual de Critérios Médicos de Elegibilidade para Uso dos Métodos Anticoncepcionais*.[5]

Anticoncepcionais hormonais combinados

Para pacientes com enxaqueca sem aura e sem nenhum outro fator de risco para AVC, a OMS faz uma divisão em idade menor que 35 anos e maior ou igual a 35 anos.

Nas pacientes com idade menor que 35 anos, é possível a prescrição de anticoncepcionais hormonais combinados, porém com acompanhamento cuidadoso (categoria 2).[5] Caso haja piora da intensidade das crises de migrânea ou aumento da frequência, o método não deve ser utilizado, a menos que outros métodos mais adequados não estejam disponíveis ou não sejam acessíveis (categoria 3).[6-8]

Nas pacientes com idade igual ou maior que 35 anos, a recomendação da OMS é categoria 3, uma vez que o risco de AVC aumenta com a idade.[5,9] Em um estudo de caso-controle realizado no Reino Unido, verificou-se que a incidência de AVC isquêmico em mulheres de até 35 anos é de 1,28 para cada 100 mil mulheres, enquanto nas com idade maior ou igual a 35 anos a incidência foi de 6,6 para cada 100 mil mulheres.[10] Caso haja alteração das características da cefaleia, o método não deve ser utilizado (categoria 4).[5]

Nas pacientes que tenham migrânea com aura, a recomendação da OMS é categoria 4, independentemente da idade.[5] Mulheres com migrânea com aura têm um risco aumentado (OR 1,83) de ter um AVC sem o uso de anticoncepcionais hormonais combinados. Quando usam esses anticoncepcionais, esse risco aumenta mais de quatro vezes (OR 8,72).[11]

Anticoncepcionais somente com progestagênio

Há escassez de estudos que avaliem o efeito dos métodos somente de progestagênio. A recomendação da OMS nas pacientes com enxaqueca sem aura é categoria 1; com aura, categoria 2. Nas pacientes com enxaqueca com aura, caso haja piora nas características da crise, a recomendação passa a ser categoria 3.[5]

Em um estudo observacional incluindo pacientes com migrânea com aura, foram coletados dados sobre as crises durante 3 meses sem uso de nenhum contraceptivo hormonal e durante 6 meses de uso de pílulas de progestagênio com 75 mcg/dia de desogestrel. Houve melhora significativa da frequência das crises e da duração dos sintomas de aura durante o uso do contraceptivo.[12] Em outra casuística, a contracepção com pílula somente de progestagênio resulta numa melhoria significativa da qualidade de vida e numa redução dos dias de enxaqueca; redução clinicamente significativa de 30% na dor foi observada em 60% dos participantes.[30]

Contracepção de emergência

Não há contraindicações ao uso de contracepção de emergência em pacientes com enxaqueca com e sem aura. A recomendação da OMS é categoria 2.[5]

Métodos não hormonais (DIU-Cu, métodos de barreira, métodos comportamentais)

Não há contraindicações ao uso de métodos não hormonais em pacientes com enxaqueca com e sem aura. A recomendação da OMS é categoria 1.[5]

Transtornos depressivos

A depressão é caracterizada por sintomas que causam estresse ou prejuízo no comportamento social, ocupacional ou outras áreas importantes do cotidiano do indivíduo acometido nas quais são clinicamente significativos. Tem duração de pelo menos 2 semanas, com eventos diários. É classificada em leve, moderada ou grave.[13]

- **Episódio depressivo leve:** alguma dificuldade em continuar com o trabalho normal e atividades sociais, mas que provavelmente o indivíduo não abandonará por completo.
- **Episódio depressivo moderado:** dificuldade considerável em continuar com o convívio social, trabalho ou atividades domésticas.
- **Episódio depressivo grave:** sofrimento considerável ou agitação que torna improvável a habilidade de o indivíduo continuar o trabalho, o convívio social e as atividades domésticas, exceto de forma muito limitada.

Anticoncepcionais hormonais combinados e progestagênios isolados

Estudos que verificaram sintomas depressivos em pacientes que usaram contraceptivos hormonais, combinados ou progestagênio isolado observaram que não houve aumento dos sintomas depressivos nas mulheres portadoras dessa condição.[14-22] A recomendação da OMS é categoria 1 para todos os métodos hormonais, incluindo contracepção de emergência.[5]

Métodos não hormonais (DIU-Cu, métodos de barreira, métodos comportamentais)

Não há contraindicações ao uso de métodos não hormonais em pacientes com transtornos depressivos. A recomendação da OMS é categoria 1.[5]

Epilepsia

A epilepsia é um distúrbio cerebral causado por predisposição persistente do cérebro a gerar crises epilépticas e pelas consequências neurobiológicas, cognitivas, psicossociais e sociais da condição, caracterizada pela ocorrência de pelo menos uma crise epiléptica.[23]

Não há alterações nas características das crises epilépticas decorrentes do uso de contraceptivos, porém a via de metabolização dos hormônios usados nos anticoncepcionais hormonais pode interferir na biodisponibilidade dos anticonvulsivantes. Dessa forma, devem-se avaliar as interações medicamentosas entre anticonvulsivantes e anticoncepcionais hormonais.[5]

Anticoncepcionais hormonais combinados

O uso de diferentes anticonvulsivantes (fenitoína, carbamazepina, barbitúricos, primidona, topiramato e oxacarbazepina) aumenta o metabolismo dos anticoncepcionais hormonais combinados (orais, anéis e adesivos), reduzindo sua eficácia. Por esse motivo, a recomendação da OMS para pacientes que utilizam esses medicamentos é categoria 3. Já os injetáveis mensais são categoria 2.[5]

Anticoncepcionais progestagênicos

Os anticoncepcionais orais somente de progestagênio sofrem interação medicamentosa com a maioria dos anticonvulsivantes, exceto a lamotrigina e o valproato. Foram avaliadas as dosagens séricas de lamotrigina em três grupos de pacientes utilizando: contraceptivos orais combinados; contraceptivos orais somente de progestagênio; ou nenhum método hormonal. As dosagens séricas de lamotrigina estavam diminuídas apenas no grupo que usou contraceptivo hormonal combinado.[24] A recomendação da OMS para mulheres que usem anticonvulsivantes é categoria 3 em associação com contraceptivos orais somente de progestagênio ou implantes subdérmicos, exceto nas pacientes que usem exclusivamente lamotrigina, que é categoria 1.[5]

Embora o implante subdérmico de etonogestrel também esteja suscetível à interação com anticonvulsivantes, não há restrição ao seu uso porque a efetividade ainda é alta. Isso classifica o método na categoria 2.[5]

Estudos que avaliaram a eficácia do injetável trimestral e dos dispositivos intrauterinos não verificaram diminuição na eficácia contraceptiva com uso concomitante de terapia anticonvulsivante.[25-27] A recomendação da OMS é categoria 1.[5]

Métodos não hormonais (DIU-Cu, métodos de barreira, métodos comportamentais)

Não há contraindicações ao uso de métodos não hormonais em pacientes com epilepsia. A recomendação da OMS é categoria 1.[5]

Recomendação

Na Divisão de Ginecologia do Hospital das Clínicas da Faculdade de Medicina da Universidade de São Paulo (HCFMUSP), recomenda-se a seguinte conduta para anticoncepção e doenças neurológicas (Algoritmo 109.1).

Algoritmo 109.1 – Anticoncepção e doenças neurológicas

Método	Condição	Subcondição	Categoria
Anticoncepcionais hormonais combinados	Enxaqueca sem aura e sem fator de risco	< 35 anos	Categoria 2
		> 35 anos	Categoria 3
	Enxaqueca com aura		Categoria 4
Anticoncepcionais progestagênicos	Enxaqueca sem aura		Categoria 1
	Enxaqueca com aura		Categoria 2
	Enxaqueca com aura e piora das crises		Categoria 3
Contracepção de emergência	Enxaqueca com ou sem aura		Categoria 2
DIU-Cu, métodos de barreira			Categoria 1
Métodos hormonais	Transtornos depressivos		Categoria 1
Anticoncepcionais hormonais combinados	Epilepsia		Categoria 3
Anticoncepcionais progestagênicos	Epilepsia	Sem uso de anticonvulsivantes exceto Lamotrigina	Categoria 3
		Sem anticonvulsivantes	Categoria1
DIU-Cu, método de barreira			Categoria 1

Fonte: Desenvolvido pela autoria

Referências bibliográficas

1. Machado RB, Pereira AP, Coelho GP, Neri L, Martins L, Luminoso D. Epidemiological and clinical aspects of migraine in users of combined oral contraceptives. Contraception. 2010;81(3):202-8.
2. Headache Classification Subcommittee of the International Headache Society. The International Classification of Headache Disorders: 2 .ed. Cephalalgia. 2004;24(1):9-160.
3. Gunner KB, Smith HD. Practice guideline for diagnosis and management of migraine headaches in children and adolescents: part one. J Pediatr Health Care. 2007;21(5):327-32.
4. Bigal ME, Liberman JN, Lipton RB. Age-dependent prevalence and clinical features of migraine. Neurology. 2006;67(2):246-51.
5. World Health Organization. Medical eligibility criteria for contraceptive use. 5. ed., 2015.
6. Carolei A, Marini C, De Matteis G. History of migraine and risk of cerebral ischaemia in young adults. The Italian National Research Council Study Group on Stroke in the Young. Lancet. 1996;347(9014):1503-6.
7. Chang CL, Donaghy M, Poulter N. Migraine and stroke in young women: case-control study. The World Health Organisation Collaborative Study of Cardiovascular Disease and Steroid Hormone Contraception. BMJ. 1999;318(7175):13-8.

8. Tzourio C, Tehindrazanarivelo A, Iglésias S, Alpérovitch A, Chedru F, d'Anglejan-Chatillon J, et al. Case-control study of migraine and risk of ischaemic stroke in young women. BMJ. 1995;310(6983):830-3.
9. Schwartz SM, Petitti DB, Siscovick DS, Longstreth WT Jr, Sidney S, Raghunathan TE, et al. Stroke and use of low-dose oral contraceptives in young women: a pooled analysis of two US studies. Stroke. 1998;29(11):2277-84.
10. Nightingale AL, Farmer RD. Ischemic stroke in young women: a nested case-control study using the UK General Practice Research Database. Stroke. 2004;35(7):1574-8.
11. Etminan M, Takkouche B, Isorna FC, Samii A. Risk of ischaemic stroke in people with migraine: systematic review and meta-analysis of observational studies. BMJ. 2005;330(7482):63.
12. Nappi RE, Sances G, Allais G, Terreno E, Benedetto C, Vaccaro V, et al. Effects of an estrogen-free, desogestrel-containing oral contraceptive in women with migraine with aura: a prospective diary-based pilot study. Contraception. 2011;83(3):223-8.
13. World Health Organization. The ICD-10 Classification of Mental and Behavioural Disorders: Clinical Descriptions and Diagnostic Guidelines. Geneva: World Health Organization, 1992.
14. Cromer BA, Smith RD, Blair JM, Dwyer J, Brown RT. A prospective study of adolescents who choose among levonorgestrel implant (Norplant), medroxyprogesterone acetate (Depo-Provera), or the combined oral contraceptive pill as contraception. Pediatrics. 1994;94(5):687-94.
15. Deijen JB, Duyn KJ, Jansen WA, Klitsie JW. Use of a monophasic, low-dose oral contraceptive in relation to mental functioning. Contraception. 1992;46(4):359-67.
16. Duke JM, Sibbritt DW, Young AF. Is there an association between the use of oral contraception and depressive symptoms in young Australian women? Contraception. 2007;75(1):27-31.
17. Gupta N, O'Brien R, Jacobsen LJ, Davis A, Zuckerman A, Supran S, et al. Mood changes in adolescents using depot-medroxyprogesterone acetate for contraception: a prospective study. J Pediatr Adolesc Gynecol. 2001;14(2):71-6.
18. Koke SC, Brown EB, Miner CM. Safety and efficacy of fluoxetine in patients who receive oral contraceptive therapy. Am J Obstet Gynecol. 2002;187(3):551-5.
19. O'Connell K, Davis AR, Kerns J. Oral contraceptives: side effects and depression in adolescent girls. Contraception. 2007;75(4):299-304.
20. Westhoff C, Truman C, Kalmuss D, Cushman L, Rulin M, Heartwell S, et al. Depressive symptoms and Norplant contraceptive implants. Contraception. 1998;57(4):241-5.
21. Westhoff C, Truman C, Kalmuss D, Cushman L, Davidson A, Rulin M, et al. Depressive symptoms and Depo-Provera. Contraception. 1998;57(4):237-40.
22. Young EA, Kornstein SG, Harvey AT, Wisniewski SR, Barkin J, Fava M, et al. Influences of hormone-based contraception on depressive symptoms in premenopausal women with major depression. Psychoneuroendocrinology. 2007;32(7):843-53.
23. Fisher RS, van Emde Boas W, Blume W, Elger C, Genton P, Lee P, et al. Epileptic seizures and epilepsy: definitions proposed by the International League Against Epilepsy (ILAE) and the International Bureau for Epilepsy. Epilepsia. 2005;46(4):470-2.
24. Reimers A, Helde G, Brodtkorb E. Ethinyl estradiol, not progestogens, reduces lamotrigine serum concentrations. Epilepsia. 2005;46(9):1414-7.
25. Dutton C, Foldvary-Schaefer N. Contraception in women with epilepsy: pharmacokinetic interactions, contraceptive options, and management. Int Rev Neurobiol. 2008;83:113-34.
26. Schwenkhagen AM, Stodieck SR. Which contraception for women with epilepsy? Seizure. 2008;17(2):145-50.
27. O'Brien MD, Guillebaud J. Contraception for women with epilepsy. Epilepsia. 2006;47(9):1419-22.
28. Headache Classification Committee of the International Headache Society (IHS) The International Classification of Headache Disorders. 3. ed. Cephalalgia. 2018;38(1):1-211.
29. Curtis KM. et al. US medical eligibility criteria for contraceptive use. MMWR Recomm Rep. 2016;65(3):1-103.
30. Merki-Feld GS, Imthurn B, Langner R, Seifert B, Gantenbein AR. Positive effects of the progestin desogestrel 75 µg on migraine frequency and use of acute medication are sustained over a treatment period of 180 days. J Headache Pain. 2015;16:522.

Capítulo 110

Anticoncepção e Doenças Cardiovasculares

Edson Santos Ferreira Filho
José Maria Soares Júnior
Nilson Roberto de Melo

Introdução

Atualmente, doenças cardiovasculares são a principal causa de morte de mulheres nos Estados Unidos e no Brasil.[1] Piora da qualidade de vida, maiores índices de obesidade, sedentarismo e estresse são alguns dos fatores que justificam o aumento da ocorrência de doenças cardiovasculares na população mundial, resultando em maior incidência de eventos coronarianos.[12,13]

Uma vez que o uso do anticoncepcional hormonal combinado oral (AHCO) foi relacionado ao aumento do risco de doenças cardiovasculares, desde a sua introdução na década de 1960, é importante discutir o uso de métodos anticoncepcionais para pessoas com doença cardiovascular. Naturalmente, a incidência desses eventos varia de acordo com região geográfica, idade, história familiar, tabagismo, diabetes *mellitus*, dislipidemia, doenças cardiovasculares prévias, entre outros fatores de risco conhecidos.[3]

O mecanismo exato pelo qual os métodos anticoncepcionais influenciam o risco cardiovascular ainda não foi totalmente esclarecido. Estudos com anticoncepcionais de alta dosagem mostraram aumento dos níveis pressóricos sistólico e diastólico médios, respectivamente de 3 mmHg a 6 mmHg e 2 mmHg a 3 mmHg, aumento da incidência de infarto agudo do miocárdio (IAM) e de acidente vascular cerebral (AVC) com uso crônico na população geral.[4,5] Ao se suspender um AHCO, pacientes hipertensas evoluem com redução de 15 mmHg na pressão arterial sistólica e 10 mmHg na pressão arterial diastólica.[14] Somando-se as alterações nos níveis de pressão arterial, outros fatores têm sido estudados, como alterações na resistência à insulina, perfil lipídico, disfunção endotelial e possíveis alterações no funcionamento do sistema nervoso autônomo.

Assim, fica clara a necessidade de cuidado e conhecimento para a prescrição do melhor método anticoncepcional para uma população que já apresenta doença cardiovascular. Portanto, além de maior chance de complicações com o uso dos mais variados

N.E.: capítulo de acordo com as categorias de recomendação da Organização Mundial da Saúde (OMS).

métodos, também deve ser utilizado método eficaz para impedir uma gestação não planejada, considerando-se o agravamento de morbimortalidade obstétrica e perinatal.

Com o objetivo de protocolar, facilitar e qualificar a prescrição dos métodos anticoncepcionais nas mais diversas situações, a OMS estabeleceu recomendações a partir de 1996, com última atualização em 2015.[6] Para sua definição, levam-se em conta a eficácia, a composição, o mecanismo de ação, os efeitos colaterais e as complicações de cada método anticoncepcional. A partir de então, surgem os critérios médicos de elegibilidade para uso de métodos anticoncepcionais:

» **Categoria 1:** O método pode ser utilizado em qualquer circunstância. As vantagens superam o risco.
» **Categoria 2:** O método pode ser utilizado. Benefícios em geral superam o risco.
» **Categoria 3:** O método geralmente não deve ser utilizado. Os riscos possíveis e comprovados superam o benefício. Pode ser usado se outros estiverem indisponíveis ou apresentem risco inaceitável.
» **Categoria 4:** O método não deve ser utilizado. Risco inaceitável.

Além da utilização dos critérios de elegibilidade da OMS, também foram revisadas as recomendações do Centro de Controle de Doenças (CDC norte-americano) por meio da publicação *Morbidity and Mortaly Weekly Report* (MMWR) de 2016.[7]

Recomendações de acordo com a doença

Hipertensão arterial sistêmica

Hipertensão arterial sistêmica é um importante fator de risco para doenças cardiovasculares. Sua prevalência é estimada em 29% a 31% da população dos Estados Unidos acima de 18 anos e em 28% a 44% no Canadá e em países europeus. Na China, a prevalência de hipertensão em mulheres entre 35 e 74 anos é de 25%, o que demonstra a enorme importância das doenças cardiovasculares nessa população.[8-10]

No Brasil, pesquisa do Ministério da Saúde (MS) estima que a proporção de brasileiros diagnosticados com hipertensão arterial seria de 23,3%, em 2010. Os dados fazem parte da Vigilância de Fatores de Risco e Proteção para Doenças Crônicas por Inquérito Telefônico (Vigitel).[11] Inquéritos nacionais por autorrelato por entrevistas telefônicas subestimam a prevalência real. Revisão sistemática com metanálise que incluiu 40 estudos, abrangendo 122.018 indivíduos, estimou prevalência de 28,7%, considerando a definição de pressão arterial sistólica ≥ 140 mmHg e/ou diastólica ≥ 90 mmHg.[15] Mais recentemente, dados do Instituto Brasileiro de Geografia e Estatística (IBGE) mostraram que 23,9% das pessoas acima de 18 anos de idade tiveram diagnóstico da doença, correspondendo a 38,1 milhões de adultos brasileiros.[16] A hipertensão arterial torna-se mais comum com a idade: acomete cerca de 8% dos indivíduos entre os 18 e os 24 anos, chegando a 14% na população até os 34 anos; 20,9% dos 35 aos 44 anos. O índice salta para 34,5% dos 45 aos 54 anos e para 50,4% dos 55 aos 64 anos.[11]

Com isso, pode-se perceber que é muito frequente que mulheres, em idade reprodutiva, com hipertensão arterial sistêmica tenham necessidade de contracepção. Nesses casos, a indicação do método depende principalmente do controle pressórico e da ocorrência de vasculopatia. É importante lembrar que o estrogênio, ao passar pelo fígado, aumenta a síntese do angiotensinogênio, o que promove ativação do sistema renina-angiotensina-aldosterona, aumentando a resistência vascular periférica e o débito cardíaco, agravando o controle pressórico.[17] De acordo com a 5ª edição dos critérios de elegibilidade da OMS e a publicação do CDC – MMWR 2016,[6,7] recomenda-se o que se descreve na Tabela 110.1.

Tabela 110.1 – Critérios de elegibilidade da OMS

	AHCO, anel, adesivo	Injetável mensal	POP	AMPD	ENG	DIU-Cu	DIU-LNG
História de hipertensão, sem a possibilidade de aferir a pressão arterial	3	3	2	2	2	1	2
Hipertensão arterial adequadamente controlada	3	3	1	2	1	1	1
Níveis pressóricos elevados (adequadamente aferidos): PAS 140 a 159 e/ou PAD 90 a 99 mmHg	3	3	1	2	1	1	1
Níveis pressóricos elevados (adequadamente aferidos): PAS ≥ 160 e/ou PAD ≥ 100 mmHg	4	4	2	3	2	1	2
Doença vascular	4	4	2	3	2	1	2

AHCO: anticoncepcional hormonal combinado oral; AMPD: acetato de medroxiprogesterona de depósito (injetável trimestral); DIU: dispositivo intrauterino; ENG: implante subdérmico de etonogestrel; LNG: levonorgestrel; POP: pílula oral de progestagênios; OMS: Organização Mundial da Saúde

Fonte: Desenvolvida pela autoria

Doença isquêmica do coração – atual ou passada

A doença cardíaca isquêmica é a principal causa de morte em todo o mundo, com um conjunto reconhecido de fatores de risco.[18] A incidência de eventos coronarianos aumenta com a idade e na presença de diabetes, hipertensão, dislipidemia, arritmia e tabagismo.[19] Gestações não planejadas nessas pacientes aumentam sua morbimortalidade, e ainda há importante demanda não atendida de anticoncepção.[20] De acordo com a 5ª edição dos critérios de elegibilidade da OMS,[6] as categorias são descritas na Tabela 110.2.

Tabela 110.2 – Critérios de elegibilidade da OMS

	AHCO, anel, adesivo	Injetável mensal	POP	AMPD	ENG	DIU-Cu	DIU-LNG
IAM atual e/ou prévio	4	4	I: 2; C: 3	3	I: 2; C: 3	1	I: 2; C: 3
"C" significa continuar o uso do método, quando o evento coronariano ocorreu após sua introdução. "I" significa iniciar o método, uma vez que já há o antecedente de IAM.							

AHCO: anticoncepcional hormonal combinado oral; AMPD: acetato de medroxiprogesterona de depósito (injetável trimestral); DIU: dispositivo intrauterino; ENG: implante subdérmico de etonogestrel; IAM: infarto agudo do miocárdio; LNG: levonorgestrel; POP: pílula oral de progestagênios; OMS: Organização Mundial da Saúde

Fonte: Desenvolvida pela autoria

Acidente vascular cerebral

A incidência de AVC isquêmico em adultos jovens tem aumentado desde a década de 1980, o que ocorreu paralelamente ao aumento da prevalência de fatores de risco vasculares e ao abuso de substâncias. Fatores de risco comportamentais, como baixa atividade física, consumo excessivo de álcool e tabagismo são importantes, além de situações de saúde sexual e reprodutiva, como gravidez/puerpério e uso de métodos anticoncepcionais. Existem mais de 150 causas identificadas de AVC isquêmico de início precoce, incluindo doenças monogênicas raras. Em comparação com a população de mesma idade e sexo, a mortalidade em longo prazo permanece quatro vezes mais elevada, sendo as causas cardiovasculares subjacentes à maioria das mortes.[21] Para evitar morbimortalidade, proteger contra gravidez não planejada é imprescindível. De acordo com a 5ª edição dos critérios de elegibilidade da OMS,[6] as categorias são as descritas na Tabela 110.3.

Tabela 110.3 – Critérios de elegibilidade da OMS

	AHCO, anel, adesivo	Injetável mensal	POP	AMPD	ENG	DIU-Cu	DIU-LNG
AVC atual e/ou prévio	4	4	I: 2; C: 3	3	I: 2; C: 3	1	I: 2; C: 3
"C" significa continuar o uso do método, quando o evento vascular cerebral ocorreu após sua introdução. "I" significa iniciar o método, uma vez que já há o antecedente de AVC.							

AHCO: anticoncepcional hormonal combinado oral; AMPD: acetato de medroxiprogesterona de depósito (injetável trimestral); AVC: acidente vascular cerebral; DIU: dispositivo intrauterino; ENG: implante subdérmico de etonogestrel; LNG: levonorgestrel; POP: pílula oral de progestagênios; OMS: Organização Mundial da Saúde

Fonte: Desenvolvida pela autoria

Dislipidemias

Para adultos com 40 anos de idade ou mais que não têm doença cardiovascular conhecida, não apresentam sintomas e tenham um ou mais fatores de risco (dislipidemia, diabetes, hipertensão e tabagismo), há benefício na adição de estatinas quando o risco cardiovascular é de pelo menos 7,5% e, de maneira mais evidente, acima de 10% de risco em 10 anos. Para pacientes de 21 a 39 anos de idade, o benefício de pesquisar dislipidemias é incerto.[22] De modo geral, não se recomenda rastreamento de rotina em pessoas jovens sem comorbidades. Não há a necessidade de se avaliarem lipídios antes da introdução de métodos anticoncepcionais.[7] Por outro lado, quando há dislipidemia conhecida, a recomendação em relação ao contraceptivo pode variar de acordo com o tipo de dislipidemia. O uso de métodos combinados em pacientes com dislipidemia conhecida é controverso, podendo haver aumento de eventos como IAM, AVC e tromboembolismo venoso (TEV).[23] Isso deve ser ponderado contra o risco de gravidez não planejada, caso outros métodos não estejam disponíveis. Ademais, e ainda mais importante, é a presença de outras comorbidades que, consequentemente, acarretem maior risco cardiovascular. Não se deve deixar de investigar outros fatores de risco que podem estar associados. De acordo com a 5ª edição dos critérios de elegibilidade da OMS,[6] as categorias são as descritas na Tabela 110.4.

Tabela 110.4 – Critérios de elegibilidade da OMS

	AHCO, anel, adesivo	Injetável mensal	POP	AMPD	ENG	DIU-Cu	DIU-LNG
Dislipidemia conhecida, sem outros fatores de risco cardiovascular associados	2	2	2	2	2	1	2
Múltiplos fatores de risco para doença cardiovascular (incluindo idade, tabagismo, diabetes, hipertensão e dislipidemia)	¾	3/4	2	3	2	1	2

AHCO: anticoncepcional hormonal combinado oral; AMPD: acetato de medroxiprogesterona de depósito (injetável trimestral); DIU: dispositivo intrauterino; ENG: implante subdérmico de etonogestrel; LNG: levonorgestrel; POP: pílula oral de progestagênios; OMS: Organização Mundial da Saúde

Fonte: Desenvolvida pela autoria

Doença valvar cardíaca

Nesse cenário, a principal preocupação é em relação ao risco de trombose venosa e arterial. Quanto maiores a gravidade e a presença de complicações associadas à doença, maior o risco. Considera-se complicada a doença valvar cardíaca associada à hipertensão pulmonar, risco de fibrilação atrial ou história de endocardite bacteriana. De acordo com a 5ª edição dos critérios de elegibilidade da OMS,[6] as categorias são as descritas na Tabela 110.5.

Tabela 110.5 – Critérios de elegibilidade da OMS

	AHCO, anel, adesivo	Injetável mensal	POP	AMPD	ENG	DIU-Cu	DIU-LNG
Cardiopatia valvar não complicada	2	2	1	1	1	1	1
Cardiopatia valvar complicada	4	4	1	1	1	2	2

AHCO: anticoncepcional hormonal combinado oral; AMPD: acetato de medroxiprogesterona de depósito (injetável trimestral); DIU: dispositivo intrauterino; ENG: implante subdérmico de etonogestrel; LNG: levonorgestrel; POP: pílula oral de progestagênios; OMS: Organização Mundial da Saúde

Fonte: Desenvolvida pela autoria

Quando há indicação de inserir dispositivo intrauterino (DIU), não há evidência de benefício do uso profilático de antibióticos para endocardite infecciosa. Por isso, a tendência é não recomendar seu uso rotineiramente.[24] A administração de antibióticos para prevenir endocardite não é recomendada para pacientes que se submetem a um procedimento do trato geniturinário.[25] Revisões sistemáticas não identificaram aumento na ocorrência de endocardite infecciosa em pacientes que utilizam DIU.[26] É imprescindível reforçar, assim, que o receio de endocardite não deve ser um obstáculo à oferta de métodos intrauterinos, caso estes sejam a escolha da pessoa que usará o método.

Outra preocupação é a de que, no momento da inserção, uma reação vasovagal pode ocorrer em 2% a 5% dos casos, o que pode ser fatal em mulheres com circulação de Fontan ou doença vascular pulmonar.[24] Ainda, alguns estudos relataram arritmia em mulheres saudáveis durante e após a inserção do DIU. No entanto, esses casos são incomuns e o significado clínico é desconhecido. Uma pequena porcentagem de mulheres apresenta respostas vasovagais durante a inserção do DIU, com frequências mais altas encontradas durante a inserção de DIU grandes e rígidos, mais antigos. Recomenda-se, dessa maneira, que a cautela seja maior ao se inserir DIU em pessoas com hipertensão arterial pulmonar ou paliação de Fontan.[26]

Prótese valvar mecânica, valvopatias complicadas, aterosclerose coronariana, múltiplos fatores de risco para doença cardiovascular, defeito de septo atrial não operado, hipertensão arterial pulmonar, circulação de Fontan, cardiomiopatia dilatada e doença de Kawasaki são circunstâncias em que devem ser evitados os métodos combinados.[24] Deve-se lembrar ainda que pacientes com hipertensão pulmonar podem fazer uso de bosentana, medicação indutora do complexo enzimático CYP450 hepático, o que pode contribuir para a redução da eficácia de métodos hormonais.[27] Outras condições cardíacas não são contraindicação a nenhum método anticoncepcional e a decisão será compartilhada entre profissional e paciente.

Referências bibliográficas

1. Pathak EB. Is Heart disease or cancer the leading cause of death in United States women? Womens Health Issues. 2016;26(6):589-94.
2. Thom T, Haase N, Rosamond W, Howard VJ, Rumsfeld J, Manolio T, et al. Heart disease and Stroke statistics – 2006 update: a report from the American Heart Association Statistics Committee and Stroke Statistics Subcommitte. Circulation. 2006;113(6):e85-151.
3. Julius S, Nesbitt S. Sympathetic overactivity in hypertension: a moving target. Am J Hypertens. 1996;9(11):113S-120S.
4. Woods JW. Oral contraceptives and hypertension. Hypertension. 1988;11:(3-2):II11-5.
5. Taber L, Stampfer MJ. Epidemiology of oral contraceptives and cardiovascular disease. Ann Intern Med. 1998;128(6):467-77.
6. World Health Organization. Medical eligibility criteria for contraceptive use. 5. ed., 2015.
7. Curtis KM, et al. U.S. medical eligibility criteria for contraceptive use. MMWR Recomm Rep. 2016;65(3):1-103.
8. Hajjar I, Kotchen TA. Trends in prevalence awareness, treatment, and control of hypertension in the United States, 1988-2000. JAMA. 2003;290(2):199-206.
9. Wolf-Maier K, Cooper RS, Banegas JR, Giampaoli S, Hense HW, Joffres M, et al. Hypertension prevalence and blood pressure levels in 6 European countries, Canada, and the United States. JAMA. 2003;289(18):2363-9.
10. Gu G, Gupta A, Muntner P, Hu S, Duan X, Chen J, et al. Prevalence of cardiovascular disease risk factor clustering among the adult population of China: results from the International Collaborative Study of Cardiovascular Disease in Asia. Circulation. 2005;112(5):658-65.
11. Vigilância de fatores de risco e proteção para doenças crônicas por inquérito telefônico. Ministério da Saúde. Brasília, 2011.
12. Mosca L, Banka CL, Benjamin EJ, Berra K, Bushnell C, Dolor RJ, et al. Evidence-based guidelines for cardiovascular disease prevention in women: 2007 update. Circulation. 2007;115(11):1481-501.

13. Colpani V, Oppermann K, Spritzer PM. Causes of death and associated risk factors among climacteric women from Southern Brazil: a population based-study. BMC Public Health. 2014;14:194.
14. Lubianca JN, Moreira LB, Gus M, Fuchs FD. Stopping oral contraceptives: an effective blood pressure-lowering intervention in women with hypertension. J Hum Hypertens. 2005;19(6):451-5.
15. Picon RV, Fuchs FD, Moreira LB, Riegel G, Fuchs SC. Trends in prevalence of hypertension in Brazil: a systematic review with meta-analysis. PLoS One. 2012;7(10):e48255.
16. Julião NA, Souza A, Guimarães RRM. Trends in the prevalence of systemic arterial hypertension and health care service use in Brazil over a decade (2008-2019). Cien Saude Colet. 2021;26(9):4007-19.
17. Fournier D, Luft FC, Bader M, Ganten D, Andrade-Navarro MA. Emergence and evolution of the renin-angiotensin-aldosterone system. J Mol Med (Berl). 2012;90(5):495-508.
18. Nowbar AN, Gitto M, Howard JP, Francis DP, Al-Lamee R. Mortality from ischemic heart disease. Circ Cardiovasc Qual Outcomes. 2019;12(6):e005375.
19. Lidegaard Ø, Løkkegaard E, Jensen A, Skovlund CW, Keiding N. Thrombotic stroke and myocardial infarction with hormonal contraception. N Engl J Med. 2012;366(24):2257-66.
20. Mechal N, Negash M, Bizuneh H, Abubeker FA. Unmet need for contraception and associated factors among women with cardiovascular disease having follow-up at Saint Paul's Hospital Millennium Medical College, Addis Ababa, Ethiopia: a cross-sectional study. Contracept Reprod Med. 2022;7(1):6.
21. Putaala J. Ischemic stroke in young adults. Continuum (Minneap Minn). 2020;26(2):386-414.
22. US Preventive Services Task Force, Mangione CM, Barry MJ, Nicholson WK, Cabana M, Chelmow D, et al. Statin use for the primary prevention of cardiovascular disease in adults: US preventive services task force recommendation statement. JAMA. 2022;328(8):746-53.
23. Dragoman M, Curtis KM, Gaffield ME. Combined hormonal contraceptive use among women with known dyslipidemias: a systematic review of critical safety outcomes. Contraception. 2016;94(3):280-7.
24. Machado RB, et al. Contraception for women with heart disease: an update. Minerva Ginecol. 2017;69(3):259-68.
25. Wilson W, et al. Prevention of infective endocarditis: guidelines from the American Heart Association. Circulation. 2007;116(15):1736-54.
26. Abarbanell G, Tepper NK, Farr SL. Safety of contraceptive use among women with congenital heart disease: a systematic review. Congenit Heart Dis. 2019;14(3):331-40.
27. Dingemanse J, van Giersbergen PL. Clinical pharmacology of bosentan, a dual endothelin receptor antagonist. Clin Pharmacokinet. 2004;43(15):1089-115.

Capítulo 111

Anticoncepção e Tabagismo

Edson Santos Ferreira Filho
Nilson Roberto de Melo

Introdução

O tabagismo é considerado pela Organização Mundial da Saúde (OMS) a principal causa de morte evitável em todo o mundo.[1] Globalmente, a prevalência do tabagismo em adultos em 2020 foi de 32,6% e 6,5% entre homens e mulheres, respectivamente. Um bilhão e duzentos milhões de pessoas fumam regularmente tabaco, com 7 milhões de mortes em 2020. A prevalência do tabagismo diminuiu 27,2% entre os homens e 37,9% entre as mulheres desde 1990. No Brasil, a prevalência de tabagismo caiu 70% desde 1990.[11] Verificou-se que o tabagismo está mais concentrado entre os grupos populacionais com menor nível de educação e de renda.[2,3]

Em mulheres em idade reprodutiva, o tabagismo está relacionado ao aumento do risco de doenças cardiovasculares, em especial infarto agudo do miocárdio (IAM) e trombose venosa profunda (TVP), sendo esse risco ainda maior se associado ao uso de anticoncepcionais hormonais combinados e dependente da idade da pessoa e do número de cigarros fumados por dia.[4-8]

Com o objetivo de protocolar, facilitar e qualificar a prescrição dos métodos anticoncepcionais nas mais diversas situações, a OMS estabeleceu recomendações a partir de 1996, com última atualização em 2015 (5ª edição).[9] Para sua definição, levam-se em conta a eficácia, a composição, o mecanismo de ação, os efeitos colaterais e as complicações de cada método anticoncepcional. A partir de então, surgem os critérios de elegibilidade:

1. O método pode ser utilizado, sem restrição.
2. O método pode ser utilizado. Benefícios em geral superam o risco.
3. O método geralmente não deve ser utilizado. Os riscos possíveis e comprovados superam o benefício. Deve ser usado somente se outras opções estiverem indisponíveis ou tenham risco inaceitável.
4. O método não deve ser utilizado. Risco inaceitável.

N.E.: capítulo de acordo com as categorias de recomendação da Organização Mundial da Saúde (OMS).

Para a maior parte das recomendações, observa-se um número limitado de estudos que abordam o uso de determinado método para uma condição específica. Assim, as recomendações baseiam-se, em sua maioria, em revisões sistemáticas; mas nos casos com escassez de dados as decisões, foram tomadas por extrapolações de estudos com mulheres normais, bem como em considerações teóricas e opiniões de especialistas.

A dificuldade é ainda maior para os produtos mais recentes. Pouco se sabe sobre o uso de cigarros eletrônicos (*vaping*) e sua relação com métodos anticoncepcionais. Sua aceitação generalizada sinalizou uma mudança radical no futuro do consumo de nicotina. Adolescentes e jovens têm preferido as canetas vaporizadoras, que substituíram os cigarros convencionais. No entanto, relativamente pouco se sabe sobre seus efeitos. O surto de lesão pulmonar associada ao uso de cigarros eletrônicos ou vaporização E-cigarette ou vaping product use – associated lung injury (EVALI) demonstrou os danos potenciais da vaporização; todavia, as consequências em longo prazo permanecem desconhecidas.[12] Como há alterações na homeostase cardiovascular, marcadores de inflamação e alterações moleculares em usuários de cigarro eletrônico,[13] nossa sugestão é adotar os mesmos critérios de elegibilidade para cigarros convencionais e eletrônicos enquanto mais dados são pesquisados e novos achados possam mudar essa interpretação.

Recomendações

De acordo com a 5ª edição dos critérios de elegibilidade da OMS e a última recomendação do Centro de Controle e Prevenção de Doenças (CDC, dos Estados Unidos) – MMWR 2016,[9,10] recomenda-se para mulheres fumantes o que se descreve na Tabela 111.

Tabela 111.1 – Critérios de elegibilidade da OMS

	AHCO, anel, adesivo	Injetável mensal	POP	AMPD	ENG	DIU-Cu	DIU-LNG
Idade < 35 anos	2	2	1	1	1	1	1
Idade ≥ 35 anos e fuma < 15 cigarros/dia	3	2	1	1	1	1	1
Idade ≥ 35 anos e fuma ≥ 15 cigarros/dia	4	3	1	1	1	1	1

OMS: Organização Mundial da Saúde

Fonte: Desenvolvida pela autoria

Referências bibliográficas

1. WORLD HEALTH ORGANIZATION. WHO Global Report on Trends in Prevalence of Tobacco Use 2000-2025. 4. ed. WHO, Geneva, 2021.
2. BRASIL. Ministério da Saúde. Secretaria de Vigilância em Saúde. Departamento de Análise em Saúde e Vigilância de Doenças não Transmissíveis. Vigitel Brasil 2006-2020: tabagismo e consumo abusivo de álcool. Vigilância de fatores de risco e proteção para doenças crônicas por inquérito telefônico: estimativas sobre frequência e distribuição sociodemográfica de tabagismo e consumo abusivo de álcool nas capitais dos 26 estados brasileiros e no Distrito Federal entre 2006 e 2020/Ministério da Saúde, Secretaria de Vigilância em Saúde,

Departamento de Análise em Saúde e Vigilância de Doenças Não Transmissíveis. Brasília: Ministério da Saúde, 2022.

3. Monteiro CA, Cavalcante TM, Moura EC, Claro RM, Szwarcwald CL. Population-based evidence of a strong decline in the prevalence of smokers in Brazil (1989-2003). Bull World Health Organ. 2007;85(7):527-34.
4. Iglesias R, Jha P, Pinto M, Silva VLC, Godinho J. Documento de discussão – saúde, nutrição e população (HNP). Controle do tabagismo no Brasil. Washington DC: Banco Internacional para Reconstrução e Desenvolvimento/Banco Mundial, 2007.
5. Gillum LA, Mamidipudi SK, Johnston SC. Ischaemic stroke risk with oral contraceptives: a meta-analysis. JAMA. 2000;284(1):72-8.
6. Lidegaard O, Edstrom B, Kreiner S. Oral contraceptives and venous thromboembolism: a case-control study. Contraception. 1998;57(5):291-301.
7. Nightingale AL, Lawrenson RA, Simpson EL, Williams TJ, MacRae KD, Farmer RD. The effects of age, body mass index, smoking and general health on the risk of venous thromboembolism in users of combined oral contraceptives. Eur J Contracept Reprod Health Care. 2000;5(4):265-74.
8. Straneva P, Hinderliter A, Wells E, Lenahan H, Girdler S. Smoking, oral contraceptives, and cardiovascular reactivity to stress. Obstet Gynecol. 2000;95(1):78-83.
9. World Health Organization. Medical eligibility criteria for contraceptive use. 5. ed. 2015.
10. Curtis KM, et al. U.S. Medical Eligibility Criteria for Contraceptive Use. MMWR Recomm Rep. 2016;65(3):1-103.
11. Dai X, Gakidou E, Lopez AD. Evolution of the global smoking epidemic over the past half century: strengthening the evidence base for policy action. Tob Control. 2022;31(2):129-37.
12. Jonas A. Impact of vaping on respiratory health. BMJ. 2022;378:e065997.
13. Echeagaray O, Savko C, Gallo A, Sussman M. Cardiovascular consequences of vaping. Curr Opin Cardiol. 2022;37(3):227-35.

Capítulo 112

Anticoncepção em Pacientes Transplantadas

Edson Santos Ferreira Filho
Paula Vilela Gherpelli
Nilson Roberto de Melo

Introdução

O número de transplantes de órgãos sólidos no Brasil cresceu 121% de 1999 para 2010, fruto da criação e organização de um programa nacional de transplante de órgãos.[1] Em 2022, o Brasil foi o quarto país com maior número de transplantes renais (5.029) e hepáticos (2.049).[23]

Após um transplante bem-sucedido, o retorno à normalidade do ciclo menstrual e à fertilidade ocorre em aproximadamente 3 semanas.[2-5] Por outro lado, a gestação após o transplante deve ser postergada por pelo menos 2 anos para evitar complicações pós-operatórias, completar as profilaxias virais, estabelecer um regime imunossupressor e estabilizar o órgão transplantado.[6-9] Assim, o ideal é que a orientação reprodutiva e a iniciação do método anticoncepcional sejam realizadas antes do transplante. Embora a maioria das mulheres receptoras de transplante renal seja sexualmente ativa antes e depois do transplante, muitas não são aconselhadas sobre a necessidade de contracepção e não usaram nenhum método anticoncepcional. Dados nacionais mostram 92,9% de gravidez não planejada em pacientes pós-transplante renal.[24]

Informações do United States Renal Data System, com 13.150 mulheres, mostrou que a taxa de uso de anticoncepcionais foi de 9,5%. As taxas de uso de contraceptivos foram mais baixas no segundo (OR = 0,87 com IC 0,79 a 0,94) e no terceiro (OR = 0,69 com IC 0,62 a 0,76) anos pós-transplante. Mulheres com histórico de diabetes tiveram menor probabilidade de uso de anticoncepcionais (OR = 0,80 com IC 0,65 a 0,99).[25]

Apesar da necessidade de anticoncepção para pessoas transplantadas, as evidências que avaliam a eficácia e a segurança dos métodos anticoncepcionais ainda são insuficientes.[10] A última edição do *Manual de Critérios Médicos de Elegibilidade para Uso dos Métodos Anticoncepcionais* da Organização Mundial da Saúde não incluiu essa condição médica.[11] O Centro de Controle e Prevenção de Doenças (CDC, dos Estados Unidos), por sua vez, incorporou orientações sobre pacientes transplantadas[26] (Tabela 112.1).

Tabela 112.1 – Critérios de elegibilidade da OMS

	AHCO, anel, adesivo	Injetável mensal	POP	AMPD	ENG	DIU-Cu	DIU-LNG
Complicado (falha do enxerto, rejeição ou vasculopatia)	4	4	2	2	2	I: 3, C: 2	I: 3, C: 2
Sem complicação	2	2	2	2	2	2	2

AHCO: anticoncepcional hormonal combinado oral; AMPD: acetato de medroxiprogesterona de depósito (injetável trimestral); C: continuar; DIU: dispositivo intrauterino; ENG: implante subdérmico de etonogestrel; I: iniciar; LNG: levonorgestrel; POP: pílula oral de progestagênios; OMS: Organização Mundial da Saúde

Fonte: Adaptada de Curtis KM, *et al.*, 2016

Resultados

Contraceptivos hormonais

Estudos com pacientes transplantadas renais usando com continham 20 mcg a 35 mcg de etinilestradiol associado a progestagênio de 3ª geração e o adesivo com liberação diária de 20 mcg de etinilestradiol associado à 150 mcg de norelgestromina não identificaram falha contraceptiva. Duas pacientes interromperam o uso do contraceptivo oral, sendo uma por tromboflebite de membro inferior e a outra por piora da função hepática. Não houve alteração significativa no índice de massa corpórea, creatinina sérica ou outros parâmetros bioquímicos. Apesar de a pressão arterial média também não ter sofrido alterações significativas, dez usuárias de contraceptivos orais e três usuárias do adesivo transdérmico tiveram de trocar as medicações anti-hipertensivas para controle adequado da pressão arterial. (C)[12,13]

Resultados preliminares sobre o uso de anel vaginal (etinilestradiol + etonogestrel) em nove pacientes com transplante renal e oito com transplante hepático mostram segurança na utilização desse método. No início do estudo, todas as pacientes tinham pelo menos 6 meses de estabilidade do enxerto e nenhum sinal de rejeição. Foi demonstrado um controle satisfatório do ciclo menstrual: avaliados 162 ciclos, com sete episódios de sangramento de pequena monta e dois eventos de sangramento abundante, um deles associado à trombocitopenia. (C)[14]

Métodos contraceptivos combinados, isto é, contendo estrogênio e progestagênio, podem piorar a hipertensão e aumentar o risco de trombose.[27]

Os anticoncepcionais hormonais são metabolizados no fígado, e há necessidade de atenção às possíveis interações medicamentosas destes com medicamentos imunossupressores. A maioria das drogas usadas em pacientes transplantados é de metabolização renal, tendo assim baixa probabilidade de interferir na ação do anticoncepcional. Os imunossupressores que têm metabolização hepática são os seguintes: glicocorticoides; tacrolimus; sirolimus e zzatioprina. (D)[15]

Foi avaliada a interação de anticoncepcional contendo 30 mcg de etinilestradiol e 150 mcg de desogestrel, em associação com 4,5 mg de budesonida e 20 mg de prednisolona. Após 1 semana, foram observadas maiores doses de prednisolona e supressão do cortisol, porém os níveis de etinilestradiol não sofreram alterações significativas. Os resultados sugerem que mulheres com uso concomitante dessas medicações têm eficácia contraceptiva. (B)[16]

Não há estudos avaliando interação medicamentosa entre anticoncepcionais hormonais e ciclosporina, tacrolimus e sirolimus. (D)[15] A recomendação de especialistas é que pacientes com transplante hepático devem ter um período de 6 a 8 meses de estabilidade do enxerto e nenhuma outra contraindicação para que se possa iniciar o uso de contracepção hormonal. (D)[17-19]

Dispositivos intrauterinos

Os dispositivos intrauterinos de cobre (DIU-Cu) e levonorgestrel são considerados categoria 3 (os riscos teóricos ou comprovados geralmente superam as vantagens) para iniciar o método quando há complicação do enxerto, mas podem ser mantidos (categoria 2) se a disfunção do enxerto ocorrer após a colocação. As preocupações iniciais sobre o fracasso do DIU e sobre o risco teórico de doença inflamatória pélvica em receptoras de transplantes não foram apoiadas por estudos observacionais. As vantagens do DIU (incluindo baixa taxa de falhas, facilidade de uso e ausência de interações medicamentosas imunossupressoras e efeitos colaterais sistêmicos), juntamente com a restauração da fertilidade após a remoção, resultaram em recomendações para seu uso entre muitos profissionais de transplantes.[27]

Evidências que avaliam o mecanismo de ação do DIU-Cu sugerem que os macrófagos têm papel importante no comprometimento da função do óvulo e dos espermatozoides. (D)[20] O tratamento com agentes imunossupressivos em pacientes transplantados tem ação mínima na ativação e função dos macrófagos. (D)[21] Os corticosteroides, por sua vez, ativam o inibidor do fator de migração (MIF, do inglês *macrophage migration inhibitory*) dos macrófagos, substância pró-inflamatória que aumenta a atividade dos macrófagos. (D)[22] Dessa forma, não há evidência biológica de causalidade entre a diminuição da eficácia do DIU-Cu em pacientes transplantadas com o uso de imunossupressores. (D)[15]

Referências bibliográficas

1. Silva HT Jr, Felipe CR, Abbud-Filho M, Garcia V, Medina-Pestana JO. The emerging role of Brazil in clinical trial conduct for transplantation. Am J Transplant. 2011;11(7):1368-75.
2. Armenti VT, Herrine SK, Radomski JS, Moritz MJ. Pregnancy after liver transplantation. Liver Transpl. 2000;6(6):671-85.
3. Laifer AS, Guido RS. Reproductive function and outcome of pregnancy after liver transplantation in women. Mayo Clin Proc. 1995;70(4):388-94.
4. Laifer SA, Darby MJ, Scantlebury VP, Harger JH, Caritis SN. Pregnancy and liver transplantation. Obstet Gynecol. 1990;76(6):1083-8.
5. Hirachan P, Pant S, Chhetri R, Joshi A, Kharel T. Renal transplantation and pregnancy. Arab J Nephrol Transplant. 2012;5(1):41-6.
6. de Koning ND, Haagsma EB. Normalization of menstrual pattern after liver transplantation: consequences for contraception. Digestion. 1990;46(4):239-41.
7. Watnick S. Pregnancy and contraceptive counseling of women with chronic kidney disease and kidney transplants. Adv Chronic Kidney Dis. 2007;14(2):126-31.
8. Karkar A. Pregnancy and contraceptive issues in renal transplant recipients. Saudi J Kidney Dis Transpl. 2008;19(2):165-73.
9. Riely CA. Contraception and pregnancy after liver transplantation. Liver Transpl. 2001;7(11-1):S74-6.
10. Paulen ME, Folger SG, Curtis KM, Jamieson DJ. Contraceptive use among solid organ transplant patients: a systematic review. Contraception. 2010;82(1):102-12.

11. WORLD HEALTH ORGANIZATION – WHO. Medical eligibility criteria for contraceptive use. 5th ed., 2015.
12. Pietrzak B, Bobrowska K, Jabiry-Zieniewicz Z, Kaminski P, Wielgos M, Pazik J, et al. Oral and transdermal hormonal contraception in women after kidney transplantation. Transplant Proc. 2007;39(9):2759-62.
13. Pietrzak B, Kaminski P, Wielgos M, Bobrowska K, Durlik M. Combined oral contraception in women after renal transplantation. Neuro Endocrinol Lett. 2006;27(5):679-82.
14. Paternoster DM, Riboni F, Bertolino M, Garofalo G, Lazzarich E, Surico N, et al. The contraceptive vaginal ring in women with renal and liver transplantation: analysis of preliminary results. Transplant Proc. 2010;42(4):1162-5.
15. Estes CM, Westhoff C. Contraception for the transplant patient. Semin Perinatol. 2007;31(6):372-7.
16. Seidegard J, Simonson M, Edsbacker S. Effect of an oral contraceptive on the circulating levels of budesonide and prednisolone and the influence on plasma cortisol. Clin Pharmacol Ther. 2000;67(4):373-81.
17. Sucato G, Murray P. Gynecologic health care for the adolescent solid organ transplant recipient. Pediatr Transplant. 2005;9(3):346-56.
18. Fong YF, Singh K. Effect of the levonorgestrel-releasing intrauterine system on uterine myomas in a renal transplant patient. Contraception. 1999;60(1):51-3.
19. Zerner J, Doil KL, Drewry J, Leeber DA. Intrauterine contraceptive device failures in renal transplant patients. J Reprod Med. 1981;26(2):99-102.
20. Ortiz ME, Croxatto HB. Copper-T intrauterine device and levonorgestrel intrauterine system: biological bases of their mechanism of action. Contraception. 2007;75(6):S16-30.
21. Micromedex® Drug Monographs. Greenwood Village, CO, Thomson Micromedex, 2004.
22. Van Molle W, Libert C. How glucocorticoids control their own strength and the balance between pro- and anti-inflammatory mediators. Eur J Immunol. 2005;35(12):3396-9.
23. Associação Brasileira de Transplante de Órgãos. Registro brasileiro de transplantes: dimensionamento dos transplantes no Brasil e em cada estado, 2023(4).
24. Guazzelli CA, Torloni MR, Sanches TF, Barbieri M, Pestana JO. Contraceptive counseling and use among 197 female kidney transplant recipients. Transplantation. 2008;86(5):669-72.
25. Shah S, Christianson AL, Bumb S, Verma P. Contraceptive use among women with kidney transplants in the United States. J Nephrol. 2022;35(2):629-38.
26. Curtis KM, et al. U.S. Selected practice recommendations for contraceptive use, 2016. MMWR Recomm Rep. 2016;65(4):1-66.
27. Klein CL, Josephson MA. Post-Transplant pregnancy and contraception. Clin J Am Soc Nephrol. 2022;17(1):114-20.

Capítulo 113

Anticoncepção após Cirurgia Bariátrica

Edson Santos Ferreira Filho
Isabel Cristina Esposito Sorpreso
José Maria Soares Júnior
Nilson Roberto de Melo

Introdução

No mundo, 39% dos adultos estão acima do peso e 13% são obesos.[1] No Brasil, estudos relatam prevalência geral de excesso de peso de 31,5% e obesidade de 14,6% a 19,7%;[23,24] com incremento progressivo ao longo do tempo, o que pode estar relacionado a aspectos biológicos, socioculturais e econômicos,[25] incluindo o aumento do consumo de alimentos ultraprocessados.[26] Os tratamentos convencionais para a doença, como as mudanças comportamentais e o uso de medicações, podem não ser suficientes para algumas pessoas, o que cria a necessidade de realização das cirurgias bariátricas, especialmente quando o índice de massa corpórea (IMC) é mais elevado ou quando há complicações associadas à obesidade.[27] A cirurgia bariátrica, atualmente, é a intervenção mais efetiva para promover perda ponderal, podendo chegar a 50% a 70% de redução do peso corporal.[28]

As técnicas de cirurgia bariátrica podem ser divididas em dois grupos: as restritivas (gastrectomia vertical, septação gástrica com bandagem, banda gástrica ajustável); e as disabsortivas (derivação gástrica em Y de Roux e a derivação biliopancreática com *switch* duodenal).[3,17-19] As técnicas disabsortivas induzem uma diminuição da absorção de nutrientes e de calorias por meio do encurtamento do intestino delgado, enquanto as restritivas provocam perda de peso pela diminuição da capacidade de armazenamento gástrico, resultando em saciedade precoce e em menor ingestão calórica.[21] Além disso, modificam a secreção de hormônios relacionados à saciedade. As técnicas de cirurgia bariátrica evoluíram consideravelmente, resultando em perda de peso efetiva e redução das comorbidades associadas, como hipertensão, diabetes, dislipidemia e apneia obstrutiva do sono. Entretanto, existem complicações em curto e longo prazo que precisam ser ponderadas.[4]

Após uma cirurgia bariátrica, a perda de peso pode melhorar consideravelmente a regularidade menstrual e a fertilidade.[2,5-7] Um estudo demonstrou, em 98 mulheres com ciclos anovulatórios, que 71,4% (70 mulheres) voltaram a menstruar regularmente após o procedimento, e diversos outros trabalhos demonstraram um efeito positivo, da perda cirúrgica de peso, sobre a fertilidade.[5,7-10] Por outro lado, é recomendável evitar gravidez durante a fase de perda mais rápida de peso, nos primeiros 12 a 24 meses.[29-31] Consequentemente, há clara necessidade de contracepção entre mulheres submetidas à cirurgia bariátrica. Até o momento, os Critérios Médicos de Elegibilidade da Organização Mundial de Saúde (OMS)[32] ainda não trazem recomendações sobre essa condição, mas o Centers for Diseases Control and Prevention (CDC), dos Estados Unidos, já incluiu considerações sobre a escolha do método após esse procedimento,[33] resumidas no Quadro 113.1.

Quadro 113.1 – **Critérios de elegibilidade da OMS**

	AHCO, anel, adesivo	Injetável mensal	POP	AMPD	ENG	DIU-Cu	DIU-LNG
Procedimentos restritivos: diminuem a capacidade de armazenamento do estômago (gastroplastia com faixa vertical, banda gástrica laparoscópica ajustável ou gastrectomia vertical laparoscópica)	1	1	1	1	1	1	1
Procedimentos disabsortivos: diminuem a absorção de nutrientes e calorias, encurtando o comprimento funcional do intestino delgado (*bypass* gástrico em Y-de-Roux ou derivação biliopancreática)	AHCO: 3 Anel, adesivo: 1	1	3	1	1	1	1

AHCO: anticoncepcional hormonal combinado oral; AMPD: acetato de medroxiprogesterona de depósito (injetável trimestral); DIU: dispositivo intrauterino; ENG: implante subdérmico de etonogestrel; LNG: levonorgestrel; POP: pílula oral de progestagênios; OMS: Organização Mundial da Saúde

Fonte: Adaptado de Curtis KM, *et al.*, 2016

Considerações sobre os métodos

A contracepção oral é um dos métodos anticoncepcionais mais populares em todo o mundo e desempenha papel fundamental no planejamento reprodutivo. Há uma hipótese teórica de que a menor absorção gastrintestinal secundária à cirurgia bariátrica poderia reduzir a biodisponibilidade dos contraceptivos orais e diminuir a eficácia do método.

Existem dados muito escassos, de baixa qualidade e conflitantes sobre a eficácia de anticoncepcional hormonal combinado oral (AHCO) e pílula oral de progestagênios (POP) em mulheres pós-cirurgia bariátrica. A evidência é muito limitada e de qualidade muito baixa para se fazer uma consideração definitiva sobre a eficácia de métodos orais após a cirurgia bariátrica. Mulheres que foram submetidas à cirurgia bariátrica devem ser informadas sobre a potencial redução da eficácia dos contraceptivos orais, incluindo a anticoncepção de emergência, e devem preferencialmente considerar o uso de métodos contraceptivos não orais.[34]

Apesar da insuficiência de evidências demonstrando menor eficácia dos contraceptivos orais, o mecanismo de ação dessas substâncias depende da absorção dos esteroides sexuais no trato gastrointestinal, que pode ser comprometida diretamente por complicações pós-operatórias, como diarreias e/ou vômitos prolongados.[11-13] Dois estudos farmacocinéticos forneceram evidências limitadas de comprometimento da absorção dos hormônios esteroides, porém em técnicas já ultrapassadas que provocavam má-absorção consideravelmente maior do que as realizadas atualmente.[14,15] Mais tarde, estudo sueco de farmacocinética com 14 pacientes usuárias de POP contendo 75 mcg de desogestrel submetidas a *bypass* gástrico em Y-de-Roux não revelou nenhuma alteração clinicamente significativa na farmacocinética do etonogestrel, sugerindo que o desogestrel oral pode ser usado por mulheres após cirurgia BGYR, embora o tamanho limitado da amostra requeira interpretação cautelosa.[35]

Estudo descritivo, com 215 mulheres obesas mórbidas que iniciaram contracepção durante os primeiros 2 anos após banda gástrica ajustável laparoscópica, identificou a ocorrência de sete gestações (3,3%).[16] Todas as mulheres que engravidaram utilizavam métodos conhecidamente menos eficazes, como abstinência periódica ou coito interrompido. Nenhuma das mulheres que utilizava contracepção oral engravidou, porém o número dessas mulheres não foi reportado.[16]

Embora não tenha sido encontrada evidência relacionando o uso de contraceptivos orais em pacientes submetidas à cirurgia bariátrica e um aumento no risco cardiovascular, há um potencial aumento no risco de tromboembolismo venoso.[20] A incidência dessa complicação em pacientes submetidas à cirurgia bariátrica varia de 0,4% a 3,1%, e os Critérios de Elegibilidade da OMS recomendam que mulheres obesas submetidas à cirurgia com imobilização prolongada não devem utilizar métodos anticoncepcionais combinados.[36]

O uso do acetato de medroxiprogesterona de depósito (injetável trimestral) em pacientes submetidas à cirurgia bariátrica levanta outra preocupação teórica relacionada aos efeitos sobre a densidade mineral óssea.[37] A perda de massa óssea ocorre habitualmente após a cirurgia bariátrica por causa das deficiências vitamínicas associadas aos efeitos colaterais, principalmente quando a cirurgia envolve um componente disabsortivo, e estudos demonstraram aumento na remodelação óssea após a cirurgia. Entretanto, em relação ao subsequente risco de fraturas, o significado clínico das alterações ósseas é desconhecido. O acetato de medroxiprogesterona de depósito é associado a alterações leves e geralmente reversíveis da massa óssea,[38] mas ainda não se sabe se o seu uso após a cirurgia bariátrica poderia piorar a perda de massa óssea e aumentar o risco de fraturas. Ademais, é sabido que o injetável trimestral está associado a ganho de peso corporal,[39] o que deve ser considerado na ponderação entre benefícios e riscos associados ao método para a paciente pós-bariátrica.

Referências bibliográficas

1. GBD 2015 Obesity Collaborators. Health effects of overweight and obesity in 195 countries over 25 years. N Engl J Med. 2017;377(1):13-27.
2. Maggard MA, Yermilov I, Li Z, Maglione M, Newberry S, Suttorp M, et al. Pregnancy and fertility following bariatric surgery a systematic review. JAMA. 2008;300(19):2286-96.
3. Santry HP, Gillen DL, Lauderdale DS. Trends in bariatric surgical procedures. JAMA. 2005;294(15):1909-17.
4. Bult MJF, van Dalen T, Muller AF. Surgical treatment of obesity. Eur J Endocrinol. 2008; 158(2):135-45.
5. Marceau P, Kaufman D, Biron S, Hould FS, Lebel S, Marceau S, et al. Outcome of pregnancies after biliopancreatic diversion. Obes Surg. 2004;14(3):318-24.

6. Deitel M, To TB, Stone E, Sutherland DJA, Wilk EJ. Sex hormonal changes accompanying loss of massive excess weight. Gastroenterol Clin North Am. 1987;16(3):511-5.
7. Deitel M, Stone E, Kassam HA, Wilk EJ, Sutherland DJ. Gynecologic obstetric changes after loss of massive excess wight following bariatric surgery. J Am Coll Nutr. 1988;7(2):147-53.
8. Teitelman M, Grotegut CA, Williams NN, Lewis JD. The impact of bariatric surgery on menstrual patterns. Obes Surg. 2006;16(11):1457-63.
9. Bilenka B, Benshlomo I, Cozacov C, Gold CH, Zohar S. Fertility, miscarriage and pregnancy after vertical bandedgatroplasty operation for morbid-obesity. Acta Obstet Gynecol Scand. 1995;74(1):42-4.
10. Martin LF, Finigan KM, Nolan TE. Pregnancy after adjustable gastric banding. Obstet Gynecol. 2000;95(6-1):927-30.
11. Paulen ME, Zapata LB, Cansino C, Curtis KM, Jamieson DJ. Contraceptive use among women with a history of bariatric surgery: a systematic review. Contraception. 2010;82(1):86-94.
12. Gerrits EG, Ceulemans R, van Hee R, Hendrickx L, Totté E. Contraceptive treatment after biliopancreatic diversion needs consensus. Obes Surg. 2003;13(3):378-82.
13. Merhi ZO. Challenging oral contraception after weight loss by bariatric surgery. Gynecol Obstet Invest. 2007;64(2):100-2.
14. Victor A, Odlind V, Kral JG. Oral-contraceptive absorption and sex-hormone binding globulins in obese women – effects of jejunoileal bypass. Gastroenterol Clin North Am. 1987;16(3):483-91.
15. Andersen AN, Lebech PE, Sorensen TIA, Borggaard B. Sex-hormone levels and intestinal absorption of estradiol and D-Norgestrel in women following bypass surgery for morbid obesity. Int J Obes. 1982;6(1):91-6.
16. Weiss HG, Nehoda H, Labeck B, Hourmont K, Marth C, Aigner F. Pregnancies after adjustable gastric banding. Obes Surg. 2001;11(3):303-6.
17. Choi JY, Scarborough TK. Stroke and seizure following a recent laparoscopic Roux-en-Y gastric bypass. Obes Surg. 2004;14(6):857-60.
18. Schauer PR, Ikramuddin S, Gourash W, Ramanathan R, Luketich J. Outcomes after laparoscopic Roux-en-Y gastric bypass for morbid obesity. Ann Surg. 2000;232(4):515-29.
19. Nguyen NT, Goldman C, Rosenquist J, Arango A, Cole CJ, Lee SJ, et al. Laparoscopic versus open gastric bypass: a randomized study of outcomes, quality of life, and costs. Ann Surg. 2001;234(3):279-89.
20. Wu EC, Barba CA. Current practices in the prophylaxis of venous thromboembolism in bariatric surgery. Obes Surg. 2000;10(1):7-13.
21. Wucher H, Ciangura C, Poitou C, Czernichow S. Effects of weight loss on bone status after bariatric surgery: association between adipokines and bone markers. Obes Surg. 2008;18(1):58-65.
22. Sturm R. Increases in morbid obesity in the USA: 2000-2005. Public Health. 2007;121(7):492-6.
23. Cattafesta M, Petarli GB, Zandonade E, Bezerra OMPA, Abreu SMR, Salaroli LB. Prevalence and determinants of obesity and abdominal obesity among rural workers in Southeastern Brazil. PLoS One. 2022;17(7):e0270233.
24. Xavier PB, Garcez A, Silva JCD, Cibeira GH, Germano A, Olinto MTA. Obesity among industrial workers in Brazil: a cross-sectional study on prevalence and associated factors. J Occup Environ Med. 2022;64(4):e231-e6.
25. Dumith SC, Saes-Silva E, Languer Vargas B, Belarmino V, Volz PM, Nascimento da Silva C, et al. What factors explain the increase in obesity in Brazil? An ecological analysis of contextual and behavioural components. Public Health. 2022;209:61-6.
26. Louzada ML, Steele EM, Rezende LFM, Levy RB, Monteiro CA. Changes in obesity prevalence attributable to ultra-processed food consumption in Brazil between 2002 and 2009. Int J Public Health. 2022;67:1604103.
27. Garvey WT, Mechanick JI, Brett EM, Garber AJ, Hurley DL, Jastreboff AM, et al. American Association of Clinical Endocrinologists and American College of Endocrinology Comprehensive Clinical Practice Guidelines for Medical Care Of Patients with Obesity. Endocr Pract. 2016;22(3):1-203.

28. Practice Committee of the American Society for Reproductive Medicine. Obesity and reproduction: a committee opinion. Fertil Steril. 2021;116(5):1266-85.
29. Thornton O, et al. Counseling, contraception, and conception rates in patients undergoing bariatric surgery: a retrospective review. Contraception. 2021;104(2):202-05.
30. Riedinger CJ, et al. Optimizing contraceptive access for women undergoing bariatric surgery. Surg Obes Relat Dis. 2020;16(12):2082-87.
31. Shawe J, et al. Pregnancy after bariatric surgery: consensus recommendations for periconception, antenatal and postnatal care. Obes Rev. 2019;20(11):1507-22.
32. World Health Organization. Medical eligibility criteria for contraceptive use. 5. ed., 2015.
33. Curtis KM, et al. U.S. Selected practice recommendations for contraceptive use, 2016. MMWR Recomm Rep. 2016;65(4):1-66.
34. FSRH Guideline (April 2019) Overweight, obesity and contraception. BMJ Sex Reprod Health. 2019;45(2):1-69.
35. Ginstman C, Frisk J, Carlsson B, Ärlemalm A, Hägg S, Brynhildsen J. Plasma concentrations of etonogestrel in women using oral desogestrel before and after Roux-en-Y gastric bypass surgery: a pharmacokinetic study. BJOG. 2019;126(4):486-92.
36. World Health Organization. Medical eligibility criteria for contraceptive use. 5. ed., 2015.
37. Ou X, Chen M, Xu L, Lin W, Huang H, Chen G, et al. Changes in bone mineral density after bariatric surgery in patients of different ages or patients with different postoperative periods: a systematic review and meta-analysis. Eur J Med Res. 2022;27(1):144.
38. Harel Z, Johnson CC, Gold MA, Cromer B, Peterson E, Burkman R, et al. Recovery of bone mineral density in adolescents following the use of depot medroxyprogesterone acetate contraceptive injections. Contraception. 2010;81(4):281-91.
39. Bahamondes L, Del Castillo S, Tabares G, Arce XE, Perrotti M, Petta C. Comparison of weight increase in users of depot medroxyprogesterone acetate and copper IUD up to 5 years. Contraception. 2001;64(4):223-5.

CAPÍTULO 114

Anticoncepção e Doenças Tromboembólicas

Edson Santos Ferreira Filho
Paulo Francisco Ramos Margarido
Nilson Roberto de Melo

Anticoncepção e Tromboembolismo Venoso

Introdução

Algumas das grandes conquistas do século XX foram o desenvolvimento e a liberação da pílula anticoncepcional. O primeiro contraceptivo oral foi submetido à aprovação, em 1957, como medicação para tratamento de distúrbios menstruais e, posteriormente, em 1960, submetido à aprovação pela agência reguladora norte-americana Food and Drug Administration (FDA) como medicação anticoncepcional. Após quase uma década da sua aprovação inicial, constatou-se a relação entre o tromboembolismo venoso (TEV) – incluindo trombose venosa profunda (TVP) e embolia pulmonar (EP) – e o uso do contraceptivo.[1] A partir disso, estudos populacionais e laboratoriais vieram a ser publicados, mostrando a associação entre o uso dos anticoncepcionais hormonais e o risco de TEV ou o desenvolvimento de hipercoagulabilidade sanguínea.[4-13] Atualmente, compreendemos que esse risco é dependente da dose de estrogênio e do tipo de progestagênio associado,[39] a progressiva redução nas doses de estrogênio das formulações combinadas e a ampla difusão de métodos sem estrogênio – incluindo os métodos contraceptivos reversíveis de longa duração (LARC) – trazem mais segurança no aconselhamento contraceptivo de pessoas com risco aumentado para TEV.

Associação de anticoncepcional hormonal e fatores de risco para tromboembolismo venoso

A doença tromboembólica venosa é de etiologia multifatorial, e os diversos fatores que se associam podem contribuir aditivamente no risco de TEV.[14] Em estudo realizado com 1.231 pacientes consecutivamente tratados de TEV, verificou-se que 96% apresentavam mais de um fator de risco presente.[15]

Vários fatores de risco para o TEV foram reconhecidos, como idade, obesidade, varizes de membros inferiores, cirurgias, trauma, imobilização, condições clínicas (hipertensão arterial, diabetes, insuficiência cardíaca, neoplasias malignas etc.) e os defeitos congênitos da hemostasia, as chamadas "trombofilias".[16]

Muitos desses fatores podem se associar a mulheres em idade reprodutiva. Assim, a associação de um desses fatores com o uso de métodos anticoncepcionais hormonais deve ser sempre considerada na avaliação do risco de TEV. Sugere-se que os fatores de risco podem ser classificados de acordo com o risco imposto em alto, moderado e leve (Quadro 114.1).[17]

Quadro 114.1 – Critérios de elegibilidade da OMS

Fatores de risco importantes (odds ratio > 10)	Fatores de risco moderados (odds ratio 2 a 9)	Fatores de risco leves (odds ratio < 2)
Fratura (quadril ou perna)	Cirurgia artroscópica do joelho	Imobilidade
Substituição de quadril ou joelho	Acesso venoso central	Idade avançada
Cirurgia de grande porte	Quimioterapia	Cirurgia laparoscópica
Trauma grave	Insuficiência cardíaca	Obesidade
Lesão da medula espinhal	Terapia de reposição hormonal	
	Neoplasias malignas	
	Anticoncepcional combinado	
	AVC com paralisia	
	Gravidez/puerpério	
	TEV prévio	
	Trombofilia	

AVC: acidente vascular cerebral; TEV: tromboembolismo venoso; OMS: Organização Mundial da Saúde

Fonte: Adaptado de Anderson FA Jr, Spencer FA, 2003

» **Trombofilias:** esse termo geralmente está relacionado aos estados hereditários de aumento da coagulabilidade sanguínea, que aumentam o risco de TEV. Estão relacionados ao aumento de fatores de coagulação, como o FVIII, FIX, FXI e protrombina e às mutações dos fatores V (Leiden) e do gene da protrombina (20210A), como também às deficiências dos anticoagulantes endógenos antitrombina, proteínas C e S, entre outros. Esses fatores trombofílicos não apresentam risco tão elevado, mas em associação com outros fatores de risco, como os contraceptivos hormonais, esse risco pode ser amplificado.[24] Apesar de sua importância, as trombofilias são encontradas em menos de 10% da população, o que não justifica seu rastreamento rotineiro.[17] Um estudo de modelagem econômica calculou que seria necessário rastrear mais de 10 mil mulheres para mutação do fator V Leiden (FVL), e 500 mulheres com a condição precisariam evitar usar anticoncepcional hormonal combinado oral (AHCO) para evitar um evento trombótico. Mais de 92 mil portadores de FVL teriam de ser identificadas e evitar AHCO para evitar uma EP fatal, a um custo de mais de US$ 300 milhões. Por isso, se uma mulher que está pensando em usar estrogênio tiver um familiar de 1º grau com TEV e uma trombofilia hereditária conhecida, pode-se pesquisar essa trombofilia se o resultado mudar a decisão de usar estrogênio.[40] Além de não ser custo-efetivo, o tempo para realizar pesquisas de trombofilias desnecessariamente coloca a pessoa em risco de uma gravidez não planejada, e o ciclo gravídico-puerperal apresenta 15 vezes mais risco de TEV do que o uso de um AHCO.[41-43]

Anticoncepção hormonal e TEV

Desde o lançamento do primeiro AHCO, as doses de estrogênio são progressivamente reduzidas. A diminuição da dose de etinilestradiol (EE) de 100 para 50 mcg foi associada à redução de risco de TEV.[30,31] Esse risco é dependente da dose de estrogênio e do tipo de progestagênio associado.[39]

A partir de 1995, estudos foram publicados avaliando a diferença de risco trombótico entre contraceptivos de 2ª geração, ou seja, aqueles preparados com 30 mcg de EE e que continham o progestagênio levonorgestrel (LNG), e os contraceptivos de 3ª geração, que continham 20 mcg do estrogênio e os novos progestagênios gestodeno (GDN) e desogestrel (DSG), disponíveis desde a década de 1980. Foi verificado aumento no risco de TEV associado ao uso de contraceptivos de 3ª geração em relação aos de 2ª geração da ordem de 1,5 a 2 vezes.[33-35] Embora possa ser considerado um viés de seleção por alguns autores,[36] há um racional na redução da ação androgênica diminuindo a contraposição à hipercoagulabilidade induzida pelo estrogênio.

Estudo de coorte retrospectivo mostrou que o risco de TEV diminuiu com a redução da dose de EE, passando de RR de 5 para RR de 2 a 3[26] em relação às não usuárias. Essa redução foi identificada por resultado de grande estudo caso-controle, o qual verificou OR quase duas vezes maior para contraceptivos contendo 50 mcg de EE em relação àqueles contendo 30 mcg.[32]

Quanto ao tipo de progestagênio utilizado, verificam-se diferenças no risco de TEV na dependência do tipo de progestagênio utilizado. Assim, a utilização de progestagênio de 2ª geração, isto é, com potencial androgênico maior, implicou em menores riscos, em comparação às não usuárias, quando associado a 30 mcg de EE, sendo o RR de 2,92 para o LNG. A utilização de gonanos de 3ª geração com a mesma dose de EE resultou em riscos significativamente aumentado, comparada às não usuárias, com RR de 6,61 para DSG e 6,24 para GDN. Progestagênios com atividade antiandrogênica também apresentaram risco elevado para o TEV, sendo o RR de 6,37 para drospirenona (DRSP) e 6,35 para ciproterona (CPT), com a mesma dose de EE.[26] O estudo caso-controle de Vlieg *et al.* (2009) também verificou OR de mesma magnitude que o estudo de coorte descrito. Assim, os valores de OR verificados foram de 3,6 para LNG, aumentando significativamente com os gonanos de 3ª geração, sendo a OR de 5,6 para GDN e 7,3 para DSG. Também os antiandrogênios apresentaram risco elevado, sendo a OR de 6,3 para DRSP e 6,8 para CPT. Verificaram também o risco associado ao uso de linestrenol (OR = 5,6) e norgestimato (OR = 5,9).[32] Esse estudo também verificou aumento do risco de TEV durante o primeiro ano de uso, sobretudo durante os primeiros 3 meses, com OR de 12,6, declinando para OR de 5 após o primeiro ano de uso.

Comparando-se os contraceptivos com dose de 20 mcg de EE e diferentes progestagênios, observou-se redução do risco de TEV em relação aos similares com dose de 30 mcg de EE, mas o risco ainda se mostrou superior ao risco do combinado com levonorgestrel e 30 mcg EE. Os RR observados foram de 4,81 para desogestrel, 5,07 para gestodeno e 6,95 para DRSP.[26]

Em estudo que avaliou a eficácia do combinado de EE 30 mcg com acetato de clormadinona, verificou-se a incidência de 2,39 casos de TEV a cada 10 mil mulheres-ano, incidência semelhante à da população em idade reprodutiva.[37] Estudo de coorte retrospectivo avaliou o risco de TEV associado ao uso de contraceptivo com clormadinona em mulheres com risco elevado de TEV comparadas com mulheres sem uso de contraceptivos. Após 33 meses de seguimento, não foi verificado aumento de risco de TEV associado ao uso de contraceptivos combinados contendo clormadinona.[38]

Apesar de noretisterona (NET), LNG e DSG apresentarem risco elevado de TEV quando em associação com EE, os contraceptivos que contêm apenas esses progestagênios (seja por via oral, seja por dispositivos intrauterinos liberadores de LNG) não foram associados ao aumento de risco. Os RR verificados foram de 0,41 para NET, de 0,63 para DSG e de 0,95 para dispositivo intrauterino com levonorgestrel (DIU-LNG). Por isso, podemos afirmar categoricamente que não há aumento de risco de trombose venosa e arterial com o uso de métodos apenas de progestagênios.[44,45]

Dessa forma, os dados aqui apresentados devem ser considerados quando da decisão pela prescrição de um método anticoncepcional associado aos possíveis fatores de risco que a mulher venha a apresentar.

É imprescindível destacar que o aumento do risco de TEV ocorre, sobretudo, nos primeiros 3 meses após a introdução do método e desaparece 6 a 12 semanas após cessar o uso do método. Dessa maneira, não é plausível recomendar que a pessoa fique temporariamente sem uso de método anticoncepcional para reduzir o risco de TEV, pois o risco reaparece na reintrodução do método e não é um efeito cumulativo ao longo do tempo.[46]

Para pessoas que tenham história pessoal de TEV, a Divisão de Ginecologia do Hospital das Clínicas da Faculdade de Medicina da Universidade de São Paulo (HCFMUSP) segue a recomendação da Organização Mundial de Saúde (OMS). De acordo com a 5ª edição dos critérios de elegibilidade da OMS e a recomendação do Centro de Controle e Prevenção de Doenças (CDC, do Estados Unidos) – MMWR 2016,[47,48] recomenda-se para mulheres fumantes o que se descreve na Quadro 114.1.

Quadro 114.1 – Critérios de elegibilidade da OMS

	AHCO, anel, adesivo	Injetável mensal	POP	AMPD	ENG	DIU-Cu	DIU-LNG
História de TVP/EP	4	4	2	2	2	1	2
TVP/EP atual	4	4	3	3	3	1	3
TVP/EP em uso de anticoagulante	4	4	2	2	2	1	2

AHCO: anticoncepcional hormonal combinado oral; AMPD: acetato de medroxiprogesterona de depósito (injetável trimestral); DIU: dispositivo intrauterino; ENG: implante subdérmico de etonogestrel; EP: embolia pulmonar; LNG: levonorgestrel; POP: pílula oral de progestagênios; TVP: trombose venosa profunda; OMS: Organização Mundial da Saúde

Fonte: Desenvolvido pela autoria

Durante a pandemia de Covid -19, houve muitas dúvidas quanto ao uso de métodos anticoncepcionais pelo risco aumentado de TEV. À exceção de quadros que requeiram hospitalização em ambiente de terapia intensiva, com redução de mobilidade e maior frequência de insuficiência respiratória, não há necessidade de suspender métodos combinados. Quando, por indicação clínica, houver preferência por retirar o estrogênio da anticoncepção, deve-se trocá-lo por métodos de progestagênio isolado ou não hormonais, evitando-se deixar a paciente exposta ao risco de gravidez não planejada, que é um fator mais importante para TEV do que o próprio uso de métodos anticoncepcionais hormonais combinados.[49,50]

Referências bibliográficas

1. Junod SW. FDA's approval of the first oral contraceptive, Enovid, 2009.
2. Tyler ET. Oral contraception and venous thrombosis. JAMA. 1963;185(2):131-2.
3. Rozenbaum H. Statement on the thromboembolic risk while taking oral contraceptives. Therapeutique. 1970;46(4):439-41.
4. A multinational case-control study of cardiovascular disease and steroid hormone contraceptives. Description and validation of methods. World Health Organization Collaborative Study of Cardiovascular and Steroid Hormone Contraception. J Clin Epidemiol. 1995;48(12):1513-47.
5. World Health Organization Collaborative Study of Cardiovascular Disease and Steroid Hormone Contraception. Venous thromboembolic disease and combined oral contraceptives: results of international multicentre case-control study. Lancet. 1995;346(8990):1575-82.
6. Ishak R, Ahmad R, Gudum HR, Hassan K, Ang ES. Fibrinolytic response in women on low-dose oral contraceptive. Malays J Reprod Health. 1992;10(1):7-11.
7. Ishak R, Mohamed AB, Hassan K. Platelet function studies in women on oral contraceptive pills. Malays J Reprod Health. 1990;8(1):1-4.
8. Jick H, Jick SS, Gurewich V, Myers MW, Vasilakis C. Risk of idiopathic cardiovascular death and nonfatal venous thromboembolism in women using oral contraceptives with differing progestagen components. Lancet. 1995;346(8990):1589-93.
9. Lidegaard O. Oral contraceptives and cerebral thromboembolism. A Danish case-control study. Ugeskr Laeger. 1993;155(44):3538-45.
10. Miwa LJ, Edmunds AL, Shaefer MS, Raynor SC. Idiopathic thromboembolism associated with triphasic oral contraceptives. DICP. 1989;23(10):773-5.
11. Saleh AA, Ginsburg KA, Duchon TA, Dorey LG, Hirata J, Alshameeri RS, et al. Hormonal contraception and platelet function. Thromb Res. 1995;78(4):363-7.
12. Thorogood M, Mann J, Murphy M, Vessey M. Risk factors for fatal venous thromboembolism in young women: a case-control study. Int J Epidemiol. 1992;21(1):48-52.
13. Wong KK, Ng SC, Koong PL. Effect of the oral contraceptive pill on protein S and antithrombin-III levels in Malaysian women. Med Sci Res. 1992;20(12):439-40.
14. Rosendaal FR. Venous thrombosis: a multicausal disease. Lancet. 1999;353(9159):1167-73.
15. Anderson FA Jr, Wheeler HB. Physician practices in the management of venous thromboembolism: a community-wide survey. J Vasc Surg. 1992;16(5):707-14.
16. Hannaford PC. Epidemiology of the contraceptive pill and venous thromboembolism. Thromb Res. 2011;127(3):S30-4.
17. Anderson FA Jr, Spencer FA. Risk factors for venous thromboembolism. Circulation. 2003;107(23-1):I9-16.
18. Collins R, Scrimgeour A, Yusuf S, Peto R. Reduction in fatal pulmonary embolism and venous thrombosis by perioperative administration of subcutaneous heparin. Overview of results of randomized trials in general, orthopedic, and urologic surgery. N Engl J Med. 1988;318(18):1162-73.
19. Waring WP, Karunas RS. Acute spinal cord injuries and the incidence of clinically occurring thromboembolic disease. Paraplegia. 1991;29(1):8-16.
20. Samama MM, Cohen AT, Darmon JY, Desjardins L, Eldor A, Janbon C, et al. A comparison of enoxaparin with placebo for the prevention of venous thromboembolism in acutely ill medical patients. Prophylaxis in Medical Patients with Enoxaparin Study Group. N Engl J Med. 1999;341(11):793-800.
21. Kleber FX, Witt C, Vogel G, Koppenhagen K, Schomaker U, Flosbach CW. Randomized comparison of enoxaparin with unfractionated heparin for the prevention of venous thromboembolism in medical patients with heart failure or severe respiratory disease. Am Heart J. 2003;145(4):614-21.
22. Clahsen PC, van de Velde CJ, Julien JP, Floiras JL, Mignolet FY. Thromboembolic complications after perioperative chemotherapy in women with early breast cancer: a European

Organization for Research and Treatment of Breast Cancer Cooperative Group Study. J Clin Oncol. 1994;12(6):1266-71.
23. Samama MM. Epidemiology of risk factors of deep venous thrombosis of the lower limbs in community practice: the SIRIUS study. Thromb Haemost. 1993;69:763.
24. Rosendaal FR, Van Hylckama Vlieg A, Tanis BC, Helmerhorstz FM. Estrogens, progestogens and thrombosis. J Thromb Haemost. 2003;1(7):1371-80.
25. Trenor CC, Chung RJ, Michelson AD, Neufeld EJ, Gordon CM, Laufer MR, et al. Hormonal contraception and thrombotic risk: a multidisciplinary approach. Pediatrics. 2011;127(2):347-57.
26. Lidegaard O, Nielsen LH, Skovlund CW, Skjeldestad FE, Lokkegaard E. Risk of venous thromboembolism from use of oral contraceptives containing different progestogens and oestrogen doses: Danish cohort study, 2001-9. BMJ. 2011;343:d6423.
27. Allman-Farinelli MA. Obesity and venous thrombosis: a review. Semin Thromb Hemost. 2011;37(8):903-7.
28. Di Minno G, Mannucci PM, Tufano A, Palareti G, Moia M, Baccaglini U, et al. The first ambulatory screening on thromboembolism: a multicentre, cross-sectional, observational study on risk factors for venous thromboembolism. J Thromb Haemost. 2005;3(7):1459-66.
29. Pomp ER, le Cessie S, Rosendaal FR, Doggen CJ. Risk of venous thrombosis: obesity and its joint effect with oral contraceptive use and prothrombotic mutations. Br J Haematol. 2007;139(2):289-96.
30. Gerstman BB, Piper JM, Tomita DK, Ferguson WJ, Stadel BV, Lundin FE. Oral contraceptive estrogen dose and the risk of deep venous thromboembolic disease. Am J Epidemiol. 1991;133(1):32-7.
31. Vessey M, Mant D, Smith A, Yeates D. Oral contraceptives and venous thromboembolism: findings in a large prospective study. Br Med J (Clin Res Ed). 1986;292(6519):526.
32. van Hylckama Vlieg A, Helmerhorst FM, Vandenbroucke JP, Doggen CJ, Rosendaal FR. The venous thrombotic risk of oral contraceptives, effects of oestrogen dose and progestogen type: results of the MEGA case-control study. BMJ. 2009;339:b2921.
33. Spitzer WO, Lewis MA, Heinemann LA, Thorogood M, MacRae KD. Third generation oral contraceptives and risk of venous thromboembolic disorders: an international case-control study. Transnational Research Group on Oral Contraceptives and the Health of Young Women. BMJ. 1996;312(7023):83-8.
34. Jick H, Jick SS, Gurewich V, Myers MW, Vasilakis C. Risk of idiopathic cardiovascular death and nonfatal venous thromboembolism in women using oral contraceptives with differing progestagen components. Lancet. 1995;346(8990):1589-93.
35. Farmer RD, Lawrenson RA, Thompson CR, Kennedy JG, Hambleton IR. Population-based study of risk of venous thromboembolism associated with various oral contraceptives. Lancet. 1997;349(9045):83-8.
36. Rekers H, Norpoth T, Michaels MA. Oral contraceptive use and venous thromboembolism: a consideration of the impact of bias and confounding factors on epidemiological studies. Eur J Contracept Reprod Health Care. 1996;1(1):21-30.
37. Schramm GA, Schrah G. The efficacy and safety of an oral contraceptive containing chlormadinone acetate: results of a pooled analysis of noninterventional trials in adult and adolescent women. Contraception. 2011;84(4):390-401.
38. Conard J, Plu-Bureau G, Bahi N, Horellou MH, Pelissier C, Thalabard JC. Progestogen--only contraception in women at high risk of venous thromboembolism. Contraception. 2004;70(6):437-41.
39. Bastos M, et al. Combined oral contraceptives: venous thrombosis. Cochrane Database Syst Rev. 2014;(3):CD010813.
40. Stevens SM, Woller SC, Bauer KA, Kasthuri R, Cushman M, Streiff M, et al. Guidance for the evaluation and treatment of hereditary and acquired thrombophilia. J Thromb Thrombolysis. 2016;41(1):154-64.
41. Lijfering WM, Rosendaal FR, Cannegieter SC. Risk factors for venous thrombosis – current understanding from an epidemiological point of view. Br J. Haematol. 2010;149(6):824-33.

42. Jackson E, Curtis KM, Gaffield ME. Risk of venous thromboembolism during the postpartum period: a systematic review. Obstet Gynecol. 2011;117(3):691-703.
43. Kalaitzopoulos DR, et al. Management of venous thromboembolism in pregnancy. Thromb Res. 2022;211:106-113.
44. Tepper NK, et al. Progestin-only contraception and thromboembolism: a systematic review. Contraception. 2016;94(6):678-700.
45. Glisic M, et al. Association between progestin-only contraceptive use and cardiometabolic outcomes. Eur J Prev Cardiol. 2018;25(10):1042-1052.
46. Middeldorp S. Thrombosis in women: what are the knowledge gaps in 2013? J Thromb Haemost. 2013;11(1):180-91.
47. World Health Organization. Medical eligibility criteria for contraceptive use. 5. ed. 2015.
48. Curtis KM, et al. U.S. Medical eligibility criteria for contraceptive use. MMWR Recomm Rep. 2016;65(3):1-103.
49. Ferreira-Filho ES, de Melo NR, Sorpreso ICE, Bahamondes L, Simões RDS, Soares-Júnior JM, et al. Contraception and reproductive planning during the COVID-19 pandemic. Expert Rev Clin Pharmacol. 2020;13(6):615-22.
50. Pires ALR, Batista JG, Aldrighi JM, Massaia IFDS, Delgado DM, Ferreira-Filho ES, et al. Risk of venous thromboembolism in users of contraception and menopausal hormone therapy during the COVID-19 pandemic. Rev Assoc Med Bras (1992). 2020;66(2):22-6.

Anticoncepção e Infecções do Trato Reprodutivo

Edson Santos Ferreira Filho
Iara Moreno Linhares
Nilson Roberto de Melo

Introdução

As infecções do trato reprodutivo representam um importante problema em Saúde Pública pela elevada prevalência com que se apresentam, pelos prejuízos pessoais e financeiros e pelas suas consequências. Assim, o atendimento ginecológico e obstétrico é uma oportunidade de diagnóstico, tratamento e prevenção dessas infecções. O rastreamento dessas infecções durante a primeira visita às clínicas de planejamento familiar é uma oportunidade para aprimorar os cuidados com a saúde sexual e reprodutiva.[1] Assim, as infecções, na maioria das vezes assintomáticas, como as causadas pela *Chlamydia trachomatis* e *Neisseria gonorrhoeae,* cujas complicações incluem infecção do trato genital inferior, dor pélvica crônica, aumento na incidência de prenhez ectópica e infertilidade, podem ser identificadas e tratadas.[2] Entretanto, o custo dos testes diagnósticos tem limitado a utilização do rastreamento.[3] Atualmente, é seguida a recomendação de rastrear clamídia e gonococo em pessoas com útero com idade inferior a 25 anos;[33] o rastreamento também pode ser considerado quando a idade for maior ou igual a 25 anos, de acordo com as práticas sexuais.

Efeitos dos contraceptivos nas infecções do trato reprodutivo

Preservativo externo

Diversos estudos têm demonstrado que o uso correto e consistente de preservativos externos é efetivo na proteção contra o vírus da imunodeficiência humana (HIV).[20-24,28-32] Pesquisa realizada com casais sorodiferentes que adotavam essa proteção demonstrou efetiva redução na possibilidade de aquisição do vírus, em torno de 80% em comparação a casais que não utilizaram esse método.[4] Outros estudos demonstraram redução de

N.E.: Capítulo de acordo com as categorias de recomendação da Organização Mundial da Saúde (OMS).

risco de outras infecções por *Neisseria gonorrhoeae*, *Chlamydia trachomatis* e *Trichomonas vaginalis*.[5,6] Para as infecções caracterizadas por lesões genitais, existe redução de risco quando não ocorre contato com a área afetada. Entretanto, os dados são limitados.[7-9] Com relação à infecção pelo HPV, estudos demonstraram proteção contra a transmissão do vírus, clareamento da infecção em mulheres acometidas e redução no risco de aquisição de doenças associadas ao mesmo, tanto benignas como neoplásicas.[10,11]

O aconselhamento para o uso adequado de preservativos é de extrema importância.[12,13] Assim, cuidados no armazenamento e manuseio devem ser enfatizados. O uso de lubrificantes vaginais de base oleosa ou de outras substâncias oleosas é totalmente proscrito, pois pode facilitar a ruptura do látex. Por sua vez, lubrificantes vaginais à base de água são aliados na redução de infecções sexualmente transmissíveis (IST).

Preservativo interno

Existem poucos estudos clínicos avaliando a eficácia do preservativo feminino na proteção contra infecções do trato reprodutivo, inclusive pelo HIV.[14,15] Estudos em laboratório demonstraram que ele funcionou como método de barreira efetivo contra o sêmen e o HIV e outros vírus.

Diafragmas

Estudos observacionais têm demonstrado que o uso de diafragma esteve associado à proteção contra infecções por *Chlamydia trachomatis*, *Neisseria gonorrhoeae* e *Trichomonas vaginalis*.[16] Entretanto, estudo comparando o uso de diafragma com lubrificante nonoxinol-9 *versus* o uso de *condom* na aquisição do HIV por mulheres africanas não identificou proteção adicional com o uso de diafragma e lubrificante.[17]

Microbicidas e espermicidas

Foi demonstrado que o uso de nonoxinol-9 e outros espermicidas não são eficazes na proteção contra o HIV e outros agentes infecciosos.[18,19] Há, inclusive, a preocupação de que espermicidas possam aumentar o risco de transmissão do HIV.

Dispositivo intrauterino (DIU)

Nos primeiros 21 dias após a inserção de um dispositivo intrauterino (DIU), há aumento discreto e transitório do risco de moléstia inflamatória pélvica aguda (MIPA),[25-27,34-36] fato possivelmente relacionado à existência prévia de infecções cervicovaginais que não tenham sido adequadamente identificadas ou à não execução do procedimento sob técnica asséptica. Depois desse período, não há aumento da ocorrência de Mipa.[36]

Embora o rastreamento para clamídia e gonococo possa ser ofertado para pessoas candidatas ao uso de DIU, aguardar o resultado desse exame para inserir o método em pessoas assintomáticas e com exame clínico inocente não apresenta benefício.[37] Postergar o início do método pode manter a pessoa sob risco de gravidez não planejada. Recomendam-se, portanto, a anamnese cuidadosa e o exame físico minucioso para identificar pessoas sob risco de infecção do trato reprodutivo. Se sinais ou sintomas estiverem presentes, os testes devem ser oferecidos, aguardando-se o diagnóstico e tratando-se a eventual infecção corretamente. A inserção do DIU deve ser postergada até a resolução da infecção. O uso profilático de antibióticos ou o rastreamento rotineiro de infecções do trato reprodutivo não são recomendados.

Caso seja feito o diagnóstico de MIPA em pessoa usuária de DIU, não é recomendável a retirada imediata do método: deve-se tratá-la clinicamente e avaliar a evolução. Se houver desejo de retirar o DIU, a remoção deverá ser realizada após 48 a 72 horas de antibioticoterapia para evitar translocação bacteriana, que pode agravar o quadro clínico.[38,39]

Contraceptivos hormonais

Os métodos hormonais são seguros, bem-aceitos e efetivos na prevenção de gravidez, sendo amplamente utilizados em todo o mundo. Embora estudos imunológicos utilizando modelos animais sugerissem que a imunomodulação pelos métodos contraceptivos hormonais poderia afetar a resposta a agentes infecciosos, inclusive o HIV, dados do *Evidence for Contraceptive Options and HIV Outcomes (ECHO) Trial* mostram não haver associação entre uso de métodos (AMPD, ENG e DIU-Cu) e aumento do risco de aquisição do HIV.[40]

O uso de métodos anticoncepcionais em pessoas com infecções do trato reprodutivo deve seguir os critérios médicos de elegibilidade da Organização Mundial de Saúde (OMS),[41] representados na Tabela 115.1.

Tabela 115.1 – Critérios de elegibilidade da OMS

	AHC	POP	AMPD	ENG	DIU-Cu	DIU-LNG
Cervicite purulenta atual ou infecção por clamídia/gonococo	1	1	1	1	I = 4; C = 2	I = 4; C = 2
Outras (excluindo HIV e hepatites)	1	1	1	1	2	2
Vulvovaginites (incluindo tricomoníase e vaginose bacteriana)	1	1	1	1	2	2
Risco aumentado de IST	1	1	1	1	I = 2/3; C = 2	I = 2/3; C = 2

AHC: anticoncepcional hormonal combinado (inclui forma oral, injetável, anel vaginal e adesivo transdérmico); AMPD: acetato de medroxiprogesterona de depósito; DIU-Cu: dispositivo intrauterino de cobre; DIU-LNG: dispositivo intrauterino liberador de levonorgestrel; ENG: etonogestrel; HIV: vírus da imunodeficiência adquirida; IST: infecções sexualmente transmissíveis; OMS: Organização Mundial da Saúde; POP: prolapso de órgão pélvico

Fonte: Desenvolvida pela autoria

Conduta no Setor de Imunologia, Genética e Infecções do Trato Reprodutivo da Divisão de Ginecologia do HCFMUSP

Quando houver infecções recidivantes do trato reprodutivo, deve-se direcionar essas pacientes para receber atendimento especializado, procurando-se, dentro de algumas limitações, avaliar suas características imunológicas, além de se fazer a pesquisa da etiologia e determinar a terapêutica mais adequada para cada caso. A decisão quanto à manutenção ou à troca do método anticoncepcional deve ser discutida entre profissional e paciente. Até o momento, não há diretrizes específicas com base em ensaios clínicos robustos para nortear a necessidade de troca de método anticoncepcional em pessoas com infecções recorrentes. No setor de Imunologia Genética e Infecções do Trato Reprodutivo da Divisão de Ginecologia do Hospital das Clínicas da Faculdade de Medicina da Universidade de São Paulo (HCFMUSP), temos proposto as seguintes medidas:

a. Retirada do DIU nos casos de candidíase recidivante (mais de quatro episódios de candidíase por ano comprovados clínica e laboratorialmente) e nos casos de vaginose bacteriana recidivante após a adoção das medidas terapêuticas adequadas.

A justificativa para essas medidas é a possibilidade de presença de biofilmes produzidos pelas diferentes espécies de *Candida* ou pelos micro-organismos associados ao quadro de vaginose bacteriana no DIU ou em seu fio. Acredita-se que os biofilmes poderiam funcionar com fontes de micro-organismos que, associados a outros fatores, poderiam predispor aos episódios recidivantes.

Algoritmo 115.1 – Anticoncepção em mulheres com infecção do trato reprodutivo

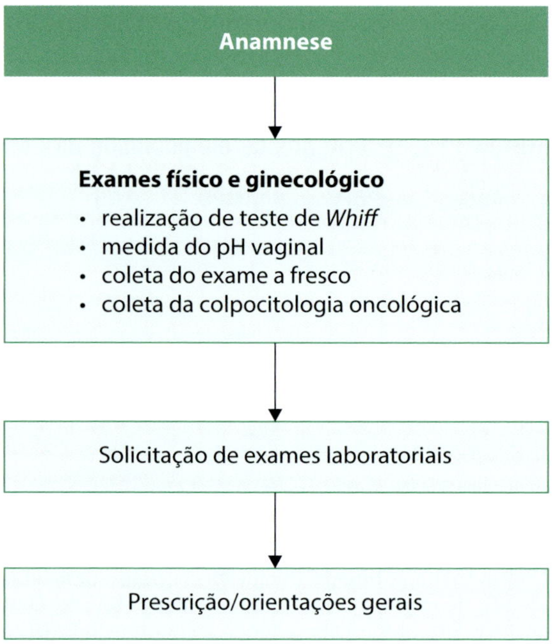

Fonte: Desenvolvido pela autoria

Referências bibliográficas

1. Elias J, Leonard A. Family planning and sexually transmitted diseases: the need to enhance contraceptive choice. Curr Issues Public Health. 1995;1(5):191-7.
2. Cates E Jr, Wasserheit JN. Genital chlamydial infections: epidemiology and reproductive sequelae. Am J Obstet Gynecol. 1991;164(6 Pt 2):1771-81.
3. Berkley S. Diagnostic tests for sexually transmitted diseases: a challenge. Lancet. 1994;343(8899):685-6.
4. Weller S, Davis K. Condon effective ness in reducing heterosexual HIV transmission. Cochrane Database Syst Rev. 2002;(1):CD003255.
5. Ness RB, Randall H, Richter HE, Peipert JF, Montagno A, Soper DE, et al. Condom use and the risk of recurrent pelvic inflammatory disease, chronic pelvic pain, or infertility following an episode of pelvic inflammatory disease. Am J Public Health. 2004;94(8):1327-9.
6. Holmes KK, Levine R, Weaver M. Effectiveness of condoms in preventing sexually transmitted infections. Bull World Health Organ. 2004;82(6):454-61.

7. Wald A, Langenberg AG, Krantz E, Douglas JM Jr, Handsfield HH, DiCarlo RP, et al. The relationship between condom use and herpes simplex virus acquisition. Ann Intern Med. 2005;143(10):707-13.
8. Martin ET, Krantz E, Gottlieb SL, Magaret AS, Langenberg A, Stanberry L, et al. A pooled analysis of the effect of condoms in preventing HSV-2 acquisition. Arch Intern Med. 2009;169(13):1233-40.
9. Wald A, Langenberg AG, Link K, Izu AE, Ashley R, Warren T, et al. Effect of condoms on reducing the transmission of herpes simplex virus type 2 from men to women. JAMA. 2001;285(24):3100-6.
10. Koss CA, Dunne EF, Warner L. A systematic review of epidemiologic studies assessing condom use and risk of syphilis. Sex Transm Dis. 2009;36(7):401-5.
11. Winer RL, Hughes JP, Feng Q, O'Reilly S, Kiviat NB, Holmes KK, et al. Condon use and the risk of genital human papillomavirus in young women. N Engl J Med. 2008;345(25):2645-54.
12. Gallo MF, Grimes DA, Lopez LM, Schulz KF. Non-latex versus latex male condoms for contraception. Cochrane Database Syst Rev. 2006;(1):CD003550.
13. NIAID. Workshop summary: scientific evidence on condom effectiveness for sexually transmitted disease (STD) prevention. 2001. [2024 Abr. 24]. Disponível em: www.niaid.nih.gov/about/organization/dmid/documents/condomre-port.pdf.
14. Macaluso M, Blackwell R, Jamieson DJ, Kulczycki A, Chen MP, Akers R, et al. Efficacy of the male latex condom and of the female polyurethane condom as barriers to semen during intercourse: a randomized clinical trial. Am J Epidemiol. 2007;166(1):88-96.
15. French PP, Latka M, Gollub EL, Rogers C, Hoover DR, Stein ZA. Use-effectiveness of the female versus male condom in preventing sexually transmitted disease in women. Sex Transm Dis. 2003;30(5):433-9.
16. Minnis AM, Padian NS. Effectiveness of female controlled barrier methods in preventing sexually transmitted infections and HIV: current evidence and future research directions. Sex Transm Infect. 2005;81(3):193-200.
17. Padian NS, van der Straten SA, Ramjee G, Chipato T, de Bruyn G, Blanchard K, et al. Diaphragm and lubricant gel for prevention of HIV acquisition in southern African women: a randomised controlled trial. Lancet. 2007;370(9583):251-61.
18. Padian NS, Buve A, Balkus J, Serwadda D, Cates W Jr. Biomedical interventions to prevent HIV infection: evidence, challenges, and way forward. Lancet. 2008;372(9638):585-99.
19. Wilkinson D, Tholand M, Ramjee G, Rutherford GW. Nonoxynol-9 spermicide for prevention of vaginally acquired HIV and other sexually transmitted infections: systematic review and meta-analysis of randomised controlled trials including more than 5000 women. Lancet Infect Dis. 2002;2(10):613-7.
20. Skoler-Karpoff S, Ramjee G, Ahmed K, Altini L, Plagianos MG, Friedland B, et al. Efficacy of Carraguard for prevention of HIV infection in women in South Africa: a randomised, double-blind, placebo-controlled trial. Lancet. 2008;372(9654):1977-87.
21. Van Damme L, Goviden R, Mirembe FM, Guédou F, Solomon S, Becker ML, et al. Lack of effectiveness of cellulose sulfate gel for the prevention of vaginal HIV transmission. N Engl J Med. 2008;359(5):463-72.
22. Fedblun PJ, Adeiga A, Bakare R, Wevill S, Lendvay A, Obadaki F, et al. SAVVY vaginal gel (C31G) for prevention of HIV infection: a randomized controlled trial in Nigeria. PLoS One. 2008; 3(1):e1474.
23. Peterson L, Nanda K, Opoku BK, Ampofo WK, Owusu-Amoako M, Boakye AY, et al. SAVVY (C31G) gel for prevention of HIV infection in women: a phase 3, double-blind, randomized, placebo-controlled trial in Ghana. PLoS One. 2007;2(12):e1312.
24. Abdool Karim QA, Abdool Karim SS, Frohlich JA, Grobler AC, Baxter C, Mansoor LE, et al; CAPRISA 004 Trial Group. Effectiveness and safety of tenofovir gel, an antiretroviral microbicide, for the prevention of HIV infection in women. Science. 2010;329(5996):1168-74.
25. McCarthy T, Roy AC, Ratnam SS. Intrauterine devices and pelvic inflammatory disease. Aust N Z J Obstet Gynaecol. 1984;24(2):106-10.

26. Weström L. Incidence, prevalence, and trends of acute pelvic inflammatory disease and its consequences in industrialized countries. Am J Obstet Gynecol. 1980;138(7-2):880-92.
27. Martinez F, Lopez-Arregui E. Infection risk and intrauterine devices. Acta Obstet Gynecol Scand. 2009;88(3):246-50.
28. Hel Z, Stringer E, Mestechy J. Sex steroid hormones, hormonal contraception and the imunobiology of human immunodeficiency virus-1 infection. Endocr Rev. 2010;31(1):79-97.
29. Polis CB, Gray RH, Bwanika JB, Kigozi G, Kiwanuka N, Nalugoda F, et al. Effect of hormonal contraceptive use prior to HIV seroconversion on viral load setpoint among women in Rankai, Uganda. J Acquir Immune Defic Syndr. 2011;56(2):125-30.
30. Wang CC, Reilly M, Kreiss JK. Risk of HIV infection in oral contraceptive pill users: a meta-analysis. J Acquir Immune Defic Syndr. 1999;21(1):51-8.
31. Morrison CS, Chen FL, Nankya I, Rinaldi A, Van Der Pol B, Ma YR, et al. Hormonal contraceptives use and HIV disease progression among women in Uganda and Zimbabwe. J Acquir Immune Defic Syndr. 2011; 57(2):157-64.
32. Overton ET, Shacham E, Singhatirai E, Nurutdinova D. Incidence of sexually transmitted diseases infections among HIV-infected women using depot medroxiprogesterone acetate contraception. Contraception. 2008;78(2):125-30.
33. LeFevre ML; US Preventive Services Task Force. Screening for Chlamydia and gonorrhea: U.S. Preventive Services Task Force recommendation statement. Ann Intern Med. 2014;161(12):902-10.
34. Farley TM, Rosenberg MJ, Rowe PJ, Chen JH, Meirik O. Intrauterine devices and pelvic inflammatory disease: an international perspective. Lancet. 1992;339(8796):785-8.
35. Caddy S, Yudin MH, Hakim J, Money DM, et al. Best practices to minimize risk of infection with intrauterine device insertion. J Obstet Gynaecol Can. 2014;36(3):266-74.
36. Jatlaoui et al. Contraception, 2017 .
37. Sufrin CB, Postlethwaite D, Armstrong MA, Merchant M, Wendt JM, Steinauer JE. Neisseria gonorrhea and Chlamydia trachomatis screening at intrauterine device insertion and pelvic inflammatory disease. Obstet Gynecol. 2012;120(6):1314-21.
38. Tepper NK, Steenland MW, Gaffield ME, Marchbanks PA, Curtis KM. Retention of intrauterine devices in women who acquire pelvic inflammatory disease: a systematic review. Contraception. 2013;87(5):655-60.
39. Black A, et al. Canadian contraception consensus (Part 3 of 4): Chapter 7 – intrauterine contraception. J Obstet Gynaecol Can. 2016;38(2):182-222.
40. Evidence for Contraceptive Options and HIV Outcomes (ECHO) Trial Consortium. HIV incidence among women using intramuscular depot medroxyprogesterone acetate, a copper intrauterine device, or a levonorgestrel implant for contraception: a randomised, multicentre, open-label trial. Lancet. 2019;394(10195):303-13.
41. WHO – WORLD HEALTH ORGANIZATION. Medical eligibility criteria for contraceptive use. 5. ed. Geneva: World Health Organization, 2015.

Capítulo 116

Anticoncepção e Doenças Ginecológicas Benignas

Edson Santos Ferreira Filho
Marcos de Lorenzo Messina
Nilson Roberto de Melo

Miomas uterinos

Miomas uterinos são lesões benignas do útero compostas por células musculares lisas e fibroblastos e ricas em matriz extracelular. São neoplasias clonais de células musculares lisas que crescem em resposta aos esteroides gonadais.[1] Os miomas podem ser assintomáticos ou causar sangramento uterino anormal, dismenorreia, dor pélvica e sintomas compressivos. A patogênese dessa afecção ginecológica envolve predisposição genética e hipersensibilidade do tumor aos esteroides sexuais, que funcionam como fator de crescimento.[14,15] As opções terapêuticas incluem tratamento clínico (anticoncepcionais hormonais, agonistas do hormônio liberador de gonadotrofinas [GnRh]) ou cirúrgico (miomectomia, histerectomia e embolização de artérias uterinas).[14,16]

Os efeitos precisos dos anticoncepcionais hormonais combinados orais (AHCO) sobre a formação e o crescimento dos leiomiomas uterinos continuam malcompreendidos. Estudos de caso-controle não relataram nenhum efeito ou risco reduzido[17-19] de leiomiomas entre as usuárias de AHCO. Dois grandes estudos de coorte verificaram que uso atual ou prévio dos AHCO não esteve associado com aumento do risco de desenvolvimento de leiomiomas. (B)[20,21] Outros estudos corroboram esse achado,[36] sugerindo papel protetor dos métodos anticoncepcionais no surgimento de miomas uterinos. De maneira semelhante, o injetável trimestral (acetato de medroxiprogesterona de depósito, AMPD) também parece ter efeito protetor.[37]

Existe um papel para os métodos anticoncepcionais hormonais no tratamento de miomas?

Os AHCO diminuem o sangramento uterino associado aos miomas sem estimular o seu crescimento.[16] Uma possível explicação é a de que eles reduzem a expressão da aromatase no endométrio, reduzindo, assim, a produção de estrogênio local, o que poderia resultar na diminuição do fluxo.[14,22] Progestagênios isolados também reduzem o volume menstrual, com dados inconclusivos no que diz respeito ao tamanho do leiomioma.[23]

Dispositivo intrauterino liberador de levonorgestrel em mulheres com miomas

O uso do dispositivo intrauterino liberador de levonorgestrel (DIU-LNG) 52 mg pode reduzir o volume total do útero, com pouco ou nenhum efeito sobre o tamanho dos leiomiomas.[38] Os dados atualmente disponíveis sugerem que o DIU-LNG 52 mg não apresenta efeitos deletérios sobre o desenvolvimento de leiomiomas uterinos.[19]

Há dados crescentes que confirmam a eficácia do DIU-LNG 52 mg na redução da perda de sangue menstrual em mulheres com leiomiomas uterinos,[24-27] desde que as lesões não distorçam a cavidade endometrial. Ainda que a redução da perda sanguínea com DIU-LNG 52 mg em mulheres com miomas seja menor do que a redução da perda de sangue em mulheres sem lesão estrutural,[28] a maioria das mulheres com sangramento uterino anormal secundário a miomatose uterina evoluirá com padrão favorável de sangramento.

A perda sanguínea leva mais tempo para diminuir em mulheres com sangramento uterino anormal – em especial, aquelas com miomas uterinos – do que naquelas que usam o DIU-LNG 52 mg para contracepção em 24 [28] e 60 meses.[38] A perda sanguínea menstrual apresentou-se mais variável ao longo do tempo no grupo com miomas e foi reduzida em cerca de 50% em 3 meses, 75% em 12 meses, e 88% em 3 anos. A incidência de amenorreia em usuárias de DIU-LNG 52 mg foi menor no grupo com miomas. No entanto, a maioria das mulheres com miomas teve benefícios e redução dramática das hemorragias intensas com o tratamento.[28]

Dispositivo intrauterino liberador de levonorgestrel em mulheres com adenomiose

Vários estudos têm demonstrado redução substancial da perda de sangue menstrual e da dor em mulheres com adenomiose com o uso do DIU-LNG 52 mg.[29-31] Fedele *et al.*[29] observaram que, de 25 mulheres com adenomiose significativa diagnosticada por ultrassonografia transvaginal, 23 obtiveram dramática redução da perda de sangue menstrual e redução nos escores de dor em 6 e 12 meses após a inserção de DIU-LNG 52 mg. Um dispositivo foi expulso e outro, removido por causa de sangramento persistente e prolongado. Pode haver, ainda, redução na espessura da zona juncional miometrial e redução no volume total de útero.[30-33,38]

Endometriose

Caracterizada pela presença de tecido endometrial fora do útero, a endometriose é uma doença que acomete cerca de 10% das pessoas com útero. O tratamento a ser escolhido deve ser o menos invasivo e menos dispendioso, além de eficaz e com o mínimo dos riscos de longo prazo.[5] A participação da mulher é importante na decisão sobre as opções de tratamento. Pacientes sintomáticas podem ser tratadas com analgésicos, hormônios, cirurgia, reprodução assistida ou uma combinação dessas terapêuticas. Muitas mulheres com endometriose têm dor e subfertilidade ao mesmo tempo, o que complica a escolha do tratamento.[2,35]

Anticoncepcionais hormonais combinados orais promovem uma diminuição da dismenorreia, de forma semelhante ao análogo do GnRH.[2] Qualquer AHCO de baixa dose pode ser eficaz no tratamento dos sintomas da endometriose; embora haja melhoria com regimes cíclicos, priorizamos o regime contínuo, presumindo maior eficácia.[3] O uso dos AHCO apresenta menor custo do que outras modalidades de tratamento e pode ser útil no manejo da endometriose, além de potenciais benefícios em longo prazo em muitas mulheres.[35-4]

Progestagênios também são eficazes no tratamento de dor pélvica associada à endometriose. Não há evidências de maior benefício dos progestagênios orais sobre outro tratamento clínico. Quando comparado ao análogodo GnRH, o DIU-LNG 52 mg foi igualmente eficaz na melhoria da dor,[6-8] com menos efeitos colaterais. O implante subdérmico liberador de etonogestrel 68 mg se mostrou não inferior ao DIU-LNG 52 mg em ensaio clínico randomizado brasileiro.[39]

Referências bibliográficas

1. Stewart EA, et al. Uterine fibroids. Nat Rev Dis Primers. 2016;2:16043.
2. Davis L, Kennedy SS, Moore J, Prentice A. Modern combined oral contraceptives for pain associated with endometriosis. Cochrane Database Syst Rev. 2007;(3):CD001019.
3. Moghissi KS. Medical treatment of endometriosis. Clin Obstet Gynecol. 1999;42(3):620-32.
4. Edelman AB, Gallo MF, Jensen JT, Nichols MD, Schulz KF, Grimes DA. Continuous or extended cycle vs. cyclic use of combined oral contraceptives for contraception. Cochrane Database Syst Rev. 2005;(3):CD004695.
5. Cramer DW, Wilson E, Stillman RJ, Berger MJ, Belisle S, Schiff I, et al. The relation of endometriosis to menstrual characteristics, smoking and exercise. JAMA. 1986;255(14):1904-8.
6. Abou-Setta AM, Al-Inany HG, Farquhar CM. Levonorgestrel-releasing intrauterine device (LNG-IUD) for symptomatic endometriosis following surgery. Cochrane Database Syst Rev. 2006;(4):CD005072.
7. Varma R, Sinha D, Gupta JK. Non-contraceptive uses of levonorgestrel-releasing hormone system (LNG-IUS)-A systematic enquiry and overview. Eur J Obstet Gynecol Reprod Biol. 2006;125(1):9-28.
8. Petta CA, Ferriani RA, Abrao MS, Hassan D, Rosa E Silva JC, et al. Randomized clinical trial of a levonorgestrel-releasing intrauterine system and a depot GnRH analogue for the treatment of chronic pelvic pain in women with endometriosis. Hum Reprod. 2005;20(7):1993-8.
9. Vercellini P, Aimi G, Panazza S, De Giorgi O, Pesole A, Crosignani PG. A levonorgestrel-releasing intrauterine system for the treatment of dysmenorrhea associated with endometriosis: a pilot study. Fertil Steril. 1999;72(3):505-8.
10. Lockhat FB, Emembolu JO, Konje JC. The evaluation of the effectiveness of an intrauterine-administered progestogen (levonorgestrel) in the symptomatic treatment of endometriosis and in the staging of the disease. Hum Reprod. 2004;19(1):179-84.
11. Lockhat FB, Emembolu JO, Konje JC. The efficacy, side-effects and continuation rates in women with symptomatic endometriosis undergoing treatment with an intra-uterine administered progestogen (levonorgestrel): a 3 year follow-up. Hum Reprod. 2005;20(3):789-93.
12. Brown J, Kives S, Akhtar M. Progestagens and anti-progestagens for pain associated with endometriosis. Cochrane Database Syst Rev. 2012;3:CD002122.
13. McCormack PL. Dienogest: a review of its use in the treatment of endometriosis. Drugs. 2010;70(16):2073-88.
14. King J. Noncontraceptive uses of hormonal contraception. J Midwifery Womens Health. 2011;56(6):628-35.
15. Speroff L, Fritz MA. Clinical gynecologic endocrinology and infertility. 8. ed. Philadelphia: Lippincott Williams & Wilkins, 2010.
16. Maia H, Pimentel K, Casoy J, Correia T, Freitas LA, Zausner B, et al. Aromatase expression in the eutopic endometrium of myomatous uteri: the influence of the menstrual cycle and oral contraceptive use. Gynecol Endocrinol. 2007;23(6):320-4.

17. ACOG Practice Bulletin nº 15 Vaginal birth after previous cesarean delivery. American College of Obstetricians and Ginecologists. Obstet Gynecol. 2010;116 (2-1):450-63.
18. Parazzini F, Negri E, La Vecchia C, Fedele L, Rabaiotti M, Luchini L. Oral contraceptive use and risk of uterine fibroids. Obstet Gynecol. 1992;79(3):430-3.
19. Chiaffarino F, Parazzini F, La Vecchia C, Marsico S, Surace M, Ricci E. Use of oral contraceptives and uterine fibroids: results from a case-control study. Br J Obstet Gynaecol. 1999;106(8):857-60.
20. Wise LA, Palmer JR, Harlow BL, Spiegelman D, Stewart EA, Adams-Campbell LL, et al. Reproductive factors, hormonal contraception, and risk of uterine leiomyomata in African-American women: a prospective study. Am J Epidemiol. 2004;159(2):113-23.
21. Marshall LM, Spiegelman D, Goldman MB, Manson JE, Colditz GA, Barbieri RL, et al. A prospective study of reproductive factors and oral contraceptive use in relation to the risk of uterine leiomyomata. Fertil Steril. 1998;70(3):432-9.
22. Surrey ES. The role of progestins in treating the pain of endometriosis. J Minim Invasive Gynecol. 2006;13(6):528-34.
23. Carr BR, Marshburn PB, Weatherall PT, Bradshaw KD, Breslau NA, Byrd W, et al. An evaluation of the effect of gonadotropin-releasing hormone analogs and medroxyprogesterone acetate on uterine leiomyomata volume by magnetic resonance imaging: a prospective, randomized, double blind, placebo-controlled, crossover trial. J Clin Endocrinol Metab. 1993;76(5):1217-23.
24. Kaunitz AM. Progestin-releasing intrauterine systems and leiomyoma. Contraception. 2007;75(6): S130-3.
25. Mercorio F, De Simone R, Di Spiezio Sardo A, Cerrota G, Vanacore F, Nappi C. The effect of a levonorgestrel-releasing intrauterine system in the treatment of myoma-related menorrhagia. Contraception. 2003; 67(4):277-80.
26. Grigorieva V, Chen-Mok M, Tarasova M,Mikhailov A. Use of a levonorgestrel-releasing intrauterine system to treat bleeding related to intrauterine leiomyomas. Fertil Steril. 2003;79(5):1194-8.
27. Soysal S, Soysal ME. The efficacy of levonorgestrel-releasing intrauterine device in selected cases of myoma-related menorrhagia. Gynecol Obstet Invest. 2005; 5(1):29-35.
28. Magalhaes J, Aldrighi JM, de Lima GR. Uterine volume and menstrual patterns in users of the levonorgestrel-releasing intrauterine system with idiopathic menorrhagia or menorrhagia due to leiomyomas. Contraception. 2007;75(3):193-8.
29. Fedele L, Bianchi S, Raffaelli R, Portuese A, Dorta M. Treatment of adenomyosis associated menorrhagia with a levonorgestrel-releasing intrauterine device. Fertil Steril. 1997;68(3):426-9.
30. Bragheto AM, Caserta N, Bahamondes L, Petta CA. Effectiveness of the levonorgestrel-releasing intrauterine system in the treatment of adenomyosis diagnosed and monitored by magnetic resonance imaging. Contraception. 2007;76(3):195-9.
31. Cho S, Nam H, Kim D, Chay D, Park K, Cho DJ, et al. Clinical effects of the levonorgestrel releasing intrauterine device in patients with adenomyosis. Am J Obstet Gynecol. 2008;198(4):373.e1-7.
32. Fong YF, Singh K. Medical treatment of a grossly enlarged adenomyotic uterus with the levonorgestrel-releasing intrauterine system. Contraception. 1999;60(3):173-5.
33. Fraser I.S. Non-contraceptive health benefits of intrauterine hormonal systems. Contraception. 2010;82(5):396-403.
34. Gardner FJ, Konje JC, Abrams KR, Brown LJ, Khanna S, Al-Azzawi F, et al. Endometrial protection from tamoxifen-stimulated changes by a levonorgestrel-releasing intrauterine system: a randomized controlled trial. Lancet. 2000;356(9243):1711-7.
35. Dunselman GA, Vermeulen N, Becker C, Calhaz-Jorge C, D'Hooghe T, De Bie B, et al. ESHRE gudeline: management of women with endometriosis. Hum Reprod. 2014;29(3):400-12.
36. Kwas K, Nowakowska A, Fornalczyk A, Krzycka M, Nowak A, Wilczyński J, et al. Impact of contraception on uterine fibroids. Medicina (Kaunas). 2021;57(7):717.

37. Lumbiganon P, et al. Protective effect of depot-medroxyprogesterone acetate on surgically treated uterine leiomyomas: a multicentre case-control study. Br J Obstet Gynaecol. 1996;103(9):909-14.
38. Magalhaes J, Ferreira-Filho ES, Soares-Junior JM, Baracat EC. Uterine volume, menstrual patterns, and contraceptive outcomes in users of the levonorgestrel-releasing intrauterine system: A cohort study with a five-year follow-up. Eur J Obstet Gynecol Reprod Biol. 2022;276:56-62.
39. Carvalho N, Margatho D, Cursino K, Benetti-Pinto CL, Bahamondes L. Control of endometriosis-associated pain with etonogestrel-releasing contraceptive implant and 52 mg levonorgestrel-releasing intrauterine system: randomized clinical trial. Fertil Steril. 2018;110(6):1129-36.

Anticoncepção e Câncer Ginecológico

Edson Santos Ferreira Filho
Altamiro Ribeiro Dias Júnior
Nilson Roberto de Melo

Introdução

A relação entre risco de câncer ginecológico e uso de métodos anticoncepcionais é difícil de ser estabelecida, de maneira conclusiva, tendo em vista uma série de fatores: a maioria dos cânceres ocorre em idade mais avançada, após longo intervalo do último uso do contraceptivo; o uso de múltiplas formulações hormonais durante a vida; fatores confundidores (p. ex., número de gestações, amamentação, idade da primeira gravidez, número de parcerias sexuais, uso de métodos de barreira); a composição diferente de formulações de contraceptivos; fatores de risco podem determinar diferentes escolhas contraceptivas (p. ex., tabagismo, histórico familiar). No entanto, muita atenção tem sido dada à relação entre o uso de contraceptivos e o risco de câncer.

Câncer de mama

O câncer de mama é o principal câncer em mulheres no mundo e no Brasil. Trata-se de doença multifatorial. Os principais fatores de risco são a história familiar, a densidade aumentada do parênquima mamário, a hiperplasia atípica e a radioterapia torácica prévia, além de antecedentes ginecológicos (idade da menarca e da menopausa) e obstétricos (paridade, idade da primeira gestação, tempo de amamentação).[1,27]

Analisando-se especificamente os efeitos dos hormônios exógenos sobre o câncer de mama, a impressão que se tem é de que estes promovam a proliferação de alterações preexistentes e não que sejam os fatores indutores da atipia. Além disso, pode se dizer que a ação desses fatores seja temporária, uma vez que a estimulação ao parênquima mamário cessa após determinado tempo de descontinuação do uso dos contraceptivos hormonais orais. (B)[2,3-6] O estudo contraceptivo da Oxford-Family Planning Association (Oxford-FPA), que incluiu 17.032 mulheres com idades entre 25 e 39 anos, na Inglaterra e na Escócia, mostrou que o uso de anticoncepcionais hormonais combinados orais (AHCO) não foi relacionado ao câncer de mama (RR = 1 [IC 95% 0,9 a 1,1]).[28] Da mesma forma, analisando-se os dados das 46.022 mulheres recrutadas pelo Royal College of General

Practitioners, do Reino Unido, observadas por até 44 anos, não se encontra associação entre uso de AHCO e câncer de mama (RR = 1,04 [IC 95% 0,91 a 1,17]); os dados foram padronizados para idade, paridade, classe social e tabagismo. Nesta casuística, risco discretamente aumentado (RR = 1,48 [IC 95% 1,10 a 1,97]) de câncer de mama foi observado no uso atual ou recente (suspenso há menos de 5 anos), desaparecendo aproximadamente 5 anos após a interrupção da contracepção oral. Não houve evidência de novos riscos de câncer aparecendo mais tarde na vida entre mulheres que usaram contraceptivos orais.[29]

Por outro lado, quando se olham dados de estudo de coorte prospectivo envolvendo 1,8 milhão de mulheres, na Dinamarca, entre 15 e 49 anos de idade, acompanhadas em média por 10,9 anos, o risco relativo de câncer de mama entre utilizadoras atuais e recentes de contracepção hormonal foi de 1,20 (IC 95%, 1,14 a 1,26). A comunicação desses dados em forma de risco atribuível é mais compreensível: o aumento absoluto global foi de aproximadamente 1 câncer de mama extra para cada 7.690 mulheres que utilizam anticoncepção hormonal durante 1 ano.[30] Como nem todos os fatores de risco puderam ser isolados, não há certeza se essa associação é causal ou se é por acaso – mas, independente disso, o aumento global de risco é mínimo. Essa orientação precisa ficar clara para a pessoa que decide utilizar métodos hormonais e deve ser oferecida juntamente com a informação sobre benefícios extracontraceptivos.

De modo semelhante, em estudo de coorte prospectivo com 1,5 milhões de mulheres suecas (que fornecem mais de 14 milhões de pessoas-ano) com idade entre 15 e 34 anos no início do estudo, não se encontrou risco aumentado de desenvolver câncer de mama entre usuárias atuais de qualquer método hormonal combinado (TIR = 1,03; IC 95% 0,91 a 1,16), enquanto usuárias atuais de métodos apenas com progestagênio tiveram um risco discretamente aumentado de desenvolver câncer de mama (TIR = 1,32; IC 95% 1,20 a 1,45), o que pode ser parcialmente explicado por uma prescrição seletiva de métodos apenas com progestagênio para mulheres com fatores de risco para câncer de mama. O risco desapareceu 10 anos depois que as mulheres pararam de usar HC. O risco absoluto de câncer de mama por 100 mil mulheres-ano foi de 22,4 para nunca usuárias, 10,9 para usuárias atuais de HC combinados e 29,8 para usuárias atuais de métodos apenas com progestagênios.[31]

Fatores de risco

É importante para o médico saber que, para mulheres que apresentem condições específicas que por si só já aumentam o risco de câncer de mama, o uso de métodos anticoncepcionais hormonais pode alterar discretamente o risco de ocorrência dessa entidade. Entretanto, mesmo em pessoas portadoras da mutação BRCA 1/2, o aumento de risco de câncer de mama é heterogêneo entre os estudos e a redução de risco de câncer de ovário, neoplasia mais letal e não rastreável, é consistente em diferentes casuísticas.[32,33]

Para pessoas com diagnóstico de câncer de mama, independentemente do subtipo imuno-histoquímico, há contraindicação formal ao uso de qualquer método hormonal (categoria 4). Após 5 anos sem evidência de recorrência de doença, os métodos hormonais tornam-se categoria 3.[40,34] Nesse contexto, o método preferencial é o uso do dispositivo intrauterino (DIU) não hormonal (categoria 1); a inserção de DIU é segura nessa população, com dor leve a moderada para a maioria das mulheres[35] Estudos em andamento tentam determinar se há superioridade do DIU com cobre e prata em relação ao DIU com cobre nessa população.[36]

Câncer de colo uterino

O papel causal do papiloma vírus humano (HPV) em câncer de colo uterino já é bem-conhecido. (D)[7,8] Outros fatores que podem interferir na sua gênese são: tipo de método anticoncepcional utilizado; início precoce da atividade sexual; multiplicidade de parcerias sexuais; tabagismo; alta paridade e exposição prévia a outras infecções sexualmente transmissíveis, imunossupressão e falta de acesso aos serviços de Saúde.

Revisão sistemática confirmou a associação entre o uso prolongado de AHCO e o aumento do risco de câncer cervical. (A)[9] Diferentes estudos classificaram os AHCO como fatores contribuintes para o câncer de colo uterino. (D)[7,8] A informação se baseou em resultados clínicos, *in vitro* e em estudos animais, sugerindo que os estrogênios e os progestagênios podem aumentar a expressão de certos genes de HPV e estimular sua proliferação celular no colo do útero, por meio de elementos hormônio-resposta no genoma viral, bem como de mecanismos receptores mediados. Além disso, mulheres que usam AHCO exclusivamente são mais suscetíveis à exposição ao HPV quando comparadas àquelas que usam métodos de barreira ou que não tenham relações sexuais. (A)[10]

A relação da infecção por HPV com o câncer do colo uterino é evidente. A exposição ao HPV genital apresenta relação direta com o método contraceptivo utilizado. Ainda assim, pessoas usuárias de AHCO em longo prazo, sem a associação de métodos de barreira, devem seguir as orientações habituais para rastreamento do câncer cervical. Melhorias nos programas de rastreamento e promoção da vacinação contra a infecção pelo HPV no período da adolescência e na vida adulta apresentam-se como ferramentas importantes no combate ao câncer cervical. Ademais, deve-se reforçar sempre o uso de preservativos, uma vez que promovem redução substancial do risco de infecção pelo HPV.[37]

Por sua vez, os DIU apresentam como benefício extracontraceptivo a redução do risco de câncer de colo uterino.[38,39] Todavia, para pessoas com diagnóstico confirmado de câncer de colo de útero, a inserção de DIU está contraindicada,[40,41] pelo risco potencial de sangramento e infecção na presença de tumor. É importante destacar que não há necessidade de resultado de colpocitologia oncológica para inserção de DIU – essa prática pode, inclusive, reduzir o acesso ao método e aumentar o número de gravidezes não planejadas.[41,42]

Câncer de ovário

Entre as principais publicações no campo da Ginecologia Oncológica, encontra-se a confirmação da redução significativa do risco de câncer de ovário em pacientes usuárias de AHCO. (D)[11,13,14,20,21]

A hipótese da ovulação enfatiza que o desenvolvimento do câncer de ovário é consequência de microtraumas repetidos no epitélio da superfície do ovário durante consecutivas ovulações. Essa hipótese baseia-se no dano ao DNA durante a ovulação e a disfunção de seu reconhecimento e reparação. Esses eventos são cruciais para carcinogênese ovariana. (D)[12] A inibição da ovulação poderia, assim, explicar a influência protetora durante o período de AHCO,[29] gravidez e amamentação. Esse argumento justifica a redução do risco de câncer de ovário por todos os métodos que promovam bloqueio ovulatório. Da mesma maneira, há redução do risco de câncer de ovário com o uso de DIU liberadores de levonorgestrel.[43]

O fator mais importante de proteção de carcinogênese ovariana conferida pelo uso de AHCO é a duração de seu uso, mais do que propriamente seu início. (A)[17,18]

Para pessoas com diagnóstico confirmado de câncer de ovário, nenhum método anticoncepcional está contraindicado[40,41]

Esse efeito protetor também fica evidente para tumores *borderlines* de ovário, pois ocorrem em faixa etária mais jovem, justamente no período em que as mulheres mais utilizam métodos anticoncepcionais. (C)[19,22] (B)[23]

Portadores de mutação dos genes BRCA

Mulheres com maior risco de câncer de ovário, particularmente as portadoras de mutação de BRCA 1 e 2, constituem grupo-alvo importante para a ação protetora dos AHCO.

A utilização de AHCO tem efeito protetor significativo sobre o risco de câncer de ovário, e a redução do risco depende da duração de seu uso. O mecanismo exato de ação ainda não foi elucidado. A inibição da ovulação parece ser o fator mais importante, embora a supressão de gonadotrofinas possa também conferir papel protetor. A redução do risco aplica-se a todos os tipos histológicos, incluindo os tumores *borderlines*, com exceção dos tumores mucinosos.

Estudos recentes confirmam redução significativa nas pacientes portadoras de mutação de BRCA 1 e 2.[32]

Câncer de endométrio

Na fisiologia menstrual, o estrogênio estimula a divisão celular endometrial, enquanto a progesterona bloqueia essa ação. Durante a ação progestacional, a proliferação celular é interrompida, apesar da exposição contínua aos níveis estrogênicos (como na fase lútea). A progesterona protege o endométrio contra a hiperplasia e as atipias induzidas pela exposição crônica ao estrogênio. (D)[24]

Dependência do tempo e modulação de risco

O aumento do efeito protetor decorrente da duração de utilização AHCO foi encontrado na maioria dos estudos que investigam o assunto. Em metanálise incluindo dez estudos de caso-controle e estudo de coorte, foi calculada uma redução significativa do risco de uso de AHCO, ajustado para a idade, adiposidade, paridade e utilização de terapia hormonal. (A)[25,26] A tendência de diminuição de risco com aumento da duração do uso da pílula anticoncepcional foi altamente significativa. Nessa metanálise, o risco relativo ajustado foi calculado pelo tempo decorrido de uso. Após a descontinuação do uso do AHCO, a diminuição do risco persistiu por 20 anos.

Mais de 15 estudos de caso-controle e pelo menos quatro grandes estudos de coorte demonstraram diminuição do risco de câncer de endométrio em cerca de 50%, quando da utilização de AHCO. Na maioria desses estudos, o efeito protetor persistiu por até 20 anos após a interrupção do uso de AHCO.[25,26] A maior duração de uso está associada com um aumento do efeito protetor. O efeito benéfico é independente da formulação de AHCO e dos fatores de risco sabidamente conhecidos ou modulares de câncer endometrial.

Para pessoas com diagnóstico confirmado de câncer de endométrio, não há contraindicação ao uso de métodos hormonais. Segundo os critérios médicos de elegibilidade da Organização Mundial de Saúde (OMS), a inserção de DIU está contraindicada.[40,41] Já existem alguns estudos evidenciando potencial para uso do DIU liberador de levonorgestrel (52 mg) como opção de tratamento conservador em pacientes com hiperplasia atípica de endométrio e câncer de endométrio do tipo endometrioide grau 1, com 83% de sucesso em 12 meses.[44]

Referências bibliográficas

1. Cummings SR, Tice JA, Bauer S, Browner WS, Cuzick J, Ziv E, et al. Prevention of breast cancer in postmenopausal women: approaches to estimating and reducing risk. J Natl Cancer Inst. 2009;101(6):384-98.
2. Marchbanks PA, McDonald JA, Wilson HG, Folger SG, Mandel MG, Daling JR, et al. Oral contraceptives and the risk of breast cancer. N Engl J Med. 2002;346(26):2025-32.
3. Vessey M, Yeates D. Oral contraceptives and benign breast disease: an update of findings in a large cohort study. Contraception. 2007;76(6):418-24.
4. Rohan TE, Miller AB. A cohort study of oral contraceptive use and risk of benign breast disease. Int J Cancer. 1999;82(2):191-6.
5. Narod SA, Dube MP, Klijn J, Lubinski J, Lynch HT, Ghadirian P, et al. Oral contraceptives and the risk of breast cancer in BRCA1 and BRCA2 mutation carriers. J Natl Cancer Inst. 2002;94(23):1773-9.
6. Breast cancer and hormonal contraceptives: collaborative reanalysis of individual data on 53.297 women with breast cancer and 100.239 women without breast cancer from 54 epidemiological studies. Collaborative Group on Hormonal Factors in Breast Cancer. Lancet. 1996;347(9017):1713-27.
7. Cogliano V, Baan R, Straif K, Grosse Y, Secretan B, El Ghissassi F, et al. Carcinogenicity of human papillomaviruses. Lancet Oncol. 2005;6(4):204.
8. Cogliano V, Grosse Y, Baan R, Straif K, Secretan B, El Ghissassi F, et al. Carcinogenicity of combined oestrogen-progestagen contraceptives and menopausal treatment. Lancet Oncol. 2005;6(8):552-3.
9. Smith JS, Green J, Berrington de Gonzalez A, Appleby P, Peto J, Plummer M, et al. Cervical cancer and use of hormonal contraceptives: a systematic review. Lancet. 2003;361(9364):1159-67.
10. Hogewoning CJ, Bleeker MC, van den Brule AJ, Voorhorst FJ, Snijders PJ, Berkhof J, et al. Condom use promotes regression of cervical intraepithelial neoplasia and clearance of human papillomavirus: a randomized clinical trial. Int J Cancer. 2003;107(5):811-6.
11. Winer E, Gralow J, Diller L, Karlan B, Loehrer P, Pierce L, et al. American Society of Clinical Oncology. Clinical cancer advances 2008: major research advances in cancer treatment, prevention, and screening–a report from the American Society of Clinical Oncology. J Clin Oncol. 2009;27(5):812-26.
12. Fathalla MF. Incessant ovulation – a factor in ovarian neoplasia? Lancet. 1971;2(7716):163.
13. Cramer DW, Welch WR. Determinants of ovarian cancer risk. II. Inferences regarding pathogenesis. J Natl Cancer Inst. 1983;71(4):717-21.
14. Spona J, Elstein M, Feichtinger W, Sullivan H, Ludicke F, Muller U, et al. Shorter pill-free interval in combined oral contraceptives decreases follicular development. Contraception. 1996;54(2):71-7.
15. Shih le M, Kurman RJ. Ovarian tumorigenesis: a proposed model based on morphological and molecular genetic analysis. Am J Pathol. 2004;164(5):1511-8.
16 Cheng W, Liu J, Yoshida H, Rosen D, Naora H. Lineage infidelity of epithelial ovarian cancers is controlled by HOX genes that specify regional identity in the reproductive tract. Nat Med. 2005;11(5):531-7.
17. Tworoger SS, Fairfield KM, Colditz GA, Rosner BA, Hankinson SE. Association of oral contraceptive use, other contraceptive methods, and infertility with ovarian cancer risk. Am J Epidemiol. 2007;166(8):894-901.
18. Beral V, Doll R, Hermon C, Peto R, Reeves G, Brinton L, et al; Collaborative Group on Epidemiological Studies of Ovarian Cancer. Ovarian cancer and oral contraceptives: collaborative reanalysis of data from 45 Hormonal contraception and cancer 645 epidemiological studies including 23,257 women with ovarian cancer and 87,303 controls. Lancet. 2008;371(9609):303-14.

19. Risch HA, Marrett LD, Jain M, Howe GR. Differences in risk factors for epithelial ovarian cancer by histologic type: results of a case–control study. Am J Epidemiol. 1996;144(4):363-72.
20 Tung KH, Goodman MT, Wu AH, McDuffie K, Wilkens LR, Kolonel LN, et al. Reproductive factors and epithelial ovarian cancer risk by histologic type: a multiethnic case–control study. Am J Epidemiol. 2003;158(7):629-38.
21. Soegaard M, Jensen A, Hogdall E, Christensen L, Hogdall C, Blaakaer J, et al. Different risk factor profiles for mucinous and nonmucinous ovarian cancer: results from the Danish MALOVA study. Cancer Epidemiol Biomarkers Prev. 2007;16(6):1160-6.
22. Riman T, Dickman PW, Nilsson S, Correia N, Nordlinder H, Magnusson CM, et al. Risk factors for epithelial borderline ovarian tumors: results of a Swedish case-control study. Gynecol Oncol. 2001;83(3):575-85.
23. Huusom LD, Frederiksen K, Hogdall EV, Glud E, Christensen L, Hogdall CK, et al. Association of reproductive factors, oral contraceptive use and selected lifestyle factors with the risk of ovarian borderline tumors: a Danish case-control study. Cancer Causes Control. 2006;17(6):821-9.
24. Pike MC, Spicer DV. Hormonal contraception and chemoprevention of female cancers. Endocr Relat Cancer. 2000;7(2):73-83.
25. Schlesselman JJ. Risk of endometrial cancer in relation to use of combined oral contraceptives: a practitioner's guide to meta-analysis. Hum Reprod. 1997;12(9):1851-63.
26. Beral V, Hannaford P, Kay C. Oral contraceptive use and malignancies of the genital tract: results from the Royal College of General Practitioners' Oral Contraception Study. Lancet. 1988;2(8624):1331-5.
27. Federação Brasileira das Associações de Ginecologia e Obstetrícia. Câncer de mama. São Paulo: FEBRASGO, 2021. (Protocolo FEBRASGO-Ginecologia, nº 47/Comissão Nacional Especializada em Mastologia).
28. Vessey M, Yeates D. Oral contraceptive use and cancer: final report from the Oxford-family planning association contraceptive study. Contraception. 2013;88(6):678-83.
29. Iversen L, Sivasubramaniam S, Lee AJ, Fielding S, Hannaford PC. Lifetime cancer risk and combined oral contraceptives: the Royal College of General Practitioners' Oral Contraception Study. Am J Obstet Gynecol. 2017;216(6):580.e1-580.e9.
30. Mørch LS, Skovlund CW, Hannaford PC, Iversen L, Fielding S, Lidegaard Ø. Contemporary hormonal contraception and the risk of breast cancer. N Engl J Med. 2017;377(23):2228-39.
31. Niemeyer Hultstrand J, Gemzell-Danielsson K, Kallner HK, Lindman H, Wikman P, Sundström-Poromaa I. Hormonal contraception and risk of breast cancer and breast cancer in situ among Swedish women 15-34 years of age: a nationwide register-based study. Lancet Reg Health Eur. 2022;21:100470.
32. Iodice S, Barile M, Rotmensz N, Feroce I, Bonanni B, Radice P, et al. Oral contraceptive use and breast or ovarian cancer risk in BRCA1/2 carriers: a meta-analysis. Eur J Cancer. 2010;46(12):2275-84.
33. van Bommel MHD, IntHout J, Veldmate G, Kets CM, de Hullu JA, van Altena AM, et al. Contraceptives and cancer risks in BRCA1/2 pathogenic variant carriers: a systematic review and meta-analysis. Hum Reprod Update. 2023;29(2):197-217.
34. Curtis KM et al. US medical eligibility criteria for contraceptive use, 2016. MMWR Recomm Rep. 2016;65(3):1-103.
35. Ferreira-Filho ES, Melo NR, Filassi JR, Pinheiro W, Soares-Júnior JM, Sorpreso ICE, et al. Clinical-demographic characteristics of women with breast cancer in Brazil a cross-sectional study. 16 ed. Congress of the European Society of Contraception and Reproductive Health, 2022.
36. Ferreira-filho ES, Melo NR, et al. The U.S. government does not review or approve the safety and science of all studies listed on this website. National Library of Madicine. 2021. [2024 Jun. 26]. Disponível em: https://clinicaltrials.gov/ct2/show/NCT05148910.
37. Winer RL, et al. Condom use and the risk of genital human papillomavirus infection in young women. N Engl J Med. 2006;354(25):2645-54.

38. Castellsagué X, et al. Intrauterine device use, cervical infection with human papillomavirus, and risk of cervical cancer: a pooled analysis of 26 epidemiological studies. Lancet Oncol. 2011;12(11):1023-31.
39. Cortessis VK, et al. Intrauterine device use and cervical cancer risk: a systematic review and meta-analysis. Obstet Gynecol. 2017;130(6):1226-36.
40. WHO – WORLD HEALTH ORGANIZATION. Medical eligibility criteria for contraceptive use. 5. ed. Geneva: World Health Organization, 2015.
41. Curtis KM, et al. US Selected Practice Recommendations for Contraceptive Use, 2016. MMWR Recomm Rep. 2016;65(4):1-66.
42. WHO – WORLD HEALTH ORGANIZATION. Selected practice recommendations for contraceptive use. 3. ed., 2016.
43. Jareid M, Thalabard JC, Aarflot M, Bøvelstad HM, Lund E, Braaten T. Levonorgestrel-releasing intrauterine system use is associated with a decreased risk of ovarian and endometrial cancer, without increased risk of breast cancer. Results from the NOWAC Study. Gynecol Oncol. 2018;149(1):127-32.
44. Westin SN, Fellman B, Sun CC, Broaddus RR, Woodall ML, Pal N, et al. Prospective phase II trial of levonorgestrel intrauterine device: nonsurgical approach for complex atypical hyperplasia and early-stage endometrial cancer. Am J Obstet Gynecol. 2021;224(2):191.e1-191.e15.

Capítulo 118

Anticoncepção e Doenças Autoimunes

Edson Santos Ferreira Filho
Nilson Roberto de Melo

Introdução

Embora agentes alquilantes – como a ciclofosfamida – possam causar insuficiência ovariana prematura (IOP),[1] as pessoas que apresentam doença reumatológica têm, em sua maioria, a fertilidade preservada. Por isso, é particularmente importante discutir opções contraceptivas. Além disso, exacerbação da doença, maior risco de tromboembolismo venoso e arterial na gestação e o uso de medicamentos que podem ser prejudiciais ao feto são motivações adicionais para uso adequado de anticoncepção.[9] Além disso, a gravidez deve coincidir com um período de quiescência da doença, aumentando, dessa forma, as chances de uma gravidez saudável.[8]

Lúpus eritematoso sistêmico (LES)

Ainda que estrogênio influencie a atividade da doença no LES, exercendo efeito imunoestimulatório, estudos sobre o uso de métodos combinados não mostram aumento da atividade da doença.[3,4,7,8] Métodos somente de progestagênio e dispositivos intrauterinos podem ser utilizados sem essa preocupação. Já os métodos de barreira devem ser encorajados, como parte de estratégia de dupla proteção, pois são os únicos que reduzem o risco de infecções sexualmente transmissíveis (categoria 1).[2]

Métodos combinados

Os métodos combinados contêm estrogênio e progestagênio – são os anticoncepcionais hormonais combinados orais (AHCO), injetáveis mensais, anéis vaginais e adesivo transdérmico. A maioria dos dados que conhecemos é oriunda do uso de AHCO e extrapolada para os demais métodos. Dois ensaios clínicos randomizados concluíram que, em mulheres com lúpus inativo ou estável e com anticorpos antifosfolipídios negativos, o uso do estrogênio não causou piora da doença ou do risco trombogênico. É imprescindível ressaltar que esses estudos não incluíram mulheres com doença ativa, não permitindo a avaliação das pílulas combinadas nessa população.[3,4]

A prevalência de anticorpos antifosfolipídios varia conforme idade, etnia e métodos utilizados, mas acredita-se que pelo menos 25% a 40% das pessoas com LES tenham anticorpos antifosfolipídios positivos,[10] motivo pelo qual anticorpos desconhecidos também são contraindicação ao uso de métodos combinados.[2]

Em todas as pacientes com LES candidatas ao uso de estrogênio, deve ser pesquisada a presença de anticorpos antifosfolipídios antes do início do método combinado.[5] Ademais, é necessária cautela com o uso de AHCO com drospirenona em mulheres com LES e doença renal crônica, pois podem predispor à hipercalemia.[5]

De acordo com os critérios de elegibilidade da Organização Mundial de Saúde (OMS), os métodos combinados hormonais que incluem anticoncepcional hormonal combinado oral, adesivos intradérmico, anel vaginal e injetáveis em pacientes com anticorpos antifosfolipídios positivos ou desconhecidos são categoria 4 e, em pacientes lúpicas com anticorpos antifosfolipídicos negativos, são categoria 3.[2] A Tabela 118.1 resume os critérios de elegibilidade:

Tabela 118.1 – Critérios de elegibilidade da OMS

	AHCO, anel, adesivo	Injetável mensal	POP	AMPD	ENG	DIU-Cu	DIU-LNG
Anticorpos antifosfolipídios positivos ou desconhecidos	4	4	3	3	3	1	3
Plaquetopenia grave	2	2	2	I: 3; C:2	2	I: 3; C: 2	2
Uso de imunossupressor	2	2	2	2	2	I: 2; C: 1	2
Nenhuma das condições acima	2	2	2	2	2	1	2

AHCO: anticoncepcional hormonal combinado oral; AMPD: acetato de medroxiprogesterona de depósito (injetável trimestral); C: continuar; DIU: dispositivo intrauterino; ENG: implante subdérmico de etonogestrel; I: iniciar; LNG: levonorgestrel; POP: pílula oral de progestagênios; OMS: Organização Mundial da Saúde

Fonte: Adaptada de World Health Organization, 2015; Curtis KM, *et al.*, 2016[19]

DIUs

Os dispositivos intrauterinos (DIU) disponíveis no Brasil são os não hormonais (cobre e cobre e prata) e os hormonais, liberadores de levonorgestrel (52 mg e 19,5 mg). Podem ser utilizados em mulheres com LES, mesmo em uso de imunossupressores, conforme Critérios Médicos de Elegibilidade da OMS, atentando-se apenas para a contagem plaquetária na escolha do DIU não hormonal.[2]

A imunossupressão, que muitas vezes é causada pela doença ou pelo tratamento, não deve ser considerada uma contraindicação à inserção do dispositivo, quando se considera o risco da gestação não planejada *versus* o risco de infecção relacionado à inserção (DIU de cobre: categoria 2; DIU com Levonorgestrel: categoria 2). Nos primeiros 20 dias que se seguem à inserção, estima-se o risco de infecção em até 1%,[11] que pode ser minimizado com exame clínico minucioso para identificar infecções preexistentes e técnica asséptica. Não há benefício em fazer rastreamento de clamídia ou gonococo de rotina como pré-requisito para inserção do DIU,[12] mas a amostra endocervical pode ser coletada no mesmo momento do procedimento de inserção do DIU, conforme critério clínico.

Métodos com progestagênio

Todos os métodos somente com progestagênio podem ser utilizados por pessoas com doenças reumatológicas. As opções incluem a pílula de progestagênio isolado (desogestrel e drospirenona), o injetável trimestral (acetato de medroxiprogesterona), o implante subdérmico (liberador de etonogestrel) e o DIU liberador de levonorgestrel, que são métodos seguros, com boa eficácia e que não estão relacionados com piora da doença nem com maior risco de trombose. Em pacientes com anticorpos antifosfolipídios positivos ou desconhecidos são categoria 3; se negativos, categoria 2.[2]

Por outro lado, recomenda-se atenção especial ao uso de acetato de medroxiprogesterona 150 mg (injetável trimestral) em pacientes que recebem corticosteroides pelo aumento do risco de perda óssea na associação com essa classe de medicamentos.[9] Embora não haja contraindicação formal, deve-se lembrar que essas medicações serão usadas concomitantemente por longos períodos, o que pode ser deletério para a massa óssea. Caso esta seja a opção, devem-se otimizar as orientações para ingesta de cálcio, correção dos níveis séricos de vitamina D, prática regular de exercícios físicos e evitar outros fatores prejudiciais à saúde óssea, como tabagismo, consumo excessivo de álcool e cafeína.[13] Essa preocupação é restrita ao uso do injetável trimestral, pois os demais métodos de progestagênio isolado mantêm a produção endógena de estradiol, sem prejuízo esquelético.[14]

Artrite reumatoide

Embora os efeitos do estrogênio no sistema imune possam ser uma das justificativas para a maior frequência da doença em mulheres, é possível que outros fatores comportamentais justifiquem a diferença. Na verdade, sugere-se que o uso de métodos contraceptivos combinados talvez melhore os sintomas da doença. Isso é observado principalmente pela ocorrência de melhora dos sintomas na gestação, piora no pós-parto e com o uso de estrogênio natural na pós-menopausa.[5] Além disso, alguns estudos com AHCO têm evidenciado menos danos articulares radiográficos e um melhor nível funcional,[15] além de abrandamento da atividade de doença.[16]

Ainda que o uso terapêutico dos AHCO na artrite reumatoide não seja a indicação primária, é um potencial benefício extracontraceptivo que precisa ser informado. Certamente, não há evidências de que seu uso exacerbe a atividade da doença.[2,5,17] Nessa doença, tanto métodos combinados como de progestagênio e DIU podem ser utilizados.[2,5,6]

Síndrome antifosfolípide

Quando se considera a síndrome antifosfolípide, o risco de eventos tromboembólicos é de 20% a 30%.[18] Por este motivo, a prescrição de métodos anticoncepcionais combinados deve ser evitada (categoria 4).[2]

Recomendação

Na Divisão de Ginecologia do Hospital das Clínicas da Faculdade de Medicina da Universidade de São Paulo (HCFMUSP), recomenda-se a seguinte conduta na anticoncepção em pacientes com lúpus eritematoso sistêmico (Algoritmo 119.1).

Algoritmo 118.1 – Métodos contraceptivos em mulheres lúpicas

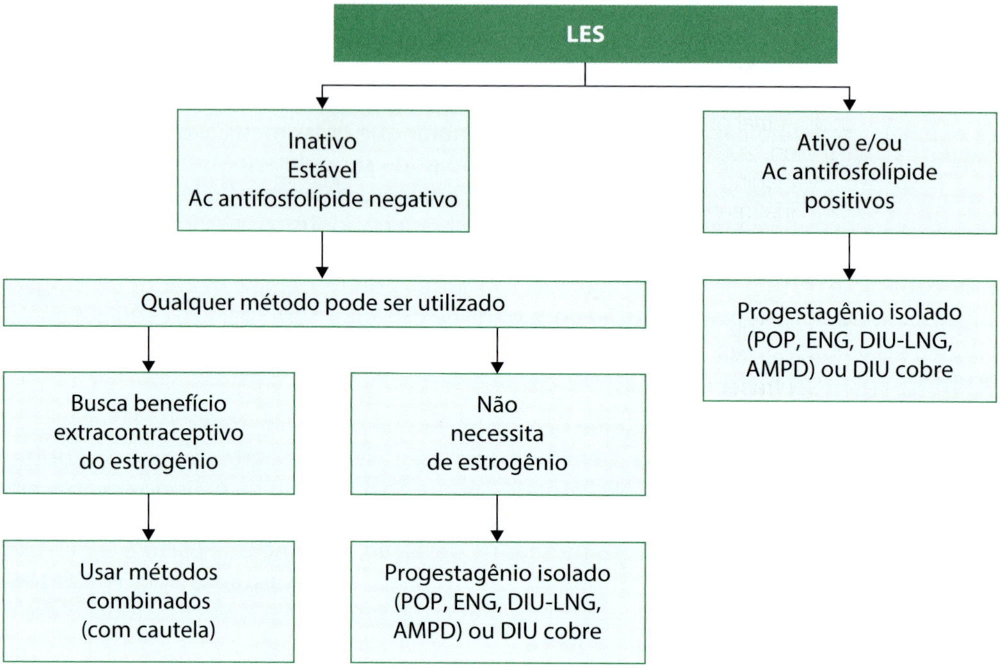

Fonte: Desenvolvido pela autoria

Referências bibliográficas

1. Andreoli L, Bertsias GK, Agmon-Levin N, Brown S, Cervera R, Costedoat-Chalumeau N, et al. A. EULAR recommendations for women's health and the management of family planning, assisted reproduction, pregnancy and menopause in patients with systemic lupus erythematosus and/or antiphospholipid syndrome. Ann Rheum Dis. 2017;76(3):476-85.
2. World Health Organization. Medical eligibility criteria for contraceptive use. 5. ed., 2015.
3. Petri M, Kim MY, Kalunian KC, Grossman J, Hahn BH, Sammaritano LR, et al. Combined oral contraceptives in women with systemic lupus erythematosus. N Engl J Med. 2005;353(24):2550-8.
4. Sanchez-Guerrero J, Uribe AG, Jimenez-Santana L, Mestanza-Peralta M, Lara-Reyes P, Seuc AH, et al. A trial of contraceptive methods in women with systemic lupus erythematosus. N Engl J Med. 2005;353(24):2539-49.
5. Clowse ME. Managing contraception and pregnancy in the rheumatologic diseases. Best Pract Res Clin Rheumatol. 2010;24(3):373-85.
6. ACOG Committee on Practice Bulletins-Gynecology. ACOG practice bulletin. Nº 73: use of hormonal contraception in women with coexisting medical conditions. Obstet Gynecol. 2006;107(6):1453-72.
7. Sammaritano LR. Therapy insight: guidelines for selection of contraception in women with rheumatic diseases. Nat Clin Pract Rheumatol. 2007;3(5):273-81.
8. Weisberg E. Contraceptive options for women in selected circumstances. Best Pract Res Clin Obstet Gynaecol. 2010;24(5):593-604.
9. Sammaritano LR. Contraception in patients with rheumatic disease. Rheum Dis Clin North Am. 2017;43(2):173-88.
10 Yelnik CM, Xie X, Guerra MM, Costedoat-Chalumeau N, Khosroshahi A, Kamen DL, et al. Prevalence of clinically meaningful antiphospholipid antibodies in patients with systemic lupus erythematosus varies by race and ethnicity. Ann Rheum Dis. 2024;83(3):404-6.
11. Farley TM, Rosenberg MJ, Rowe PJ, Chen JH, Meirik O. Intrauterine devices and pelvic inflammatory disease: an international perspective. Lancet. 1992;339(8796):785-8.
12. Birgisson NE, Zhao Q, Secura GM, Madden T, Peipert JF. Positive testing for neisseria gonorrhoeae and chlamydia trachomatis and the risk of pelvic inflammatory disease in IUD users. J Womens Health (Larchmt). 2015;24(5):354-9.
13. Radominski SC, Bernardo W, Paula AP, Albergaria BH, Moreira C, Fernandes CE, et al. Brazilian guidelines for the diagnosis and treatment of postmenopausal osteoporosis. Rev Bras Reumatol Engl Ed. 2017;57(2):452-66.
14. Hadji P, Colli E, Regidor PA. Bone health in estrogen-free contraception. Osteoporos Int. 2019;30(12):2391-400.
15 Jorgensen C, Picot MC, Bologna C, Sany J. Oral contraception, parity, breast feeding, and severity of rheumatoid arthritis. Ann Rheum Dis. 1996;55(2):94-8.
16. Amini L, Kalhor M, Haghighi A, Seyedfatemi N, Hosseini F. Effect of oral contraceptive pills on rheumatoid arthritis disease activity in women: A randomized clinical trial. Med J Islam Repub Iran. 2018;32:61.
17. Farr SL, Folger SG, Paulen ME, Curtis KM. Safety of contraceptive methods for women with rheumatoid arthritis: a systematic review. Contraception. 2010;82(1):64-71.
18. Farmer-Boatwright MK, Roubey RA. Venous thrombosis in the antiphospholipid syndrome. Arterioscler Thromb Vasc Biol. 2009;29(3):321-5.
19. Curtis KM, et al. U.S. Selected practice recommendations for contraceptive use, 2016. MMWR Recomm Rep. 2016;65(4):1-66.

Capítulo 119

Anticoncepção e Diabetes

Edson Santos Ferreira Filho
Nilson Roberto de Melo

Introdução

A Organização Mundial da Saúde (OMS) estima que 537 milhões de adultos vivem com diabetes, ou seja, 1 em cada 10. Prevê-se que esse número aumente para 643 milhões até 2030 e para 783 milhões até 2045. Além de aumentar a morbidade, também aumenta a mortalidade: o diabetes foi responsável por 6,7 milhões de mortes em 2021 – 1 a cada 5 segundos. Existe uma clara discrepância geográfica em relação à prevalência de pessoas diabéticas: mais de 3 em cada 4 adultos com diabetes vivem em países de baixa e média renda.[7]

No Brasil, de acordo com o Vigitel 2023 (Vigilância de Fatores de Risco e Proteção para Doenças Crônicas por Inquérito Telefônico), a frequência do diagnóstico médico de diabetes foi de 10,2%, sendo maior entre as mulheres (11,1%) do que entre os homens (9,1%).[1,2] Em ambos os sexos, a frequência dessa condição aumentou intensamente com a idade e diminuiu com o nível de escolaridade.[8]

O diabetes é classificado convencionalmente em diversas categorias clínicas, embora estas estejam sendo reconsideradas com base em características genéticas, metabolômicas, fisiopatológicas e outras características:

1. Diabetes tipo 1 (resultante de destruição autoimune de células beta, geralmente causando deficiência absoluta de insulina, incluindo diabetes autoimune latente em adultos).
2. Diabetes tipo 2 (resultante de perda progressiva não autoimune da secreção adequada de insulina pelas células beta, frequentemente no contexto de resistência à insulina e de síndrome metabólica).
3. Tipos específicos de diabetes por outras causas, por exemplo, síndromes de diabetes monogênico (p. ex., diabetes neonatal e diabetes de início na maturidade dos jovens [MODY]), doenças do pâncreas exócrino (p. ex., fibrose cística e pancreatite) e diabetes induzido por medicamentos ou produtos químicos (p. ex.,

N.E.: Capítulo de acordo com as categorias de recomendação da Organização Mundial da Saúde (OMS).

por uso de glicocorticosteroides, tratamento de pessoas vivendo com HIV ou após transplante de órgãos).
4. Diabetes *mellitus* gestacional (diabetes diagnosticado na gravidez, que não era diabetes claramente evidente antes da gestação ou outros tipos de diabetes).[9]

Considerando-se a alta e crescente prevalência de diabetes na população, a cronicidade da doença e os riscos de gestações não planejadas, torna-se de suma importância a prescrição adequada dos métodos anticoncepcionais, proporcionando alta eficácia contraceptiva, com o menor efeito secundário na evolução e no controle da doença.

Estudos mostram que pelo menos 30% das mulheres entre 15 e 49 anos de idade que vivem com diabetes *mellitus* não estão em uso de nenhum método anticoncepcional e 13% delas estão em uso apenas de métodos comportamentais, circunstâncias que as colocam em maior risco de gravidez não planejada.[5,10] Frequentemente, faltam informações sobre os diferentes métodos disponíveis. Muitas mulheres com diabetes *mellitus* não sabiam se a contracepção intrauterina (61,7%) ou os implantes contraceptivos (43,7%) eram seguros para essa condição de saúde,[11] o que chama atenção para a necessidade de aprimorar o aconselhamento contraceptivo para pessoas com condições clínicas especiais.

Com o objetivo de protocolar, facilitar e qualificar a prescrição dos métodos anticoncepcionais nas mais diversas situações, a OMS estabelece recomendações, desde 1996, com a última edição dos Critérios Médicos de Elegibilidade, publicada em 2015.[3] Para sua definição, levam-se em conta a eficácia, a composição, o mecanismo de ação, os efeitos colaterais e as complicações de cada método anticoncepcional. A partir de então, surgem os critérios de elegibilidade:

1. O método pode ser utilizado em qualquer circunstância.
2. O método pode ser utilizado. Benefícios em geral superam o risco.
3. O método geralmente não deve ser utilizado. Os riscos teóricos e comprovados geralmente superam o benefício. Pode ser considerado apenas se os outros estiverem indisponíveis ou tenham risco inaceitável.
4. O método não deve ser utilizado. Risco inaceitável.

Além da utilização dos critérios de elegibilidade da OMS, também se revisaram as recomendações do Centro de Controle de Doenças dos Estados Unidos (CDC).[4]

Recomendações

Diabetes sem doença vascular

» Métodos hormonais combinados, que incluem anticoncepcional hormonal combinado oral (AHCO), adesivos, anel vaginal e injetáveis mensais: categoria 2. Em mulheres com diabetes tipo 1 ou 2, a utilização de contraceptivos combinados apresentou efeito limitado sobre as necessidades de insulina diárias e nenhum efeito sobre o controle do diabetes em longo prazo ou progressão para complicações como retinopatia. A alteração no perfil lipídico também foi limitada, mantendo-se os valores dentro do limite de normalidade.

» Métodos com progestagênio apenas, que incluem pílula, injetável trimestral e implante subdérmico: categoria 2. Parece não haver efeito clinicamente significativo no controle do diabetes, nos marcadores hemostáticos e no perfil lipídico.

» Métodos de barreira: categoria 1.

» Dispositivo intrauterino com cobre: categoria 1.

» Dispositivo intrauterino com levonorgestrel: categoria 2. Parece não haver efeito clinicamente significativo no controle do diabetes, nos marcadores hemostáticos e no perfil lipídico.

Diabetes com doença vascular (como retinopatia, nefropatia, neuropatia ou outras) ou diabetes com mais de 20 anos de evolução

» Métodos hormonais combinados, que incluem AHCO, adesivos, anel vaginal e injetáveis mensais: categorias 3 e 4, dependendo da gravidade da doença.
» Métodos com progestagênio apenas, que incluem pílula e implante subdérmico de etonogestrel: categoria 2. Injetável trimestral com acetato de medroxiprogesterona de depósito: categoria 3, pelas mudanças no perfil lipídico e possível aumento do risco cardiovascular.
» Métodos de barreira: categoria 1.
» Dispositivo intrauterino com cobre: categoria 1.
» Dispositivo intrauterino com levonorgestrel: categoria 2.

História de diabetes gestacional

» Métodos hormonais combinados, que incluem AHCO, adesivos, anel vaginal e injetáveis mensais: categoria 1. O desenvolvimento de diabetes em pacientes com antecedente de diabetes gestacional não aumenta com o uso de contraceptivos combinados.
» Métodos com progestagênio apenas, que incluem pílula, injetável trimestral e implante subdérmico: categoria 1. Contraceptivos à base apenas de progestagênio não apresentaram efeitos adversos sobre níveis séricos de lipídeos em dois pequenos estudos.[6,7] Além disso, existem evidências limitadas quanto ao risco de desenvolvimento de diabetes no futuro, com dados inconsistentes até o momento.
» Métodos de barreira: categoria 1.
» Dispositivo intrauterino com cobre: categoria 1.
» Dispositivo intrauterino com levonorgestrel: categoria 1.

Em resumo:

Tabela 119.1 – Critérios de elegibilidade da OMS

	AHCO, anel, adesivo	Injetável mensal	POP	AMPD	ENG	DIU-Cu	DIU-LNG
História de diabetes gestacional	1	1	1	1	1	1	1
Sem doença vascular	2	2	2	2	2	1	2
Com doença vascular (nefropatia, retinopatia, neuropatia ou outras) ou mais de 20 anos de duração da doença	3/4	3/4	2	3	2	1	2

AHCO: anticoncepcional hormonal combinado oral; AMPD: acetato de medroxiprogesterona de depósito (injetável trimestral); C: continuidade; DIU: dispositivo intrauterino; ENG: implante subdérmico de etonogestrel; I: início; LNG: levonorgestrel; OMS: Organização Mundial da Saúde; POP: pílula oral de progestagênios

Fonte: Adaptada de World Health Organization, 2015; Curtis KM, *et al.*, 2016

Referências bibliográficas

1. BRASIL. Ministério da Saúde. Cadernos de Atenção Básica, n. 16, série A: Normas e Manuais Técnicos. 1. ed., 2006 .
2. BRASIL. Vigilância de Fatores de Risco e Proteção para Doenças Crônicas por Inquérito Telefônico. Ministério da Saúde. Brasília, 2011 .
3. WH – World Health Organization. Medical eligibility criteria for contraceptive use. 5. ed., 2015.
4. Curtis KM, et al. U.S. Medical eligibility criteria for contraceptive use, 2016. MMWR Recomm Rep. 2016;65(3):1-103.
5. Xiang AH, Kawakubo M, Kjos SL, Buchanan TA. Long-acting injectable progestin contraception and risk of type 2 diabetes in latino women with prior gestational diabetes mellitus. Diabetes Care. 2006;29(3):613-7 .
6. Xiang AH, Kawakubo M, Buchanan TA, Kjos SL. A longitudinal study of lipids and blood pressure in relation to method of contraception in Latino women with prior gestational diabetes mellitus. Diabetes Care. 2007;30(8):1952-8.
7. IDF Diabetes Atlas. 10. ed., 2021 .
8. BRASIL. Ministério da Saúde. Secretaria de Vigilância em Saúde e Ambiente. Departamento de Análise Epidemiológica e Vigilância de Doenças Não Transmissíveis. Vigitel Brasil 2023: vigilância de fatores de risco e proteção para doenças crônicas por inquérito telefônico: estimativas sobre frequência e distribuição sociodemográfica de fatores de risco e proteção para doenças crônicas nas capitais dos 26 estados brasileiros e no Distrito Federal em 2023 [recurso eletrônico]. Brasília: Ministério da Saúde, 2023.
9. American Diabetes Association Professional Practice Committee. Classification and Diagnosis of Diabetes: Standards of Medical Care in Diabetes-2022. Diabetes Care. 2022;45(1):S17-S38.
10. Khan MN, Islam MM, Islam RM. Pattern of contraceptive use among reproductive-aged women with diabetes and/or hypertension: findings from Bangladesh Demographic and Health Survey. BMC Womens Health. 2022;22(1):230.
11. Hibbert EJ, Chalasani S, Kozan P, Myszka R, Park KEJ, Black KI. Preconception care and contraceptive use among Australian women with diabetes mellitus. Aust J Gen Pract. 2018;47(12):877-82.
12 Curtis KM, et al. U.S. Selected practice recommendations for contraceptive use, 2016. MMWR Recomm Rep. 2016;65(4):1-66.

Capítulo 120

Anticoncepção e Doenças Hepáticas

Edson Santos Ferreira Filho
Marilene Mikiko Iwakura Anzai
Nilson Roberto de Melo

Introdução

O fígado é o principal órgão responsável pela metabolização de fármacos no organismo humano – motivo pelo qual deve-se pensar sobre o uso de métodos anticoncepcionais hormonais em pacientes com doenças hepáticas.

Esquistossomose

A esquistossomose, causada pelo trematódeo *Schistosoma mansoni*, caracteriza-se por uma fase aguda, muitas vezes despercebida, e outra crônica, na qual podem aparecer formas graves evidenciadas pela hipertensão porta ou pulmonar.[1]

Estudos que avaliam o efeito do uso de métodos anticoncepcionais hormonais em pacientes com esquistossomose aguda[2,3] e esquistossomose crônica com cirrose compensada[4-6] demonstraram não haver interferência na função hepática, diâmetro da veia porta e evolução da doença. Não foram identificadas interações entre medicações usadas para o tratamento da esquistossomose e os contraceptivos hormonais.[2] Dessa forma, a Organização Mundial da Saúde (OMS) classifica como categoria 1 o uso de qualquer método contraceptivo em pacientes com esquistossomose.[7]

Colelitíase

Os anticoncepcionais hormonais combinados aumentam a saturação de colesterol na bile e possivelmente alteram a função da vesícula biliar, sendo este um efeito dose-dependente.[8] Isso explica por que os anticoncepcionais hormonais que contêm estrogênio estão associados ao aumento discreto e transitório do risco de colelitíase quando comparado a pacientes que nunca usaram esses métodos.[9] Segundo os critérios médicos de elegibilidade da OMS, a Tabela 120.1 mostra os critérios recomendados.

N.E.: Capítulo de acordo com as categorias de recomendação da Organização Mundial da Saúde (OMS).

Tabela 120.1 – Critérios de elegibilidade da OMS

	AHCO, anel, adesivo	Injetável mensal	POP	AMPD	ENG	DIU-Cu	DIU-LNG
Sintomática: tratada com colecistectomia	2	2	2	2	2	1	2
Sintomática: em tratamento clínico	3	2	2	2	2	1	2
Sintomática atualmente	3	2	2	2	2	1	2
Assintomática	2	2	2	2	2	1	2

AHCO: anticoncepcional hormonal combinado oral; AMPD: acetato de medroxiprogesterona de depósito (injetável trimestral); DIU: dispositivo intrauterino; ENG: implante subdérmico de etonogestrel; LNG: levonorgestrel; OMS: Organização Mundial da Saúde; POP: pílula oral de progestagênios

Fonte: Desenvolvida pela autoria

Colestase

Pacientes com história de colestase gravídica têm risco mínimo de efeitos colaterais com o uso de métodos anticoncepcionais hormonais combinados, sendo classificados como categoria 2 pela OMS.[7] Pacientes com história de colestase relacionada ao uso pregresso de anticoncepcionais hormonais combinados (oral, anel e adesivo) têm um risco aumentado de recidiva do quadro se voltarem a usar esse método, sendo, portanto, classificadas como categoria 3.[7]

O uso de métodos hormonais à base de progestagênio é liberado para pacientes com histórico de colestase; naquelas com colestase relacionada à gravidez, os métodos liberados são categoria 1 e, nas com colestase relacionada ao uso de anticoncepcionais hormonais combinados, são categoria 2. Os demais métodos são categoria 1.[7]

Hepatites virais

Dados da literatura sugerem que, em mulheres com hepatite viral crônica, na ausência de cirrose descompensada, o uso de todos os métodos anticoncepcionais, tanto hormonais como não hormonais, é seguro, classificado pela OMS como categoria 1.[7] Não houve comprovação de que anticoncepcionais piorassem a função hepática, fibrose, aumento de enzimas ou aumento da incidência de carcinoma hepatocelular.[11-14]

Sobre as hepatites agudas, o uso de contraceptivos não interferiu no tempo de internação hospitalar, severidade da doença nem nas sequelas.[14,15] Dessa forma, a orientação da OMS nas pacientes que fazem uso de métodos hormonais combinados são os métodos categoria 2. Porém, para início do uso de método hormonal combinado na hepatite aguda, são aqueles da categoria 3 ou categoria 4, dependendo da gravidade do quadro (Tabela 120.2).[7]

Tabela 120.2 – **Critérios de elegibilidade da OMS**

	AHCO, anel, adesivo		Injetável mensal		POP	AMPD	ENG	DIU-Cu	DIU-LNG
	I	C	I	C					
Aguda ou exacerbação	3/4	2	3	2	1	1	1	1	1
Carreadora	1	1	1	1	1	1	1	1	1
Crônica	1	1	1	1	1	1	1	1	1

AHCO: anticoncepcional hormonal combinado oral; AMPD: acetato de medroxiprogesterona de depósito (injetável trimestral); C: continuidade; DIU: dispositivo intrauterino; ENG: implante subdérmico de etonogestrel; I: início; LNG: levonorgestrel; OMS: Organização Mundial da Saúde; POP: pílula oral de progestagênios

Fonte: Desenvolvida pela autoria

Cirrose descompensada

Em pacientes com cirrose descompensada, deve-se evitar o uso de todos os métodos hormonais. Os métodos hormonais combinados são classificados como categoria 4 pela OMS, e os progestagênicos, categoria 3. Nessas pacientes, deve-se dar preferência aos métodos não hormonais, que são categoria 1. Pacientes com cirrose hepática compensada não apresentam contraindicação a nenhum método (categoria 1).[7]

Tumores hepáticos

Em mulheres com hiperplasia nodular focal, há evidências de que o uso de anticoncepcionais hormonais não influencia a progressão ou a regressão das lesões hepáticas.[16-18] Dessa forma, o uso é classificado pela OMS como categoria 2 tanto para contraceptivos hormonais combinados como para os progestagênios isolados. Os métodos não hormonais são categoria 1.[7]

Nos casos de adenoma hepático, existe na literatura associação entre o aparecimento e o crescimento do tumor com o uso de hormônios esteroides – em especial, estrogênio.[19] Sobre o carcinoma hepatocelular, a influência dos hormônios esteroides ainda é controversa.[20] Na presença desses tumores hepáticos, o uso de anticoncepcionais hormonais combinados é categoria 4, e os progestagênios, categoria 3. Os métodos não hormonais são categoria 1.[7]

A definição de categoria 3 para os casos de adenoma hepático estava mais relacionada à ausência de evidência científica de segurança com métodos de progestagênio isolado e uma interpretação oriunda de dados com métodos combinados. Mais recentemente, todavia, identificou-se que, durante períodos discretos de uso de métodos apenas de progestagênio, diminuíram as dimensões de adenomas hepatocelulares, de modo semelhante ao declínio do crescimento durante períodos sem exposição hormonal exógena. Isso difere de períodos discretos de exposição ao estrogênio exógeno, durante o qual adenomas hepáticos demonstraram crescimento global aumentado.[21] Assim, é possível supor que os métodos somente de progestagênio não influenciam negativamente a história natural dos adenomas hepatocelulares e, por isso, não seriam uma contraindicação.

Referências bibliográficas

1. Andrade ZA. Schistosomiasis and liver fibrosis. Parasite Immunol. 2009;31(11):656-63.
2. el-Raghy I, Back DJ, Osman F, Orme ML, Fathalla M. Contraceptive steroid concentrations in women with early active schistosomiasis: lack of effect of antischistosomal drugs. Contraception. 1986;33(4):373-7.
3. Shaaban MM, Hammad WA, Falthalla MF, Ghaneimah SA, El-Sharkawy MM, Salim TH, et al. Effects of oral contraception on liver function tests and serum proteins in women with active schistosomiasis. Contraception. 1982;26(1):75-82.
4. Tagy AH, Saker ME, Moussa AA, Kolgah A. The effect of low-dose combined oral contraceptive pills versus injectable contraceptive (Depot Provera) on liver function tests of women with compensated bilharzial liver fibrosis. Contraception. 2001;64(3):173-6.
5. Gad-el-Mawla N, el-Roubi O, Sabet S, Abdallah A. Plasma lipids and lipoproteins in bilharzial females during oral contraceptive therapy. J Egypt Med Assoc. 1972;55(2):137-47.
6. Sy FS, Osteria TS, Opiniano V, Gler S. Effect of oral contraceptive on liver function tests of women with schistosomiasis in the Philippines. Contraception. 1986;34(3):283-94.
7. WORLD HEALTH ORGANIZATION – WHO. Medical eligibility criteria for contraceptive use. 5. ed., 2015.
8. Khan MK, Jalil MA, Khan MS. Oral contraceptives in gall stone diseases. Mymensingh Med J. 2007;16(2):S40-5.
9. Thijs C, Knipschild P. Oral contraceptives and the risk of gallbladder disease: a meta-analysis. Am J Public Health. 1993;83(8):1113-20.
10. Kascák P, Korbel M. Hormonal contraception after intrahepatic cholestasis of pregnancy. Ceska Gynekol. 2011;76(5):374- 8.
11. Di Martino V, Lebray P, Myers RP, Pannier E, Paradis V, Charlotte F, et al. Progression of liver fibrosis in women infected with hepatitis C: long-term benefit of estrogen exposure. Hepatology. 2004;40(6):1426-33.
12. Eisalo A, Konttinen A, Hietala O. Oral contraceptives after liver disease. Br Med J. 1971; 3(5774):561-2.
13. Wang P, Lai Z, Tang J, Xu W, Mi X, Ma F. Safety of hormonal steroid contraceptive use for hepatitis B virus carrier women. Pharmacoepidemiol Drug Saf. 2000;9(3):245-6.
14. Kapp N, Tilley IB, Curtis KM. The effects of hormonal contraceptive use among women with viral hepatitis or cirrhosis of the liver: a systematic review. Contraception. 2009;80(4):381-6.
15. Schweitzer IL, Weiner JM, McPeak CM, Thursby MW. Oral contraceptives in acute viral hepatitis. JAMA. 1975;233(9):979-80.
16. D'halluin V, Vilgrain V, Pelletier G, Rocher L, Belghiti J, Erlinger S, et al. [Natural history of focal nodular hyperplasia: a retrospective study of 44 cases]. Gastroenterol Clin Biol. 2001;25(11):1008-10.
17. Mathieu D, Kobeiter H, Maison P, Rahmouni A, Cherqui D, Zafrani ES, et al. Oral contraceptive use and focal nodular hyperplasia of the liver. Gastroenterology. 2000;118(3):560-4. Erratum in: Gastroenterology 2000;119(1):280.
18. Kapp N, Curtis KM. Hormonal contraceptive use among women with liver tumors: a systematic review. Contraception. 2009;80(4):387-90.
19. Cohen C, Lawson D, DeRose PB. Sex and androgenic steroid receptor expression in hepatic adenomas. Hum Pathol. 1998;29(12):1428-32.
20. Oral contraceptives and liver cancer. Results of the multicentre international liver tumor study (MILTS). Contraception. 1997;56(5):275-84.
21. Qureshy Z, Lokken RP, Kakar S, Grab J, Mehta N, Sarkar M. Influence of progestin-only hormonal use on hepatocellular adenomas: a retrospective cohort study. Contraception. 2023;119:109915.

Esterilização Tubária

Edson Santos Ferreira Filho
Sérgio Edgar Camões Conti Ribeiro
Marilene Mikiko Iwakura Anzai
Nilson Roberto de Melo

Introdução

Os métodos cirúrgicos de anticoncepção incluem a laqueadura tubária e a vasectomia. Reserva-se a realização desses métodos para casais que tenham convicção de que não desejam engravidar, respeitando-se os critérios exigidos pela legislação vigente. Antes da execução de esterilização cirúrgica, deve-se realizar aconselhamento contraceptivo estruturado, enfatizando a existência dos métodos contraceptivos reversíveis de longa duração (LARC) – que são tão ou mais eficazes que métodos cirúrgicos.[1] Isso reduz as taxas de arrependimento: esses números podem chegar, após laqueadura tubária, a 6% a 48% em diferentes casuísticas.[23-25]

A esterilização tubária pode ser realizada durante o parto ou em outro momento não relacionado a esse evento. Aproximadamente 50% das esterilizações tubárias são realizadas durante a hospitalização para parto vaginal ou cesárea.[22] O momento da realização influencia a abordagem cirúrgica e o método de oclusão tubária.[2]

A maioria das esterilizações após o parto vaginal é realizada por minilaparotomia, sendo utilizada a salpingectomia parcial como método de oclusão. A maioria dos procedimentos fora do período gestacional é realizada por laparoscopia com uso de coagulação, aplicação de clipe ou anel.[22]

Legislação vigente

A Lei ordinária n. 14.443, de 2 de setembro de 2022, que alterou a Lei n. 9.263, de 12 de janeiro de 1996, modificou os pré-requisitos legais para realização de esterilização. As exigências atuais incluem que a pessoa tenha capacidade civil plena, pelo menos 21 anos de idade ou dois filhos vivos e que a intenção de realizar o procedimento seja manifestada em consulta médica pelo menos 60 dias antes da sua execução. Não há mais necessidade de consentimento de cônjuges e ampliou-se a oportunidade de sua realização no ciclo gravídico-puerperal.

Abordagem cirúrgica

A esterilização tubária pode ser realizada por laparotomia, laparoscopia ou histeroscopia.[18] A abordagem vaginal é pouco utilizada.[2,4] A maioria dos procedimentos pós-parto é realizada por laparotomia, mediante incisão da cesárea ou por uma pequena incisão periumbilical após o parto vaginal, preferencialmente dentro de 48 horas do parto, antes que tenha ocorrido uma involução uterina substancial. A maioria dos procedimentos de intervalo é realizada por laparoscopia.[22]

Entre as considerações especiais para o uso da abordagem laparoscópica com segurança, estão os cuidados na entrada na cavidade abdominal com agulha e trocartes e medidas para o estabelecimento e a manutenção apropriada do pneumoperitônio.[3]

Complicações cirúrgicas

Mortalidade e morbidade atribuíveis à esterilização tubária são eventos incomuns. Nos Estados Unidos, estima-se que as taxas de morte associados à esterilização sejam entre 1 e 2 para cada 100 mil procedimentos.[19] Não foram observadas mortes entre 9.475 mulheres que realizaram esterilização laparoscópica no *U. S. Collaborative Review of Sterilization*.[20]

O risco de morbidade maior após a esterilização no momento da cesárea é definido primariamente pelo risco do próprio parto cesárea. O risco de morbidade maior, resultado da esterilização após parto vaginal, é da mesma maneira relacionado a complicações da gravidez ou parto. Estimativas das taxas de complicações maiores para procedimentos de intervalo variam, mas geralmente vão de 1% a 3,5%.[2] No *U. S. Collaborative Review of Sterilization*,[20] a taxa de complicações foi maior para procedimentos por minilaparotomia (3,5%) que para procedimentos laparoscópicos (1,6%).[20]

As taxas de morbidade entre as mulheres submetidas à esterilização laparoscópica ou por minilaparotomia foram similares, embora as taxas de morbidade tenham sido mais elevadas entre as que realizaram minilaparotomia.[21] Deve-se ressaltar que esses estudos não tinham poder suficiente para identificar diferenças na incidência de complicações muito raras, porém graves, que são mais comuns com a abordagem laparoscópica, como laceração de vasos maiores e perfuração de vísceras durante a entrada na cavidade abdominal.

Referências bibliográficas

1. Trussell J. Contraceptive failure in the United States. Contraception. 2011;83(5):397-404.
2. Pollack A, ACOG Committee on Practice Bulletins-Gynecology. ACOG practice bulletin. Clinical management guidelines for obstetrician-gynecologists. Number 46, September 2003. (Replaces technical bulletin number 222, April 1996). Obstet Gynecol. 2003;102(3):647-58.
3. Rock JA, Jones HW. Telinde's operative gynecology. 10. ed. Philadelphia (PA): Lippincott Williams & Wilkins, 2008.
4. Lawrie TA, Nardin JM, Kulier R, Boulvain M. Techniques for the interruption of tubal patency for female sterilisation. Cochrane Database Syst Rev. 2011;(2):CD003034.
5. Bishop E, Nelms WF. A simple method of tubal sterilization. NY State J Med. 1930;30:214-6.
6. Cunningham FG, Leveno KJ, Bloom SL, Hauth JC, Gilstrap LC III, Wenstrom KD (Eds.). Williams obstetrics. 22. ed. New York (NY): McGraw-Hill. 2005:752.
7. Soderstrom RM, Levy BS, Engel T. Reducing bipolar sterilization failures. Obstet Gynecol. 1989;74(1):60-3.
8. Yoon IB, Wheeless CR Jr, King TM. A preliminary report on a new laparoscopic sterilization approach: the silicone rubber band technique. Am J Obstet Gynecol. 1974;120(1):132-6.

9. Disponível em: http://www.endoscopiaemginecologia.com.br/consenso/laparoscopia/textos/repro_humana/laqueadura.html.
10. Jadad AR, Moore RA, Carroll D, Jenkinson C, Reynolds DJ, Gavaghan DJ, et al. Assessing the quality of reports of randomized clinical trials: is blinding necessary? Control Clin Trials. 1996;17(1):1-12.
11. Cooper JM, Carignan CS, Cher D, Kerin JF. Selective tubal occlusion procedure 2000 investigators group. Microinsert nonincisional hysteroscopic sterilization. Obstet Gynecol. 2003;102(1):59-67.
12. U.S. Food and Drug Administration. Essure permanent birth control system. [2024 Mai. 23]. Disponível em: http:/www.fda.gov/cdrh/pdf2/p020014c.pdf.
13. Peterson HB, Xia Z, Hughes JM, Wilcox LS, Tylor LR, Trussell J. The risk of pregnancy after tubal sterilization: findings from the U.S. Collaborative Review of Sterilization. Am J Obstet Gynecol. 1996;174(4):1161-8.
14. Speroff L, Darney PD. Sterilization, Chapter 12. In: A clinical guide for contraception. 4. ed. Lippincott Williams & Wilkins, 2005.
15. Peterson HB. Sterilization. Obstet Gynecol. 2008;111(1):189-203.
16. Penfield AJ. The Filshie clip for female sterilization: a review of world experience. Am J Obstet Gynecol. 2000;182(3):485-9.
17. Peterson HB, Xia Z, Wilcox LS, Tylor LR, Trussell J. Pregnancy after tubal sterilization with bipolar electrocoagulation. U.S. Collaborative Review of Sterilization Working Group. Obstet Gynecol. 1999;94(2):163-7.
18. Savage UK, Masters SJ, Smid MC, Hung YY, Jacobson GF. Hysteroscopic sterilization in a large group practice: experience and effectiveness. Obstet Gynecol. 2009;114(6):1227-31.
19. Escobedo LG, Peterson HB, Grubb GS, Franks AL. Case-fatality rates for tubal sterilization in U.S. hospitals, 1979 to 1980. Am J Obstet Gynecol. 1989;160(1):147-50.
20. Jamieson DJ, Hillis SD, Duerr A, Marchbanks PA, Costello C, Peterson HB. Complications of interval laparoscopic tubal sterilization: findings from the United States Collaborative Review of Sterilization. Obstet Gynecol. 2000;96(6):997-1002.
21. Kulier R, Boulvain M, Walker D, Candolle G, Campana A. Minilaparotomy and endoscopic techniques for tubal sterilisation. Cochrane Database Syst Rev. 2004;(3):CD001328.
22. MacKay AP, Kieke BA Jr, Koonin LM, Beattie K. Tubal sterilization in the United States, 1994-1996. Fam Plann Perspect. 2001;33(4):161-5.
23. Boufettal H, Mahdaoui S, Samouh N. [Facteurs déterminants le regret après ligature tubaire]. Pan Afr Med J. 2014;17:244.
24. Young age a factor in sterilization regret. Contracept Technol Update. 1999;20(10):116-7.
25. Ludermir AB, Machado KM, Costa AM, Alves SV, Araújo TV. Tubal ligation regret and related risk factors: findings from a case-control study in Pernambuco State, Brazil. Cad Saude Publica. 2009;25(6):1361-8.

Capítulo 122

Anticoncepção na Pessoa Vivendo com HIV/Aids

Edson Santos Ferreira Filho
Caroline Panone Lopes
Iara Moreno Linhares
Nilson Roberto de Melo

Introdução

A orientação anticoncepcional é uma etapa fundamental para a promoção da saúde sexual e reprodutiva das pessoas com útero que vivem com (HIV/Aids).[7-9] É importante que profissionais de Saúde forneçam informações em linguagem compreensível sobre o risco da transmissão vertical, sobre os meios disponíveis para evitar a transmissão do vírus e sobre os métodos contraceptivos acessíveis. Assim, cria-se a possibilidade de optar, ou não, por uma futura gestação, sendo também possível obter maior adesão aos métodos anticoncepcionais e mesmo assegurar que a gestação, se desejada, ocorra no melhor momento do ponto de vista pessoal, familiar e clínico.[1-3]

Escolha do método contraceptivo

A transmissão do HIV e de outras infecções sexualmente transmissíveis (IST) deve ser considerada durante o processo de escolha do método contraceptivo, estimulando-se sempre o uso concomitante de dois métodos, sendo um deles o preservativo (categoria 1).[2-5] A combinação do preservativo com outro método contraceptivo está associada à redução do risco de gravidez não planejada, de transmissão sexual para parcerias sorodiferentes e de aquisição de outras IST.[2,3,5] O uso de preservativos externos e internos como único método contraceptivo pode apresentar falhas na prevenção da gravidez em razão de vários fatores, como o uso inconsistente e sua má utilização.[2,3,5]

Os anticoncepcionais hormonais não protegem contra IST/HIV. Se houver risco de IST/HIV, recomenda-se o uso correto e consistente de preservativos, seja isoladamente ou com outro método anticoncepcional. Outras estratégias que evitam a transmissão do HIV incluem a profilaxia pré-exposição (PREP),[10] a profilaxia pós-exposição (PEP)[11] e o adequado tratamento de pessoas vivendo com HIV, resultando na carga viral indetec-

N.E.: capítulo de acordo com as categorias de recomendação da Organização Mundial da Saúde (OMS).

tável: o conceito de que I = I (isto é, indetectável = intransmissível) é corroborado por inúmeros estudos.[12-15] Todavia, essa informação ainda é pouco conhecida por muitos médicos ginecologistas[16]

O principal objetivo da terapia antirretroviral (TARV) para tratamento de HIV/aids é retardar, por intermédio da supressão da replicação viral do HIV, a progressão da imunodeficiência e restaurar a imunidade. Com o advento da terapia antirretroviral altamente potente (HAART), as manifestações clínicas decorrentes da infecção por HIV tornaram-se menos frequentes e houve melhora substancial do prognóstico e da qualidade de vida das pessoas que vivem com HIV/aids (PVHA).[6] Atualmente, a expectativa de vida de PVHIV em tratamento adequado, mantendo supressão de carga viral e bons níveis de CD4+, é semelhante à da população geral.[17] Alguns antirretrovirais como ritonavir, efavirenz, nelfinavir e nevirapina estão associados a maior risco potencial de reduzir ou aumentar a biodisponibilidade dos hormônios esteroidais dos contraceptivos hormonais,[18,19] o que poderia teoricamente alterar a segurança e a efetividade dessas drogas. Por outro lado, já se sabe que as modificações no risco de falha contraceptiva são desprezíveis ou nulas,[20] o que significa dizer que nenhum método anticoncepcional deve ser contraindicado para pessoas usuárias de TARV,[21,22] apenas deve-se reforçar orientações quanto às possíveis interações medicamentosas.

As evidências atuais sugerem não haver associação entre o uso de anticoncepcionais hormonais e as alterações na carga viral do HIV e nos níveis de linfócitos T CD4+. Os métodos anticoncepcionais não modificam o risco de progressão da infecção pelo HIV[23] e não comprometem a eficácia da HAART.[24] Entretanto, PVHIV recebem menos métodos contraceptivos reversíveis de longa duração (LARC) do que a população geral, apesar de terem atitudes semelhantes em relação a dispositivos intrauterinos (DIU) e implantes, provavelmente porque profissionais de Saúde têm níveis baixos de conhecimento das diretrizes contraceptivas específicas para PVHIV.[25]

Pessoas em uso de HAART apresentam maior risco de desenvolver alterações metabólicas, que incluem elevação de triglicérides e do colesterol LDL, devendo o profissional atentar para a avaliação da presença de fatores de risco conhecidos por síndrome metabólica ou doença cardiovascular, como a obesidade, história prévia de diabetes gestacional, história familiar de diabetes, fumo, sedentarismo ou dislipidemia. Portanto, devem-se observar os critérios que contraindiquem o uso de contraceptivos hormonais em pessoas em uso de HAART.[5] Os critérios de elegibilidade para uso de contraceptivos na publicação *Medical Eligibility Criteria for Contraceptive Use*, da Organização Mundial de Saúde (OMS), apresentam as recomendações descritas na Tabela 123.1, divididas conforme os tipos de TARV.

Se necessária, a anticoncepção de emergência pode ser utilizada conforme o protocolo estabelecido, utilizando-se os mesmos critérios empregados para a população geral.[2,5]

Dispositivo intrauterino (DIU)

Atualmente, está bem-estabelecido que o uso do DIU é seguro em pessoas que vivem com o HIV, sendo recomendado nas assintomáticas ou com aids estágio clínico 1 ou 2 (categoria 2). Caso haja manifestações clínicas de estágio 3 ou 4 de aids, a inserção de DIU se torna categoria 3. Em geral, imunodeficiência moderada a grave costuma se manifestar com níveis de CD4+ abaixo de 200 células/mm^3.[26] Caso a pessoa já esteja em uso de DIU e desenvolva aids, não é necessário removê-lo.[21,22]

Não há evidência de maior eliminação cervical do RNA do HIV e/ou de transmissão do vírus nas pessoas usuárias de DIU infectadas pelo HIV; tampouco há, até o momento, interações medicamentosas entre o DIU e o TARV.[27] Ainda, não há risco aumentado para doença inflamatória pélvica nas usuárias de DIU infectadas pelo HIV.[28]

Métodos cirúrgicos

Os métodos cirúrgicos, como a laqueadura tubária e a vasectomia, podem ser indicados para aqueles que desejam um método definitivo, utilizando-se os mesmos critérios empregados para a população geral. Para pacientes com evidência clínica ou laboratorial de imunossupressão, recomenda-se postergar procedimentos contraceptivos cirúrgicos.[2,3,5]

Recomendação

Na Divisão de Ginecologia do Hospital das Clínicas da Faculdade de Medicina da Universidade de São Paulo (HCFMUSP), recomenda-se o seguinte esquema de anticoncepção para pessoas vivendo com HIV e com terapia retroviral (Tabela 122.1).

Tabela 122.1 – **Anticoncepção e terapia antirretroviral, adaptada do *Medical Eligibility Criteria for Contraceptive Use*, da Organização Mundial da Saúde**

Terapia antirretroviral	AHC	POP	AMPD	Implante de Etonogestrel	DIU-Cu	DIU-LNG
Inibidores de transcriptase reversa	1	1	1	1	2/3	2/3
Inibidores não nucleosídeos de transcriptase reversa	2	2	1	2	2/3	2/3
Inibidores de proteases potencializados com ritonavir	2	2	1	2	2/3	2/3
Inibidores de integrase	1	1	1	1	2/3	2/3

AHC: anticoncepcional hormonal combinado (inclui forma oral, injetável mensal, anel vaginal e adesivo transdérmico); AMPD: acetato de medroxiprogesterona de depósito; DIU-Cu: dispositivo intrauterino de cobre; DIU-LNG: dispositivo intrauterino liberador de levonorgestrel; NET-EN: enantato de noretisterona; POP: pílula oral de progestagênio isolado (inclui desogestrel e drospirenona)

Fonte: Desenvolvida pela autoria

Referências bibliográficas

1. Amaral E, Viscola MAM, Bahamondes L. Contracepção hormonal e antirretrovirais em mulheres infectadas pelo HIV. Rev Bras Ginecol Obstet. 2006;28(11):680-4.
2. OMS – Organização Mundial da Saúdel. Critérios médicos de elegibilidade para uso de métodos anticoncepcionais. 3. ed. Departamento de Saúde Reprodutiva e Pesquisa da Organização Mundial de Saúde. Genebra, 2004.
3. WHO – World Health Organization. Contracepção hormonal e VIH: ciência e política. Reunião Regional Africana, World Health Organization; setembro, 2005. [2024 jun. 26]. Disponível em: www.who.int/reproductive-health.

4. WHO – World Health Organization. Medical eligibility criteria for contraceptive use. A World Health Organization Family Planning Cornerstone. 4. ed., 2009.
5. BRASIL. Ministério da Saúde – Secretaria de Vigilância em Saúde – Departamento de DST, AIDS e hepatites virais. Recomendações para profilaxia da transmissão vertical do HIV e terapia antirretrovial em gestantes. Brasília, 2010.
6. BRASIL. Boletim epidemiológico – AIDS e DST, ano VI, nº 1. Ministério da Saúde. Brasília, 2010.
7. Magalhães J. Mulheres infectadas pelo HIV: o impacto na anticoncepção, no comportamento sexual em história obstétrica. [Dissertaçã o]. Faculdade de Ciências Médicas da Universidade Estadual de Campinas (Unicamp). Campinas (SP), 1999.
8. Paiva V, Latorre MR, Gravato N, Lacerda R. Sexualidade de mulheres vivendo com HIV/AIDS em São Paulo. Rio de Janeiro: Cad. Saúde Pública. 2002;18(6):1609-20.
9. Galvão MTG, Cerqueira ATAR, Machado JM. Medidas contraceptivas e de proteção da transmissão do HIV por mulheres com HIV/AIDS. Rev Saúde Pública. 2004;38(2):194-200.
10. Riddell J 4th, Amico KR, Mayer KH. HIV Preexposure Prophylaxis: A Review. JAMA. 2018;319(12):1261-8.
11. BRASIL. Ministério da Saúde. Secretaria de Vigilância em Saúde. Departamento de DST, Aids e Hepatites Virais. Protocolo Clínico e Diretrizes Terapêuticas para Profilaxia Pós-Exposição (PEP) de Risco à Infecção pelo HIV, IST e Hepatites Virais. Brasília: Ministério da Saúde, 2021).
12. Cohen, et al. N Engl J Med, 2011.
13. Rodger et al. JAMA, 2016.
14. Rodger et al. Lancet, 2019.
15. Bavinton et al. Lancet HIV, 2018.
16. Nunes NN, et al. Is U=U consistently knownand implemented? A survey among different medical specialists in Brazil. International Journal Of Std & Aids, 2023.
17. Trickey A, et al. Life expectancy after 2015 of adults with HIV on long-term antiretroviral therapy in Europe and North America: a collaborative analysis of cohort studies. Lancet HIV. 2023;10(5):e295-e307.
18. Thurman AR, Anderson S, Doncel GF. Effects of hormonal contraception on antiretroviral drug metabolism. Am J Reprod Immunol. 2014;71(6):523-30.
19. Tseng A, Hills-Nieminen C. Drug interactions between antiretrovirals and hormonal contraceptives. Expert Opin Drug Metab Toxicol. 2013;9(5):559-72.
20. Pyra M, Heffron R, Mugo NR, Nanda K, Thomas KK, Celum C, et al. Effectiveness of hormonal contraception in HIV-infected women using antiretroviral therapy. AIDS. 2015;29(17):2353-9.
21. WHO – World Health Organization. Medical eligibility criteria for contraceptive use. 5. ed., 2015.
22. Curtis KM, et al. U.S. Medical eligibility criteria for contraceptive use. MMWR Recomm Rep. 2016;65(3):1-103.
23. Phillips SJ, Polis CB, Curtis KM. The safety of hormonal contraceptives for women living with HIV and their sexual partners. Contraception. 2016;93(1):11-6.
24. Patel RC, Baeten JM, Heffron R et al. Brief report: hormonal contraception is not associated with reduced ART effectiveness among women initiating ART: evidence from longitudinal data. J Acquir Immune Defic Syndr. 2017;75(1):91-96.
25. Teodoro N, Fu A, Ohly NT, Shalev N, Matseoane-Peterssen D, Westhoff CL. Long-acting reversible contraception knowledge, attitudes and use among HIV-infected and -uninfected women and their providers. Contraception. 2019;100(4):269-274.
26. WHO – World Health Organization. WHO case definitions of HIV for surveillance and revised clinical staging and immunologic classification of HIV-related disease in adults and children. World Health Organization, Geneva, Switzerland, 2007:1-48.
27. Heikinheimo O, Lehtovirta P, Suni J, Paavonen J. The levonorgestrel- releasing intrauterine system (LNG-IUS) in HIV-infected women – effects on bleeding patterns, ovarian function and genital shedding of HIV. Hum Reprod. 2006;21(11):2857.
28. Madden T, Schreiber AC, Eckler K. Intrauterine Contraception: Candidates and device selection. Up to date, 2023.

Índice Remissivo

B

C

D

E

F

G

H

I

K

L

M

N

O

P

Q

R

S

T

U